柳氏医学流派

刘玉贤◎编著

全国百佳图书出版单位
中国中医药出版社
·北京·

图书在版编目（CIP）数据

柳氏医学流派/刘玉贤编著 . —北京：中国中医药
出版社，2022.9
ISBN 978-7-5132-7652-8

Ⅰ.①柳…　Ⅱ.①刘…　Ⅲ.①中医流派-山东　Ⅳ.
①R-092

中国版本图书馆 CIP 数据核字（2022）第 095144 号

中国中医药出版社出版

北京经济技术开发区科创十三街 31 号院二区 8 号楼
邮政编码　100176
传真　010-64405721
保定市中画美凯印刷有限公司印刷
各地新华书店经销

开本 787×1092　1/16　印张 77.75　字数 1338 千字
2022 年 9 月第 1 版　2022 年 9 月第 1 次印刷
书号　ISBN 978-7-5132-7652-8

定价　398.00 元
网址　www.cptcm.com

服务热线　010-64405510
购书热线　010-89535836
维权打假　010-64405753

微信服务号　zgzyycbs
微商城网址　https：//kdt.im/LIdUGr
官方微博　http：//e.weibo.com/cptcm
天猫旗舰店网址　https：//zgzyycbs.tmall.com

如有印装质量问题请与本社出版部联系（010-64405510）

柳氏医派的形成是延续了一条世医的传承轨迹

　　胶东柳氏中医学术流派是由柳吉忱、柳少逸、蔡锡英及其门生几代人，经过近百年的辛勤耕耘，深究博采，传庚接续，不断总结、完善、发展起来的，可简称为柳氏医学流派"柳氏医学""柳氏学派"或"柳氏医派"。柳氏医派以"三观""四论""一法则"为指导思想；以天人相应、崇尚经典、内外并治、针药兼施为学术特点；以取法乎上、筑基国学，由源及流、以道统术，天人相应、形与神俱，古今贯通、中西兼容，四诊合参、首重色脉，三"辨"合一、治病求本，谨守病机、各司其属，杂合以治、四"方"交融这八大亮色为流派特征；以其创建的五大创新性体系为其学术架构，分别为"中国象数医学体系""内伤性疾病的病机四论体系""太极思维的临床辨证论治体系""中医复健医学体系""柳氏方证立论临证体系"。柳氏医派是一个理论体系完善，知识结构全面，临证技术丰富，临床方法成熟的中医学学术派别。该学派发源于山东省栖霞市，形成于莱阳市，立足于胶东地区，其学术思想传播于山东省，辐射至全国，影响及日本。

　　医派创始人柳吉忱（1909—1995）先生，名毓庆，号济生，以字行，山东栖霞人。6岁入本族私塾，后拜儒医李兰逊先生为师，尽得其传，曾先后于天津尉稼谦、上海恽铁樵国医班学习并顺利毕业。1941年柳吉忱先生参加抗日工作，以教师、医师身份为掩护从事地下革命活动。新中国成立后，其历任栖东县立医院、栖霞县人民医院业务院长，烟台市莱阳中心医院中医科主任，山东省中医学会理事，烟台市中医药学会副理事长，莱阳市政协常委。1954年至1958年，柳吉忱先生受山东省莱阳专员公署委派，负责莱阳专区的中医培训工作，主办了七期中医进修班并亲自讲授了《黄帝内经》《伤寒论》《金匮要略》《神农本草经》《温病条辨》和《中国医学史》，为胶东地区培养了大批中医骨干。这些学员一部分成为山东省中医药学校的骨干教师，另一部分成为胶东半岛地区地县级医院的骨干中医师。20世纪60年代至70年代，先生又教子课徒十余人，故山东诸名医多出自其门下。

柳吉忱先生学贯《黄帝内经》《难经》《神农本草经》、仲景诸经及唐宋以后医籍，临证澄心用意，穷幽极微，审证候之深浅，明药性之紧缓，制方有据，每收效于预期。诊务之暇，勤于笔耕，著述颇丰。先后著有《柳吉忱中医四部经典讲稿》《中国医学史讲稿》《中医方剂学讲稿》《风火简论》《中医外治法集锦》《济众利乡篇》《热病条释》《柳吉忱医疗经验》《脏腑诊治纲要》《周易卜筮》等书，并撰写了"运气学说之我见""哮与喘的证治""癫狂痫痴的证治""崩漏治验"等百余篇学术论文。柳吉忱先生以其雄厚的理论基础和丰富的临床经验，创建了"以方证立论"为体系的医学流派，倡"理必《内经》，法必仲景，药必《本经》"之临床辨证思维方法以及医者当"知方药，知针灸，知推拿"之学科结构，从而成为柳氏医学流派的创始人和奠基者，桃李遍天下。1983年离休后，仍以济世活人为己任。1987年，创办山东扁鹊国医学校并出任校长，开创新中国成立后民办中医教育之先河。

2019年10月20日，是柳吉忱先生诞辰110周年纪念日，又恰逢《柳吉忱中医四部经典讲稿》出版，柳氏医派传承工作室筹办了"纪念柳氏医学流派创始人柳吉忱先生诞辰110周年座谈会暨学术传承研讨会""中国中医药出版社《柳吉忱中医四部经典讲稿》（《黄帝内经讲稿》《神农本草经讲稿》《伤寒论讲稿》《温病学讲稿》）首发式"。这次活动的主要精神是践行习近平总书记关于"传承发展中医药事业"的伟大号召，传承柳吉忱先生"恪守医道尊严""全心全意为人民服务"的职业精神，传承和发扬先生赤心爱国、自强不息、奋发有为的优良品质。

柳少逸，乃吉忱公哲嗣，年永昌之高徒，山东烟台中医药专修学院院长，山东第一医科大学、济宁医学院兼职教授，莱阳复健医院院长顾问，首届中华中医药学会中医文化分会理事，中国中医药促进研究会小儿推拿外治分会副主任委员，首届山东中医药学会民间疗法专业委员会主任委员、肾病专业委员会委员、心脑病专业委员会委员。幼承庭训，长有师承，又经院校系统学习，更兼个人砥砺钻研。创建了以天人相应的整体观、形神统一的生命观、太极思维的辨证观三大理论为核心的中国象数医学体系；构建起慢性内伤性疾病的思辨纲领，即病机四论体系（老年、退行性病变的虚损论，功能失调性疾病的枢机论，器质性病变的气化论，有形痼疾的痰瘀论）及中医复健医学体系。著有《经络腧穴原始》《〈内经〉中的古中医学——中国象数医学概论》《五运六气三十二讲》《〈黄帝内经〉针法针方讲记》《柳少逸医案选》《柳少逸医论医话选》《柴胡汤类方及其应用》《小儿推拿讲稿——"广意派"传承录》《脑瘫中医治疗康复技术讲稿》《柳吉忱诊籍纂论》《牟永昌诊籍纂论》《伤寒方证便览》《中医非药物疗法荟萃》《中医康复疗法荟萃》《中医外治法荟萃》《中国象数医学研究荟萃》《人癌之战与三十六计》《少阳之宗》《杏苑耕耘录》《中国名中医名言辑释》《柳少逸书法集》《柳少逸陶刻集》《名老中医之路续编（1~6辑）》《柳吉忱中医四部经典讲稿》《〈扁鹊心书〉灸法讲解》《金匮要略讲稿》《医经学派推拿术讲稿》《五运六气简编》《柳少逸师承纪事》《柳少逸讲习笔录》《柳少逸经络研究文集》《柳少逸肾病研究文集》《方证立论与临床应用》《本草经常用药类编》和《柳氏抗癌用药式与药性解三十三讲》等系列著作三十余部，为柳氏医派的代表人物。

会议期间，我做了"传承名医学术，推进中医发展"的主旨讲话。"柳吉忱先生是中医界不可多得的人才。他一生为中医药教育、医疗、学术研究做出了极大贡献，柳吉忱先生不仅是新中国成立后中医教育的先行者，更是新中国成立后民办中医教育的开创者。柳吉忱先生师承名医，学贯古今，理论研究坚持'三必'有源（理必《内经》、法必仲景、药必《本经》），临证坚守'三知'立身（知方药、知针灸、知推拿），学术特点鲜明，临床以方证立论，参西不悖中，师古不泥古，有机运用辨病与辨证思维，以其成熟的医疗经验和完善的理论架构，自成一系，极大地丰富了中医学的内涵，成为柳氏医学流派的奠基者。柳吉忱先生不仅是一位师者，一生勤奋，山东诸名医多出自其门下，堪为师表；还是一位医者，74岁才离职休养，栖身医林几十载，一生救人无数；又是一位学者，躬耕杏林，著述等身，至离世前几天还在著书立说；更是一位贤者，毕生以医德为重，以'济生'为己任，以解除病人痛苦为最大的快慰；作为一位爱党爱国者，虽'中庸之道'为其一生之立身,'仁以为己任'为其一生之立品,但当外虏入侵之时,吉忱先生虽为一介书生,仍舍生忘死从事抗日工作,彰显出对国家、民族之大爱。"

莅临会议的中国中医药信息学会副会长兼秘书长、国家中医药管理局办公室原副主任徐皖生,做了题为"不忘先贤,薪火传承"的重要讲话,认为"医学流派在中医药学的传承和发展过程中发挥了重要的作用,而柳吉忱先生创立的柳氏医学流派是全国中医学众多流派中的一朵奇葩,为山东中医学乃至全国中医学的发展添写了精彩的一页""柳氏医学流派的传承脉络清晰,理论体系完整,临床效果肯定,学术思想成熟,学术架构合理,学术著作丰富""柳氏医派的传承,不仅是'术'之层面的传承,更有'道'之层面的传承"。继而指出,"胶东柳氏医派内容丰富,与其创始人柳吉忱先生所倡导的'知方药、知推拿、知针灸'的知识架构是一致的,其临床治疗涉猎内、外、妇、儿、五官等诸科,治疗手段不仅有方药,更是涉及针灸、推拿、艾灸、刮痧诸适宜技术,且以有效而成熟的方法治疗脑瘫、癫痫等疑难病""当前国家对中医药事业的重视达到了前所未有的程度,我们中医人要借《中华人民共和国中医药法》实施的东风,自强不息,干实事,干正事,下实功夫,我们的中医事业才能发展得好,才能不辜负党中央对我们的信任,不辜负人民群众对我们的热切期盼!相信通过这次会议的召开,柳氏医派一定能够得到更好的传承和发展,为中医药学术的发展和繁荣做出应有的贡献!为'健康中国'战略的实施做出应有的贡献"。徐副主任强调,"柳吉忱先生的学术尚需进一步发掘、整理、传承,胶东柳氏医派非常有必要进行传承和发扬。搞好诸如柳氏医派等医学流派的挖掘,是一件非常有意义的事情,需要大家共同努力做好,共同为柳吉忱先生等老一辈中医人未竟的事业而努力"。最后他说:"今天的这个活动意义重大,大家能聚在一起,充分体现了大家传承和发扬中医事业的决心和信心,我相信柳氏医派一定能够发扬光大,一定能够在中医学术界占有重要地位。"

会议期间,柳氏医派第三代代表性传承人刘玉贤副主任中医师,围绕纪念柳氏医派创始人柳吉忱先生这一主题,以"胶东柳氏医学流派发展轨迹、流派特征及学术思想概述"为题,做了系统的表述。

据悉,"柳氏广意派小儿推拿中医药特色技术"被山东省卫生健康委员会纳入"2020年齐鲁医派中医药特色技术整理推广项目名单";烟台市卫生健康委员会将"推动胶东柳氏医学流派创新发展""深入挖掘并整理推广柳氏广意派小儿推拿中医药特色技术"纳入"2020年全市卫生健康工作要点及分工方案"。于是,整理柳吉忱先生的遗作、完成柳吉忱医学全书的出版及"胶东柳氏医派的形成渊源、发展轨迹和学术特征"的研究,成为其门人的重要工作。

庚子季春,少逸携其弟子刘玉贤所撰《柳氏医学流派》书稿来潍,面邀我为之序。缘于我与吉忱先生的相交相知,与少逸大夫的师生之谊,及对柳氏医派的熟知,故欣然允之。阅其书稿,我发现"柳氏医派的形成是延续了一条世医的传承轨迹",故以此为题,爰以代序。

原山东省卫生厅副厅长　山东中医药学会会长

张奇文

2020年于鸢都潍坊百寿堂

传承精华，守正创新

2019 年 10 月 25 日，中华人民共和国成立后首次以国务院名义召开了全国中医药大会。习近平总书记再次对中医药工作作出重要指示，强调了"传承精华，守正创新"的重要思想。后续习近平总书记在主持召开专家座谈会时还指出了"中西医结合、中西药并用，是这次疫情防控的一大特点，也是中医药传承精华、守正创新的生动实践"。这表明了党中央、国务院大力发展中医药事业的思想高度和良苦用心。

传承是中医药发展的根基。中华五千年文明史，中医药学兼容并蓄，形成了独特的生命观、健康观、疾病观、防治观、养生观，体现了自然科学与人文科学的有机融合与统一，蕴藏着中华民族深邃的哲学思想。传承好中医药学，就要深入挖掘中医药宝库中的精华，收集、整理中医药文献中的理法方药和知识精髓，传承中医药的科学精神、哲学思想、医学理论、临床经验和人文道德等最具优势、最有指导意义、最堪示范作用、最能契合刚需的内容，打造人才培养的主阵地，将优秀中医诊疗经验和学术思想薪火相传，切实做到把中医药学这一先贤留给我们的宝贵财富继承好、发展好、利用好。

中医药学的生命力在于学术创新，中医药学的发展史就是一部创新史。从秦汉时期《黄帝内经》奠定中医理论体系，到明清时期温病学的诞生；从中医典籍中焕发新生的青蒿素，到将中药的砷剂与西药结合治疗急性早幼粒细胞白血病……发展好五千年历史积淀下来的医药学成就和宝贵财富是时代赋予的神圣使命。中医药学是传统的，也是与时俱进的，传承成就其底蕴深厚，创新则让其生机无限。要弘扬中医药核心价值，创新中医药技术方法，就要让中医服务强起来，让中药质量提上来，让人民群众方便看中医、放心用中药。守正是创新之正道，需要坚定中医文化与理论自信，同时具备开放、包容的心态，注重创新的现实意义。在高举创新大旗引领学科进步之前，必须以"守正"为其基准，坚持中医原创思维，让"国粹"传承不走样，使中医药学薪火相传、生生不息。

"传承精华，守正创新"，就是取其精华、去其糟粕，就是遵循中医药发展规律，发扬光大中医药科学有效的地方，摒弃其中不科学的部分，充分发挥中医药在疾病预防、治疗、康复中的独特优势。同时，中医药人应坚定文化自信，守住中医药治病救人的根本和善念正道，在传承的基础上利用现代科学研究寻找科学依据和理论基础，推陈出新，挖掘创新更优秀的中医理论与治法，以及中药、中成药，从而推动中医药在传承创新中高质量发展，让这一中华文明瑰宝焕发新的光彩，为人民健康做出新贡献！

历史上最能体现"传承精华，守正创新"思想的，当属各种医学流派的形成与发展。独特的学术思想是学术流派的灵魂，必须与众不同，故必然是流派自我创新而成。这种创新之所以能够被业界所认同和接受，则一定因于其固守中医学学术主体，又能够守正创新。

齐鲁大地，乃孔孟之乡、礼仪之乡，为中华民族文化和中医学的主要发祥地之一，也是两千多年来中华主流文化的发源地。自古名医辈出，流派纷呈。最古老的"经脉医学"是中医学三大来源之一，而《史记》记载的历史上最早的实质性学术流派（以神医扁鹊为代表人物的齐鲁医派）到现代小儿推拿的柳氏广意派，可谓繁花似锦，为中医学的长河增添了无限风光。

胶东柳氏中医学术流派是由柳吉忱、牟永昌、柳少逸、蔡锡英及其门生刘玉贤等几代人，经过近百年的辛勤耕耘、深究博采、磅礴会通、传承赓续、守正创新，不断总结、完善、发展起来的一个中医学术流派。概括而言，该学派以"三观"（天人相应的整体观、形神统一的生命观、太极思维的辨证观）、"四论"（老年、退行性病变的虚损论，功能失调性疾病的枢机论，器质性病变的气化论，有形痼疾的痰瘀论）、"一法则"（理必《内经》，法必仲景，药必《本经》）为指导思想；以天人合一、崇尚经典、内外并治和针药兼施为学术特色；以取法乎上、国学筑基，由源及流、以道统术，天人相应、形与神俱，古今贯通、中西兼容，四诊合参、首重色脉，三"辨"合一、治病求本，谨守病机、各司其属，杂合以治、四"方"交融这八大亮色为流派特征；建立起"中国象数医学体系""内伤性疾病的病机四论体系""太极思维的临床辨证论治体系""中医复健医学体系"和"柳氏方证立论临证体系"这五大学术体系。柳氏医派理论体系完善，临床方法丰富，学术特征鲜明，传承脉络清晰，逐渐得到全国中医界同道的认同和好评。1992 年，受日本东京劳务管理协会的邀请，我和少逸大夫赴日本进行讲学和学术交流，其独特的理论和临证方法体系引起日本汉方医界的轰动，赢得了日本医学界的高度评价。1994 年，日本森竹医院专门派人员来莱阳跟随少逸大夫学习，故而其影响走出国门，及于日本，而使柳氏医派具有胶东特色、齐鲁风格、中华气派、世界风范。

柳氏医派彰显出鲜明的"传承精华、守正创新"的思想特征。理论研究坚持"三必"有源，临证实践坚守"三知"立身，即是传承精华；首创了五大学术体系，则是守正创新。正是这些鲜明特征，才使之在全国迅速崛起，声名远播，反响巨大，才有了柳氏医派一系列论著的出版发行。

我经常说，中医学术水平整体提高才能延续中医事业发展的生命力，而医学人才的发现和培养则是中医事业发展的根本保证。早在 20 世纪 80 年代中期，我就认识刘玉贤大夫了。为了发展山东中医学术事业，1987 年我创建齐鲁中青年中医读书会，委托少逸大夫牵头筹建理事会。常务理事会的推选名单中，我发现在王新陆、李明忠等几位大家之后，22 岁的刘玉贤竟赫然其中，名列第六。经少逸大夫介绍，得知他 1986 年拜少逸大夫为师，是一位坚忍执着、出类拔萃的青年俊彦，更有 3 篇论文在山东中医药学会第三届优秀论文评选中获奖，为全省之翘楚。1991 年 6 月，山东中医药学会受中华中医药学会委托承办全国中国象数医学学术研讨会，在成立筹委会时，特抽调他襄赞少逸大夫负责具体事宜。记得这一年的三伏天，他从莱阳坐火车来济南，当晚返回莱阳，第二天和少逸大夫一起去烟台后因需要协商有关事宜，晚上又从烟台直接坐火车来济南。当次日上午一上班出现在我的办公室门口时，我惊诧万分！他几乎全身湿透，略干的地方则泛起盐碱，就是一个不折不扣的农民工模样。更在得知他站了一路的时候，我颇为感动，谈完事情，嘱咐他快回去好好休息。对老师、对事业，如此赤诚，如此拼搏，中医事业怎么会不发扬壮大！

刘玉贤承传柳氏医派30余载，可谓食髓知味，体悟洞深。据悉中国中医药出版社肖培新主任曾来胶东"淘宝"，淘出了一个"柳氏医学流派"，少逸大夫就有意让他撰写一部全面介绍"柳氏医派"的作品。30年的透彻浸润、身体力行，使他文思泉涌，一发而不可收，下笔百万言，真正写出了柳氏医派学术思想和经验特征，并最终凝练出太极思维、方证立论这两大核心。前几天少逸大夫专程来济，将书稿奉上。我不顾年迈体弱，先睹为快。纵观其书稿，也突出了传承精华、守正创新的特点。文中概述柳氏医派学术思想的内容，展现了其社会影响，不渲染，不浮夸，平铺直叙，如漫步在林荫小道；而谈学术争鸣，谈创新理论，则滔滔不绝、浓墨重彩，如闯三峡、走西口一般让人惊心动魄，血脉偾张。文中有描述、有概括，如云舒云卷，如潺潺溪水，读罢全书，一个生动的柳氏医派已经展现在我们面前。思路清晰，文采斐然，独探奥蕴，分析精辟，竟能从中读出诗情画意，如论述"柳氏医派以方证立论"，分为八部分，其题目竟可合成一首诗：方证立论首明理，"方""法"辩证又统一，熟稔多方为有方，运用原方应精细，适应病情精化裁，类方遴选明同异，"合方"处置疑难病，创制新方出神奇。

习近平总书记指出："中医药学凝聚着深邃的哲学智慧和中华民族几千年的健康养生理念及其实践经验，是中国古代科学的瑰宝，也是打开中华文明宝库的钥匙。"中医药学是中华文化的重要载体，十分荣幸，我们广大中医人，就是持有钥匙的"守门人"。不过，这把钥匙是有"密码"的，如果说以方证立论是打开中医学大门的一把钥匙，那么太极思维是否就是破解中华文化宝库钥匙的密码呢？我们必须以抢抓机遇、融会贯通的智慧，以踏石有印、抓铁有痕的毅力，下真功夫，出大力气，用自己的实际行动，拼搏努力，破解密码，守护文明薪火，护佑百姓安康，为建设健康中国、实现中华民族伟大复兴的中国梦贡献中医力量。

掩卷深思，我也按捺不住，赋诗一首，以作为这篇序言的结尾：

柳氏赓续薪火传，护佑苍生越百年。

太极思维和为贵，方证立论破大难。

甘霖庇荫逾六千，昌明大道有一贤。

传承精华有奇志，守正创新堪对天。

是为序。

山东省中医药管理局原局长

蔡剑前

2021 年 1 月 20 日

承继岐黄衣钵，传递柳氏薪火

早前，永前师弟专门来电，告知《中国中医药报》周颖主任在完成了介绍原山东省卫生厅副厅长张奇文教授事迹的《厅级郎中张奇文》之后，计划将恩师柳少逸先生的生平医事编著为《大医鸿儒》一书，嘱我务必写篇文章。我请他据全书立意而命题，可他却说："您是老师的开山弟子，跟随老师最久，有多少事可以写？有多少话要说？还用师弟赘言！"

这可就把我难住了。立雪柳门三十余载，传道、授业、解惑，师之赐予我，何其丰也；所学、所思、所行，我之得于师，又何其富矣。随手拈出一件小事，就是洋洋洒洒的一篇长文，理气兼采，声情并茂。若哪件事情未能涉及，都会觉得很难；舍弃任何一个方面，则难上加难。万千思绪，百般煎熬，笔下却未能见得一字。近日永前师弟又来电，言恩师令我抽暇赴梨城商讨编纂恩师学术思想和临床经验之书事宜。临行惴惴，百感交集，虽笔如千钧，也不得不留下拙迹了。那就将知师、识师、拜师和跟师过程，己之所闻、所见、所问和所学，略记笔端，兼抒胸臆。

一、从如雷贯耳到终识师面

余生也敦，启蒙也迟。生于农村，学于山城，穷乡僻壤，满目白丁，虽早有志于学，然问津无路，破壁无门。癸亥仲秋，正值莱阳梨即将丰收之际，负笈梨城，踏上追寻岐黄之途，时值周岁十六。

自幼接受现代科学教育，虽对古典文学一往情深，肯于诵读，然于中国传统医学，则几乎一无所知。入学之初，中西医学知识交替学习，两种思维模式激烈碰撞，令人如入雾里，无所适从。开学后头几天课，如听天书，了无解处，甚是迷茫。时值衡阳会议后不久，全国上下，医界内外，对中医学教育进行了深刻反思，普遍认为"乏人""乏术"为制约中医药学继承和发展的主要因素。恰在此时，学校召开入学动员会，分管教学的刘明德校长做了报告。刘校长对此也有自己的认识："乏人乎？我国现从事中医药事业的人数近100万，号称'百万大军'，是新中国成立初期的三四倍，且大多经过了较为系统的培养。""乏术乎？中医药学发展数千年，诊疗技术丰富多彩，新中国成立后更是与时俱进，不仅接受了丰富的西医学知识，而且与西科学技术紧密结合，研发出许多新的诊疗仪器，增加了许多诊疗方法，实现了真正意义上的中西医结合、中医科学化、中医现代化。""可见，中医药学，既不乏人，也不乏术。"然而，中医药临床阵地为什么越来越小，中医药学的地位为什么越来越低，中医药学的作用为什么越来越难以得到应有的发挥呢？刘校长认为其根本在于"乏有术之人"，即缺乏真正能够掌握中医药技术并能发挥其作用的临床家，"就像我的业师，莱阳中心医院柳吉忱主任，年逾古稀，但每天病人仍然络绎不绝，登门求诊者门庭若市。其哲嗣少逸师弟，幼承庭训，长有师承，又锐意进取，刻苦自励，年虽刚届不惑，然医名已誉满梨城。他们都是有术之人。如果我们中医人都像柳氏父子一样，何愁中医药事业不发展呢"？

这是一个乍入杏林的少年第一次得闻先生的大名，自此就景仰之，神往之，梦想将来或能成为先生的入室弟子，在先生引领下走上学术康庄大道。然由于学习任务繁重，虽废寝忘食，焚膏继晷，犹感时间不够用；只能苦读硬背，囫囵吞枣，所学浅薄，未遑其他，无缘识荆。在校期间，只能先从私淑弟子做起，利用和图书馆老师关系交好之利，注意搜集有关先生见于报刊的公开学术资料。如"解颅（脑积水）证治""牟永昌治疗小舞蹈病的经验""益气举陷汤治疗胃下垂30例""自拟加味二陈汤治疗脑囊虫病"等学术论文，我均一一拜读，倾心钻研，期冀能循先生足迹，步先生后尘。

乙丑初秋，莱阳梨乍黄还青之际，我们完成两年系统理论学习后，来到莱阳中心医院毕业实习。根据医院的总体安排，我先到妇科学习。有一天，该院吕院长到病房查房。吕院长看我回答问题还算条理清楚，又听说我是学习中医的，就多交代了几句："你应该好好地跟柳少逸大夫学习。柳大夫可是我院的风云人物。

我们西医科室找中医会诊，多数点名找他。市县领导有个身体不适，也经常请他调理。我就常常接到领导交给我的这种任务。因此，我们给他起了个雅号，叫'首席医官'。"并分析了中西医的学术研究和发展的总体趋势，他说："西医追求现代科学发展的最前沿，而柳大夫认为中医应该首先向古人学习，有序继承好古人的学术思想和经验，然后方可谈发扬光大。"吕院长话锋一转，说："不过，他的脾气有点'怪'。一是不愿搭理那些业务差的，二是对你们实习学生要求十分严格，不愿收徒弟。好几位领导找我，想把他们的子弟、亲戚送给他带一带，他就是不答应。弄得我都怪没面子的。哈哈。"

这是我第二次从师长那里听到对先生的称许。回宿舍和同学们谈起这事，在病房跟从先生实习的同学均认同吕院长的观点，谈起先生对待实习学生的要求时更说："柳老师的临证方法与我们学的不太一样，许多内容我们难以遽然领会。对老师有些提问，我们茫然无知，更无从回答。既然如此，老师对我们还能不严厉？"高山仰止，心下忐忑，连学艺的念头都几乎湮灭。又因刚从书本学习转入临床实践，恰如刘姥姥进了大观园，眼花缭乱，目不暇接，每天白昼跟师诊治，夜晚则反刍日间所遇，总觉时间流逝太快，未敢行偷艺之举。

在完成三个月的西医科室实习后，我终于轮转到中医门诊。中医科是一个大科，有六七位带教老师，每天接诊患者不少，十分忙碌。在杨老师处，见到一铅印本内部资料《中医多学科研究（第一集）》。我向来喜看杂书，尤喜阅读与中医学相关而又拓展课堂内容的资料，故向杨老师提出拜读的想法。杨老师告诉我这是借柳少逸老师的，内容多，时间短，要我抓紧时间看。正好书内有先生探讨五运六气学说的四篇大作，因之上班时间老师在科室里阅读，晚上我就借回宿舍抄写，连续三个通宵达旦，终于将主要内容抄录下来，由此略微窥见先生的主要学术门径。我还抽暇回学校借阅了任应秋先生的《五运六气》和张岱年先生《中国哲学大纲》等相关书籍，拟以此奠定基础，留待以后作为叩门之砖。

就在刚刚抄写完毕的那个下午，一位身材高大的人来找杨老师。见杨老师不在，就顺手写下一张纸条，让我交给杨老师，请杨老师还书，落款是"柳少逸"。我不由打量了一下先生，亦喜亦惊。高兴的是，机缘到了，我终于见到了我的偶像；懊恼的是，完了，恐怕我要失去拜师学习的机会了。因为，先生是一米九多的大高个，而我刚过一米六，相差太大，高不可攀啊！

二、从不敢高攀到开山弟子

可命运之神非要让我来衬托先生的伟岸。

我在中医科病房实习时，被分配到先生的治疗组。当时中医病房在一个独立的平房小区，有五十多张床位，除医护办公室之外，柳老师、蔡老师等作为一个治疗组，另有一间独立的学习室。学习室就像一个书法展厅，挂满了先生用钟鼎文和篆字书写的作品，扑面而来的浓厚文化气息，使我一踏入其中，顿觉精神振奋，颇有似曾相识、游子归家之感。除了交接班、查房，我们就在柳老师的办公室里写病历、学习，有时还就某些中医学问题随意漫谈，我们后来称之为"学术沙龙"。为了督促我们学习，老师经常给我们出"难题"。因此前已接到过同学的忠告，开始我们都十分拘谨，只管洗耳恭听，甚少发表意见。时间稍长，见柳老师平素虽比较严肃，腹富口俭，然一旦谈起中医药学术问题来，则信手拈来，滔滔不绝。对有些有争议和疑难的问题，会首先让我们谈谈意见，然后再给予纠正和点拨。当时我也是初生牛犊不怕虎，突破畏惧心理后，每每踊跃回答，有时难免会流露出个人的看法和意见，有的甚至和老师的答案并不完全一致。可柳老师并不像有些老师一样对学生的意见不屑一顾，而是虚怀若谷，从善如流。对我们回答有误的，往往不是严厉地批评，而是循循善诱，抽丝剖茧，直入肯綮；对回答不完善的，则旁征博引，条缕分析，力求完备；而对有些与自己有差异的，则详加辨析，直达一是，然后让我们回去查阅某书某卷。三十多年过去了，有些"沙龙"内容已经模糊，但有关"阴阳平衡"观点的谈论，至今深深镂刻在我的脑海。

阴阳思想是中国古典哲学的核心理论之一，也是中医学的学理灵魂和实践思维逻辑的基础，其内涵具有形而下的具象、宇宙演化学的气象和哲学思维中的对立矛盾这三个不同层次，其中阴阳气象内涵是阴阳学说的最核心、最根本的内容。古人言阴阳，重在说明阴阳之变动，强调阴阳之燮和。自唯物辩证法传入我国后，我国的知识分子"拿来"用以说明传统的阴阳学说，至 20 世纪 50 年代中医学界逐渐形成"阴阳平衡论"学说。"阴阳平衡论"学说将阴阳解释为"动态平衡"，指出人体的生理状态是阴阳的动态平衡状态，病理状态是平衡被打破的"盛""衰"状态，疾病的治疗根本在于平衡阴阳。柳老师从 1983 年就开始对

"阴阳平衡论"进行研究，并从五个方面对阴阳平衡论进行了批评，认为"阴阳平衡"是阴阳学说的退步。吾爱吾师，吾更爱真理，因不敢苟同老师的结论，乃提出我的个人意见："阴阳平衡论"之所以引起诟病和质疑，不在于阴阳思想自身，而在于阐释者混淆了阴阳的属性层次。总体而言，阴阳是动态平衡的，若非平衡，那么事物根本无法存在，我们就无从感知世界，认识世界，改造世界；每一个具体事物中阴阳的消长变化，是在阴阳总体平衡基础上进行的；阴阳平衡状态是暂时的、一过性的，是阴阳变动的特殊状态，变动是内在的、本质的、永恒的，而且是有规律、有节律和循环往复的。故从其阴阳气象内涵而言，任何有机复杂巨系统都是"非平衡有序变化稳态"，而阴阳平衡是其立论的基础和前提。因系讨论，再加上少年意气，过于执着，我的声调自然比平日高了许多，柳老师微笑道："真是'人锉高腔'啊。"

也许正是这时，柳老师开始"垂青"于我，让我专门跟他学习，且因我的字写得还算规整，有时也会让我帮他抄写论文、稿件。除了查房、书写病历时对我们言简意赅的指点，老师在我的一再"撺掇"下，还专门举办了小柴胡汤和阳和汤的临床应用、《伤寒论》中五个泻心汤的区别、元气论与气元论的差异等专题讲座。记忆中最为深刻的一次，是为我们讲授五运六气学说。老师特地让我邀约中医学、中药学、针灸推拿等专业全体实习学员参加，全面、系统地为我们讲解了五运六气学说。直至今日，老师用柳体亲手绘制的五运六气学说及运气甲子推演简表等图版，以及老师浑厚淳朴的栖霞乡音，仍然时时潆洄在我的脑海，历历如在眼前，仿佛是昨日刚发生的一样清晰。

老师师道尊严，除中医学方面上的事情，平素甚少谈及其他。但时间久了，老师也会拿医学史上的趣闻逸事与我们打趣。一百年来，关于中医的议论不断，但中医先哲们对中医药学深信不疑，为了生存和发展，披荆斩棘，继往开来，其中尤以1929年中医药界为反对"废止旧医以扫除医事卫生之障碍案"而爆发的全国中医药界的抗争最为激烈，并由此催生出中医药界自己的节日——"国医节"。老师在述说国医节时，随口问及我的生日，我未明师意，照实回答。在一次以古代学医途径为题进行"学术沙龙"时，老师讲道自古中医成才有三途，曰家传，曰拜师，曰自学。家学渊源和拜名师可奠定较好的根基，而坚持不懈的自学更为成才的关键。若有幸三者俱备，则常能创建新说，蔚然成派。先生子承父业，克绍祖裘，又从师于栖霞名医年永昌先生、中国术数学家陈维辉先生，转益多师，皆有所获，得其径而识其妙，详其术而见其理，撷众长于胸臆，集众美于一身，正悄然隆立为一方学术重镇。于是，我趁机将埋藏心中已久的夙愿战战兢兢地提了出来："老师，您就收我为徒吧。"老师微笑不答。我甚为踌躇，暗愧自己唐突冒昧，对拜师学徒则是不敢奢望了。

那年五一节前夕，莱阳梨树繁花盛开的时候，交班查房完毕，蔡老师有事去门诊部，办公室只有我们两人。柳老师将我叫到跟前，说："今天，咱们简单举行一个拜师仪式。"我不免心中大震，梦寐以求的愿望终于实现了！柳老师拉开书桌抽屉，从中拿出三方莱州滑石的刻印，说："这是我昨天中午、晚上没有休息，给你雕刻的印章。你接过印章的那一刻，就是我的徒弟了。"我双手接过印章，只见两个方体印上，一方刻有阳文篆字"刘"，另一方为阴文篆字"玉贤"；而另一张长方体印上刻有"五莲山人"。我怀着激动的心情，深深地向老师鞠了一躬，恭恭敬敬地双手向柳老师献清茶一杯。柳老师接过茶杯，说："《素问·气交变大论》云：'得其人不教，是谓失道，传非其人，慢泄天宝。'以前我坚辞收徒，一则自觉医道尚浅，尚需努力，再则实是未得'其人'，机缘未至。择师难，择徒更难。你既然有拜师之念，说明你具上进之心，也了解我的择徒原则。经过多日观察，你虽学识尚浅，然心诚志切，底子不薄，乃可造之才。"老师浅浅地呷吸了一口茶水，又说："'子不教，父之过；教不严，师之惰'，当我的徒弟，你可要小心了，我可不想背'惰'之恶名，以我之字即'少逸'啊。做人、做事、做学问，是我收你为徒的前提；尊医道、重医德、精医术，是你为徒的基本标准；立德、立功、立言，将是你永恒的追求。"随即给我上了第一堂入门课，以《周礼》"亲父母""尊贤良""事师长"而训，以《左传》立德、立功、立言之"三不朽"而勉，以"学医要矢志不移，志不强者智不达；读书要精勤不倦，熟读深思义自明"而励。

恰好，外出归来的蔡老师听到了我们的谈话，对柳老师笑道："哈，'高道'终于'开山'了。"然后郑重地对我说："你这么年轻，就能得老师垂青，拜明医为师，真是幸运啊。《礼记》有'凡学之道，严师为难''师严然后道尊，道尊然后民知敬学'之训，北宋文豪欧阳修有'古之学者，必严其师，师严然后道尊'之教，严师出高徒啊。当了你老师的徒弟，如果想当个好徒弟，你还真要有心要抛洒更多的汗水了。否则，就难以对得起你老师的期望。"我郑重地点头称诺。从此，我立雪柳门，三十余度春秋，未敢有一日少懈也。（后来才知道，陈维辉先生、恩师均为3月生日，皆在国医节前后，上次恩师问我生辰，并非"随口"，而是"有意"，唯我愚钝，未明师意耳。）

三、从三甲名医到布衣郎中

莱阳是胶东半岛核心、战略要地，烟台市莱阳中心医院前身是莱阳专区人民医院，1958年莱阳专区改为烟台地区后易名，是烟台地区当时两所地区级综合医院之一，条件一流，医疗技术力量雄厚。恩师以其丰富的治疗经验和良好的临床效果，经常为各级领导诊治疾病，吕院长戏称恩师为"首席医官"。但恩师始终坚守临床一线，甚至多次拒绝了对之中医科副主任、支部委员等委任，立志于安安心心地做临床，一心一意地当一名中医大夫。

虽然医院对恩师的工作十分支持，但有些问题不是一名医生所能改变的，也不是一个单位所能决定的。譬如在诊断上，虽然有些疾病单纯通过传统的望、闻、问、切就可以初步明确，但随着医疗技术的发展，进行一些辅助检查可以帮助诊断更加明确。在治疗上，中医学本来就有简、便、廉、验的特点，有些慢性疾病可以通过健康指导或针灸、推拿就可以达到满意效果，但有些患者却指名多开好药、贵药。恩师谨守清代赵学敏之训："一曰贱，药物不取贵也；二曰验，以下咽即能去病也；三曰便，山林僻邑，仓卒即有。"对地方中草药应用造诣颇深，有些小病、时病，只要几角、几分的中草药，甚至患者自采的野生药材就可解除病痛。为及时解除患者病痛，又能减少支出，无论在栖霞县人民医院，还是莱阳中心医院，恩师不知为多少患者垫付过治疗费用。但时间一久，垫付益多，难免囊中羞涩，捉襟见肘。恩师常常为此而苦恼，一是现阶段不能充分发挥自己所长，二是不能更多、更好地服务于百姓。再加恩师"靡哲不愚"，不谙世俗，故"奋轧于乙"，逐渐萌生辞职的念头。

果然，恩师第二年就成立了"山东半岛中医药研究协会"和"齐鲁中青年中医读书会"两个民间学术组织，开始按照自己的设计推行各种研究事业。成立协会门诊部，实现科研、医疗的结合，更实现了能够自行决定给患者减免费用、不计报酬、施诊赠药、服务百姓的理想。后又成立山东扁鹊国医学校，实现了医、教、研三位一体的全面结合。更于 1993 年调离医院，一心一意地做好自己的事情，追求自己的梦想。

恩师终于成就了自己的大事业。尽管，这个过程十分曲折，但恩师不忘初心，"类君子之含道，处蓬蒿而不怍"，全心全意地投身到了中医药事业。

四、从疗效追求到大家熔铸

恩师对学生的严格要求，源于对自己的"严苛"。如谨遵启蒙时师祖"必读书至子时，方可入睡"之训，黄卷青灯，夜坐五更，朝读鸡鸣，日久成习。正由于持而不息的临证、读书、写作，才使恩师收获了如此丰厚成果。得恩师青睐，我也亲历了恩师从一位妙手回春的名医熔铸成一代功勋卓著的医学大家的过程。

恩师常言："中医学的优势和奥秘在于临床，中医学能够绵延五千年而不衰的谜底在于疗效，临床疗效是中医药学在强大的现代医学激烈冲击下屹立不倒的定海神针。而要有好的疗效，就必须勤于学习，善于学习，活于学习。"

学要有根柢。根柢者何？即四大经典。正如清代程芝田《医学心法》所云："即《灵枢》《素问》《神农本草经》《难经》《金匮要略》、仲景《伤寒论》是也。"《宋学士全集》云："古之医师，必通三世之书。所谓三世者，一曰《针灸》，二曰《神农本草》，三曰《素女脉诀》。脉诀所以察证，本草所以辨药，针灸所以祛疾，非是三者，不可以言医。"故《礼记》云："医不三世，不服其药。"然经典示人以规矩，未概尽后世之疾病，故清代刘奎又有"无岐黄而根柢不植，无仲景而法方不立，无诸名家而千病万端药证不备"之论，即必须探本溯源，首先深研经典，然后旁通诸家。治学首先要苦学，此外无捷径，苦学养成习惯，则乐在其中。还要讲求方法，无论是由源及流、先学后术还是由流及源、先术后学，最终都需落实到临证，实现理论与实际的结合。又要活学，"善读书斯善治病，非读死书之谓也；用古法须用今方，非执板方之谓也"。恩师上溯《黄帝内经》《难经》《神农本草经》，下贯《伤寒论》《金匮要略》，旁及后世医籍，比较研究，取法乎上，高屋建瓴，辨其精微，融会贯通。临证以十全计上律己，不以九折称良；常以"临证如临阵，用药如用兵"自况，明其医理，详辨证候，详慎组方，灵活用药，才能药到病除，屡起沉疴。

继承是创新之源。中医学的产生和发展根植于中国传统文化的丰厚土壤，中医学就是在不断地吸收同时代的自然、社会、思维等科学知识基础上，丰富和发展起来的。欲使疗效更上一层楼，就必须探求中医学的原理及其理论来源，由此恩师开始中医学术研究之路。通过探究古今52位名医成才之路发现，其皆从"三坟之学""三圣之道"到"三世之书""三世之医"，普遍具有医学（狭义）、医术和医道三个层次的知识结构。"文是基础，医是楼"，文理不通则医理难明，治医必须首先掌握文字学、训诂学、天文历法学等古文化知识。知其然，更要知其所以然，则须明阴阳，通三才，解术数，识博物，精通医理，勘破医道，诚如清代柯琴所云："世徒知通三才者为儒，而不知不通三才之理者，更不可以言医。医也者，非从经史百家探其源流，则勿能广其识；非参老庄之要，则勿能神其用；非彻三藏真谛，则勿能究其奥。故凡天以下，地以上，日月星辰，风雨寒暑，山川草木，鸟兽虫鱼，遐方异域之物，与夫人身之精气神形，脏腑阴阳，毛发皮肤，血脉筋骨，筋肉津液之属，必极其理，然后可以登岐伯之堂，入仲景之室耳。"恩师疏解完此义后，又详谈了撰写学术论文对读书和临证的重要作用，言其乙丑一岁就有8篇学术论文或正式发表，或参加学术会议，或收入论文集，并以此激励余要有立言之果敢，要有商榷之勇气，要有立说之雄心。

中医学术水平的提高和创新，是中医事业发展的根本所在。当知识量的积累达到一定程度后，就会产生质的飞跃；当中医药研究到一定水平后，厚积而薄发，层累而突变，就有可能突破传统而产生新的学说，进而形成新的学术流派。经过三十余载勤求古训、博采众方的临证求索，十余年贯穿错综、磅礴会通的追根溯源，在陈维辉先生中国术数学的启迪和触发下，一个古老而崭新的学术理论体系——中国象数医学体系，终于瓜熟蒂落。言其古老，是指中医学在形成之初就是以此建立起理论体系的，这在现存最早的医典《黄帝内经》中记载明确，班班可考；言其崭新，是因为几乎所有的古今医家都依此治学临证，但却囿于成见，囿于惯性思维，而未能总结、归纳、提炼出来。恩师植根于中国传统文化，根据中医学的内在规律，结合中国数术学三大精微理论，由对《黄帝内经》天人合一思想的继承和发展，进而构建了以天人相应的系统整体观、形神统一的生命观、太极思维的辨证观为核心的中国象数医学理论体系。并在太极思维的基础上，结合大量的医学实践，建立了病机四论体系：老年、退行性病变的虚损论，功能失调性疾病的枢机论，器质性疾病的气化论，有形痼疾的痰瘀论。该体系一经提出，不仅得到国内同行的激赏，还登上国际医坛，引起巨大反响。以该理论为核心，一个新的中医流派——柳氏医学流派，迅速巍然耸立于杏林，并通过弟子们的继承和传播而开枝散叶。

恩师以医术立世。作为一代苍生大医，侧身杏林近一甲子，理论精湛，学验俱丰，医术名重齐鲁，著作遍行天下，卓然自成一家；作为一代医学教育家，先后创办山东扁鹊国医学校、烟台中医药专修学院，勤俭办学，成就斐然；2005年被山东省人事厅、教育厅授予"山东省民办教育先进工作者"光荣称号，并记二等功；作为科技工作者，创立山东半岛中医药研究协会（后更名为山东中医药学会民间疗法专业委员会）、齐鲁中青年中医读书会（后更名为山东中医药学会中青年中医读书会），举办了十二次学术例会和十余次山东中医药学会专题学术会议以及全国中国象数医学研讨会，建立了成熟系统的中国象数医学及病机四论体系。真正实现了医、教、研和管理的有机结合，是现代不可多见的中医学大家。恩师可谓功成。

专题片《中医柳少逸》记录了其一代名医风采，《名老中医之路续编》《山东文学》有其济世救人、教书育人之传记，《胶东文学》以"大医无悔，大爱无限——记名医柳少逸"为题，介绍其助残事迹。2009年被邀出任莱阳市残疾人康复中心主任，创办莱阳复健医院，开展对小儿脑瘫、中风偏瘫、车祸截瘫和残障病人的救治和康复。恩师可谓德著。恩师教书育人，亲自担纲授课，授人以渔，诲人不倦，学员遍及神州大地。发表学术论文300余篇，编撰学术专著40余部，学术思想惠及千万医者，恩师可谓言立。《临证指南医案·华序》尝云："良医处世，不矜名，不计利，此其立德也；挽回造化，立起沉疴，此其立功也；阐发蕴奥，聿著方书，此其立言也。一艺而三善咸备，医道之有关于世，岂不重且大耶？"而观恩师之德著、功成、言立，则较单纯良医又开拓出许多，诚《左传》所谓"不朽也"。

《伤寒类证·序》云"窃闻天地师道以覆载，圣人立医以济物，道德医学皆原于一。医不通道，无以知造物之机；道不通医，无以尽养生之理。然欲学此道者，必先立其志，志立则格物，物格则学专，学虽专也，必得师匠，则可入其门矣。更能敏惠爱物，公正无私，方合其道。"恩师恂幅无华，深研古代典籍，饱览牙签玉轴，儒书、医书合炉共冶，文理、医理精纯入微，明《说文解字》，精

《周易》，熟兵法，晓韬略，兼通天文、历法、气象、数术及诸子之学，儒、释、道三家了然于心，文、史、哲三学精通明达，世事洞洞，养到功深而境界升华，专精于医而博学于文，足称大儒。

恩师宗"人生处万类，知识为最贤"，精书法，工诗文，通律吕，谙丹青，常以文为戏，书法为娱，吟诗于朝，学术于午。著有《中国名中医名言辑释》（香港文艺出版社）、《柳少逸书法集》（荣宝斋出版社）、《柳少逸陶刻文集》（荣宝斋出版社）等艺术著作。香港商务印书馆的资深编辑田村先生，盛赞"现在研究甲骨文和钟鼎文的人很少，能将钟鼎甲骨刻在陶器上的人绝无仅有，柳先生的陶刻文足可以与迈锡尼文明的泥板文字相媲美"。

正因为恩师之修为造诣堪当大医、大儒、大师之称谓，故中国中医药出版社编辑肖培新先生所赠书法题曰"大医鸿儒"。然恩师总以贴近百姓的"布衣郎中"自居，所谓"谦谦君子，卑以自牧"也。

五、从医学传承到处世立业

修业期满，因高堂年迈，体弱多病，我不得不婉谢恩师提携惠意，执意返回家乡。临别，恩师以《周礼·三行》之"孝行"为训，言"百善莫若孝"，嘱孝敬双亲，服务桑梓；又以"书即师也"为喻，言"朱子尝曰：'为学之道，莫先于穷理；穷理之要，莫在于读书。''读书之法无他，惟是笃志虚心，反复详玩，必有功耳。'"，以"道之所存，师之所存也"，命多读书、多临证、多作文，若有读书未解其义、临证不得要领处，可随时就问。从此天各一方，虽不能侍诊师侧，但心意相连，鸿雁往来，过从甚密。

陆士谔曾云："读书难，读医书尤难；读医书而得真诠，则难上加难。"端赖恩师对我"小学"（文字学、音韵学和训诂学）的强化补课，加上自幼热爱古文而积累的古汉语基础，培养了较强的古医籍阅读能力和自学习惯，余得以研读古医籍而不滞涩，偶论岐黄而尚通顺。读书有悟，践之临床以期印证；临证遇疑，遍检医籍以求答案。白昼临证，夜"省吾身"。但凡临证、读书，就会遇到思而不解之惑、攻而不破之谜，故我经常怀揣难题，返回梨城，问难请业。恩师不辞劬劳，释疑解难，详而尽，简而明，从无厌倦之色。有问必答，譬如叩钟，小叩则小鸣，大叩则大鸣。某些学术上的疑点、难点、精微之处，一经恩师指点，便如点石成金，辄茅塞顿开，豁然开朗。若谈至兴奋处，经典名句，至理哲言，如行云流水，出口成诵，闻之令人热血澎湃，荡气回肠。授受之乐，如鱼饮水，冷暖自知，确有非可言喻者。柳、蔡二师伉俪对我关爱有加。恩师的家，既是我的教室，又是我的旅馆、饭店。曾住过恩师的平房、楼房，睡过火炕、木板床、席梦思，也住过学校的厢房、旅店、宾馆。喝过师母亲手熬好的粥饭，也吃过恩师精心选购的点心。在承接岐黄薪火的分内事外，尽我所能协助组织学术活动，竭尽全力完成学术任务。特别是 1991 年，由山东中医药学会借调，襄赞恩师筹备全国中国象数医学学术研讨会期间，寓居梨城大半年，几乎每天与恩师朝夕相处，商讨过《齐鲁杏苑》丛书的编纂计划，完成了《中医外治法荟萃》《中医非药物疗法荟萃》和《中国象数医学研究荟萃》等初稿。每亲聆诲导，如沐春风，如浴甘霖，深受教益，奢望日日侍诊师侧，时时得师耳提面命。然近来因琐事繁剧，环境耽阻，连恩师"从医五十周年座谈会"和"名医传承工作室"成立这样的重要活动，自己都抱憾缺席，虽可以身不由己为搪塞，但每念及此，愧疚难抑。

若我日久未能赴梨城请业，恩师就会在百忙之中抽出宝贵时间，专程来莲督导。有时，还会和我尊敬的其他师长们一起联袂而至，当面考教。我一方面当好学生，如实汇报工作和学习情况，借机多多请益；一方面当好导游，介绍家乡的历史文化和风土人情，引导领略其壮丽山河和人文美景。曾和王树春师伯一起凭吊过战国时亚洲最大的城市——两城的丹土遗址，也一起考察过丹土产生之因的日照黑陶的铸制；曾和徐寿长教授一起调查过五莲山、九仙山漫山遍野、品种丰富的道地药材，又一起品尝过南茶北引最早产地的敝乡茶茗……每一次见面，都会是恩师一个新的学术课题开拓的前奏；每一次教诲，都是我岐黄之旅的助力器、加油站；每一次会面，都会留下无尽的学术话题和醇厚的人生况味。譬如，掌握了北方茶叶种植、炒制技术后，恩师回梨城引种北方绿茶成功，并发明了一系列养生保健茶；熟悉了黑陶铸制工艺后，恩师将其特有的柳体书法娴熟地刻于陶器，制作成高品位的工艺品……

恩师勤于笔耕，著作等身。每有新作问世，总在第一时间赐余，扉页上皆题寄语，落款则直书"师字"。每当打开恩师的大作，注目恩师亲切的题词，欣赏熟悉的柳体字，如瞻师面，又若促膝交谈，晤对殊欢。如《〈内经〉中的古中医学——中国象数医学概论》所题"'法于阴阳，和于术数'，是《内经》的核心理论；'形与神俱'，是医学追求的终极目的"，揭示的是中医药学学问之道和中国象数医学理论体系；《柳吉忱诊籍纂论》所题"理必《内经》，法必仲景，药必《本草》，此乃'三世之医'之知识结构也"，是勉励我要有根柢之学，且须完善中医药学知识结构；《小儿推拿讲稿——广意派传承录》所题"知方药，知针灸，知推拿，方称得是一个名医、良医"，是督促我全面掌握中医药诊疗技术；《脑瘫中医治疗康复技术讲稿》所提"'医者仁术'，此书之成篇，或许有益于世也"，则可揆恩师的谦逊之德、谦谦君子之风。有时，大著尚未付梓，若见到我，恩师甚至会将底稿或样本赐余拜读，如《名老中医之路续编（第三辑）》扉页就有师"自用书"字样。在一次招待我的饭桌上，手中有笔，身边无纸，恩师径用餐巾书其五秩时集句："医理之极微务精，博学之，不尚名医；天下之至重惟命，慎思之，当为明医。"殷殷之情，跃然布纸；栽培之望，凝于笔端。

然余碌碌平生，少有建树，实有负恩师之厚望，正如恩师在《牟永昌诊籍纂论》扉页上为吾所题：

"'天宝不泄于非人，圣道须传于贤者。'此乃牟师择徒之谓也。非贤者不收徒，然无能者，则污师名也。余此者，仅传其术之一二也，非师所望也！"

恩师是自谦，而对我来说则是真实写照。期盼天假我年，老骥奋蹄，奋起直追，勿"污师名"吧！

刘玉贤

2019 年 4 月 8 日草于山城五莲余弦轩

目 录

绪　　论

第一章　柳氏医派的形成与传承轨迹

第二章　柳氏医派的学术思想

第三章　柳氏医派的学术特色

第四章　柳氏医派的流派特征

第五章 柳氏医派的创新学术体系

第六章　柳氏医派中医复健技术体系

第七章 柳氏医派重要文献

第八章 柳氏医派的传承与创新

附　录

绪　论

医学是人学。有人说，生死与爱情是文学的永恒主题，而生存与健康则是人生的永恒主题。人具有自然、社会、心理的特性，医学也具备自然科学、社会科学、心理科学和美学的属性，这在以整体综合性为特色的中国传统医学中表现得尤为显著。医学是自然的造化、社会的产物、文明的符号、智慧的结晶，中医学就是在天、地、人、医普遍的联系和激烈的交融中逐渐孕育、产生、壮大、发展起来的，具有鲜明的文化、民族特征。中医药学的博大精深及人类认识的局限性，决定了辨证论治的多元思维及丰富手段，加之医者自身知识结构、临证经验、性格好恶，以及地域人文、时代背景的差异，必然造就出众多的学术流派，也由此而使中医学百花齐放、百家争鸣。

中华中医药学会副会长兼秘书长李俊德教授在 2012 年 12 月召开的第二届国际扶阳论坛暨第五届全国扶阳论坛会议上指出："中国医药学发展史实际上就是各个学术流派发展的历史。每个医学流派都是在对《黄帝内经》等经典著作和各家学说继承的基础上，通过理论研究、临床经验积累与总结，各自从不同的角度、不同的方面进行研究与探索，或在理论上进行发挥，或在临床上总结经验，提出新的观点和方法，并将其上升为理论，从而形成新的医学流派。这种多流派的争鸣与渗透，对新的医家学说的形成起到了十分重要的作用，促进了中医学术的发展，使中医理论体系得以不断完善，临床疗效不断提高。中医各学术流派，既是中医药学重要的学术内涵，也是中医药学得以生存和发展的重要因素，更是中医药的特色与优势。"

胶东柳氏中医学术流派是近些年来在全国迅速崛起、反响巨大的一个中医学术流派。可以肯定地说，它的产生和发展不是突兀的，是时代政治、经济、文化、科技和中医等多种外部原因和创始人、代表人、传承人的道德修为、知识结构、医学素养、临证心得等内在因素共同作用下的历史性产物。正确认识它，精准剖析它，有利于对中医学传承、发展规律的研究，更有利于推动中医学术理论的研究与创新。通过搜集与本医派有关的图书、报刊、档案、新媒体等相关文献资料，加上亲身经历和参与医派创建的切身体悟，真实记录柳氏医派创立、发展和升华的历程，深入探索柳氏医派的学术思想和临床经验，全面阐释柳氏医派的学术特色和流派特征，悉心展现柳氏医派的理论创新和学术发展的重要成果，聆听专家和广大读者对本医派创建和组织中的意见和建议，这就是本书要对它进行实时记录、历史反思、深入研究、精细剖析的初衷。为此，首先应对它有一个概况性认识，以便以此为开端进行全面性、系统化、精准化的研究。

一、胶东柳氏中医学术流派的概念

胶东柳氏中医学术流派（以下简称柳氏医派）是由柳吉忱、牟永昌、柳少逸、蔡锡英等及其门生刘玉贤等几代人，经过近百年的辛勤耕耘，传庚接续，守正创新，不断总结、完善、发展起来的，以"三观""四论""一法则"为指导思想，以天人相应、崇尚经典、内外并治和针药兼施为学术特色，以取法乎上，国学筑基；由源及流，以道统术；天人相应，形与神俱；古今贯通，中西兼容；四诊合参，首重色脉；三"辨"合一，治病求本；谨守病机，各司其属；杂合以治，四"方"交融八大亮色为流派特征，创新出中国象数医学理论体系、内伤性疾病病机四论体系、太极思维临床辨证论治体系、方证立论临证体系和中医复健医学体系五大学术体系，理论体系完善，知识结构全面，诊疗手段丰富，临床方法成熟的一个中医学术流派，简称"柳氏医学流派""柳氏医学""柳氏学派"或"柳氏医派"。该学派由柳吉忱先生创立，以柳少逸先生为代表人，蔡锡英教授为中坚，刘玉贤、汉敬德、王永前等为后继；发源于山东栖霞，形成于莱阳，立足于胶东，传播于山东，辐射至全国，影响及于日本，具有胶东特色、齐鲁风格、中华气派、世界风范。

二、柳氏医派的形成和发展轨迹

柳氏医派的形成和发展轨迹可用"三源汇流""三流汇海"来概括。

（一）三源汇流——柳吉忱：柳氏医派创始人

自 20 世纪 20 年代起，柳吉忱先生通过学习李兰逊、施今墨、恽铁樵三大家的学术思想，将这三支学术体系汇聚于胶东栖霞，经其系统总结、不断完善后，于 20 世纪 50 年代初步形成了一个较为系统的地域流派，济世救人，德润胶东，受到山东中医药界的好评和广大患者的拥戴。柳吉忱先生，为柳氏医学流派之创始人。

①李兰逊⟶柳吉忱；②施今墨⟶尉稼谦⟶柳吉忱；③恽铁樵⟶柳吉忱。

柳吉忱先生的弟子主要有柳少逸、蔡锡英、袁大仲、李明忠、张昭元、赵传松、刘明德、张作科、仲伟臣等。

（二）三流汇海——柳少逸：柳氏医派代表人

20 世纪 60 至 80 年代，柳少逸先生在全面传承山东栖霞的柳吉忱氏、牟永昌氏及南京陈维辉氏这三支学术体系的基础上，经院校学习，发掘文献，探索进取，磅礴汇通，将中医理论和临床实践等各方面不断拓展和深化，于 20 世纪 90 年代形成了完善的学术体系，完成了由地域派别到学术流派的升华。少逸先生成为柳氏医学流派之集大成者，并成为柳氏中医学术流派的代表人。

①李兰逊 ⟶ 柳吉忱 ⟶ 柳少逸；②牟熙光 ⟶ 牟永昌 ⟶ 柳少逸；③徐养浩 ⟶ 陈维辉 ⟶ 柳少逸。

少逸先生与夫人蔡锡英教授为柳氏医派第二代核心力量，从学者甚众，有 5800 余人。其中少逸先生专门传授者主要有刘玉贤、汉敬德、王永前等。如今，柳氏医派第三代传人已逐渐成熟，第四代传人已能独立应诊。

三、柳氏医派的学术思想

柳氏医派的学术思想可用"三观""四论"和"一法则"来概括。

"三观"，即天人相应的整体观、形神统一的生命观、太极思维的辨证观。这是柳氏医派创建的中国象数医学体系的三大核心理论。

"四论"，为柳氏医派创立的内伤病病机四论体系，包括老年、退行性病变的虚损论，功能失调性疾病的枢机论，器质性病变的气化论，有形痼疾的痰瘀论。

"一法则"，指中医学研传承"三必"有源，即"理必《内经》，法必仲景，药必《本经》"。

四、柳氏医派的学术特色

柳氏医派具有天人相应、崇尚经典、内外并治和针药兼施四大学术特点。可将其概括为"太极思维，方证立论"。

五、柳氏医派的学派特征

柳氏医派有八大特色：取法乎上，国学筑基；由源及流，以道统术；天人相应，形与神俱；古今贯通，中西兼容；四诊合参，首重色脉；三"辨"合一，治病求本；谨守病机，各司其属；杂合以治，四"方"交融。

六、柳氏医派的创新体系

该学派创新并构架起以中国象数医学体系、内伤性疾病病机四论体系、太极思维临床辨证论治体系、方证立论法式临证体系和中医复健医学体系为核心的五大学术体系。

七、柳氏医派的影响范围

柳氏医派发源于山东省胶东地区栖霞市，形成于莱阳市，兴盛于胶东地区，蓬勃发展于齐鲁大地，辐射至全国，影响及于日本。

八、小结

近百年的风雨兼程，柳氏医派用坚韧的毅力，自强不息；用宽阔的胸怀，包容万象；以博大的理论、精湛的技艺，遨游在中医学术海洋中；以万千气象，浇灌四方，润泽六合，济世救人，造福患者，行走在发展和创新的大路上。

习近平总书记指出："中医药学凝聚着深邃的哲学智慧和中华民族几千年的健康养生理念及其实践经验，是中国古代科学的瑰宝，也是打开中华文明宝库的钥匙。"中医药学是中华民族原创的医学科学，具有深邃的底蕴和无穷的自主创新潜力，完全可以在发挥自身优势的同时创造出世界一流或具有世界水平的成绩。中华民族之伟大复兴，必先复兴中华文化；而中华文化之复兴，必先振兴中医药学！只有中医药学之复兴，才能为传承文明、造福人类，做出我们应有的贡献。让我们每一位中医人担负起伟大之时代责任，承载起神圣之历史使命，不忘初心，勇于担当，扎实搞好传承工作，筑牢创新发展之基，以我们创造性的研究、创新性的成果使古老的中医学焕发出勃勃生机，实现民族之壮志与宏图，完成中华之复兴与回归，更好地造福全人类！

第一章

柳氏医派的形成与传承轨迹

柳氏医派，从 20 世纪 20 年代末滥觞，至 50 年代中期初步形成了独具特色的学术观点和临床实践方法，为其发展的第一浪潮。这期间主要偏重于临床实践，其方法体系逐步形成，并有了相关理论体系的初步探索。柳吉忱先生为柳氏医派的创始人。经过六七十年代的传承发展，80 年代中期至 90 年代，其理论体系和临床实践方法更加完善，特别是一系列中医药学创新理论的提出，使柳氏医派的学术价值达到了一个新的高度，学术影响日益扩大，不仅得到国内中医药学界的普遍认可，甚至还影响到邻国日本。这是柳氏医派发展的第二次浪潮。柳少逸先生为其代表，蔡锡英教授为其中坚。进入 21 世纪，柳氏医派第二代传承人更加成熟，大量出版了反映柳氏医派特点的学术专著，医派特征日趋明显。现在，第三代传承人也逐渐成长、成熟，对柳氏医派的传承日趋规范，并在某些方面有所突破和发展，不断丰富柳氏医派的理论体系；特别是"柳少逸中医传承工作室"的建立，这些有着二三十年工作经历的第三代传承人，将读书、临证所遇的难题与柳氏医派理论进行对应的思考，经过"理论－实践－再理论－再实践"的过程，对柳氏医派的认识更加深入，对柳氏医派的传承更加扎实，对柳氏医派的实践更加深化。其服务患者的技艺也更加熟练，临床疗效得到了进一步提高，其总结柳氏医派学术思想的论文、专著也得到井喷式发表、出版。第三代传承人也早就着手第四代传承人的培育，第四代传承人现已能够独立临证，柳氏医派的第三次学术浪潮正以不可阻挡之势蓬勃而来。

第一节　柳氏医派创建渊薮

柳氏医派自 20 世纪 20 年代末至今，近百年的发展历程，经过"三源汇流、三流汇海"这两次大的交融汇通，五支学术体系逐渐汇为学术海洋，并呈现出蓬勃壮大之势。国家中医药管理局"中医学术流派研究"课题组认为："学派是指同一门类的某个学科中因不同的师承而形成的以某种独特的理论主张或独特的方法为基础的不同学术派别。流派是指同一个学科内因不同的师承而形成的以独特的研究旨趣、技艺、方法为基础的不同学术派别。"① 柳氏医派认为如此定义基本符合中医学术流派的实际情况，唯"因不同的师承"未必尽然，如业内公认的温病学派、中西医汇通派的代表人物之间就没有明显的师承关系。柳氏医派创建之初具备"流派"的特点，后经系统的升华，又因其中国象数医学和内伤性疾病的病机四论等理论的创立，已颇具"学派"之意味。然少逸先生强调柳氏医派是一个生生不息、厚德载物的学派，当传承精华、守正创新，故仍以"医派"涵盖之、命名之。任应秋先生曾指出："凡一学派之成立，都各有其内在的联系，否则，便无学派之可言……所谓内在联系，不外两端：一者，师门授受，或亲炙，或私淑，各承其说而光大之；一者，学术见解各有发挥，各立一帜而张其说，以影响于人。"② 柳氏医派的形成与发展，当然也不例外，既有其深厚的学术渊源，又有其清晰的传承脉络，还有其独特的学术思想。

一、柳吉忱：柳氏医派创始人

柳吉忱先生，20世纪20年代末开始习医应诊，至50年代中期，已具备了独特的理论和丰富的临床经验，形成了以方证立论的临证特色，是柳氏医派当之无愧的创始人。

（一）李兰逊：柳吉忱公的授业恩师

李兰逊先生③，晚清至民国时人，具体生卒年不详，山东栖霞寨里乡小泊子人，晚清贡生、儒医。尝行医于京师，建有"济生堂"，晚年适逢清末民初，军阀混战，遂返回故里，颐养天年。1927年，吉忱公患类风湿关节炎，多次延医罔效，幸得兰逊公诊治，用药仅二十余剂，内服兼外熨，而病臻痊愈。诊治间，谈经说史，评论世事，深得李公赏识。李公进言吉忱公习医，曰："儒之从政，医之行道，皆以救世济人为其责任者也。昔范文正公作诸生时，辄以天下为己任，尝曰：'异日不为良相，便为良医。'盖以医与相，迹虽殊，而济人利物之心则一也。社会动乱，尔当学

① "中医学术流派研究"课题组. 争鸣与创新：中医学术流派研究 [M]. 北京：华夏出版社，2011：4.
② 任应秋. 任应秋论医集 [M]. 北京：人民卫生出版社，1984：414.
③ 张奇文，柳少逸. 名老中医之路续编·第一辑 [M]. 北京：中国中医药出版社，2007：462 - 463.

医，以济世活人。"吉忱公欣然应诺，成为李公晚年的入门弟子，并赐号"济生"，济世活人之谓也。

李公精通经史，熟谙岐黄之学，兼通律吕、诸子百家。其于医学，深究博览，采精撷华，独探奥蕴，卓然自成一家。其立法谨严，通达权变，常出奇有制之师，应无穷之变。在随师期间，吉忱公见李公用"阳和汤"治疗多种疾病，弗明不解，请师释迷，问曰："昔日弟子患痹，师何以阳和汤愈之？"李公曰："王洪绪《外科全生集提要》治鹤膝风，列阳和汤主治之首，君疾已愈，当晓然于心，王氏非臆测附会之语也。"又问："某君腰疾，师诊为痛痹，不予乌头汤，而以阳和汤愈之，恭听师言。"李公曰："景岳尝云：'血气受寒，则凝而留聚，聚则为痛，是为痛痹，此阴邪也……诸痹者皆在阴分，亦总由真阴衰弱，精血亏损，故三气得以乘之。经曰邪入于阴则痹，正谓此也。是以治痹之法，最宜峻补真阴，使气血流行，则寒邪遂去。若过用风湿痰滞等药，再伤阴分，反增其病矣。'故今用治痹，非出臆造也。"

李公指导吉忱公，首先阅读了《黄帝内经》《难经》《伤寒论》《金匮要略》及《神农本草经》等经典著作，并选读了一些名家注释。同时熟诵了后世本草、药性诸书。其后又讲解了《千金要方》《外台秘要》《景岳全书》《温热经纬》和《温病条辨》等诸家之学。李公以"读书者，倘能细心研读，自有深造逢源之妙"启迪，晚年时更将生平所治验案若干卷托付。吉忱公循以治病，直如高屋建瓴，节节既得，所用无不奏效。

李公精于经典、善用经方的治学思想，对柳氏医学流派崇尚经典、贯通百家的学术特点有着深刻的影响。

（二）恽铁樵：柳吉忱公的函授老师

恽铁樵（1879—1935），名树珏，别号冷风、焦木、黄山，江苏省武进孟河（现江苏常州地区）人。近代中西医汇通派一代宗师。少孤贫，刻苦自励，奋志读书，13 岁就读于私塾，通读儒家经典。因受家风熏陶，曾阅读《医学三字经》及《黄帝内经素问》等医籍。16 岁中秀才。后考入南洋公学专修英文，成为近代中医界精通旧学又系统接受新学教育的第一人。毕业后先后任教于长沙及上海。曾任商务印书馆《小说月报》的主编，享有文名。恽公身体素弱，经中、西医诊治，均未奏效。又因爱子相继病殇，遂于不惑之年发愤学医，精研历代医书，又问学于伤寒名家汪莲石，并常与姻亲丁甘仁先生相切磋。1920 年，辞主编之职，正式挂牌行医，不久医名大振，尤以幼科擅长。时余云岫撰《素灵商兑》诋毁中医，恽公通过亲身医疗实践，深切地认识到"中国医学为极有用之学术""与西国医学比较，委实互有短长"，因而挺身而出，提笔与之论战。1922 年著《群经见智录》，谓："天下同归而殊途，一致而百虑。西洋医学以日新为贵，未必为一定法；中国旧说本经验而立，未必无可通之道。"其主张中西医汇通，各取所长。嗣后，在其所著的《伤寒论研究》等书中，阐述了如何弘扬中医学的见解以及改进中医的主张，指出中医学"必能吸取西医之长与之合化以新生中医"。为倡导中医革新，恽公 1925 年创办铁樵中医函授学校，1933 年复办铁樵函授医学事务所，先后遥从受业者千余人，培育了一批人才。恽公的学术思想在中医界"别树一帜，为革新家所宗"。恽公毕生笔耕不辍，著述甚富，且大多刊印于世，其主要著作 22 种，后编为《药庵医学丛书》及《铁樵函授医学讲义二十种》。

吉忱公入铁樵函授医学事务所，系统学习《铁樵函授医学讲义二十种》（全书包括《内经讲义》《医学史》《临床笔记》《药物学讲义》《伤寒论讲义》《金匮方论》《温病明理》及《验方新按》等），对恽公的学术思想和医德医风了然于心，逐渐形成"师古不泥古，参西不悖中""辨病与辨证，中西医结合"的学术特色。

（三）施今墨：柳吉忱公的私淑老师

施今墨（1881—1969），原名毓黔，字奖生，祖籍浙江省杭州市萧山区，生于贵州。中国近代著名中医临床家、教育家、改革家，为"北京四大名医"之一。幼时因母多病，而立志学医。13 岁随舅父河南安阳名医李可亭习医，20 岁左右即通晓中医理论，可独立行医。早岁追随黄兴先生参加辛亥革命，后来渐感时世虽异，而封建官僚作风依旧，故大为失望，于 1921 年更名为"今墨"，弃政从医。1931 年，与萧龙友、孔伯华等筹办华北国医学院。课程设置以中医理论为主，设立黄帝内经、伤寒论、金匮要略、难经、温病条辨等课程；以西医理论为辅，创设了生理学、病理学、解剖学、药理学等课程。共办学 16 期，毕业学生 600 余人，分布全国，皆成中医骨干，尉稼谦先生即其首届得意门生。

尉稼谦（1907—？），天津人。1907 年出生于一个中医世家，师从施今墨而成名。曾担任中央国医馆河北省分馆董事、天津国医学术研究会会长、天津医药合作社社长，为民国时期天津中医界之翘楚。1930 年，联合津门名医，筹建天津国医专修学院，其函授部简称天津国医函授学院。这也是华北医学教育函授制度之首创。

学校开办短短几年，学员遍布全国。该校自编新国医讲义教材有 24 册，包括《生理学》《内经病理新论科、望色科、闻声科、问症科合订册》《花柳科、解剖科、正骨科、按摩科、精神科、针科合订册》《切脉学》《药物学》《伤寒科》《时疫科》《温病科》《杂病学科》《妇女科》《小儿科》《外科、眼科合订册》和《临证实验录》等。该丛书以施今墨华北国医学院教材为蓝本，除中医内容外，还有西医的解剖、生理、病理等内容，开中西医合编之门，可谓中西医结合之先河。如所编《药物学》书前题"尉稼谦大夫编著科学化新国医讲义"，首创把所有中草药都从西方化学的角度化验之①。尉稼谦所创天津国医函授学院及所编教材，深受施今墨先生影响。故吉忱公实为施今墨之传人。

"私淑"一语，出自《孟子》。《孟子·离娄上》中有"予未得为孔子徒也，予私淑诸人也"，意为孟子虽未能躬亲受业于孔子之门，但就学于子思之徒，因而得闻孔子之道，并以之善沿其身。正如孟子自己所说："乃所愿，则学孔子也。"《辞源》在释"私淑"一词时所引例证便为此语。而《孟子》一书中所论"私淑"并非仅此一处，《孟子·尽心上》中有云："君子之所以教者五：有如时雨化之者，有成德者，有达财者，有答问者，有私淑艾者。"宋代朱熹《四书集注》释云："私，窃也。淑，善也。艾，治也。人或不能及门受业，但闻君子之道于人，而窃以善治其身，是亦君子教诲之所及……"可见私淑的含义正如《辞源》中所谓"未得身受其教而宗仰其人为私淑"，故将未亲自受业的学生称为私淑弟子。古代文人有"以儒通医"者，主要通过学习前人的医著而领会其学术思想，并验诸临床，亦成为某一学派的追随者。私淑者，属于间接传承。宗师往往有独到的学说、理论，有著作传世，并有社会影响；学者往往具有深厚的文化功底，或是多学科之通才，因敬仰某学派、某名家而钻研其学术，但限于时间、空间之阻隔，虽无亲授之缘，却触类旁通，有所发挥。例如：易水学派的李东垣从学于易州张元素，其重视脏腑病机，创脾胃内伤论，后再传于罗天益、王好古。明代时，张介宾、赵献可等遥承易水学说，其学术观点则从脾胃、肾命论元气，创命门学说，是中医理论的重大创新。因此，中医学术流派的传承，一方面可通过直接培养传承人，使独门秘技得以保存；另一方面亦可通过间接的学术传承，超越时间与空间的界限，在传承过程中得以创新、发展。

吉忱公所学课程虽尊施今墨学术思想而成，然因终非得其亲授，缘悭一面，故

---

① 谢敬. 尉稼谦和天津国医专修学院［J］. 中医文献杂志，2016（4）：40－43.

柳公常自谦为"亲炙恽铁樵，私淑施今墨"。

由上可知，吉忱公实为施今墨、恽铁樵中西汇通派南北两大家之弟子，其"古今贯通，中西兼容"的学术特点实渊源有自。

二、三源汇流：柳氏医派的创立

柳吉忱（1909—1995），名毓庆，号济生，以字行，山东栖霞东林人。因患类风湿关节炎，得同邑晚清贡生、儒医李兰逊先生诊治而愈，遂拜李兰逊先生为师，尽得其传。曾先后毕业于天津尉稼谦、上海恽铁樵国医班。"七七事变"后，日军侵入胶东，吉忱公于1941年投笔从戎，参加抗日工作。其时敌伪进行经济封锁，医药奇缺，遂利用中草药和针灸推拿等法给部队战士及广大干群治病。中华人民共和国成立后历任栖东县立医院院长、栖霞县人民医院业务院长、莱阳专区人民医院中医科主任、烟台市莱阳中心医院中医科主任、莱阳专员公署中医门诊部主任、莱阳专区中医进修班负责人。自1955年起，历任山东省中医学会理事，烟台市中医药学会副理事长，莱阳市政协常委。学贯《黄帝内经》《难经》《神农本草经》、仲景诸经之旨，及唐宋以后方书，临证澄心用意，穷幽极微，审证候之深浅，明药性之急缓，制方有据，每收效于预期。诊务之暇，勤于笔耕，著述颇丰。1983年离休，仍以济世活人为己任。可谓医道深邃，医德高尚，医理渊博，医术精良，德医双馨。①

吉忱公在继承三位老师学术思想的基础上，探源溯流，圆融汇通，逐步形成了自己的学术特色，并贯穿于临床实践中。早在20世纪40年代，吉忱公就以抢救一名抽风厥亡的麻疹患儿而声名远播，邑人目之为"神医"。1951年，脱产到山东医学院系统学习西医学一年。1953年，任栖霞县人民医院业务院长。这期间吉忱公自编教材，领导开展了中医药预防和治疗"乙型急性病毒性脑炎"的工作。为贯彻落实毛泽东主席"中医学是一个伟大的宝库，应当努力发掘，并加以提高"的指示精神，1955年6月，莱阳专员公署特调吉忱公负责莱阳专区中医进修班，兼任莱阳专区中医门诊部主任。吉忱公先后主办了七期中医进修班，亲自讲授黄帝内经、伤寒论、金匮要略、温病学、中药学和医学史等课程，为胶东半岛地区培养了大批中医骨干。这些学员一部分成为山东省中医药高等专科学校最早的教师班底（部分教师

---

① 张奇文，柳少逸. 名老中医之路续编·第一辑［M］. 北京：中国中医药出版社，2007：461.

后调河南创办河南中医学院），一部分成为胶东地区地、县级医院中医科的骨干中医师（部分学员后调山东中医药大学任教，或调山东省中医院从事临床工作）。1957年，吉忱公创建莱阳专区人民医院中医科并任主任，兼莱阳地区中医进修班主任。1958年，以莱阳地区中医进修班为基础筹建莱阳专区中医学校。1962年受聘于山东省中医药学校讲授温病学。六七十年代又教子课徒十余人。吉忱公以其从医及教学的切身经历，探求培养中医人才的模式，故山东诸名医多出自其门下。1983年以74岁高龄离休后仍坚持接诊。1987年创办山东扁鹊国医学校，开启了中华人民共和国成立后民办中医药教育之先河，被誉为第二代中医院校的开拓者。

正是在长期的临床带教、举办中医进修班、收徒、创办学校教育等工作中，其学术思想和临床经验，通过学生和徒弟们的刻苦学习、辛勤实践，逐渐形成了一个极具价值的学术流派：胶东柳氏中医学术流派。吉忱公也因此被尊为学派创始人。

吉忱公的学朋医友有刘惠民、刘篁、张奇文、田文等，皆为山东乃至全国的著名中医学家。

吉忱公的学生和弟子主要有柳少逸、蔡锡英、袁大仲、李明忠、张昭元、王树春、赵传松、刘明德、张作科、仲伟臣等。其中柳少逸为柳氏医派代表人，蔡锡英为柳氏医派领军人物，刘明德为柳氏医派学生代表。

第二节　柳氏医派的代表人——柳少逸

经过近30年的发展和完善，到20世纪80年代中期，柳氏医派创立了中国象数医学、内伤性疾病的病机四论等新理论，从而促进了由地域性医派向学术流派的升华。其升华和蝶变，主要归功于柳少逸先生、蔡锡英教授夫妇的卓越贡献。

柳氏医派的发展和升华，先有家传基础，后有师传和学校教育，更得益于广泛的学术交流和个人的辛勤耕耘。

一、柳吉忱：柳少逸先生的蒙师

春秋战国时期，孔子面对官学的衰落，顺应时势，首创私学，打破了"学在官府"的局面而使"学在四夷"。一时间，儒、墨、道、法各派都以传授生徒为职志，医、农、工、商各业也形成了私人授徒传艺的传统，其中尤以私人医学教育最为持久、最为发达，而且也最有成效。直至今天，其影响和作用仍不可低估。总体而言，我国古代私人医学教育大致有家族相传和名医带徒两种形式。南北朝时期著名医家徐之才便是家庭相传，其家庭 6 代之中就有 11 位名医，是中医教育史上有案可稽的影响最大的家族相传之范例。通过将积累的医疗经验世代相传，久而久之形成了很多中医世家，同时也造就了诸多名医，形成了不少医派。

吉忱公学贯古今，诊务繁忙。临证之暇，勤于笔耕，著述颇丰。其先后著有《柳吉忱中医四部经典讲稿》[①]（包括《黄帝内经讲稿》《伤寒论讲稿》《温病学讲稿》《神农本草经讲稿》）、《金匮要略讲稿》（遗失）、《风火简论》《中医外治法集锦》《济众利乡篇》《热病条释》《柳吉忱医疗经验》《脏腑诊治纲要》和《周易卜筮》等书。并撰写了"运气学说之我见""哮与喘的证治""癫狂痫痴的证治""崩漏治验"等几十篇学术论文。吉忱公以其雄厚的理论基础和丰富的临床经验，创建了"以方证立论"为体系的医学流派，倡"理必《内经》，法必仲景，药必《本经》"之临床辨证思维方法以及医者当"知方药，知针灸，知方药"之知识结构，谨守"大医精诚""全心全意为人民服务"的职业精神和"治学严谨、自强不息、奋发有为"的敬业精神，终而成为柳氏医学流派创始人和奠基者。

吉忱公在独子少逸先生幼时便对其进行医学培养。于是，少逸先生垂髫时发蒙以国学，少小时启迪以医学，高中时学习高等中医院校教材，侍诊时畅说"神读""心悟"……可以说，吉忱公的启蒙培养，为少逸先生打下了最为坚实的基础。少逸先生亦仰慕父亲济世之术，自幼常默立一旁，窥测诊病，潜心于观舌、切脉、认证，并参与中药采集、辨伪、炮制、配方，常常挑灯读书至午夜。少逸先生之成才，首先得益于严父的家传身教。

二、牟永昌：柳少逸先生的业师

牟永昌（1906—1969），山东栖霞南埠人，出身于栖霞习儒望族及岐黄世家。其父熙光公为晚清秀才，攻举子业，兼修医学。其父守孝三年，潜修岐黄典籍，博涉

---

① 柳吉忱. 中医四部经典讲稿 [M]. 北京：中国中医药出版社，2019.

医学，洞悉药理，而精于医。遂其绝意仕途，弃举业而全力钻研医学，因而初涉杏林即名噪胶东，设诊所号"丰裕堂"，后传业于永昌公。

永昌公天资聪颖，幼承庭训，博览群书，刻苦自励，奋发图强，而为栖霞一代名医。在熙光公的指点下，尤以精研《伤寒第一书》为其终生不易之所好。其于1946年参加工作，曾于20世纪50年代在山东省中医进修学校学习一年。永昌公怀桑梓之情，修业期满仍返回胶东。先后在栖东、栖霞县人民医院工作，并任栖霞县人民医院中医科主任。其平易近人，人缘广博，桑梓情深，临证胆大心细，行方智圆，谨守"审症求因""脉证合参"之规范，每起沉疴。永昌公尤以医德为重，以解除病人疾苦为己任。在其省疾问病之际，深究医理，详察形候，付于至精至诚之思，尝云："良医处世，心存仁义，博览群书，精通医道，不矜名，不计利，此其立德也；挽回造化，而起沉疴，此其立功也。"故深受群众爱戴。

永昌公育有三子，皆不习医。20世纪60年代初兴"名师带高徒"之风，吉忱公惜牟氏祖传医技无人继承，经与栖霞县政府及牟公商榷，命少逸先生于1963年8月负笈山城，师从牟公，程门立雪，经六易寒暑，尽得牟公真传。于是，少逸先生成为牟氏唯一弟子、传人。

永昌公中医理论精湛，学验俱丰，倾毕生之学尽传少逸先生。永昌公临床亲灸之余，常言数术原理，每于户外夜观天象，指点九野列宿，道出太极奥理，河洛精微。继而以《伤寒第一书》治分九州之全书授之于少逸先生。该书为牟氏家传仲景之秘，有熙光公之批注和永昌公之钩玄，所论内伤、外感、气运、阴阳、表里、虚实，直从八卦图中穷源探本，辨析精微，合之《素问·热论》《伤寒论》，其间旨趣要妙亦先后同揆不越毫末，永昌公称此书为仲景遗书复出而传之于世，可与《金匮玉函经》并为医林之至宝。书中"五运六气说""脏腑配八卦干支以应天地六气图"及"八卦有体有用"等学术理论，成为少逸先生后来研究运气学说、阴阳学说，以及建立中国象数医学体系的有益铺垫。

三、陈维辉：柳少逸先生的学师

陈维辉（1931—1995），字子瞻，号九华山人，福建莆田人，工程师，九三学社社员。其祖父陈玉珂是一名老中医，外祖父林慰民为清代进士。自1954年起，其深入研究中医理论和文史学。1959年因"中医经络电轴学说""经络测定仪若干问题的探讨"等论文，引起原卫生部中医司吕炳奎司长和原铁道部领导的重视，被评为铁道部劳动模范，并调任原南京铁道部中医研究所、铁道医学院中医教研组副主任。在名老中医、数术学家徐养浩先生的指导下，进一步精通了中国数术学的核心理论。

顾颉刚（1893—1980），名诵坤，字铭坚，号颉刚，笔名有余毅、铭坚等，江苏苏州人，中国现代著名历史学家、民俗学家，古史辨学派创始人，现代历史地理学和民俗学的开拓者、奠基人。自 1922 年起初孕"古史是层累地造成"的学说，一生为之深研不掇，创建了著名的古史辨学派。层累地造成的"中国古史"说概括起来主要有三点：第一，"时代愈后，传说中的古史期愈长"；第二，"时代愈后，传说中的中心人物愈放大"；第三，"我们在这上，即不能知道某一件事的真确的状况，至少可以知道某一件事在传说中的最早的状况"。此学说在中医学研究中亦有重要影响，如南开大学余新忠教授就撰有"医圣的层累造成（1065—1949 年）——'仲景'与现代中医知识建构系列研究之一"[①]，该文从知识建构史的角度出发，考察了张仲景自宋以来不断被尊崇和圣化的过程。

"徐养浩先生，江西人，自幼聪悟过人，十八岁钻研中医，继而研究天文、历法、气象、星占、地理、六壬、奇门、太乙、命理、阴阳、五行、音律、数学，博览群书，取其精华，弃其糟粕，开中国数术学之先河，著有《子午流注图谱，五运六气图谱》及《难易导源》。1959 年任南京铁道部中医学研究所及南京铁道医学院中医教研组副教授，1962 年逝世，享年 80 岁。"[②]

陈公继承了顾颉刚、徐养浩的学术思想和治学方法，历经 40 余年对中国天文、历法、星占、气象、地理、生物、数学、军事、音律、宗教、医学、六壬、奇门、太乙、命理、阴阳五行和炼丹术等进行了系统研究，取其科学精华，弃其迷信糟粕，形成了宏伟博大的中国数术学学术理论和思想体系。其体系主要由四大部分组成，即《中国数术学原理》《中国数术学纲要》《中国数术学正翼》《中国数术学副翼》。

陈公如此定义中国数术学：以宇宙最基本的真理规律为基础，以太极、阴阳、八卦、河洛、干支以及三五之道的三才、五行为运筹和谐的原理，把音律、历法、星象、气候、地理、医术等众多学科统一成为系统的整体观的学问。陈公认为真正尊仰真理的学者在虚心钻研数术以后，就可以最高地洞察宇宙规律的真理、最低地

---

① 余新忠. 医圣的层累造成（1065—1949 年）——"仲景"与现代中医知识建构系列研究之一 [J]. 历史教学，2014（14）：3 – 13.

② 陈维辉. 中国数术学纲要 [M]. 上海：同济大学出版社，1994：7.

认识地球发展的原理、适中地筹算人世盛衰的变幻概率，这样统一和谐的整体论是可以久经考验的。其中国数术学学术思想体系主要由三个核心理论组成：一是太极论的道论，包括三个原理，即左旋右转原理、无有难易原理、大小相悖原理；二是三五论的数论，包括三个原理，即三生万物原理、三五相包原理、时空正反原理；三是神形论的德论，包括三个原理，即神形生死原理、气化运命原理、神形发展原理。这三个核心理论构成了数术的主干，可以洞察宇宙间一切数量关系和时空变幻的形成。这是一个完整地把宇宙万物生成、发展的理、数、象之规律融为一体的整体科学和系统模型。陈公对中国数术的源流做了详尽的考证，他指出数术之学是在七八千年前由一个以彭祖为代表的家族所共同创作的。他们述而不作，一代代地口传心授，并托名给了黄帝。数术之学就是黄老道家学说。需要指出的是，彭祖可能是历史文献中最早被称为"医圣"者，见于《吕氏春秋》；也是史前中医学三大学派体系中导引医学的创始人。

20 世纪 70 年代末，许多学者在南京发起了中医多学科研究浪潮，并迅速风靡全国中医界。1986 年 1 月，少逸先生在江苏省中医学会承办的全国阴阳五行学说讲习班上，结识了陈公并亲耳聆听了陈公主讲的《中国数术学纲要》，从而对于多年来学研中百思不得其解的几个问题顿感豁然。陈公对少逸先生所从事的中医理论及临床研究也极为关注，故而纳少逸先生为入室弟子及传人。自此，鱼雁往来，亲叩面授，问道授业，未尝稍歇；南赴武汉，北上德州，陈公游学，但凡得暇，先生均伴师侧。陈公对少逸先生寄以很大希望，往来书中常有语云"我愿把终生学问传给你""以后数术学由你主讲，后继有人啊""我想你一定会得到真传，《黄帝内经》云：'得其人不传，是谓失道；传非其人，漫泄天宝。'你会有很大发展""发掘千年之谜，有待于君"。少逸先生在陈公中国数术学思想的基础上，进一步学研《黄帝内经》，逐渐有了构建中国象数医学理论体系的思路。

少逸先生的中国象数医学体系深受陈维辉公的影响。或者说，中国象数医学就是中国数术学在中医药学中的具体运用。

四、三流汇海：柳氏医派的升华

三流汇海，学研交融。少逸先生正是在总结上述三公学术思想和临床经验的基础上，加上个人所接受的院校教育，创造性地提出中国象数医学、内伤性疾病的病机四论体系、中国钟思想等新理论、新思想、新范畴，促进了柳氏医派的成熟与发展，并使之由医派向学派升华，由此而成为柳氏医派的集大成者和代表人。

柳少逸（1943—），中共党员，山东栖霞人，为名医柳吉忱之子、世医牟永昌之高徒。1963 年从父习医。1969 年毕业于山东中医学院。从事中医临床工作近一甲子，创建山东烟台中医药专修学院并任院长，兼任泰山医学院、济宁医学院教授，莱阳复健医院院长顾问。

少逸先生一生力求学贯古今，术兼中西，精通经史，熟谙诸子百家，使知识跨越专业界河，纵横捭阖于不同领域。其治学以博取胜，以通成才，以博学、精思、屡试为要点，学术研究注重"沟通"，并植根于中国传统文化，将中医学的内在规律与中国数术学的三大精微理论相结合，进而构建了以天人相应的整体观、形神统一的生命观、太极思维的辨证观为核心理论的中国象数医学理论体系，该理论体系是对《黄帝内经》天人合一思想的继承和发展。通过太极思维的指导和大量的医学实践，建立了内伤性疾病的病机四论体系，分别是老年、退行性病变的虚损论，功能失调性疾病的枢机论，器质性病变的气化论，有形痼疾的痰瘀论。该理论是其认识和治疗慢性内伤性疾病的思辨纲领。

清代郑世元在《感怀杂诗》中有云："他山有砺石，良璧逾晶莹。"少逸先生临床经验丰富，又以海不辞水、山不辞土石之勤学精神，熟谙针灸、推拿等非药物疗法，精研药物外治法，熔内、外治法于一炉。通过对《黄帝内经》的深入研究，并结合临床实际，提出了"内络"理论体系，指出在经络系统中存在内、外两大络脉系统。同时破译《黄帝内经》针法而立针方，使针灸处方名称化，并予释方解义，结束了针灸学有穴无方名的历史。少逸先生通过大量临床实践，不断完善脑瘫的中医治疗康复体系，使之成为当前最系统最有成效的脑瘫中医治疗康复体系。

少逸先生出版医学著作 30 余部，计 1000 余万字，撰写学术论文 300 余篇，凭借其深厚的中医理论基础、丰富的临床经验及其传承轨迹，被业界称为"柳氏医学流派"集大成者。

其广意派小儿推拿技法被纳入非物质文化遗产保护名录，并有 5 个处方发明获国家知识产权局专利保护。其对中医学和中医教育的业绩及突出贡献，也被《中国中医药报》《中医药信息报》《科技日报》《山东画报》《山东文学》等报刊以及中央、省、市电视台和电台、新媒体等广泛报道。电视专题片《中医柳少逸》为 1994 年烟台电视台赴美国举办"中国电视周"的专题之一。其倾心于慈善助残事业，应莱阳市残联党组邀请，出任莱阳市残疾人康复中心主任，并创建莱阳复健医院，采用中医治疗儿童脑瘫、中风偏瘫等疾病，做了大量有益的工作，其儿童脑瘫康复项目还获得了第六届"山东慈善奖"之最具影响力慈善项目。1992年，应日本东京劳务管理协会的邀请，赴日本讲学和进行学术交流。1994年，负责带教日本中医研修生。

作为学科带头人，少逸先生为首届中华中医药学会中医药文化分会理事，中国中医药促进会小儿推拿外治分会副主任委员，山东中医药学会民间疗法专业委员会主任委员，山东中医药学会肾病专业委员会委员、心脑病专业委员会委员，山东省民办教育协会理事。先后主持召开山东中医药学会专题学术会议十余次，专业委员会学术例会12次，为山东省中医药学术的发展做了大量有益的工作。因其对医学人才培养做出的杰出成就，2005年山东省政府授予"山东省民办教育先进工作者"光荣称号，并记二等功。

第三节　柳氏医派升华的因素

中医药学植根于中华传统文化，数千年来护佑着华夏人民的健康福祉，在中华文明的发展历程中薪火相传，延绵不息。"中医需要创新，更需要继承，在继承基础上的创新，才符合中医发展的规律与要求。只有传统理论与方法继承基础上的创新，才是中医真正的创新，否则就是变了味的中医。"[①]

中医药学的传承离不开"文""献"二字。文，典籍也；献，贤人也。典籍是中医药知识最重要的物质载体，贤人特指中医药知识的持有人和传承人。所以，中医药知识存在两种最基本、最重要的传承方法，即典籍的整理研习与口耳相传。

中医药各家经典源于上古，仰赖先贤不断地记录、抄写、校雠、训诂、注释、辑佚、刊刻和语释等工作而传承至今，后辈方得治学之门径、攀登之阶梯，以研习中医药典籍，继承中医药知识。围绕《黄帝内经》《神农本草经》《伤寒论》三部经

---

①　陈仁寿. 中医流派研究中存在的问题与思考［J］. 南京中医药大学学报（社会科学版），2016（4）：216－218.

典文献的注释之作多达 2000 余种，约占全部存世中医古籍的 1/4，成为中医药学理论体系和临床实践体系传承的主干，如《黄帝内经》始由西汉侍医李柱国编订，其后经杨上善、王冰、林亿、史崧和张景岳等人的不断整理才得以传承至今。

口耳相传的历史则更为悠远，可以上溯至文字出现之前的远古时代。先民们在长期的生存、生活和生产以及与疾病斗争的过程中积累医药知识，并赖以传承人的口耳相传将其见于后世。进入文明时代后，口耳相传仍是传承中医药知识的重要方法。在纸张和雕版印刷术发明之后，书籍得以普及，口耳相传与典籍的整理逐渐相互配合，一同承担着传承中医药知识的重任，但在缺少典籍的民间，口耳相传一直是最主要的传承方法。

于是在历史上产生了家族传承、师承授受、学校教育、读书自学等传承方式。得上苍之青睐，因历史之渊源，少逸先生竟将上述方式聚于一身，由此而有柳氏医派之升华。

一、家传

《礼记·曲礼》有云："医不三世，不服其药。"东汉郑玄注："三世，自祖至孙。"这是从时间维度上的解读。这里的"三世"即为"三代"，意思是人在生病时寻医问药一定要谨慎，选择父子相承超过三代的"世家"医生才可靠。这充分体现了中医药学作为传统知识的"传承性"。"自祖至孙"名曰"祖传"，或曰家传，实是"师承"的一条特殊途径。

家族传承是特殊的师承授受，传承在家族内部完成，由此而形成世医之家。魏晋南北朝时期，家传的医学非常兴盛。北宋钱乙、南宋陈自明都出身于世医之家，明代医家薛己、万全、龚廷贤、陈实功、李时珍、杨继洲和张景岳等均有家学渊源。清代医家叶天士、王泰林和王士雄等人亦有家族传承。

少逸先生的家尊吉忱公，是先生一生的老师。少逸先生幼年启蒙，弱冠侍诊，成年临证，中年研究，朝斯夕斯，念兹在兹，释兹在兹，须臾不忘，膝下受教 50 余载，直至吉忱公驾鹤西去。

（一）学中医要有"背功"

清代章学诚云："学问之始，非能记诵。博涉既深，将超记诵。故记诵者，学问之舟车也。人有所适也，必资乎舟车，至其地，则舍舟车矣。""家父按其意愿从小就对余进行国学及医学启蒙教育，动辄从文字源流谈《说文》，从数字组合说'河洛'，从古人结绳记事讲八卦及神农尝百草的传说。家父告云：浩浩苍穹，茫茫下土，'河图''洛书'足以包罗，古人研究性命之学，无不从'河洛'入手。余听之茫茫然若天书，尽管食而不知其味，但还是将'医之道，本岐黄'之《医学三字经》、'乾三连、坤六断'之八卦符号歌背诵下来。"① 少逸先生童年时，吉忱公即要求其背诵"三百千"（《三字经》《百家姓》《千字文》），以为启蒙之基。新中国成立初期，中、小学学习时间比较宽松，上高小时，吉忱公让其课余背诵《医学三字经》《药性赋》《汤头歌诀》《八法药性赋》和《濒湖脉诀》等中医启蒙读物。读中学后，吉忱公利用寒暑假为其讲授己撰的《黄帝内经》《伤寒论》《金匮要略》《神农本草经》《温病条辨》《时病论》和《中医医学史》等讲稿以及初兴的中医教材。"十几岁时，就对人体经络模型产生极大兴趣，对上面标出的经脉循行线和多如繁星的穴位，百看不厌。假日耳濡目染家父为病人诊病，其高尚的医德，精湛的医术，博得世人的敬重，亦坚定了余继承父业的志向。"②

高中毕业时，吉忱公已为其授完了中医高等院校一版教材的全部课程。因吉忱公曾为莱阳专区主办了七期中医进修班，故当先生随父习医时，吉忱公戏称先生一人为"第八期学员"。"一部《伤寒论》，书中三百九十七条，一百一十三方，让余每日必背诵一遍，不可间断，此即宋代朱熹所谓'读书之法无它，惟是笃志虚心，反复详玩，为有功耳'之意。继而背诵《内经知要》《药性赋》《汤头歌诀》《濒湖脉诀》及《金匮要略》的重点条文。而《神农本草经》《难经》《脉经》《温病条辨》《时病论》亦要熟读能详。就一部《伤寒论》而言，是在余背诵如流后，家父方授课说难。"③

（二）习中医要有根柢

先生 1963 年高中毕业，因幼时一耳失听，未能报考医学类院校。时值国家实施"名师带高徒"政策之盛世，即随吉忱公习医，从而步入从医之路。习医之初，吉忱公即以清代程芝田《医法心传·读书先要根柢说》语训之："书宜多读，谓博览群

---

① 张奇文，柳少逸，郑其国．名老中医之路续编·第二辑［M］．北京：中国中医药出版社，2010：394.
② 张奇文，柳少逸，郑其国．名老中医之路续编·第二辑［M］．北京：中国中医药出版社，2010：395.
③ 柳少逸．柴胡汤类方及其应用·自序［M］．北京：中国中医药出版社，2014：1.

书，可以长识见也。第要有根柢，根柢者何？即《灵枢》《素问》《神农本草经》《难经》《金匮》、仲景《伤寒论》是也。"强调先从中医典籍学起，须打下一个坚实的理论基础方可言医。在先生熟读中医典籍以后，又指点其选读后世医家之著，并以清代刘奎"无岐黄而根柢不植，无仲景而法方不立，无诸名家而千病万端药证不备"语戒之。每晚授课后，必示先生读书至子时，方可入睡。

（三）研中医要有国学基础

恽铁樵公尝云："医学深处，实与儒家、道家之言多相通者。故欲中医真正改革，治医者必须选读几种古籍，如《孟子·论性》诸篇，《周易·系辞》及《书·洪范》《礼·月令》之类。"历代医籍，多系古文，涉及文字学、训诂学、天文历法学等古文化知识。曹锡宝序《医原图说》云："通天地人三才之谓医。"故吉忱公运用清代乾嘉学派的考据学方法，以校勘学、训诂学、古文字学、方言学、历史学等角度研究整理中医药学古典医籍和理论，为中医药学人运用综合研究的方法整理和研究中医药学做了示范。一些古籍，若周诰殷盘，佶屈聱牙，泛泛而学，可谓苦也，少逸先生亦有"定力"欠佳时。有一次对吉忱公低声语云："何谓'熟读王叔和，不如临症多？'"吉忱公笑云："昔清代陈梦雷尝云：'九折臂者，乃成良医，盖谓学功精深故也。'汝读书无笃志，仍不明为学之道也。朱熹尝曰'为学之道，莫先于穷理；穷理之要，必先于读书''读书之法无他，惟是笃志虚心，反复详玩，为有功耳'。汝当熟知：博览群书，穷理格物，此医中之体也；临证看病，用药立方，此医中之用也。不读书穷理，则所见不广，认证不真；不临证看病，则阅历不到，运用不熟。体与用，二者不可偏废也。又当顾仪卿《医中一得》之语：'凡读古人书，应先胸中有识见，引申触类，融会贯通，当悟乎书之外，勿泥乎书之中，方为善读书人。'待汝临证时，方可悟苏轼'故书不厌百回读，熟读深思子自知'之意也"，并云："此即'神读''心悟'之谓也。"言毕，又谓："昔吾师李兰逊公曾以元代王好古'盖医之为道，所以续斯人之命，而与天地生生之德不可一朝泯也。'明代龚信'至重惟人命，最难却是医'等语为训。"少逸先生在随父习医时，庭训多在旁征博引说理间。这些话语，深深地印在先生脑海中，未有晦暗之时，从而造就了先生"至重惟人命，最难却是医"之立品，"学所以为道，文所以为理"之学风。

（四）明中医要"神读""心悟"

1973 年，烟台地区卫生局将少逸先生调回莱阳中心医院中医科工作，意在系统地继承吉忱公之学术思想，并整理其医疗经验。此时，先生已从医十年。然上班的第一天，吉忱公又让先生背诵《黄帝内经》和《伤寒论》之序，背毕问曰："何谓三圣之道？"先生以"伏羲之《易经》、神农之《本经》、黄帝之《内经》，谓之三坟，又称三典、三坟之学，名曰'三圣之道'"答之。吉忱公欣然语云："'释缚脱艰，全真导气，拯黎元于仁寿，济羸劣以获安者，非三圣道，则不能致之矣'，此启玄子王冰叙中医学之知识结构也。'诚可谓至道之宗，奉生之始矣'，此王冰叙学研《内经》为济世活人至道之论也。汝读书，当首先读懂书序。序，又称'叙'，乃文体名称，亦称'序文''序言'。大凡为作者或他人陈述作品的主旨、或著述之经过，知此方可在浩瀚的书海中确定对医著是精读还是通读。"吉忱公谈序之论，若醍醐灌顶，令先生茅塞顿开，而终身受益。

先生尊崇《串雅内编》"盖医学通乎性命，知医则知立命"之论，认为医者必以疗病为己任，愈病为殊荣，视病人为亲人，不可有一日懈怠，读书常至子夜，悟道则随时随地，有所得即手录留存，整理成篇。其后，先生系统整理吉忱公思想与经验，长篇、短章次第见诸于期刊、报纸。吉忱公也瞩目于独子之研究，每多点拨之词，指津之语。先生将吉忱公部分医案整理成篇，名《柳吉忱诊籍纂论》；又将其讲稿整理结集，即《柳吉忱中医四部经典讲稿》（包括《黄帝内经讲稿》《伤寒论讲稿》《神农本草经讲稿》《温病学讲稿》）。先生在《名老中医之路续编·第二辑》中写道："幼学启蒙之《三字经》伴余步入漫漫人生之路，医学启蒙之《医学三字经》伴余走上了'至重惟人命，最难却是医'的业医之路。论及'承接岐黄薪火，传承中医衣钵'之主题，余感悟最深的是幼学启蒙《三字经》中的一句话：'养不教，父之过；教不严，师之惰。'"①

二、师承

《伤寒类证·序》云："窃闻天地师道以覆载，圣人立医以济物，道德、医药，皆原于一。医不通道，无以知造物之机；道不通医，无以尽养生之理。然，欲学此道者，必先立其志，志立则物格，物格则学专，学虽专也，必得师匠，则可入其门矣。更能敏惠爱物，公正无私，方合其道。"师承授受是古代中医药知识最主要的传

---

① 张奇文，柳少逸. 名老中医之路续编·第一辑［M］. 北京：中国中医药出版社，2007：438.

承方式，正如文中所说"得师匠，则可入其门矣"。例如：秦越人师从于长桑君，淳于意求学于公乘阳庆，张仲景学医于张伯祖，金元寒凉派刘完素亲炙穆大黄、马宗素、荆山浮屠等弟子，荆山浮屠传于罗知悌，罗知悌传业于朱丹溪，后又有戴思恭、王履师从朱丹溪。

师承教育有两种常见方式：一是师徒面对，言传身教；二是师徒未必谋面，老师通过医学著作而授受。私淑，主要指未能亲自授业但敬仰并传承其学术而尊之为师之意。古代文人有"以儒通医"者，主要通过学习前人的医著而领会其学术思想，并验诸临床，遂成为某一学派的追随者。亲炙，则须有师徒当面授受方成。师承教育中口耳相传和整理研习典籍的学习方法都发挥了重要作用。师承教育，在古代是造就"明医""名医"的主要模式，现在也仍然发挥着重要作用。

转益多师是吾师，少逸先生尝言："孔子曰'三人行，必有我师'，凡有教于我者皆为我师，凡我有学者亦皆为我师。"故其一生之师，可谓多矣。然先生认为对自己学术影响最大的，除家传之外，还有牟永昌、陈维辉两位先生。

（一）少逸先生为永昌公唯一传人

唐代韩愈《师说》云："古之学者必有师。师者，所以传道、授业、解惑也。"盖先生因得益于家尊吉忱公、学师牟永昌公之传授，此即"道之所存，师之所存也"。

少逸先生 1963 年高中毕业，开始随父习医。吉忱公宗《孟子·离娄》"古者易子而教之"之教和唐代韩愈《师说》"爱其子，择师而教之"之谓，在征得栖霞县政府和好友牟永昌先生同意后，命先生拜永昌公为师习医。

拜师之初，永昌公以古训"济世之道，莫先于医；疗病之功，莫先于药。医乃九流魁首，药为百草根苗，丸散未修，药性先识"为习医之要。在传授家学的基础上，勉励少逸先生熟读《本草备要》《本草求真》及《医方集解》，继而熟读《医宗金鉴》《脾胃论》《傅青主女科》和《医林改错》等医籍，学程均在随师诊疗间。永昌公结合临证，博征广引，解难释疑，少逸先生则在质疑问难中，循得永昌公家传之秘。其间，永昌公又以家传秘本《伤寒第一书》治分九州之全书授之。研读间，见书中有永昌公之父晚清秀才儒医熙光公之眉批钩玄，为永昌公家传仲景之秘。

临床亲炙之余，永昌公常言数术原理，时常于户外夜观天象，指点九野列宿。《楚辞·天问》云："冥昭瞢暗，谁能极之？冯翼惟象，何以识之？"那璀璨的星宿，缥缈的银河，莫不是古人留下的一幅偌大的象数图？斗转星移，寒来暑往，岁月递嬗，周而复始，而成浑然太极。万象归空，阴阳混化，有为而归无为，终生难以穷尽。于是少逸先生对中医学《黄帝内经》"法于阴阳，和于术数"，即后来其名之曰"中国象数医学"的理论体系产生了浓厚的兴趣。

永昌公中医理论精湛，学验俱丰，倾毕生之学，尽传于先生。将其一生记录之验案数册托付，并笑称："技已穷矣！"所予验案附以《素问·气交变大论》之语云："得其人不教，是谓失道，传非其人，慢泄天宝。"而元代杜思敬有"天宝不泄于非人，圣道须传于贤者"之论。这说明传承工作要注意医学伦理学的问题。永昌公去世后，先生潜心钻研永昌公之验，循以应用，并撰有《牟永昌诊籍纂论》。

（二）中国象数医学的建立得益于维辉公中国数术学思想的启迪

少逸先生创立的中国象数医学体系是柳氏医派的重要组成部分。中国象数医学创建的理论和实践的基础得益于吉忱公和永昌公对《黄帝内经》学验的指导，而理论体系的创建则来自陈维辉先生对其在中国数术学思想上的启迪。

少逸先生创建中国象数医学经历了一段比较长的时间，充分进行了理论探讨和临床实践这两方面准备。

先生习医之初，即得永昌公有关天象之点拨，后先生调到莱阳中心医院后，侍诊吉忱公身侧，在吉忱公的指点下，进一步学研《黄帝内经》等经典著作，对运气学说、阴阳学说等研究逐步深入。先生在探索阴阳学说的过程中，对现行的"阴阳平衡论"产生了疑问，并于20世纪70年代末即指出其失。

1985年，南京邹伟俊先生倡导中医多学科研究，先生由此得以结识著名中国数术学家陈维辉先生。陈公1953年毕业于南京大学地质系，因家学渊源于次年开始研究中医理论，并于中医学术刊物发表了多篇论文。1959年，陈公调至南京铁道医学院，任铁道部中医学研究所及南京铁道医学院中医教研室副主任，在历史学家顾颉刚先生和中国数术学家、中医学家徐养浩先生的指点下，开展中医学及中国数术学的研究。维辉公穷尽30年之精力，深研中国传统的基础学科——中国数术学，并将心得著成《中国数术学纲要》一书。可以说，维辉公集中国数术学研究之大成，因而得到著名历史学家顾颉刚先生的奖掖。时值80岁高龄的顾先生于1973年在北京寓所亲作序言，对该书作出中肯的评价："陈子维辉……涉猎多种自然科学，追读先秦两汉之文献，撷取其科学性者，批判其迷信者，凡天文、舆地、医术、音律、卜筮及出土文物诸方面，无不研究而系统叙述之，务蕲达于贯通之境，以供作中国科学史之准备，此固时代之迫切要求，非徒矜夸我先民之造诣也。"①

1986 年 1 月，少逸先生参加了江苏省中医学会承办的全国阴阳五行学说讲习班。该班由维辉公主讲《中国数术学纲要》，少逸先生聆听着维辉公睿智之谈吐，对于近几年来百思不得其解的几个问题顿感豁然开朗，遂有拜师之念。维辉公对少逸先生所从事的中医理论及临床研究也极为关注，欣然接纳少逸先生为其入室弟子及传人。自此，鱼雁往来，亲叩面授，问道授业，少逸先生在维辉公中国数术学思想的基础上，进一步学习《黄帝内经》，逐渐对构建中国象数医学理论体系有了明确的思路。

当时少逸先生虽然继承了维辉公的中国数术学的理论体系，但是并没有立即提出中国象数医学理论体系。中国数术学发展到中国象数医学的过程，是少逸先生将中国数术学的一般原理应用于中医基础理论研究和临床实践的过程，是其在研究中医学的过程中，探索和验证中国数术学的过程。这个过程经历了相当长的阶段，在这个过程中，少逸先生也曾有过苦恼，有过彷徨，但更多的是在独立思考的过程中的不断求索，砥砺前行。

1. 理论上的准备

（1）运气学说

《素问·气交变大论》曰："善言天者，必应于人；善言古者，必验于今；善言气者，必彰于物；善言应者，同天地之化；善言化、言变者，通神明之理。"对此，明代张介宾在《类经图翼》中尚有"气者天地之气候，数者天地之定数。天地之道，一阴一阳而尽之。升降有期而气候行，阴阳有数而次第立"的记载。此即中医学中的运气学说，又称五运六气。它是我国古代医家在观测物候、气象的基础上，演变而应用到医学领域的。它将自然界气候现象和生物现象统一起来，把自然界物候和人体的发病统一起来，从客观上认识时间、气候变化与人体健康和疾病的关系，是中医基础理论的重要组成部分。清代徐文弼《寿世传真》有云："盖医之一道，须上知天文，下知地理，中知人事。三者俱明，然后可以语人之疾病。"可见历代医家对运气学说的重视。少逸先生在其父吉忱公的指导下，在 20 世纪 60 年代末到 70 年代初，即开始了对运气学说的研究。

1980 年 8 月，少逸先生完成了"五运六气学说浅谈"② 一文。该文在简要介绍

---

① 陈维辉. 中国数术学纲要［M］. 上海：同济大学出版社，1994：1.

② 柳少逸，蔡锡英. 中国象数医学研究荟萃［M］. 山海书社，1993：155 - 189.

了运气学说的基本内容后，又从物候节律、气候变化、发病情况和临床治疗这四个方面探讨了运气学说的科学价值，认为运气学说"因受历史条件的限制，尽管有它一定的局限性，但就其科学价值而言，仍堪称中医学的一份宝贵遗产……无论从理论上，或是方法上，都自成体系，它有着中医学自己的特点，它闪烁着我们民族文化的灿烂光辉"。在此基础上，先生进而钩沉其渊源，于 1982 年撰写了"运气学说渊源及其在《内经》中的地位"① 一文，认为："五运六气学说，是古代医学家对'天人合一'宏观世界的研究观察积累后产生的，它源于阴阳五行学说，集大成于《黄帝内经》一书中。"先生又通过考证《黄帝内经》论及运气的篇数约三分之二，且《黄帝内经》的后期作品是运气的专篇这一现象，萌发了复归《黄帝内经》时代的广义中医学的想法。此时思想的构建，为先生以后研究的系统化和条理化奠定了基础。

1983 年，先生撰成"试谈五运六气学说中的系统论思想"② 一文，从如下五个方面探讨运气学说中所含有的系统论思想：①从"太虚寥廓，肇基化元"，谈运气学说所反映的系统论思想；②从"法于阴阳，和于术数"，谈运气学说所反映的整体性原则；③从"高下相召，升降相因"，谈运气学说所反映的相关性原则；④从"子甲相合，命曰岁立"，谈运气学说所反映的有序性原则；⑤从"谨候气宜，无失病机"，谈运气学说所反映的动态性原则。此即中医学中的"天人相应的整体观"思想。该文还将五运六气研究中所寓有的"人类－环境系统"这一系统论思想，确立为今后研究的一个重要课题。

（2）阴阳学说

《素问·四气调神大论》云"夫四时阴阳者，万物之根本也""阴阳四时者，万物之终始也，死生之本也"。《中藏经》云："人者，上禀天，下委地，阳以辅之，阴以佐之。天地顺则人气泰，天地逆则人气否。"故阴阳学说是中医学最基本、最重要的理论，是中医基础理论的核心。《周易》之"一阴一阳之谓道"，意味着阴阳学说是一切传统理论的"法则"，是"方法论"，是在中国传统文化几千年的发展过程中，我国劳动人民用以解释自然、社会、思维等事物和现象的说理工具。它在天文、地理、历法、哲学、医学、律吕等方面所起的巨大作用，早已得到历史的验证。但

---

① 柳少逸.《内经》中的古中医学——中国象数医学概论［M］. 北京：中国中医药出版社，2016：140 - 146.

② 柳少逸.《内经》中的古中医学——中国象数医学概论［M］. 北京：中国中医药出版社，2016：169 - 177.

20 世纪 50 年代，由于受西方医学模式的冲击和影响，人们对这个在中医学中起重要作用的学说逐渐产生误解，这种误解就是"阴阳平衡论"。

为了使阴阳学说还其本来面目，结束这种"以讹传讹"的局面，少逸先生于 1983 年撰写了"评阴阳平衡论"① 一文，结合理论与实践初步指出了阴阳平衡论的不准确性、不合理性。少逸先生虽然在理论上对阴阳平衡论提出了质疑，但尚未能深入到阴阳学说的底蕴对流行数十年、影响几代中医的错误倾向提出更为深刻的意见，未能在理论上给出令人信服的回答，也未能揭示出阴阳学说的本来面目。直到先生继承中国数术学理论体系之后，先生从中国数术学的一般原理出发，结合自己的理论思考和临床验证，于 1987 年撰成"从天子卦阴阳变化规律谈阴阳平衡论"② 才给出明确回答。天子卦，又称十二璧卦。《白虎通》云："璧者，外圆象天，内方象地。"《诗经·卫风》云："如圭如璧。"圭，意思是测日影长短，以定时节；璧，表示日月同璧，天、地、日、月运行规律。故天子卦反映了四时八节、十二月等阴阳消长的规律。"阴阳平衡论"是对"阴平阳秘""平秘阴阳""阴阳以平为期"的误解。若永远处于阴阳平衡状态，自然界则有春无秋、有夏无冬、有温无凉、有热无寒，生物则有生无收、有长无藏，那就不成其为世界。诚如清代尤在泾《金匮要略心典》所云："天地之道，否不极则不泰；阴阳之气，剥不极则不复。"人体之阴阳若永远处于平衡状态，则有生无壮、有长无老、有动无静、有静无动。只有不断地、有序地进行阴阳的对立制约、相互消长、相互转化，自然界和人类才能保持其正常的、固有的运动状态，阴阳的非平衡有序稳态产生了四时、四季、四气乃至万象，包罗了天文、地理、人事。一切事物发展的起点，都充满了阴阳相合——阴平阳秘，但他们又总是走向反面——阴阳离决。因此，阴平阳秘，不是阴阳双方量的对等、力的均衡，而是以非平衡有序稳态的规律存在。阴阳双方永远处于对立制约、消长转化之中，非平衡有序稳态是其本质的、固有的、普遍存在、不可改变的运动状态，而平衡则是运动过程中的特殊状态，是暂时的、一过性的。这就是十二璧卦所揭示的阴阳变化的根本规律。

（3）中国钟思想

时辰医学，是时间医学思想在中医学中的具体体现，是中医学中所固有的理论。

---

① 柳少逸，蔡锡英. 中国象数医学研究荟萃 [M]. 山海书社，1993：97 - 106.

② 柳少逸.《内经》中的古中医学——中国象数医学概论 [M]. 北京：中国中医药出版社，2016：146 - 149.

自西方时间医学盛行以后，中医学的时辰医学思想引起了国内外学者极大的兴趣和关注。西方学者称针灸治疗学中的"子午流注"学说为"中国钟"。明代孙一奎在《医旨绪余》中有"人有十二经，犹日有十二时，岁之有十二月也"的论述；清代李学川在《针灸逢源》中有"子午流注者，谓刚柔相配，阴阳相合，气血循环，时穴开阖也"的记载。少逸先生在对有关文献研习和临床反复实践之后，认为：中国钟不仅指子午流注，还包括与人相关的"运气学说""灵龟八法""飞腾八法"等。它是依据经络气血运行随自然界阴阳消长周期节律的盛衰规律而形成的，是天人合一的环境，是人类系统中的一大规律。中国钟思想不仅孕育出了"子午流注"学说，而且是"运气学说""灵龟八法""飞腾八法"的理论来源。它又以"气元论"、阴阳五行学说、干支系统为基础，主要包括《黄帝内经》中所阐明的经脉流注规律、脏气法时规律、五脏逆传规律、五脏传移规律和阴阳应象规律这五大基本规律，从而在人与自然之间、机体结构的整体与局部之间以及形体与精神意识状态之间，建立一种系统的节律性的联系，从而指导临床的诊断、治疗和预防规律。①

2. 实践上的积淀

追溯到还没有中国象数医学概念以前，少逸先生在临床实践过程中就已经不自觉地将中国象数医学的原理应用到诊疗疾病的过程，这自然也为之后中国象数医学理论体系的提出奠定了基础。

（1）疾病的发生与病死规律

少逸先生在"中国钟"思想的指导下，把自然界看作一个整体，人被看作自然界的个体，结合物候、气象、时辰等理论，对人体发病进行研究，从而推断出人体疾病的发生、发展规律，力求掌握治疗的主动权，使临床治愈率大幅度提高。此即"运气症治者，所以参天地阴阳之理，明五行衰旺之机，考气候之寒温，察民病之吉凶，推加临补泻之法，施寒热温凉之剂"之谓也。1983年，少逸先生对烟台市莱阳中心医院1974年—1980年住院的381例中风病人的发病时间进行观察，从发病与岁运、发病与节气等方面加以分析，发现脑血管意外患者的发病与岁运、节气等有密切的关系，从而得出"运气学说与脑血管意外（中风）疾病的发生、发展和转归有密切关系"的结论，认为运气学说不但可以预测每年脑血管意外（中风）发病的大

① 柳少逸.《内经》中的古中医学——中国象数医学概论［M］. 北京：中国中医药出版社，2016：180 - 188.

致情况，还能进一步掌握转归，并撰成"试从运气学说探讨脑血管意外的发病规律"①，文中表述了这一研究成果。

1985 年，少逸先生又运用子午流注规律，对烟台市莱阳中心医院 1979 年—1981 年具有完整资料的 645 例住院病死患者的病历进行了分析（均是因病死亡，不包括车祸、外伤、手术、服毒），得出了病死时间规律与时辰、日期、季节等均有着密切联系的论断。于是，先生将源于《黄帝内经》的"经脉流注""脏气法时""五脏逆传""五脏传移"及"阴阳应象"这五大规律的子午流注学说，有意识地运用到临床中，使之成为柳氏医学学术思想的重要组成部分。先生巧妙地运用"中国钟"的节律，探索各种"人体钟"的"危象点"和"最佳时"，教会人们注意逃过他们的大劫日，以古为今用。②

（2）五音导引

音乐疗法，是中医学的传统疗法之一。音乐导引，是利用音乐不同调式和不同节拍组成的旋律，作用于人的感官，从而起到补偏救弊、平秘阴阳的一种疗法。它来源于《周易·乾·文言》中的"同声相应"的理论。音乐自古以来就被认为具有可以影响人身心活动的作用。《礼记》有"乐者，音之内生也，其本在人身感于物也"的记载；《说苑》有"乐之动于内，使人易道而好良；乐之动于外，使人温恭而文雅"的有关音乐导引的论述。少逸先生在"五音音乐导引探赜"③ 一文中，从音律产生的渊源、音乐导引的原理、五音导引的功效、辨证施乐、施乐禁忌和导引音乐的选择这六个方面，建立了五音导引的学术体系。尤其在辨证施乐一节中，介绍了顺其季节施乐法、顺其脏腑性情施乐法、亢害承制施乐法、补母施乐法、泻子施乐法及攻补兼施施乐法等临床应用法则，为五音导引疗法建立了理论和临床应用体系。④

通过数十年的不断求索，经过理论上的准备、临床中的实践，少逸先生于 1987 年明确提出了中国象数医学的概念，建立了中国象数医学体系，并著有《〈内经〉中的古中医学——中国象数医学概论》一书。体现其理论核心的"中国象数医学简介"

---

① 柳少逸.《内经》中的古中医学——中国象数医学概论 [M]. 北京：中国中医药出版社，2016：177 - 180.

② 柳少逸.《内经》中的古中医学——中国象数医学概论 [M]. 北京：中国中医药出版社，2016：180 - 188.

③ 柳少逸.《内经》中的古中医学——中国象数医学概论 [M]. 北京：中国中医药出版社，2016：196 - 209.

④ 刘玉贤. 柳少逸中国象数医学思想概述 [J]. 山东中医杂志，1993，12（Z）：1.

一文，也先后发表于《中医药信息报》和《中医药动态》。

师者，人生之大宝也。这不仅是学业的传承，更是敬业精神的传承。近半个世纪后，先生回忆起从师经历时，每每感慨系之，在《柴胡汤类方及其应用》自序中深情地写道："唐代韩愈《师说》云：'古之学者必有师，师者所以传道、授业、解惑也。'余诚信之，概因得益于家父吉枕公、学师牟永昌公之传授也。而家父吉枕公，师承于晚清贡生儒医李兰逊先生，学师永昌公师承其父儒医牟熙光先生，此即'道之所存，师之所存也'。而其'道'、其'师'，彰显的是一条世医的传承规迹。"①

三、院校培养

古代中医药学的官方学校教育始于南北朝时期。隋唐时期逐渐定型，太医署主办中央医药教育，分医、药、按摩、祝禁等科系。北宋时期太医局主管中央医药教育，地方也开设与儒学相当的"医学"以培养医药人才。元明清时期则多因循宋代医药教育旧制。历代官方学校医药教育办学规模都很有限，所培养出来的医学生不能满足广大劳动人民求医看病的需要，他们主要是担任太医和各级医官，为帝王将相以及地方官员的卫生保健提供服务。所以，在古代时官方学校教育并非中医药知识传承的主流。

近代以来，从19世纪末到20世纪初，在西医学学校教育的冲击下，先贤们也开启了院校教育的大门。1885年浙江开设利济医学堂，并创办《利济学堂报》；1916年丁甘仁、谢利恒等开办上海中医专门学校；1918年粤港两地中药商行联合开办广东中医药专门学校；1920年，贺春池在山东东阿县创办东阿中医学校；1930年京城名医萧龙友、孔伯华、施今墨等开办华北国医学院等。可惜由于半封建半殖民地制度的限制，这些中医院校一直没有得到当时官方的承认，学校规模较小，培养学生有限，但因多由当时名医执掌教鞭，故仍能反映出部分中医学派的特质。

历代医学教育规模虽然较小，培养的学员也不多，但由于学校教育所学课程较为系统，教师多为名医担任，学习时间、质量均有所保证。通过历代医家的统计来看，院校培养效果不亚于单纯的家传或师承教育。历代不少名医都来自医学校，如

---

① 柳少逸. 柴胡汤类方及其应用 [M]. 北京：中国中医药出版社，2014：3 – 4.

宋代朱肱、陈自明，元代危亦林、齐德之，明代徐春甫、薛己等。孟河学派的丁甘仁与夏应堂、谢利恒先生创办了中医专门学校，任教的有谢观、曹颖甫、丁福保、陆渊雷、祝味菊等，培养了陈存仁、秦伯未、严苍山、张赞臣、黄文东、章次公、程门雪等一大批名医。周仲瑛、徐景藩、朱良春等国医大师都是孟河学派的传承者。这说明了院校培养是可以进行流派传承的，民国至现代的许多医家更是如此。

　　现代是人口与知识爆炸及讲求科学化的时代，仅靠父子相传、师徒授受的传统方式已难以适应现代社会发展和人民群众卫生保健的需求。中华人民共和国成立后，在党和国家的关怀下，中医院校如雨后春笋般地发展起来，成为培育人才的主渠道。虽然尚有许多不足之处，但因其教学内容系统、教学方法规范等优势，依旧成为人们首选的习医之路。20世纪50年代，政府主导的中医院校已成为中医教育的主体，开始规划统编教材、统一课程，使中医教育走向规范、统一的模式。60多年来，中医教育的层次与规模得到了提升和扩大。但是，一方面，在西医学的裹挟下院校教育出现日趋严重的中医"西化"现象，中医高等教育的质量备受质疑；另一方面，在院校教育的体制下，淡化了中医师承机制，使"原味中医"流失，更使许多中医专家忧心忡忡。由此，业内便开始了现代中医师承教育的尝试。

　　纵观业界，虽不乏知名的临床医生，但鲜有精理论、明临证、善教学、懂科研的多栖人才；也不乏名师教授，但鲜有成就独立完整的理论体系者。柳氏医学以其独立完整的理论体系，简便实用的辨证方法，内外结合的治疗方法，卓越成效的临床效果，自成一派。这与柳氏医派的奠基者、集大成者和传承者，都具有专业院校的学习经历、办学经历、执教经历是分不开的。奠基人吉忱公，在拜李兰逊先生为师后，又先后求学于天津尉稼谦国医班、上海恽铁樵国医班；走上济世救人之路后，1955年，负责胶东地区的中医培训工作，自编教材并亲自执教；1962年，又受聘于山东省中医药学校讲授温病学，1987年创办山东扁鹊国医学校；作为第二代中医院校的开拓者，以其深厚的理论和临床建树为柳氏医学流派奠定了坚实的基础。集大成者少逸先生，在拜牟永昌先生为师后，又毕业于山东中医学院，后又回校参加师资班培训学习，1987年与吉忱公创建扁鹊国医学校，主持学校工作，并亲自担纲授课，因其对医学教育的卓越贡献，被山东省教育厅、山东省人事厅授予民办教育先进工作者，并记二等功。领军者蔡锡英老师，先后毕业于莱阳新医大学、山东中医学院，后历任扁鹊国医学校、山东烟台中医药专修学院副校长，主持教学工作，并亲自执教。刘玉贤、汉敬德等均毕业于山东中医药学校中医专业，跟随柳、蔡二师毕业实习，后分别回原籍负责当地卫生学校的教学和管理；王永前等毕业于山东扁鹊国医学校，更是柳、蔡二师的嫡传弟子。

院校培养之于学生对专业的系统学习和理解有着不可替代的作用，而教育管理和教学活动又使授课教师知识的活化和领悟更上一个台阶，此即教学相长之谓也。《礼记·学记》曰："学然后知不足，教然后知困。知不足，然后能自反也。知困，然后能自强也。故曰：教学相长也。"三代师生在教学相长中探寻岐黄真谛，在服务患者中砥砺从医初心，坚实了理论基础，丰富了临床经验，形成了勤奋的教风学风，成就了柳氏医派。

对此，少逸先生在回忆其成才之路时尝言："余之中医受业，有幸经历家传、师承及学校培养。"①

四、医学文献的传承与私淑

《论语·八佾》曰："夏礼吾能言之，杞不足征也；殷礼吾能言之，宋不足征也。文献不足故也。足，则吾能征之矣。"纵观中医药学术发展史，各类传世文献、辑佚文献、出土文献、海外文献功不可没，在中医学传承发展中发挥着重大作用。刻苦读书、精研典籍是历代中医大家成长和中医药学术流派发展的必由之路。目前，我国的中医文献学工作在前辈们辛勤努力下，取得了丰硕成果。但不容乐观的是，我们的流派传承中存在严重的"拿来主义"。文献的研究仍停留在翻译版本和白话版本阶段，对中医文献的源流研究和内容阐释较为忽视。这对于系统、全面地传承中医药学术流派工作是十分不利的。

古语云："师傅领进门，修行在个人。"就中医学而论，意味着不管你习医的途径是家传，还是师承，或是院校培养，都需要后天的自学才能成才。家传或师承，是直接跟师学习，学习的是直接经验；而自学，最主要的是向书本学，学习的则是间接经验。

中医学在宋代之前，很少有医书大范围的流传，多是"江南诸师秘仲景要方不传"，师徒间的口传心授，学生们只有朝夕背诵，才能铭刻心坎，永不忘却。以前私塾里的学子，学习方法主要是背诵，很少有塾师的讲解，学子一旦踏入社会，熟练

① 柳少逸. 柴胡汤类方及其应用 [M]. 北京：中国中医药出版社，2014：3 - 4.

背诵的内容与社会实际相结合，加上学生的切身感受，就能得到很好的应用。四书五经，似乎读起来都能读懂，但没有古人的背功，应用起来只能是点、线、面的用，而不是融会贯通的综合应用。

宋代雕版印刷普及之后，医药典籍大量刊行，使人们可以自学中医药知识。读书自学主要是运用整理、研习典籍的方法传承中医药知识，要选择好的典籍版本，还要对典籍进行传解注疏，并阐发自己的心得。由于对典籍理解的不同，于是又产生了不同的学派。近些年出土的一些医学文献，例如《五十二病方》《敝昔医论》《阴阳脉死候》《六十病方》《尺简》《病源》《经脉书》《诸病症候》及《脉数》等，篇幅都不大，目的是让学习者容易背诵。现在的医书，核心的内容可能不多，但为了让读者读懂，需要花费很大篇幅去讲解，去阐释。此即《淮南子·要略》所谓："道论至深，故多为之辞以抒其情；万物至众，故博为之说以通其意。"现代书籍的流通更为方便，占有的资料更是古人远远达不到的。

自学首在立志。立志是古今名医的成才之本。有家传或师承固然是好事，自己努力才是硬道理！"功崇惟志，业广惟勤"，人的一生，贵在自学，一心学医，恒心不移，自加鞭策，珍惜寸阴。秦越人悟《素女脉诀》著《难经》，从与《黄帝内经》不同的角度认识人体及其疾病，以脉诊长于世上，扬《黄帝内经》所谓"切而知之为之巧"技，铸成春秋战国时期最早、最大的学术流派。仲景悟《周易》六爻通人体六经，将《黄帝内经》与伤寒疾病结合得天衣无缝，创建伤寒派。华佗运用黄帝针灸，用九针刮骨疗伤，至晋时皇甫谧著《针灸甲乙经》，立后世典范，成为针灸一派。诸葛亮在《诫子书》中有"非学无以广才，非志无以成学"之论，而晋代葛洪《抱朴子》中则有"学之广在于不倦，不倦在于固志"之语，故少逸先生"焚膏油以继晷，恒兀兀以穷年"，且夕手不释卷，一一参明融化机变，慧之在目，印之在心，故学业日进。实际上，自学是一种私淑模式，即通过读书自学的方式，以其著作为师，遥承该人衣钵。例如张从正私淑刘完素，汪机、王纶等私淑朱丹溪，皆成中医药传承之佳话。所以，加强对历代医学文献的学习，也是学习中医的一条重要途径。

自学要有坚实的基础。"辟如行远必自迩，辟如登高必自卑"，在吉忱公的严厉督导下，少逸先生强学力行，打下了较好的文史哲基础，既减少了许多文字上的障碍，又窥得了古人的治学精神、方法和门径，培养了较强的自学能力。"文是基础，医是楼"，正是因为有了深厚的国学基础，先生对中医学的学研方得以深化。先生尝言：《易经》讲太极阴阳自然法则，有了易学的基础，学医学典籍，读前辈著作，就容易理解得多。《论语》讲伦理学、人生哲学，做医生，就要讲医德，因"医者仁学也"。再就是要有小学功底，"小学"是文字学，《医古文》讲了"文字学"的一些知识，但仅限基础知识，读书时要准备一本汉代许慎的《说文解字》，有兴趣当读《六书》等，否则很难成为一个"明医"。先生小学的功课，是由吉忱公亲自辅导而又强学力行的。

自学要有坚韧不拔的毅力，勤奋是取得学业精通的必要条件。汉代张仲景目睹疾病流行、"白骨露于野，千里无鸡鸣"的悲惨景象，"感往昔之沦丧，伤横夭之莫救"，便以救死扶伤的强烈责任感、"勤求古训，博采众方"的毅力，毅然决然救人民于危厄之中，其系统地总结前贤理论，结合自己临证经验著成不朽大作《伤寒杂病论》，成为中医药学辨证论治的奠基人，被尊为"医圣"而名垂青史。针灸学家皇甫谧家贫好学，立志习医，一边生产一边读书，甚至不远千里借书来抄写阅读。唐代孙思邈白首之年未尝释卷，因他在中医药学方面做出巨大贡献，被尊为"一代药王"。宋代庞安时在家传脉诀的基础上努力钻研《黄帝内经》《难经》，通其说而出新意。金代李东垣虽家有万贯，由于伤感母亲枉死于庸医，时人又多昏冥，不悟医理，而备感痛切，捐千金以习医，笃志斯道，后来成为"金元四大家"之一。明代李时珍从小就立下了坚定的信念，抱定了献身中医药学的远大志向，于是"读书十年，不出户庭"，后来不畏艰辛，上山采药，深入民间访问，历经30余年，著成《本草纲目》这一划时代的医药巨著。再如现代医家岳美中尝云："做任何学问都要勤奋和持久，治医学尤需如此"，所以他在世时读书必至子时，几十年如一日，终成大家。金寿山教授对此体会尤深，在古稀之年曾回忆道："昔学养成习惯，则不以苦，而以为乐。我现在生活上没什么爱好和癖好，坚持六分之五的时间，用于业务，手不释卷，而且到午夜。无它，乐在其中也。"事实证明，古今中医药学人才，只有勤奋苦学、持之以恒，才有可能攀登医学高峰，此即"泰山不自高，因丘垤以形；河海不自广，因沟浍以名"之谓也。宋代欧阳修曰"广其学而坚其守"，王安石云"君子不可以不知恒"，少逸先生学向勤中得，持之以恒，白日应诊，夜晚读书、作文，每日必至子夜，由此而悟《千字文》"尺璧非宝，寸阴是竞"之意也。

自学要注意方法，韩愈《进学解》中有"记事者必提其要，纂言者必钩其玄"的论述，指出学习要讲究方法，否则会不得其门而入，不入其门就难登奥堂了，此即宋代苏轼"学以明理，文以述志，思以通其学，气以达其文"之意也。读书还要重视勤求与博取。先生习医之初，吉忱公即以清代程芝田《医法心传·读书先要根柢说》语训之："书宜多读，谓博览群书，可以长识见也。"夫涉山必历层磴，登屋必借高梯。欲明《黄帝内经》《难经》《伤寒论》《金匮要略》《脉经》《神农本草经》之旨，必读先贤之说，此即"非博不能通，非通不能精，非精不能专，必精而专，始能由博返约"之谓也。先生崇尚经方，博及时方，读仲景之书而察其理，辨后世之方而明其用，潜心钻研，广验于临床，力求立方各有其旨，用方必求其药，正如清代吴仪洛所云："夫医家之要，莫先于明理，其次则在辨证，其次则在用药。理不明，证于何辨，证不辨，药于何用？"故而或经方或时方的应用，均重在辨证明理。在临床中，理论与实践的磨合，需要历经一个长期积累、反复思考的过程，才能达到融会贯通，成为实用的知识和诊疗技能，进而推动理论的更新和发展。

立足经典，博采众长，这是基础；综合应用多门专业知识，构建辨证论治、理法方药、症因脉治诊疗体系是解决问题的基本要素；知常达变、圆机活法是把理论转化为知识和技能的临床技巧。这样才能达到从理论、知识到技能的熟练运用。清代张畹香云："学医总须多读书，多看各家书籍，自然腹中渊博，胸有准绳。"一旦打好了中医学的理论基础，博览群书就可以多多益善，开卷有益，左右逢源，事半功倍。先基础，后临床，才是中医学的正门、大道。如果舍正路而弗由，又欲其有成，学成中医是很困难的。所以历代医家均反对重临床、轻理论的现象。张景岳自序《类经图翼》云："心法之传，止赖《内经》一书，苟欲舍是而言医，不过索方书、求糟粕以图侥幸，皆苟且之流耳。"所谓涉浅水者得鱼虾，涉深水者得海鳖，理固然也。中医学理论就如一条金线，基础知识和临床知识就如同一些明珠，只有用金线把明珠串联起来，才能得到一条渡人济生的"佛珠"。所以，首先学好经典著作，然后旁通百家，即可取得高屋建瓴之效。张景岳自序《类经图翼》云："扁鹊之目洞垣者，亦窥窍于理耳。故欲希扁鹊之神，必须明理；欲明于理，必须求经；经理明而后博采名家，广资意见，其有不通神入圣者，未之有也。"先生在授课带教中，常以清代林珮琴语训之："学者研经，旁及诸家，泛览沉酣，深造自得，久之源流条贯，自然胸有主宰。第学不博无以通其变，思不精无以烛其微。惟博也故腕妙于应，则别开生面；惟精也故悟彻于元，而重关直辟。"对于古典医籍，肖培新主任在吉忱公诞辰110年座谈会上强调"中华医药源远流长，中医药理论博大精深，学说纷呈，流派众多，要想真正理解、弄懂、掌握和运用它，博览、熟读历代经典医籍，深入钻研，精思敏悟是必经之路。古往今来，凡是名医大家，无不是在熟读精研古籍名著，继承前人宝贵经验的基础上，厚积薄发，由博返约，而成为一代宗师的"。

许半龙在《金匮发微》序中言："历来治古书者，造端于善信，而成功于善疑。不善信则涉猎不专，不善疑则茫昧而失实。"学习中医，要在继承中发扬，在发扬中继承。继承是基础，是成才之本；发扬是前进，有前进才有所创新。如果只讲发扬不重视继承，则是舍本求末，缘木求鱼；反之，只讲继承而不重视发扬，则只能在原地踏步不前，故步自封。故清代顾仪卿在《医中一得》中有"凡读古人书，应先胸中有识见，引申触类，融会贯通，当悟乎书之外，勿泥于书之中，方为善读书人"之论，亦形象地说明了继承与创新的关系。除基础知识的学习，更重要的是学习中医历代名著的学术思想和医疗经验，做到了然于胸，临证相合，随手拈来。如少逸先生研究张仲景学说而有《伤寒方证便览》《金匮要略讲稿》《少阳之宗》等医著结集。先生认为：学习某一方剂，对其药物组成、煎法、服法都要细研，要看其方源，即原著。

例如补中益气汤要看李东垣之《脾胃论》，此方由补脾胃、降阴火之升阳汤衍化而成；镇肝息风汤要看民国时期名医张锡纯的《医学衷中参西录》，此方是由建瓴汤化裁而来；血府逐瘀汤要看清代王清任的《医林改错》，该方是由经方四逆散合时方桃红四物汤加桔梗、牛膝而成。其他如左归、右归，要看有"张地黄"之名张景岳所著的《景岳全书》，再结合《黄帝内经》，就会明白张景岳"善补阳者，必于阴中求阳，则阳得阴助而生化无穷；善补阴者，必于阳中求阴，则阴得阳升而泉源不竭"所言的道理。张景岳先生是一位"理必《内经》，法必仲景，药必《本经》"的大医。为什么说他理必《内经》？如《黄帝内经》有"善针者，从阴引阳，从阳引阴"之论。为什么说他"法必仲景"呢？他的"左归""右归"，就是源于《金匮要略》的"肾气丸"。仲景方也是宗《黄帝内经》之理，如"四逆散"：柴胡一升，枳实一降，则气机启动，气机得畅；肝的功能是"体阴而用阳"，柴胡主疏肝气，疏泄太过会伤肝阴，故有芍药之酸味，甘草之甘味，成"酸甘化阴"之伍，于是肝气得舒，肝阴得补。这是仲景"理必《内经》，药必《本经》"之临证轨迹。

励精图治，锐意创新，充分发挥中医药学的特色优势，这是时代赋予的使命。发展中医药学，必须在继承的基础上发扬，在发扬的基础上创新，所以创新是名医之路的第三阶梯。少逸先生以《礼记》中"博学之，审问之，慎思之，明辨之，笃行之"为治学之要，省病察疾"力戒九仞之功，一篑之亏；临证以十全计上律己，不以九折称良"，此即唐代刘禹锡"浮图之慈悲，救生最大"之谓也。先生五秩时曾作句自勉："人生之至重，惟命，慎思之，当为明医；医理之极微，务精，博学之，不尚名医。"故于临证百倍其力，潜心于心脑病、肿瘤、糖尿病、肾病、泌尿系结石、子宫肌瘤、脑外伤后遗症、风湿、类风湿、痛风、周围血管病、神志病、哮喘病、老年退行性病变、小儿舞蹈病及小儿脑积水等疑难杂病的临床研究，多有所获，积累了丰富的临床经验，并撰文以进行学术交流。1994年，先生将历年之中医药研究论文汇集成册，名曰《杏苑耕耘录》出版。先生崇尚经方，博极时方，忱聪《伤寒杂病论》三十载，潜心钻研，探其奥蕴，著有《少阳之宗》，并于1992年出版，其意在临证辄取少阳转枢之功，述小柴胡汤及其变方百余首，熔经方、时方于一炉，乃研究"小柴胡汤"之心得也。2003年，先生又集40年对《伤寒论》的方证临床研究，完成《伤寒方证便览》一书，2006年由中医古籍出版社出版发行。[①] 至于历年来出版的柳氏医派丛书，更是师古圣心，念前贤意，与己心相契，化己之言的凝心之作。

五、学朋医友的激励

《礼记·学记》曰："独学而无友，则孤陋而寡闻。"其意为学习中要相互观摩，取长补短；反之，若独自学习而没有朋友一起切磋，就会孤陋寡闻。

《周易·兑卦》曰："《象》曰，丽泽，兑。君子以朋友讲习。"孔颖达疏："同门曰朋，同志曰友，朋友聚居，讲习道义，相说之盛，莫过于此也。"程颐曰："丽泽，二泽相附丽也。两泽相丽，交相浸润，互有滋益之象。故君子观其象而以朋友讲习。朋友讲习，互相益也。先儒谓天下之可说，莫若朋友讲习。然当明相益之象。"朱熹《周易本义》释："两泽相丽，互相滋益，朋友讲习，其象如此。"俞琰《周易集说》云："'讲'者讲其所未明，讲多则义理明矣。'习'者，习其所未熟，习久则践履熟矣。此'朋友讲习'所以为有滋益，而如雨泽之相丽也；若独学无友，则孤陋寡闻，故《论语》以'学之不讲'为忧，以'学而时习'为说（悦），以'有朋自远方来'为乐。"其意为两泽相连，两水相通，相互滋益，共感欣悦；君子应效仿自然中的两泽相连，乐于与朋友讲习，讲其所未明，习其所未熟。朋友之间

---

① 张奇文，柳少逸. 名老中医之路续编·第一辑 [M]. 北京：中国中医药出版社，2007：434－435.

相互帮助，相互受益，共同发展，则欢欣喜悦。

两泽相附丽，交相浸润，互有滋益，正是和悦相处之象，而君子效法两泽相丽彼此浸润、滋益之象，乃聚集朋友互相讲习，彼此切磋。顾炎武《与友人书》中云："独学无友，则孤陋而难成；久处一方，则习染而不自觉。"孔子《论语·卫灵公》曰："居是邦也，事其大夫之贤者，友其士之仁者。"清代吴瑭云："医，仁道也，而必智以先之，勇以副之，仁以成之。"少逸先生善结仁义，广交朋友，颇喜与同道者交游。除了与吉忱公的学生们亲如手足，凡在中医学上有一定造诣的学者和医者，都愿意结交，皆待为座上客，以此来提高自己的学术素养和修为，此即"以文常会友，唯德自成邻"之谓也。甚至，学生们提出的观点或建议，只要有益于学术发展，先生也会细心倾听，欣然接纳，诚如李斯所云："泰山不让土壤，故能成其大；河海不择细流，故能就其深。"

"独学而无友，则孤陋而寡闻"还可引申到中医学传承方面。中医学从来就不是一个封闭的体系，它具有较强的包容性，这种包容性不仅体现在业医者之间的互相学习上，也体现在对其他文化思想的借鉴与学习上。汉时的西域医学、晋唐的佛教医学、元代的阿拉伯医学和近现代的西方医学，汉代儒学、魏晋玄学、隋唐佛学、宋明理学和清代朴学，甚至汉赋、唐诗、宋词、元曲和明清小说等，无不在现行的中医学体系中留下了深刻的烙印，仔细研读即可发现其或明或隐之印迹，也由此造就了中医学理论体系的博大精深，临床实践的丰富多彩，医学文献的浩如烟海。同时也告诫我们，任何一种学术思想，一旦故步自封，就失去了发展的动力与活力，必将僵化直至消亡。

《论语》云"三人行，必有我师焉，择其善者而从之，其不善者而改之"，更是强调学习的交流。文化因交流而多彩，文明因借鉴而绚丽。儒家文化与道家文化都源自中国，千年的碰撞带给对方的不是一方毁灭，而是二者择善而从，互相学习，共同发展。只要时间允许，先生就会外出参加学术会议，认为这是最好的学习机会，有时比独自读书受益更多，收获更大。诚如《庄子》所云："身在江海之上，心居巍阙之下。"参加一次学术会议，哪怕是只学到了一个学术观点、一个有效方剂、一种新的诊疗技术，甚至是一句话，就有可能受益终身，故颇有"不远万里，寻经求典"之气概。每次参加学术会议，先生事前都会精心准备学术论文或发言材料，总希望把自己最新的探索、最有价值的认识，与同仁们共享。

在学术交流、思维碰撞的过程中，可能会产生新的思想火花，激发出新的灵感。

向他人学习，也能更深刻地认识自己，了解自身的不足，对症下药，全面提升自我。通过学朋医友的激励，通过学术思想的碰撞，便相当于站在巨人的肩膀上，站得更高，自然看得更远。中医学传承和创新也是如此，如先生提出中国象数医学，最初就是在 1986 年参加全国阴阳五行学习班、聆听陈维辉先生讲课时产生的灵感。当然，这个灵感的产生，离不开其前长时间的积累，亦即俗云"机遇总是留给有准备者"之谓。而其完善，又依仗其后全方位的研究、条理化的整理、规范化的构思和理论上的提升。再如近年来先生一系列著作的问世，离不开中国中医药出版社肖培新主任的倡议和督促，先生向有"只求耕耘，不问收获"之座右铭，治学严谨，讲求考据，不妄立言，对自己的文章要求严苛，必欲无可挑剔后才肯发表，故多有压箱底之作。而肖培新主任阅读书稿后每有激赏，督促其公诸于世，于是先生焚膏继晷，夜以继日修润，使之达到自己的要求后，才交付出版社。由此看来，中医学的传承，并不是一个人就能够办到的，而是要依靠全体中医人甚至是全社会的共同努力，靠大家去传承。

清代张善吾《治喉症神效方·黄序》有云："施药不如传方，口传不如笔授，然有可传之方，而未敢自信则不传矣，而未共信亦不传。"溯古及今，加之吉忱公、永昌公及己之治验，少逸先生多"有可传之方"，故创办莱阳复健医院后，即系统举办"小儿脑瘫中医复健技术"讲座。由于中医复健技术的实施，成果喜人，莱阳复健医院成为烟台市唯一的脑瘫康复国家二级站点。2014 年春，山东省中医药管理局原局长蔡剑前名誉院长来院，建议先生将此讲座整理出版，并笑而语云："能有讲座就是有'自信'，有疗效就是最好的'共信'！且有三代'可传之方'，何不付梓！以传承之。"① 于是先生整理讲稿，而成《脑瘫中医治疗康复技术讲稿》一书，为目前所见最为成熟、系统且行之有效的脑瘫儿复健医学体系。

宋代刘彝云："读万卷书，行万里路。"少逸先生从来不读死书，既有沉潜读书的修为，也有踊跃"游学"的活力。为了考察中草药的生长环境和基原状态，曾跑遍了祖国的大好河山；为能从古学中汲取营养，触发创新灵感，也拜遍了古刹名寺，道观旧厝。凡所外出，早就明确了要达到的目标，拟好了考察的路线，有时在返程途中，就有了解决问题的初步方案，打好了文章的腹稿。正是在这些不间断的游学中，先生的思维才始终活跃，灵感才尽情挥洒，一个个充满活力的新思想才会出笼，

① 柳少逸. 脑瘫中医治疗康复技术讲稿［M］. 北京：中国中医药出版社，2016：4.

一部部浸透智慧的著作才会面世。

六、伉俪的志同道合

历史上知名而医术精湛的女医生较少，晋代的鲍姑就是其中十分抢眼的一位。鲍姑与西汉的义妁、宋代的张小娘子和明代的谈允贤被后人尊称为"古代四大女医"。鲍姑（309—363），名潜光，今山西长治人。其父鲍靓在担任广东南海太守期间结识了来自江苏的葛洪（284—364）。因两人都笃信道家，有着共同的志趣，鲍靓便收葛洪为弟子，葛洪借此得以认识了小他25岁的鲍姑。待鲍姑长大后，鲍靓将女儿嫁给了葛洪，史书将此事记载为"见洪深重之，以女为妻"。婚后葛洪与鲍姑两人就在广东罗浮山一带行医，治病救人。鲍姑医术精湛，尤擅针灸，是第一位名载于史书的女针灸学家。据传，她因经常采用广州越秀山下的红脚艾作艾绒进行灸疗治疾，后人便称之"鲍仙姑"，称红脚艾为"鲍姑艾"。后世为颂扬鲍姑，在广州越秀山麓的三元宫里，设鲍姑殿，塑其金身，用以纪念这位女医生。

少逸先生、锡英教授就是当代的葛洪、鲍姑。不过，与鲍姑不同的是，鲍姑没有留下医学著作，而蔡老师却著作等身，撰有《蔡锡英医论医话选》，主编有《齐鲁名医学术思想荟萃》《回春集录——柳少逸医林跬步》等专著。实际上，先生的每一部大作，无不凝结了蔡老师的智慧和汗水。贤伉俪合作撰著了柳氏医派的代表性著作，但有时两人署名，有时蔡锡英教授则甘愿做幕后英雄。先生曾戏语蔡老师是其著作的第一策划和责任编审。

少逸先生、锡英教授是志同道合的"名医伉俪"。贤伉俪相敬如宾、同操医术、救死扶伤，救人无数、口碑如潮，共创柳氏医派之辉煌，共同提出中国象数医学理论体系、内伤疾病病机四论体系等新理论、新范畴，促进了柳氏医派的升华。有一次笔者在场，师伯王树春教授揄扬恩师才华横溢，恩师却道："我们两人不论上班、下班、吃饭、散步，连半夜睡醒了都能聊几句中医理论，讨论一下诊疗方案，除非两口子都是医生，谁能做到？我俩加起来，比别人多用了四倍的时间钻研，谁能做到？哪有什么才华，用心而已！"

当然，先生之所以能够创建出完善的理论体系、促使柳氏医派由流派升华为学派，其成功因素还有很多。例如：节衣缩食，不惜重金购置图书，现有藏书10万余册；读书精细，于无字处读出真谛；善于思考，能从平淡事物、平凡病例中绎出辨证论治之精髓；等等。但最终还是依靠个人的修为，既有医学上的修为，也包括人学上的修为。清代赵濂《医门补要·自序》中云："医贵乎精，学贵乎博，识贵乎卓，心贵乎虚，业贵乎专，言贵乎显，法贵乎活，方贵乎纯，治贵乎巧，效贵乎捷。知乎此，则医之能事毕矣。"先生已达到"医之能事毕矣"境界，无愧于柳氏医派的代表人。

第四节　柳氏医派的传承

柳氏医派至今已经历了近百年的历程，成功地传承了三代，其第四代学生正在培养中。柳氏医派传承脉络清晰，传承人物众多，皆有所成，出类拔萃者亦复不少。

一、柳氏医派的传承谱系

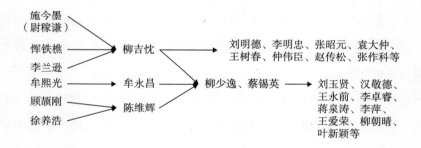

（一）第一代

柳吉忱，柳氏医派创始人（见第一章第一节）。

（二）第二代

柳少逸（代表人物，见第二节）、蔡锡英、李明忠、张昭元、袁大仲、王树春、刘明德、赵传松、张作科和仲伟臣等。

李明忠（1940—2017）①，男，字信之。山东邹平人。1967 年毕业于山东中医学院医疗系。翌年分配至博兴县工作。1982 年调至邹平县中医院工作。曾任邹平县中医医院院长，为全国首届 500 名带徒名医。曾任中国中医药学会传统生命学分会委员、中国文化研究会传统医学专业委员会委员、中国国际易学研究中心专家会员、中国庐山文化交流中心教授级研究员、全球执照中医师联合会会员、全国唯象中医学研究会常务理事、山东半岛中医药研究协会副理事长；山东省职称评委高、中、初委员会委员；山东首届老中医药专家继承工作导师等。精于内科，擅治心、脑、肝、肾、妇科等疑难杂症；熟谙针灸、推拿、心理等非药物疗法。频挽垂危，屡起沉疴。参与了 8 部书的编写，任副主编或编委。编著了《名医良方编诀》，已付梓，并被国际民族医药出版社以缩略形式中、英文发表，荣获论著二等奖。先后发表论文 20 多篇，多数在国际、全国学术会上交流并被评为优秀论文。有 2 项科研成果分别获卫生部重大科研成果乙等奖和省卫生厅科技进步奖二等奖。曾荣获全国卫生先进工作者、山东省卫生先进工作者、地区卫生先进工作者、优秀知识分子，省、地优秀医务工作者；获"富民兴鲁""振兴惠民"五一劳动奖章；多次被评为地、县劳动模范、优秀党员等。1996 年被授予"当代世界传统医学杰出人物"；1997 年获"传统医学博士（TMD）学位"证书和"世界优秀医学专家人才"证书。2015 年 4 月中医古籍出版社出版《李明忠名老中医辑录》。

张昭元（1934—2018）②，山东威海人。1948 年从师学习中医，1964 年修业于山东中医学院师资班。曾在山东省中医药学校任教，后返乡任威海市市立医院中医科主任，兼任山东省中医学会威海市分会副理事长。擅治内科杂症，善用针药兼施防治肝胆系统等急症。注重四诊合参和运用西医学的各种方法诊断疾病。兼任中医教学工作，自 1959 年开始举办针灸、中医、"赤脚"医生复训及西医学习中医班 30 余期，学员多达 1000 余人次。先后发表或在省市及全国学术交流"膈下逐瘀汤的临床应用""肝癌的中医临床研究近况""论耳穴所寓有的唯象中医学基础""从'泰卦'谈耳穴的分布规律和应用"等学术论文。主编《威海市志》第十七卫生编，于 1986 年 3 月山东人民出版社出版。

王树春（1941—2017），字朝辉，号半坡，山东莱阳人。全国著名书画家。鲁东大学美术系教授、硕士研究生导师、中国美术家协会会员。1962 年—1970 年在 26

① 蔡锡英. 齐鲁名医学术思想荟萃 ［M］. 烟台：山海书社，1995：263 - 270.
② 蔡锡英. 齐鲁名医学术思想荟萃 ［M］. 烟台：山海书社，1995：146 - 157.

集团军文化处任专职美术创作员。1971 年—1985 年在莱阳中心医院任中医科医生。1985 年创建莱阳画院，从事专业书画创作及评论工作。1987 年—1988 年就读于中国画研究院研修班。1990 年 9 月调烟台师范学院筹建美术系并任教。1993 年 7 月应邀赴韩国木浦大学、群山大学进行文化艺术交流，并在光州直辖市仁济美术馆举办个人画展。1994 年 4 月应邀赴日本别府大学进行文化艺术交流。先后在国内外举办个人书画展 6 次，在国内外出版个人书画集 5 部。其书画作品 1988 年被中国美术馆收藏 3 件、中国画研究院收藏 2 件；1992 年被炎黄艺术馆收藏 3 件；1993 年被韩国光州直辖市仁济美术馆收藏 2 件；1994 年被天安门城楼收藏 2 件；1998 年被上海书画出版社收藏 1 件。个人创作《王树春书画集》7 集，专著《国画创作散论》《胶东清代书画志遗》《张玄墓志书法分析与临习》《家族文化补遗》《明末清初胶东文化拾遗》和《环山斋文集》等，均已出版。《环山斋文集》中收录了纪念吉忱公的"习医恩师柳吉忱先生"一文。

袁大仲（1941—），字筱文，山东省长岛人。中国民主同盟盟员。曾任长岛县人大常委会副主任，长岛县中医医院院长、副主任中医师，长岛县专家组成员。职兼香港科学院医学顾问，香港国际传统医学研究会医学顾问，香港中会中医药学院客座教授，香港医药出版社特约编辑，山东省中医多学科研究会专业委员会委员，中国名医疑难研究所、南京杏苑中医药研究所，中国李时珍中医药研究会特约研究员。幼承庭训，长有师承，家学渊源。1969 年山东中医学院毕业。枕瓒杏苑 50 余载，潜心钻研，独探奥蕴，通晓古典时间医学、医易学，擅长治疗内科、妇科、儿科疑难杂症，技术全面，医理娴熟。发表学术论文 60 篇。"子午流注机制探赜"等 5 篇学术论文荣获国际优秀论文奖。"脑神论"等 13 篇论文荣获全国优秀论文奖。"益气举陷汤治疗胃下垂 50 例""解颅（脑积水）证治"等 7 篇论文荣获中国中医药优秀成果、科技贡献一等奖。编辑出版的主要医学专著有《中医内科临证备要》《中医非药物疗法荟萃》《杏苑耕耘录》《齐鲁名医学术思想荟萃》《袁大仲医学文集》等 12 部。荣获"国际名医""全国知名中青年中医药人员""振兴中医华医英才奖章"省先进卫生工作者、省卫生文明先进工作者、市先进科技工作者、市优秀科技工作者、烟台地区劳动模范、专业技术拔尖人才、卫生系统十佳先进工作者等称号。被选入《世界名人录》《世界名医大全》《世界优秀医学专家大典》《中国当代中医名人志》《中国跨世纪优秀人才》《中国专家大典》《中国人才库》等 20 余部典籍。《袁大仲医学文集》收录纪念吉忱公的回忆录"杏林泰斗，巍峨丰碑"一文。

刘明德曾任山东省中医药学校副校长，为培养山东基层中医药工作者做出重要贡献。仲伟臣曾任龙口市人民医院院长。赵传松曾任烟台市桃村中心医院中医科主任。

（三）第三代

主要为柳少逸、蔡锡英两位老师的学生。成绩比较突出的有刘玉贤、汉敬德、王永前、李卓睿、蒋泉涛、李萍、王爱荣、柳朝晴和叶新颖等。

二、蔡锡英：柳氏医派的领军人物

蔡锡英（1954—），山东文登人。中共党员。1975 年毕业于莱阳医学专科学校中医专业，分配至莱阳中心医院工作 20 余年，1995 年调任山东烟台中医药专修学院副院长、教授，并筹建山东烟台中医药专修学院中医门诊部。2010 年任莱阳复健医院任院长。现为泰山医学院兼职教授、山东省中医药学会糖尿病专业委员会委员、山东中医药学会中青年中医读书会副主任委员兼秘书长、莱阳市中医药研究协会理事长、烟台复健脑瘫科研所所长。

蔡教授与少逸先生琴瑟和鸣，共同提出中国象数医学、内伤疾病病机四论体系等新理论。常年致力于中医学的教学、科研及临床研究，医术精湛。先后主编出版了《齐鲁名医学术思想荟萃》《杏苑耕耘录》等中医专著 9 部。共有 30 余篇学术论文在各级期刊发表；"消渴散在糖尿病治疗中的应用""柳氏治肝八法浅谈""附子半夏汤与肾病综合征""温肾暖宫法治疗子宫发育不良""中药'刮宫方'治疗功能性子宫出血 130 例""桂枝茯苓丸治疗石淋及肾积水证"等多篇学术论文获国家、省级奖项。

蔡教授理论精湛，学验俱丰。擅长疑难病证的研究和治疗：尤其对心、脑血管病，周围血管病，骨质疏松，骨质增生，风湿病，退行性骨关节病，痛风，坐骨神经痛，肾炎、各类贫血、过敏性紫癜、糖尿病、肝炎、肝硬化、酒精肝，脂肪肝，慢性胃肠病，各类结石病、神志病，小儿厌食症、易感症、多动症、舞蹈症，小儿脑积水，小儿无名虚弱，不孕不育，女子月经不调、痛经、各类妇科下血证、带下证、子宫肌瘤、卵巢囊肿、妇科炎症、乳腺疾病、滑胎，男子阳痿、早泄、精液异常、前列腺病、生殖器官炎症等病颇有研究，为国内同行所称道。临床上，辨证准确，用药精到，遣方用药自成一格，擅用"药组"，善开"合方"，其处方药品虽繁多，但配伍精当，颇有施氏（施今墨）遗风。

蔡教授崇尚"大医精诚"的行医理念，不慕虚名，真诚服务于患者。从医 40 余年，经她治好的患者数以万计，其德医双馨的品格具有极高的社会影响力。"认认真真做事，老老实实做人，真诚地为患者奉献每一天"是她对工作人员和学生的要求，也是她在行医过程中的真实写照。其相关词条先后收录入《世界名人录》（香港中国国际交流出版社，1998：117）《中国当代中医名人志》（学苑出版社，1991：1123）、《世界优秀医学专家人才名典（中华卷）》（香港中国国际交流出版社，1997：57）《中国大陆名医大典（第二卷）》（香港中国国际交流出版社，1995：281）和《中国特色名医大辞典》（中医古籍出版社，1998：1045）等书。

三、刘玉贤：柳氏医派第三代传承的先行者

刘玉贤（1966—），山东五莲人。1986 年毕业于山东省中医药学校中医专业，1992 年获山东中医学院自学考试中医专业专科学历，1998 年获潍坊医学院卫生管理专业本科学历。先后任五莲县卫生职业中等专业学校副校长，县妇幼保健院副院长、总支书记，县中医药管理局专职副局长。现任五莲县中医医院党委副书记，副主任中医师；兼任中华中医药学会感染病分会委员，山东中医药学会民间疗法委员会、中医医院感染控制专业委员会委员，山东中西医结合学会膏方专业委员会委员。曾获中国著名青年中医荣誉称号，被山东省中医药管理局聘任为第四批全省五级师承指导教师。2020 年，被山东省卫生健康委员会批准为"齐鲁医派中医学术流派传承项目——柳氏广意派小儿推拿中医药特色技术"核心传承人。其相关词条被收入《东方之子》《中国中青年名中医列传》《杏林荟萃》等书收录。在国内率先提出"道家、道教与中医学""道教养生学"等新课题及生命本体论、阴阳有序非平衡论、医学审美观、医学思维模式等新范畴、新理论、新命题。出版《中医学概要》等学术专著 9 部，另有《柳氏医派谈读书》《中医辑佚学论稿》《清代医学大家刘奎评传》等书稿待版；撰写论文 100 余篇，其中"柳少逸中国象数医学思想概述"等 20 余篇论文获省级以上优秀论文奖；获科技进步奖 10 余项。

1986 年 5 月拜少逸先生为师，为先生开山弟子，追随先生 30 余载，亲身体悟并参与柳氏医派的创建和发展。参加并服务山东半岛中医药研究协会、齐鲁中青年中

医读书会及先生组织主办的历次学术会议，襄赞筹备全国中国象数医学学术研讨会，每次会议均有"论文述要"和"会议纪要"发表于期刊、杂志。对医派特征研究颇具心得，恩师亦随时关注并加以指点、督促，例如：中医文化学方面有"齐鲁自古多名医原因探析""柳少逸中医文化学思想概论"等数十篇论文；经典研究方面撰有"《重广补注黄帝内经素问》底本考"等；道家、道教与中医学课题，撰有"从太极图试谈道教养生学原理"系列论文数十篇。临证恪守柳氏医派"以方证立论"，首先区分外感、内伤：外感则详辨时病、疫病，疫病准师祖"伤寒为法，法在救阳；温病为法，法在救阴"，强调"先发制病，发于机先"；内伤疾病则以"病机四论"为指导。每于临证，必做到四诊详细，谨守病机，辨证确切，用药谨慎，力求理、法、方、药丝丝入扣。在多方面为柳氏医派的发展贡献出自己的绵薄之力，由本书可略见余之学术思想。

柳氏医派，从诞生到成熟，既是文化思维与医疗实践不断交融的过程，同时又铭记着学派创始人、传承人辛勤探索、砥砺前行的足迹。

第二章

柳氏医派的学术思想

中医学的传承发展，包括历史的认知、历史的复原、历史的激活、历史的推动四个方面。中国文化的连续性和渐变特点决定了中医学以继承为主旨的道路。中医需要创新，但从某种意义上说，继承也是创新，或者说继承中包含着创新。中医学的发展，取决于对学术研究敢于质疑，不断创新，而不拘于传承的形式。"不创新，就死亡"。所以，现在中医流派要形成、要发展，最应当解决的问题是"源"的问题。没有新的理论源源不断地填充，势必影响其发展，甚至会停滞不前。

中医学是博大精深的传统医学，是在运动中发展、应用中进步的学科，是生生不息、与时俱进的科学。创新的方式有挖掘创新、改良创新、原始创新等多种，原始创新固然代表创新的方向，然而却是非常不易成功的。中医学的创新是在坚持以前两种创新方式为主的前提下，再有的放矢地探索原始创新的问题。

2010年6月20日，习近平在皇家墨尔本理工大学中医孔子学院授牌仪式上的讲话中指出："中医药学凝聚着深邃的哲学智慧和中华民族几千年的健康养生理念及其实践经验，是中国古代科学的瑰宝，也是打开中华文明宝库的钥匙。"中医药学具有深邃的底蕴和极大的自主创新潜力，完全有可能在发挥自身优势的同时在若干领域创造出世界一流的水平。[①]

《思想者》是法国雕塑家罗丹创作的雕像，他更多的是在强调其核心的内涵——思想，人类的整合思想。尤其在20世纪初，人们把它作为一种改造世界力量的象征。显而易见，思想的力量是伟大而无穷的，无论是做大事还是做小事，无不和思想息息相关。

柳氏医派医学成就的取得，离不开正确的学术思想的指导。概括而言，除却中医学的一般思想的指导外，柳氏医派独特的指导思想主要有如下几端。

---

① 温长路．金元时期医学流派发展的历史反思［J］．环球中医药，2011，4（1）：49－51.

第一节 "三观"

"三观"，即天人相应的整体观、形神统一的生命观、太极思维的辨证观，是中国象数医学的核心理论。柳氏医派认为，研究中医理论体系与探讨中医学结构，必须从《黄帝内经》的中医学术思想构建起步。诚如《素问·气交变大论》所云："善言天者，必应于人；善言古者，必验于今；善言气者，必彰于物；善言应者，同天地之化；善言化、言变者，通神明之理。"故《黄帝内经》首论《上古天真论》中，引用古医经《上经》"治化"之论："夫道者，上知天文，下知地理，中知人事，可以长久，此之谓也。"中医药学具有几千年的悠久历史，是中国人民长期同疾病斗争的经验总结；是在历史长河中，不断地吸收其他自然科学知识，逐渐形成的一种系统的科学的大法。中医药学日渐成为一种融"防病、治病、养生保健、饮食文化、性情修养"等为一体的综合医学。柳氏医派认为，研究中医学当根植于中国传统文化及中医学思想、方法和概念之中，坚持立足于中医学自身的学术主体而发展。中医药学深受中国古代哲学、天文学、历法学的影响，并经过长期的医疗实践及与其他学科的互相渗透，使中医药学逐步形成并发展为目前独特的以天人合一、形神统一的整体观思想为特点的广义中医学，并创立了用以认识客观世界与解释万物发生发展的阴阳五行、脏腑经络、病因病机等学说。

柳氏医学认为，《黄帝内经》所代表的广义中医学思想体系，是由天人相应的整体观、形神统一的生命观、太极思维的辨证观组成。[①]

一、天人相应的整体观

《素问·八正神明论》云："星辰者，所以制日月之行也。八正者，所以候八风之虚邪，以时至者也。四时者，所以分春夏秋冬之气所在，以时调之也。八正之虚

---

① 柳少逸.《内经》中的古中医学——中国象数医学概论［M］. 北京：中国中医药出版社，2016：82 - 96.

邪，而避之勿犯也。以身之虚，而逢天之虚，两虚相感，其气至骨，入则伤五脏，工候救之，弗能伤也。"意谓观察星辰的方位，可知日月星辰的度数；观察二至、二分、四立等八节常气的交替，可测出异常的气候对人的影响，若医生能够及时给以调治，则不至于受到严重的伤害，以此强调人与外在环境之间的密切关系。对此，在《黄帝内经》中阐述颇多，它贯串于中医的生理、病理、诊断、治疗与预防等各个方面。

远在《黄帝内经》时代，古代医家就已经认识到自然界是人类生命之源。如《灵枢·经别》云："余闻人之合于天道也，内有五脏，以应五音、五色、五时、五味、五位也；外有六腑，以应六律。六律建，阴阳诸经而合之十二月、十二辰、十二节、十二经水、十二时、十二经脉者，此五脏六腑之所以应天道。夫十二经脉者，人之所以生，病之所以成，人之所以治，病之所以起，学之所始，工之所止也。粗之所易，上之所难也。"高士宗解云："人虽本天地所生，而统于天道。"《素问·宝命全形论》尝有"人以天地之气生，四时之法成"，《灵枢·岁露》有"人与天地相参也，与日月相应也"的论述，均表述了天人相应的整体观思想。此即《周易·系辞》"法象莫大乎天地，变通莫大乎四时，悬象著明莫大乎日月"；及"易与天地准，故能弥纶天地之道，仰以观于天文，俯以察于地理，是故知幽明之故……与天地相似，故不违；知周乎万物，而道济天下，故不过；旁行而不流，乐天知命，故不忧；安土敦乎仁，故能爱。范围天地之化而不过，曲成万物而不遗，通乎昼夜之道而知，故神无方而易无体"之谓。在《素问·天元纪大论》中，有五运阴阳是宇宙的一般规律的表述："夫五运阴阳者，天地之道也，万物之纲纪，变化之父母，生杀之本始，神明之府也，可不通乎！故物生谓之化，物极谓之变，阴阳不测谓之神，神用无方谓之圣。夫变化之为用也，在天为玄，在人为道，在地为化，化生五味，道生智，玄生神。神在天为风，在地为木；在天为热，在地为火；在天为湿，在地为土；在天为燥，在地为金；在天为寒，在地为水。故在天为气，在地成形，形气相感而化生万物矣。然天地者，万物之上下也；左右者，阴阳之道路也；水火者，阴阳之征兆也；金木者，生长之终始也。气有多少，形有盛衰，上下相召，而损益彰矣。"对此五运主四时之理，该篇尝引古文献《太始天元册》文解之："太虚寥廓，肇基化元，万物资始，五运终天，布气真灵，总统坤元，九星悬朗，七曜周旋，曰阴曰阳，曰柔曰刚，幽显既位，寒暑弛张，生生化化，品物咸章。"在《素问·离合真邪论》中有"夫圣人之起度数，必应于天地。故天有宿度，地有经水，人有经脉。天地温和，则经水安静；天寒地冻，则经水凝泣；天暑地热，则经水沸溢；卒风暴起，则经水波涌而陇起。夫邪之入于脉也，寒则血凝泣，暑则气淖泽，虚邪因而入客，亦如经水之得风也，经之动脉，其至也亦时陇起"的记载，以告诫医者在制定治疗法则时，必须体察自然界的变化。再如在《素问·五脏别论》中，以取类比象之法，表述了"脑、髓、骨、脉、胆、女子胞，此六者，地气之所生也。皆藏于阴而象于地，故藏而不泻，名曰奇恒之腑。夫胃、大肠、小肠、三焦、膀胱，此五者，天气之所生也，其气象天，故泻而不藏。此受五脏浊气，名曰传化之腑，此不能久留，输泻者也"。他如《素问·生气通天论》云："自古通天者，生之本，本于阴阳。天地之间，六合之内，其气九州、九窍、五脏、十二节，皆通乎天气。其生五，其气三，数犯此者，则邪气伤人，此寿命之本也。"而在《素问·六节藏象论》亦有相同内容的表述。"生气通天"，即天人相应的意思；"生气"即人体生命活动的动力；"天"指自然界，意谓人的生命活动与自然界是密不可分的。"生之本，本于阴阳"，即《周易·系辞》"一阴一阳之谓道"之意，表述的是数术学中"太极论的道论"思想。"其生五，其气三"，表述的是根于道论的"三五论的数论"思想。人体的五气、五味等均取之于自然界，而五气、五味的失常，又均可伤害于人。其意谓人若要达到"形与神俱"的健康状态，必须遵循"法于阴阳，和于数术"的自然法则。对此《黄帝内经素问》以"天元纪大论""五运行大论""六微旨大论""气交变大论""五常政大论""六元正纪大论"和"至真要大论"等七篇大论，表述了五运六气的太过与不及，对自然界万物的灾害和影响人体的发病情况。并告诫人们，"必先岁气，无伐天和""谨察阴阳所在而调之，以平为期"。对此，金·刘完素《素问玄机原病式》自序中有"则不知运气而求医无失者，鲜也"之论，认为其理源自"阴阳之道"，引用《黄帝内经》之理而论之："夫五运阴阳者，天地之道也，万物之纲纪，变化之父母，生杀之本始，神明之府，可不通乎！"

人类由于居住在不同的地方，因受到当地自然环境及生活条件的影响，从而形成了生理上、体质上的不同特点，因此产生的疾病亦各不相同，在治疗上必须采取不同的治疗方法，方可做到因时、因地、因人制宜，故《黄帝内经素问》专列《异法方宜论》，有"故圣人杂合以治，各得其所宜。故治所以异而病皆愈者，得病之情，知治之大体也"的论述。《素问·气交变大论》有"善言天者，必应于人；善言古者，必验于今；善言气者，必彰于物；善言应者，同天地之化；善言化、言变者，通神明之理"的记载，此即中医学中的运气学说。中国古代医家在观测物候、气象的基础上，将自然界气候现象和生物现象统一起来，从客观上认识时间、气候变化与人体健康和疾病的关系。"四气"，是春温、夏热、秋凉、冬寒的四时气候特点。人们必须适应气候的变化，以预防疾病的发生。故《素问·四气调神大论》有"春三月，此谓发陈，天地俱生，万物以荣，夜卧早起，广步于庭，被发缓形，以使志生，生而勿杀，予而勿夺，赏而勿罚，此春气之应，养生之道也。逆之则伤肝，夏为寒变，奉长者少。夏三月，此谓蕃秀，天地气交，万物华实，夜卧早起，无厌于日，使志无怒，使华英成秀，使气得泄，若所爱在外，此夏气之应，养长之道也。逆之则伤心，秋为痎疟，奉收者少，冬至重病。秋三月，此谓容平，天气以急，地气以明，早卧早起，与鸡俱兴，使志安宁，以缓秋刑，收敛神气，使秋气平，无外其志，使肺气清，此秋气之应，养收之道也。逆之则伤肺，冬为飧泄，奉藏者少。冬三月，此谓闭藏。水冰地坼，无扰乎阳，早卧晚起，必待日光，使志若伏若匿，若有私意，若已有得，去寒就温，无泄皮肤，使气亟夺。此冬气之应，养藏之道也。逆之则伤肾，春为痿厥，奉生者少"的养生之道，并有"逆春气则少阳不生，肝气内变；逆夏气则太阳不长，心气内洞；逆秋气则太阴不收，肺气焦满；逆冬气则少阴不藏，肾气独沉"的有关人体病理变化的论述。继而告诫人们牢记："四时阴阳者，万物之根本也。所以圣人春夏养阳，秋冬养阴，以从其根，故与万物沉浮于生长之门。逆其根，则伐其本，坏其真。故阴阳四时者，万物之终始也，死生之本也。逆之则灾害生，从之则苛疾不起，是谓得道。道者，圣人行之，愚者佩之。"对此，汉·司马迁有"春生、夏长、秋收、冬藏，此天地之大经也，顺则以为纲纪"的论述。"春夏养阳，秋冬养阴"，是根据人体在四时气候的变化中的生理特点而总结出的养生之道。诚如张景岳所云："今人有春夏不能养阳者，每因风凉生冷，伤此阳气，以致秋冬多患疟泄，此阴盛之为病也；有秋冬不能养阴者，每因纵欲过热，伤此阴气，以致春夏多患其证，此阳胜之为病也。"张志聪释云："春夏之时，阳盛于外，而虚于内；秋冬之时，阴盛于外，而虚于内。故圣人春夏养阳，秋冬养阴，以从其根而培养之。"而《张氏医通》则据"春夏养阳"说，在炎热三伏天于背俞上敷贴白芥子以治疗哮喘，开"三伏贴"治疗哮喘之先河。少逸先生每于三九天，以"三仁九子膏"益元荣肾，以固冬藏之"三九贴"治疗哮喘，乃"秋冬养阴"之治也。

人的生命活动和自然环境息息相关，此即中医学术思想之一的"天人相应的整体观"。如中医学中的"五运六气学说""子午流注学说""伤寒病六经病欲解时"，均是在"天人相应的整体观"的学术思想指导下的临床应用体系。远在上古，先民即懂得"法于阴阳，和于术数""形与神俱"的却病延年的养生之道，如《素问·上古天真论》有"上古圣人之教"，及上古有"真人""至人""圣人""贤人"的养生之道的表述。

《灵枢·逆顺肥瘦》云："圣人之为道者，上合于天，下合于地，中合于人事。必有明法，以起度数，法式检押，乃后可传焉。故匠人不能释尺寸而意短长、废绳墨而起平水也，工人不能置规而为圆，去矩而为方。知用此者，固自然之物，易用之教，逆顺之常也。"故针刺之道，当本于自然之法则。而在"天人相应"观点的指导下，《黄帝内经》在运用针刺方法治疗疾病时注意到四时气候变化的影响，认识到四时气候的升、降、浮、沉与人体有着密切的关系。古人认为不同时令的不同气候，定内应于人体的不同脏器，必与天气、地气、人气相适应，即天人相应的整体观思想。在治疗上，而有"春刺散俞""夏刺络俞""秋刺皮肤""冬刺俞窍"的治疗原则，故在《黄帝内经素问》中有《诊要经终论》专篇。"诊要"，即诊治疾病的要道；"经终"，谓十二经脉之气终绝。其一是阐明诊察要道与天、地、人之间的相互关系，及其与针刺方法的关系；其二是阐述了十二经脉终绝的情况，故篇名《诊要经终论》。

年有四季，日有四时，四季四时各相对应，在数术学中四季称为四正。《灵枢经》有"一日分为四时，朝则为春，日中为夏，日入为秋，夜半为冬"的记载。平旦即卯时，相当于二十四节气中的春分，属昼夜节律中"阴阳平衡"的时间，当然这种平衡，就一日十二时辰言，是一过性的。此时人还未劳动，阴气未曾扰动，阳气未曾耗散，饮食未进，经脉之气未亢，络脉之气调匀，气血未曾扰乱，此时可诊有病的脉象，故《素问·脉要精微论》中有"诊法常以平旦，阴气未动，阳气未散，饮食未进，经脉未盛，络脉调匀，气血未乱，故乃可诊有过之脉"的记载。此属"天人相应的整体观"思想在诊法中的应用，亦属"脏气法时"及"阴阳应象"规律在诊法中的体现。在该篇中，尝记载了医者在诊脉时，除诊察脉搏的动静变化外，还应注意病人面目之间的神气，观察五色的表现，认清五脏的有余与不足，及六腑的强弱、形体的盛衰，即以"形神合参"来决断人的生死。从该篇的内容看，尚有"形神论之象论"的思想，故通篇寓有"道论""数论""象论"中国数术学的内涵。

《素问·举痛论》云："善言天者，必有验于人；善言古者，必有合于今；善言人者，必有厌于已。如此则道不惑而要数极，所谓明也。"并以举例的方法说明：

"经脉流行不止，环周不休。寒气入经而稽迟，泣而不行，客于脉外则血少，客于脉中则气不通，故卒然而痛。"尚有"寒气客于肠胃之间""寒气客于挟脊之脉""寒气客于冲脉""寒气客于背俞之脉""寒气客于厥阴之脉""寒气客于小肠膜原之间""寒气客于五脏""寒气克于肠胃""寒气客于小肠"，及因寒性收引筋脉挛急而致诸痛的论述。

《黄帝内经》中尝有因"风之伤人"为病，而有《素问·风论》。鉴于人体受"脏气法时规律""阴阳应象规律"的影响，篇中有"五脏之风"之立论："以春甲乙伤于风者为肝风，以夏丙丁伤于风者为心风，以季夏戊己伤于邪者为脾风，以秋庚辛中于邪者为肺风，以冬壬癸中于邪者为肾风。风中五脏六腑之俞，亦为脏腑之风，各入其门户，所中则为偏风。"尝有对"五脏风""脑风""目风""漏风""内风""首风""肠风"和"泄风"之成因及病状的论述。《素问·痹论》表述了痹病为邪气侵袭肌肉骨节经络之间，导致气血运行不畅或闭阻不通而致，记云："风寒湿三气杂至，合而为痹也。其风气胜者为行痹，寒气胜者为痛痹，湿气胜者为着痹也。"又云："以冬遇此者为骨痹，以春遇此者为筋痹，以夏遇此者为脉痹，以至阴遇此者为肌痹，以秋遇此者为皮痹。"均为六气淫胜而致人体发病。

天人相应的整体观认为，整体观包括：人体的各组成部分是一个统一的整体，人的形态结构是一个统一的整体（五脏一体观），人的形体和功能是一个统一的整体，人的心理和形体是一个统一的整体（形与神俱观），人与社会是一个统一的整体，人与自然界是一个统一的整体（天人合一观），人与哲学是一个统一的整体等七个方面，这七个整体的综合构成了中医学整体观的全部内容。由于天人相应在中医学中表现得最为突出，成为了中医学与西医学在医学模式方面差别的特异性标志，故中国象数医学以"天人相应的整体观"作为中医学整体观的表述而列为其核心理论。如上所述正是天人合一观的核心内容，其他内容将在各章节中依次展开。

二、形神统一的生命观

《灵枢·天年》内以百岁为论，黄帝有"何者为神"之问，岐伯对云："血气已和，营卫已通，五脏已成，神气舍心，魂魄毕具，乃成为人。"阐明了人始成形，而神则舍之。人赖先天、后天之精滋养，然后"形与神俱"，方能度百岁乃去，故曰："失神者死，得神者生也。"元·朱震亨《格致余论》有"天地以一元之气，化生万物，根于中者，曰神机；根于外者，曰气血。万物同此一气，人灵于物，形与天地参而为三者，以其得气之正而通也"之论。古人认为凡有生命的血肉之躯，生命根于身体之内，以神的活动为主称为"神机"。《灵枢·本神》云："生之来谓之精，两精相搏谓之神，随神往来谓之魂，并精而出入者谓之魄，所以任物者谓之心，心有所忆谓之意，意之所存谓之志，因志而存变谓之思，因思而远慕谓之虑，因虑而处物谓之智。故智者之养生也，必顺四时而适寒暑，和喜怒而安居处，节阴阳而调刚柔，如是则僻邪不至，长生久视。"此论阐述了先天之精形成人之形体、脏腑及其组织，人出生后获得后天水谷之精养而生神，以维持脏腑的功能活动，充分体现了只有形与神的统一，人方可有养生之道。如《素问·血气形志》云："形乐志苦，病生于脉，治之以灸刺。形乐志乐，病生于肉，治之以针石。形苦志乐，病生于筋，治之以熨引。形苦志苦，病生于咽嗌，治之以百药。形数惊恐，经络不通，病生于不仁，治之以按摩、醪药。是谓五形志也。"此意谓七情与劳倦造成了五种形志病及其治疗方法，表述的不单是"五形志"，亦蕴含深刻的形神统一的生命观与疾病观，及中医学辨证论治的基本原则。他如《素问·生气通天论》云："圣人抟精神，服天气，而通神明。"此表述的是懂得养生之道的圣哲，能使自己的形体适应四时气候的变化规律，形成形与神的统一，从而达到形体健康、神识睿智聪慧。故而强调"凡阴阳之要""阳密阴固""是谓圣度"。对此，太史公有精论："夫神大用则竭，形大劳则敝，形神骚动，欲与天地长久，非所闻也。"

《素问·六节脏象论》云："帝曰：藏象者何如？岐伯曰：心者，生之本，神之变也；其华在面，其充在血脉，为阳中之太阳，通于夏气。肺者，气之本，魄之处也；其华在毛，其充在皮，为阳中之太阴，通于秋气。肾者，主蛰，封藏之本，精之处也；其华在发，其充在骨，为阴中之少阴，通于冬气。肝者，罢极之本，魂之居也；其华在爪，其充在筋，以生血气，其味酸，其色苍，此为阴中之少阳，通于春气。脾、胃、大肠、小肠、三焦、膀胱者，仓廪之本，营之居也，名曰器，能化糟粕，转味而入出者也；其华在唇四白，其充在肌，其味甘，其色黄，此至阴之类，通于土气。凡十一藏，取决于胆也。"此篇是在《素问·灵兰秘典论》关于藏象理论的基础上，进一步论述了五脏的基本功能，如"心者，生之本，神之处也"等，同时还着重论述了五脏"其华""其充"、阴阳区分，以及与季节气候特点的联络关系。《素问·六节藏象论》又云："自古通天者，生之本，本于阴阳。其气九州、九窍，皆通乎天气，故其生五，其气三。三而成天，三而成地，三而成人，三而三之，合则为九，九分为九野，九野为九脏，故形脏四，神脏五，合为九脏以应之。"张志聪注云："形脏者，藏有形之物也；神脏者，藏五脏之神也。藏有形之物者，胃与大肠、小肠、膀胱也；藏五脏之神者，心藏神，肝藏魂，脾藏意，肺藏魄，肾藏志也。"

移精变气，是在"形神统一生命观"学术思想指导下的治疗方法。其以转变病人的精神，改变气血紊乱的病理状态，从而达到治疗疾病的目的。故《素问·移精变气论》之篇首有"上古之治病，惟其移精变气，可祝由而已"的记载。"祝由"是古代药物疗法未兴、针石疗法未起之时，"祝说病因，不劳针石而已"之精神疗法的运用，故该篇名曰《移精变气论》。他如《素问·玉版论要》云："《揆度》者，度病之浅深也；《奇恒》者，言奇病也。请言道之至数，《五色》《脉变》《揆度》《奇恒》，道在于一。神转不回，回则不转，乃失其机。""一"，指神。马莳注云："一者何也？以人之有神也。"王冰云："血气者，神气也。《素问·八正神明论》曰：'血气者，人之神，不可不谨养。'夫血气应顺四时，递迁囚旺，循环五气，无相夺伦，是则神转不回也。"若"回而不转，乃失生气之机矣"。这里讲的是《五色》《脉变》《揆度》《奇恒》等古诊法，其"道在于一"，即脉色之形体有无神气。

《素问·汤液醪醴论》提出了一个"形弊血尽而功不立者何"的议题，答案是"神不使也"，即"嗜欲无穷，而忧患不止，精气弛坏，荣泣卫除，故神去之而病不愈也"。故益精宁神、养荣和卫、调达气机，为治疗神志疾病之大法。如吉忱公运用《伤寒论》之柴胡加龙骨牡蛎汤化裁，治疗痰气郁结之"癫"，痰火上扰之"狂"，气逆痰阻之"痫"，肝气郁结之"郁"，痰气交阻之"瘿"，均疗效满意。公谓："诸病名殊症异，理无二致，其要一也，曰'郁'。要之治郁之法，不偏重攻伐，而在乎泄热而不损胃，理气而不伤中，调达安神重其神，通结化痰重其形。小柴胡汤寒热并用，清补兼施，具疏利三焦，调达气机，宣通内外，运行气血之功，而为和法之冠。设加茯苓宁心安神，协半夏和胃化痰；同龙、牡、丹重镇之属，镇静安神，平怒除惊；桂枝散结行气，止冲降逆治其神；大黄荡涤肠胃，安和五脏，推陈致新治其形。如斯，则郁解痰消，形安神合，何虑诸恙不平乎？"又云："贵临机之通变，勿执一之成摸。中医治病，不忽视病名，亦不拘于病名。同病异治，异病同治，辨证的关键是形神统一，则理法朗然。"于是在此临证思路的基础上，少逸先生结合《黄帝内经》形神相互关联、相互为用的理论渊源，形成了"形神统一的生命观"是中医学重要学术思想的认识。

三、太极思维的辨证观

太极者，天地万物之始也。故古籍《太始天元册》文云："太虚寥廓，肇基化元。"由是观之，则太虚之初，廓然无象，自无而有，生化肇然，化生于一，是名太极，太极动静而阴阳分。太极，初以其名统阴阳之道，含变化生于内，实是指产生宇宙万物及构成事物的诸要素和诸属性的总根源。这种思想端倪远远形成于道家产生之前。作为群经之首的《易经》一书，"探赜索隐，钩深致远"，深刻而详细地阐述了太极思维的理论机制。"一阴一阳之道"，这是《易传》辨证法的核心，反映了太极的物质基础，即对立统一的两种相关事物，也包含了一阴一阳变化潜动的法则。《易经》所阐述的太极内涵，以《周易·系辞》中的"易有太极，是生两仪，两仪生四象，四象生八卦"为代表，强调指出阴阳变化相生而成宇宙万物的大道之论。诚如朱子所云："太极分开，只是两个阴阳，阴气流行则为阳，阳气凝聚则为阴，消长进退，千变万化，做出天地间无限事来，以故无往而非阴阳，亦无往而非太极。"于是在《易传》中就有了"盈天地之间唯万物"的具唯物主义因素的命题。

对此，《素问》有《阴阳离合论》专篇论述。该篇揭示了阴阳的对立统一法则。合而言之，则阴阳为一气（太极）；分而言之，则有十、百、千、万，乃至无穷无尽之数，反映的是太极论的道论原理。如论中有"阴阳者，数之可十，推之可百，数之可千，推之可万，万之大，不可胜数，然其要一也"的记载。"其要一也"，即太极也。太极又称大极、大一，大一是整体的一，绝对的一。《说文解字》的第一个字是一，许慎释云："惟初大一，道立于一，造分天地，化成万物。"人身经脉也是这样，分而言之谓之离，"一生二，二生三"，三阴经有太阴、厥阴、少阴和三阳经有太阳、阳明、少阳之分；并而言之谓之合，表里同曰一气，三阴经之太、厥、少和三阳经之太、明、少之间，又必须互相协调，故篇名曰《阴阳离合论》。他如论中尝有"是故三阳之离合也，太阳为开，阳明为阖，少阳为枢。三经者，不得相失也，搏而勿浮，命曰一阳""是故三阴之离合也，太阴为开，厥阴为阖，少阴为枢。三经者，不得相失也，搏而勿沉，名曰一阴"的论述。"一阳"，乃三阳开、阖、枢相互为用，密切关联，故合而为一；"一阴"乃三阴经气协调统一，合称"一阴"。

总之，作为当时科学文化大成之作的《易经》，已经详尽地指出了太极思维的两个要点：一，阴阳互根互用，即体用学说；二，反映事物运动变化的观点，即运动学说，包括阴阳对立制约、消长转化。在八卦、六十四卦的推衍及六爻阴阳析位等演绎中，均强调了阴阳的互根性、互用性、运动性。如"八卦小成图""六十四卦大成衡图""阴阳环图"，均直观地演示了八卦由太极而生、六十四卦于八卦寓于太极而生的变化过程，以及十二辟卦所寓有的阴阳升降往复对卦体、物候、气候等的影响过程，这些都深刻地阐述了太极思维的两个要点。

太极的整体性和太虚的混沌性是"道"的内涵。对此，唐·孔颖达《周易正义》中指出：太极是天地未分之前，混而为一的元气。这一混沌不分的元气，内畜阴阳之机，含而不显，变化无穷，亦可谓宇宙根源之元气。张景岳《类经图翼》云："体象之道，自无而有者也。无者先天之气，有者后天之形。"并引宋代邵雍之云："天依形，地附气；气以造形，形以寓气。是以开物者为先天，成物者为后天；无极而太极者先天，太极而阴阳者后天；数之生者先天，数之成者后天；无声无臭者先天，有体有象者后天。先天者太极之一气，后天者两仪之阴阳，阴阳分而天地立，是为体象之祖，而物之最大者也。"后世儒家又分化出"以阳统阴，以阴追阳"之理，从而形成了儒家崇尚刚健正大的风尚。而老子认为，太极即"无"，"无"即是道，故曰："天下万物生于有，有生于无。""无"，并非一无所有，而是指客观存在的某种物质无声无味，"有物混成，先天地生"，处于"寂兮廖兮"之态，"周行不殆，可以为天下母"，故为"道"也。"有"生于"无"，有形之物体产自无形之本体，即"有"与"无"异位而同体。庄子更将这一"无"的思想，提升为"无无""无无无"，在《齐物论》中指出："有有也者，有无也者，有未始有无也者，有未始有无未始有无也者。俄而有无矣，而未知有无之果孰有孰无也。"如人类生存在地球上，以地球为本始，而地球亦不过是太阳系中一颗行星，太阳系又不过是银河系中一个系，银河系又不过是宇宙沧海之一粟也。庄子这一思想，正象征着宇宙的无穷无尽，在个体的产生消亡中，得以大道的永恒，生生不息。这些均阐述了太极的本意。并非是指一物而言，实是一个洞开的动态世界。它包括了宇宙间无穷无尽大大小小一切事物，它仍是最原始、最基质、最初态的变化规律。太极的变易产生了一切，太极总在一起成为一切事物矛盾转化的必然性、协调性、系统性的开放与闭合的、走向逆的过程的统一模型。

以太极理论指导的思维模式，名之曰"太极思维"，它反映的是太极观念。在这种思维方式指导下，产生了众多璀璨的文化体系，如道家、阴阳家、数术家、儒家等，可谓是中华文化根源的核心之一。就儒、道二者来说，虽有偏持阴阳之异，但均讲求阴阳互根相守，不以逾越为度，此即《黄帝内经》"阴平阳秘"说。

少逸先生在"评阴阳平衡论"一文中，曾明确地阐述了太极思维理论，指出阴阳互根互用的过程是一个有序的运动过程，符合《易经》中对太极的描述：或阴或阳。二者的非平衡有序稳态决定了人体的正常生理功能，同时也符合"天人合一"的观点，即生命系统的开放性、气化活动的有序性、生长发育过程的不可逆性。

中医学理论构筑之初，即广泛地吸收了数术学之太极理论，其中的阴阳五行学说就是以"太极思维"为核心，由"太极思维"营建了中医学之精微理论。《黄帝内经》中的"天地氤氲，万物化醇，阴平阳秘，精神乃治"，无不深刻地启示了这一点。鉴于太极为万物生化之本始，即太极－宇宙－万物－生物为一有机整体，环环相扣，生生不息，故太极思维的辨证观是中医学核心学术思想之一。[①]

天人相应的整体观、形神统一的生命观、太极思维的辨证观是中国象数医学的核心理论，也是中医学主体思维模式。

第二节　"四论"

"四论"，即柳氏医派内伤疾病病机体系，包含：老年、退行性病变的虚损论，功能失调性疾病的枢机论，器质性病变的气化论，有形痼疾的痰瘀论等四个方面。"四论"是针对慢性内伤性疾病、疑难病而确立的行之有效的辨证方法。[②]

柳氏医派所论内伤疾病，是指除外感病邪及外伤、虫兽伤害、毒害等对人体造成的意外伤害以外，由情欲所伤、饮食失节、起居失常、劳逸失调等，造成脏腑、经络、五体、官窍、神志等功能失常或器质损伤的疾病。其中，大部分属慢性疑难顽疾。疑难顽疾，是指西医学目前尚未认识其病因病机且无根本治疗方法，或是对病因病机有一定认识，但临床无理想根治方法的疾病。此类疾病随着社会的发展，人们生活饮食规律的改变，逐渐呈上升趋势。

---

① 柳少逸.《内经》中的古中医学——中国象数医学概论［M］. 北京：中国中医药出版社，2016：82 － 96.

② 柳少逸. 柳少逸医论医话选. 北京：中国中医药出版社，2015：1 － 14.

《素问·至真要大论》云"审查病机，无失气宜""调气之方，必别阴阳"，乃医者"工巧神圣"之为。明·张景岳云："病机，为入道之门，为跬步之法。""机者，要也，变也，病变所由出也。"《素问·至真要大论》虽有病机十九条之详论，然仅为举例而已，不能概括一切病机。盖因《黄帝内经》病机十九条，是从"六气"的变化加以分析归纳，由博返约地提出了一种审症求因和分析病位、病理的方法。柳氏医派认为，其不能涵盖内伤疾病的病因病机，尤其是西医学目前尚未认识其病因病机、且无良好治法的疑难顽症。《素问·生气通天论》云："阴平阳秘，精神乃治；阴阳离决，精气乃绝。"《素问·阴阳应象大论》云："阴在内，阳之守也；阳在外，阴之使也。"故先生伉俪根据《黄帝内经》阴阳的对立制约、互根为用、消长转化等规律，在临证中，注重阴阳调和、阴平阳秘的作用，认为张景岳之"善补阳者，必于阴中求阳，则阳得阴助而生化无穷；善补阴者，必于阳中求阴，则阴得阳升而泉源不竭"之论为临床疾病辨证论治之大法，其实也是阴阳互化互根的太极理论。正是在太极思维方法的指引下，先生伉俪结合中国象数医学基本原理，运用医学系统方法，经大量的临床实践，概括性地提出了内伤性疾病的病机"四论"体系。

一、老年、退行性病变的虚损论

人类的生命活动过程是一种连续发展的不可逆过程。自然界存在春、夏、长夏、秋、冬的变化，万物有生、长、壮、老、已的始终，显示了一个由量变到质变的过程。量变的大小决定质变的程度，他们之间的关系与年龄（时间）成正比。机体组织结构和功能状态出现异常或退化，表现为量变与质变的比例失调而成虚损，则是老年退行性病变的病因、病机所在。

人体健康的标准是"形与神俱"，然随着人年龄的增长，则显示出一个由量变到质变的过程。对此，《灵枢·天年》云："人生十岁，五脏始定，血气已通，其气在下，故好走；二十岁，血气始盛，肌肉方长，故好趋；三十岁，五脏大定，肌肉坚固，血脉盛满，故好步；四十岁，五脏六腑、十二经脉，皆大盛以平定，腠理始疏，荣华颓落，发颇斑白，平盛不摇，故好坐；五十岁，肝气始衰，肝叶始薄，胆汁始减，目始不明；六十岁，心气始衰，苦忧悲，血气懈惰，故好卧；七十岁，脾气虚，皮肤枯；八十岁，肺气衰，魄离，故言善误；九十岁，肾气焦，四脏经脉空虚；百岁，五脏皆虚，神气皆去，形骸独居而终矣。"此段文字言简意赅、生动形象地说明了生命活动呈抛物线过程，亦即中医学"形神统一的生命观"思想。心主血；肺主气；肝藏血；脾统血，且与胃同为后天之本、气血生化之源；但肾藏精，精为气血生成之本，又为人体生长发育的根本，故有"先天之本""水火之宅"之谓，从而形成以肾元为核心的脏腑系统太极模式，即：肾与心同气相求，肺与肾之金水相滋，肾与肝之水足肝柔，肾与脾之火旺土健的人体脏腑的系统网。故而肾元虚衰是"肾气焦，四脏经脉空虚"的主要因素。

对此，后世医家多有论述。《中藏经》有"肾气绝，则不尽其天命而死也"的记述，清·梁文科《集验良方》有"寿命修短，全系精、气、神之盈亏"的记载，此即明·张景岳"五脏之伤，穷必及肾"之谓也。《素问·上古天真论》云："帝曰：人年老而无子者，材力尽邪？将天数然也？岐伯曰：女子七岁，肾气盛，齿更发长；二七而天癸至，任脉通，太冲脉盛，月事以时下，故有子；三七，肾气平均，故真牙生而长极；四七，筋骨坚，发长极，身体盛壮；五七，阳明脉衰，面始焦，发始堕；六七，三阳脉衰于上，面皆焦，发始白；七七，任脉虚，太冲脉衰少，天癸竭，地道不通，故形坏而无子也。丈夫八岁，肾气实，发长齿更；二八，肾气盛，天癸至，精气溢泻，阴阳和，故能有子；三八，肾气平均，筋骨劲强，故真牙生而长极；四八，筋骨隆盛，肌肉满壮；五八，肾气衰，发堕齿槁；六八，阳气衰竭于上，面焦，发鬓颁白；七八，肝气衰，筋不能动，天癸竭，精少，肾脏衰，形体皆极；八八则齿发去。肾者主水，受五脏六腑之精而藏之，故五脏盛，乃能泻。今五脏皆衰，筋骨解堕，天癸尽矣。故发鬓白，身体重，行步不正，而无子耳。""材力"，指精力也。肾气盛时，精力充沛，肾气衰时，则精力不足。"天数"，即天赋之限数，系指生命的自然发展的规律。"肾气"是由父母之精气结合而成，具有促进生长发育的作用。"天癸"，王冰注云："男女有阴阳之质不同，天癸则指精血之形亦异，阴静海满而去血，阳动应和而泄精，二者通和，故能有子。"张景岳注云："天癸者，言天一之阴气耳，气化为水，因名天癸……其在人身是为元阴，亦曰元气。"故肾气充则有子，人老肾气衰、天癸竭而无子。

鉴于此，老年、退行性病变是以肾中精气、元阴元阳亏虚为根本，渐及心、肝、脾、肺等脏腑，使脏腑功能失常，因而少逸先生、锡英教授二师提出了治疗老年、退行性病变的关键在于"益元"，填补精髓，补益气血，调补阴阳，从而促进病人机能旺盛，加强或提高机体调控能力，改善全身机能状态而却病延年。从而创立了临床应用广泛且行之有效的"益元"系列方剂，如益元方、九子填精方、益元荣髓方、益元愈喘方、益元止嗽方、益元健脾方、益元荣督方、益元荣骨方、益元调冲方、益元濡脉方、益元养神方、益元荣肝方、益元消渴方、益元通痹方和益元荣胚方等。

柳氏医派的医案著作中介绍了运用"益元"系列方剂的部分验案，其中有以之为主且命名者，例如：《柳吉忱诊籍纂论》腰痛门的"益元壮腰汤证案"、足跟痛门的"益元荣骨汤证案"，《柳少逸医案选》头痛门的"益元通脉方证案"、骨痹门的"益元荣骨方证案"、脉痹门的"益元阳和方证案"、痿证门的"益元荣督方证案"和不孕门的"益元荣冲方证案"等。有初诊时合方应用、复诊改用或加用以及以之善后者，例如：《柳吉忱诊籍纂论》头痛门之"通窍活血汤证案"，临床治愈后予以益元活血汤以善后。《柳少逸医案选》癃闭门之"益气举陷汤证案"，用益气举陷汤合益元五苓散化裁治疗肾元亏虚、中气下陷而致癃闭（前列腺肥大）；肌衄门之"消风散证案"予以益元方合银柴胡饮化裁巩固疗效；痿证门之"桂枝倍芍药汤证案"，以益元荣督方合桂枝倍芍药汤以善后等。

二、功能失调性疾病的枢机论

根据系统论观点，人体是由多级阶梯结构系统所组成的巨系统，内外环境始终在不断地变化着，机体在脏腑经络系统的统一调控下，把有关组织按一定方式组成一个系统，并按一定规律进行应变活动，使机体的生理状态维持在一个适度范围。这个一定方式、一定规律的"一定"，即数术。人体正常生理状态下的功能活动，即气的功能活动，亦即气的运动，包括了升、降、出、入四种基本运动形式。在人体各脏腑功能正常的情况下，升降出入的气机运动就会正常有序，当全身气机的升降出入有序进行时，各脏腑、组织、器官、体液、神志的功能就会正常。从六经言，少阴、少阳皆为枢机。《素问·阴阳离合论》云"太阳为开，阳明为阖，少阳为枢""太阴为开，厥阴为阖，少阴为枢"。太阳主表，敷布阳气卫于外，故为开；阳明主里，受纳阳气以援内脏，故为阖；少阳居于半表半里之间，转枢内外，故为三阳之枢。太阳之开，阳明之阖，依赖于少阳之枢。故足太阳膀胱经得此枢而水道通调，手太阳小肠经得此枢而食物变化，能通、能变，谓之开。足阳明胃经得此枢而阳气含纳，手阳明大肠经得此枢而阳气收藏，能纳、能收，谓之阖。因太阴施布阴气以灌四周，故为开；厥阴受纳阴气以归于内，故为阖；手、足少阴为心、肾两经，心藏神，肾藏精，精与神合则交泰，离则两伤，故少阴为性命之枢。太阴脾之运化和升散水谷之精微以及肺之宣发卫气、布敷水精、宣降呼吸之气等为"开"的功能，厥阴肝藏血、潜阳及心包护心藏神、容血等为"阖"的功能，依赖于少阴心肾之枢。故足太阴脾得此枢而运化精微以升于上，手太阴肺得此枢而水精四布以降于下，能升、能降，谓之开。足厥阴肝得此枢而阴血赖以藏，手厥阴心包络得此枢阴血赖以生，能藏、能生，谓之阖。是故"开者所以司动静之基，阖者所以执禁固之权，枢者所以主转动之微"。

阴阳互根，阴阳之根同于肾。肾中元阳，又称命门之火，且为少阳相火之源，故少阳之根出于肾，《灵枢·本输》有"少阳属肾"之说。元阳闭藏即是少阴，元阳活动即是少阳。一静一动，一体一用，体之枢在少阴，用之枢在少阳。元阳为全身动力的根源，《难经》称元阳为"五脏六腑之本，十二经脉之根，呼吸之门，三焦之原"。《慎斋遗书》认为"枢机有二，一者两肾中间一阳藏处，命门是也"，为"人身之枢也"。

人体开阖、升降、出入之枢，不动在少阴，动在少阳，故《素问·六节藏象论》云："凡十一脏取决于胆也。"《素问·灵兰秘典论》云："胆者，中正之官，决断出焉。"少阳内联三阴，外出二阳，为入病之门户，出病之道路。少阳在足为胆，脏腑活动均听从胆的决断；在手为三焦，三焦分属胸腹，是水谷出入的道路。其经脉布膻中，散络于心包，总司人的气化活动。三焦主少阳相火，导引命门原气和胃气分布周身。上焦心肺，一气一血，赖宗气之敷布；下焦肝肾，一泄一藏，赖元气之蒸腾；中焦脾胃，一升一降，赖中气之转输。故《难经》称三焦为"原气之别使，主持诸气"，为"水谷之道路，气之所始终"。《中藏经》称："三焦者，人之三元之气也……三焦通，则内外、左右、上下皆通也。其于周身灌体，和内调外，营左养右，导上宣下，莫大于此也。"因胆司决断，三焦主通达，关键是阳动。故《慎斋遗书》云："少阴肾，天一所生，为三阴出入之处。少阴者，阴之枢也。由少阴而入，则为厥阴；由厥阴而进，则为太阴。太阴，阴之至也。阴极而阳生，阳之初生而始发，则从胆，胆为转阴至阳之地，为少阳，是阳之枢也。由少阳而阳明，由阳明而太阳，太阳为阳之极，而又转入于阴，则少阴少阳，乃阴阳出入之枢，枢者如门户之枢也。然阴必从阳，故三阴之出入，亦在少阳，阴之不利，由阳之不利，所以少阴以少阳为主也。"故而，当七情六淫或其他病理因素导致气的升降出入运动受阻或影响脏腑、器官气的升降出入时，即产生了功能失调性疾病，但功能性疾病不是一成不变的，日久不愈，亦会导致脏腑、组织、器官因功能失常而引发气化不利，使精、血、津液代谢失常，而出现器质性改变。枢机不利，必导致人体开阖、升降、出入之机失司。故清·唐容川有"少阳转枢不利，清气遏而不升，浊气逆而不降"之论。故病在少阳枢机，则多为功能失常性疾病。若失治，由阳入阴，少阴枢机不利，日久即会导致精血津液的气化失司而停聚或代谢失常，形成器质性病变。气的运动称为气机，升降出入是气的功能表现，是机体的量变运动。气的运动变化功能称为气化，是通过气的作用不断新陈代谢，使一物质变成他物质，并随之发生能量转换的过程，是质变运动。气化为气机提供了动力和物质基础，而气机为气化提供了通路和途径，两者缺一不可。

可见"枢机论"与"气化论"不能截然分开，两者互相影响。在病机上，仅以有无阳性体征为区分原则。在治疗上，亦应视病情而论，确定是否加用调气化之剂，以截病途。西医学中，所谓的人体神经功能异常，或部分内分泌代谢功能失调导致的慢性功能性顽疾，多属于枢机失常致病。临床中，先生伉俪强调将柴胡剂加减应用，以调枢机。1994 年、2014 年分别有《少阳之宗》《柴胡汤类方及其应用》两书出版，均对枢机之剂的代表方——小柴胡汤，及其类方的组方原则和临床应用进行全面、系统的研究，并创立了加味小柴胡方、理气调枢方等系列方剂。尚有为气机郁滞兼证所设之方，如气滞兼血瘀证者：瘀滞于头部之调枢理窍汤，瘀滞于胸部之逍遥活血汤，瘀滞于心胸之逍遥丹归饮，瘀滞于乳之解郁散结方，瘀滞于脘腹之理气九香汤，瘀滞于小腹之乌核化瘀汤等。如气滞兼痰湿停聚者：治疗气肿之柴胡五苓汤，治疗痰气凝结所致瘰疬、痰核、瘿瘤、囊肿等肿物之柴藻温胆汤等。

《柳少逸医案选》阳痿门收录"柴胡加龙骨牡蛎汤证案"[①]：患者梁某，男，45 岁。阳痿六七年，心烦不得眠，眩晕心悸，口苦咽干。舌苔薄白，中心略黄，脉沉弦。证属心肾不交，胆火被郁，相火妄动，扰乱心神。应用柴胡加龙骨牡蛎汤化裁 [柴胡 12g，黄芩 10g，党参 10g，姜半夏 6g，桂枝 10g，大黄 6g，生龙骨 15g（先煎），生牡蛎 15g（先煎），琥珀 3g（研冲），竹茹 12g，远志 10g，炙龟甲 12g，柏子仁 15g，莲子心 15g，炙甘草 6g，生姜 10g，大枣 10g。水煎服] 以调达枢机、交通心肾。患者服药 5 剂后，阳痿好转，余症豁然。原方加当归 10g，白芍 12g，百合 10g。续服 15 剂，病臻痊愈。嘱服天王补心丹、五子衍宗丸以养心肾。按语云："阳

① 柳少逸. 柳少逸医案选［M］. 北京：中国中医药出版社，2015：164 - 165.

痿即阳事不举，或临房举而不坚之证，多由命门衰微，或心脾亏虚，或惊恐伤肾，或湿热下注而致，然此案均非上述诸证。眩晕、口苦咽干，乃少阳证，心悸、心烦不得眠，乃少阴病之阴虚火旺证。阴阳互根，阴阳之根同出于肾。肾中元阳，又称命门之火，且为少阳相火之源，故少阳之根出于肾，《灵枢·本输》有'少阳属肾'之说。元阳闭藏即是少阴，元阳活动即是少阳，一静一动，一体一用，体之枢在少阴，用之枢在少阳，即人体开阖、升降、出入之枢，不动在少阴，动在少阳。该案病人由于少阳枢机不利，胆火被郁，相火妄动，扰乱心神，致心肾不交而病不寐，宗筋痿而不举。故予以柴胡加龙骨牡蛎汤以调达枢机，而降妄动之相火，以坚阴坚肾；加龟甲、远志伍龙骨，乃寓孔圣枕中丹意，以宁心益肾、荣冲濡任。全方无壮阳之药，以调达枢机、交通心肾、引火归元、濡养宗筋为治。"

三、器质性病变的气化论

《素问·六微旨大论》云："物之生从于化，物之极由乎变，变化之相薄，成败之所由也。"说明了气化功能对人体生理及生命活动的重要性。气的运动变化，称气化。自然界是一个运动不息的整体，广义的气化，指自然界所有事物的运动和变化。人体就是一个小宇宙，人体一切生理病理活动就是狭义的气化，也就是人体气化，包括生、长、壮、老、已全过程。《素问·六微旨大论》云："出入废，则神机化灭；升降息，则气立孤危。故非出入，则无以生、长、壮、老、已；非升降，则无以生、长、化、收、藏。"说明了有生命活动就有气化运动，气化停止了，生命也就消亡了。人体气化，包罗了人体所有的物质和生命活动的全过程。最重要的气化过程有：生长发育全过程、水液吸收和代谢全过程、食物的消化吸收及代谢全过程、呼吸之气代谢过程、血液生成循环过程、精髓生化过程和神志活动过程等，尚有诸如毛发、皮肤代谢等。还有形形色色的病理过程，如：发热、疼痛、谵语、郑声、发痉等病理征象，亦属气化反应，亦属人体的气化功能表现。现仅以水液吸收代谢过程为例，对人体气化做一说明。

《素问·上古天真论》云："肾者主水，受五脏六腑之精而藏之。"《素问·逆调论》云："肾者水脏，主津液。"说明了肾中精气的气化功能，对于体内津液的输布和排泄、维持体内津液代谢起着重要的调节作用。《素问·经脉别论》云："饮入于胃，游溢精气，上输于脾，脾气散精，上归于肺，通调水道，下输膀胱，水精四布，五经并行。合于四时五脏阴阳，揆度以为常也。"此段经文说明了在正常的生理情况下，津液的气化，是通过胃的摄入，脾的运化和转输，肺的宣散和肃降，肾的蒸腾气化，以三焦为通道，输布至全身；经过气化后的津液，则化为汗液、尿液和浊气排出体外。而肾中精气的蒸腾气化，实际上是主宰着整个津液气化的全过程。因此肺、脾等内脏对津液的气化功能，均赖于肾中元阳的蒸腾气化功能。

水分清浊，清者上升，浊者下降；清中有浊，浊中有清。水液气化是一个复杂的生理过程，涉及多个脏腑一系列生理功能。水液气化的全过程，构成了一个气化功能系统。《素问·厥论》言脾"为胃行其津液"，表述的是脾胃通过经脉一方面将津液"以灌四旁"和全身；另一方面将津液上输于肺，此即脾的散精功能。同时，小肠泌别清浊的功能，与尿液的生成有极为密切的关系。《素问·灵兰秘典论》云："小肠者，受盛之官，化物出焉。"盖因小肠居胃之下，受盛胃中水谷而分清浊，水液由此而渗入前，糟粕由此而归于后，脾气化而上升，小肠化而下降，故曰"化物出焉"。由此可见，小肠泌别清浊的功能是脾胃升降功能的具体表现。因此，饮入于胃，在中焦脾胃及小肠的作用下，将水中之清上输上焦达肺，水中之浊通过下焦而达肾。此即"中焦如沤""中焦主化"之意。

清中有清，清中有浊。肺主宣发和肃降，具有调节腠理、司开阖之功。在肺主气、司宣发的作用下，将清中之清（水中精微物质）外达肌表，"熏肤、充身、泽毛，若雾露之溉"（《灵枢·决气》），即"上焦如雾""上焦主纳"之意。代谢后水液或为浊气呼出体外，或化为汗液通过"玄府"排出体外。而清中之浊者，又在肺主肃降的作用下，通过三焦的通道而达肾，故又有"肺为水之上源"之说。

浊中有清，浊中有浊。通过三焦通道归肾之水，在肾阳的蒸腾气化作用下，将浊中之清通过三焦的通路，重新上输于肺；而浊中之浊，在肾的气化作用下，下输膀胱。《素问·灵兰秘典论》云："膀胱者，州都之官，津液藏焉，气化则能出焉。"说明了膀胱的贮尿和排尿功能又依赖于肾的气化功能，所谓膀胱的气化，实际上是隶属于肾的蒸腾气化，下焦代谢后的水液排出体外亦全赖于此，此即"下焦如渎""下焦主出"之意。

《素问·灵兰秘典论》云："三焦者，决渎之官，水道出焉。"决，疏通之意；渎，即沟渠之形；决渎，即通调水道。三焦在经络属少阳，内联三阴，外联二阳，具有沟通水道、运行水液的作用，是水液升降出入的径路。全身水液气化过程是由肺、脾、胃、大肠、小肠、肾和膀胱等许多脏腑的协调作用下完成的，其特点是必须以三焦为通道，才能正常地升降出入。《灵枢·营卫生会》的"上焦如雾""中焦如沤""下焦如渎"，概括了三焦是"脏腑之外，躯体之内，包罗诸脏，一腔之大腑也"（《类经》）。故三焦的气化功能在水液气化过程中起重要的协调作用。

"肾主水液"主要是指肾中精气的蒸腾气化功能，它主宰着整个水液运行的气化活动。三焦主持诸气，总司全身的气机和气化，即三焦是气化的场所，又是气升降出入的通道。元气是人体最根本之气，根于肾，通过三焦而充沛于全身，故《难经·三十一难》有"三焦者……气之所终始也"；《难经·三十八难》有"谓三焦也，有原气之别焉，主持诸气"；《难经·六十六难》有"三焦者，原气之别使也，主通行三气（宗气、营气、卫气），经历于五脏六腑"之说。故而，整个水液气化过程，是以"肾主水液"为核心，以三焦气化为内容构成的一个太极的开阖、升降、出入系统。如果气化运动停止，那么生化之机就会息灭。诸如生长壮老已全过程、食物的消化吸收及代谢全过程、呼吸之气代谢过程、血液生成循环过程、精髓生化过程、神志活动过程等气化过程，均以肾中精气的气化作用为原动力，以五脏六腑气化活动为基础，以三焦为场所和通路，生生不息、环环相扣地进行着，维持着生命活动的运行。如果某一环节出现障碍，就会引起生命活动的异常，久而久之将危及生命。

所谓器质性病变，是指体表能够看到、触到人体组织器官明显异常，或运用西医辨病方法，经各种检查，可检出异常变化的疾病。此类疾病发生是在人体"退行性变"和"枢机不利"的基础上，由于功能失常，气化失司，病理产物储积而导致的人体实质性病理损害。如：气化功能失常既能影响气、血、津、液的新陈代谢，又能影响到饮食物的消化吸收，影响到汗液、尿液和粪便的排泄而形成各种代谢异常，造成心、肝、脾、肺、肾等器官的器质性损害，从而导致西医学之高血脂、高血压、高尿酸、高血糖等疾病，继而引起血栓形成及其他心脑血管病。再如肾炎、结石、肝炎、肝硬化、胃炎等，这些有形有征的，或借助现代检查手段而有病理变化的疾病，均属器质性病变。

先生每以补泻相寓、升降相宜调节气化。如以桂枝汤化裁治疗诸多气化不及病证，根据《素问·至真要大论》五味阴阳之用及《素问·脏气法时论》五味应用之要，可知方中桂枝味辛发散，白芍味酸收敛，二者相反相成，共为主药。且桂枝味辛与甘草乃辛甘化阳之伍，芍药味酸与甘草乃酸甘化阴之伍。生姜、大枣二药，具酸、甘、辛之味，有和营卫之功。故诸药同伍，以通阳化气之功而广用于临床。如用苓桂术甘汤治疗西医学之心包积液，用桂枝加龙牡汤治疗心律失常，亦以通阳化气之功而取效；又如应用医话阳和饮或金匮肾气丸调治支气管炎、肺气肿等咳喘疾患，方中温阳宣发之品与生津滋阴之品相伍，既可温阳化气，又可防止伤阴太过；他如"浅谈水液代谢的系统观及临床思维方法""桂枝茯苓丸治疗石淋及肾积水证""柴苓汤在肾病中的应用"等文，均阐明桂枝之"通阳化气"及茯苓、白术等淡味药"渗泄为阳"之意。柳、蔡二师还创立了通阳化气之化气通脉方、温阳化气之附子五苓方、银杏五苓方和阳和解凝方等方剂。

桂枝茯苓丸，出自《金匮要略·妇人妊娠脉证并治》篇，乃仲景为治疗妇女宿有癥病、妊娠后血漏不止而设。原文有"妇人宿有癥病，经断未及三月，而得漏下不止，胎动在脐上者，为癥痼害……所以血不止者，其癥不去故也，当下其癥，桂枝茯苓丸主之"的记载。方中桂、芍一阳一阴，茯苓、牡丹皮一气一血，桂枝温阳化气，苓、丹祛湿清热，共调其寒温，扶其正气；桃仁破血以去病所，芍药统血养正，虽药少方简而实蕴太极大道！故少逸先生根据异病同治的原则，将桂枝茯苓丸用于石淋、石淋并发肾积水一证中，属于"气化无力，尿浊沉积成石"型的治疗，取得了疗程短、疗效明显的效果，这在"桂枝茯苓丸治疗泌尿系结石及肾积水"中有详细论述[①]。

《柳少逸医案选》淋证门载有"桂枝茯苓丸证案"[②]：患者王某，男，62岁。1天前劳动时突感右侧腰部疼痛难忍，服止痛药无效，次日来我院外科就诊，X线诊为双肾下极结石，大小均为0.2cm×0.3cm，因求保守治疗，故转本科。患者精神不振，面色晦暗，形体瘦弱，活动自如，右侧腰部稍有不适感，伴有血尿。问其病史，平素即有头晕耳鸣、腰膝酸软无力、小便滴沥不尽等症。舌暗淡，边尖有瘀斑，苔白腻，脉沉。证属肾气不足、气化失司、尿浊沉积、成石阻络之石淋（肾结石），治宜通阳化气、消瘀除石，予桂枝茯苓丸易汤加味（桂枝15g，茯苓15g，牡丹皮15g，赤芍15g，桃仁15g，海金沙15g，金钱草30g，川牛膝12g，王不留行12g，路路通12g，甘草10g，水煎服）。服上方15剂，诸症悉除，排出高粱米粒大之3粒沙样结石。先生解读云："桂枝茯苓丸一方，多被理解为活血化瘀及化瘀除癥之剂，本方除具有化瘀作用外，尚有通阳化气、扶正固本之效，且后者为其主要功效。方中桂枝通阳化气，茯苓益脾渗湿，扶正固本；牡丹皮、桃仁、赤芍活血化瘀，通脉导滞。

① 柳少逸. 柳少逸医论医话选 [M]. 北京：中国中医药出版社，2015：420 – 423.

② 柳少逸. 柳少逸医案选 [M]. 北京：中国中医药出版社，2015：143 – 144.

诸药合用，使阳气通畅而瘀块得行，瘀去又不伤正，故为治疗气化无力而致瘀积之良方。案中加海金沙、金钱草取其化石通淋之用；牛膝、王不留行、路路通取疏肝气、通冲脉之效，俾气机通畅，则气化有司。石淋一证，多为湿热蕴结、煎熬所致，临床医者多投清利湿热之剂，但湿热从何而来，则少有人追询。盖因肾气不足，气出无力，尿浊郁积，日久化热，是形成石淋的主要原因。因结石瘀滞肾府，故肾络不通而腰痛，结石伤及肾络而尿血，因肾府被瘀，肾气愈伤，气化愈不及，水之下源不通，积于肾尚可致肾积水。故临证千变万化，但皆因气化不利而致，故应用桂枝茯苓丸效果显著。"

癥瘕门"加减四物汤证案"①，用含有桂枝茯苓丸的《寿世保元》之加味四物汤，治疗癥瘕（左侧卵巢囊肿）。患者共服药 28 剂，囊肿消失，诸症若失。嘱服益母草膏、桂枝茯苓胶囊以善后。

崩漏门"升阳举经汤证案"②。患者梁某，女，23 岁。经期过长、经量过多已 1 年余。1 年前，病人因月经期劳累及上火，当即月经量较多，经期延长，持续近月。止后 3 天，月经再次来潮，量多，色淡红，经期约 10 天，且感头晕心悸、乏力神疲、面色苍白、纳呆，在妇科诊为"功能性子宫出血，贫血"，经服补血止血药病证缓解。后月经周期延长，间隔约 4 个月来潮。初起量极多，色淡红，渐减少，但虽经多法治疗数月，仍淋漓不断，且全身症状加重，基本不能进行体力劳动。脉沉细弱而数，舌淡白，苔黄。此次经行已 10 日，量极多，故求治。证属脾虚不摄、肝火升旺，日久气血双亏。予升阳举经汤加味：黄芪 30g，白术 12g，党参 12g，当归 10g，陈皮 4.5g，炙甘草 4.5g，柴胡 6g，升麻 3g，白芍 12g，炒栀子 12g，阿胶 12g（烊化），大枣 10g，三七 6g（冲）。水煎，去渣再煎，温服，每日 1 剂，分 2 次服，忌食辛辣之品。服药 7 剂后，经净血止，但全身症状仍存，上方去三七，加熟地黄 15g，枸杞子 15g，继服 20 剂，诸症大减。估计其将近经期，调桂枝茯苓丸易汤 3 剂，经至，继服原方 5 剂，经净，再调服数剂，全身症状基本消失，给归脾丸以善其后。

癃闭门"益气举陷汤证案"③，予益气举陷汤合益元五苓散化裁以补养肝肾、益气举陷、化气通脉，治疗肾元亏虚、中气下陷所致癃闭（前列腺肥大），后患者小便

① 柳少逸. 柳少逸医案选［M］. 北京：中国中医药出版社，2015：87－89.
② 柳少逸. 柳少逸医案选［M］. 北京：中国中医药出版社，2015：189－190.
③ 柳少逸. 柳少逸医案选［M］. 北京：中国中医药出版社，2015：150.

通畅，无不适。嘱服金匮肾气丸、补中益气丸、桂枝茯苓丸以善其后。痛风门"《杨氏家传方》健步丸证案"[①]，治疗痰湿阻络、痹阻关节所致水肿、痛风（血尿酸583μmol/L），后患者诸症悉除，实验室检查尿酸正常，无蛋白尿及血尿，嘱服桂枝茯苓丸、十全大补丸以善后。同门"《史载之方》暖肾脏方证案"[②]，治疗脾肾亏虚、水湿不化所致之痛风（432.6μmol/L），后患者手足关节无不适，在栖霞市医院理化检查均正常，嘱服金匮肾气丸、桂枝茯苓丸以善后。而先生创制的化气通脉方，由桂枝汤、桂枝茯苓丸、苓桂术甘汤加味而成。由此可见对该方的青睐。

四、有形痼疾的痰瘀论

有形痼疾，多指在体表能够看到、触到或通过现代仪器（如 X 线、B 超、CT、MRI 等）能够检查到的疾病。如西医学之各种肿瘤、卵巢囊肿、前列腺肥大、脑动脉硬化、脑血栓、脑出血、心肌梗死、肺结核、淋巴结肿大类疾病，乳腺增生、妇科炎性肿块、硬皮病、脑外伤后遗症等病。此类疾病既有因痰而致者，又有因瘀而致者，临床中把握病机及痰、瘀的侧重，对证治疗，多可获效。

先生伉俪认为，因痰致病者，多由枢机失调、气化不利而痰浊停滞演化而来，对此，清·汪必昌《医阶辨证》有"痰，精液所生也；饮，水饮所化也。留之为病多端，凡病不可名目者，痰饮病也"的论述。同时，又可因痰的形成而导致功能失调、退行性病变。因瘀致病者，多由阴阳虚衰、气机郁滞、血寒、血热等引起，常以虚损为主要临床表现和病理基础，故又可造成某些退行性病变。同时，临床中也不乏痰瘀互结而为病的情况，元·朱震亨《丹溪心法·痰》云："痰夹瘀血，遂成窠囊。"反映出病因病机丝丝相扣的太极模式。例如：《金匮要略》中的鳖甲煎丸，具扶正祛邪、软坚消痰、理气活血之效，其应用极为广泛，尝用于多种原因引起的肝脾肿大、子宫肌瘤、卵巢囊肿及腹腔其他肿瘤。其作用机理，正如《金匮要略论注》所云："药用鳖甲煎者，鳖甲入肝，除邪养正，合煅灶灰所浸酒去瘕，故以为君；小柴胡汤、桂枝汤、大承气汤为三阳主药，故以为臣；但甘草嫌其柔缓而减药力，枳实嫌破气而直下，故去之；外加干姜、阿胶，助人参、白芍养正为佐；瘕必假血依痰，故以四虫、桃仁合半夏消血化痰；凡积必由气结，气利而积消，故以乌扇、葶

---

① 柳少逸. 柳少逸医案选 [M]. 北京：中国中医药出版社，2015：160 – 162.
② 柳少逸. 柳少逸医案选 [M]. 北京：中国中医药出版社，2015：162 – 163.

苈子利肺气,合石韦、瞿麦消气热而化气散结;血因邪聚而热,故以牡丹、紫葳而去其血中伏火、膈中实热,为使。"

柳氏医派应用该方验案甚多。例如:《柳吉忱诊籍纂论》鼓胀门①二案,均应用鳖甲煎丸治疗。"鳖甲煎丸证案",用原方加黄精一味,治疗肝郁脾虚血瘀而致鼓胀(肝硬化腹水),患者经中药及灸疗续治2个月余,肝区痛、腹胀、纳呆、诸症悉除。遂予原方制成蜜丸以巩疗效。"柴胡鳖甲汤证案",用以鳖甲煎丸加减而成的自制柴胡鳖甲汤,治疗肝郁气滞、脾虚失运所致鼓胀(慢性肝炎,肝脾肿大),患者经治10日,腹胀,纳呆,腹痛悉减。予以上方加猪苓10g,黄精15g,续治3个月,在当地医院复查肝功正常,肝大,剑突下可触及,腹水消退。为固疗效,予鳖甲煎丸续服。此二案均用鳖甲煎丸治疗并善后,收到理想效果。

少逸先生传承家学,踔厉奋发,对该方应用更是得心应手。例如:《柳少逸医案选》发热门"鳖甲煎丸证案"②,治疗产后感染,湿热瘀毒结于下焦,络脉瘀阻所致腹痛发热(腹部弥漫性感染),内用鳖甲煎丸易汤化裁口服以调达枢机、通腑泄热,服药20剂辅以中药外敷腹部而痊愈。同门"加味补中益气汤证案"③,治疗枢机不利、中气不足、相火妄动之顽固性定期发热,运用自创之三踔法,即:高烧周期停息后,予以《寿世保元》加味补中益气汤原方服之(炙黄芪30g,知母6g,红参10g,炒白术12g,陈皮6g,当归10g,柴胡6g,升麻6g,黄芩6g,姜半夏6g,炙甘草6g,姜枣各10g引,水煎服),9剂;发热中段时间,以上方黄芪加至90g,知母15g,合入五苓散易汤各12g,亦服9剂;发热周期之前段时间,鳖甲煎丸易汤服之,亦9剂。经治3个月,遂病愈。

肌衄门"鳖甲煎丸证案"④,治疗风热蕴于肌肤、迫血妄行所致肌衄(过敏性紫癜),予鳖甲煎丸易汤合加味消风散化裁以宣发风邪、清利湿热、活血通脉,而病臻痊愈。黄疸门"鳖甲煎丸证案"⑤,治疗枢机不利、肝胆湿热、气化失司所致黄疸(急性胆囊炎);瘰疬门"鳖甲煎丸证案"⑥,治疗证属枢机不利、气化失司、痰瘀固结所致瘰疬(左肺低分化腺癌癌广泛淋巴结转移);水肿门"鳖甲煎丸证案"⑦,治

① 柳少逸. 柳吉忱诊籍纂论 [M]. 北京:中国中医药出版社,2016:146-149.
② 柳少逸. 柳少逸医案选 [M]. 北京:中国中医药出版社,2015:7-9.
③ 柳少逸. 柳少逸医案选 [M]. 北京:中国中医药出版社,2015:10-11.
④ 柳少逸. 柳少逸医案选 [M]. 北京:中国中医药出版社,2015:31-33.
⑤ 柳少逸. 柳少逸医案选 [M]. 北京:中国中医药出版社,2015:79-80.
⑥ 柳少逸. 柳少逸医案选 [M]. 北京:中国中医药出版社,2015:132-133.
⑦ 柳少逸. 柳少逸医案选 [M]. 北京:中国中医药出版社,2015:136-138.

疗肾元不足、枢机不利、气化失司、湿浊内郁、肾络瘀阻所致之水肿（慢性肾炎、慢性肾功能不全、高血压病及肾上腺增生、左肾萎缩、左肾动脉狭窄等）等；均获理想效果。

柳氏医派还以鳖甲煎丸为基础，加减化裁创制新方。如上所述吉忱公所创柴胡鳖甲汤，先生亦用治肝硬化、肝癌；先生亦创制健脾益气方，《柳少逸医案选》癥瘕门"健脾益气方证案"①"柴胡鳖甲煎证案"②分别记录先生用其治疗结节性肝癌和肝硬化、肝癌，亦有不俗疗效。故先生专门加以总结，成"鳖甲煎丸的临床应用"③一文，对该方之渊源、药物组成、功效及适应证及加减化裁，进行全面梳理，并附有产后感染、黄疸、水肿、肺癌、胃癌等验案。

吉忱公临证喜用桂枝茯苓丸，此方虽药少方简而实蕴太极大道。少逸先生伉俪总结的"柳吉忱癥瘕治验"一文发表于《山东中医药大学学报》④。再如血府逐瘀汤，方由活血化瘀之桃红四物汤、调枢达郁之四逆散合桔梗、牛膝而成，此乃气血并治、升降相因之法。方中桃、红、芎、芍活血，当归、生地黄养血，故瘀去而不伤血；柴胡、枳壳疏肝理气，气行则血行；牛膝引血下行，桔梗引药上行。诸药因太极模式而作用于一机，俨然一体，故先生伉俪对妇科、肺系、心系及肾系疾病，凡因气化失司、痰瘀结滞之证，多选用此二方加减用之。先生还创立了天竺方、慈莲方、活瘀通脉方、益元阳和方、加味鳖甲煎、牛黄定瘛散、十味定痫散、加味封囟散等，广施于临床。

哮喘一证，古今医籍论证颇多，处方甚众，治法各异。验诸临床，属肾阳虚弱、肾精不足、痰涎壅滞者，必借真火以煦和、真水以濡养，同时佐以化痰逐饮、平喘止咳之品。前人有"久病及肾""标在肺、本在肾"之说，虽云"脾为生痰之源，肺为贮痰之器"，然肾司蒸化开阖，固藏摄纳，实居于首位，加味阳和饮用于上证，每收卓功。药由熟地黄、炙麻黄、制附子、怀山药、山茱萸、白芥子、人参、鹿茸、肉桂、赤茯苓、菟丝子、胡桃肉组成。肾居于下而属水，主藏精，又主纳气，肺为司气之官，肾为生气之源，故气出于肺而本于肾。若肾水不足，则虚火上扰，气逆则上冲于肺而作喘，肾中真阳不足，则真火不能生土，土衰则无以生金，故肺、脾、

---

① 柳少逸. 柳少逸医案选［M］. 北京：中国中医药出版社，2015：83 - 86.
② 柳少逸. 柳少逸医案选［M］. 北京：中国中医药出版社，2015：89 - 90.
③ 柳少逸. 柳少逸医论医话选［M］. 北京：中国中医药出版社，2015：263 - 269.
④ 蔡锡英，柳少逸. 柳吉忱癥瘕治验［J］. 山东中医药大学学报，2001，25（5）：357 - 358.

肾三脏俱有连带作用。本方寓有以肾元为核心的太极辨证思维。阳和饮由阳和汤、右归饮加减组成，方中熟地黄益肾填精，大补阴血，俾化气有源，摄纳有机，任为主药。"诸角皆凉，惟鹿独温"，鹿茸"禀纯阳之质，含生发之机"，乃血肉有情之品，生精补髓，养血助阳，有阴阳双补之能；附子峻补下焦元阳，具助阳化气之功；肉桂补火助阳，有引火归元之效。三药为辅，则补肾益元之功倍增。菟丝子禀气中和，平补足之三阴；山茱萸涩温质润，补益肝肾；核桃肉甘润温涩，补益肺肾。三药既可补阳又可滋阴，为阴阳双补、阴中求阳之品。人参补益脾肺，茯苓健脾和中，以杜生痰之源；麻黄宣肺平喘，白芥子豁痰化饮，则标症可疗，共为佐使药。于是，主、辅、佐、使朗然，俾饮中之阳得温，散失之真阳得收，肾充、肺肃、脾健、痰除，则哮喘可瘥。所撰"阳和饮在哮喘治疗中的应用"[①] 一文，发表于《中国中医药信息杂志》。据此原理，尚创立益元平喘方、益元定喘方等方剂用于临床。

脑性瘫痪，包括先天性脑发育异常及出血性、瘀血性、外伤性脑病等，即人体的"形"与"神"俱损，包括脑组织程度不同损伤而致之瘫痪、痴呆、失语、失明等顽症、重症。对此诸症，西医药爱莫能助。脑为髓之海，诸髓者，皆属于脑，头者精明之府，且五脏六腑之精皆上注于目而为之精。脑实体"形"的损伤，必将导致人体"神"的异常，即精神意识、思维、语言、视力等"精""明"活动的异常。这提示我们，要想恢复这些活动，必须填精以生髓，髓生而脑神得以充濡，方能恢复其功能。而肾为"精之处"，肾藏一身之元气。又外伤头部，必将导致出血，离经之血不得消散，必成瘀血，日久痰瘀交阻而病成难症、顽症，故拟益元活血汤以益元补虚、祛瘀散结。方由鹿角胶、肉桂、土鳖虫、胆南星、桃仁、红花、川芎、当归、熟地黄、赤芍、柴胡、桔梗、牛膝、枳壳组成。"益元"则精气填，髓海充，神气得复。咸甘而温之鹿角乃督脉化生，熬胶乃寓阳于阴之中，可和阳补阴，故以大补肾元之鹿角胶为主药；并辅以肉桂，温肾元而培补命门真阳。"活血"则瘀血得散，窍得以清，元神得足，故选血府逐瘀汤（桃仁、红花、川芎、当归、熟地黄、赤芍、柴胡、桔梗、牛膝、枳壳）加土鳖虫助之，使瘀血得以消散。加胆南星化痰开窍，以解痰蔽之弊。诸药合用，具有益元荣神、活血逐瘀、豁痰开窍之效。"头者清阳之府"，合以头针既可促使瘀散脉通，又可畅行清阳之气，使浊阴得降，清阳得升，针药合用，既可调元固本，又可祛痰除标，标本兼顾，以期获良效。

---

① 蔡锡英，柳少逸. 阳和饮在哮喘治疗中的应用 [J]. 中国中医药信息杂志，2001，(S1) 86.

兹录《柳少逸医案选》癥瘕门"健脾益气方证案"①，以使读者了解柳氏医派"有形痼疾的痰瘀论"的临证规律。

王某，男，36 岁。莱西人。1990 年 12 月 7 日初诊。

上腹部胀闷 4 个月，伴黄疸 2 个月余，右上腹部隆起 1 个月余。4 个月前患者因精神刺激，情绪异常后始感上腹部胀闷不适，纳差，恶心，口臭，全身无力，未行治疗。于两月前，上症加剧且发现巩膜及皮肤黄染伴全身皮肤瘙痒，食入则腹胀益甚，经常出现鼻衄、齿衄。在当地医院查血发现胆红素浓度高，疑诊为"黄疸型肝炎"，服中药及西药"保肝剂"治疗，病仍继续加重。1 个月前发现右上腹部及剑突下膨隆，扪及"硬块"，大便稀溏，呈柏油样，小便黄少，面色萎黄无光泽，双眼巩膜黄染，鼻孔及齿可见凝血和血水，双颊及颈胸可见数个蜘蛛痣，右胁及剑下可见明显膨隆，可扪及肿物，胁下约 6cm，剑下约 7.5cm，触之有痛感。舌红少苔，脉细而数。

实验室检查：总蛋白 78g/L，白蛋白 58g/L，球蛋白 20g/L，碘试验阴性，锌浊度 12U，胆红素浓度 410.4μmol/L，碱性磷酸酶 18U/L，谷丙转氨酶 24U/L。

B 超检查：肝大，左叶厚 8.3cm，右叶厚 16.5cm，剑下 6.8cm，肝表面不光滑，肝实质回声密度不均。胆囊，胰、脾正常。

辨证：气阴两虚，气血瘀滞。

治则：健脾益气，扶正固本，佐以理气破瘀。

方药：健脾益气方加减。

黄芪 20g，红参 10g，炒白术 15g，白茯苓 15g，赤灵芝 12g，桂枝 12g，制白芍 12g，乌梅 10g，黄药子 6g，柴胡 12g，黄芩 6g，木香 12g，厚朴 12g，枳壳 12g，郁金 15g，鸡内金 10g，制龟甲 6g，炙鳖甲 6g，莪术 10g，三棱 10g，炙甘草 10g，生姜 3 片，大枣 4 枚，饴糖 10g（烊化）。水煎服。

1991 年 1 月 4 日：腹部胀闷大减，纳食可，但进食后仍有胀闷感，无恶心，鼻衄、齿衄少有发作，全身无力感大减，二便如常，面色红润，皮肤、巩膜无黄染，上腹部稍见膨隆，舌红少苔，口臭较前减轻。于右胁及剑下仍有可及肿块，质地较前为软，胁下约 3cm，剑下约 5cm，触痛较前减轻，脉弦细。实验室检查：锌浊度

---

① 柳少逸. 柳少逸医案选［M］. 北京：中国中医药出版社，2015：83－86.

10U，胆红素浓度 102.6μmol/L，碱性磷酸酶 12U/L。B 超检查：肝脏形态正常，肝左叶 7.9cm，剑下 4.9cm，实质光点细密，回声增强。

治法同前，上方去木香、厚朴，加五味子 10g，继服 1 个月。

2 月 6 日：诸症若失，但进食过多时仍有腹部胀闷感。精神可，面色较前红润，鼻衄止，刷牙时稍见衄血。仍可触及肿块，质韧，触痛减轻。予以原方去柴、芩、半夏，加炒山药 15g，炒薏苡仁 15g，续服。嘱其治疗 1 个月复查。

3 月 10 日：B 超检查示肝大，肝实质回声强，光点粗，呈"慢性肝炎、肝硬化"声像图。

按语：健脾益气方，主要由健脾益气生津的中药组成。现代药理研究证明，本方具细胞免疫作用，可增强机体的抗病能力，抑制癌肿的生长，有效地控制和缩小癌灶。

本案为中期癌症，盖因肝气郁结，致肝郁脾虚，从而导致阴阳互损，气血衰败，精神耗散，病邪猖獗而发病。肾藏精气，内寓真阴真阳，为全身阳气阴液之根本。所以无论阴虚或阳虚多损及肾元。鉴于助阳药多温燥，有助火劫阴之弊：滋阴药多甘寒滋腻，有碍胃滞脾之短，故温阳滋阴法在中晚期癌症中尤当慎用。元气充足皆由脾胃之气无所伤，脾胃之气即伤而元气亦不充，而诸病之所生。肾脏之精是脏腑阴阳之本，而后天之精来源于脾胃，因此，健脾益气法是治疗中晚期癌症的有效方药。方主以四君子汤，以彰益气健脾之功。健脾益气方尚寓"鳖甲煎丸"之意。方中小柴胡汤为"少阳枢机之剂，和解表里之总方"。少阳内联三阴，外出二阳，为入病之门户，出病之道路。少阳在足为胆，脏腑活动均听从胆的决断；在手为三焦，三焦分属胸腹，是水谷出入的道路。其经脉布膻中，散络于心包，总司人的气化活动。三焦主少阳相火，导引命门原气和胃气分布周身：上焦心肺一气一血，赖宗气之敷布；下焦肝肾一泄一藏，赖元气之蒸腾；中焦脾胃一升一降，赖中气之传输。故《难经》称"三焦为原气之别使，主持诸气"，为"水谷之道路，气之所始终"。《中藏经》云："三焦者，人之三元之气也，三焦通则内外左右上下皆通也，其于周身灌体，和内调外，营左养右，导上宣下，莫大于此。"合入桂枝汤，名柴胡桂枝汤，桂枝汤伍黄芪、饴糖，名黄芪建中汤，共成安内攘外之功。佐以赤芝、乌梅、龟甲，益脾肺，敛肝阴；鳖甲、内金、郁金、枳壳、厚朴、棱术，佐小柴胡汤，以疏肝解郁，理气导滞。诸药合用，健脾益气，理气导滞，扶正固本，破瘀通脉，而癥块得散，黄疸得消。

柳氏医派认为，"四论"并非各树一帜，他们之间常可互相影响，互为因果。枢机不利，不仅脏腑功能失常，日久还可导致气化异常，脏腑器官出现器质性改变；气化失司，功能和物质的转换和再生不利，日久会出现精气血津的亏虚而导致虚损；因气机不利，气滞血瘀，津停湿聚，气化失司，津血痰湿留聚，日久痰瘀结聚均可形成痼疾；气化失司则气机不利，五脏虚损则气机不畅，气化无力，痰瘀阻滞，则气机气化受阻。其中蕴含着丝丝相扣，环环相接，相互消长转化的太极思维模式。上例"健脾益气方证案"，即先有气机不利，继之气化失常，日渐津血痰湿留滞，久则痰瘀结聚而形成痼疾。然病机四论仅为临床诊病提供思辨纲领，不可拘泥。

这就是病机四论应用于临床的实用价值！从某种意义上讲，调达枢机之法，既有治疗已发疾病的意义，同时亦有"有病防变"的治未病之意。先生总结应用"柴胡剂"的临证意义，而有《少阳之宗》《柴胡汤类方及其应用》二书出版发行。中国中医药出版社肖培新主任对此书有评："小方剂，大用途。"实则，除"鳖甲煎丸"，此类方均药味较少，故可谓"小方剂"；而"大用途"，就是其既可"治已病"，又有"有病防变"的意义。故而也会理解清代王旭高"少阳百病此为宗"之语的意味了。

第三节　"一法则"

"一法则"，即"理必《内经》，法必仲景，药必《本经》"，简称"三必"法则，是柳氏医派的核心学术思想，是柳氏医派崇尚经典的学术特征的思想来源和集中体现。

柳氏医派认为：学必有源，立身有基。"理必《内经》，法必仲景，药必《本经》"，乃万世医门之规矩准绳也，后世之欲为方圆平直者，必深究博览之。"理必《内经》"，是因《黄帝内经》理论为中医基础理论之渊源；"法必仲景"，乃因仲景《伤寒杂病论》为临床辨证论治之规范；"药必《本经》"，不是拘泥于单纯应用那360余味药，而是运用好《神农本草经》所创设的药性理论，即性味归经、升降浮沉及其配伍方法等。

《礼记·曲礼》曰："君有疾，饮药，后先尝之。亲有疾，饮药，子先尝之。医不三世，不服其药。"唐·孔颖达《礼记正义》疏云："三世者，一曰《黄帝针灸》，二曰《神农本草》，三曰《素女脉诀》。""三世之书"提示了中医学自古就形成了三大知识结构，即后世所谓的"三世医学"。此乃先秦医家必备的医学知识结构，其内容为《黄帝针灸》（即今之《灵枢经》）、《神农本草经》《素女脉诀》（发展形成《黄帝内经素问》与《难经》）。于是，由于书名的变更，"三世之书"即今天我们所说的三大经典著作：《黄帝内经》《难经》《神农本草经》。柳氏医派崇尚经典，传承精华，故尝自称为"医经学派""世医学派"。

明·宋濂《宋学士全集·赠医师葛某序》云："古之师，必通三世之书。所谓三世者，一曰《针灸》，二曰《神农本草》，三曰《素女脉诀》。《脉诀》所以察证，《本草》所以辩药，《针灸》所以祛疾，非是三者，不可以言医。"明·盛寅在《医经秘旨·医不三世辨》中，称《灵枢经》《神农本草经》及《黄帝内经素问》《脉经》为三世之书；而清·王士雄在《潜斋医话·医鉴》中，称《神农本草经》《灵枢经》《素女脉诀》为三世之书。上述三家均言《神农本草经》以"辨药"。《灵枢经》的内容主要是讲脏腑经络及针灸治病，所以有言之为《针灸》，或称之为《针经》，讲的是"祛疾"之法，针灸之要。喻昌在《医门法律》中明言"凡治病，不明脏腑经络，开口动手便错"。虽有小异，然其核心如一，即今天我们所说的三大经典著作：《黄帝内经》《难经》《神农本草经》。故清·黄元御云："理必《内经》，法必仲景，药必《本草》。"柳氏医派遵而行之，成为学派的核心观念。

一、理必《内经》

孔安国序《尚书》曰："伏羲、神农、黄帝之书，谓之'三坟'，言大道也。"王冰（约710—805）自序次注《黄帝内经素问》云："夫释缚脱艰，全真导气，拯黎元于仁寿，济赢劣以获安者，非三圣道则不能致之矣。""三圣道"者，上古三大圣人之道也；"三坟"者，上古三大圣人之所作也，即伏羲之《易经》、神农之《神农本草经》和黄帝之《黄帝内经》是也。其论述的都是大道，大道乃至高无上之道，为自然之道与生命之道。《黄帝内经》的鸿篇巨制诞生于春秋战国时期，是中华民族大一统思想的体现，是中华民族大智慧创造的蓝图。《黄帝内经》不仅是中国古代早期的医学文献，更是全面揭示生命大道的经典巨著，代表东方文化的人类认识史的一个高峰，开辟了道法自然的天地，展示了生命之神的辉光，实现了认识史上的奇迹。

《汉书·艺文志·方伎略》中列"医经七家，二百一十六卷"，其中有"《内经》十八卷，《外经》三十七卷；《扁鹊内经》九卷，《外经》十二卷"。由于历代人事转移，兵燹灾乱，现仅存不全的《黄帝内经》十八卷；以扁鹊命名的二十一卷古医籍，已散佚殆尽，或以为《难经》即其遗存。故此处所言《内经》，实际上指现存的医经，包括《黄帝内经》和《难经》。这两部经典著作是中医学理论的源泉。

（一）《黄帝内经》的成书是中医学基础理论体系确立的标志

中医学基础理论的确立，可以《黄帝内经》和《黄帝八十一难经》的成书作为其标志。

现行《黄帝内经》十八卷，分为《黄帝内经素问》和《九卷》各九卷，每书计八十一篇。《九卷》原名《针经》，其首篇《九针十二原》首揭"先立《针经》"之说，无疑等于其介绍。仲景《伤寒论》序则称之为"九卷"。之后又有《九灵》《黄帝九灵经》《九虚（墟）》《黄帝九墟内经》等称。唐·王冰始名为《灵枢》，并沿用至今。关于《灵枢》之名，马莳注云："《灵枢》者，正以枢为门户阖辟所系，而灵乃至神至玄之称。此书之切，何以异是？"张介宾则简言之云："神灵之枢要，是谓《灵枢》。"皆以枢机之玄奥而阐释。其著作时代与《黄帝内经素问》一样，大致基本成书于战国，也包括一些秦、汉的作品。然其成书又比《黄帝内经素问》要早，故《素问·八正神明论》曰："法往古者，先知《针经》也。"清·黄元御详尽考察后在《灵枢悬解》云："昔黄帝传医，欲不用毒药、砭石，先立《针经》，而欲以微针除百姓之病，故咨岐伯，而作《灵枢》。《灵枢》即《针经》也。"又云："《灵枢》乃《素问》之原，凡刺法、腧穴、经络、藏象、皆自《灵枢》发之"，而有"既解《素问》，《灵枢》不可不解矣"之论。故古人用两书来代称《黄帝内经》，皆言《灵》《素》，而少有称《素》《灵》者。据龙伯坚氏考证，《灵枢经》成书有早晚之分，早期的作品为战国时代的作品，晚期的作品是汉代的作品。

关于《素问》的成书，宋、明以来，学者们有较为一致的认识。如宋代邵雍说"《素问》……七国时书也"（《皇极经世·心学》）；程颢说"《素问》书出战国之末"（《二程全书·伊川先生语》）；司马光认为"此周、汉之间，医者依托（黄帝）以取重耳"（《传家集·书启》）；朱熹则认为"至于战国之时，方术之士，遂笔之于书，以相传授……盖必有粗得其遗言之仿佛者"。在明代，方孝孺认为"《内经》称黄帝……皆出战国秦汉之人"（《逊志斋稿·读三坟书》）；方以智谓"《灵枢》《素问》也，皆周末笔"（《通雅》）；清人魏荔彤也认为"轩岐之书……战国人所为"。元代的吕复有较为中肯、客观的评述，认为"《内经素问》，世称黄帝、岐伯问答之书，及观其旨意，殆非一时之言，其所撰述，亦非一人之手。刘向指为韩诸公子所著（指《汉书·艺文志》著录的《黄帝泰素》颜师古引刘向《别录》语），程子谓出于战国之末。而其大略，正如《礼记》之萃于汉儒，而与孔子、子思之言并传也"（《九灵山房集·沧州翁传》引），以上仅仅是从大多数学者的看法上加以归纳分析所做的判断，其实从《黄帝内经》的哲学思想、理论体系、内容特点、先秦古韵等诸方面皆可证明《黄帝内经》的绝大多数篇章（也即《黄帝内经》的主体部分）成于战国。总之，《黄帝内经素问》既非出于一时，亦非作自一手，而是在一个较长时期中，经过许多医家的师承、祖述逐渐汇集而成的。因之，其学术思想及不少内容的流传，就自然要比成书之时早得多。后来在各个历史时期，又经过若干次整理、修订，方才流传到今天。

　　《黄帝内经》综合编集了大量早期简帛医籍，即《灵枢·病传》所谓"可著竹帛"，又《禁服》所云"近者编绝，远者简垢"。这些古代文献大都无标题，或保存有书名或篇名。据现传本《黄帝内经素问》《灵枢经》统计，二书中尚保留书名、篇名达 53 种之多。至于用"经言""经论""论言"或"故曰……""所谓……"等方式引用的古文献而无法知其书名者，互有参差，难以计数。其中的《脉法》，西汉公乘阳庆、淳于意等师徒授受，深有研究，并用以指导临床实践，其载述见诸《史记·扁鹊仓公列传》。从其引录的内容看，多为韵语或排比句，类似《诗经》话语，推断当为上古时期口耳相传之文字。

　　由《黄帝内经素问》《灵枢经》构成的《黄帝内经》，阐述了中医学的自然之道与生命之道。依据中国象数医学观念，道、气、数、序、类、机、化、态、势、象等是《黄帝内经》的基本概念范畴，即道论部分；阴阳、五行、藏象、经络、病因、病机等则属于二级概念范畴，即术论部分；摄生、诊道、治道、本草、方剂和针灸等，则属于三级概念范畴，即象论部分，亦即狭义的医学部分。因此，认识《黄帝内经》就成为登堂入室、直通医道的唯一门径；重新认识《黄帝内经》就成为弃旧图新、感悟医道的反归捷径；共同认识《黄帝内经》就成为正本清源、复兴医道的根本途径。故柳氏医派历代不懈探求，一以贯之。重新认识《黄帝内经》，必如其《移精变气论》篇所言："去故就新，乃得真人。"不断抛弃已有的旧学，才能获得全新的医道。关于道论和术论的相关内容，我们在第四章第二节还要详细介绍，现主要介绍其狭义的医学部分。

《黄帝内经》对人体的生理活动、病理现象，以及诊断治疗的方法，结合当时哲学、自然科学和社会科学的成就，进行了客观的认识，创立了脏腑、经络、病因、病机、诊法、辨证、治则、针灸和摄生等学说，使中医学建立了一整套具有朴素唯物主义及辨证法思想的理论体系，基本上涵盖了中医学基础理论的各方面内容。这可从历代医家"以类相从"（《素问灵枢类纂约注·凡例》）的研究中反映出来。如隋唐杨上善（589—681）《黄帝内经太素》将《黄帝内经》诸篇内容分为十九类，包括摄生、阴阳、人合、脏腑、经脉、腧穴、营卫气、身度、诊候、设方、九针、补泻、伤寒、寒热、邪论、风论、气论和杂病等。元·滑寿（约1304—1386）《读素问钞》将《黄帝内经素问》删繁撮要，分为藏象、经度、脉候、病能、摄生、论治、色脉、针刺、阴阳、标本、运气、汇萃，凡十二类。明代张介宾（1563—1640）的《类经》则类分为摄生、阴阳、脏象，脉色、经络、标本、气味、论治、疾病、针刺、运气、会通十二大类。同时，李中梓（1588—1655）《内经知要》却又分为道生、阴阳、色诊、脉诊、藏象、经络、治则、病能八类，更为简明扼要，吉忱公的《〈黄帝内经〉讲稿》即按此编就。以上一些分类已足以概括中医学基础理论之所在。

与《灵枢经》《黄帝内经素问》并传的还有《黄帝八十一难经》，简称《难经》。此书《汉书·艺文志》未录，《隋书·经籍志》《唐书·艺文志》均有记载。初唐杨玄操《释幻云史记附标》云："《黄帝八十一难》者，斯乃渤海秦越人所作也。""初唐四杰"之首王勃则说它是"医经之秘录"，自古授受，至"秦越人始定立章句"（《文苑英华》），这些论说皆有其依据。而且，《汉书·艺文志》所载录的《扁鹊内经》九卷、《外经》十二卷可能与该书存有一定的传承关系，当然，还包括两汉医家曾进行过整理和补充。但从其主要学术内容来说，多推本《黄帝内经》之旨，或补《黄帝内经》之未备。故滑寿认为除"出于《灵枢》《素问》二经之文"外，"别有摭于古经"（《难经本义》）；吕复也言其"所引经言，多非《灵》《素》本文，盖古有其书，而今亡之耳"（《九灵山房集·沧洲翁传》），说明《难经》的作者别有师承，故能自出杼机，而为一家言，此即清代徐大椿云其"实两汉以前书"（《难经经释》自序）之因。东汉之末，张仲景在《伤寒论》自序中提到《八十一难》，并曾引用七十七难"上工治未病，见肝之病，知肝传脾，当先实脾"的论说，其"平脉法"和"伤寒例"等篇也曾引《难经》文字。此后王叔和《脉经》、皇甫谧《针灸甲乙经》也往往引用《难经》，但彼此互有出入，或有今本《难经》所未见之言。在各种医学典籍中，注解《难经》者为时也较早，最先是三国时的吴太医令吕广（博）。

清·叶霖《难经正义》序云："世传之《难经》者，杨玄操序言渤海秦越人所作，殆难穷考，而仲景《伤寒论》自序，有'撰用《素问》《九卷》《八十一难》'云云，其为汉以前书无疑，当是史迁《仓公传》所谓扁鹊之脉书也。"欧阳玄《难经汇考》云："切脉于手之寸口，其法自秦越人始，盖为医之祖也。《难经》先秦古文，汉以来答客难等作，皆出于后。"就《难经》的内容而论，滑寿云："一难至二十一难，皆言脉。二十二难至二十九难，论经络流注始终，长短度数，奇经之行，及病之吉凶也。其间有云脉者，非谓尺寸之脉，乃经隧之脉也。三十难至四十三难，言荣卫、三焦、藏府、肠胃之详。四十四、五难，言七冲门，乃人身资生之用，八会为热病在内之气穴也。四十六、七难，言老幼瘰痹，以明气血之盛衰，言人面耐寒，以见阴阳之走会。四十八难至六十一难，言诊候病能，藏府积聚、泄利，伤寒、杂病之别，而继之望闻问切，医之能事毕矣。六十二至八十一难，言藏府荣俞，用针补泻之法。"又云："唐诸王侍读张守节作《史记正义》，于《扁鹊仓公传》，则全引《难经》文以释其义。传后全载四十二难与第一难、三十七难全文。由此则知，古传以为秦越人所作者，不诬也。"从《难经》中可知，《难经》的诊法多为"色脉之道"，其治疗方法多为"藏府荣俞，用针补泻之法"，由此可窥见扁鹊学派的学术思想和医学知识结构。尤其《难经》中有云"脉者非谓尺寸之脉，乃经髓之脉也"，乃通过经络系统以诊查疾病也。脉乃"经脉""脉学""诊法"之谓也。《史记·扁鹊仓公列传》中有扁鹊"以此视病，尽见五脏症结，特以诊脉为名耳"之言，讲的是以扁鹊学派的"脉法"查病，可"尽见五脏症结"。特以狭义之诊脉之切诊冠名，故太史公有"至今天下言脉者，由扁鹊也"之论。①

《难经》旨在设问难以明《黄帝内经》之奥义。书中有不少"经曰""经言"字样，或直接引用经文。若将其与现传本《灵枢经》《黄帝内经素问》对照，有 9 处与《黄帝内经素问》同（分见于 7 章），有 38 处与《灵枢经》之文同（分见于 17 章中）。此外还有今本《灵枢经》《黄帝内经素问》未见的引文 17 处，这些大约都

① 柳少逸. 柳少逸医案选［M］. 北京：中国中医药出版社，2015：32.

属《黄帝内经》佚文，或出于其他古医经。八十一难的内容包括论脉、经络流注、奇经、疾病吉凶、荣卫三焦脏腑、七冲门、八会、老幼癃瘵、诊候脏腑积聚泻利、伤寒、杂病，继以望闻问切，以及脏腑荣输、用针补泻等。其中以脉诊、经脉、命门学说、虚损病机和治则等最有成就。因之，它不仅反映了先秦医家的学术成就，而且对中医学基础理论的确立也有重要的贡献，而足与《黄帝内经》并垂后世。故宋·苏轼《楞伽经跋》云"医之有《难经》，句句皆理，字字皆法，后世达者，神而明之"，显见它对后世医家的临床实践也具有重要的启迪作用。

（二）藏象学说的建立

藏象学说是中医学的核心理论。"藏象"一词，首见于《素问·六节藏象论》，其意盖即张介宾所谓："象，形象也，脏居于内，形见于外。"（《类经·藏象类》）藏象学说是我国古代医学研究人体脏腑形态、生理病理及其与有关脏腑和其他组织器官相互关系的学说，它以解剖学为基础，并由此对活体进行系统的认识，从而成为中医学基础理论的核心。该学说的建立，经历过长期的临床实践和理论思维过程，既有解剖学的实践基础，又反映了古人深邃的抽象思维能力。

1. 解剖与度量

原始时代，先民们在生活中逐渐对动物和人体的内部器官有所观察和了解。随着医事活动的逐渐展开，原始的人体解剖也开始出现。《素问·阴阳应象大论》所谓"上古圣人论理人形，列别脏腑，端络经脉"，以及传说中俞跗"割皮解肌，决脉结筋"，反映了上古医者已能利用解剖术认识人体，并以此为基础开展一些外科手术。

随着解剖学的发展，人们不仅对人体外部有细微的观察量度，而且还把尸体解剖作为认识人体的一条重要途径，进行全面探索，并开始了理论总结。如《灵枢·经水》曰："若夫八尺之士，皮肉在此，外可度量切循而得之，其死可解剖而视之。其脏之坚脆，腑之大小，谷之多少，脉之长短，血之清浊，气之多少，十二经之多血少气，与其少血多气，与其皆多血气，与其皆少血气，皆有大数。"可见通过解剖，对五脏的质地，六腑的容积，经脉的长度，以及动静脉的情况等均已有所了解。这类资料，在《黄帝内经》载有不少，如四肢的解剖记录认为诸筋皆属于节；胸腹的解剖记录指出脏腑在胸胁腹腔之内，胸腹为脏腑之外郭等。

其中对消化道的解剖记录尤其突出，《灵枢·肠胃》对自唇口至广肠整个消化道各组成部分的长度、宽度、重量、圆周和直径等情况，描述得十分细致和完整。《灵枢·平人绝谷》对胃肠受纳水谷的容积也有详细记录。这皆是解剖后所得的数据。有学者以为此即王莽时期对"翟义党王孙庆"解剖的实际记录。至于活体则更有测算，"平人则不然，胃满则肠虚，肠满则胃虚，更虚更满，故气得上下……故肠胃之中，当留谷二斗，水一斗五升"（《灵枢·平人绝谷》），可见其研究是很细致的。

其他脏腑的解剖记录，包括有肝、胆、心、肺、脾、肾、膀胱等的解剖位置、形状、重量或容量，如胆在肝之短叶间，重三两二铢，盛精汁二合；肾有两枚，重一斤一两；膀胱重九两二铢，纵广九寸，盛溺九升九合。同时，还发现了脑、髓、女子胞等器官组织，而与骨、脉、胆合称"奇恒之腑"，认为它们既有别于"藏精气而不泻也，故满而不能实"的五脏，又不同于"传化物而不藏，故实而不能满"（《素问·五脏别论》）的六腑。

古人对形体、骨骼、血脉、筋膜等均有量度，这在《素问·通评虚实论》称为"形度、骨度、脉度、筋度"。《灵枢经》有关于筋、脉、骨度的记录。至于"形度"的具体内容载于古医籍《三备经》（佚）中，王冰注《黄帝内经素问》时犹能见到此书，并加以引述。

西汉之时，对于尸体解剖仍在进行。《汉书·王莽传》载："翟义党王孙庆捕得，莽使太医、尚方与巧屠共刳剥之，量度五脏，以竹筳导其脉，知其所终，云可以治病。"可见当时的解剖工作，是由太医、掌作御刀剑的尚方令丞以及巧屠共同进行的，其目的为医学研究。

上述这些直观的解剖和度量方法，当然还比较粗糙，但对当时来说，其水平已颇为领先了。

2. 藏象学说

藏象学说是研究人体脏腑组织和经络系统的生理功能、相互之间的联系以及在外的表象乃至与外环境的联系等之学说，是以五脏六腑、十二经脉为物质基础的。先秦科学家十分重视事物表里间所存在的密切联系，由此而形成一种"司外揣内"的思想方法，犹如《管子·地数》所云："上有丹砂者，下有黄金；上有慈石者，下有铜金；上有陵石者，下有铅锡赤铜；上有赭石者，下有铁，此山之见荣者也。"当时的医学家"览观杂学，及于比类，通合道理"（《素问·示从容论》），用这种思想方法来研究五脏六腑、脑髓涕唾、哭泣悲哀及水所从行等问题。其方法，《黄帝内经》称"以表知里""见微得过"，即《阴阳应象大论》所云"以我知彼，以表知里，以观过与不及之理，见微得过，用之不殆"；而《灵枢经》又称"外揣"，如《灵枢·

刺节真邪》所云"下有渐洳，上生苇蒲，此所以知形气之多少也"。

"司外揣内""司内揣外"的认识方法，其实在《周礼·医师章》早有体现，如"以五气、五声、五色，视其死生，两之以九窍之变，参之以九脏之动"等。《黄帝内经》的论述则更为详细，《灵枢·外揣》论述其理说："昭昭之明不可蔽……合而察之，切而验之，见而得之，若清水、明镜之不失其形也。五音不彰，五色不明，五脏波荡，若是则内外相袭，若鼓之应桴，响之应声，影之似形，故远者司外揣内，近者司内揣外。"

古代医家借助于间接综合推导为主，直接观察分析为辅，以表知里，通过间接综合推导，探求疾病本质的方法，"司外揣内"以象测藏，在长期的医疗实践过程中，终于构建起藏象学说的理论体系及其相应的人体形态结构与脏腑器官功能变化等一系列具体内容。而且，这种方法也是不断演进的，是一种程式化的体系。早期是从解剖实体形态出发认识脏腑的，如古文《尚书》《吕氏春秋·月令》均认为脾属木、肺属火、心属土、肝属金、肾属水（参见孔颖达《礼记正义疏》），而今文《尚书》和《黄帝内经》则从功能出发，确定了肝木、脾土、心火、肺金、肾水的模式，并一直沿用下来，成为中医生理的最基本框架。经络的定型同样也是程式化的产物。从此，中医可通过人体外部形象的变化推知内脏组织的常变之情，即所谓"视其外应，以知其内应，则知所病也"（《灵枢·本藏》），而对人体的解剖也就很少进行了。

藏象学说主要包括脏腑、经络和精气神三部分。脏腑又由五脏、六腑和奇恒之腑组成。五脏，即肝、心、脾、肺、肾。《素问·五脏别论》指出："所谓五脏者，藏精气而不泻也，故满而不能实。"《灵枢·本脏》曰："五脏者，所以藏精、神、血、气、魂、魄者也。"六腑，即胆、胃、大肠、小肠、膀胱和三焦。《素问·五脏别论》曰："六腑者，传化物而不藏，故实而不能满也。"奇恒之腑也属于腑，但又异于常，系指脑、髓、骨、脉、胆和女子胞。其中，胆既是六腑之一，又属于奇恒之腑。《素问·五脏别论》指出："脑、髓、骨、脉、胆、女子胞，此六者地气之所生也，皆藏于阴而象于地，故藏而不泻，名曰奇恒之腑。"脏腑虽因形态功能之不同而有所分，但它们之间联系密切，相互合作，相互为用，共同完成人体正常的生理活动，正如《素问·五脏生成》所云："心之合脉也，其荣色也，其主肾也；肺之合皮也，其荣毛也，其主心也；肝之合筋也，其荣爪也，其主肺也；脾之合肉也，其荣唇也，其主肝也；肾之合骨也，其荣发也，其主脾也。"

　　《灵枢经》《黄帝内经素问》关于藏象学说的内容颇为丰富，《难经》又别有补充。其中，《黄帝内经素问》的《金匮真言论》《阴阳应象大论》《五脏生成》和《六节藏象论》诸篇，论述五脏与四肢、九窍、毛发、皮肌等组织的关系；《五脏别论》区分五脏六腑和奇恒之腑；《上古天真论》论述肾气的盛衰；《经脉别论》论饮入于胃之后的一系列生理变化。《灵枢·本神》论五志；《决气》《五癃津液别》论津液血脉；《营气》《营卫生会》分析营气、卫气的化生与运行；《海论》《大惑》论脑，内容都很重要。《难经》之论呼吸，有"呼出心与肺，吸入肾与肝"的精辟之语，说明呼吸不仅出于心肺，且亦关乎肝、肾。

　　三焦和命门理论，是藏象学说中的重要内容。三焦为六腑之一，其功能主管全身气化，维持水谷精微之生化和水道的疏通，有上、中、下之分。《灵枢·本输》总述其功能为"三焦者，中渎之腑也，水道出焉"，《灵枢·营卫生会》言其特点乃"上焦如雾，中焦如沤，下焦如渎"。《灵枢·决气》还有更具体的论说："上焦开发，宣五谷味，熏肤、充身、泽毛，若雾露之溉，是谓气。"《灵枢·营卫生会》云"中焦亦并胃中，出上焦之后，此所受气者，泌糟粕，蒸津液，化其精微，上注于肺脉，乃化而为血，以奉生身，莫贵于此，故得独行于经隧，命曰营气""下焦者，别回肠，注于膀胱，而渗入焉。故水谷者，常并居于胃中，成糟粕，而俱下于大肠，而成下焦，渗而俱下，济泌别汁，循下焦而渗入膀胱焉"。这说明三焦的功能，大体上相当于人体按上、中、下分为三部的脏腑功能的总和。《难经》对三焦也有论述，认为三焦为水谷之道路，气之所终始。上焦在心膈之下，胃之上口，主纳而不出，其治在膻中；中焦在胃中脘，主腐熟水谷，其治在脐旁；下焦当膀胱上口，主分泌清浊而司传导，其治在脐下一寸，故名为三焦（《三十一难》）。此外，《三十八难》还认为三焦"有原气之别焉，主持诸气，有名而无形，其经属于少阳，此外府也"。从此，对于三焦的有形、无形问题，引起了后世的学术争论，这在元、明之时最为突出。

　　"命门"，在《黄帝内经》原指目，如《灵枢·卫气》所云"命门者，目也"。然而，《难经》却认为命门为右肾。《三十九难》指出："肾有两藏也，其左为肾，右为命门。命门者，精神之所舍也（按：《三十六难》为'原气之所系也'），男子以藏精，女子以系胞，其气与肾通。"可见《难经》以命门为人身精气神所居之宅，而关系于男女生殖，它与肾的关系既分又合。自《难经》创此说后，命门学说遂成了中医学藏象学说中的一个重要课题。之后，杨上善训解《黄帝内经太素》和王叔和《脉经》所载，均有关于命门的重要论述。后世医家尤其如明代的薛己、李时珍、孙一奎、赵养葵和张介宾等人，他们都将命门联系到临床，而在理论上有更多的阐发。

精、气、神为人身三宝。精，包括精、血、津、液；气，指宗气、荣气、卫气；神，指神、魂、魄、意、志。《灵枢·本脏》曰："人之血气精神者，所以奉生而周于性命者也。"精和气是构成人体的基本物质，气和神又是人体的复杂的功能，也可以认为气为精之御，精为神之宅，神为精气之用。

综上所述，可知藏象学说始终以人身内、外、上、下有密切联系的整体观为指导，主要从功能作用方面揭示着脏腑的本质。其运用"以表知里"的方法研究人体，是在始终不破坏人体正常整体生命活动的前提下进行的。由于藏象学说主要从人体结构功能关系上考虑问题，所以并不局限于某一脏器实体。因此，其所论的脏腑，除具有一定的解剖学意义外，更多的则是与之密切相关的生理、病理功能的综合概念，也就是说，藏象学说中的脏腑组织功能与解剖学并不尽符。这种藏象学说的建立，与阴阳、五行等学说一样，体现了中医学的特色，是中国象数医学的象论的主要组成部分。

（三）经络学说的形成

经络学说的形成，有其悠久的历史。《素问·阴阳应象大论》云："上古圣人，论理人形，列别脏腑，端络经脉，会通六合，各从其经；气穴所发，各有处名；溪谷属骨，皆有所起；分部逆从，各有条理；四时阴阳，尽有经纪；外内之应，皆有表里。"可见古代医家对人体的研究是十分细致和全面的。经络学说的产生亦然，晋·皇甫谧（215—282）《针灸甲乙经》自序云："黄帝咨访岐伯、伯高、少俞之徒，内考五脏六腑，外综经络血气色候，参之天地，验之人物，本性命，穷神极变，而针道生焉。其论至妙，雷公受业，传之于后。"

春秋时，秦越人治虢太子病，使弟子厉针砥石，以取外三阳五会，并为五分之熨。越人据经络藏象学说论述了尸厥的病机，曰："若太子病，所谓'尸厥'者也。夫以阳入阴中，动胃缠缘，中经维络，别下于三焦、膀胱，是以阳脉下遂，阴脉上争，会气闭而不通，阴上而阳内行，下内鼓而不起，上外绝而不为使，上有绝阳之络，下有破阴之纽，破阴绝阳，色废脉乱，故形静如死状。太子未死也。夫以阳入阴，支兰藏者生；以阴入阳，支兰藏者死。凡此数事，皆五脏厥中之时暴作也。良工取之，拙者疑殆。扁鹊乃使弟子子阳厉针砥石，以取外三阳五会。有间，太子苏。乃使子豹为五分之熨，以八减之齐（剂）和煮之，以更熨两胁下。太子起坐。更适阴阳，但服汤二旬而复故。故天下尽以扁鹊为能生死人。"（《史记·扁鹊列传》）以上治例说明当时的临床针灸术因有经络学说的指导而达到了相当水平。

先秦时期，针灸术是主要的治疗手段，直至汉代，依然盛行，如淳于意、张机、华佗俱精针术，涪翁、郭玉也是有名的针灸家。

有关经络针刺方面的理论，古有《黄帝针灸》（现为《灵枢经》），与《神农本草经》《素女脉诀》并称，而为"三世之书"。

《汉书·艺文志》曰："医经者，原人血脉经络，骨髓阴阳表里，以起百病之本，死生之分，而用度箴石汤火所施，调和百药齐和之所宜。"可见，医经中有相当部分属于经络学说内容。惜除《黄帝内经》《明堂经穴针灸治要》以外，其他古医经皆已失传。

考古发现为我们提供了今天我们能见到的最为近古的针灸经脉文献。1973年在长沙马王堆发掘的汉文帝初年墓葬中，曾整理出帛书《足臂十一脉灸经》和《阴阳十一脉灸经》，其书比较完整地记载了十一脉的名称、起止、走向与疾病等，内容远较《黄帝内经》简略，但已粗具规模。十一脉不称"经络"，而分足臂两类。足脉六，分三阳三阴；臂脉五，分三阳二阴，然无臂厥阴。这种情况与《灵枢·本输》所载相一致。另外，臂三阳又仅称为"肩脉""耳脉""齿脉"。十一脉的起止，均与《黄帝内经》不同，也无相互衔接"如环无端"的观念。其中，谈到有四脉与脏腑有联系，但除足少阴系于肾外，其他三脉所系脏腑与《黄帝内经》之说不同。然而，其所分的"是动病"和"所生病"，则与《灵枢·经脉》一致。由此可见，足臂十一脉是早于《黄帝内经》的经络学说。

1983年，在湖北江陵张家山西汉前期墓葬中，又发现了竹简《脉书》，其中包括《阴阳十一脉灸经》。对照其内容，可知《脉书》当是《灵枢·经脉》的一种祖本。

《灵枢经》《黄帝内经素问》以及《针灸甲乙经》所载的汉代《明堂经穴针灸治要》，有大量的针灸理论，其重要基础即是经络学说。

古人在长期的医疗实践中，发现人体的内脏与体表一定部位有相应的联系。《灵枢·背腧》篇记载了腧穴的一种的确定方法，即"欲得而验之，按其处，应在中而痛解，乃其腧也"，说明古人发现用手指按压一定的部位，可以减轻内脏的疼痛，便将此反应部位确认为是解除这种病证的腧穴。这可能是腧穴定位的主要方式。所谓腧穴，乃经气游行出入之所，犹如运输，是以名之。后来古人用中国数术学的数论，将常用的三百六十五穴与五脏六腑相联系，归纳而成经穴。《黄帝内经》言腧穴者，首见《素问·气穴论》，再见于《素问·气府论》，两论皆言三百六十五穴。

背部和四肢腧穴与脏腑的关系，《灵枢经》记载得很清楚，如背俞穴与脏腑的关系，其曰："肺俞在三焦之间；心俞在五焦之间；膈俞在七焦之间，肝俞在九焦之间；脾俞在十一焦之间；肾俞在十四焦之间，皆挟脊相去三寸所。"四肢腧穴与脏腑的关系，《灵枢·九针十二原》曰："五脏有疾也，应出十二原。而原各有所出，明知其原，睹其应，而知五脏之害矣。"如太渊、大陵、太冲、太白、太溪，为四肢腧穴，乃肺、心、肝、脾、肾五脏之原。左右各一，加上鸠尾、脖胦为膏、肓之原，共为十二原。凡脏腑表里之气皆通于此，故五脏有疾应于十二原。《难经》曾将脏腑经气在背部穴位转输者，称"俞穴"；在胸部聚积者，称"募穴"。

人身大部穴位的确立，是依据骨节分布情况定的。古人认为人身应于天道，故定主要骨节三百六十五，以合一岁。凡骨之会在于节，当大节、小节之间，为肉之大会、小会之处，其大会称"谷"，小会称"溪"。这分肉之间，溪谷之会，都是行荣卫之气的所在，因而有穴腧三百六十五，亦应于一岁。《素问·气府论》曰："脉气所发者，凡三百六十五穴也。"《气穴论》篇又云："凡三百六十五穴，针之所由行也。"这些气穴，包括脏腧50穴，腑腧72穴，热腧59穴，水腧57穴，以及其他部分的许多穴位。虽然如此，《黄帝内经》各篇对穴位的记载实是说法不一的，如《气穴论》篇实际载穴342，《气府论》篇载穴386。《类经》曾指出：《黄帝内经》中《气穴论》篇有342穴，《气府论》篇有386穴，共728穴，内除《气府论》篇重复者12穴，又剔除两篇相重者213穴，实际存503穴。然而后世所传的《十四经腧穴图经》总数则有660穴，其实包括了后人所增的穴位。

穴腧与脏腑，是由经络相联系的，经络对于人身至关重要。《灵枢经》说"经脉者，所以行血气而营阴阳，濡筋骨，利关节者也"（《灵枢·本脏》），它们"内属于腑脏，外络于肢节"（《灵枢·海论》），所以"能决死生，处百病，调虚实"（《灵枢·经脉》）。

经脉之数，是古人根据三阴三阳学说而定的，并与中华大地上的十二经水相对应。《灵枢·经水》曰"经脉十二者，外合于十二经水，而内属于五脏六腑。夫十二经水者，其有大小、深浅、广狭、远近各不同；五脏六腑之高下、小大、受谷之多少亦不等""凡此五脏六腑、十二经水者,外有源泉,而内有所禀,此皆内外相贯,如环无端,人经亦然"。这便是十二经脉数的渊源,亦从人"与天地相参"的宏观认识而感悟到的。

十二经脉包括手足太阴、少阴、厥阴;手足太阳、少阳、阳明。其循行走向是:"手之三阴,从脏走手;手之三阳,从手走头;足之三阳,从头走足;足之三阴,从足走腹"(《灵枢·顺逆肥瘦》)。三阴、三阳分别表示阴阳的盛衰以及所系的脏腑,三阳以太阳为始,阳明为盛,少阳为弱;三阴以太阴为始,少阴为弱,厥阴为极。《黄帝内经》对十二经脉与脏腑相配及其营行情况进行了详细论述。

除了十二经脉外,还有十五络脉、奇经八脉,以及十二经筋等。

《黄帝内经》认为经脉与络脉有所不同。《灵枢·经脉》指出"经脉之与络脉异也……经脉者常不可见也,其虚实以气口知之""经脉十二者,伏行分肉之间,深而不见,其常见者,足太阴过于内踝之上,无所隐故也",并云:"诸脉之浮而常见者,皆络脉也……诸络脉皆不能经大节之间,必行绝道而出,入复合于皮中,其会皆见于外……经脉为里,支而横者为络,络之别者为孙。"十二络脉加上任、督之络以及脾之大络,共十五络脉。《灵枢·九针十二原》认为:经脉十二,络脉十五,"二十七气所行,皆在五腧"。也就是说,井、荥、腧、经、合是365穴的要领所在。

十二经筋,皆起于四肢指爪之间,而后盛于辅骨,结于肘腕,系于膝关,联于肌肉,上于颈项,终于头面,这是人身经筋的大略。其与经脉之不同是:经脉营行表里,故出入脏腑,以次相传;经筋联缀百骸,故维络周身,各有定位,虽所经之部多与经脉相同,但其所结、所盛之处,则以四肢溪谷为最。

冲、任、督、带、阴跷、阳跷、阴维、阳维,是为奇经八脉。《难经》认为"人脉隆盛,入于八脉",犹如"沟渠满溢,流入深湖",因而不为十二经脉所拘。李时珍曾认为,《难经》之说实发《灵枢经》《黄帝内经素问》未发之密旨。

古人对经脉的长度曾有测量,《灵枢经》称之为"脉度"。脉度是通过"骨度"而得的,《灵枢·骨度》曰:"脉度言经脉之长短,何以立之?伯高曰:先度其骨度之大小、广狭、长短,而脉度定矣。"此即《灵枢·经水》篇所云:"八尺之士,皮肉在此,外可度量切循而得之。"

根据《黄帝内经》的记载,我们可知其所论经脉,主要为血脉。王莽时使太医等以竹筵"导其脉,知所终始",乃是对血脉的量度。当然,除血脉以外,经脉也是气所出入的道路,这也说明经络的发现或许有多种途径。可能,它与道家的养生实践也有密切关系，后世张紫阳的《八脉经》和李时珍《奇经八脉考》曾有详细论述，可以作为佐证。因此，经络现象虽然已经被古人阐述得十分清晰，但经络的实质还犹待做进一步研究。但可以肯定的是，所谓经脉是实质性的，它并非只是所谓古人在体内假设的路线。

（四）病因研究

殷商巫医对疾病的原因，多归咎于天神所降或人鬼作祟，如甲骨文"贞疾齿，于父乙"，以为殷王齿病，为其先父小乙作祟，故致祭以求愈。远古时人们对发病原因逐渐产生了一些粗浅的认识，如"燧人氏始钻木取火，炮生为熟，令人无腹疾"（《礼纬·含文嘉》），反映原始人发明用火熟食的一个重要原因，就是认识到生食与肠胃疾病的关系。另在殷甲骨文中也可以见到一些正确的病因观，如甲骨文将"蛊"认作致病原因的卜辞甚为多见，"有疒齿，惟蛊虐匕（妣）""贞，王（骨）不佳，蛊"等，说明殷人已有外界毒虫进入人体致病的认识。此外，还可发现有关饮食致病的卜辞，如"卓酒才（在）疒，不从王古"，是说卓（商王武丁的臣僚）因饮酒正在生病，不能随王做事。总之，当时的病因说仍处于初步阶段。

春秋时代，由于文化的发展，加上巫医的没落和医和、医缓等专业医生的出现，因而逐渐出现了病因学说的滥觞。如郑国子产认为疾病是"出入、饮食、哀乐之事"，而与鬼神无关。齐国的晏婴认为"纵欲厌私"可以致病。管仲则曰"苛病，失也"，当"守其本"，不能恃诸巫（见《吕氏春秋·知接》）。更值得重视的是《左传·昭公元年》记载秦国医和给晋候治病时的病因论说："疾不可为也，是谓近女室，疾如蛊，非鬼非食，惑以丧志……公曰：女不可近乎？对曰：节之……天有六气……淫生六疾。六气，曰阴、阳、风、雨、晦、明也，分为四时，序为五节，过则为灾。阴淫寒疾，阳淫热疾，风淫末疾，雨淫腹疾，晦淫惑疾，明淫心疾。女，阳物而晦时，淫则生内热蛊惑之疾。今君不节不时，能无得此乎？"医和六气致病的论述，实是病因理论的创始。此外，《周礼·天官》曰"四时皆有疠疾"，为痟首疾、痒疥疾、疟寒疾、嗽上气疾，分别与时令有关。《左传》还有"国人逐瘈狗"的记载，说明当时对狂犬病的病因也有所认识。

在《灵枢经》《黄帝内经素问》诸篇的年代，人们将病因总体上归结为生命运动方式的失和，而不单纯是物质性致病因素，即"气得其和则为正气，气失其和则为邪气"。将导致疾病的具体因素归纳为六淫、七情、饮食劳伤等三类。《灵枢·顺气一日分为四时》指出："夫百病之所始生者，必起于燥湿寒暑风雨，阴阳喜怒，饮食居处。"《素问·调经论》认为："夫邪之生也，或生于阴，或生于阳。其生于阳者，得之风雨寒暑；其生于阴者，得之饮食居处，阴阳喜怒。"风雨寒暑为"六淫"的概括；阴阳喜怒乃"七情"的概括；饮食居处即"饮食劳倦"；可以认为这就是后世三因说之滥觞。

同时，《素问·阴阳应象大论》还从天、地、人不同的病因角度，论述大致的发病部位，曰："故天之邪气，感则害人五脏；水谷之寒热，感则害于六腑；地之湿气，感则害皮肉筋脉。"因之，金代医家张从正发明天邪、人邪、地邪"三邪"之说。

关于六淫、七情、饮食、劳倦致病，《黄帝内经》的论述十分详细。在风、寒、暑、湿、燥、火"六淫"中，以风邪致病的病变最为多见，所谓"风者，善行而数变……故风者百病之长也，至其变化，乃为他病也。无常方，然致有风气也"（《素问·风论》）。《黄帝内经》记载风邪伤人可致寒热、热中、寒中、疠风、偏枯、脑风、目风、漏风、内风、首风、泄风，以及肺风、心风、肝风、脾风、肾风、胃风、肠风等病，另风痉也属其类，故有"诸暴强直，皆属于风"（《素问·至真要大论》）之说；风邪每兼它气致病，加痹病多夹寒、湿之气，所谓"风、寒、湿三气杂至，合而为痹也"（《素问·痹论》）。从《黄帝内经》所论可知，其所言风邪致病，实包括了后世所称的外风和内风。

还应值得注意的是，《素问·阴阳应象大论》有"春伤于风，夏生飧泄；夏伤于暑，秋必病疟；秋伤于湿，冬必咳嗽；冬伤于寒，春必病温"的论述，这是后世"伏气"病因说的渊源所在。

喜、怒、忧、思、悲、恐、惊等情志刺激致病，也是《黄帝内经》所极重视的。其导致疾病有多种多样，如："心怵惕思虑则伤神，神伤则恐惧自失，破䐃脱肉""脾愁忧而不解则伤意，意伤则悗乱，四肢不举""肝悲哀动中则伤魂，伤魂则狂妄不精，不精则不正，当人阴缩而挛筋，两胁骨不举""肺喜乐无极则伤魄，魄伤则狂……皮革焦""肾盛怒而不止则伤志，志伤则喜忘其前言，腰脊不可以俯仰屈伸""恐惧而不解则伤精，精伤则骨酸痿厥，精时自下"（《灵枢·本神》），说明了伤神可以导致伤形。

甚至，像溲血、薄厥、噎膈以及所谓"脱营""失精"皆系情志之病，如所谓"悲哀太甚，则胞络绝，胞络绝则阳气内动。发则心下崩，数溲血也"（《素问·痿论》）；"阳气者，大怒则形气绝，而血菀于上，使人薄厥"（《素问·生气通天论》）；
"隔塞闭绝，上下不通，则暴忧之病也"（《素问·通评虚实论》）；"尝贵后贱，虽不中
邪，病从内生，名曰脱营；尝富后贫，名曰失精"（《素问·移精变气论》），这些论述，
是很有临床现实意义的。

论饮食致病，有"饮食自倍，肠胃乃伤"（《素问·痹论》）；"阴之五宫，伤在五
味"；"高粱之变，足生大丁"（《素问·生气通天论》）；"肥者令人内热，甘者令人中
满，故其气上溢，转为消渴"（《素问·奇病论》）等论说，足见古人早已认识到饮食不
节可导致的各种危害。

论房室所伤，《灵枢·五癃津液别》有"阴阳不和，则使液溢而下流于阴，髓液
皆减而下，下过度则虚，虚故腰背痛而胫痠"之说；又有"因而强力，肾气乃伤，
高骨乃坏"（《素问·生气通天论》），"若醉入房，中气竭，肝伤，故月事衰少不来也"
（《素问·腹中论》），"思想无穷，所愿不得，意淫于外，入房太甚，宗筋弛纵，发为
筋痿，及为白淫"（《素问·痿论》）等论述。这一类房室之病，是中医历来所十分重
视的。

除此以外，《黄帝内经》的病因说还有毁伤致病、寄生虫病、药误致病、先天致
病等内容。如论毁伤，有"肝与肾脉并至，其色苍赤，当病毁伤不见血，已见血，
湿若中水也"（《素问·脉要精微论》）之说；"人有所堕坠，恶血留内，腹中满胀，不
得前后"（《素问·缪刺论》）之说。论寄生虫病，则谓"心腹痛，恼作痛，肿聚，往
来上下行，痛有休止，腹热喜渴，涎出者，是蛟蛕也?"（《灵枢·厥病》）。论药误致
病，则说"石药发瘨，芳草发狂……故非缓心和人，不可以服此二者"（《素问·腹中
论》）。论小儿癫疾病因，归咎于母胎受惊，认为"人生而有病癫疾者，病名曰何?
安所得之? ……曰：病名为胎病，此得之在母腹中时，其母有所大惊，气上而不下，
精气并居，故令子发为癫疾也"（《奇病论》）。由此可见，《黄帝内经》在病因学方面
的研究是十分深入细致的。

《难经》的病因论说中，有"正经自病"和"五邪所伤"的区别，即把"忧愁
思虑则伤心，形寒饮冷则伤肺；恚怒气逆上而不下则伤肝；饮食劳倦则伤脾；久坐
湿地，强力入水则伤肾"称为"正经自病"，而称中风、伤寒、伤暑、中湿以及饮食
劳倦为"五邪所伤"。其所谓"正经自病"，以内伤为主；"五邪所伤"，系外邪
入犯。

在此以后，张仲景的《金匮要略》又有"清邪居上，浊邪居下，大邪中表，小

邪中里，繫饪之邪，从口入者，宿食也"的"五邪中人"之说。其所谓清、浊、大、小之邪，指风、寒、雾、湿而言。同时，《金匮要略》还对病因进行分析归纳，有"内所因""外皮肤所中"等说，认为"千般疢难，不越三条：一者，经络受邪，入脏腑，为内所因也；二者，四肢九窍，血脉相传，壅塞不通，为外皮肤所中也；三者，房室、金刃、虫兽所伤。以此详之，病由都尽"。仲景之论，以客气邪风为主，故不以内伤、外感为内外，而以经络脏腑为内外。后来宋代陈言则以"六淫邪气所伤"为外因，"五脏情志所感"为内因，"饮食、房室、跌扑、金刃所伤"为不内外因，乃是合天人表里立论，故以病从外来者为外因，从内生者为内因，其不从邪气情志所生者为不内外因。其说可与仲景的三因说并传。

（五）病证和病机理论

随着医学的发展，人们对疾病的认识自少至多，由简到繁，不仅确定了许多病证名称，而且对这些疾病的病机进行了日益广泛和深入的探索研究。

1. 病证记载概况

在殷墟甲骨文中，记载有疒首、疒目、疒耳、疒口、疒齿、疒身和疒言等名称，反映当时已能根据身体的部位和症状特点认识一些病证。此外，还有"育子疒""子疒""雨疒"等有关妇产科病、小儿病和流行病的记载，可见其范围已较广泛。后据《周礼》所记，则有痟首疾、痒疥疾、疟寒疾、嗽上气疾等"疠疾"，以及疕、疡、肿痛、金疡、折疡等病证。《左传》中又有寒疾、热疾、末疾、腹疾、惑疾、心疾，以及水旱疠疫、痁、瘅疽等病证名。至于《山海经》，其所记疾病有 38 种，其中除心腹之疾、肿病、腹病等概称外，还有风、痹、疟、痈、疽、疥、痔、瘕疾、狂，以及疫疾等病名，还有胕、腹痛、嗌痛、呕、聋等证名。繁多的病证名称，在一定角度上反映了当时的医学发展水平。

长沙马王堆汉墓出土的战国《五十二病方》中，记有疾病 52 种，并还涉及其他病证名百余种之多。《黄帝内经》所论的病证更为繁多，大致可归为经络脏腑病、阴阳血气津液病、情志病、风寒暑湿燥火病，以及按病证部位和特点命名的各种疾病，包括头项、九窍、胸胁腰背、皮毛筋骨、四肢、喘咳、呕哕、肿胀、诸痛、积聚癥瘕、癫狂惊痫、消渴、膈、厥痹痿证、汗证、卧证、疝证、肠癖、泄泻、痈肿、胎孕等。这些病证，反映在当时已能按系统、按病因或按疾病特点而加以认识。其所论病证，既包括疾病、症状，也包括以某种症状为主证的一类疾病。还有些病证，则据其病因病机所属而进行辨证分类，如咳，有五脏六腑之异；厥，有六经、十二经之别；热病，有外感内伤之不同，等。这些情况，体现了中医学的辨证特点。

2. 病机理论研究

在认识病证的基础上，古人结合生理知识，对疾病的发生和发展变化的机理进行了探索。先秦医家在病机理论方面的研究已是十分深入。《史记·扁鹊仓公列传》记载秦越人对虢太子"尸蹶"的病机论述说："太子病血气不时，交错而不得泄，暴发于外，则为中害。精神不能止邪气，邪气蓄积，而不得泄，是以阳缓而阴急，故暴蹶而死。"并进一步论说："若太子病，所谓'尸蹶'者也。夫以阳入阴中，动胃缠缘，中经维络，别下于三焦膀胱，是以阳脉下遂，阴脉上争，令气闭而不通，阴上而阳内行，下内鼓而不起，上外绝而不为使，上有绝阳之络，下有破阴之纽，破阴绝阳，色废脉乱，故形如死状，太子未死也。夫以阳入阴支阑藏者生，以阴入阳支阑藏者死。凡此数事，皆五脏蹶中之时暴作也。"以上病机论说十分详细，但文义甚是古奥，当是太史公根据古史记录保存下来的。

人以精气为本，先秦人对于精气郁滞证的病机，也有正确的认识，曾曰："血脉欲其通也……精气欲其行也。若此则病无所居而恶无所生矣。病之留，恶之生，精气之郁也。"（《吕氏春秋·达郁》）又云："形不动则精不流，精不流则气郁。郁处于头则为肿为风；处耳则为挶为聋；处目则为瞶为盲；处鼻则为鼽为窒；处腹则为胀为疛，处足则为痿而蹶。"（《吕氏春秋·尽数》）具体论述了精气郁滞所致的种种病证。这些内容，可谓开中医学郁证病机论之先河。

《黄帝内经》的病机理论更为翔实，其内容既综合了大多数疾病的发生条件、阴阳虚实和脏腑经络传变等总的情况，又分析了各种病证的具体发病和传变机理。

正邪双方力量的对比，决定着疾病的发生与发展。《灵枢·百病始生》曰："风雨寒热，不得虚邪，不能独伤人。卒然逢疾风暴雨而不病者，盖无虚。故邪不能独伤人，此必因虚邪之风，与其身形，两虚相得，乃客其形。"此即"正气存内，邪不可干"之意。《素问·上古天真论》所曰"精神内守，病安从来"，《素问·评热病论》所云"邪之所凑，其气必虚"等，都论证了这一点。《黄帝内经》十分重视正气的作用，认为正气的强弱不仅关系到发病与否，且与病证的轻重虚实，及其预后情况均有十分重要的关系。如《素问·评热病论》曰"阴虚者，阳必凑之"，这是说热病的产生往往为阳热之邪侵犯阴虚之体。故《素问·金匮真言论》又有"夫精者，身之本也，故藏于精者，春不病温"的论述。对于一些反复发作的慢性病来说，同样如此，正如《灵枢·五变》所指出的"亦因其骨节、皮肤、腠理之不坚固者，邪之所舍"所致。总之，《黄帝内经》认为虚邪贼风，必乘虚而伤人。

当病邪侵犯人体后，《黄帝内经》认为正气与病邪相争的胜负，又决定着人的安危，"勇者气行则已，怯者则着而为病"（《素问·经脉别论》）；"真气得安，邪气乃亡"（《素问·疟论》）。《素问·评热病论》在论述热病"阴阳交"时，还有更具体的论述，曰："人所以汗出者，皆生于谷，谷生于精。今邪气交争于骨肉而得汗者，是邪却而精胜也。精胜则当能食而不复热，复热者邪气也。汗者，精气也。今汗出而辄复热者，是邪胜也。不能食者，精无俾也。病而留者，其寿可立而倾也。"对正邪相争的胜负之情，作了透彻的论析。

对于疾病的病机传变，《黄帝内经》时代已经掌握了一般的传变规律。现举例于下。

（1）外感热病的传变

有由表入里和表里同病两类。

①由表入里：《素问·热论》曰："伤寒一日，巨阳受之，故头项痛，腰脊强；二日，阳明受之，阳明主肉，其脉夹鼻，络于目，故身热，目疼而鼻干，不得卧也；三日，少阳受之，少阳主骨，其脉循胁络于耳，故胸胁痛而耳聋。三阳经络皆受其病，而未入于脏"，三阳经传尽，又传入三阴经，"四日，太阴受之，太阴脉布胃中络于嗌，故腹满而嗌干；五日，少阴受之，少阴脉贯肾络于肺，系舌本，故口燥舌干而渴；六日，厥阴受之，厥阴脉循阴器而络于肝，故烦满而囊缩。三阴三阳、五脏六腑皆受病，荣卫不行，五脏不通，则死矣。"这说明了伤寒热病由表入里的传变次序。当然其一日、二日之说并不是机械的。

②表里同病：即《素问·热论》所谓"两感于寒"。病一日，则巨阳与少阴俱病，头痛口干而烦满；二日，则阳明与太阴俱病，腹满身热，不欲食，谵言；三日，则少阳与厥阴俱病，耳聋囊缩而厥。表里两感的病证是比较危重的。

另外，《素问·热论》还提出了"食复"发热的病机学说，认为这是病退之后、余热与谷气相薄、"两热相合"所造成的。这些病机理论，为张仲景《伤寒论》的六经病机理论奠定了基础。

（2）五脏病的传变

《黄帝内经素问》认为五脏疾病可以相互传变，传变的方式有顺传和逆传两种。《素问·玉机真脏论》曰："五脏相通，移皆有次。五脏有病，则各传其所胜。"例如：风寒入侵，初病时皮肤闭而为热，或痹不仁、肿痛，若失治而入舍于肺，则为肺痹，发咳上气。肺传于肝，则病肝痹，胁痛吐食。肝传之脾，则病脾风，发瘅、腹中热、烦心、溲黄。脾传之肾，病疝瘕，少腹冤热而痛、溲白。肾传之心，病瘈，筋脉相引而急。这样按五行相胜规律而传变者，为顺传。反之则为逆传，逆传者多重危。当然五行传变，并不是一成不变的，即《黄帝内经素问》所云"或其传化有不以次者"。

《黄帝内经》中曾有不少病机论述，并没有固守五行相胜规律，例如：肾移寒于肝、脾移寒于肝、肝移寒于心、心移寒于肺、肺移寒于肾；脾移热于肝、肝移热于心、心移热于肺、肺移热于肾、肾移热于脾，以及胞移热于膀胱，膀胱移热于小肠、小肠移热于大肠、大肠移热于胃、胃移热于胆、胆移热于脑等，其实大多是以经络联系而传变的。

（3）阴阳虚实病机

疾病的变化是复杂的，《黄帝内经》概括病变也是多方面的，有从阴阳来概括的，如《素问·阴阳应象大论》曰"阳受风气，阴受湿气""阳病者上行极而下，阴病者下行极而上""阴胜则阳病，阳胜则阴病。阳胜则热，阴胜则寒""阳受之则入六腑，阴受之则入五脏"。《素问·宣明五气》篇亦有"邪入于阳则狂，邪入于阴则痹；搏阳则为颠疾，搏阴则为喑；阳入之阴则静，阴出之阳则怒"。

用表里中外归纳的，如《素问·玉机真脏论》曰："其气来实而强，此谓太过，病在外；其气来不实而微，此谓不及，病在中。"又如《素问·至真要大论》有"从内之外""从外之内""从内之外而盛于外""从外之内而盛于内"及"中外不相及"等病变规律。

用寒热归纳的，如《灵枢·刺节真邪》曰："阳胜者则为热，阴胜者则为寒。"又如《素问·调经论》云："阳虚则外寒，阴虚则内热，阳盛则外热，阴盛则内寒。"

从虚实而论者，如《素问·通评虚实论》曰："邪气盛则实，精气夺则虚。"又如《素问·调经论》云："气之所并为血虚，血之所并为气虚。"实，指邪气盛；虚，指正气衰。概括说来，有正虚而邪实者，有邪实而正不虚者，有正虚而无实邪者，有正不虚而邪不实者。

（4）病机十九条

《素问·至真要大论》强调必须"审察病机"，并对多种病机进行扼要的归纳：

　　诸风掉眩，皆属于肝。诸寒收引，皆属于肾。诸气膹郁，皆属于肺。诸湿肿满，皆属于脾。诸热瞀瘛，皆属于火。诸痛痒疮，皆属于心。诸厥固泄，皆属于下。诸痿喘呕，皆属于上。诸禁鼓栗，如丧神守，皆属于火。诸痉项强，皆属于湿。诸逆冲上，皆属于火。诸胀腹大，皆属于热。诸躁狂越，皆属于火。诸暴强直，皆属于风。诸病有声，鼓之如鼓，皆属于热。诸病胕肿，疼酸惊骇，皆属于火。诸转反戾，水液浑浊，皆属于热。诸病水液，澄澈清冷，皆属于寒。诸呕吐酸，暴注下迫，皆属于热。故《大要》曰：谨守病机，各司其属，有者求之，无者求之，盛者责之，虚者责之，必先五胜，疏其血气，令其调达，而致和平，此之谓也。

　　以上病机十九条，主要是从"六气"的变化加以分析归纳的，虽未能详述病机学说的全部内容，但将临床所常见的一些病证，从心、肝、肺、脾、肾五脏和风、寒、暑、湿、燥、火六气的致病加以概括，起有执简驭繁的作用。金代刘完素在此基础上，著《素问玄机原病式》，论病以"五运主病""六气为病"为纲，对病机理论颇有发挥。柳氏医派根据内伤性疾病的特点，提出了内伤性疾病的病机四论。

（六）诊断学成就

　　望、闻、问、切四诊源于《黄帝内经》，如《素问·阴阳应象大论》曰："善诊者，察色按脉，先别阴阳，审清浊，而知部分；视喘息，听音声，而知所苦；观权衡规矩，而知病所主；按尺寸，观浮沉滑涩，而知病所生。以治无过，以诊则不失矣。"又如《灵枢·邪气脏腑病形》云："见其色，知其病，命曰明；按其脉，知其病，命曰神；问其病，知其处，命曰工。"《黄帝内经》论诊法者甚多，体现出"四诊合参，首重色脉"的特点，谨按望、闻、问、切之序列举如下。

1. 望诊
包括观神色、察形态、辨舌苔。

（1）观神色

　　《灵枢·五色》曰："五色各见其部，察其浮沉，以知浅深；察其泽夭，以观成败；察其散抟，以知远近；视色上下，以知病处；积神于心，以知往今。"《灵枢·五阅五使》云："肺病者喘息鼻张；肝病者，眦青；脾病者，唇黄；心病者，舌卷短，颧赤；肾病者，颧与颜黑。"《灵枢·五色》云："赤色出两颧，大如拇指者，病虽小愈，必卒死。"这些在临床上都是很有意义的。

（2）察形态

《素问·经脉别论》曰："诊病之道，观人勇怯，骨肉皮肤，能知其情，以为诊法也。"这是察看人的骨肉皮肤而推断病情的例证。又如《素问·刺志论》曰："气实形实，气虚形虚，此其常也，反此者病。"

在临床上虚实是错综复杂的，只有知其常，才能达其变。

（3）辨舌苔

《素问·热论》记载伤寒五日"少阴受之……口燥舌干而渴"，《刺热论》云肺热病者"舌上黄"。又如《灵枢·热病》云"热病不可刺者有九……六曰：舌本烂，热不已者死"。其他如"舌本出血""舌本干""舌本强""舌卷""舌萎"等。

2. 闻诊

包括闻声和嗅气味。

（1）闻声音

如《素问·阴阳应象大论》曰"听音声而知所苦""脾在变动为哕"；又如《素问·刺热》云："肝热病者……热争则狂言及惊。"再如《素问·调经论》云："神有余，则笑不休，神不足，则悲。"这些都是听患者的声音而诊断病情的。

（2）嗅气味

《素问·金匮真言论》所说肝病其臭臊、心病其臭焦、脾病其臭香、肺病其臭腥、肾病其臭腐，等。

3. 问诊

问讯患者的自觉症状以诊断病情是谓问诊。如《素问·三部九候论》曰："必审问其所始病，与今之所方病。"又如《素问·移精变气论》云："闭户塞牖，系之病者，数问其情，以从其意。"又如《素问·疏五过论》云："凡欲诊病者，必问饮食居处，暴乐暴苦，始乐后苦。"

4. 切诊

包括切脉与切肤。

（1）切脉

《黄帝内经》言切脉最详，实难备述，姑择其要。

①三部九候法：即分头、手、足三部，每部分天、地、人三候。《素问·三部九候论》中有详细论述。

②人迎寸口脉法：即兼诊人迎和寸口两处之脉，互相比较。《灵枢经》之《终

始》《四时气》《禁服》《五色》等篇论之最详。

③调息法：即调医者之呼吸，诊病人之脉候。如《素问·平人气象论》云："常以不病调病人，医不病，故为病人平息以调之为法。人一呼脉一动，一吸脉一动，曰少气。人一呼脉三动，一吸脉三动，而躁、尺热，曰病温；尺不热、脉滑，曰病风；脉涩曰痹。人一呼脉四动以上，曰死；脉绝不至，曰死；乍疏乍数，曰死。"

④胃气脉：脉象之中有无胃气，至关重要，有胃气则生，无胃气则死。例如：《素问·平人气象论》曰"春胃微弦曰平；弦多胃少曰肝病；但弦无胃曰死""夏胃微钩曰平；钩多胃少曰心病；但钩无胃曰死""长夏胃微耎弱曰平，弱多胃少曰脾病，但代无胃曰死""秋胃微毛曰平，毛多胃少曰肺病，但毛无胃曰死""冬胃微石曰平，石多胃少曰肾病，但石无胃曰死"。

⑤六纲脉：《黄帝内经》所载脉象很多，如浮、沉、迟、数、虚、实、滑、涩、长、短、弦、细、微、濡、软、弱、散、缓、牢、动、洪、伏、芤、革、促、结、代、大、小、急、坚、盛、躁、疾、搏、钩、毛、石、营、喘等。但常以六脉为纲加以概括，即《灵枢·邪气脏腑病形》所云："调其脉之缓、急、小、大、滑、涩，而病变定矣。"

（2）切肤

肤，泛指全身肌肤。中医学通过肌肤协助诊断的内容很多，如"按而循之""按而弹之"等，但其中论述最详细的是切尺肤。如《灵枢·论疾诊尺》云："余欲无视色持脉，独调其尺，以言其病，从外知内，为之奈何？岐伯曰：审其尺之缓急、小大、滑涩，肉之坚脆，而病形定矣。"因为脉象与尺肤有必然的联系，故诊病时亦可互相配合，此即《灵枢·邪气脏腑病形》所谓："脉急者，尺之皮肤亦急；脉缓者，尺之皮肤亦缓；脉小者，尺之皮肤亦减而少气；脉大者，尺之皮肤亦贲而起；脉滑者，尺之皮肤亦滑；脉涩者，尺之皮肤亦涩。凡此变者，有微有甚"。

（七）治法、治则的制定

《吕氏春秋·勿躬》有"巫彭作医"之说。远古巫医治病，除卜筮祷祀外，还用一种祝由术。史载苗父、巫咸等多擅此术。《说苑》谓："苗父之为医也，以菅为席，以刍为狗，北面而祝，发十言耳。请扶而来，舆而来者，皆平复如故。"《世本》亦云："巫咸，尧帝时臣，以鸿术为尧之医，能祝延人之福，愈人之病。"

祝由治病，本有一定的范围。《灵枢·贼风》曰："先巫者，因知百病之胜，先知其病之所以生者，可祝而已也。"《素问·移精变气论》亦云："古之治病，惟其移精变气，可祝由而已……往古人居禽兽之间，动作以避寒，阴居以避暑，内无眷慕之累，外无伸宦之形，此恬憺之世，邪不能深入也……故可移精祝由而已。当今之世不然，忧患缘其内，苦形伤其外，又失四时之从，逆寒暑之宜，贼风数至，虚邪朝夕，内至五脏骨髓，外伤空窍肌肤，所以小病必甚，大病必死，故祝由不能已也。"正因为许多疾病非祷祀、祝由所能已，使人们认识到"今世上卜筮祷祠，故疾病愈来"（《吕氏春秋·尽数》），因而古医者遂"作汤液醪醴……以为备""至而治之，汤液十日，以去八风五痹之病。十日不已，治以草苏草荄之枝"。（《素问·移精变气论》）

业内一致认为，中药汤液的创始者是商朝宰相伊尹，他曾与商汤讲述烹调之术，提及"阳朴之姜，招摇之桂"等药品。伊尹曾答汤之问时曰："用其新，弃其陈，腠理遂通。精气日新，邪气尽去，及其天年"（《吕氏春秋·先己》）。高诱注认为这正是"用药物之新，弃去其陈以疗疾"。

除以内服药物外，据传上古的俞跗还能"割皮解肌，诀脉结筋，搦脑髓，揲荒爪幕，湔浣肠胃，漱涤五藏"（《史记·扁鹊仓公列传》），其记载有否失实之处尚可研究，但也在一定程度上反映了当时已有较高的外科治疗技术。

《素问·异法方宜论》指出：由于方土、气候、居处以及体质与发病情况的不同，导致治法亦有所异，如东方之民腠理疏，多痈疡，故有砭石；西方之民脂肥而体壮，病生于内，故治用毒药；北方之民野处乳食，脏寒生满病，故有灸之法；南方多雾露，民病挛痹，故有九针；中土多病痿厥寒热，故有导引按跷。医家广泛采取了这些方法，"杂合以治，各得其所宜"，遂治法越来越丰富。春秋战国时期，各种疗法如汤液、醴醪、刺灸、砭熨，以及精神疗法、食养疗法，大体均已具备。当时医家对这些治法的使用，在古籍中每有记载。如《战国策》记扁鹊欲以砭石为秦武王治病；《史记》载扁鹊治病厉针砥石，并用熨法及"八减之剂"，其论病时谈到"汤液醴酒，镵石跷引，案杌毒熨"，并说："疾之居腠理也，汤熨之所及也；在血脉，针石之所及也；其在肠胃，酒醪之所及也。"《韩非子》又有扁鹊"以刀刺骨"的记载。《尸子》载医竘为宣王割痤，为惠王疗痔；《吕氏春秋》载文挚用情志疗法，激怒齐闵王以愈疾。凡此等等，均反映了当时治疗方法的多样性。到了战国时代，即《素问·汤液醪醴论》所云"当今之世"，时医疗疾"必齐毒药攻其中，镵石针艾治其外也"。

　　马王堆汉墓出土的战国时期医著《五十二病方》证实了上述情况。该书共载方280多首，有内服方、外用方，灸方、砭法、熨法、熏法、手术法，以及洗浸、药摩、角法等。其治"牝痔"的手术，方法是将狗脬套竹管，插入肛中，吹胀后引出直肠下端患处，然后割治再敷以黄芩。这是一种巧妙的手术设计，反映了当时外科手术之一斑。

　　《黄帝内经》的治疗方法以针刺为主，在学术上继承、发展了马王堆帛书《足臂十一脉灸经》《阴阳十一脉灸经》《脉法》《阴阳脉死候》和张家山汉简《脉书》，以及扁鹊等医家的经络学说和针刺经验。其治疗水平超过了帛、简医书惟取灸法的水平，其治验也远比《史记·扁鹊传》所载的治验更为具体和系统。除了《灵枢经》中《经脉》《经别》《经筋》诸篇系统论述经络学，《九针十二原》《九针论》等篇论述针刺器具，以及《黄帝内经素问》《气穴》《气府》《骨空》《水热穴》诸篇论述腧穴分布之外，他如《灵枢经》的《九针十二原》《邪客》等篇，《黄帝内经素问》的《八正神明》《离合真邪》诸论，分别论述了持针的法则和针灸的补泻方法，并在《诊要经终》《禁刺》等篇中论述了针灸禁忌和各种疾病的针刺疗法。据张介宾《类经》的分类，在《黄帝内经》162篇经文中，约有68篇属于经络针刺。这些内容为《黄帝内经》治疗方法的主体，两千多年来一直有效地指导着中医针灸的理论研究和临床医疗实践。

　　《灵枢经》《黄帝内经素问》所载的方剂仅有11首（包括内服和外治法），例如：治狂病的生铁落饮，治尸厥的左角发酒，治酒风的泽术麋衔，治鼓胀的鸡矢醴，治血枯的四乌鲗骨一藘茹丸，治脾瘅的兰草汤，治猛疽、米疽的豕膏，治败疵的菱翘饮，治不眠的半夏秫米汤，治口僻的马膏桂酒熨法，治寒痹的椒桂姜酒熨法等。这些方剂的疗效多为后世临床所证实。

　　古代医家对长期积累的医疗经验加以提取和总结，终于制定了一系列重要的治疗原则。如《五十二病方》所说的"治病者，取有余而益不足"的治则，乃是较早的记载。后在《黄帝内经》之中，则记载了更多的治疗法则，现概述如下。

　　1. 防微杜渐

　　简称"治未病"，包括未病先防和已病防变。《素问·上古天真论》曰"虚邪贼风，避之有时；恬淡虚无，真气从之；精神内守，病安从来""饮食有节，起居有常，不妄作劳，故能形与神俱，而尽终其天年，度百岁乃去"。他如"春夏养阳、秋冬养阴"等皆言预防疾病。有病早治防其传变者，如《素问·阴阳应象大论》所云

"故邪风之至，疾如风雨，故善治者治皮毛，其次治肌肤，其次治筋脉，其次治六腑，其次治五脏。治五脏者，半死半生也"。

《难经》的认识又深入了一层，认为"所谓治未病者，见肝之病，则知肝当传之与脾，故先实其脾气，无令得受肝之邪，故曰治未病焉。中工者，见肝之病，不晓相传，但一心治肝，故曰治已病也"。

治未病，是《黄帝内经》《难经》二经所强调的根本治则，故为历来医家所遵循。仲景《金匮要略》首条，即载述了这一问题，并有所发挥："问曰：上工治未病，何也？师曰：夫治未病者，见肝之病，知肝传脾，当先实脾。四季脾王不受邪，即勿补之。中工不晓相传，见肝之病，不解实脾，惟治肝也。夫肝之病，补用酸，助用焦苦，益用甘味之药调之……肝虚则用此法，实则不在用之。经曰：虚虚实实，补不足，损有余，是其义也。余脏准此。"

2. 治有标本

《素问·阴阳应象大论》曰"治病必求于本"，指治病之道，必先求诸阴阳。但《黄帝内经》还有标本之论，认为病有标本，治有先后，"知标与本，用之不殆""夫标本之道，要而博，小而大，可以言一而知百病之害。言标与本，易而勿损，察本与标，气可令调"（《素问·至真要大论》）。对于一般疾病来说，皆当先治其本，但若病生中满，以及大小便不通者，则先治其标，即所谓缓则治其本，急则治其标。但对于病轻者，则可以标本并治，所谓"谨察间甚，以意调之，间者并行，甚者独行"。《素问·标本病传论》专论其治，言之最详。此外，《素问·汤液醪醴论》指出："病为本，工为标。"就是说疾病是客观存在的，为本；医生认识治疗疾病，为标。医生必须以病人为根据，这样才能标本相得，治愈疾病。

3. 适事为故

"适事为故"，即治疗方法以适合病情者为准则。《素问·至真要大论》具体论述了寒者热之，热者寒之，微者逆之，甚者从之，坚者削之，客者除之，劳者温之，结者散之，留者攻之，燥者濡之，急者缓之，散者收之，损者温之，逸者行之，惊者平之，上之下之，摩之浴之，薄之劫之，开之发之等治疗法则。此外，《素问·阴阳应象大论》也有类似论述且更为具体，云："病之始起也，可刺而已；其盛，可待衰而已。故因其轻而扬之，因其重而减之，因其衰而彰之。形不足者，温之以气；精不足者，补之以味。其高者因而越之；其下者引而竭之；中满者泻之于内；其有邪者渍形以为汗；其在皮者汗而发之；其慓悍者按而收之；其实者散而泻之。审其阴阳，以别柔刚，阳病治阴，阴病治阳。定其血气，各守其乡，血实宜决之，气虚宜掣引之。"以上根据阴阳气血、邪正虚实的不同情况，而采取各种治疗法则和具体方法，对于后世治则治法的进一步具体化，有着重要的指导意义。

4. 正治反治

《黄帝内经》所制的"正治""反治"法则，即"逆者正治，从者反治"。如以寒治热，以热治寒，凡用药与疾病性质、病机相逆者，谓之正治；以寒治寒，以热治热，凡用药与疾病现象相从者，谓之反治。《素问·至真要大论》论反治法则说"热因寒用，寒因热用，塞因塞用，通因通用，必伏其所主，而先其所因，其始则同，其终则异"，说明无论正治反治，其原则仍是治病求本。

5. 治求其属

对于阳气式微的虚寒证，以及阴精亏耗的虚热证，若误用祛寒和泄热之法，则势必反生它病。因此，《黄帝内经》又提出了"取之阳"和"取之阴"的治则，云："有病热者，寒之而热；有病寒者，热之而寒。二者皆在，新病复起，奈何治？……诸寒之而热者取之阴，热之而寒者取之阳，所谓求其属也。"(《素问·至真要大论》) 唐人王冰，由此而阐发了"益火之原，以消阴翳；壮水之主，以制阳光"的治则名论。

6. 三因制宜

三因制宜，即因时、因地、因人制宜。因时制宜者，如《素问·六元正纪大论》："司气以热，用热无犯；司气以寒，用寒无犯；司气以凉，用凉无犯；司气以温，用温无犯。"这是告诫医者用药勿犯四时寒热温凉之气。

因地制宜者，如"至高之地，冬气常在；至下之地，春气常在"(《素问·六元正纪大论》)，在治疗时不可一概而论，必须加以区别。而《素问·异法方宜论》论述东南西北中"一病而治各不同"的因地制宜甚详，如东方之域，其治宜砭石；西方之域，治宜毒药；北方之域，治宜灸焫；南方之域，治宜微针；中央之域，治宜导引按跷。

因人制宜者，如《素问·五常政大论》曰："能（读如耐）毒者，以厚药；不胜毒者，以薄药。"《素问·征四失论》云："不适贫富贵贱之居，坐之薄厚，形之寒温，不适饮食之宜，不别人之勇怯，不知比类，足以自乱，不足以自明，此治之三失也。"

7. 治病求本

《素问·阴阳应象大论》云："治病必求于本。"这是《黄帝内经》治则中最根本的一条。标本是一对相对的概念，"标"指事物的表面和现象，"本"指事物的本质和内在机制。在辨证体系中，"本"属于事物的根本矛盾和主要矛盾，而"标"属于事物的次要和非根本性矛盾。"本"是指疾病的病机，为疾病的内在本质，而"标"是指疾病的表象。治病求本是中医学的基本治疗大法，也就是说治疗疾病的时候，必须寻求疾病的本质，并针对其本质进行治疗。

8. 因势利导

因势利导，指在治病求本的基础上巧妙地加以权变。如《素问·阴阳应象大论》云"因其轻而扬之，因其重而减之，因其衰而彰之""其高者，因而越之；其下者，引而竭之；中满者，泻之于内""其在皮者，汗而发之"等。总之，就是予邪以出路。

9. 协调阴阳

协调阴阳，为治疗之大法，故《素问·至真要大论》云："谨察阴阳所在而调之，以平为期。"《素问·阴阳应象大论》云："阳病治阴，阴病治阳。"

10. 食养尽之

《黄帝内经》认为用药物攻邪，应适可而止。《素问·五常政大论》云："大毒治病，十去其六；常毒治病，十去其七；小毒治病，十去其八；无毒治病，十去其九。"对于余邪的治疗原则应是"谷肉果菜，食养尽之"，其目的在于避免攻邪太过，反伤其正，即"无使过之，伤其正也。不尽，行复如法"。以上对于攻邪程度和食养蠲邪的论述，是后世医家所重视的基本原则。金代医家张子和对此尤为重视，故其认识更深。

综合以上所论，可用一词而概括之，即：辨证论治。《黄帝内经》虽未提出"辨证施治"一词，却有辨证施治之实，上述几点均含此意，而书中已有脏腑辨证、经络辨证、八纲辨证、六经辨证的实质。

除此以外，《黄帝内经》还记载了许多治疗技术，如针刺、灸焫。《黄帝内经》言经络、腧穴、针刺、灸焫者甚多，不遑列举。单就补泻手法则有呼吸补泻（见《素问·离合真邪论》）、方员补泻（见《素问·八正神明论》及《灵枢·官能》）、深浅补泻（见《灵枢·终始》）、徐疾补泻（见《素问·针解》）和轻重补泻（见《灵枢·九针十二原》）等。这些手法一直被后世所沿用。

在方药疗法方面，《黄帝内经》虽载方药无多，但其方药之理已具。《素问·至真要大论》曰"辛甘发散为阳，酸苦涌泄为阴，咸味涌泄为阴，淡味渗泄为阳。六者或收或散，或缓或急，或燥或润，或软或坚，以所利而行之，调其气，使其平也"。又云"主病之谓君，佐君之谓臣，应臣之谓使""君一臣二，制之小也；君一臣三佐五，制之中也；君一臣三佐九，制之大也""君一臣二，奇之制也；君二臣四，偶之制也；君二臣三，奇之制也；君二臣六，偶之制也。故曰：近者奇之，远者偶之，汗者不以奇，下者不以偶，补上治上制以缓，补下治下制以急，急则气味厚，缓则气味薄，适其至所，此之谓也"。不仅规定了君、臣、佐、使的组方原则，并根据病情和药性提出了大、小、缓、急、奇、偶、重，以及反佐等制方法则。由此可见，《黄帝内经》其理论的博大精深和临床技术的丰富。

（八）治未病思想

《素问·四气调神大论》云："是故圣人不治已病治未病，不治已乱治未乱，此之谓也。夫病已成而后药之，乱已成而后治之，譬如渴而穿井，斗而铸锥，不亦晚乎！"是为"治未病"思想的最早文献。司马迁《史记·扁鹊仓公列传》记云："使圣人预知微，能使良医得蚤从事，则可已，身可活也。"此乃司马迁表述了扁鹊治未病的学术思想。由此可知，治未病有两种意义：一是防病于未然，二是既病之后防其传变。前者主要内容为摄生，即养生之道。诚如《素问·四气调神大论》所云："夫四时阴阳者，万物之根本也。所以圣人春夏养阳，秋冬养阴，以从其根，故与万物沉浮于生长之门。"后者主要内容为疾病的早期诊断和早期治疗，其主要内容是及时控制疾病的发展演变。如《难经·七十七难》云："所谓治未病者，见肝之病，则知肝当先传之与脾，故先实其脾气，无令得受肝之邪，故曰治未病焉。"

传说楚人所撰《鹖冠子》，载有魏文侯问扁鹊，其兄弟三人间谁的医术高明，扁鹊告云：兄弟三人具有同样的诊疗技术。其长兄神视，因治未病而名不出乡里；仲兄神毫因争取疾病在早期得以治疗，而名不出县；扁鹊自己医迹列国，以针人血脉、用猛药而名闻诸侯。扁鹊之语，表述了治未病及既病防变可使疾病得以及早地康复的意义。此即《素问·八正神明论》所云："上工救其萌芽……下工救其已成，救其已败。"再从《史记·扁鹊仓公列传》中，扁鹊过齐诊齐桓侯之疾时，预见齐侯病机，均阐明了"既病防变"的学术观点。

《素问·上古天真论》是《素问》之首论。"上古"，是人类生活在很早时代的总称。"天真"，指先天赋予的真元之气，亦即"肾气""精气"之谓。由于《黄帝内经》作者崇尚养生之道，及却病延年之术，故文中有"上古之人，其知道者，法于阴阳，和于术数，食饮有节，起居有常，不妄作劳，故能形与神俱，而尽其天年，度百岁乃去"及"恬惔虚无，真气从之，精神内守，病安从来"的论述，即阐明了调摄精神形体、增强身体健康对能否适应外界环境的变化以防止疾病的发生，有着非常重要的意义。

人类的生命活动过程是连续发展不可逆的过程，自然界存在春、夏、长夏、秋、冬的变化，万物有生、长、壮、老、已之始终。这都是一个由量变到质变的过程，量变的大小决定质变的程度，一旦机体组织结构和功能状态出现异常或退化，表现为量变与质变的比例失调而成虚损，则是老年退行性病变的病因、病机之所在。

人体健康的标准是"形与神俱"，然却随着人年龄的变迁，则显示出一个由量变到质变的过程。对此，《灵枢·天年》篇记云："人生十岁，五脏始定，血气已通，其气在下，故好走；二十岁，血气始盛，肌肉方长，故好趋；三十岁，五脏大定，肌肉坚固，血脉盛满，故好步；四十岁，五脏六腑、十二经脉皆大盛以平定，腠理始疏，荣华颓落，发颇斑白，平盛不摇，故好坐；五十岁，肝气始衰，肝叶始薄，胆汁始减，目始不明；六十岁，心气始衰，苦忧悲，血气懈惰，故好卧；七十岁，脾气虚，皮肤枯；八十岁，肺气衰，魄离，故言善误；九十岁，肾气焦，四脏经络空虚；百岁，五脏皆虚，神气皆去，形骸独居而终矣。"此段文字言简意赅、生动形象地说明了生命活动呈生、长、壮、老、已的抛物线过程。对此，后世医家亦多有论述。《中藏经》有"肾气绝，则不尽其天命而死也"的记述；清·梁文科《集验良方》有"寿命修短，全系精、气、神之盈亏"的记载；此即明·张介宾"五脏之伤，穷必归肾"之谓也。所以老年退行性病变是人生过程中不可逾越的虚损性疾病，故尔"形与神俱，而尽其天年"是一个难以实现的话题。

《素问·上古天真论》云："帝曰：人年老而无子者，材力尽邪？将天数然也？岐伯曰：女子七岁，肾气盛，齿更发长；二七而天癸至，任脉通，太冲脉盛，月事以时下，故有子；三七肾气平均，故真牙生而长极；四七筋骨坚，发长极，身体盛壮；五七阳明脉衰，面始焦，发始堕；六七三阳脉衰于上，面皆焦，发始白；七七任脉虚，太冲脉衰少，天癸竭，地道不通，故形坏而无子也。丈夫八岁，肾气实，发长齿更；二八肾气盛，天癸至，精气溢泻，阴阳和，故能有子；三八肾气平均，筋骨劲强，故真牙生而长极；四八筋骨隆盛，肌肉满壮；五八肾气衰，发堕齿槁；六八阳气衰竭于上，面焦，发鬓颁白；七八肝气衰，筋不能动；八八天癸竭，精少，肾脏衰，形体皆极，则齿发去。肾者主水，受五脏六腑之精而藏之，故五脏盛乃能泻。今五脏皆衰，筋骨解堕，天癸尽矣，故发鬓白，身体重，行步不正，而无子耳。""材力"，即精力也，意谓肾气盛时精力充沛，肾气衰时精力不足。"天数"，即天赋之限数，系指生命的自然发展的规律。"肾气"，是由父母之精气结合而成，具有生长发育的作用。"天癸"，王冰注云："男女有阴阳之质不同，天癸则精血之形亦异，阴静海满而去血，阳动应和而泄精，故能有子。"张景岳注云："天癸者，言天一之阴气耳。气化为水，因名天癸。其在人身，是谓元阴，亦曰元气。"故肾气充则有子，人老肾气衰，天癸竭而无子。鉴于此，老年、退行性病变是以肾中精气、元阴元阳亏虚为根本，渐及心、肝、脾、肺等脏腑，使脏腑功能失常。因而，笔者提出了治疗老年、退行性病变的关键在于"益元"，填补精髓，补益气血，调补阴阳，从而促进病人机能旺盛，加强或提高机体调控能力，改善全身机能状态而却病延年。所以衰老是人生必然趋势，而抗衰老也是一个医学的研究课题。

大凡人到中、老年出现的虚损性疾病，多是因饮食无节、起居无常、超负荷工作，而造成形损神伤，此时想"有常""不妄作劳"已晚矣，更不用说"恬惔虚无"的养生之道了，多是已发展成疾病了。且此类疾病，因人体抗病能力的减弱，也可进一步导致器质性病变的发生。于是治疗已发疾病、控制病情的发展、延缓衰老，就是一个大的课题。这时就不单是"不治已病治未病，不治已乱治未乱"的问题，而是医者既要做"上工救其萌芽"，又要做"下工救其已成，救其已败"了。尚要具备《难经》所说的具有"见肝之病""当先实脾"的"治未病"的诊疗技术，方可达到司马迁在《史记·扁鹊仓公列传》中所谈到的"良医得蚤从事，则疾可已，身可活也"的效果了。

不论上古我们的先人，或现今主体人群，他们的家国情怀及历史重任，是不可能有"恬惔虚无，真气从之"的养生之道了。所以"一切为了人民健康"是医疗的一个永恒的课题。而对许多西医没有明确诊断或没有良好治疗办法的疾病，正是发挥中医医疗优势的价值所在。中医的核心医疗技术，并不是"饮食疗法""气功疗法"，所以"有病早治""既病防变"，当是治未病的主体思路，也当是"中医传承创新发展"主体战略的核心内容。眼下媒体，对"治未病"的报道有失偏颇，正是笔者文后之憾。如何令治未病的思想真正地发展起来，是医政部门要关注的大事，同时也是我们这些"治病工"的责任和担当。

以上所录，乃恩师在"柳少逸中医工作室群"发布的一篇有感之作。"'有病早治''既病防变'，当是治未病的主体思路"的理念，反映出柳氏医派一以贯之的"一切为了人民健康"的担当精神和精益求精的责任意识。至于《黄帝内经》的治未病思想，涵盖了"未病先防、既病防变、病中防逆转、瘥后防复发"的全程，大凡稍有理论修养的中医药从业人员皆能耳熟能详，就毋庸聒噪了。至于后世遵之而发之感慨和论述，更是数不胜数，如《淮南子》曰："良医者，常治无病之人，故无病。圣人者，常治无患之患，故无患也。"孙思邈《千金翼方·序》云"良医则贵察声色，神工则深究萌芽"及"上医，医未病之病；中医，医欲病之病；下医，医已病之病"，如此等等，不烦赘述。

《黄帝内经》是我国现存最早的一部医学典籍，是中国医学发展史上影响最大的鸿篇巨著。诚如王冰之次注序所云："其文简，其意博，其理奥，其趣深，天地之象分，阴阳之候列，变化之由表，死生之兆彰，不谋而遐迩自同，勿约而幽明斯契，稽其言有征，验之事不忒，诚可谓至道之宗，奉生之始矣。"张景岳序《类经》亦云："其文义高古渊微，上极天文，下穷地纪，中悉人事，大而阴阳变化，小而草木昆虫，音律象数之肇端，脏腑经络之曲折，靡不缕指而胪列焉。"据《汉书·艺文志·方伎略》所载，《黄帝内经》曾与《黄帝外经》《扁鹊内经》《扁鹊外经》《白氏内经》《白氏外经》《旁篇》等七家医经一并传世。由于时代变迁，或兵燹战乱，或经后世医家的重新编纂，以后六家命名的医学文献均已失传，然其内容或见于现传本《黄帝内经》中，或散见于后世的其他典籍中。由此可知，《黄帝内经》之所以流传至今，说明了其乃"医理之总汇，临证之极则"。对此，元·罗天益尝有"凡学医之道，不看《内经》，不求病源，妄意病证，又执其方，此皆背本趋末之务"的论述。《黄帝内经》的成编，确立了中医学的理论体系，为中国数千年来中医学的发展奠定了坚实的理论基础，故后世有"医家之宗"的赞誉。

历代医家均强调了对经典文献《黄帝内经》的学习。盖因《黄帝内经》所蕴含的天人相应的整体观、形神统一的生命观、太极思维的辨证观，构成了中医学术思想的主体。然而目前中医学传承的技术化倾向，破坏了这种学术结构。由于医者未能结合天时、地理、人事、脏象、色脉等方面进行分析和研究，未能有完善中医学的诊断和治疗技术，于是出现了《素问·疏五过论》所陈述的"五过"之治，"凡此五者，皆受术不通，人事不明"之故，强调"必有法则，循经守数，按循医事"。详而论之，有"圣人之治病也，必知天地阴阳，四时经纪，五脏六腑，雌雄表里，刺灸砭石，毒药所主；从容人事，以明经道，贵贱贫富，各异品理，问年少长，勇怯之理；审于部分，知病本始，八证九候，诊必副矣""不知俞理，五脏菀热，痈发六腑，诊病不审，是谓失常"的记载。他如《素问·征四失论》，指出了医生临证中因"所以不十全者"，易犯四种过失，盖因"治不能循理，弃术于市，妄治时愈，愚心自得"，进而感叹："道之大者，拟于天地，配于四海，汝不知道之谕，受以明为晦。"于是在《素问·方盛衰论》中，提出了"诊有十度"，"诊可十全，不失人情"的论述，明言"不知此道，失经绝理，亡言妄期，此谓失道"。此即研究《黄帝内经》中医学的现实意义。综观《黄帝内经》中对医学整体性和宏观性的把握，而与西医学擅长于准确的局部取向不同，中医学擅长于整体的把握，即气（道）的本体论思想。

柳氏医派十分推崇《黄帝内经》，认为其在中医学中有着重要的地位。少逸先生以学无止境之治学品格，毕生致力于《黄帝内经》中医学与"现行"中医学的比较研究，并通过古今文献研究，和大量临床实践反复验证后，得出了"《黄帝内经》的中医理论体系，就是在广泛地吸收了同时代的科学文化知识的基础上建立起来的"的论断，从而有了柳氏一脉"理必《内经》"的学术法则。山东省卫生厅原副厅长张奇文教授序《五运六气三十二讲》中赞云："阅少逸《〈内经〉中的古中医学——中国象数医学概论》《五运六气三十二讲》《经络腧穴原始》书稿，不啻为'理必《内经》'精心之作。其注重实践、不尚空谈的严谨学风，医道精诚、学有所成的奋发进取精神，又让人们耳目一新。从少逸大夫的医学建树，又让人们看到了一条世医形成的轨迹。此乃余为是序的意义，非矜门人之成也。"①

二、法必仲景

张机（约150—219），字仲景，南阳人，受业于同郡张伯祖，善于治疗，尤精医方，尝举孝廉，据传曾官长沙太守，故后世有称之为"张长沙"者。当时伤寒肆虐，伤人甚众，仲景乃勤求古训，博采众方，撰成《伤寒杂病论》十六卷。

该书成书不久，适逢东汉末、三国战乱，遂散佚不全。晋太医令王叔和（201—280）收集、整理、编次而流传，同时王叔和在己著《脉经》中又收集许多仲景遗论。唐·孙思邈（581—682）称"江南诸师，秘仲景要方不传"，在其《千金要方》

---

① 柳少逸. 五运六气三十二讲·序［M］. 北京：中国中医药出版社，2015：3.

《千金翼方》中有所记载。王焘（670—755）《外台秘要》则载录了另一传本的相关内容。至北宋治平中（1064—1067），诏令儒臣林亿、高保衡、孙奇等校定此书。孙奇等序其校定《伤寒论》载："开宝中，节度使高继冲曾编录进上，其文理舛错，未尝考正。历代虽藏之书府，亦阙于讎校，是使治病之流，举天下无或知者。国家诏儒臣校正医书，臣奇续被其选，以为百病之急，无急于伤寒，今先校定张仲景《伤寒论》十卷，总二十二篇，证外合三百九十七法，除复重定，有一百一十二方，今请颁行。"分别于神宗、哲宗时期由国子监刊刻大字本和小字本，这便是今世所传的《伤寒论》定本。然宋本原刻已荡然无存，今传本有两大系统：一是宋金时期成无己《注解伤寒论》，因其为该书全面注解第一家，而成为主要流传本；二是明代赵开美翻刻宋本《伤寒论》。后者共分十卷，计二十二篇：卷一为辨脉法第一、平脉法第二；卷二为伤寒例第三、辨痉湿暍脉证第四，辨太阳病脉证并治上第五（1～30条）；卷三为辨太阳病脉证并治中第六（31～127条）；卷四为辨太阳病脉证并治下第七（128～178条）；卷五为辨阳明病脉证并治第八（179～262条）、辨少阳病脉证并治第九（263～272条）；卷六为辨太阴病脉证并治第十（273～280条）、辨少阴病脉证并治第十一（281～325条）、辨厥阴病脉证并治第十二（326～381条）；卷七为辨霍乱病脉证并治第十三（382～391条）、辨阴阳易差后劳复病脉证并治第十四（392～398条）、辨不可发汗病脉证并治第十五、辨可发汗病脉证并治第十六；卷八为辨发汗后病脉证并治第十七、辨不可吐第十八、辨可吐第十九；卷九为辨不可下病脉证并治第二十、辨可下病脉证并治第二十一；卷十为辨发汗吐下后病脉证并治第二十二。总体可分为前四篇（1～4篇）、六经病证篇（15～21篇共10篇，398条）和后八篇（16～22篇）三部分。总凡正文684条，由有论有方和有论无方的两种条文所组成。

宋臣又将杂病部分编为《金匮要略方论》，同时另校刊别本《金匮玉函经》八卷。《伤寒杂病论》遂分为《伤寒论》和《金匮要略》两书[①]，以《伤寒论》论外感，《金匮要略》辨杂病，流传至今，泽被天下。《伤寒杂病论》是成功地运用了辨证论治的第一书，为中医临床医学体系的奠基之作，以其精辟的论述，肯綮的辨证观，炉火纯青的方论，被奉为医学之圭臬，业医之津梁。因张仲景在医学上的重大

---

① 关于二书之分离，现有两种说法。一是唐·王焘在《外台秘要》中称"仲景之书，一而已矣，判为《要略》者，盖自王叔和始"。而明·徐镕则认为："宋时才分《伤寒》《金匮要略》为二书。"无论分于晋还是分于宋，都是汉末仲景以后的事。

贡献，而被后世誉为"医圣"，奠定了其在医学史上的重要地位。卓哉南阳，为万世师！

孙奇等自序《伤寒论》云："除复重定，有一百一十二方。"历代医家认为《伤寒论》载方113首，其中禹余粮丸，有方名，无药味，故《校定伤寒论》注曰"方本阙"是除去禹余粮丸来计算的。但土瓜根方亦缺；猪胆汁方的药味及用法完整无缺，本可独立成方，然孙奇等校定《伤寒论》却作附方论，附在蜜煎方之后。故《伤寒论》实际载方115首，缺方2首，按其实数仍为113方，故陈修园云："其一百一十三方之数，宋元旧本，与近本俱同，无须赘论。"

清代吴谦等《医宗金鉴》云："古经皆有法无方，自此始有法有方……诚医门之圣书。"统计医书每节方数乃唐宋医书惯例，《千金要方》《千金翼方》《外台秘要》等，每皆如此。宋臣沿其成例统计方数，同时又合计"法数"，为宋臣改进创新之处。对于这样一个事关全局的巨大变革，宋臣不但在序言中明确声明，而且在"子目"中再次对"法"加以确认。所谓"子目"，指宋本《伤寒论》10卷22篇中有18篇（自第五篇《辨太阳病脉证并治上》起，至第二十二篇《辨发汗吐下后病脉证并治》止）的正文之前，都有一个篇幅或短或长的小目录。由于它与书前司记卷次及每卷所辖内容的总目录性质不同，故此称之为"小目"或"子目"。其体例以条文不出方治者称为"证"，出具体方治者称为"法"（包括针灸方法）。在各篇正文之前，把这些称为"法"的条文重列，字句间有简化，略同于目录的形式。其386条子目正是对正文中有论有方诸条文的压缩和提炼，并在题目下列其数加以提示，如《辨太阳病脉证并治上》载"合一十六法，方一十四首"，既表达了对"法"的高度重视，也反映条文下所附之方是校定者之所为。子目对法、证进行厘定，"有方曰法，无方曰证"的界定在子目中经界分明，不相混淆。《伤寒论·序》所说的397法，纯为"法"数，确有所指，统计无误。

然宋臣校刻《伤寒论》后不久，即逢靖康之乱，刻本多所散乱，流传甚少。宋金时期成无己撰《注解伤寒论》，南宋严器之为其作序，谓"聊摄成公……注成伤寒十卷，出以示仆，其三百九十七法之内，分析异同，彰明隐奥，调陈脉理，区别阴阳，使表里以昭然，俾汗下而灼见"，可见当时人们对397法是有共识的。可惜《注解伤寒论》子目已非宋本原貌，而是变换形式（用双重方框将数字围起来）保留了正文中诸条下的序号，但成氏不细究其为有方之"法"而直呼为"证"，致"法""证"不分，遂使后世医家困惑不解。元末明初时医家王履（1132—）《医经溯洄集·伤寒三百九十七法辨》对397条设计多种方法、多条思路探寻其真实数目，惜均不理想，只找到388法，另9法不知所踪，遂"于三百九十七法内，除去重复者与无方治者，止以有方治而不重复者计之，得二百三十八条，并以'治'字易'法'字，而曰'二百三十八治'"。明初洪武年间医家黄仲理将《伤寒论》六经病所有条文，即包括"证"与"法"的所有条文笼统地计算在一起，拾得398节条文，接近397法之数，遂认为"仲景之书，六经至'劳复'而已，其间具三百九十七法，一百一十二方，纤悉毕具，有条而不紊也"。即成今之所谓"洁本"，也是该书流传最多的版本。但这是一个错误的概念，与林亿等的原意大相径庭。沿此误说者绵历至今，明代方有执《伤寒论条辨》、李中梓《伤寒括要》等均将397条视为397法，陈修园《伤寒论浅注》则又臆改为397节，谓一节即是一法。赵开美翻刻的《伤寒论》虽被称之为"宋本伤寒论"，这是仅就其大体逼真北宋治平本面貌而言，实际上有不少细微之处与宋刻原本不同。例如：据"太阳中"子目第三十七所载（相当于第74条），其下有三证；而赵开美本仅有一证，即仅有第75条。经与成无己本对比，原来赵开美翻刻宋本误将三证合为一证。若以此而求"法"数，是无论如何也不会得其确数的。甚至有人将服药的具体要求措施当作"法"："各方后㕮咀为末、先后煮、啜粥、不啜粥、饮暖水、日几服为法"，补缀以求合其数。凡此种种，皆未明"法"的真义，起因在于后来的刊本已刊削宋本内容所致，皮已不存，毛将焉附？直至今人通过重刻赵开美本，并与成无己本相对照，才解开谜底。另，"太阳中"子目漏计一法，即第92条，将此条计入"法"中，则全书共有398法，前人常说《伤寒论》有398法，也确有所据。而元·程德斋所传《伤寒钤法》，早已将之解读甚详，惟因其乃以数术原理阐释，不为文人医家所容，攻之甚急，致使其形若不存，遂致397法零落人间，不为人所知。

以上简要回顾了林亿等所言的《伤寒论》"三百九十七法"，而柳氏医派所谓"法必仲景"，又不仅局限在林亿等所言397法。仲景之书，论中有方，方中有论，方中有方，法外有法，处处可以取法，教学者、学习者均不可以三百九十七法为拘也。正如王履所言"若以法言，则仲景一书，无非法也，岂独有方者然后为法哉？且如论证论脉，与夫谆谆教戒，而使人按之以为望闻问切之准则者，夫其可谓之法乎？其不可谓之法乎?!"其核计"法"之方法虽为舛误，其论"法"之思想则是可取。清·闵芝庆即云："论中可垂训者，言言皆法，难以数计，学者勿执三百九十七法之说而忽其余也。"清·钱潢《伤寒溯源集》亦云："大约六经证治中，无非是法，无一句一字非法也。其有方者未尝无法，而法中亦未尝无方。故以方推之，则方中自有法；以法论之，则法内自有方。不必拘拘于三百九十七也。"何况当前所言"法"者，也非林亿等所云之"法"。

柳氏医派认为可师法仲景者甚多，尤应推崇者至少有四个方面。

（一）推己及人、悲天悯人的济世情怀

曾整理编次《伤寒杂病论》的晋·王叔和在自序其《脉经》时即云："医药为用，性命所系。"宋·林遣《省心录·论医》有"无恒德者，不可以作医"之论。

仲景撰写《伤寒杂病论》时，首先有着深刻的社会背景。东汉末年，连年混战，"民弃农业"，都市田庄多成荒野，人民颠沛流离，饥寒困顿。"大兵之后，必有凶年"，各地连续爆发瘟疫，尤其是洛阳、南阳、会稽（绍兴）疫情严重。如建宁二年（169），疫气流行，死者极众，南阳患疫疠者甚多（《千金要方·伤寒》）。建安十三年（208）荆州疾疫，建安七子多有夭亡，魏文帝（曹丕）与元城令吴质书曰"昔年疾疫，亲故多离其灾，徐（干）、陈（琳）、应（玚）、刘（桢），一时俱逝。"（《三国志·魏书》），建安七子，逝疫者四。建安十四年（209），"疫气，吏士死亡不归，家室怨旷，百姓流离"（同上）。建安二十二年（217），"疠气流行。家家有僵尸之痛，室室有号泣之哀。或阖门而殪，或覆族而丧"（《说疫气》）。

其次，还有其令人唏嘘的家庭原因。"余宗族素多，向余二百。建安纪年以来，犹未十稔，其死亡者，三分有二，伤寒十居其七。"仲景出自邑中大族，共有二百余口，然不到十年，即病故三分之二，致死之病，多为伤寒，约占十分之七。对这种悲痛的惨景，仲景目击心伤。家庭的悲剧、亲友的离亡，是推动其撰写该著的直接原因。但仲景并没有沉浸在"伤横夭之莫救"的悲痛中不可自拔，而是在竭尽全力救治患者的同时，努力寻找到攻克疫情流行的有效措施。然其研究历程并非一帆风顺。一方面是当时污浊的社会风尚，"当今居世之士，曾不留神医药，精究方术""但竞逐荣势，企踵权豪，孜孜汲汲，惟名利是务，崇饰其末，忽弃其本，华其外而悴其内"。由此仲景慨然道："皮之不存，毛将安附焉！"

另一方面，是当时医药领域的不良风气，"观今之医，不念思求经旨，以演其所知，各承家技，终始顺旧。省疾问病，务在口给；相对斯须，便处汤药。按寸不及尺，握手不及足；人迎、趺阳，三部不参；动数发息，不满五十。短期未知决诊，九候曾无仿佛；明堂阙庭，尽不见察。所谓窥管而已。夫欲视死别生，实为难矣！"

如此怎能正确诊治疾病，阻击疫情？

"感往昔之沦丧，伤横夭之莫救"，仲景并没有被困难所吓倒，强烈的社会责任感、崇高的使命感和卓越的担当意识，促使仲景寻找治疗的良方。仲景举孝廉出身且传为官至长沙太守，当为一位儒者。医儒相通，"医乃仁术"与"仁者爱人"如出一辙，说明医家与儒家有着共同的伦理道德观念和人文精神传统。《论语·颜渊》载："樊迟问仁，子曰：爱人。"《墨子·经说》云："仁，仁爱也。"《孝经·圣治》云："天地之性人为贵。"《素问·宝命全形论》云："天复地载，万物悉备，莫贵于人。"表达出对人的生命、价值、权利的尊重和肯定。

仲景则云"上以疗君亲之疾，下以救贫贱之厄，中以保生长全，以养其身"，表现了仲景作为医学大家的仁心仁德，故后人尊称他为"医宗之圣"。古代儒生与医生都有"惠民济世"的思想，认为以仁爱之心治理朝政，可平天下；以仁爱之心救助患者，则可将爱心传播到天下的百姓中，使家庭和睦，人伦有序，从而达到国家社会的长治久安；明白自己的责任，注重保生长全，以养其身，可以更好履行自己的责任。这种对人的生存、处境和幸福的关怀以及对人类理想社会的追求，在古代医家的观念中占据着重要甚至是首要的地位。治病、救人、济世三位一体，不可分割。如《灵枢·师传》："上以治民，下以治身，使百姓无病，上下和亲，德泽下流，子孙无忧，传于后世，无所终时。"

仲景十分崇敬古代能够救百姓于水火的名医，"余每览越人入虢之诊，望齐候之色，未尝不慨然叹其才秀也"。于是，仲景以古代名医为榜样，承传扁鹊及先秦贤达之医术，深入探讨伤寒发病之理，不断实践诊治之术，"勤求古训，博采众方，撰用《素问》《九卷》《八十一难》《阴阳大论》《胎胪药录》，并平脉辨证，为《伤寒杂病论》，合十六卷"。一名医生之德才，就要像仲景一样"感往昔之沦丧，伤横夭之莫救""见病知源""尽愈诸病"。

仲景又云："夫天布五行，以运万类，人禀五常，以有五脏，经络府俞，阴阳会通，玄冥幽微，变化难极，自非才高识妙，岂能探其理致哉。"通过其"勤求"扁鹊等先圣之经旨，"博采"先秦医家之方术，论广《汤液经法》为十数卷，开辨证论治之先河，而有《伤寒杂病论》问世，从而确定了其继扁鹊之后的学术地位，被后世称为"医圣"。所以"勤求古训，博采众方"是仲景成为医圣的重要内容，亦是今天医家成才之臬圭。

正是有了仲景的榜样，后世医家莫不悲天悯人，才有了《千金要方》的《大医精诚》等一系列医德修养的论述。医者天地心，医者仁心。中医药学作为我国优秀传统文化中具有原创性的医学科学，历代社会均以"仁医仁术"作为医者济世活人的毕生要责，其重要性自不待言。晋·杨泉《物理论》云："夫医者，非仁爱之士，不可托也；非聪明理达，不可任也；非廉洁纯良，不可信也。"《千金要方·诊候》曰："上医医国，中医医人，下医医病。"范仲淹云："不为良相，愿为良医。"《本草纲目·序》云："夫医之为道，君子用之以卫生，而推之以济世，故称仁术。"明代陶华《伤寒琐言》云："医者，君子之道也。"以上皆说明我们医生的防治疾病，不能忘记作为"君子之道"的重要性。因此，虽然在相当长的历史时期，医生的社会地位并不高，但是强烈的社会责任感和自觉的敬业精神仍然促使大批优秀的知识分子投身医学事业，为黎民百姓的医疗、保健做出了卓越的贡献。

作为仁术，传统中医药特别强调医生个体的道德品质修养，甚至将医生的道德作为行医的首要条件。《千金要方》中的《大医习业》和《大医精诚》从业务技术和医德修养两方面对医生的职业道德进行了规范和要求，指出作为一名"大医"，必须"博极医源，精勤不倦"，要坚持不懈地刻苦钻研，同时，还应当身怀"救济之志"，其中说道："凡大医治病，必当安神定志，无欲无求，先发大慈恻隐之心，誓愿普救含灵之苦；若有疾厄来求者，不得问其贵贱贫富，长幼妍媸，怨亲善友，华夷愚智，普同一等，皆如至亲之想；亦不得瞻前顾后，自虑吉凶，护惜身命；见彼苦恼，若己有之，深心凄怆；勿避险峻，昼夜寒暑，饥渴疲劳，一心赴救。无作功夫形迹之心，如此可为苍生大医。"无不体现了中国传统的伦理道德观念，且得到了社会各界的广泛认可，因而成为传统中医药伦理学思想的重要基础，直到今天仍然具有重要的现实意义。

明代医家吴嘉言云"夫医药方书，乃拯病资生之轨也"，古今医药著作文献是医者防病治病的武器，故学医者必当多读书、多临证，重视学习各具特色的学术流派，对提高自己学术经验至关重要。

明·倪士奇云："活人盛德事也。"清·陈梦雷有云："无恒德者，不可以作医。"吉忱公一生惟以急病人之所急，惟病人之乐而乐为己任，也为柳氏医派树立了典范。

（二）勤求古训，博采众方的治学精神

对于仲景撰写《伤寒论》的学术渊源，古人言之凿凿，早有定论。晋·皇甫谧

《甲乙经·序》曰："伊尹以亚圣之才，撰用《神农本草》以为《汤液》。仲景论广伊尹《汤液》为数十卷，用之多验。"其论当有所据。《汉书·艺文志》所录"经方十一家"，其第十家即为"《汤液经法》三十二卷"。皇甫谧时，盖该书仍有流传。近来随着考古学、考证学的发展，这种观点得到了认证，人们认可《伤寒论》属《神农本草经》《汤液经法》一脉的经方流派。尤其引人注目的是，《伤寒论》的主要内容源于《汤液经法》的大小二旦、六神等方剂及其适应证。据敦煌医学文献陶弘景《辅行诀脏腑用药法要》（以下简称《辅行诀》）所云："依《神农本草经》及《桐君采药录》上、中、下三品之药，凡三百六十五味，以应周天之度，四时八节之气，商有圣相伊尹，撰《汤液经法》三卷，为方亦三百六十五首……实万代医家之规范，苍生护命之大宝也。今捡录寻常需用者六十首，备山中预防灾疾之用耳。捡用诸药之要者，可默契经方之旨焉。"又云："外感天行经方之治，有二旦、四神、大小等汤。昔南阳张机，依此诸方，撰为《伤寒论》一部，疗治明悉，后学咸尊奉之。"至于仲景方剂命名，不用二旦、六神之名，陶弘景认为"张机撰《伤寒论》，避道家之称，故其方皆非正名，但以某药名之，亦推主为识之义耳。"如："建中补脾汤"更名为"小建中汤"，"小阳旦汤"更名为"桂枝汤"，"大阴旦汤"更名为"小柴胡汤"，"小青龙汤"更名为"麻黄汤"，"大青龙汤"更名为"小青龙汤"等。非但医圣张仲景，神医华佗辈的方药知识亦源于《汤液经法》。《辅行诀》云："诸名医辈，张机、卫汜、华元化、吴普、支法师、葛稚川、范将军等，皆当代名贤，咸师式此《汤液经法》，愍救疾苦，造福含灵，其间增减，虽名擅新异，似乱旧经，而其旨趣，仍方圆于规矩也。"

《汤液经法》在汉代是与《黄帝内经》并行于世的古医籍。但遗憾的是，这样一部与《黄帝内经》《难经》《神农本草经》《伤寒杂病论》《脉经》一起构筑了古代中医理论体系的经典著作，与《汉书·艺文志·方伎略》中的"医经七家""经方十一家"中的大部分著作一样，湮灭于东汉及其后的兵燹战乱之中了。但该书在宋代时尚有残存，如北宋朱肱（1050—1125）《类证活人书》在桂枝加葛根汤方后注云："伊尹《汤液论》桂枝汤中加葛根，今监本（指国子监刻本，即宋臣林亿等校正本）用麻黄，误矣。"北宋末南宋初许叔微（1079—1154）《普济本事方》也在大柴胡汤方的最后一味药大黄后以小字说明："伊尹《汤液论》大柴胡同姜枣共八味，今监本无，脱之也。"元·王好古（约1200—1264）《阴证略例·伊尹汤液论例》进一步指出："朱奉议云'仲景泻心汤比古《汤液》则少黄芩，后人脱落之'，许学士亦云'伊尹《汤液论》大柴胡汤八味，今监本无大黄，只是七味'，亦为'脱落之'也。以是知仲景方皆《汤液》也。"这都说明仲景方继承古《汤液经法》，由此可知仲景《伤寒杂病论》方药知识的渊源。

以桂枝汤为例，桂枝汤由《汤液经法》中之"小阳旦汤"更名而成，主治"天行病发热，自汗出而恶风，鼻鸣，干呕者。"陶氏云："阳旦者，升阳之方，以黄芪为主；阴旦者，扶阴之方，以柴胡为主；青龙者，宣发之方，以麻黄为主；白虎者，收重之方，以石膏为主；朱雀者，清滋之方，以鸡子黄为主；玄武者，温渗之方，以附子为主；补寒之方，以人参为主；泻通之方，以大黄为主。此八方者，为六合、八正之正精，升降阴阳，交互金木，既济水火，乃神明之剂也。""六合"，又称"六神""六兽"，即青龙、朱雀、钩陈、腾蛇、白虎、玄武。"六合"，本来是古代一个朴素的空间概念，指上下和东西南北四方，即天地四方。古代先民发现，人立一地，只能有这六个方向，故引申泛指天下或宇宙，故《海外南经》曰："地之所载，六合之间，四海之内。"《庄子·齐物论》云："六合之外，圣人存而不论。"合，有联系、关联、影响、作用之意，即从一个点出发有六个方位的选择，每两个方位的焦点作为中心点，又有其六个方位的选择。故而古代作为对宇宙万物相互关联节点的最优化定义而被数术化，如易学有三阴、三阳六爻，用以解释万物之间的关系；现代有六度分割法，说明万物之间最少只需六个节点便可链接等。由此而成为道学、易学之用语及用典，亦属中国数术学之数论范畴。腾蛇，即古籍所云能飞之蛇；钩陈，星官名，泛指北极或北斗。古中医学可能就是用六合的观念，将常用的六大类方剂与易学的三阴三阳六爻相结合，来命名方剂的。八正，也是古代一个朴素的空间、时间概念，最初是从空间意义创始的，指东、南、西、北、东南、西南、东北、西北八个方向，如《素问·八正神明论》云："八正之虚邪，而避之勿犯也。"高士宗云："八正，天地八方之正位也。天之八正，日月星辰也。地之八正，四方四隅也。合人形于天地四时，阴阳虚实，以为用针之法，神乎神，独悟、独见、独明，故曰八正神明也。"（《黄帝素问直解》）继之用于时间领域，指二分、二至和四立，即春分、秋分、夏至、冬至、立春、立夏、立秋、立冬八个时令，如《素问·八正神明论》云："凡刺之法，必候日月星辰四时八正之气，气定，乃刺之。"还有《太素·九宫八风》专篇研究洛书九宫与八风、八卦、节气、方位等相配合的关系，用以说明脏腑的功能及针刺的宜忌等。如同六合一样，后来的"八正"也被神秘化，如八卦、八字等。明代医张景岳《景岳全书》力倡用药如用兵，乃将补、和、攻、散、寒、热、固、因八类药方称作八阵，总结古代方剂为古方八阵，自创方为新方八阵。这属于中国数术学的"数论"范畴。而《汤液经法》中之"大阴旦汤"，仲景更名曰"小柴胡汤"。由此段文献可知，六合、八正之方乃祖方之源。"祖方"，以病因病机确立治法，选用主用之药组方，于是形成"为六合、八正之正精"的八类方剂，故祖方又称祖剂、类方。在这里要指出的是，若以空间而言，八正乃平面概念，而六合则是立体的概念。

《史记·扁鹊仓公列传》中讲到战国扁鹊秦越人受业于长桑君，授以"禁方"。汉高后八年（公元前180年）仓公淳于意拜师同郡公乘阳庆，"悉以禁方予之，传黄帝、扁鹊之脉书，五色诊病，知人生死，决嫌疑，定可治及药论"。公乘阳庆传仓公的医书计十种，即《黄帝扁鹊之脉书》《上经》《下经》《五色诊》《奇咳术》《揆度》《阴阳外变》《药论》《石神》《接阴阳禁书》。其许多内容包括在现代的《黄帝内经》之中，不过仓公时代不用《黄帝内经》这一名称罢了。《黄帝内经》包括《黄帝内经素问》和《灵枢经》两部分，据龙伯坚氏考证《黄帝内经素问》的著作年代分三个时期，即前期内容属战国时期、后期的内容属东汉时期、再后的内容属魏晋时期。前期内容当是属扁鹊以后、仓公以前的战国时代的作品，《灵枢经》《黄帝内经素问》全书中占主导地位的治疗方法是针刺疗法，而秦越人的治疗方法亦是以此法为主的。在仓公治疗的26例病案中，有12例使用了汤液，而且其师所传的10部书中，也有《药论》一书，说明汤液的广泛应用当是西汉以后的事。

孙奇、林亿等在校定《伤寒论》序中云："《伤寒论》，盖祖述大圣人之意，诸家莫其伦拟，故晋·皇甫谧序《甲乙针经》云：'伊尹以元圣之才，撰用《神农本草》，以为《汤液》，汉·张仲景论广《汤液》为十数卷，用之多验；近世太医令王叔和，撰次仲景遗论甚精，皆可施用。'是仲景本伊尹之法，伊尹本神农之经，得不谓祖述大圣人之意乎？"《注解伤寒论》严序尝云："医之道源自炎黄，以至神之妙始兴经方，继而伊尹以元圣之才，撰成《汤液》，俾黎庶之疾疢咸遂蠲除，使万代之生灵普蒙拯济。后汉张仲景，又广《汤液》为《伤寒杂病论》十数卷，然后医方大备……昔人以《仲景方》一部为众方之祖，盖能继述先圣之所作。"由此可见，"医之道源自炎黄，以至神之妙始兴经方"为《伤寒杂病论》之学术渊源。"仲景本伊尹之法，伊尹本神农之经"而成"众方之祖"，由此可知方剂学之源流。

赵开美本《金匮要略》序中有"折中《汤液》，万世不易之法，当以仲景为祖"，"《金匮玉函要略》《伤寒论》，皆仲景祖神农、法伊尹、体箕子而作也"之论。

清·张璐《张氏医通》引用书目中记有《伊尹汤液》，在卷十六中有"夫字有字母，方有方祖，自《伊尹汤液》，一脉相传"。上述《伊尹汤液》当为古医籍《汤液经法》。由此可见，伊尹根据《神农本草经》的知识撰写了《汤液经法》，而仲景继承了伊尹《汤液经法》的经验，广验于临床，从而发展了中医药学的知识。仲景《伤寒论》中的方药知识，取法于《神农本草经》和伊尹《汤液经法》，从而形成了《伤寒论》辨证论治体系中理、法、方、药四个方面中的一部分内容。其理、法、方、药则宗于《黄帝内经素问》《九卷》《八十一难》《阴阳大论》《神农本草经》《汤液经法》等古医籍是毋庸置疑的。

由此可见，药物及其组成的方剂，在西汉仓公时代已被广泛应用，并发展于东汉时期。随着西汉的鼎盛，东汉的中兴，《黄帝内经》的完善，《难经》的传世，《神农本草经》的问世，及《伤寒杂病论》的形成，奠定了中医学的理论体系。可以肯定地讲，仲景是见到《史记》中的"经方十一家"及公乘阳庆传仓公之"药论"的，由此而成为仲景著作的原始资料。他广泛搜集古今治病的有效方药，甚至民间验方也尽力搜集，如民间喜用的温熨、药摩、坐药、洗浴、润导、浸足、灌耳、吹耳、舌下含药、人工呼吸等多种具体治法，都一一加以研究，广积资料。

于是，仲景吸取了先秦及汉代的医药知识，结合自己的医疗实践，形成了辨证论治体系的专著——《伤寒杂病论》。也正如其在《伤寒杂病论》自序中所云"勤求古训，博采众方"，自序之末，用"孔子云：生而知之者上，学则亚之；多闻博识，知之次也；余宿尚之术，请事斯语"，表述了仲景以"多闻博识"的治学思想。《论语·季氏》中有云："生而知之者，上也；学而知之者，次也；困而学之，又其次也；困而不学，民斯为下矣。"正如赵开美本《金匮要略》序所云："圣人设医道，以济夭枉，俾天下万世，人尽天年，博施济众，仁不可加也。其后继圣开学，造极精妙，著于时名于后者，和、缓、扁、仓之外，亦不多见，信斯道之难明也与！汉长沙太守张仲景，以颖特之资，经造阃奥，于是采摭群书，作《伤寒卒病论方》合十六卷，以淑后学。遵而用之，困苏废起，莫不应效若神。"清·王士雄在《潜斋医话》中有"古之医师，必通三世之书：一曰《神农》本草；二曰《灵枢针经》；三曰《素女脉诀》。脉诀可以察证，针灸可以去疾，本草可以辨药，非是三者不可言医"之论，而医圣张仲景，堪称三世之医也。

（三）冶医经、经方于一炉的创新成就

《伤寒论条辨》云："昔人论医，谓前乎仲景，有法无方；后乎仲景，有方无法；

方法具备，惟仲景此书。"在仲景之前，中医学的著作大体分为两大类：一类是基础理论的著作，即《汉书·艺文志》所称之"医经"；一类是经验用方的著作，《汉书·艺文志》称之为"经方"。基础理论的医经缺乏方药疗法临床应用方面的记载，如《黄帝内经》只有13方，且皆组方简略，已难应对当时"疠气流行"等复杂病证。经验用方如出土《五十二病方》和《治百病方》，皆是方药与症状的直接对应，缺乏理论的指导，不宜扩展应用。仲景冶医经、经方于一炉，用医经理论指导经方的应用，又在经方应用的实践中来检验医经所传布的理论，经过多次的反复，终于建立起了辨证论治的临床理论体系。

如上所述，仲景肯定见到过《汉书·艺文志·方伎略》中的"医经七家""经方十一家"、《黄帝内经》所引53种古医书及公乘阳庆传仓公之10种医书的，至少曾详细研究过其中的部分主要著作及其主要内容。这是仲景在其自序中所告知我们的："勤求古训，博采众方，撰用《素问》《九卷》《八十一难》《阴阳大论》《胎胪药录》，并平脉辨证"。在那个时期，《灵枢经》称为"九卷"，《难经》称"八十一难"，而《阴阳大论》等古医籍现已遗失，但其内容或仍保留在《黄帝内经》之中。关于仲景对经方家的继承和发挥，见上节所述，此处再简述其对医经的继承和发扬。

《黄帝内经》作为中医学"大基础"概念，是中医理论之根源，从预防、保健到治疗、康复，提出了大法和准则。清代汪琥《伤寒论辨证广注》云："伤寒之书，本于《黄帝内经·热论》。"《素问·热论》总结了外感热病的一般传变规律，三阳三阴之主证、治疗大法及其禁忌，认为"今夫热病者，皆伤寒之类也"，犹如《难经》所云"伤寒有五：有中风，有伤寒，有湿温，有热病，有温病"，说明其"伤寒"概念是广义的，包括多种外感热病。该篇所提出的巨阳、阳明、少阳、太阴、少阴、厥阴病的症状，均属热证；按次序，病由三阳入于三阴，是一个由表入里、由经络入于脏腑的过程；其治法为在表用汗法，在里用泄法；其论可以代表东汉之前对于伤寒热病的论治方法。仲景在《素问·热论》六经分证和《难经》广义伤寒的基础上，以太阳、阳明、少阳、太阴、少阴、厥阴六经作为辨证论治的纲领，从而创立了六经辨证，故古人有"圆机活法，《内经》具举，与经意合者，仲景书也"之誉。仲景论著中所写的杂病，亦多见于《黄帝内经》，可见仲圣的临床奠基之作，学术源流久远。

《阴阳大论》虽已散佚，但仲景时代尚存。现仅就后代医籍所引《阴阳大论》的内容，与仲景所论相对照。仲景据其所云"从霜降以后，至春分以前，凡有触冒霜露，体中寒即病者，谓之伤寒也"之论，严厉批判了伤寒误用凉药的错误。《伤寒论》第一方乃桂枝汤，第二方为麻黄汤，皆为辛温解表，揭示了伤寒者乃风寒之邪伤人也。

仲景自序又云："夫天布五行，以运万类；人禀五常，以有五脏。经络府俞，阴阳会通；玄冥幽微，变化难极。"这是对其所吸收的医经理论体系的高度概括，其中包括阴阳五行学说、运气学说和"法于阴阳，和于术数"等医学原理，脏腑学说、经络学说等基础理论。如《黄帝内经》之阴阳学说，在《伤寒论》中运用较多，或概括病机，如第 337 条"凡厥者，阴阳气不相顺接，便为厥"；或区分病证，如第 7 条"病有发热恶寒者，发于阳也；无热恶寒者，发于阴也"；或为治法大要，如第 58 条"凡病，若发汗，若吐，若下，若亡血、亡津液，阴阳自和者，必自愈"；或表病机与脉象，如第 12 条"太阳中风，阳浮而阴弱，阳浮者，热自发，阴弱者，汗自出"，第 274 条"太阴中风，四肢烦疼，脉阳微阴涩而长者，为欲愈"等。

赵开美本《金匮要略》序中有"《金匮玉函要略》《伤寒论》，皆仲景祖神农、法伊尹、体箕子而作也"之论。神农、伊尹已如前述，而对于"箕子"以往研究者较少。在此钩沉如下：箕子，名胥余，殷商末期人，是文丁之子、帝乙之弟、纣王之叔父，官太师，封于箕。箕子佐政时，见纣王无道，苦心谏阻，但屡谏不纳，愤而披发佯狂，纣王遂将之囚禁，贬为奴隶。纣王末年（前 1124）周武王兴兵伐纣，牧野决战，纣王兵败自焚，武王攻入商都朝歌，商朝覆灭。箕子趁乱逃往箕山（今山西东南部晋城市陵川县棋子山）隐居。武王灭商建周后，求贤若渴，访道太行，在陵川找到箕子，恳切请教治国之道。箕子便将夏禹传下的《洪范·九畴》陈述给武王听，史称"箕子明夷"。武王想重用箕子，但箕子不肯再出山，携一众商朝遗老逃亡朝鲜半岛北部，被土著人推举为国君，公元前 1120 年，被周武王封为"箕氏候国"，史称"箕子朝鲜"，延续千余年。《史记·宋微子世家》《尚书·洪范》中都记载了周武王封箕子于朝鲜的史实，且箕子为《周易》卦爻辞提到的唯一可靠的历史人物。《尚书·洪范》为目前最早所见五行学说出处的文献，而仲景吸收并运用了五行学说这一说理工具，这从"天布五行，以运万类；人禀五常，以有五脏"之自序和"见肝之病，知肝传脾，当先实脾"之论述中可得到充分证明。

仲景自序中还提到撰用《八十一难》，其"平脉法"和"伤寒例"等篇也曾引《难经》文字。《难经·七十七难》曰："所谓治未病者，见肝之病，则知肝当传之与脾，故先实其脾气，无令得受肝之邪，故曰治未病焉。中工者，见肝之病，不晓相传，但一心治肝，故曰治已病也"，而《金匮要略》首篇《脏腑经络先后病脉证》首条，即载述了这一问题，并有所发挥："问曰：上工治未病，何也？师曰：夫治未病者，见肝之病，知肝传脾，当先实脾。四季脾王不受邪，即勿补之。中工不晓相传，见肝之病，不解实脾，惟治肝也。夫肝之病，补用酸，助用焦苦，益用甘味之药调之……肝虚则用此法，实则不在用之。经曰：虚虚实实，补不足，损有余，是其义也。余脏准此。"这是最值得肯定引用《难经》理论的实例。然是否为《汉志》所言的"《扁鹊内经》九卷，《外经》十二卷"，尚待考证。然正因为如此，有学者据此而提出《难经》即"《扁鹊内经》九卷，《外经》十二卷"或其主要内容。

仲景自序又云："上古有神农、黄帝、岐伯、伯高、雷公、少俞、少师、仲文，中世有长桑、扁鹊，汉有公乘阳庆及仓公。"这是仲景对所学习研究的前辈医家的描述，用人名代表了其学术思想和医学著作。如上古第一人神农，代表《神农本草经》及其本草学成就，为医方派之始祖；其后的六人代表《黄帝内经》一书及其创建的中医学基础理论体系，为医经学派的创始人；中世二人及汉代两人在《史记》中有详细记载，代表诊法、脉学和诊籍，也代表《难经》的基础理论和四家的临床实践经验。这些医家，囊括了东汉以前医学发展的基本景象。

通过仲景的自我介绍，可以清楚地看出，仲景在吸取了上古至汉代医经、经方两家医药知识的基础上，结合自己的医疗实践，而撰著了辨证论治体系的专著——《伤寒杂病论》。正如赵开美本《金匮要略》序所云："圣人设医道，以济夭枉，俾天下万世，人尽天年，博施济众，仁不可加矣。其后继圣开学，造极精妙，著于时名于后者，和、缓、扁、仓之外，亦不多见，信斯道之难明也与！汉长沙太守张仲景，以颖特之资，径造阃奥，于是采摭群书，作《伤寒卒病论方》合十六卷，以淑后学。遵而用之，困苏废起，莫不应效。"举孝廉，官至长沙太守，提示仲景乃由儒入仕者；必精于四书、五经，说明仲景是一位通文史哲而精于医者。清·陈梦雷云"医之为道，非精不能明其理，非博不能至其约，是故前人之教，必使之先读儒书明《易》理，《素》《难》《本草》《脉经》而不少略者，何也？盖非四书无以通义理之精微，非《易》无以知阴阳之消长，非《素问》无以识病，非《本草》无以识药，非《脉经》无以从诊候而知寒热虚实之证"，概函了医圣张仲景的知识结构，佐证了清·张畹香"学医总须多读书，多看各家书籍，自然腹中渊博，胸有准绳"之论。正如周岩《本草思辨录·序》概括仲景云："而《伤寒论》《金匮要略》，则又南阳先师本致知以为力行之书,《灵》《素》《本经》,悉括其中。"

医经、经方两家各自经过长期发展,只有到了张仲景的《伤寒杂病论》时,两家才得以融合。《伤寒论》用六经辨证的方法来辨外感病,《金匮要略》用脏腑经络辨证的方法来辨杂病,而这种辨证方法是在理论指导下,辨出证来之后,据证立法,方随法出。只有这样一个辨证论治的诊疗体系,才最终落实到临床上。

(四)理、法、方、药一脉贯通的辨治规范

正是在继承前人的医学理论和临床经验的基础上,仲景建立起临床理、法、方、药一脉贯通的辨证论治规范,确立了中医学临床医学理论体系。在《伤寒杂病论》中,以六经辨证论治外感,以脏腑辨证论治杂病,都贯穿了理、法、方、药相结合的方式。

1. 六经病证的辨治

仲景在理论上的创建,集中地反映在六经辨证体系中。《伤寒论》在《素问·热论》六经分证的基础上,将伤寒外感病发展过程中所出现的各种症状,依据正气强弱、感邪浅深、病势进退缓急和有无宿疾(其他旧病)及其病机变化等各方面的因素,做出分析整合,以太阳、阳明、少阳、太阴、少阴、厥阴六经作为辨证论治的纲领,而建立起六经辨证体系。

(1)六经辨证体系

六经病证的产生,并非简单孤立的六个证候群的划分,而与经络、脏腑都有一定的关系。

①太阳病:病在表。凡中风、伤寒、温病,初起均可见恶寒发热、脉浮、头项强痛等太阳表证。例如:自汗、脉缓者为中风;无汗、脉紧者为伤寒;初起即发热、口渴而不恶寒者为温病:这是太阳经病的三个主要证型。膀胱为太阳之腑,如经邪入腑,在气分则出现小便不利、烦渴不解,或渴欲饮水、水入即吐的蓄水证;在血分则有瘀血内阻,少腹硬满结急,小便自利,如狂、发狂的蓄血证。在治疗方面,汗法有多种:无汗、脉紧,用麻黄汤开腠透邪;自汗、脉缓,以桂枝汤调和营卫;外感轻证,选用桂枝麻黄各半汤、桂枝二麻黄一汤或桂枝二越婢一汤解表;外有表邪,里有郁热,无汗、烦躁者,用大青龙汤解表清里;外有表邪,里夹水饮,发热、喘咳者,用小青龙汤解表化饮。此外,还提出汗法禁忌:如疮家、淋家、亡血家等素体津血虚亏者,若误汗则更致伤阴;若汗家卫阳不固,误汗则易致亡阳。腑证的

治疗，蓄水用五苓散利水解表，蓄血用桃仁承气汤、抵当汤丸逐血行瘀。同时，还有不少关于救误的辨证：汗多气阴两伤，表邪未解，以新加汤解其表邪，兼护气阴；过汗漏泄不止，表阳虚衰，用桂枝附子汤和表而救阳；大、小陷胸汤，逐瘀通结，治误下后所成的结胸证；诸泻心汤泄热解痞，治误下而致的痞证。故其辨证论治之法井然有序。

②阳明病：邪热在里，阳热亢盛，有阳明经证、腑证之别。例如：高热、自汗、大渴引饮、脉洪大者，以白虎汤清其无形之邪热；若潮热便闭、腹满疼痛、谵语脉实者，以大、小承气汤和调胃承气汤攻下燥屎实热。阳明病多由肠胃燥热所致，故有"胃家实"之称。其源有三：一由太阳过汗，胃肠津液不足，表邪传里化热；二由少阳发汗利小便耗伤津液，以致胃燥成实；三为胃肠本有邪热，表热与之交并。即所谓太阳阳明、少阳阳明、正阳阳明三种。阳明病热邪入于血分，也可出现蓄血证。若脾不能为胃行津液而致大便秘者，称之为脾约证，有麻子仁丸主之。若阳明病津液内竭，大便秘结难下，则有导法三方。若阳明热邪与湿相搏壅滞肠道，而致热痢者，主以白头翁汤。若湿热交蒸于内、肝胆疏泄失司，必致黄疸。湿热并重发黄者主以茵陈蒿汤；热重于湿发黄者，主以栀子柏皮汤；而湿热兼表证发黄者，主以麻黄连轺赤小豆汤。

③少阳病：邪在半表半里，症见寒热往来、胸胁苦满、默默不欲饮食、心烦喜呕、口苦、咽干、目眩、脉弦细等。治宜小柴胡汤和解之，而汗、吐、下法皆在所禁。少阳之邪，可出太阳之表，以柴胡桂枝汤发散表邪、和解少阳；也易传入阳明之里，以大柴胡汤和解少阳、内泻热结。

④太阴病：多属中虚寒湿之证。症见腹满时痛、吐利不渴。治宜温运中阳、祛寒化湿，理中汤、四逆汤为主治之方，禁用攻下。下利日久，损伤脾阳，下利日甚，以桃花汤温运中阳、补脾涩肠；若里寒夹表热之"协热而利证"，以桂枝人参汤通经解表、温中散寒。太阴病亦有"脾家实"证，故用桂枝加大黄汤去其腐秽之邪。

⑤少阴病：有寒化、热化两途，成虚寒、虚热之证。少阴虚寒，见脉微细，但欲寐，恶寒踡卧，手足逆冷等，宜四逆汤、白通汤、附子汤等。如阴盛格阳、戴阳，反见发热、烦躁、面赤等，急宜通脉四逆汤、白通加猪胆汁汤，通阳逐阴以救治之。少阴虚热，有下利、口渴、心烦不寐、咽痛咽疮等症，以黄连阿胶汤、猪肤汤、猪苓汤等育阴清热。总之，其治有回阳、救阴两大法。此外，如太阳少阴表里两感，则立发表温经之法，麻黄附子细辛汤主之；若阳明实热耗及少阴之阴，则立大承气

汤急下存阴之法。

⑥厥阴证：正邪相争，寒热兼杂，其证约有二类：一为上热下寒，可见消渴、气上撞心、心中疼热、饥而不欲食、食则吐蛔等症，治用乌梅丸、干姜黄连人参汤等寒温并用；二为寒热胜复，如热多于厥，为正胜邪却，但阳复太过则反为热证；如厥多于热，为邪盛正衰，病多危殆。

伤寒传变，一般阳经自表而里，由太阳传入少阳或阳明；阴经由实转虚，首太阴而深入少阴，而厥阴则是正邪相争的最后阶段。然而伤寒传变的规律并不绝对，故后人有"循经传""越经传"以及"直中"等称。此外，六经病证还有"合病""并病"等情况。

后人因此对仲景伤寒辨证论治推崇备至，正如孙思邈《千金翼方·伤寒》所赞："伤寒热病，自古有之，名贤睿哲，多所防御，至于仲景，特有神功。"

（2）辨证评脉

辨证评脉，是《伤寒论》辨证论治的主要思想方法。仲景在自序中批判了"按寸不及尺，握手不及足，人迎、跌阳三部不参"的医疗作风，故强调三部诊法：诊全身性疾病，用独取寸口的方法，如伤寒、中风等病；诊杂病有关脾胃部分，则注重诊跌阳脉；有关妇女病，则多诊少阴脉；复杂的病则诸法兼之。

其中，以寸口脉法的应用最为纯熟。《伤寒论》洁本398条中有135条脉证并举，其所举脉象，包括浮、沉、迟、数、虚、实、细、微、洪、大、小、弦、短、弱、紧、缓、促、滑、涩、结代等，诸脉之兼见者达58种之多。伤寒脉证，有证异而脉同者，有证同而脉异者，故评脉辨证最为仲景所重，而作为其立法论治的根据。例如：浮脉，有表证、虚证、热证。"太阴病，脉浮者，可发汗，宜桂枝汤"（276）为表证；"伤寒脉浮，自汗出，小便数，心烦，微恶寒，脚挛急，反与桂枝欲攻其表，此误也"（29），为虚证；"心下痞，按之濡，其脉关上浮者，大黄黄连泻心汤主之"（154），为热证。浮脉还有兼见紧、缓、数、弱、细、大、动数、滑、迟、虚、芤、涩、虚涩者，其证治亦各不同。又如：沉脉主里，而有里实、里寒之别。"关脉沉，名曰结胸"（128），为里实；"少阴病，脉沉者，急温之，宜四逆汤"（323），为里寒。沉脉还有兼见紧、迟、微、结、滑、弦、实脉者，其证治亦皆有异。再如数脉，有阳明里热、虚阳浮动、阳气回复等情况。"病人无表里证，发热七八日，脉数不解，合热则消谷善饥"（257），为阳明里热；"病人脉数，数为热，当消谷引食，而反吐者，此以发汗，令阳气微，膈气虚，脉乃数也。数为客热，不能消谷，以胃中虚冷，故吐也"（122），是虚阳浮动；"下利脉数，有微热汗出，今自愈，设复紧为未解"（361），为阳气回复。以上所举伤寒辨证评脉的方法，是仲景吸取了《黄帝内经》色脉诊法的原理，并通过大量临床实践而加以分析、总结的。

仲景除了辨证论治的原则之外，还提出了辨证的灵活性，以应付一些较为特殊的情况。如"舍脉从证"和"舍证从脉"的诊断方法，即辨证必须有望、闻、问、切四诊合参。如果出现脉、证不符的情况，就应该根据病情实际，认真分析，摒除假象或次要矛盾，以抓住证情本质，或舍脉从证，或舍证从脉。阳证见阴脉、表证见沉脉和证实脉虚，其实质都是证有余而脉不足，即当舍证从脉而救里；而阴证见阳脉，提示病邪有向表趋势；里证见浮脉，多提示表证未尽解。证虚脉实，则宜舍脉从证。脉、证取舍的要点是从"虚"字着眼，即证实脉虚从脉，证虚脉实从证，其实质在于扶正祛邪，以防虚虚实实之弊。这无疑为医者理清临床上乱麻一般的复杂证情，提供了可供遵循的纲要性条例。

2. 杂病辨证论治

杂病诊治，在西汉时已达一定水平，据文献记载，当时曾有不少有关著作。《汉书·艺文志》载有"经方十一家，一千二百七十四卷"，其中，对痹、疝、瘅等疾病根据五脏六腑辨治，显然与《黄帝内经》论五脏六腑痹、五脏六腑咳等疾病的精神是一致的。

再从出土的古医籍看，约成书于战国时期的《五十二病方》对于杂病的方治比较简单，多为症状与药物的直接对应。1972 年甘肃武威东汉早期墓葬出土的残简，有《治百病方》，尚存 36 方，治疗伤寒、久咳上气、伏梁、痹、大风、脏癖、诸癃、久泄、大痛等杂病，已不再是症状与药物的直接对应，而是已经开始初步探讨有些病证的病理，如"中冷""裹脓在胃肠之外""寒气在胃脘"等，虽仍十分简略，然较《五十二病方》已有所进步，已初步反映出辨证论治的精神。

西汉淳于意的《诊籍》，所载病例大都属杂病范畴，包括了疟、气鬲、涌疝、风痹、肺消瘅、遗积瘕、回风、风蹶、热蹶、肾痹、蛲瘕，以及肺伤、伤脾气等病证。仓公虽强调"起度量，立规矩，称权衡，合色脉，表里有余不足，顺逆之法，参其人动静，与息相应，乃可以论"，体现了辨证论治的思想，但因《诊籍》系个案记载，因而也未能对于每种病证的诸多有关脉证和治疗方法加以辨析和展开。

而在张仲景的《金匮要略》中，则基本完成了有关杂病方面的理法方药体系，反映出关于杂病辨证论治的思想方法。

《金匮要略》原是《伤寒杂病论》中的一部分，王叔和《脉经》亦载其部分内容，但由于战乱迁徙，文献散佚，梁《七录》也仅载《张仲景辨伤寒》十卷。后在北宋仁宗时，翰林学士王洙在馆阁蠹简中发现了《金匮玉函要略方》三卷，上辨伤寒，中论杂病，下载其方并疗妇人病诸法。林亿等在校正医书时，即取自杂病以下，终于食禁，凡二十五篇，以逐方次于证候之下，又采诸家之方附于篇末，以广其法，遂去"玉函"二字，更名为《金匮要略方论》。然已非完帙，如林亿等所附方剂 28 首，就是从其前医籍中辑录而来的仲景治疗杂病的方剂。然虽非仲景旧观，但也保存了《伤寒杂病论》中仲景关于杂病论述的基本面貌。

由于《金匮要略》与《伤寒论》本为一书，虽经后人脔割，然其总体思想仍当一致，亦运用《黄帝内经》的阴阳五行、脏腑经络、荣卫气血等学说作为辨证论治的立论根据。它是治疗杂病的经典著作，也最切于临床实用。《伤寒论》全书计 25 篇，608 条，对各种病证均有"脉证并治"。在首篇，仲景论述了脏腑经络先后病脉证，包括病因、病机、疾病分类、诊断以及防治等一些原则理论，以为全书之纲领。《伤寒论》"平脉辨证"的精神，同样体现在杂病论治方面，其载有病证 44 种，方剂 226 首（另附方 28 首），充分体现了辨证论治的精神。《金匮要略》还论述了辨脉论治、辨脉测预后等问题。由于本书在理论上和临床实践上都具有较高的指导意义和实用价值，对于后世临床医学的发展有着重大的贡献和深远的影响，所以古今医家都对此书推崇备至，赞誉其为方书之祖、医方之经，治疗杂病的典范。皇甫谧曰："仲景垂妙于定方。"陶弘景云："唯仲景一部最为众方之祖。"《注解伤寒论》序称"医之道源自炎黄，以至神之妙，始兴经方""以仲景方一部，为众方祖"。李东垣、张易水称"仲景药为万世法，号群方之祖，治杂病若神"。而清·尤怡在《金匮要略心典》序中称"《金匮要略》者，汉张仲景所著，为医方之祖，而治杂病之宗"。

《金匮要略》乃仲景治杂病之书也。其中缺略处颇多，而上古圣人以汤液治病之法，惟赖此书之存，乃方书之祖也。其论病皆本于《黄帝内经》而神明变化之；其用药悉本于《神农本草经》而融会贯通之；其方则皆上古圣人历代相传之经方，仲景间有随证加减之法；其脉法，亦皆《黄帝内经》及历代相传之真诀；其治病无不精切周到，无一毫游移参错之处，实能洞见本源，审察毫末，故所投必效，如桴鼓之相应，真乃医方之经也。惜其所载诸病，未能全备，未知有残缺与否。然诸大证之纲领，亦已粗备，后之学者，以此为经，而参考推广之，已思过半矣。

统观《金匮》原著，是从整体观念出发，根据脏腑经络学说，对疾病的病因、病机及临床理法方药都有祥略不同的论述，阐明了病与证相结合的辨证和治疗方法，为中医学奠定治疗杂病的基础。直到今天，仍然有效地指导着医疗实践，具有很大的生命力和发展前途。学习《金匮要略》的读本，少逸先生认为，五版《金匮要略讲义》较为适宜。鉴于经方应用之广泛，内容之丰富，学《金匮要略》同学《伤寒论》一样，"宗《内经》法，学仲景心，可以为师也"①。

3. 治则治法

《黄帝内经》详于治则而略于治法和方药，《伤寒杂病论》传承其治则思想，并根据伤寒病的特点而提出详细的治法和方药，其治则以整体观念为指导，调整阴阳，扶正祛邪，并制定汗、吐、下、和、温、清、消、补诸法，并在此基础上创立了一系列卓有成效的方剂。

（1）治则

伤寒是外感病，涉及正气和邪气之间的关系。《伤寒论》自始至终贯穿了扶正祛邪的原则。扶正是为了祛邪，祛邪是为了扶正，祛邪的时候仍不忘扶正，后世医家总结为"扶阳气、保卫气、存津液"。清·陈修园认为《伤寒论》贯穿始终的是"保卫气，存津液"。四版教材、五版教材主张其最重要的治疗原则是"扶阳气"，这是从扶正的角度而言，而《伤寒论》中应用最多的是汗、吐、下等祛邪的方法。故概言之，《伤寒杂病论》的治疗原则就是扶正、祛邪两大方面。当然，在这个大原则的规范下，针对不同的疾病，又有不同的处理原则。

如关于表里病的治疗规律，有四种处理原则。一是表证急，应先表后里，如桃核承气汤证兼表者；二是里证急，应先里后表，如抵当汤证兼表者；三是病势较缓，表里之证相当，则表里双解，如太少两感之麻黄细辛附子汤证、麻黄附子甘草汤证，太阴兼表之桂枝人参汤证，少阳兼太阳之柴胡桂枝汤证；四是扶正以祛邪，所谓"虚人外感建其中"，用小建中汤治疗"伤寒二、三日，心中悸而烦者"（102）。

对于阴阳两虚证，仲景有三种处理思路：一是扶阳以固阴，如桂枝加附子汤治疗阳虚漏汗症；二是先扶阳，后养阴，如"先予甘草干姜汤"治肢厥，"后予芍药甘草汤"治脚挛急；三是阴阳双补，如芍药甘草附子汤、炙甘草汤等。具体变通方法则取决于临证者之中医理论根柢与经验积累，也取决于对治疗艺术与技巧的把握。

但具体的病证应用时，其治则会有很多，但总不越《黄帝内经》的治则思想，

---

① 柳少逸. 柳少逸医论医话选［M］. 北京：中国中医药出版社，2015：67 - 69.

兹不赘述。

（2）八法

清代程钟龄在《医学心悟》中，总结了历代医家的临证经验，依据疾病之阴、阳、表、里、寒、热、虚、实的不同性质，把常用的治疗方法归纳为八法，即汗法、吐法、下法、和法、温法、清法、消法、补法。而八法的实际运用，早在张仲景《伤寒论》中就已赅备，或者说，所谓的八法主要就是从《伤寒论》中总结归纳出来的。

①汗法：又称解表法，是通过发汗、开泄腠理，逐邪外出的方法。其代表方有麻黄汤、桂枝汤、小青龙汤、大青龙汤、葛根汤等。

②吐法：是运用催吐或具有催吐作用的药物，引起呕吐，排出停留在胃及胸膈之上病邪的治法。其代表方为瓜蒂散。

③下法：是通过排便、下积、泻实、逐水，以祛除实邪的方法，乃《伤寒论》中最为常用，涉及方剂最多的方法。其代表方如三承气汤，可泄下燥热；桃核承气汤，可泄热逐瘀；抵挡汤，可破血逐瘀；大陷胸汤，可泄热逐水；茵陈蒿汤，可利湿、泄热、退黄，以及麻子仁丸的润下和蜜煎方、土瓜根方的导下等。

④和法：是通过和解少阳，以扶正祛邪、协调内脏功能的治法。所谓"和解"，即和枢机、解郁结。其代表方小柴胡汤、大柴胡汤、柴胡桂枝干姜汤等，用以和解少阳半表半里之枢机；半夏泻心汤、生姜泻心汤和甘草泻心汤等，用以和解中焦半上半下之枢机。

⑤温法：是祛除寒邪和补益阳气的治法。其代表方即理中汤、四逆汤、通脉四逆汤这一类具有助阳、祛寒作用的方剂。

⑥清法：是通过寒凉泄热的药物和措施，消除热证的治法。其代表方，如栀子豉汤，可清宣膈中郁热；白虎汤，可辛寒折热，清中焦之热；黄芩汤，可清少阳胆热，治疗胆热内迫肠道的热利等。

⑦消法：是通过消导和散结，使积聚之实邪渐消缓散的治法。其代表方如抵当丸，具有化瘀缓消的作用，用于治疗太阳蓄血证，祛瘀、热之力都比较和缓。

⑧补法：是补益人体脏腑气血阴阳不足的治法。其代表方，如炙甘草汤，可气血双补，用于治疗气血两虚、心脏失养导致的脉结代、心动悸；小建中汤，可温中补虚、和里缓急，以治疗心中悸而烦，及气血两虚，腹部筋脉失养的腹中拘急疼痛。

由于临床上疾病的性质往往是错综复杂的，对这种复杂的病情单独用某一治法是不合适的。因此，常根据病情配合运用八法，如汗法同补法、下法、消法的并用等。

当然还有涩法，像赤石脂禹余粮汤和桃花汤的涩肠固脱法，用以治疗下利滑脱，这也是很重要的一种治疗方法。

除此之外，在《伤寒论》中还有针药并用法、针灸并用法、药食并用法，这些方法也经常在临床上被广泛应用。

4. 方剂

秦汉时期，方剂学已经发展到了一定水平。例如：《汤液经法》的传世等，而《伤寒杂病论》的成书，则标志着方剂学水平达到了空前的高度。全书实际收方 269 首，使用药物 214 种，基本包括了临床各科的常用方剂，故被誉为"方书之祖"。总结其组方原则和临床应用，具有以下特点。

（1）组方原则，严密完整

仲景对方剂组成以及药物的加减化裁等，均做了严格的规定。然组方虽有原则，但证型也有更多变化，故临证时，须在遵循原则的基础上，药随证转，灵活加减。仲景于兹，刻意以求，而有卓绝之造诣。

（2）治疗八法，方药体现

《伤寒论》中具体体现了汗、吐、下、和、温、清、消、补八种治疗大法。汗者，麻桂之属；吐者，瓜蒂之剂；下者，承气诸汤；和者，柴胡类方；温者，四逆之辈；清者，白虎、三黄；消者，生姜泻心；补者，炙草复脉。方剂之用，扶正以攻邪，祛邪以扶正，总求邪去正复，阴阳平衡。上述诸方，为仲景运用八法之典型。更有攻补兼施、寒温并行者，例如：白虎加人参汤，白虎以清热，人参以补气液，而收攻补兼施之效；干姜黄芩黄连人参汤，则以芩连清上热，姜参温下寒，以求寒热互调之功。

此外，还有一些方剂，尚能体现以上八法所不能概括的其他治法。例如：越婢汤、大青龙汤，为解表清里；小青龙汤、射干麻黄汤，为解表化饮；乌头桂枝汤为解表温里；厚朴七物汤、大柴胡汤为解表攻里：此乃表里双解法。五苓散、茵陈五苓散、猪苓汤、防己黄芪汤、防己茯苓汤等为利水化湿；苓桂术甘汤为温化水饮：皆属除湿法。麦门冬汤为润燥法；黄土汤、柏叶汤、胶艾汤等为理血法；桂枝加龙骨牡蛎汤、桃花汤为固涩法；等等。

（3）博采众方，创制新剂

仲景撰著《伤寒杂病论》，善于博采众家之长，古为今用。其书中所载部分方剂，即为继承古人成果。在继承的基础上，仲景自己创制了不少名方。在其所传后世的 166 首方剂中，虽然不能确切判定哪些方剂是古方，哪些方剂是自创，但有一点可以肯定，其所录之方，大多疗效可靠，颇切实用。

（4）剂型多样，煎服科学

仲景之方，剂型丰富多样，大大超越了前期医方，《伤寒论》中所记即有汤、散、丸、栓、灌肠剂等。另外，仲景于药物之煎煮，要求甚严。对溶媒之选择及用量之多寡、煎煮时间的长短、药物入煎先后顺序、药物炮制方法等，仲景常据其方剂之组成、作用及其剂型大小等情况灵活对待。仲景于服药之法，亦有严格要求，主张药必中病，忌太过不及，具体体现于：①合理使用首次煎液，根据病情而分别采用顿服、两次服、三次服或数次服；②渐加药量，以知为度；③重视服药时间的选择；④服药后调理（啜粥、饮水、温覆等）。

（5）方药剂量，严格精确

仲景对方药的剂量要求严格精确，主要体现于两方面：①对药物绝对剂量的描述较为精确。其处方中药物的剂量大多使用的计量单位十分精确，如分、两、斤、合、升等；只有少数情况下运用不精确计量单位，如一大把、鸡子大等。②方药的相对剂量严格精确化。所谓相对剂量，即同一方剂中各药剂量的比例。仲景于此，要求甚严。

另外，服药次数的多少，亦反映了方药剂量的轻重。

（6）切合实用，疗效确凿

仲景之方，多为前人长期应用后，又经自身临床验证，或经自身临证亲自应用所得，故其方切于实用，疗效确凿。仲景之方，不仅经得起千百年来临床实践的检验，也经得起现代的实验室中的药理实验的检验。曾有人用五苓散与生理盐水喂养动物做对照实验，结果表明五苓散利尿作用较生理盐水明显。同时还发现，若按原方剂量比例喂养动物，则有很好的利尿作用；若将原方药物按等剂量合为散剂喂养动物，则几乎没有利尿作用：故说其剂量准确。日本专家用白虎加人参汤做成煎剂，给糖尿病的动物模型口服，发现按照原方的药物剂量比例可有很好的降糖效果，而五味药单独使用时，只有知母和人参有轻微降血糖效果，其余三味降血糖效果均不理想。故言仲景之方切合实用、疗效可靠。

如果从方剂学的角度而论，《伤寒杂病论》实收方剂269首，蔚为大观。这些方剂数量之多、方法之众、治病之广、配伍之精、效验之神，可谓"前无古人"，所以晋人称赞"仲景垂妙于定方"，后人也以《伤寒杂病论》为"众法之宗，群方之祖"（《尚论篇·序》）。故吉忱公谓："经方者，乃古圣发明，有法则，有定例，可为治疗之规矩准绳，可作后人通常应用，只要不越出其范围，足堪称师取之方也。"① 少逸先生曾对五版教材《方剂学》做过粗略统计："入选方剂共422首，来源于101部古医籍。其中《伤寒论》有50首，《金匮要略》有38首，合计仲景方共88首，约占该教材方剂总数的十分之三，从中亦可见《伤寒杂病论》之方在现代中医方剂学中的地位。然'执古方不能治今病，读医经不如多临证'之世风日下，'不谙经方奥蕴，徒创新说一博虚名'之陋习盛行。故重视'世医'知识结构的研究，强调中医学的有序传承，或许对解决中医'乏人''乏术'局面有所裨益。"②

《医宗己任编》尝云："夫立方各有其旨，用方必求其当。"此乃少逸先生编著《伤寒方证便览》《金匮要略讲稿》之意也。以证统方，以方类证，方证结合，有法则，有案例，一览仲景方治今病之精要。其用于治疗西医学之疾病时，应辨病与辨证相结合，凡具备该方证的相应病机，无论何病，均可应用，此乃"同病异治""异病同治"之法则也。如：桂枝汤可广泛应用于西医学众多疾病中，其使用原则，只要具有桂枝汤证——营卫失和之病机者，皆可应用。也正如清·吴仪洛所云："夫医学之要，莫先于明理，其次则在辨证，其次则在用药。理不明，证于何辨，证不辨，药于何用？"故而经方的应用，重在辨证明理。③

清·宝辉云："方有膏、丹、丸、散、煎、饮、汤、渍之名，各有取义。膏取其润，丹取其灵，丸取其缓，散取其急，煎取其下达，饮取其中和，汤取其味，以荡涤邪气，渍取其气，以留连病所。"仲景立方定法，开古今之医门先河，变化无穷。他如《伤寒论》中有众多剂型、服药法和服药时间，仍当尊之，不可率意弃之。对此，清·张睿《医学阶梯》中有"仲景用药，尽得岐伯心法，不在词语，而在用意，意到法到，法到则方无所不到，故往往不时拘汤而用者，有时散药而行之，有时随意数味而成方者，有时一定几味而成剂者，有时不在药而在分两者，有时不重汤而重引者，有时不重汤引而重煎煮者，有时一服不应以致数服者，有时本剂误服而以

① 柳少逸. 柳吉忱诊籍纂论［M］. 北京：中国中医药出版社，2016：192.
② 柳少逸. 柳少逸医案选［M］. 北京：中国中医药出版社，2015：4.
③ 柳少逸. 伤寒方证便览·前言［M］. 北京：中国中医古籍出版社，2006：2.

他剂救之者，有时凉药而热饮者，有时热药而冷投者，有时因药而取名者，有时因名而取义者，而心方心法，搜求莫尽"的精辟记述。是故，《伤寒论》113 方，"药方也"；论中 397 法，乃"则也""道也"。临证所用，当"参用所病之源以为其制耳。"故元·罗天益在《卫生宝鉴》中有"昔在圣人，垂好生之德著《本草》，作《内经》，仲景遵而行之以立方，号群方之祖。后之学者，以仲景之心为心，庶得制方之旨"的盛誉。

5. 药物

著名中医学家岳美中先生尝云仲景之书："出方剂而不言药性"。的确，仲景之书载方二百余首，虽未专门论述药性，却在具体的使用中，处处体现了其深厚的本草学功底。可见，丰富的药物学知识是仲景组方用药的基础。清代徐大椿《医学源流论》云仲景之治病："其用药悉本于《神农本草》，无一味游移假借之处。"陈修园在也认为仲景"用药之意，悉尊《本经》"。故清代周岩在《本草思辨录》中说："读仲圣书而不先辨本草，犹航断港绝潢而望至于海也。夫辨本草者，医学之始基。"

《伤寒杂病论》共载药 166 种，其中将近 90% 载于《神农本草经》，非《神农本草经》记载的只有 17 种。其用药炮制严格，如麻黄去节、桂枝去皮、杏仁去皮尖等。自《伤寒杂病论》成书以后，历代本草学家多以仲景对药物的运用为圭臬，丰富和扩展了《神农本草经》所载药物的主治和功效。例如：《名医别录》记葛根"疗伤寒中风头疼，解肌发表，出汗，开腠理"；《本草纲目》论柴胡主"妇人热入血室，经水不调"，论黄芩"得柴胡退寒热，得芍药治下痢"；《本草正义》阐述柴胡功效时曰："约而言之，柴胡主治，止有二层。一为邪实，则为外邪之在半表半里者……一为正虚，则为清气之陷于阳分者，举而升之，返其宅而中气自振。"《本草疏证》论桂枝"和营、通阳、利水、下气、行瘀、补中为桂枝六大功效"；《珍珠囊》论附子"温暖脾胃，除脾湿肾寒，补下焦之阳虚"等：皆本之于仲景。上述例证说明仲景在继承前人用药经验的基础上，又根据临床实际进行发挥和拓展，为后世本草学之研究开创了新的局面。

6. 将息调护

调护也是中医学的重要组成部分，历代医家将调护和诊疗置于同等重要的位置，认为医护一体，医护合一，故而一直没有关于调护的专门著述。但在许多医著中都非常丰富的有关护理方面的内容。《伤寒杂病论》中也涉及许多调护知识，如服药后反应、饮食禁忌等，仲景称之为"将息法"。

（1）合理将息，促进药效

仲景会根据病情和所用药物的具体情况，通过恰当的药后调理，令药物充分发挥疗效。例如：《伤寒论》桂枝汤方后注："服已须臾，啜热稀粥一升余，以助药力。温覆令一时许，遍身漐漐微似有汗者益佳，不可令如水流漓，病必不除。"（12）桂枝汤为解肌祛风、调和营卫之剂，其发汗之力较弱，用治太阳中风之风寒表虚证。仲景恐其力不胜任，故嘱服药后要喝热稀粥一升余，使谷气内充，易于酿汗，祛邪外出；同时还要求温覆一时许，以遍身漐漐微似有汗出为佳，示人宜恰当调理，不可过汗。惟其如此，恰得将息之助，方使药物能够充分发挥疗效，祛邪扶正，病可告愈。

（2）饮食矫正，药后反应

患者服用某些含有毒药物的方剂后，往往容易出现一些用药反应。仲景一般通过饮食调护予以纠正。如《伤寒论》三物白散方后注："病在膈上必吐，在膈下必利。不利，进热粥一杯；利过不止，进冷粥一杯。"（141）三物白散为治寒实结胸之主方，有温下寒实、涤痰散结之功。但君药巴豆性味极为辛热峻猛，服之易出现"利过不止"的副作用。对此，仲景指出，若利过不止，进一杯冷粥可予以纠正。这属于"反佐"范畴的饮食调护法，证诸临床，其效洵然。

（3）悉心观察，调整用药

《伤寒论·辨阳明病脉证并治》曰："阳明病，谵语，发潮热，脉滑而疾者，小承气汤主之。因与承气汤一升，腹中转气者，更服一升；若不转气者，勿更与之。明日又不大便，脉反微涩者，里虚也，为难治，不可更与承气汤也。"（214）即阳明病服小承气汤一升，若有矢气，即可再服；若无矢气，就不宜再服；若次日又不大便，脉微涩者，则为气血内虚之证，另当更辙施治。这是仲景对阳明腑实轻证的试探法，即主要通过观察患者服药后的变化情况，来指导下一步的治疗用药，古人称之为"试药法"。仲景谆谆告诫，临证时应悉心观察，相机调护。

（4）估测预后，用心救治

对于危重症候，张仲景不但细心观察，竭力挽救，还在长期实践中摸索出一套成熟的经验，通过及时观察某些重要指征，以估测预后。例如：《伤寒论》中茵陈蒿汤方后注："小便当利，尿如皂荚汁状，色正赤。一宿腹减，黄从小便去也。"（236）即观察患者服药后尿利、色正赤、腹减，是为邪有出路的表现，预后良好。再如《伤寒论·辨厥阴病脉证并治》云："伤寒，下利，日十余行，脉反实者，死。"（369）下利甚而脉反实，乃正气衰败，真脏脉见，此时攻补两难，预后不佳，故曰"死"。

至于如何观察病情，即根据患者的不同情况，进行药后护理和合理治疗，论述更为丰富，兹不赘述。

《伤寒论》不仅是中医临床医学的奠基之作，还是药剂技术和护理学发展的基础。柳氏医派十分重视患者服药后的反应，若服药后有特殊反应一定会在医嘱中出现或告知患者。如应用柴胡桂枝干姜汤会告知"初服本方，因邪正交争而有微烦感觉，再服则表里之阳气宣通，汗出便愈。故方药后有此片语"①。

7. 小结

以上从理、法、方、药、量方面简述了《伤寒杂病论》的辨治规范。我们再变换角度，从具体应用看其应用模式。《伤寒杂病论》从临床辨治上为我们建立了四种模式：一是方证对应，如"某方主之"，证、治、效高度吻合；二是主方加减，如小青龙汤、小柴胡汤、四逆散、通脉四逆汤、理中丸、真武汤、枳实栀子豉汤等，体现了主证不变，随症加减之思路；三是合方运用，如桂枝麻黄各半汤、桂枝二麻黄一汤、桂枝二越婢一汤、以及柴胡桂枝汤等；四是"祖方"衍化，如由桂枝甘草汤、桂枝甘草龙骨牡蛎汤、到桂枝去芍药加蜀漆牡蛎龙骨救逆汤，均在温补心阳之桂枝甘草汤基础上，随着心悸、烦躁、惊狂之症情变化，随之调整方药，以更加贴近病机，方证对应，也显示出一定规律性。

仲景的论述为后人树立了典范，所以医界尊其为医中之圣，并视其著作为医中之经典，正如《金匮要略论注》云："张仲景者，医家之周孔也；仲景之《伤寒论》《金匮要略》，医家之六经也。"其对中医学的贡献是不朽的。《伤寒论》是中国医学史上现存最早的一部完整系统的临床医学著作，为公元 2 世纪以前中国医药学临床成就的总结。它以理、法、方、药相结合的形式论述了多种外感病和许多杂病的辨证论治，并且涉及了中医药学的药剂技术和护理知识；其中的六经辨证法，使辨证论治的诊疗原则在中医临床医学上确立下来，并作为中医的特色一直沿用到今天。其所记述的大量复方选药精当、组方严谨、药量精确、疗效可靠，是方剂学发展的基础。《伤寒论》也被后世医家誉为"众方之祖"。因此，《伤寒论》的问世为中医临证医学的发展树立了里程碑，也成为了中医药剂学、中医方剂学、中医护理学等

---

① 柳少逸. 柴胡汤类方及其应用［M］. 北京：中国中医药出版社，2014：2.

多学科发展的基础。故清代周岩《本草思辨录》云："《伤寒论》《金匮要略》，直可上拟圣经，不当与诸医书同论。"

《伤寒论》创立了以疾病定性、程度定量、脏腑经络定位、疾病转归定时的六经辨证体系，其提纲挈领，执简驭繁，倍受医家推崇。《伤寒论》奠定了张仲景在中医史上的重要地位，随着时间的推移，其科学价值也日益凸显，成为了后世从医者必读的重要典籍。张仲景也因对医学的杰出贡献被后人称为"医圣"。清代医家张志聪尝云："不明四书者不可以为儒，不明本论（指《伤寒论》）者不可以为医。"舒诏自序《伤寒集注》亦云"不通仲景之书，不足以言医。"后《伤寒论》流传海外，亦颇受国外医学界推崇。据不完全统计，由晋代至今，整理、注释、研究《伤寒论》的中外学者逾千家，其方法，约言之有注释、解惑、以证类方、以方类证、经方今用等五类。邻国日本自康平年间（相当于我国宋朝）以来，研究《伤寒论》的学者就有近二百家。此外，朝鲜、越南、印尼、新加坡、蒙古等国的医学发展也都不同程度地受到其影响及推动。目前，伤寒论和金匮要略仍是我国中医院校主要的基础课程。

《伤寒论》主论风寒，兼论杂病，通过伤寒与杂病的具体事实，阐述其辨证论治体系，即伤寒与杂病共论的辨证方法。如柯韵伯所言："盖伤寒之外皆杂病，病不能脱六经，故立六经而分司之。""扶阳气""存阴液"，是《伤寒论》六经辨证的核心，是以祛邪与扶正两大法门来实施的。因此，只有结合临床实践，参以现代研究成果，进行多学科、多方位的综合研究，才能继往开来，拓展《伤寒论》博大精深的辨证论治体系和辩证法思想。①

《伤寒论》既是一本"活人书"，也是一部经典的临床"教科书"，辨证论治的原则与方法贯穿于中，辨证过程与思路无一不揽，既传术，又载道。正如仲景自序所云："虽未能尽愈诸病，庶可以见病知源。若能寻余所集，思过半矣。"其所确立的辨证论治原则是中医学伟大宝库中的璀璨明珠，并与《黄帝内经》一起，共同奠定了中医学的理论体系基础，从而使医学独具特色而自立于世界医学之林。清代的《医宗金鉴》评价该书："古经皆有法无方，自此始有法有方……诚医门之圣书。"故柳氏医派临证要求"法必仲景"。

少逸先生习医之初，吉忱公即以"仲景宗《内经》，祖神农，法伊尹，广汤液为

---

① 柳少逸. 伤寒方证便览·前言 [M]. 北京：中医古籍出版社，2006：2.

大法。晋宋以来，号名医者，皆出于此。仲景垂妙于定方，实万世医门之规矩准绳。后人欲为方圆平直者，必深究博览之"为训，要求将《伤寒论》书中 397 条，113 方，每日必须背诵一遍，不可间断。就一部《伤寒论》而言，是在先生熟背如流后，方授课说难，递次讲授成无己《注解伤寒论》、柯琴《伤寒来苏集》、尤在泾《伤寒贯珠集》、恽铁憔《伤寒论辑义按》。让先生从《伤寒论》六经辨证说理间，潜移默化地感悟其辨证论治大法，吉忱公称之为"神读"。其后又让先生研读许宏《金镜内台方议》、任应秋《伤寒论语释》，意在运用经方时，能深究博览，探其奥蕴，以明仲景立方之旨。"由于家父重视余对《伤寒杂病论》的学习，从而成为余一生学以致用之根基。"① 及至少逸先生负笈山城栖霞，从师于牟永昌先生，永昌公又以家传本《伤寒第一书》治分九州之全书授之。研读间，见书中有永昌公之父晚清秀才儒医牟熙光之批注钩玄，为先生家传之秘。少逸先生所修《伤寒》，本就已历"三世"，再加以发挥，故其心得更超乎众矣。

轩岐医学从古到今传承、发展，并不断地产生新的学术流派，是历史的必然。历代医学家之所以尊崇《黄帝内经》《伤寒杂病论》等早期医学典籍，是因为就是在这些经典医籍的推动下，医学才能不断地获得传承与发展。众所周知，奠定中医临床医学基础的是东汉医圣张仲景的《伤寒杂病论》，但张仲景的学术临床基础，渊源于《黄帝内经》，清代汪琥《伤寒论辨证广注》云"伤寒之书，本于《内经·热论》"，其方，多承自商初之伊尹《汤液经法》。仲景论著中所写的杂病，亦多见于《黄帝内经》。可见仲圣的临床奠基之作，学术源流久远。对后世临床医学的影响，堪称"无出其右"。明代方有执《伤寒论条辨》说："《伤寒论》之书，仲景氏统道重教之遗经。治病用药大法大药之艺祖……旨多微隐，而理趣幽玄。"故历代名家或学术流派，无不受其启悟、影响，包含历史上的"金元四大家"（刘河间、张子和、李东垣、朱丹溪）在内的众多学术流派，均尊崇张仲景为学术流派之祖。

柳氏医派之所以强调"理必《内经》，法必仲景"，盖《黄帝内经》《伤寒论》建立了中医学基础理论和临床实践理论体系。宋氏等认为，中医理论和实践典型范式是《黄帝内经》和《伤寒杂病论》："考察中国医学发展史，就会发现《内经》中建构的医学观已成为后世医家所遵循的共同信念，阐释、发挥《内经》是中医学术流派产生的重要方式。而在实践方面《伤寒论》所确立的辨证论治原则又为中医医

---

① 柳少逸. 柴胡汤类方及其应用·自序［M］. 北京：中医古籍出版社，2014：2.

家们在具体医疗实践中提供了一个'被公认的范例'。'治病必求于本'(《素问·阴阳应象大论》),'本'又如何求得呢？'视其外应，以知其内藏，则知所病矣'(《灵枢·本脏》)。'切脉、望色、听声、写形，言病之所在'(《史记·扁鹊仓公列传》)。'欲知其内者，当以观乎外；诊于外者，斯以知其内。盖有诸内者形诸外'(《丹溪心法》)。通过外在的症状表现探知内在的疾病本质是《黄帝内经》所约定下来的诊察疾病的重要思维习惯。但在实践中贯彻得还是比较粗浅和原始。《黄帝内经》中仅有十二方，与实践的需求相距甚远，不足以为其后的医家所效法。只是到了张仲景时代，由于医疗经验的极大丰富，这一状况才得以改变，《伤寒杂病论》将症状或症状群与药或方对应起来建立起完善的药证、方证体系，具有了相当完备的示范性。这也是张仲景获得殊荣，后人经常将'法必仲景'与'理必《灵》《素》'并提的根本原因。"①
正如清·徐灵胎所云："能熟于《内经》及仲景诸书，细心体认，则虽其病万殊，其中条理井然，毫无疑似，出入变化，无有不效。"(《医学源流论·内伤外感论》)

三、药必《本经》

中医学治病祛疾有两大重要支柱：医和药。医则其道，药则其术。医之本在《黄帝内经》，药之本在《神农本草经》。

孔安国序《尚书》曰："伏羲、神农、黄帝之书，谓之'三坟'，言大道也。"王冰自序次注《黄帝内经素问》云："夫释缚脱艰，全真导气，拯黎元于仁寿，济羸劣以获安者，非三圣道则不能致之矣。"《礼记》云："医不三世，不服其药。"唐·孔颖达《礼记正义》云："三世者，一曰《黄帝针灸》；二曰《神农本草》；三曰《素女脉诀》。"《神农本草》，即《神农本草经》，简称《本草经》或《本经》，为我国现存最早的药学专著，起源于神农氏。全书分三卷，载药 365 种，分上、中、下三品，文字简练古朴，堪称中药理论精髓。其成书年代自古存在争论，或谓成于秦汉时期，或谓成于战国时期。原书早佚，现传本为后世从历代本草书中辑佚而成。

司马迁《史记·扁鹊仓公列传》中讲到战国扁鹊秦越人受业于长桑君，授以禁方。汉高后八年（前 180）仓公淳于意拜师同郡公乘阳庆，"悉以禁方予之，传黄帝、扁鹊之脉书，五色诊病，知人生死，决嫌疑，定可治，及药论"，所传医书中就

① 宋诚挚，常存库，周鸿艳. 中医学术流派与中医学学术范式. 医学与哲学，2001，22（6）：34-35.

有《药论》一部。该传所记仓公治疗的 26 例诊籍中，有 12 则使用了汤液，说明西汉时期汤液已经广泛应用。《黄帝内经》引用的 53 种古代医书中，未见药学专著。而《黄帝内经素问》七篇大论中的《至真要大论》篇，述及药物的上、中、下三品，似乎当是《神农本草经》问世以后的事；又论及药物的君、臣、佐、使，则比《神农本草经》更进了一步。因此，方药疗法至少在西汉仓公时代已被广泛应用，并发展于东汉时期。清·邹澍在其《本经疏证》序例中云："医道之见于载籍者，《灵枢》《素问》《难经》而上，《神农本经》为最古。诸经所论在审病，《本经》所论在主治，道实相为表里。"

（一）本草学渊源与传承

史传我国药物的起源，早在上古神农之世。西汉陆贾《新语》认为上古时代，"民人食肉饮血，衣皮毛，至于神农，以为行虫走兽，难以养民，乃求可食之物，尝百草之实，察酸苦之味，教民食五谷。"《史记·补三皇本纪》曰"神农……以赭鞭鞭草木，始尝百草，始有医药""神农和药济人"。《淮南子·修务训》亦云："古者，民茹草饮水，采树木之实，食蠃蚌之肉，时多疾病毒伤之害，于是神农乃始教民播种五谷，相土地之宜，燥湿肥硗高下，尝百草之滋味、水泉之甘苦，令民知所辟就。当此时，一日而遇七十毒。"其所言"神农"者，实代表农业生产已发展到相当阶段的原始氏族，如范文澜《中国通史简编》所说："古书凡记载大发明，都称为圣人，所谓某氏某人，实际上是说某些发明，而这些发明，正表示人类进化的某些阶段。"可见早在原始氏族公社时期，人们已能通过生活和生产实践，逐渐学会对植物的鉴别，并进一步利用有毒食物治疗疾病了。

然而上古时代尚无文字，人们在医疗实践中不断积累的药物知识，只能通过口耳相传的形式留传于后世，正如陶弘景《神农本草集注·序》所云："轩辕以前，文字未传，药性所主，识识相因。"宋代掌禹锡认为"本草"两字就是古人师学相传的称呼，"上古未著文字，师学相传，谓之'本草'"。至于本草文字记录起于何时，尚未能确考。纵然，晋·皇甫谧《帝王世纪》曾有"黄帝使岐伯尝味百草，定《本草经》"之说；陶弘景亦云"至于雷（指雷公）、桐（指桐君），乃著简编"；《路史》认为："神农命僦贷季理色脉……僦贷季，岐伯之师也。"僦贷季理色脉是遵神农之命，又传之岐伯。然因以上所论，缺乏实据，难以定论，而只能说在"神农"之时，逐渐出现了本草的文字记载。事实上，这一过程是颇为漫长的，诚如章太炎所说："药品之众，药性之微，神农、黄帝固不能物物而明之。是诸药者，或日用饮食而知之……或偶然发现而传之……或医工臆度而得之……然必辗转试验，历千百年，始成本草之书。"

《尚书·说命》有"若药弗瞑眩，厥疾弗瘳"之说，反映其时已用药物治病。《针灸甲乙经·序》称"伊尹以元圣之才，撰用《神农本草》，以为《汤液》"，提示本草著作在商代以前即已出现。周代的药物疗法更为盛行，《周礼·天官》载"医师掌医之政令，聚毒药以供医事""以五味、五谷、五药养其病"，又说："凡和，春多酸，夏多苦，秋多辛，冬多咸，调之以甘。"可见，在当时出现药物学著作更有其可能性。大约成书于战国的《山海经》中，曾记载大量药物，包括植物药 52 种，动物药 63 种，还有矿物等其他多种药物，并论及杜衡食之已瘿、枥食之已痔、萆荔食之已心痛等。此外，在《诗经》《离骚》等上古文献中也有不少药物资料的载述。然据考古所见，今存之最古本草书籍为春秋战国的《万物》残简。

《万物》是 1977 年考古工作者在安徽阜阳双古堆第二代汝阴候夏候灶墓出土的汉简之一。夏候氏卒于汉文帝前元十五年（前 165），故竹简书最晚抄写于西汉之初。据考竹简所书的"越""符离"等地名，为春秋时期所有，因而《万物》的撰写可能在春秋时代或战国初期。由于竹简有"□（天?）下之道，不可闻也；万物之本，不可不察也；阴阳之化，不可不知也"的文句，故将其定名为《万物》。

《万物》残简共 133 枚，约 1100 字。其文每一句记载一种疾病的治疗，所用药物多为一两味。从记载的内容来看，其本草学成就可谓不俗。记载药物 70 余种，包括玉石、草、木、兽、禽、鱼、果、米谷、菜等部，大多为日常易见者，这是药物早期发展阶段的特征之一。据梓根汁、艾叶、蓝实、杏核、鼠脑、牛胆、獭膏、燕豕等名分析，可见当时已将动、植物的不同部位区分选用，在疾病的治疗方面积累了不少经验。

《万物》记载药物所治的疾病约 30 多种，包括寒热、烦心、心痛、鼓胀、肠澼、遗溺、癃、蛊、痔、骨瘤、疝、瘘、痤、痈、痿、惑、梦魇、失眠、健忘、蚀、折、金痍等，诸多病证名沿用到后世。

《万物》所载药物在《五十二病方》和《本经》中亦有记载，其功用亦多与后世本草相符，甚至至今仍在临床运用。如"商堇（陆）羊头之已鼓胀""鱼与黄土之已痔也""姜叶使人忍寒也""理石、茱萸可以损劳也""倍力者以羊与龟"等。此外，对于药物的加工炮制，《万物》有"齑""煮""焙""筑"等，方法较为原始。

总之，《万物》虽然并不属于医药专著，但却填补了中国本草史和医学史上春秋、战国时期本草记载的一片空白。

如果从华佗弟子吴普所著的《吴普本草》来看，其所引的先秦本草书有七家之多。这些著作均已不止"一经"（即一种传本），虽同一家之著，而内容也往往有出入，因而这七家本草共有十二个传本，其名称为：《神农（本草）》《（神农本草）一经》《黄帝（本草）》《（黄帝本草）一经》《岐伯（本草）》（又作《岐伯经》）《（岐伯本草）一经》《桐君（药录）》《雷公（药对）》《（雷公药对）一经》《医和（本草）》《扁鹊（本草）》《（扁鹊本草）一经》。（按：括号内文字，据既知书名补入。）

以上七种古本草多简略论述药性。其中除《神农本草经》外，以《桐君药录》和《雷公药对》对后世的学术影响最大，陶弘景在《本草经集注》序及《药总诀》序中将其称为"上古"之书。陶氏所引《桐君药录》的佚文，如天冬、川芎、续断、苦菜、水萍、占斯等，在《证类本草》中可见；《雷公药对》的部分佚文，亦可见于《千金要方》，称"雷公云"或"药对"。在六朝时期，《雷公药对》曾经名医徐之才修订。另如《岐伯（本草）》的佚文，曾被《名医别录》和《吴普本草》引述。《扁鹊（本草）》的佚文，亦偶见于《名医别录》和《千金要方》中。

据《史记·扁鹊仓公列传》，高后八年（前180），淳于意见公乘阳庆，教以"古先道遗传黄帝、扁鹊之脉书……及药论"，这"药论"当是春秋战国时期流传的本草书。而淳于意也授其弟子以《药法》《定五味》及《和齐汤法》，这又是其他医书所未见的先秦本草著作。

此后，又有《子仪本草经》一书。据《史记》载，子仪乃扁鹊弟子。汉魏时，郑玄注《周礼》、贾公彦作《周礼注疏》，并据《中经簿》引述《子仪本草经》一书，可见该书的存在是较信实的。到了汉代，药物专著已具规模。《汉武内传》谓："药有松柏之膏，山姜（术）沉精，菊花泽泻，枸杞茯苓，菖蒲门冬，巨胜黄精，草类烦多，若有数千，子得服之，可以延年。"足知在汉武帝时已筛选补益延年的草木药甚多。武帝开疆拓地，西至西域，南至越南，南北方药物均被采用。公元前122年，张骞出使西域后，原所未有的石榴、胡桃、胡瓜、苜蓿、胡荽、西瓜、无花果等得以移入中原。

《汉书·平帝纪》还记载，在元始五年（6年），"征天下通知逸经、古记、天文、历算、钟律、小学、史篇、方术、本草及以《五经》《论语》《孝经》《尔雅》

教授者，在所为驾，一封轺传，遣诣京师，至者数千人"。同书《楼护传》也说：
"护诵医经、本草、方术数十万言。"在《郊祀志》《游侠传》中，还可见当时有
"本草待诏"的设置。东汉之末，张仲景著《伤寒杂病论》曾参考了《胎胪药录》
一书，观其书名，当是有关胎产和儿科疾病的一种药物著作；或以之为三书，即
《胎》《胪》《药录》，《胎》为产科书，《胪》为如《颅囟经》相类的儿科专书，《药
录》则为药物著作。这些资料，都反映当时所传本草书是十分可观的，而研习、运
用者也不乏其人。

（二）《神农本草经》之成书

汉代所传的本草著作已有多种，如《雷公药对》"论其佐使相须"（陶弘景《本
草经·序例》）。又《桐君采药录》一书，记载诸药花叶形色，应是我国最早的一部
药物鉴别著作，可惜此书久已失传。其他尚有《神农本草经》《蔡邕本草》等。其
中影响最大的是《神农本草经》三卷。

1. 成书年代

根据目前能查阅到的文献，《神农本草经》（简称《本经》）之名最早见于西晋
皇甫谧的《针灸甲乙经》序，而在史志书目中最早为梁·阮孝绪《七录》著录。梁
启超《古书真伪及其年代》认为"此书在东汉、三国间，盖已有之"，这是比较客
观的。不少学者还指出：《神农本草经》是汉代医家继承前人之学，并加以修饰而成
书的。如陶弘景《本草经集注·序》以为"旧说神农本经，余以为信然……但轩辕
以前，文本未传，如六爻指垂，画象稼穑，即事成迹。至于药性所主，当以识识相
因，不尔何由得闻。至乎桐、雷，乃著在篇简。此书应与《素问》同类，但后人多
更修饰之尔。秦皇所焚，医方、卜术不预，故犹得全录。而遭汉献迁徙，晋怀奔进，
文籍焚靡，千不遗一。今之所存，有此四卷，是其本经。所出郡县，乃后汉时制，
疑仲景、元化等所记"（按：此处"本经"为《神农本草经》原文之意）。掌禹锡更
断言此书为"两汉以来名医……因古学附以新说，通为编述"（《嘉祐补注本草·序》）。
《春秋集传纂例》也说："古之解说，悉是师传，自汉以来乃为章句。如《本草》皆
后汉时郡国，而题以'神农'……本皆口传，后之学者，乃著竹帛，而以祖师之目
题之。"说明它是东汉时期医家在前人著作基础上，对本草学所进行的划时代总结。

总括历代研究成果，柳氏医派认为：《神农本草经》为神农氏所传，到东汉时期
最后成书，而我们所见者乃南北朝陶弘景整理编就、明清时诸家辑佚而成，现存最

早的辑本为明卢复辑《神农本经》（1616），流传较广的是清孙星衍、孙冯翼辑《神农本草经》（1799），以及清顾观光辑《神农本草经》（1844）、日本森立之辑《神农本草经》（1854），最权威的辑本为马继兴等《神农本草经辑注》（1995）。"先秦时期，药物方法多是单味药应用，配伍应用尚处萌芽状态，故有《本草经》形成。该书标志了经方之起源，在《汤液经法》、'经方十一家'形成以后，标志了经方理论的形成，至《伤寒论》传世，经方理论体系则得以完善。"①

2. 收录药物

《神农本草经》收录的药品，较《山海经》大有增益，全书共计收录了 365 种药物，正好与一年 365 日相合，此乃作者有意为之。事实上，当时掌握的药物数量已经远超此数，然因受数术思想的影响，故从中选取了 365 种药物，"法三百六十五度，一度应一日，以成一岁。"对于药物的性味、产地与采制、炮制方法，乃至用药原则和服药方法等都有涉及，建立起了药物学的知识体系。主治疾病的种类也非常广泛，有 170 余种，其中包括了内、外、妇、儿、五官等科疾病。

3. 三品分类

《神农本草经》首创药物三品分类法，根据药物的性能和使用目的的不同分为上、中、下三品，以应天地人三才。其《序录》云："上药一百二十种，为君，主养命以应天，无毒，多服、久服不伤人。欲轻身益气、不老延年者，本上经；中药一百二十种，为臣，主养性以应人，无毒、有毒，斟酌其宜。欲遏病、补虚羸者，本中经；下药一百二十五种，为佐使，主治病以应地，多毒，不可久服。欲除寒热邪气、破积聚愈疾者，本下经。"其说与《素问·至真要大论》"三品何谓？所以明善恶之殊贯也"之论相符。考《尚书·帝命期》曰："神仙之药，得上品者，后天而老；其中品者，后天而游；其下药茯苓、菖蒲、巨胜、黄精之类，服之可以延年。"又《艺文类聚》所引的《神农本草经》文，有"太一子曰：凡药上者养命，中者养性，下者养病"之语，可见三品之论说深受中国数术学和道家医学思想的影响。尽管三品分类法中存在一些偏颇，但对后世的影响是很深远的。正如日本医家丹波元简所说："药分上中下，所以使人就三品之分，识无毒、有毒之辨，在临处之际易于择用，此神农以来本草制，而唐、宋以前莫敢或易者矣。"（《中国医籍考》）

关于其分类法，近代医家对其曾颇多诟评，受质疑的关键是其上品药多非祛疾

之品，而愈疾者多屈居下品。然柳氏医派认为，中医学的特点就是疗有病之人，而非治人之病；治疗的根本在恢复并激发人体的正气，以人之自身正气以祛邪；用药的特点就是为给邪以出路，"上品无毒多用于补虚羸，下品多毒用治病愈疾，这是从临床应用的观点上来分析的，有切合实际的价值"[①]，《神农本草经》的三品分类法与西医学通行的观点有异，但却是中医学的本质特点的体现，也是古中医学辨药用药的实际反映。

4. 药物来源

分析《神农本草经》所载药品，包括了矿物、植物、动物等类别。金石矿物类如丹砂、石钟乳、消石、滑石、紫石英、赤石脂、雄黄、石膏、磁石、代赭石、禹余粮，以及水银、铁落、龙骨等；草本植物类如白术、人参、黄芪、茯苓、甘草、薯蓣、地黄、石斛、苁蓉、狗脊、枸杞子、续断、杜仲、牛膝、五加皮、菟丝子、巴戟天、五味子、天冬、麦门冬、玄参、沙参、百合、玉竹、女贞子、当归、川芎、丹参、芍药、牡丹皮、麻黄、细辛、防风、藁本、白芷、独活、秦艽、菊花、葛根、柴胡、升麻、桑白皮、桔梗、紫菀、款冬花、杏仁、桃仁、乌头、附子、吴茱萸、干姜、肉桂、半夏、甘遂、大戟、芫花、葶苈子，大黄、枳实、厚朴、黄芩、黄连、栀子、龙胆草、茵陈、秦皮、白头翁、重楼、连翘、车前、泽泻、通草、瞿麦、萹蓄、薏苡仁等；动物类药如牛黄、麝香、犀角、羚羊角、鹿茸、阿胶、牛角、露蜂房、白僵蚕、虻虫、水蛭、蜈蚣、蚯蚓、蜣螂、鳖甲、龟甲、牡蛎、海蛤等。

柳氏医派在临证遣药时，对药物的基原十分注重，当然更期望应用道地药材，力求合乎《神农本草经》之药物来源，期冀发挥药物最大效能，而且不限于《神农本草经》所载药物，其余药物亦准此。在此仅举例说明。

（1）桂枝

《神农本草经》未录，然有"牡桂"条，云其"味辛、温、无毒"，有"利关节，补中益气"之功。其基原诸家认识不一致，多以樟科肉桂为正品。药材肉桂为其树皮切片为用；桂枝为其嫩枝切片或小段入药。桂枝辛散温通，振奋气血，透达营卫，可外行于表，解散肌腠之风寒，温通四肢经脉之寒滞，而能散寒止痛、活血通经，故为风湿痹痛证之要药。故《柳少逸医案选》风寒湿痹门"桂枝加附子汤证案"用桂枝[②]。而癥瘕门"加减四物汤证案"，运用《寿世保元》之加味四物汤治疗

---

① 柳吉忱. 柳吉忱中医四部经典［M］. 北京：中国中医药出版社，2019：135 – 136.

② 柳少逸. 柳少逸医案选［M］. 北京：中国中医药出版社，2015：105 – 106.

癥瘕（卵巢囊肿），以其属寒饮成形于腹，当用味厚而辛烈之桂，以振奋脾肾之阳，即用肉桂也①。

（2）郁金

郁金的药物基原较杂，有姜科植物温郁金、姜黄、广西莪术或蓬莪术的干燥块根。前二者分别称为"温郁金"和"黄丝郁金"。《本草纲目》云："近时以扁如干姜形者，为片子姜黄；圆如蝉腹形者，为蝉肚郁金，并可浸水染色。"这说明了明代姜黄的根茎仍作郁金入药。此品即姜科植物姜黄的根茎，至清代才逐渐成为姜黄的主流品种，饮片称"色姜黄"或"蝉肚姜黄"。现代药理研究，其具利胆、保肝、抗血凝、抗氧化、抗肿瘤、抗病原微生物及原虫、降血脂、降血压作用。《柳吉忱诊籍纂论》黄疸门"茵陈大柴胡汤证案"，用自拟茵陈大柴胡汤治疗证属湿热熏蒸、肝胆蕴热、胆汁外溢肌肤之阳黄（急性黄疸型肝炎），方中加用郁金10g，吉忱公认为"郁金芳香宣达，入气分以行气解郁，入血分以凉血活瘀，不失为治疗肝病必用之药"，故郁金当用姜科植物姜黄的根茎，取其利胆保肝之功效。若饮片基原不明，可以色姜黄代之。而药材片姜黄，为姜科植物温郁金的根茎，具活血行气、通经止痛之功，多用于风湿痹痛。②

（3）贝母

贝母有川贝母、浙贝母之分，而土贝母与川、浙贝母并非一类，多用于痈疮肿毒等病。吉忱公据三国时吴学者陆玑《毛诗草木鸟兽虫鱼疏》所记，谓《金匮要略》当归贝母苦参丸中贝母当为土贝母。因《神农本草经》未载其有止咳化痰之功，而《新修本草》《证类本草》所载亦此药。李时珍《本草纲目》仍承旧说，条中引陶弘景之说，有"消痰，润心肺"的记载。故清热散结当用葫芦科植物土贝母，止咳化痰当用百合科植物川贝母、浙贝母。《柳吉忱诊籍纂论》癥瘕门"当归贝母苦参丸证案"，在用《金匮要略》当归贝母苦参丸合活血逐瘀汤治疗气血瘀滞、湿热内蕴之癥瘕（输卵管炎、盆腔炎性肿块）时，为防药房调剂之误，处方中明确写明为"土贝母"；当患者妇科检查盆腔炎性肿块已无，而癥结消散，腰痛痊愈。为固疗效，予以当归贝母苦参丸作散续治时，处方亦写明"当归、土贝母、苦参各100g，共为细末，每次6g，温水送服，日3次"。③

---

①　柳少逸. 柳少逸医案选［M］. 北京：中国中医药出版社，2015：87－89.

②　柳少逸. 柳吉忱诊籍纂论［M］. 北京：中国中医药出版社，2016：130－132.

③　柳少逸. 柳吉忱诊籍纂论［M］. 北京：中国中医药出版社，2016：142－143.

5. 药有阴阳

《黄帝内经》是"药有阴阳"理论的创立者,《神农本草经》对这一理论予以践行。所谓"药有阴阳",其含义甚广。若仅从植物药与矿物药分阴阳,矿物药质地沉重而主降,属性为阴,植物药质地轻清而属阳。就植物药而言,凡药用其花、其叶、其枝者多属阳,若用其根、其干者多为阴。如若对药物深层的内涵分阴阳,则"阳为气,阴为味……阴味出下窍,阳气出上窍。味厚者为阴,薄为阴之阳。气厚者为阳,薄为阳之阴。味厚则泄,薄则通。气薄则发泄,厚则发热"。气味相合而论之,则"气味辛甘发散为阳,酸苦涌泄为阴"(《素问·阴阳应象大论》)。

四气,又称"四性",药物之寒、热、温、凉是也。四气之中又有阴阳属性之分,具有温、热之性者为阳,具有寒、凉之性者属阴等,皆属于经文所言"药有阴阳"之意。

6. 药物气味

药物有气、有味。气者,性也;味者,滋味也。对于药物的气味,《素问·至真要大论》分"寒热温凉""有毒无毒",并有"辛甘发散""酸苦涌泄""咸味涌泄""淡味渗泄",以及"酸先入肝""苦先入心""甘先入脾""辛先入肺""咸先入肾"等有关五味的论说。《素问·脏气法时论》云:"肝色青,宜食甘,粳米、牛肉、枣、葵皆甘。心色赤,宜食酸,小豆、犬肉、李、韭皆酸。肺色白,宜食苦,麦、羊肉、杏、薤皆苦。脾色黄,宜食咸,大豆、豕肉、栗、藿皆咸。肾色黑,宜食辛,黄黍、鸡肉、桃、葱皆辛。辛散、酸收、甘缓、苦坚、咸软。"这里论述了五脏可以用不同颜色、不同味道的食物来进行调理。《灵枢·邪气脏腑病形》篇"阴阳形气俱不足""而调以甘药",则为临证治疗选药用味之意。《素问·脏气法时论》还指出:"五谷为养,五果为助,五畜为益,五菜为充。"这是合理的饮食结构和愈后调理之法。《神农本草经》对此予以总结,"药有酸、咸、甘、苦、辛五味,又有寒热温凉四气,及有毒无毒",并在每味药物中详列了相应内容。历代医家对药味十分重视,如吴崐《医方考》论五苓散云:"伤寒,小便不利而渴者,此方主之。水道为热所秘,故令小便不利;小便不利,则不能运化津液,故令渴;水无当于五味,故用淡以治水。茯苓、猪苓、泽泻、白术,虽有或润或燥之殊,然其为淡则一也,故均足以利水。桂性辛热,辛热则能化气。《经》曰:'膀胱者,州都之官,津液藏焉,气化则能出矣'。此用桂之意也。桂有化气之功,故并称曰五苓。浊阴既出下窍,则清阳自出上窍,又热随溺而泄,则渴不治可以自除。虽然,小便不利亦有因汗下之后内亡津液而致者，不可强以五苓散利之，强利之则重亡津液，益亏其阴，故曰大下之后复发汗，小便不利者，亡津液故也，勿治之，得小便利必自愈。师又曰：太阳随经之邪，直达膀胱，小便不利，其人如狂者，此太阳之邪不传他经，自入其腑也。五苓散主之，亦是使阳邪由溺而泄耳！"

柳氏医派认为凡为中医者，寒热温凉必察，少有寒热不辨者，故对药味特别关注，尤其是汤剂，以《医医小草·精义汇通》云"汤取其味"也。宗《素问·至真要大论》之"五味阴阳之用"，及《素问·脏气法时论》五味应用之要，向来将药味作为分析药物功效和作用的重要标志。典型者如对小柴胡汤三组药物的药味分析（见"知方药"节）。在临证处方遣药时，更是随时随处注意分析药物的性味而选药。如《柳吉忱诊籍纂论》水肿门"加味真武汤证案"①，治疗阳气虚衰、气化失司、水饮内停、上泛心肺所致水肿（慢性风湿性心脏病伴二尖瓣关闭不全20余年）患者，应用真武汤合桂苓五味甘草汤加味（茯苓15g，炒白术10g，制白芍15g，制附子10g，桂枝12g，五味子12g，泽泻20g，红参10g，丹参10g，炙甘草10g。生姜3片，大枣4枚为引。水煎服）以温阳逐饮、化气行水，佐以宁心定悸。患者服药5剂，肿始消，呼吸尚平稳，已可平卧。予原方加黄精12g、赤灵芝10g，水煎服。续服10剂，全身水肿消退，呼吸匀，可平卧。其中黄精、赤灵芝味甘滋腻，向为水肿、痰饮之疾所忌，吉忱公选加此二味，貌似药证不符，故吉忱公为少逸先生详细解读云：补气药多甘，较腻滞，故痰饮、水气病不宜多用。二诊时，鉴于肿始消，呼吸尚平稳，已可平卧，示气化已有司，水饮得除，故益气健中、培补后天之法可用之，而有黄精、灵芝之伍。《名医别录》谓黄精："味甘、平，无毒，主补中益气，除风湿，安五脏。"《本草便读》谓："黄精得土之精气而生，甘平之性，故为补益脾胃之胜品。土者万物之母，母得其养，则水火既济，金平调平，诸邪自去，百病不生矣。"复云："此药味甘如饴，性平质润，为补养脾阴之正品。"灵芝始载《神农本草经》，列为上品，又有赤芝、黑芝、青芝、白芝、黄芝、紫芝之分，谓："赤灵……味苦、平，无毒。治胸中结，益心气，补中，增智慧。"故黄精伍健运中气、鼓舞清阳之赤芝，既补脾气，又补脾阴，二药相伍，则补脾益气之功倍增。于是气阴双补，而心血得充，心气得旺，而心脉运行得畅。

在自拟方剂时，对药味更是注重，往往从药味作用方面阐明方剂之作用原理。

---

① 柳少逸. 柳吉忱诊籍纂论［M］. 北京：中国中医药出版社，2016：244－246.

如据内伤病病机四论之"器质性病变的气化论"所创化气通脉方，实际是在临床应用效果理想的基础上总结出来的。《柳少逸医案选》癥瘕门收录验案一则①（详见第五章第三节），以之治疗气化失司、痰瘀互结所致之癥瘕（卵巢囊肿），经治月余痊愈。案后先生解读云：化气通脉方，由桂枝汤、桂枝茯苓丸、苓桂术甘汤加味而成……方中桂枝味辛，与甘草乃辛甘化阳之伍，名桂枝甘草汤；芍药味酸，与甘草乃酸甘化阴之伍，名芍药甘草汤；生姜、大枣二药，具酸、甘、辛之味，有和营卫、益气血之功，故五药合用组成桂枝汤，以通阳化气、调和营卫；合入苓桂术甘汤，通阳化气，渗湿化痰；桂枝茯苓丸，方中桂、芍一阴一阳，茯苓、牡丹皮一气一血，共调其寒温、扶其正气，桃仁活血以祛瘀，芍药益血以养正，虽药小方简，实蕴太极大道。诚如明·张景岳所云："善补阳者，必于阴中求阳，则阳得阴助而生化无穷；善补阴者，必于阳中求阴，则阴得阳助则泉源不竭。"故三方合用，立化气通脉方，以补泻相寓，升降相宜，俾气化有司，痰瘀消散。方中佐以鳖甲、牡蛎软坚散结；当归、丹参、益母草化瘀通脉；白术、白花蛇舌草渗湿化浊。诸药合用，癥瘕可除。

7. 药物炮制

炮制是药物在使用前进行必要的加工处理，目的是消除或减低药物的毒性，加强疗效，便于制剂和贮藏，使药物纯净。《神农本草经·序录》有"阴干暴干"和"宜丸者，宜散者，宜水煮者，宜酒渍者，宜膏煎者"之论述。而各论中，介绍了药物剂型工艺以及对哪些药宜用哪种剂型的研究经验，如消石"炼之如膏"，术"作煎饵"，芜蔚子"可作浴汤"（外用洗剂），葡萄"可作酒"，白芷"可作面脂"，猬皮"酒煮杀之"，露蜂房"火熬之良"，当归"金创煮饮之"，雷丸"作膏摩，除小儿百病"，蛇蜕"火熬之良"，贝子"烧用之良"等，既介绍了药物炮制加工方法，也提醒人们不同药物在具体应用时要选用适宜的剂型，才能更有效地发挥其治疗效果。

柳氏医派应用古方时，皆按其原药物炮炙法应用。例如甘草：《神农本草经》谓甘草"味甘、平、无毒"，有"治五脏六腑寒热邪气"及"解毒"之功。柳氏医派治疗肺痈、肺痿、咳嗽，皆用甘草，《伤寒论》少阴病篇有甘草汤、桔梗汤之用；《金匮要略·肺痿肺痈咳嗽上气病脉证治》篇除有桔梗汤（桔梗、甘草，《伤寒论》名桔梗汤，以治少阴病，咽痛者；《金匮要略》名桔梗甘草汤，为治肺痈之剂）之治

---

① 柳少逸. 柳少逸医案选［M］. 北京：中国中医药出版社，2015：80－82.

外，尚有《千金要方》甘草汤、《千金要方》生姜甘草汤、《外台秘要》炙甘草汤之用。张锡纯谓"甘草为疮家解毒之主药，且其味至甘，得土气最厚，故能生金益肺，凡肺中虚损糜烂，皆能愈之，是以治肺痈便方"。吉忱公尝谓："一味甘草汤，实肺痈、肺痿、咳喘诸病必用之药。生用偏凉，功于清热解毒；炙用性温，长于益气补虚。"故《柳吉忱诊籍纂论》肺痈门"苇茎消毒饮证案"之用为生甘草。① 此即明·傅仁宇《审视瑶函·用药生熟各宜论》所谓"补汤宜用熟，泻药不嫌生"之谓也。

再如附子，《伤寒论》四逆汤、白通汤、通脉四逆汤、真武汤皆为少阴下利而设方。四逆、白通附子皆生用，惟真武一证熟用。凡附子生用则温经散寒，炮熟则益阳去湿。白通诸汤，以下利为主证，真武汤以寒为主证，故而用药有轻重之殊。且干姜以佐生附为用，生姜以资熟附为用。②

8. 药效、药证

《神农本草经》对药物的性用记载尤为详尽，且其所载，不为五行推衍所拘，而是临床经验的积累实录，对每种药物的性能和主治范围皆有明确具体的记载，柳氏医派称之为"药证"。例如：人参，主补五脏，安精神，定魂魄，止惊悸，除邪气，明目，开心益智。甘草，主五脏六腑之寒热邪气，坚筋骨，长肌肉，倍力，金疮肿，解毒，久服轻身延年。芍药，主邪气腹痛，除血痹，破坚积、寒热、疝瘕，止痛，利小便，益气。附子，主风寒咳逆邪气，温中，金疮，破癥坚、积聚、血瘕，寒湿痿躄，拘挛，膝痛不能行步。菊花，主风头肿痛，目欲脱，泪出，皮肤死肌，恶风湿痹，久服利血气。海藻，主瘿瘤气，颈下核，破散结气，痈肿，癥瘕坚气。黄芩，主诸热黄疸，肠澼泻利，逐水，下血闭，恶疮，疽蚀，火疡。黄连，味苦寒，主热气，目痛，眦伤泣出，明目，肠澼、腹痛下利，妇人阴中肿痛。大黄，味苦寒，主下瘀血、血闭、寒热、破癥瘕积聚，留饮宿食，荡涤肠胃，推陈致新，通利水谷，调中化食，安和五脏。石膏，味辛微寒，主中风寒热，心下逆气，惊喘，口干舌焦，不能息。牛黄，主惊痫，寒热，热盛，狂痉。如此等等。这些记载，临床应用广泛，且疗效肯定。其中茯苓利小便，猪苓利水道，牛膝治寒湿痿痹，款冬花治咳逆上气善喘，茵陈蒿治热结黄疸，恒山（即常山）治疟疾，雷丸驱虫，水银灭疥，通草利尿，麻黄治喘，柴胡退热等，都是世界药物史上最早记载的特效药，充分说明其中所记载药物疗效的真实可靠。

---

① 柳少逸. 柳吉忱诊籍纂论 [M]. 北京：中国中医药出版社，2016：70 – 71.
② 柳少逸. 伤寒方证便览 [M]. 北京：中国中医药出版社，2014：191.

柳氏医派向重药证，曰："吉忱公谓医者临证，'辨本草之功效，乃医学之根基，实致知之止境'……公之处方用药，乃宗医圣张仲景撰方之要，但以某药'推主为识之义'。故公复以清·周岩《本草思辨录·自叙》语训之：'人知辨证之难，甚于辨药。孰知方之不效，由于不识证者半，由于不识药者亦半。证识矣，而药不当，非特不效，抑且贻害。'"① 如《柳吉忱诊籍纂论》癃闭门"加味补中益气汤证案"按语云："《卫生宝鉴》云：'善去茎中痛，或加苦楝，酒煮元胡为主，尤好尤效。'故大凡淋证，或癃闭证，公多以人参补肾益元，苦楝、元胡行气止痛，三药为伍，俾元气复，气道利，水道通，而茎中痛得解。"②

柳氏医派既有《神农本草经》专门研究著作，但更多的是在临证过程中对药效的总结和提炼，在各种验案之解读中，常于纵横分析中，披露片言只语，此皆是本派独到的用药经验，有些经历了百余年的反复实践，方有此心得。除却吉忱公《神农本草经讲稿》等本草专著中的专门论述外，将柳氏医派其他著作中关于药证的部分内容丛集如下，以便爱好者临床参考。

（1）当归

吉忱公谓当归甘补辛散，苦涩温通，既不必虑其过散，复不虑其过缓，得其温中之润，阴中求阳，能通心而血生，故能主治一切血证，为血证之要品，妇科之良药，因其辛香善走，号称"血中之气药"。故《本草从新》有"使气血各有所归，故名当归"之记。逍遥散用当归，以其既能补血，以养肝肾之阴；又可活血，以行气止痛，故为调经行气、散结止痛化癥必用之药。乳癖多由肝郁脾虚，或肾虚致冲任失调而致。盖因肝、胃之经脉布乳房，故肝郁脾虚、痰湿内蕴、痰瘀互结而成乳癖，主以逍遥散易汤治之。故《柳吉忱诊籍纂论》乳癖门共有4案，无论内服还是外治，均用之。并于"逍遥散证案""逍遥四物汤证案"后予以详细解读③。

（2）肉桂

《神农本草经》载"牡桂""菌桂"系指肉桂，而无桂枝条。《新修本草》菌桂条下有"大枝小枝皮俱菌桂"语；"牡桂"条下，有"大小枝条俱名牡桂"，又云："一名肉桂，一名桂枝，一名桂心。"而《证类本草》亦宗陶氏说。至《本草纲目》释名条云："桂即牡桂之厚而辛烈者，牡桂即桂之薄而味淡者。"《柳吉忱诊籍纂论》

①　柳少逸.柳吉忱诊籍纂论［M］.北京：中国中医药出版社，2016：186.
②　柳少逸.柳吉忱诊籍纂论［M］.北京：中国中医药出版社，2016：262.
③　柳少逸.柳吉忱诊籍纂论［M］.北京：中国中医药出版社，2016：295 - 302.

痢疾门"芍药汤证案",治疗证属湿热蕴结大肠、腑气阻滞所致痢疾（细菌性痢疾），予芍药汤合白头翁汤加味以清热解毒，利湿通下。二诊时加用肉桂，吉忱公谓以其理阴分、解凝结、行血分之功，以逐秽通结。并引《本草便读》之论解之，肉桂"辛甘大热，补命门助火消阴，紫赤多香，益肝肾通经行血，腹痛、疝瘕等疾可导可温，风寒痹湿诸邪能宣能散"。公复云："此药虽大热，乃引火归元之用，故可逐秽通结，而无助热之弊。用药之法，有是病必用是药。"① 《柳少逸医案选》癥瘕门"加减四物汤证案"，运用《寿世保元》之加味四物汤治疗癥瘕（卵巢囊肿），以其属寒饮成形于腹，当用味厚而辛烈之桂，以振奋脾肾之阳，即用肉桂也。②

（3）黄精

《柳吉忱诊籍纂论》胁痛门"黑逍遥散证案"，证属湿热毒邪入侵，困及脾土，耗伤肝阴，化源不足，而成肝郁脾虚之胁痛（急性黄疸型肝炎），予黑逍遥散易汤合《太平惠民和剂局方》小乌沉汤化裁以（柴胡 12g，赤芍、白芍各 10g，苍术、白术各 12g，当归 15g，熟地黄 30g，茯苓 12g，木香 10g，桃仁 12g，怀牛膝 10g，党参 30g，乌药 10g，香附 12g，姜黄 10g，鸡血藤 15g，佛手 10g，炙甘草 10g。生姜 3 片，大枣 4 枚为引。4 剂，水煎服）以疏肝养阴、健脾和胃。二诊时患者药后诸症豁然，予以原方加黄精 12g，续服。入黄精一味，以其补中州、益五脏之用，为吉忱公治肝病之心得。黄精味甘性平而润，《本草便读》谓其："甘可益脾，使五脏丰盈""润能养血，从后天平补。"又云："黄精得土之精气而生，甘平之性，故为补益脾胃之圣品。"公以黄精多生于山之阳、土壤敦厚之处，且色黄，根多胶质，故谓其为阴中求阳，阳中求阴之品，肝病用之，则肝脏"体阴用阳"之质得资，故谓黄精为恢复肝功之良药。③

（4）香附

味辛、微苦、微甘，性平，入肝及三焦经，辛能散，苦能降，甘能缓，芳香性平，无寒热偏性，故为疏肝解郁、理气导滞之良药，而吉忱公于临床，凡用小柴胡汤，或逍遥散诸方时均佐之。④ 李时珍《本草纲目》云："香附之气平而不寒，香而能窜。其味多辛能散，微苦能降，微甘能和。乃足厥阴肝、手少阳三焦气分主药，

①　柳少逸. 柳吉忱诊籍纂论［M］. 北京：中国中医药出版社，2016：106 - 107.
②　柳少逸. 柳少逸医案选［M］. 北京：中国中医药出版社，2015：87 - 89.
③　柳少逸. 柳吉忱诊籍纂论［M］. 北京：中国中医药出版社，2016：121 - 122.
④　柳少逸. 柳吉忱诊籍纂论［M］. 北京：中国中医药出版社，2016：291.

而兼通十二经气分。"故其有"利三焦，解六郁"之功，被誉为"气病之总司，女科之主帅"。《本草纲目》并谓香附"得参、术则补气，得归、地则补血"，《柳吉忱诊籍纂论》月经先后不定期门"逍遥饮证案"用制香附与圣愈汤同用，增其大补气血之效，故续服中药 15 剂，则月经正常而潮。[①]

（5）天花粉

天花粉即瓜蒌根，《神农本草经》谓其"味苦，寒""治消渴，身热，烦满，大热，补虚，安中，续绝伤"。《外台秘要》柴胡去半夏加瓜蒌根汤，即以小柴胡汤去半夏，加瓜蒌根。成无己谓："瓜蒌根，润枯燥者也。加之则津液通行，是为渴所宜也。"复云："津液不足而渴，苦以坚之，瓜蒌根之苦，以生津液。"李时珍云："瓜蒌根，味甘微苦酸，酸能生津，故能止渴润枯，微苦降火，甘不伤胃。"《柳吉忱诊籍纂论》消渴门"柴胡去半夏加瓜蒌根汤证案"，治疗证属肝气郁结、五志化火、气化失司而发消渴（糖尿病），予柴胡去半夏加瓜蒌根汤加味（柴胡 12g，黄芩 12g，人参 12g，花粉 15g，山药 30g，黄芪 30g，生地黄 15g，玄参 12g，生甘草 3g，生姜 3片。水煎服）以解郁化火、益气养阴，即取其性寒，味甘、微酸、苦，生津止渴以除烦热。治疗近 2 个月后，患者尿糖（－），血糖降为正常。为巩固疗效，予以人参 6g，天花粉 6g，山药 6g，作散剂，早晚分服。愈后予以人参、天花粉、山药作散剂以固疗效，名消渴散。方中取天花粉，清热润肺，养胃生津；人参补脾益气生津；山药补脾胃，益肺肾。三药合用，则肺、脾、肾三脏并调，上、中、下三焦之气化同司，而三消之证得解，故"消渴散"为治消渴病之良方。[②]《柳少逸医案选》消渴门治疗消渴仅选"柴胡去半夏加瓜蒌根汤证案"一案，愈后亦为巩固疗效，予以消渴散续服。可见柳氏医派重视天花粉在糖尿病中的作用。[③]

（6）陈皮

《神农本草经》云："橘柚，一名橘皮。味辛、温，无毒。治胸中瘕热，逆气，利水谷。久服去口臭，下气，通神明。"其味辛苦而性温，气芳香入脾肺，功于健脾和胃、理气燥湿。《本草求真》谓："陈皮同补剂则补，同泻剂则泻，同升剂则升，同降剂则降，各随所配，而得其宜。"脾恶湿为生痰之源，脾健则无内湿之扰。《柳吉忱诊籍纂论》喘证门"益气复脉定喘汤证案"，治疗肺肾气虚，心阳衰微，虚阳夹

① 柳少逸.柳吉忱诊籍纂论［M］.北京：中国中医药出版社，2016：284－286.
② 柳少逸.柳吉忱诊籍纂论［M］.北京：中国中医药出版社，2016：266－268.
③ 柳少逸.柳少逸医案选［M］.北京：中国中医药出版社，2015：162－164.

痰浊上扰之喘证（肺源性心脏病）的一位老年患者，予自拟益气复脉定喘汤（红参10g，肉桂6g，制附子10g，蛤蚧一对，麦冬20g，五味子10g，肉苁蓉12g，熟地黄15g，茯苓12g，炙黄芪20g，赤灵芝10g，黄精20g，炒白芥子6g，炒苏子12g，葶苈子10g，陈皮10g，枳壳6g，炒白术15g，炙甘草10g。水煎服）以益气扶阳、温阳化饮、纳气定喘。吉忱公曰："用陈皮，以其性温气芳香入脾肺，功于健脾和胃、理气燥湿。同参、芪则补气，同桂、附则扶阳，同茯苓则渗湿，同三子则肃降，故陈皮为脾肺气滞胸闷脘痞证必用之品。"① 胃脘痛门"异功散证案"，治疗证属脾胃虚弱、传化失常；因食生冷、阻滞肠胃；七情所伤，肝气犯脾所致之胃脘痛（慢性胃炎、胃下垂、慢性结肠炎史），予异功散合枳实芍药汤、小乌沉汤化裁（党参30g，炒白术12g，茯苓12g，陈皮10g，制白芍15g，郁金12g，木香10g，青皮10g，枳壳10g，乌药10g，山药15g，地榆12g，紫参15g，当归15g，川楝子10g，香附12g，炙甘草10g。生姜3片，大枣4枚为引，水煎以麦粥佐服）以益气健脾、和胃化浊、抑肝扶脾，理气止痛。异功散来源于钱乙《小儿药证直诀》，药物组成即四君子汤加陈皮。此案之用陈皮，其味辛性温，主入脾肺，调中快膈，导痰消滞，利水破结，宣五脏，理气燥。其妙诚如《本草求真》所云：'同补剂则补，同泻剂则泻，同升剂则升，同降剂则降，各随所配，而得其宜。'故同人参、白术、山药、甘草则补则升，则脾胃之气得益；同白芍、甘草，则益阴缓急，诸痛可解；同木香、香附、乌药，则理气降逆，则胀满可除；同枳壳则导下除滞，积食秽浊可泻。② 便秘门"大柴胡汤证案"，治疗情志失和，枢机不利，肝脾之气郁结，导致肠腑传导失司所成之气滞便秘，师大柴胡汤合脾约丸意化裁，以枢转气机、调和肝脾、理气导滞。复诊时仍宗原法，加陈皮12g，师曰："复诊时脾约证得解，公于处方中加陈皮一味，变方为《三因极一病证方论》之温胆汤，则成理气化痰，清胆和胃之法，而神昏烦躁诸症悉除。"③ 眩晕门"天麻钩藤饮证案"，患者头旋目眩，耳鸣，胸闷气短，烦热心悸，腰膝酸软，大便干，小便黄。查体：舌紫暗尖红，苔薄白，双寸脉弱，左关弦。血压200/115mmHg。胸部X线示主动脉迂曲延伸。心电图示窦性心律。证属阴虚阳亢、心营不足之眩晕。予天麻钩藤饮加味以育阴潜阳、活血通络，用陈皮味辛苦而性温，气芳香入脾肺，《本草求真》谓其具"调中快膈，导痰消滞，利水破癥，

① 柳少逸. 柳吉忱诊籍纂论［M］. 北京：中国中医药出版社，2016：27-29.
② 柳少逸. 柳吉忱诊籍纂论［M］. 北京：中国中医药出版社，2016：88-90.
③ 柳少逸. 柳吉忱诊籍纂论［M］. 北京：中国中医药出版社，2016：114-115.

宣五脏，理气燥湿"之功。吉忱公谓此即平胃散、二陈汤、温胆汤诸方用陈皮为主药之妙，亦此案以其快膈消滞之功，而除痰浊中阻胸闷之候之谓。① 血痹门"黄芪桂枝五物汤证案"例2，师曰："脾恶湿为生痰之源，脾健则无内湿之扰。陈皮之用，尚在于佐乌头、桂枝汤，外可祛风寒湿之痹痛；内可防寒气内结之腹痛寒疝。"②

少逸先生传承吉忱公用五倍猪胆汁膏外敷治疗痔疮的经验，对其组成药物猪胆汁、五倍子和冰片进行了系统研究：猪胆汁入肝、胆、心、肺、大肠诸经，苦能泻、能降、能坚，寒能胜热，滑能润燥；故具清热解毒、降火坚阴、泻热通便之效，而适用于疮疡、痔疮、肛裂诸症。据现代药理研究，其主要成分为胆汁酸素、胆色素、黏蛋白、无机盐类等，具消炎、抗菌之功。五倍子为寄生于漆树科落叶灌木或小乔木盐肤木、青麸杨和红麸杨叶上的虫瘿，味咸、酸，性寒，入肺、胃、大肠经，具收敛止血之功，主治五痔、下血、泻利等证。据现代药理研究，其内含鞣酸、脂肪、树脂等。其中，鞣酸有止血作用。冰片为龙脑香科常绿乔木龙脑树脂的加工结晶，入心、肝二经；其体温而用凉，其味辛而带苦，香能走窜，外用有通经宣毒、散热止痛、防腐消肿之效；其主要成分为右旋龙脑、三萜及倍半萜等。龙脑体外实验有抑制大肠杆菌、金黄色葡萄菌生长的作用。疮疡肿痛，未溃、已溃者皆可敷用，为外科治疗痔疮之常用药。③

柳氏医派不仅传承前人所用药物，而且对民间验方的药物也进行深入研究。少逸先生传承永昌公羊蹄熏洗剂用治痔疮的经验，由此而对羊蹄进行过全面研究，包括野外考察、采摘、晾晒及临床应用等。师曰："羊蹄，又名牛西西、牛舌棵、洋铁叶、金不换、土大黄、化血莲，为蓼科酸模属多年生草本植物。多生于水边、荒野、路旁等处，茎高3~4尺，地下有黄色肥根，叶长椭圆状，披针形，春日簇开浅绿色小花，构成大型圆锥花序，果被心脏形，瘦果卵状三角形，根供药用，华东地区分布较广。土大黄性寒，味甘、苦，具清热凉血、活血消肿、解毒镇痛之功。其主要成分为蒽醌衍生物，如大黄酚、大黄素等，有止血、镇静、健胃、润肠之效。"④

9. 配伍原则

对于简单较轻之疾，古人独用单味药就能够治愈，此即《神农本草经》所谓

---

① 柳少逸. 柳吉忱诊籍纂论［M］. 北京：中国中医药出版社，2016：153－155.
② 柳少逸. 柳吉忱诊籍纂论［M］. 北京：中国中医药出版社，2016：186－188.
③ 柳少逸. 柳少逸医论医话选［M］. 北京：中国中医药出版社，2015：427.
④ 柳少逸. 柳少逸医论医话选［M］. 北京：中国中医药出版社，2015：426－427.

"单行"，方剂学上称为单方。然临床上更多见的是复杂病变，单味药就难以奏效，需要应用两味及两味以上药物相合祛病，此即为方剂。对于方剂的组成，有"方制君臣……主病之谓君，佐君之谓臣，应臣之谓使"等君臣佐使的配伍原则。《神农本草经·序录》对此进行系统阐述，较为集中地提出了四气五味、君臣佐使，以及七情和合等药物配伍应用的基础理论。如"药有君臣佐使，以相宣摄。合和者宜用一君、二臣、五佐；又可一君、三臣、九佐也"，并谓"药有阴阳配合，子母兄弟，根叶华实，草石骨肉。有单行者、有相须者、有相使者、有相畏者、有相恶者、有相反者、有相杀者，凡此七情，合和当视之"。其认为用药应相须相使，忌相恶相反；若有毒性，则以相畏相杀之品制之。这就是药物配伍理论中"七情和合"的源头，是指药物配伍中的特殊关系。除此之外，尚有采造、制剂、服食法度等内容。这些宝贵经验，为方剂配合提供了重要原则。

柳氏医派遵循《神农本草经》组方原则，临证首重主药的选择和应用。《素问·至真要大论》曰："主病之为君。"主药即君、臣、佐、使之君，针对主要病因或主要病机及其主要证候，发挥主要治疗作用，按照需要可用一味或几味。陶弘景《辅行决》谓仲景方"但以某药名之，亦推主为识之义耳"。《柳吉忱诊籍纂论》血痹门"黄芪桂枝五物汤证案"：患者谢某，男，51岁。头目眩晕，左侧上、下肢麻木，上肢尤甚，左胸膺闷，短气，自汗，晚眠，二便调。理化检查正常，血压130/90mmHg。舌质暗，苔白薄，脉沉缓，左寸弱。证属气血亏虚、筋骨失濡、心营不足、脉络不畅之血痹证。治宜益气荣脉、调和营卫、通络行痹。予黄芪桂枝五物汤化裁：桂枝12g，制白芍20g，当归15g，黄芪30g，鸡血藤30g，桑枝20g，片姜黄12g，怀牛膝15g，桃仁10g，红花10g，海桐皮20g，茜草10g，远志10g，柏子仁20g，茯苓15g，白术12g，炙甘草10g，生姜3片，大枣4枚，水煎服，用药16剂，诸症若失。《金匮要略·血痹虚劳病脉证并治》云："血痹阴阳俱微，寸口关上微，尺中小紧，外证身体不仁，如风痹状，黄芪桂枝五物汤主之。""阴阳俱微"，乃营卫气血不足之证，本案之病属此。"寸口关上微，尺中小紧"，乃阳气不足、阴血涩滞之证，本案之脉亦为营卫失和、气血不足之候。故公予黄芪桂枝五物治之，此即《灵枢·邪气脏腑病形》篇"阴阳形气俱不足""而调以甘药"之意。黄芪甘温，具生发之性，故能补气升阳生血。黄宫绣《本草求真》谓其"味甘性温""为补气诸药之最，是以有耆之称"；桂枝辛甘而温，《本草便读》称其"体用可通肢，由卫入营实腠理，辛甘能入血，温经可达络"。陶弘景《辅行决》谓仲景方"但以某药名之，亦推主为识之义耳"，故仲景以二药名其方，乃"推主为识之义"也。方中黄芪佐大枣，以固表和卫补中；桂枝伍生姜治卫升阳，佐白芍入荣理血，共成厥美。五物荣卫兼理、气血并补，则血痹可除、肢麻可解。师曰："公谓医者临证，'辨本草之功效，乃医学之根基，实致知之止境'。今观此案，公之处方用药，乃宗医圣张仲景撰方之要，但以某药'主为识之义'。"①

柳氏医派恪守《神农本草经》组方原则，经过长期的临证实践，总结出一系列常用对药（或称药对）、药组（或称药块、药队）。就用药而论，公临证喜用对药，并谓"对药"多系小方组成，例如：白术伍枳实，乃《金匮要略》之枳术汤，为健脾散结之伍；半夏伍生姜，为《金匮要略》之小半夏汤，以成蠲饮散结化痰之用。②常用者如下。

（1）升麻伍柴胡

升麻、柴胡二药皆轻清升散，故相辅而用。《沈氏尊生书》之柴胡升麻汤，《证治准绳》之柴胡石膏汤，《东医宝鉴》之柴胡枳壳汤，《脾胃论》之补中益气汤、补脾胃降阴火升阳汤、升阳散火汤，《寿世保元》之冲和养胃汤、泻火升阳汤、益胃升阳汤：均以升麻、柴胡对药组合，以升阳举陷、轻清散郁而建功。《儒医指掌》之升血汤（白术、当归尾、地榆、升麻、黄芩炭、柴胡、熟艾叶、白芍、荷叶、白茅根、棕炭、川芎），乃清代儒医孙恫为"一切失血证，如便血、痔漏、妇人血漏"而设方。吉忱公谓此方，或由《伤寒论》之四逆散，或由《太平惠民和剂局方》之逍遥散化裁而成。若治妇人崩漏者，可谓之由《金匮要略》之芎归胶艾汤加减而成。主以四物汤养血活血，阿胶养阴止血，艾叶温经暖宫，甘草调和诸药，清酒以行药力，故诸药合用，则阴血得补，瘀血得去，冲任得调，胞宫得安。吉忱公曰："辅以柴胡以疏肝解郁之用，寓《伤寒论》四逆散调和肝脾之意……而药用升麻，取其甘辛微寒，体质空松，微寒清热，轻浮升散，于是，以其轻清上升之性，升举脾胃清阳之气，而'漏下'之势得缓。"《柳吉忱诊籍纂论》崩漏门"升血汤证案"，用以治肝郁气结，气机逆乱，冲任失调，血海蓄溢失常，而致漏下之症。吉忱公曰："升血汤中之升麻、柴胡，乃'下者举之''木郁达之'之谓也，亦澄清本源之治。""而升阳举陷，益气养血法，乃有无求之，虚实责之，'必求于本'之谓也，亦补虚固本，

① 柳少逸. 柳吉忱诊籍纂论［M］. 北京：中国中医药出版社，2016：185 - 186.
② 柳少逸. 柳吉忱诊籍纂论［M］. 北京：中国中医药出版社，2016：158 - 159.

复旧之治。"①

（2）附子伍石决明

吉忱公创制治疗阳虚水泛之眩晕（高血压病）之加味真武汤，以《伤寒论》温阳利水之真武汤（茯苓、芍药、生姜、附子、白术）加石决明、生龙骨、生牡蛎、天麻、女贞子、墨旱莲、杜仲、槲寄生、枸杞子、桑寄生等而成，有温肾壮阳、养血益阴之功，用于水邪上犯清阳致头眩，或清阳不升、清窍失濡、髓海失荣而发眩晕者。其用药之要，是附子、石决明之伍。附子为回阳救逆、温阳行水之味，石决明为镇肝潜阳、解痉息风之品，一动一静，一温一寒，药性功效相殊。然二药并用，而有异途同归之妙。其要有二：其一肝旺于上，肾亏于下，肝肾不交，母子相离，以石决明潜降虚阳，使其从上达下。公谓"凡补阳之剂，无不能升者，正以阳主升之由也"，附子鼓动肾阳，蒸发肾火，使其从下济上，故二者得交，肝肾同归于平。其二附子能固肾中之阳，石决明能制肝木之刚，两者并用，乃"扶阳长阴"之义。而方加杜仲、槲寄生、枸杞子，以佐白芍柔肝息风之功，又佐石决明制肝木之刚之力。就"加味真武汤"用药之妙，吉忱公认为仍不出《神农本草经》"七情合和"之理，并引蔡陆仙《中国医药汇海》语解之："若夫方之与药，其功能又迥不相侔。盖药仅有个性之特长，而方则有合群之妙用，一也。药有益亦即有害，方则有利而无弊，二也。药则功力有限，治病之范围狭小，方则裁制随心，临证则应变无穷，三也。""不明方义，不足以尽药物治病之功能；不明剂制，不足以定方剂轻重之标准。"《柳吉忱诊籍纂论》眩晕门收录有"加味真武汤证案"②。《柳少逸医案选》眩晕门也收录"加味真武汤证案"③，病证相类，用药相同，可见得师祖之心法。

（3）茯苓伍白术

脾运失司，必聚湿生痰，故有"脾为生痰之源"之说。药用茯苓，以其药性甘淡而平，甘则能补，淡则能渗，既能补益心脾，又能利水行湿，此即"淡味涌泄为阳"之意；白术甘苦性温，甘温补中、苦可燥湿。故药用茯苓、白术，以其健脾之功、渗湿之效，而为妇科乳癖、癥瘕必用之药。乳癖多由肝郁脾虚，或肾虚致冲任失调而致。盖因肝、胃之经脉布乳房，故肝郁脾虚、痰湿内蕴、痰瘀互结而成乳癖，

① 柳少逸. 柳吉忱诊籍纂论［M］. 北京：中国中医药出版社，2016：287－290.
② 柳少逸. 柳吉忱诊籍纂论［M］. 北京：中国中医药出版社，2016：156－157.
③ 柳少逸. 柳少逸医案选［M］. 北京：中国中医药出版社，2015：101－102.

主以逍遥散易汤治之。《柳吉忱诊籍纂论》乳癖门计有4案，其中3案均用之，并于"逍遥散证案""逍遥四物汤证案"后予以详细解读。①

（4）三棱伍莪术

三棱、莪术为破血行气、消积止痛之品，大凡气血阻滞、有形坚积之证，两药均相伍而用。三棱味苦不香，入肝脾血分，能行血中之气，长于活血通经；而莪术苦辛温香，入肝脾气分，能行气中之血，偏于行气消积。此乃治血必先行气，气行则血必行之谓。故腹中包块、肝脾肿大及食积腹痛，两药同用，则疗效尤佳。《柳吉忱诊籍纂论》"健脾消痞汤证案"② 即以之为主药治疗癥瘕（肝硬化）。

（5）补骨脂伍核桃仁

补骨脂乃脾肾阳虚、下元亏损之要药，核桃为肺肾虚喘常用之药。李时珍谓"破补骨脂属火……能使心包之火与命门之火相通，故元阳坚固……胡桃属木，润燥养血……佐破补骨脂，有木火相生之妙"。故二药相伍，相辅相成，为大补肝肾、阴阳气血双补之药对。③

升麻伍柴胡、三棱伍莪术、茯苓伍白术为相辅相成，附子伍石决明为相反相成，皆可对疾病起到独特作用。笔者曾撰"药对论"④ 一文予以较为全面的总结。

10. 用药思想

《神农本草经》阐述了临床用药的基本指导思想，是长期临床经验的总结，言简而意赅，概括性强，实用价值高。

（1）药物治病取效的客观评价

其序言："凡欲治病，先察其源，先候病机。五脏未虚，六腑未竭，血脉未乱，精神未散，食药必活。若病已成，可得半愈。病势已过，命将难全。"这是首先告诫人们，有病必须早治；其次强调治病求本，抓住病机；再次指出疾病的痊愈，不能完全依赖药物的作用，主要是机体的防御机能和在药物干预下机体祛邪愈病的内在能力。柳氏医派正是在对单味药物的药证及多味药物组成方剂的方证的客观评价的基础上，萌发出临证"以方证立论"思想。

① 柳少逸. 柳吉忱诊籍纂论 [M]. 北京：中国中医药出版社，2016：295－302.
② 柳少逸. 柳吉忱诊籍纂论 [M]. 北京：中国中医药出版社，2016：135－137.
③ 柳少逸. 柳吉忱诊籍纂论 [M]. 北京：中国中医药出版社，2016：28－29.
④ 刘玉贤. 药对论 [J]. 中医药动态，1992，（3）：21－23.

（2）强调辨证施药

其曰"治寒以热药，治热以寒药，饮食不消以吐下药，鬼疰蛊毒以毒药，痈肿疮瘤以疮药，风湿以风湿药，各随其所宜""若毒药治病，先起如黍粟，病去即止。不去倍之，不去什之，取去为度"。这些论述，不仅突出了辨证施治用药的主旨，还提示在辨证施治用药的前提下，务必要辨别疾病的性质（寒、热）用药，辨别病因而审因论治（如"饮食不消""风湿"），辨别病情轻重并根据病情轻重而施以用药（如"鬼疰蛊毒"均为重危病证），还要辨别躯体病（如"痈肿疮疡""风湿症"）与内脏病（如"鬼疰蛊毒"）的差异而用药。前者用"疮药""风湿药"，后者用"毒药"。而应用毒药时，应先从小量试用，逐渐加量，中病即止，"取去为度"。这些论述，柳氏医派对之认识颇深，我们将在"以方证立论"临证体系中详加评说。

（3）重视服药时间与疗效的关系

《神农本草经·序录》曰："病在胸膈以上者，先食后服药；病在心腹以下者，先服药后食；病在四肢血脉者，宜空腹而在旦；病在骨髓者，宜饱满而在夜。"这里强调的是服药时间和方法与药物疗效之间的密切关系。

如上所述，《神农本草经》所录药物，至今为医家所常用，其品类之繁，功用之广，自非《伤寒杂病论》方所能限。当然，仲景的用药与《神农本草经》所论十分符合，《伤寒杂病论》共用药166种，其中将近90%皆载于《神农本草经》，非其中药物只有17种。陶弘景《本草经集注·序录》即云："张仲景一部，最为众方之祖，又悉依本草。"清代徐大椿《神农本草百种录》云："张仲景《金匮要略》及《伤寒论》中诸方……其用药之义，与《本经》吻合无间，审病施方，应验如响。"正是有了《本经》指规矩，又有仲景之示范，后世医家才循以应用，探索前进。

当然，由于受局限于当时社会发展和人们的认识水平，《神农本草经》中也杂有一些荒谬之说，如认为水银、雄黄等剧毒药"久服神仙不死"，这些错误认识，给后世曾造成了很大流弊，如魏晋南北朝时期风极一时的"五石散"服食风尚等。但书中所记述的丹砂"能化为汞"，水银"熔化还复为丹"等内容，却是汉代化学家实验结果的珍贵记录，亦为后世药物化学之肇端。

总之，成书于东汉时期的《神农本草经》一书，是对长期以来医家临床用药经验（包括道家的药物知识）所作的重要总结，它不仅为本草学的发展奠定了基础，并对后世医家的治疗用药有实际指导的作用。故后人将之列为四大经典之一而备受推崇。明代陈嘉谟《本草蒙筌》云："不观《尔雅》，无以达六经立言之奥旨；不读《本草》，无以发《素》《难》治病之玄机。"《余听鸿医案》云："药贵中病，不论贵贱，在善用之而已。古人之方，不欺后学，所难者，中病耳。如病药相合，断无不效验者。"明代倪士奇《两都医案·傅序》云："药者，钥也，投簧即开。"元·齐德之谓："夫药者，治病之物，盖流变在乎病，主治在乎药，制用在乎人，三者不可阙也。"以上均强调医者知药的重要性和用药的主观能动性。

《柳少逸医案选》面瘫门"柴胡牵正方证案"，在记述运用柴胡牵正方加味治愈外感风寒、枢机不利、寒凝筋脉所致面瘫（阳明经筋病）后，按语中详尽介绍应用该方之理，并用大段文字介绍临床应用柴胡之经验。在此全录以为临床参考之用，亦可见柳氏医派辨药之细、用药之准、识药之能。

柴胡为伞形科植物柴胡或狭叶柴胡的干燥根，分别习称北柴胡（黑柴胡、硬柴胡）及南柴胡（红柴胡、细柴胡、软柴胡）。南柴胡，虽冠名"南"字，其实南北皆产。华北称其为软柴胡，东北称其为秀柴胡，江苏称其为红柴胡，山东称其为麦苗柴胡。现代研究表明：柴胡中所含的柴胡皂苷有镇静、镇痛、镇咳、解热、抗炎、降胆固醇，还能促进肝细胞核的核糖核酸及蛋白质合成。软柴胡中之植物甾醇有升压作用，所含皂苷对肾小管有损害作用。故软柴胡用量过大，可致血压升高、恶心呕吐、水肿、少尿甚至无尿。此即"医者竟不知药，则药之是非真伪全然不问，医者与药不相谋，而药之误多矣"。故余从不用南柴胡，即使用北柴胡，若大剂量，或久用，多伍云茯苓、车前子，以防柴胡致肾毒害。另，柴胡有使毛细血管扩张及发汗功能，若剂量过大可使毛细血管破裂出血，或汗多亡阳虚脱，故临证又可与白及同用。至于其具体应用，小剂量 6~12g，中剂量 12~20g，大剂量谓 30g 以上。[①]

既谈柴胡之分南北，又以现代药理学说明南柴胡之副作用，更用大量事实说明临床应用北柴胡的药物用量及预防其副作用的纠治方法。可谓有理有据，有学有研，使人读之，则可形成深刻印象，临床效仿，自有楷模。

11. 十八反

用药有相反，其说始见于《神农本草经·序录》。《神农本草经》中载录相反者

---

① 柳少逸. 柳少逸医案选［M］. 北京：中国中医药出版社，2015：128.

18 种，此即十八反之源也。五代时韩保升《蜀本草》指出"相反者十八种"，当为"十八反"说的蓝本。迨至金代，张元素《珍珠囊补遗药性赋》将"十八反"和"十九畏"编成歌诀，广为流传，相沿至今。千百年来，父以传子，师以授徒，药房见有"反药"，则拒绝配药。若干有"反药"的良方被束之高阁。

但历代不少学者，正视现实，勇于实践，打破了律条，认为并不是绝对的配伍禁忌，余听鸿云"古人立方，每每有之"，李时珍认为"古方多有用相恶相反者。盖相须相使用同者，帝道也；相畏相杀同用者，王道也；相恶相反同用者，霸道也。有经有权，在用者识悟耳"。少逸先生尝考证文献，验于临床，认为某些药物的配伍禁忌，早已不符合实际情况。如曾就乌头反半夏一条，详细考述。

（1）文献之传承

附子与半夏的相伍应用，上限追溯到《金匮要略·腹满寒疝宿食病脉证治》篇的附子粳米汤，乃仲景为"腹中寒气，雷鸣切痛，胸胁逆满呕吐"而设方。方中用附子温肾阳，以治寒气之本，半夏降胃气以止呕吐，甘草、大枣、粳米缓中补虚，以扶助胃气，且缓解附子之毒性。《太平惠民和剂局方》中之十四味建中汤，用治劳损、形体羸瘦、短气嗜卧、头痛、胃痛、咳喘、吐痰、手足冷、夜卧汗多惊悸、小腹拘急、大便滑利、小便频数等症。附子伍半夏，功在温阳化饮、健中化痰矣。至于《伤寒论》之回阳救急汤，《千金要方》之大五饮丸及半夏汤、附子五积散，《圣济总录》之大半夏丸，《证治准绳》之小半夏汤，《张氏医通》之附子散，《河间六书》之大百劳丸：皆寓此意也。

川乌与半夏相伍，《金匮要略·腹满寒疝宿食病》之赤丸（茯苓、细辛、乌头、半夏），乌头与半夏同用。《千金要方》有青州白丸子，主治小儿惊风、呕吐痰涎的记载，功于祛风散寒、化痰镇惊。此外，尚有《千金要方》卷七之风缓汤，《太平惠民和剂局方》之润体丸、乌犀丸二方，李东垣中满分消饮，《普济本事方》之定风饼子，《类证治裁》之冷哮丸等方剂的临床应用。

草乌与半夏相伍，文献亦有记载。例如：刘完素用玉粉丸治疗痰结咽喉不利、语言不出；用半夏散治少阴口疮。河北新医大学第三医院中西结合治疗破伤风15例，所用中药就有川乌、草乌与半夏。临床报道用青州白丸子改为散剂治疗破伤风亦疗效满意。

（2）乌头（或附子）伍半夏的临床应用

《素问·五常政大论》曰："病有久新，方有大小，有毒无毒，固宜常制矣。"

《素问·至真要大论》又曰："有毒无毒，所治为主，适大小为制也。"由此可见，但能破积愈疾，解急脱死，则为良方。非必以先毒为是，后毒为非，无毒为非，有毒为是，必量病之轻重大小而制其方。先生于前人经验，潜心研究，临床中乌头（或附子）伍半夏而愈顽疾，见效尤捷，故体验尤深。临床验证 210 例，其中男 98 例，女 112 例，郁证 6 例，喘咳 41 例，胸痹 7 例，痰饮 38 例，胃脘痛 14 例，水肿 6 例，均疗效满意，且无不良反应。故总结成"乌头反半夏的再认识"一文，内中列典型案例 4 则，今摘"痹证案"以例之。

张某，女，36 岁，农民，1985 年 3 月 26 日初诊。

双腕关节肿胀冷痛数年，加重月余。近几年来，患者常感双腕关节痛、肿胀，每于阴雨天则甚，屡服中西药鲜效。1 个月前，因劳累尤甚，双腕关节活动障碍，局部肿胀，按有波动感，舌淡胖，苔薄白，脉沉缓。

辨证：寒湿凝聚，痹阻不通。

治法：散寒除湿，温经通络。

方药：《伤寒论》甘草附子汤化裁。

甘草 10g，附子 12g，白术 15g，桂枝 12g，半夏 10g，生姜 3 片，大枣 4 枚。水煎服，每日一剂，分两次服。

上药服 3 剂，药后疼痛大减，但肿胀犹存，故上方加重附子、半夏用量，依方连进 9 剂，肿、痛、冷感均消，活动自如，患者大悦。此数载之疾，屡药不效，仅十余剂中药即诸症荡然，可谓显效。①

该文为少逸先生 1985 年撰就，曾参加全国性学术会议，并刊于《中医药导报》2000 年 12 期。先生临床上应用颇多，并于其后的著作和论文中一再强调。如在"论三焦辨证与水肿病的证治"一文中，论治"下焦主出与肾主水液"时言："若肾气虚极，中阳衰败，浊阴不降，而见神倦欲睡，恶心呕吐，甚则口有尿味者，宜温阳化气、解毒降浊，予以《伤寒论》附子泻心汤（附子、黄连、黄芩、大黄）合《金匮要略》小半夏加茯苓汤化裁。方中附子与半夏相伍，功在温阳化饮，建中化痰，不存在'乌头反半夏'的用药禁忌。"②

---

① 柳少逸. 柳少逸医论医话选·乌头反半夏的再认识 [M]. 北京：中国中医药出版社，2015：436 – 442.

② 柳少逸. 柳少逸医论医话选 [M]. 北京：中国中医药出版社，2015：152.

先生之所以如此大胆应用，盖得吉忱公之心传。吉忱公临床上就不乏二者合用之效案，如：《柳吉忱诊籍纂论》咳嗽门"芪附六君子汤证案"，案中用药，有附子、半夏之伍，读者或有"乌头反半夏"之质疑。鉴于现代研究表明，乌头与半夏配伍给药，动物实验无中毒反应。且二药相伍，不绝于历代文献。如《金匮要略》之附子粳米汤，《太平惠民和剂局方》之十四味健中汤，《千金要方》之大五皮饮及半夏汤，《圣济总录》之大半夏丸，《证治准绳》之小半夏丸等。①

12. 药物代用品

自古以来，历代医家就因各种原因，开展中药代用品研究，并探索不辍，逐渐形成了一些成熟意见。正如南齐·褚澄《褚氏遗书·除疾》所云："世无难治之病，有不善治之医；药无难代之品，有不善代之人。"

（1）名贵药材

名贵动物类中药，因其药源少且价格昂贵，历来十分紧缺，给中医临床用药带来了诸多不便，故探求、研究其代用品，自古有兹，且越来越引起重视，并取得了一定的成绩。尤其是《野生动物保护法》的贯彻实施，有些中药资源匮乏，特别是部分动物药已经无法再用，为保证治疗作用，亟须使用代用品。我国民间医生早已形成"以形代形、牙代牙、骨代骨、角代角……"的传统惯例。20世纪70年代，用水牛角、黄牛角代替犀角，豹骨、狗骨代替虎骨，黄羊、山羊、绵羊、鹅喉羚羊角等代替羚羊角，人工合成麝香、人工牛黄、人造朱砂、机制冰片等，颇有成效。

植物类药物也有不少。如用刺五加作为人参的代用品、三颗针代用黄连、夏天无代用延胡索、水菖蒲代用石菖蒲等。

柳氏医派也关注药物代用品的研究，并在临床上加以实践。例如：穿山甲为脊椎动物鲮鲤科食蚁兽的鳞甲，味咸，性微寒，《本草便读》谓其"入肝胃二经血分""行经络，能直达病所，故治一切痈疽未溃者，皆可解散；有脓者，能使速溃。其所以治乳证者，以其能入胃经乳房也"。故为乳痈必用之药。《柳吉忱诊籍纂论》乳痈门"瓜蒌瓜络汤证案"，治疗哺乳期乳房被挤压，致乳络阻滞，不通则痛，继而肝胃蕴热，而发乳痈（乳腺炎）者，应用自拟瓜蒌瓜络汤内服外敷（瓜蒌30g，丝瓜络10g，青皮10g，乳香3g，没药3g，蒲公英30g，牛蒡子10g，金银花30g，炮穿山甲3g，橘叶6g，薄荷2g，甘草3g。水煎服。药渣布包热敷患处）以疏肝清胃、通络散

---

① 柳少逸. 柳吉忱诊籍纂论 [M]. 北京：中国中医药出版社，2016：25.

结、解毒消痈，仅用 8 剂乳房肿痛消失，病臻痊愈。方中应用炮穿山甲 10g，其作用即得以充分发挥。然因过量捕杀，几近灭绝。而今临床须用穿山甲者，可以皂角刺代之。盖因皂角刺以辛散之性，而具托毒排脓、活血消痈之功，而适用于痈疽疮毒之疾。①

惊风门"琥珀定志丸证案"，用《沈氏尊生书》琥珀定志丸合磁朱丸易汤化裁治疗禀赋不足、脾阳不振、土虚木亢之慢惊风的 4 岁患儿。方中琥珀镇静安神，止搐定痫；茯神、茯苓与琥珀同为松之余气所结，均适用于惊悸搐搦之症；然茯苓、茯神入气，偏补而益气健脾；琥珀入血，偏泻而通络解痉；三药共为主药。辅以党参以健脾益气；朱砂、石菖蒲、远志助琥珀以宁心神；胆南星佐茯苓以豁痰开窍。故诸药合用，以成温运脾阳、扶土抑木、定搐止惊之效。药加磁石，伍朱砂，乃《千金要方》之"磁朱丸"，乃重镇安神之伍。方加鹿茸、羚羊、犀角、全蝎、蝉蜕、牛黄诸药，以成益肾荣督、平肝息风、止搐止痉之功。故守方治疗，收效于预期。因羚羊、犀牛属珍稀动物，严禁捕杀，今用可以山羊角、水牛角代之。②

吉忱公宗《外科全生集》阳和解凝膏意化裁，佐以补肝散（夏枯草、香附）、生穿山甲、生地黄、血竭、象皮、铅粉，创制乳癖消解膏，具疏肝解郁、温阳化痰之功，用治因肝郁痰凝、冲任失调而成乳癖（乳腺增生病），疗效甚佳。其中象皮作用甚好，然因大象禁猎杀，今可以黄明胶（牛皮熬化而成），或阿胶代之。③

（2）毒性和烈性药物

铅丹：柴胡加龙骨牡蛎汤，由小柴胡汤去甘草加龙骨、牡蛎、茯苓、桂枝、大黄、铅丹组成，吉忱公谓铅丹不宜内服，多以磁石或铁落代之。《柳吉忱诊籍纂论》瘿瘤门、脏躁门"柴胡加龙牡汤证案"，前者用铅丹以重镇安神、宁心安神、软坚散结，故以朱砂代之④；后者用铅丹镇心安神，以息躁狂，则以磁石代之⑤。

枳实：性微寒，味苦、辛、酸；归脾经、胃经；有破气消积、化痰散痞之功。枳实为未成熟果实，形小皮厚，心实而气寒，性急善于达，能破中焦之气，气结在胸以下者用之，尤多用于肠胃，为破气药；枳壳为已成熟之果实，形大而薄，中虚而气散，其性也缓，常用于治高位气滞，可破上焦之气，多用于治胃、胸中气滞，

① 柳少逸. 柳吉忱诊籍纂论［M］. 北京：中国中医药出版社，2016：302 – 303.
② 柳少逸. 柳吉忱诊籍纂论［M］. 北京：中国中医药出版社，2016：338 – 340.
③ 柳少逸. 柳吉忱诊籍纂论［M］. 北京：中国中医药出版社，2016：301 – 302.
④ 柳少逸. 柳吉忱诊籍纂论［M］. 北京：中国中医药出版社，2016：230 – 232.
⑤ 柳少逸. 柳吉忱诊籍纂论［M］. 北京：中国中医药出版社，2016：276 – 278.

为理气药。《本草衍义》云："枳实、枳壳，一物也。小则其性酷速，大则其性和而缓。枳实利胸膈，枳壳利肠胃。然张仲景治胸痹、痞满，以枳实为要药；诸方治下血痔痢大便秘寒、里急后重，又以枳壳为通用，则枳实不独治下，而枳壳不独治高也。"临床上，气在胸中用枳壳，气在胸下用枳实；体质虚者用枳壳，体质壮者用枳实；消食破滞用枳实，行气宽中用枳壳。因枳实行气峻烈，对身体虚弱尤其是脾胃虚弱者，常以枳壳代之。《柳吉忱诊籍纂论》肺胀门"四君枳壳桂枝汤证案"，以自拟四君枳壳桂枝汤治疗证属心阳衰竭，肺气不宣，气血失运，浮阳上越之肺胀（肺心病）[①]；乳癖门"逍遥散证案"，治疗证属肝郁气滞，脾失健运，痰湿内蕴，痰气互结，气血凝滞之乳癖（乳腺增生症），师以逍遥散易汤化裁以疏肝解郁、活血通脉、化痰散结[②]，四君枳壳桂枝汤乃《金匮要略》桂枝生姜枳实汤加味、逍遥散由《伤寒论》之四逆散加味而成。两案均用枳实以理气导滞，因二者均为中年女性，体质素弱，故皆易枳壳。

铅丹有大毒，除非必不可少，皆以无毒或毒性较小的药物代之；枳实为烈性药，可据病情和患者身体状况而选用，体弱者可用枳壳代之。二者之选用代用品，亦有其区别。

（3）用药习惯和药物来源

《伤寒论·辨阳明病脉证并治》曰："伤寒瘀热在里，身必黄，麻黄连轺赤小豆汤主之。"（262）仲景自注云"连翘根是"，而金·成注本作"连翘根也"。《千金要方·伤寒》引作"麻黄连翘赤小豆汤"，方中用连翘。后世伤寒注家及医家亦多有认为"连轺"即"连翘"者。《神农本草经》下品载有连翘，中品载有翘根，二者性味、功效、采撷时令、炮制均不相同，说明古时连翘、翘根并非一物。宋代寇宗奭《本草衍义》中详细记载了连翘的产地信息、形状和功效等，这里连翘指的是木犀科植物连翘的果实，以治心经客热最胜，尤宜小儿。此后，就把木犀科植物连翘的果实当作中药连翘的正品使用。《柳吉忱诊籍纂论》水肿门"麻黄连轺赤小豆汤证案"，考证认为"连轺为木犀科落叶灌木连翘的根皮，今用其果壳连翘代之，功于清热解毒，以清散上焦之郁火"[③]。

《柳少逸医案选》通风门"《杨氏家传方》健步丸证案"，用健步丸加减治疗痰

---

① 柳少逸. 柳吉忱诊籍纂论［M］. 北京：中国中医药出版社，2016：66 – 68.
② 柳少逸. 柳吉忱诊籍纂论［M］. 北京：中国中医药出版社，2016：276 – 278.
③ 柳少逸. 柳吉忱诊籍纂论［M］. 北京：中国中医药出版社，2016：242 – 243.

湿阻络、痹阻关节所致痛风（血尿酸 583μmol/L），原方中有"石南叶"。石南叶、石南藤，为胡椒科植物石南藤的茎叶或全株入药。其苦平，入肝、肾经，有祛风、通络、益肾之功，《药性论》称其有除热、添肾气、逐诸风之效，故任为主药。石南叶、石南藤为冷僻药，因其含海风藤酮，饮片又与海风藤相似，故临证可以祛风湿、通经络，主治风湿痹痛之海风藤代之。① 消渴门"柴胡去半夏加瓜蒌根汤证案"，患者证属枢机不利、气化失司、郁热伤津所致消渴（糖尿病），症见时烦躁、五心烦热、口干咽燥、便秘，饮水每日约 5 暖瓶。先生认为原方中人参甘温，与患者之证不利，故代之以西洋参，以增其清热滋阴、生津止渴之效。②

辨本草者，乃医之始基也，实致知之止境也。吉忱公尝云："栖霞地处'胶东屋脊'，境内群山盘桓巅连，沟壑跌宕纵横，中草药资源丰富，大可广采而用之。大凡病人，请医买药，花销较多，甚至债台高筑，人财两空。因此，历代名医皆强调'医者仁心'，凡患者能采到的中草药，应尽量让其自备，减少开销。"少逸先生自幼就对中草药感兴趣，在 60 多年后，仍情真意切地回忆道："但余更喜闻中草药带有苦味的幽香，爱听那节奏明快的捣药声，爱读那中药柜上的药名，恍若走进一个植物和动物的大千世界。故当余从医后则走遍了山东的山山水水，采集药用植物标本，考究其功效主治，致力于地方中草药的临床应用研究。一生遵清·赵学敏之训：'一曰贱，药物不贵也；二曰验，以下咽即能去病也；三曰便，山林僻邑即有。能守三字之要者，便是此中之杰出者矣。'"③ 柳氏医派尝主持召开山东省地方中草药研讨会和山东省海洋药物研讨会，对地方中草药进行挖掘研究。

及至从师牟永昌公，永昌公以"济世之道，莫大于医；祛疾之功，莫先于药。医乃九流魁首，药为百草根苗，丸散未修，药性当先识"之古训为习医之要，又以明·缪希雍《本草经疏》语告云："凡为医师当先识药，药之所产，方隅不同，则精粗顿异；收采不时，则力用全乖。"继之以清·蔡陆仙之语训之："夫卖药者不知医，犹之可也；乃行医者竟不知药，则药之是非真伪，全然不问，医者与药不相谋，方即不误，而药之误多矣。"故永昌公先安排先生到中药房司药 3 个月，然后随师侍诊，公之用心远也，良苦也！从而使先生认识到：学医不但要精通医理、药理，而且要有生药学、炮制学、鉴定学、制剂学等中医药学的多学科的知识。其后先生亦

---

① 柳少逸. 柳少逸医案选 [M]. 北京：中国中医药出版社，2015：160－162.
② 柳少逸. 柳少逸医案选 [M]. 北京：中国中医药出版社，2015：163－164.
③ 张奇文，柳光逸，郑其国. 名老中医之路续编·第二辑 [M]. 北京：中国中医药出版社，2010：394.

关注中药的研究，从而有"乌头反半夏的再认识"及"重剂附子在类风湿病中应用"的研究。20世纪90年代末，当"木通、防己可致肾毒害"话题被国内外医学界炒得沸沸扬扬时，先生在山东省中医肾病学术研讨会上，有"木通、防己在肾病中的应用——兼论关木通、广防己致肾毒害的防治"的学术讲座。文中以木通、防己及其复方在肾病中应用的体会为切入点，对马兜铃属植物关木通、广防己在临床应用时引起肾毒害及其如何防治等问题，进行阐述；并对木通、防己药物基原及其功效进行介绍，指出木通科植物木通当为正品木通使用，防己科植物粉防己、木防己均无肾毒害。

永昌公在其家学的基础上，又让先生熟读历代本草、方书及医籍，并告云："读仲景书，要用《神农本草经》来解；读《千金方》《外台秘要》，要参《唐本草》；学《太平惠民和剂局方》，要参读《类证本草》；读明清两代方书医籍，要用《本草纲目》及明清本草参之。"即读医书应与同时代的药物学知识互为参照，方不失其真，不为所误。这种观点从《伤寒论》和《神农本草经》药物的对照解读中更见其意义。如陶弘景云："唯仲景一部最为众方之祖，又悉依《本草》。"清·周岩自序《本草思辨录》云"读仲圣书而不先辨本草，犹航断港绝潢而望至于海也。夫辨本草者，医学之始基。"又云："人知辨证之难，甚于辨药；孰知方之不效，由于不识证者半，由于不识药者亦半。证识矣而药不当，非特不效，抑且贻害。"

四、柳氏医派"三必"铸"明医"

《礼记·曲礼》云："医不三世，不服其药。"唐·孔颖达《礼记正义》注云："三世者，一曰《黄帝针灸》；二曰《神农本草》；三曰《素女脉决》。"《黄帝内经素问》古称《素女脉决》，《灵枢经》古称《黄帝针经》《针经》。明·宋濂尝云："古之医师，必通三世之书，所谓三世者，一曰《针灸》，二曰《神农本草》，三曰《素女脉决》。《脉决》所以察证，《本草》所以辨药，《针灸》所以祛疾，非是三者不可以言医。"《黄帝内经》之所以流传至今，说明了其乃医理之总汇，临证之极则，此不废江河万古流也。故元·罗天益有"凡学医之道，不看《内经》，不求病源，妄意病证，又执其方，此皆背本趋末之务"之论。由于《黄帝内经》的成编，确立了中医学的理论体系，为中国数千年来的医学发展奠定了坚实的理论基础，故后世有"医家之宗"之誉。经过数千年的大浪淘沙，经典著作传承不辍，历久弥新。经典著作是中医学之根本，是必须精读熟读之书。如朱震亨自序《格至余论》云："医之为书，非《素问》无以立论，非《本草》无以主方。"熟读《黄帝内经》增人智慧，于病理可左右逢源；熟读《神农本草经》则方由我出，不受古方局限；熟读《伤寒论》《金匮要略》则辨证论治有法可循。此即李士材所云"熟读而精灵自启，思深而神鬼可通"。故广义的"三世之医"，是"必通三世之书"之医，即具有《黄帝内经素问》《灵枢经》《神农本草经》等深厚的文化底蕴和丰富的理论素养的医生，同时经验丰富，临证知常达变、圆机活法。

清·陈修园《时方歌括·序》云："医者三：贯通《灵》《素》及仲景诸经之旨，药到病瘳，曰名医；讲究唐宋以后方书，按症施治，功多过少，曰时医；剽掠前医，套袭模棱，以文其过，迎合而得其名，曰市医。"此处的"名医"，当为"明医"，此即陈宗锜《医学探源》"汝辈当为'明医'，精通医理，勿尚'名医'"之谓。由此可知，世医的医学知识结构，在中医临床中的重要作用。

《老子》曰"知人者智，自知者明"，"明"乃明白通晓之谓；"四书"之首的《大学》，第一章开宗明义，即云"大学之道，在明明德……"指的是自明、内明学问的准则；汉·司马相如《谏猎书》释"明"云"明者，远见于未萌"，指"上工治未病"的高水平医生。"明医"应该是把握宇宙大道、了然时代大势、明白人生真谛、通晓中医理论，在实践中又能熟练运用、临床经验丰富、医术高超者，当"明志、明德、明理、明术、明法、明业"。可以这样说，每一个"明医"，皆恒守仁心，具有过硬的治病本领，又施仁术，必然会有很好的疗效，必定是治病救人的高手，必然会得到百姓的衷心拥护而知其名，由此而成"名医"。

"名"者，"人之名姓"也。这只是一个符号而已，少时乃长辈随意授之，没有多少实际意义。但随着年龄的增长、阅历的丰富、成就的不同，"名"被赋予了不同的、具体的含义。特别是随着地位的升高，"名"就有了价值。当今所提倡的名院、名科、名医之"名"，应该是品牌的意思，"名"的背后必定有非常丰富的内涵，而不是虚有其名。

柳氏医派推崇"明医"，而不尚"名医"，砥砺践行陈宗锜《医学探源》"汝辈当为'明医'，精通医理，勿尚'名医'"之告诫，与当今盛行"弘文化，读经典，跟名师，做临床"之习医正途不谋而合。"理必《内经》，法必仲景，药必《本经》"者，正是"读经典"之践行也。少逸先生五秩时曾作句自勉："人生之至重，惟命，慎思之，当为明医；医理之极微，务精，博学之，不尚名医。"

对古典的最好继承，就是著文诠释；对传统的最好发展，在于临床实践验证，而又著文立说。在全面推行"三必"法则道路上，柳氏医派对《黄帝内经》《伤寒论》和《神农本草经》均进行了深入的探索，并形成了一系列著作。

《黄帝内经》研究：有吉忱公的《黄帝内经讲稿》、少逸先生的"《黄帝内经》三论"（《〈内经〉中的古中医学——中国象数医学概论》《经络腧穴原始》和《五运六气三十二讲》）及《〈黄帝内经〉针法针方讲记》《医经学派推拿术讲稿》《〈扁鹊心书〉灸法讲解》等书籍，笔者"《重广补注黄帝内经素问》底本考""《素问·上古天真论》中的养生思想""《黄帝内经》梦证探赜"等一系列论文。

《伤寒杂病论》研究：有吉忱公的《伤寒论讲稿》、少逸先生的《伤寒方证便览》《金匮要略讲稿》《柴胡汤类方及其应用》及《少阳之宗》等专著，而各医案著作中"为其临床治验之体会……为彰显'读仲景之书，察其理，辨后世之方而明其用'，所选之医案，多系其运用仲景方及其类方治今病之验案，而应用'时方'之验案多不入选，示人'以古方为规矩，合今病之变通'"①。

《神农本草经》研究：吉忱公有《神农本草经讲稿》，少逸先生伉俪补注《本草经常用药类编》（待版）和《柳氏抗癌用药式与药性解三十三讲》等。笔者关于总结药对、双向调节作用和柳氏医派胆石症、糖尿病及痹证的用药规律等系列论文。

"无岐黄而根柢不植，无仲景而法方不应，无诸名家而千病万端药证不备""理必《内经》，法必仲景，药必《本经》"，是柳氏医学流派一种鲜明的临床思维方法，非是"厚古薄今"，昭示的是柳氏一脉植根于中国传统文化，也是崇尚经典的又一体现。

今举《柳少逸医案选》胸痹门"桂枝汤加味证案"为例来说明柳氏医派"三必"思想的应用。

姜某，男，23岁。1973年10月23日初诊。

去年冬天感冒风寒，愈后则感胸闷、心悸气短，动则自汗，劳作后则剧。心电图示窦性心动过缓，心率46次/分。延余诊治。查体：面色少华，神疲乏力，懒气少语，纳食不馨，舌体胖，质淡红，苔薄白，脉迟缓。

辨证：化源不足、营卫失和、元气失充、心脉失濡发为胸痹（窦性心动过缓）。

---

① 蔡剑前. 柳少逸医论医话选·序. 柳少逸医论医话选［M］. 北京：中国中医药出版社，2015：1－3.

治则：调和营卫，益气通脉。

方药：桂枝汤加味。

桂枝 12g，白芍 12g，炙甘草 10g，制附子 10g（先煎），黄芪 15g，黄精 12g，人参 10g，丹参 20g，川芎 6g，鹿角片 10g，生姜 3 片，大枣 3 枚，水煎服。

5 剂后，病证大减，继服 10 剂，诸症若失，心率 60 次/分左右。上方减附子、川芎，加当归 10g，肉桂 6g。又 10 剂，患者欣然相告，诸症悉除，神充体健，心律复常。

按语：本案处方实是经方头、时方尾之用，即桂枝汤合参芪汤、芪附汤、丹参饮组成。桂枝汤被誉为《伤寒论》第一方，除治太阳中风发热汗出证外，尚可加减治疗诸多杂病。现代研究表明，桂枝汤具有改善心血管功能、增强血液循环的作用，故可用于窦性心动过缓。《素问·痹论》云："心痹者，脉不通。"（按：此乃"理必《内经》"之谓。）故主以桂枝汤和营卫、荣气血而收功。（按：此乃"法必仲景"之桂枝汤方证。）方中桂枝辛甘而温，以其辛温通脉入心走血分，甘温又能助心阳，与甘草同用，乃辛甘化阳之伍，名桂枝甘草汤，振奋阳气，则脉行有力；芍药甘草汤酸甘化阴；姜枣二药具酸、甘、辛之味，故具和营卫、补气血之功。（按：此讲药物的性味功效，乃"药必《本经》"之谓。）诸药合用，脉通而心痹得愈。佐以黄芪、黄精、人参大补元气，丹参、川芎养血通脉，鹿角益元补血，附子能温一身之阳，伍人参乃《正体类要》之名参附汤，有回阳救逆之功。诸药合用，则肾元充、心阳温、心血足，而心律正常。二诊时，去芎加归，合黄芪寓当归补血汤意，而补心血；去附子加肉桂，佐桂枝甘草汤，以助君火、相火，而心气得充。故药性和合，脉复如常，病臻痊愈。余临证立"二桂甘草方"（桂枝 6g，肉桂 3g，炙甘草 6g，当归 6g，五味子 6g，黄芪 10g），用治心动过缓而胸闷不甚者，或低血压而眩晕不剧者，以其药性和合，"水滴石穿"之久力，而收卓功。①

---

① 柳少逸. 柳少逸医案选 ［M］. 北京：中国中医药出版社，2015：36－37.

第三章

柳氏医派的学术特色

一个流派能够得以形成，并保持长久的客观存在和不断地发展演化，必须有鲜明靓丽的学术特色。学术特色是一个流派活的灵魂，也是一个流派的标识和名片。这些学术特色，有的早在学派创立之初，就已经在创始人的意识或潜意识中有清晰或模糊的存在，并在此后的临证和研究中，有针对性地逐渐强化和明晰，矢志不渝，持之以恒，为之矻矻追求、奋斗不息，直至特色确立，并努力使之彰显。吉忱公师承名医，学贯古今，理论研究秉持"三必"有源（理必《内经》、法必仲景、药必《本经》）理念，为医坚守"三知"立身（知方药、知针灸、知推拿）基础，临证创新"以方证立论"，澄心用意，穷幽造微。其于天津尉稼谦国医班、上海恽铁樵国医班系统学习，受恽氏、施氏中西汇通派南北两大家的深刻影响，临证参西不悖中，师古不泥古，临床运用辨病与辨证论治，中西医有机结合，治疗多种疑难杂病均有成熟的经验。《墨子·修身》云："志不强者智不达。"柳氏医派传承人尤其是少逸先生伉俪则传庚接续、持而不息、守正创新，使特色蔚为大观，并随着研究的深入和临证经验的丰富，不断创新，提炼升华。在近百年的发展历程中，柳氏医学流派勤于积累，善于思考，继承不泥古，创新不离宗，逐渐形成了"天人相应，崇尚经典，内外并治，针药兼施"四大学术特色，成为柳氏医派立派之依据，传承之核心，传播之标签，交流之名片，前进之旗帜，发展之根基。不仅为业内同行所认同和肯定，而且获得广大患者的接受和好评。

第一节　天人合一

中医学是一门探讨和研究人体之"道"与防病治病的医学，但又特别强调对天地之"道"的认识和把握，其意为通过对天地之"道"的认知来实现对人体之"道"的认识，从而达到指导防病治病之"术"的一门科学。中医学就是建立在"天人合一"的认识论观念的基础之上的，正如清代高士宗所云："人虽本天地所生，而统归于天道。"天人关系论是中国哲学包括《黄帝内经》哲学天人学说的核心，先秦哲学家提出了"天人合一""天人相分"和"天人相胜"等观点，中医学主张"天人合一"论。"天人合一"的认识观是中医学认识观的基础，历代医家就是在"天人合一"认识观的指导下，将中国古代的一些重要的自然哲学观如元气论、阴阳理论、五行学说等渗透到医学领域中来，逐步演变成中医学的基本理论，从而促进了中医学理论的产生和发展。"天人合一"的认识观在中医学的产生和发展中发挥着至关重要的作用，故《灵枢·经水》曰："此人之所以参天地而应阴阳也，不可不察。"清·黄元御《四圣心源》开篇就强调："天人一也，未识天道，焉知人理！"

中国人最基本的思维方式，具体表现在天与人的关系上。"天人合一"的认识论认为人与天不是处在一种主体与对象的关系，而是处在一种部分与整体、扭曲与原貌或为学之初与最高境界的关系之中。天人合一观是中国古代天人关系学说中影响最为深远的哲学思想，它浸透在中国人的骨髓中，深深地根植于心灵深处，影响着中国人的思想行为和认知方式。张岱年先生认为"中国哲学中所谓天人合一，有二意谓：一天人本来合一，二天人应归合一"。"天人合一"思想中，先贤运用气、阴阳、五行、八卦、精气等哲学思想，论述了天体演化、生命起源、人体生长发育以及病证发生发展规律，构成了中医识病、治病、防病的独特理论体系，创立了法天则地、从容人事、治中求和的医学思想，其中包含着朴素的唯物观、整体观、联系观、运动观和发展观。以《黄帝内经》为代表的传统中医学，把"天人合一"思想中的天人关系理解成人与自然的关系，认为人与自然界是一个有机统一的整体，人体的生命活动与自然界息息相关、不可分割，《黄帝内经》也因此奠定了传统中医理论的科学基础，其内涵体现了宇宙自然的宏观与人体生命现象的微观之间的和谐统一。

一、天人同源

中国古代哲学认为，世界不是凭空产生的，是有本原的。而这个本原当是无形无质的，凡有形有质者皆不能成为本原，而只能是本原演变过程中某一阶段的产物。人与天地万物有共同的本原，共同起源天地之间这种原始的、混沌的本原物质，这就是中医学生命本体论。对这种人与天地万物共同起源的原始的、混沌的本原物质，古代先民进行了长期的、艰苦的探索，经历了从"道"到"元气"的探索认识过程。最早系统研究天地演化的老子认为天地万物起源于"道","道"是一种先天地而生的无名无状、恍恍惚惚、充斥于整个宇宙空间而不可见的混沌之物，认为"道生一，一生二，二生三，三生万物"（《道德经·四十二章》），天地万物都是由"道"生成演化而成的。《庄子》继承和发展了《老子》的观点，认为气是"道"产生的一种极精微的物质，又认识到气是人与天地万物共同的物质基础，《庄子·知北游》即云"通天下一气耳"，"人之生，气之聚也。聚则为生，散则为死"。在气的概念形成的过程中，先秦诸子先后抽象出冲气、天地之气、阴阳之气、浩然之气等不同的概念，用以说明人与自然万物的形成过程以及人与自然万物之间密切的联系。至两汉时期，最终被"元气说"所同化，发展成为"元气一元论"，认为"元气"是构成宇宙万物的本原。如董仲舒《春秋繁露》中认为，"元者，始也""元者，万物之本"，它产生于"天地之前"，并在天地产生之后依然发挥着作用。王充《论衡》认为元气自然存在，产生天地万物和人的道德精神，其《自然》篇云："天地合气，万物自生。"实际上，无论将人与天地万物的本原称之为道、气、冲气、天地之气，还是元气，并没有什么实质上的不同，都可以看成是古人建立起来的关于宇宙万物生成演化的"模型"，都在强调人与天地万物共同起源于充塞于天地之间的某种原始的、混沌的本原物质，正如《素问·四气调神大论》所云："天地俱生，万物俱荣""万物不失，生命不竭"，属于中国数术学"道论"范畴。当然，正由于取向的不同，而出现气一元论和神一元论的差别，以及由此而产生的唯物主义、唯心主义的一元论和神气二元论等[①]，不在本书讨论范围内。在此，我们采用柳氏医派一直坚守的气一元论的唯物主义观点，并展开各种讨论。

（一）人与天地同源于元气

宇宙万物都是由同一种本原物质——元气分化而成，元气是宇宙万物生成的总的源头，是构成物质的最基本单位，是宇宙的本原、本质和本体。在综合古代各家学说的基础上，柳氏医派认为，元气实际上是在宇宙未开化之前本身就存在着的一种阴阳未分的混沌之气，即"无极"，也就是老子所说的"无"。但此"无"并非什么也没有，而是已蕴含气、神在内的一种不为人类单纯通过感知系统就能获知的物质存在形式，也就是宇宙未开化之前的状态，其内部存在阴、阳二气未形成以前的

---

① 刘玉贤.《周易》与中医学生命本体论//柳少逸，蔡锡英. 中国象数医学研究荟萃 [M]. 烟台：山海书社，1993：55 – 62.

基因。正由于"道",或曰"无",或曰"无极",本身就存在阴、阳二气的胚基,当此胚基自我运化到相适应的时空状态后,特别是在外界特殊或是长期的激发下,由此而发生飞跃式变化,即"道生气""无极而太极"。从宇宙观而言,"无极而太极"即从无宇宙而产生宇宙;从人体而言,是从胎儿娩出而为新生儿。由此形成大宇宙、小宇宙的对照,而成为柳氏医派最为重要的说理工具。若从宇宙观而言,由于元气内部的运动而分化形成阴、阳二气,阴、阳二气相互作用,阳化气,阳气清轻,升而化散为无形的虚空(气);阴成形,阴气浊重,降而凝聚成有形的形质。有形的形质构成宇宙中一个个具体的物体,无形的虚空(气)则充满、弥漫于整个宇宙空间,有形的形质与无形的虚空之间紧密联系成一个有机整体,并通过气的集合与分散作用不断地产生着彼此之间的相互转化。有形的形质(物体)并不是一个个相互孤立的个体,而是通过无形的虚空(气)"充一切虚,贯一切实"的作用而感应、振荡,整个宇宙因而实际上就是一个统一的、有机的整体,这就是中国古代以元气学说为代表的宇宙起源学说为我们勾勒出来的整个宇宙生成的图景。人的生成,也是由宇宙万物的本原物质——元气,分化而成的,此即《素问·宝命全形论》所谓"夫人生于地,悬命于天,天地合气,命之曰人""人以天地之气生,四时之法成"。《灵枢·本神》所云:"天之在我者德也,地之在我者气也,德流气薄而生者也。"因此,人同天地万物共同参与构成宇宙这样一个统一的、有机的整体,成为宇宙整体中的一个不可分割的组成部分,此即《庄子·山木》所云"人与天,一也","有人,天也;有天,亦天也"。《庄子·齐物论》所谓:"天地与我并生,而万物与我为一。"人也是气的一部分,《灵枢·决气》记载黄帝曰:"余闻人有精、气、津、液、血、脉,余意以为一气耳。"(当然,气还可以再加以详细分类。)正是由于人与天地万物有共同的本原,决定了人首先具有自然属性,包括物理和化学属性。①

(二)人的生命运动是宇宙中最高级物质运动形式

虽然人与天地万物之间有着共同的起源,人作为天地一物与其他万物共同参与构成宇宙这个统一的整体,但是人与天地万物有着根本区别,人的生命物质运动是宇宙中最高级、最复杂的物质运动形式,故《素问·宝命全形论》云:"天覆地载,万物悉备,莫贵于人。"《孝经·圣治》强调:"天地之性,人为贵。"《易经·文言

---

① 刘玉贤. 太极即道论//柳少逸,蔡锡英. 中国象数医学研究荟萃 [M]. 烟台:山海书社,1993:69 – 75.

传》更直言人"与天地合其德，与日月合其明，与四时合其序"。梁·简文帝《劝医》曰："天地之中，惟人最灵。"明代张景岳自序《类经图翼》云："夫生者，天地之大德也。……盖人之有生，惟天是命，天之所毓，惟人最灵。"

气分清浊，清气与浊气化生之物各有不同。战国晚期的荀况提出"水火有气而无生……人有气有生"（《荀子·王制》）之说。《淮南子·精神训》曰："烦气为虫，精气为人。"文中以"烦气"泛指称宇宙中一般的、最广泛存在的气，以"精气"命名宇宙中气的最精华的部分。《易纬·乾凿度》指出："纯粹，精也。"《管子·内业》曰"精也者，气之精也"，即精为精微之气。正是因为人的生命物质运动是以精气为物质基础的，而精气又是宇宙之气的最精华的部分，故人的生命物质运动是宇宙中最高级、最复杂的物质运动形式，此即《素问·金匮真言论》所云："夫精者，身之本也。"根据宇宙生成演化理论，天地万物是在阴、阳二气相互作用的推动下生成的。而在天地万物生成之后，又是由于阴、阳二气的相互作用推动着自然界万事万物的运动由低级向高级不断地发展，由此形成了自然界丰富多彩、千差万别的物质的运动形式和物质的形态。而精气物质就是自然界物质在不断运动和进化的过程所形成的最高级的物质形态，是天地阴、阳二气不断运动的过程中逐渐演进出来的最精华、最精粹的部分。而精气物质一旦形成，生命的产生也就有了必备条件，正如《管子·内业》中所谓"凡人之生也，天出其精，地出其形，合此以为人"。《灵枢·天年》所云"血气已和，营卫已通，五脏已成，神气舍心，魂魄毕具，乃成为人"。现代科学也已充分地证明，生命之所以成为生命，在于它能复制自我，能新陈代谢，而无机物则不能。人是自然界进化到一定阶段的产物，从无机物到有机物，从有机小分子到有机大分子，从有机大分子到生命，从生命的低级形式到生命的高级形式再到人，自然界物质的运动形式经历着由低级向高级不断演进的过程，人的生命运动就是宇宙物质运动演进出来的最高级、最复杂的物质运动形式。正是因为人体中存在着这样一种宇宙中最精华、最精粹的精气物质，人就不仅只是作为一种"物"属性而存在，而是在于人具有生命，能够与自然环境进行着物质和能量交换的新陈代谢活动，由此决定了人具有生物特性。

更重要的是，精能生神，神指事理玄妙、变化神奇之意。例如：《管子·内业》曰"一物能化谓之神"；《周易·系辞上》曰"阴阳不测之谓神"，其注云"神也者，变化之极，妙万物而为言，不可以形诘者也"。对此，《荀子·天论》的解释更为具体，其曰"列星随旋，明递照，四时代御，阴阳大化，风雨博施，万物各得其和以生，各得其养以成，不见其事而见其功，夫是之谓神。"对于人体而言，《荀子·王制》云："水火有气而无生，草木有生而无知，禽兽有知而无义。人有气、有生、有知，亦且有义，最为天下贵也。"《灵枢·本神》云："故生之来谓之精，两精相搏谓之神。"北宋·邵雍《人灵吟》云："天地生万物，其间人最灵。既为人之灵，须有人之情。若无人之情，徒有人之形。"人得宇宙最灵之气为天真，具有精神和意识活动（神）的人，能够能动地认识、反映和改造客观世界，人也因此成为天地万物之灵，由此决定了人的社会、心理属性。故中医学认为人是以物质为基础、以能量为动力、以精神为主宰的最为灵秀的高级生命，重视对生命的尊重，强调以人为本。

（三）自然界是人类赖以生存的物质基础

人与天地同源不仅表现在人是自然进化的产物，还表现在自然界是人类赖以生存的物质基础，构成人体所需的物质全部来源于自然界。人体要生存就必须同自然界不断地进行物质、能量和信息的交换，通过人体的新陈代谢作用，不断地从自然界吸收对人体有用的物质供人体自身利用，同时又把人体代谢产物排出体外而回归于自然。《素问·六节脏象论》云："天食人以五气，地食人以五味。五气入鼻，藏于心肺，上使五色修明，音声能彰。五味入口，藏于肠胃，味有所藏，以养五气，气和而生，津液相成，神乃自生。"五气、五味入于脏腑，达于肌表，使脏腑的功能协调、气血旺盛，人体的生命活动方能正常。

人之生由天地阴阳精气凝聚而成，人死后又复散为气而重归于自然，正如《庄子·知北游》所云："人之生，气之聚也。聚则为生，散则为死。"《论衡·论死》曰："阴阳之气，凝而为人；年终寿尽，死还为气。"人从自然中来，死后又复归于自然，从而维持宇宙间物质能量的动态平衡。

正是由于人与天地之间的这种同源性，从而奠定了人与天地之间的其他相互关系，如人与天地同理、人与天地相通、人与天地相应、人与天地相参等。故《周易·系辞传》曰："天地之大德曰生，生生之谓易。"《灵枢·经水》云："此人之所以参天地而应阴阳也。"

二、天人同理

理，在这里指的是自然界事物存在和发展的道理，或者说自然界事物本身所固有的内在的运动变化的规律。人与天地同理，就是说人与自然界（包括社会）的万事万物之间具有相同或相似的道理，或者说具有相同或相似的运动变化的规律，人与自然界（社会）万事万物之间在道理或运动变化的规律上是相同或相类的。其共同规律主要有气机运行规律、阴阳变化规律、五行生克规律和物质运动规律等。

（一）气机运行规律

人与天地万物之间具有同源性，即人与天地万物都是由同一种本原物质——元气，生成演化而成的。元气是在宇宙未开化之前即天地万物生成之前，就已经存在的一种阴阳未分的混沌之气。元气在宇宙万物以至于人的不断生成演化的过程中最初是分化成阴、阳二气，在阴、阳二气相互作用的推动下，"阳化气，阴成形"（《素问·阴阳应象大论》），最终演化成宇宙万物和生命物质。尽管构成宇宙万物的种类千差万别、形态各异，精气作为人体的生命物质，其精气的运动是宇宙中最高级、最复杂的物质运动形式。但是，这种贯穿于从元气的分化到自然万物的生成以至于人的生命形成的过程中，阴、阳二气的相互作用与运动，却是始终如一的。正是因为如此，我们说，无论是天地之道（自然之道）还是人体之道（生命之道），虽然是不同形式的道，但它们在本质上是相同的，是一脉相承、相互渗透贯通的。

在承认世界是由物质构成的同时，强调"气"是构成物质的最基本单位。《素问·宝命全形论》曰："人以天地之气生，四时之法成。"《素问·六微旨大论》云"气之升降，天地之更用也""气有胜复，胜复之作，有德有化，有用有变"，都说明物质的运动变化在于气的运动。升降胜复，都是气的运动表现；人类生存于大自然中，并自成一小天地，人体的生理、病理变化也是气的运动表现。

所谓气化，指气的运动变化功能通过气的作用，不断新陈代谢，使一物质变成他物质，并随之发生能量转换过程。人体气化，包罗了人体所有的物质和生命活动的全过程。气的运动又称气机，升降出入是其运动的基本方式，也是气的功能表现，是机体的量变运动。气化为气机提供了动力和物质基础，而气机为气化提供了通路和途径，两者缺一不可。

（二）阴阳变化规律

《素问·脉要精微论》言人"与天地如一"。人与天地同理，最能为人们认识和理解的就表现在人与天地万物都遵循着相同或相似的阴阳运动变化的规律。阴阳学说认为，世界上的一切事物或现象（包括人与天地万物）都是由阴和阳两个方面组成的，阴阳双方共同构成同一事物或现象属性相反且相互关联的两个方面。在自然界里，一年之中春夏为阳、秋冬为阴；一月之中月满为阳、月缺为阴；一日之中白昼为阳、夜晚为阴。而就构成人体生命基本物质的精气而言，气具有无形而有生命活力作用的属性，为阳；精具有有形而有滋养濡润作用的属性，为阴。在五脏之中，心属火，具有温煦、兴奋人体脏腑的生理功能，为阳；肾属水，具有抑制心火、防止心火过亢的生理功能，为阴。就人体生理功能状态而言，人体生理功能的兴奋态为阳，人体生理功能的抑制态为阴。

恩格斯说："当我们深思熟虑地考察自然界或人类历史或我们的精神活动的时候，首先呈现在我们面前的，是一幅由种种联系和相互作用、无穷无尽地交织起来的画面，其中没有任何东西是不动和不变的，而是一切都在运动、变化、产生和消失。"①阴阳之间互根、互用、相感、转化，阴、阳二气的相互作用，是推动物质运动、变化、发展的根本动力。在阴与阳的相互作用中，阴与阳的消长变化到一定程度，就会向各自相反的方向转化。在自然界四季时序更迭的过程中，冬至是一年之中阴气最盛的节点，此时阳气始生，是阴向阳转化的起始；夏至是一年之中阳气最盛的节点，此时阴气渐长，是阳向阴的转化的开端。人体阴阳转化也遵循相同的规律，子夜时分人体阴气最盛，此时阳气始生，是阴向阳转化的起始；日中时分人体阳气最盛，此时阴气渐长，是阳向阴的转化的开端。而随着阴阳双方力量的消长和变化，阴阳之间又存在着阴阳交感、阴阳互制、阴阳失制甚至阴阳格拒的作用规律，而这些规律无论是在自然界还是在人体都是相同的或相似的，正如《灵枢·岁露论》所云："人与天地相参也，与日月相应也。"

（三）五行制化规律

《灵枢·通天》曰："天地之间，六合之内，不离于五，人亦应之，非徒一阴一阳而已也。"此处的"五"，指五行，说明人与天地还表现在人与天地万物都受着相同或相似的五行生克乘侮的规律的制约。"五行学说"是中国古代哲学用来对自然界的各种事物及其现象进行分类及描述各类事物（现象）之间相互关系的学说。五行学说认为，世界上的各种事物及其现象尽管纷繁复杂、无限多样，但是其基本特性

---

① 马克思恩格斯选集，第三卷［M］. 北京：人民出版社，1972：417.

都可以按照木、火、土、金、水等自然界最常见的五种基本物质的基本特性进行简单的归类。而在人体，人体的各种生理功能现象也可以依据五行的分类标准，划分成木、火、土、金、水五大不同的功能系统。这五大不同的功能系统的功能主体就是人体的肝、心、脾、肺、肾等五个不同的脏腑。从某种意义上讲，五脏就是用五行分类的方法对纷繁复杂的人体生理功能进行的简单的归类。

木、火、土、金、水各类事物之间存在着生克乘侮的相互关系。所谓的相生，指的是五行之间存在着互相滋生和促进的相互关系。五行相生的次序是：木生火，火生土，土生金，金生水，水生木。人体的五脏之间也存在着这种相生的关系，如：肝属木，心属火，故肝木能生心火；脾属土，肺属金，故脾土可生肺金等。所谓的相克，指的是五行之间相互制约的关系，其次序是：木克土，土克水，水克火，火克金，金克木，木克土等。人体的五脏之间也存在着这种相克的关系，如：肝属木，脾属土，故肝木能克脾土；脾属土，肾属水，故脾土可克肾水等。

由此可见，五行中的任何一行，都有生我、我生、克我、我克的关系，由此而与其余四行构建起一个有机整体，此谓之五行制化。五行生克制化观认为，五行之间相互依赖、相互排斥、相反相符、相成制衡，由此而形成一个稳定的均衡的状态。由于此种关系的协调结合，宇宙间万物能长期处于相对均衡的状态，方能为人类提供美好的生存空间；人体五脏之间处于相对均衡的状态，才能保持稳定的健康状态。

五行之间相生、相克关系正常，则机体即健康。若发生异常，就可导致疾病的发生。如相生关系异常的母病及子和子病及母，相克关系异常的相乘、相侮的关系等。

（四）物质运动规律

人体与自然界不仅共同受阴阳五行法则的制约与支配，而且人体与自然界之间还存在着相同或相似的物质运动变化的规律。例如：在自然界由于阴、阳二气的相互作用产生了气化，形成了风、寒、暑、湿、燥、火（热）六种不同的自然因素，或者说自然界物质运动的六种不同的运动形式，中医学中称之为"六气"。伴随着自然界风、寒、暑、湿、燥、火（热）这"六气"的消长与转化，又出现了春温、夏热、暑湿、秋燥、冬寒等五季气候的更迭，发生着以生、长、化、收、藏为代表的物候的运动变化规律。而在人体，由于人体内阴、阳二气的相互作用，亦可产生风、寒、暑、湿、燥、火（热）六种不同的人体物质运动形式，是为人体的"六气"，伴随着人体"六气"的消长与转化，人体内亦可产生类似于自然界的春温、夏热、暑湿、秋燥、冬寒等人体的生理与病理之候的变化，发生着生、长、壮、老、已一生总体规律和每时每刻的生、长、化、收、藏的生命物质运动的变化规律。

此外，人体物质的运动与自然界物质的运动也遵循着相同或相似的运动变化规律。关于自然界物质的运动，《素问·阴阳应象大论》中认为："清阳为天，浊阴为地；地气上为云，天气下为雨；雨出地气，云出天气。"关于人体物质的运动规律，《素问·阴阳应象大论》中指出："清阳出上窍，浊阴出下窍；清阳发腠理，浊阴走五脏；清阳实四肢，浊阴归六腑。"也就是说，在人体内清阳之气上升，发腠理，外达而实四肢；浊阴之气下降，走五脏，内敛而归六腑。这是人体内物质清升浊降的运动规律。可见，人体物质的运动与自然界物质的运动规律有着多么惊人的相似性。

三、天人相通

"通"，有交通、通达、通应之义。天地是人体赖以生存的外在环境（包括自然环境和社会环境），人与天地相通，就是指人体与环境之间具有某种相交通、通达、通应的相互关系。《素问·六微旨大论》曰："天枢之上，天气主之；天枢之下，地气主之；气交之分，人气从之，万物由之。"天地人三才合一，统一于以气一元论为代表的太极哲学的"天人合一"思想中。人体与环境（天地）的这种相通性，可广泛地表现在人体生理、病理的各个方面。

在生理方面，人体与环境（天地）的相通是广泛存在的。例如，《灵枢·阴阳系日月》曰："腰以上为天，腰以下为地。故天为阳，地为阴。"《素问·八正神明论》云："天温日明，则人血淖液而卫气浮，故血易泻，气易行；天寒日阴，则人血凝泣而卫气沉。"《素问·生气通天论》云："夫自古通天者，生于本，本于阴阳。天地之间，六合之内，其气九州、九窍、五脏、十二节、皆通乎天气。"此为人与天地之气的相通。《素问·金匮真言论》曰肝"上为岁星"，心"上为荧惑星"，脾"上为镇星"，肺"上为太白星"，肾"上为辰星"等，这是人与日月星辰的相通。《素问·阴阳应象大论》云："风气通于肝，雷气通于心，雨气通于肾。"这是人体与自然气候的相通。《素问·金匮真言论》云"东方青色，入通于肝""南方赤色，入通于心""中央黄色，入通于脾""西方白色，入通于肺""北方黑色，入通于肾"等，此为人体与五方、五色的相通。《素问·阴阳应象大论》云肝"在音为角""在味为酸"，心"在音为徵""在味为苦"，脾"在音为宫""在味为甘"，肺"在音为商"
"在味为辛"，肾"在音为羽""在味为咸"等，这是人体与五音、五味的相通。《素
问·金匮真言论》云肝"其类草木，其畜鸡，其谷麦"，心"其类火，其畜羊，其
谷黍"，脾"其类土，其畜牛，其谷稷"，肺"其类金，其畜马，其谷稻"，肾"其
类水，其畜彘，其谷豆"等，此为人体与五物、五畜、五谷的相通。《素问·金匮真
言论》云肝"其数八"，心"其数七"，脾"其数五"，肺"其数九"，肾"其数六"
等，这是人体与生成数的相通等。由此而建立起以五脏为核心的人与环境相通的复
杂巨系统。

在病理上，人体与环境（天地）因素的变化亦存在着许多相通性。《灵枢·顺气
一日分为四时》曰："岐伯曰：春生夏长，秋收冬藏，是气之常也，人亦应之。以一
日分为四时，朝则为春，日中为夏，日入为秋，夜半为冬，朝则人气始生，病气衰，
故旦慧。日中人气长，长则胜邪，故安。夕则人气始衰，邪气始生，故加。夜半人
气入脏，邪气独居于身，故甚也。"这是从天人相应的角度阐述了天地四时昼夜的变
化对人体生理和病理周期的密切影响。《素问·五脏生成》云："多食咸，则脉凝泣
而变色；多食苦，则皮槁而毛拔；多食辛，则筋急而爪枯；多食酸，则肉胝皱而唇
揭；多食甘，则骨痛而发落。"《素问·五常政大论》云："地有高下，气有温凉，
高者气寒，下者气热，故适寒凉者胀，之温热者疮。"《素问·阴阳应象大论》云：
"风胜则动，热胜则肿，燥胜则干，寒胜则浮，湿胜则濡泻。"《素问·金匮真言论》
云："春善病鼽衄，仲夏善病胸胁，长夏善病洞泄寒中，秋善病风疟，冬善痹厥。"
《素问·至真要大论》云"诸风掉眩，皆属于肝""诸寒收引，皆属于肾""诸湿肿
满，皆属于脾""诸热瞀瘛，皆属于火（心）"。《素问·生气通天论》云："春伤于
风，邪气留连，乃为洞泄；夏伤于暑，秋为痎疟；秋伤于湿，上逆而咳，发为痿厥；
冬伤于寒，春必温病。"《素问·举痛论》云："怒则气上，喜则气缓，悲则气消，
恐则气下，寒则气收，炅则气泄，惊则气乱，劳则气耗，思则气结。"《素问·阴阳
应象大论》云"怒伤肝""喜伤心""忧伤肺""思伤脾""恐伤肾"等，都说明了
人体的疾病与环境因素（如六气、五味、地域、季节、情绪等）的变化是相通的。

柳氏医派称为"中国钟"思想的子午流注理论全面地反映了人体与环境因素变
化的相通性。子、丑、寅、卯、辰、巳、午、未、申、酉、戌、亥为"十二地支"，
"子午"是地支中的两个支，是地支中的第一数和第七数。子为初，为夜间的 23 点
至 1 点，是阳之始，阴之终；午为午间的 11 点至 13 点，是阳之终，阴之始。子午

不但代表一天阴阳的盛衰，也代表一年四季阴阳的盛衰。阴历十一月为"子"，十一月冬至，阴尽而阳生；五月为"午"，五月夏至，阳尽而阴生。因此，"子午"在这里指的是时间（时辰），含有阳极生阴，阴极生阳的意义，说明"子午"是阴阳转化的起点与界线。"流注"是指流动、灌注，也有集中的意思。中医学认为，循环在人体经脉中的气血就如同大海中的潮水一样有定时涨落的现象，由于人的十二经脉与每日的十二个时辰是相通的，这样就会出现人体经脉中的气血迎时而至为盛、过时而去为衰的现象。因此，从子到午，又从午到子，时辰在变，不同的经脉中的气血也就有着盛衰的不同变化。其具体变化规律是：子时（23 点至 1 点）通应于胆经，因而子时胆经的气血最为旺盛；丑时（1 点至 3 点）通应于肝经，因而丑时肝经的气血最为旺盛；寅时（3 点至 5 点）通应于肺经，因而寅时肺经的气血最为旺盛；卯时（5 点至 7 点）通应于大肠经，因而卯时大气经的气血最为旺盛；辰时（7 点至 9 点）通应于胃经，因而辰时胃经的气血最为旺盛；巳时（9 点至 11 点）通应于脾经，因而巳时脾经的气血最为旺盛；午时（11 点至 13 点）通应于心经，因而午时心经的气血最为旺盛；未时（13 点至 15 点）通应于小肠经，因而未时小肠经的气血最为旺盛；申时（15 点至 17 点）通应于膀胱经，因而申时膀胱经的气血最为旺盛；酉时（17 点至 19 点）通应于肾经，因而酉时肾经的气血最为旺盛；戌时（19 点至 21 点）通应于心包经，因而戌时心包经的气血最为旺盛；亥时（21 点至 23 点）通应于三焦经，因而亥时三焦经的气血最为旺盛等。古人根据人体经脉气血运行的这种迎时而开、过时而阖的规律，发明了"子午流注针灸疗法"，取得了良好的疗效，至今仍在临床上被广泛地使用。

"四季平脉"现象也反映了人与天地之气的相通性。人的正常脉象随着四时的变化而不断地发生变化，从而表现出"春弦、夏洪、秋毛、冬石"的季节规律性，此即"四季平脉"。而所谓的"春弦"，就是说正常人春天的脉象总是表现出有一点"微弦"的特征；"夏洪"，就是说正常人夏天的脉象总是表现出有一点"微洪"的特征；"秋毛"，就是说正常人秋天的脉象总是表现出有一点"微浮"的特征；"冬石"，就是说正常人冬天的脉象总是表现出有一点"微沉"的特征。为什么正常人体的脉象总随着四时的变化而不断地发生变化？其根本原因也在于人与天地之气的相通上。

人与天地之间的相通性还表现在人体与自然界中相同的或相似的现象在道理上是相通的，也就是说，人体与自然界中相同或相似的现象都有着相同或相似的内在物质运动变化规律。如在病因上，外有六淫，内有"五邪"相应。如病人表现出眩晕、抽搐、痉厥、颈项强直、角弓反张、游走性疼痛等病理现象，这与自然界"风"的动摇、游移不定、变幻无常的特点是一致的。在自然界，表现动摇、游移不定、变幻无常特点的物象是由于"风"的活动而引起的。那么，根据天人相通的原理，在人体同样表现为动摇、游移不定、变幻无常特点的病理之象（如前面所说的眩晕、抽搐、痉厥、颈项强直、角弓反张、游走性疼痛等）也就可以诊断为人体的"肝风内动"。又比如，看到病人有头重如裹、肢体重着、咳喘痰多、腹胀便溏、舌苔厚腻的病候表现，这与自然界"湿"气的重浊、黏滞、趋下的特征表现相类似，因而可以诊断患者为"湿浊壅盛"等。

正是因为人体与自然界中相同的或相似的现象是相通的，这样我们就可以把人体表现出来的现象拿过来与自然界表现出来的现象相类比。通过类比，从自然之"象"所反映的自然规律中推导出与自然之"象"相类似的人体之"象"所反映的人体生命运动的规律，这就是中医学经常运用"取象类比"认识事物的方法。"取象类比"的认识论方法是中医学认识的重要的来源。而人与天地相通，正是中医学"取象类比"的认识论方法的理论基础，也是中国数术学象论的主要内容在医学中的体现。

四、天人相应

"应"，在这里有对应、感应、反应之义。人与天地相应实际上包含着以下两个方面的含义：其一，是说人与自然界存在着相互对应的关系，如人与自然界之间对应着相同的阴阳五行的时空结构等。其二，是说人与天地之间存在着相互感应的关系，人体能够感知环境因素的变化并对环境因素的变化做出相应的反应，这便是我们所说的"人与天地相应"。而其根本在于人体与天地阴阳之气交通，正如《素问·六微旨大论》所云："何谓气交？岐伯曰：上下之位，气交之中，人之居也。故曰：天枢之上，天气主之；天枢之下，地气主之；气交之分，人气从之，万物由之，此之谓也。"

（一）人与自然界存在着相互对应的关系

1. 四时五脏阴阳

人与天地相应，首先表现在人与自然界对应着相同的阴阳五行的时空结构。高世栻自序《黄帝内经素问直解》云："天地阴阳具于人身，人身阴阳具于天地。"

《素问·金匮真言论》曰："阴中有阴，阳中有阳。平旦至日中，天之阳，阳中之阳也；鸡鸣至平旦，天之阴，阴中之阳也。故人亦应之。"说明人体具有与自然相同的阴阳时空结构。同时，该篇又提出"五脏应四时，各有收受乎"的问题，具体阐述了人与自然界具有相同的五行时空结构。正如《灵枢·通天》所云："天地之间，六合之内，不离于五，人亦应之，非徒一阴一阳而已也。"因此，人与自然界万物以阴阳五行之同构为中介而相通相应，五脏的阴阳属性反映了五时之气的盛衰消长，由此构成了"四时五脏阴阳"的理论，此即《灵枢·刺节真邪》所谓："与天地相应，与四时相副，人参天地。"

人与天地之气相通应的思想在《素问·六节藏象论》《素问·阴阳应象大论》《素问·金匮真言论》等篇中有十分明确的表述，各篇详细地论述了五脏阴阳与自然界四时五行阴阳的相合相应关系。简而言之，人体五行藏象系统之五脏、六腑、五体、五官、五华、五色、五音、五声、五味、五志等，与自然界之五方、四时、五气、五行、五化等具有阴阳"外内之应"。如《灵枢·经别》第十一中所言："余闻人之合于天道也，内有五脏，以应五节、五色、五时、五味、五位也；外有六腑，以应六律，六律建，阴阳诸经而合之十二月、十二辰、十二节、十二经水、十二时、十二经脉者，此五脏六腑之所以应天道。"

2. 天人同数

人与天地相应，还表现在人与天地之数的相应上。如《素问·三部九候论》以人形血气与"天地之至数"相应，形成诊脉的三部九候方法："岐伯曰：天地之至数，始于一，终于九焉……故人有三部，部有三候，以决死生，以处百病，以调虚实。"该篇还同时指出"一者天、二者地、三者人，因而三之，三三者九，以应九野……九野为九脏，故神脏五，形脏四，合为九脏"，说明了"九野"对应于"九脏"的道理。故《素问·离合真邪论》总结曰："夫圣人之起度数，必应于天地，故天有宿度，地有经水，人有经脉。"《灵枢·脉度》篇详细说明了经脉的长度。《灵枢·五十营》记载经脉循行时数，元气流淌在经脉中，上应二十八星宿，下为人二十八经脉。《灵枢·经脉》说"脉为营"，气行"一日一夜五十营，以营五脏之精"，运行五十营是先天气脉大数，昼行阳经和阳络流于阳腑，夜行阴经阴络流于五脏，"其流溢之气，内溉脏腑，外濡腠理""阴脉荣其脏，阳脉荣其腑"。《素问·生气通天论》总括道："夫自古通天者，生之本，本于阴阳。天地之间，六合之内，其气九州、九窍、五脏、十二节，皆通乎天气。其生五，其气三。数犯此者，则邪气伤人，此寿命之本也。"此人与天地之数的相应，正是中国象数医学形成的基础。

3. 天人同构

人与天地相应，还表现在人与天地具有相同或相似的构成上。如《灵枢·邪客》中指出"天圆地方，人头圆足方以应之。天有日月，人有两目。地有九州，人有九窍。天有风雨，人有喜怒。天有雷电，人有音声。天有四时，人有四肢。天有五音，人有五脏。天有六律，人有六腑……天有十日，人有十指"等。又如，按照浑天说的理论，九州之中有东、西、南、北四海，人体之中则有髓、血、气、水谷四海，中原有清、渭、海、湖、汝、渑、淮、漯、江、济、河、漳十二条主要河流，人体相应也有十二条经脉注于四海。故《灵枢·海论》中云："人亦有四海、十二经水。经水者，皆注于海，海有东西南北，命曰四海。黄帝曰：以人应之奈何？岐伯曰：人有髓海，有血海，有气海，有水谷之海，凡此四者，以应四海也。"

《黄帝内经》中的以上论述，受到现代人诟病，如"天有日月，人有两目；地有九州，人有九窍；天有风雨，人有喜怒"等被许多人认为是无端的附会与妄说，并以此作为中医不科学的根据。实际上，对于古人的上述说法，我们认为不能运用西方的那种"指实"的思维方式机械地去加以理解，而是应当把它们看成是古人在说明人体道理时所运用的一种比附的手段。现代科学已经证实，人体的本身就是宇宙的全息，人体与宇宙（自然界）存在着某种程度的对应性，而上述说法所反映的正是古人全息思想的萌芽。

（二）人与天地相互感应

人是自然界发展到一定阶段的产物。人与天地相应，还表现在人与天地之间存在着相互感应的现象，环境因素（包括自然环境和社会环境）发生了变化，人体的生理功能和机能状态（人体的阴阳）也会随之发生相应的变化和反应。实际上，人们早就已经观察到了自然环境因素的变化对人体的生理和病理的影响。

关于自然环境因素对人体生理功能的影响，《素问·生气通天论》曰"阳气者，一日而主外，平旦人气生，日中而阳气隆，日西而阳气已虚，气门乃闭"，说明了人体的阴阳与自然界的阴阳存在着相互感应的现象。《素问·离合真邪论》云"夫圣人之起度数，必应于天地；故天有宿度，地有经水，人有经脉。天地温和，则经水安静；天寒地冻，则经水凝泣；天暑地热，则经水沸溢；卒风暴起，则经水波涌而陇起"，说明了人体经脉的气血与自然气候之间亦存在着相互感应。

关于自然环境因素对人体病理变化的影响，《灵枢·顺气一日分为四时》中"朝则人气始生，病气衰，故旦慧；日中人气长，长则胜邪，故安；夕则人气始衰，邪气始生，故加；夜半人气入脏，邪气独居于身，故甚也"，指出了人体疾病的"旦慧、昼安、夕加、夜甚"的变化也是由于自然环境因素的变化（环境的阴阳变化）对人体影响结果。

在养生方面，古人根据人与天地相应的认识论原理，提出了为顺应四时的变化而调养形神的养生原则和方法，如《素问·四气调神大论》所提出的"春夏养阳，秋冬养阴"的观点，就是这种养生原则及方法的具体体现。

在疾病的治疗上，《黄帝内经》中也特别强调环境因素的变化对人体生理机能的影响，因为不同的环境条件下人体机能状态的不同，因而对疾病的治疗其原则和方法就会有所不同。如《素问·疏五过论》曰："圣人之治病也，必知天地阴阳，四时经纪。"《素问·五常政大论》亦云："故治病者，必明天道地理，阴阳更胜，气之先后，人之寿夭，生化之期，乃可以知人之形气矣。"所有这一切都证明了人与天地相应的客观存在。

人与天地相应，最集中地体现在人体的生理功能和机能状态与环境因素的变化会有某种周期的节律性。《黄帝内经》中已有年节律（《灵枢·一日分四时》）、月节律（《灵枢·岁露》）、日节律（《素问·宝命全形论》）、甲子节律（七篇大论），后来发展为系统的子午流注、灵龟八法乃至六气大司天理论等。如《灵枢·营卫生会》云："夜半为阴陇，夜半后而为阴衰，平旦阴尽而阳气受矣。日中为阳陇，日西而阳衰，日入阳尽而阴受气矣。"这里谈的是日节律。如《素问·八正神明论》中"月始生则血气始精，卫气始行；月郭满，则血气实，肌肉坚；月郭空，则肌肉减，经络虚，卫气去"。讲的是月节律。《灵枢·顺气一日分为四时》中"春生、夏长、秋收、冬藏，是气之常也，人亦应之"则为年节律。人体的生理功能和机能状态的这种日节律、月节律、年节律等较好地体现了人与天地之间的相应性。而六气大司天理论则以甲子为单位，探讨自然与人体及疾病之间的密切关系，由此而成为解释学派产生的重要理论。

马克思曾指出："人直接地是自然存在物……一个存在物如果在自身之外没有自己的自然界，就不是自然存在物，就不能参加自然界的生活。"① 《庄子·达生》曰：

---

① 马克思恩格斯选集，第三卷［M］.北京：人民出版社，1972：417.

"天地者，万物之父母也。"人体作为一个自组织系统生活在环境之中，总是要不断地与环境之间进行着物质、能量和信息交换，并保持着物质、能量和信息交换上的平衡，而与环境之间保持物质、能量和信息交换的平衡。又是人体自组织系统保持稳定性的必要前提。一般来说，当人生活在一定的环境中时，就会与其所处的环境之间在物质、能量和信息交换上建立起一定水平上的平衡，当环境因素发生变化时（如气温升高或光照增强等），人体所处的环境也发生了变化，这样人体与原来的环境之间所建立起来的物质、能量和信息交换上的平衡也就必然会被打破。此时人体就会通过自身的调整作用，与新的环境之间建立起新的水平上的物质、能量和信息交换的平衡，进而与新的环境相适应。否则，人体自组织系统的稳定性就会遭到破坏，人体不但不能与新的环境相适应，甚至有可能导致人体自组织系统的瓦解与生命体的终结。而在环境因素的变化中，人体所调整的实质是人体自身的机能状态。人体自身组织系统的一个根本功能就是能够感知环境因素的变化，并根据环境因素的变化做出自身的机能状态的适度调整，从而使人体在不同的环境条件下与环境之间维持着不同水平上的平衡。实际上，环境因素的变化总是时刻在发生着的，比如：一日之内，从早到晚，气温由凉到温、又从温到凉，光照从弱到强、又从强到弱；一年之中，随着春、夏、秋、冬四季的更迭，发生着气候上的由温到热，又由热到凉再到寒的改变等。这就要求人体的生理功能和机能状态也必须随着环境因素的改变而不断地做出相应的调整，才能适应不断变化的外界环境，才能不断地保持人体与环境之间物质、能量与信息交换的平衡。这就是人体的生理功能和机能状态随着环境因素的变化而出现相应的日节律、月节律、年节律的根本原因。如果说每一个环境因素的变化人体都会对此做出一定的机能状态的调整和反应。那么，人体生理功能和机能状态变化的节律就是人体对适应性环境因素变化的正常的生理性反应，而疾病则是人体对不适应性环境因素的变化而表现出来的人体生理功能和机能状态的异常（病理性）反应，所以说健康与疾病是人与天地相应的两种不同的表现形式。

五、天人相参

"参"，有参照、参阅、参考之义。人与天地相参，即指人们对于人体的规律和现象的认识，可以参照、参阅或参考人们对于自然（天地）规律和现象的认识来进行，正如《素问·离合真邪论》所云："夫圣人之起度数，必应于天地，故天有宿度，地有经水，人有经脉。"而《素问·阴阳应象大论》亦云："余闻上古圣人，论理人形，列别脏腑，端络经脉，会通六合，各从其经。"

相对于自然界物质的运动形态而言，人的机体生命运动是一种更高级、更复杂的物质运动形态。人体的生命运动作为自然界最高级、最复杂的物质运动形态，决定了人们对于人体生命物质运动规律的认识，不可能从生命物质运动的现象中去直接推知，尤其是在科学技术尚不发达的古代。然而，不可直接推知并不意味着不可知。好奇心是人的天性之一，人们总是力图运用已有的知识去认识未知，既然人与天地同源、人与天地同理、人与天地相通、人与天地相应，那么古人很自然地就会认识到人与天地相参，自然界有什么样的现象和规律，人体就有相同或相类的现象和规律。自然界和人体在现象和规律上的一致性，说明了人体的生命现象和生命规律完全可以参照或参阅天地自然的现象和规律去加以认识，《灵枢·岁露》提出的"人与天地相参也，与日月相应也"正是这一思想的集中反映。"人与天地相参"的认识观，架起了一座通过自然和社会去认识人体自身的"桥梁"，中医学许多重要的理论和观点都是在这一认识观念的指导下产生的。

人与天地相参是许多中医学基本理论的重要来源。众所周知，中医学中有许多重要的理论如阴阳五行理论、精气理论、脏腑理论和经络理论等，最初都来源于古人原始朴素的自然哲学理论，通过运用"天人相参"的方法而移植到中医学理论体系中的。如阴阳五行的理论最早就是古人在对自然界长期观察中得出的用来解释和说明自然界物质运动变化规律的理论。阴阳学说认为，自然界的一切事物之所以存在着相反、相成的两种现象如昼与夜、明与暗、寒与热、阴与晴、动与静等，就是因为自然界阴、阳二气的相互作用。既然自然界事物相反相成的两种现象是由于自然界阴、阳二气的相互作用，那么，根据"天人同理"的认识论原理，人体相反、相成的两种现象如寒与热、动与静、醒与寐、兴奋与抑制等，也是由人体内阴、阳二气的相互作用而产生的。这样，自然哲学的阴阳学说理论通过"天人相参"的方法也就变成了中医学关于人体生命运动规律的阴阳学说理论。

五行学说认为，世界上的各种事物及其现象尽管纷繁复杂、无限多样，但都可以按照其基本属性的不同，分为木、火、土、金、水五大类别。根据天人同理的认识论原理，人体的各种功能现象也可以依据其五行属性划分为木、火、土、金、水五大不同的功能系统，分别由肝、心、脾、肺、肾等五脏所主宰。这样，自然哲学的五行学说理论通过"天人相参"的方法也就变成中医学关于人体的五脏理论。

而人体精气理论的来源之一则是远古时期产生的"水地说"。如《管子·水地》认为"水者，何也？万物之本原也，诸生之宗室也"。又说"地者，万物之本原也，诸生之根苑也"。自然界的水即天地之精，是万物赖以生长发育之根源。《周易·系辞上》中亦有"精气为物"之说，即认为自然万物都是由精气化生而成。根据天人同理的认识论原理，人们就可以认为人体自身也是男女生殖之精相结合的产物。正如《管子·水地》所云："人，水也，男女精气合而水流形。"《周易·系辞下》亦认为"男女构精，万物化生"等。这样自然哲学的精气学说通过"天人相参"的方法也就变成人体的精气学说。

人体的经络学说也是在"天人相参"的基础上演变而成的。古人认为，九州之中有东、西、南、北四海，中原有清、渭、海、湖、汝、渑、淮、漯、江、济、河、漳十二条主要河流流注于四海，故《灵枢·海论》云"人亦有四海，十二经水。"这便是人体经络学说形成最初的理论来源。《灵枢·海论》又云："天地温和则经水安静，天寒地冻则经水凝泣，天暑地热则经水沸溢，卒风暴起则经水波涌而陇起。夫邪之入于脉也，寒则血凝泣，暑则气淖泽，虚邪因而入客，亦如经水之得风也。"这里进一步指出了邪气入侵使人得病及得病后与外气相似的证候特征。而关于具体的经络数目，《灵枢·经别》曰："经脉十二者，外合于十二经水，而内属于五脏六腑。"又进一步将自然界的十二水与十二经的名谓和功用特点相结合，总结为："凡此五脏、六腑、十二经水者，外有源泉而内有所禀，此皆内外相贯，如环无端，人经亦然。故天为阳，地为阴，腰以上为天，腰以下为地。故海以北者为阴，湖以北者为阴中之阴，漳以南者为阳，河以北至漳者为阳中之阴，漯以南至江者为阳中之太阳，此一隅之阴阳也，所以人与天地相参也。"

"取象类比"的方法是"天人相参"思想在中医学中的具体运用。所谓的取象类比，就是取人体的生命活动中所表现出来的"象"（生理之"象"或病理之"象"）与自然界万事万物的活动中所表现出来的"象"进行类比。通过类比，从自然之"象"所反映的自然规律中推导出与自然之"象"相类似的人体之"象"所反映的机体生命运动的规律。比如：临床上人们看到病人表现出眩晕、抽搐、痉厥、颈项强直、角弓反张、游走性疼痛的病理现象，这些现象与自然界的"风"表现出来的游走、善变、变动不居的特点相类似，因而通过取象类比的方法得出以上的病理现象是由人体的"肝风内动"而引起；看到病人有头重如裹、肢体重着、咳喘痰多、腹胀便溏、舌苔厚腻的病理现象，这些现象与自然界的"湿"表现出来的重着、秽浊、黏腻的特点相类似，因而通过取象类比的方法得出以上的病理现象是由人体内"湿浊壅盛"而引起。取象类比的方法在本质上就是一种"天人相参"。中医学中除了这种人体的现象与自然的现象之间的取象类比之外，还有一种人体的形象与自然的形象之间的取象类比，这也是一种天人相参的方法。在古人看来，人与天地一理，人与天地都是由"气"所构成的，人体之"气"与天地之"气"来源相同，其形态（形象）亦应相似，天地之"气"是什么样的一种形象，人体之"气"亦是什么样的一种形象。这样，人们虽然不能直接观察到或感知到存在于人体之内的"气"的形态或形象，但却可以通过参照或参阅人们所直接观察到或感知到的天地之"气"的形态或形象来进行推测。古人通过对人的呼吸之气或水气、雾气等自然界气体物质的观察，发现天地之"气"是一种像雾露一样的、均匀分布的、弥散于天地之间的精微物质，由此推知，人体之"气"也应该是一种像雾露一样的、均匀分布的、弥散于人体全身的精微物质。在三焦的分部上，《灵枢·营卫生会》形象地概括了三焦的功能特点为"上焦如雾，中焦如沤，下焦如渎"。人体精气之"象"如此，其余如人体经络之"象"、人体各脏腑之"象"等，也都同样是通过这种天人相参之"取象类比"的方法建立起来的。

人与天地相参的方法也常常用来说明人体生命运动的规律和人体的各种生理、病理现象。比如：自然界有风、寒、暑、湿、燥、火（热）"六气"的运动和以生、长、化、收、藏为代表的五季的运动变化规律；而人体内，同样有风、寒、暑、湿、燥、火（热）等内生"六气"的运动和以生、长、化、收、藏为代表的人体脏腑（五脏）的运动变化规律。在自然界，清阳之气在上而为天，浊阴之气在下而为地。而在人体，清阳之气上升，发腠理，外达而实四肢；浊阴之气下降，走五脏，内敛而归六腑等。这都是运用天人相参的方法，以自然之理或自然之象来类比人体之理或人体之象而得出的结论。运用天人相参的方法，以自然之理或自然之象来类比于人体之理或人体之象最典型的莫过于中医学对于舌象与脉象的解释和说明。舌诊是中医学重要的诊断方法，而舌诊之中的一项重要的内容就是观察人体的舌苔。在西医学看来，舌苔只不过是舌乳头上皮细胞轻度角化脱落，与唾液和食物碎屑混合而形成一层白色薄苔，并不具有疾病诊断的意义。而在中医学看来，舌苔则是人的胃中的生气之所现。在古人看来，正如清代吴坤安《伤寒指掌》所云："舌之有苔，犹地之有苔。地之苔，湿气上泛而生；舌之苔，胃蒸脾湿上潮而生，故曰苔。"因此将人体的舌苔类比为潮湿的地面上生成的"苔藓"，就是一种"天人相参"方法的运用。观察舌苔的颜色、厚薄及润燥等就可以作为判断人体感受外邪的深浅、轻重，以及胃气的盛衰的重要依据。天人相参的方法也常常运用在中医的脉诊之中。古人将人体的各种脉的变化总结为 28 种不同的脉象，如浮脉、沉脉、弦脉、迟脉、数脉等，并将每一种脉象与一种常见的自然界现象对应起来，用来形象地说明人体内不同的生理、病理变化规律。《素问·脉要精微论》曰："春日浮，如鱼之游在波；夏日在肤，泛泛乎万物有余；秋日下肤，蛰虫将去；冬日在骨，蛰虫周密，君子居室。"这就是将四时的脉象对应于四种不同的自然界现象，并以此来说明四时不同人体气血盛衰各不相同的道理。

天人相参的方法在中医学中也常常用来指导疾病的治疗。"人作为自然的、肉体的、感性的、对象性的存在物，和动植物一样，是受动的、受制约的和受限制的存在物"①。中医治疗强调"三因制宜"，注重对天人关系的揣摩，擅长利用天人关系在防治疾病过程中趋利避害，正如清代吴瑭《温病条辨·解儿难》所云："医也者，顺天应时，测气之偏，适人之情，体物之理。"临床上如"提壶揭盖""增水行舟""围师必阙""釜底抽薪""扬汤止沸"的治疗方法皆是天人合参的结果。再如"治上焦如羽，治中焦如衡，治下焦如权"的理论，就是说凡是治疗上焦部位的疾病，因上焦位置最高，非轻不举，故要运用轻清上浮之类的药物，如羽毛、花、草、叶等；凡是治疗中焦部位的疾病，因中焦处于上、下焦之间，是人体升降出入的枢纽，犹如秤杆之平衡，非平不安，故临床宜运用中正平和、不偏不倚之品；凡是治疗下焦部位的疾病，因下焦位置最低，非重不沉，故要运用沉潜下降之类的药物，如金属、矿物质、贝壳等。这也是运用"天人相参"方法得出的结论。

医者处方用药时要兼顾辨证与顺时两方面要素，注重从自然界这一大环境的角度去调整人体内部的小环境，通过自然界与人体密切的呼应关系来修正因辨证而得出的治则。根据时令季节调整用药方案是天人合一思想在中医临证中的具体体现，若逢春夏之际则减损发泄类药物，若逢秋冬之际则增益滋补药物。病情及用药均随自然规律而动态变化，是依天时变化特性以遣方用药的典型代表。清代周学海《读医随笔》曾云："故医者之于天人之气也，必明于体，尤必明于用；必明于常，尤必明于变。"② 由此说明，未病时，根据五脏气化的特性和规律来调养，不违四时，五脏之气正常衰旺更替，五脏间维持气化和谐，此即《素问·四气调神大论》所谓

---

① 李荣田，田道正. 全息医学大全［M］. 北京：中国医药科技出版社，1997：456.

② 清·周学海. 读医随笔［M］. 艾青华，校注. 北京：中国医药科技出版社，2011：14.

"春夏养阳，秋冬养阴"。既病者，则力求恢复病脏之气化本性和规律，根据脏气旺衰，依天时特性以遣方用药，顺天时趋势择最佳治疗时机，循天时天理以通达人情等。

在古人的养生实践中，亦遵循着这样的天人相参的原则。如《灵枢·顺气一日分为四时》提出："春生、夏长、秋收、冬藏，是气之常也，人亦应之。"春生、夏长、秋收、冬藏是自然物候的变化规律，人类在养生时也必须遵循这种自然变化的规律，为此《素问·四气调神大论》对一年四季的起居规律均有着详细的论述，如"春三月……夜卧早起，广步于庭，被发缓形以使志生""夏三月……夜卧早起，无厌于日，使志无怒，使华英成秀，使气得泄""秋三月……早卧早起，与鸡俱兴，使志安宁""冬三月……早卧晚起，必待日光，使志若伏若匿"等，就是"天人相参"的四季养生原则在实践中的具体运用。

六、五运六气学说

将天人合一思想贯彻得最为精细、最为全面系统的，是中医学的五运六气学说。五运六气学说，是我国古代医家在观测气象、物候的基础上，演变而应用到医学上来的一门学科。它将自然界气候现象和生物现象统一起来，把自然界物候和人体的发病统一起来，从客观上认识时间、气候变化与人体健康和疾病的关系，是中医基础理论的重要组成部分。[①] 宋代著名文学家、科学家沈括在其著《梦溪笔谈·象数》篇中有"医家有五运六气之术，大则候天地之变、寒暑风雨、水旱螟蝗，率皆有法；小则人之众疾，亦随气运盛衰"之谈；明代张太素《太素脉诀·太素造化论》有"夫五运六气，乃天地阴阳运行升降之常道也。五运流行，有太过不及之异；天地升降，有逆从胜复之明。天气动而变，地气静而常，乃备五行之化气，然后合其用。凡万物未有不赖天地之气而化生者也"之论。对此，清·徐文弼《寿世传真》有"盖医之一道，须上知天文，下知地理，中知人物，三者俱明，然后可以语人之疾病"之论。五运六气之理，乃天地运行自然之道，诚如清·尤在泾《医学读书记》所云："五运六气之理，不可不知也，亦不易知也。而况古今度数之差等，天人感召之休咎，执而泥之，刻舟而求剑者也；废而弃之，亡筌而求鱼者也。非沉潜之士，

---

① 柳少逸．五运六气三十二讲·跋［M］．北京：中国中医药出版社，2015：874．

而具圆机之智者，乌足以语此。"故善言运气者，当随机观变，方得古人未发之旨。

柳氏医派把运气学说作为中医学天人合一思想研究的核心，展开了全方位、多层次、全面系统的研究，既全面厘清了运气学说的理论体系，又在临床上广泛应用，故被称为"五运六气柳氏学派"，与以临床应用为主的龙砂医学流派南北相应，故业内有"南龙北柳"之说。

（一）运气学说的渊源[①]

五运六气学说是在阴阳五行学说的基础上发展而来的，例如："五运"是借用五行的五个名词来代表的，"六气"是借用三阴三阳的六个名词来代表的。但是它的理论内容和使用方法，则与阴阳五行学说是完全不同的。其一，阴阳五行学说是古代医家采用阴阳家、道家的学说，加以发展，而运气学说是医家在"天人相应整体观"的思想指导下，自己创建出来的，专供医学上使用的学说。其二，阴阳五行学说是医家用来解释医学上各种问题，而运气学说则是医家企图在疾病的外在因素上，探求疾病的发生规律，以预见未来疾病的发生。鉴于运气学说的发生和发展，像整部《黄帝内经》一样，是由阴阳五行这一理论体系连贯起来的，组成了一门有系统的专门学问，当谈及运气的渊源，将涉及以下两个问题。

1. 阴阳五行学说产生的由来

阴阳学说和五行学说，最初是两派独立的学说，称为阴阳家和五行家，是对宇宙的一般认识。到了邹衍手中，这两派才结合成为一个系统的理论体系。这个时期，正是"诸子百家"学派林立、群星灿烂的春秋战国时期。著名的学派，有孔丘、孟轲、荀况的儒家，墨翟的墨家，老子、庄周的道家，韩非的法家，惠施、公孙龙的名家和阴阳家，加上农、纵横、杂家称为九流，再加上小说，即为十家。当时学说纷纭，思想活跃，即使是班固《汉书·艺文志》收录名家著作 189 种，也未能囊括这个时期的全部著作。战国时期是古代哲学思想家百家争鸣的时代，这一理论体系和道家的一些思想曾帮助了医学，使当时的医学向前迈进了一大步。

邹衍，战国时齐国临淄人，其生活年代据梁启超《先秦学术年表》记载为公元前 340 年—前 260 年，与宋钘、尹文一样，是当时齐国"稷下学宫"七十六名流之首。《史记·孟子荀卿列传》云："邹衍……深观阴阳消息……称引天地剖判以来，

---

① 柳少逸. 五运六气三十二讲 ［M］. 北京：中国中医药出版社，2015：1 - 10.

五德转移，治各有宜，而符应若兹。"这就是阴阳五行学说的起源。这一理论体系，首先是春秋末期采用了阴阳的理论，到了战国时期，随着阴阳、五行学说发展而成为一体，亦被医学全部采用，这就形成了医学上的基础理论体系。

2. 五运六气学说形成的年代

运气学说既然是古代医学家引申阴阳五行学说所创造出来的，那么，它形成于何时？这个问题还需从《黄帝内经》的著作年代来分析。

"黄帝内经"这一名称，最早见于《汉书·艺文志》。该志乃东汉班固根据西汉末年刘歆所撰的《七略》为蓝本编成的。这说明了在公元前1世纪，已有《黄帝内经》这一名称了。《黄帝内经》命名时代较迟，但不代表《黄帝内经》著作也很晚。据《史记·扁鹊仓公列传》记载，仓公在高后八年（公元前180年）拜见其老师阳庆，阳庆传给仓公一批医书，计10种，即《黄帝扁鹊之脉书》《上经》《下经》《五色诊》《奇咳术》《揆度》《阴阳外变》《药论》《石神》《接阴阳禁书》。这些医籍中的许多内容则包括在现在的《黄帝内经》中，只不过仓公时代不用"黄帝内经"这一名称罢了。

《黄帝内经》一书，包括《黄帝内经素问》《灵枢经》两部分。宋代邵雍、司马光、程颢，明代方孝孺、胡应麟，清代的魏荔彤、崔述等人认为，《黄帝内经素问》是战国时代的作品。现在看来他们讲的只能说是《黄帝内经素问》的前期作品。《黄帝内经素问》81篇，在唐朝王冰作注时，就已遗失了《刺法论》和《本病论》两篇，实存79篇。而这79篇中，内容不一及重复的地方亦很多。如《素问·六节藏象论》与《灵枢·官针》都有"不知年之所加，气之盛衰，虚实之所起，不可为工矣"一句出现。《黄帝内经素问》中第66~74篇运气七篇大论，篇幅特长、文体也与其他各篇不同，且内容也不同，宋代林亿怀疑这七篇不是《黄帝内经素问》的原文，而是《阴阳大论》里的文章。但从与《黄帝内经》有密切关系的古代医著《难经》《甲乙经》《黄帝内经太素》中，均没有引用"七篇"中的一句话，也可证明这部分内容不是《黄帝内经素问》的原文，而是后来编进去的。由此可见，《黄帝内经》不是成于一人之手，也不是成于一个时代。

据龙伯坚考证，《黄帝内经素问》按照著作年代应当分为三部分。第一部分，《黄帝内经素问》的前期作品；这一部分除了《六节藏象论》第一段，《天元纪大论》以下七篇和个别的后代作品外，全部包括在内。第二部分，《黄帝内经素问》的后期作品，只包括《六节藏象论》的第一段和《天元纪大论》以下七篇。第三部分，《黄帝内经素问》的个别后代作品。

关于《天元纪大论》以下七篇的成书时代，可从几个方面来考证：其一，《易纬通卦验》为《易纬》之一，《宋史·艺文志》作二卷，上卷言稽应之理，下卷言卦气之征验。卷下里所讲的二十四气的天时民病，正和这一部分《黄帝内经素问》的理论体系相类似，但没有《黄帝内经素问》那样详尽。所以这一部分《黄帝内经素问》内容，是受《易纬通卦验》的影响而发展起来的。纬书为依托经义，言符箓瑞应之书，有《易纬》《书纬》《诗纬》《礼纬》《乐纬》《春秋纬》《孝经纬》七种，谓之"七纬"，言孔子所作，实起于西汉之末，又有河洛图谶并传。东汉中兴之帝光武，好谶纬，故盛于东汉，至北魏孝文帝太和七年诏禁图谶秘纬，南朝宋大明中始禁图谶，隋文帝开皇十三年严禁私家隐藏纬候图谶，隋炀帝复遣使四处搜焚其书，故纬书至唐代皆失，唯《易纬》独存，由此可见，谶纬的起源虽早，但实在是西汉之末东汉之初兴盛起来的。在南北朝、隋朝，医家决不会在遭禁的情况下采用纬书作理论的，王冰距隋代很近，也不会把近人著作编入《黄帝内经素问》中，所以这一部分《黄帝内经素问》当是东汉时期的作品。其二，第74篇《至真要大论》讲到药物的上、中、下三品，皆是西汉末年《神农本草经》产生以后的话，又讲到药物的君、臣、佐、使，则比《神农本草经》更晚了一步，也证明是东汉时期的作品。其三，古代虽说从周幽王元年十月辛卯日起到现在用"甲子纪日法"，且从未间断或错乱过，但纪年还是采用"岁星纪年法"。应用"干支纪年法"，即"甲子纪年法"，还是从东汉章帝元和二年颁布"四分历"以后才正式使用的。而运气七篇大论则采用了干支纪年，足证《黄帝内经素问》这一部分内容当是东汉时期的作品。其四，七篇大论虽然不像战国时期的文体，但也不象隋以后的文体。因此，五运六气学说当是在东汉时期才最后定型的。当然，其来源可能很早，正如《灵枢·师传》所谓"余闻先师有所心藏，弗著于方"，而王冰认为七篇大论乃师氏恐"传非其人""故第七一卷，师氏藏之，今之奉行，惟八卷尔"。

3. 运气学说在《黄帝内经》中的地位

《黄帝内经》是一部伟大的医学巨著，是中医学四大经典著作之一，是我们祖先长期与疾病作斗争的经验结晶。其成书经历了东汉以前七八个世纪的时间，是古代医家集体创作的。

运气学说源于阴阳五行学说，所以在《黄帝内经》的早期作品中，也已涉及运气的内容。就《黄帝内经素问》而言，《上古天真论》就有"法于阴阳，和于术数"

及"法则天地，象似日月，辨列星辰，逆从阴阳，分别四时"的养生之论。《四气调神大论》主要是讲春、夏、秋、冬四时气序变化规律和人应如何顺时养生的，"春夏养阳，秋冬养阴"一论，就是在该篇中讲到的。第 3～7 篇，亦都是谈阴阳与运气关系的。《生气通天论》篇首"自古通天者，生之本，本于阴阳"，就是运气学说源于阴阳学说的见证。《阴阳应象大论》云"治不法天之纪，不用地之理，则灾害至矣"，则充分说明了"不知运气而为医，欲其无害则鲜矣"。

《黄帝内经》中论及运气的篇数约占三分之二，且《黄帝内经素问》的后期著作，主要论述运气。至东汉时期，五运六气学说已发展成为一个较完整的理论体系，这时的医家据"天地大化，运行之节，临御之纪，阴阳之政，寒暑之令"，推断、预见疾病的发生和发展，掌握了治疗的主动权，使中医学在理论上和治疗上有了一个飞跃。

《黄帝内经》还引用了不少古代医学著作，计有 53 种。从引用古医书的条文看，《上经》《太始天元册》《大要》等书，多谈及运气，这说明在《黄帝内经》的整个成书时代中，还有一些著作是关于运气的。

运气学说在《黄帝内经》中占有很重要的位置，这说明这一学说源远流长，若避而不谈或贬低运气学说去谈《黄帝内经》的重要性，则是不恰当的。

4. 运气学说的研究概况

运气学说是中医学宝库的重要组成部分，在历代医籍中皆有论述。但在如何对待它的问题上，历来存在着不同的认识和态度。有人认为"不达运气者不可以为医"，如李梃《医学入门》云："医之道，运气而已矣，学者可不由此入门而求其蕴奥耶?"有的认为这是虚构的概念，如张飞畴《运气不足凭说》有"四序有非时之化，百步之外，晴雨不同，千里之外，寒暄各异，岂可以一定之法而测非常之变耶"之言。而今中医界趋新者亦有讥为迂谈。

产生对运气学说的怀疑直至发难，究其原因是宋以后，有一些研究运气的医家，如马宗素等一派，把运气学说中的一些内容视为千古不易之理，按五运六气胪列方药，于是就引起了不了解运气者的误会。再如明时缪希雍就极力反对运气学说，缪氏认为："五运六气者，虚位也，岁有是气至则算，无是气至则不算，焉得有药乎?"此是缪氏在以岁气有时可能不应验而作为批评的理由，以反对运气学家机械式的用药遣方。但他也不是从根本上否定运气的内容，缪氏在其《脏气法时并四时气所伤药随所感说》里，也曾引用了《黄帝内经》中"必先岁气，无伐天和"这条原则。

又如徐灵胎，鉴于当时有人将运气学说置于不正确运用的位置，他在《医学源流论》中云："盖司运气之说，黄帝不过言天人相应之理如此……当时圣人，不过言天地之气运行旋转如此耳。至于人之得病，则岂能一一与之尽合，一岁之中不许有一人生他病乎？故《内经》治岁胜复，亦不分所以得病之因，总之见病治病，如风淫于内，则治以辛凉，六气皆有简便易守之法。又云治诸胜复，寒者热之，热者寒之，温者清之，清者温之，无问其数，以平为期，何等划一？凡运气之道，言之深者，圣人有所不知，及施之实用，则平正通达，人人易晓，但不若今之医者所云，何气司天，则生何病，正与《内经》圆机活法相背耳。"似乎徐氏亦在否定之列，其实他在运用方法上，仍是宗《黄帝内经》之大法凭六气辨证施治的。

金元四家对运气的评价，皆认为有一定的医学应用价值，其见解亦各有春秋，而发挥之深、见解卓著者则首推河间。刘氏继承了《黄帝内经》的运气学说而加以发展，同时他又批判了世俗误解运气之谬，因而正确地应用于医疗实践中。他认为，五运六气是医学上的根本问题，医学的"法之与术，悉出《内经》之玄机"，人之"一身之气皆随四时五运六气兴衰而无相反""不知运气而求医无失者鲜矣"。他著《素问玄机原病式》，就是根据《素问·至真要大论》五运六气盛衰胜复之理，将病机十九条中的 23 种病证扩大至 57 种，运用了"比物立象"的方法来解释《黄帝内经素问》病机所列诸症，并创造性地运用运气学说作为疾病分类的纲领。此书不但有较强的系统性，且又便于临证掌握，使后学从病机的提示中，观微洞幽，不失细小，对诊断治疗具有很大的启示。

清代吴东旸重视运气之学，在其所著《医学求是》中云"证之变化，随岁时而转旋"，记述了许多实例来证明此说，并立专篇《运气应病说》总结，"夫六十年甲子，原不能一一符合……唯就余弥年所历时症之多者，验之运气，往往相合。特因病以测岁气，非执岁气以求病也。若云某岁系何气运，人应得何病，用何药，则固失之拘矣"，可谓经验之谈。柳宝诒在跋中称赞其"理正而纯，其辨明以晰"，吴氏从临床实际观察谈对运气学说的体会，可谓实事求是而能活用运气理论者。沈括《梦溪笔谈》、汪机《运气易览》中立论恰切，师古不泥古，可以借鉴。尤其张景岳著《类经》，并特加《类经图翼》以说明，其学识渊博，且于医学之外，兼通象数、律吕等学，是继河间之后，对运气学说最有建树的医学家。

二十四节气是战国时期黄河中下游人们生产生活经验的产物，古书所载的物候实际也只限于黄河中下游的见闻。但物候不但因地而异，而且也是因时而异。地有东南西北之分，有山岳平原之别，有滨海大陆之异，时有古今先后之差，物候亦因之而异。如果把战国时代中原的物候千篇一律地演绎于今天，施用于全国，那就不太适用了。所以运气学说难以概括全国的气候变化及疾病的发生，就其适应范围而言，是有一定局限性。故非中原地区当参考《黄帝内经》中关于地域的因素而应用之。

《素问·六微旨大论》云："气交之分，人气从之，万物由之，此之谓也。"此段经文说明了人类活动，万物的生化都必须遵循自然界的规律，倘若违背了自然规律，必将导致不良后果。所谓"至数之机，迫迮以微，其来可见，其往可追，敬之者昌，慢之者亡，无道行私，必得天殃"的立论，是值得注意的。19世纪以来，特别是20世纪50年代以来，人类恣意地开发自然资源，造成了世界生态的失序，环境受到了破坏，空气、土壤、水体均受到了污染，同时，也造成了气候异常。这些因素是运气学说无法囊括的，因为运气学说是在生态有序的环境条件下产生的，这些因素也是今天运用运气学说预报气候、观测物候、推断疾病影响效验性的不利因素。

运气学说虽然是古人长期对物候观测总结出来的，在一定程度上具有朴素的唯物主义和自发的辩证法思想，但毕竟受到了历史条件、科学发展的限制，还不能认识到自然变化的全貌，所以凭直观、表面的现象所作的归纳推理，自然就不会那么准确细致，就《黄帝内经》而言，虽然有运气七篇大论，但却一再谆谆告诫我们不能机械地运用，如《素问·六元正纪大论》有"四时之气，至有早晏高下左右"，其候"行有顺逆，至有迟速""至高之地，冬气常在，至下之地，春气常在，必谨察之"等记载。

柳氏医派认为，运气学说因受历史条件的限制，尽管有它一定的局限性，但就其科学价值而言，仍堪称为中医学的一份宝贵遗产，若轻率地褒贬，恣意地非难，无疑是一种不负责任的态度。运气学说无论在理论上，还是方法上都自成体系，它有着中医学自己的特点，闪烁着我们民族文化的灿烂光辉。这一学说能从古代沿用至今，足以说明它有着坚实的理论基础，并被历代文献和长期的医疗实践所印证，无可否认它在我国科学史上占有重要的位置。其知识范围之广，涉猎天文、地理、气象、医学等自然学科的许多方面，且随着科学的发展日益被人们所重视。运气学说与自然科学相结合，已给我们展现出了广阔的前景，相信通过广大医学、天文、气象工作者的共同努力，一定会给运气学说这朵中医学之花增添异彩。

（二）运气学说的科学价值①

1. 从气候变化看五运六气学说

人类生存在地球表面大气中，现已知组成大气的主要成分有氮、氧、氢、二氧化碳、臭氧、水汽等。这些成分是影响天气变化、生物生长、人体健康的主要因素。例如：氧气是人们呼吸、维持生命的极其重要的物质；水汽是云、雾、雪、雨、露、霜形成的主要因素。大气中所发生的一系列物理变化，形成了气温、气压、气湿、空气流动、降水、日照和大气电等气象因素，而气候则是各种气象因素的总和。人类的生存即是受各种气候因素的影响，故《黄帝内经》中有"上下之位，气交之中，人之居也"的论述。太阳每时每刻都以电磁波的形式向地球辐射太阳能，这就是太阳辐射。太阳是大气的唯一热源，太阳辐射量的多少，一般是随着纬度而改变，纬度的高低决定了太阳角度的大小和昼夜长短。太阳角度大，日照时间就长，太阳辐射总量就多；反之，太阳辐射总量就少。如夏至，是一年中白天最长，正午时太阳最高的一天；冬至，是一年中白天最短，正午时太阳最低的一天；春分、秋分是一年中白天黑夜平分的两天。

地球周围的大气不停地运动着，这种在一定范围内气流运动的情况，简称大气环流。关于大气运动的原因，《素问·六微旨大论》有"气之升降，天地之更用也""升已而降，降者谓天；降已而升，升者谓地。天气之降，气流于地；地气上升，气腾于天。故高下相召，升降相因，而变作矣"的记载，说明了空间因素与地面因素相互作用，上升运动与下降运动互为因果，六气的"寒湿相遘，燥热相临，风火相值"，则酿成了云块生消、刮风下雨、降雪落雹、闪电雷鸣等不同的天气。《黄帝内经》中的这种见解，与现代气象学理论是吻合的，而且已被现代气象学中的"锋面气旋学说"所印证。

六气分配到春、夏、秋、冬四时，简称"四季"。四时共有二十四节气，即大寒、立春、雨水、惊蛰四节为风气主令，春分、清明、谷雨、立夏四节为火气主令，小满、芒种、夏至、小暑四节为热气主令，大暑、立秋、处暑、白露四节为湿气主令，秋分、寒露、霜降、立冬四节为燥气主令，小雪、大雪、冬至、小寒四节为寒气主令。这就是《黄帝内经》将一回归年分为风、暑、火、湿、燥、寒六个气候性

---

① 柳少逸. 五运六气三十二讲［M］. 北京：中国中医药出版社，2015：11-20.

季节，简称"六气季"。六气季便是所谓"六气"，是我国古代劳动人民在漫长的生产和医疗实践中，根据黄河中下游常年气候运动的平均状态归纳出的规律。这六季的划分，不仅是我国季节划分史或历法史中的一个特殊方案，在医学气象学上也是一个重要贡献，甚至在超长期天气预报方面也有重要的参考价值。

我国黄河流域，一向有"冷在三九，热在三伏"之说，实测表明，大寒前后气温最低，大暑前后气温最高。大寒时期正是黄河流域气温最低阶段的中心。《黄帝内经》中六季取用大寒为起点，就气温变化过程而言，大寒具有"极"的含义；根据阴阳关系，这一时期正是阴的极点和阳的始点。

我们通过烟台地区气温、相对湿度、逐月降水量及逐月降水日数变化的若干资料来看，这也充分显示出《黄帝内经》六气季划分的科学价值。但一年四季，春、夏、秋、冬，表面上看来年年如此，没有什么变化，但事实上每年的气候都不完全相同，故《素问·六节脏象论》云："五气更立，各有所胜，盛虚之变，此其常也。"古人就是根据这些客观存在的事实进行长时间的物候观测，发现日、月、星、辰的运行及方位的转移，与自然界气候的变化是一致的。如《素问·五运行大论》有"丹天之气，经于牛女戊分"立为火运，"黅天之气，经于心尾己分"立为土运，"苍天之气，经于危室柳鬼"立为木运，"素天之气，经于亢氐昴毕"立为金运，"玄天之气，经于张翼娄胃"立为水运。随着天体的转移，因天空中出现了丹、黅、苍、素、玄的五色，就称五天，见到了火、土、木、金、水的五气，就称为五运。运气学说就是从这个基础上发展起来的。由于它是从客观事物中总结出来的规律，故对气象的预测应该说具有一定的意义。

清代同治年间，陆九芝著有《世补斋医书》，他根据五运六气的推算方法，以同治三年为第77甲子，上溯至第1甲子，计4620年，推测出每一个周期的气候特点，并列举了历代医家，后世所称的各学派所处的时代及其用药特点，与五运六气的周期基本是符合的。而且这与我国近代著名的气象学家竺可桢根据我国气候记录所做出的冰期后半期的近五千年气温变化大致是相似的。

我们对1959年—1979年烟台、文登、莱阳、掖县四地气象记录进行分析，并与运气推断对照，发现：在21年中，烟台有5年不符，16年相符；文登有5年不符，2年不甚符，14年相符；莱阳有7年不符，2年基本相符，12年相符；掖县有3年不符，2年不甚符，16年相符。

由于运气学说具有朴素的辩证唯物观点，是从客观世界中总结出来的规律，故对气象的预测方面具有很大的现实意义。现代一些天文学家的研究证实，中国的六十年甲子对气象的预报具有很大的科学价值。

2. 从发病情况看五运六气学说

四时气候的变化各不相同，人体的发病亦因之而异。人们通过长期的观察，发现一些疾病的发生是具有一定的规律的，或"似昼夜节律"，或"似周月节律"，或"似周年节律"。如多数疾病在早晨则轻，白天安静，太阳落时就渐渐加重，半夜以后就更加厉害，《黄帝内经》认为这是由于病邪的轻重与阳气的盛衰有关。人体的阳气不仅受四时不同气候的影响，而且一日之内，气温不同，阳气变化，疾病也有轻重的变化。故《灵枢·顺气一日分为四时》云："以一日分为四时，朝则为春，日中为夏，日入为秋，夜半为冬。朝则人气始生，病气衰，故旦慧；日中人气长，长则胜邪，故安；夕则人气始衰，邪气始生，故加；夜半人气入脏，邪气独居于身，故甚。"也就是说按照一天的阴阳消长升降来分为四个时辰，以应四时之生、长、化、收、藏。一岁之中有温、热、凉、寒，一日也是如此。早晨是阳气升长之时，人身的阳气也应之而升长，阳气升则病气渐衰，故觉病轻；中午阳气大盛，人身的阳气也应之而旺，阳气旺则能胜邪而病觉安静；日落则阳气下降，人身的阳气亦随之而渐衰，阳气衰则邪气渐胜，故病觉加重；夜半则阳气深藏，邪气独盛于身，所以病较严重。但疾病之起，也有和四时之气不相应的，这是因为"不应四时之气，脏独主其病也。是必以脏气之所不胜时者甚，以其所胜时者起也"，就是说，病若不与四时阴阳升降相应的，是属于五脏的病变，发病的脏气受到相胜时气的克制。如脾病不能胜旦之木、肺病不能胜昼之火、肝病不能胜夕之金、心病不能胜夜之水，故病必然加剧。若人之脏气能胜时之气，如肺气能胜旦之木、肾气能胜昼之火、心气能胜夕之金、脾气能胜夜之水，就可以好些。因此治疗疾病时，应"顺天之时，而病可与期"。

人气的虚实开阖，亦应天时之盛衰，若"寒温和适，腠理不开，然有卒病者"，正以平居之际，其腠理开闭缓急亦有时之故。因"人与天地相参也，与日月相应也，故月满则海水西盛，人血气积，肌肉实，皮肤致，毛发坚，腠理郄，烟垢著，当是之时，虽遇贼风，其入浅不深。至月郭空，则海水东盛，人气血虚，其卫气去，形独居，肌肉减，皮肤纵，腠理开，毛发残，膲理薄，烟垢落，当是之时，遇贼风则其入深，其病人也卒暴"。

风、寒、暑、湿、燥、火为天之六气，亦称"六元"。在正常情况下，六气是无害的。正如《素问·宝命全形论》所云："人以天地之气生，四时之法成。"若四时六气发生太过不及，或非其时而有其气的反常情况，就会直接或间接影响人体正常生理活动，引起疾病的发生，是谓六气淫胜，简称六淫。春时木气司天，则四方皆温；夏时火气司天，对四方皆热，夏秋之交，土气司天，则四方皆湿；秋则皆凉；冬则皆寒。故六淫为病，每与季节有关，春多风病，夏多暑病，长夏多湿病，秋多燥病，冬多寒病，则早已为人们所共知。恽铁樵就是根据《黄帝内经》的四时定名法则，而确立"冬之热病谓之伤寒；春之热病谓之风温；夏至前之热病谓之温病，夏至后之热病谓之暑温，夏秋之交其时以湿胜，当此之时患热病则为湿温；八、九月燥气主令，其时热病，多半近于夏日受凉，反更之长气无以应秋之收气，因而热病，如此则为伏暑"。此为根据四时以定名热病之大纲。

清代喻昌《医门法律·申明〈内经〉法律》云："春生本于冬气之藏；夏长本于春气之生；长夏之化，本于夏气之长；秋收本于长夏之化；冬藏本于秋气之收。若冬气不藏，无以奉春生；春气不生，无以奉夏长。不明天时，则不知养藏养生之道。"若逆四时生、长、化、收、藏之气，必有率意而失之处。故《素问·四气调神大论》进而告诫人们注意，"逆春气，则少阳不生，肝气内变；逆夏气，则太阳不长，心气内洞；逆秋气，则太阴不收，肺气焦满；逆冬气，则少阴不藏，肾气独沉"。清·雷丰就是根据"冬伤于寒，春必温病；春伤于风，夏生飧泄；夏伤于暑，秋必痎疟；秋伤于湿，冬生咳嗽"八句经文为纲，按四季发生的时病，著《时病论》四卷问世。

病疫之由，昔叔和尝云："凡时行者，春时应暖而反大寒，夏时应热而反大凉，秋时应凉而反大热，冬时应寒而反大温，非其时而有其气，是以一岁之中，长幼之病多相似者，此时行之气，皆以为疫。"以麻疹为例，多发生于冬春二季，且流行有一定的周期性，其发生与气候的异常变化存有密切的关系。历代中医文献的记载中，一般认为与内蕴胎毒、外感天时有关。如朱丹溪《幼科全书》认为："疹虽毒结，多带时行，暄热非冷，男女传染而成。"王肯堂《证治准绳》认为："痘疹之发，显是天行时气。"《景岳全书》认为："由二火燔灼太阴，而脾肺受之而发。"余霖《疫疹一得》中，根据他的亲身体验，将时疫疹的流行与运气关系做了进一步说明："乾隆戊子年，吾邑疫疹流行，一人得病，传染一家。轻者十生八九，重者十存一二。合境之内，大率如斯……如天行之疠气，入境无可避者也。原夫致此之由，总不外乎人身一小天地，天地有如是之疠气，人即有如是之疠疾。缘戊子岁，少阴君火司天，大运主之，五、六月间，又少阴君火加少阳相火，小运主之，二之气与三之气合行其令，人身只有一水，焉能胜烈火之亢哉。"这意谓岁气与时气皆火热当值，必致疫疠发生。

我们对烟台地区 1962 年—1979 年病毒性肝炎的发病情况作了统计，发现 13 年中共有三个流行高峰，峰与峰间周期约为 6 年，发病季节又均在农历七月份前后，正值大暑、立秋、处暑、白露四节湿气主令，1966 年、1972 年、1978 年均属高峰年份，地支又均为子、午，乃属少阴君火司天。《素问·至真要大论》云："少阴司天，其化以热。""热淫所胜，怫热至，火行其政。"《素问·六元正纪大论》云："四之气，溽暑至，大雨时行，寒热互至，民病寒热，嗌干，黄瘅。"俱属湿热郁蒸之候。

综上所述，运气学说与疾病发生，发展及转归有极大关系。若深谙运气学说，必能进一步掌握其转归。麻疹多发在岁运太过之年，虽然目前已普遍接种麻疹疫苗，发生率已大大下降，削平了流行高峰，控制了流行，但在岁运太过之年，还是要注意其流行的，绝不可掉以轻心。对于病毒性肝炎，今后逢少阴司天之年，仍应注意。

3. 从临床治疗学看五运六气学说

运气学说应用于临床治疗中，非常注意天时、地理及节令的变化，若治病不本四时之规，不审地宜之律，不明标本之理，则茫如望洋，无可问津。如《黄帝内经》非常注意因天时而施治，其在《素问·八正神明论》中指出："凡刺之法，必候日月星辰、四时八正之气，气定乃刺之。是故天温日明，则人血淖液而卫气浮，故血易泻，气易行；天寒日阴，则人血凝泣而卫气沉。月始生，则血气始精，卫气始行；月郭满，则血气实，肌肉坚；月郭空，则肌肉减，经络虚，卫气去，形独居。是以因天时而调血气也。是以天寒无刺，天温无凝；月生无泻，月满无补，月郭空无治。是谓得时而调之。"若治反天时，就必然导致不良后果，故该篇接着指出："月生而泻，是谓脏虚；月满而补，血气扬溢，络有留血，命曰重实；月郭空而治，是谓乱经。阴阳相错，真邪不别，沉以留止，外虚内乱，淫邪乃起。"

近年来人们发现，在 24 小时不同时间服药，治疗效果会出现明显的差异。如糖尿病病人在上午四时对胰岛素最敏感。这说明人体在不同的时间、不同的季节，对各种药物的敏感性是不同的。故《黄帝内经》中有"因天时而调血气"的治疗方法，春夏气候由温渐热，人体腠理开泄，温燥药物不宜多用，以免耗津伤阴；秋冬气候由凉渐寒，人体腠理致密，阳气潜藏，寒凉药物不宜多施，以免伤阳耗气。所谓"必先岁气，无伐天和"之理，就是在治疗上结合值年岁气和四时秩序对人体的影响，而采用不同的用药方法。如李时珍在《本草纲目》中就载有"五运六气用药式"，提出常规用药当顺天时气候，并与药性的阴阳升降、四气五味相结合，其立论依据就是《素问·至真要大论》。《黄帝内经》认为，一日十二时辰中的子、午、卯、酉，一年二十四节气的二分、二至是阴阳交替的枢机。子、午与二至是阴阳转折之时，卯、酉与二分是阴阳平衡之际，疾病的旦慧、昼安、夕加、夜甚的变化则是明证。再如阴阳变化之际，阳胜之病能冬不能夏，阴胜之病能夏不能冬，年老体弱、虚衰者，每当二至、二分时，常因不能适应而导致死亡。如蒲辅周老先生在临床治疗中，谓外感和时病总是六气为病，认为治疗急性热病必须掌握"六季"这个客观规律。再如 1955 年石家庄乙脑流行，证偏于热，以清热解毒法获效；1956 年北京气候多雨偏湿，证偏于湿，用原方不效，采用清热透湿法后获效。足证根据气候特性指导临床用药，正是中医学辨证特点之一。又如烟台地区，少阴君火司天、阳明燥金在泉的病毒性肝炎流行的高峰年，其发病高峰月份在下半年，因司天主上半年，在泉主下半年，在治疗上，则宗"阳明在泉湿毒不生，其味酸，其气湿，其治以辛苦甘"的原则，主以辛开苦降之剂，佐以甘味健脾之剂，于是郁火得清，湿热得除，中州枢转，病臻痊愈。又如《黄帝内经》中"诸气在泉""司天之气"的论述，就是阐述五味在治疗中的作用及与五运六气的配合原理。对于六淫胜复的治法，《素问·至真要大论》云："治诸胜复，寒者热之，热者寒之，温者清之，清者温之，散者收之，抑者散之，燥者润之，急者缓之，坚者耎之，脆者坚之，衰者补之，强者泻之，各安其气，必清必静，则病气衰去，归其所宗，此治之大体也。"

百病的发生、发展及其所表现的病证不同，临床上就要依不同的情况而施治。病生于本者，就求之于本；病生于标者，就求之于标；生于中气者，就求之于中气；既生于本，又生于标者，就要标本兼施，这就是标本中气的治疗原则。它是古人在长期的医疗实践中摸索出的一套规律，亦是今天我们在治疗中必须遵循的准则。正如《素问·至真要大论》所云："夫标本之道，要而博，小而大，可以言一而知百病之害。言标与本，易而勿损；察本与标，气可令调；明知胜复，为万民式，天之道毕矣。"由此可见，若不明辨阴阳顺从，指本为标，指似标者为标，指似本者为本，迷诊乱经，倒行针药，势必"伐天之和，伐生之本"，而举手误人。

4. 从物候节律看五运六气的周期

当人们翻开日历，就会发现日历上除了写明某年某月某日外，还注有农历"己未年"或"庚申年"等。这己未、庚申就是"干支纪年法"，也叫"甲子纪年法"。

《素问·天元纪大论》云："天以六为节，地以五为制。周天气者，六期为一备；终地纪者，五岁为一周……五六相合，而七百二十气为一纪，凡三十岁，千四百四十气，凡六十岁，而为一周。"这就是古人总结了长期的气象、物候节律知识，定六十年为一周，也就是六十年一甲子。"甲子纪年法"是我国古代历法中的一个重要创造，是用十天干与十二地支合起来，用以记载和推算时间的。若用干支纪日就叫"干支纪日法"，也叫"甲子纪日法"。据历史学家从甲骨文的研究，在春秋以后，至少在周幽王元年十月辛卯日起到现在，从没有错乱或间断过，共有二千七百多年的记载了。这是世界最悠久的纪日法，是推算我国几千年来的历法或考古的重要工具，也是我们研究运气学说周期规律的重要依据。我国历纪干支仪表上以干支为周天刻度之读数，反映了地球绕日运转的时间和空间的标志，以干支作为纪年、月、日、时的岁时表号和实测是完全一致的。故古人六十年的周期变化是可信的。首先六十这个自然数是天体岁月中的一个常数，如一年三百六十天（阴历），为六个六十；一年十二个月为六十的五分之一；每季三个月（90 天）为六十的 1.5 倍；每月三十天（朔望日）为六十的二分之一；每年二十四节气，每天二十四小时，为六的四倍；每小时六十分，每分钟六十秒；六十是十天干的六倍，十二地支的五倍；三阴三阳合为六经，十二经脉为六的二倍。

竺可桢所著《物候学》中的引证说明：物候是有周期性波动的，其平均周期为十二年；物候的迟早与太阳黑子活动周期有关。太阳表面上的黑子的数目以十一年半为一个盛衰的周期，这个规律是德国天文学家施瓦贝在 1843 年首先发现的。而运气学说的气候六十年周期变化又恰为太阳黑子活动周期的五倍，而地支本身又恰为十二年周期。天津医学院（现天津医科大学）主编的《流行病学》认为，肝炎的发病率历年是有起伏的，高峰年是有周期的，峰与峰之间间隔 6 ~ 7 年。而烟台地区 1962 年—1979 年肝炎发病高峰年份间隔周期也恰为 6 年，此即《黄帝内经》所讲"六期而环会"。这个六年的小周期似乎与司天周期有关。

对于运气周期的规律，我们认为是可信的，由此而带来的天灾、虫灾及流行病等同样具有节律性周期。但上述例证终是大海汹涌澎湃波涛上的一涟漪，更多的例证有待于今后大家继续探讨和验证。

（三）柳氏医派之传承

正是由于充分认识到运气学说在中医学理论体系的重要作用，尊重其在以《黄帝内经》为代表的中医学中的地位，故柳氏医派对运气学说颇为关注，且渊源有自，这从医派之学术渊源即可看出。吉忱公的蒙师李兰逊先生乃清末贡生业医，儒医也；永昌公之父牟希光先生，乃清末秀才业医，亦儒医也。二老皆有四书五经之国学基础，且熙光公所藏《伤寒第一书》书中有"五运六气说""脏腑配八卦干支以应天地六气图"及"八卦有体有用"等诸篇，其中有熙光公之钩玄眉批，当为研习心得。惜二老无著作传世，无以探其精神。恽铁樵公则是运气大家，由如上所举鳞爪可窥其全貌。

吉忱公、永昌公则是运气大家，从其对少逸先生的教诲可见其运气修养之深厚，且《柳吉忱诊籍纂论》中皆有应用运气学说之验案。如吉忱公早在 20 世纪 50 年代就对此展开研究，课子授徒时常以此拓宽应用。1973 年，烟台地区卫生局将少逸先生调回莱阳中心医院中医科工作，意在系统地继承吉忱公之学术思想，并整理其医疗经验。虽说先生已经从事中医临床近十年，吉忱公还是重点对其经典理论进行"补课"。吉忱公云《黄帝内经》中三分之二的内容涉及运气学说，不通晓五运六气，就不是一个好的中医师，并以大司天与医学流派的形成的渊薮作了讲解。

第二代传人在吉忱公的教诲下，多有运气学说的研究成果，如少逸先生、赵传松合著《五运六气学说浅说》，1980 年参加烟台地区中医学会学术年会，引起轰动，山东省中医药学校刘明德副校长连续多年以此稿为蓝本，在学生毕业实习前举办讲座；仲伟臣"子午流注服药法初探"发于《山东中医杂志》1983 年第 5 期；仲伟臣、袁大仲合著论文"子午流注机制探讨"发表于《山东中医杂志》1998 年第 1 期等。

而其最为突出的成就，则舍医派代表人少逸先生的研究而莫属。得吉忱公、永昌公之言传身教，先生沾惠良多，得用运气学说以启蒙。自此即矢志不移，潜心攻读。1980 年烟台地区卫生局举办了为期一个月的中医读书班，在征得吉忱公的同意后，先生即确定五运六气学说为研究课题。其后，复读《黄帝内经》，对其运气学说的内容作了较详尽的研究，并调研了烟台地区的 20 年气候、传染病流行资料。于是秉承家学师承，参以历代文献，完成了"五运六气学说浅谈"一文。其后又有"运气学说渊源及其在《内经》中的地位""试探五运六气学说中的系统论思想""试从运气学说探讨脑血管意外的发病规律"及"子午流注与病死时间规律初探"等学术论文。① 而运气学说的研究，也正是先生提出"天人合一的系统整体观"的理论准

---

① 柳少逸. 五运六气三十二讲·自序 [M]. 北京：中国中医药出版社，2015：4－5.

备，并由此为基础而构建起中国象数医学的理论体系。这在第一章中已经全面阐述，兹不赘述。

先生得到原山东省中医药管理局局长蔡剑前主任医师的相识、相知和称赏，也源于对五运六气学说的研究。这可以从蔡剑前局长 2014 年仲春为先生《柳少逸医案选》《柳少逸医论医话选》两书所作的序中反映出来："在 20 世纪 80 年代初，山东中医学会第一次代表大会期间，在浏览论文目录时，见到有'五运六气学说浅谈'和'运气学说渊源及其在《内经》中的地位'两篇文章，论文的作者，为烟台市莱阳中心医院的柳少逸大夫。尝见其有'冠心病证治'、'泌尿系结石证治探讨'的学术论文。甚奇之，一位从事临床工作的中医大夫，不但在临床上有所建树，竟对《内经》及深奥的五运六气学说，有此既深且广的研究，实属少见。"①

随着时间的推移，先生以中国象数医学为指导，对运气学说的研究日趋深刻和条理化，而倡"善言天者，必有验于人"的治疗观点，在 20 世纪 90 年代的临床教学中，有《运气学说三十二讲》讲义之稿成，又冠名"五运六气导论"结集。论者，讲述也；导者，引导也。本书大要推原五运六气，上下临御，主客胜复，政化淫正，及三元九宫，太乙司政之类，力求详明。②

《五运六气三十二讲》于 2015 年由中国中医药出版社出版发行，深受广大读者的欢迎，但因部头大，文辞古，意蕴深，精义奥，一般读者望而生畏，颇难通读，故中国中医药出版社肖培新主任编辑约请先生以该书为基础，删繁就简，纂成简编本，意在面对初学者，作为五运六气学说入门之书。③ 故先生又有《五运六气简编》一书问世。两著对读，繁简结合，文白对照，五运六气学说即可落入广大医者之家，而广施于临床了。

2019 年 11 月 23 日，先生在乘坐 G472 次高铁进京参加"首届中国民间疗法高峰论坛暨儿科特色疗法学术展演"，旅途中有一研究五运六气的网友听说先生到北京，一再恳请求见。出于行程安排已满，无法满足见面请求，先生便以微信指导这位网友："对于五运六气的研究，'因病以测岁气，非执岁气以求病。'——此清代吴东旸《医学求是》一段话，可谓至理。自张仲景，再至刘完素，及至明清温病学家，没有搞预测的。且域有东南西北中的不同，而《内经》运气学说是以黄河中游地区的物

① 柳少逸. 柳少逸医案选·序 [M]. 北京：中国中医药出版社，2015：1.
② 柳少逸. 五运六气三十二讲·跋 [M]. 北京：中国中医药出版社，2015：877.
③ 柳少逸. 五运六气简编·自序 [M]. 北京：中国中医药出版社，2019：2.

候和气候为依据而阐发的，故我认同吴东旸之论，所以《三因方》之方法、方药也仅供参考，作为医生可学研之。若仅凭书本，推算疾病发生易引发社会恐慌，所以柳氏医派自师祖起从不搞预测，均师吴氏之论。""另，关于五运六气基本知识之解，可阅《中国象数医学概论》。中医运气学说，非命理预测。《黄帝内经》的核心理论是《素问·上古天真论》之'法于阴阳，和于术数'；而中医学追求的终极的是'形与神俱'。""你可以学研运气学说之分支——子午流注学说，以时辰按摩穴位，以柳氏摩法代针法，或学研《经络腧穴原始》《医经学派按摩术讲稿》《小儿推拿讲稿——广意派传承录》，以应实际之需。"

（四）柳氏医派之应用

清·吴瑭《医医病书》云："五运六气之理，天地运自然道。"这表述了运气学说的核心理论是讲自然规律的，不能机械地运用。诚如清·徐文弼在《寿世传真》中所云"五运六气之理，不可不知也""执而泥之，刻舟而求剑也；废而弃之，亡筌而求鱼也"。他如"善言运气者，随机观变，方得古人未发之旨"，清·尤在泾《读书论》与清·冯兆张《冯氏锦囊秘录》均有此论，表述了演绎五运六气学说的要点是"观变"。因地域有东、西、南、北、中的不同，此亦说明了不可机械的运用这一学说。故柳氏医派赞同清·吴东旸的观点："特因病以测岁气，非执岁气以求病也。"

理论学研的目的全在于应用。柳氏医派注重用运气学说指导临证，除有两部大作专论外，在验案中亦屡有五运六气学说之阐发。

1. 运用三因司天方治疗疾病

《黄帝内经素问》运气七篇大论系统地论述了运气学说的理论体系，然皆言指导原则，而未给出应用之方药，即"有论无方"之谓。有宋一代，运气学说得到前所未有的重视，众多医家纷纷给出运气方剂。然或机械拘泥，按五运六气胪列方药；或说理不明，未符应运气理论，故大多湮没，所传不广。惟南宋陈言（字无择，1131—1189）以五运六气理论为指导，天干配五运，地支配六气，创制五运时气民病证治方十方、六气时行民病证治方六方，计十六方，载于其所著《三因极一病证方论》一书中，史称"三因司天方"。清代缪问从该书中择出演绎为《三因司天方》，收录其十六方，绘图作论，方后有组成、用量、方解等内容；图说记载五运主运图、六气主气图、天干论十首、地支论六首等。经龙砂学派的一再渲染，遂成为后世应用的运气主要方剂。

三因司天方也得到柳氏医派的青睐，临床应用不在少数。仅以《柳吉忱诊籍纂论》而论，就录有应用司天方的不少验案，如咳血门"麦门冬汤证案"、胸痹门"黄芪茯神汤证案"、腹痛门"附子山茱萸汤证案"、胁痛门"苁蓉牛膝汤证案"、泄泻门"白术厚朴汤证案"和风寒湿痹门"牛膝木瓜汤证案"等，涉及五运时气民病证治方十方中的六个方剂；咳血门"正阳汤证案"，则为六气时行民病证治方。每方皆论其出处，详细解读，加减化裁，注重实效。

其中咳血门共有三案，运用司天方为主的就有两案，用到了两种类型的两个三因司天方，故以此为例略做说明。

（1）麦门冬汤证案①

唐某，女，25岁。1978年6月22日就诊。

1978年，岁戊午年，炎暑流行，遂感火热之邪，致发热、身痛、胸中痛、咳嗽而短气、咽燥而干，继而咳血、痰壅、耳聋、胸胁满、痛连肩背，舌红苔黄，脉洪数。西医内科诊为"支气管扩张"。

证属炎暑流行、热甚则燥、肺金受邪，而致咳血、咳嗽诸疾。师麦门冬汤意予之。

处方：麦门冬12g，白芷10g，清半夏6g，竹叶10g，桑白皮15g，炙紫菀12g，红参10g，钟乳石10g，炙百部10g，炙款冬花10g，炙款甘草10g，生姜3片，大枣4枚，为引。水煎食前服。

6月27日，服药5剂，发热、咳嗽诸症悉减，咳血咽痛不减，予以原方加三七6g，桔梗10g，穿心莲15g，水煎服。

7月3日，续服5剂，病愈。予以紫菀百花汤续服5剂，以固疗效。

解读：戊午岁，乃为岁火太过之年，《黄帝内经素问》又称赫曦之纪。《素问·气交变大论》云："岁火太过，炎暑流行，金肺受邪……民病疟……咳喘，血溢……耳聋，中热……甚则胸中痛，胁支满胁痛，膺背肩胛间痛，两臂内痛，身热骨痛而为浸淫。"此乃火邪乘金，肺失清肃而见咳嗽诸症；肺热灼津而见咽燥而干；肺络受损，故见咳血；邪犯肌腠，故有胸胁肢体疼痛之症。其治一在抑火，一在救金，故公予以《三因极一病证方论》之麦门冬汤加味治之。其治必阴阳并补，麦门冬养肺之阴，人参益肺之气，故无金败水竭之弊；桑白皮甘寒，紫菀微辛，开其膹郁则咳

---

① 柳少逸. 柳吉忱诊籍纂论 [M]. 北京：中国中医药出版社，2016：33-35.

喘可除，并借以止血之功，而除咳血；半夏、甘草益脾土燥湿化痰；白芷辛芳，缪问谓其"能散肺家风热，治胁痛称神"；竹叶性升，引药上达；钟乳石性通达，入肺经而治咳嗽喘息。方加百部、款冬花、紫菀，乃紫菀百花汤之用，增其润肺止咳之功。故5剂诸症悉减。二诊时，因咳血、咽痛之症不减，故加三七、桔梗、穿心莲三味，增其清热利咽、润燥止血之功，故续5剂，而病臻痊愈。

（2）正阳汤证案①

李某，女，44岁，胜利油田职工。1990年5月26日就诊。

岁为庚午年夏月，天气炎热，汗后纳凉（吹电风扇），遂致发热恶寒、咳嗽，继而咳喘咳血，心胁痛不能转侧，目赤眦疡，咽干喉痹。经治发热恶寒解，然时而仍作咳嗽、咳血、咽干、喉痹等症，某医院诊为"支气管扩张"。查：舌红脉弦微数。今由人介绍，请吉忱公诊之。时公因内障视减目盲，故由余侍诊笔录。

庚午岁，少阴君火司天，阳明燥金在泉之年，热气下临，肺气上从，故火热刑金伤肺，而病作咳嗽、咳血诸候。师《三因极一病证方论》正阳汤之治化裁。

处方：白薇12g，玄参12g，桑白皮15g，当归12g，制白芍12g，川芎10g，旋覆花10g（包煎），制杏仁10g，火麻仁10g，炙甘草10g，生姜3片为引。水煎服。

6月4日，服药1周，目赤眦疡、咽干喉痹悉除，咳嗽、咳血亦减。守方加炙百部10g，炙冬花10g，炙紫菀10g，花蕊石10g。

续服1周，病臻痊愈。予以紫菀百花汤续服以善后。

解读：《素问·咳论》云："五脏六腑皆令人咳，非独肺也。"又云："人与天地相参……乘夏则心受之……心咳之状，咳则心痛，喉中介介如哽状，甚则咽肿喉痹。"此意谓夏天火热之邪致心咳之状。《素问·至真要大论》云："少阴司天，热淫所胜，佛热至，火行其政。民病胸中烦热，嗌干，右胠满，皮肤痛，寒热咳喘……唾血……甚则疮疡胕肿，肩背臂臑及缺盆中痛，心痛，肺䐜，腹大满，膨膨而喘咳，病本于肺。"此意谓子午岁，少阴君火司天，火热之邪淫胜致发热、咳喘、唾血等候。子午岁，三之气时，主气为少阳相火，客气为少阴君火，其为病《素问·六元正纪大论》有"天时大火行，热气时至""民病，厥热心痛，寒热更作，

① 柳少逸. 柳吉忱诊籍纂论［M］. 北京：中国中医药出版社，2016：35－36.

咳喘，目赤"的记载。其治当予清热泻火，润燥滋阴之法，故宋·陈言《三因极一病证方论》有正阳汤之用。其方之功效，吉忱公以谬问之解释曰："少阴司天之岁，经谓热病生于上，清病生于下，寒热固结而争于中。病咳喘、血溢泄及目赤、心痛等症，寒热交争之岁也。夫热为火性，寒属金体，用药之权，当辛温以和其寒，酸苦以泄其热，不致偏寒偏热，斯为得耳。君当归，味苦气温，可升可降，止诸血之妄行，除咳定痛，以补少阴之阴；川芎味辛气温，主一切血，治风痰饮发有神功；玄参味苦咸，色走肾，而味入心，偕旋覆花之咸能软坚、白薇之咸以泄热者，合《内经》咸以调其上之法也；白芍酸苦微寒，主邪气而除血痹，偕桑白皮之泻肺火而散瘀血者，合《内经》酸以安其下之义也。诸药既有维持上下之功，复加甘草、生姜，一和一散，上热下清之疾胥蠲矣。""三之气加麻、杏二味，一以润燥，一以开肺。"于是理、法、方、药朗然，服药一周，诸症悉除。因咳嗽、咳血症尚存，故伍紫菀百花汤（紫菀、百部、款冬花），以增其润肺止咳之功，花蕊石以其酸涩收敛之功而止咳血。续治一周，而病臻痊愈，予紫菀百花汤以预后。

两者皆以咳血为主证，发于炎热夏季，西医学诊断为支气管扩张。然前者发于岁火太过之戊午岁，炎暑流行，燥热灼金，而致咳血、咳嗽诸疾，故师麦门冬汤意予以抑火救金，阴阳并补。后者发于庚午岁，少阴君火司天，阳明燥金在泉之年，热气下临，肺气上从，火热刑金伤肺，而病作咳嗽、咳血诸候，当予清热泻火，润燥滋阴之法，有正阳汤之用。由此可见，吉忱公运用三因司天方治疗疾病时，并非拘泥运气，而是将运气状况与患者临床表现紧密相合，辨证论治，随证化裁，使之适合病情。

2. 用运气学说阐释发病之因与治病之理

柳氏医派不仅直接运用三因司天方以治病愈疾，而且用运气学说来阐释发病之因与方剂应用原理，甚至创制方剂以应病。仍以《柳吉忱诊籍纂论》为例，应用运气学说创制的方剂有葱豉百花汤、茵陈柏皮汤等，而用以阐释者则更多，如时病门"春温（葱豉百花汤证）案""暑令感冒（桂苓甘露饮证）案""暑疟（清营捍疟汤证）案"，咳嗽门"清宣金脏汤证案""川连茯苓汤证案"，泄泻门"藿香养胃汤证案""培中泻木汤证案"，霍乱门"正元散证案"，黄疸门"茵陈柏皮汤证案""茵陈术附汤证案"，头痛门"吴茱萸汤证案"，风寒湿痹门"甘草干姜茯苓白术汤证案"，痿证"益气愈痿汤证案"，耳聋门"清聪化痰丸证案"，丹毒"五味消毒饮证案"，口疮门"导赤清心汤证案"和喉蛾门"金果清咽抑火汤证案"等。

兹即以"春温（葱豉百花汤证）案"① 为例说明。

迟某，女，41 岁，初中教师。1974 年 2 月 16 日就诊。

患者素体尚健康。去年季冬，因学生统考，日间疲于辅导学生，寒夜忙于批改作业，遂感倦怠日渐。春节前"忙年"，疲劳甚。3 日前感寒而发热恶寒，遂头痛，身痛，无汗，口渴，咳嗽，舌苔浮白，脉弦微紧。

证属冬受微寒、伏于肌肤，来春加复感外寒，触动伏气而发春温。宜辛温解表之法。予葱豉百花汤化裁。

处方：防风 6g，桔梗 6g，炒杏仁 6g，陈皮 6g，淡豆豉 12g，葱白 12g，炙紫菀 10g，炙百部 10g，炙款冬花 10g。水煎服。

2 月 20 日，服药 1 剂，微汗出，遂发热恶寒，头痛身痛缓。续服 2 剂，发热恶寒，头身痛悉除，咳嗽微作，仍宗原意，续服 3 剂。

2 月 23 日，续服 3 剂，诸症悉除。

解读：《素问·生气通天论》云："冬伤于寒，春必温病。"此意谓冬天感受寒气，到了春天易发作温病。去岁，1973 年，癸丑年，终之气主客气均为太阳寒水，又于冬夜劳作，故感寒较重，因其体尚健康，而寒伏于肌肤未发病。《素问·金匮真言论》云："夫精者，身之本也，故藏于精者，春不病温。"此意谓精气是人体生命活动的根本，能顾护住精气者，春天就不至于发生温热病。反之，则如清·雷丰《时病论》所云："因冬不藏精，春必病温是也。"本患者于季冬"日间疲于辅导学生，寒夜忙于批改作业"，此即雷丰所称的"冬令劳苦动作"之人，耗神伤精，故成"冬不藏精"之人。故雷丰有"此即古人所谓最虚之处，便是容邪之处"之记。故此案患者既属"冬伤于寒"之案，又属"冬不藏精"之例。故于 1974 年 2 月 13 日，春感微寒亦必发春温。雷丰在《时病论·冬伤于寒春必病温大意》中云："风温、春温发于大寒至惊蛰，温病、温毒发于春分至立夏。"其由，盖因"大寒至惊蛰，乃厥阴风木司权，风邪触之，发为风温；初春尚有余寒，寒邪触之发为春温。春分至立夏，少阴君火司令，阳气正升之时，伏气自内而出，发为温病、温毒；晚发仍是温病，不过较诸温晚发一节也。"要言"以上五证，总在乎夏至之先"，即"冬伤于寒，春必病温"之五证也。其理源自《素问·热论》中"凡病伤寒而成温者，先夏

---

① 柳少逸. 柳吉忱诊籍纂论 [M]. 北京：中国中医药出版社，2016：3 - 4.

至日者为病温，后夏至日者为病暑"之谓也。而本案患者发病于 2 月 13 日，为大寒之后，惊蛰之前，感癸丑冬之余寒而发春温。故吉忱公宗先贤雷丰"辛温解表法"，其治"以防风、桔梗，祛其在表之寒邪；杏仁、陈皮，开其上中之气分；淡豆豉、葱白，即葱豉汤，乃《肘后方》之良方，用代麻黄，通治寒伤于表，表邪得解，即有伏邪，亦冀其随解耳。"因其兼咳嗽，故吉忱公合入紫菀百花汤（紫菀、百部、款冬花），以三药皆辛温，入肺经气分，兼入血分，开泄肺郁而止咳。于是，此案辨证精慎、方对药准，而收卓功。

由此可见，柳氏医派既对运气学说进行全面系统的理论阐释，又在临床中广泛应用，从而造就了运气学说理论与实践密切结合的实例和典范。由于其对运气学说的深入研究，亦被称为"五运六气柳氏学派"，得到了业界的普遍认同。

总之，古代哲学家及中医学家们就"天人合一的思想"做了相关的解释，并运用阴阳、五行、精气等学说，论述了天体演化、生命起源、人体生长发育以及病证发生发展的规律，促成了中医识病、防病、治病的独特理论体系，构成了法天则地、从容人事、治中求和的治疗思想，告诫人们在预防诊疗过程中要"上合于天，下合于地，中合于人事，必有明法"。（《灵枢·逆顺肥瘦》）这里包含着唯物观点、整体观点、联系观点、运动观点、发展观点，有丰富的辨证思维。一个合格的中医生之所以要"上知天文，下知地理，中知人事"（《素问·著至教论》），就是因为天道、地道、人道是相互贯通的，只有掌握了天文、历法、地理、气象、物候、生物、物理、化学等天地之道，才能更好地认识和把握人体之道，才能更加深刻地理解人体生理、病理的规律。

第二节　崇尚经典

柳氏医派恪守习医"三必"有源，即理必《内经》，法必仲景，药必《本经》，概括而言就是：崇尚经典。

振兴发展中医药，是坚定文化自信、助力实现中华民族伟大复兴中国梦的重要任务。随着对传统知识价值认知的深入，传统知识保护已成为当今的热点话题，中医药何以在"民族"与"世界"之间自立，在融入世界的同时又能发扬传统？这就需要返本归根，认清来路，才不致在前行中迷失，绝不犯张仲景《伤寒杂病论·序》中所批评"不念思求经旨，以演其所知，各承家技，始终顺旧"的"今之医"的错误。可见，"思求经旨"是中医传承之根本，也是创新必由之路。

清·徐灵胎云："一切道术，必有本源，未有目不睹汉唐以前之书，徒记时尚之药数种，而可为医者。"明·宋濂《宋学士全集·赠医师葛某序》具体开列了经典之作："古之师，必通三世之书。所谓三世者，一曰《针灸》，二曰《神农本草》，三曰《素女脉诀》。《脉诀》所以察证，《本草》所以辨药，《针灸》所以袪疾，非是三者不可以言医。"明·盛寅在《医经秘旨·医不三世辨》中，称《灵枢经》《神农本草经》《黄帝内经素问》《脉经》为三世之书；而清·王士雄在《潜斋医话·医鉴》中，称《神农本草经》《灵枢经》《素女脉诀》为三世之书。上述三家均言《神农本草经》以辨药。《灵枢经》的内容主要是脏腑经络及针灸治病，所以有言之为《针灸》。"察证"者，有宋濂、王士雄所称的《素女脉诀》与盛寅所称的《素问》《脉经》之别。"有诸内则形诸外，故四诊为医家辨证之前提"，故察证当为四证合参。但从《史记·扁鹊仓公列传》中可知，先秦名医在诊察疾病运用"四诊"时尤重色脉。对此，喻昌在《医门法律·合色脉论》中首言"合色脉之法，圣神所首重，治病之权舆也"并云当"总以灵心为质"。他如清·王士雄在《黄帝内经素问直解》中有"色脉大要，以神为主""治之大要，研求其极，只有色脉一端，故治之极于一"之论。"治之极于一"，即《素问·阴阳应象大论》所云："善诊者，察色按脉，先别阴阳""阴阳者，天地之道也，万物之纲纪，变化之父母，生杀之本始，神明之府也，治病必求于本"。对此，清·陈修园在《灵素集注节要》中进一步强调："色脉之道，至精至微，然本于阴阳气血。"综上所述，一个医生要具备"察证"的诊断技术和"辨药""针灸"的治疗技术，然后方可言医。而要具备这些诊疗技术，就"必通三世之书"。"三世之书"乃一名良医必须具备的知识结构，此亦今天强调的要熟读"四大经典"著作的由因。金·纪天锡《集注难经·进难经表》云："济世之道莫大于医，识病之源在于经典。"国医大师孙光荣先生于 20 世纪 90 年代，就提出中医传承的"三求"观念：理论求诸典，经验求诸师，专长求诸野。[①]

---

① 宁泽璞. 理论求诸典 经验求诸师 专长求诸野［N］. 中国中医药报，2019－07－05：3.

读柳氏医学丛书可以发现以下几个特点：一是柳氏医著半文半白，接近经典；二是所有引文均有出处，原文原著、作者、年代均有标注；三是多为阐释、破译《黄帝内经》《伤寒论》《神农本草经》等经典著作的成果。对于柳氏医学丛书中的这些特点，少逸先生的解释是：提炼每句话的时候，发现前人都已经总结得很好，为不据功为己有，直接引用前人语，并注明出处，这是对前贤的尊重。所以就有了烟台市莱阳中心医院原中医科王润成主任医师对少逸先生著作和病案的评价，即"用经典写成的经典"。这足以说明柳氏医派对经典的尊崇和重视，也反映出柳氏医派倡导"由源及流，由道入术，谙熟经典，学有根柢"的特点。

一、推崇《黄帝内经》在中医学中的地位

恽铁樵在自序《群经见智录》中回忆自己中年弃文从医时云："是时应亲友之招，目不暇给，间有西医谢不敏，不佞治之竟愈者，而治病之方竟出自《伤寒》。而仲圣《伤寒》自序，则谓'撰用《素问》'，其始因《素问》难读而畏之，因《素问》满纸五行、甲子而愈畏之。然因仲圣之序而读《难经》，因而罗列《千金方》《巢氏病源》《甲乙经》诸书，复从诸书以证仲景之圣，稍有所得，则益信《素问》。间尝思之，医书浩瀚，必通《素问》，然后得其纲领；《素问》难读，必通甲子、五行，然后破竹而下。偶阅张介宾《图翼》，而悟《易经》所谓四象八卦；从四象八卦，而悟《内经》所谓气运，因而得甲子之说、得五行之说。于是知《易经》无所谓神秘，《内经》无所谓神秘。王冰、张隐庵注疏可商处甚多，其所以然，总以《内经》有神秘，故不能涣然冰释。而明清诸家，因一王叔和纷争聚讼，真众欢耳，不佞已确知《内经》之可贵。"恽老从自己的行医过程，揭示了国学对中医学的重要性：国学为体，医学为用；国学为本根，医学为枝叶；国学为源泉，医学为支流。

（一）《黄帝内经》主导中医学发展主流

《黄帝内经》是我国现存最早的一部医学典籍，是中国医学发展史上影响最大的著作。诚如《类经》序所云："其文义高古渊微，上极天文，下穷地纪，中悉人事，大而阴阳变化，小而草木昆虫，音律象数之肇端，脏腑经络之曲折，靡不缕指而胪列焉。"《黄帝内经》之所以流传至今，说明了其乃"医理之总汇，临证之极则"。对此，元·罗天益尝有"凡学医之道，不看《内经》，不求病源，妄意病证，又执其

方，此皆背本趋末之务"的论述。由于《黄帝内经》的成编，确立了中医学的理论体系，为中国数千年来中医学的发展奠定了坚实的理论基础，故后世有"医家之宗"的赞誉。历代医家几乎没有一个不是精研《黄帝内经》之人，历代医书几乎没有一本不引用《黄帝内经》之章句，甚至每一个新的观点如果不能在《黄帝内经》中找到理论根据，这个理论就很难服众，甚难得到中医学界的认同。祖宗在此，不尊可乎？数典忘祖，断不可取！故张子和云："医之善，惟《素问》一经为祖。"清·徐大椿《难经经释》云："自古言医者，皆祖《内经》。"

历代医家之所以皆强调对《黄帝内经》的学习，盖因《黄帝内经》所蕴含的天人相应的整体观、形神统一的生命观、太极思维的辨证观，构成了中医学术思想的主体。然而目前因欲规范而妄加解析导致中医学整体观的割裂，以及传承的技术化和实用化倾向，破坏了这种学术结构。由于医者未能结合天时、地理、人事、脏象、色脉等方面进行全面分析和研究，未能有完善中医学的诊断和治疗医技，于是出现了《素问·疏五过论》所陈述的"五过"之治，认为"凡此五者，皆受术不通，人事不明"之故，强调"必有法则，循经守数，按循医事"。详而论之，有"圣人之治病也，必知天地阴阳，四时经纪，五脏六腑，雌雄表里，刺灸砭石，毒药所主；从容人事，以明经道，贵贱贫富，各异品理，问年少长，勇怯之理；审于分部，知病本始，八正九候，诊必副矣""不知俞理，五脏菀热，痈发六腑，诊病不审，是谓失常"之记载。他如《素问·征四失论》，指出了医生临证中因"所以不十全者"易犯的四种过失。盖因"治不能循理，弃术于市，妄治时愈，愚心自得"，进而感叹："道之大者，拟于天地，配于四海，汝不知道之谕，受以明为晦。"于是在《素问·方盛衰论》中，提出了"诊有十度""诊可十全，不失人情"的论述，明言"不知此道，失经绝理，亡言妄期，此谓失道"。此即研究《黄帝内经》的现实意义。综观《黄帝内经》对中医学整体性和宏观性的把握，而与西医学擅长于准确的局部取向不同，中医学着力于整体的把握，即气（道）的本体论思想。

关于柳氏医派推崇《黄帝内经》之事，尚有一典故。1977 年，在少逸先生与中医界学友交流中，山东中医药大学刘明德副校长谈到 1957 年他作为第七期学生时，在莱阳专区中医进修班的一件往事。吉忱公在讲授完"阴阳五行"内容后问道："大家明白了吗？"台下异口同声地答道："明白了！"吉忱公接着说："一些地方我还是'明而未能彰'呢！"续曰："《黄帝内经》的核心思想是'法于阴阳，和于术数''形与神俱'。要揭示阴阳的核心概念，必须从中国传统文化入手……"

吉忱公引用的是《素问·著至教论》之语："黄帝坐明堂，召雷公而问之曰：子知医之道乎？雷公对曰：诵而未能解，解而未能别，别而未能明，明而未能彰……愿得受树天之度，四时阴阳合之，别星辰与日月光，以彰经术，后世益明……帝曰：善！无失之，此皆阴阳、表里、上下、雌雄相输应也。而道上知天文，下知地理，中知人事，可以长久，以教众庶，亦不疑殆。医道论篇，可传后世，可以为宝。"由此可知，该篇是以黄帝与雷公问答的形式，讨论学医的方法和医道之至理，故篇名"著至教论"。明·吴崑注云："著，明也，圣人之教，谓之至教。"少逸先生注重对《黄帝内经》的学研，每读至此篇，均深思之，尝自叹道："我虽业医五十余年，然对《黄帝内经》之学，亦有'诵而未能解，解而未能别，别而未能明，明而未能彰'之感。吉忱公非自谦也，实乃表述学无止境之意。"故自从医以来，即致力于中医《黄帝内经》与"现行"中医学的比较研究，并通过古今文献研究和临床实践的反复验证，认为《黄帝内经》的中医理论体系，就是在广泛地吸收了同时代的科学文化知识的基础上建立起来的，由此而有中国象数医学的创立。

（二）《黄帝内经》为中医流派之渊源

《黄帝内经》不仅为主流医学奠定了基础，而且也成为后世各流派之渊薮。这些医派，概括而言有两类，一是因《黄帝内经》本身就存在各种学说，后世医家对此的不同发挥而形成的流派；二是与临床结合，从中获取理论素养，学研结合，创立各家学说，形成不同流派。

1. 对《黄帝内经》不同学说的发挥

王冰自序次注《黄帝内经素问》云："其文简，其意博，其理奥，其趣深，天地之象分，阴阳之候列，变化之由表，死生之兆彰，不谋而遐迩自同，勿约而幽明斯契，稽其言有微，验之事不忒，诚可谓至道之宗，奉生之始矣。"《黄帝内经》成书后，注释者已逾百家，其由有三。一则因其文义古奥，内容繁杂凌乱，对某些原文的理解尚存颇多争议；二则各家注释多参以己见，其中有许多独到见解，形成一家学说；三则历代注家多重视理论联系临床实际，在丰富的临床实践基础上，学用结合，对《黄帝内经》理论有所发挥。后世注家结合临床实践，加以发挥，形成不同的理论观点，也是对《黄帝内经》学术极为重要的发展。如《黄帝内经》中有《素问·刺禁论》的"肾治于里"与《灵枢·五癃津液别》的"肾为之主外"两种截然不同的观点，历代医家认识也多有不同，而且两种观点在临床实际都有具体运用，得到过临床验证，很难判断孰是孰非。实际上，根据其原文语境及后世医家的认识，这两者是从不同角度论述肾脏生理特点的，一个侧重于五脏气机相系，一个侧重于五脏功能互用，所以有了截然不同的两种观点，但都是《黄帝内经》从不同角度论述肾脏生理功能，都一样值得重视，而不能只依据目前中医基础理论对肾脏生理的基本认识轻易否定其中难以解释的观点。由此可见，《黄帝内经》中存在不同的观点、体现出不同的学说以及后世注家经个人临床实践而做出的不同注释、形成的不同见解，均可视为是《黄帝内经》各家学说性质的体现。正如清·林珮琴自序《类证治裁》所言："然不先窥《内经》奥旨，则皆无本之学也。遂古圣人，尽己性，尽人性，参赞元化，仁寿斯民，其心法备载《灵》《素》各八十一篇。自越人祖述心法，垂为《难经》。嗣后长沙论《伤寒》，分究六经。河间治温热，专主三焦。东垣倡益气补中，丹溪创滋阴降火，济偏补缺。要皆上阐经训，下启法门，卓然自成大家。由有明迄今，诸名家亦无不根柢圣经，发挥心得，以著于篇。"

2. 依据《黄帝内经》理论创建流派

问渠那得清如许？为有源头活水来。上古三世医学的源头，汇聚成为《黄帝内经》，《黄帝内经》又成为后世流派的源泉。纵观中医学史上重要的医学流派和医家，其理论源头无不始于《黄帝内经》。《黄帝内经》是中医各学术流派的理论基础，是各中医学术流派发展的原动力。中医学术流派的发展史就是以《黄帝内经》为代表的中医理论的发展史、完善史和创新史。

张仲景自序《伤寒杂病论》曰："撰用《素问》《九卷》……为《伤寒杂病论》合十六卷。"仲景是在《素问·热论》中提出的"今夫热病者，皆伤寒之类也""人之伤于寒也，则为病热"理论的指导下，结合其三阴三阳证候的划分，即"伤寒一日，巨阳受之……二日，阳明受之……三日，少阳受之……四日，太阴受之……五日，少阴受之……六日，厥阴受之……"，而创建了六经辨证体系。明清温病学派在《黄帝内经》热病理论基础上，不断创新，结合自身临床实践，创立了各自学说：叶桂的卫气营血的辨证纲领、查舌辨齿的诊断方法，胃阴学说、久病入络学说等；吴鞠通的三焦辨证纲领；薛雪的湿热病理论。可见，伤寒学派、温病学派均是从《黄帝内经》的热病理论体系中衍生出来的。

《黄帝内经》运气七篇大论中的六气理论，是刘完素等医家的理论基础。刘完素自序《素问玄机原病式》认为医学的"法之与术，悉出《内经》之玄机"，从运气角度出发探讨火热病机、研究火热病证，在《素问·至真要大论》的病机十九条的基础上，把属于火的 10 条、属于热的 7 条扩大为 57 条，著成《素问玄机原病式》，并在此基础上提出了"脏腑六气病机说"，将自然界中的六气变化引入到人体中，为分析病机提供了新的方法，为火热病的治疗提供了理论依据，开创了寒凉派。

张子和私淑刘完素，尝谓"医之善，惟《素问》一经为祖"，提出"因邪致病，论病重邪，邪祛正安"的病邪理论，认为人的生理状态维护在于"人之血气流通"，祛邪亦在于恢复"血气流通"，故无论病理、治法，皆为阐发《黄帝内经》精神。例如：生理上人身气血以周流通达为顺，《儒门事亲·凡在下者皆可下式》即云"《内经》一书，唯以血气流通为贵"。据《灵枢·百病始生》"夫百病之始生也，皆生于风雨寒暑，清湿喜怒。喜怒不节则伤脏，风雨则伤上，清湿则伤下。三部之气，所伤各异"之论，将邪气分为天、地、人三类，"天之六气，风暑火湿燥寒；地之六气，雾露雨雹冰泥；人之六味，酸苦甘辛咸淡"（《儒门事亲·汗吐下三法该尽治病诠》），将疾病产生的病因总归于天、地、人不同邪气的侵袭；治疗上，"《灵枢》谓，刺与污虽久，犹可拔而雪；结与闭虽久，犹可解而决也"。其倡导攻邪三法——天邪可汗而出之，人邪可涌而吐之，地邪可泻而出之，正是《素问·阴阳应象大论》"其在皮者，汗而发之""其高者，因而越之""其下者，引而竭之"的治疗原则的具体运用。

朱震亨为刘完素的三传弟子，以《素问·天元纪大论》"君火以明，相火以位"之说为渊源，进一步发挥刘完素的"火热论"，认为人体的火热病因是人体之相火，相火既可为生理之火，亦可为病理之火，若为病理之火时，相火妄动，灼伤人体真阴，导致人体各种疾病，故提出"阳常有余，阴常不足"和"相火论"等学说，临床治疗则以滋阴降火为主，由此而创立"滋阴学派"。

《黄帝内经》系统记载了脏腑病机及其辨证治疗理论，如《灵枢·邪气脏腑病形》篇的"五脏之病变""六腑之病"，《灵枢·经脉》篇的"是动病""所生病"，《灵枢·本藏》篇的五脏六腑"二十五者"等。华佗传承其理论，撰著《中藏经》，创立脏腑辨证，由此而形成华佗学派。张元素以此为基础，重视内因，反对照搬古方治病，主张"运气不齐，古今异轨，古方今病，不相能也"，注重合理运用五运六气阐发遣药制方理论，全面研究脏腑病机辨治理论，按照脏腑苦欲补泻进行脏腑用药，自成其从脏腑寒热虚实以言病机辨证的学说体系，并创立药物归经理论和引经报使学说，成为易水学派的开山鼻祖。

其弟子李杲，广其学说，认为"医者必须先读《内经》《本草》，辨施之于用"，把《灵枢·五味》"水谷皆入于胃，皆禀气于胃"和《素问·平人气象论》"人以水谷为本"作为理论根据，强调脾胃功能在维持人体生命中的重要性，建立起以"脾胃内伤学说"为核心的脾胃派，用药以补益脾胃为主，擅用补中、升阳、益气、益胃诸法，而自成补土一派。另一弟子王好古，从肝、脾、肾三脏阳气虚衰论治伤寒"内感阴证"，可谓从另一角度发挥了元素的脏腑辨证说。

温补学派是明代兴盛的一个医学流派，以医家薛己、张介宾等为代表，强调重视脾、胃、肾、命（门）在人体中的重要作用，临床以治疗脾、胃、肾、命的虚损病证为主。该派是易水学派的发展，是《黄帝内经》脏腑理论的创新。薛己在《黄帝内经》的思想指导下，十分重视脾胃的作用，尝言："《内经》千言万语，旨在说明人有胃气则生，以及四时皆以胃气为本。"他认为脾胃为五脏之根蒂，人身之本源。脾胃一虚则诸症蜂起，故治病强调"以胃气为本"。张介宾使用了分类方法研究《黄帝内经》而有《类经》巨著，据《黄帝内经》的理论指导丰富了命名学说和阴阳学说，发展了脏腑辨证理论。

此外，还有许许多多的医家、流派、学说都和《黄帝内经》有着不解之缘，这里不一而足。

由此可见，历史上所有的中医学流派，无论是理论学派，还是临证流派，追溯其主要理论和学术观点的脉络，皆是与"医家之宗"《黄帝内经》的理论指导有着千丝万缕的联系和渊源的。作为基石的《黄帝内经》理论在中医学发展中起着不可替代的作用，许多著名医家正是在此基础上不断完善、不断发展、不断创新中医理论，后世医家根据他们的贡献又将他们划分为不同的医学流派。因此，《黄帝内经》是中医各学术流派的理论基础，是各中医学术流派发展的原动力。

中医学是一个开放的体系，自古就存在着学术争鸣，也包容着不同的理论和见解。而正是这些不同学派间的不同见解和争鸣，推动了中医理论几千年来的发展。因此柳氏医派重视对《黄帝内经》经文之"异"与后世注家之"异"的研究，重视在临床实践中验证和研究《黄帝内经》理论，这将有助于解决中医学后世发展中某些相互矛盾之处，对促进百家争鸣，深入阐释中医理论内涵，为临床发展提供新的思路与依据，都具有重要意义。

二、强调在经典学习的基础上多学科知识贯通

柳氏医派认为，《黄帝内经》所代表的广义中医学思想体系，由天人相应的整体

观、形神统一的生命观、太极思维的辨证观组成，是在广泛吸收同时代的哲学、自然科学、社会科学、心理学及其他一切与医学密切相关的知识基础上形成的。从《黄帝内经》记载来看，天师岐伯不但精通于医学，而且是"司日月星辰，阴阳历数"的通才，其学识当为古代中医人才知识结构的"模式"。其后历代德高望重、有真才实学的著名医家，大都有雄厚的文史哲基础而通晓医学，并精于经、史、子、集，博于天文、历法、律吕等。可以说中医学乃中国传统文化之瑰宝。中国人对天人相应整体观的关注，及对阴阳调和模式的追求，无不在中医学上体现出来。尤其天人相应学说、阴阳五行学说，就其在实践中的应用，最成功的当属中医了。

故而研究中医理论体系，探讨中医学结构，必须从构建中医学术思想的《黄帝内经》切入，解析影响其形成和发展的多学科知识，明确这些多学科知识是如何影响中医学的形成和发展的。同时，广泛吸收一切有利于中医学发展的各种知识体系，推动中医学的进一步完善和发展，如此，方能真正学有所得。

（一）《黄帝内经》蕴含的多学科知识

柳氏医派认为：中医药学是中国优秀文化宝库中的重要组成部分，受中国古代哲学、天文学、历法学等的影响，并经过长期的医疗实践及与其他学科的互相渗透，中医药学逐步形成并发展成以天人合一、形神统一的整体观思想为特点的广义中医学，并形成了阴阳五行、脏腑经络、病因病机等学说。就《黄帝内经》而言，所涉及的多学科知识甚广。

1.《黄帝内经》的哲学思想

中国社会科学院学部委员、中国哲学史学会名誉会长方克立指出："中医学是受中国传统哲学影响最深的一门具体科学，它的基本理论和思维方法可以说与中国哲学都有不解之缘。"这在中医理论之源的《黄帝内经》中有充分的体现。《黄帝内经》关于气的唯物主义、阴阳的辨证思维和五行的普遍联系观等的阐述极为精辟。其指出气是构成宇宙的物质基础，是宇宙的本源，气总是处在不断地运动、变化的状态之中；一切有形、无形物体，皆是由气通过气化作用而生成；自然界和人体内外的一切联系都归于气，气是所有联系的媒介。阴阳并不代表某一特定的事物，而是从具体事物与现象中抽象出来的，表示事物形态特征的范畴；阴阳的对立统一是自然界运动变化的原因和总规律，阴阳在《黄帝内经》中表现为阴阳对立、互根、消长和转化等。《黄帝内经》认为一切事物的内部都包含木、火、土、金、水等五个方面，这五个方面的生克制化构成了事物正常情况下的循环运动，五行学说在中医学中，借以说明人体生理、病理及其与外在环境的相互关系，从而指导临床的诊断和治疗。

2. 《黄帝内经》的自然科学理论

中医学的发展与当时整体科学技术水平相适应，《黄帝内经》广泛吸收并消化了当时的各种自然科学知识，并成功地运用到医学体系的构建中。

（1）天文学方面

《黄帝内经》对宇宙的结构和天体的运行做了较深入的探讨。关于宇宙的结构，《黄帝内经》指出宇宙是无边的，其间充满了大气，天地万物均由此气而生发。五运之气上升至天，周而复始地运行，敷布真灵之气，统摄大地万物。天上日月五星循环往复，阴阳刚柔之气贯注于天地之间，昼夜四时逆变，使万物生化不息。关于天体的运动，《黄帝内经》认为太阳由阳气组成、月亮由阴气组成，两者有一定的运行轨道和运转速度，太阳的运行有周日视运动和周年视运动，月亮的运行有朔望月周期。关于这一点，已在"天人合一"一节详细说明，兹不赘述。

（2）气象学方面

《黄帝内经》对大气运动、气候变化、天气预报和医疗气象等问题都有精彩的论述。认为大气运动是由于空间因素和地面因素、上升运动和下降运动相互作用的结果，如《素问·六微旨大论》云："升已而降，降者谓天；降已而升，升者谓地。天气下降，气流于地；地气上升，气腾于天。故高下相召，升降相因，而变作矣。"《黄帝内经》还指出气候异常与气的运行异常有关，风、寒、暑、湿、燥、火六气与气候相配合，六气主时，时令一到，相应的气也随之出现。若时令未到而相应的气提前出现，谓之太过；时令已到而相应的气尚未出现，谓之不及。太过或不及都是气候异常的表现。《黄帝内经》注意到某些天气过程与气候特征之间的相互关联，并以这种关联制作天气预报，不仅议论一年气候状况的正常与否，而且按时节分别进行讨论，即五运六气学说。《黄帝内经》还从人与自然界息息相关这一观点出发，对医疗气象问题，如气候与疾病的关系、气候状况与治疗方法的关系等，做了系统的阐述。

（3）地学方面

《黄帝内经》成书以前，先民们就已充分认识到人群健康、疾病和地理环境之间的关系，形成了"五方医学流派"，《黄帝内经》进一步研究不同地理地域环境与人体体质、疾病的发生、治疗方法等的关系，用以指导临床实践，突出"因地制宜"思想。

（4）时间生物学方面

首先，《黄帝内经》认为昼夜之间，昼为阳气所主，夜为阴气所主。清晨人体的阳气开始生发，抗病力渐强，病势渐退；中午阳气最盛，抗病力最强，病情安静；傍晚阴气生而阳气衰，抗病力渐弱，疾病开始加重；半夜阴气最盛，独居于内，抗病力最弱，病情最重。其次，其在脉象中指出"四变之动，脉与之上下"，春日浮、夏日在肤、秋日下肤、冬日在骨，即脉合四时。春弦、夏洪、秋毛、冬石，反映了一年四季人体脉象的周期性变化。再次，其根据不同季节对人体的影响，提出"春夏养阳，秋冬养阴"的观点，并强调"和于阴阳，调于四时"可以使人健康。如果违背了这个规律，就会发病。最终，形成了日规律、月规律、年规律和六十甲子规律的认识体系。

（5）数学方面

《黄帝内经》将中国数术学的核心理论移植到医学体系中来，载录了阴阳数学模型、五行数学模型和九宫八风数学模型三种常见数学模型。阴阳数学模型主要用"阴道偶，阳道奇"之理来说明事物的对立统一性，并据此推导出健康与疾病的概念，此即金·张元素《医学启源·黄帝内经主治备要》所云"一阴一阳之谓道，偏阴偏阳之谓疾"。五行数学模型实质上是表述系统的稳态规则的群论模型，以五行生克制化来阐释人体脏腑之间的生理病理机制以及自然界的胜负。九宫八风数学模型指导检测过宫时风向的逆顺以预测疾病，是天人相应整体观和人体全息现象的一种数学模型。

3. 《黄帝内经》的社会学内容

医学从来都是科学和人文的统一。人是社会的人，社会环境同样会影响人的机能活动，关乎人体的健康与疾病。《黄帝内经》对社会因素与人体健康与疾病的关系认识十分清晰，《素问·灵兰秘典论》中君主、相傅、将军、仓廪、作强之官的隐喻，形象地反映了五类生命运动方式的特征。《黄帝内经》强调人因社会经济、政治地位不同，在体质方面存在一定的差异，因此在疾病治疗时要因人而异。《素问·疏五过论》云："故贵脱势，虽不中邪，精神内伤，身必败亡。始富后贫，虽不伤邪，皮焦筋屈，痿躄为挛。"说明社会环境的剧烈变动会对人的心身机能产生巨大影响。神明之乱可由于社会政治动乱，或人际关系紧张，或恋爱、婚姻、家庭悲剧，或年老长期独居等所致，如《素问·脉要精微论》云："衣被不敛，言语善恶不避亲疏者，此神明之乱也。"另外，过食肥甘厚味、酗酒无度，均可引起痈疡之变。还有，劳作过度可耗损人的正气，导致精神疲惫、四肢困倦、动则气喘的病变。再如，性生活不节、房事过度，易耗伤肾精，引起腰膝酸软、眩晕耳鸣等症。而在治疗疾病时，《灵枢·师传》云："王公大人，血食之君，骄恣从欲，轻人而无能禁之，禁之则逆其志，顺之则加其病，便之奈何，治之何先？岐伯曰：人之情，莫不恶死而乐生，告之以其败，语之以其善，导之以其所便，开之以其所苦，虽有无道之人，恶有不听者乎。"

4.《黄帝内经》的心理学思想

《黄帝内经》的心理学思想体现在对人体心身活动的认识、心身与自然、形神相应、心理活动的个体差异、梦与释梦、生理与心理、病理与心理、临床治疗中的心理问题、摄生理论中的心理卫生思想等方面。如《黄帝内经》指出心藏神、肺藏魄、脾藏意、肝藏魂、肾藏志，认为神、魂、魄、意、志五种精神意识活动，在五脏各有所主。并在论述五脏藏神的基础上，指出人的情志是由五脏所生，即心在志为喜、肝在志为怒、脾在志为思、肺在志为忧、肾在志为恐。所以五脏与五神、五志的关系是：五脏藏精化气以生神，神接受外界刺激而生情，神活动于内，情表现于外，这就是情志活动产生的全过程。

5.《黄帝内经》的人体学论述

《黄帝内经》对人体的形态结构、物质代谢、生理功能、病理变化进行了全面、系统的论述。首先，《黄帝内经》认为组成人体的基本物质包括精、气、血、津液，这些物质在体内的代谢过程称为气化，气化的表现形式为升降出入，即气机。其次，《黄帝内经》对五脏六腑的位置、重量、容量、长度以及相互之间的表里关系等也具有详尽的论述，且与西医学的解剖学概念大体吻合。再次，《黄帝内经》所言的人体生理功能主要指肝、心、脾、肺、肾的系统功能，而不仅是具体脏腑的生理功能，这与西医理论截然不同，也是阻碍西医理解中医学理论体系的关键点之一。第四，《黄帝内经》的病理包括病因、发病、病机，而以病机为其核心。病机有一般病机（病）、特殊病机（证）和具体病机（方证状态）三层内涵，中医临床上的辨证和治疗，就本质而言，即病机辨证和病机治疗。

除此之外，《黄帝内经》还涉及系统论、控制论、信息论、耗散结构论、协同论、突变论、物候学、历法学、逻辑学、军事学、音律、体育等众多学科。据统计，

《黄帝内经》与现代 30 多个学科有着密切的联系。所以说《黄帝内经》具有极其丰富而深刻的科学内涵,它包括了许多有待探索的重大科学原理和人类生命科学的奥秘。

由以上分析可知,《黄帝内经》时代的医家们已经认识到自然因素、社会因素、心理因素与疾病的发生有着极其重要的关系,并从哲学、自然、社会、心理、人体等角度对人的生命运动以及疾病的诊断、治疗、预防和康复进行了综合考察和全面研究。《黄帝内经》包含了丰富的哲学思想、自然科学理论、社会学内容、心理学思想以及各种关于人体及疾病的论述,从而孕育了"哲学 – 自然 – 社会 – 心理 – 人体医学模式"的雏形。这种中医学模式比西医学的"社会 – 心理 – 生物医学模式"更系统、更全面、更深刻,更接近客观的本来面目,并决定了医学未来发展的方向和前景。

(二)从《黄帝内经》医学模式到中医多学科研究

在中医学理论的研究方法上,除运用文献方法研究中医学理论的本源,进一步揭示其学术内涵外,利用多学科知识和方法研究中医学理论亦是当代中医学理论研究的重要特点之一。中医基础理论蕴含着现代自然科学中某些前沿理论的始基,为哲学、天文学、气象学、数学、物理学、系统科学尤其是生命科学等,提供了一些思维原点或原创理论模式。天文学与五运六气、太极阴阳理论、运气与气象、气与场、气与量子力学等研究成果的发表,使中医学理论研究与现代科学前沿相结合,体现出了强烈的时代特点和创新意识。

第一,中医的研究对象是人,在其研究过程中,以中国古代哲学中的精气理论、阴阳学说、五行学说等作为说理工具,对人体的形态结构、生理功能、物质代谢、病理变化进行全方位的阐述,并将这些哲学思维广泛地应用到疾病的诊断、辨证、治则、中药、方剂、针灸中去,为创立完整的中医理论体系奠定了坚实的基础。

第二,人是自然界发展到一定阶段的产物,自然界中存在着人类赖以生存的必要条件。人是一个开放的复杂巨系统,与外界时刻保持着物质、能量和信息的交换,自然界的运动变化,皆可能对人体产生直接或间接的影响。中医学主要以天人合一观来加以体现。

第三,人与人之间相互联系组成了政治、经济、文化等社会活动,诸如战争创伤、饥饿、车祸、工伤、抢劫、凶杀、公害、吸烟、酗酒、吸毒、药物瘾等,均可导致多种疾病的发生。

第四，人具有语言、文字和思维能力，每时每刻产生各种心理活动，且人体自身的心理状态随时都在影响着人体。

第五，人体是一个复杂的、高度统一的有机体，各个脏腑及其组织通过经络联系在一起，形成以五脏系统为中心的统一体。所以中医认为人体既要受到哲学规律的支配，还要受到自然界运动变化规律、社会发展规律、思维规律和自身生命活动规律的支配。

中医学之"哲学－自然－社会－心理－人体医学模式"认为：人体的各组成部分是一个统一的整体，人的形态结构是一个统一的整体（五脏一体观），人的形体和功能是一个统一的整体，人的心理和形体是一个统一的整体（形与神俱观），人与社会是一个统一的整体，人与自然界是一个统一的整体（天人合一观），人与哲学是一个统一的整体，这六个整体的综合才真正构成了中医整体观的全部内容。笔者遵师命尝撰《医学模式的演变与中医学发展的任务》①长文，对此进行了系统的阐述，兹不赘述。

这个医学模式告诉我们，要真正认识人的本质，必须将人体作为自然之人、生命之人、心理之人、社会之人、哲学之人进行多层次、多角度的系统研究，也就是说要从反映人体形态与功能、心理、社会、自然、哲学等相应的人体科学、心理科学、社会科学、自然科学、哲学科学进行研究，而人体科学、心理科学、社会科学、自然科学、哲学科学都是庞大的科学体系，在每一学科体系领域中又包括了许许多多的学科和分支学科。要想认识人的本质，必须运用现代哲学、社会科学和自然科学等多种学科的理论方法和技术对人体进行综合研究，这种研究方法称为"多学科研究"。用多学科的理论、方法和手段研究中医，则称为"中医多学科研究"，即在中医学基本理论的指导下，根据中医理法方药学术体系的全面要求，依靠、借鉴和引入包括西医学在内的现代科学各学科的先进方法、技术和理论，对中医学各个领域进行全面、深入的科学论证、阐释、发掘、探索和研究。这是一项深化对中医学的认识、推动中医学的创新和发展、实现中医现代化的方法和措施。由此可见，中医多学科研究是《黄帝内经》所创建的中医学医学模式的基础上提出来的，它有自己的立论根据，也有实现的愿望和推之有序的措施。

---

① 刘玉贤. 医学模式的演变与中医学发展的任务［A］. 中华医学会医史学分会第11届3次学术年会论文集［C］，2007.

（三）柳氏医派的中医多学科研究与实践

柳氏医派在深研经典的基础上，在多方面应用多学科研究方法对中医学理论和技术进行了探讨，涉及了上述的各个方面。早在 20 世纪 80 年代初，少逸先生就曾经北上京城，南下六朝古都，与当时著名的科学家、医学家、思想家一起探讨多学科研究中医学的问题，并以运气学说为切入点，阐述内涵，赋予新义，开拓新境而为人称道。

1. 中药药理学

学者们在回顾 20 世纪中医多学科研究时，往往把中药药理学研究作为新中国成立前的唯一的多学科研究成果加以介绍。[①] 19 世纪末至 20 世纪初，西医学渗入我国已呈渐炽态势，对一脉相承数千年的中医学造成极大的冲击。在时势严峻的境遇下，有些中医有识之士主张以西医之长，补中医之短，成为汇通学派的先声。如代表人物之一的恽铁樵认为：西医重解剖和细菌，强调病源和局部病灶的重要性，但疏于人的自然属性、执着试验和不顾四时五行；中医重"形能"，讲"气化"，顺乎自然，治疗用药强调四时五行等外界环境的影响，故中西医各有优势，殊途同归。中国传统医学为适应近代、现代科学的发展，走上了多学科研究的道路。

从 20 世纪初至今，中药药理研究内容先是化学、药理学，其后是生药学，再后是中药临床，方剂与临床，与当时国外研究情况基本相似。吉忱公作为铁樵公入室弟子，近水楼台，得风气之先，深研药理学知识，在处方遣药时，既注重传统的四气五味等药性理论，又参考现代药理学研究成果，取得了更好的疗效，深受同邑百姓拥戴，故博得"神医"之名。中华人民共和国成立后又负责莱阳专区中医进修班，在自编教材《〈神农本草经〉讲稿》中，将当时所有能够搜集到的药理学知识纳入教材中。

2. 系统科学

系统科学是在 20 世纪 40 年代以后维纳建立的控制论、申农建立的信息论、贝塔朗菲建立的系统论基础上发展而成的自然科学。因中医学理论贯穿了系统观念，并具有丰富的系统思维，许多学者运用系统科学方法阐发中医学理论。少逸先生就主要以之阐释五运六气学说，曾撰写"试谈五运六气学说中的系统论思想"[②] 等学

---

① 曲晓璐. 20 世纪中医药学的多学科研究概述 [J]. 上海中医药杂志，2004，38（3）：6-7.
② 柳少逸.《内经》中的古中医学——中国象数医学概论 [M]. 北京：中国中医药出版社，2016：169-177.

术论文。

3. 时间生物学

自西方时间医学盛行以后，中医学的时辰医学思想引起国内外学者的极大兴趣和关注，西方学者将针灸治疗学中的"子午流注"学说称为"中国钟"，而少逸先生则认为：中国钟包括有天人相关的运气学说、子午流注、灵龟八法、飞腾八法等。他用运气学说来研究疾病的发生与病死规律（详见第二章），取得了不凡的学术成就。

4. 传统音乐学

音乐疗法是中医学传统疗法之一。音乐导引，是利用不同调式和不同节拍的音乐旋律，作用于人的感官，从而起到补偏救弊、平秘阴阳的一种疗法。它来源于《周易·乾·文言》中的"同声相应"理论。音乐自古以来就被认为有影响人身心活动的作用。《礼记》有"乐者，音之所内生也，其本在人心之感于物也"的记载；《说苑》有"乐之动于内，使人易道而好良；乐之动于内，使人温恭而文雅"的论述。在先生伉俪撰写的"五音导引探赜"[①] 一文中，从音律产生的渊源、音乐导引的原理及五音导引的功效、辨证施乐、施乐禁忌和导引音乐的选择等六个方面，建立起五音导引的学术体系。尤其是辨证施乐一节中，介绍了顺其季节施乐法、顺其脏腑性情施乐法、亢害承制施乐法、补母施乐法、泻子施乐法及攻补兼施施乐法等临床应用法则，提出了五季施乐禁法、五志施乐禁法和五脏施乐禁法等施乐禁忌，为五音导引疗法建立起理论和临床应用体系。

先生伉俪曾开展五音音乐导引治疗高血压病的临床研究的课题。所选辨证分型为肝肾阴亏、肝阳上亢型的病例 85 例，随机分为导引组与对照组，患者的诊断标准、观察指标与疗效评定标准均使用世界卫生组织标准。导引组与对照组用药相同，导引组加听正角及少羽音乐，每日 3～5 次，每次 30～60 分钟。每次放乐之前，先屏息静气，仰卧敛神，然后开始听乐曲。每半月为一疗程。施乐期间，禁恼怒忧思悲恐等情志刺激，忌食辛辣之物。因故已发较强烈情志改变时，选加相应的乐曲以防其变，恼怒者，选加少商乐曲，以佐金平木；忧思太过者，选加少宫音乐，以扶土抑木。

两组分别治疗两个疗程后，对症状积分情况及血压测定情况加以总结、分析，与第一疗程前后情况加以对比，而获如下结果：

---

① 柳少逸.《内经》中的古中医学——中国象数医学概论［M］. 北京：中国中医药出版社，2016：196 - 209.

导引组 85 例患者中, 血压控制显效者 21 例, 有效者 54 例, 无效者 10 例, 总有效率为 88.23%; 对照组 85 例中, 血压达显效者 7 例, 有效者 18 例, 无效者 60 例, 总有效率占 29.41%。

导引组症状积分下降达显效者 40 例, 有效者 33 例, 无效者 12 例, 总有效率达 85.88%; 对照组中症状积分下降达显效者 26 例, 有效者 29 例, 无效者 40 例, 总有效率为 64.71%。

经统计学处理, 结果 $P < 0.01$, 说明两组有效率差异有极其显著的意义, 即导引组较对照组总有效率明显增高。

除应用音乐导引辅助治疗疾病外, 先生伉俪还指导以之调护心理疾病患者, 效果理想。其论文"心理疾患的五音音乐施护"曾多次参加全国性学术会议, 并收入论文集《中医心理学荟萃》一书。

5. 中医心理学

从中医学的形神一体的整体出发, 将丰富的心理学思想渗透融合到传统中医心理学研究中, 符合西医学模式向着生物 - 心理 - 社会医学模式的转变趋势, 当代心理学的发展已经渗透到广泛的领域。从 1985 年全国第一届中医心理学学术会至今已召开了国际、国内 9 次大会①, 出版相关著作近百种。在学术具体发展上有阴阳人格量表的编制, 七情问卷的尝试, 记忆、智商、抑郁、老年痴呆等心理量表的移植应用, 肝郁证的动物造模等指标的运用, 肝郁证证候的规范, 临床普查, 益智方药的研究, 健脑枕中丹、健脑仪等新药物、新仪器的研制生产, 调治精神病疗效的提高, 中医心身疾病治疗的进展等。用心理学的方法来研究中医, 能深入者不多, 如中医形神 - 体看待和调治七情疾病, 疏肝理气、镇静安神、益智健脑等都没有形成当今中医一套可行、易于掌握的具体方式与方法。在吸收利用心理学、精神医学、行为遗传学等学科的研究方法上也是有限度的, 但它体现了中医形神一体这个重要思想与发展趋向。

柳氏医派以形神统一的生命观为指导思想, 自然与心理学有着天然的亲近, 并对之进行全面而深入的研究。如上所言的"心理疾患的五音音乐施护"即是成果之一。遵恩师之命, 笔者尝试以梦证为个例对之进行过系统的研究, 先后在《中国中医基础医学杂志》《中医文献杂志》等期刊发表"《内经》梦证探赜""梦证治则探

---

① 王米渠. 国际中医遗传学与中医心理学论丛 [M]. 新加坡: 新加坡中医药出版社, 1998.111.

微""梦证常用治法概探""《内经》的养心之道探微"等系列论文，皆为对传统中医心理学的阐释，但吸收现代心理学理论和方法明显不够。

6. 中医遗传学

遗传学是任何一门生命科学分支学科的基础，《黄帝内经》在铺垫中医学基础时就曾有所思考并加以阐述，但近代研究竟成了时代断层。20 世纪 90 年代中后期，人们在"肾为先天之本遗传行为的实验研究"中重新发现这一重大的理论问题，明确提出"中医遗传学"的概念①并深入讨论其意义、研究方法、领域等，整理中医遗传学思想的发展（萌芽、形成、运用、发展、展望），升华中医遗传理论基础（阴阳论 DNA、易理术数论遗传密码、肾精论遗传物质、脏象论行为遗传），研究胎教胎养与优生、先天疾病与遗传病（胎疾、先天弱证、畸形）、中药药理遗传与先天补益相关问题等。柳氏医派针对小儿脑瘫等疾患形成了内外治相结合、针推药并施的系统康复技术，编辑出版了《脑瘫中医治疗康复技术讲稿》② 一书，并创建莱阳复健医院，以期实现将理论与临床密切结合（详见第六章第五节）。

在这里披露柳氏医派的一段趣话，以见吉忱公医学教育家的风范和高瞻远瞩，运筹帷幄。吉忱公甚爱独子，且一直按照自己的设想对爱子进行培养。少逸先生少年时，吉忱公就有意识地对其进行中医学启蒙，由此激发了少逸先生对中医学的兴趣。少逸先生因年幼一耳失聪，怕将来高中毕业高考体检不能通过，难以进入普通高等学府学习，而又对从父学医十分向往，初中毕业时，就强烈要求从父习医、济世救人，但被吉忱公断然拒绝，要求少逸先生必须上完高中，再考虑习医的事情。按一般人的理解，少逸先生此时已经有一定的中医学基础，且显现出"生来就是中医人"的秉性，学医越早不是越能早日成才、尽早传承吉忱公的学术经验吗？为何吉忱公非让其高中毕业以后才让从医？吉忱公给出的理由是：高中的课程，尤其是古文、理化、外语，对研究中医学十分重要。若只初中毕业，无论中医学得再好，恐怕也只能是一个名医；而如果有了有了古汉语知识的基础，有了现代科学的熏陶，就等于掌握了习医的武器，再加以努力、不懈追求，则可能成长为医学家。并以己之切身体会以及与同时习医之人的比较而谆谆训诫。先生每谈及此，即表情庄重，慨叹道："老爷子真是心如明镜啊!"

---

① 王米渠. 国际中医遗传学与中医心理学论丛［M］. 新加坡：新加坡中医药出版社，1998. 111.
② 柳少逸. 脑瘫中医治疗康复技术讲稿［M］. 北京：中国中医药出版社，2016.

三、强调学习经典著作首重原著

崇尚经典、学习经典有多种方式，那么，如何学习经典著作呢？柳氏医派主张：学习经典应先全面阅读原著、全文，虽然开始的时候比较困难，所用精力较多，然一旦读通经典，则可一通百通、胸有成竹。明代张景岳自序《类经图翼》云："故欲希扁鹊之神，必须明理；欲明于理，必须求经；经理明而后博采名家，广资意见，其有不通神入圣者，未之有也。"

（一）学习经典应先读原著

柳氏医派认为，学习经典著作，必须读原著。之所以如此，原因有二：

一是埋藏于经典中许多重大医学理论无章无系，而散见于各书各篇，使人有究尾遗首、究首遗尾之虑，难以窥其全貌。唐·韩愈《进学解》云："补苴罅漏，张皇幽眇，寻坠绪之茫茫，独旁搜而远绍。"以五运六气学说为例，《黄帝内经》七篇"大论"虽集中论述，然亦有许多内容散见其余各篇。鉴于此，少逸先生将相关内容搜集在一起，根据中医学基本理论，运用辨证的思维方法，对其内容进行认真比较分析，谨慎取舍，去粗取精，去伪存真，不足者补之，多余者刈之，隐者彰之，谬者正之，然后笔之以为文，撰成巨著《五运六气三十二讲》。在梳理过程中，又充分运用考据学方法以经解经。千百年来在《黄帝内经》传抄流传过程中，鲁鱼亥豕、简脱虫蠹在所难免，加之历史变迁，语言、声音、词义等都发生了很大变化，如不加以研究整理，则很难以完全读懂。先生运用校勘学、训诂学、方言学、古文字学、历史学以及避讳知识等，对其中一些悬而未决、聚讼未已的问题，进行了深入的研究，得出了令人信服的结论。

二是对于经典著作，后世医家的注释、编修多为一家之言，往往会有歧义或断章取义。张志聪自序《黄帝内经素问集注》中："第经义渊微，圣词古简，苟非其人，鲜有通其义者。即如周之越人，汉之仓公，晋之皇甫谧，唐之王启玄，以及宋、元、明诸名家，迭为论疏，莫不言人人殊。而经旨概括者，或以一端求之；经言缕析者，或以偏见解之；经词有于彼见而于此若隐者，或以本文诠释而昧其大原；经文有前未言而今始及者，或以先说简脱而遗其弘论。"喻嘉言认为"仲景《伤寒论》一书，天苞地符，为众法之宗，群方之祖。杂以后人知见，反为尘饭土羹，莫适于用"，慨叹"能神悟于灵兰之先，独探夫鸿蒙之秘……未易觏见"。若初学即以歧为正、以误为准，则因循守之、积之日久、迷途难返。故清·徐洪钧云："读书贵神解，无事守章句。"不仅经典如此，后世医书此种现象也屡见不鲜。

少逸先生在中医小儿推拿的临床带教或课堂讲授中，均以吉忱公所传《小儿推拿广意》之法门为准绳。自 1987 年创办山东扁鹊国医学校（后经山东省教育厅批复为"山东烟台中医药专修学院"）起，少逸先生即亲自担纲主讲《推拿学》，所用教材即由当时上海中医学院、北京中医学院、山东中医学院共同编写的高等医药院校教材之《推拿学》（五版教材）。当讲至小儿之上肢部穴位时，先生在课堂上亦照本宣科地讲授，但以"按语"形式传授《小儿推拿广意》之内容。在临床实施"推五经"手法时，偶有细心的学生问："老师操作的补泻手法，一些地方怎么与'五版教材'讲的不同？"既然学生存此疑问，先生便专门为此举办讲座作答。

小儿推拿中"推五经"，为临床常用的补泻肾水的方法，然关于其具体补泻手法，有以"补者，向指根里推也""泄者，从指根往外推也"者，有以"从患儿小指尖推到掌根为清肾水，由掌根推到小指尖为补肾水"者，两者正好相反，给学习者和施术者造成了极大的困惑。造成如此局面的原因，就在于有些教材编著者未能认真阅读原著，或对原著有误解。在此，先摘录古人之说。

清·张振鋆据明代周于蕃《推拿要诀》重编之《厘正按摩要术》云："五经者，即五指尖心、肝、脾、肺、肾也。二三节为六腑。医用左手四指托儿手背，大指捏儿掌心，右手食指曲儿指尖下，逐指推运，往上直推。往右运为补，往左运为泻。先须直推，次看儿寒热虚实。心肝肺指，或泻或补，大指脾胃益多补，如热甚可略泻。肾经或补或泻，或往指根推之。"

清·骆如龙《幼科推拿秘书》云："五经者，五指头之经络也。心经在将指，肝经在食指，脾经在大拇指，肺经在无名指，肾经在小指。运者以我食指运小儿五指头肉上，此法能治大小便结，开咽喉胸膈中闷塞，以及肚响腹胀，气吼泻泄诸证。盖五脏之气，运动即能开利。"

清·熊应雄《小儿推拿广意》云："五经者，五指尖也，心、肝、脾、肺、肾也。如二三节即为六腑。医用左手四指，托儿手背，大指掐儿掌心，右手食指曲儿指尖下，大指盖儿指尖，逐指推运，往上直为推，往右顺运为补，往左逆运为泻。先须往上直推过。次看儿之寒热虚实，心肝肺指或泻或补，大指脾胃只宜多补，如热甚可略泻。如肾经或补或泻或宜清，如清肾水，在指节上往下直退是也。"

先生尝考证十三家小儿推拿"分推五经法",张汉臣《小儿推拿学概要》、曲敬喜《婴幼儿保健推拿图解》属"补者,向指根里推也""泄者,从指根往外推也"一派,即清代熊应雄《小儿推拿广意》、骆如龙《幼科推拿秘书》及张振鋆《厘正按摩要术》三家之"古籍版法"的学术流派;孙奎三等《儿科推拿疗法简编》、卞春强《中国现代推拿》、王道全《小儿推拿图解》及烟台地区《推拿按摩疗法讲义》诸籍,同于山东中医学院主编的《通俗推拿手册》,以"从患儿小指尖推到掌根为清肾水;由掌根推到小指尖为补肾水",而其他四经补泻法则相异,亦为"山东版法"的学术流派;上海中医学院及其附属推拿学校编写的《农村卫生员推拿读本》《农村常见病推拿疗法》二书,是以"旋推为补,直推为清"的"上海版法"的上海学术流派。而五版教材《推拿学》,因由当时上海中医学院、北京中医学院、山东中医学院共同主编,所以该书有"上海版法"之"旋推为补""直推为清"的内容,又杂以有别于"古籍版法"及"山东版法"的"向指根方向直推为清"的内容,从而形成了"教材版法"的学术流派。

形成不同学说之因,乃中华人民共和国成立后,由于国家的中医政策的实施,推拿疗法受到重视,从而组建了"推拿教研室",及《推拿学》教材的编著,有了推拿专业和推拿专科的建设,有了一批以推拿专业为主的教师和医师队伍。就早期的师资队伍而论,大都是在基层中医诊所的全科医生而具有一定推拿医术者,而鲜有象明代龚廷贤那样既具深厚的国学、中医学基础知识的方药大家,又熟谙小儿推拿术者。就其编写的教材及推拿读物而论,亦形成"书中走""书中行"的现象,多以清代熊应雄之《小儿推拿广意》、骆如龙之《幼科推拿秘书》、龚廷贤之《小儿推拿活婴秘书》及张振鋆重编之《厘正按摩要术》等小儿推拿专著为蓝本。有因师承之误,或编者汉语基础知识的差异,将广义之"推五经"与狭义之"运五经"混淆,从而造成了推五经手法截然相反的状况。再加上《小儿推拿广意》之"推五经图"附文之末,有"如清肾水,在指节上往下直退是也"的记载,容易形成向里指根部之误。此段文字有几处要点,一是在"指节向下",当为小指末节之部位,即小指末节之螺纹;二是"退"字当参考"退六腑"的方向,即由小指末指向指端;三是其图不同于阴掌之图,而是手掌下垂,指尖为下。①

综观古今学术流派之论述,先生认同"古籍版法"的学术流派,特别对熊应雄

---

① 柳少逸. 小儿推拿讲稿——广意派传承录 [M]. 北京:中国中医药出版社,2017:274 – 281.

《小儿推拿广意》情有独钟。认为只有阅读原著及其附图，才能弄清楚其原文原意。否则，极易致误。尤其是教材，贻害颇大。

（二）阅读原著当始于白文

阅读任何一部中医原著，最好从白文开始。尤其是读经典著作，更要以读白文为始，以读通白文为终。必须先详细而又全面地读过白文，然后再读注疏，如此方能对书籍旨意有更好的掌握，有更深刻的认识。

所谓白文，《现代汉语词典》释曰："①指有注解的书的正文。②指有注解的书不录注解只印正文的本子。"简而言之，白文即指原著原文。读白文即读原著原文，即不带注解的原文。白文乃原作者，不掺杂后世注家之说，最能体现原作的思想。

古籍的传播流通对中医学的发展有巨大的推动作用。一些有真知灼见的医籍，特别是经典著作，向来为群医所重，惜因文辞古奥，意远趣深，颇不易为人理解，因而注家蜂起，着力发挥。然受时代局限、生活环境和学识的影响，注家多能谈自己的一得之见，而难以全面揭示古圣之旨意，遂使注家纷纭，各言一是，这就给后学者造成了极大的困难。而返读原文，勤思审问，以己之意与古圣之意契合，方有所得。姜春华先生曾言："《伤寒论》白文不觉得玄，是部朴实的书，可是它给注家们搞成了玄学。"

有些注家的注释不仅有差别，甚至有明显不足之处。高明如王冰者，释《素问·阴阳别论》之"二阴一阳发病，善胀，心满善气"为"气蓄于上故心满，下虚上盛，故气泄出"，而引出张志聪"善气者，太息也。心系急，则气道约，故太息以伸出之"的更正。用现代汉语翻译古汉语，是整理古典医籍的重要方法，以信、达、雅为标准，其中"信是主要的，译而有失原意，反不如不译之为妙。曾见有译《素问·异法方宜论》'其民嗜酸而食胕'句为'当地居民嗜食酸味和制成腐烂的鱼肉食品'，这便是没有达到信而达的水平。腐烂的鱼味怎么能食呢？张介宾云：'物之腐者，如豉鲊曲酱之属'，这是正确的，豉、鲊、曲、酱，都是经过窨腐、酶腐、酵腐、腐熟等而成的，腐烂便不可食了。而且腐烂之品，便无制之可言，惟窨、酶、酵、腐种种腐，才是有意识地制造的，一字之译的差别很小，但在意义上却是有极大的悬殊。"如果读此种注释和翻译，不但不能增长知识，反而可能会贻害读者和病人。

因此历代医家读书都重视阅读白文。蒲辅周先生曾说："学《伤寒》《金匮》宜先看原文，勿过早看注释，以免流散无穷。"任应秋先生在《学习中医典籍七讲·如何学习〈伤寒论〉》中说："白文本是仲景《伤寒论》的本来面目，或多或少都有所改变了。……在读的时候，最好用白文本，不要用注本。"岳美中先生说到其读《伤寒论》《金匮要略》时："见其证候而罕言病理，出方剂而不言药性，准当前之象征，投药石以祛疾。其质朴的学术，直逼实验科学之堂奥，于是发愤力读。初时，曾广置诸家诠注批阅。其中不乏精到之言，也常牵附穿凿反晦仲师原意之处，反不如钻研原著之有会心。于是专重于研讨原著。将读书所得用于临床，每有应手，则痼疾大症，更坚定了信仰之心。"

吉忱公老友刘篁所撰《伤寒论读法之研究》中把读《伤寒论》分为三关，第一关为白文背诵，第二关遍读注家，第三关为"各家之说，各有是处，亦各有非处，自不得不由博返约，取原文逐篇、逐条、逐句、逐字细为参详：此经何以有此证？此证何以用此方？此方何以加减此药？反复推求，必至无疑义而后已。此所谓第三关者……能过此关则几乎成矣！"在《伤寒论约注》序中还说："自熟读经文后，遂取自宋以来释伤寒者数十家，朝夕浏览，率各主一说，卒难通论。既久乃尽屏诸书，独取《伤寒论》原文，危坐而读之三载。始而惑，继而明，既而恍然大悟，乃知伤寒之例或因此以喻彼，或就彼以明此。"若非读白文，而专涉猎注家以求理解，岂能臻此境界？

对白文中难解之处，要结合临床，不可贸然否定或擅做改动。如《素问·生气通天论》曰"因于暑、汗，烦则喘渴，静则多言，体若燔炭，汗出而散"，因既有"汗出"又云"汗出而散"，貌似不通，故丹溪翁更"暑"为"寒"。而李东垣及温病学派仍遵原意，并验之临床说明之。盖暑证汗出，既是邪热蒸迫津液外泄之象，又是邪热得以外解之途，非表虚亡阳之汗可比。初起时应"汗出而散"，绝对不可止汗。后世以新加香薷饮治暑温初起无汗，白虎汤加减治暑温壮热烦渴、汗出之症，无不取辛散退热之意，所谓"暑当与汗俱出，勿止"。

吉忱公教少逸先生习《黄帝内经》时，交给先生白文《黄帝内经素问》《灵枢经》，又给一部明·崇祯朝始刻的《考证玉堂字汇》和民国版的《辞源》《中国医学大辞典》，让先生自学并逐句、逐篇解之，讲解给公听，其后再由公点评释难，让先生以作业的形式再整理成篇，公复批改之。经过这一系列整理，每整理一篇，一篇论文就已经悄然形成。《黄帝内经素问》《灵枢经》文字玄奥，若周诰殷盘、佶屈聱牙，泛泛而学，可谓苦也。故公以汉·徐干《中论·治学》语励之："学者不患才之不赡，而患志之不立，是以为之者亿兆，而成之者无几。"于是这些话语促成了先生一生践行《礼记·中庸》"博学之，审问之，慎思之，明辨之，笃行之"之治学苦旅。公曾告云："昔吾师李兰逊公曾以元代王好古'盖医之为道，所以续斯人之命，而与天地生生之德不可一朝泯也'语为训，此兰逊公赐吾号'济生'之谓也。"从而在先生业医生涯中，每有感悟、心得，便爱诸笔端。

读原著白文必须是读全文，故必须学会选择善本、全本。如前关于《伤寒论》397 法的认识，若读成无己《注解伤寒论》及以后的注释本、洁本，无论怎样开动脑筋，无论多么聪慧，也难以真正明了孙奇等"证外合三百九十七法"所云为何，只有读到宋本后才能解除困惑。而且，要从头全部读过，否则就难以解决问题。其根本原因就在于后世各种版本多非原著全文，皆做过不同程度的删减或改编。

（三）研读白文须首尾贯通

读原著要从头到尾全面通读，不可摘章取节，否则可能断章取义、谬误丛生。有些歧误，不仅注家个人会有，就是个别教材也会存在不足之处。比如：高等中医院校教材在讲述《灵枢·经脉》篇的十二经脉部分，表述得就不够完整。《扁鹊心书》尝云："盖经络不明，无以识病之根源，究阴阳之传变。"而教材《中医基础理论》《经络学》《针灸学》等，往往只讲经络的起止循行和穴位，而对该经异常所致病证及疾病的虚实、脉象变化、治疗大法等，多未作表述。

1. 脉象强弱与脏腑虚实

以手太阴肺经为例。《灵枢·经脉》篇云："肺手太阴之脉，起于中焦，下络大肠，还循胃口，上膈、属肺，从肺系横出腋下，下循臑内，行少阴心主之前，下肘中，循臂内上骨下廉，入寸口，上鱼，循鱼际，出大指之端；其支者，从腕后直出次指内廉，出其端。是动则病肺胀满，膨膨而喘咳，缺盆中痛，甚则交两手而瞀，此为臂厥。是主肺所生病者，咳，上气喘渴，烦心胸满，臑臂内前廉痛厥，掌中热。气盛有余，则肩背痛，风寒，汗出中风，小便数而欠；气虚，则肩背痛寒，少气不足以息，溺色变。为此诸病，盛则泻之，虚则补之，热则疾之，寒则留之，陷下则灸之，不盛不虚，以经取之。盛者，寸口大三倍于人迎；虚者，则寸口反小于人迎也。"

篇中云"是动则病肺胀满，膨膨而喘咳，缺盆中痛，甚则交两手而瞀，此为臂厥。是主肺所生病者，咳，上气喘渴，烦心胸满，臑臂内前廉痛厥，掌中热。气盛有余，则肩背痛，风寒，汗出中风，小便数而欠；气虚，则肩背痛寒，少气不足以息，溺色变"。这是表述了肺经异常的证候，及肺经虚实的证候，其证候皆与肺经循行部位以及肺主气功能相关。"为此诸病，盛者泻之，虚则补之，热则疾之，寒则留之，陷下则灸之，不盛不虚，以经取之"。此乃根据疾病虚实而应采取不同的治疗法则。"盛者，寸口大三倍于人迎；虚者，则寸口反小于人迎也"。这是表述了根据寸口、人迎脉象强弱的对比，以决定经脉及脏腑的虚实，这就是客观指标！余经准此，然教材皆未介绍。

2. 针刺十二经脉深度及时间①

《灵枢·经水》篇云："黄帝问于岐伯曰：经脉十二者，外合于十二经水，而内属于五脏六腑。夫十二经水者，其有大小、深浅、广狭、远近各不同，五脏六腑之高下、大小、受谷之多少亦不等，相应奈何？夫经水者，受水而行之；五脏者，合神气魂魄而藏之；六腑者，受谷而行之，受气而扬之；经脉者，受血而营之。合而以治奈何？刺之浅深，灸之壮数，可得闻乎？岐伯答曰：善哉问也！天至高不可度，地至广不可量，此之谓也。且夫人生于天地之间，六合之内，此天之高、地之广也，非人力之所能度量而至也。若夫八尺之士，皮肉在此，外可度量切循而得之，其死可解剖而视之。其脏之坚脆，腑之大小，谷之多少，脉之长短，血之清浊，气之多少，十二经之多血少气，与其少血多气，与其皆多血气，与其皆少血气，皆有大数，其治以针艾，各调其经气，固其常有合乎？"马莳注云："此言十二经合十二水，而刺灸之数亦相合也。帝问人与天地本相参也，天地有十二经水，人身有十二经脉，十二经水者，有大小、深浅、远近、广狭之异，五脏六腑者，有高下、大小、受谷多少之殊，其相应者必有故也。且是五脏者，所以藏精神魂魄者也，故曰'合神气魂魄而藏之'。六腑者，所以化水谷而行津液者也，故曰受五谷而行、化之。又受谷所化精微之气，而扬之于脏腑者也。中焦并胃中出上焦之后，此所受气者，泌糟粕，蒸津液，化其精微，上注于肺脉，乃化而为血以奉生身，故曰'经脉者，受血而荣之'。今以脏腑经脉，而合之于十二经脉，以治其病，刺有浅深，灸有多寡，无不吻合，此其故又何也？岐伯言天地难以度量，人身犹可剖视，脏之坚脆，腑之大小，谷之多寡，脉之长短，血之清浊，十二经之气血多少，皆有大数，其治以针艾，浅深多寡，宜其尽与十二经水相合也。"由此可知，十二经脉，内属五脏六腑，外合十

---

① 柳少逸.《黄帝内经》针法针方讲记［M］. 北京：中国中医药出版社，2017：9-10.

二经水，经水有大小、浅深、广狭、远近之不同，脏腑有高下、大小、受谷多少之不等，故针刺的深浅亦不同。

《灵枢·经水》篇云："黄帝曰：夫经水之应经脉也，其远近浅深，水血之多少各不同，合而以刺之奈何？岐伯答曰：足阳明，五脏六腑之海也，其脉大血多，气盛热壮，刺此者，不深弗散，不留不泻也。足阳明刺深六分，留十呼；足太阳深五分，留七呼；足少阳深四分，留五呼；足太阴深三分，留四呼；足少阴深二分，留三呼；足厥阴深一分，留二呼。手之阴阳，其受气之道近，其气之来疾，其刺深者，皆无过二分，其留皆无过一呼。其少长、大小、肥瘦，以心撩之，命曰法天之常。灸之亦然。灸而过此者，得恶火，则骨枯脉涩；刺而过此者，则脱气。"上段经文表述了大凡灸刺之法，以手足之阴阳，气血之多少，合经水之浅深，当应天之常数。对此，张志聪释云："夫数出《河图》，始于一而终于十。二乃阴之始，十乃阴之终。海水者，至阴也，故从阳明以至于厥阴。厥阴者，两阴交尽，阴极而阳生也。天一生水，地六成之，从六分而至一分者，法天之常也。"对十二经脉针刺深浅及时间，马莳注云："此言灸刺有多少之数也。足阳明胃经多气多血，其脉大，其热壮，刺之者必深六分，留十呼，凡泻者必先吸入针，又吸转针，候呼出针；凡补者必先呼入针，又呼转针，又吸出针，后世令病人咳嗽以代呼，口中收气以代吸，气有出入，亦与呼吸相同。今曰深六分，则入之至深者也；曰留十呼，是言泻法有十呼之久，盖入针必吸，转针必吸，至十呼出针。但补法不言吸数，以理论之，其吸与呼同数也。后世凡《针灸聚英》等书，言吸若干者，皆言补法，先呼后吸；呼若干者，皆言泻法，先吸后呼。故《针赋》有云：补者先呼后吸，泻者先吸后呼，正此义也。足太阳膀胱经，多血少气，故刺之者深五分，较足阳明减一分也；泻之者留七呼，则呼后出针，其呼数较足阳明减三呼矣。足少阳胆经，少血多气，刺之者，止深四分，较足太阳减一分也；泻之者留五呼，则呼后出针，其呼数较足太阳亦减二呼矣。此乃足三阳经之针数也。足太阴脾经，多气少血，止深三分，较足少阳减一分也；留四呼，则又减一呼矣。足少阴肾经，少血多气，止深二分，较足太阴减一分也；留三呼，则又减一呼矣。足厥阴肝经，多血少气，止深一分，较足少阴减一分也；留二呼，则又减一呼矣，此乃足三阴经之刺数也。大凡手之阴阳六经，与足经同，而针法异，正以手之六经，在上近于肺，故肺受胃之谷气而行诸经，诸经受肺之大气而行各经，其受气之道近，故其气之来也甚疾，所以刺之者，皆无过二分；其留之者，皆无过一呼也。凡人之少长、大小、肥瘦，皆当以心料之，命曰法天之常道也。其灸数之多寡亦然。若灸之而过此数者，则非善火，乃恶火也。其骨当枯，其脉当涩，刺之而过此数者，其气当脱矣。"

3. 针刺形体之深浅①

《素问·刺要论》云："黄帝问曰：愿闻刺要。岐伯对曰：病有浮沉，有浅深，各至其理，无过其道。过之则内伤，不及则生外壅，壅则邪从之。浅深不得，反为大贼，内动五脏，后生大病。"《素问·刺齐论》云："黄帝问曰：愿闻刺浅深之分。岐伯对曰：刺骨者无伤筋，刺筋者无伤肉，刺肉者无伤脉，刺脉者无伤皮，刺皮者无伤肉，刺肉者无伤筋，刺筋者无伤骨。帝曰：余未知其所谓，愿闻其解。岐伯曰：刺骨无伤筋者，针至筋而去，不及骨也。刺筋无伤肉者，至肉而去，不及筋也。刺肉无伤脉者，至脉而去，不及肉也。刺脉无伤皮者，至皮而去，不及脉也。所谓刺皮无伤肉者，病在皮中，针入皮中，无伤肉也，刺肉无伤筋者，过肉中筋也，刺筋无伤骨者，过筋中骨也。此之谓反也。"

上述经文表述了针刺的深度有不同的要求，只有掌握正确的深度，方可增强针感，提高疗效，同时尚可防止意外的事故发生。大凡针刺骨，就不要损伤筋；针刺筋，就不要损伤肌肉；针刺肌肉，就不要损伤脉；针刺脉，就不要损伤皮肤；针刺皮肤，则不要伤及肌肉；针刺肌肉，则不要伤及筋；针刺筋，则不要伤及骨。对此，《灵枢·卫气失常》篇尚有"黄帝曰：取之奈何？伯高曰：夫病变化，浮沉深浅不可胜穷，各在其处。病间者浅之，甚者深之，间者少之，甚者众之，随变而调气，故曰上工"之记。

（四）贯通经典必遍览注家

在阅读原著遇疑问，若苦思冥索尚不得通时，当请益于前辈达者，亦可参考前人的注释与阐发，诚如清·叶之雨所云："欲明《素问》之旨，必赖后人之解说"，亦即"非博不能通，非通不能精，非精不能专，必精而专，始能由博返约"之谓也，正如清·林珮琴自序《类证治裁》所云："学者研经，旁及诸家，泛览沉酣，深造自得，久之源流条贯，自然胸有主宰。第学不博，无以道其变；思不精，无以烛其微。惟博也，故腕行于应，则生面别开；惟精也，故悟彻于玄，而重关直辟。"而其手书《凡例》亦云："仲景《伤寒》，宜参各家辨论"。

---

① 柳少逸.《黄帝内经》针法针方讲记［M］. 北京：中国中医药出版社，2017：10-11.

　　兹以少逸先生发掘《黄帝内经》"应天通地大法"① 针法为例。先生读《灵枢·本输》至"缺盆之中，任脉也，名曰天突。一次任脉侧之动脉，足阳明也，名曰人迎。二次脉，手阳明也，名曰扶突。三次脉，手太阳也，名曰天窗。四次脉，足少阳也，名曰天容。五次脉，手少阳也，名曰天牖。六次脉，足太阳也，名曰天柱。七次脉，项中央之脉，督脉也，名曰风府。腋内动脉，手太阴也，名曰天府；腋下三寸，手心主也，名曰天池"之文时，百思不得其解，乃叩问吉忱公，公解读曰："此乃《灵枢》表述了以任脉之天突穴外展，以觅手足三阴三阳及督脉之循行线及相邻之经穴之内容。"参考清·马莳《黄帝内经灵枢注证发微》："此举诸经之穴，有列其行次者，有指其穴所者，皆示人觅穴之法也。'一次'下当有'脉'字，犹言脉之一行也。腹部中行，系任脉经，在缺盆之中间，是为任脉；其穴天突，在颈前结喉下四寸宛宛中，乃腹中央第一行次之脉也。缺盆系足阳明胃经，次在肩下横骨陷中，去中行二寸，故任脉当为缺盆之中间，任脉之侧开二寸，即足阳明胃经也；其在颈之穴，名曰人迎，夹结喉两旁一寸半，乃腹部第二行次之脉也。又手阳明大肠经，名曰扶突，乃腹部第三行次之脉也，在颈当曲颊下一寸，人迎后一寸半。又手太阳小肠经，名曰天窗，乃前部第四行次之脉也，在颈大筋外前、曲颊下、扶突后动脉应手陷中。又足少阳胆经，名曰天容，乃侧部第五行次之脉也，耳后发际二寸，耳上如前三寸。然天容系手太阳经，疑是天冲。又手少阳三焦经，名曰天牖，乃侧部第六行次之脉也，在颈大筋外、缺盆上、天容后、天柱前、完骨下、发际上。又足太阳膀胱经，名曰天柱，乃背后第七行次之脉也，盖自在前任脉为第一行，次自前而侧面、而后，则以此为第七行也宜矣。天柱夹项后发际大筋外廉陷中。又颈之中央，即后项也，乃督脉一经，其在项后入发际一寸大筋内宛宛中，名曰风府，一名舌本，疾言其肉立起，言休立下，禁灸，灸则令人失音。由此而一直下行，以至长强，皆督脉经穴也。又腋内动脉，即腋下三寸、臂臑内廉动脉陷中，以鼻取之，系手太阴肺经也，其穴名曰天府。自此而下行肘臂，以至大指之端少商，皆肺经穴也。腋下三寸，即乳后一寸，著胁直腋撅肋间，系手心主，即手厥阴心包络经也，其穴名曰天池。自此而上行于腋，以至下于肘臂之天泉、曲泽，至于中指之中冲，皆手厥阴心包络经穴也。夫自督脉至此三经，盖各指在项、在臂、在腋之首穴，无非示人以觅穴之法耳。"

---

　　① 柳少逸. 柳少逸医论医话选［M］. 北京：中国中医药出版社，2015：313－317.

其后，当先生学习清·张隐庵《黄帝内经灵枢集注》时，见到有如下的注解："手足十二脉，合于三阴三阳。三阴三阳，天之六气也，运行于地之外；脏腑雌雄相合，地之五行也，内居于天之中。本篇论三阴三阳之经气，从四旁而内荣于脏腑，应天气之贯乎地中，此复论三阳之脉，循序而上于颈项，应阳气之出于地外。任督二脉，并出于肾，主通先天之阴阳；手太阴、心主，并出于中焦，主行后天之气血。阴阳血气，又从下而上，中而外也。张玉师曰：经脉应地之经水，上通于天，故有天突、天窗、天容、天牖、天柱、天府、天池及风府之名。"悟到此乃"迎天贯地通经大法"之机理也。

《灵枢·邪气脏腑病形》云："邪气之中人，高也。""身半已上者，邪中之也。身半已下者，湿中之也。""中于阴则溜于腑，中于阳则溜于经。"此处概言风、寒、暑邪这类的天之邪其中人多身半以上，故高；湿乃水土之气，中人多身半以下。此言天地之邪中人，有上下之分。该篇尚有"诸阳之会，皆在于面""中于面则下阳明，中于项则下太阳，中于颊则下少阳"之论。对此，清·马莳注云："若中于面，则面部乃手、足阳明经，如手阳明迎香、足阳明承泣之类，故邪遂下于阳明也。若中于项，则项属手、足太阳经，如手太阳天窗、足太阳天柱之类，故邪遂下于太阳经也。若中于曲颊，则曲颊属手、足少阳经，如手少阳天牖、足少阳风池之类，故邪遂下于少阳经也。"故外感风寒暑邪，少逸先生宗应地之经水，上通于天，因取督任及手足三阳经及手经通天之穴，即天突、人迎、扶突、天窗、天容、天牖、天柱、风府、天府、天池诸穴（因心主代心受邪，故心无通天之穴），或针刺，或指针点穴，名之曰"通天大法"。盖因手足十二经脉，合于天之六气三阴三阳，运行于地之外，脏腑雌雄相合，地之五行也，内居于天之中，三阴三阳之经气，从四旁而内荣于脏腑，应天气之贯乎地中，复循序而上于颈项，应阳气之出于地外。任督二脉，并出于肾，主通天之阴阳；手太阴、心主，并出中焦，主行后天之气血。于是，阴阳血气，又从下而上，中而外，荣于周身。故对上述十穴施法，祛邪于外垣，防其入内而伤正。

至此，先生顿悟朱子"为学之道，莫先于穷理，穷理之要，莫先于读书"之训。于是宗张玉师之旨，取天突、人迎、扶突、天窗、天容、天牖、天柱、天府、天池、风府等穴，以指针或按摩疗法施术，"以地之经水上通于天"，实乃"应天贯地通经大法"，为健身祛病之方，人体感四时之邪，邪犯太阳，用此法以祛邪外出，并可阻止外邪循经内传。

《灵枢·根结》云："足太阳根于至阴，溜于京骨，注于昆仑，入于天柱、飞扬也。足少阳根于窍阴，溜于丘墟，注于阳辅，入于天容、光明也。足阳明根于厉兑，溜于冲阳，注于下陵（下陵，当作解溪），入于人迎、丰隆也。手太阳根于少泽，溜于阳谷，注于小海，入于天窗、支正也。手少阳根于关冲，溜于阳池，注于支沟，入于天牖、外关也。手阳明根于商阳，溜于合谷，注于阳溪，入于扶突、偏历也。此所谓十二经者，盛络皆当取之。"手足六阳之经，皆自井而至原、至经入于络，通行于天也。足太阳膀胱经，根于至阴之井，流于京骨之原，注于昆仑之经，入于天柱之在头者，络于飞扬之在足者。又足少阳胆经，根于窍阴之井，流于丘墟之原，注于阳辅之经，入于天容之在头者，络于光明之在足者。又足阳明胃经，根于厉兑之井，流于冲阳之原，注于解溪之经，入于人迎之在头者，络于丰隆之在足者。又手太阳小肠经，根于少泽之井，流于阳溪之经，注于少海之合，入于天窗之在头者，络于支正之在手者。又手少阳三焦经，根于关冲之井，流于阳池之原，注于支沟之经，入于天牖之在头者，络于外关之在手者。又手阳明大肠经，根于商阳之井，流于合谷之原，注于阳溪之经，入于扶突之在头者，络于偏历之在手者。所谓十二经之盛络也，皆当取之。此即手足阳经之"盛络刺法"。

对此，清·张隐庵尝云："上篇统论三阴三阳之气，合于六经，根于下而结于上，此复分论三阳之气，入于手足之经，皆循颈项而上出，故曰'此十二经者，盛络皆当取之'。盖气留于脉络，则络盛取而泻之，使三阳之气，仍上出于脉外也。飞扬、光明、丰隆、支正、外关、偏历，在经穴合穴两者之间。夫曰'所入为合'者，谓脉外之气血，从井而溜于脉中，至肘膝而与脉内之血气相合，故曰'所入为合'。此论三阳之气，从井而入于脉中，上入于颈项之天柱、天容、人迎、天窗、天牖、扶突，而上出于头面，与血气之溜于荣，注于腧，行于经，入于合者之不同，故另提曰，飞扬、光明、丰隆、支正，盖以分别阳气与荣血，出入于经脉外内之不同也。是以所论一次脉、二次脉者，谓手足之十二经脉，皆从四肢之五俞，而归于中，复从中而上出颈项。此章论三阴三阳之气，合于六经，而复出于脉外，五十二篇论荣气，七十一篇论宗气，盖三阴三阳，荣气、宗气相将而行于经脉、皮肤、形身、脏腑，外内出入，环转无端，是以数篇辞句相同，而所论者各别。学者分而论之，合而参之，人之阴阳血气，有形无形，应天地之五运六气，寒暑往来，如桴鼓影响之相合也。"由此可知，若"通天大法"为健身之法的话，而通天十穴伍手足三阳经之络穴，则为祛病健身之法了。有鉴于此，少逸先生在施用"通天地大法"时，辅以"盛络刺法"，名曰"复式应天贯地通经大法"。此法具有疏通经络，调畅气血，安和五脏之功效，即安内攘外之功。

正是少逸先生在详细阅读《灵枢·本输》时存在疑惑，为解惑而反复阅读《灵枢经》之《邪气脏腑病形》和《根结》等篇及其历代注释，才发掘出应天贯地通经大法、盛络刺法和复式应天贯地通经大法等针法，若匆匆读过，不求甚解，就难以有如此发明。

当然，这是针对读经典而言。除了经典著作外，也应博览群书，尤应多读医书和国学书籍①。清·程芝田《医学心传·读书先要根柢说》云："书宜多读，谓博览群书，可以长识见也。"学研医学经典著作不是"厚古薄今"，对此历代先贤尚有真知卓识，如清·刘奎谓"无岐黄而根柢不植，无仲景而法方不应，无诸名家而千病万端药证不备"，清·王孟英认为："仅读仲景书，不读圣贤书，譬之井田封建，周礼周官，不足以治汉唐之天下也。仅读圣贤书，不读仲景书，譬之五言七律，昆体宫词，不可代三百之雅颂也。"

四、读书先读序

1973 年，烟台地区卫生局将少逸先生调回莱阳中心医院中医科工作。上班的第一天，吉忱公让先生背诵王冰《素问·序》和张仲景《伤寒杂病论·序》。背毕，公问曰："何谓三圣之道？"先生以"伏羲之《易经》、神农之《本经》、黄帝之《黄帝内经》谓之三坟，又称三典，三坟之学名曰三圣之道"答之。公欣然语云："'释缚脱艰，全真导气，拯黎元于仁寿，济羸劣以获安者，非三圣道不能致之矣'，此启玄子王冰叙中医学之知识结构也。诚可谓至道之宗，奉生之始矣。此王冰叙学研《内经》为济世活人至道之论也。汝读书，当首先读懂'书序'。'序'，又称'叙'，乃文体名称，亦称'序文''序言'。大凡为作者或他人陈述作品的主旨、或著述之经过，知此方可在浩瀚书海中确定对医著是精读还是通读。"吉忱公谈序之论，醍醐灌顶，令先生茅塞顿开，而终身受益，认为此即王国维所谓治学三境界的"昨夜西风凋碧树，独上高楼，望尽天涯路"之谓。

清代程应旄《伤寒论后条辨》尝云："古人作书大旨，多从序中提出。故善读书者，未读古人书，先读古人序，从序法中读及全书，则微言大义，宛然在目。"综观

---

① 柳少逸. 柳少逸医案选［M］. 北京：中国中医药出版社，2015：5.

医圣撰写的《伤寒杂病论》之"序言",可以看出,济世救弊是"宿尚方术"的张仲景写作《伤寒杂病论》的根本动机。当时的士大夫们,普遍"不留神医药、精究方术""但竞逐荣势""惟名利是务",一旦身染重病,或"钦望巫祝",哀告苍天,束手待毙;或"委付凡医",听其摆布,乱治至死。当时的医生也"不念思求经旨,以演其所知"——不是勤学苦钻前人的医著来丰富自己的知识,而是各自继承家传,墨守成规。加之自建安元年以来,在不到十年的时间内,"宗族素多,向余二百"的家族,"死亡者,三分有二,伤寒十居其七"。对于自己"勤求古训,博采众方"写就的《伤寒杂病论》一书,张仲景谦逊地说:"虽未能尽愈诸病,庶可以见病知源,若能寻余所集,思过半矣。"对此,程应旄颇有体会,以炼丹说喻之曰:"'见病知源',是全论中丹头;'若能寻余所集,思过半矣',是全论中鼎灶;'思求经旨,以演其所知',是全论中火候。要此火候足时,须要晓得此论是知医的渊源,从艰难中得之,不是行医的方技,以简便法取之者也。""见病知源"即面对患病之人寻求病机,然后据病机而拟定治法,依法立方,随证遣药,进行治疗。正是基于"感往昔之沦丧,伤横夭之莫救"及学习医学"自非才高识妙,岂能探其理致"的动机,才写就了留垂千古的洋洋十六卷的《伤寒杂病论》。

自此,先生在研读历代医籍时,均首先认真读其序。一些序言则摘录之,背诵之,并试以作词解、语释之,以求明其要,知其理,循其用。在20世纪90年代,尝集医籍序言百余篇,着手编撰《医林序言选读》,后因忙于几部医著整理出版以及与张奇文厅长编撰《名老中医之路续编》的工作,而未完成此稿,假以时日,先生还想完成此书,以纪吉忱公谈序之训。但从已经发表的"读仲景书序札记——谈'勤求古训,博采众方'"等相关文章中,可以窥见先生读序心得之一斑。笔者的《柳氏医派谈读书》(待版)一书中,也收入谈序之作。

柳氏医派不仅注意读序,而且在撰写著作时,重视序言的写作。这些序言,既有为己著所作,也有应他人捉笔,然皆是在熟稔著作内容的基础上,有感而发,而非应景之作。如少逸先生应邀为《李明忠名老中医辑录》所作序言①,情真意切,声情并茂,细致入微,堪称范文。兹录于下,以飨读者:

　　三年前,闻学兄明忠先生患痼疾,曾数次罹手术之苦,于是赴邹平探望,以慰

---

① 韩守峰,等. 李明忠名老中医辑录·序 [M]. 北京:中医古籍出版社,2015:2-4.

平安。2009 年余受莱阳市残联之聘，出任残疾人康复服务中心主任，因而忙于筹建莱阳复健医院及助残诸事。其间又忙于主编《名老中医之路续编》，先后共三辑。余学研《黄帝内经》，验于临证，而有《中国象数医学概论》《经络泛论》《五运六气导论》结集。守欧阳修"文章不为空言，而期于有用"之训，二十年间，删繁就简，数易其稿，而未付梓。壬辰之春，因感于己至"而传"之年，故翻出"三论"书稿，再行校改，此时方悟"改章难于造篇，易字艰于代句"之意。日间忙于诊务及日常事务，文字亦均成于夜深人静时，殚厥心力，非求收获，乃作传道解惑计。"三论"于近日定稿，故想做的第一件事，就是去邹平探望学兄明忠先生。

凡相知者有三：知音者，志趣相投；知心者，心腹相照；知己者，恩德相加。明忠兄，余之相知也。兄长我三岁，虽说有山东中医学院学友之源薮，然真正成相知之交，当始于 20 世纪 70 年代山东中医学会在济南召开的第一次学术会议。此即"以文会友，唯德自成邻"之谓也。

明忠先生中医基础理论知识雄厚，又以其精湛的医术，高尚的医德，成为全国卫生先进工作者，山东省名中医药专家，及山东省首届中医药专家继承工作指导老师。此次赴邹平，兄告知省已批邹平县中医院建"李明忠中医工作室"。为了学术传承，医院立题汇集其经年之讲记、诗作，编撰《李明忠名老中医辑录》。今特邀余为之序。并附耳语云："知我者，少逸老弟也。"

李明忠，字信之，号忠信，故其书屋谓忠信斋。《周易·系辞上》云："人之所助者，信也。"《管子·枢言》云："诚信者，天下之结也。"《礼记·儒行》云："忠信以为甲胄，礼义以为干橹。"由此可知其名、字、号之深意也。

明忠先生于 1961 年高中毕业后，就读于山东中医学院医疗系。六年的正规教育，得刘惠民、张珍玉、李克绍等名家亲授，系统地掌握了中医基础理论，及中医各科临床和西医学知识，并以此成为其毕业后教书育人、治病救人之根基。

明忠先生从医之路，有"李明忠医林硅步三十年浅述"为题，于 1995 年入选《齐鲁名医学术思想荟萃》；2012 年，又以"痴心岐黄，悟奉橘杏"为题自述，而入选《名老中医之路续编》第三辑。诚如国医大师邓铁涛教授所评："《名老中医之路》是一部 20 世纪当代名医的'成才史'，是历史学的新分支；是一部世界独有的中医教育史；也是一本 20 世纪中医传奇文学。因此这本巨著是 21 世纪青年中医和有志于发扬中医药学的人们的必读之书，是一部值得中医教育家和高等教育行政部门深入研究的重要著作。"从明忠先生业医之路，可见证邓老书评之中肯。值"李明忠中医工作室"之运行，建议当以此二文为内容，追循其学医、业医之轨迹，和世医形成的学术渊源，即通过系统地总结明忠先生的临床经验和学术思想，则有益于其中医学术的传承。而名老中医工作室的建立，亦是解决中医乏人乏术的一条良好途径。

在《名老中医之路续编》第三辑中，明忠先生在"中医之路，唯痴唯勤"一节中述云："临证如临阵，用药如用兵，必须明辨证候，详慎组方，灵活用药；不知医理，即难辨证，辨证不明，无从立法，用药临阵，难以愈疾。故古今名医多自明理始，学以由深出浅法。明理之法，首重读书。中医院校教材提纲挈领，示人以规范，自可为初学入门之必读书。然欲求精进，尚须遍读历代典籍名著。经典著作是中医学之根本，是必须精读熟读之书。熟读《内经》增人智慧，于病理可左右逢源；熟读《本草》则方由我出，不受古方局限；熟读《伤寒》《金匮》则辨证论治有法可循。"由此可知，明忠先生学术之渊源。《礼记·曲礼》云："医不三世，不服其药。"明·盛寅《医经秘旨·医不三世辨》云："医师必通于三世之书。所谓三世者，一曰《针灸》，二曰《神农本草》，三曰《素问》《脉经》。《脉经》所以察证，《本草》所以辨药，《针灸》所以祛疾，非是三者，不足以言医。"《针灸》，又名《针经》，即《灵枢经》。《素问》《脉经》古称《素女脉诀》（又称《夫子脉诀》），即《素问》。刘河间《素问病机气宜保命集》云："夫医道者，以济世为良，以愈疾为善。盖济世者凭乎术，愈疾者仗乎法，故法之术，悉出《内经》之玄机，此经固不可力求，智而得也。"由此可知，医家之《素问》，即儒者之六经，其词隐，其旨深，非资禀上智，功极研究者，不能洞窥其奥隐。而仲景、河间、丹溪，是皆禀上智之资，致研究之功，而能读其书以悟之者也。明忠先生亦以悟之者也。其耽瞆杏林五十载，勤求古训，博采众长，潜心研究四大经典及后世医家之学，具有较高的医学造诣和丰富的临床经验。其于辨证，彰明隐奥，调陈脉理，区别阴阳，昭然表里。其于用药，通明名号之由，彰显药性之主，明补泻之所适，又皆引《黄帝内经》，旁附众说，方法之辨，莫不允当。此其深得仲景之深意也。故从其知识结构和医学建树，可知明忠先生乃三世之医也。

《伤寒类证·序》云："窃闻天地师道以覆载，圣人立医以济物，道德医学皆原于一。医不通道无以知造物之机，道不通医无以尽养生之理。然欲学此道者，必先立其志，志立则格物，格物则学专，学虽专也，必得师匠，则可入其门矣。更能敏惠爱物，公正无私，方合其道。"明忠先生为邹平中医院首任院长。在任期间，医院连续六年被评为省级文明单位，1988 年被卫生部命名为"全国卫生精神文明建设先进集体"，而明忠先生亦先后被评为山东省和全国卫生先进工作者，及县、地区两级劳动模范。故明忠先生乃"道德"之医也。

恽铁樵《伤寒论辑义按》云："医学深处，实与儒家、道家相通者，故欲中医真正改革，治医者必须选读几种古书，如《孟子》论性诸篇，《周易·系辞》及《书·洪范》《礼·月令》之类。"明忠先生亦熟谙之。阅《李明忠名老中医辑录》，集中文章，多为明忠先生平素之讲记，从内容可知，其尚通晓古典时间医学、医易学、诗词、训诂学。其技术全面，医理娴熟，明忠先生乃儒医也。

邹平县中医院建"李明忠中医传承工作室"，明忠学兄又要在耳传之年，以疾苦之躯，献身于中医传承事业，可谓"老骥伏枥，志在千里"。宋·王安石有云："忠者不饰行以侥荣，信者不食言以从利。"是为序，非矜明忠先生之成也，乃述其忠信之品也。

柳少逸　癸巳年仲秋六日于三余书屋

而先生为柳氏医派特别是自己出版的 30 余部著作的自序，其实就是柳氏医派学术思想和流派特征的简述，可以当作学术论文来阅读和研究。若能够将这些序言通读一遍，柳氏医派的发展轨迹、学术思想和学术特色，就会鲜灵活现、栩栩如生地展现在我们面前。

第三节　内外并治

中医学在长期的发展过程中，创造了许多行之有效的治疗方法。若以是否应用药物来划分，可分为药物疗法和非药物疗法；以给药部位和途径而论，有内治、外治之别。柳氏医派强调多措施干预，内外并治，针药兼施。方药内治为其根本法门，我们将在第五章第五节详述，在此先简要介绍其外治法。

一、外治法传承史略①

《素问·至真要大论》曰"内者内治，外者外治"，此所谓"外治"之法，显然是为"外在疾病"而设。《素问·五常政大论》云"上取下取，内取外取，以其求过"，则扩大了"外治"或"外取"的含义，将"外治"列为与"内治"相对应的治疗大法。传统中医认为，内治法指"服药以治疗体内发生的多种病证"，而外治法系"泛指除口服药物以外，作用于体表或体外进行治疗的方法"。故《辞海》认为针灸、推拿、伤外科手术及药物的熏、熨、敷、贴等法，均属于中医外治法；《中医大辞典》对外治法所下的定义为："泛指除口服药物以外施于体表或从体外进行治疗的方法。"因此，传统的中医外治法，是与内治法相对而言的一种治疗方法，含药物外治和非药物外治两大法门。

中医外治法历史悠久，源远流长。可溯源于燧人氏钻木取火、伏羲氏制九针、神农尝百草的医疗保健的萌芽时期。远古人类以草木、树皮、泥土敷扎伤口，以砭石、骨针放血、排脓、清创等进行治疗，乃是最原始的外治方法，其应用远早于方药疗法时期。《礼记·曲礼》中有"头有创则沐，身有疡则浴"的记载。战国时期，我国开始步入封建社会，社会生产力有了较大的提高，政治、经济、科学文化都得到了很大的发展，科技文化方面亦有了一个质的飞跃，在以往的医学实践经验不断积累的基础上，进入了理论总结方面。如扁鹊得长桑君之禁方书，加之几十年的实践，并开始在理论上的探索，而有了《扁鹊内经》《扁鹊外经》的问世。在扁鹊医学的基础上先秦医家及两汉贤达又有以黄帝、白氏命名的《黄帝内经》《白氏外经》经传世，故而有了《汉书·艺文志》所记载的以扁鹊、黄帝、白氏命名的医经七家及经方十一家。他如1973年长沙马王堆三号汉墓出土的帛书《五十二病方》，一般认为其成书于春秋战国时期，书中载方283首，其中一半以上为外治法，用法有敷、洗浴、涂、熨、烟熏、贴、砭、酒、沃、渍、封、安、印等二十余种，广泛用于内、外、妇、儿、五官、皮肤、传染、神经、整容及男性诸科，在所治的45个病种中，几乎皆有外治疗法的内容。《黄帝内经》中不仅有了关于"外取""外治"疗法的理论总结，而且具体列举了许多外治方法，如《素问·玉机真脏论》篇中有"痹不仁

---

① 柳少逸. 中医外治法荟萃 [M]. 烟台：山海书社，1992：4 – 29.

肿痛……可汤熨及火灸刺而去之""可按""可浴""可药"的论述；《素问·调经论》篇中有"病在骨，焠针药熨"的记载；《素问·阴阳应象大论》有"其有邪者，渍形以为汗"的记述；《灵枢·寿夭刚柔》介绍"药熨方"治疗"寒痹"的具体施术方法等。《黄帝内经》记载的外治技术有砭石、九针、火焫、导引、按摩、灸、熨、渍、浴、蒸、涂、嚏等，并开创了膏药的先河。《史记·扁鹊仓公列传》记载我国历史上第一个有正式传记的名医扁鹊用"五分之熨，以八减之齐（剂）和煮之，以更熨两胁下"的方法，治愈了虢太子的"暴厥"证；还录有西汉名医仓公淳于意运用冷敷法、含漱法治愈众多病人的案例。《史记·扁鹊仓公列传》中扁鹊的外治法术的广泛应用，说明了扁鹊已积累了丰富的外治法临床经验，并有了一定的理论探讨。《黄帝内经》中关于外治理论的阐述，表明了先秦时期外治法理论已经形成，并为后世外治法的发展，提供了详尽且富有科学性的理论基础和说理工具。

医圣张仲景《伤寒杂病论》成功地运用了中医辨证论治大法，为药物外治法确立了理、法、方、药的临床应用体系。在方法上，扩展到纳法、吹法、滴法、敷法、润法、膏摩、浸洗、熏洗、烟熏等十余种。孙思邈《千金要方》所用外治术，共有27种之多。《太平圣惠方》记载有浴碟、膏摩等法。明清时外治技术趋于成熟，如清·吴谦《医宗金鉴·正骨心法要旨》中所言："有瘀血者，宜攻利之；亡血者，宜行补行之；但出血不多亦无瘀血者，以外治之法治之。"《理瀹骈文》载："叶天士用平胃散炒熨治痢，用常山饮炒嗅治疟，变汤剂为外治，实开后人无限法门。"由此可见，外治的应用颇为广泛。清代吴师机著《理瀹骈文》，集《黄帝内经》至清外治技术之大成，做了一次划时代的实践总结，对外治方药进行了系统的整理和理论探讨，完善了外治理论，提出"外治之理，即内治之理；外治之药，亦即内治之药"，提出了三部应三法的外治体系，即"上用嚏，中用填，下用坐""凡汤丸之有效者，皆可熬膏……膏中用药味，必得气味俱厚者方能得力"。申明了内治、外治之义，为外治理论的系统和完善作出了贡献。

随着科学技术水平的不断提高，中医外治技术这门古老而独特的学科又增添了新内容。外治技术已由原创的外科领域，迅速向当今外科、内科、妇科、儿科、肿瘤、急诊等多学科领域延伸。例如：中小面积烧伤用中药湿敷法治疗，不仅具有抗炎、抗感染的作用，而且中药外敷形成薄膜，可以减少渗出，防止感染，促进创面愈合，减少疤痕形成；血栓闭塞性脉管炎坏疽的低位截除术及蚕食切割疗法的开展，大大降低了该病的高位截肢术概率，由30%左右下降到12%左右；慢性骨髓炎以提脓祛腐药捻，灌注外治为主的综合治疗，将该病的治疗有效率提高到95%以上；对浆细胞性乳腺炎治疗以中医外科的切开法、拖线法、药捻法、垫绵法，以及提脓祛腐、拔毒生肌的综合疗法，获得疗效高、复发率低、乳房变形小的良好疗效，为国内广泛采用；肛门痔瘘的改进结扎术、挂线术、硬化剂注射术等，对混合痔、高位复杂肛瘘、脱肛等治疗已进入国际先进水平。各地外治特色专科、内病外治技术等迅猛发展，中华中医药学会外治分会也在这种背景下应运而生。

现今，外治技术越来越多地与现代技术相结合，如激光、远红外线、电磁、超声雾化和透入、离子导入治疗机等；不断吸收现代医药学成果，改革外治剂型，如借鉴硬膏剂、膜剂、化学热熨剂、新型皮肤渗透促进剂等，促进药物充分吸收，这也是外治技术现代研究的重要课题。目前中药经皮给药系统的理论研究尚停留在初级阶段，但应用却十分广泛。对疗效明确的外用单味中药进行研究，以及对传统中药外用制剂进行剂型改革，将会给中药经皮给药研究注入新的生机和活力。

传统中医药随着西医学技术的发展，在加工、制作和使用上发生了一些变化。传统中药的剂型有丸、散、膏、丹、酒、露、汤、饮、胶、茶、糕、糊等，有些剂型因为制备和使用很不方便，已经很少使用。随着科技的发展，传统的中药剂型也在不断创新，产生了片剂、胶囊剂、颗粒剂、气雾剂、注射剂和膜剂等，这些剂型大多也可为外治所用，如注射剂可用来雾化吸入、直肠给药等。

中医外治萌芽于原始社会，奠基于先秦，发展于汉唐，丰富于宋金元，成熟于明清，提高于现代。

二、外治法作用原理[①]

吴师机《理瀹骈文》云："疑夫内治者之何以能外取也？不知亦取诸气而已矣。今夫当风而浴则寒气得而入之，触暑而行则热气得而入之。入之者在内，其所以入之者，外也，非内也。人身八万四千毫孔皆气之所由出入，非仅口鼻之谓。其可见者，热而汗气之出也，汗而反气之入也。"意即外有风、寒、暑、湿、燥、火之六淫，通过全身的皮肤（不仅是口鼻）侵入体内，损伤经脉及其气血精微，使气血、精微流行不畅，结聚不通而为病，使经脉败漏，熏于五脏，五脏受伤而为病。既然

---

① 柳少逸. 中医外治法荟萃［M］. 烟台：山海书社，1992：141–147.

外邪可由外入内而发病，那么药物也由外入内而发挥治疗作用，故《黄帝内经》云："善治者治皮毛，其次治皮肤，其次治筋脉，其次治六腑，其次治五脏，治五脏者，半生半死也……"

《理瀹骈文》认为外治法的基本作用是"枢也，在中兼表里者也，可以运转阴阳之气也""可以折五郁之气而资化源""可以升降变化，分清浊而理阴阳"，则"营卫气通，五脏肠胃既和，而九窍皆顺，并达于腠理，行于四支也"，并认为此法"最妙，内外治贯通在此，可必期其效"。"外治之理，即内治之理，外治之药，亦即内治之药，所异者法耳"，指出了外治法与内治法只是在给药途径上的不同，外治法使药物直接作用于皮肤和黏膜，通过局部吸收，从而达到治疗目的。这是外科独具而必不可少的重要治法，正如《医学源流论》所说："外科之法，最重外治。"同样也可以运用到其他各科疾病，也就是说治病养生不仅是用药，而是首先顺气，一是打通气脉，气顺则血行；二是气血顺畅，才能恢复人体各个器官的应有功能；三是气血调动内因，药物才能被器官正常有效吸收。

中药的贴、敷、洗、薰等疗法，都是运用药物渗透、刺激经络、穴位的原理。人体有十二正经、奇经八脉，还有络脉、孙脉等，构成人体的经络系统。经络上有很多的穴位，穴位就像高速公路的出口和入口，外邪可以通过穴位排出体外，中药也可以通过穴位进入经络。现代医学认为，人体是由细胞构成的，细胞与细胞之间有间隙。中医将皮肤的毛孔称为腠理。中药外用时，药物会渗透进这些腠理，进入人体，而发挥作用。针灸、推拿、拔罐、按摩等疗法，其作用原理在于对能量的影响，使能量重新分配、布局。以冠心病为例，冠心病是由冠状动脉壁粥样斑块引起管腔狭窄或闭塞，产生冠状循环障碍，心肌缺血缺氧所致。隐匿性冠心病临床虽无症状，但可突转为心绞痛。该病属中医"胸痹""心痛"范畴，《黄帝内经》之"背与心相控而痛"论，是对冠心病心绞痛症状及放射部位描述的高度概括。《素问·气穴论》篇曰："背与心相引而痛，所治天突与十椎及上纪。上纪者，胃脘也，下纪者，关元也。背胸邪系阴阳左右，如此其病前后痛涩，胸胁痛，而不得息，不得卧，上气短气偏痛，脉满起，斜出尻脉，络胸胁，支心贯鬲，上肩加天突，斜下肩交十椎下。"《灵枢·海论》曰："十二经脉者，内属于脏腑，外络于肢节"，经络系统在内连属于脏腑，在外连属于筋骨、皮肉，其气输注于体表之处，名曰气穴。《素问·气穴论》篇有"气穴三百六十五"的记载，并详尽地表述了其分布情况。络脉是经脉的分支，有别络、浮络和孙络之分，元·窦默《针经指南》云："络有一十五，有横络三百余，有丝络一万八千，有孙络不知其数。"由此可知，此处的孙络是络脉系统中位于体表的阳络部分。故在气穴及络脉上施以外治法（含非药物疗法和药物外治法），是运用经络疏通疗法，达到内病外治、外病外治的重要治疗方法。故少逸先生在治疗冠心病之心绞痛时，除辨证施以汤剂内服，及针灸等非药物疗法外，尚予以中药敷贴法，以提高临床治疗效果。其部位主要依据《黄帝内经》"背与心相控而痛"论中指出的天突、至阳、中脘、关元四穴处，施以针刺后加灸治，至阳、关元二穴可灸至百壮。同时中脘、至阳、关元三穴或敷以"温通方"之软膏，或贴以"阳和方"之硬膏，而有相得益彰之效①。

一般来说，发病部位仅在身体局部的，更适用于外治法。比如，通过药物作用于局部皮损组织，由于施于患处的药物浓度显著高于其血液浓度，作用能够得到充分发挥，效果也更直接。这对于解除局部症状往往比全身用药起效更迅捷，还能在一定程度上减少药物的毒副作用。加上外治疗法种类较多，如洗药、湿敷、涂药、喷雾等，使用也更为灵活简便。

此外，引血、烧灼、滚刺、推疣等以手法或器械为主的局部用法，同样能快速取得疗效。比如，常见的由于门夹伤或压伤而导致的指甲或趾甲下积瘀，可用火针穿破甲板，引流出瘀血。瘀血排出后，不仅不伤皮肤，还没有任何痛苦。相比之下，内服止痛化瘀药物要等到一周才可使出血吸收，高下立判。

三、外治法概念发展

如前所述，传统的中医外治法，泛指除口服药物以外施于体表或从体外进行治疗的方法，含药物外治和非药物外治两大法门。随着中医学的发展，内治已不再单纯指口服药物，而且有肌肉注射、静脉输液等。

医学科学的分科越来越细，针灸、推拿、气功等诸多疗法已从外治法中分离出来，成为一个个专门的学科，并取得相当的成就。而且，这些疗法可以总以"非药物疗法"来概称。②

柳氏医派对外治法一直十分关注，不仅在临床上普遍应用，而且紧密跟踪其发展，尤其对外治法的概念和范畴下了一番功夫，以求能准确反映当代医学发展的需

---

① 柳少逸. 柳少逸医论医话选［M］. 北京：中国中医药出版社，2015：122.
② 蔡锡英，柳少逸. 中医非药物疗法荟萃［M］. 烟台：山海书社，1992：1.

要。随着对古今外治法文献的发掘和整理，近年来在外治法研究和应用等方面的突破性进展，以及中医学与西医学相结合的不断深化，传统的外治法概念已远远跟不上时代的步伐，必然也要与时俱进。因此，少逸先生早在 1992 年编纂《中医外治法荟萃》一书时，就对外治法进行了初步规范：外治是与内治相对而言，可分为广义和狭义两种；广义的外治法仍包括针灸、推拿等治疗方法；狭义的则指用手法或器械将药物施于体表，从体外进行治疗的方法。在治疗科别上，可概括分为"内病（包括内科、妇科、儿科）外治"与"外病（包括外科、骨伤科、皮肤科、五官科）外治"。在治疗方法上，如单纯采用药物施用于某一特定部位或感官的则称为"药物外治法"；若以拔火罐、割治、刮痧等手法或器具治疗的则可称"非药物外治法"。为与当时一同编纂的《中医非药物疗法荟萃》一书收集内容相区分，同时也是为适应外治法迅速发展的迫人之势的需要，柳氏医派将其定义为：外治法指药物施于体表或在体外进行治疗的药物疗法，即药物通过皮肤、黏膜、呼吸道等给药途径而非肌肉、静脉、口服等给药途径进入机体，以发挥防病治病、保健养生等效应的治疗方法，即药物外治法。[①] 后来，笔者遵师命将之整理成文参加全国中医外治法第五次学术会议，这个观点得到全国同行的普遍认同。[②]

四、创制外治法方剂

柳氏医派善于应用外治法以防病愈疾，用之日久，心得益多，有些常用方剂逐步固定下来，形成了许多行之有效的外治方剂。这些方剂，配伍精准，剂型多样，给药途径有别，应用方式有异，彰显出柳氏医派对外治法研究之深入和应用技艺之纯熟。且有些外治方，似随手拈来，或单方，或复方，甚至连方名都尚未命名。除《中医外治法荟萃》中集中载录的外治方剂外，在其他专著中也有不少记载。兹不嫌烦琐，将《中医外治法荟萃》以外柳氏医派创制的已经命名且疗效可靠的外治方丛集如下，以供有兴趣者鉴赏和参考应用。

1. 蜂蜡卵黄油

（1）处方组成：鸡蛋黄 3 个，蜂蜡 3g，木鳖子 3 枚。

---

① 柳少逸. 中医外治法荟萃［M］. 烟台：山海书社，1992：1 - 3.

② 刘玉贤. 中医外治法概念简述［C］. 桂林：第五次全国中医外治疗法学术研讨会论文汇编，2000：1 -

2.

（2）加工制作：先将鸡蛋煮熟，取卵黄炼油（黄焦后方出油），去渣。将木鳖子去壳取肉，合卵黄油研如泥。再将蜂蜡入锅加热化成液状，合入木鳖子泥及卵黄油，趁热搅匀即成，然后收瓶备用。

（3）主治：肛裂。大便疼痛，有烧灼感，便后有小量出血，血色鲜红，粘于大便表面。临床因肛门狭窄，或痔疮，或肛门湿疹并发者屡见不鲜，用之均效。

（4）药效分析：鸡子黄油，甘温无毒，具清热补阴之效，多作清热解毒药用。蜂蜡，甘，微温，无毒，缪希雍云其"甘能益血补中，温能通行经脉"，故"以疗金疮"。黄宫绣云其"主润脏腑经络，而有续绝补伤生肌之妙"。木鳖子，甘温无毒，具生肌止痛消肿之效，而主治折伤、恶疮及肛门肿痛，故缪希雍言其"味甘气温无毒，味厚于气，为散血除痛毒之要药"。

（5）按语：吉忱公根据古方鸡子黄"炒出油和粉敷头疮"，及验方"治脚上臭疮，熟鸡子黄一个，黄蜡一钱，煎油涂之"，变通为蜂蜡卵黄油以治肛裂，制剂简便，效验尤捷。若大便秘结者，多嘱其用蜂蜜 15g，早晚服用。[①]

2. 羊蹄熏洗剂与五倍猪胆汁膏

（1）处方组成和制法

羊蹄熏洗剂：生鲜羊蹄 120g，去泥沙洗净，切片，加水 2000～3000mL，煎沸 15～20 分钟，去渣。

五倍猪胆汁膏：五倍子 15g，冰片 1g，共研细末，用鲜猪胆汁调成糊状。

（2）用法：昼日用羊蹄熏洗剂，坐浴先熏后洗，或用毛巾蘸药汁趁热敷患处，冷则再换。日 2～3 次。睡前患处以纱布裹托或外敷五倍猪胆汁膏。

（3）主治：痔疮。

（4）药效分析：羊蹄，又名土大黄，性寒，味甘、苦，具清热凉血、活血消肿、解毒镇痛之功。据现代药理分析，其主要成分为蒽醌衍生物，如大黄酚、大黄素等，故亦有止血、升血小板、镇静、健胃、润肠之效。五倍猪胆汁膏具清火、消肿、止痛、收敛、止血之功，并能使脱出性痔核缩小。

（5）按语：痔疮，为临床常见病，多发病，俗有"十人九痔"之说。其治法众多，具代表性的内治法以风、燥、湿、热四候为辨证要点，处以补阴凉血、补气升提、气血双补之法。若痔处发炎、水肿、栓塞时，则主以外用法，以冀炎肿、栓塞

---

① 柳少逸. 柳少逸医论医话选 [M]. 北京：中国中医药出版社，2015：428－429.

消退和吸收。少逸先生传承吉忱公五倍猪胆汁膏、永昌公羊蹄熏洗剂法，每遇上述证情，多以上述二方治疗，虽为廉简小方，却每收桴鼓之效，验临床 30 余例，见效甚捷。①

3. 乌头热熨方

（1）处方组成：生川乌 10g，生草乌 10g，白芷 10g，细辛 6g，透骨草 15g，肉桂 6g，大葱 120g。

（2）用法：捣碎，加醋炒热，布包热敷痛处，每晚 1 次。凉后再炒，连熨 6 晚。

（3）病案举例（《柳吉忱诊籍纂论》腿痛门"乌头汤证案"②）

姜某，男，61 岁，1994 年 8 月 22 日就诊。

因夏天湿地"纳凉"，遂感肢体关节酸痛，寒冷及阴雨天加剧。尤以右侧下肢为著，从环跳穴至小趾处，呈胆经循行线挛痛。近期右足肿胀伴灼感。头眩，短气，呕恶，诸医以"坐骨神经痛"诊治，均罔效。查舌淡红，白苔，脉沉弦。

证属风寒湿邪、闭阻经络之痛痹；下肢筋脉挛急之筋痹腿痛。治宜温经散寒、祛风胜湿，佐以调和营卫、舒筋通络。予乌头汤合桂枝倍芍药汤加味。

制川乌 10g，麻黄 6g，黄芪 30g，桂枝 10g，赤芍、白芍各 10g，防己 10g，牛膝 10g，羌活、独活各 10g，桑寄生 15g，威灵仙 10g，茜草 12g，白芷 10g，苍术 10g，石斛 10g，木香 10g，没药 10g，炙甘草 10g，生姜 3 片为引，水煎服。

乌头热熨方：生川乌 10g，生草乌 10g，白芷 10g，细辛 6g，透骨草 15g，肉桂 6g，大葱 120g。捣碎加醋炒热，布包热敷痛处，每晚 1 次。凉后再炒，连熨 6 晚。

9 月 1 日，用药 1 周，诸症豁然，调方如下：

黄芪 30g，桂枝 10g，羌活、独活各 10g，秦艽 12g，当归 15g，赤芍 10g，威灵仙 12g，防己 10g，牛膝 10g，制川乌 10g，没药 10g，桑寄生 15g，海风藤 20g，姜黄 10g，黄柏 10g，苍术 10g，杜仲 12g，甘草 10g，生姜 4 片为引。水煎服。

仍辅以乌头热熨方外治。

10 日后，患者欣然相告，续治一周，诸症若失。遂予伸筋丹、十全大补丸以善其后。

解读：《素问·评热病论》云："邪之所凑，其气必虚。"《素问·刺法论》云：

---

① 柳少逸. 柳少逸医论医话选［M］. 北京：中国中医药出版社，2015：426 - 428.

② 柳少逸. 柳吉忱诊籍纂论［M］. 北京：中国中医药出版社，2016：210 - 211.

"正气存内，邪不可干。"此案患者已过甲子之年，年近八八，"五脏皆衰，筋骨解堕"。故湿地"纳凉"，感风寒湿邪而致痛痹。故公予以祛邪扶正共施之治。首诊予以乌头汤。方中乌头温经散寒，通痹止痛为主药；麻黄开腠宣痹；芍药伍甘草，乃《伤寒论》之芍药甘草汤，以成酸甘化阴和营之功；黄芪甘温，具生发之性，善固表益卫，温分肉，实腠理，使卫阳通达，共为佐使药，俾营卫调和，气血得充，则鼓邪外出。本案方中入桂枝、赤白芍，乃寓《伤寒论》桂枝加芍药汤之谓；加黄芪，乃寓《金匮要略》黄芪桂枝五物汤，以温阳行痹，此即《灵枢·邪气脏腑病形》篇"阴阳形气俱不足，勿以针，而调以甘药"之谓。方加防己，以成《金匮要略》之防己黄芪汤之用，为风湿表虚证而设方。所加他药，乃独活寄生汤祛风湿，止痹痛，益肝肾，补气血之意。而乌头热熨方亦温经通痹之用。方中套方，方中加药，诸方、诸药合用，一周后诸症豁然，邪气势减，故二诊时主以黄芪桂枝五物汤，辅以减味独活寄生汤，共成扶正匡邪之功而病愈。

4. 二乌透骨方

（1）处方组成：生川乌 12g，生草乌 10g，透骨草 120g，白芷 10g，细辛 6g，五加皮 60g，牡丹皮 10g，冰片 6g。

（2）制法和用法：共为细末，将热醋和药敷于患处，凉则温之再敷，每剂可敷 6 次。

（3）功效：温经散寒，活血通脉，解痉止痛。

（4）主治：风寒湿痹及足跟痛等。

（5）病案举例（《柳吉忱诊籍纂论》足跟痛门"益元荣骨汤证案"）

案中患者因肝肾亏虚、筋骨失养、营卫失和而足跟痛（右足跟生骨刺），治当滋肾荣骨、和血祛瘀，佐以通络镇痛。予益元荣骨汤内服，二乌透骨方外敷。后"此患者共服 24 剂，外用方 10 余剂，而痛止肿消恢复工作"。[①]

5. 骨刺渍方

（1）处方组成：苍术 30g，白芷 30g，生川乌 30g，生草乌 30g，透骨草 30g，甘草 30g。

（2）制法和用法：共为粗末，装袋，煎水 2000mL，另外用醋 500mL，趁热倒入

---

① 柳少逸. 柳吉忱诊籍纂论 [M]. 北京：中国中医药出版社，2016：213 - 214.

袋内，用脚踏踩。

（3）功效：温经散寒，通络祛湿。

（4）主治：风寒湿痹及足跟痛等。

（5）病案举例（《柳吉忱诊籍纂论》足跟痛门"补肾地黄丸证案"①）

王某，男，67岁，1973年11月13日初诊。

患者1年前双足跟及跖面疼痛，晨起踩地时痛剧，活动后症状减轻。步行或久立复痛，自入冬以来加剧。X线片检查示跟骨骨刺。查体：患部无红肿，足跟、跖面部有明显压痛。舌淡红，苔薄白，脉沉。

证属肝肾亏虚、筋骨失养、营卫失和之足跟痛。治宜益元荣骨、调和营卫，养血通络。师补肾地黄丸易汤合桂枝倍芍药汤意内服，佐以骨刺洗方。

处方：熟地黄18g，山茱萸12g，菟丝子15g，枸杞子15g，怀牛膝10g，鹿衔草15g，毛姜15g，鹿角胶10g（烊化），地龙10g，土鳖虫12g，仙灵脾10g，当归12g，桂枝12g，制白芍30g，炙甘草10g，生姜、大枣各10g为引。5剂，水煎服。

外洗方：苍术30g，白芷30g，生川乌30g，生草乌30g，透骨草30g，甘草30g。共为粗末，装袋，煎水2000mL，另外用醋500mL，趁热倒入袋内，用脚踏踩。

11月19日，患者欣然相告，药后足跟及足跖面痛缓解。效不更方，予5剂续服，渍剂法继用。

11月25日，患者主诉足无疼痛，患部压之亦无痛感，唯用足跟跳跃时仍有痛感。嘱继用"骨刺渍方"以善其后。

解读：足跟痛，又名跟痛症。本病多发于中年以上人群，多属老年退行性病变。如《素问·上古天真论》云："丈夫……七八肝气衰，筋不能动……八八……五脏皆衰，筋骨解堕。"由此可见，人过中年，肝肾亏虚、筋骨失养是筋骨退行性病变的主要病机。故益养肝肾、强筋健骨是治疗骨质增生之大法。故予《证治准绳》补肾地黄丸加味，以成益元荣髓、强筋健骨之功；足跟痛，乃筋脉挛急之谓也，当取酸甘化阴之芍药甘草汤以愈之。故佐以桂枝倍芍药，以增其和营卫、补气血、缓急止痛之用，实乃《伤寒论》桂枝加芍药汤。此方之妙在于加倍芍药，与甘草酸甘相辅而化营阴，养血柔筋，而筋脉挛急得解；且芍药能引桂枝，深入阴分，升举其阳，通

① 柳少逸．柳吉忱诊籍纂论［M］．北京：中国中医药出版社，2016：214－215.

达阳经之经气，则足跟痛症得除。

肾阳虚衰，脾失健运，化生内湿，故入冬加剧。而药用"骨刺溃方"，以其温经散寒，通络祛湿之功，而增其效。

6. 泽漆膏

（1）处方组成：泽漆 500g。

（2）制法和用法：为粗末，装袋，煎水 2000mL，熬膏。

（3）功效：化痰，开结，抗痨。

（4）主治：瘰疬、痰核。

（5）病案举例（《柳吉忱诊籍纂论》瘰疬门"阳和汤证案"①)

黄某，女，29 岁，1967 年 10 月 5 日就诊。

患者左侧颈部淋巴结肿大，数枚贯珠而列。大若杏核，小若黄豆，皮色不变，经病理切片确诊为颈部淋巴结结核。面色苍白，形体肢冷，体倦神疲，神情抑郁。舌质暗红少苔，脉象弦细。

证属血虚寒凝、痰气瘀滞。治宜益血解凝、化痰散结。予以阳和汤加味。

处方：熟地黄 30g，鹿角片 30g，炮姜 3g，炮穿山甲 10g，肉桂 3g，白芥子（炒制）6g，麻黄 6g，浙贝母 9g，木灵芝 30g，黄芪 30g，红参 10g，夏枯草 15g，制香附 10g，甘草 6g。水煎服。

外敷泽漆膏（单味泽漆制膏）。

迭进 45 剂瘰疬消退，病臻痊愈。

解读：颈部淋巴结结核，中医学因其形态"累累如串珠状"，故名"瘰疬"。溃破后，俗名"鼠疮"。此病若因血虚寒凝、痰滞络脉而致，则可予以阳和汤加味治之，本案患者即为此证。方中重用熟地黄益肾填精、大补阴血为主药。鹿角乃血肉有情之品，"禀纯阳之质，含生发之机"，而生精补髓，养血助阳；肉桂温阳散寒而通滞，共为辅药。麻黄、炮姜、白芥子，协助肉桂散寒导滞而化痰结；熟地黄虽滋腻，然得姜、桂、麻黄、白芥子诸辛味药之宣通，则通而不散、补而不滞，乃寓攻于补之方，相辅相成之剂。诸药相伍，共奏温阳散寒之功，而成养血通脉之勋，犹

---

① 柳少逸. 柳吉忱诊籍纂论 [M]. 北京：中国中医药出版社，2016：238－241.

如"阳光普照，阴霾四散"，故有"阳和"之名。而辅以木灵芝、黄芪、红参具益气抗结核之功；浙贝母、夏枯草、香附，具软坚散结之力。于是气血得补，寒凝得解，痰核得消，瘰疬以除。

泽漆，俗名猫眼草，我国大部分地区均有野生。或鲜用，或干用，以水煎液浓缩成膏外用。此方源自民间，为治颈部淋巴结结核之效药，以其化痰开结抗痨之功，为瘰疬所必用。

少逸先生得吉忱公之传，亦善用此膏。《柳少逸医案选》瘰疬门"阳和汤证案"应用阳和汤加味口服治疗血虚寒凝、痰气郁滞所致之瘰疬（颈淋巴结结核）时，同时"外敷泽漆膏"。[①]

7. 加味蛇床子散

（1）处方组成：蛇床子 10g，苦参 30g，百部 15g，枯矾 10g，川花椒 12g，地骨皮 30g，白鲜皮 12g。

（2）用法：水煎，熏洗阴部，每日 2 次。

（3）主治：湿热下注所致妇女滴虫性阴道炎、霉菌性阴道炎及男性外阴湿疹等。

（4）药效分析：蛇床子散，出自《金匮要略》："蛇床子一两。右一味，末之，以白粉少许，和合相得，如枣大，棉裹纳阴中，自温。"以其效果明显，故后世加味应用者不在少数，如《鸡峰普济方》《御药院方》《外科传薪集》《外科理例》《外科正宗》《外科发挥》《疡科纲要》《医宗金鉴》和《圆运动的古中医学》等书中皆有所载。另外，《太平圣惠和剂局方》中有 2 个、《圣济总录》中有 5 个同名药异的不同方剂。吉忱公根据历代医家的经验和临床体会，创制加味蛇床子散，对湿热下注所致妇女滴虫性阴道炎、霉菌性阴道炎及男性外阴湿疹均有良好的治疗效果。

（5）病案举例（《柳吉忱诊籍纂论》阴痒门"龙胆泻肝汤证案"[②]）

周某，女，28 岁。1973 年 6 月 20 日就诊。

患者外阴瘙痒已 2 年余。阴道分泌物涂片，曾查到滴虫，诊为滴虫性阴道炎，西药久治无效，转中医治疗。刻下症见带下过多，秽臭色黄，奇痒难当，心烦，月经尚按期而行，别无他变。舌苔黄而腻，脉数。

---

① 柳少逸. 柳少逸医案选［M］. 北京：中国中医药出版社，2015：131－132.
② 柳少逸. 柳吉忱诊籍纂论［M］. 北京：中国中医药出版社，2016：292－293.

证属肝胆湿热下注。治宜清泻肝胆之火、化湿除烦、杀虫止痒。予龙胆泻肝汤调之。

处方：龙胆草 10g，生地黄 15g，当归 10g，黄柏 10g，地骨皮 12g，车前子 10g（包煎），木通 6g，苍术 10g，滑石 15g，栀子 10g，土茯苓 12g，柴胡 6g，甘草 6g，水煎服。

配以加味蛇床子散外洗：蛇床子 10g，苦参 30g，百部 15g，枯矾 10g，川花椒 12g，地骨皮 30g，白鲜皮 12g，水煎熏洗阴部，每日 2 次。

6 月 26 日，用药 5 日，带下量减，阴痒悉除。予以上方加知母 10g，怀牛膝 10g，薏仁 15g，苍术 10g，续服。

外洗方续用之。

7 月 18 日，病人欣然相告：经中药治疗 3 周，带下、阴痒诸症悉除，病已痊愈。予以续服龙胆泻肝丸，中药外阴熏洗方续用之，以防复发。

解读：此案乃滴虫性阴道炎患者，故外阴"奇痒难当""带下过多"，伴"心烦"等症。故治宜清泻肝胆之火、除湿杀虫止痒。故公予以《医宗金鉴》之龙胆泻肝汤。其用诚如《医宗金鉴》所解："龙胆草泻肝胆之火，以柴胡为肝使，以甘草缓肝急，佐以芩、栀、泽、车前辈大利前阴，使诸湿热有所出也。然皆泻肝之品，若使病尽去，恐肝亦伤矣，故又加当归、生地黄补血以养肝，盖肝为藏血之脏，补血即所以补肝也。而妙在泻肝之剂，反佐补肝之药，寓有战胜抚绥之义矣。"二诊时合《成方便读》之四妙丸易汤化裁治之。方中以龙胆泻肝汤，清泻肝胆之火，佐以四妙散以除湿热下注之带下阴痒。而蛇床子散，乃公宗《金匮要略》蛇床子散方之意加味用之，多收卓效，对妇女滴虫性阴道炎、霉菌性阴道炎及男性外阴湿疹均有良好的治疗效果。

四妙散，由《丹溪心法》之二妙散（苍术、黄柏）加牛膝、薏苡仁而成。现代实验表明，本方有抑菌、抗炎、解热、镇静、镇痛等作用。公于临床多用于湿疹、丹毒、骨髓炎、静脉炎、妇科及泌尿系炎症。

8. 苦参蛇床子熏洗剂

（1）处方组成：苦参 15g，蛇床子 15g，黄柏 15g，川花椒 10g，艾叶 10g，木槿皮 15g，小蓟 15g，盐 10g。

（2）用法：水煎熏洗外阴。

（3）功效：清热燥湿，解毒杀虫。

（4）主治：滴虫性或霉菌性阴道炎。

9. 雄蛇丸

（1）处方组成与制法：雄黄 3g，蛇床子 15g，研末蜜丸一钱重。

（2）用法：纱布包好留线半尺纳阴道内，晚用晨取。

（3）功效：清热燥湿，解毒杀虫。

（4）主治：滴虫性或霉菌性阴道炎。

（5）病案举例（《柳吉忱诊籍纂论》阴痒门"二妙龙胆汤证案"①）

祝某，女，37 岁，1973 年 8 月 6 日就诊。

患者外阴及阴道奇痒，时灼热痒痛难忍，坐卧不宁，伴带下稀薄黄绿色，有臭味。本院妇科检查示阴道有散在的红色斑点，后穹窿有大量液体泡沫状分泌物。阴道分泌物镜检发现滴虫。西药治疗鲜效，转中医治疗。见心中烦热、小便短赤，舌红苔黄腻、脉滑数之候。

证属湿热蕴结、病虫滋生为患。治宜清热燥湿、解毒杀虫之法。予以二妙龙胆汤。

处方：黄柏 10g，苍术 10g，龙胆草 6g，木通 10g，泽泻 10g，生地黄 10g，当归 10g，车前子 12g（布包煎），柴胡 12g，生甘草 6g，水煎服。

外治方：①苦参蛇床子熏洗剂：苦参 15g，蛇床子 15g，黄柏 15g，川椒 10g，艾叶 10g，木槿皮 15g，小蓟 15g，盐 10g，水煎熏洗外阴。②雄蛇丸：雄黄 3g，蛇床子 15g，研末蜜丸一钱重，纱布包好留线半尺纳阴道内，晚用晨取。

经治一周，诸症悉减，续治一周，病臻痊愈，嘱续用外治法。

解读：本案之病属西医学之滴虫性阴道炎，中医以湿热蕴结病虫滋生证施治。二妙龙胆汤，方由《丹溪心法》之二妙散合《兰室秘藏》之龙胆泻肝汤组成。药用二妙散（黄柏、苍术）、龙胆草清热燥湿；柴胡清肝胆三焦之火而泄热除烦；木通、泽泻、车前子味甘淡而寒，淡能渗利，寒能清热，俾湿热之邪下行，从小便而解；生地黄清热润燥，滋阴生津；当归养血益阴；甘草清热解毒，调和诸药，且以"和冲脉之逆，缓带脉之急"之殊功，引领诸药，以成束带之功。于是湿热之邪得解，

---

① 柳少逸. 柳吉忱诊籍纂论 [M]. 北京：中国中医药出版社，2016：294 - 295.

虫蚀之害得除。而苦参蛇床子熏洗剂，及雄蛇丸外治方，亦具清热燥湿、解毒杀虫之功，对滴虫性及霉菌性阴道炎均有显效。

《兰室秘藏》之龙胆泻肝汤，又名"七味龙胆泻肝汤"。方由龙胆草、生地黄、当归、柴胡、泽泻、车前子、木通组成，功于泻肝胆实火、清肝经湿热。治肝经实火上炎所致胁痛、口疮、目赤、耳聋、耳肿；或治肝经湿热下注所致小便淋浊、阴肿、阴痒、妇女带下之症。

而《医宗金鉴》之龙胆泻肝汤，尚有黄芩、栀子、甘草。《医方集解》引《太平惠民和剂局方》方亦此方。本案为增其清利湿热之功，故合入二妙散，药用苍术、黄柏，故实清实火之黄芩、栀子，于是就有"七味龙胆泻肝汤"之用。

10. 化核膏

（1）处方组成：大戟 10g，甘遂 10g，胆南星 10g，姜半夏 10g，僵蚕 10g，琥珀 4g，硇砂 3g，麻黄 12g，白芥子 12g，朴硝 15g，藤黄 10g，章丹 250g，香油 1 斤。

（2）制法和用法：如熬常规黑膏药法，摊贴之。两日一换。

（3）功效与主治：疏肝理气，化痰散结。主治痰气互结之瘿瘤、乳癖等。

（4）病案举例（《柳吉忱诊籍纂论》乳癖门"逍遥四物汤证案"①）

姜某，女，23 岁。1980 年 6 月 1 日就诊。

患者月经先后不定期，量少、色暗、有血块。双侧乳房上缘发硬如桃核大，按之硬痛，经前乳房坠痛，经来乳房痛不能触衣，伴小腹坠痛、食欲不振、心烦易悲，舌淡无苔，脉弦。

证属肝气郁结、郁久化火、炼液成痰、痰气互结而成乳癖。治当以疏肝理气、和血化瘀、散浊祛痰为法。予逍遥散合桃红四物汤化裁治之。

处方：当归 15g，赤芍、白芍各 10g，柴胡 12g，茯苓 15g，炒白术 12g，煨姜 3g，青皮 10g，川芎 12g，炮穿山甲 10g，桃仁 10g，红花 10g，瓜蒌 20g，夏枯草 10g，香附 10g，王不留行 12g，莪术 10g，三棱 10g，山慈菇 10g，白花蛇舌草 15g，薄荷 3g，甘草 10g，水煎服。

乳癖处敷以化核膏：大戟 10g，甘遂 10g，胆南星 10g，姜半夏 10g，僵蚕 10g，

---

① 柳少逸. 柳吉忱诊籍纂论［M］. 北京：中国中医药出版社，2016：298－300.

琥珀 4g，硇砂 3g，麻黄 12g，白芥子 12g，朴硝 15g，藤黄 10g，章丹 250g，香油 1斤。如熬常规黑膏药法，摊贴之。2 日 1 换。

6 月 3 日二诊，服上药 3 剂后自觉症状稍轻，乳房结块软、痛减，调方如下：

当归 15g，赤芍、白芍各 10g，夏枯草 20g，瓜蒌 15g，王不留行 12g，白术 15g，茯苓 15g，橘叶 6g，姜半夏 10g，浙贝母 10g，怀牛膝 12g，橘红 10g，桃仁 10g，红花 10g，元胡 10g，香附 10g，白芷 10g，青皮 10g，柴胡 10g，甘草 10g，生姜 3 片为引，水煎服。

6 月 24 日三诊，续服药 21 剂，乳房软，癖块消，带下净。2 日前月经按期而至，经量、经色均正常，经前亦无乳房胀痛之感。予逍遥丸、益母草膏续治 2 个月，以固疗效。

解读：逍遥散，由调和肝脾之祖方四逆散加味而成。四逆散乃《伤寒论》为阳气内郁、不能外达之证而立，今多用于治疗肝郁气滞、肝脾失调之证。逍遥散，方出自《太平惠民和剂局方》，乃为肝郁血虚、肝强脾虚之证而设方。药由四逆散去枳实加白术、茯苓、薄荷、煨姜而成。

乳癖之成因，公谓多为肝郁脾虚或肾虚致冲任失调。盖因肝胃之经脉布乳房，故肝郁脾虚、痰湿内蕴、痰瘀互结而成乳癖，主以逍遥散易汤治之。其名之称谓，《时方歌括》引赵羽皇语释云："此治肝郁之病，而肝之所以郁者，其说有二：一为土虚，不能升木也；一为血少，不能养肝也。盖肝为木气，全赖土以滋培，水以灌溉。若中土虚，则木不升而郁；阴血少，则肝不滋而枯。方用白术、茯苓者，助土德以升木也；当归、芍药者，益荣血以养肝也；薄荷解热，甘草和平；独柴胡一味，一以为厥阴之报使，一以升发诸阳。经云'木郁达之'，遂其曲直之性，故曰逍遥。"乳癖乃痰瘀互结而成，故辅以桃红四物汤、元胡，以活血祛瘀；补肝散（夏枯草、香附）、橘叶、瓜蒌、王不留行、橘红、姜半夏、浙贝母、川牛膝以豁痰理气导滞。黄宫绣谓"姜辛入肺，肺旺则一身之气皆为吾用，中焦之元气充而足，脾胃出纳之气壮而行，邪不能容矣"。故公谓或生姜、或煨姜、或干姜、或炮姜，均以其辛温之性而通肌腠、开痰结，此即逍遥散、阳和丸用姜主治疮疡、癥瘕、积聚之由也。李杲谓"青皮乃足厥阴引经之药"；《本草求真》谓其"破泄削坚，除痰消痞，并气郁久怒、久疟、结癖、疝痛、乳肿，无不奏效"；《本草便读》谓"若排脓散肿乳痈等证，皆肌肉病，阳明主肌肉，故白芷又为阳明主药"。由此可见，青皮、白芷二药，功于引领诸药上达乳房，则肝胃之脉络畅通以消乳癖，合诸方诸药之效，公名方曰

"逍遥四物汤"。而药用忍冬藤、蒲公英、紫花地丁者，乃清下焦湿热，以愈带下之病。

该方应用广泛，瘿瘤门"柴胡生脉汤证案"，治疗证属肝郁脾虚、心气不足所致之瘿瘤（甲状腺肿大），予自拟柴胡生脉汤以疏肝解郁、益气养阴、化痰散结，佐以养心安神。药后诸症豁然，颈前重坠感亦除。原方续服以固疗效。于肿大甲状腺处敷化核膏。①

11. 牛皮癣浸液外搽方

（1）处方组成：川槿皮15g，生木鳖子10g，斑蝥2个，蜈蚣10条，生天南星15g，桃仁10g，樟脑10g，蟾蜍1.5g。

（2）制法和用法：75%酒精浸10天后，过滤搽患处。注意防止搽及好皮肤。

（3）功效：活血润燥，祛风止痒，以化顽癣。

（4）主治：顽癣（神经性皮炎）。

（5）病案举例（《柳吉忱诊籍纂论》顽癣门"天王补心丹证案"②）

宫某，男，27岁。1974年10月7日就诊。

颈后及两侧、股内侧、肘窝、腘窝、胫前、踝部皮肤瘙痒，搔抓后出现粟粒大小之丘疹，顶部扁平，丘疹融合后成片，皮损颜色灰白、脱屑，皮肤肥厚，皮纹加深，皮嵴隆起，形成苔藓样变，伴眩晕、失眠，舌淡苔薄白，脉沉细。

证属阴亏血少、心脾肝肾之阴不足。宜滋阴养血、润燥止痒。

处方：①天王补心丹，日3次，每次1粒。②牛皮癣浸液外搽方：川槿皮15g，生木鳖子10g，斑蝥2个，蜈蚣10条，生天南星15g，桃仁10g，樟脑10g，蟾蜍1.5g，75%酒精浸10天后，过滤搽患处。注意防止搽及好皮肤。

10月18日，经治10日，皮损基本消失，守法续治。

解读：本案之病，中医学以其皮损肥厚顽硬，而称顽癣；又因其状如牛皮，而得名牛皮癣。本病属皮肤功能障碍性疾病，故西医学称之为神经性皮炎，是一种以皮肤苔藓样变及剧烈瘙痒为主要临床表现并呈对称性发病的常见皮肤病。《素问·至真要大论》云："诸痛痒疮，皆属于心。"《灵枢·邪客》云："心者，五脏六腑之大

---

① 柳少逸. 柳吉忱诊籍纂论［M］. 北京：中国中医药出版社，2016：228－230.

② 柳少逸. 柳吉忱诊籍纂论［M］. 北京：中国中医药出版社，2016：305.

主也。"《素问·解精微论》云："夫心者，五脏之专精也。"《素问·五脏生成》云："诸血者，皆属于心。"《素问·痿论》云："心主身之血脉。"由此可见，本案即属心营不足、阴血亏少、营卫失和、肌肤失濡、血脉失养，是造成痒疮的主要因素。故有滋阴养血、润燥止痒之治。《摄生秘剖》之天王补心丹，原为阴血亏少、心肾之阴不足之虚烦少寐、心悸神疲而设方。本案用之，取其滋阴养血、补心安神之功，而润燥止痒。公谓："此即阴血亏虚，则所生诸病，乃可自愈也。"已损皮肤，予以外治搽方，皆活血润燥、祛风止痒，以化顽癣。故内服、外治合用，收效于预期。

12. 樟冰散

（1）处方组成：冰片 10g，樟脑 10g。

（2）用法：每次各取少许，摊于柳条膏上，敷于皮损融片患处。

（3）功效：燥湿止痒，以化顽癣。

（4）主治：顽癣（神经性皮炎）。

（5）病案举例（《柳吉忱诊籍纂论》顽癣门"加味天王补心丹证案"[①]）

张某，女，19 岁。1965 年 10 月 13 日就诊。

患者半年前颈后两侧皮肤瘙痒，继而出现粟粒甚至绿豆大小样丘疹，顶部扁平，呈圆形或三角形，散在分布，丘疹逐日增多，密集融合成片。搔抓后皮肤逐渐肥厚，形成苔藓样变。众医均以神经性皮炎治之，然收效甚微，观全身皮肤干燥，皮损处皮厚粗糙、脱屑、苔藓样变、瘙痒，伴眩晕、神情抑郁、心烦少寐、大便干结，舌红少苔，脉细而数。

证属心营失调、血虚风燥。治宜益心营、养心血、滋阴清燥。予天王补心丹合加味消风散易汤治之。

处方：生地黄 30g，党参 12g，丹参 20g，玄参 15g，茯苓 15g，五味子 10g，远志 10g，桔梗 10g，当归 10g，天冬 10g，麦冬 10g，柏子仁 15g，酸枣仁 15g，赤芍 12g，川芎 10g，荆芥 12g，苦参 15g，苍耳子 10g，地肤子 15g，连翘 12g，白鲜皮 12g，牡丹皮 10g，红花 10g，甘草 10g。水煎服。

外敷樟冰散：冰片 10g，樟脑 10g。每次各取少许，摊于柳条膏上，敷于皮损融

---

① 柳少逸. 柳吉忱诊籍纂论 [M]. 北京：中国中医药出版社，2016：306－307.

片患处。

10 月 21 日，内服、外治一周，皮损明显好转，予以原方继用。

11 月 6 日，续治两周，病臻痊愈。予以原方去加味消风散，唯取天王补心丹易汤调之。

解读：本病中医以其皮损顽硬，形如牛皮，故名牛皮癣，西医学称为神经性皮炎。此案发于颈后两侧，盖因阴血不足、血虚生风化燥，即"五志化火"之因也。肌肤失濡，加之衣领揩摩、搔抓刺激，皮肤增厚、坚硬而发顽癣，故主以天王补心丹。其治之理，公以清·柯琴之解导之："补心丹用生地黄为君者，取其下足少阴以滋水为主，水盛可以伏火，此非补心之阳，补心之神耳！凡果核之有仁，犹心之有神也。清气无如柏子仁，补血无如酸枣仁，其神存耳！参、苓之甘以补心气，五味之酸以收心气，二冬之寒以清气之火，心气和而神自归矣；当归之甘以生心血，玄参之咸以补心血，丹参之寒以消血中之火，心血足而神自藏矣；更加桔梗为舟楫，远志为向导，和诸药入心而安神明。"此案乃脏腑功能失调而内生五邪也，主以天王补心丹以治顽癣，乃清心火而解五志化火之谓也，亦即"治风先治血，血行风自灭"之谓也。

初诊中，尚合以加味消风散，乃取活血润燥、疏风清热、透疹止痒之用，续治 3 周，病臻痊愈，而去之，唯以天王补心丹作汤剂调之。外用樟冰散、柳条膏，乃燥湿止痒之用。

13. 化疣胆汁膏外搽方

（1）处方组成：轻粉 3g，冰片 5g。

（2）用法：共研细末，猪胆汁调涂，每日 1 次。

（3）药效分析：冰片，又名龙脑香，辛散苦泄，芳香走窜，具散郁宣毒之功；轻粉为水银与食盐、胆矾用升华法制成，为攻毒蚀疮之要药；以清热解毒、润燥凉血之猪胆汁调涂，故公名之曰"化疣胆汁膏"，广用皮肤而有顽癣者，每收卓功。

（4）病案举例（《柳吉忱诊籍纂论》银屑病门"活血润燥汤证案"①）

黎某，女，10 岁。1973 年 8 月 9 日就诊。

---

① 柳少逸．柳吉忱诊籍纂论［M］．北京：中国中医药出版社，2016：307－308.

患者全身起小红疙瘩及白屑 2 年，初起时两下肢出现红色点状皮疹，上有白色鳞屑。今年七月皮疹泛滥全身，呈点状、色潮红，密布体表并具有银白色较厚之鳞屑，基底色潮红、浸润，有时奇痒难当，西医诊为进行性牛皮癣。舌质淡，苔白微腻，脉弦细。

证属湿热内发、郁久化火、血燥风生，发为白疕。治宜清热凉血，祛风燥湿。予活血润燥汤调之。

处方：当归 15g，生地黄 30g，牡丹皮 10g，栀子 10g，白鲜皮 15g，秦艽 10g，黄柏 10g，生槐花 15g，车前子 10g（包煎），乌蛇肉 6g，红花 10g，大黄 6g，芦根 10g，黄芩 10g，白茅根 15g，甘草 6g，水煎服。

化疕胆汁膏外搽方：轻粉 3g，冰片 5g，共研细末，猪胆汁调涂，每日 1 次。

9 月 11 日，经用上法治疗月余，皮损已复，而病臻痊愈。嘱服天王补心丹，知柏地黄丸以善后。

解读：白疕，西医学称之为牛皮癣。本案患者，因新皮疹不断出现，旧皮疹不断扩大，鳞屑厚积，红斑明显，搔痒难当，故属进行性牛皮癣。对此，《外科大成》有"白疕，肤如疹疥，色白而痒，搔起白屑，俗称蛇风，因风邪客于皮肤，血燥不能营养所致"之论，本案即属此因者。故公立活血润燥汤。药用当归、生地黄、牡丹皮、红花养血活血，和营通脉；黄芩、黄柏、大黄、甘草、栀子，清热燥湿解毒；白鲜皮、芦根、车前子、白茅根，泻火利尿；秦艽、生槐花、乌蛇，疏风通络。诸药共用，以成清热凉血、祛风燥湿之治。

冰片，又名龙脑香，辛散苦泄，芳香走窜，具散郁宣毒之功；轻粉为水银与食盐、胆矾用升华法制成，为攻毒蚀疮之要药；以清热解毒、润燥凉血之猪胆汁调涂，故公名之曰"化疕胆汁膏"，广用皮肤而有顽癣者，每收卓功。故此案内服与外治同用，经治月余而愈病。而公予知柏地黄丸者以益脾、肝、肾三脏之阴精，泻火渗湿以澄其源；天王补心丹"补心"者，乃取《黄帝内经》"诸痛痒疮皆属于心"之谓也。

14. 黛雄矾方

（1）处方组成：青黛 3g，雄黄 3g，枯矾 3g，泛石灰水 100mL，甘油 10mL。

（2）制法和用法：前 3 味共研细末，泛石灰水 100mL，甘油 10mL，调匀外涂，日 3 次。

（3）主治：黛雄矾方，乃公研用之效方。"蛇丹"轻者，以服用中成药龙胆泻肝丸，外搽黛雄矾方即可愈之。

（4）病案举例（《柳吉忱诊籍纂论》蛇盘疮门"龙胆泻肝汤证案"[1]）

李某，女，23 岁。1973 年 9 月 17 日就诊。

患者右下胸部起水泡伴剧痛 5 天，现痛处相继起红色丘疹及小水泡，堆形连绵，从前胸蔓延到后胸部，灼热疼痛，夜难成眠，口干思冷饮，大便干结，3 日未解，尿赤黄、量少，舌质红，苔薄，脉滑数。西医诊为"带状疱疹"。

证属肝胆湿热、热胜于湿，浸淫肌肤而成缠腰火丹。治宜清利肝胆湿热、凉血解毒。师以龙胆泻肝汤意化裁。

处方：龙胆草 10g，柴胡 10g，黄连 10g，赤芍 10g，生地黄 15g，炒栀子 10g，连翘 10g，柴胡 10g，当归 10g，木通 10g，车前子 10g（包煎），大黄 10g，滑石 10g，水煎服。

以黛雄矾方外搽：青黛 3g，雄黄 3g，枯矾 3g，共研细末，泛石灰水 100mL，甘油 10mL，调匀外涂，每日 3 次。

9 月 24 日，治疗一周，灼痛减，病势未见发展，然仍脓水泛渗，原方合入《金匮要略》茵陈五苓散、《丹溪心法》之二妙散易汤。

处方：龙胆草 10g，柴胡 10g，黄连 10g，赤芍 10g，生地黄 15g，炒栀子 10g，连翘 10g，当归 10g，车前子 10g（包煎），大黄 10g，木通 10g，茵陈蒿 30g，茯苓 12g，猪苓 10g，白术 12g，泽泻 10g，桂枝 10g，苍术 12g，黄柏 10g，甘草 10g。

10 月 3 日，续治一周，"蛇丹"消退，病臻痊愈。

解读：带状疱疹，以其为湿热火毒浸淫肌肤而成疱疹，多绕胸胁及腰背，故病属中医"缠腰火丹"，俗称"蛇盘疮"。亦有发于颈项、四肢者，多由肝气郁结、气郁化火、夹湿邪外淫肌肤而见诸症。故公予以清利肝胆湿热、凉血解毒之法。早期师以《杂病源流犀烛》龙胆泻肝汤意化裁应用，其治重在泻肝胆实火，导湿热之邪从小便排出。待其病缓，则合入茵陈五苓散易汤，增其清利湿热之效而收功。

黛雄矾方，乃公研用之效方。"蛇丹"轻者，以服用中成药龙胆泻肝丸，外搽黛雄矾方即可愈之。

---

① 柳少逸. 柳吉忱诊籍纂论［M］. 北京：中国中医药出版社，2016：311－312.

《杂病源流犀烛》之龙胆泻肝汤，方由龙胆草、柴胡、栀子、大黄、芍药、木通、连翘、黄连、滑石组成。方中龙胆草以大苦大寒之性，上泻肝胆实火，下清下焦湿热，任为主药；栀子、连翘、黄连助龙肝草泻火清热；木通、滑石助龙胆草清热利湿，使之从小便而解；大黄泻火解毒，俾热邪从大便而解；芍药养血益阴以和肝；方用柴胡，为引清药入肝胆而设。故诸药合用，共奏泻肝胆实火、清肝胆湿热之功，乃为湿热疮疡、小便赤涩症之用方。

15. 三黄槟榔散

（1）处方组成：川黄连24g，黄柏24g，黄芩12g，槟榔片10g。

（2）用法：共为细末，撒用。

（3）药效分析：槟榔，味苦辛，故能散能降，自古为治脚气之要药。现代研究表明，槟榔水浸剂有抗皮肤真菌的作用，并对流感有抑制作用。与清热解毒之三黄（黄芩、黄连、黄柏）组成三黄槟榔散外敷，以成清热燥湿、解毒敛疮之用。《金匮要略·疮痈肠痈浸淫病脉证并治》篇有"浸淫疮，黄连粉主之"之证治。《素问·至真要大论》云："诸痛痒疮，皆属于心。"是以黄连以其苦寒之性，以清心火为治也。《外科精义》尚以一味黄柏散调涂浸淫疮之用。

（4）病案举例（《柳吉忱诊籍纂论》浸淫疮门"龙胆六一汤证案"①）

陈某，女，56岁。1975年8月17日就诊。

患者2月前，洗澡后，自觉全身不适，左下肢皮损处红肿、痒痛加重，睡眠不稳。6日后，全身出现皮疹作痒、抓破后流水，左小腿皮损处红肿胀痛。或西药，或中药，屡治无效，现部分皮损裂口流出黄水，不思饮食，口感味苦，时有恶心，大便干燥，二三日一行，小便赤黄、量少，舌质淡、苔白中黄而腻，脉滑数。西医诊为"湿疹样皮炎"。

证属湿热壅阻肌肤、水湿外泛之浸淫疮。治宜清热利湿、凉血解毒。予龙胆六一汤调之。

处方：龙胆草10g，黄连10g，黄芩10g，金银花30g，车前子15g（包煎），栀子10g，生地黄30g，白茅根30g，防己45g，生白术12g，薏苡仁30g，木瓜10g，泽泻 15g，滑石 30g，生甘草 6g，水煎服。

外用三黄槟榔散敷患处：川黄连 24g，黄柏 24g，黄芩 12g，槟榔片 10g，研末撒用。

8 月 23 日，治疗一周，皮损溃破流水见愈。予以原方加当归 10g，苦参 10g，大青叶 30g，牡丹皮 12g，仍辅以三黄槟榔散外治。

9 月 2 日，续治一周，皮损愈合结痂，湿疹已愈。嘱服龙胆泻肝丸续服，以固疗效。

解读：湿疹与中医之血风疮、湿毒疡、浸淫疮相伴，多因湿热壅阻肌肤、热毒与气血搏结而致。本案患者起病较急，故属急性湿疹。因症见"皮疹作痒，抓破后流水""现皮损裂口流出黄水"，当从"浸淫疮""湿毒疡"论治，故公予以清热利湿、凉血解毒之法，予减味龙胆泻肝汤合六一散化裁治之（今名"龙胆六一汤"）。方以龙胆草、黄连、黄芩、金银花、栀子清热解毒；生地黄凉血清热；泽泻、车前子、生白术、薏苡仁健脾渗湿；滑石、防己、白茅根重在清利湿毒；木瓜酸温气香，酸能入肝以舒筋通络，温香入脾以化湿和胃。盖因脾主四肢，又主肌肉，性恶湿，而喜香燥，故公以木瓜一味，健脾燥湿、柔筋舒挛而建功。

槟榔味苦辛，故能散能降，自古为治脚气之要药。现代研究表明，槟榔水浸剂有抗皮肤真菌的作用，对流感有抑制作用。故今以其燥湿之功，与清热解毒之三黄（黄芩、黄连、黄柏）组成三黄槟榔散外敷，以成清热燥湿、解毒敛疮之用。《金匮要略·疮痈肠痈浸淫病脉证并治》篇有"浸淫疮，黄连粉主之"之证治。《素问·至真要大论》云："诸痛痒疮，皆属于心。"是以黄连以其苦寒之性，以清心火为治也。《外科精义》尚以一味黄柏散调涂浸淫疮之用。纵观公所立之龙胆六一汤、三黄槟榔散，乃古今结合之用也。故内服与外治合用，而收效于预期。

此患者前医亦用龙胆泻肝汤不效，同此一症，而公亦用此方而收显效。公谓"同一症，且同一方，凡方加减俱有精义，不可不细讲也"。并以《客尘医话·杂症述略》语解之："近时医家，每用囫囵古方……殊不知古贤立方，与人以规矩，不能使人巧。盖规矩做方做园之呆法，而作器长短大小，时时变通，所以病情古今无印版式样。即方无一定之呆药，必须加减，寓变通于成法之中，斯神乎技矣。"复以清·吴其浚语戒之："医者不知药而用方，固赵括之易言兵也。"

16. 颠倒散方

（1）处方组成：大黄 15g，硫黄 15g，白芷 15g。

（2）制法和用法：共为细末，每晚水调涂面 1 次，晨起洗去。

（3）功效：清热散瘀。

（4）适应证：主治酒糟鼻、粉刺、脂溢性皮炎等病。

（5）病案举例（《柳吉忱诊籍纂论》粉刺门"泻白散证案"①）

于某，女，18 岁，学生。1977 年 8 月 22 日就诊。

患者日前参加麦收时，被烈日暴晒，汗出淋漓，休息时用冷水洗面。翌日，满面起红色皮疹，瘙痒灼痛，用手挤后，有一米粒样白色脂样排出，皮疹顶端可出现小脓疱。西药屡治不效。就诊时已有 4 个月，面色绯红，粉刺密布，粉刺中心点处有黑点发硬，以颧部为重，妨碍美观，甚感苦恼，伴便秘、溲赤，舌苔黄，脉数。

证属日晒汗出、冷水搏击、阳郁于内、肌肤结毒而成粉刺（西医诊为"聚合性痤疮"）。予以清热凉血、解毒散风之法。师以泻白散合五味消毒饮化裁。

处方：桑白皮 15g，地骨皮 10g，金银花 30g，连翘 12g，防风 10g，白芷 10g，浮萍 12g，紫花地丁 6g，蒲公英 15g，薏苡仁 20g，木通 10g，茯苓 10g，枇杷叶 10g，天葵子 10g，车前子 10g（包煎），滑石 20g，甘草 10g。水煎服。

二诊：连服 8 剂后，已不再起新粉刺，绯红色皮疹已退，只残留满脸黑硬之刺状点。给予颠倒散加白芷水调，每晚涂面一次，晨起洗去。

颠倒散方：大黄 15g，硫黄 15g，白芷 15g，共为细末，每晚水调涂面一次。此案搽后面部黑硬刺干缩，大部褪去。

续服 12 剂，加外敷药而痊愈。

解读：《素问·生气通天论》云："汗出见湿，乃生痤痱……劳汗当风，寒薄为皶，郁乃痤。"此乃痤疮之成因，且与本案之病因相似。盖因本案之患者，为一青春期女性，劳作而热血沸面，继而冷水洗面，湿热郁于肌肤而成痤疮。故公予以《小儿药证直诀》之泻白散（桑白皮、地骨皮、甘草、粳米）易汤以泻肺清热；辅以《医宗金鉴》之五味消毒饮（金银花、野菊花、紫花地丁、蒲公英、天葵子）以清热解毒，消散痤痱。枇杷叶、浮萍以宣肺清热，木通、车前子、滑石、薏苡仁、茯苓以渗湿利水，以成"去苑陈莝"之功，则湿浊痰瘀之毒得解。颠倒散乃外治痤疮之效方。

---

① 柳少逸. 柳吉忱诊籍纂论［M］. 北京：中国中医药出版社，2016：326－327.

17. 加味封囟散

（1）处方组成：柏子仁 120g，天南星 30g，防风 30g，羌活 30g，白芷 30g，猪胆汁。

（2）制法和用法：前 5 味共为细末，每用 60g，以猪胆汁调匀，按颅裂部位摊纱布包扎，干则润以淡醋，一日一换。

（3）功效：养血解痉，利湿消肿。

（4）适应证：解颅（脑积水）。临床经验体会，先天亏损、气血两虚者易治，预后佳良；后天温热诸疾继发者难治，预后较差。

（5）药效分析：脑积水与中医学"解颅"一证相伴。因病者前囟宽大，头颅若升似斗，故俗称"大头星"，实属难愈之证。肾主骨生髓，脑为髓海，肾气亏损、脑髓不足，致后天气血亏损而发解颅。续发于温病者，多因热灼营阴、肝风内动、循行不利、脉络受阻，则青筋暴露而水湿停滞。在临床中，吉忱公以常法内服补肾地黄丸（脾胃虚弱者用扶元散）而变通"封囟散"，立"加味封囟散（柏子仁、天南星、防风、白芷、羌活、猪胆汁）"外敷（本方入选高等医学院校教材《中医儿科学》），治愈小儿脑积水 30 余例。"封囟散"方出《医宗金鉴》，意在疏风、温通、利湿、消肿。白芷芳香透窍，有疏风、温通、胜湿之功；羌活性平，味辛苦，祛风燥湿、散血解痉，有治"颈项难伸"之能。加味封囟散养血解痉、利湿消肿治其标；设补肾地黄丸补肾益髓、益气养血培其本，标本兼治，内服外敷合用，协同奏效，俾肾强髓密，气充血足，痉解络通，囟封颅合，肿消水除。临床经验：先天亏损、气血两虚者易治，预后佳良；后天温热诸疾继发者难治，预后较差。1989 年，一中年女子告知，其 30 年前因脑炎续发解颅，病情重笃，濒于危殆，经公治愈后，至今神志正常，智力很好。是以后天温热病续发解颅者，亦不能率以预后不良，而贻误病情。①

（6）病案举例（《柳吉忱诊籍纂论》解颅门"肾虚风动案"②）

韩某，男，2 岁，莱阳县石河头人，7 月中旬就诊。

患儿由儿科转来，确诊为脑积水。视其颅缝开解，前囟逾期不合，头颅胖大白亮，头皮光急，青脉显露，面色㿠白，形羸色败，白睛显露，目光昏昧，神情呆钝，

---

① 张奇文，柳少逸. 名老中医之路续编·第一辑. 北京：中国中医药出版社，2007：461-469.
② 柳少逸. 柳吉忱诊籍纂论［M］. 北京：中国中医药出版社，2016：335.

伴有四肢瘛疭、项强肢厥。病儿继发于春温证，口唇红，指纹紫，脉象弦细。

证属肾虚髓热、虚风内动之解颅。治宜益肾清热、养血息风。

方用加味封囟散，如法外敷。

内服加味补肾地黄丸：熟地黄 45g，山药 24g，山茱萸 30g，泽泻 30g，茯苓 24g，牡丹皮 15g，牛膝 24g，鹿茸 15g，钩藤 24g，龙骨 30g，牡蛎 30g。共研细末，蜜丸如梧子大，每服 5g，日 3 次。

10 月初，患儿家长陈述经治二个月余，颅缝闭，囟门合，瘛厥止，病臻痊愈。

此案为以原方内外合治而获效者，同门亦收录单用加味封囟散外治而愈病者（见下节"加味封囟散案"），还收载原方加减化裁、配合内服药物的验案，如："火热攻脑案"治疗火热之邪上犯清窍而发解颅者，因白芷、天南星辛温，于热证不利，故去之；白蔹苦辛微寒，长于散热结、疏滞邪，俾湿热之邪疏散，故予之，以增利湿消肿之功，同时内服"牛角尖（代犀角）细末，日 3 次，每次 1g"。"邪热蕴脑案"患儿乃出生后续发于温热病而致脑积水。公谓白芷、羌活辛温燥烈之味，于热证不利，故弃之，加白蔹清热散结，以除温热之邪。因先、后天俱不足，故予《医宗金鉴》之"扶元散"口服。公治疗此病百余例，治之之法多以培元补肾、益气养血；若脾肾两虚，则宜脾肾双补、益髓扶元；继发于温病，而见虚风内动、水湿阻滞者，佐以渗湿通络、柔肝息风之治。[①]

少逸先生传承吉忱公之经验，亦用之治疗脑积水患儿，《柳少逸医案选》"解颅"门尝收录"补肾地黄丸证案"，并对之继续进行阐述。后以之为基础，加用柳氏九子填精方（胡芦巴、菟丝子、枸杞子、女贞子、沙苑子、车前子、桑椹、覆盆子、韭菜子各 15g），名之曰"益元封囟散"，用治胎禀不足、肾元亏虚之小儿脑瘫，药敷囟会（前发际正中直上 2 寸）、百会（耳尖直上头顶正中）二穴，有补督通阳之功，为柳氏医派复健技术的重要组成部分。

18. 乳癖消解膏

（1）处方组成：生川乌 6g，生草乌 6g，生乳香 10g，生没药 10g，生穿山甲 10g，当归 15g，生地黄 15g，荆芥 6g，防风 6g，白芷 10g，夏枯草 6g，香附 6g，象皮 10g，血竭 6g，铅粉 90g，香油 2 斤。

---

① 柳少逸．柳吉忱诊籍纂论［M］．北京：中国中医药出版社，2016：334 – 338.

（2）制法：除血竭、铅粉外，余药与香油浸一昼夜，用炭火熬之一昼夜，诸药焦枯后去渣加入铅粉，用槐枝不停搅动，近成膏时，入血竭细末，和匀后收膏，然后入凉水内一天，以祛火毒，待用。

阳和解凝膏，为王洪绪所创，见载于《外科全生集》，方由鲜牛蒡根叶梗、鲜白凤仙梗、生草乌、生川乌、川附片、肉桂、官桂、桂枝、白蔹、白及、白芷、赤芍、当归、乳香、没药、地龙、僵蚕、大黄、防风、荆芥、续断、木香、香橼、陈皮、川芎、五灵脂、麝香、苏合香和黄丹组成，为一切阴毒之证之外用方。吉忱公另加补肝散（夏枯草、香附）、生穿山甲、生地黄、血竭、象皮、铅粉等，制成硬膏。

（3）功效：温化活血，消肿解毒。

（4）主治：为一切阴毒之证，亦可用治瘰疬、乳癖等。

（5）病案举例（《柳吉忱诊籍纂论》乳癖门"乳癖消解膏证案"[①]）

此膏适用于治疗因肝郁痰凝、冲任失调而成乳癖（乳腺增生病）的中年患者，予外敷以疏肝解郁、温阳化痰而取效。"先后熬膏 3 次，外敷 3 月余，后来信相谢，谓其乳癖消尽，病臻痊愈，问公是否续治。公嘱复服逍遥丸、益母草膏，为愈后之用"。

少逸先生除传习应用吉忱公创制的外治方外，自己也根据多年的临床经验创制了一些外治方（19～20）。

19. 紫龙膏

（1）处方组成：紫草 10g，枯矾 10g，樟脑 10g，儿茶 10g，龙血竭 10g，炒苍术 10g，黄柏 10g，芦荟 10g。

（2）制法和用法：紫草用香油炸枯，备用。后七味共为细末，每次 10g，研入六神丸 10 粒，紫草油调敷患处。

（3）功效：温化活血，消肿解毒。

（4）主治：为一切阴毒之证，亦可用治瘰疬、乳癖等。

（5）病案举例（《柳少逸医案选》瘰疬门"鳖甲煎丸证案"[②]）

胡某，男，60 岁。2011 年 5 月 11 日初诊。

患者因发现颈部淋巴结肿大 2 个月余，在某医学院附属医院诊断为左肺低分化

① 柳少逸. 柳吉忱诊籍纂论 ［M］. 北京：中国中医药出版社，2016：301 - 302.
② 柳少逸. 柳少逸医案选 ［M］. 北京：中国中医药出版社，2015：132 - 133.

腺癌广泛淋巴结转移，遂在该院行化疗，化疗后患者全身乏力，口淡无味，晚间口干，纳食不佳，睡眠差，入睡困难，巩膜黄染，舌暗苔白，舌下静脉迂曲粗大，脉细微数。

辨证：枢机不利，气化失司，痰瘀郁结。

治法：通达枢机，调和营卫，化气通脉，豁痰散结。

方药：鳖甲煎丸易汤加味。

炙鳖甲 15g，炮穿山甲 6g，柴胡 15g，黄芩 10g，红参 12g，姜半夏 10g，桂枝 15g，制白芍 12g，酒大黄 6g，黄芪 30g，穿破石 30g，黄精 15g，厚朴 10g，葶苈子 12g，射干 10g，凌霄花 10g，当归 15g，白薇 15g，白英 15g，地龙 12g，鼠妇 10g，石韦 12g，瞿麦 12g，赤灵芝 12g，槐耳 12g，白花蛇舌草 15g，半枝莲 15g，半边莲 15g，九节茶 10g，八月札 10g，海藻 15g，生姜 10g，大枣 10g。水煎服，每日 1 剂，早晚分服。

同时，予以紫龙膏外敷颈部淋巴结肿大处。

处方：紫草 10g，枯矾 10g，樟脑 10g，儿茶 10g，龙血竭 10g，炒苍术 10g，黄柏 10g，芦荟 10g。

制用法：紫草用香油炸枯，备用。后七味共为细末，每次 10g，研入六神丸 10 粒，紫草油调敷患处。

患者上方加减服用汤剂 3 个月，辅以紫龙膏外用。颈部淋巴结消退，全身无不适症状。

按语：鳖甲煎丸具扶正祛邪、软坚消痰、理气活血之功，故多用于肿瘤、痰核及肝脾肿大者。《金匮要略方论注》云："药用鳖甲煎丸者，鳖甲入肝，除邪养正，合煅灶灰所浸酒去瘕，故以为君。小柴胡汤、桂枝汤、大承气汤为三阳主药，故以为臣。但甘草嫌其柔缓而减药力，枳实嫌破气而直下，故去之。外加干姜、阿胶，助人参、白芍养正为佐。瘕必假血依痰，故以四虫、桃仁合半夏消血化痰。凡积必由气结，气利而积消，故以乌扇、葶苈子利肺气。合石韦、瞿麦消气热，而化气散结，血因邪聚而热，故以牡丹、紫葳而去其血中伏火、膈中实热为使。"外加白花蛇舌草诸药，以增其清热解毒之功。外用紫龙膏，以冀化痰散结之效。

20. 冰梅洗方

（1）处方组成：黄连、当归、栀子、乌梅、郁李仁、炉甘石、甘草各 3g，冰片 1g。

（2）制法和用法：布包，开水冲泡，然后熏洗之。

（3）作用：清热解毒，软坚散结。

（4）主治：为牟永昌公家传之方，以其清洗、熏蒸之法，清热解毒，而治"火眼"；又以软坚散结之功，可防治目翳胬肉。

（5）病案举例（《柳少逸医案选》目疾门"清毒保目汤证案"①）

王某，男，19 岁。1977 年 9 月 13 日初诊。

时发"天行赤眼"十余天，白睛起赤，多泪羞目，兼有头痛、恶寒、发热、鼻塞、口苦、咽干、纳呆，舌红苔黄，脉弦数。

辨证：脾胃素有积热，外感时气邪毒，肝胆火炽上扰。

治法：清热疏风。

方药：清毒保目汤化裁。

柴胡 10g，黄芩 6g，蝉蜕 15 个，桔梗 6g，当归 6g，连翘 10g，防风 6g，牛蒡子 10g，川芎 3g，荆芥穗 3g，赤芍 3g，薄荷 3g，栀子 6g，灯心草 2g，龙胆草 3g，甘草 3g。水煎，去渣再煎，温服。

另予业师牟永昌公家传冰梅洗方：黄连、当归、栀子、乌梅、郁李仁、炉甘石、甘草各 3g，冰片 1g，布包开水冲泡，然后熏洗之。

用药一周，病臻痊愈。

按语：清毒保目汤，方出《疡医大全》，乃为"痘毒攻目"而设之柴胡剂，今多用于"赤眼""火眼""眼丹"等以风火、风热表现为主者。本案主以柴胡、黄芩以散郁清火；当归、赤芍、川芎以活血通络，养血柔肝；余药俱以散风除热为用；甘草解毒，调和诸药。于是时疫之毒得解，肝胆上扰之火邪得清，眼络得通，目精得养，而"火眼"遂解。

家师牟永昌公家传之冰梅洗方，以其清洗、熏蒸之法，清热解毒，而治"火眼"；又以软坚散结之功，可防治目翳胬肉。

---

① 柳少逸. 柳少逸医案选［M］. 北京：中国中医药出版社，2015：183 - 184.

五、内外并治效更佳

中医外治疗法具有简、便、廉、验之特点，包括熏洗、敷贴、膏药、脐疗、足疗、物理疗法等百余种方法。其治疗范围遍及内、外、妇、儿、骨伤、皮肤、五官、肛肠等科，与内治法相比，其具有"殊途同归，异曲同工"之妙，对"不肯服药之人，不能服药之症"，更能显示出其治疗之独特，故有"良丁不废外治"之说。

中药外治疗法是中医采用中药对疾病进行治疗的一种方式，也可以说是一种给药途径，它是中医治疗疾病方法的一部分，并不是孤立存在的，而是与内治疗法联系在一起的。在辨证施治的前提下，根据病情轻重可有所偏重，可单独采用内治或外治，又可内外兼治同时并举，或配合非药物疗法，以达到治愈疾病的目的。中医外治与内治，一内一外，一阳一阴，相辅相成，共同形成了完整、系统、独立的方药疗法体系。

目前，药物仍然是防治疾病的最为主要的武器和医生掌握的最重要的手段，然而药物进入机体发挥防治作用有多种途径，既有常用的口服、输液、注射等给药方式，也有鼻嗅、敷贴、灌肠等疗法。随着近年来非药物疗法的飞速发展，业界逐渐将各种非药物疗法从以往的"外治法"中独立出来，将非通过口服、输液、注射等常规给药途径而采用皮肤、黏膜等途径给药的治疗方法界定为科学的外治法。"有诸内，必形于外"，治之于外，必作用于内。以其具有副作用少、危险性小、发挥作用迅速等优势，得到了柳氏医派的青睐，故应用颇多。

（一）外治单用可愈病

柳氏医派在长期研究外治疗法的历程中，独立运用外治法即可愈病，而应用方剂多为自制方剂，系长时期临床实践心血的结晶，取得了理想的临床效果。

1. 乳癖消解膏案（《柳吉忱诊籍纂论》乳癖门①）

丁某，女，38岁。1966年8月11日就诊。

患者3日前沐浴发现右侧乳房上方，有一"桑椹"大肿块，遂去福山县医院诊

---

① 柳少逸. 柳吉忱诊籍纂论［M］. 北京：中国中医药出版社，2016：301-302.

治。外科诊以"乳腺增生病",建议手术摘除,患者要求保守治疗,故来院求治。查体:皮色不变,质地坚硬,表面光滑,边界清楚,未与皮肤及深部筋膜相连,压之有"滑脱"现象。月经正常,偶有经前乳胀,平素形寒肢冷,情志抑郁。舌淡红、苔薄白,脉沉弦而细。

证属肝郁痰凝、冲任失调而成乳癖。治宜疏肝解郁、温阳化痰之法。予以乳癖消解膏外敷。

处方:生川乌6g,生草乌6g,生乳香10g,生没药10g,生穿山甲10g,当归15g,生地黄15g,荆芥6g,防风6g,白芷10g,夏枯草6g,香附6g,象皮10g,血竭6g,铅粉90g,香油2斤。

除血竭、铅粉外,余药与香油浸一昼夜,用炭火熬制一昼夜,诸药焦枯后去渣加入铅粉,用槐枝不停搅动,近成膏时,入血竭细末,和均后收膏,然后入凉水内一天,以祛火毒,待用。

先后熬膏3次,外敷3个月余,后来信相谢,谓其乳癖消尽,病臻痊愈,问公是否续治。公嘱复服逍遥丸、益母草膏,为愈后之用。

解读:乳癖消解膏,乃公宗《外科全生集》阳和解凝膏意化裁,佐以补肝散(夏枯草、香附)、生穿山甲、生地黄、血竭、象皮、铅粉而成。功于温阳活血、化痰散结之用。故用药3个月余而乳癖消解。

因大象禁猎杀,今可以黄明胶(牛皮熬化而成),或阿胶代之。

2. 加味封囟散案(《柳吉忱诊籍纂论》乳癖门"肾元亏虚案"[①])

高某,男,5个月,莱阳人。1966年7月16日就诊。

患儿由儿科转来,确诊为脑积水。症见颅缝开裂、前囟宽大、青脉暴露、头额前突、目无神采、白睛显露、黑睛如落日状、形瘦颈细、指纹清淡、口唇淡红。

证属肾气亏损、气血两虚之解颅。治宜培元补肾、益气养血,佐以疏风、温通、利湿、解痉之法。予加味封囟散。

处方:柏子仁120g,天南星30g,防风30g,羌活30g,白芷30g。共为细末,每次用60g,以猪胆汁调匀,按颅裂部位,摊纱布包扎。干则润以淡醋,每日一换。

---

① 柳少逸. 柳吉忱诊籍纂论 [M]. 北京:中国中医药出版社,2016:334-335.

7月24日，患儿家长欣然陈述，仅敷药2料，囟封颅合，诸症若失，嘱其经常捏脊，以冀培补脾肾，强督脉，益脑髓。

解读：解颅为缠绵难愈之痼疾，其预后，《小儿药证直诀》云"长必少笑""多愁少喜也""此皆难养"。《幼幼集成》云"然人无脑髓，犹树无根，不过千日，则成废人""其成于病后者尤凶"。《中国医学大辞典》云："患此者，必难养育，即使长大，亦成废人。"均提示预后不良。公治疗此病百余例，治之之法多以培元补肾，益气养血；若脾肾两虚，则宜脾肾双补，益髓扶元；继发于温病，而见虚风内动、水湿阻滞者，佐以渗湿通络、柔肝息风之治……

"封囟散"方出《医宗金鉴》，以柏子仁味甘而补，辛平而润，透达心肾，益脾肾，《神农本草经》云"益气"，《名医别录》谓"益血"，其功均在于补；防风、天南星相伍，即《本草方》之玉真散，意在疏风、胜湿、解痉、平督脉之病厥；白芷芳香透窍，有疏风、温通、利湿、消肿之长；羌活味辛、苦，性平，祛风燥湿，散血解痉，有治"颈项难伸"之能。二药伍防风、天南星，则增强利湿消肿、解痉平厥之效，诸药合用，公名之曰"加味封囟散"……

高案乃新生儿患者，发现早，故仅加味封囟散则愈之……由此可见，此病的早期发现，及早治疗，是治愈的关键。

该方曾发表于《山东医药》1975年2月，方剂收录于中医药高等医药院校教材《中医儿科学》1985年4月第1版。

（二）一方二法适病情

有些疾病，根据其发病部位、疾病特点等，特别是靠近肌表、皮肤、五官九窍等机体外部者，可一方二法，内服、外治并用，使方药从不同层次、不同时段、全方位地发挥作用，使疗效最大化。

1. 瓜蒌瓜络汤案（《柳吉忱诊籍纂论》乳痈门[①]）

王某，女，26岁，1975年7月16日就诊。

产后哺乳期，右侧乳房不慎被挤，遂肿胀疼痛，皮肤微红、肿块若核桃大、乳

---

① 柳少逸. 柳吉忱诊籍纂论［M］. 北京：中国中医药出版社，2016：302-303.

汁排泄不畅、触痛拒按，伴全身发热恶寒、头痛、胸闷不舒、口干咽燥，舌苔薄黄，脉弦数。

证属肝胃蕴热、乳络阻滞之乳痈。宜疏肝清胃、通络散结、解毒消痈之治。予瓜蒌瓜络汤。

处方：瓜蒌 30g，丝瓜络 10g，青皮 10g，乳香 3g，没药 3g，蒲公英 30g，牛蒡子 10g，金银花 30g，炮穿山甲 3g，橘叶 6g，薄荷 2g，甘草 3g。水煎服。药渣布包热敷患处。

服药 4 剂，乳房肿痛悉减，余病悉除。续服 4 剂，乳房肿痛消失，病臻痊愈。

解读：哺乳期乳房被挤压，致乳络阻滞、不通则痛，继而肝胃蕴热，而发乳痈，公有瓜蒌瓜络汤之治。方中主以瓜蒌甘寒滑润，既可上清肺胃之热，又能开胸散结，为治乳痈之良药；辅以丝瓜络、炮穿山甲行血通络；青皮、橘叶、薄荷疏肝理气，散积化滞；牛蒡子、蒲公英、金银花，清热解毒而消痈肿；乳香、没药宣通经络，活血化瘀，消肿止痛；甘草清热解毒，调和诸药，共为佐使药。于是方以疏肝散结、清热消痈为治，而收效于预期。

穿山甲为脊椎动物鲮鲤科食蚁兽的鳞甲。味咸，性微寒，《本草便读》谓其"入肝胃二经血分""行经络，能直达病所，故治一切痈疽未溃者，皆可解散；有脓者，能使速溃。其所以治乳证者，以其能入胃经乳房也"。故为乳痈必用之药。然因过量捕杀，几近灭绝。而今临床须用穿山甲者，可以皂角刺代之。盖因皂角刺以辛散之性，而具托毒排脓、活血消痈之功，而适用于痈疽疮毒之疾。

2. 阳和四物汤案（《柳吉忱诊籍纂论》脉痹门[①]）

吴某，男，63 岁。1980 年 4 月 26 日就诊。

患者 40 年前溺水，遂高热昏迷四五日，然后头痛，两下肢浮肿疼痛，144 医院诊为瘀滞性浅静脉炎，然多年来反复发作，遂经人介绍来诊。刻下症见：右下肢小腿皮肤发硬发黑，摸之有大小不等的硬核，脚踝至膝盖皮肤如黑色镜癣，两腿浮肿，小便涩赤，时有欲尿不畅之感，头痛，发白。舌淡质赤，六脉沉涩而微。

证属肾阳不足、营血瘀阻、脉络不通、湿浊注于下肢之脉痹。当以和血温经通

① 柳少逸. 柳吉忱诊籍纂论 [M]. 北京：中国中医药出版社，2016：202 - 204.

脉为法。师以阳和四物汤意化裁。

处方：熟地黄 30g，鹿角霜 30g（烊化），生麻黄 6g，桂枝 10g，炮姜 3g，白芥子 6g，炮穿山甲 6g，怀牛膝 12g，当归 15g，川芎 12g，赤芍 12g，桃仁 10g，红花 10g，鸡血藤 20g，木通 10g，地龙 10g，土鳖虫 12g，炙甘草 10g。水煎服。

4 月 30 日，服药 4 剂，双下肢浮肿减，硬核皮肤亦软。予上方加黄芪 30g，皂角刺 10g，浙贝母 10g，继服。

5 月 22 日，续服 20 剂，诸症豁然，守方续服。并嘱以药渣合鬼针草 60g，杨树枝、柳树枝、鬼箭羽各 30g，水煎熏洗双下肢，以资祛瘀通脉之功。

1 年后，患者欣然来信相告：守方服用中药 120 剂，辅以熏洗剂，诸症悉除，病臻痊愈。

解读：此案患者由于肾元亏虚、营卫失和，而下肢脉络不通（浅静脉曲张），血脉瘀滞遂成脉痹。由于痰湿与瘀血互结而成硬核。故公认为治之之法，宜温补和阳、活血通脉、化痰导滞。故立阳和四物汤为治，内寓阳和汤，方中重用熟地黄益肾填精、大补阴血为主药；鹿角胶血肉有情之品，生精补髓、养血助阳，且鹿角胶由鹿角熬化而成，"禀纯阳之质，含生发之机"，活血通脉任为辅药；肉桂（代之桂枝）、姜炭温阳开腠而通血脉；麻黄、白芥子协助姜、桂散滞而化痰结，并与熟地黄、鹿角胶相互制约而为佐药；甘草解毒、协和诸药以为使药。方中熟地黄、鹿角胶虽滋腻，然得姜、桂、麻黄、白芥子宣通，则通而不散、补而不滞，乃寓功于补之方，相辅相成之剂。诸药配伍，共奏温阳散寒之功，而成养血通脉之勋。犹如"阳光普照，阴霾四散"，故有"阳和"之名。方中之桃红四物汤、二虫、木通、炮穿山甲，以活血逐瘀通脉；合以桂枝汤和营卫、调气血。故诸方诸药合用，则脉痹可除，而收效于预期。

瓜蒌瓜络汤案，患者病新证轻，病位局限，治疗伊始即一方二法，内服、外敷并用，药准效专，药用 8 剂而臻痊愈。阳和四物汤案，患者病久缠绵，反复发作，故首用内服汤剂以冀荡除邪气，后与外用熏洗相合，剥茧抽丝，久久为功。一方二法，既为适合病情，更为适合人情，两患者均来自农村，经济条件一般，能用有限的药物，发挥其最大效能，为患者减轻经济负担，是医者仁心的最好体现。

（三）内外并治增疗效

柳氏医派应用外治法时，临床上应用最多的还是内外并治，药物内服法和外治法并用。内服多用以治本，外用则多用于治标；内服多以"汤者，荡也，去大病用之"，外治则取"舒缓而治之"，或熏、或洗，或敷、或熨等。一内一外，一速一缓，标本兼治，缓急相济，从而获得"1＋1＞2"的治疗效果。

《柳吉忱诊籍纂论》肠痈门"柴胡养荣汤证案"①，在运用《沈氏尊生方》柴胡养荣汤加减［柴胡18g，黄芩12g，陈皮12g，甘草10g，生地黄15g，当归15g，白芍15g，厚朴10g，大黄10g（后入），枳实12g，红藤30g，败酱草30g，生姜9g，水煎服，每日1剂］口服治疗枢机不利、气机壅滞、郁而化火、积热成痈所致肠痈（急性阑尾炎）时，并予大黄30g，芒硝15g，为末，淡醋调敷阑尾区皮肤，仅用6剂而愈。大黄、芒硝为末醋调外敷，乃外治之法。以大黄苦寒沉降之性，力猛善走，直达下焦，荡涤肠胃积滞，清泄血分实热；芒硝咸以软坚、苦以泄热，故可荡涤肠胃实热，而除燥粪，此乃"通因通用"之法也。

癥瘕门"龙胆泻肝汤证案"②，在应用《医方集解》之龙胆泻肝汤（龙胆草、黄芩、栀子、木通、泽泻、生地黄、柴胡、车前子、当归、甘草）合入《金匮要略》之当归贝母苦参丸（当归、贝母、苦参）易汤口服治疗肝胆经湿热壅盛证之癥瘕（前庭大腺囊肿）时，每日用苦参120g，枯矾15g，煮汁熏洗阴部。乃宗《金匮要略》"蚀于下部""苦参汤洗之"意，以苦参解毒化湿、枯矾清热燥湿，以成其功。

尪痹门"桂枝芍药知母汤证案"例1③，师以桂枝芍药知母汤意化裁（黄芪30g，桂枝10g，赤芍10g，麻黄10g，姜黄10g，白芷12g，茯苓15g，独活10g，当归12g，熟地黄15g，知母10g，苍术12g，黄柏10g，薏苡仁30g，防风12g，牛膝10g，或灵仙10g，没药10g，茜草10g，海桐皮12g，木瓜10g，生姜3片，大枣4枚，水煎服）口服，另予柏子仁120g，白芷30g，捣为末，淡醋调糊，敷病患处，治疗阴血亏虚，风、寒、湿邪蕴结脉络，湿渍关节发为尪痹（类风湿关节炎），经治2个月，诸症悉除，病臻痊愈。

腰痛门仅有一案，即"益元壮腰汤证案"④，展示了慢性增生性骨关节病治疗之规范。此案为多方之合用，内外之兼治。内则吉忱公自创益元壮腰汤，外则辅以活血通络，化痰开结之外敷方（血竭30g，没药30g，乳香30g，川芎60g，当归60g，

① 柳少逸. 柳吉忱诊籍纂论［M］. 北京：中国中医药出版社，2016：118－119.
② 柳少逸. 柳吉忱诊籍纂论［M］. 北京：中国中医药出版社，2016：141－142.
③ 柳少逸. 柳吉忱诊籍纂论［M］. 北京：中国中医药出版社，2016：196－197.
④ 柳少逸. 柳吉忱诊籍纂论［M］. 北京：中国中医药出版社，2016：208－209.

醋元胡 100g，无名异 100g，生马钱子 60g，生天南星 60g，生川乌 60g，川芎 60g，当归 60g，防风 60g，冰片 10g，生甘草 30g。共研细末，每次 60g，醋、热水各半，调糊敷腰部。）内外合治一月余，内服药物 35 剂。后患者病臻痊愈，可做慢跑步运动。

足跟痛门两案，均为内外并用。"益元荣骨汤证案"治疗肝肾亏虚、筋骨失养、营卫失和之足跟痛（右足跟生骨刺），治以滋肾荣骨、和血祛瘀，佐以通络镇痛。予以自制益元荣骨汤内服，二乌透骨方外敷，患者共服 24 剂，外用方 10 余剂，则痛止肿消恢复工作。"补肾地黄丸证案"，仿补肾地黄丸易汤合桂枝倍芍药汤意［熟地黄 18g，山茱萸 12g，菟丝子 15g，枸杞子 15g，怀牛膝 10g，鹿衔草 15g，毛姜 15g，鹿角胶 10g（烊化），地龙 10g，土鳖虫 12g，仙灵脾 10g，当归 12g，桂枝 12g，制白芍 30g，炙甘草 10g，生姜、大枣各 10g 为引。5 剂，水煎服］，以益元荣督、调和营卫、养血通络，佐以骨刺溃方，内外合治仅 10 天。患者诉足无疼痛，患部亦无压痛，唯用足跟跳跃时仍有痛感，嘱继用"骨刺溃方"以善其后。师曰："肾阳虚衰，脾失健运，化生内湿，故入冬加剧。而药用'骨刺溃方'，以其温经散寒、通络祛湿之功，而增其效。"①

瘰疬门共有二案，均见颈部瘰疬（淋巴结结核），数枚贯珠而列，大若杏核，小若黄豆，皮色不变，吉忱公概用内外合治，内服均用阳和汤加减口服：例 1 为一壮年汉子，症状较轻，无全身症状，舌质暗红少苔，脉象弦细，同时外敷阳和解凝膏，迭进 30 剂，瘰疬消退，病臻痊愈。阳和解凝膏，亦王洪绪所创，具温化活血、消肿解毒之功，为一切阴毒之证之用方。例 2 为一青年女性，面色苍白，形体肢冷，体倦神疲，神情抑郁。舌质暗红、少苔，脉象弦细，全身症状较重，同时外敷泽漆膏（单味泽漆制膏），迭进 45 剂瘰疬消退，病臻痊愈。②

淋证门"火龙丹证案"③：患者焦某，男，51 岁。阴茎包皮浮肿已 3 年，奇痒难当，曾注射青、链霉素及砷凡纳明治疗，而浮肿不见消除，其阴茎肿痒时发时止，包皮过长，在包皮下筋膜处有一硬核，触之很硬、如玉米粒大、无痛感，小便时有混浊物阻塞尿道口，其色白灰、结聚，每当出现此象则包皮即发生浮肿。做梅毒血清康氏实验及华氏反应均为阴性。切片检查诊为慢性淋巴结多纤维硬化。查体：环

---

① 柳少逸. 柳吉忱诊籍纂论［M］. 北京：中国中医药出版社，2016：213－214.
② 柳少逸. 柳吉忱诊籍纂论［M］. 北京：中国中医药出版社，2016：238－241.
③ 柳少逸. 柳吉忱诊籍纂论［M］. 北京：中国中医药出版社，2016：260－261.

唇口色青晦暗、唇赤紫而黑，肢体健壮，言语微有震颤，龟头及包皮水肿，揭之视有血色腐液堆积成垢。包皮下筋膜处硬核，触之如樱核大，尿道口似有白色积垢阻塞。舌胖质赤，微显黄腻之苔，齿枯不泽。脉象沉缓微数。证属肝肾阴虚、湿热蕴结、聚于前阴。治宜滋阴荣肝、清利湿热。内服予火龙丹合五味消毒饮、八正散易汤化裁（生地黄12g，荆芥、防风各10g，白芷10g，土茯苓15g，当归12g，赤芍10g，金银花30g，黄芩10g，黄柏10g，天花粉10g，苍术12g，白鲜皮10g，牡丹皮10g，陈皮10g，蒲公英30g，滑石10g，木通10g，甘草10g），辅以外洗方（苦参30g，地肤子15g，川花椒10g，地骨皮10g，芒硝12g，白矾15g，白薇12g）水煎熏洗。二诊时阴肿硬核消去大半，尿色清澈无混浊积垢，自诉病去大半，情绪大好，守法续治：外洗方（金银花30g，蒲公英30g，连翘12g，黄柏10g，当归15g，赤芍10g，天花粉10g，白芷10g，薏苡仁30g，牛膝10g，地骨皮10g，土茯苓15g，威灵仙10g，车前子12g，滑石10g，甘草10g，水煎服；用川花椒10g，地肤子15g，白薇12g，蛇床子10g，苦参30g，黄柏10g，苍术10g，威灵仙10g，白矾15g，芒硝12g，防己12g，甘草10g，水煎熏洗）及守前方续服21剂，连同外洗药，而病臻痊愈。《素问·五常政大论》云："上取下取，内取外取，以求其过。"内服之剂，称为"内取"，而外洗之剂，施于患处，此"下取""外取"之谓也。内服与外治合用，故可取速效之功。

狐惑病门"甘草泻心汤证案"[①]，治疗一会阴部溃疡已两年之久的青年妇女，伴有发烧、身惫力乏、纳呆便燥，询其家族，言其母有类似病史。查体温38℃，发育营养尚好，未有其他疾病。妇科检查：会阴部左侧大阴唇下方有一处呈蚕食性溃疡面，左侧小阴唇全部溃烂，右侧小阴唇内侧有数个大头针帽大小之溃疡，表面颜色暗淡，并有少量脓性分泌物，尿道口红肿，阴蒂亦呈现水肿，自觉剧痛，行走困难，两眼结膜充血，西医诊为贝赫切特综合征。实验室检查：血红蛋白124g/L，红细胞、白细胞计数及尿检均正常。舌质淡苔白腻，脉象滑数。证属湿热下移，而成阴蚀（贝赫切特综合征，又名眼、口、生殖器综合征）。用甘草泻心汤化裁［甘草15g，黄芩15g，黄连10g，党参15g，姜半夏10g，干姜6g，黄柏12g，苍术6g，土茯苓15g，猪苓10g，茯苓15g，白术10g，泽泻10g，薏苡仁20g，阿胶10g（烊化），当归10g，白芍10g，陈皮6g，生地黄15g，滑石12g，水煎服］以清热解毒、凉血利

---

① 柳少逸. 柳吉忱诊籍纂论［M］. 北京：中国中医药出版社，2016：274－276.

湿，外涂以粉剂（川黄连6g，青黛3g，共研末，凡士林调涂），在涂药前先用洗剂（地骨皮12g，黄柏12g，苦参15g，白芷12g），煎水待温后冲洗患部，拭干后再涂。用药一周，患者阴蚀诸症悉减。因乃陈疾顽症，嘱其守方治之。经治月余，病臻痊愈。按曰："本案之治，公以清热解毒、凉血利湿为治，宗《金匮要略》之法，主以甘草泻心汤、猪苓汤、茵陈五苓散合《丹溪心法》之二妙散，以清热化湿、安中解毒。复师以《金匮要略》之赤小豆当归散意，薏苡仁代赤小豆，伍以土茯苓以解湿热瘀毒；白芍、生地黄、阿胶滋阴凉血，以清血分之热毒；药用陈皮，与方中茯苓、半夏、甘草，寓二陈汤之伍，以清痰湿浊毒。外用软膏、洗剂，亦取其清热、燥湿、解毒之用。故诸法诸方施之，而收预期之效。此类病人，为沉疴顽症，内服、外治共施是一重要法则。疗程较长，守方治疗，必向患者讲明。"

阴痒门共两案，均内外合治。"龙胆泻肝汤证案"，治疗肝胆湿热下注所致之阴痒（滴虫性阴道炎），予龙胆泻肝汤加减以清泻肝胆之火、化湿除烦，配以自拟加味蛇床子散外洗治愈。"二妙龙胆汤证案"，治疗湿热蕴结病虫滋生所致阴痒（滴虫性阴道炎），用自创二妙龙胆汤以清热燥湿、解毒杀虫，外用苦参蛇床子熏洗剂、雄蛇丸。经治一周，诸症悉减，续治一周，病臻痊愈，嘱续用外治法。[①]

乳癖门共四案，其中用外治法者两案："乳癖消解膏证案"为单用外治而痊愈，已见上述；而"逍遥四物汤证案"则为内外并治。该案系因肝气郁结、郁久化火、炼液成痰、痰气互结而成乳癖（乳腺增生病），公予逍遥散合桃红四物汤化裁以疏肝理气、和血化瘀、散浊祛痰为主，乳癖处敷以化核膏，内外合治20余天，患者诉乳房软、癖块消、带下净。两日前月经按期而至，经量、经色均正常，经前亦无乳房胀痛之感。予逍遥丸、益母草膏续治两个月，以固疗效。[②]

顽癣门二案，均为内外合治。其中"天王补心丹证案"，治疗证属阴亏血少、心脾肝肾之阴不足所致之牛皮癣（神经性皮炎），口服天王补心丹成药，每日3次，每次一粒，以滋阴养血、润燥止痒；已损皮肤，予自制牛皮癣浸液外搽方外搽患处，活血润燥、祛风止痒，以化顽癣。"加味天王补心丹证案"，系心营失调、血虚风燥所致顽癣（神经性皮炎），予天王补心丹合加味消风散易汤口服以益心营、养心血、滋阴清燥，同时外敷樟冰散。二案内服药物，均为《摄生秘剖》之天王补心丹，惟前者为天王补心丹成药，后者为天王补心丹汤剂，并配用加味消风散易汤；前者已

① 柳少逸. 柳吉忱诊籍纂论［M］. 北京：中国中医药出版社，2016：292－295.
② 柳少逸. 柳吉忱诊籍纂论［M］. 北京：中国中医药出版社，2016：298－300.

损皮肤，予以外治搽方，皆活血润燥、祛风止痒，以化顽癣。后者外用樟冰散、柳条膏，乃燥湿止痒之用。①

银屑病门二案，亦均为内外合治验案。"活血润燥汤证案"，治疗湿热内发、郁久化火、血燥生风而发为白疕（银屑病）的10岁少女，予自拟活血润燥汤口服以清热凉血、祛风燥湿，同时外用化疕胆汁膏外搽方，治疗月余，其皮损已复，而病臻痊愈。嘱服天王补心丹、知柏地黄丸以善后。"加味消风散证案"，治疗风邪客于肌肤、郁久化热、血燥不能泽肤之皮损（银屑病）的青年女子，予自拟加味消风散以清热解毒、滋阴燥湿、凉血活血，经治20余日，其丘疹消失，红斑隐退，唯头部皮肤隐见皲裂。为防复发，患者要求续治，采用内外合治之法以善后，中药煎剂水浴：赤芍12g，当归15g，丹参20g，牡丹皮15g，红花10g，苦参30g，金银花15g，连翘15g，白鲜皮15g，鬼针草30g，苍耳子30g。天王补心丹，每次一丸，每日两次。前者以外治法配合内治以治疗疾病，后者以外治法配合内治以善后，以荡肌肤之血热风燥。②

蛇盘疮门"龙胆泻肝汤证案"③，治疗肝胆湿热、热胜于湿、浸淫肌肤而成缠腰火丹（带状疱疹），予龙胆泻肝汤意化裁以清利肝胆湿热、凉血解毒，同时以黛雄矾方外搽，经治半月，病臻痊愈。

浸淫疮门"龙胆六一汤证案"④，治疗证属湿热壅阻肌肤、水湿外泛之浸淫疮（急性湿疹），口服自拟龙胆六一汤以清热利湿、凉血解毒，外用三黄槟榔散敷患处。治疗半月，皮损愈合结痂，湿疹已愈。嘱服龙胆泻肝丸续服，以固疗效。纵观公所立之龙胆六一汤、三黄槟榔散，乃古今结合之用也。故内服与外治合用，而收效于预期。

日晒疮门"泻火消肿汤证案"二案，均采用内外合治之法，内服以自拟泻火消肿汤为主治疗。例1为因吃灰菜面条有过敏之疑，而有胸闷脘痞、咽干微咳之状。复在烈日下劳作，受日光紫外线过度照射，而成日光性皮炎，致上肢、面部出现红斑、水肿，外用"黄柏60g，煎水5000mL，放冷后湿敷"，内外合治两周"则内蕴之湿毒以清，外燔之火毒以解，而收效于预期"。例2患者初因食洋槐花馅包子而皮

① 柳少逸. 柳吉忱诊籍纂论［M］. 北京：中国中医药出版社，2016：305－307.
② 柳少逸. 柳吉忱诊籍纂论［M］. 北京：中国中医药出版社，2016：307－310.
③ 柳少逸. 柳吉忱诊籍纂论［M］. 北京：中国中医药出版社，2016：311－312.
④ 柳少逸. 柳吉忱诊籍纂论［M］. 北京：中国中医药出版社，2016：312－314.

肤过敏，继而翌日午后因烈日下紫外线过度照射，而复致日光性皮炎。面部肿起，眼睑闭合不开，手臂肿胀至肘，外露部分出现红斑，亦以自拟泻火消肿汤为主治疗，同时应用外洗方（黄柏10g，金银花15g，刘寄奴10g，地骨皮6g，水煎湿敷）。外渍之方，以清热、凉血、解毒、燥湿建功。内外合治，内蕴之湿热得清，外燔之火毒得解，故收效于预期。①

丹毒门"五味消毒饮证案"②，治疗湿毒蕴结、下注足背所致丹毒，予五味消毒饮加味［金银花30g，蒲公英30g，紫花地丁30g，天葵子10g，赤芍12g，生地黄15g，大青叶30g，黄柏10g，牛膝10g，生石膏30g（先煎），当归12g，乳香、没药各10g，甘草6g，水煎服］以凉血解毒、利湿清热，外用如意金黄散醋调湿敷，日一次，内外合治，未及半月，诸症悉除，病臻痊愈。清·冯兆张尝云："一切丹毒，必先内服解毒，方可外敷。盖毒易入难出。"故公予内服五味消毒饮加味，外敷如意金黄散而收卓功。

粉刺门"泻白散证案"③，证属日晒汗出、冷水搏击、阳郁于内、肌肤结毒而成粉刺（聚合性痤疮），煎服泻白散合五味消毒饮化裁以清热凉血、解毒散风，同时外用颠倒散，20剂后加外敷药而痊愈。

口疮门"导赤清心汤证案"④，治疗证属火炽盛、火热之邪循经上攻舌唇之口疮伴咽喉肿痛，以自拟导赤清心汤合甘桔汤意化裁（生地黄20g，竹叶10g，木通10g，牡丹皮10g，地骨皮10g，麦冬10g，滑石10g，石莲肉10g，茯苓12g，桔梗10g，甘草10g，水煎服）内服以导赤清心，主以导赤清心汤清心养阴、利水导热，上炎口腔之火毒得清，则口疮可愈；合用《小儿药证直诀》之甘桔汤，以治火热之邪上壅咽喉之肿痛。同时予冰硼散外用。内外合治，方证相对，用药10剂，口腔溃疡已愈。予以桔梗6g，甘草3g，金银花3g，代茶饮，每日一剂。

基于临床，柳氏医派内外妇儿各科均有所成。尤擅长治疗心脑病、肿瘤、糖尿病、肾病、泌尿系结石、子宫肌瘤、妇科炎性肿块、脑外伤后遗症、风湿、类风湿、痛风、周围血管病、神志病、老年退行性病变、小儿舞蹈病及小儿脑积水等疑难杂病，且疗效尚著。这得益于柳氏一脉"内外并重"学术特色的发挥。

---

① 柳少逸. 柳吉忱诊籍纂论［M］. 北京：中国中医药出版社，2016：314－316.
② 柳少逸. 柳吉忱诊籍纂论［M］. 北京：中国中医药出版社，2016：320－321.
③ 柳少逸. 柳吉忱诊籍纂论［M］. 北京：中国中医药出版社，2016：326－327.
④ 柳少逸. 柳吉忱诊籍纂论［M］. 北京：中国中医药出版社，2016：327－328.

《柳少逸医案选》发热门"鳖甲煎丸证案"①，所治为一产后感染、湿热瘀毒结于下焦、络脉瘀阻之产妇，内用鳖甲煎丸易汤化裁口服以调达枢机、通腑泄热，外用生大黄 30g，芒硝 10g，醋元胡 15g，五倍子 10g，苍术 15g，黄柏 15g，共研末，淡醋调糊敷脐中与脐下，内外合用而治愈。

瘰疬一门三案，皆为内外合治之验案。"阳和汤证案"，在运用阳和汤加味煎服治疗血虚寒凝、痰气郁滞所致瘰疬（颈淋巴结结核）时，外敷泽漆膏（单味泽漆制膏）。"鳖甲煎丸证案"，所治为枢机不利、气化失司、痰瘀固结之瘰疬（左肺低分化腺癌广泛淋巴结转移化疗后），口服鳖甲煎丸易汤加味以通达枢机、调和营卫、化气通脉、豁痰散结。同时，予以紫龙膏外敷颈部淋巴结肿大处。患者加减服用汤剂 3 个月，辅以紫龙膏外用。颈部淋巴结消退，全身无不适症状。而"柴胡连翘汤证案"，所治为一多年反复发作的"马刀"（名出自《灵枢·痈疽》，为瘰疬成串而形长者）患者，因肺肾阴亏、肝气郁结、虚火内灼、灼津为痰，或风火热毒而结者，合《证治准绳》《东医宝鉴》两柴胡连翘汤化裁治之（柴胡 15g，连翘 12g，知母 12g，黄芩 12g，黄柏 12g，当归 15g，肉桂 6g，牛蒡子 10g，瞿麦 15g，桔梗 12g，瓜蒌仁 12g，白芍 12g，甘草 6g，水煎服，一剂 2 次分服），二方合用以增其达郁消结、清热解毒之功，外则以六神丸水调外敷患处，取麝香、牛黄、珍珠、冰片、蟾酥、雄黄六药，清热解毒，而收卓功。②

水肿门"鳖甲煎丸证案"③，所治为肾元不足、枢机不利、气化失司、湿浊内郁、肾络瘀阻之水肿（慢性肾炎、慢性肾功能不全、高血压病及肾上腺增生、左肾萎缩、左肾动脉狭窄等），予鳖甲煎丸合五苓散易汤化裁口服以调达气机、益气活血、化气泄浊、利水消肿。同时，予以大黄 50g，芒硝 30g，牡蛎 30g，五倍子 15g，炒栀子 30g，当归 50g，川芎 30g，车前子 30g，共为细末，敷神阙穴，每日一次，上方加减服药 42 剂后，患者诸症消失，查肌酐、尿素氮等指标属正常范围。续服 14 剂出院。嘱每日服金匮肾气丸、桂枝茯苓胶囊善后。

痛风一门五案，其中三案为内外并治。"《圣济总录》防风饮证案"，用治湿热蕴结、痹阻关节之痛风（血尿酸 586.3μmol/L）。此案四诊时，患者欣然告知，关节肿消痛除，口无干渴。查血诊脉均正常。时值夏天草木繁茂、遍野青翠，故嘱其自

① 柳少逸. 柳少逸医案选 [M]. 北京：中国中医药出版社，2015：7 - 9.
② 柳少逸. 柳少逸医案选 [M]. 北京：中国中医药出版社，2015：131 - 135.
③ 柳少逸. 柳少逸医案选 [M]. 北京：中国中医药出版社，2015：136 - 138.

采杨树枝、柳树条、鬼针草，合芒硝20g，煎熬浴足。2年后，患者带其亲属就诊，告云：每周用两枝一草浴足一次，痛风无复发。"《局方》黑龙丸证案"，用温经散寒、清热除湿之黑龙丸易汤加减口服为主，予生天南星30g，白芷30g，防风30g，独活30g，柏子仁100g，五倍子30g，芒硝30g，鬼针草30g，豨莶草30g，臭梧桐枝30g，共为细末，淡醋、蜜、热水调药末60g，外敷患处，治疗寒热外搏、湿热凝滞之痛风证（血尿酸576μmol/L）。经治月余，患者关节无肿痛、活动自如，查血尿酸为176μmol/L。嘱其戒烟酒，节肥甘海味。予鬼针草、构树枝煎汤浴足敷膝以善其后。"《杨氏家藏方》健步丸证案"，用健脾渗湿、祛瘀通络之健步丸易汤化裁口服，三诊时辅以生天南星、独活、防风、白芷、鬼针草各30g，芒硝30g，共为细末，酒调外敷肿痛处，治疗痰湿阻络、痹阻关节之痛风证（血尿酸583μmol/L）和水肿[尿检蛋白（++），红细胞（++）]。加减化裁，经治月余，患者诸症悉除，实验室检查尿酸正常，无蛋白尿及血尿。嘱服桂枝茯苓丸、十全大补丸以善后。[①]

乳痈门"小陷胸汤证案"[②]，治疗产后肝胃蕴热、乳络阻塞而成乳痈（急性乳腺炎）。师以小陷胸汤意化裁（黄连10g，姜半夏10g，全瓜蒌20g，牛蒡子10g，炮穿山甲3g，当归尾10g，益母草15g，生甘草6g，水煎服）口服以疏肝和胃、通络散结；局部用芒硝30g，以热水冲溶渍溻。治疗3日，家人欣然相告乳肿消退，诸症若失。续治一周，病臻痊愈。

目疾门"清毒保目汤证案"[③]，治疗一因脾胃素有积热、外感时气邪毒、肝胆火炽上扰所致天行赤眼（病毒性结膜炎），予清毒保目汤化裁以清热解毒、疏风明目，另予业师牟永昌公家传冰梅洗方，用药一周，病臻痊愈。

（四）外治善后竟全功

柳氏医派不仅运用药物外治法治疗疾病，而且还单独运用外治法或合用内治法以善后。这既可以防止口服用药对身体的耗伤，特别是对胃肠系统的损伤，而且经济实用，为患者节约经济成本，体现出柳氏医派济世情怀。

《柳吉忱诊籍纂论》足跟痛门"补肾地黄丸证案"[④]，治疗肝肾亏虚、筋骨失养、

① 柳少逸. 柳少逸医案选［M］. 北京：中国中医药出版社，2015：158－162.
② 柳少逸. 柳少逸医案选［M］. 北京：中国中医药出版社，2015：177－178.
③ 柳少逸. 柳少逸医案选［M］. 北京：中国中医药出版社，2015：183－184.
④ 柳少逸. 柳吉忱诊籍纂论［M］. 北京：中国中医药出版社，2016：214－215.

营卫失和之足跟痛（跟骨骨刺），师以补肾地黄丸易汤合桂枝倍芍药汤意内服，佐以骨刺溃方，内外合治仅 10 天，后患者主诉足无疼痛，患部压之亦无痛感，唯用足跟跳跃时仍有痛感。嘱继用"骨刺溃方"以善其后。

瘿瘤门"柴胡生脉汤证案"①，治疗证属肝郁脾虚、心气不足所致之瘿瘤（甲状腺肿大），予自拟柴胡生脉汤以疏肝解郁、益气养阴、化痰散结，佐以养心安神。予以《伤寒论》之柴胡加龙骨牡蛎汤化裁，辅以《内外伤辨惑论》益气养阴之生脉饮，《证治准绳》益气补血之养心汤加减。故本案虽属顽疾，然 5 剂而见效。经治 3 个月，患者诸症豁然，颈前重坠感亦除。原方续服以固疗效。于肿大甲状腺处敷化核膏。

阴痒门 2 案，均内外合治，临床治愈后续用外治方善后，以防复发。"龙胆泻肝汤证案"，治疗肝胆湿热下注所致之阴痒（滴虫性阴道炎），予龙胆泻肝汤加减以清泻肝胆之火、化湿除烦，配以自拟加味蛇床子散外洗，内外合治 3 周，患者带下、阴痒诸症悉除，病已痊愈。予以续服龙胆泻肝丸，中药外阴熏洗方续用之，以防复发。"二妙龙胆汤证案"，治疗湿热蕴结、病虫滋生所致阴痒（滴虫性阴道炎），用自创二妙龙胆汤以清热燥湿，解毒杀虫，外用苦参蛇床子熏洗剂、雄蛇丸，经治一周，患者诸症悉减，续治一周，病臻痊愈，嘱续用外治法。②

银屑病门"加味消风散证案"③，治疗风邪客于肌肤、郁久化热、血燥不能泽肤之皮损（银屑病）的青年女子，予自拟加味消风散（当归 15g，赤芍 20g，川芎 10g，荆芥 10g，防风 10g，苦参 30g，苍耳子 15g，地肤子 20g，连翘 12g，白鲜皮 15g，牡丹皮 10g，红花 10g，甘草 10g，水煎服）以清热解毒、滋阴燥湿、凉血活血，经治 20 余日，其丘疹消失，红斑隐退，唯头部皮肤隐见皲裂。为防复发，采用内外合治之法以善后：中药煎剂水浴（赤芍 12g，当归 15g，丹参 20g，牡丹皮 15g，红花 10g，苦参 30g，金银花 15g，连翘 15g，白鲜皮 15g，鬼针草 30g，苍耳子 30g）每日一次。天王补心丹每次 1 丸，每日 2 次。其意为：续以汤浴外治，以荡肌肤之血热风燥；口服天王补心丹，取其滋阴养血之功，以除血燥之扰。

《柳少逸医案选》也载有用外治方善后的验案。如痛风一门五案，其中三案为内外并治，两案以外治法善后。"《圣济总录》防风饮证案"，其四诊时，患者欣然告

① 柳少逸. 柳吉忱诊籍纂论 [M]. 北京：中国中医药出版社，2016：228 – 230.
② 柳少逸. 柳吉忱诊籍纂论 [M]. 北京：中国中医药出版社，2016：292 – 295.
③ 柳少逸. 柳吉忱诊籍纂论 [M]. 北京：中国中医药出版社，2016：309 – 310.

知，续服 10 剂，趾关节肿消痛除，口无干渴。查血、诊脉，均属正常。时值夏天诸树繁茂，遍野鬼针草，故嘱自采杨树枝、柳树条、鬼针草，合芒硝 20g，煎熬浴足。二年后，患者带其亲属就诊，告云：每周用两枝一草浴足一次，痛风无复发。[①]
"《局方》黑龙丸证案"，用黑龙丸易汤加减口服，中药外敷患处，治疗寒热外搏、湿热凝滞之痛风证（血尿酸 576μmol/L），经治月余，患者关节无肿痛，活动自如，查血尿酸为 176μmol/L。嘱其戒烟酒，节肥甘海味。予鬼针草、构树枝煎汤浴足敷膝以善其后。[②]

六、吸收验方奏奇效

柳氏医派服务桑梓，体察民间疾苦，以百姓心为心，感患者痛如同己痛，医患一心，感同身受。曾多次参加全国民间单验方收集、中草药资源普查，对当地中草药资源十分熟悉，对民间常用单验方的功效也多有了解。经辨证后，能够运用单验方治疗者，即多采用之。

《柳吉忱诊籍纂论》痢疾门"芍药汤证案"[③]，在应用芍药汤临床治愈一湿热蕴结大肠、腑气阻滞所致痢疾患者后，时值盛夏，沟洼篱笆之处，萆草遍布，嘱用鲜草半斤许，烧水浴足，可疗泻利，故嘱用之以善其后。

寒热错杂痹门"消痹万应丸证案"[④]，患者诸肢节疼痛经年，形寒肢冷，身体消瘦，关节不可屈伸。近 1 个月来病情加剧，下肢关节痛重，双膝、踝关节灼热肿痛，痛不可触。兼头眩短气、口渴、烦闷不安，呈痛苦貌。舌质淡、苔黄白相兼，脉寸关细数、两尺弱。此乃寒热错杂之痹，故有祛风胜湿、温经散寒、滋阴清热、调和营卫、养血通络之治。因患者家境困难，予自拟消痹万应丸，每日早晚，空腹 5g，白水、黄酒各半，温服。另嘱采杨树枝、柳树枝、桑树枝、槐树枝、桃树枝各 7 枝，每枝约筷粗尺长，切寸长，烧水浴足。五枝熏洗剂，乃治痹之外治法也。少逸先生在解读此案时言："清·吴瑭云：'医，仁道也，必智以先之，勇以副之，仁以成之。'金·李东垣尝云：'大抵汤者荡也，去久病者用之；散者散也，去急病者用之；

① 柳少逸. 柳少逸医案选 [M]. 北京：中国中医药出版社，2015：157 - 159.
② 柳少逸. 柳少逸医案选 [M]. 北京：中国中医药出版社，2015：157 - 160.
③ 柳少逸. 柳吉忱诊籍纂论 [M]. 北京：中国中医药出版社，2016：106.
④ 柳少逸. 柳吉忱诊籍纂论 [M]. 北京：中国中医药出版社，2016：178 - 180.

丸者缓也，不能速去其病，用药徐缓而治之也。'本案以丸剂、熏洗剂而愈病，可见公乃'智''勇''仁'者之医也。余习医之初，公即以元·王好古之语训之：'盖医之为道，所以续斯人之命，与天地生生之德不可一朝泯也。'公一生躬身力行之。此案患者乃一农民，家庭经济困难，公予以丸剂及外治之法，其济世利众之心彰也。"

热痹门"白虎加桂枝汤证案 2"①，主以《伤寒论》之白虎加桂枝汤（生石膏、知母、甘草、粳米、桂枝）加味口服，临床治愈后，因时值仲秋，草木青青，嘱其用鲜鬼针草、杨树枝、柳树枝、艾草各 60g，烧水浴足，以防复发。

尪痹门"《金匮》三附子汤证案"②，证属肝肾亏虚、营卫失和、风寒湿邪痹阻络脉之尪痹（类风湿关节炎），予《金匮要略》之三附子汤（即"甘草附子汤""桂枝附子汤""白术附子汤"同用）加味［熟附子 30g（先煎 30 分钟），黄芪 18g，当归 15g，桂枝 10g，制白芍 30g，白术 12g，防风 12g，羌活 12g，独活 12g，防己 12g，川续断 12g，生薏苡仁 24g，炙甘草 18g，生姜 3 片，大枣 4 枚为引。水煎服］以调和营卫、温经散寒、疏风活络、燥湿通痹。治疗月余，患者诸症悉除，实验室检查示无异常。嘱用鬼针草、杨树枝各 60g，煎汤浴足熏洗之，以作固效之施。师曰："虽云'偏方'，然现代药理研究，有较好的抗风湿作用。"同门"黄芪桂枝五物汤证案"③，用黄芪桂枝五物汤合乌头桂枝汤、独活寄生汤化裁（黄芪 30g，桂枝 9g，鹿角片 15g，当归 12g，赤芍 10g，独活 10g，桑寄生 10g，狗脊 15g，川续断 20g，制川乌 9g，醋元胡 12g，土鳖虫 10g，鸡血藤 20g，白术 10g，茜草 15g，牛膝 10g，红参 10g，茯苓 12g，炙甘草 10g，苍术 12g，桑枝 10g，水煎服）治疗肾阴不足、脾阳不振、风湿之邪内蕴关节、阴营受阻所致尪痹（强直性脊柱炎），关节肿痛处以鲜柳树根皮捣烂和热醋敷之。共服 38 剂加用外治之法，而患者诸症悉除，病告痊愈。

瘰疬门"阳和汤证案"收录两案，例 2 为一青年女性，面色苍白，形体肢冷，体倦神疲，神情抑郁。舌质暗红、少苔，脉象弦细，证属血虚寒凝、痰气瘀滞所致之瘰疬（颈部淋巴结肿大），予阳和汤加味以益血解凝、化痰散结，同时外敷泽漆膏（单味泽漆制膏）。迭进 45 剂，患者瘰疬消退，病臻痊愈。另，泽漆，俗名猫眼草，我国大部分地区均有野生。或鲜用，或干用，以水煎液浓缩成膏外用。此方源自民

① 柳少逸. 柳吉忱诊籍纂论［M］. 北京：中国中医药出版社，2016：182.
② 柳少逸. 柳吉忱诊籍纂论［M］. 北京：中国中医药出版社，2016：190－192.
③ 柳少逸. 柳吉忱诊籍纂论［M］. 北京：中国中医药出版社，2016：194－195.

间，为治颈淋巴结结核之效方，以其化痰开结抗痨之功，为瘰病所必用①。少逸先生得公之传，临床治疗瘰病时，也常应用泽漆膏。

《柳少逸医案选》痛风一门五案，其中三案为内外并治，其外治者，多采用当地常见中草药。"《圣济总录》防风饮证案"，用治湿热蕴结、痹阻关节之痛风（血尿酸586.3μmol/L）。四诊时，患者欣然告知，关节肿消痛除，口无干渴。查血诊脉均正常。时值夏天草木繁茂、遍野青翠，故嘱其自采杨树枝、柳树条、鬼针草，合芒硝20g，煎熬浴足。2年后，患者带其亲属就诊，告云：每周用两枝一草浴足一次，痛风无复发。"《太平惠平和剂局方》黑龙丸证案"，用温经散寒、清热除湿之黑龙丸易汤加减口服为主，予生天南星30g，白芷30g，防风30g，独活30g，柏子仁100g，五倍子30g，芒硝30g，鬼针草30g，豨莶草30g，臭梧桐枝30g，共为细末，淡醋、蜜、热水调药末60g外敷患处，治疗寒热外搏、湿热凝滞之痛风证（血尿酸576μmol/L），经治月余，患者关节无肿痛，活动自如，查血尿酸为176μmol/L。嘱其戒烟酒，节肥甘海味。予鬼针草、构树枝煎汤浴足敷膝以善其后。"《杨氏家藏方》健步丸证案"，用健脾渗湿、祛瘀通络之健步丸易汤化裁口服、三诊时辅以生天南星、独活、防风、白芷、鬼针草各30g，芒硝30g，共为细末，酒调外敷肿痛处，治疗痰湿阻络、痹阻关节之痛风证（血尿酸583μmol/L）和水肿［尿检蛋白（++），红细胞（++）］，加减化裁，经治月余临床治愈。

附骨疽"阳和汤证案"②，治疗血虚阳衰、无力托毒之附骨疽（慢性化脓性骨髓炎）时，用阳和汤加味［熟地黄20g，鹿角胶10g（烊化），肉桂3g，麻黄3g，炮姜1.5g，白芥子6g，当归15g，黄芪30g，桔梗10g，白芷10g，蜈蚣一条（研冲），生甘草6g。水煎服］口服以温阳补血、托毒排脓，外用推车散（推车虫研末），吹入瘘管内，每日一次，连用一周。疮口外敷莱菔膏（熟萝卜30g与白糖3g共捣如泥），每日一次。次日，创口处脱出死骨一小块，3日后复脱出死骨一块。服药30剂疮口愈合，又进10剂痊愈。后无复发。

由此可见，柳氏医派对外治法的重视和应用之规范。尤其是吉忱公，因其从医时间正值战乱和国家困难时期，故钟情于外治法，以解除患者病痛为目的，期盼减轻患者经济负担。少逸先生得吉忱公、永昌二公之传，青睐于外治方研究，临床上有意识地加大外治法的应用力度，拓展了二公创制外治方的应用范围，根据多年临

---

① 柳少逸.柳吉忱诊籍纂论［M］.北京：中国中医药出版社，2016：238-241.
② 柳少逸.柳少逸医案选［M］.北京：中国中医药出版社，2015：174-175.

证经验创制了系列外治方，并不断进行理论总结。为推广外治法的研究和应用，早于 20 世纪 90 年代初就组织召开了山东省中医外治法学术研讨会，编著出版了《中医外治法荟萃》一书。少逸先生治疗癫痫病的"十味定痫散"还被国家知识产权局列入发明专利保护。

第四节　针药兼施

柳氏医派强调医者立身应当"三知"，即知方药、知针灸、知推拿。强调掌握丰富多样的诊疗技能，以能多措施干预疾病。

一、"三知"：知方药，知针灸，知推拿

《素问·血气形志》云："形乐志苦，病生于脉，治之以灸刺；形乐志乐，病生于肉，治之以针石；形苦志乐，病生于筋，治之以熨引；形苦志苦，病生于咽嗌，治之以百药；形数惊恐，经络不通，病生于不仁，治之以按摩醪药。是谓五形志也。"此处意谓七情与劳倦造成了五种形志病，据其具体情况可以选用针灸、砭石、温熨、导引、方药、按摩等治疗方法。唐·孙思邈尝云："若针而不灸，灸而不针，皆非良医也。针灸不药，药不针灸，尤非良医也……知针知药，故是良医"（《千金要方》卷三十），又云："夫病源所起，本于脏腑，脏腑之脉，并出手足，循环腹背，无所不至，往来出没，难以测量，将欲指取其穴，非图莫可预备之要。非灸不精，故《经》曰：汤药攻其内，针灸攻其外，则病无所逃矣。方知针灸之功，过半于汤药矣。"（《明堂三·人图第一》）清·王士雄《潜斋医话·医鉴》尝云："古之医师，必通三世之书，一曰《神农本草》；二曰《灵枢针灸》；三曰《素女脉诀》。《脉诀》可以察证，《针灸》可以去疾，《本草》可以辨药，非是三者不可言医。"

《针灸聚英》曰："扁鹊有言，疾在腠理，熨焫之所及；在血脉，针砭所及；其在肠胃，酒醪之所及。是针、灸、药三者得兼，而后可与言医。可与言医者，斯《周官》之十全者也。"复云："治病犹对垒，攻守奇正，量敌而应者，将之良；针、

灸、药因病而施者，医之良也。"由是观之，针灸法非小技也。"针、灸、药三者"，均乃中医治疗疾病的主要武器，分可治疾，合者尤佳。古今明医大家，多能掌握多种治疗技艺，以应无穷变化之疾。

（一）知方药

中医药学是我国劳动人民长期与疾病作斗争的经验总结。柳氏医派关于中药方面的研究成果，在"药必《本经》"中已作了粗略介绍，本节重点介绍其关于药物与方剂的结合、方剂组成原则和应用等方面的研究和实践成果。因柳氏医派对小柴胡汤的研究最为透彻，临床应用最为广泛，而小柴胡汤原文从病机、药物组成、加减法、煎服法和将息法等各方面反映《伤寒论》的方剂学思想以及方、药关系等最为齐备，故以小柴胡汤为例，由点及面，窥探柳氏医派"知方药"思想的贯彻和阐发。而关于小柴胡汤的研究，在少逸先生《伤寒方证便览》《柳少逸医论医话选》《杏苑耕耘录》《少阳之宗》以及《柴胡汤类方及其应用》等专著中皆有载录，其中以《伤寒方证便览》最为简明扼要，以小柴胡汤为研究对象的两部专著最为全面系统，故在此选用《柳少逸医论医话选》中《枢机之剂浅谈》① 一文为重点，并以其他相关著作中的内容适当补充。

小柴胡汤出自《伤寒论》，为医圣仲景所立。清·柯琴喻为"少阳枢机之剂，和解表里之总方"，列为和解诸方之首。清·尤在泾认为："小柴胡汤一方和解表里，为少阳正治之法。"在《伤寒论》中相关条文共 16 条：少阳证 1 条；小柴胡汤证 9 条；少阳汗、吐、下之禁 2 条；辨少阳邪气进退之机 4 条。少阳权变法共 4 条：计有柴胡桂枝汤证 1 条，柴胡桂枝干姜汤证 1 条，柴胡加芒硝汤证 1 条，大柴胡汤证 1 条。在《金匮要略》中有 2 条。后世类似方剂，每师其意，加减化裁，衍化出不少方剂，实不愧为少阳第一方。故王旭高誉以"少阳百病此为宗"。

少阳被郁，郁则化火，火性炎上，上寻出窍，故"口苦、咽干、目眩"；少阳内结，郁有部位，故见"胸胁苦满"或"胁下痞硬"等症。这都是典型的少阳病。根据《素问·六元正纪大论》"火郁发之"的治疗原理，小柴胡汤有柴胡以散郁，黄芩以清火，故小柴胡汤是主治少阳病的最理想的方剂。而柴胡为小柴胡汤"推主为识"之主药，柴胡、黄芩则是构成小柴胡汤及其类方之主阵。对此方的研究从以下

---

① 柳少逸. 柳少逸医论医话选［M］. 北京：中国中医药出版社，2015：236 – 246.

几个方面来谈。

1. 小柴胡汤的立方原理

《伤寒论·辨太阳病脉证并治中》云："血弱气尽，腠理开，邪气因入，与正气相抟，结于胁下。正邪分争，往来寒热，休作有时，嘿嘿不欲饮食，脏腑相连，其痛必下，邪高痛下，故使呕也，小柴胡汤主之。"（97）此言小柴胡汤证的立方原理，是"血弱气尽，邪气因入"，枢机不利，正邪相争于半表半里，而导致此证。此即《素问·评热病论》所云："邪之所凑，其气必虚。"故此理不晓，而组方之妙难明，化裁之技不精。正如《本草从新·序》所云："医学之要，莫先于明理，其次则在辨证，其次则在用药。理不明，证于何辨；证不辨，药于何用。"

2. 小柴胡汤的主证

《伤寒论·辨太阳病脉证并治中》云："伤寒五六日，中风，往来寒热，胸胁苦满，嘿嘿不欲饮食，心烦喜呕，或胸中烦而不呕，或渴，或腹中痛，或胁下痞硬，或心下悸、小便不利，或不渴、身有微热，或咳者，小柴胡汤主之。"（96）《辨少阳病脉证并治》又云："少阳之为病，口苦、咽干、目眩也。"（263）

根据"邪气因入，与正气相抟，结于胁下"，可知小柴胡汤的主要病变在胁下。因少阳在足为胆，在手为三焦，胆居胁下，三焦分属胸腹，故病变在胁下胸脘，其证分为三端：

（1）胸胁证："胸胁苦满""胁下痞硬""腹中痛"。

（2）特殊热型证："往来寒热，休作有时"。

（3）胃肠证："心烦喜呕""嘿嘿不欲饮食""腹中痛"。

因邪入少阳，枢机不利，正邪相争于半表半里，邪郁则恶寒，正胜则发热，故见"往来寒热"，称之为少阳特殊热型；少阳经脉布胸胁，邪犯少阳，经气不利，故"胸胁苦满"，称之为胸胁证；少阳枢机不利，中焦脾胃升降之机失司，故见神情默默，心烦喜呕，纳食不馨，称之为胃肠证，或称腹证。

口目有开阖之机，耳鼻无张闭之能。故口目乃枢机之窍，耳鼻不以枢为名。若少阳枢机不利，胆火上蒸，故见"口苦，咽干，目眩"，称之为少阳病。后世称此为少阳病之提纲。

3. 小柴胡汤的使用原则

《伤寒论·辨太阳病脉证并治中》云："伤寒中风，有柴胡证，但见一证便是，不必悉具。"（101）就是讲，在临床上不一定三个主证全部出现，方叫作"柴胡证"，即"小柴胡汤证"，而是只要出现一两个主要证候，就可叫作"柴胡证"。若少阳证伴有兼夹的证候，但只要主证和病机属于少阳病的范围，即可以从少阳辨证，这就是小柴胡汤及其变方应用的理论根据。

例如：《伤寒论·辨太阳病脉证并治中》云："伤寒四五日，身热恶风，颈项强，胁下满，手足温而渴者，小柴胡汤主之。"（99），此条系太阳病邪传入少阳，而表证未罢，出现上证，虽说不是典型的少阳病证候，但病情偏重在少阳，因"胁下满"是少阳病主证之一，虽身热恶风是太阳之邪未尽，但权衡轻重缓急，仍可和解少阳，故用小柴胡汤治疗。

再如《伤寒论·辨太阳病脉证并治下》云："妇人中风七八日，续得寒热，发作有时，经水适断者，此为热入血室，其血必结，故使如疟状，发作有时，小柴胡汤主之。"（144）。此条亦属只有一个柴胡证。

他如《伤寒论·辨阳明病脉证并治》云："阳明病，胁下硬满，不大便而呕，舌上白苔者，可与小柴胡汤。上焦得通，津液得下，胃气因和，身濈然汗出而解。"（230）此条说明阳明腑实未成，"胁下硬满""而呕"等少阳病证仍是重点，故仍用小柴胡汤。这是具有两个主证的柴胡证。

又《伤寒论·辨少阳病脉证并治》云："本太阳病不解，转入少阳者，胁下硬满，干呕不能食，往来寒热，尚未吐下，脉沉紧者，与小柴胡汤。"（266）此条三个柴胡主证俱备，当用之无疑。

综上所述，小柴胡汤证乃为往来寒热、胸胁苦满、心烦喜呕、默默不欲饮食，口苦、咽干、脉弦之证而设之方。所以少阳病主方是小柴胡汤，小柴胡汤证又简称"柴胡证"。

4. 小柴胡汤的上部、外部证

根据少阳经循行部位，当风热邪气郁于少阳时，常兼发上、外部证候，有时或兼内部从证。如《伤寒论·辨少阳病脉证并治》云：

"少阳之为病，口苦、咽干、目眩也。"（263）

"少阳中风，两耳无所闻，目赤，胸中满而烦者，不可吐下，吐下则悸而惊。"（264）

《伤寒论·辨太阳病脉证并治中》云："伤寒四五日，身热恶风，颈项强，胁下满，手足温而渴者，小柴胡汤主之。"（99）

总括而言，小柴胡汤的其他症状主要有：

（1）上部证：口苦，咽干，目眩，目赤，两耳无所闻。

（2）外部证：身热，恶风，颈项强。

（3）内部从证：心烦，渴，小便不利。

5. 小柴胡汤与临床应用

小柴胡汤药仅七味，但药简而力专，配伍则刚柔相济，寓意尤深。足见张师仲景洞悉药理，谙达药性，其于辨证论治，选药组方，则法度严谨，绝非率意而为。且精练朴实，功效直截，尤为我们今天立法组方之规矩准绳。

（1）方药组成

柴胡半斤，黄芩三两，人参三两，半夏半升，甘草炙、生姜切各三两，大枣十二枚擘。

上七味，以水一斗二升，煮取六升，去渣，再煎取三升，温服一升，日三服。

若胸中烦而不呕者，去半夏、人参，加栝楼实一枚，若渴，去半夏，加人参，合前成四两半，栝楼根四两，若腹中痛者，去黄芩，加芍药三两。若胁下痞硬，去大枣，加牡蛎四两。若心下悸，小便不利者，去黄芩，加茯苓四两。若不渴，外有微热者，去人参，加桂枝三两，温覆微汗，愈；若咳者，去人参、大枣、生姜，加五味子半升，干姜二两。（96）

（2）方剂释义

"小柴胡汤独治阳枢，故曰'小'"，是与大柴胡汤"阴阳二枢并治，故称曰'大'"（王旭高语）比较而言。因其禁汗、禁利小便、禁利大便，《医学入门》又称其为"三禁汤"。《伤寒论方解》因其禁发汗、禁泻下、禁催吐，亦称其为"三禁汤"。

在临床应用上，只要方证相符，则往往效若桴鼓，故此方多为后世医家所推崇。如清代唐容川，于仲景言外之旨别有会心，其在《血证论》中尝云："此方乃达表和里，升清降浊之活剂。人身之表，腠理实营卫之枢机；人身之里，三焦实脏腑之总管。惟少阳内主三焦，外主腠理。论少阳之体，则为相火之气，根于胆腑；论少阳之用，则为清阳之气，寄在胃中。方取参、枣、甘草以培养其胃，而用黄芩、半夏降其浊实，柴胡、生姜升其清阳，是以气机和畅，而腠理三焦，罔不调治。"唐氏所论，提示了小柴胡汤组方之妙，即：

①苦味药：柴胡透达少阳之表邪，黄芩清泻少阳之里热。二药合用，一解寒热往来、胸胁苦满、口苦、咽干之症。二协辛味药，除心烦、喜呕等胃肠之候。

②辛味药：半夏、生姜，二药具有和胃降逆之效，而主治心烦喜呕、不欲饮食之症；并协助苦味药解寒热往来证与胸胁证。

此两类药物相配，乃成辛开苦降之伍，奏升清降浊之效，其寓意深远。尤其是方中柴、芩，若无，则很难说是小柴胡汤的类方，这亦是考证准柴胡剂的先决条件。

③甘味药：参、枣、甘草，有生津液、和脾胃之功，其效有三。其一，协和苦辛诸药解除各证；其二，补养元气，扶正固本；其三，调和药性，用甘补之性，以调苦寒克伐之偏；甘润之体，以制辛燥耗液之弊。

诸药合用，辛、苦、甘三味俱全，则枢机得利，三焦以通，胆气以达，而诸症悉除。且此方之验，除"辛开苦降"之伍，又妙在参、甘两味，《医宗已任编》云："养汗以开玄府，犹之参苏饮之人参，助肺气以托邪；桂枝汤之甘、芍，和营血以发卫；补中益气之参、芪，助升提以散表""少阳主三阳之枢，邪入其经，汗、吐、下三法，皆在禁例。然则邪何以祛之，必转其枢机。俾此经之邪，从阴来还之于阴，从阳来还之于阳，以分溃也。然转枢机必赖中气健运，中气健运，其资于人参、甘草"。故先生认为不可随意去之，若妄自加减，必失小柴胡汤制方本意。

（3）去渣再煎的意义

至于小柴胡汤去渣再煎，寓意亦深，乃取其清能入胆之义也。喻嘉言尝云："少阳经用药，有汗、吐、下三禁，故但取小柴胡汤以和之。然一药之中，柴胡欲出表，黄芩欲入里，半夏欲去痰，纷纷而动，不和甚也，故去渣复煎，使其药性合而为一。"又非和于表，亦非和于里，乃和于中也，是以煎至最熟，令药气并停胃中，少顷即随胃气以敷布表里，而表里之邪，不觉潜消默夺。所以方中既用人参、甘草，复加生姜、大枣，不言其复，全借胃中天真之气为斡旋。

（4）随证加减的意义

由于小柴胡汤三组药物之组成，法度严谨，丝丝入扣，不可随意加减。但在临床上，"贵临机之通变，毋执一之成模"，决不可以仲景之方，而墨守成规，胶柱鼓瑟。要权衡病情，随证加减，诚如张锡纯所云："夫事贵古者，非以古人之规矩准绳限我也……贵举古人之规矩准绳而扩充之，变化之，引申触长之。"况且仲景本身在应用此方时，也是随证加减的。

①"若胸中烦而不呕，去半夏、人参，加栝楼实一枚。"此条别于一般的小柴胡证，乃是胸中"烦而不呕"，说明证属实热，所以用苦寒之瓜蒌，以荡涤胸中郁热，清上焦之火，生津并导火下降，解胸中烦热，参温、夏燥与证不利，故去之。

②"若渴者，去半夏，加人参，合成四两半，栝楼根四两。"津液亏损，而见口渴，半夏性燥能损伤津液，故渴者去之。天花粉性寒能生津止渴、清热除烦，故加之。人参能益气化津，故加倍。

③"若腹中痛者，去黄芩，加芍药三两。"少阳病腹痛者，为中有寒，去黄芩，乃除苦寒之弊。芍药长于和营解痉，缓急止痛，故加之。

④"若胁下痞硬，去大枣，加牡蛎四两。"因甘能令人满，故痞者去大枣之甘；咸能软物，痞硬者，故加牡蛎之咸以软坚除满。

⑤"若心悸、小便不利者，去黄芩，加茯苓四两。"心下悸、小便不利，为蓄水不行之证，故去黄芩之寒；淡味渗泄为阳，故取茯苓甘淡以泄停水。但去芩加苓也不是一成不变的，还是要根据具体证候而定。如《伤寒论·辨太阳病脉证并治下》云："伤寒五六日，已发汗而复下之，胸胁满微结，小便不利，渴而不吐，但头汗出，往来寒热，心烦者，此为未解也，柴胡桂枝干姜汤主之。"（147）文中"小便不利"，因有"往来寒热""胸胁满微结""口渴"等症，就必须有黄芩协助柴胡除胸胁证、寒热证，并协天花粉止渴，故此处虽有"小便不利"，但不宜去黄芩。又如《伤寒论·辨太阳病脉证并治下》107 条有云："伤寒八九日，下之，胸满烦惊，小便不利，谵语，一身尽重，不可转侧者，柴胡加龙骨牡蛎汤主之。"此条有"烦惊""小便不利""身重"之候，其证偏于里实，且程度较一般的心下悸、小便不利为重，因虽有芩而不去芩，而嫌其定悸利水作用不够强，故更加入桂枝、龙骨、牡蛎、铅丹、大黄等。

⑥"若不渴，外有微热者，去人参，加桂枝三两，温覆微汗，愈。"柴胡证兼有不渴、外有热的从证，这是因病至少阳，但太阳证未罢，故去人参之甘温，加桂枝以和营卫而解表。

⑦"若咳者，去人参、大枣、生姜，加五味子三两、干姜二两。"仲景立方，用参时不用五味，用五味不用有参，揆其意，多因甘能壅气，故去参、枣之甘；加五味之酸以敛肺气；生姜、干姜虽性雷同，而有差异，生姜偏散，干姜偏热，肺寒而咳，宜温阳而化饮，故以干姜易生姜。

观仲景的加减法，确实做到随病灵活用方，从中可以悟出很多道理，对于我们灵活应用小柴胡汤及其类方，教泽甚深，且大有裨益，归纳三点，可作为临床加减变化之规矩准绳。其一，看是否为准少阳证，或有兼证。如，若兼太阳证，则加入解表药等。就加入药物而论，固然要适合从证，但不能碍其主证。其二，是否药证相符。如柴、芩轻清苦寒，参、枣滞腻甘温，两组药有左右方剂寒热之性，尤其芩、参，一凉一温，关系很大，故证实不用参，证虚不用芩。其三，利用药性，补偏救弊。如姜、夏辛味药，善于止呕，但又能耗津助呕，而甘味药能防其耗津，苦味药可防其燥热，故可随证调之。又如生姜性热，干姜尤烈，对于调寒热之性也有一定的作用，必要时可干姜易生姜，再加入咸味药物，可减轻甘性滞腻之弊。

（5）拓展应用

小柴胡汤乃枢机之首剂，应用很广，后世诸贤踵事增华，运用此方，往往独出新意，体验尤深。

如元代危亦林，五世业医，称"小柴胡汤为用最多，而诸家屡称述之"。其在《世医得效方》中，用小柴胡汤"治中暑燥热口干"；在"痎疟"篇中，以"小柴胡汤治伤暑发疟，热多汗少，或但热不寒，咳嗽烦渴，小便赤，每服加生姜三片，乌梅一个，麦门冬二十粒去心，地骨皮少许，煎，不拘时候；热盛大腑不通，加大黄、枳壳各一钱，一服立效"；治腹痛，以"小柴胡汤加白牡蛎研碎，枳壳去瓤，切片各半钱"；"治胃中夹热，烦躁，聚结涎沫，水入即吐，或因冒热伏暑，及伤寒伏热不解，每加人参、乌梅、生姜五片，红枣一枚，煎"；"治服热药过多，或身有烦热作喘，数服即安"；"疗噫气咳逆"，以小柴胡汤加柿蒂三个；"治嗽久不瘥身有烦热，啜冷水而暂止者，加桑白皮、北五味子、枣子，煎，不拘时服；烦热加麦门冬，嗜卧减食，加白术，煎"；"治下痢赤白，心中烦躁，潮热，加赤芍药、地榆、麦门冬、淡竹叶，煎，效"；"治伤寒阳结，能食而大便不下"；"治伤寒及温病，应发汗而不汗，内蓄为瘀血，及鼻衄、吐血不尽，余血停留，便黑"；"治血热癫狂，加生姜、生地黄同煎，日三服，须服百余服即安"；以及"小柴胡汤治发热，耳暴聋，颊肿胁痛"。

明代周慎斋认为："左胁痛为肝气有余，宜小柴胡加四物。左属肝属血，痛为肝气有余，有余便是火，火郁则血凝，故以柴胡泻肝气，四物和肝血。"今名"柴胡四物汤"。

清代王孟英用治疟疾，以"呕吐胁痛，畏寒不渴，舌苔微白者"为辨证要点；治黄疸，以"腹满而吐，脉弦胁痛，少阳未罢"为辨证要点；治产后郁冒，以"脉微弱，呕不能食，大便反坚，但头汗出"为其辨证要点。

徐灵胎用"小柴胡汤，治伤寒温热，身热恶风，头痛项强，四肢烦痛，寒热往来，呕吐痰实，及治中暑病疟"。

日本医家中川成章在其《证治摘要》中记载，若"因腹候"所致"呕吐反胃膈噎""癫狂""健忘惊悸不寐""痰饮咳嗽""头痛""齿痛""赤白带下、崩中漏下"等症皆用小柴胡汤。同时，对"诸黄腹痛而呕者""寒疝腹痛者""大逆上气，咽喉不利者""耳前后肿者""咳嗽后耳聋者""妇人在草蓐，自发露得风，四肢苦烦热头痛者""经闭、胸胁苦满者""疟疾有热者"，疔疮"患处化脓后，荏苒寒热往来者""诸失血、胸胁苦满者"也广泛地应用。

日本医家龙野一雄在《汉方入门讲座》中，认为"小柴胡汤有缓解胸胁至心下部充塞的作用""胸胁至心下之充塞，在该部有压迫感、压重感、痞塞感，胸痛、心痛、心下痛、腹痛等实的症状；有食欲不振、呕吐、黄疸等消化器官症状；有微热、弛张热、往来寒热等发热症状，并有心烦、神经质、易怒、肝积、洁癖等神经症状"。并认为"急性传染性热病、结核、细菌感染、胸部疾病、消化器官疾病、妇科疾病、腺病质、神经质等是小柴胡汤的应用范围"。

近代医家在小柴胡汤的应用方面，拓展扩大，在历代应用之基础上，又将其用于多种急慢性疾病。如：败血症、胸膜炎、肝炎、胆囊炎、胆结石、痢疾、妊娠恶阻、梅埃尼病、腮腺炎并发睾丸炎、鼻窦炎、病毒性角膜炎、小儿脑积水、肾炎、肾盂肾炎、尿毒症、关节痛、三叉神经痛、癫痫和肿瘤等。

永昌公在治痹证过程中，常插用几剂小柴胡汤，每每有意想不到的效果。少阳乃初生之阳，属半表半里，能使表里间阳气转枢出入。由于枢机不利，表里间阳气不能转枢通达，导致阳气不能鼓动邪气外出，致痹证不解，故用小柴胡汤加减治之，非出臆造，乃永昌公深究博览、运用古方、独出新意之处。

近人有用小柴胡汤加葛根以治鼻渊，一则散风消热，一则疏利少阳枢机。风热去，枢机利，上窍得通，津液得下，肺气宣，鼻窍畅而痛即止。

至于小柴胡汤众多的类方和变方，及其临床验证，在《少阳之宗》《柴胡汤类方及其应用》中皆有详细介绍，此处不作多述。

小柴胡汤乃"少阳枢机之剂"，后世医家多有论述。然医书之浩瀚，则泛览尤难，今虽难能尽洞古人立方本意，然可推求本方证之触类引申。故于经典之外，衷合诸家，会集众说，附以少逸先生经年之验案而述之；个别验案，吉忱公、永昌公之治验，由此而有《少阳之宗》和《柴胡汤类方及其应用》两书的出版发行。

（二）方与药的有机结合

清·赵晴初《存存斋医话稿》卷二云："论药则得一药之功能，论方则观众药之辅相。"在"药必《本经》"中我们重点谈了"药",如上我们又谈了"方",在第五章"以方证立论"中我们将详谈"法",在此,着意介绍柳氏医派对"方"与"药"之间关系的认识。

1. 有方有药

《存存斋医话稿》云:"一药有一药之功能,一方观众药之辅相。不识药性,安能处方;不识方义,安能用药,凡药皆然。"柳氏医派以方证立论,在临床处方选药时,首先必须使方与病证相符,方证相应,符合辨证论治和方剂的组方原则,此不言而明。其次,还要方、药相符,方、药一体,根据药物在方剂中的地位、所要发挥的作用而选择不同的药物,用不同的炮制法、用量、煎服法和将息法,如此才能使药证与方证相合,发挥其最佳的治疗效能。

每一味药物都有其不同的性能和功效,正如清·徐大椿《医学源流论》卷上《方药离合论》所谓:"得天地之气,成一物之性,各有功能,可以变易血气,以除疾病,此药之力也。"而药物一旦合入到方剂,与其他药物相配伍,既可以更好地发挥其原作用,也可能使其原作用发生变化,甚至消失,"故方之既成,能使药各全其性,亦能使药各失其性"。每一味药物都有多种作用,组成方剂时,每药所要发挥的作用必须与方剂的总体作用相一致,适应并服从于方剂的整体功效,如此方能发挥出方和药的各自作用。柳氏医派深信清·徐灵胎曾指出临床使用方药的两种不良倾向。

一是有药无方。《医学源流论·方药离合论》云:"按病用药,药虽切中,而立方无法,谓之有药无方。"有些医家临证依症用药,见一症即用一药,或用药堆砌,不详加辨证,流于表象,药虽中症而立方之法不存;或假兼备以幸中,广络原野。所列之药有不中者,势必误己害人;或果切中病证,然杂药乱投,漫无章法,不知其所以取效者为何药,亦不为后来者所师法;胸无定法,杂凑处方,此皆谓有药而无方。所谓有药无方,即缺乏配伍的规则,组合零乱,叠床架屋,只能治症,而不能治病。

"有药"者,一药皆对一病证,对于症状较少、病证较轻者或可收良效,若遇症状复杂、寒热交错之病证则颇难收功。后世医家多自拟处方,普遍存在药味偏多,药物剂量偏大的现象,以十几味为常见,甚至有二十余味、三四十味者。无组方规律,亦难适应病情。

"无方"者,即有方之名而无方之实。方随证出,证以统方,无证则无方,又有方不对证，或随心所欲，滥为增损，使所用方药偏离治疗目标，与证不尽吻合。《医学源流论》云："古法之严如此，后之医者，不识此义，而又欲托名用古，取古方中一两味，则即以某方目之。"托名经方，实际上却对原方任意增损，而使原方名存实亡。其论切中时医泛用药味、不切病机之弊，亦对后人影响深远。如杨乘六《医宗己任·四明医案》云："见某病即用某药，一方中必下数十味，直是一纸药账矣。"顾锡《银海指南》亦谓："不遵古方，则牵强附和，补泻混投，温凉杂用，散乱无纪，何以取效？"皆道出用药之精义。

然徐灵胎亦有《医学源流论·单方论》："单方者，药不过一二味，治不过一二症，而其效则甚捷……凡人所患之症，止一二端，则以一药治之，药专则力厚，自有奇效。若病兼数症，则必合数药而成方……若皆以单方治之，则药性专而无制，偏而不醇，有利必有害。"此单方区别于复方，即小方意，可理解为一两味药之方，亦"有药"意。徐灵胎肯定"单方"对症取效甚捷，辨证用药之特长。"有药"在一定程度上缓解病证或收奇效，亦说明有利必有害，凡遇病证皆以单方治之，以"有药"统之，则其药性之偏无以制约，终非善法。

二是有方无药。《医学源流论·方药离合论》又云："或守一方以治病，方虽良善，而其药有一二与病不相关者，谓之有方无药。"即知道应用成方，方剂的作用于总体病证也相符合，而不会随证化裁，则不能适应临床变化的需要。方诚为良方，非善用者不能尽其美。徐灵胎直言，更有医者执守一方以治病，犹守株以待兔。然疾病变化万千，首末殊情。方有一两味与病不相符者，亦不去之，不知其有意为之或智者一失？

"有方"者，徐灵胎言："昔者圣人之制方也，推药理之本源，识药性之专能，察气味之从逆，审脏腑之好恶，和君臣之配偶，而又探索病源，推求经络，其思远，其义精，味不过三四，而其变化不穷。"徐灵胎一贯学务穷经，志尚师古："得天地之气，成一物之性，各有功能，可以变易血气，以除疾病，此药之力也。然草木之性，与人殊体，入人肠胃，何以能如人之所欲，以致其效？圣人为之制方以调剂之，或用以专攻，或用以兼治，或相辅者，或相反者，或相用者，或相制者。故方之既成，能使药各全其性，亦能使药各失其性。操纵之法，有大权焉。此方之妙也。"圣人先有定方，定方制法严谨，配伍精当。识药性、察气味、审脏腑，力求切合病机，药中病除。此圣人之立方思远义精，故固执原方，方证相应，如鼓应桴。以不变应万变，或高出后人手眼几何。

"无药"者，徐灵胎《医贯砭》云："仲景《伤寒论》中诸方，字字金科玉律，不可增减一字，犹之录六经四子语，岂可擅自删改，将杜撰之语乱入耶！唯临证增减，未尝不可因证出入，若抄录古文，先为变易，仍指为某方，则大乱之道矣。"此述《伤寒论》诸方立法精妙，以经类经。若方证相符，则径用原方，而勿妄自加减；而若方证虽总体相符，而证中有一二病与总体病证有异，或为原方所不能涵盖者，则需加减化裁，"临证增减，未尝不可因证出入"。他严厉批评有方无药者，执死方以套活病，罔顾病情变化而不知随证治之，然方之治病有数而病之变化无定，医者若此，死伤无算。

临证亦有医家原方搬用张仲景方药，所用方药与原方一致，一药不多，一药不少。一味不加一味不减地使用原方，是对随意加减经方的一种矫正。若证与方符，这自然最为契合；但因不顾病情的变化强用原方，从而走向了随意加减经方的另一级端，矫枉而过正①。

很明显，这两种毛病的症结就在于忽略了对病机的把握，违背了方剂的组方原则，违背了方证相应的应用规律。

柳氏医派为避免"有药无方"与"有方无药"两种失误，遵徐灵胎之论，提出"有方有药"的见解。徐灵胎虽未明言"有方有药"，然他在《医学源流论·古方加减论》中处处示人"有方有药"的思想，直指临证立方要旨。譬如"能识病情与古方合者，则全用之；有别症，则据古法加减之；如不尽合，则依古方之法，将古方所用之药，而去取损益之，必使无一药之不对症，自然不倍于古人之法，而所投必有神效矣"。徐灵胎认为："即使果识其病而用古方，支离零乱，岂有效乎？遂相戒以为古方难用，不知全失古方之精义，故与病毫无益而反有害也。"既有古方制方大义，又不失临证活法圆机，非古方难用，诚不得其法也。

徐灵胎临证运用古方，强调审证求因，力倡主方主药，一病必有主方，一方必有主药，且要随病情之变化进行加减，不可盲目遣方用药。《执方治病论》有言："欲用古方，必先审病者所患之症，悉与古方前所陈列之症皆合。更检方中所用之药，无一不与所现之症相合，然后施用，否则必须加减。无可加减，则另择一方，断不可道听途说，闻某方可以治某病，不论其因之异同，症之出入，而冒昧施治。虽所用悉本于古方，而害益大矣。"徐灵胎所言极是，医者临证当明辨慎思，对所处

---

① 赵鸣芳. 经方应用的现状、存在问题及对策（上）[J]. 江苏中医，2000，(9)：1-3.

方药胸有定见；至于危重疑难之证须博考群方，以求变法，有方有药，兼收并蓄。

《素问·至真要大论》曰："主病之谓君，佐君之谓臣，应臣之谓使。"只有掌握了立方原理和组方原则，才能以不变应万变，临证得心应手，运用自如。所以，用药时必须做到"药"与"方"的统一，使药证与方证相符合，有方有药，"故善医者，分观之，而无药弗切于病情；合观之，而无方不本于古法"。这就需要医者的能动作用，"操纵之法，有大权焉。此方之妙也"。（《医学源流论·方药离合论》）

医者临证贵在辨证精准，再议方药。据法选方，据方议药，所立方药恰到好处，增一味则嫌多，减一味则嫌少，无一药游离，无一药泛用，可谓有方有药。然如何做到有方有药，则必究徐灵胎之治学：学务穷经，志尚师古。从源以及流，上溯《黄帝内经》《难经》，下及时医名流，必先胸有定见，后旁触诸家，转益多师，兼收并蓄；不可执迷一家之言，目障一叶。勤于临证，灵活思辨，圆机活法，或可臻有方有药之境。

《柳吉忱诊籍纂论》周痹门"蠲痹汤证案"①。患者迟某，男，39 岁，劳作汗出冒风而发全身关节疼痛月余，尤以腰脊、颈项、肩臂为著，伴挛急、屈伸不利。舌淡红苔薄白，脉沉弦。证属营卫失和、气血亏虚、筋脉失濡之周痹，用《百一选方》之蠲痹汤加味（羌活 10g，片姜黄 12g，当归 10g，赤芍 12g，防风 10g，黄芪 30g，鸡血藤 30g，葛根 30g，桂枝 12g，木瓜 12g，桑寄生 12g，炙甘草 10g，姜、枣各 10g为引。水煎服）以益气和营、大补气血、濡养筋脉、疏风胜湿、蠲痹通络。按曰："方中羌活辛温芳香，功于发散，以祛在表之风寒湿邪；防风素有'风药中之润剂'之称，既可祛风，又可胜湿，为外感风邪所致头身、关节酸痛之要药；二药相须为伍，尽解太阳犯表之邪。明代李时珍云'古方五痹汤，用片子姜黄，治风寒湿气手臂痛'；戴原礼谓'片子姜黄能入手臂治痛'，故片姜黄为疗周痹治肩臂痛之要药。药用当归、黄芪，乃当归补血汤之伍，佐之赤芍，则血脉得通；佐之生姜则肌腠得温；使之甘草益气和中，调和诸药；于是蠲痹汤以其益气和营、祛风胜湿逐寒之效，俾周痹得除。《素问·逆调论》云：'营虚则不仁，卫虚则不用。'故在本案治疗中，吉忱公于方中加桂枝，伍赤芍以成和营卫、补气血、御外邪、安五脏之桂枝汤之用；加葛根以成和营通阳、解痉止痛之桂枝加葛根汤之效；加木瓜、桑寄生，乃养血柔筋之用。"服药 5 剂，患者诸症悉减，唯肩臂仍有屈伸不利之感，予以上方加白芍

12g，伸筋草 15g，以增其养血柔筋，疏经通络之效，续治一周而病愈。吉忱公告云："本案之治，以益气和营，大补气血，濡养筋脉为其本，疏风胜湿散寒治其标。名蠲痹汤者，诸方书多有记载。《杨氏家传方》与《百一选方》药物组成与功效主治相同，唯前者药用白芍，而后者为赤芍，故筋脉挛急者当用《杨氏家传方》之方。《重订严氏济生方》药物组成，较之上方少芍药、防风，多赤芍、大枣两味，以增其益气健脾除湿之功，乃着痹、肌痹之用方。而《医学心悟》之方，今称'程氏蠲痹汤'，与前三方书之方较之，唯存羌活、当归、甘草三味相同，方中以羌活伍独活，以解肌腠之风寒湿邪；当归伍川芎、乳香，以成活血通脉之功；甘草伍桂枝，乃《伤寒论》之桂枝甘草汤辛甘化阳之用；而方用秦艽、桑枝、海风藤、木香，乃风寒湿邪郁久化热之用药。故程氏方乃寒热错杂痹之选方。"公复云："古人随证以立方，非立方以待病，立一方必有一旨。"并以《医宗己任编》之语训之："夫立方各有其旨，用方必求其药。"上述诸蠲痹汤之解，乃公"用方必求其药"之心悟也。

吉忱公自拟治疗阳虚水泛之眩晕（高血压病）之加味真武汤，以《伤寒论》温阳利水之真武汤（茯苓、芍药、生姜、附子、白术）加石决明、生龙骨、生牡蛎、天麻、女贞子、墨旱莲、杜仲、桑寄生、枸杞子等而成，有温肾壮阳、养血益阴之功，用于水邪上犯清阳致头眩或清阳不升、清窍失濡、髓海失荣而发眩晕者。方中附子温补肾阳，助阳以行水，则无水邪上犯清窍而发眩晕之弊；白术、茯苓健脾渗湿，以利水邪；生姜辛温，佐附子以助阳，宣散水气，又伍茯苓以温散水邪；芍药以其敛阴缓急之功，解肉瞤之症。就"加味真武汤"用药之妙，吉忱公认为仍不出《本草纲目》"七情合和"之理，并引蔡陆仙《中国医药汇海》语解之："若夫方之与药，其功能又迥不相侔。盖药仅有个性之特长，方则有合群之妙用，一也。药有益而即有害，方则有利无弊，二也。药则功力有限，治病之范围狭小，方则裁制随心，临证则应变无穷，三也。""不明方义，不足以尽药物治病之功能；不明剂制，不足以定方剂轻重之标准。"①

附1：泌尿系结石证治浅述

少逸先生此文②真实地记录了柳氏医派治疗泌尿系结石的临床经验，其中对方与药的关系揭示得甚为透彻，既列出常用方剂，又介绍常用药物，兹摘录如下。

---

① 柳少逸. 柳吉忱诊籍纂论［M］. 北京：中国中医药出版社，2016：156 – 157.
② 柳少逸. 柳少逸医论医话选［M］. 北京：中国中医药出版社，2015：392 – 399.

泌尿系结石的诊断，以症状、实验室、X线检查为依据，而又以结石排出或化消为治愈标准。验诸临证，促进结石的排出和化解有四首常用方剂、七类药物。

1. 方剂

1)《太平惠民和剂局方》八正散：木通、瞿麦、车前子、萹蓄、滑石、炙甘草、栀子、大黄各等伤。为粗末，每服二三钱，加灯心草煎水送服。近代用法，多作汤剂，水煎服，用量酌情增减。

方中主以木通、车前子、灯心草降火利水；辅以萹蓄、瞿麦通淋，滑石通窍散结，栀子引火下行；佐以大黄苦寒下达；使以甘草调和药性，以防苦寒之太过，临床多用梢，取其下达茎中，缓急止痛。诸药合用，共奏清热泻火、利尿通淋之效，为砂石淋之常用方。

2) 石韦散：考证其方有五，名同而药略有小异，治诸砂石淋有效者，共计有四。

①《证治汇补》石韦散：石韦、冬葵子、瞿麦、滑石、车前子（包）各10g。水煎服。

方中石韦伍瞿麦、车前子清利湿热以通淋，冬葵子、滑石利窍通淋除湿。此方乃湿热淋之通剂。

②《普济方》石韦散：石韦6g，木通4.5g，车前子10g（包），瞿麦6g，滑石10g，榆白皮10g，冬葵子10g，赤苓12g，甘草3g，葱白5寸。水煎服。

榆白皮与冬葵子性皆滑利，味亦相同。木通通淋，赤苓渗湿。多此三味，较之《证治汇补》之石韦散，则清热利湿之功倍，通淋化石之效增，故适用于湿热蕴结下焦而发淋证者。

③《证治准绳》石韦散：石韦15g，赤芍15g，茅根30g，木通10g，瞿麦12g，芒硝6g，冬葵子10g，木香10g，滑石12g。水煎服。

白茅根、赤芍清热利尿，凉血活血，对血尿有益。芒硝性最阴，善于消物，硝利小便，润燥软坚泄热。时珍曰："走血而调下，荡涤三焦肠胃实热。"木香味辛而苦，下气宽中，黄宫绣称其"为三焦气分要药"，合入通淋诸药，则具清热凉血、利湿通淋、理气导滞之功。本方适用于石淋而兼见小便涩痛，大便干结，下焦蕴热较剧者。

④《太平惠民和剂局方》石韦散：石韦15g，芍药15g，白术15g，滑石15g，冬葵子10g，瞿麦15g，木通10g，归身10g，王不留行10g。水煎服。

方中主阵清热利湿通淋，有石韦、滑石、冬葵子、瞿麦、木通诸药。白术补脾燥湿，黄宫绣称其"为脾脏补气第一要药"。当归辛香善走，有"血中气药"之称，故有补血活血之效。白芍缓急止痛，为疗诸痛之要药，与白术同用则补脾。王不留行功专通利，《本草便读》言其有治"淋痛"之效。故本方对于虚实夹杂、气滞血瘀证疗效较佳。

3）《普济本事方》地黄丸：熟地黄 45g，肉苁蓉 15g，白茯苓 15g，桂枝 15g，附子 15g，五味子 10g，黄芪 45g。共细末，炼蜜丸如梧子大，每服 40～50 丸，每日 2 次。

方中熟地黄、肉苁蓉、五味子填精益血；附子、桂枝助阳化气；黄芪、白茯苓温运阳气，利水渗湿。诸药合用，则脾肾气充，气化有司。故本方适用于脾肾气虚，气化无权而致石淋者。为资卓效，临证每加海金沙、金钱草、鸡内金、补骨脂、胡桃仁、鱼脑石等溶解、软化结石诸药。

4）《证治准绳》海金沙散：海金沙、肉桂、炙甘草、赤茯苓、白术、芍药、泽泻、滑石、石韦，研细末，灯心草煎汤空腹温服，亦可作汤剂。

方以海金沙、石韦、滑石、灯心草、茯苓、泽泻诸药利水通淋，肉桂温肾，白术健脾，渗利之药甚多，佐以芍药敛阴，乃为虚实夹杂之淋证而设。

2. 药物

1）溶解结石药

海金沙：甘淡利水，寒可清热，其性下降，功专通利小便。时珍用治"热淋、膏淋、血淋、石淋、茎痛"，称其为"小肠、膀胱血分药"。治热淋急痛，与甘草、滑石为伍。治小便不通，与腊南茶、生姜为伍。"治血淋涩痛，但利水通淋，则清浊自分，海金沙末，新汲水或砂糖水服一钱。"（《普济方》）因渗利之品，多能伤阳，故《本草求真》明言："肾脏真阳不足切忌。"

金钱草：首载于《本草纲目拾遗》，主治热淋、玉茎肿痛，可利尿排石，为治胆石、尿路结石常用之品。《本草推陈》云："为强心利尿药，用于泌尿系疾患，热淋、砂淋等症极有功效。"常配玉米须、萹草、瞿麦、薏苡仁、蜀葵根等治石淋。

鸡内金：时珍用"疗大人淋漓"，汪昂谓其能"通小肠膀胱"，杨时泰称"淋漓最痛者亦治之"。《医林集要方》有"治小便淋漓，痛不可忍，鸡肶内黄皮五钱，阴干，烧存性，作一付，白汤下之愈"的记载。今多用于治疗胆石、泌尿系结石，有化石通淋之功。

鱼脑石：系石首鱼头中石枕。《本草备要》谓主治"石淋"，《本草述钩元》有以"石首鱼头石十四个、当归等分为末，水二升，煮一升，顿服"，治疗"石淋、诸淋"的记载。

朴硝、诸硝：通生于卤地，状似末盐，见水即消，又能消化诸物，故谓之硝。《神农本草经》云："能化七十二种石。"时珍谓其具"利大小便""破五淋"之效。《简要济众方》云："治小便不通，白花散。朴硝不以多少，研为末，每服二钱匕，温茴香酒调下，不拘时服。"

硼砂：甘微咸凉，《本草备要》谓其"能柔五金而去垢腻"，《本草述钩元》称"柔物去垢，杀五金与硝石同功"。《中国药学大辞典》谓其"能增进利尿之功，且可制止尿道及膀胱之炎症"。然本品克伐力强，内服量汤剂不过3g，丸、散不越1g，且易耗气伤正，故不宜久服。

核桃仁：甘平性温，入肝、肾二经，滋肺利三焦，调血脉，补肾益命门。时珍谓核桃仁"利小便"，主治"石淋"。《本草述钩元》有"石淋痛楚，便中有石子者，核桃肉一升，细米煮粥一升，相合顿服，即瘥"的记载。《本草经疏》云："多食利小便者，以其能入肾固精，令水窍常通也。"故肾虚气化无权致结石者，乃必用之药。以其性热，惟虚寒者宜用。

乌梅：味酸涩，诸本草皆言其可疗尿血之症，今用于泌尿系结石，乃"收而能化"之义。《本草纲目》治"小便尿血"，以乌梅烧存性，研末，醋糊丸梧子大，每服四十丸。现代药理研究证明，乌梅含有有机酸，能与生物碱结合成盐，进而使其能溶于水，故乌梅对碱性尿结石有一定的溶解作用。

鳖甲：味咸性平，具软坚散结之效。用治结石，古医籍早有记述，如《本草述钩元》有"砂石淋痛，九肋鳖甲，醋炙研末，酒服方寸匕，日三服，石出，瘥"的记载。

炮穿山甲（用代用品）：味咸微寒，可软坚散结，性善走窜，可透达经络直至病所。

海浮石：性寒味咸，以其咸润软坚之效而治诸淋。《本草述钩元》有"血淋、砂淋，小便涩痛，浮石为末，每服二钱，生甘草汤调服"的记载。

蝼蛄：杨时泰谓有"通石淋"之效，"石淋导水，用蝼蛄七枚，盐二两，新瓦上铺盖，焙干研末，每温服一钱匕，即愈"。

2）清热解毒药

金银花、忍冬藤、蒲公英、栀子、红藤，药性寒凉，具清热解毒之效。盖湿热蕴结下焦，热则成淋，故清热解毒，乃治疗淋证一重要法则。

3）利尿渗湿药

石韦：张秉成云石韦"导湿热以通淋""清肺金而利水，分清降浊，直达州都"。黄宫绣云："凡水道不行，化源不清，用此调治，俾肺肃而水通。"杨时泰以此"统治五淋"，并谓"砂石淋由郁结而成形"。由此可见，石韦上清水源，下达州都，乃利水通淋之要药，故历代医籍，治淋有五"石韦散"之多。

冬葵子：甘寒淡滑，润燥利窍，利尿通淋，故石韦散中亦任为主药。然葵种不一，四时之葵，以冬葵为良，余惟蜀葵，二葵功效相仿。

萹蓄：《本草便读》谓其"入膀胱，专主分清，降利功偏湿浊"。《本草述钩元》有"热淋涩痛，萹蓄煎汤频饮"的记载。并称萹蓄"为通利之药""更为搜微抉隐之善剂"。

瞿麦：吴仪洛谓其"苦寒，降心火，和小肠，逐膀胱邪热，为治淋要药"。杨时泰称"为利小便君药"，而"疗五淋"。然其性猛烈，善下逐，凡肾气虚，小肠无大热者忌之。

滑石：味淡性寒而滑，淡渗湿，滑利窍，寒泄热，色白入肺，清其化源，而下达膀胱以利水，故湿热型砂石淋多用之。李士材谓"多服使人小便多，精窍滑"，故虚证者禁用。

4）行气活血药

王不留行：甘苦而平，其性行而不住，功专通利。杨时泰云"其功专于诸淋"，张秉成谓除"淋痛"。盖结石症病程既久，气血运行不畅，气化失司，尿路梗阻，水液潴留，而发淋痛，故用之，俾气行血和，则淋痛遂止。

当归：既能补血，又能活血，为血中之要品。且辛香善走，又有"血中气药"之称。其治尿路结石亦取其行气活血之功。故《本草述钩元》以"当归酒煎治小便出血等证"。

他如青皮、枳实、香附、乌药等理气导滞之药，益母草、赤芍、川芎、三棱、莪术等活血化瘀之味，皆属于行气活血之列，临证可酌情配伍。

5）培补脾肾药

黄芪、党参、白术、山药、炙甘草诸药健脾益气，巴戟天、仙灵脾、附子、肉桂、补骨脂、肉苁蓉等药培元温肾，对于脾肾气虚，气化无权之尿路结石乃必选。

6）解痉止痛药

乳香、没药：前者偏于调气，后者偏于行瘀，可治疗气血凝滞疼痛之证。二者相伍，乃《十法方》之海浮散，能生血散瘀、和气通络，故为活血止痛专药。

灵脂、蒲黄：二药相伍名失笑散，方出《太平惠民和剂局方》，乃通利血脉，散瘀止痛之良方。

元胡、金铃子：二药相伍，方名金铃子散，方出《素问病机气宜保命集》，乃理气止痛之剂。

白芍、甘草：名芍药甘草汤，方出自《伤寒论》，此乃酸甘化阴之伍，为筋脉痉急之症而设，为治疗诸痛之良药。

7）引经药：牛膝，足厥阴、少阴经药，性善下行，能引诸药下行。《本草从新》用治"淋痛尿血"，谓"牛膝淋证要药"。《本草述钩元》载有"小便淋痛、或尿血，或砂石胀痛，用川牛膝一两，水二盏，煎一盏，温服"的验方。

此一篇在手，临床治疗泌尿系结石常用的四首方剂，七类、50 余种常用药物，即可全面掌握。若加读该文前半部分病证特点、病因病机等的论述，即可对泌尿系结石成竹在胸，遵循治疗。

附2：破伤风证治之要

少逸先生以加味玉真散为例，说明方有方证，药有药证；病机与证机相合，方证与药证相应，则效果明显。兹摘录此文①说明方、药、证之间的关系。

破伤风是一种严重的急性外科感染，是由破伤风杆菌引起的。破伤风杆菌可经伤口、产妇产道、婴儿脐带侵入人体，产生大量外毒素，作用于中枢神经系统，而产生咀嚼无力、吞咽不便、语言不清诸症，继之面肌痉挛，牙关紧闭，呈苦笑面容，四肢拘急，角弓反张，全身阵发性肌肉痉挛，但患者始终神志清楚，而窒息和肺炎是死亡的主要原因，且死亡率很高。今将吉忱公之治验，做一介绍，以资医者临证借鉴。

中医学根据其症状及感染途径，将其命名为"痉病""金疮痉""小儿脐风""产妇风"等。南唐陈士良谓："此皆损伤之处，中于风邪，故名破伤风。"

对其发病之由及其证治，历代医籍皆有论述。

---

① 柳少逸．柳少逸医论医话选［M］．北京：中国中医药出版社，2015：377－384.

《黄帝内经》云："诸暴强直，皆属于风。"

《金匮要略》云："痉为病，胸满口噤，卧不着席，脚挛急，必齘齿。"

《诸病源候论》云："夫金疮痉者，此由血筋虚竭……荣卫伤穿，风气得入……则痉，其状口急背直，摇头马鸣，腰为反折……不及时救者皆死。"

《沈氏尊生书》云："惟跌打损伤，疮口未合，贯风而成，乃为真破伤风，因皮肉损破，复被外风袭入经络，渐传入里，其患寒热交作，口噤咬牙，角弓反张，口吐涎沫……以玉真散。"

《中国医学大辞典》云："此证原因有三，一由卒然损伤皮肤，风邪骤袭而发；一由疮口不合，贴膏留孔，风邪渐入而发；一由积热在内，遍身白痂，疮口闭塞，气难通泄，郁成内风，传播经络而发。虽其原因不同，然皆由血衰不能养筋所致，故风邪得而乘之。"

综文献所述，破伤风皆由血衰不能濡养筋脉，风毒经创口乘隙侵入肌腠经脉，营卫不得宣通而致诸症，甚则内传脏腑，毒气攻心，痰迷心窍，致病情恶化，故病属外风为患。

破伤风一般因血衰不能濡养筋脉，风痰阻络而发，故治宜散风解毒、化痰解痉、养血通络之剂。家父吉忱公认为，《外科正宗》"玉真散"祛风之力虽强，而解痉之功则逊，故合入"止痉散"，则清风解痉之效倍增。合二方加味，立"加味玉真散"作汤剂服，临证化裁每收效于预期。

1）方药组成

胆南星 10g，白附子 10g，防风 10g，白芷 10g，天麻 10g，羌活 10g，蜈蚣 2 条，全蝎 7 个，僵蚕 7 个，蝉蜕 15g（去头足），钩藤 12g，朱砂 1.5g（研冲），鱼鳔胶 10g，甘草 10g，童便为引，水煎服。小儿剂量酌减。

2）方药分析

胆南星：诸本草以其味辛烈，开泄走窜，主治"诸风口噤""破伤风瘀"。其"于诸暴强直……以此平之"，乃"风从燥已"之义也。若症见热象，则用胆南星，以其味更芳，而性转凉之故。

防风：性浮升散，善行全身，可疗肌中之风，黄宫绣称"为风药润剂"，杨时泰"为治风去湿之仙药"，又谓"同荆芥穗、白芷、生地黄、地榆、黄芪，治破伤风如神"。

白附子：《本草求真》云："白附子辛甘有毒，性燥而升，为风药之阳草，东垣谓其纯阳，能引药势上行于面，为阳明经要药。"经云"足阳明之脉""挟口、环唇"。若风痰阻络，发为口噤者，则任为主药，故云"白附子祛头面之风"。因其性躁烈，最易伤阴，故阴虚阳亢者忌用。

白芷：杨时泰以"白芷具春生发陈之气，应于夏气而蓄秀，其子结于伏后，其苗枯于立秋，正合于两阳合明而秉其盛气"。为手阳明本药，又通行两阳明经，故风痰阻络，发为口噤、苦笑面容、抽搐诸症，乃必用之药。

天麻：黄宫绣云天麻"辛平微温，能于肝经通脉强筋，疏痰利气，辛而不燥，得气之平，则肝虚风作，自尔克治，故又名为定风草。"张秉成谓："此物同解药则治虚风，同散药则治外风。"破伤风乃外风为患，故常与胆南星、防风等风药同用。

羌活：黄宫绣谓其"辛苦性温，味薄气雄，功长上升，凡病因于太阳膀胱而风见游于头，发为头痛，并循经脊强而厥，发为刚痉、柔痉，并当用此调治"，并称有"却乱反正之效"。

钩藤：《本草便读》谓"其入肝经以凉血去风""味甘寒而除邪定搐"，故有息风解痉定搐之效。

蜈蚣：《本草求真》谓"其味辛，辛则能以散风"，其性善走窜，而有解痉定搐、清风解毒之效。

全蝎：黄宫绣谓"其味辛而甘，气温有毒，色青属木，故专入肝祛风"。对于破伤风之角弓反张，肢体抽搐者疗效卓然。

僵蚕：味辛微咸，气微温，为祛风化痰止痉之品。时珍认为："取蚕之病风者，治风化痰，散结行经，所谓因其气相感，而以意使之者也"。

蝉身、蝉蜕：味咸甘气寒。杨时泰云："蝉身本浊阴而化清阳，体阴而阳用，凡阳之淫而化风者，可居先而清其气之出机，不同于诸祛风之味"。故风邪内传脏腑经络，毒气攻心之破伤风患者当用蝉身。至于蝉蜕，具"由阴育阳，复由阳畅阴之气"，多用于风毒陷于肌腠者。

鱼鳔胶：味咸甘，气平，具养血解痉之效。《本草述钩元》用治"产后风搐，破伤风痉"，并云："同雄黄、僵蚕、天麻等药，治破防风""产后风入子脏，搐搦强直，此与破伤风同，不可作风中治，鳔胶一两，蛤粉炒焦，去粉为末，分三服，蝉蜕煎汤下"。

朱砂：甘寒质重，寒能清热，重可镇怯，具镇静解毒之功。《本草述钩元》用治毒气攻心、发谵语，即此义也。

甘草：味甘性平，和中解毒，张秉成谓"善解百毒，以诸药遇甘则补，百毒遇土则化之意"。

童便：气味咸寒，对扑损瘀血有益。杨时泰谓："推陈致新，其功甚大。凡一切伤损，不问壮弱，及有无瘀血，俱宜服此。"

观"加味玉真散"全方，胆南星、防风二味，童便为引，乃《普济本事方》之"玉真散"，具化痰祛风之功。《外科正宗》通过后人的临证经验，加入白附子、伍胆南星以化痰祛风、定搐止痉，合于羌活、白芷、天麻助防风疏散经络肌腠之风邪，亦名之曰"玉真散"。又因其解痉之功不足，故合以"止痉散"（蜈蚣、全蝎）、蝉蜕（或蝉身）、钩藤诸药，以解痉定搐；佐以朱砂镇静解毒而宁心，鱼鳔胶养血柔筋以缓急。使以甘草解毒以和中。诸药合用，集玉真散、止痉散、五虎追风散（蝉蜕、胆南星、天麻、全蝎、僵蚕）三方于一剂，则功效倍增。

3）临床应用

若邪毒入里，抽搐频作，呼吸急促，痰涎壅盛（以痰液及口腔、鼻咽分泌物多为症），小便短少者，大有邪毒攻心之势，宜加入竹沥（或天竺黄）、槐沥（或槐胶）、川贝母、瓜蒌、猪胆汁以增疗效。

若高热神昏，痉挛频作，腹壁紧张，便秘，宜去白附子、羌活辛温燥热之品，将胆南星易天南星，加入石菖蒲、郁金、大黄、石膏、金银花诸药。

若手足颤掉者，可加入炮人指甲（或以猪蹄甲代）、乌蛇、鸽粪、龟甲、白芍等柔肝息风之品。

若牙关不开，可加入竹沥、黄蜡，以资开窍化痰之功。

若抽搐寒战身凉者，可加入制川乌、乌蛇、桂枝汤，以佐温经散寒、解痉定搐之力。

若发热、自汗、项强者，可合入葛根汤，以解肌止痉。

若产后破伤风者，可加入黄芪、浮小麦、白术、牡蛎，以益气固表。

若创口感染者，去辛温燥烈诸药，合于金银花、野菊花、蒲公英、紫花地丁诸药，以清热解毒。

若体虚，或大病恢复期，可入当归、黄芪、白芍、熟地黄、阿胶、龟甲胶、黄精等益气养血之品。

若大便秘结者，实证加大黄、芒硝等药，虚证加蜂蜜、火麻仁诸味。

若脸肿、或尿血者，不用朱砂。

痉挛发作不仅使病人痛苦，且消耗很大，常引起窒息。因此控制痉挛是治疗破伤风的重要措施。中药的解痉定搐作用较西药疗效高，且无副作用，同时又减少了镇静药使用，很好地解决了这一主要矛盾。若再配合中和毒素、控制感染、维持营养等西医措施，病人大都可转危为安……

因病人痉挛，常伴口噤，服用中药较困难，故采用鼻饲法给药，在喉痉挛或全身痉挛频作，有窒息危险时，可予以气管切开饲药。他如伤口处理，这些措施都可补中医中药的不足。所以中西医结合治疗破伤风，较之单纯中药或单纯西药治疗的治愈率都高。如：1975 年入院治疗破伤风患者共 51 例，除未请中医会诊者 20 例、死亡 10 例之外，请中医会诊者 21 例。其中，除一 71 岁老年妇女，当日死亡外，余 20 例均治愈出院。

证、方、药三者一体，可见有方有药，药证与方证合一，同时也体现出柳氏医派"以方证立论"的临证特色。

2. 药物数量

药物数量即一方中药物的数量。傅青主尝云："处一得意之方，亦须一味味千锤百炼。文章自古难，得失寸心知，此道亦尔。"可见古人方剂对方中每味药的选择都十分重视。亦有"方不在名而在灵，药不在多而在精"之俗语。《素问·至真要大论》曰："君一臣二，制之小也。君二臣三佐五，制之中也。君一臣三佐九，制之大也。"此处意为一个中药方剂里面最多不能超过（1 + 3 + 9 = 13）13 味中药。医圣故乡——河南南阳，就流传有一句俗话："药过十三，百病不沾。"徐大椿《医学源流论》卷上《貌似古方欺人论》云："古圣人之立方，不过四五味而止。其审药性，至精至当；其察病情，至真至确；方中所用之药，必准对其病，而无毫发之差。无一味泛用之药，且能以一药兼治数症，故其药味虽少，而无症不该。"《伤寒论》方多是 2 味、3 味、5 味，2 味的有 12 方；3 味的 21 方；4 味的 25 方；5 味的有 15 方；7 味有 15 方；二味、三味、四味、七味这 4 个药味数量的方占了 76 方，占《伤寒论》113 方的 70%，超过 8 味药的只有 6 方，正因为仲景方小力大，故能认证准确，疗效确切。《柳少逸医案选》眩晕门"桂枝甘草汤证案"按语中评云："经方多具方简药少的组方特点，若脉证相符，必收卓功。诚如《普济方》所论：'兵不必众而收功，药不必多而取效，盖医者能机变即可用也。'"①

---

① 柳少逸. 柳少逸医案选 [M]. 北京：中国中医药出版社，2015：96.

吉忱公于临证时，有单行者，有一方数味者，甚至一方数十味者，公谓："昔张介宾尚云：'治病用药，本贵精专，尤宜勇敢。'意谓法无定法，应病而施，用药亦然。"① 在方证对应时尽量使用原方，有的经方药仅三四味，甚至一两味，看似平淡无奇，实则底蕴无穷。若嫌药味少，或恐病人不相信而随意添加之，有时反而影响疗效。

《柳吉忱诊籍纂论》消渴门"柴胡去半夏加瓜蒌根汤证案"②，治疗证属肝气郁结、五志化火、气化失司而发消渴（糖尿病），予柴胡去半夏加瓜蒌根汤加味以解郁化火、益气养阴。处方：柴胡 12g，黄芩 12g，人参 12g，天花粉 15g，山药 30g，黄芪 30g，生地黄 15g，玄参 12g，生甘草 3g，生姜 3 片。水煎服。药仅十味，方中所寓之小柴胡汤，以柴胡、黄芩调达枢机，清火散郁；赖人参、甘草裨中气健运，气化有司，而津液敷布；姜枣乃酸甘、辛甘和合之用，则营卫得调，气血化生，津液得布；半夏辛温于证不利故去之；瓜蒌根即天花粉……取其性寒味甘微酸苦，以生津止渴之功以除烦热。方加黄芪，与参相伍，名参芪汤，以增其大补元气、生津止渴之功；生地黄、玄参，滋阴生津、清热润肠以祛咽燥便秘之候。故诸药合用，郁火得清，津液得布，消渴诸候得解。师曰："观此案公之用药，与证相符，精而专，药简力宏，处方用药，似有一味不可减，而又有一味不可增之感。可见其临证独具匠心，法贵权变，方在精练。治疗近 2 个月后，患者尿糖（－），血糖降为正常。为巩固疗效，予以人参 6g，天花粉 6g，山药 6g，作散剂，早晚分服。愈后予以人参、天花粉、山药作散剂以固疗效，名消渴散。方中取天花粉，清热润肺，养胃生津；人参补脾益气生津；山药补脾胃，益肺肾。三药合用，则肺、脾、肾三脏并调，上、中、下三焦之气化同司，而三消之证得解，故'消渴散'为治消渴病之良方。"

3. 药物用量

方剂的不传之秘全在药量。同样的药物组成，因药量的增减变化，可以改变方剂药力的大小，或扩缩其治疗范围，甚至可以改变方剂的主药和主治。《伤寒论》中药物组成相同的方剂，药量改变，可起到不同的治疗作用，仲景为加以区分，甚至有不同的方名。如桂枝加芍药汤，主药仍是桂枝，唯倍芍药以缓急止痛，其主治则为桂枝汤证而兼有腹满时痛者。这就扩大了原方的治疗范围。再如四逆汤，原方剂量是炙甘草（二两），干姜（一两半），附子（一枚生用）；是回阳救逆的重要方剂。

① 柳少逸. 柳吉忱诊籍纂论 ［M］. 北京：中国中医药出版社，2016：268.
② 柳少逸. 柳吉忱诊籍纂论 ［M］. 北京：中国中医药出版社，2016：266－268.

而把干姜和附子的量增加一倍，即炙甘草（二两），干姜（三两），附子（大者一枚生用），就变为通脉四逆汤，不仅可回阳救逆，而且破阴回阳、通达内外，用以治疗阴盛格阳于外的少阴重症。由于药量的增减而改变了药力，同时扩大了治疗范围。后世医家继承了这种用药思想，以药量的变化而改变方剂的主治及其治疗范围，这可从传世的许多医著中得以窥探。如近代著名医家张锡纯之《医学衷中参西录》中有两个温病方剂：其一为清解汤，由薄荷叶（四钱）、蝉蜕（三钱，去足、土）、生石膏（六钱，捣细）、甘草（一钱五分）组成，用治温病表多热少；其二是凉解汤，还是这四味药，只是药量有了变化，薄荷、蝉蜕减量，石膏加量，薄荷叶（三钱）、蝉蜕（二钱，去足、土）、生石膏（一两，捣细）、甘草（一钱五分），用来治疗表里俱觉发热的温病。也是仅仅药物剂量的变化，所主治的疾病也有变化，故改变方剂名称以显示其变化。

方剂中某味或某两味药的相对剂量发生变化，也可能使整个方剂的功效发生改变。《伤寒论》中桂枝汤，被誉为"万方之祖"，《伤寒论》中接近一半的方剂，皆由该方变化而来。原方组成为：桂枝三两，芍药三两，炙甘草二两，生姜三两，大枣十二枚，有调和营卫、解肌发表之效，为用治伤风有汗的基础方剂。若将芍药加倍到六两，则易名为桂枝加芍药汤。在太阴病篇，以之治疗太阳病误下入里所致腹痛，原文："本太阳病，医反下之，因尔腹满时痛者，属太阴也，桂枝加芍药汤主之"（279）；若再加饴糖，即为小建中汤，"伤寒，阳脉涩，阴脉弦，法当腹中急痛，先与小建中汤；不差者，小柴胡汤主之"（100）；而若单味桂枝加量，用至五两，其他不变，则易名为桂枝加桂汤，用治太阳病烧针误治之奔豚，原文为"烧针令其汗，针处被寒，核起而赤者，必发奔豚，气从少腹上冲心者，灸其核上各一壮，与桂枝加桂汤，更加桂二两也"（117）；再如麻黄汤，麻黄、桂枝配伍剂量应大致相等，若减少桂枝用量，则发汗作用减弱；减少麻黄剂量，增加桂枝用量，则转为温经散寒，变成活血通络之方，临床可用治风湿性关节炎；杏仁用量常不超过12g，否则易中毒；甘草用量一般仅占麻黄的1/3，投予大量则可引起汗出不畅，从而影响解表。由此可见，自《伤寒论》始，方剂中药物的君、臣、佐、使，非常讲究，尤其是作为君药的药量，非常重要，很多方剂的君药量少了，就难以起到相应的治疗作用。

故此，历代医家对于方剂君药的剂量都非常重视。清·王清任《医林改错》中的许多方剂，至今使用频率相当高，而其君药的量都明显多于臣使药，有的方子，黄芪用到二两甚至更多。清代医家陈士铎，其书中很多自创方剂，也都是主药用到一两以上，而臣使药可能只有一钱甚至半钱。民国大家张锡纯，经常单味药用到二两三两。其医案，效若桴鼓，多有一剂两剂即痊愈者。医圣张仲景《伤寒论》中，就更是注重剂量，大都药少力宏。

如何判断药物用量合适与否呢？这个问题比较复杂，因药物用量，与患者体质、病邪强弱、病程久暂、甚则发病季节和地域等，皆关系密切，笔者尝有《中药用量"六因制宜"论》① 专文讨论。少逸先生曾以理中汤干姜用量为例，给出一个简单的判别干姜用量多少的方法：以患者的自我感觉为主，看患者服药时是否有"辣"的感觉。若病人无任何辣的感觉，则干姜用量偏少，效果可能一般；若病人感觉太辣，难以下咽，提示干姜用量偏多，效果虽好，但可能会有副作用；若病人稍有辣的感觉，但是能够接受，此可谓药量准的，往往立竿见影。这是古今医家通过大量临床实践得出的基本结论，而且在许多医著中都有类似的论述，也是少逸先生临证指导时经常强调的基本内容。这个办法，也可用在其他气味比较重的药物用量判断上。如民国医家彭子益，在《圆运动的古中医学》中，就如何判断病人是真寒还是假寒，提出让病人用嚼生姜的办法来鉴别：若病人觉得很辣，就是热证；如果病人不感觉辣，就是寒证。伤寒大家胡希恕老先生，在《中国百年百名中医临床家丛书·胡希恕》一书中，提到用白矾水治疗霍乱下利有卓效，并介绍其判断药物用量的方法：患者服用白矾水，觉得水甜，就可徐徐饮之；待觉涩，则止后服。

患者需要什么，可以通过自己的各种感觉器官，得到充分的反应，若是需要药物，不管味道再难喝，也会觉得是美味；但是同样的药，一旦身体不需要，就会觉得难以下咽。故而形成了用药剂量一个规律：治疗之初重点在于攻邪的时候，剂量宜多用，一旦邪去大半，药量也要随之减少，甚至改用他方调理。

《柳吉忱诊籍纂论》血痹门"黄芪桂枝五物汤证案"例 2②。患者长期野外高空作业，1 个月前右侧腰眼处痛，放射至下肢腓肠肌，右下肢屈伸不利，活动受限，遇天冷气候变化加剧，舌淡无苔，六脉沉涩而紧。证属寒凝经脉、营卫失和、络脉不通，而成痹证（坐骨神经痛）。治宜益气荣脉、调和营卫、通络行痹。予黄芪桂枝五物汤化裁：黄芪 30g，桂枝 10g，制川乌 10g，当归 15g，赤芍、白芍各 10g，陈皮 12g，元胡 10g，没药 10g，牛膝 10g，麻黄 6g，独活 12g，鸡血藤 30g，茜草 12g，炙甘草 10g。以生姜 3 片，大枣 4 枚，细桑枝尺长 1 支为引，水煎服。《素问·宣明五

---

① 刘玉贤. 处方用量"六因制宜"论［J］. 张家口医学院学报，1998，15（4）：82－83.
② 柳少逸. 柳吉忱诊籍纂论［M］. 北京：中国中医药出版社，2016：186－188.

气论》云："邪入于阴则痹。"此意谓血气受寒则凝而留聚，聚则为痹。故大凡痹证，公均予当归补血汤，以益气血，则邪难入阴也；同时入桂枝汤和营卫，调气血，亦邪难侵也。二方合用，则成黄芪桂枝五物汤以御血痹。《灵枢·寿夭刚柔》篇云："寒痹之为病也，留而不去，时痛而皮不仁。"《灵枢·贼风》篇云："此皆尝有所伤于湿气，藏于血脉之中，分肉之间，久留而不去……其开而遇风寒，则血气凝结，与故邪相袭，则为寒痹。"此均表述了风寒湿邪杂致则为痹证。此案腰痛，放射至下肢，活动受限，又以其脉沉涩而紧，乃寒邪痹阻经脉之谓也。此即《金匮要略·中风历节病脉证》之"病历节不可屈伸，疼痛，乌头汤主之"之谓也。方中麻黄发汗宣痹；乌头祛寒解痛；芍药、甘草缓急舒筋；方中妙在黄芪一味，在此方中益气护卫，可助麻黄、乌头温经止痛，又可防麻黄过于发散伤津；白蜜甘缓，以解乌头之毒。故乌头汤以其温经祛寒，除湿解痛之功以除痹证。处方用药至此，尚寓《金匮要略》乌头桂枝汤之伍。本案中药用元胡、没药、茜草、鸡血藤，乃活血通脉之伍，药用独活、牛膝乃养血柔筋，逐寒燥湿于下肢之义。陈皮味辛苦而性温，气芳香入脾肺，功于健脾和胃，理气燥湿。陈皮之用，尚在于佐乌头、桂枝汤，外可祛风寒湿之痹痛；内可防寒气内结之腹痛寒疝。《金匮要略·腹满寒疝宿食病脉证并治》篇有"寒疝，腹中痛，逆冷，手足不仁。若身疼痛，灸刺诸药不能治，抵当乌头桂枝汤主之"之治。在该篇附方中，又有"《外台》乌头汤：治寒疝腹中绞痛，贼风入攻五脏，拘急不得转侧，发作有时，使人阴缩，手足厥逆"之论。乌头桂枝汤，即乌头加桂枝汤而成，方中乌头，诸典籍均缺枚数。考《金匮要略》之乌头汤，川乌为5枚，故与乌头桂枝汤之枚数当大致相同。《外台》乌头汤与《金匮》乌头桂枝汤药味相同，因较之病情较重，故药量亦大。由此可见，公于本案处方之臻妙。综上所述，本案之处方，主以黄芪益气护卫，伍当归名当归补血汤，以益气血；伍以桂枝汤，名黄芪桂枝五物汤，调气血，和营卫；伍乌头诸药，名乌头汤，乃扶正祛邪之剂。桂枝汤伍乌头，或云《金匮要略》之乌头桂枝汤，或谓《外治》之乌头汤。由此可见，该处方是由黄芪、桂枝汤伍当归、乌头诸药而成，故本案称"黄芪桂枝五物汤证案"。

《柳少逸医案选》脉痹门"当归四逆汤证案"①。患者王某，男，72岁。1周前感右侧下肢沉重酸痛，有麻木感，继则跗阳脉（足背动脉）搏动消失，且疼痛难忍，

---

① 柳少逸. 柳少逸医案选［M］. 北京：中国中医药出版社，2015：114 - 115.

夜间尤甚，遂去医院就诊，诊为"血栓闭塞性脉管炎"，予以西药治疗。3 日前，患肢肤色暗红，继而青紫至膝下，急来院治疗，外科建议截肢，患者以其高龄拒绝手术，遂要求中药治疗。舌苔薄白，舌质紫暗，脉沉细而涩。证属血虚寒凝之脉痹（血栓闭塞性脉管炎），急予当归四逆汤合桂枝加附子汤加减〔当归 60g，桂枝 20g，赤芍、白芍各 30g，细辛 3g，木通 15g，制附子 120g（先煎沸 2 小时），地龙 20g，土鳖虫 60g，水蛭 15g，生甘草 20g，生姜 10g，大枣 12 枚，水煎服〕以温经散寒、养血通脉、调和营卫。血栓闭塞性脉管炎是难愈之顽证。本案患者年迈体弱，脾肾阳虚，脉络瘀阻，经脉闭塞之状又重，常规之温经通脉剂很难取效。故予当归四逆汤以温经散寒、养血通脉。按曰"当归二两，以其苦辛甘温之性，而补血活血；桂枝加附子汤，以桂枝汤和阳益阴、调和营卫以通血脉。合二方之用，桂枝、芍药二药之量叠加，则和阳益阴之功倍加。附子辛热燥烈，走而不守，通行十二经脉，以其善行疾走之功，而温经散寒，通脉导滞。大剂量附子，意在温经散寒，亦力求速通也。不论生用或熟用，附子所含之乌头碱毒性较大。现代研究表明：稀酸或沸水中，乌头碱易水解成乌头次碱，进一步分解成乌头原碱。乌头次碱毒性作用为乌头碱的 1/50，乌头原碱为乌头碱的 1/200。故本案药用 2 剂，则脉络得通，继服 6 剂而愈。"

口眼㖞斜一症，又名面瘫。《灵枢·经筋》篇云："卒口僻，急则目不合，热则筋纵目不开，颊筋有寒，则急引颊移口，有热则筋弛纵缓不胜收，故僻。"故永昌公认为属阳明经筋病，乃西医学之周围性面神经瘫痪症。吉忱公每予以家传方柴胡牵正汤（柴胡、元芩、荆芥、防风、白附子、天麻、僵蚕、甘草）治之。方中柴胡、黄芩和解表里，转枢阳气，鼓邪外出；天麻通络以祛风，同补药则治虚风，同散药则治外风；荆芥祛血中之风，防风祛肌中之风；牵正散（白附子、僵蚕、全蝎）以祛风解痉通络。诸药合用，以期外邪得除，络脉以通，筋脉得濡。4 剂柴胡牵正汤后，公则处以原方加大剂黄芪、党参，即柴胡牵正汤合参芪汤，意在甘温益气、大补三焦元气、转输气机，此即《黄帝内经》"形不足者，温之以气""气主熙之"之意也。该病多因感风寒之邪郁于筋脉，首当其冲是调达枢机，发散风寒，柴、芩、荆、防均当大剂量应用。2014 年笔者学妹用此方一周不效，请恩师诊治，恩师诊后告云："其一，药不足量也；其二，无黄酒之作引也。"后原方足量用两剂而愈。清·心禅所云："凡治病，虽用药不误，而分量不足，药不及病，往往不效。"

4. 不同剂型

指方剂组成以后，根据病情与药物的特点制成一定的形态，称为药物剂型，简称剂型。目的是为了发挥药物的最佳疗效，减少毒副作用，以及便于使用、贮存和运输等。

早在殷商时期，甲骨文里就有"鬯其酒"的记载，《针灸甲乙经》序言有"汤液始于伊尹"之说，说明酒剂、汤剂在商代就已出现。战国后期的《黄帝内经》中已有汤液醪醴的专论，并记载了汤、丸、散、膏、丹、酒六种剂型和各种剂型的制法、用法以及适应证。《本经·序录》云："药有宜丸者，宜散者，宜水煮者，宜酒渍者，宜膏煎者，亦有一物兼宜者，亦有不可入汤、酒者，并随药性，不得违越。"汉代张仲景的《伤寒论》中，药物剂型已有煎剂、浸剂、酒剂、浸膏剂、糖浆剂、软膏剂、栓剂、熏洗剂等多种，并首次记载了使用动物胶汁、炼蜜和淀粉糊作丸剂的赋形剂，为中药制剂学的发展奠定了基础。晋代葛洪的《肘后备急方》中增载了铅硬膏、干浸膏、蜡丸、浓缩丸、锭丸、条剂、饼剂和尿道栓剂等十余种剂型。唐宋两代，医学著作纷纷问世，大大丰富了剂型的内容，宋代的《太平惠民和剂局方》中所载的很多方剂、剂型和制法，至今仍为传统中成药的制备所沿用。明代李时珍的《本草纲目》中，各种传统剂型几乎备齐，达40种左右，许多剂型的制作和应用也同现代科学理论相符合。

不同剂型取效的时机不同，发挥作用的部位有异，对此清·宝辉在《医医小草·精义汇通》中有如下的精辟论述："方有膏、丹、丸、散、煎、饮、汤、渍之名，各有取义。膏取其润，丹取其灵，丸取其缓，散取其急，煎取其下达，饮取其中和，汤取其味，以涤荡邪气，渍取其气，以留连病所。"《景岳全书·传忠录·论治》引"华元化论治疗"曰："夫病有宜汤者，宜圆者，宜散者，宜下者，宜吐者，宜汗者，宜灸者，宜针者，宜补者，宜按摩者，宜导引者，宜蒸熨者，宜澡洗者，宜悦愉者，宜和媛者，宜水者，宜火者。种种之法，岂惟一也！"柳氏医派多为综合医院和基层医院的全科中医药工作者，所见病证多为其他科室连续运用多种方法治疗无效或效不佳的患者，故一旦前来求诊，多收治入院，一般当应用汤剂，选用整体全面、针对性强而获效迅速的汤剂进行治疗，故柳氏医派第一二代多为汤液大家、方脉大家。但又不排斥其他剂型的应用，以应对不同病情、不同经济状况的患者。

柳氏医派有单独应用饮剂而治愈疾病的验案。喑，病证名。为"瘖"的异体字。因喉部疾患而致声音不扬，甚则嘶哑失音者，故称喉喑。对此病历代医籍皆有记述。《素问·至真要大论》有"少阴之复，懊热内作，烦躁……暴喑"的记载；《灵枢·

忧恚无言》篇有"人之卒然忧恚，而言无音者，何道之塞"之问，答案是"人卒然无音者，寒气客于厌，则厌不能发，发不能下，至其开阖不致，故无音"。《诸病源候论·卷一·风病诸候》仍宗此说："风寒客于会厌之间，卒然无音。"此皆"风寒致喑"说。《太平圣惠方》云："若风邪热毒，在于脾腑，则阴阳不和，气道否涩。上焦壅塞，风热之气，上冲咽喉，攻于会厌，故令肿痛，语声不出也。"刘完素提出"暴喑，属于火"；张子和也认为暴喑为"热气所致"。此皆为"风热致喑"说。至明代楼英在《医学纲目》中，将中风舌不转之症，称为舌喑；劳嗽失音者，称为喉喑。故风寒外袭和风热犯肺成为喉喑之两大病因病机。大凡病邪急者称急喉喑；因肺、脾、肾虚损致喉厌受损而声音不出者为慢喉喑。《柳吉忱诊籍纂论》喉喑门"通喑煎证案"①。患儿孙某，女，6岁，素体禀赋不足，一周前，因上呼吸道感染而发热咳嗽、咽痛、声音嘶哑，予西药治疗，发热咳嗽诸候愈，唯喑哑之症未除。症见声嘶日久，咽喉干燥、微痛，喉痒，干咳，痰少，心烦。查：咽喉黏膜干燥暗红。舌红少苔，脉细数，风关指纹赤。证属肺肾阴虚、火郁咽喉。宜滋养肺肾、降火清喑之治。予自制通喑煎：川贝母 12g，核桃仁 6 个，款冬花 10g，共研细末，入蜂蜜 60g，放碗内蒸熟，分 4 次开水冲服，早、晚各 1 次。经治两日，诸症豁然，续用一周，病告痊愈。为固疗效，予以《伤寒论》猪肤汤调之：猪肤 500g，以水 500mL，煮取 250mL，去滓，入白蜜 30g，米粉 50g，熬煮，和令相得，温分之服。此案之小儿素体禀赋不足，肺肾气虚，抗病力弱，复因外感，因嗽致喉喑，故公有"通喑煎"之用。方中川贝母苦泄甘润，微寒清热，善能润肺止咳化痰，又能清泄胸中郁结之火气，清利咽喉，而开喉喑之症；核桃仁甘润，功于补肾敛肺、润喉通喑；款冬花利咽快膈，为润肺止咳之良药，不论外感内伤、寒热虚实，皆可用之；蜂蜜甘平，入肺、脾、大肠经，功于健脾滋肺润肠之功，故有润喉之用。四药成煎，则以养阴清热，利喉清音之功，而愈喉喑。本方不论急、慢之喉喑，皆可用之。《伤寒论》之"猪肤汤"，乃医圣张仲景为少阴病阴虚咽痛而设方。公用之为愈后之调，方中取猪肤润肺肾之燥，解虚烦之热；白粉、白蜜补脾润肺生津，三药合用以其清咽润喉之功，而防喉喑再发。

柳氏医派也有单独应用散剂的验案。《柳吉忱诊籍纂论》痫证门"琥珀定痫散证案"②。患儿荆某，男，6岁，癫痫发作严重时每天有七八次之多，已有半年余。发

---

① 柳少逸. 柳吉忱诊籍纂论 [M]. 北京：中国中医药出版社，2016：341 - 343.
② 柳少逸. 柳吉忱诊籍纂论 [M]. 北京：中国中医药出版社，2016：76 - 77.

作时抽搐，眼斜口㖞，约半小时方止。时有狂躁不宁之状，言语不伦，目有斜视，舌苔白，脉弦。《黄帝内经》云："诸风掉眩，皆属于肝。""诸暴强直，皆属于风。"此患儿乃肝风内动，心神被蒙，属风痫之证。治宜息风定痫之法，予自拟琥珀定痫散：琥珀 15g，胆南星 15g，朱砂 9g，蜈蚣 6 条，全蝎 15g，僵蚕 15g，天竺黄 15g，共研细末，每次 2g，每日 3 次，用羊角尖煮水送服。经治疗 3 个月，家人欣喜告知痫证已愈，神志如常人，求其调养。嘱行小儿推拿法，推板门，清肝经，揉运精宁、咸宁，推四缝，掐五指节等法，以平肝息风、健脾化痰、宁心定搐为用，并佐服磁朱丸。该方系公师《太平惠民和剂局方》琥珀寿星丸意易丸为汤、加减而成。方中琥珀乃松之余气所结，用之以镇惊安神，天竺黄乃淡竹节孔中泌液所结，主豁痰开窍醒神，共为主药；辅以胆南星、竹沥豁痰开窍醒神；蜈蚣、全蝎、僵蚕止痉定搐；一味朱砂，甘寒质重，寒可清热，重可镇怯，乃镇心清火、定惊安神之药。此患儿乃肝风内动之候、心神被蒙，属风痫之证，故予琥珀定痫散以息风定痫，诸药合用，以成息风定痫之治，而收效于预期。取源于松之琥珀，竹之竺黄、竹沥，乃育阴息风潜阳之药；三虫以血肉有情之物，而搜风定搐；及胆汁制南星者，取猪胆汁清胆凉肝为用。吉忱公谓诸药以情理入药也。并以清·邹澍《本经疏证》语解之："凡药之为物，有理焉，有情焉。理者物之所钟，情者物之所向，而适与病机会者也。"

小儿舞蹈病系急性风湿性脑病的主要表现，多见于 5～15 岁儿童，其临床特征为不规则地出现不自主运动，伴有自主运动障碍、肌力减弱和情绪改变。多数病人在起病前 1～6 个月有溶血性链球菌感染史。半数以上患者在病程中（或前后）伴有风湿病的其他表现，如关节炎、心肌炎、心内膜炎、心包炎等。个别病例可由脑炎、猩红热、白喉、红斑狼疮、甲状腺机能减退、缺氧性脑病、一氧化碳中毒等引起。该病最初表现为情绪不稳定，注意力不集中，肢体笨拙，无目的、不规则地舞蹈样不自主运动；多数病人情绪不稳，易兴奋而失眠；严重者可有意识模糊、妄想幻觉、躁动、木僵等，妨碍动步、行走和休息。本病属于中医学"瘛疭"范畴。瘛，抽掣也，筋脉挛缩之谓；疭，纵缓也，筋脉纵伸之谓。因是形容手足伸缩抽动不已之候，亦与"抽搐""搐搦"病证相伴。故历代医家多从"瘛疭"病证探讨。牛黄定瘛散（牛黄 0.3g，麝香 0.3g，镜砂 1.5g，天竺黄 6g，蝉蜕 6g，大黄 3g，甘草 3g。共研细末，分 12 次用，日 3 次），为永昌公之家传方。药用牛黄，味苦性凉，其气芳香，具涤热清心、开窍豁痰、凉肝息风、镇惊定搐之效；麝香辛温芳烈，可开窍醒神。

其化痰定惊有赖于牛黄，开窍醒神有恃于麝香，共为主药。天竺黄味甘性守，清热豁痰、凉心定惊，为祛痰热之佳品；镜砂甘寒质重，寒能清热，重可镇怯，镇心定惊，为惊恐抽搐证之必需品；蝉蜕甘寒，善于平肝息风；大黄苦寒，长于苦降泄热，齐为辅药。甘草清热解毒，调和药性，任为佐使药。方中大黄伍甘草，乃《金匮要略》之大黄甘草汤，乃泄热去实之剂。诸药合用，可清心解热、平肝息风，豁痰开窍、镇惊定搐。

《柳少逸医案选》瘛疭门①"牛黄定瘛散证案"。患儿于某，男，3 岁，1 个月前以病毒性脑炎入院治疗，两周后，病愈出院。3 日前，头部不自主摇动，挤眉弄眼，手舞足蹈，喉中痰声辘辘，继则发热目赤，神识不清。西医诊为"小儿舞蹈病"，请中医诊治。舌红苔黄，脉弦数，指纹青紫。证属热病后期、邪犯清窍、肝风内动而发瘛疭，以牛黄定瘛散，每日 3 次，以钩藤 6g 煎汤送服，取其息风定搐之用。3 日后复诊，诸症豁然，神识清，抽搐息。仍宗原方加羚羊角粉（用氏用品）3g 以清肝明目，涤热清心，续服，并佐服六味地黄丸、天王补心丹。1 年后追访无复发。"六味地黄丸证案"，患儿 5 岁，患多动症 1 年，症见手足掣动，挤眉弄眼，不能自己，舌红少苔，脉弦细。证属肝肾亏虚、阴虚风动所致瘛疭（小儿多动症），予六味地黄丸合孔圣枕中丹意化裁以益养肝肾、滋阴息风，佐服牛黄定瘛散，亦收到较好疗效，予牛黄定瘛散以善后。

也不乏单用丸剂愈疾之验案。《柳吉忱诊籍纂论》寒热错杂痹"消痹万应丸证案"②，患者李某，男，42 岁。患肢节疼痛经年，形寒肢冷，身体消瘦，关节不可屈伸。近 1 个月来病情加剧，下肢关节痛加重，双膝、踝关节灼热肿痛，痛不可触。兼头眩短气，口渴，烦闷不安，呈痛苦貌。舌质淡，苔黄白相兼，脉寸关细数，两尺弱。此乃寒热错杂之痹，故有祛风胜湿、温经散寒、滋阴清热、调和营卫、养血通络之治。因患者家境困难，吉忱公予自拟消痹万应丸治之：黄芪 30g，桂枝 15g，麻黄 15g，苍术、白术各 15g，威灵仙 12g，姜黄 15g，当归 20g，黄柏 15g，赤芍、白芍各 18g，制川乌 15g，蚕沙 50g，草薢 15g，薏苡仁 60g，羌活、独活各 15g，防风 15g，白芷 15g，木瓜 12g，牛膝 12g，知母 15g，鸡血藤 30g，茜草 15g，制马钱子 10g，没药 25g，土鳖虫 20g，炙甘草 15g，焦枣肉 15g。上药共为细末，炼蜜为丸，每日早晚，空腹 5g，白水、黄酒各半温服。另嘱采杨树枝、柳树枝、桑树枝、槐树

① 柳少逸. 柳少逸医案选 [M]. 北京：中国中医药出版社，2015：194-198.
② 柳少逸. 柳吉忱诊籍纂论 [M]. 北京：中国中医药出版社，2016：178-180.

枝、桃树枝各7枝，每枝约筷粗尺长，切寸长，烧水浴足。治疗50余日，患者面色红润，活动自如。欣言相告：关节肿痛已除，肢体活动自如，已能下地劳作，唯行路、劳作时间稍长仍有痛感。查舌淡红，薄白苔，六脉沉弱。予以原方去麻黄、苍术、黄柏、羌活，加穿山龙30g，伸筋草15g，透骨草15g，豨莶草15g，桑寄生15g。同法制成丸剂续服。此案乃久患风寒湿痹，三邪流注筋脉关节，气血运行不畅，故有关节肿痛之候。痹阻日久，正气日衰，邪气日盛，耗阴灼津，故见形体消瘦之躯。湿无出路，流注下肢，故膝、踝关节肿痛，湿邪郁久化火，故下肢关节灼热且痛。此乃风寒湿邪外袭日久化热之候，故本患者为寒热错杂之痹，而有消痹万应丸之用。该方由桂枝芍药知母汤加味而成，一味知母去皮为末，炼蜜为丸，如弹子大，《卫生宝鉴》名为"万应丸"，为燥热伤阴证而设方。而消痹万应丸，方中主以《金匮要略》桂枝芍药知母汤祛风胜湿，温经散寒，滋阴清热。方中桂枝、麻黄祛风通阳，附子温经散寒止痛，白术、防风祛风除湿，知母、芍药清热养阴，甘草和中。因虑其祛邪之力不足，则"病历节不可屈伸，疼痛"难除，故以《金匮要略》之乌头汤（麻黄、芍药、甘草、川乌、蜜）佐之，以增其温经散寒除湿解痛之功。因膝、踝关节红肿灼痛，为防其湿热隆盛，故予二妙散，以黄柏苦寒清热燥湿，苍术苦温，化痰燥湿，二药合用，以增清热燥湿之力。《素问·评热病论》曰："邪之所凑，其气必虚。"《灵枢·口问》云："故邪之所在，皆为不足。"故方用当归、黄芪，乃《内外伤辨惑论》之当归补血汤之谓。黄芪与桂枝、芍药、大枣、生姜，乃《金匮要略》之黄芪桂枝五物汤，以和营卫、补气血之用而除痹。方中伍之独活、防风、威灵仙、蚕沙、白芷、萆薢、薏苡仁，以增其祛风、胜湿、散寒之力；药用马钱子、土鳖虫、鸡血藤、茜草、没药、木瓜、牛膝，乃舒筋通络、活血止痛之伍。以蜜为丸，乃"丸取其缓"之意。五枝熏洗剂，乃治痹之外治法也。二诊时，关节肿痛已除，寒热错杂之证悉除，故去二妙散，及开腠发汗之麻黄、羌活，增其舒筋通络之品。清·吴瑭云："医，仁道也，必智以先之，勇以副之，仁以成之。"金·李东垣尝云："大抵汤者荡也，去久病者用之；散者散也，去急病者用之；丸者缓也，不能速去其病，用药徐缓而治之也。"本案以丸剂、熏洗剂而愈病，可见公乃"智""勇""仁"者之医也。少逸先生习医之初，公即以元·王好古之语训之："盖医之为道，所以续斯人之命，与天地生生之德不可一朝泯也。"公一生躬身力行之。此案患者乃一农民，家庭经济困难，公予以丸剂，及外治之法，其济世利众之心彰也。

柳氏医派也有一方二用之验案。《柳吉忱诊籍纂论》喘证门"右归阳和饮证案"①：患者张某，女，49岁，气喘经年，时发时止，近日发作，嗽而痰多，清稀有泡沫，呼吸急促，张口抬肩，伴脘痞纳呆，胸闷短气，动则心悸，腰膝酸软，舌质淡，苔薄白，舌体胖畔印痕，脉沉细微弦。X线示慢性支气管炎并肺气肿。证属肺肾气虚、痰浊壅滞、肺气愤郁之咳喘。治宜益肾宣肺、豁痰化饮、止咳平喘之剂。予右归阳和饮化裁：熟地黄20g，肉桂3g，制附子10g，鹿角胶10g（烊化），龟甲胶10g（烊化），炙麻黄6g，白芥子6g，茯苓15g，红参6g，菟丝子15g，山茱萸12g，芦根15g，葶苈子10g，陈皮10g，胡桃仁10g，海浮石6g，白果10g，川贝母6g，炙甘草10g。水煎服。服药7剂，咳嗽痰多已减，动则仍见气喘，脉仍见弦。予以原方加黄芪15g，赤灵芝10g，继服7剂，咳息喘平，胸闷脘痞症悉除，唯动则仍有短气心动悸之感。予以原方加蛤蚧1对，制成蜜丸以为续治。本案乃"慢性气管炎合并肺气肿"患者，为器质性病变，应用同一个方剂，急则用汤剂以"汤取其味，以荡邪气"，而咳喘息，乃"戡乱"之治也；缓则用丸剂，"丸取其缓"，乃公"治未乱"之举也。

霍乱门"治乱保安汤证案"②：患者娄某，男，46岁，栖东县臧家庄人，1948年8月2日就诊。今日中午，因天气炎热烦闷，汲深井之水暴饮，复于客厅之地洒水卧席纳凉，倏尔暴起呕吐下利，腹中大痛，其居为栖东县立医院驻地，急由家人背起来院求诊。刚入座又急入厕，下利清稀，如米泔水，不甚臭秽，腹中仍痛，伴胸膈痞闷，四肢清凉，舌苔白腻，脉沉微细。证属夏秋之际，暑湿之气杂揉寒凉，损伤脾气，令三焦混淆，清浊相干，乱于肠胃。治宜雷丰之治乱保安法：藿香12g，乌药10g，木香6g，半夏曲10g，白茯苓15g，苍术10g，砂仁6g，苏梗6g，伏龙肝10g，1付，初煎作汤服，续作饮服。取药回家急煎，翌日上午复诊，欣然相告：初服后呕吐、下利、腹痛诸症悉减，睡前续服，安然入睡，晨起入厕无腹痛，大便微溏，余证悉除。切诊脉复如常。效不更方，原方续服3剂。又三日告痊愈。《素问·至真要大论》云："少阴司天，热淫所胜。"《素问·六元正纪大论》云："热至则身热，吐下霍乱。"1948年，岁戊子年，暑热大行；戊子岁，少阴君火司天，热淫所胜。此病霍乱之一因也；《素问·六元正纪大论》云："太阴所至，为中满霍乱吐下。"时病发于8月2日，乃大暑后10日，立秋前3日，五运季乃长夏时，夏末秋

① 柳少逸. 柳吉忱诊籍纂论［M］. 北京：中国中医药出版社，2016：30-32.
② 柳少逸. 柳吉忱诊籍纂论［M］. 北京：中国中医药出版社，2016：109-111.

初之际，六气季为四之气，主客之气均为太阴湿土，火热暑湿之气隆盛，复因居湿纳凉，此即雷丰《时病论·霍乱》篇"邪揉交病于中，正不能堪，一任邪之挥霍撩乱，故令三焦混淆，清浊相干，乱于肠胃也"，亦即《灵枢·五乱》篇"故气乱……乱于肠胃，则为霍乱"之谓也。故其治公乃宗《时病论》之"治乱保安法"，名其方曰"治乱保安汤"。其解，雷丰云："邪扰中州，挥霍撩乱，宜此法也，首用藿香、乌、木，行气分以治其乱；夏、芩、苍术，祛暑湿以保其中；更佐砂仁和其脾；伏龙安其胃，此犹兵法剿抚兼施之意也。"吉忱公方加苏梗，取其辛温芳香，入脾、肺二经，理气化浊；半夏曲易半夏，取消痞散结和胃之功，二药以解胸膈痞闷之症……故此案服法，初煎作汤服，"以荡涤邪气"也；续作饮服，"取其中和"，乃健脾和胃之谓也。

头痛门"吴茱萸汤证案"①：患者丁某，女，41岁。素体形寒肢冷，月经延后，量少色淡，带下清稀。近十余天来，头痛，干呕，吐涎沫，口淡，心下痞，纳食呆滞。舌淡苔白滑，脉弦迟。证属素体肾阳不足，寒自内生，寒邪内犯足厥阴肝经，循经上冲达颠顶之头痛。治宜暖肝和胃、温中降逆。师《伤寒论》吴茱萸汤意治之：吴茱萸10g，红参12g，大枣10g，生姜20g，水煎服。服药3剂，头痛、干呕、吐涎沫悉去。予以吴茱萸汤化裁作散剂冲服，以除肝寒犯胃所致心下痞、纳呆等症。吴茱萸60g，人参30g，苍术60g，炒麦芽30g，陈皮30g，神曲30g，共为细末，每次10g，日3次，食前服。续治一周，胃肠无不适，纳食渐馨。吴茱萸汤，方出《伤寒论》，乃为寒逆干呕头痛证而设方。1979年己未岁，乃太阴湿土司天，太阳寒水在泉之年，12月11日乃古历冬月，乃终之气时，主、客之气均为太阳寒水，盖因终之气，寒大举，湿大化，寒湿推于气交而为疾也。故外寒外湿犯人，引动内寒，加之患者素体阳虚，寒自内生，故寒邪内盛、浊阴上犯足厥阴肝经，而致干呕、吐涎沫、头痛之疾。方以吴茱萸暖肝和胃；伍大剂生姜宣散寒邪，降逆止呕；人参、大枣益气补虚和中，诸药合用，以奏暖肝和胃、通阳泄浊之功。故吉忱公谓吴茱萸汤为治肝寒头痛和寒逆干呕病之良剂。清·魏之琇《续名医类案》云："药不在多，贵得其宜。"清·冯兆张《冯氏锦囊秘录》云："虽然方不可泥，亦不可遗。以古方为规矩，合今病之变通。"故吉忱公以己未岁终之气"寒湿推于气交而为疾"，宗仲景"干呕，吐涎沫，头痛者，吴茱萸汤主之"之论，而有吴茱萸汤疗头痛之案。为除阳

① 柳少逸. 柳吉忱诊籍纂论［M］. 北京：中国中医药出版社，2016：150 - 152.

虚内寒之"心下痞、纳呆"症，予以吴茱萸汤作散剂续服，亦"合今病而变通"之治也。

暴盲门"生地黄芩连汤证案"①：患者尉某，女，23岁。一周前，因心情抑郁，恚怒存心，遂感右眼视物模糊，当时未在意，继而左眼亦然，遂来院眼科就诊，诊为"中心性视网膜炎"，予以西药治疗。因效不显，转中医治疗，症见双目视物模糊，头目眩晕，耳鸣，心烦不寐，口苦咽干，舌红，脉细数。证属枢机不利，五志化火，郁火上炎。治宜达郁清火、清营凉血。师生地黄芩连汤意化裁：生地黄20g，柴胡3g，黄芩6g，川黄连3g，黄柏6g，犀角3g，栀子15g，知母10g，山茱萸10g，枸杞子15g，白芍10g，牡丹皮10g，甘草6g，水煎服。服药4剂，视力有复，余症好转，上方加女贞子10g，墨旱莲15g，玄参10g，三七3g（研冲）。续服12剂，视力恢复，眩晕诸候已除，然阅读时间过长，或疲惫时，仍有视物不清之感。嘱其静心养目，为固效复明之续治，予以地黄复明丸：生地黄15g，熟地黄15g，蛤粉15g，枸杞子10g，太子参10g，黄连10g，夜明砂10g，天冬10g，黄芩10g，知母10g，牡丹皮10g，枳壳10g，车前子10g，泽泻10g，石菖蒲10g，白芍10g，远志10g，茯苓10g，决明子10g，五味子10g，石决明30g，当归12g，共研细末，蜜丸10g重，朱砂研末为衣，日3次，饭前服。用药2周，患者欣言相告，阅读时目无不适，嘱其慎之，不可急之，仍予地黄复明丸续服，以善其后。本病外观端好无异常，以其视力急剧下降，诊为中心性视网膜炎，属中医"暴盲"范畴。本患者眩晕、耳鸣、心烦不寐、口苦咽干、情志抑郁、恚怒存心，遂致枢机不利、五志化火、郁火上炎目窍之暴盲，故吉忱公有达郁泻火，清营凉血之治。生地黄芩连汤寓《伤寒论》小柴胡汤达郁清火；《千金要方》犀角地黄汤清营凉血，可治可防眼底因郁火迫血，妄行而出血；《外台秘要》黄连解毒汤泻火清热，以减火势而除心肝之郁火蕴热。故三方化裁，《寿世保元》立"生地黄芩连汤"。公谓凡暴盲及眼底出血而具阴虚火旺之证者，俱可用之。地黄复明丸，具养肝、理气达郁、疏肝泻火、活血凉血之功，故暴盲诸证皆可用。

少逸先生《柳少逸医案选》胸痹门"人参汤证案"②：患者赵某，男，67岁。既往有冠心病史，胸痛数年，近日胸闷隐痛，时作时止，伴腹满、短气心悸、汗出、畏寒，肢冷、腰酸乏力、嗜卧、面色苍白、唇甲淡白、舌淡白苔，脉微细。证属胸

① 柳少逸. 柳吉忱诊籍纂论 ［M］. 北京：中国中医药出版社，2016：333–334.
② 柳少逸. 柳少逸医案选 ［M］. 北京：中国中医药出版社，2015：42–43.

阳虚衰，气机痹阻。此即《素问·痹论》"心痹者，脉不通"之谓也。心以血为用，以阳为本，心血运行，依赖心阳温煦，心气推动。人中年以后，阳气日损，阴气日增，治宜益气温阳，佐以养血通脉，故予人参汤加味（红参10g，干姜10g，白术10g，炙甘草10g，地龙10g，丹参10g，水煎服），服药5剂，胸闷、肢冷、汗出悉减。为启下焦生气，原方加制附子10g，又服5剂，诸症豁然，感胸畅心舒，活动有力，要求续服。遂予上方制成水丸，常年服之，乃"淳曜敦大，光照三焦"之谓。成无己云："心肺在膈上为阳，肾肝在膈下为阴，此上下脏也。脾胃应土，处在中州，在五脏为孤脏，属三焦曰中焦，自三焦独治在中，一有不调，此丸专治，故名曰理中丸。"故理中丸温中去寒，补气益脾，为治疗四逆证之要剂。理中丸在《金匮要略》中称人参汤，故今多以汤入药。《黄帝内经》云："脾欲缓，急食甘以缓之。"缓中健脾，必以甘为主，故人参为君。《黄帝内经》又云："脾恶湿，甘胜湿。"故温中胜湿，必以甘为助，故又以白术为臣。于是方中人参、炙甘草补益，白术健脾燥湿，干姜温中散寒。诸药合用，以成辛温通阳、开痹散寒之功。脾阳得运，胸阳得振，阴寒得除，而胸痹得解。病缓需久服者用丸剂，病情急者用汤剂，乃理中丸一方二法也。药加丹参、地龙，以活血通脉，佐人参汤共成益气温阳、活血通脉之功，而"心痹者，脉不通"证可除。

　　骨痹门"益元荣骨方证案"[①]，治疗证属肝肾不足、筋骨失养、营卫失和、气滞血瘀所致骨痹（股骨头无菌性坏死），治宜养肝肾、强筋骨、养血通脉，故予益元荣骨方合桂枝倍芍药汤化裁：熟地黄15g，山茱萸15g，鹿角片10g，肉桂6g，制附子10g（先煎），麻黄6g，白芥子6g，干姜3g，穿山龙15g，鹿衔草15g，制马钱末0.5g（冲服），桂枝12g，炒白芍15g，鸡血藤30g，地龙12g，土鳖虫12g，乌梢蛇12g，当归15g，川芎10g，仙灵脾15g，醋元胡12g，丹参15g，黄芪60g，川续断15g，桑寄生15g，炒杜仲15g，毛姜15g，甘草10g，生姜10g，大枣10g。每日1剂，水煎服。服药45剂，患者站立、行走无不适。因经济原因，故将药制成丸剂续服。

　　柳氏医派也不乏运用其他剂型配合汤剂治疗的验案（这里的其他剂型，指内治法剂型，不包括药物外治法的各种剂型。关于药物外治法的剂型，在本章第三节《内外并治》中已详细论述）。如《柳吉忱诊籍纂论》虚损门"加减炙甘草汤证案"[②]：患者李某，女，29岁。1个月前，因低热、倦怠乏力就诊。查：外周血白细

　　① 柳少逸. 柳少逸医案选［M］. 北京：中国中医药出版社，2015：113-114.
　　② 柳少逸. 柳吉忱诊籍纂论［M］. 北京：中国中医药出版社，2016：215-217.

胞计数 $2 \times 10^9 / \mathrm{L}$，内科以"白细胞减少症"治疗。因患者拒绝用肾上腺皮质激素，故转中医治疗。症见：面色无华，纳食呆滞，倦怠乏力，头晕目眩，心悸懒言，五心烦热，舌淡红少苔，脉细弱。证属气阴两虚，治宜益气养阴。师加减炙甘草汤意化裁：红参 10g，麦冬 15g，五味子 10g，桂枝 6g，生地黄 15g，生白芍 15g，阿胶 10g（烊化），火麻仁 10g，当归 6g，黄芪 30g，赤灵芝 10g，补骨脂 10g，核桃仁 10g，炙甘草 10g，生姜三片，大枣 10 枚，水煎服。另予大枣黑豆膏内服：大枣 60g，黑豆 30g，枸杞子 15g，骨碎补 15g，山药 20g，人参 30g，当归 15g，何首乌 30g，黄芪 15g，赤灵芝 10g，天冬 10g，生侧柏叶 30g，白芍 12g，茯苓 10g，白术 15g，生地黄 30g，核桃肉 30g，龙眼肉 30g，甘草 10g。先煎大枣、黑豆、核桃肉、龙眼肉 30 分钟，再入诸药，慢火 2 小时后过滤去渣，药汁浓缩后兑蜂蜜 250g 成膏。每日 3 次，饭前服 30mL。治疗 1 个月余，诸症悉除。查：外周白细胞计数升至 $6 \times 10^9 / \mathrm{L}$。予以膏方续服，以固疗效。大枣黑豆膏，乃吉忱公变通《金匮要略》治'虚劳诸不足'之薯蓣丸意，为膏滋方。验诸临床，尚对贫血、血小板减少症，粒细胞缺乏症有良好的疗效。

如果说柳氏医派在治疗疾病过程中，汤剂是主流、其他剂型多为辅佐的话，那么，当患者经过口服汤剂临床治愈后，在疾病的善后过程中，柳氏医派则更多地运用其他剂型，其目的在于保证药物质量，更有利于药效的发挥，既减少煎药之烦，又经济实用，方便患者服用。这些不同剂型的运用，既反映出柳氏医派对《黄帝内经》《神农本草经》方药应用原则的传承，也体现出其特色，故不嫌烦琐，梳理如下。

①中成药

无论是何种剂型，如果让患者自己制备，在其制备过程中总会因方法掌握欠熟练等原因出现不尽人意之处，难免会影响疗效。因之，只要方证相应，最直接、最简洁的善后方法，就是应用中成药。中成药之流传，是因为其长期临床实践的效果，得到业内专家的认同和广大患者的欢迎，否则，官方就不会批准生产文号。这不是柳氏医派的独创，而是中医界的共识，而且也为广大西医所接受和广泛应用。故仅举金匮肾气丸、补中益气丸两例说明。

如金匮肾气丸：《柳吉忱诊籍纂论》咳嗽门"小青龙汤证案"①。此案治疗证属

---

① 柳少逸. 柳吉忱诊籍纂论 ［M］. 北京：中国中医药出版社，2016：18 - 19.

肺肾素虚，又感外邪，引动浊痰，致肺肃肾纳脾运失常之咳嗽，服药 12 剂，患者咳喘缓，咳痰爽，病已基本痊愈。因虑其素有痰饮咳喘之症，嘱服金匮肾气丸，辅以《金匮要略》桔梗汤：桔梗 6g，甘草 10g，代茶饮，以固疗效。金匮肾气丸以其"益火之源，以消阴翳"之功，而有温阳化饮，益阴生津之效，为治痰饮咳喘之良方；桔梗汤乃止咳化痰利肺之小剂，故合二方之用，而为痰饮、咳喘缓求长安之良方。同门"麻黄二陈汤证案"①，治疗证属脾肺两虚、湿痰凝滞，而为喘咳（慢性支气管炎急性发作），经治两周，病臻痊愈。予以金匮肾气丸安和五脏，以防复发。公谓："古云：'名医不治喘，谁治谁丢脸。'盖因其病易复发也，故愈后当以益元填精、健脾渗湿之金匮肾气丸常年服之，功于安和五脏治未乱也。同门"芪附六君子汤证案"②，治疗肾元不足、心脾阳虚、痰浊阻肺、水湿泛滥所致咳喘（肺源性心脏病并发心衰），经治 1 个月，体健一如常人。嘱常服金匮肾气丸以固疗效。

喘证门"益气复脉定喘方证案"③，治疗证属肺肾气虚、心阳衰微、阳虚夹痰浊上扰之喘证（慢性喘息性支气管炎，肺气肿，肺心病，心力衰竭），运用自拟益气复脉定喘方治疗经月，气逆渐平，足跗之肿消退，唯夜寐不安，难以平卧。拟续以益气扶阳，纳气定喘之法。处方：红参 10g，蛤蚧 1 对，炙黄芪 20g，五味子 10g，肉桂 6g，陈皮 10g，制半夏 10g，炒白术 15g，补骨脂 12g，核桃仁 10g，麦冬 15g，炙甘草 10g，水煎服。佐服金匮肾气丸。"阳和饮证案"，治疗证属肺肾阳虚、痰浊壅滞所致喘证（慢性支气管炎并肺气肿），诸症瘥，嘱服金匮肾气丸缓补，以资巩固疗效。④

虚损门"平补混元汤证案"⑤，予《儒医指掌》之平补混元汤调理肝、肾、心、脾皆虚百损之候，服药 36 剂，患者欣然相告：体健神怡，病臻痊愈。嘱服十全大补丸、金匮肾气丸以固疗效。淋证门"八正散（石淋）证案"，治疗肾气不足、气化失司、湿热内蕴、尿液煎熬之石淋（膀胱内有 0.3cm×0.4cm、0.3cm×0.6cm 大小结石两块），服药 5 剂，患者尿出麦粒大小砂石两块。其后遂腰腹、小便无不适。为促进其肾与膀胱气化功能，以防再患石淋，嘱服金匮肾气丸，并予每日石韦 10g，白茅根 10g 代茶饮。诸淋者，肾虚而膀胱热故也。故结石排出后，公予以金匮肾气丸

① 柳少逸. 柳吉忱诊籍纂论 [M]. 北京：中国中医药出版社，2016：23 – 24.
② 柳少逸. 柳吉忱诊籍纂论 [M]. 北京：中国中医药出版社，2016：24 – 25.
③ 柳少逸. 柳吉忱诊籍纂论 [M]. 北京：中国中医药出版社，2016：27 – 29.
④ 柳少逸. 柳吉忱诊籍纂论 [M]. 北京：中国中医药出版社，2016：29 – 30.
⑤ 柳少逸. 柳吉忱诊籍纂论 [M]. 北京：中国中医药出版社，2016：250 – 251.

以益肾元、司气化，石韦、白茅根代茶饮以清"膀胱热"也，则无"水结则化为石"之由因也。同门"疏石饮证案"①，治疗证属肾元亏虚、三焦气化失司、肾络瘀阻、湿热蕴结、水结成石之石淋（肾结石），服药半月，患者告云：近见尿液混浊，3 日前，突然小腹痛，放射至会阴部，并有尿意，遂用力小便，尿出大米粒大结石 2 块，复去县医院 X 线检查示结石已无。嘱患者自采萹蓄草代茶饮，佐服金匮肾气丸。同门"益气养血通淋汤证案"②，治疗证属脾虚湿重、热郁膀胱之血淋（泌尿系感染），服药 15 剂，患者腹痛、血尿之症悉除，身无不适，唯时有小腹胀坠感，予补中益气丸、金匮肾气丸，以固疗效。癃闭门"加味补中益气汤证案"③，治疗证属脾虚中气不足、气化失司、清阳不升、浊阴难降所致癃证（前列腺肥大），服药 28 剂后，患者小便通畅，已无纳呆、气短、小腹坠胀、茎中痛之症。嘱服补中益气丸、金匮肾气丸，以固疗效。清·田宗汉《医寄伏阴论》云："小便不利，是阳气不化，法当扶阳化气，方有补中益气汤可用。"清·罗国刚《罗氏会约医镜》云："如真阳虚而不得小便者，是谓经曰：无阳，则阴无以生也。急用八味地黄丸，或用金匮肾气汤，如水寒冰冻，得太阳一照，而阴凝自流通矣。"前列腺肥大证者，多系脾肾俱虚之老年男性患者，故公临证以补中益气丸及金匮肾气丸，作愈后之用，亦可作老年人小便欲解不爽之治。公谓："昔宋·朱肱尝云：'古人治病，先论其所主，男子调其气，女子调其血。'本案之用方，或治已乱，或治未乱，均为'调其气'也。"

《柳少逸医案选》，水肿门"鳖甲煎丸证案"④，予鳖甲煎丸合五苓散易汤化裁治疗肾元不足、枢机不利、气化失司、湿浊内郁、肾络瘀阻所致水肿（慢性肾炎）。患者加减服药 42 剂后，诸症豁然，查肌酐、尿素氮等指标属正常范围，续服 14 剂出院。嘱每日服金匮肾气丸、桂枝茯苓胶囊善后。此案其治虽云"诸症豁然"，水肿消退，肌酐、尿素氮正常，然因肾上腺增生、肾萎缩等器质性病变仍在，故予金匮肾气丸、桂枝茯苓胶囊，以善其后续治疗。同门"麻黄连翘赤小豆汤证案"⑤，治疗脾虚失运、风邪犯肺所致皮水（慢性肾炎急性发作）。患者服用 6 剂，药后诸症消失，脉象浮，舌红无苔，尿常规化验正常，继服 6 剂，予金匮肾气丸以善其后。淋证门

① 柳少逸. 柳吉忱诊籍纂论 ［M］. 北京：中国中医药出版社，2016：251 – 253.
② 柳少逸. 柳吉忱诊籍纂论 ［M］. 北京：中国中医药出版社，2016：258 – 260.
③ 柳少逸. 柳吉忱诊籍纂论 ［M］. 北京：中国中医药出版社，2016：261 – 263.
④ 柳少逸. 柳少逸医案选 ［M］. 北京：中国中医药出版社，2015：136 – 138.
⑤ 柳少逸. 柳少逸医案选 ［M］. 北京：中国中医药出版社，2015：140 – 141.

"《局方》石韦散证案"①，治疗结石久停、气滞血瘀之石淋（肾结石）。患者先后服药 20 余剂，腰痛、乏力遂除，小便浑浊，无涩痛。X 线腹部平片：双肾、输尿管、膀胱区无阳性结石影。因患者恐结石复生，予以金匮肾气丸，并嘱以白茅根、石韦代茶饮。癃闭门"益气举陷汤证案"②，治疗肾元亏虚、中气下陷所致癃闭（前列腺肥大）。患者服药 20 剂，小便通畅，无不适。嘱服金匮肾气丸、补中益气丸、桂枝茯苓丸以善其后。痛风门"《史载之方》暖肾脏方证案"③，治疗脾肾亏虚、水湿不化所致痛风（血尿酸高达 432.6μmol/L），经治月余，患者欣然相告，手、足关节无不适，在栖霞市医院理化检查均正常。嘱服金匮肾气丸，桂枝茯苓丸以善后。

再如补中益气丸。《柳吉忱诊籍纂论》除上述淋证门"益气养血通淋汤证案"、癃闭门"加味补中益气汤证案"等用之合金匮肾气丸善后外，还有不少应用补中益气丸善后的验案。例如：低热门"四逆加猪胆汁汤证案"④，治疗阴寒内盛、虚阳外越所致低热，服药 12 剂，患者诸症悉除，体健神定，纳可。予以补中益气丸续服，以善其后。鼻渊门"加味补中益气汤证案"⑤，治疗证属脾气虚弱、运化失司、湿浊上泛，浸淫鼻之窦窍所致鼻渊（慢性副鼻窦炎），服药 20 剂，患者诸症悉除。予以补中益气丸，佐服奇授藿香汤，以固疗效。

《柳少逸医案选》除癃闭门"益气举陷汤证案"用之合金匮肾气丸善后外，应用补中益气丸善后的验案亦有很多。例如：自汗门"调中益气汤证案"⑥，治疗气虚失摄、津液耗散所致自汗，服药近 30 剂，患者病症基本消失。嘱服补中益气丸，及浮小麦 30g，大枣 10g，煎汤作饮服，以善其后。

②自制丸剂：丸剂有蜜丸和水丸之分。

自制蜜丸者，例如：《柳吉忱诊籍纂论》喘证门"加味右归阳和饮证案"⑦：患者张某，女，49 岁。气喘经年，时发时止，近日发作，嗽而痰多，清稀有泡沫，呼吸急促，张口抬肩，伴脘痞纳呆、胸闷短气、动则心悸、腰膝酸软，舌质淡，苔薄白，舌体胖伴齿痕，脉沉细微弦。X 线示慢性支气管炎并肺气肿。证属肺肾气虚、痰浊壅滞、肺气膹郁之咳喘。治宜益肾宣肺、豁痰化饮、止咳平喘之剂。予右归阳

---

① 柳少逸. 柳少逸医案选 [M]. 北京：中国中医药出版社，2015：144 – 146.
② 柳少逸. 柳少逸医案选 [M]. 北京：中国中医药出版社，2015：149 – 150.
③ 柳少逸. 柳少逸医案选 [M]. 北京：中国中医药出版社，2015：162 – 163.
④ 柳少逸. 柳吉忱诊籍纂论 [M]. 北京：中国中医药出版社，2016：15 – 16.
⑤ 柳少逸. 柳吉忱诊籍纂论 [M]. 北京：中国中医药出版社，2016：331 – 332.
⑥ 柳少逸. 柳少逸医案选 [M]. 北京：中国中医药出版社，2015：29.
⑦ 柳少逸. 柳吉忱诊籍纂论 [M]. 北京：中国中医药出版社，2016：30 – 32.

和饮化裁：熟地黄20g，肉桂3g，制附子10g，鹿角胶10g（烊化），龟甲胶10g（烊化），炙麻黄6g，白芥子6g，茯苓15g，红参6g，菟丝子15g，山茱萸12g，芦根15g，葶苈子10g，陈皮10g，核桃仁10g，海浮石6g，白果10g，川贝母6g，炙甘草10g。水煎服。服药7剂，咳嗽痰多已减，动则仍见气喘，脉仍见弦。予以原方加黄芪15g，赤灵芝10g，继服。续服7剂，患者咳息喘平，胸闷脘痞悉除，唯动则仍有短气心动悸之感。予以原方加蛤蚧1对，制成蜜丸以为续治。

元·朱震亨《丹溪心法》云："有脾肾俱虚，体弱之人，皆能发喘。"盖因肺为气之主，肾乃气之根。肾虚气不归原，肺损气无依附，孤阳浮泛作喘，肺气膹郁作咳。《恽铁樵演讲录·哮喘咳嗽》篇云："肺肾同源，哮喘之证，多由肾不纳气，故宜温肾。"故公有阳和饮之用，作益元荣肾，纳气定喘，宣肺止咳，温阳化饮之治。肾阳虚弱，肾精不足，痰饮壅滞者，必借以真火以煦和，真水以濡养，同时佐以化痰逐饮之品。咳喘一证，前人有"久病在肾"，"其标在肺，本在肾"之说，虽云"脾为生痰之源，肺为贮痰之器"，然肾司蒸化，固藏摄纳，实属首位。右归阳和饮由右归饮合阳和汤，及《济生方》之人参胡桃汤（人参、胡桃）组成。方中熟地黄益肾填精，大补阴血，俾化气有源，摄纳有司，任为主药；"诸角皆凉，惟鹿独温"，鹿角"禀纯阳之质，含生化之机"，乃血肉有情之品，生精补髓，养血助阳，有阴阳双补之能；附子峻补下焦元阳，具助阳化气之功；肉桂补火助阳，备引火归原之效，三药为辅，则补肾益元之功倍增。菟丝子禀气中和，平补足之三阴；山茱萸涩温质润，补益肝肾；核桃肉甘温润涩，补益肺肾，三药既可补阳又可滋阴，为阴阳双补、阴中求阳之品。人参补益脾肺，茯苓健脾和中，以杜生痰之源；麻黄宣肺平喘，白芥子豁痰化饮，则标证可疗，共为佐使药。于是，主、辅、佐、使朗然，俾肾中之阳得补，散失之真阳得收，肾充、肺肃、脾健、痰除，则哮喘得瘳。而方加龟甲胶，辅鹿角胶、人参诸药，乃"龟鹿二仙胶"之伍，以成填精补阴，益气壮阳之功；药用陈皮、海浮石、川贝母、白果，乃清肺化痰之用。黄芪，《神农本草经》以其甘温之性，谓其具"补虚"之功；赤灵芝，《神农本草经》以其苦平之性，谓其具"治胸中结，益心气，补中，增智慧"之效。故二诊时，药加黄芪、赤灵芝二味，公名芪灵煎，以健脾益气和中之功，而补后天之本，以杜生痰之源。清·宝辉《医医小草》记云："方有膏丹丸散煎饮汤渍之名，各有取义。膏取其润，丹取其灵，丸取其缓，煎取其下达，饮取其中和，汤取其味，以涤荡邪气，渍取其气，以流连病所。"三诊时，方加补肺益肾之蛤蚧为丸剂，乃"丸取其缓"，作防复发之用。《素问·四气调神大论》云："是故圣人不治已病治未病，不治已乱治未乱，此之谓也。夫病已成而后药之，乱已成而后治之，譬犹渴而穿井，斗而铸锥，不亦晚乎！"本案乃"慢性气管炎合并肺气肿"患者，为器质性病变，以"汤取其味，以荡邪气"，而咳喘息，乃"戡乱"之治也。而"丸取其缓"，乃公"治未乱"之举也。

同门"右归阳和丸证案"①：患者马某，女，43岁。往有慢性气管炎病史，近来胸闷短气，喘促日久，呼多吸少，张口抬肩，每于半夜后加剧，纳呆脘痞，腰膝疲软，动则心悸，脑转耳鸣，形疲神惫，兼有痰嗽、肢冷面青，舌淡胖有齿痕，脉沉细。X线示慢性支气管炎并肺气肿。证属肾虚气不归原，肺损气无依附，孤阳浮泛作喘。治宜补肾益肺养肝、纳气定喘之法。师右归阳和饮化裁。处方：熟地黄30g，肉桂6g，白芥子6g，炙麻黄6g，鹿角胶10g（烊化），山药15g，云茯苓12g，红参15g，菟丝子15g，五味子10g，山茱萸15g，附子6g，核桃仁4个，炮姜3g，水煎服。连进6剂，喘促渐平，脉神形色俱起，肾气摄纳有机，仍宗原意，上方加补骨脂12g。续进10剂，喘促已定，咳痰见多，予以上方加入竹沥10g，化痰而生津。继服10剂，诸症悉瘳，予以上方为末，蜜丸10g。早晚各1丸，服用3个月，以资善后。

胁痛门"黑逍遥散证案"②，治疗证属湿热毒邪入侵，困及脾土，耗伤肝阴，化源不足，而成肝郁脾虚之胁痛（慢性肝炎），予黑逍遥散易汤化裁（柴胡12g，赤芍、白芍各10g，苍术、白术各12g，当归15g，熟地黄30g，茯苓12g，木香10g，桃仁12g，怀牛膝10g，党参30g，乌药10g，香附12g，姜黄10g，鸡血藤15g，佛手10g，炙甘草10g。生姜3片，大枣4枚为引，水煎服）以疏肝养阴、健脾和胃。服药4剂，患者诸症豁然，予以原方加黄精12g，续服。守方服药共50余剂，诸症悉除，身无不适。予以二诊方制成蜜丸，每丸10g，日3次服，以善其后。

鼓胀门"鳖甲煎丸证案"③：患者张某，男，49岁。往有饱食酗酒史，患肝炎3年，肝区不适，食欲不振，消化不良，肝脾可及，肝区隐痛，质硬，腹胀如鼓。面色萎黄，面颊、上胸、背部、两肩，及上肢均可见蜘蛛痣；手掌大小鱼际暗红（肝掌）。舌苔白腻，脉弦。证属肝郁脾虚血瘀之鼓胀（肝硬化腹水）。治宜调达枢机、行气活血、祛湿化痰、软坚消癥。师鳖甲煎丸意调治之。处方：制鳖甲10g，柴胡

---

① 柳少逸. 柳吉忱诊籍纂论［M］. 北京：中国中医药出版社，2016：32 – 33.
② 柳少逸. 柳吉忱诊籍纂论［M］. 北京：中国中医药出版社，2016：121 – 122.
③ 柳少逸. 柳吉忱诊籍纂论［M］. 北京：中国中医药出版社，2016：147 – 149.

12g，黄芩 10g，红参 10g，姜半夏 6g，桂枝 10g，炒白芍 15g，酒大黄 6g，厚朴 10g，牡丹皮 15g，土鳖虫 15g，地龙 10g，露蜂房 10g，鼠妇 10g，葶苈子 15g，炒王不留 15g，川牛膝 15g，瞿麦 10g，石韦 10g，凌霄花 10g，射干 10g，桃仁 10g，炮穿山甲 3g（冲），郁金 10g，生姜 10g，大枣 10g，水煎服。辅以灸食窦、中脘、关元、足三里、太冲、太白、太溪，每日 1 次。服药 5 剂，诸症悉减，仍宗原意，上方加黄精 15g，续服。经中药及灸疗续治 2 个月余，肝区痛、腹胀、纳呆、诸症悉除。遂予原方制成蜜丸以巩疗效。张景岳《景岳全书》云："单腹胀者，名为鼓胀，以外虽坚满，而中空无物，其象如鼓，故名鼓胀。与脏气相搏所生也。"此案由饱食酗酒，伤及肝脾，致肝郁脾虚，气滞血瘀而成鼓胀，故药用鳖甲煎丸易汤治之。其用，诚如《金匮要略论注》所云："药用鳖甲煎者，鳖甲入肝，除邪养正，合煅灶灰所浸酒去瘕，故以为君。小柴胡汤、桂枝汤、大承气汤为三阳主药，故以为臣。但甘草嫌其柔缓而减药力，枳实嫌破气而直下，故去之。外加干姜、阿胶，助人参、白芍养正为佐。瘕必假血依痰，故以四虫、桃仁合半夏消血化痰。凡积必由气结，气利而积消，故以乌扇、葶苈子利肺气。合石韦、瞿麦消气热，而化气散结，血因邪聚而热，故以牡丹、紫葳而去其血中伏火、膈中实热，为使。"由此可见，鳖甲煎丸具调达枢机、扶正祛邪、软坚消痰、理气活血之用。公于此方唯加黄精一味，盖因黄精性平味甘质润，甘可益脾，使五脏丰盈，润能养血，从后天平补。对此，《本草便读》谓："黄精得土之精气而生，甘平之性，故为补益脾胃之胜品。土者万物之母，母得其养，则水火既济金木调平，诸邪自去，百病不生矣。"

痿证门"益气愈痿汤证案"①，治疗证属素体肝肾亏虚，外感湿热，痹阻经脉，致督脉失荣，筋骨肌肉脉络失养，遂发痿证（脊髓炎），师以益气愈痿汤意（黄芪 30g，炒白术 30g，红参 10g，熟地黄 30g，鹿角片 15g，山茱萸 15g，枸杞子 15g，续断 12g，杜仲 12g，怀牛膝 12g，制附子 10g，狗脊 10g，当归 12g，制白芍 12g，鸡血藤 30g，炙甘草 10g。水煎服）以益脾肺、养肝肾、通督脉、强筋骨，佐以益气养血，同时应用针灸。用药 1 个月，以上方加制龟甲 15g，黄精 15g，巴戟天 15g，肉苁蓉 15g。水煎续服。2 个月后三诊，又以二诊方制成蜜丸续服，以固疗效。

自制水丸者。例如：《柳吉忱诊籍纂论》心悸门"补心丹证案"②，治疗证属阴亏血少、心肾不足、水不济火，而致心火内动、扰动心神，发为惊悸者，师《世医

① 柳少逸. 柳吉忱诊籍纂论［M］. 北京：中国中医药出版社，2016：268－271.
② 柳少逸. 柳吉忱诊籍纂论［M］. 北京：中国中医药出版社，2016：44－46.

得效方》之补心丹易汤化裁（熟地黄 15g，远志 10g，生晒参 10g，茯神 10g，茯苓 15g，石菖蒲 10g，玄参 12g，丹参 15g，天冬 12g，麦门冬 12g，柏子仁 15g，炒酸枣仁 15g，桔梗 10g，五味子 10g，灯心草 2g，炙甘草 10g，大枣 10g。水煎服）以补养心血、滋阴清火、安神定悸。加减治疗半月后，患者诸症豁然若失，时有心烦健忘。予《证治准绳》读书丸以善其后。处方：节菖蒲 30g，远志 30g，五味子 30g，地骨皮 30g，熟地黄 60g，菟丝子 60g，川芎 20g，共为细末，米糊为丸，绿豆大，每次 6g，每日 3 次，开水送服。读书丸由菖蒲、远志、五味子、地骨皮、熟地黄、菟丝子、川芎组成，药简力宏，乃益心肾、养血安神之良剂，亦可为不寐、心悸、健忘愈后之良方。

强肝丸乃吉忱公自创方剂，药用当归 15g，制白芍 20g，丹参 30g，郁金 15g，黄芪 30g，党参 15g，泽泻 15g，黄精 30g，山楂 12g，神曲 12g，山药 15g，生地黄 15g，板蓝根 20g，秦艽 15g，茵陈 30g，甘草 12g。共研细末，制成水丸，每次 10g，每日 2 次，早晚饭前，白水送服。有护肝、利胆、泄浊之功。《柳吉忱诊籍纂论》黄疸门"茵陈大柴胡汤证案""柴胡茵陈术附汤证案"，临床治愈后，均以强肝丸以护肝利胆泄浊，以善其后。师曰："愈后，服强肝丸者，以防余邪伤肝害脾之用，乃固效'治未乱'之谓。"①

月经先期"清经四物汤证案"②：患者吕某，女，39 岁。3 个月前因小产，月经淋漓漏下不止，复行刮宫术后遂止。因失子而情绪不佳，抑郁烦躁，月经先期，经量多，色深红黏稠，并夹有血块，腰腹胀痛，面红唇干，口渴心烦，夜寐不安。大便秘结，小便短黄，舌红苔黄，脉象沉数。末次月经 2 天前结束。证属阴血亏虚、肝郁血热之月经先期。治当补血清热之剂。予清经四物汤治之。处方：当归 6g，白芍 12g，川芎 3g，生地黄 15g，黄芩 10g，黄连 3g，黄柏 6g，香附 3g，知母 10g，阿胶 10g（烊化），艾叶炭 10g，炙甘草 3g。水煎服。予以上方治疗，每周服药 5 剂，月经按期而至，经量适中，余症悉除。又予原方去黄芩、黄连，于经后一周服 5 剂；经期中 5 剂；经前一周去黄柏、知母，亦服 5 剂，其后月经亦如期而至。遂予胶艾汤作水丸续服。后怀孕，足月产一男婴，母子平安。此案因小产漏下，行刮宫术，续伤冲任、胞脉。复因抑郁化热，遂成血虚有热之证。故公运用《古今医鉴》之清经四物汤治之。该方实由《金匮要略》之胶艾汤加清热凉血药而成。胶艾汤，又名

---

① 柳少逸. 柳吉忱诊籍纂论 [M]. 北京：中国中医药出版社，2016：130 - 133.
② 柳少逸. 柳吉忱诊籍纂论 [M]. 北京：中国中医药出版社，2016：281 - 282.

芎归胶艾汤，乃仲景为"妇人有漏下者，有半产后因续下血都不绝者"而设方。方中以四物汤养血和血，阿胶养阴止血，艾叶炭化，有暖宫止血之功，甘草调和诸药，诸药合用，以其调补冲任，固经养血之功而愈病。药用三黄，知母清热泻火，乃苦坚阴、坚肾之用，此即《黄帝内经》"火郁发之"之意。经治1个月，月经正常。去黄芩、黄连续服，以防苦寒败胃之弊。经治2个月，月经正常，心情平稳。且因该方尚主治"妊娠下血者""妊娠腹中痛，为胞阻"者，故予以胶艾汤作丸服用，又以其调冲任、养血促孕之功，而妊娠产子。

《柳少逸医案选》胸痹门"人参汤证案"[①]，以人参汤加味（红参10g，干姜10g，白术10g，炙甘草10g，地龙10g，丹参10g，水煎服）治疗证属胸阳虚衰、气机痹阻之胸痹（冠心病），服药5剂，患者胸闷、肢冷、汗出悉减。为启下焦生气，原方加制附子10g，又服5剂，患者诸症豁然，感胸畅心舒，活动有力，要求续服。遂予上方制成水丸，常年服之，乃"淳曜敦大，光照三焦"之谓。

癫狂门"桃核承气汤证案"[②]。患者吕某，女，19岁。正值经期，因怒愤懑，日久郁而化火，血并于阳，瘀热互结，遂致狂病，届时3个月余。症见性情躁动、头痛不寐、毁物、面红目赤、凝眸怒视、口燥便秘，舌绛苔黄腻，脉弦数。当予散热消瘀之剂，故师桃核承气意予之。处方：桃仁12g，大黄10g，桂枝10g，芒硝6g，郁金10g，枯矾3g，生甘草10g。水煎服。服药5剂，家属欣然相告，患者神识清、大便通、烦躁减，然仍时见神志呆滞。以大黄、芒硝量减半，加礞石10g，磁石10g，香附10g，续服10剂，病愈。家属恐其复发，要求继续治疗，以末次处方制成水丸以善后。桃核承气汤，又名桃仁承气汤，方由调胃承气汤加桂枝、桃仁而成。乃《伤寒论》为太阳病而血热互结，留于下焦证而设方。患者恰值经期，因恚怒郁而化火，血并于阳，瘀热互结，迫于下焦，而致蓄血证。热在血分，有谵语躁动，扰于心神，水火失济，故其人如狂。其治当破血下瘀以逐下焦血分之热，故而选用桃仁承气汤。方中主以桃仁活血通瘀，大黄祛瘀泄热推陈，共奏破瘀泄热之功。桂枝、甘草辛甘化阳助桃仁通行血脉；芒硝、大黄、甘草乃调胃承气汤，芒硝泄热软坚，助大黄通瘀泄热。诸药合用，蓄血去，郁热消，水火既济，心肾得交，而狂证以解。二诊神识清，大便通，则瘀、热得减，故大黄、芒硝量减半；然仍烦躁，时见神志呆滞，乃气滞痰结之证，故加礞石10g，磁石10g，香附10g。愈后仍以此制成水丸，

① 柳少逸. 柳少逸医案选［M］. 北京：中国中医药出版社，2015：42－43.
② 柳少逸. 柳少逸医案选［M］. 北京：中国中医药出版社，2015：47－48.

乃防复发之意。

痛风门"《普济本事方》乌头汤证案"①。患者李某，男，48 岁。1 周前，无明原因突发右踝关节疼痛，略见肿大，常于夜间痛醒，行动受限，遇寒加重，口不渴，二便调，舌淡润，苔薄白，脉沉紧。有嗜酒史，查血尿酸 532μmol/L。证属寒凝湿着、气血痹阻所致之痛风。治宜温经散寒、燥湿散结、活络止痛，予以《普济本事方》乌头汤化裁：制川乌 10g（先煎），细辛 3g，川椒 6g，秦艽 12g，附子 10g（先煎），肉桂 6g，白芍 15g，炮姜 6g，茯苓 15g，防风 10g，当归 12g，独活 10g，炙甘草 10g。水煎，去渣，温服。服药 5 剂，诸症豁然，夜间仍然痛醒，但不剧，可以忍受。原方加穿山龙 20g，鸡血藤 20g，威灵仙 10g，续服。续服 10 剂，欣然相告，诸症悉除，已有一周夜寐平安。查血尿酸正常。予以原方制成水丸，续服以善后。《普济本事方》乌头汤乃为"寒冷湿痹，流于筋脉，挛缩不得转侧"而设方。寒痹证医者多选用《金匮要略》之乌头汤，本方由《金匮要略》之乌头汤去麻黄、黄芪，合《伤寒论》之真武汤去白术、生姜，加散寒之细辛、川椒，祛风胜湿之防风、独活，活血通脉之当归而成。以乌头汤散寒通痹止痛之功而和营卫，合真武汤温阳利水之用而顾护肾气。本方不失为治寒湿型之痛风及合并尿酸肾病之有效方剂。方中甘草调和药性，兼能解毒，更以蜜炙，以缓乌头、附子之燥烈之性，故炙甘草为乌、附剂配伍之必须。且肉桂伍甘草，乃辛甘化阳之伍，芍药伍甘草乃酸甘化阴之剂，共成和营卫、补气血之功。药加穿山龙、鸡血藤，功于舒筋通络、活血通滞之用。故继服 10 剂，而诸症悉除，查血尿酸正常。为巩固疗效，予以原方制成水丸，续服以善后。

振掉门"柴胡加龙骨牡蛎汤证案"②，治疗一因肝胆火旺、风火上扰元神、肝阴不足、筋脉失濡所致振掉（帕金森氏综合征一年，高血压、动脉硬化病 10 余年）之花甲老妇。诊见两手呈节律性细震颤，行步呈慌张步态，头部前倾，摇摆不止，伴胸部不适、心烦口苦、大便略干、小便黄，舌苔中心黄腻，脉沉弦。予柴胡加龙骨牡蛎汤化裁：柴胡 12g，黄芩 10g，人参 10g，姜半夏 10g，桂枝 10g，茯苓 15g，白术 12g，酒大黄 6g，生龙骨 15g（先煎），生牡蛎 15g（先煎），磁石 10g（先煎），天竺黄 10g，石菖蒲 10g，蝉蜕 6g，僵蚕 6g，蜈蚣 1 条（研冲），水牛角 15g，当归 12g，白芍 15g，炙甘草 10g，生姜 10g，大枣 10g，水煎服。以调达枢机、清肝息风、

---

① 柳少逸. 柳少逸医案选 [M]. 北京：中国中医药出版社，2015：156 – 157.
② 柳少逸. 柳少逸医案选 [M]. 北京：中国中医药出版社，2015：166 – 167.

养阴濡筋。服药 10 剂，诸症豁然。仍宗原方，加制龟甲 10g，续服。服药 20 剂，患者诸症悉除。予上方制成水丸，每次 15g，日 2 次。并以天冬 10g，麦冬 10g，黄精 10g，百合 10g，莲子心 3g，肉苁蓉 6g，生甘草 3g，每日 1 剂，煎汤作饮频服。"

③自制散剂：《柳吉忱诊籍纂论》头痛门"吴茱萸汤证案"①。患者中年女性，素体形寒肢冷，月经延后，量少色淡，带下清稀。近十余天来，头痛，干呕，吐涎沫，口淡，心下痞，纳食呆滞，舌淡苔白滑，脉弦迟。证属素体肾阳不足，寒自内生，寒邪内犯足厥阴肝经，循经上冲达颠顶之头痛。治宜暖肝和胃、温中降逆。以吴茱萸汤原方（吴茱萸 10g，红参 12g，大枣 10g，生姜 20g，水煎服）治之。患者服药 3 剂，头痛、干呕、吐涎沫悉去。予以吴茱萸汤化裁作散剂服，以除肝寒犯胃所致心下痞、纳呆等症。处方：吴茱萸 60g，人参 30g，苍术 60g，炒麦芽 30g，陈皮 30g，神曲 30g，共为细末，每次 10g，日 3 次，饭前服。续治一周，胃肠无不适，纳食渐馨。此为阳虚内寒之"心下痞、纳呆"，予以吴茱萸汤作散剂续服，亦"合今病而变通"之治也。

癥瘕门"当归贝母苦参丸证案"②。郭某，女，36 岁。妇科以"输卵管炎、盆腔炎性肿块"转中医科治疗，现患者月经后期，量少，色暗，带下色黄，伴身热不退、口渴思饮、溲赤黄、大便干结、腰及两侧小腹部作痛，舌质淡红，苔白薄，脉滑微数。证属气血瘀滞、湿热内蕴之癥瘕。治宜当归贝母苦参丸合活血逐瘀汤（当归 15g，土贝母 15g，苦参 15g，乌药 6g，白僵蚕 6g，丹参 15g，三棱 10g，莪术 10g，白芥子 6g，厚朴 6g，陈皮 10g，沉香 2g，生甘草 10g）治之。水煎服。服药 5 剂，患者身热、腹痛若失，余症亦减；续服 10 剂，妇科检查盆腔炎性肿块已无，而癥瘕消散，腰痛痊愈。为固疗效，以当归贝母苦参丸作散（当归、土贝母、苦参各 100g，共为细末）续治。每次 6g，温水送服，日 3 次。《素问·骨空论》云："任脉为病……女子带下瘕聚。"《素问·刺腰痛》云："足少阴令人腰痛……厥阴之脉令人腰痛……冲络之脉令人腰痛。"《素问·奇病论》云："胞络者，系于肾。"冲为血海，任主胞胎，肝肾为冲脉之源，精血之本。腰为肾之外府，故肾脉痹阻而腰痛；冲任失调，经脉郁滞而腹痛；下焦郁滞，郁久蕴热而带下。故其治当调冲任、理气导滞、和血通脉、清利湿热。主以《金匮要略》之当归贝母苦参丸：方用当归，以其甘补辛散，苦泄温通，补血活血，且兼行气止痛之功，而可主治一切血证，故以其补血行血、

———————————

① 柳少逸. 柳吉忱诊籍纂论［M］. 北京：中国中医药出版社，2016：150 - 152.

② 柳少逸. 柳吉忱诊籍纂论［M］. 北京：中国中医药出版社，2016：142 - 143.

调补冲任为血病之要品，妇产之良药；土贝母不独有化痰止咳之功，尚以其辛苦微寒之性，而具泄热散结之用；苦参味苦性寒，以其清热除湿之功，除下焦湿热之蕴结；方加丹参苦微寒，入心肝经，为血热瘀滞之要药，古人有"一味丹参散，功同四物汤"之誉，实为祛瘀通经之品；乌药辛开温通，上走脾肺，下达肾与膀胱，有理气散寒止痛之功；莪术、三棱，佐丹参以行气活血祛瘀，沉香、陈皮、厚朴，佐乌药行气导滞以止腹痛；佐以白僵蚕、白芥子、土贝母消肿散结以化癥结瘕聚。诸药合用，则癥结得消，腰腹痛得解，带下得除，而收效于预期。为固疗效，以当归贝母苦参丸作散续治。

水肿门"加味真武汤证案"①，治疗一证属阳气虚衰、气化失司、水饮内停、上泛心肺所致水肿（慢性风湿性心脏病伴二尖瓣关闭不全 20 余年）患者，应用真武汤合桂苓五味甘草汤加味（茯苓 15g，炒白术 10g，制白芍 15g，制附子 10g，桂枝 12g，五味子 12g，泽泻 20g，红参 10g，丹参 10g，炙甘草 10g，生姜 3 片，大枣 4 枚引。水煎服）以温阳逐饮、化气行水，佐以宁心定悸，口服 15 剂临床治愈（全身水肿消退，呼吸均，可平卧）后，予以上方制成散剂，每次 10g，日 3 次冲服。此例为风心病二尖瓣关闭不全伴心功能衰竭之证，经治心衰得解，但二尖瓣关闭不全，乃器质性病变，非药物可愈也。当需日常用药调之。故予散剂续服。

喉蛾门"金果清咽抑火汤证案"②。患者谭某，男，13 岁。自昨日上午发咽痛，发冷发热，耳鼻喉科诊为急性扁桃体炎。因家人不想西医治疗，故转中医科诊治。查：喉核红肿，连及周围咽部，并见微寒发热、胸中烦热、咽干、寒热咳嗽，舌质红，苔薄白微黄，脉浮数。证属风热外袭、肺经积热之喉蛾。治宜疏风清热，解毒利咽之法。师以金果清咽抑火汤治之：橄榄 10g，金银花 20g，连翘 10g，黄芩 6g，桔梗 6g，防风 6g，栀子 6g，芒硝 2g，牛蒡子 6g，玄参 6g，酒大黄 3g，薄荷 3g，甘草 3g。水煎服。服药 5 剂，喉核肿痛悉减，余症已除，予原方加射干 6g，浙贝母 3g，金果榄 6g，继服。续服 5 剂，诸症悉除，喉核略大，无红肿，惟时有咽干，故予以金果清咽抑火汤作散剂服，以固疗效。处方：橄榄 10g，连翘 15g，黄芩 10g，栀子 10g，防风 10g，朴硝 10g，黄连 10g，知母 10g，玄参 10g，牛蒡子 10g，大黄 10g，桔梗 20g，薄荷 10g，甘草 10g；共为细末，每次 15g，白温水服，日 3 次。患者经治喉核红肿消退，故师以此方制成散剂，以固疗效。

---

① 柳少逸. 柳吉忱诊籍纂论 [M]. 北京：中国中医药出版社，2016：244 – 246.
② 柳少逸. 柳吉忱诊籍纂论 [M]. 北京：中国中医药出版社，2016：340 – 341.

《柳少逸医案选》泄泻门"桂枝人参汤证案"①。患者郑某，男，49 岁。罹患慢性肠炎经年，下利重即自服黄连素片而缓解。患者近时下利赤白黏冻，白多赤少，伴腹痛、里急后重、纳呆食少、心下痞满、头身重困、神疲肢冷，舌质淡，苔白腻，脉沉缓。此乃脾胃虚弱，中焦虚寒，寒湿之邪留着肠中，气机阻滞，传导失常所致。治宜健脾和胃、温化寒湿，佐以涩肠固滑，师以桂枝人参汤意加味：桂枝 12g，炙甘草 12g，炒白术 15g，红参 15g，干姜 12g，地榆 15g，紫参 15g，乌梅 10g。宗仲景法，先煮术、参、姜、草四味，取汁更煮余药，温服。服药 5 剂，诸症豁然。原方加诃子 12g，肉蔻 6g，续服 10 剂，病臻痊愈。予上方制成散剂，常规服用，以健中州温下元。桂枝人参汤，实桂枝合《金匮要略》之人参汤而成。乃《伤寒论》为误下后脾气虚寒，而表邪未解证设方。方中桂枝通阳化气，以助脾肾之阳，伍以甘草，名桂枝甘草汤，乃辛甘化阳、通行卫气之方；人参、白术、干姜、甘草，《伤寒论》方名理中汤，《金匮要略》名人参汤，乃温中而散里寒之用。柯琴谓桂枝"温能扶阳散寒，甘能益气生血，辛能解散表邪；人参健脾益气，为理中丸之主药，故名桂枝人参汤"。本案为脾胃虚弱，中焦虚寒，寒湿之邪留着肠中而见诸病候。故予桂枝人参汤而收功。方加紫参、地榆、乌梅三味，以涩肠、敛阴、止利之功，而腹痛、下利赤白黏冻之症候可除。经方合时方而建功，此即"医之为术也，蔑古则失之纵，泥古又失之拘"之谓。临床治愈后，予上方制成散剂，以健中州温下元。

癃闭门"补脾胃降阴火升阳汤证案"②。患者纪某，男，74 岁。患前列腺肥大症七八年，小便滴沥难出，小腹胀急 3 天，类似发作已 4 次，每次均须插导尿管排尿，且多保留尿管半月余，此次因病人拒绝插导尿管，其子携其来诊。现见头晕乏力，纳呆恶心，小腹胀急，会阴部胀坠感，小便滴沥不出，大便排便亦难，便意频频，舌红，苔薄黄，少津，脉沉细。治当补脾益气、泻火升阳。予补脾胃降阴火升阳汤。处方：柴胡 18g，黄芪 15g，苍术 15g，川羌 12g，升麻 9g，红参 6g，黄芩 12g，黄连 9g，甘草 9g，生姜 10g，大枣 9g，水煎服，每日 1 剂，早晚分服。服药后，小便渐多，6 剂后，基本通畅，惟稍感费力，上方加穿山甲 10g，黄芪加至 60g，迭进 6 剂，诸症悉除。1990 年 3 月又作一次，同法服用 12 剂又愈。后为巩固疗效，防止复发，以原方加鳖甲 30g，穿山甲 15g，作散，每日 2 次，每次 10g，开水冲服。未再发，且体质较前明显好转。

① 柳少逸. 柳少逸医案选 [M]. 北京：中国中医药出版社，2015：58-59.
② 柳少逸. 柳少逸医案选 [M]. 北京：中国中医药出版社，2015：150-151.

至于消渴散等自制散剂之应用，于下节创制方剂予以详细介绍。

④药膳药粥。《柳吉忱诊籍纂论》不寐门"四逆散证案"①，治疗一因情志抑郁、心肾不交之老年患者，主以《伤寒论》之四逆散，以疏肝解郁；因脾胃虚弱，化源不足，痰湿内生，而有胸闷短气、心悸易惊、纳呆诸候，故辅以温胆汤以豁痰除烦；佐以《杂病源流犀烛》之定志丸（人参、茯苓、茯神、石菖蒲、远志、朱砂），《千金要方》之孔圣枕中丹（龟甲、龙骨、远志、石菖蒲），以成益肾养血、宁心安神之功。治疗近月，诸症豁然，嘱其每日用唐代王冰粥法：黄芪10g，甘草10g，水煎，取汁1000mL，浸泡小麦100g，与龙眼肉、桑椹各30g，共煮成粥，早晚温服。

胃脘痛门"异功散证案"②，治疗证属脾胃虚弱，传化失常；因食生冷，阻滞肠胃；七情所伤，肝气犯脾所致之胃脘痛（慢性胃炎、胃下垂、慢性结肠炎），予异功散合枳实芍药汤、小乌沉汤化裁以益气健脾、和胃化浊、抑肝扶脾、理气止痛。X线钡餐检查示全消化道无异常。予以蜀脂饮（黄芪10g，炙甘草4g，水1000mL，煎三分减一分）温饮之，以善其后。蜀脂，即黄芪也。蜀脂饮乃唐·王冰之方，谓有"长肌肉，利心肺"之功。黄芪为"补气诸药之最，是以有耆之称"；甘草"调和诸药有功，故有国老之号"；二药相须为用，益气健中，实补后天之本也。

浮肿门"五皮胃苓汤证案"③。师以五皮饮合胃苓汤意化裁治疗证属脾土失运、气郁失渗、发为浮肿者，服药1个月后，"病臻痊愈。师唐代王冰蜀脂粥法：黄芪10g，甘草2g，小麦30g。前二药煎水煮麦作粥服，以益气健中州之法，则可不为风侵，不为湿困，俾气化有序，而无浮肿之发。

⑤自制饮剂。《柳吉忱诊籍纂论》胸痹门有"健脾益气通脉方证案"④，用自制健脾益气通脉方治疗证属心气亏虚、心营不畅之胸痹，服药25剂，患者欣然相告：诸症若失，病臻向愈。予以红参10g，麦冬20g，五味子10g，丹参20g，三七6g，水煎作饮长期服之，以益气养阴、活血通脉为治。三诊时，诸症悉减，然脉仍沉细，而有生脉饮合丹参饮之益气养阴、营血复脉之治。师曰："于是在攘邪安内之治的基础上，三诊时处方予以复脉之治，而病臻痊愈。此即《素问·阴阳应象大论》'治病必求于本'，及《素问·至真要大论》'必伏其所主，而先其所因'之谓也。"

① 柳少逸. 柳吉忱诊籍纂论［M］. 北京：中国中医药出版社，2016：65－66.
② 柳少逸. 柳吉忱诊籍纂论［M］. 北京：中国中医药出版社，2016：88－90.
③ 柳少逸. 柳吉忱诊籍纂论［M］. 北京：中国中医药出版社，2016：246－248.
④ 柳少逸. 柳吉忱诊籍纂论［M］. 北京：中国中医药出版社，2016：57－59.

便秘门"黄芪通幽汤证案"①，治疗脾肾气虚、阳不布津所致虚秘之中年患者，予自拟黄芪通幽汤以健脾益气、养血润燥。患者服药 10 剂，诸症豁然，大便畅，每日一次，腹痛减，予以四君子汤合金铃散意化裁煎服。续服药 2 周，诸症已除，大便每日一次，腹部不痛，小便正常。予肉苁蓉 10g，番泻叶 6g，佛手 10g，麦冬 10g，作饮服，每日一剂，以善其后。

脉痹门"阳和八珍汤证案"②：患者徐某，男，62 岁，莱西人，患血栓闭塞性脉管炎年余，在当地医院医治罔效。其足趾喜暖怕凉，右足大、二趾皮色泛红，有片状瘀血，足大趾胀痛，趺阳脉弱，六脉微细。证属血虚寒凝、气滞血瘀。予自拟阳和八珍汤以温阳通脉、活血化瘀。加减服药 45 剂，患者来诊，欣言相告，足趾无不适。诊趺阳脉复，迟而缓，六脉虽沉，然有力。嘱每日制附子 10g，红参 6g，黄芪 15g，水煎服，续治月余，以固疗效。师曰："嘱服附子、人参、黄芪作饮者，乃参附汤、参芪汤二方之用也。以其大补元气、温阳通脉之法，以固疗效。"

水肿门"麻黄汤证案"③，应用麻黄汤加味（麻黄 6g，桂枝 6g，杏仁 6g，蝉蜕 6g，白茅根 15g，茯苓皮 10g，生姜片 6g，炙甘草 3g，水煎服）治愈因风寒束肺、肺失宣降、三焦气化失司、水邪泛溢肌肤而致风水（急性肾小球肾炎）的 9 岁男孩后，予以每日黄芪 10g，白茅根 15g，石韦 10g，作饮服之，追访一年，未复发。吉忱公谓："取黄芪甘温，具生发之性，俾气升而水自降；白茅根导热下行；石韦甘苦，微寒，清肺金而利水，分清降浊，直达州都，为导湿热以通淋之要药。"于是益气通阳，气化有序，分清别浊，以防水湿蕴结，再发水肿。

《柳少逸医案选》自汗门"调中益气汤证案"④，治疗气虚失摄，津液耗散所致自汗，服药近 30 剂，患者病证基本消失。嘱服补中益气丸，浮小麦 30g，大枣 10g，煎汤作饮服，以善其后。浮小麦单味煎服名浮麦散，为敛汗之小剂，若与黄芪、牡蛎等药同用名牡蛎散，亦为治自汗之良方。故予浮小麦、大枣作饮服以善后，乃浮麦散易饮之谓也。泄泻门"四逆汤证案"⑤，予四逆汤治疗因往有下利痼疾（慢性肠炎），因食生冷不洁之物致下利，肾阳式微，阴阳气不相顺接，而致四逆证，服药 6 剂，患者诸症悉除。为善其后，嘱其每日服《金匮要略》紫参汤（紫参 20g，甘草

① 柳少逸．柳吉忱诊籍纂论［M］．北京：中国中医药出版社，2016：113－114.
② 柳少逸．柳吉忱诊籍纂论［M］．北京：中国中医药出版社，2016：205－206.
③ 柳少逸．柳吉忱诊籍纂论［M］．北京：中国中医药出版社，2016：241－242.
④ 柳少逸．柳少逸医案选［M］．北京：中国中医药出版社，2015：29.
⑤ 柳少逸．柳少逸医案选［M］．北京：中国中医药出版社，2015：60－61.

6g），作饮用之。胁痛门"大承气汤证案"①，治疗胆经蕴热，气机壅滞，腑气不通所致胁痛（急性胆囊炎），服药 10 剂，患者诸症悉除，病臻痊愈。嘱每日以茵陈30g，大枣 10 枚作饮服。振掉门"柴胡加龙骨牡蛎汤证案"②，治疗肝胆火旺，风火上扰元神，肝阴不足，筋脉失濡所致振掉（帕金森氏综合征），服药 20 剂，患者诸症悉除。上方制成水丸，每次 15g，日 2 次，并以天冬 10g，麦冬 10g，黄精 10g，百合 10g，莲子心 3g，肉苁蓉 6g，生甘草 3g，每日一剂，作饮频服之。皮肤病门"麻黄连轺赤小豆汤证案"例 2③，治疗风热郁于肌肤，不能透达所致瘖瘰（荨麻疹），用药 9 剂，患者诸症悉除，以苍耳子 6g，荷叶 6g 煎汤作饮，服用一周，以善其后。

其中，又以代茶饮最为多用，这将在第五章《以方证立论·康复保健小处方》中详加梳理，在此仅举一例。

《柳吉忱诊籍纂论》咳嗽门"小青龙汤证案"④，应用小青龙汤加减治疗证属肺肾素虚，又感外邪，引动浊痰，致肺肃肾纳脾运失常所致咳嗽（慢性支气管炎），用药 12 剂，患者咳喘缓，咳痰爽，病已基本痊愈。因虑其素有痰饮咳喘，嘱服金匮肾气丸，辅以《金匮要略》桔梗汤：桔梗 6g，甘草 10g，代茶饮，以固疗效。师曰："金匮肾气丸以其'益火之源，以消阴翳'之功，而有温阳化饮，益阴生津之效，为治痰饮咳喘之良方；桔梗汤乃止咳化痰利肺之小剂，故合二方之用，而为痰饮、咳喘缓求长安之良方。"

⑥汤剂：汤剂虽为治疗疾病的主要剂型，柳氏医派在临证治疗时应用最多，但在善后调理时，柳氏医派也不完全摒弃汤剂。如《柳吉忱诊籍纂论》时病门"伤暑（加味葱豉汤证）案"⑤，运用清·雷丰《时病论》辛温解表法化裁（香薷 15g，藿香 15g，桔梗 10g，制杏仁 10g，陈皮 10g，淡豆豉 10g，葱白 10g）治疗纳凉伤暑之候，患者服 3 剂后，诸症若失。嘱其避之风扇直吹，予以桔梗 6g，淡豆豉 6g，葱白 6g，生甘草 3g，续服 3 剂，以善其后。

疫病门"恽氏犀角黄连汤证案"⑥，公急用其师恽铁樵公验方犀角黄连汤化裁：犀角 1.5g（研冲），羚羊角 1.5g（研冲），黄连 6g，龙胆草 3g，菊花 60g，生地黄

① 柳少逸. 柳少逸医案选 [M]. 北京：中国中医药出版社，2015：71 - 72.
② 柳少逸. 柳少逸医案选 [M]. 北京：中国中医药出版社，2015：166 - 167.
③ 柳少逸. 柳少逸医案选 [M]. 北京：中国中医药出版社，2015：168 - 169.
④ 柳少逸. 柳吉忱诊籍纂论 [M]. 北京：中国中医药出版社，2016：18 - 19.
⑤ 柳少逸. 柳吉忱诊籍纂论 [M]. 北京：中国中医药出版社，2016：4 - 7.
⑥ 柳少逸. 柳吉忱诊籍纂论 [M]. 北京：中国中医药出版社，2016：9 - 11.

10g，当归6g，生甘草6g，4剂，水煎服，抢救证属热邪传入营分、火热炽盛、气血两燔之温病（流行性脑脊髓膜炎）患者。其服药一剂，热退痉止，神识已清，4剂后余症悉除。去羚羊角，原方犀角减至1g，菊花15g，续服4剂，以固疗效。同门"白虎清营汤证案"，抢救一证属湿热内侵、气血两燔、肝风内动、邪传心包之温病（乙型脑炎）患儿，用药8剂，病日渐痊愈，予以滋肾生津、滋阴息风之剂，以善其后。处方：生地黄10g，山茱萸10g，山药10g，白芍10g，茯苓10g，牡丹皮6g，知母6g，黄柏6g，麦冬10g，白茅根15g，生牡蛎10g，生龟甲6g（先煎），生鳖甲6g（先煎），阿胶6g（烊化），甘草3g。水煎服。待其向愈，予以知柏地黄汤合大定风珠加减，以滋肾、生津、息风之治，以建愈病之续功。[①]

胃脘痛门"柴胡桂枝汤证案"[②] 有两验案，案1为枢机不利、胃失和降所致胃脘痛（十二指肠球部溃疡），予柴胡桂枝汤加味以调达气机，和胃降逆，安和五脏，患者经钡餐透视十二指肠球部溃疡已愈。但因病久，球部因瘢痕牵拉而变形，每因急食、饱食而胃脘时有隐痛，故予黄芪建中汤续服1个月。半年后随访，未复发。病愈后，予以黄芪建中汤佐红参续服。此乃宗《金匮要略》"虚劳里急诸不足，黄芪建中汤主之"之用。"里急"是腹中拘急；"诸不足"是阴阳气血俱不足。故有小建中汤加黄芪补中以缓急，则脘腹诸疾可解；入红参增其补气之力；辅黄芪名"参芪汤"，为元气不足之用药。案2为枢机不利、营卫失和、气机壅滞所致胃脘痛（十二指肠球部溃疡，慢性胆囊炎），予柴胡桂枝汤加味以调达枢机、和胃降逆，患者经钡餐检查示十二指肠球部溃疡已愈，但因病久，球部因瘢痕牵拉而变形。予参芪四白饮，续服1个月。半年后随访，未再发。师曰："当脘痛腹满解后，予以参芪四白饮善后。方中取红参、白术、黄芪，乃'人以胃气为本'，取其益气健脾和胃之谓也；白及苦甘性凉，质黏而涩，以为消肿生肌之用；白薇苦咸性寒，苦以泄降，咸能入血，寒能清热，可清泄肝胃之郁热而消肿疡；白英微苦性寒，有清热解毒之功。于是脾胃之功得建，胆胃郁热得清，故十二指肠球部溃疡、胆囊炎得愈。"

另外，还有膏滋剂等善后剂型。可见，柳氏医派根据临床需要，对各种剂型的应用十分丰富多样，只要适合病情、有利于患者祛病愈疾，皆能随证应用。

（5）方剂作用与机体反应

无论应用什么方法治疗疾病，其最终目的就是要解除患者的病痛。因而，使用

① 柳少逸. 柳吉忱诊籍纂论 [M]. 北京：中国中医药出版社，2016：13 – 14.
② 柳少逸. 柳吉忱诊籍纂论 [M]. 北京：中国中医药出版社，2016：81 – 84.

各种治疗疾病的手段，最终要作用于机体，而各种治疗方法作用的发挥，要看机体的反应状况，既有对病邪的反应，也包括用药后对药物的反应状态。方药疗法也不例外，故而出现一证多方、一方多证的现象。

例如：《伤寒论》五苓散，由茯苓、猪苓、白术、桂枝、泽泻五味药物组成。《医宗金鉴》将其主治证概括为二："一治水逆，水入则吐；一治消渴，水入则消。"《医方集解》则总结历代医家临床经验，言其"通治诸湿腹满，水饮水肿，呕逆泄泻，水寒射肺，或喘或咳，中暑烦渴，身热头痛，膀胱积热，便秘而渴，霍乱吐泻，痰饮湿疟，身痛身重"。其主治之证，二者所言虽详略不同，但论其方取效之机则皆列入"利水渗湿剂"中。然而，仲景在五苓散方后注却云"多饮暖水，汗出愈"（71），而非"小便利，则愈"。可见，把五苓散作为"利水渗湿剂"，非仲景本意，而是议方药而不议机体反应状态即病证机理的片面观点。

《千金要方》卷九《伤寒上·发汗散第四》除录仲景所论外，还载其另一用法："五苓散，主时行热病，但狂言烦躁，不安，精采（目光）言语不与人主相当者……水服方寸匕，日三，多饮水，汗出即愈。"其所叙证候，近似"如狂"，与水逆、消渴、水饮水肿、水寒射肺等迥然有别；其取效之由，亦是"发汗"，而非利水渗湿。

同是治疗"如狂"，北宋开宝年间高继冲进献的《伤寒论·伤寒叙论》云："若得伤寒病无热，但狂言躁烦不安，精气言语，与人不相主。当勿以火迫之，但以五苓散三二钱服之，可与新汲水一升，或一升半，可至二升，强饮之，指刺喉中吐之。随手便愈。"用的却是催吐法。

同一个五苓散，既可用来利水渗湿，又可用来发汗，还可用作涌吐剂，这是一方多用的一个典型的例证。故清代不著撰人的《伤寒方论》称"五苓散为两解表里之首剂"，明代方有执《伤寒论条辨》释云："以证有里而人燥渴，故用四苓以滋之；以表在而脉浮数，故凭一桂以和之。谓五苓散能两解表里者，此也。"吴崑《医方考》认为："伤寒小便不利而渴者，此方主之。""霍乱热多欲饮水者，阳邪也，此方主之。""水寒射肺而成咳者，此方主之。"现代研究发现，五苓散对健康人及正常小鼠和家兔，均无利尿作用；只有在水液代谢障碍时，才呈现其利水渗湿作用。

本方君药，历代医家注释不一，《伤寒明理论》《绛雪园古方选注》《金镜内台方议》等以茯苓为君，《医方集解》主以二苓为君，考汉制二十四铢为一两，方中泽泻一两六铢，计三十铢，在五苓散五药中，剂量最大，故尔《医宗金鉴》称泽泻为君。清·徐灵胎在《医学源流论·古方加减论》却认为："古人制方之义，微妙精详，不可思议……后之医者，不识此义，而又欲托名用古，取古方中一二味，则即以某方目之。如……用猪苓、泽泻，即曰五苓散，不知五苓之妙，专在桂枝也。"陈尧道《伤寒辨证》亦云："五苓散本表里两解之药，今之知用桂枝者鲜矣，殊不知欲兼治表，必用桂枝，专用利水，则宜肉桂，以肉桂辛热能引诸药直达热邪蓄结之处，故茯苓、猪苓味淡，所以渗水涤饮也；泽泻味咸，所以泻肾邪止渴也；白术味甘，所以燥脾逐湿也。兼以桂有化气之功，如《经》曰'膀胱者，州都之官，津液藏焉，气化则能出矣'，浊阴既出下窍，则清阳自出上窍，又热随溺而泄，则发热口渴之证，不治自愈。"本方功在化气利水，后世医家鉴于桂枝温阳之力不及肉桂，主张用肉桂代之。如清·沈金鳌《杂病源流犀烛》云："业师孙庆曾先生尝谓余曰：肿胀门惟水病难治。其人必真火衰微，不能化生脾土，故水无所摄，泛滥于肌肉间。法惟助脾扶火，足以概之，而助脾扶火之剂，最妙是五苓散。肉桂以益火，火暖则水流；白术以补土，土实则水自障；茯苓、猪苓、泽泻以引水，则水自渗泄而不为患。每见先生治人水病，无不用五苓散加减，无不应手而愈如响应者。"少逸先生认为当根据病情而用之，主张伤寒用桂枝，杂病可用肉桂。[①]

至于《外台秘要》卷三十二"头发秃落方一十九首"里收载的"深师茯苓术散"，其方所用药物与五苓散全同，而其主治证为"发白及秃落""每服1刀圭，食后服，日3次，30日发黑"。故其与仲景《伤寒论》五苓散的主治证全不相干。

用方应有"方证"，方证就是用方的证据，证据既包括了病机，又包括病机反映在外的证候。

（6）药物在方剂中的特殊作用

方剂中的药物有君、臣、佐、使之分别，不同药物的作用有所差异。君、臣、佐、使之药物各有其用，且主药的作用最为重要。然不同方剂，有时能激发或综合各种药物作用的，并不单纯是主药，有时，其他药物也由于各种原因，而可能成为方剂发挥作用的关键。清·赵晴初《存存斋医话稿》卷二云："论药则得一药之功能，论方则观众药之辅相。"

《柳吉忱诊籍纂论》癫证门"柴胡加龙牡汤证案"[②]：患者杨某，男，38岁，症见精神抑郁、表情呆钝、神思迷惘、凝眸少瞬、言语无序、纳谷不馨、忧惕易惊，舌红苔薄白而腻，脉象弦细。证属忧思积郁，心脾受损，痰气郁滞，蒙蔽神明，发

---

① 柳少逸. 伤寒方证便览［M］. 北京：中国中医药出版社，2014：42.
② 柳少逸. 柳吉忱诊籍纂论［M］. 北京：中国中医药出版社，2016：72－73.

为癫病，用柴胡加龙骨牡蛎汤加郁金一味［柴胡9g，黄芩9g，半夏9g，云茯苓12g，龙骨、牡蛎各30g（先煎），大黄15g，桂枝9g，朱砂1.5g（冲服），郁金12g，大枣10g，生姜10g，水煎服］。治以调达枢机、豁痰开窍、理气散结。用药月余，患者神采奕奕，笑语风生。自述服药后诸症消失，照常工作，癫病至今未发。师曰："郁金辛苦而平，黄宫绣谓'此药本属入心散瘀，因瘀去而金得泄，故命其名曰郁金'；吉忱公谓'古人用治郁遏不得升者，而名郁金'。故原方合入此药，以其清心解郁之功，而治痰浊蒙蔽清窍而神志不清者。于是枢机得利，升降有司，开阖有序，清阳得开，浊阴得降，清窍无痰浊之蔽，神志无抑郁之候，故而病臻痊愈。"

眩晕门"天麻钩藤饮证案"①，予天麻钩藤饮加味治疗证属阴虚阳亢、心营不足之眩晕（高血压）。本案用药之妙，在夏枯草、代赭石、陈皮三味：代赭石苦寒质重，寒可泄热，重可镇降，入心肝血分，具平肝清火，重镇降逆之功。夏枯草冬至后生芽，至春而花，到夏至即枯，虽属阴寒，而阴中含阳，得春木发陈之性，而功于条达，故为平肝降压之要药。且其与代赭石、石决明、白芍、牛膝等药相伍，名代赭石汤，为肝阳上亢之高血压病、眩晕证之良方。陈皮味辛苦而性温，气芳香入脾肺，《本草求真》谓其具'调中快膈，导痰消滞，利水破癥，宣五脏，理气燥湿'之功，复云其'同补剂则补，同泻剂则泻，同升剂则升，同降剂则降，各随所配，而得其宜'。吉忱公谓此即平胃、二陈、温胆汤诸方用陈皮为主药之妙，亦此案以其快膈消滞之功，而除痰浊中阻胸闷之候之谓。"

天麻微辛甘平，大凡头痛眩晕、痉挛抽搐、肢体麻木、颈项强痛、手足不遂等诸般风证，皆可赖之以平。然其味辛而不能发散，虽甘而不能滋补，故单方效力不强，唯同补药可治虚风，同散药可除外风。不仅阴虚之风可用，即阳虚之风亦可用。《柳吉忱诊籍纂论》头痛门"补肾荣脉汤证案"②，应用自拟补肾荣脉汤治疗因高龄产子出血过多，遂发头痛头晕（血管神经性头痛。颈椎CT示颈椎间盘突出。TCD示①椎基底动脉血管弹性减弱；②双侧大脑中动脉及左侧椎动脉供血不足；③右侧大脑后动脉及右侧椎动脉血管痉挛）患者。二诊时，加天麻乃息风解痉、通络止痛之用……故伍补肾地黄丸则增其益元扶正之功，阴阳双补之用；伍圣愈汤则气血双补；伍桂枝汤则营卫共调，伍建中汤安内攘外则内外之风俱除。故而，一味天麻之伍，则诸方诸药之功倍增，而病臻痊愈。清·赵晴初《存存斋医话稿》云："论药则得一

① 柳少逸．柳吉忱诊籍纂论［M］．北京：中国中医药出版社，2015：153–155.
② 柳少逸．柳吉忱诊籍纂论［M］．北京：中国中医药出版社，2016：152–153.

药之功能，论方则观众药之辅相，凡药皆然。"观公之处方用药，方简药效，而有一味不可减之境界也。

《柳少逸医案选》感冒门"人参败毒散证案"①，治疗患有"粒细胞减少症"，3年间反复感冒的患者，证属气虚感冒，予人参败毒散加味（人参 10g，茯苓 15g，前胡 12g，柴胡 20g，桔梗 12g，枳壳 12g，羌活 12g，独活 12g，川芎 12g，薄荷 6g，黄芪 30g，甘草 10g，生姜 10g，大枣 10g，水煎，去渣再煎，温服，每日一剂，分 2 次服）以补益元气、解表散邪。服药 5 剂，患者外感已解。为巩固疗效，柴胡、羌活、独活，药量减半，续服。"后以原方研末，每次 10g，日 3 次，开水冲服，以巩固疗效。服药半年余，白细胞一直未低于 6×10^9/L，病告痊愈。人参败毒散，出自《小儿药证直诀》，为益气扶正解毒剂。其功"培其正气，败其邪毒"，故有其名。方由小柴胡汤去苦寒之黄芩、温燥之半夏、甘味壅气之大枣，加入诸多解表药而成。其立方之妙，全在人参一味，性禀中和，不寒不燥，善补脾肺之气，为大补元气之品，故为治虚劳内伤之第一要药。本方冠以人参，力致开阖，始则鼓舞羌、独、柴、前各走其经，而与热毒分解之门，继而调御津精血气，各走其乡，以断邪气复入之路。此与桂枝汤中芍药护营之意无异，故能协济表药以成功。纵观全方，羌活理太阳之流风，独活理少阴之伏风，兼能除湿去痛；川芎、柴胡和血升清；枳壳、前胡利湿消气；甘、桔、参、苓，清肺利咽。故主以人参者，扶正以匡邪也。

胃痛门"厚朴生姜半夏甘草人参汤证案"②，患者素禀赋不足，往有十二指肠球部溃疡病史，近腹部胀满，饭前多见胃脘绵绵作痛，口吐清水，喜温喜暖，四肢欠温，伴大便溏，舌质淡，白薄苔，脉虚缓。此乃脾虚气滞腹胀之证，故用厚朴生姜半夏甘草人参汤加陈皮一味（厚朴 12g，党参 12g，姜半夏 10g，炙甘草 6g，陈皮 10g，生姜 10g，水煎服）以健脾和胃、消痞除满。师曰："加陈皮，以其辛苦性温，气芳香入脾肺，能健脾和胃，理气导滞，其用之妙，诚如《本草求真》所云：'同补剂则补，同泻剂则泻，同升剂则升，同降剂则降，随其所配，而得其宜。且同生姜则能止呕，同半夏则能豁痰，同杏仁则治大肠气闭，同桃仁则治大肠血闭。'故为二陈、平胃、六君子汤诸方之用药。"

痛风门"《圣济总录》防风饮证案"③。患者盖某，男，37 岁，半月前突然右外

① 柳少逸. 柳少逸医案选 [M]. 北京：中国中医药出版社，2015：4－6.
② 柳少逸. 柳少逸医案选 [M]. 北京：中国中医药出版社，2015：54.
③ 柳少逸. 柳少逸医案选 [M]. 北京：中国中医药出版社，2015：157－159.

踝疼痛，伴有红肿。近一周来，常于夜间灼痛如虎啮，脚肿如脱，患足畏盖衣服，口干烦渴，心烦不得眠。查血尿酸 586.3μmol/L。舌红有裂纹，苔黄，脉弦数。辨证属湿热蕴结、痹阻关节所致之痛风。予《圣济总录》防风饮：防风 10g，麻黄（去节，汤煮去沫，焙）10g，石膏 12g，黄芩 12g，川芎 10g，当归 12g，赤芍、杏仁（去皮尖、炒）10g，生地黄 10g，炙甘草 10g，水煎服。治以搜风通络，清利湿热。服药 5 剂，红肿热痛大减，予上方加忍冬藤 20g，鸡血藤 20g，构树枝 20g，臭梧桐枝 20g，桑枝 20g，续服 10 剂。药后诸症豁然，查血尿酸降至 396μmol/L。宗原方加松节 10g，继服。四诊时，患者欣然告知，续服 10 剂，趾关节肿消痛除，口无干渴。查血、诊脉，均属正常。时值夏天诸树繁茂，遍野鬼针草，故嘱自采杨树枝、柳树条、鬼针草，合芒硝 20g，煎熬浴足。两年后，患者带其亲属就诊，告云其每周用两枝一草浴足一次，痛风无复发。《灵枢·贼风》篇云："今有其不离屏蔽，不出空穴之中，卒然病者，非不离贼风邪气，其何故也……曰：此皆有所伤于湿气，藏于血脉之中，分肉之间，久留而不去。"这说明伤于湿气，留蓄于血脉之中，是痛风突然发病的重要原因和机理。若"湿气"（湿邪）久留，蕴结成热，则痛处灼热，畏盖衣被，则为热痹证；热伤津液故口干烦渴，若热在营血则口微渴；舌质红，为热象；舌有裂纹为阴伤之象，苔黄、脉数均属热象。本方为防风引领麻杏石甘汤、越婢汤、四物汤而成。治风寒湿邪郁久化热、痹阻关节而成痛风者。防风为治风通用之品，又为太阳经引经药，俾足太阳经气至外踝达足，则外踝肿痛可解。其性微温不燥，甘缓不峻，而有"风药中之润剂"之称，故不论风寒、风热皆可用之，且因防风祛风为长，又能胜湿，故又用于发散脾家之郁火，搜除脾家之湿邪，又有除里湿之功。麻黄焙之，缓和其烈性，而有通腠解肌、利水消肿之功，《神农本草经》云其有"除寒湿，破癥坚积聚"之效，《药性论》云其可"治身上毒风顽痹"。故病属痛风之湿热蕴结、痹阻关节者，二药共为主药；辅以石膏清热泻火，黄芩清热燥湿，则湿热可除；当归、川芎、地黄养血、活血、通脉，杏仁沸水浸泡去皮尖炒之，去其小毒，而有宣肺除郁开溺，共为佐药；使以炙甘草调和药性，缓急止痛。诸药合用，则络脉以通，湿热以除，而病臻痊愈。

至于引经药等的特殊作用，前人所论甚详，如"兵无向导则不达贼境，药无引使则不通病所"等，柳氏医派对此多有体会。如吉忱公"据《得配本草·奇经药考》所云，当归主'带脉为病，腹满，腰溶溶如坐水中''白芍，主阳维寒热，带脉腹痛''甘草，和冲脉之逆，缓带脉之急'。故三药以其入带脉，引领诸药以成束带之功。"故其《柳吉忱诊籍纂论》带下门"黑逍遥散证案"① 用此三药，以为肝肾亏虚、相火妄动、肝经火炽、下克脾土、带脉不束所致带下病之治。使用繁多，兹不赘述。

方药疗法为中医学治疗疾病最常用、最"犀利"的武器，凡学中医者，皆须对此有全面掌握，以便为患者服务。柳氏医派创始人、代表人均为方药大家。即使从事针灸、推拿等其他专业，也要对药物疗法十分熟悉，以便随时配合药物疗法进行全面治疗和康复。

（二）知针灸

针灸学是中医学的重要组成部分，其起源比方药疗法更早，曾经是中国古代最为重要的治疗疾病的技术，也是先秦时期的主流医学。《黄帝内经》就详于针灸，而略于方药。方药疗法发展成为主流医学后，针灸与其他疗法共同组成中医外治法，以与内服药物疗法并驾齐驱，双峰对峙。中华人民共和国成立后，中医学得到全面发展，特别是院校教育设立针推专业以后，针灸学从中医外治法中独立出来，以针刺疗法、灸治疗法，成为中医非药物疗法的主干。

1. 针灸学传承概况②

针灸是我国人民长期与疾病作斗争的经验总结，其形成经历了一个漫长的过程。针灸疗法是针刺和艾灸两种治疗方法的合称，从早期文献看，所记载的以灸法为主，所以艾灸的应用比针刺更早。灸法的起源可追溯到原始社会人类学会用火以后。人们在用火的过程中，逐渐认识到了温热的治疗作用，通过长期的实践，形成了灸法。关于针刺疗法起源的传说，可以追溯到我国原始社会的氏族公社制度时期，如古籍记载伏羲氏"尝味百草而制九针""黄帝咨访岐伯、伯高、少俞之徒……针道生焉"等，伏羲氏等都是远古时期传说的代表人物。但是针刺疗法真正产生的时间应该是"砭石"应用以后一个漫长的时期，大约是新石器时代。早在远古时代，古代先民在生活、生产等实践中，无意中发现石块按压或刺破体表可以治病，然后有意识地把石块加工形成砭石而专用于治疗疾病，由此形成"砭石"疗法，或称"砭术"。进入新石器时代，出现了精治的石针。至秦汉时期，针具已由石针、骨针、竹针而逐步发展成为金属针。金属针具发展到现在，经历了铜、铁、银、合金及不锈钢针具

---

① 柳少逸. 柳吉忱诊籍纂论［M］. 北京：中国中医药出版社，2016：291.
② 蔡锡英，柳少逸. 中医非药物疗法荟萃［M］. 烟台：山海书社，1992：1 - 59.

等阶段。针具的改革，扩大了针刺治疗范围，提高了治疗效果，促进了针灸术的发展。

在针法和灸法产生以后，随着实践经验的积累和古代哲学思想及其他自然科学知识的渗透，针灸学理论体系开始形成、发展和不断完善，大致可概括为以下几个阶段。

（1）针灸学的肇始时期

这一阶段主要是通过个人临床实践对针灸知识的初步认识，大约在《黄帝内经》成书以前。具有代表性的医家有传说中的岐伯、伯高、少俞等和春秋时期的名医医缓、医和等。《天中记》卷四十曰："黄帝稽首受针于岐伯。"《事物纪原》卷七谓"黄帝命雷公、岐伯教制九针，盖针灸之始也。"《渊鉴类函》卷三百二十二引《帝王世纪》云"黄帝有熊氏命雷公、岐伯论经脉，旁通问难八十一为《难经》，教制九针，著《内外术经》十八卷"。是岐伯精于针术也。1973 年在湖南长沙马王堆三号汉墓出土的医学帛书中，有两种古代经脉的文献，即"足臂十一脉灸经""阴阳十一脉灸经"。其中对十一经脉的循行分布、病候表现及灸法进行了论述，这是现存最早的针灸学文献，反映了经络系统认识的早期面貌。

（2）针灸学理论体系的建立时期

主要从战国到秦汉，以《黄帝内经》成书为标志。《黄帝内经》对经络的循行和病候、腧穴、针灸方法及适应证、禁忌证等，做了比较详细的论述，尤其是《灵枢经》中有大量篇幅专门论述针灸学理论和临床治疗，故被称为"针经"，标志着针灸理论体系的基本形成。《难经》以阐明《黄帝内经》为要旨，其中关于奇经八脉和原气的论述，补充了《黄帝内经》之不足；同时，还提出了八会穴，并用五行学说对五输穴的理论和应用进行了详细的解释。已佚的《明堂孔穴治要》当是该时期有关腧穴的专著。东汉时期华佗对针灸颇有研究，创立了"华佗夹脊穴"。张仲景创立六经辨证，在《伤寒杂病论》中也记载了许多针灸处方，主张针药并用，辨证论治。这些成就都丰富了针灸学的发展。

（3）针灸学术发展时期

魏晋时期的皇甫谧（215—282）在魏甘露间（256—260），将《黄帝内经素问》《灵枢经》和《明堂孔穴针灸治要》三部著作的针灸内容汇而为一，编撰成《针灸甲乙经》，共收录 349 个腧穴的名称、定位和刺灸法，并对各科病证的针灸治疗进行了归纳和论述，成为现存最早的针灸学专著，是继《黄帝内经》之后针灸学的又一次总结，在针灸学发展史上起到了承前启后的作用。两晋和南北朝时期，随着针灸临床实践的不断深化，出现了许多临床医家和针灸专著。如晋代名医葛洪撰《肘后备急方》，收载针灸医方 109 条，其中 99 条为灸方，大大地推动了灸法的临床应用。隋唐时代，针灸学有了长足的发展，唐初时针灸已成为专门的学科，设"针师""灸师"等专业称号。隋至唐初的甄权、孙思邈，都是精通中医各科的大医学家，在针灸学方面也有卓越的成就。甄权著有《针方》《针经钞》和《明堂人形图》（均佚）。唐政府在贞观年间（627—649）组织甄权等人对明堂图经进行了校订，足见当时对针灸学的重视。孙思邈《千金要方》中广泛收集了前代针灸医家的经验和个人的体会，并绘制了"明堂三人图"，把人体正面、侧面及背面的十二经脉用五种颜色标出，奇经八脉用绿色标明，成为历史上最早的彩色经络腧穴图（已佚），其创用的"阿是穴"和"指寸法"，至今仍在临床应用。另外，王焘的《外台秘要》和崔知悌的《骨蒸病灸方》收录了大量的灸治经验，可以看出两晋和唐朝时代，灸法的应用更为盛行。唐代是国家针灸教育体系成立的开端，唐太医署负责医学教育，内设针灸专业，有"针博士一人，针助教一人，针师十人，针工二十人，针生二十人"，为针灸学的规范教育奠定了基础。

唐代以后，五代、辽、宋、金、元时期，相继建立了更为完善的针灸机构和教育体系，设立针科、灸科，在课程上确立了《黄帝内经素问》《难经》和《针灸甲乙经》为必修内容。北宋的针灸学家王惟一在经穴考订和针灸学教具方面做了开拓性的工作，对 354 个明堂孔穴进行了重新考订，于 1026 年著《铜人腧穴针灸图经》，雕印刻碑，由政府颁布；1027 年，设计铸制了两具铜人模型，外刻经络腧穴，内置脏腑，供针灸教学和考试使用；这有力地促进了针灸学向规范化和标准化方向发展，为针灸人才的培养开辟了新径。同时，由于宋代印刷术的发明，促进了针灸学文献的积累和传播，针灸专著明显增多。南宋针灸学家闻人耆年著《备急灸法》，王执中撰《针灸资生经》等，都是针灸临床经验总结的实用性专著；王氏十分重视实践，在其著作中收集了许多民间的临床经验，善于灸术和运用压痛点诊断和治疗疾病。金代何若愚创立的子午流注针法，提倡按时取穴法，对后世影响较大。马丹阳（1123—1183）、窦汉卿（1196—1280）都在临床腧穴应用方面有一定研究，如马丹阳善用"天星十二穴"，窦氏擅长应用"八脉交会穴"。元代滑寿对经脉的循行及其相关的腧穴进行了考订，著《十四经发挥》（1341），首次把任、督二脉和十二经脉并称为"十四经"，为后世研究经络提供了宝贵的文献资料。另外，我国少数民族对针灸学也作出了一定的贡献，如蒙古族翰林学士忽泰必列曾撰《金兰循经取穴图解》（1303），虽然已佚，但从《十四经发挥》可窥其原貌。

明代是针灸学发展史上较为活跃的时期，具体表现在对前代针灸文献的整理和研究，出现了许多学术流派和争鸣，创立了丰富的针刺手法，对于没有归经的穴位进行归纳而形成"奇穴"。代表性的医家和著作有陈会的《神应经》（1425）、徐凤的《针灸大全》（1439）、高武的《针灸聚英发挥》（1529）、汪机的《针灸问对》（1530）、李时珍的《奇经八脉考》（1578）杨继洲的《针灸大成》（1601）、吴崑的《针方六集》（1618）、张介宾的《类经图翼》（1624）等。《针灸大全》对针刺手法进行了收集和评述；《针灸问对》则对针灸学术问题设立了80多条问答，是一部学术争鸣的著作。《针灸大成》可谓是继《针灸甲乙经》后，针灸学的第三次总结。该书是杨继洲在家传的《卫生针灸玄机秘要》的基础上，汇编历代诸家针灸学术观点、实践经验，是后世学习、研究针灸的重要参考文献。

（4）针灸学术的衰退时期

清代针灸学开始走向衰退，当时医者多重药轻针，尤其是清代统治者竟以"针刺火灸，究非奉君所宜"的理由，于1822年废除了太医院的针灸科。在这一阶段，针灸著作主要有吴谦的《医宗金鉴·刺灸心法要诀》（1742）、李学川的《针灸逢源》（1817）及廖润鸿的《针灸集成》（1874）等。总体而言，创新较少。

鸦片战争失败以后，帝国主义入侵，在各地设立教会医院和西医学院校，排斥和歧视中医学；更有甚者，国民党时期竟有人提出废除中医的议案。然而，由于中医针灸疗法的经济、方便和良好的疗效，深受广大群众的喜爱，因此，针灸依然在民间得到广泛的应用。同时以承淡安（1899—1957）等为代表的一大批有识之士，创办针灸学社、学校，培养针灸人才，为保护和发扬针灸做出了一定的贡献。

（5）针灸学术的繁荣时期

中华人民共和国成立后，由于党和国家制定了发展中医的政策，中医针灸事业出现了前所未有的繁荣景象。全国各地相继建立了中医院校、中医医院和研究机构，针灸学成为中医院校学生的必修课程，针灸科是大型医院的必设科室。20世纪80年代初期，各中医院校先后建立了针灸系，使用了全国统一的针灸学教材，并逐渐开展了针灸学硕士、博士研究生的培养，形成了针灸学教学、医疗、科研的完整体系。自1945年4月，延安白求恩国际和平医院在我国综合医院第一次开设针灸科以来，许多西医院都开设了针灸科，并且在部分西医院校里也开设了中医针灸课程。在部分省市还建立了针灸医院或分院。随着针灸事业的蓬勃发展，针灸教学、医疗和科研取得了丰硕的成果。20 世纪 50 年代前期，主要是整理针灸学文献，观察针灸适应证，用现代学科的规律阐发针灸学的知识体系。20 世纪 50 年代后期到 20 世纪 60 年代，专题深入地研究古代针灸文献；比较广泛地进行针灸临床疗效总结，并开展了实验研究，观察针灸对各系统器官功能的影响，揭示针灸的基本作用；开展了针刺麻醉。20 世纪 70 年代以来，应用神经生理学、解剖学、组织化学、生物化学、免疫学、分子生物学及声、光、电、磁等先进的现代科学技术手段，对针灸学的相关问题进行了深入的研究，尤其对于针灸治病机理和镇痛原理都有了更深刻的认识。针灸治疗病种也不断扩大，临床实践表明，针灸对内、外、妇、儿、五官、骨伤等科 300 多种病证有一定的治疗效果，对其中 100 种左右的病证有较好或很好的疗效。不少学者对针刺手法也开展了研究。

针灸学至此从外治法中独立出来，成为中医非药物疗法的主干。

2. 柳氏医派针灸学研究概况

柳氏医派对针灸学的研究成果颇为丰富，涉猎面广，发掘深入，出版了一系列专著，其内容将在下章详细介绍，兹不赘述。

3. 柳氏医派针灸临床应用

柳氏医派临床应用针灸祛病愈疾，或纯用针灸，或针、药并用，或灸、药兼施，或针、灸、药三者合用，方法灵活，施治多样，以愈病为目的。除专著等系统的研究外，更多的是在临床中的应用。

（1）单用针灸以疗疾

柳氏医派创始人、代表人皆为方药大家，然亦不乏单独应用针灸以祛病愈疾之验案。

①窦材针法案（《柳吉忱诊籍纂论》癥瘕门"窦材针法案"①）

王某，男，41 岁，栖霞县农民。1963 年 9 月 28 日就诊。

患慢性肝炎 2 年余，曾服多种保肝药物，症状时好时坏。近来全身乏力，巩膜无黄染，食欲下降，厌油腻，右胁胀痛。查体：肝上界五肋间，下界剑下 3cm，肋下 1cm。肝功能检查示谷丙转氨酶 100U/L，硫酸锌浊度 16 单位。舌淡有齿痕，苔白

---

① 柳少逸. 柳吉忱诊籍纂论·癥瘕·窦材针法案［M］. 北京：中国中医药出版社，2016：144 - 145.

腻，脉弦细无力。

证属肝郁脾虚，治当益肝肾、健脾胃之法。因其家庭经济困难，处以针灸处方，回当地医院施术。

太冲、太白、太溪，补法，针后施灸；三阴交平补平泻；肝俞施泻法；脾俞、肾俞施补法；食窦、中脘、关元、足三里施灸法。

经针灸施术半年，自觉症状无不适，肝功能正常。因久病成医，已掌握诸穴之部位，故胸腹、下肢腧穴均自施灸。嘱太冲、太白、太溪、食窦、中脘、关元、足三里施灸法，以固疗效。

解读：清·喻昌《医门法律·问病论》云："医，仁术也。仁人君子，必笃于情。笃于情，则视人犹己，问其所苦，自无不到之处。"此案患者由公之学生推荐来诊，仅怀5元钱，除去车费、化验费，仅余不足1元钱。因治病两年，耗尽家资。公闻之，故附以针灸处方，回当地医院由公之学生施术。

《灵枢·九针十二原》云："五脏有疾，当取之十二原。十二原者，五脏之所以禀三百六十五节气味也。""原"，即本原、原气之意，因脏腑病变，多反映于十二原穴上。原气又称元气，是人体原气作用集中的地方，故脏腑经络病变在原穴上反应也较敏感。且原穴与三焦密切相关，三焦为原气之别使，导原于脐下肾间动气，而输布全身，具和内调外、宣上导下、主司人体的气化功能。取足太阴脾经之原穴太白、足厥阴肝经之原穴太冲、足少阴肾经之原穴太溪，具调和肝、脾、肾经之功能。《素问·气府论》云："五脏之俞各五，六腑之俞各六。"俞，通"腧"，此处是指背俞穴，属足太阳膀胱经之腧穴，是脏腑经气输布于背腰部的腧穴，故取肝俞、脾俞、肾俞，以通达转输肝、脾、肾三经之经气，于是三俞穴合用，则肾气得充、脾气得健、肝气得舒、三脏之阴得补，则寒湿得除、肝脏得养、肝郁得解。食窦，宋·窦材《扁鹊心书》谓其能接脾脏真气，故名之曰"命关"。募者，募集之义，募穴是脏腑经气汇集于胸腹部的穴位。胃之募穴为中脘，具健脾和胃之功，与脾俞合用，乃脏腑、阴阳、表里、募俞配伍法，此即《黄帝内经》"善针者，从阴引阳，从阳引阴"之意，亦《难经》"阴病行阳，阳病行阴"，"募在阴，俞在阳"之谓。关，闭藏之义；元，指元阴元阳之气，关元乃任脉之腧穴，内应胞宫精室，为元阴元阳闭藏之处，又为小肠经之募穴，故该穴有益肾元，调冲任，濡肝脉之功，又有司气化，利小便之用。三阴交，为足太阴脾经之腧穴，尚为足太阴、足少阴、足厥阴三经之交会穴，具健脾利湿、调补肝肾、益气养血之功。足三里为足阳明经之合穴，为人身四要穴之一，有健脾胃、补中气、调气血、通经络之功。故该病以针灸施术，以诸穴之功愈病。

窦材在"须识扶阳"一节中记云："人无病时，常灸关元、气海、命关、中脘……可保百年寿矣。"故该患者愈后，续用窦材灸法以固疗效。

此案之用方，在 20 世纪 60 年代生活困难时期，因营养障碍而致水肿、肝脾肿大者，公均以此针灸处方治之，颇有疗效。

②阳和四逆方证案（《柳少逸医案选》脉痹门"阳和四逆方证案"①）

赵某，女，28 岁，1972 年 11 月 13 日初诊。

患者素体禀赋不足，月经后期而至，伴经后腹痛。一年前，隆冬去冰河洗衣服，待洗毕欲返家时，则双手小指、无名指不适，继而扩展至中指、食指，局部发凉苍白、麻木、针刺样疼痛，然后潮红，十余分钟后逐渐恢复正常。患者未在意，以为冰河水所致。其后每因接触凉水而发，且遇冷疼痛时间增长，一月前因疼痛难忍而就诊。栖霞县医院内科诊为"雷诺病"。因无良好治法，故其友人介绍由余诊治。症见肢端发凉、畏寒喜暖，舌淡苔白，脉沉迟无力。巧逢应诊时天气寒冷，适见其雷诺病肢端痉挛症状，初皮色迅速苍白、青紫、继而潮红，伴疼痛，急以艾灸合谷、中渚，而诸症暂得缓解。

后予阳和四逆方加减应用而治愈。

（2）针药兼施以愈病

柳氏医派临床上应用最多的还是针药兼施治疗疾病。

①针、药兼施：《柳吉忱诊籍纂论》首案——时病门"伤风（桂枝汤证）案"②，在治疗证属风邪客卫所致伤风时，首先用点刺出血，"泻足太阳经之经穴昆仑；补足少阴之腧穴、原穴太溪；点刺督脉之陶道出血"。然后予桂枝汤原方原法以解肌散表。首剂初服即微汗出，则发热、烦懑、头身痛息，自觉周身轻松。翌日续服一剂，病臻痊愈。《灵枢·五变》云："黄帝曰：人之善病风厥漉汗者，何以候之？少俞答

---

① 柳少逸. 柳少逸医案选 [M]. 北京：中国中医药出版社，2015：118–119.
② 柳少逸. 柳吉忱诊籍纂论·时病·伤风（桂枝汤证）案 [M]. 北京：中国中医药出版社，2016：1–3.

曰：肉不坚，腠理疏，则善病风。"此意谓皮不致密，肉理粗疏，致风邪厥逆于内，而为漉漉之汗。盖因太阳之津气，运行于肌肤体表，若"肉不坚，腠理疏"，则津泄而为汗。《素问·评热病论》云："帝曰：有病身热，汗出烦满，烦满不为汗解，此为何病？岐伯曰：汗出而身热者，风也；汗出而烦满不解者，厥也。病名曰风厥。"故本案患者既属仲景《伤寒论》中风伤卫之证，又属《黄帝内经》风厥之证。吉忱先生解读云："《素问·骨空论》云：'黄帝问曰：余闻风者百病之始也，以针治之奈何？岐伯对曰：风从外下，令人振寒，汗出头痛，身重恶寒，治在风府，调其阴阳，不足则补，有余则泻。'对'风厥'之治，《素问·评热病论》云：'巨阳主气，故先受邪，少阴与其为表里也，得热则上从之，从之则厥也。''治之奈何？''表里刺之，饮之服汤。''表里刺之'，即刺足太阳膀胱经之经穴昆仑，用泻法，以解太阳经之风邪；刺与膀胱经相表里之足少阴肾经之腧穴、之原穴太溪，此乃'五脏有疾，当取之十二原'之谓也；点刺督脉与足太阳交会穴陶道，以解振寒头痛。故针刺、汤剂共调治之。此即'表里刺之，饮之服汤'而愈病之谓也。"

中风门"补阳还五汤证案"：患者栾某，男，65岁，晨起左侧上、下肢体活动不利，右侧口眼㖞斜，舌强言謇，口角流涎，神识尚清。几日前即时有头痛、头晕、大便干燥、小便频数之症，未在意，亦未行治疗。舌质暗，苔薄白，舌下赤络粗长暗紫，脉涩而无力。体温、血压正常。证属气虚血滞、脉络瘀阻。治宜补气活血、祛瘀通络。师补阳还五汤意治之。处方：生黄芪120g，当归尾10g，赤芍10g，地龙10g，川芎10g，熟地黄12g，桃仁10g，红花10g，土鳖虫15g，石菖蒲12g，乌梢蛇10g，僵蚕10g，蜈蚣10条，郁李仁12g，肉苁蓉15g。3付，水煎服。"同时辅以手、足阳明盛络刺，人中、委中点刺。"

《灵枢·根结》云："不知根结，五脏六腑，折关败枢，开阖而走，阴阳大失，不可复取。九针之玄，要在终始，故能知终始，一言以毕，不知终始，针道咸绝。"又云："太阳为开，阳明为阖，少阳为枢……阖折则气无所止息而痿疾起矣，故痿疾者，取之阳明。"盖因宗气为阳明所生，上行于喉司呼吸，继而行气血于四肢而起痿。故公宗《灵枢经》"阳明根于厉兑，结于颡大"，而有"足阳明根结刺"，取厉兑、头维；宗"足阳明根于厉兑，溜于冲阳，注入下陵，入于人迎、丰隆也"，而有"足阴阳盛络刺"，取厉兑、冲阳、解溪、人迎、丰隆；宗"手阳明根于商阳，溜于合谷，注入阳溪，入于扶突、偏历"，而有"手阳明盛络刺"，取商阳、合谷、阳溪、扶突、偏历。此即"治痿者独取阳明"之谓也。针刺足太阳经之合穴委中，督脉之人中，名"通阳二中方"，以益督通阳达卫而起痿。①

《柳少逸医案选》中选录其针药兼施的有效案例。如痿证门"桂枝倍芍药汤证案"②治疗一外伤后因寒湿浸渍、络脉痹阻、营卫不和所致痿证（臂丛神经损伤）患者，在应用桂枝倍芍药汤加味［桂枝 15g，炒白芍 30g，制附子 30g（先煎沸 30 分钟），丹参 15g，当归 12g，川芎 10g，熟地黄 12g，炒桃仁 10g，红花 10g，制乳香 6g，制没药 6g，片姜黄 12g，黄芪 60g，土鳖虫 30g，地龙 10g，水蛭 10g，葛花 12g，葛根 30g，赤芍 10g，肉桂 5g，炒枳壳 6g，柴胡 10g，怀牛膝 10g，制马钱末 1g（早、晚各分服），全蝎 4 条（冲），僵蚕 6g（冲），蜈蚣 2 条（冲），炙甘草 10g。水煎服］以温经通络、散寒祛湿、调和营卫、通络止痛的同时，"行手阳明盛络刺、手太阳盛络刺"。其理正如按语所云："取《灵枢经》手太阳经、手阳明经经络刺，以通经活络，散寒祛湿。"

②灸、药兼施：张景岳《景岳全书》云："单腹胀者，名为鼓胀，以外虽坚满，而中空无物，其象如鼓，故名鼓胀……与脏气相搏所生也。"若为饱食酗酒，伤及肝脾，致肝郁脾虚、气滞血瘀而成鼓胀（肝硬化腹水），吉忱公多用鳖甲煎丸易汤口服治之，辅以灸食窦、中脘、关元、足三里、太冲、太白、太溪，每日一次。辅以灸法，亦益脾胃，养肝肾之资也。吉忱公谓此乃宋·窦材《扁鹊心书·膨胀》篇载："黄帝正法：先灸命关（食窦）百壮，固住脾气……再灸关元三百壮，以保肾气"。吉忱公宗《黄帝内经》"五脏有疾，当取十二原"意，辅以足太阴脾经之原穴太白、足少阴肾经之原穴太溪、足厥阴肝经之原穴太冲，此皆扶正祛邪之法。《柳吉忱诊籍纂论》鼓胀门"鳖甲煎丸证案"③所记验案，患者经中药及灸疗续治两月余，肝区痛、腹胀、纳呆、诸症悉除。遂予原方制成蜜丸以巩疗效。由此可见其疗效确切可信。

风寒湿痹门"三附子汤证案"④在应用三附子汤化裁（桂枝 6g，赤芍 10g，防风 10g，麻黄 10g，附子 6g，当归 15g，白术 10g，茯苓 10g，独活 10g，知母 6g，炙甘草 6g，生姜 12g，水煎服）口服治疗冒雨劳作、汗出雨淋所致着痹时，嘱患者艾灸足三里。首次灸 30 分钟，其后每日灸 10 分钟即可。《灵枢·四时气》篇云："著痹

①　柳少逸. 柳吉忱诊籍纂论［M］. 北京：中国中医药出版社，2016：224 - 226.
②　柳少逸. 柳少逸医案选［M］. 北京：中国中医药出版社，2015：120 - 121.
③　柳少逸. 柳吉忱诊籍纂论［M］. 北京：中国中医药出版社，2016：147 - 149.
④　柳少逸. 柳吉忱诊籍纂论［M］. 北京：中国中医药出版社，2016：169 - 171.

不去，久寒不已，卒取其三里。""故邪留于骨节，久寒不去，当取足三里，乃健脾胃而化寒湿之谓也。"

③针、灸、药三者合一：《柳吉忱诊籍纂论》中风门"圣愈汤证案"①：患者为59岁老年妇女，往有风湿性心脏病史20余年，伴心房纤颤。于晨起醒来即感右侧上、下肢体瘫痪，伴胸闷、心动悸、关节酸痛、面色萎黄、自汗出，神识尚清，无口眼㖞斜，血压亦正常。舌淡红，苔薄白，脉沉细无力。证属心脾两虚、营卫失和、脑络瘀阻。治宜补气血、和营卫、通脑络之剂。予以圣愈汤合加味黄芪五物汤治之：红参10g，黄芪90g，当归12g，川芎12g，熟地黄15g，赤芍15g，制白芍15g，桂枝12g，桃仁10g，丹参30g，地龙12g，土鳖虫30g，水蛭10g，鼠妇10g，陈皮10g，怀牛膝15g，炙甘草10g，生姜3片、大枣4枚引。水煎服。同时，灸内关、食窦、中脘、关元、足三里、冲阳、太溪、昆仑，手足阳明盛络刺。经治10日，胸闷、心动悸已缓，上肢活动可，已能下地行走。守方续服。师曰："其灸法，乃取宋·窦材灸法，此其补虚损之大法；手足阳明盛络刺，乃《黄帝内经》益气血、活络通脉之用方，吉忱公谓此乃通痹起痿必用之法。尤为中风后遗症之效方。"

痿证门"益气愈痿汤证案"：患者于两周前有背部疼痛、束带感、肢体麻木、无力等症，继而发现下肢不会活动，伴尿、便障碍，遂去医院就诊，某县医院诊为"脊髓炎"，收入院治疗5天，肢体逐渐变为痉挛性瘫痪（硬瘫），排尿困难转为尿失禁，并伴大便秘结不行，友人介绍来治。见肢体瘫痪、筋脉拘紧、麻木不仁、头目眩晕、肌肤、爪甲失荣、小便失禁、大便秘结不行，舌红少苔，脉细微数。证属素体肝肾亏虚，外感湿热，痹阻经脉，致督脉失荣、筋骨肌肉脉络失养，遂发痿证。予益脾肺、养肝肾、通督脉、强筋骨，佐以益气养血之治。师益气愈痿汤意（黄芪30g，炒白术30g，红参10g，熟地黄30g，鹿角片15g，山茱萸15g，枸杞子15g，续断12g，杜仲12g，怀牛膝12g，制附子10g，狗脊10g，当归12g，制白芍12g，鸡血藤30g，炙甘草10g）煎汤口服。同时针灸：①取十二经之荥穴：鱼际、劳宫、少府、大都、行间、然谷、二间、液门、前谷、内庭、侠溪、足通谷。补法，针后灸之。②针刺取十二经腧穴：太渊、神门、太白、太冲、太溪、三间、中渚、后溪、陷谷、足临泣、束骨。行平补平泻法。经治3个月，患者肢体肌力、感觉及括约肌功能基本恢复。予以二诊方制成蜜丸续服，以固疗效。

---

① 柳少逸. 柳吉忱诊籍纂论［M］. 北京：中国中医药出版社，2016：226－228.

《灵枢·根结》云："痿疾者，取之阳明，视有余不足。"《素问·痿论》云："治痿者独取阳明，何也？岐伯曰：阳明者，五脏六腑之海，主润宗筋，宗筋主束骨而利机关也。冲脉者，经脉之海也，主渗灌溪谷，与阳明合于宗筋，阴阳总宗筋之会，会于气街，而阳明为之长，皆属于带脉，而络于督脉。故阳明虚，则宗筋纵，带脉不引，故足痿不用也。"此意谓手阳明大肠、足阳明胃，二者为五脏六腑营养的源泉，冲脉隶属阳明，故公有"益气愈痿汤"之治。其针灸之治，《素问·痿论》有"各补其荥，而通于其俞，调其虚实，和其顺逆"之论，故取十二经之荥穴，行补法针灸之；针刺十二经之腧穴，平补平泻之。①

④针药兼施以善后：柳氏医派不仅运用针刺、灸法治疗疾病，而且还用以善后或保健。

《柳吉忱诊籍纂论》奔豚门"少腹逐瘀汤证案"②：患者为一中年妇女，腰痛牵及小腹重坠，活动时痛重，发作时尤似奔豚。诸医或以奔豚汤，或以桂枝加桂汤治之均无效，故以怪病视之。时吉忱公已离休，患者由家人陪同，请公诊治。舌淡苔微薄白，六脉沉涩而紧，此次经来量少色暗。公谓此病由外感引起，腑气郁阻，流着至阴之分，气血运行不畅，冲气夹胃气上逆而致。治以温经散寒、理气活血。予少腹逐瘀汤（当归15g，赤芍、白芍各12g，木香10g，元胡10g，小茴香2g，五灵脂10g，川芎9g，牡丹皮12g，陈皮10g，枳壳10g，香附12g，丹参30g，牛膝10g，黄芪20g，干姜3g，炙甘草10g，2剂，水煎服）治之。经治月余，患者气机畅达，无冲气上逆之症。予以益母草膏，乌鸡白凤丸续服之。灸食窦、中脘、关元、足三里，太白、太冲、太溪以成调冲任补脾胃之功。

《柳少逸医案选》咳嗽门"麻黄升麻汤证案"③：患者为中年女性，素体阳虚，纳呆食少，大便溏。3日前感冒，遂发咳嗽，咳声嘎哑，咯痰不畅，痰稠色黄，口渴，头痛，四肢酸楚，恶风，身热，舌苔薄黄，脉浮滑。证属肺热脾寒、正虚阳郁之候，予麻黄升麻汤化裁（炙麻黄12g，升麻10g，当归10g，知母10g，玉竹10g，白芍10g，天冬10g，桂枝10g，茯苓10g，石膏10g，白术10g，干姜10g，马兜铃6g，炙甘草10g，水煎服），服用15剂而痊愈，师曰："因其素体阳虚，脾胃虚弱，易生痰饮，故予以扁鹊灸法：食窦、中脘、关元、足三里。"其理按语解云："因脾

---

① 柳少逸. 柳吉忱诊籍纂论［M］. 北京：中国中医药出版社，2016：268－271.
② 柳少逸. 柳吉忱诊籍纂论［M］. 北京：中国中医药出版社，2016：263－265.
③ 柳少逸. 柳少逸医案选［M］. 北京：中国中医药出版社，2015：16－17.

胃虚弱，易生痰饮，故以扁鹊灸法，以杜生痰之源。"另，马兜铃现应用代用品替代。

胃痛门"附子泻心汤证案"①，以附子泻心汤加竹茹治疗肠寒胃热、寒热错杂所致心下痞（慢性胃炎、结肠炎病史），服药 6 剂，患者诸症悉除。嘱用窦材灸法，艾灸食窦、中脘、关元、足三里，以健脾和胃通痞。

面瘫门"柴胡牵正方证案"②，运用柴胡牵正方加味：柴胡 30g，黄芩 30g，红参 10g，姜半夏 10g，荆芥 30g，白附子 10g，僵蚕 10g，全蝎（大）10 条（研冲），蜈蚣 5 条（研冲），炙甘草 10g，生姜 10g，大枣 10g，水、黄酒各半煎服。治疗外感风寒、枢机不利、寒凝筋脉所致面瘫（阳明经筋病），口服柴胡牵正方 10 剂后，患者欣然相告，病已痊愈。观之五官正，口角、额纹无异常。遂嘱灸合谷、足三里，以善其后。

由上验案可见，柳氏医派针法多来自《黄帝内经》，灸法多取之于《扁鹊心法》，故对其针灸学研究称为"医经学派针法""医经学派灸法"。临床治疗时，或针，或灸，或针灸并施，或与方药疗法同用，皆能获得理想效果。

（三）知推拿

与针灸、方药疗法相比较而言，推拿疗法则更为久远。古代先民通过生存、生活过程中的实践，发明了推拿疗法，并流传至今，仍为中医学治疗疾病的重要手段之一。

1. 推拿学传承概况

推拿，又称按摩，按跷、挢摩等。从历史年代来说，明朝以前皆称"按摩"，明朝中期开始有"推拿"之称。从地域上来说，长江以南多称"推拿"（南派），长江以北多称"按摩"（北派），中原一带则称"推按"。这可能是中医学最古老的治疗疾病的方法，是根据中医的四诊八纲辨证施治的原则，运用医者的双手（或肢体）采用不同的手法，在人体的不同部位、穴位上施术，从而达到阴阳平衡、扶正祛邪进而预防和治疗疾病的一门科学。

早在远古时代，先民们为了生存，与自然界作顽强的抗争，在那样的环境下，扭挫伤是经常发生的事，为及时解除这类外伤所造成的痛苦，人类本能地运用抚摩

---

① 柳少逸. 柳少逸医案选 [M]. 北京：中国中医药出版社，2015：53 – 54.
② 柳少逸. 柳少逸医案选 [M]. 北京：中国中医药出版社，2015：127 – 128.

来消痛，而且相互抚摩止痛，正是这些简单的活动，逐步孕育了按摩疗法的最早起源。从人类的活化石——尚处于原始状态下生活的部落氏族的人们遇到外伤或腹部胀痛亦采用按揉抚摩的方式来治疗的场景，更有力地佐证了按摩疗法形成的早期实况。

长期以来，我们的祖先在生产劳动以及与疾病作斗争的过程中，一点一滴地积累了有关按摩疗法的经验。随着生产的逐渐发展，按摩疗法也有不断地进步。从商代殷墟出土的甲骨文卜辞中可以发现，早在公元前 14 世纪，就有"按摩"的文字记载，并载有从事按摩疗法的医人"踋"及其辅助人员。《史记·扁鹊仓公列传》曰："上古之时，医有俞踋，治病不以汤液、醴洒、镵石、跤引、案扤、毒熨"，这里的"案扤""跤引"指的都是按摩。春秋战国及其以前时期，《庄子》《老子》《荀子》《墨子》等古籍也提到了锻炼及自我按摩的方法。《周礼疏》中记载的扁鹊治愈虢太子尸厥的医案，不仅说明这种综合性治疗产生的奇特效果，而且说明按摩在临床应用中的重要作用。在《汉书·艺文志·方伎略》中记有《黄帝岐伯按摩》十卷，而与《黄帝内经》一起传世，惜现已亡佚。

中国现存最早的医典《黄帝内经》中尚有散在的记载。《黄帝内经》共 18 卷 162 篇，其中《黄帝内经素问》9 篇、《灵枢经》5 篇论及按摩，不仅记载了按摩的起源，而且指出了按摩的作用和应用，对按摩疗法有了较为具体的论述，为后世继承和发扬按摩疗法奠定了理论基础。如《素问·血气形志》曰："形数惊恐，经络不通，病生于不仁，治之以按摩、醪药。"《素问·异法方宜论》提出了"导引、按跤者，亦从中央出也"。《灵枢·九针十二原》介绍了两种按摩的工具，即九针中的"圆针"和"鍉针"。这说明在春秋战国和秦汉时代，按摩已成为医疗上一个主要的手段。

汉末三国时期，按摩与导引、吐纳、针灸诸法相提并论，形成了按摩与导引、外用药物配合应用的方法，出现了膏摩、火灸。名医华佗曰："伤寒始得，一日在皮肤，当膏摩火灸即愈。"他还创造了最早的按摩导引术——五禽戏。

魏晋时代，按摩在临床治疗中继续发展。一是按摩更为广泛，二是按摩手法也较丰富多样。就膏摩而言，葛洪在《肘后备急方》卷八所载"治百病备急丸散膏诸要方"，其中膏摩药方就有 8 首。该书还收载有按摩、爪掐、抓腹、拍打、抄举、掷背，拈脊皮等具体手法，并详尽介绍了这些手法的临床运用，如《救卒中恶死方》曰："救卒中恶死……令爪其病人人中，取醒。"《治卒腹痛方》云："令卧，枕高一尺许，拄膝使腹皮踫气入胸，令人抓其脐上三寸，便愈。"

　　隋唐时期，按摩已发展为一门独立的学科。太医署设置按摩科，并有按摩博士的职务，其按摩博士在按摩师和按摩工的辅助下教授按摩生"导引之法以除疾，损伤折跌者正之"，开始了有组织的按摩教学活动。按摩作为一门独立学科，学术发展具有以下五个时期。一是按摩成为骨伤病的普遍治疗方法，不仅适应于软组织损伤，而且对骨折、脱位也应用按摩手法整复。二是按摩疗法渗透到内、外、儿诸科。《唐六典》中载有按摩可除八疾"风、寒、暑、湿、饥、饱、劳、逸"，并说："凡人肢节脏腑积而疾生，宜导而宣之，使内疾不留，外邪不入。"《千金要方》载述了以膏摩小儿囟门、手足心防治疾病的膏摩方药及操作方法，《外台秘要》记有摩头按脊治疗小儿夜啼、咳嗽、盗汗等治疗经验。三是按摩被广泛地应用于防病养生。例如：《诸病源候论》全书50卷中几乎每卷都附有按摩导引法。四是膏摩盛行。《千金要方》指出："小儿虽无病，早起常以膏摩囟上及手足心，甚辟寒风。"五是有按摩专著问世，如《按摩导引经十卷》（已佚）。

　　宋金元时期，按摩疗法得到了进一步发展，其治疗范围不断扩大，如按摩在妇科催产的应用，宋代庞安时"为人治病，率十愈八九……有民间孕妇将产，七日而子不下，百术无所效……令其家人以汤温其腰腹，自为上下抚摩，孕者肠胃微痛，呻吟间生一男子"，说明当时按摩对处理难产已经积累了丰富的实践经验。在这一时期，人们对按摩手法的研究也日趋深入细致。如北宋时期，以政府名义编辑的《圣济总录》中就有专章介绍按摩与导引的有关内容，如卷四有云："按之弗摩，摩之弗按，按止以手，摩或兼以药……世之论按摩，不知析而治之，乃合导引而解之。夫不知析而治之，固已疏矣，又合以导引，益见其不思也。大抵按摩法，每以开达抑遏为义。开达则壅蔽者以之发散；抑遏则剽悍者有所归宿。"由此可见，人们对按摩作用的认识已较前有了进一步提高。另外，宋代的导引术还结合了武功锻炼形成多种强身治病的练功法。导引按摩具有发汗解表的作用，也是这一时期提出来的。

　　明代，太医院将按摩列为医政十三科之一。按摩在当时的发展有两个显著特点：一是"按摩"始有"推拿"之称；二是形成了小儿推拿的独特体系。小儿推拿不是按摩诊治方法在小儿疾病中的简单应用，而是在理论、手法、穴位上都自成一体，有别于按摩在其他疾病治疗中的应用，并最终发展成为一种独立的治疗技术。其时民间按摩医生比较活跃，《香案牍》中记载："有疾者，手摸之辄愈，人呼之为摸先生。"当时已有《小儿按摩经》、龚廷贤的《小儿推拿方脉活婴秘旨全书》、周于蕃的《小儿推拿秘诀》（1612）等小儿推拿专著。

清代，"崇儒尊道"的封建礼教占据统治地位，认为按摩"有伤大雅"，属劳力者的"贱技"，而非"奉君之道"，遂使按摩术遭到政府的冷落，太医院不再设按摩科。但由于按摩疗效显著，无论在临床实践中，还是在理论总结上仍得到了一定发展。首先，是儿科杂病临床应用的发展，熊应雄编撰的《小儿推拿广意》（1676），对前人的按摩论述与经验进行了比较全面的总结。张振鋆的《厘正按摩要术》（1888）介绍了"胸腹按诊法"，为其他医书所少见。小儿推拿疗法逐渐独立出来，成为与成人按摩疗法相应并行的一门学科。其次，以骨伤科疾病为对象的正骨按摩已形成其相对独立的学科体系。《医宗金鉴·正骨心法要旨》对正骨按摩手法总结了摸、接、端、提、按、摩、推、拿八法，并提出了手法操作要领。再次，作为广义中医外治法之一的按摩，与其他外治法和药物疗法，在临床应用中相互补充，相互结合。吴尚先所著《理瀹骈文》中将按摩、针灸、刮痧等数十种疗法并列为外治方法。

民国政府崇尚西医，排斥中医，按摩更被人们视为医家小道，按摩医术遭到更为严重的摧残。与此相反，巫神之道却趁机行事，假借按摩手技为其说教涂脂抹粉、故弄玄虚，严重歪曲了按摩疗法。但按摩在民间仍得到了一定程度的发展，主要是出现了按摩流派。当时的按摩著作主要是继承先贤经验，较有影响的有涂蔚生的《推拿抉微》（1928）、陈景岐编的《小儿百科推拿法》、彭慎篡辑的《窍穴图说推拿指南》等。

新中国建立后，沉没欲绝的按摩术枯木逢春，蓬勃发展。1956年上海成立了中国第一所按摩专科学校——上海中医学院附属推拿学校，1958年在上海成立了国内第一个中医按摩门诊部，通过设科办校，培养了一大批推拿专业的后继人才，继承和整理了按摩的学术经验。1982年上海中医学院针灸推拿系招收本科生，1985年开始招收推拿硕士研究生，培养按摩高级中医师，按摩教学走向正规化。按摩学术气氛日益高涨。1979年7月在上海中医学院举行了"全国第一次推拿学术交流会"，至今已召开了九届。1987年在上海成立了全国性的按摩学术团体——中华全国中医推拿学会，其后大部分省市先后建立了推拿学会。1985年广东创办了我国第一家《按摩与导引》杂志，2002年12月北京创办了《中华推拿疗法杂志》。此外，广大的按摩医师和西医学的科研工作者合作，对按摩手法、按摩的生理作用、治疗作用原理做了大量的研究工作，并取得了显著成就，研究主要集中在以下四个方面：

①按摩手法动力学研究；②按摩镇痛研究；③按摩对内脏功能的影响；④按摩对周围循环的影响。按摩临床发展更快，各地办起了按摩推拿学校、专科医院，按摩推拿的治疗范围包括了内、外、妇、儿、五官等各科疾病。各种按摩推拿的专著、教材不断涌现。

20 世纪 70 年代以后，中国按摩与国外进行了广泛的交流。中国按摩学者出国讲学、医疗，赢得了国外的好评；同时，不少国家和地区的按摩专业人员也来中国学习中医按摩，且人数日益增多。

21 世纪，随着国家对中医的重视，按摩开始盛行，各地中医院均有按摩推拿科室，街头路边也有很多专业的中医按摩店。随着人们的保健意识越来越强，人们对按摩的需求越来越多，也促进了中医按摩现代化、智能化发展。按摩椅、按摩器具行业也相应而生，增量迅速。

由于按摩具有独特的医疗作用，引起了国际医学界的广泛关注，许多国家都对此开展了研究工作。古老的按摩疗法，正为人类的医疗保健事业作出新的贡献。

2. 柳氏医派推拿临床应用

柳氏医派对推拿学研究有素（见第六章"医经学派推拿术"和"柳氏广意派小儿推拿术"节），除专著外，临床上应用颇多。兹采录专著外的部分内容，既有成人按摩的应用，也有小儿推拿的验案。

（1）成人推拿术验案

《柳吉忱诊籍纂论》风寒湿痹门"加味大羌活汤证案"在应用加味大羌活汤（羌活 10g，独活 10g，防风 10g，桂枝 12g，当归 15g，赤芍 12g，白芍 20g，僵蚕10g，嫩桑枝 30g，秦艽 10g，苍术 10g，鸡血藤 15g，络石藤 12g，炒地龙 10g，炙甘草 10g，生姜三片、大枣四枚引，水煎服）口服治疗因风寒湿邪乘虚侵入所致漏肩风时，局部配用理筋推拿手法治疗①。

（2）小儿推拿术验案

《柳吉忱诊籍纂论》痫证门"琥珀定痫散证案"，用自制琥珀定痫散（琥珀 15g，胆南星 15g，朱砂 9g，蜈蚣 6 条，全蝎 15g，僵蚕 15g，天竺黄 15g，共研细末，每次2g，每日 3 次，用羊角尖煮水送服）治疗一每天发作七八次的 6 岁癫痫患儿，经治疗 3 个月后，家人欣喜告痫证已愈，神志如常人，求其调养。嘱行小儿推拿法，用

---

① 柳少逸．柳吉忱诊籍纂论·风寒湿痹·加味大羌活汤证案［M］．北京：中国中医药出版社，2016：168.

推板门，清肝经，揉运精宁、咸宁，推四缝，掐五指节等法，以平肝息风、健脾化痰、宁心定搐为用，并佐服磁朱丸。①

解颅门"肾元亏虚案"，治疗证属肾气亏损、气血两虚，而致解颅（脑积水）患儿，予加味封囟散以培元补肾、益气养血，佐以疏风、温通、利湿、解痉，患儿家长欣然陈述，仅敷药 2 料，囟封颅合，诸症若失，嘱其经常捏脊，以冀培补脾肾、强督脉、益脑髓。②

《柳少逸医案选》痿证门"益元荣督方证案"③，运用自拟益元荣督方合参芪方加味口服，辅以小儿推拿及足浴，治疗一 3 岁脑瘫患儿，获得理想效果。

食积门"益胃升阳汤证案"，治疗一因脾胃虚弱、胃失和降所致食积，用益胃升阳汤意加味（柴胡 6g，黄芩 6g，黄芪 9g，人参 3g，陈皮 9g，白术 6g，当归 3g，升麻 1.5g，神曲 9g，炙甘草 3g，鸡内金 9g，槟榔 6g，木香 6g。一日一剂，水煎，去渣再煎，温服）以升阳益胃、健脾消食、散郁导滞，6 剂病愈。后教其母捏脊、拿肚角、运中脘法，以善其后。④

新中国成立前后，遇贫困农民无资治病，吉忱公多以土、单验方及针灸、推拿等疗法施之。20 世纪 60 年代，遇因营养障碍而致水肿、肝脾肿大者，吉忱公据宋·窦材《扁鹊心书》所论，创制针灸处方治之，颇有疗效。

在其后的教子课徒中，《小儿推拿广义》是必授之课。吉忱公以孙思邈语告云："知针知药，故是良医。"要求凡业医者，不但要精通药物疗法，还要精通针灸、推拿等非药物疗法。并以明代名医龚廷贤为例，告云："古之精于针灸、推拿术者，亦均是方药应用之大家。"并提出："小儿推拿术，不可视为雕虫小技，而应使其从民间疗法的层面，提升到学科发展的平台上去！"并躬身力行于拓展"广义派推拿术"。

少逸先生根据中医学脏腑经络学说的基本原理，将针灸处方学的配伍法，引申到小儿推拿学中，而立"摩方"，于是形成了"摩方""灸方""药方"交融施治的小儿推拿临床特色。同时，根据中医脏腑经络学说，阐发小儿推拿穴位的功效及主治，尚对其作用机理进行深入的探讨，以完善小儿推拿学的理论体系，从其著《小儿推拿讲稿》中，可见其大要。先生重视《黄帝内经》及《难经》中关于经络的内

---

① 柳少逸. 柳吉忱诊籍纂论［M］. 北京：中国中医药出版社，2016：76 - 77.
② 柳少逸. 柳吉忱诊籍纂论［M］. 北京：中国中医药出版社，2016：334 - 335.
③ 柳少逸. 柳少逸医案选［M］. 北京：中国中医药出版社，2015：121 - 123.
④ 柳少逸. 柳少逸医案选［M］. 北京：中国中医药出版社，2015：199 - 200.

容，潜心于临床实践，且多有发挥，而有《经络腧穴原始》结集。该著丰富了经络学说的内容，提出了在经络系统中"存在内、外两大络脉系统"。如内络学说对胃肠型感冒及紫癜型肾病的临床治疗，提供辨证施治的依据，积累了丰富的临床经验。少逸先生学研《黄帝内经》，破译《黄帝内经》针法、针方，有《〈内经〉针法针方讲记》结集，自此书付梓则针灸学有方了。其又熟谙针灸、推拿等非药物疗法，精研药物外治法，熔内治、外治法于一炉，并有《中医非药物疗法荟萃》《中医外治法荟萃》《中医康复疗法荟萃》付梓，以简、便、验的医疗特点而便民矣！

唐·孙思邈尝云："知针知药，固是良医。"而清·陆清洁又有"学不明针灸脉理者，不足以言医；术不兼通内外科者，亦不足以言医"的论述。故而少逸先生认为：一名综合医院或基层医疗机构的中医大夫，必须学识广博，技术全面，具有全科医生的知识结构，既精于方药，又熟谙针灸、推拿诸非药物疗法。少逸先生学研《串雅》《本草纲目》《理瀹骈文》而经纬交织，丝缕不已，广验于临床。

二、针药兼施救危证

最能够反映柳氏医派针药兼施特色的是对危重症的抢救。在患者性命危笃之时，命悬一线之际，柳氏医派创始人和代表人物均能从容应对，针药兼施，挽救性命，如此而见苍生大医之风范。

1. 清瘟败毒饮证案

《柳吉忱诊籍纂论》麻疹门"清瘟败毒饮证案"[①]，记载了吉忱公针药兼施救危证的验案，兹全文照录如下。

柳某，男，8 岁，1941 年春就诊。

时岁麻疹流行，吉忱公从北海军区返里，路过一族兄门口，见其抱谷草欲裹一患麻疹刚死的儿子，闻其子刚死，急入室，见患儿耳后发际出疹，由上而下，已及前胸，疹色暗，乃不能诱发之象，面色苍白，肢冷，鼻息已无，如死人状，诊其趺阳脉，脉微欲绝，属气虚阳脱证。急用三棱针点刺人中、中冲、委中出血，患儿喉中痰鸣，有痰涎吐出而复苏。又急灸神阙、百会、关元、食窦、太溪、太白、足三

---

① 柳少逸. 柳吉忱诊籍纂论 [M]. 北京：中国中医药出版社，2016：14 – 15.

里，而阳回脉复，家人甚喜。旋即处以清瘟败毒饮合银翘散。

处方：金银花 15g，连翘 15g，黄芩 10g，紫草 10g，蝉蜕 6g，芦根 15g，生石膏 20g，犀角 6g，栀子 10g，桔梗 10g，牡丹皮 10g，淡竹叶 6g，赤芍 10g，生甘草 10g，水煎三遍，分 6 次饮之（2 小时/次）。

五日后得知，服药一剂汗出疹透，高热退。继服 3 剂，病愈。乡里皆称神奇，称为"神医"。

解读：1970 年，余回老家同二叔过春节，拜年时一族兄拉余之手语云："我 8 岁时得麻疹已死了，幸遇你家大叔得救了！"于是述说了 28 年前的上述往事，待回莱阳，复说此事，家父讲述了此案的诊治过程。

此案患者，当时为出疹期，疹出不透，心力衰竭而休克，故家人认为其已死亡。因其胃气未败，趺阳脉尚存，故急刺人中诸穴开窍醒神，透散热邪；急灸神阙诸穴，以回阳救逆，故患者得以脉复阳回而苏醒。继而予《温病条辨》之银翘散，以清热解毒透发皮疹，使邪毒外泄；因瘟疫疹毒，充斥内外，气血两燔，故合入《疫疹一得》之清瘟败毒饮，于是，疫邪得清，火毒已败，血热得凉，病臻痊愈。当谈到被乡里誉为"神医"时，公淡笑而语云："望病人神色而知病之所在，为神化不测之谓。"复云："医者，理也，意也。盖理明则意得，意得则审脉处方无所施而不中。"

吉忱公之所以能创建柳氏医派，于此可见一斑。望色知病，理明意得，针药兼施，从容处置，况之"扁鹊入虢之诊"，何其相似乃尔！

2. 猪膏发煎案

《柳少逸医案选》奔豚门记载"猪膏发煎证案"[①]，亦是方药、针法、灸法并施处置奇证之例，全录如下：

王某，男，38 岁。1971 年 1 月 27 日初诊。

患者性情急躁，半年前因当生产队长与队员争执而感脘腹不适且痛，小腹拘挛，自觉气从小腹上冲至心下，继而至咽，旋即昏厥。家人将其急送医院，未至医院即醒。后每二三日发作一次，诸医以郁证调治罔效。时正月初一，适余值班，患者来

---

① 柳少逸. 柳少逸医案选 [M]. 北京：中国中医药出版社，2015：154 - 155.

诊。其为一中年壮汉，眼布红丝，轻度黄染，舌淡白苔，脉弦。

诊断：奔豚。

辨证：肝气郁结，阴阳失和，冲脉之气厥而上逆。

方药：先用《金匮要略》猪膏发煎。

猪脂半斤，乱发鸡子大三团，煎之，发消药成。分5天服用，每日2次。

猪脂利血脉，荣冲脉，乱发消郁开结，则少腹急满可愈。

服药3日，欣然相告未发，嘱续服用。翌日夜家人告知病作，因病人之家在医院驻地，余即出诊赴其宅。见病人仰卧在床，神识不清，针刺人中、十宣，闻其喉中痰声作而厥逆缓，旋即呓语，但仍神识不清，诊其脉沉弦。处以桂枝加桂汤，桂枝20g，白芍15g，炙甘草10g，生姜10g，大枣10g。嘱翌日取药。服药一周，未厥，惟时感脘腹不适，嘱原方续服，并让其自灸气冲穴。续治疗一周，病人欣然相告，诸症悉除。

按语：余在接诊此案之前一年，尚在栖霞县医院中医科工作，曾遇一类似患者，予以奔豚汤罔效。因业师牟永昌公已西去，故于周末假日回莱阳问道于家父吉忱公，公笑云："尔何不用《金匮要略》猪膏发煎？猪脂补虚、润燥、缓急、开郁，乱发消瘀、散结、疏肝、利胆，故奔豚、黄疸可解。经方有其证，必有其方，证不分巨细，药味不在多寡，只要证准方符必效。"后用其方，病果愈。

此案病人患病日久，多医用药无效，心情沮丧懊侬，肝气郁结更甚，故予以猪膏发煎以润燥开结。盖因枢机不利，气化失司，开阖失序，阴寒内盛，冲脉之气从少腹上凌心阳，故予桂枝加桂汤调和阴阳，益冲降逆。虽见肝气郁结之证，然无火热之邪，故不用奔豚汤。

清·赵学敏曾云："医者，意也。用药不如用意，治有未效，必以意求。苟意入元微，自理有洞解，然后用药无不效。"家父吉忱公以猪膏发煎治奔豚，猪膏、乱发之用，即以用意而收功也。

通过这两个验案，可以看出柳氏医派第一、二代代表人物的临证修为，堪称大家。

随着西医学的飞速发展，如上危急重症、奇证，患者寻求中医治疗的已十分罕见，但其精神永在。若能够真正实现方药、针灸、推拿治疗技术的综合发展，确可信心十足，应付自如。

通过以上梳理，可以看出柳氏医派具有的"天人相应，崇尚经典，内外并治，针药兼施"的学术特色。当然，任何一位明医和能够流传的医学流派，皆应具备此四个基本学术思想。然研究如此深入，应用如此娴熟，总结如此系统，开拓如此广泛，此前之医家和流派皆难觅其实，故柳氏医派的四大学术特色，的确名实相副，名正实归。

第四章

柳氏医派的流派特征

与学术特色不完全相同，学术流派在创建开始，创始人可能就将学术特色纳入发展愿景，从一开始就为之奋斗不已，直至达到目的。但学派特征，创始人却难以早有规划，大多数可能与创始人的愿景相符，而更多的是在发展过程中逐渐形成的，有些甚至与创始人的理想并不完全一致。而且，这些特征，可能更多的是门人或后人总结而成的。如我们常说医圣仲景第一次创建了辨证论治体系，将理法方药一线贯通，而实际上，仲景并未提出辨证论治的概念，也未能将之贯通到底，而是后来经过长时期、众多医家共同努力的结果。《伤寒杂病论》当时的撰写方式是先论后方，方、论分离的，甚至由此而引起孙思邈的批评，是孙思邈首先倡导方论合一的，宋代林亿等推崇药王的重新编次，而将方论统一，由此而见现传本系统。这就是说，有些医派的特征，可能是、也可能不完全是创始人、代表人本身就有的想法，或者本有此思想萌芽而未能条理系统化，而大多是经过历史的沉淀，学术的发展，理论的推进，研究的深入，由门人或后世医家总结出来的。当然，这种总结，必然有其依据，其依据就是创始人或代表人的"文""献"两方面的来源，即或亲耳聆听指津教诲，或亲眼看见技艺展示，或学验其著作，或验证其思想，使原本隐约、散在、模糊的理念展现出来，让原就存在的观点彰显起来，与时俱进，久久为功，淬炼成学派的灵魂，凝结成学派的特征。当然，由于每个人研究的角度不同，层次有异，学养不等，环境有别，难免会得出不同甚至相反的结论，并由此引起学术争鸣，成为新的学术争鸣的导火索。笔者不揣浅陋，试将柳氏医学流派的学派特征分为"取法乎上，国学筑基""以道统术，谙熟经典""天人相应，形与神俱""古今贯通，中西兼容""四诊合参，首重色脉""三'辨'统一，治病求本""谨守病机，各司其属"和"杂合以治，四'方'交融"八大方面加以总结，欢迎大方者赐教。

第一节　取法乎上，国学筑基

唐太宗李世民《帝范》有云："取法乎上，得乎其中。取法乎中，得乎其下。取法乎下，无所得矣。"《孙子兵法》曰："求其上，得其中；求其中，得其下；求其下，必败。"宋末元初时期的诗词评论家严羽在《沧浪诗话》中云："学其上，仅得其中；学其中，斯为下矣。"中医学是一门探讨和研究人体之"道"的医学，然而，中医学在探讨和研究人体之"道"之时，又特别强调对天地之"道"的认识和把握。这是因为，中医学是站在道的境界上俯瞰医学的学问，认为对人体之"道"的探讨和研究离不开对天地之"道"的认识和把握，人们正是在对天地之"道"的认识和把握的基础上来探讨和研究人体之"道"的。这符合唯物辩证法对共性和个性关系的认识论。《周易·系辞下》曰："古者包牺氏之王天下也，仰则观象于天，俯则观法于地，观鸟兽之文与地之宜，近取诸身，远取诸物，于是始作八卦，以通神明之德，以类万物之情。"《素问·气交变大论》云："夫道者，上知天文，下知地理，中知人事，可以长久"，就是因为天道、地道、人道是相互贯通的，只有掌握了天文、历法、地理、气象、物候、生物、物理和化学等天地之道，才能更好地认识和把握生命之道、人体之道，才能更加深刻地理解人体生理、病理的规律。中医学有着博大精深的理论体系和波澜壮阔的临床实践，只有探源求本，溯源及流，明确中医学为何能够产生，以及为何形成如此特色，才可能对中医学真正了解和应用。

孙思邈《千金要方》认为高明的医师应当"博极医源，精勤不倦，不得道听途说，而言医道已了，深自误哉。""凡欲为大医，必须谙《素问》《甲乙》《黄帝针经》、明堂流注、十二经脉、三部九候、五脏六腑、表里孔穴、本草药对，张仲景、王叔和、阮河南、范东阳、张苗、靳邵等诸部经方。又须妙解阴阳禄命、诸家相法，及灼龟五兆、《周易》六壬，并须精熟，如此乃得为大医。"其认为"不知《易》无可以言大医"，主张除古典医籍外，"又须涉猎群书"，重视医德，应"先发大慈恻隐之心""不得问其贵贱贫富，长幼妍蚩，怨亲善友……普同一等，皆如至亲之想"。

清代陈梦雷云："医之为道，非精不能明其理，非博不能至其约，是故前人之教，必使之先读儒书，明《易》理，《素》《难》《本草》《脉经》而不少略者，何也？盖非《四书》，无以通义理之精微；非《易》，无以知阴阳之消长；非《素问》，无以识病；非《本草》，无以识药；非《脉经》，无以从诊候而知寒热虚实之证。"恽铁樵在自序《群经见智录》中回忆自己中年弃文从医时云："间尝思之，医书浩瀚，必通《素问》，然后得其纲领；《素问》难读，必通甲子、五行，然后破竹而下。偶阅张介宾《图翼》，而悟《易经》所谓四象八卦；从四象八卦，而悟《内经》所谓气运，因而得甲子之说、得五行之说。于是知《易经》无所谓神秘，《内经》

无所谓神秘。"他从自己的行医过程，揭示了中国传统文化（以下简称"国学"）对中医学的重要性：国学为体，医学为用；国学为本根，医学为枝叶；国学为源泉，医学为支流。国医大师裘沛然先生曾经说过："医学是小道，文化是大道，大道通小道易通。受自然疾疫情况、地理环境条件、时代背景、社会人文景观等因素的影响，历代诸多名家、流派的学术主张大都颇具特色。因此，从文化角度研究中医药学术流派，将有助于深刻领会中医药学术流派的真谛；有助于提高传承人的文化素养；有助于传承人形成中医学的思维方式。"

何谓文化？胡适曾经说过："文化是一种文明所形成的生活方式。"梁漱溟说："文化乃人类生活的样法。"可见文化是一种由自然社会环境影响下形成的生活方式中提炼出来的精神品格，具有不同自然环境和人文传统的地域，就会有不同的认知方式。

何谓中医药文化？早在 20 世纪 90 年代，少逸先生就提出中医文化学的概念，认为其当有狭义和广义之分。王庆其先生认为中医药文化的内涵是以中国传统文化为母体，解读中医学对生命、健康、疾病、生死等问题的价值观念、独特的认知思维方式、人文精神和医德伦理等。中医药文化是中国传统文化的重要组成部分，两者血脉相连，不可分割。可见，文化的概念太过宽泛，故笔者在此以"国学"代替"文化"，亦与中医学根于古代且至今仍然以古文字为主要交流媒介的实际情况相符。"文是基础医是楼"，吉忱公尝云："学好中医要有传统文化功底。文是什么？就是文史哲。古语'秀才学医，鸡笼捉鸡'，说明什么？你学了'四书''五经'，再学中医学就容易得多"。

2019 年 6 月出版的第 12 期《求是》杂志，发表习近平总书记的重要文章《坚定文化自信，建设社会主义文化强国》。文章强调，文化是一个国家、一个民族的灵魂。文化兴国运兴，文化强民族强。中华民族的伟大复兴是需要中医药（文化）保驾护航的，中医学术流派传承工作及其下的各流派传承工作室，是中医传承人培养中医药（文化）自信最重要的临床、学术平台。振兴发展中医药，是坚定文化自信、助力实现中华民族伟大复兴中国梦的重要任务。中医药何以在"民族"与"世界"之间自立，在融入世界的同时又能发扬传统？这就需要返本归根，认清来路，才不致在前行中迷失。

一、中国传统文化是中医学形成和发展的土壤

文化是一个民族及其整个人类生存和发展的根本，什么样的文化生态，决定了一个地域的人们的命运定数。中国是一个文明古国，它自成体系的东方文化明显地区别于其他体系的文化。文化本身总是各自独立发展而又相互渗透。中国天文学、历法学、农学乃至中国文学艺术，都有其民族特色。中国文化在发展过程中，经历了不同历史时期、不同区域文化的影响，不断交融渗透，进而形成了有着诸多学科而之间又相互影响的独特的文化体系。中医学就是在不断地吸收同时代的哲学、社会科学、自然科学和思维科学知识基础上丰富和发展起来的，由此决定了中医药学的广泛文化性和今天探讨中医文化的意义。弘扬优秀的传统文化，是当代人不可推卸的责任。弘扬优秀的传统文化，最重要的是学习、研究国学典籍。早在 1906 年章太炎先生在《国学讲习会·序》中就有"夫国学者，国家所以成立之源泉也"的论述；邓实在《国学讲习记》中有"国学者何？一国所有之学也"的记载。中医学是国粹，中医文化是国学的重要内容之一，故承扬中医事业，亦为"学其一国之学以为国用"之谓也。自 19 世纪以来，弘扬国学与颠覆传统之争一刻也未曾停止过。若说数典忘祖是偏见，连典都不读的人则是无知，不读典籍而贬斥传统的人更是妄人。那些只读过几本中医教科书，又学了些西医知识的人，把中医的毛病看多了亦不足为怪。吉忱公、张奇文、少逸先生等名老中医，熟谙中医历代文献及先秦诸子之学，看了很多西医的书，故而以中医为国粹而自信。2007 年，首都师范大学出版社推出了六百余万字的大型丛书——《国学备览》，其子集中即有《素问》一书。故少逸先生认为，作为我国现存最早的医学典籍的《黄帝内经》，其构筑的中医药学的基础理论体系，就是在充分吸收了春秋战国时期的科学文化精华的基础上形成的，它集医学、哲学、数学、气象学、物候学、天文学、历法学、地理学于一体，从而成为以中医学为核心的一部百科全书。

研究中医理论体系，探讨中医学结构，必须从《黄帝内经》的中医学术思想构建起步。其要诚如《素问·气交变大论》所云："善言天者，必应于人；善言古者，必验于今；善言气者，必彰于物；善言应者，同天地之化；善言化、言变者，通神明之理。"故在该篇之首论中，引用古医经《上经》"治化"之论："'夫道者，上知天文，下知地理，中知人事，可以长久'，此之谓也。"中医药学是中国优秀文化宝

库的重要组成部分，受中国历代哲学、天文学、历法学等学科的影响，并经过长期医疗实践及与其他学科的互相渗透，使中医药学逐步形成并发展成目前独特的以天人合一、形神统一的整体观思想为特点的广义中医学，并创立了用以认识客观世界与解释万物发生发展的阴阳五行、脏腑经络等学说。《黄帝内经》所代表的广义中医学思想体系，由天人相应的整体观、形神统一的生命观、太极思维的辨证观组成。

一种完整的理论，是由概念、判断及运用逻辑推理获得的结论三方面组成的。《黄帝内经》理论的形成与其同时代的哲学及自然科学是密切相关的，故有"文是基础医是楼"之说。中医学又称岐黄之学，其理论体系深受先秦诸子之学尤其黄老道家学派的影响。《黄帝内经》所谈到的天师岐伯，不但精通于医学，而且是"司日月星辰，阴阳历数，尔正尔考，无有差贷"的通才，应为古代中医人才知识结构的"模式"。其后历代德高望重有真才实学的医家，都有雄厚的文史哲基础而通晓医学。如医术高明而有"起死回生"之术的扁鹊（秦越人）；知识渊博，通晓经书，精于外科的三国名医华佗；举孝廉入仕，创辨证论治大法的医圣张仲景；编著《脉经》，纂修仲景之书，任太医令的王叔和；通晓"四书""五经"，因患风疾而志于医，著《针灸甲乙经》的皇甫谧；著《肘后方》的葛洪，广览群书，诸子百家之言，下至杂文，诵记万卷，好神仙导引之法，炼丹以期遐年，所著尚有《神仙传史集》《五经诸史》《百家之言》《抱朴子》等；学识渊博，被誉为"山中宰相"的陶弘景，不但精于医学，而于天文、历法、诗文诸方面亦有高深的造诣；被尊为"药王"的孙思邈，通百家之说，善庄老之学，兼好释典；身为太仆令的王冰，笃好医学，注释经典；以第六人登科，官至翰林的许叔微，尚是一位研究《伤寒论》的医学家；金元时期，有学识渊博，在医学上各有突破的刘完素、张从正、李东垣、朱丹溪四大家；明清两代又有李时珍、王肯堂、张介宾、傅山、柯琴、陈修园、徐大椿、黄元御和刘奎等诸多有成就的医家。他们大都是精于经、史、子、集，博于天文、历法、律吕而有造就的医家。要之，历代名医的形成都不是横空出世，必须精读古典医籍，悉心聆听先贤尊师父辈们的教诲，随诊传承，在大量临证实践中体验，更多地是在实践中学习，在实践中自我提高，通过临证经验的积累上升为理论。从历代名医的成功道路窥视，可以看出往往文化根基的厚薄是其成功与否的关键。从表面上看，由于所处的历史朝代和社会环境有所差异，每位名医成功之路也有所不同，但他们无不深受传统文化的熏陶和启迪，从中获得丰富的知识营养和强大的智能支持及思想动力。一个医生能否成为起死回生、妙手回春的明医，就要看他的医术、思想、品德是否继承、体现和弘扬了传统文化的精华，并及时汲取了新的医药学科技知识。可以毫不夸张地说，传统文化是医者的思想基础、精神支柱和心灵归宿，是他们的精神家园，失掉这一精神家园，医者则不成其为医，中医学也就不成其为学，其生命力的源泉即告枯竭。因此，中医学人必须精研、借助、践履传统文化才能有所作为，在向往和追求现代化的同时，应当更加积极培护传统文化这一共同的根基。

纵观历代医学巨匠大师们的知识结构，跨越专业界河，纵横捭阖于不同领域，涉猎医学、哲学、数学、天文、地理、历法、气象诸多学科。故中医学的结构与中医人才的知识结构是密切相关的。孔子曰："通天地人曰儒。"医亦同之。《伤寒来苏集》"季序"对此则有精辟的论述："世徒知通三才者为儒，而不知不通三才之理者，更不可言医。医也者，非从经史百家探其源流，则勿能广其识；非参庄老之要，则勿能神其用；非彻三藏真谛，则勿能究其奥。故凡天以下，地以上，日月星辰，风雨寒暑，山川草木，鸟兽虫鱼，遐方异域之物，与夫人身之精气神形，脏腑阴阳，毛发皮肤，血脉筋骨，肌肉津液之属，必极其理，夫然后可以登岐伯之堂，入仲景之室耳。"《千金要方》卷一云："凡欲为大医，必须谙《素问》《甲乙》《黄帝针经》、明堂流注、十二经脉、三部九候、五脏六腑、表里孔穴、本草药对，张仲景、王叔和、阮河南、范东阳、张苗、靳邵等诸部经方，又须妙解阴阳禄命、诸家相法，及灼龟五兆、《周易》六壬，并须精熟，如此乃得为大医。若不尔者，如无目夜游，动致颠殒。次须熟读此方，寻思妙理，留意钻研，始可与言于医道者矣。又须涉猎群书，何者？若不读五经，不知有仁义之道。不读三史，不知有古今之事。不读诸子，睹事则不能默而识之。不读《内经》，则不知有慈悲喜舍之德。不读《庄》《老》，不能任真体运，则吉凶拘忌，触涂而生。至于五行休王、七耀天文，并须探赜。若能具而学之，则于医道无所滞碍，尽善尽美矣。"总而言之，医学与诸子百家之学都是密切相通的，可以说中医学乃中国传统文化中之瑰宝。中国人对天人相应整体观的关注，对阴阳调和模式的追求，无不在中医学上体现出来。尤其天人相应学说、阴阳五行学说，就其在实践领域中的应用，最成功的当属中医了。

当然，纵观中医的发展，亦有其内部因素，其发展的动力主要是疾病谱系的改变。无论是东汉时期的伤寒学派诞生，金元时期的四家繁荣，还是明清时期温病学派的横空出世，都是时代疾病谱系改变的需求。但不难发现，每个流派的创建，皆有其丰厚的文化底蕴。尤其是流派创始人、代表人，都是学贯古今的通才，必然首先能够站在古人的肩上，然后开辟出一片新天地。否则，当时有那么多医家，何以只有流派创始人、代表人才能够发现新问题、提出新学说、创立新流派呢？每个流派的出现都是对中医理论体系的丰富，而不是对中医体系的完全颠覆，每个流派都有归祖性，都能在中医体系中找到自己的理论之根，而且虽然彼此之间也可能会有激烈的争辩，但是都可在同一时空内合理地并存，并不像西医学是在不断地摒弃废止中寻求前进的，可以说中医学是一个典型的具有包容性的发展的理论体系，而这又恰好与中国传统文化所蕴含的强大包容性有着惊人的一致。相信伴随中医本体文化精神的觉醒和提升，中医流派的繁荣发展必将会迎来新的春天。

经验是在认识客观事物过程中的一种体验心得。由于缺乏对客体认识明晰、一致的标准，就导致了中医学经验的"高产"现象。独具特色的理论与临床经验的积累，是学术流派形成的重要前提。这些经验表现在方方面面，充斥于诊疗过程中的每一个环节，都在一定程度上揭示了诊疗过程中的规律性，都是经过长期、大量的临床观察、反复验证得来的，因而具有一定实用价值。

中医药是道术并行的，遵循"天人合一""道法自然"等中华文明的特质，蕴含整体观、辨证观、"见微知著，司外揣内""智者察同，愚者察异"等大道。但是，目前中医界对中医学术流派价值的认识，较多停留在"术"的层面。加强中医学术流派的研究，有助于为重大健康问题，特别是基础性理论问题提出新的注解。所以，研究时一定要立意高远，立足流派又要跳出流派。

世界上曾有四大文明古国：古埃及、古印度、古巴比伦和中国。如今只有中国文化依然流传。为什么四大文明古国只剩中国了？连西方学者都坦言，其根本原因在于中国文化凝聚力强。具体而言，约有三端：其一是大一统的观念强。中华民族的文化认同感非常高，甚至同化力也很强，往往能影响其他文化。其二是受到传统文化思想影响。中国传统思想文化有着很强的包容性和强大的吸引力，基本思想贯彻始终的同时融合吸收其他民族的文化。其三是中华民族的民族特点。中华民族凝聚力强，有很大的韧性。就是因为中华文化的这些特点，中华儿女无论何时都是众志成城，具有超强凝聚力的。

四大文明古国及其后来的国家和民族，也大多有自己的传统医学。但时至今日，只有中国传统医学得以流传下来。其因可有万千条，但最根本的一条就是：中医学根植于中华文化的肥沃土壤中，尽管受到风吹日晒、雷击雨淋等不断侵袭，但仍根深叶茂，生机勃发，甚至大有开枝散叶之势。这就是我们不断发展和创新的底气。

二、中医启蒙必从传统文化入手

尽管我们在战略上有必胜信心，但在战术上又必须重视具体问题。例如，在现实中，为什么中医药院校的大多数学生毕业后不会诊疗？为什么有的中医刻苦攻读中医典籍或是四处参加培训学习可是临床却不能治病？大多数刚刚学习中医的人参加一期又一期的中医培训，可结果往往还是停留在中医门外？这就是困扰当今中医传承、发展的"瓶颈"。

（一）传统文化与中医学的传承

在中华民族的发展历史中，有一部分就是人们与疾病同沉共浮的命运史，历史上出现过数不清的重大疫情，天灾人祸更是层出不穷，如果没有中医的庇佑，千年文化之根干、支脉、果实将无从谈起。

自20世纪初新文化运动后，西学东渐，国人只是注重学习西方文化中的知识及技能，从小学到大学及其后期的学习，学的通常是西方文化中的知识，而缺乏对天地之道的探究。历经百年沧桑变化，中华文化受到西方文化很大冲击，数千年的根干也被撼动，最明显的例子是中国传统自然科学体系几乎无一幸存，唯中医药学勉强挣扎维持。其硕果独存的原因，在于中医学还有临床疗效，有些疾病具有比西医学还要好的疗效，甚至能够解决西医学没有认识的病因，或者已能认识其病因然而缺乏根本治疗方法的疑难杂症。中医可以治好人们的疾病，但若从西医学角度去考虑，单纯从现象去分析问题，未必能真正深入理解个中机理，而轻言"无稽之谈"者，实则是思维桎梏在"常态定见"当中了。

中医文化，如同其他华夏文化一样，都是源于祖先的河洛文化，河洛文化是中华文化的母文化，在其漫长演进过程中，出现了以"易道"为根干的华夏思维。在历史推演中，虽然百家曾争鸣，千花曾竞艳，然根本上脱离不开"法于自然现象"而归于本朴的"阴阳五行"之学，我们现如今所构建的文化体系和思维模式并没有从根本上脱离开阴阳五行的制约，只是"百姓日用而不知"，并不清楚其所言指的内在结构罢了。华夏思维，一直像基因一样，镶嵌在我们每个人的细胞中，或隐或显，默默影响着我们。比如我们常应用的汉字、成语、姓名，古典乐器、舞曲、器皿，古代的工程、建筑、服饰、饮食，文学、绘画、书法，兵法、武术等，都以河洛文化为根本，以阴阳五行为应用。也许有人觉得河洛文化太过玄妙，感觉离我们太过遥远。其实，河洛文化就是"河图"和"洛书"的简称。就连现在我们一直沿用的"图书""图书馆"等常用词，也是"河图"和"洛书"的缩写，而"图书"的广义，就是知识乃至智慧的文化延续。可见，我们在应用时，并没有真正意识到它的广袤性和可塑性。

在灿烂的华夏文明中，我们看到了太多成果，这些成就的背后，都是祖先智慧的体现。然而，如果现在让我们阐释这些成果形成之因、理论之源，可能更多的人是懵然无知。当然，中医文化，根本上和其他的文化成果一样，创造出了层出不穷的奇迹。只是，从效能上讲，中医更具特性，它成为中华璀璨文化的一朵奇葩，可说是有目共睹，也是当之无愧的。祖先很早就认识到，人体是一个全息的整体，虽然割裂去看也能显现出信息的整体性，但不能与那个本体上的整体画等号。纵观中医文化，其建立在整体论上的构建模型是把每一个局部的小太极、小阴阳重构在人体这个大太极、大阴阳上去看待的。

吉忱公尝云："学好中医要有传统文化功底。文是什么？就是文史哲。古语'秀才学医，笼中捉鸡'，说明什么？你学了'四书''五经'，再学中医学就容易得多。"因为中医起源于两三千年前，并历经数千年的发展，与祖国传统文化形影相随，无法分割。具备一定的传统文化知识，对中医药理论知识的理解十分有益。正如清人刘兆焞《幼科诗赋》序中所云："自昔医道之传之于儒，谓儒道固通于医道也。"

柳氏课徒，强调必须从传统文化入手。如吉忱公对少逸先生启蒙之初，要求背诵"三百千"，即《三字经》《百家姓》《千字文》。及长，背诵《医学三字经》《药性赋》《汤头歌诀》《八法用药赋》《频湖脉诀》等中医启蒙读物。然后逐步讲授自己撰写的《黄帝内经》《伤寒论》《金匮要略》《神农本草经》《温病条辨》《时病论》和《中医医学史》讲稿。

吉忱公训徒引言曰"书宜多读，谓博览群书，可以长识见也。第要有根柢，根柢者何？即《灵枢》《素问》《神农本草经》《难经》《金匮》、仲景《伤寒论》是也。"故以"无岐黄而根柢不植，无仲景而法方不立，无诸名家而千病万端药证不备"语戒之。

吉忱公尝以体用关系训徒："历代医籍，多系古文，博览群书，穷理格物，此医中之体也；临证看病，用药立方，此医中之用也。不读书穷理，则所见不广，认症不真；不临证看病，则阅历不到，运动不熟。体与用，二者不可偏废也。清代顾仪卿《医中一得》之语：'凡读古人书，应先胸中有识见，引申触类，融会贯通，当悟乎书之外，勿泥乎书之中，方为善读书人。'此法谓之"心悟""神读"。

吉忱公之所以有如此要求，首先是自己有先儒后医的切身体会。其次在于自己初学医时，李兰逊公曾以元代王好古"盖医之为道，所以续斯人之命，而与天地生生之德不可一朝泯也"诚勉。正是因为有了一定的国学基础，使少逸先生对中医学的学研方得以深化，柳氏医学发展到先生一代，形成了鲜明的"至重唯人命，最难却是医"之立品，"学所以为道，文所以为理"之学风。先生在收笔者为徒之时，就要求多读文史哲古籍，尤其是先秦经典，如此方可了然中医学理论之由来，为以后的学习和研究奠定基础。尤其是对古代"小学"知识的补课，使笔者见任何一个繁体字，虽不识也能知其意；读任何一部经典，虽初次接触亦无碍。

如《素问·水热穴论》记载："帝曰：夫子言治热病五十九俞，余论其意，未能领别其处，愿闻其处，因闻其意。岐伯曰：头上五行行五者，以越诸阳之热逆也。大杼、膺俞、缺盆、背俞，此八者，以写胸中之热也。"少逸先生注"写"字云，"写"通"泻"。在古文字学中，称为古今字。汉字的形体结构是由独体趋向合体，开始一个字同时具有几种意义，后来又另生一个新的合体字，来分担原字所标示的一部分概念，于是原字和新字之间便构成古今字的关系。古字，文字学上又称"初文"，今字，又称"后起形声字"或"后起字"。故"泻"字从"写"声，加形旁"氵（水）"成形声字"泻"。此处"写"（泻）字，指针刺之泻法，对此，《素问·离合真邪论》有"候呼引针，呼尽乃去；大气皆出，故命曰泻"之论。

（二）柳氏医派对中医文化学的贡献

少逸先生曾以五运六气学说为例，探讨了中医学的文化学意义。在"五运六气学说浅谈"一文中，论述了运气学说的现实意义、基本内容、科学价值及研究概况等方面之后，又在"运气学说渊源及其在《黄帝内经》中的地位"中认为：运气学说将物候学、气象学、天文学、地理学等知识融为一体，从而形成了我国古代医学的气象学、时辰治疗学。就其内容而论，横跨专业的界河，纵横捭阖于不同领域，涉猎医学、天文、地理、气象等自然科学的许多学科，乃集百家之长，汇千古之思，集大成于《黄帝内经》中；就其渊源来说，它源于阴阳五行学说，是古代医学家在"天人相应"的客观世界中创立的，是在古代各个学科的边缘地带产生出来的，其特点是具有综合性和边缘性。

在"从古今名医简析谈中医人才的知识结构"中，以《医部全录》《历代名医传选注》《中国医学名人志》《中国医学史讲义》《中医各家学说讲义》及《名老中医之路（第一辑）》为素材，从中选出 54 名有影响的医学家进行了简要分析，从"名医文化"的角度，分析古今名医的文化结构，论证中医学实是跨越哲学、数术学、天文学、地理学、气象学等多学科的一种广义的医学。中医学基础理论就是源于同时期的天人相应观、形神统一观及太极思维的辩证观和阴阳五行等哲学理论，在不断的临床实践中，更加充实了外环境（大自然）对人体生命的影响，从而在地理学、气象学的角度上，广泛研究人体的生理、病理及疾病的辨证治疗。儒、道等诸子之说，其追求"中庸之道""中和之美""庄禅意境""恍惚虚无"，均不同程度地影响了中医养生学，特别是中医的情志治疗学，以及后世的音乐导引、气功疗法等均直接脱胎于此，中医养生观，实际上基本脱源于道、儒养性修心的哲学观。

在对历代名医的知识结构进行分析之后，少逸先生又将视野投向清代一位知识渊博、才华横溢的名医——黄元御的知识结构的审视中，由群体到个体，由共性到个性地分析古代医家的知识结构和成才之路。他撰有"从中医学的结构谈黄元御的医学成就"，通过对黄元御的生平、知识结构、医学成就、成才基础和道路的探索，进一步明确了中医学的医学（狭义）、医术、医道三个层次的结构，表述了中国传统文化对中医药学的深刻影响和中医药学的文化学意义，说明了医学巨匠大师们"文是基础医是楼"的知识结构中"文"的重要性。

为了彰显中医名人文化，先生编辑了《中国名中医名言辑释》一书，在其跋语中写道："《吕氏春秋·劝学》云：'不疾学而能为天下魁士名人者，未之尝有也。'高诱注：'名人，名德之人。'此乃'名人'一词之语源。"又云："《易》曰：'观乎天文，以察时变；观乎人文，以化成天下。'此为'文化'一词之语源。人文，为人类社会中各种文化现象。化，即教化。所以广义'文化'，即人类在社会历史实践过程中所创造的物质财富和精神财富的总和，且特指精神财富，如教育、科学、文艺、法律等。从'人文教化'的角度看，'名言'为中华民族优秀文化的组成部分。《易》之'天行健，君子以自强不息''地势坤，君子以厚德载物'，此乃中华民族之精神也。于是'自强不息''厚德载物'成为炎黄子孙之美德，人称'中国魂'。他如张仲景'感往昔之沦丧，伤横夭之莫救，乃勤求古训，博采众方'，有《伤寒杂病论》传世；唐代王冰'拯黎元于仁寿，济羸劣以获安者，非三圣道则不能致之矣'

之论；唐代孙思邈之'大医精诚论'；明代李中梓之'不失人情论'，均为中医药文化之精粹。故'大医精诚'被中医界称为'中医魂'。当前医疗卫生领域存在着医疗卫生根本目的的迷失和医道尊严的丢弃问题及中医乏人的局面，故弘扬优秀华夏文化，廓清中医药文化的核心理念，是一个值得探讨的问题。这是《中国名中医名言辑释》结集之初衷。"其所表述的是名医文化与名人文化、儒家文化之渊源。"跋"中又云："余习医之初，家父吉忱公即以'医之为道，所以续斯人之命，与天地生生之德不可一朝泯也'语训之，以'认真读书，老实做人'家训导之，意在造就后学'至重唯人命，最难却是医'之立品，'学所以为道，文所以为理'之学风。"此语所彰显的是家族文化与世医文化的渊薮。

中医药文化的核心价值，主要体现为以人为本，医乃仁术，天人合一，调和致中，大医精诚等理念，所以中医文化可以用儒家文化的仁、和、精、诚四个字来概括。"仁"：孔子将中国传统文化归纳为"志于道，据以德，依于仁，游于艺，兴于诗，言于礼，成于乐"。其核心思想是"仁"，其将"仁"视为道德修养的核心内容，其目的在于行仁道。《论语》有云："仁以为己任"，即以坚持和实现仁德为自己的责任，孟子称"仁者无敌"。何为"仁"？《中庸》认为："仁者人也，亲亲为大；义者宜也，尊贤为大。"唐代文学家、思想家韩愈《原道》中有"博爱之谓仁，行而宜之之谓义，由是而之焉之谓道，足乎己无待于外之谓德"的精论。可见"仁义之道"是中国几千年儒家文化的精髓。中医学理论是中国文化的一部分，充分体现了"医者仁心""仁者爱人""生命至上"的医学伦理观；以救死扶伤、济世活人为宗旨，表现为尊重生命、敬畏生命、爱护生命、护佑生命的"大医无悔""大公无我"的医学伦理学思想。"和"：体现了中医崇尚和谐的价值取向，表现为天人合一的整体观，阴阳协调的健康观，补偏救弊的治疗观，以及医患信和、同道谦和的道德观。《尚书》云："功崇唯志，业广唯勤。"明代孙一奎云："古之医也，以救死扶生为心，其业专而用方也慎，专则精而造诣入室，慎则审而投药奏功。"故"精"体现了中医的医道精微，要求精勤治学，精研医道，追求精湛的医术。"诚"，恪守"大医精诚论""不失人情论"，充分体现了中医人格修养的最高境界，要求心怀至诚于内，言行诚谨于外，表现在为人处事、治学诊疗、著述科研等方面，贵以诚笃端方，戒以诳语妄言、弄虚作假。

正是在对《黄帝内经》的广义中医学结构，历代名医的知识结构的探索，以及与中国传统文化、现代科学文化的比较研究中，少逸先生才能够形成构建广义中医学——中国象数医学理论体系的思路。

纵观中医历史，无论哪个流派，甚至学术观点争鸣较甚的医家，其用药或主凉或主热，但是疗效却都不错，这种情况在当今临证中亦可寻见。实际上，中医学的源流只有一个，所谓的观点争议，只是论治的不同而已，无论其采取哪种治法，所依据的亦不离中医学的基本理论内容，所谓"法无定法，唯象唯物"之谓也。外治法、内治法，或针或药，或采取综合治疗，都是在中医理论指导下的一种治病方法，一种祛除邪气的路径。综观古今中医文献，先生深感中医学在科技社会里应当有一条自己的发展思路。中医学的发展应当更好地吸收其他自然科学知识，在理论上、防病治病上逐渐形成一种系统的科学的统一大法，使中医学确切地成为一种融防病、治病、养生保健、饮食文化、性情道德修养等于一体的综合医学而广泛地服务于现代人类。

鉴于中国传统医药学是在广泛地吸收了古代一切科学文化精华的基础上而形成的一门科学，而齐鲁之邦是中华民族文化的发祥地之一，又是中医学思想基础的儒、道、阴阳三家的发源地。1994年8月少逸先生在烟台市主持召开了"山东中医药学会齐鲁名医学术思想研讨会"。先生以"柳吉忱及其学术思想简介""牟永昌及其学术思想简介""王维欣学术思想概述""黄元御及其医学成就"等文进行学术交流。会议间，笔者以"文是基础医是楼——柳少逸中医文化思想概论""柳少逸中国象数医学思想概述"等文，以阐述柳氏医派之中医文化学与临床的研究情况。会后由蔡锡英主编出版了《齐鲁名医学术思想荟萃》一书。

1995年10月，少逸先生在儒家发祥地山东曲阜主持召开了"山东中医药学会中医文化学学术研讨会"，与会代表深入地开展了中医文化学的学术讨论。先生交流了"道教全真派及其养生学思想浅谈""读仲景书序札记——谈'勤求古训，博采众方'""读史记，论扁鹊——兼论扁鹊医学的学术特点"等学术论文，并做了"《黄帝内经》道论——兼论中医学与中国传统文化"的学术讲座。当论及中医学的传承和发展时，先生引用了英国著名历史学家汤因比的一个观点：一个完整的一体的文明，在传播时会被分离成科技、政治、艺术、宗教等成分，各种成分的传播力通常与其价值成反比，也就是说，越是不重要的成分，越受欢迎；越是重要的成分，越被排斥。中医学是中国传统文化的重要组成部分，《黄帝内经》所寓有的"天人相应的系统整体观""形神统一的生命观""太极思维的辨证观"，构成了中医学术思想的主体，且具有深刻的老子道论哲学特点。目前中医学在其承传过程中，也对应了汤因比的这一定律，被传承的技术化倾向破坏了。中医学取类比象法着意于对中医学的整体性和宏观性的把握，而与西医学善长局部取向不同，中医学整体性的把握，充分体现了老子气（道）的本体论思想。气为宇宙生命，是以一种流荡广远而又包含广远整体性的"寂兮寥兮""太虚寥廓"的状态存在。气的这种太虚的混沌整体性与太极的系统有序性的结构，是容不得分割与阻断的，它不但化解了主客观世界的界限，也模糊了人与自然的鸿沟，是"天人合一"老子哲学衍生出的概念。从《素问·宝命全形论》"天覆地载，万物悉备，莫贵于人，人以天地之气生，四时之法成"的论述中可以看出，宇宙与人类生命的感应而融为一体，从而成为"天人合一"的《黄帝内经》中医学术思想。就《黄帝内经》中医学中的医道、医术、医学（狭义医学）三个层次而论，传承最广泛的是狭义的医学部分，尤其是具体的临床技艺，如推拿手法、针灸穴位和方药应用等。而《黄帝内经》中"法于阴阳，和于术数"的核心理论部分（医道、医术部分）则已被淡化，中医学亦越来越呈技术化倾向，从而导致了中医学术的异化，亦必然抽空了中医学术的核心内涵，这是目前中医乏人、乏术的症结所在。所以，中医学术的承传与发展，必须根植于中国传统文化。根据中医学的内在规律，进一步完善中医学理论体系。这是全国范围内举办最早的中医文化学学术会议，三年以后，全国首届中医药文化学研讨会才召开，先生被推举为全国首届中医文化学研究会理事。

鉴于诸子百家中尤以道家对中医学思想的形成最为关键，而中医学的发展又与道教联系最为密切，故柳氏医派投入大量精力开展道家、道教思想和方术的研究，以此作为打开中医学宝库的钥匙。少逸先生伉俪曾先后发表《道教全真派及其养生学思想浅谈》等论文。笔者在全国率先创建"道家、道教与中医学"研究课题，提出"生命本体论""医学审美观""中医思维模式"等新理论、新范畴，先后在《中国道教》《中华医史杂志》《山东中医杂志》等期刊发表"从太极图试谈道教养生学原理"等数十篇论文，对道家、道教思想与中医学学术之间相互渗透、相互促进的水乳交融的关系进行系统探讨。

癌症是一种常见病、多发病，严重威胁着人类的生命健康，已引起全社会的关注。20世纪60年代吉忱公即关注肿瘤的研究，并有"中药治疗食道癌胃癌的观察"及"黄药子酒治疗食道癌的临床研究"等临床总结论文。莱阳中心医院1973年扩建的中医科病房，在38张床位中设立10余张肿瘤床位。在吉忱公的指导下，少逸先生亦得以对肿瘤病进行研究。癌症病因复杂，机体反应差异很大。其发病规律，除共性外，也有其特殊性，且易复发和转移。初期邪正俱实，可任攻逐，"必穷其所之，更益精锐，所以捣其穴"；实邪之伤，攻不可缓，"富强之国，可以振威武也"。中期邪实正虚，攻补兼施，扶正达邪，以逸待劳，"所以劳其师也"。后期正气衰败，病邪渐缓，亟宜固守元气，匡扶正气，以冀带病延年，"衰敝之日，不可穷民力也"。在吉忱公治疗肿瘤经验的基础上，先生积研究中医、《易经》、兵法之术防治肿瘤的经验与思维，著有《人癌之战与三十六计》，于1993年付梓。宗徐大椿"用药如用兵"意，以计定用药式。先列计名，说明原计用典。以《易》解计，用《易经》中阴阳燮理，分别推演兵法中的刚柔、奇正、攻防、彼己、虚实、强弱、主客、劳逸等矛盾的对峙转化关系，以计之哲理及所阐明的矛盾法则，指导肿瘤防治，并立三十六用药式。斯书熔《易》理、哲理、兵法、医理于一炉，力求在人类与癌症之战中，从宏观的角度上把握防治肿瘤之大法。该书中创用的治癌方剂，被李明忠主任医师编为歌诀，收入《名医良方编诀》出版。临床上先生立健脾益气法，内外合治，治疗肿瘤取得了切实的疗效，并有"健脾益气法在治癌中的应用"和"癌敌止痛膏（又名康复止痛膏）治疗癌痛136例临床总结"两篇论文作为第十届亚太地区肿瘤会议的发言。

20世纪80年代以来，随着茶产业的发展，茶文化亦迅速崛起，茶已被世人公认为最好的保健饮料。同时，茶对一些疑难病证亦显示出一些独特的疗效。少逸先生于20世纪80年代末开展了对"北方古茶"（道家茶、佛家茶）及"茶疗"的研究，建立了百亩植物园。他除了对北方茶的药理进行探讨外，尚运用制茶工艺与现代科技相结合，将百余种北方药用植物的叶子加工成"药茶"，以中药"单方""复方"及"茶饮"的形式，应用于临床，以期开拓出一种新的剂型和新的治疗模式，从而扩充了"药茶"的新物种，拓宽了"茶疗"的医疗范围，丰富了"茶文化"的内涵，总结出"北方古茶渊薮与今用""北方药茶基原与应用"等文。

柳氏医派以《礼记》"博学之，审问之，慎思之，明辨之，笃行之"为治学之要，省病查疾"力戒九仞之功，一篑之亏；临证以十全计上律己，不以九折称良"。此即唐代刘禹锡"浮图之慈悲，救生最大"之谓也。少逸先生五秩时曾作句自勉："人生之至重，唯命，慎思之，当为明医；医理之极微，务精，博学之，不尚名医。"故他临证百倍其力，潜心于心脑病、肿瘤、糖尿病、肾病、泌尿系结石、子宫肌瘤、妇科炎性肿块、脑外伤后遗症、风湿、类风湿、痛风、周围血管病、神志病、哮喘病、老年退行性病变、小儿舞蹈病及小儿脑积水等疑难杂病的临床研究，多有所获，积累起丰富的临床经验,并撰文以进行学术交流。1992 年先生将历年之中医药研究论文汇集成册,名曰《杏苑耕耘录》出版。先生崇尚经方,博极时方,忱聆《伤寒杂病论》30 载,潜心钻研,探其奥蕴,著有《少阳之宗》,并于 1992 年出版。意在临证辄取少阳转枢之功,述小柴胡汤及其变方百余首,熔经方、时方于一炉,乃研究"小柴胡汤"之心得也。2003 年,又集四十年《伤寒论》方证临床研究,完成《伤寒方证便览》一书,2006 年由中医古籍出版社出版发行。原山东省卫生厅副厅长张奇文主任医师在《伤寒方证便览》序中称:"少逸大夫 1969 年毕业于山东中医学院,但更属 60 年代'名师带高徒'中医政策实施下成材的一名中医大夫。其幼承庭训,长有师承,加之奋志芸窗,尽得其父其师真传,从而形成柳氏学术思想体系……斯书上承仲景之旨,下贯后世之论,融古今医家临证之精华,而成其集,此乃立意伤寒方新用也。故而余认为此乃为一部中医临床应用和研究伤寒方的可资之书。"

三、中医研究必以国学为基础

国医大师朱良春教授说:"著名哲学家任继愈先生说过,中国哲学的出路在于中医学,中医学的出路在于中国哲学。因此,中医学是吸收了古代诸子百家的哲学思想、融会贯通形成的一门独特的医学科学。中医学也必须深入研究中国古代哲学,才能提高中医理论,使其发扬光大。"中医学是在中国传统文化土壤中成长起来的,因此,要真正明了中医学特别是古医籍中有些概念、范畴和技术的含义,必须深明原典,以国学为基础。

裘沛然先生曾经说过:"医学是小道,文化是大道,大道通,小道易通。"我们要学习、研究、弘扬中医学流派,必须结合对其文化母体的审视和剖析,才能真正领会学术理论和经验的真谛。所谓"用文化阐释医学,从医学解读文化"。而现代教育存在的缺陷是,自然科学往往忽略了人文精神成果的存在,人文科学也没能吸收自然科学的成果。韩启德院士说:西医学技术在过去的一个世纪飞速发展,给人类带来了福音,但它像脱缰的野马,速度和方向越来越难以驾驭,其原因就是医学与人文社会科学的脱离。北京大学医学史中心主任张大庆教授说:我们培养的医生,不能过分依赖高新技术,而忽视对医学本源的探求和对医学人性化的追求。美国学者缪森对近代医学过度被科学化、技术化的时弊予以针砭,希望唤起人们对医学中人文科学缺失的警觉。同样道理，中医流派的学术经验不仅是一份物质财富，而且是一份珍贵的人文精神财富。对中医学术流派的传承研究，我们不仅要求传承其宝贵的学术经验，也不可以忽视传承研究学术流派中的人文精神，包括思维方式、伦理道德、精神品格等，否则就有挂一漏万之虞。

（一）有助于提高中医传承人的文化素质

文化学者余秋雨说："文化是一种由精神价值、生活方式所构成的集体人格。一切文化的最后成果都是人格。"我们通过发掘研究中医学中蕴含的文化精神，使中医药传承人在传承学术经验的同时，更重要的是要能够逐步提高传承人的文化素质，正确对待社会、对待自然、对待人类自身，成为一个科学精神与人文精神相统一的、有思想、觉悟和智慧，有一定品格和精神境界的中医药人才。吉钟颖在《类证治裁·序》中说："昔人论《难经本义》，谓滑寿以文士而精于医，故所著较诸家所得为多。"中国传统文化底蕴的厚薄，往往决定了传承和发扬中医学成就的大小。

（二）有助于形成中医学的思维方式

思维方式是主体把握客体的一种理性的精神方式。恩格斯在《自然辩证法》中指出："每一时代的理论思维……都是一种历史的产物，它在不同时代具有非常不同的形式，同时具有完全不同的内容。"思维方式归根结底是社会实践的产物。中医学与西方医学的认知方式是完全不同的，中医学流派的领军人物往往对于自然和人体生命现象有着与众不同的见解，这是我们应该加以发掘和传承的。当前部分中医"开着中医的方子，实际体现的是西医的灵魂"，一定程度上影响了临床疗效的提高。我们在传承前人学术经验的同时，应该从"知其所以然"角度认真剖析经验背后的思维方式，不仅学其形，而且学其神。有学有术，道术合一。正如肖培新主任在为《大医鸿儒——柳少逸世医传承录》一书所作的序中所言："不但在'术'的层面有造诣，更在'道'的层面有作为……这些柳老师都做到了。"

（三）有助于深刻领会中医学的真谛

文化是影响中医学形成的重要基因，因此，若要深刻领会中医学的真谛，必须以其人文思想作为切入点。诚如杨叔子院士说：没有人文的科学是残缺的科学，而没有科学的人文也是残缺的人文。裘沛然先生认为，医学就是人学，医学所研究的对象是人类本身。导致人类疾病或影响人类健康的因素不仅涉及自然科学领域，而且紧密联系到社会和人文科学等领域，所以讲医学是人学。

如柳氏医派对《小儿推拿广意》中有些技法的解读，就根据中国象数医学的核心理论，结合脏腑经络学说，用太极思维来加以探讨和说明。以推五经为例，以往人们对五经的脏腑定位疑惑不解，即使解之也多望文生义，但引入先后天八卦图，则迎刃而解，"了如指掌"。若伸掌将八卦图置入其中，则对应中指位乃离卦，相对于掌根位乃坎卦，近虎口部乃震卦位，近掌横纹处为兑卦位。于是八卦配属方位、四时、二十四节气，则成为震东方木、卯时、春分；离南方火、午时、夏至；兑西方金、酉时、秋分；坎北方水、子时、冬至；而中央为四季土，这是开放的、展开的太极模式。若为握拳式，由开放到再封闭的太极模式，拇指端居中脾土位，则中指顶仍居离卦心火位，食指顶居震卦肝木位，无名指顶居兑卦肺金位，小指顶居坎卦肾水位。于是形成了五指端配五行、五脏及推五经的作用机理。兹录先生《小儿推拿讲稿——广意派传承录》中《推五经部位解读》一文，以飨读者：

在余习医之初，就遇到一个难题，即小儿推拿"推五经"的部位，根据经脉体表循行的部位，很难用经络学说解释其五脏定位的合理性，亦未见医学文献谈及此题。其后在中国数术学与《黄帝内经》的比较研究中，运用数术学中"太极论的道论""三五论的数论"及"形神论的象数"的基本原理，得以破译。

"观变穷太易，探元化群生"，此唐代李白《古风》之句，表达了太极的变易产生了一切。太极是包括宇宙间无穷无尽大大小小的一切事物。它是最原始、最基质、最初态的变化规律。太极，古代哲学称其为最原始的混沌之气，认为太极的运动分化出阴阳，由阴阳而产生三五论的数论，继而产生形神论的象论，说明了太极是宇宙事物之源。《周易·系辞上》云："易有太极，是生两仪，两仪生四象，四象生八卦。"孔颖达疏云："太极谓天地未分之前，元气混而为一，即太初，太一也。""易者，象也。"《正义》有"夫易者，变化之总称"的注释。《列子·天瑞》云："有太易、有太初、有太始、有太素。太易者，未见气也；太初者，气之始也；太始者，形之始也；太素者，质之始也。"

太极是封闭的，但又是开放的，太极打开后，就变成螺旋，成为三生万物原理，于是五行亦寓于其中。五行学说是古人在生活实践中，通过对自然界的长期观察和体验而概括出来的，即应用人们熟悉的日常生活中的五种物质：木、火、土、金、水为代表。此即太极中之太素，"质之始也"，并以五行间相互资生、相互制约的关系来阐明事物的复杂变化，遂形成五行学说，于是有了五行配四时、方位、八卦及五脏配五行的内容。

《周易·说卦》云："帝出乎震，齐乎巽，相见乎离，致役乎坤，说言乎兑，战乎乾，劳乎坎，成言乎艮。""万物出震，震东方也。""离也者，明也。万物皆相见，南方之卦也。""坤也者，地也。万物皆致养焉，故曰致役乎坤。""兑，正秋也，万物之所说也，故曰说言乎兑。""坎者，水也，正北方之卦也，劳卦也。万物之所归也，故曰劳乎坎。"此乃后天八卦之卦位。若伸掌将八卦图置入其中，则对应中指位乃离卦，相对于掌根位乃坎卦，近虎口部乃震卦位，近掌横纹处为兑卦位。于是八卦配属方位、四时、二十四节气，则成为震东方木、卯时、春分；离南方火、午时、夏至；兑西方金、酉时、秋分；坎北方水、子时、冬至；而中央为四季土，这是开放的、展开的太极模式。若作握拳式，由开放到再封闭的太极模式，拇指端居中脾土位，则中指顶仍居离卦心火位，食指顶居震卦肝木位，无名指顶居兑卦肺金位，小指顶居坎卦肾水位，于是形成了五指端配五行、五脏及推五经的作用机理。

（四）有助于成长为真正的中医学人

文化是做人的最基本标志，人人都是文化的再塑造，谁也脱离不了社会的和自身的文化范围。但文化毕竟是有高雅的、有先进的、有优秀的；也有低级趣味的、有落后的、有卑劣的。追求什么样的文化，你就做什么样的人，所以必须把文化的内涵搞清楚了，再拿来为我所用、为我所有。一个中医人的医学水平，取决于个人的天赋、素养，还有所掌握的知识的综合性。中医是博大的，无论是什么样的才华，都会在从事的中医道路上表现出来。

中国传统文化包括知识、技能和智慧，而智慧则是统领并决定着知识和才能的水平。从简单到复杂是知识，从复杂到简单是智慧。历代先人的智慧结晶，其逻辑方向通常是"从复杂到简单"，而中医的逻辑方向也是"从复杂到简单"——在临床中，是将各种复杂的症状，逐一辨别，诊断为一个或几个简单的病机，然后"有的放矢"地施治。

天赋，就是"禀受于天，生来具有"，上天所授予、所给予的智慧、灵性、资质。天赋不是后天学习得来的，但是，后天的学习可以激活、强化先天的天赋！"天生我材必有用"，就是说每个人都有天赋，只不过是有显性隐性之别、有所侧重之分而已。医圣仲景《伤寒杂病论序》结束语有云："孔子云：生而知之者上，学则亚之。多闻博识，知之次也。余宿尚方术，请事斯语。"翻译为"孔子说：生下来就自发激活天赋、懂得知道的人是上等人，跟师学习而被动激活天赋才知道的人是第二等的，多方面闻听、读记才知道的人，又次一等。我（张仲景）素来爱好方术医学，请允许我信奉孔子这段话吧！"其明确指出：学习中医，首先靠天赋（上天赋予智慧和灵性），其次才是由师父"传道、授业、解惑也"。但并不是禀赋不厚的人就不能学医，只要筑基国学，激发灵性，同样可以取得优异成绩。

人生在世，一定要对自己负责，要弄清楚自己究竟是怎么回事，千万不能一阵风又一会儿潮地跟着瞎玩；其实各种风潮都是有来头的，也是有用意的，若根基不稳，基础不牢，肯定是要栽跟头的。《素问·上古天真论》云："其知道者，法于阴阳，和于术数"，大意是为医者只有知晓了医道，才能明白医理、施展医技医术。清代张畹香云："学医总须多读书，多看各家书籍，自然腹中渊博，胸有准绳。"学习中医，就是了解医术、掌握医技、明白医理，最后悟出医道的过程，医道是对医术、医技、医理的概括、归纳而升华，一旦明白了医道，则触类旁通，一通百通！通过读书学习，弄通国学，筑牢坚实的基础，激活出中医天赋，有了中医理念和逻辑，运用中医思维处理临床工作。这就是中国象数医学所体现的医道、医术、医学（狭义）的三层次。

理清中医药学传承演变的历史，使我们能够以更加深邃的眼光，去估量中医药与传统文化之间同根同脉、难舍难分的关系；也使我们能够以更加高远的视野，去展望中医药学的学科建设和理论创新的未来。从历史中我们得到的启示是，中医药的传承和发展离不开中华优秀传统文化，这也是中医药保护传承的"深根固柢"之道，是中医学有序传承的最真实的解读。

第二节　由源及流，以道统术

以《黄帝内经》为代表的古代中医学由医道、医术和医学（狭义）三层次组成，而狭义的中医学又可分为"道""术"两个层次。道就是道理，是中医学乃至中国传统文化的价值观念和思维方式，亦即中国象数医学中"医道"和"医术"两大核心理论，无法直接感受到，现代人难以领会，但古人又确确实实是以此来认识自然、社会、人体和医学的。医道通于天道，亦通于人道。在生命过程中，生命空时、生命动变为本，人体结构、人体功能为末。道本学末，医道可以包容医学，医学不能取代医道。《黄帝内经》用"道"字 269 次，多以本原、过程的概念出现；而用"学"字 6 次，只有学习、学问的含义。《素问·著至教论》载黄帝问雷公："子知医之道乎？"雷公列举了很多学过的东西，黄帝指出皆为"杂学"，并告知"医道论篇，可传后世，可以为宝"。中医包含有医道、医德、医术、医理、医智、医思、医学和医技等。道本学末，德本技末。大道乃本，哲学为末；大道乃本，科学为末。医道自然、生命、社会大一统的原理，永远是人类精神本性的光辉展现。《伤寒类证·序》云："窃闻天地师道以覆载，圣人立医以济物，道德医学皆原于一。医不通道，无以知造物之机；道不通医，无以尽养生之理。然欲学此道者，必先立其志，志立则格物，格物则学专，学虽专也，必得师匠，则可入其门矣。更能敏惠爱物，公正无私，方合其道。"而"术"则是具体可感知的，通过术的实践，一方面为患者解除病痛，指导人们强身健体，另一方面可以感受到心境的不同，可以享受到不同的人生乐趣，从而进一步体会中国文化的特质，体悟中医学的优势。术可以上升到道，从术中体悟人生、完美人生。道能统术，为医者确立"三观"而后习医、从医、研医。当前中医界总的趋势是重术不重道，首先学技术，技术熟练，但不明白诊疗技术中体现了什么样的精神，道术割裂。中国的传统技艺强调文化底蕴和体悟。中国传统文化是一个博大而整体的系统，文、史、哲一体，儒、释、道贯通。很多古代著名的医家，他们并不以医为业，不是"专门家"，而是领域非常广泛，把自己整个的文化体验通过医术的形式表现出来。而更多以医为业的"专门家"历史上却没有留下他们的名字，也未见其医术传于后世。西医学走的是专业和专家的道路，在这种风气影响下，很多医家也注重专业化发展，要在形式上精益求精，而不是在文化内涵上深入发掘。

无论以何种形式习医，概而言之，不外两种：一是由术入道，即先从具体的方药、诊法入手，逐渐由浅入深，由表及里，进而达到知其然；二是由源及流，以道统术，先把握医道，知其然并知其所以然，深入浅出，由深出浅，高屋建瓴，节节既得。

柳氏医派推崇后一种途径。清代纳兰性德《渌水亭杂识》指出："以一药遍治众病之谓道，以众药合治一病之谓医。"意思是说：如果用一种药来遍治众生之病的是"道"，能够在众药之中选择药物对一种病进行治疗的是"医"。1990 年世界卫生组织（WHO）定义健康为一个人只有在躯体健康、心理健康、社会适应良好和道德健康四个方面都健全，才算是完全健康的人。因此，疾病并非仅仅是躯体的疾病，还应包括心理的疾病、适应能力的疾病和道德的疾病。中医学概括治疗这些病的总体方法为医道。而关于中医学之道，可用《素问·上古天真论》中的一句话概括，即："其知道者，法于阴阳，和于术数。"

"昔在黄帝，生而神灵，弱而能言，幼而徇齐，长而敦敏，成而登天。乃问于天师曰：余闻上古之人，春秋皆度百岁，而动作不衰；今时之人，年半百而动作皆衰者，时世异耶？人将失之耶？岐伯对曰：上古之人，其知道者，法于阴阳，和于术数，食饮有节，起居有常，不妄作劳，故能形与神俱，而尽终其天年，度百岁乃去。今时之人不然也，以酒为浆，以妄为常，醉以入房，以欲竭其精，以耗散其真，不知持满，不时御神，务快其心，逆于生乐，起居无节，故半百而衰也。"此乃《素问》首篇"上古天真论"之首论。却病延年是医学研究的目的，而此论是《黄帝内经》通篇阐述之主题，而核心内容是：其知道者，法于阴阳，和于术数，形与神俱。于是，就产生了一个"道－阴阳－术数"的象、数、理（道）的核心理论及医道、医术、医学（狭义医学）的《黄帝内经》中医学结构的问题。寓有深刻象数易原理及丰富数术学内容的中医典籍《黄帝内经》所代表的中医学结构属广义中医学范畴，即《黄帝内经》中医学，少逸先生名之曰中国象数医学。"其知道者，法于阴阳，和于术数""形与神俱"及"夫道者，上知天文，下知地理，中知人事"的中医学结构，寓有"人类－环境系统""形神系统"这一系统论思想内容。这种基于"天人相应""形神合一"的太极思维整体论观点，构建了《黄帝内经》的学术思想。先生概之曰："天人相应的整体观；形神合一的生命观；太极思维的辨证观。"《黄帝内经》的核心理论，源于中国数术学的三大基本理论，即"太极论的道论"，由道而产生了"三五论的数论"，由数而产生了"形神论的象论"。故源于中国数术学理论体系的《黄帝内经》中医学，即中国象数医学，是由象、数、理（道）三个层次组成。故探讨中国象数医学的结构，首先要从"道论"说起，继而通晓中国数术学的基本理论和精微理论，方能妙识玄通，登堂入室，以掌握中国象数医学的基本内容。此即唐代王冰"将升岱岳，非径奚为；欲诣扶桑，无舟莫适"之谓也。

一、周秦道论

道是中国思想中最崇高的概念。所谓行道、修道、得道，都是以道为最终目标的广义道论。而狭义道论是指道家哲学。"道论"一词，最早见于西汉淮南王刘安《淮南子·要略》："著书二十篇，则天地之理究矣；人间之事接矣；帝王之道备矣。"又云："道论至深，故多为之辞以抒其情；万物至众，故博为之说以通其意。"由此可见，淮南王刘安认为，"道论"一词系指"帝王之道""天地之理""人间之事"，即博大精深的"万物至众"的广义道论。"道论"一词，尚见于汉代司马迁《史记·太史公自序》，讲述其父司马谈的学术源流："太史公学天官于唐都，受《易》于杨何，习道论于黄子。"尧帝陶唐氏，帝喾之子，姓伊祁，名放勋，赐封于陶，后徙于唐，史称陶唐氏。唐尧治地于禾阳（今山西临汾西南），古称"唐都"，传帝尧曾设官掌管时令，制定历法，故古"唐都"曾为天文历法学术中心。杨何，西汉淄川人，字叔元，武帝时任中大夫，著有《易传》《杨氏》两篇。"黄子"，《儒林传》曰黄生，好黄老之术。由此可见太史公家学之渊源，又可知此处的"道论"系指道学，即道家哲学。

至东周战国时期，由于"王道既微，诸侯力政""是以九家之说，峰出而并作"，而有先秦诸子之道。春秋战国之际，百家争鸣，众多学说蜂起，虽说有其经济基础，但更多的是为当时的政治服务。虽然彼此的主张有异有同，但他们的目的是一致的。故太史公有"天下一致而百虑，同归而殊途，夫阴阳、儒、墨、名、法、道德，此务为治者也"之论。意谓天下万法归宗，都归于数术。

道家思想在中国传统文化的历史发展过程中具有重要的地位，发挥了独特的作用。例如成书于战国、两汉时期的医学巨著《黄帝内经》，就是受黄老之学影响，即阴阳家和数术家的影响，构建起"其知道者，法于阴阳，和于术数""形与神俱"的中国象数医学理论体系——《黄帝内经》中医学。"黄老"，即黄帝与老子并称。"黄老之学"，即"黄老术"，泛指道家清净无为的治世之术及医家之道。

（一）诸子道论

周秦之际，诸子蜂起，百家争鸣。其中影响较大的有儒、墨、道、法，还有阴阳家、名家、纵横家、杂家、农家、小说家。正如《汉书·艺文志·诸子略》所云：

"诸子十家，其可观者九家而已。皆起于王道既微，诸侯力政，时君世主，好恶殊方，是以九家之术，蜂出并作。各引一端，崇起所善，以此驰说，取合诸侯。其言虽殊，辟犹水火，相灭亦相生也。仁之与义，敬之与和，相反皆相成也。《易》曰：天下同归而殊途，一致而百虑。今异家者各推所长，穷知究虑，以明其指，虽有弊短，合其要归，亦《六经》之支与流裔。使其人遭明王圣主，得其所折中，皆股肱之材已。"由此可见，诸子之论，不外乎以天、地、人之事理，阐发其"帝王之道"。

其实《汉书》对"诸子道论"的"同归而殊途"的认识，源自司马谈的《论六家要旨》。司马氏为颛顼、唐虞、夏商及周诸朝史官，可谓之家学源远。司马谈在论及六家要旨时，首先指出了"阴阳、儒、墨、名、法、道德，此务为治也者"，乃"天下一致而百虑，同归而殊途"。在对六家学说进行评说的同时，肯定了阴阳之术以其"春生夏长秋收冬藏""天道之大经"，以"序四时之大顺"。

司马谈认为，阴阳家是讲宇宙论的一派，将宇宙的原理归结为阴阳两个主要原则，以二者相生相克、相反相成规律展现宇宙的一切现象；儒者，"列君臣父子之礼，序夫妇长幼之别，虽百家弗能易也"；墨者，"强本节用，则人给家足之道也，此墨子之所长，虽百家弗能废也"；法家，"正君臣上下之分，不可改矣"；名家，"控名责实，叁伍不失，此不可不察也"。以上五家的"帝王之道"，取其一端而为重。当论及道家，则每以天地人事理泛论王道，而赞誉不已："道家使人精神专一，动合无形，瞻足万物。其为术也，因阴阳之大顺，采儒墨之善，摄名法之要，与时迁移，应物变化，立俗施事，无所不宜，指约而易操，事少而功多。儒者则不然，以为人主天下之仪表也，主倡而臣和，主先而臣随。如此则主劳而臣逸。至于大道之要，去健羡，绌聪明，释此而任术，夫神大用则竭，形大劳则蔽，形神骚动，欲与天长地久，非所闻也。"又云："道家无为，又曰无不为，其实易行，其辞难知。其术以虚无为本，以因循为用。无成势，无常形，故能究万物之情；不为物先，不为物后，故能为万物主。有法无法，因时为业；有度无度，因物与合。故曰：'圣人不朽，时变为守。虚者道之常也，因者君之纲也。'群臣并至，使各自明也。其实中其声者谓之端，实不中其声者谓之窾。窾言不听，奸乃不生，贤不肖自分，白黑乃形。在所欲用耳，何事不成！乃合大道，混混冥冥。光耀天下，复反无名。凡人所生者神也，所托者形也。神大用则竭，形大劳则蔽，形神离则死。死者不可复生，离者不可复返，故圣人重之。由是观之，神者生之本也，形者生之具也。不先定其神，而曰'我有以治天下'，何由哉？"

由此可见，其推崇道家，以形神及有为无为的辩证关系阐发道家的理论，从而说明道家的理论是最基本的东西，而其他五家的理论则是枝叶的东西。故后世研究道家学说，多由司马谈《论六家要旨》入手，方可窥其奥旨。如《汉书·艺文志》云："道家者流，盖出于史官，历纪成败存亡祸福古今之道，然后知秉要执本，清虚以自守，卑弱以自持，此君人南面之术也。合于尧之克攘，《易》之嗛嗛，一嗛而四益，此其所长也。及放者为之，则欲绝去礼学，兼弃仁义，曰独任清虚可以为治。"此论言简意赅地说明了道家出于史官，而巫、史又合而为一。占卜为古代宗教活动的重要内容，如《礼记·月令》记立冬之日，"命太史衅龟筮占兆，审卦吉凶"。故占兆者，现《龟书》之繇文；审卦者，审《易》书之休咎。此皆所以明其理而待用也。衅龟而占兆，衅筮而审吉凶，乃太史之职也。古代卜筮之书，著名的有《归藏》《连山》《周易》，而现在只存《周易》，其余皆失。《周易》为古代卜筮活动的记录，《周易》中许多思想与道家相合，故它又是一部包罗万象的百科全书，并被称为群经之首。

每一文化区域，都有它的中坚思想，每一中坚思想都有它最崇高的概念和最基本的原动力，而中国最崇高的概念是道，周秦诸子之道均认为道为"万物之宗"。

（二）《老子》道论

老子，姓李名耳，字聃，又名老聃，是春秋末期伟大的哲学家和思想家，著有《道德经》传世。道家以《道德经》的思想为主体，它既包括丰富的哲学内容，又蕴藏着丰富的政治、伦理、美学、医学及其他学术思想。故道家思想以其旷达玄远，气势清高，素为世人所推崇。《老子·二十五章》云："人法地，地法天，天法道，道法自然。"道家思想的基本特征是以"道法自然"的哲学框架为主体，以此形成博大精深的道家理论体系，并对中国古代哲学的发展起到了主导作用。其本体论、方法论、认识论诸方面，立论宏伟，远见玄妙，均为先秦诸子之学所不及。《道德经》又称《老子》，共81章，分上、下篇。上篇言道，下篇言行，又称上篇为道经，下篇为德经。在先秦诸子百家争鸣中，《老子》以其独特的学术包容精神，不断地融摄异家思想，从而形成"其为术"，"因阴阳之大顺，采儒墨之善，摄名法之要"的道家思想。所以《老子》哲学在中国古代哲学史上享有开山之祖的重要地位。它的卓越贡献，在于把"道"作为哲学的最高范畴来论述。

1. 道家源流

道家学说源远流长，《汉书·艺文志》著录了《伊尹》《太公》《辛甲》《鬻子》

《筦子》诸书，皆在老子前。老子《道德经》有"古之善为道者，微妙玄通，深不可识"的论述，说明了《道德经》乃道家理论之集大成者。正如宋理学大家朱熹所云："盖老聃，周之史官，掌国之典籍，三皇五帝之书，故能述古事而信好之。如'五千言'，抑或古有是语，而老子传之，未可知也。《列子》所传黄帝书，即《老子》'谷神不死'章也。"此说明了《道德经》是汇辑古代道家的语录。

《汉书·艺文志》云："道家者流，盖出于史官，历纪成败存亡祸福古今之道，然后知秉要执本，清虚以自守，卑弱以自持，此君人南面之术也。合于尧之克攘，《易》之嗛嗛，一嗛而四益，此其所长也。及放者为之，则欲绝去礼学，兼弃仁义，曰独任清虚可以为治。"此论说明道家出于史官，其学术思想包括了帝王之术和《易》学原理。

夏商时期中国就有了史官制度，史官便是巫师。史官分工很细，有大史、小史、内史、外史、御史等，各司其职。由于巫史合一，史官主记载立事，"以司典籍"等。这些工作中有一个重要特点，就是记载帝王统治经验，和国家祭仪、宗教、巫术、民俗活动。巫文化与史官文化合一，形成独具特色的巫史文化。故道家学说的形成吸收了原始宗教的许多思想。占卜为古代宗教形式，《龟书》和《易》为原始宗教典籍。《周礼》尝有太卜"掌三《易》之法：一曰《连山》，二曰《归藏》，三曰《周易》，其经卦皆八，其别皆六十有四"的记载。《连山》《归藏》《周易》又称"三易"。古代《龟书》和《易》书，现仅存《周易》，其余皆遗失。《周易》为古代宗教卜巫活动的记录，其中除有大量母系氏族宗教传统外，同时还有许多思想与道家相合，于是又有《老子》源于《周易》的说法。如宋人邵尧夫云："老子得《易》之体，留候得《易》之用。"而胡孚琛则有四点立论：其一，《易经》中阴阳二爻与老子诸多二元对立或相反概念在思想上相通，《易》在没有卦辞之前，仅以阴阳二爻表示阴阳、消息、奇偶相反相成之象；而《老子》一书是专论阴阳、消息、相反相成之理的，提出美恶、正奇、生死、祸福等概念，均与《易》思想相合，而《周易》六十四卦的排列上也是两两相对，如"乾"与"坤"，"泰"与"否"，"既济"与"未济"等。其二，《易经》由天道及人事，这与道家的究天人之际的传统是一致的，而和罕言天道的儒家是有别的。其三，《易经》虽然"崇刚"，但有"亢龙有悔，盈不可久"等诸多论述，与《老子》的"物壮则老"的原始道家思想相合，此等证据俯拾皆是。其四，《汉书·艺文志》称道家为"《易》之嗛嗛，一嗛而四益，此其所长也"，这也是道家思想源自古代宗教文化，《老子》继承和发挥了

《易经》关于变易思维之佐证。

2.《老子》的哲学观

道家哲学有究天人之际的特点。老子认为"道"是万物之宗，一切事物由道产生。如《老子·二十五章》有"有物混成，先天地生。寂兮寥兮，独立而不改，周行而不殆，可以为天下母"的记载。故《老子》是一部探索宇宙、社会、人生的书，是古代哲学理论宝库中重要的著作之一。以老子为代表的道家思想，是在漫长的历史长河中，能够始终与以孔子为代表的儒家思想相抗衡的最大的思想流派。道家思想对后世的哲学、社会科学、文化思想、医学、兵法等各领域，都有深刻的影响。"道"是《老子》哲学最高的概念。《老子》的哲学思想博大精深，它既包括丰富的哲学思想，又蕴藏着丰富的政治、伦理、美学、医学及其他学科的学术思想。道家"道法自然"的自然观，强调了人与自然的统一，锐意探索宇宙生命的奥妙，其对于自然科学的发展无疑有诸多方面的启迪作用。《黄帝内经》就是继承了道家的宇宙本原论和辨证思维的哲学体系而成的医学巨著。

（1）宇宙本原论

老子终身研究天道，化入自然，法道寻律，至大器晚成之时，竟然驱青牛过函谷关，留墨迹真经流传。所以老子道家哲学有究天人之际的特点，人称"天道观"。其所阐明的是天地万物生成变化原理，此乃道家哲学的精髓。老子以天道来规范人道，援人道融入天道，追求天人合一的最高境界。老子云："道大，天大，地大，人亦大。域中有四大，而人居一焉。人法地，地法天，天法道，道法自然。""道法自然"，即以自然为法则，此乃老子思想的一个核心问题，也是道家学派的思想主旨之一。这种"天人合一""道法自然"的哲学思想，也成为中医学"天人相应的整体观"学术思想之源。

本原，在哲学上系指万物的最初根源或构成世界的最根本实体。"道"在《老子》里，首先被看成是生育天地万物的本原。《老子》中"无名天地之始，有名万物之母"的"无名"和"有名"，就是道的代名词，就是把道看成了物的始祖和母体，把道看成生育天地万物的本原，从而形成本体论的观点。关于这一点，《老子》在诸多篇章中均有论述。如四十章中有"天下万物生于有，有生于无"的记载，四十二章中有"道生一，一生二，二生三，三生万物"的论述。由此可见，"道"的第一要义，是指生育天地万物的最终本原，这在天道观上又是一次重大的理论突变，是对我国古代本体论思想发展的一大贡献。《淮南子·齐俗》有"道德之论，譬犹日月也，江南河北，不能易其指；驰骛千里，不能易其处"的赞誉。

（2）辩证法思维

道是用来表示规律，即《老子》"有无相生，难易相成"和"反者道之动"的辩证法。故《老子》所阐述的天地万物运动变化规律，是以"道"来规范的，即"有无相生"的"对立统一规律"，"反者道之动"的"否定之否定规律"，及"大小多少"的"量变质变规律"。就其所揭示的自然规律而言，寓有深刻的辩证法思想。

1）"有无相生"——对立统一规律：《老子》第二章里有"有无相生，难易相成，长短相形，高下相倾，音声相合，前后相随"的论述。以"有无相生"反映了"相反相成"的矛盾法则。文中的"有无""难易""长短""高下""音声""前后"，可用"相反"二字概括；而"相生""相成""相形""相倾""相合"，可用"相成"二字概括。"有无相生"的内容，表达了"相反相成"的思想，即今天哲学上的对立统一规律，提示人们想问题、做事情都要于对立中把握统一。这一思想贯穿于《老子》全书中。其中反映自然界的矛盾有"寒热""大小""轻重""壮老""死生""雄雌"等；反映社会领域矛盾的有"强弱""刚柔""贵贱""祸福""治乱"等；反映思想领域里的有"是非""睿愚""巧拙""辩讷"等。这些矛盾观念的表露，均是基于"万物负阴而抱阳"这一主题，表述了阴阳是天下万物万事的总纲。《老子》重视的不是排斥和对立的倾向，而是阴阳的相互依存。对立统一是《老子》朴素辩证法精华所在。于是，阴阳学说渗透到医学领域，促进了《黄帝内经》理论体系的形成，并用以说明人体的生理和病理变化规律。在《素问·阴阳应象大论》中，开宗明义地阐明了"阴阳者，天地之道也"。张介宾注云："道者，阴阳之理也。阴阳，一分为二也。太极动而生阳，静而生阴，天生于动，地生于静，故为天地之道。"由此可知，《老子》关于阴阳的思维方法、理论观点普遍贯穿于《黄帝内经》中，并成为中医学理论的基础。

2）"反者道之动"——否定之否定规律：《老子》第四十章中有"反者道之动"的立论，表述的是事物向相反面转化是"道"的运动。这一章是《老子》阐明辩证法的重要原则，"反者道之动"，是说事物有着向着相反方向运动变化的规律，这一规律使事物发生了质的改变，从一事物转变成了他事物，揭示了世上一切事物，都是在不断的运动中走向自己的反面这一质变规律。"反者道之动，弱者道之用"表述了向相反方向的转化，是道自身的运动规律。柔弱是道的作用，非"弱能胜强"，揭示的是新生事物初期看起来柔弱，但有无限的生命力；没落的事物，貌似强大，但它也有穷途之时。"曲则全，枉则直"，表述了一切事物都必然走向反面，体现当今哲学中的"否定之否定"法则。"反者道之动"的物极必反的质变规律，同样影响着《黄帝内经》的思想，如《黄帝内经》中的"寒极生热，热极生寒""重寒则热，重热则寒"及"壮火食气""少火生气"，在《黄帝内经》称为"阴阳反作"。这与《老子》的"反者道之动"思想是同出一辙，当属现代哲学中的否定之否定规律范畴。

3）"大小多少"——量变质变规律：《老子》第六十三章有"大小多少，图难于易，为大于其细；天下难事，必作于易，天下大事，必作于细。是以圣人终不为大，故能成其大"的论述。这说的是大生于小，多起于少的道理。天下难事是从一个个易处完成的；天下的大事，是从一个个具体部分完成的。这阐述了做大事者，须从小事做起，做难事者，先从易事做起，能做好"小事"和"易事"，然后才能成就大事，才能成为"圣人"。浅显之理不明，则必造成小事不做、大事不成的局面。这一思想在第六十四章中则有形象的比喻："合抱之木，起于毫末；九层之台，起于垒土；千里之行，始于足下。"由"毫末"到"合抱之木"，由"垒土"到"九层之台"，由"足下"到"千里之行"，《老子》讲的是事物的变化都有一个量的积累过程——即量变规律。在古代园林中，建高台以供游人观景之用，它是由土石筑成。九层的高台就是从一筐筐的泥土，一块一块的砖石逐渐垒起来的，此即"九层之台，起于垒土"之语源。老子在此章中所揭示的"量变"规律，也影响着《黄帝内经》的学术思想。《黄帝内经》的"积阳为天，积阴为地""阳化气，阴成形""寒气生浊，热气生清"及"地气上为云，天气下为雨"等，均寓有《老子》"大小多少规律"及现代哲学的"量变质变规律"之雏形。

《老子》的宇宙本体论及其辩证法思维已广泛地影响了《黄帝内经》的内容，如后世称《黄帝内经》为黄老之学就是佐证，同时也对后世诸子之学的发展起到了主导作用，例如稷下黄老道家，提出了"道"即"精气"的思想。用"气"来说明"道"，是中国哲学史上的一个重要观念。《老子》的"道生一"，学术界多解释为"元气"。而《管子·枢言》有"有气则生，无气则死，生者以其气"的论述；《心术》有"气者，身之充也"；《内业》篇则有"道者，所以充形也"的记载。由此可见，《管子》中有一个明显的变化，是把"道"与"气"等同。他如，《庄子》同《老子》一样，把"道"看成产生世界万物万事的最后主体。如其在《则阳》篇中有"是故天地者，形之大者也；阴阳者，气之大者也，道为之公"的论述；在《大宗师》篇中则有"夫道有情有信，无为无形；可传而不可受，可得而不可见；自本自根，未有天地，自古以固存……在太极之先而不为高，在六极之下而不为深，先天地生而不为久，长于上古而不为老"的记载。再如，其后的《吕氏春秋》，不仅继承了《老子》的本体论思想，而且发展了稷下学派"精气观"的精气学说，认为精气不仅是世界事物的本原，而且是精神的根源，此即古代形神统一的生命观思想之雏形。他如，《老子》创立"精气"的概念，有"精气为人""精气有以相传"的文字记载，开创了中国哲学的"气一元论"之先河。精气学说作为物质世界本原的论述，渗入以研究人体生命变化为主要目标的医学理论中之后，对中医理论的形成产生了重要的作用。

3. 《老子》的养生思想

《老子》思想不但影响哲学、政治、伦理等领域，亦深深地影响了中医学的养生之道。《老子》把"道法自然"作为养生之大道，认为人和自然按其本性是一致的，人们只要顺应自然，与自然界维持和谐，进而融为一体就能长寿。如《素问·上古天真论》中有"起居有常……故能形与神俱，而尽终其天年"的论述。《老子》尝明确提出"摄生""自爱"的立论，并对后世道家思想起到了很大的影响，而"养生之道"成了道家和医家的主题思想内容和重要活动之一。除了《黄帝内经》，尚有皇甫谧、葛洪、陶弘景、孙思邈等先贤，均是集道、医于一体之大成者。道人陈抟的"先天图""无极图"与其内丹学理论；金元时期全真七子的养生之道，气功修炼；马丹阳的《天星十二穴治杂病歌》，也是养生学的宝贵典籍；而邱处机在继承王重阳、马丹阳学术思想的基础上，主张清心寡欲为修道之本，并有《摄生消息论》传世。

《老子》所阐明的养生之道，主要注重保养精气、寡情少欲和不自益其生。注重养气，是古代医家的重要思想。《老子》第十章中所说的"抱一"论，讲的是聚结精气，即精神与体魄统一，"一"即是"道"。第五十五章所讲的"赤子"论，是阐明保持平和之气，即保守精气的重要性。所以《老子》的守气和聚气当是后世医家"卫生之道"之源头。同时《老子》认为"寡性少欲"是保养精气的重要手段。如在第十二章中有"五色令人目盲；五言令人耳聋；五味令人口爽；驰骋畋猎，令人心发狂；难得之货，令人行妨"的论述。其告诫人们情欲过多不利于养生；过度的物质享受，会导致过早地衰老，不合养生之道。同时在第五十、五十二章告诫人们调理喜怒哀乐情感对人体健康的重要性及"清静可以天下正"的养生之道。《老子》的这一思想在《黄帝内经》得以充分发挥。前已谈到，《黄帝内经》是一部黄老道家思想为主体的医学著作，它除了继承和发挥了道家、阴阳家的道论之外，更重要的是继承了黄老之学的精气学说，从而形成了中医学"形神统一的生命观"学术思想。

道家思想发展至战国中期产生了变化，其稷下学派把老子的道，变为"气"，建立起唯物主义的精气学说的思想体系。而《黄帝内经》将精气作为宇宙万物的本原，认为气是万物资生的物质基础。如古文献《太始天元册》文中有"太虚寥廓，肇基化元，万物资生，五运终天，布气真灵，总统坤元。九星悬朗，七曜周旋，曰阴曰阳，曰柔曰刚，幽显既位，寒暑弛张，生生化化，品物咸章"的论述。而在《素问·宝命全形论》中则有"天地合气，别为九野，分为四时，月有大小，日有短长，万物并至，不可胜量"及"人以天地之气生，四时之法成"的记载。这说明了万物的产生都是以气为基础的。

二、阴阳家与数术学

阴阳家在理论方面的建树是构建了阴阳五行学说的理论根基。阴阳、五行学说的起源很早，至战国时方发展成阴阳学说和五行学说。阴阳家的代表人物为邹衍，他将阴阳学说和五行学说揉为一体，构成了系统的解释宇宙 - 社会 - 人类的理论模式。

司马谈在《论六家要旨》中，把阴阳学派列为六家之首："夫阴阳四时，八位、十二度、二十四节各有教令，顺之者昌，逆之者不死则亡……春生夏长，秋收冬藏，此天道之大经也，弗顺则无以为天下纲纪，故曰'四时之大顺，不可失也'"。

《汉书·艺文志》记有"阴阳二十一家，三百六十九篇。"称"阴阳家者流，盖出于羲和之官，敬顺昊天，历象日月星辰，敬授民时，此其所长也。"《兵书略》记有"阴阳十六家，二百四十九篇，图十卷。"由此可见，《史记》《汉书》中阴阳家与诸子一样，就其"道论"的内容而言，仍是"帝王之道""南面之术"。对各家学说起源的描述是"诸子出于王官"。

在诸子百家兴起之前，官师政教合一，学在官府。到了春秋末期，天子失政周朝衰落，王官散于民间而诸子兴起。诸子之学则代替了"王官之学"，从而形成了诸子百家争鸣的时代。据《汉书·艺文志》所载：儒家出于司徒之官；道家出于史官；阴阳家出于羲和之官；法家出于理官；名家出于礼官；墨家出于清庙之官；纵横家出于行人之官，杂家出于议官；农家出于农稷之官，小说出于稗官。此即诸子之学之渊源，从而说明了周朝是一个贵族政治制度的社会，贵族养了一班专家，为他们从事政治经济活动，历史称为"养士"。在春秋后期，贵族制度衰微，则士散于民间，于是"私学"兴起，形成了诸子百家争鸣的时代。

《史记》所记的阴阳家，是以天道为天下之纲纪。而《汉书》引刘歆的观点，阴阳家出自"羲和之官"。阴阳家以"敬顺昊天，历象日月星辰，敬授民时"为其长。《汉书·艺文志》根据刘歆《七略》称"凡数术百九十家，二千五百二十八卷"，又称"数术者，皆明堂羲和史卜之职也"。《数术略》包括天文、历谱、五行、蓍龟、杂占、形法五种。称"天文者，序二十八宿，步五星日月，以犯吉凶之象，圣王所以参政也""历谱者，序四时之位，正分至之节，会日月五星之辰，以考寒暑杀生之实""五行者，五常之形气也……言进用五事以顺五行也……其法亦起于五德终始，推其极则无不至""蓍龟者，圣人之所用也""杂占者，纪百事之象，候善恶之证""形法者，大举九州之势以立城郭室舍形，人及六畜之度数，器物之形容，以求其声气贵贱吉凶。犹律有长短，而各征其声，非有鬼神，数自然也"。

据《史记·孟子荀卿列传》所载，邹衍"称引天地剖判以来，五德转移"，为"学者所共术"。"以阴阳主运"，将阴阳五行学说结合起来，以五行相生相克为核心，建构了阴阳家的一套融宇宙－社会－人于一体的运行法则。《汉书·艺文志》将邹衍归于阴阳家，成为阴阳家的代表人物。但有人根据《汉书·孟子荀卿列传》，以该篇中以大量篇幅介绍邹衍其人、其书为据，将邹衍列为儒家人物，又有人以邹衍以阴阳立说，立黄帝为古史第一人，又称邹衍为道家。

邹衍是稷下学派的代表人物，齐国稷下学派产生于战国时期百家争鸣的时代，又称百家言，约兴起于邹忌封下邳号成侯的前一年，即公元前355年，齐威王二十二年，齐国都城山东临淄的稷门外，设立一座大学堂，史称为"稷下之学"，集中了各国文学派别，为专门争论讲学的地方。《史记·田敬仲完世家》记载，齐十八年（公元前324）"宣文喜文学游说之士，自如邹衍、淳于髡、田骈、接予、慎到、环渊之徒，七十六人，皆赐列第，为上大夫，不治而议论，是以稷下学士复盛，且数百千人"。邹衍总会道家的阴阳数术原理，而有《终始》《大圣》之篇十余万言，受到当时各国诸侯的重视，而儒家的孔子却受到诸侯的冷遇。邹衍冠百家之首，他的

"霸九州为天下雄"和"大圣"的大统一思想，影响了秦汉以后人们的"达九州而方瀛海，牧胡而朝万国"的志向。儒家在"罢黜百家"之举中，却容纳了邹衍之说。从《汉书·五行志》"董仲舒治《公羊》《春秋》，始推《阴阳》，为儒者宗"的记载中可以看出，西汉董仲舒揉和了阴阳家的思想，渗入儒学之中，从而形成了阴阳五行之儒。应当看到邹衍的阴阳家和阴阳之儒有区别。邹衍的"乃观阴阳、消息"，阴阳是矛盾的对立统一体关系，而汉儒则将阴阳作为解释灾异的纬书。至此，说明了邹衍以后再没有纯正的阴阳家可言了。至于邹衍是何家也不重要了，需关注的是以阴阳消长为核心，结合五行生克所建构的宇宙－社会－人的运行图式，以及中国数术学对中医学的影响。

三、中国数术学

数术从象，图书有滋。天人感应，万物化生。精微至理，格物致知（陈维辉《中国数术学纲要·自序》）。

"中国数术学是以宇宙最基本的真理大道为基础，以太极为模型，阴阳、三五之道的五行为运筹和谐原理，把音律、历法、星象、气候、地理、医术各个学科统一成为伟大的整体观的学问。"此乃陈维辉先生于 1986 年 1 月在"全国阴阳五行学说讲习班"上，主讲其著《中国数术学纲要》时对中国数术学的概念及内容的表述。

陈维辉先生 1953 年毕业于南京大学地质系，1956 年晋为地质工程师，1959 年被评为铁道部劳模。因家学之渊薮，自 1954 年开始研究中医理论，在原卫生部郭子化副部长及中医司吕炳奎司长的支持下，于 1959 年调到南京铁道医学院，任铁道部中医学研究所及南京铁道医学院中医教研室副主任。他在历史学家顾颉刚先生和中国数术学家、中医学家徐养浩先生的指导下，从事中医学及中国数术学的研究，撰有中国数术学及天文、地理、历法、气象、军事、哲学、生物、音律、中医等论文数十篇。"不汲汲于荣名，不戚戚于卑位"。先生穷尽 30 年之精力，探赜索隐，钩深致远，深研中国传统科学的基础学科——中国数术学，并将心得著成《中国数术学纲要》一书。此即"心之精微，发而为文"之谓也。该书明确了中国数术学之概念，并规范了中国数术学的核心理论——太极论的道论、三五论的数论和形神论的象论。先生集中国数术学研究之大成，从而得到著名历史学家顾颉刚先生的奖掖。1973 年，80 岁高龄的顾先生在其寓所亲作序言，对《中国数术学纲要》作出中肯的评价：

"陈子维辉……涉猎多种自然科学，返读先秦两汉之文献，撷取其科学性者，批判其迷信性者，凡天文、舆地、医术、音律、卜筮及出土文物诸方面，无不研究而系统述之，务蕲达于贯通之境，以供作中国科学史之准备，此固时代之迫切要求，非徒矜夸我先民之造诣也。"维辉公亦作序，陈述其作之主旨："夫道祖老彭，三五为仪。名托黄帝，百家共之。数术从象，图书有滋。天人感应，万物化生。精微至理，格物致知。小大均有太极，顺逆分化阴阳。醒三才之悠忽，点五行之指迷。河洛连数，干支燮理。数穷天地，机逢时遇，把握阴阳，调和数术，难易寻源，顿悟真诣。"

少逸先生之中国象数医学学术思想，源自维辉公中国数术学之启示。现将中国数术学与中医学有关的内容表述如下。

（一）数术学的源流

司马迁在《史记》中称战国时期稷下学者邹衍所创立的阴阳五行学说，为"学者所共术"。邹衍深观阴阳消息而作《始终》《大圣》篇十余万言，"称引天地剖判以来，五德转移"。但邹衍不是中国术数学始祖。那么，数术学是由何人创立的呢？维辉公认为，应是老彭、巫彭、彭祖、彭咸家族共同创立的，故有"道祖老彭，三五为仪。名托黄帝，百家共之"之论。

《屈原·九章》云："望三五以为象兮，指彭咸以为仪。"《论语·述而第七》云："述而不作，信而好古，窃比于我老彭。"这讲的是"述而不作"，传授"三五之道"的圣人为老彭和彭咸。《世本》云："巫彭作医，巫彭作巫"，讲的是巫彭为医、巫的鼻祖，维辉公认为，老彭、巫彭、彭祖、彭咸为巫者家族的成员，它们是掌握巫术和医术的人，更是被屈原和孔子一致尊崇的圣人。老彭"述而不作"，是主要讲述"三五之道"的道家、阴阳家及数术家的鼻祖。巫，乃古代掌握文字者，是从事祈祷、卜筮、星占，并兼用药物为人求福、却灾、治病的人。古人对巫者是很尊敬的。巫者乃圣人、智者的意思，并非近代所谓的巫婆、神汉之流。正如《国语·楚语》所云："是古巫者，必有智、圣、聪明者为之。"他如《周易》文化智慧的基质在于巫术和占卜。由此可知，巫者是古代文化知识的宗师。

唐兰在《略论西周微史家族窖藏铜器群的重要意义》一文中，有"尪保是巫保，他们假论先知，这样的史料也是第一次见到"的记载。他又注明："大保是巫保，总称为巫……楚人称巫为灵。"王充《论衡》云："道家相夸曰：真人食气……必谓吹呴呼吸、吐故纳新也。昔有彭祖尝行之矣。"《庄子》尝云："吹呴呼吸，吐故纳新，熊经鸟伸……此导引之士，养形之人，彭祖尝行之矣。"由此可见，彭祖又成了道家的真人。

《史记·五帝本纪》云："彭祖，自尧时，而皆举用。"其《索引》云："彭祖，后为大彭，亦称彭咸。"《庄子》记云："彭寿得道，上及有虞，下及五伯。"《武夷山志》有"其尝进雉羹于尧，尧封之于彭城，故称彭祖"的记载。上述史料讲述了彭祖家族在尧时"皆举用"，而历经夏、商、周三个朝代，说明了他们是从事巫专业的家族。

《逸周书·尝麦解》云："皇天哀禹，赐以彭寿，思正夏略。"《竹书纪年》云："帝启十五年……彭伯寿帅师。"由此可见，至夏代彭祖以其术而帅师，成为军事家，并深深地影响了后世的兵法家。

综上所述，三五之道的数术学在商周时期就已经存在了，而且是道家老彭家族所传授。

尽管人们对数术学褒贬不一，但从中国文化史上来看，数术作为一门独立的学科无疑是客观存在的，被历代历史学家所承认。现在能看到记有数术活动的早期资料，是殷墟甲骨文。考古学家考证，殷墟出土的甲骨文，绝大多数记载着中国文明初期的占卜结果。另外，人们认为在原始社会的伏羲时代，就已经出现了具有数术特点的河图、洛书的象数图形体系。河图、洛书是原始游牧民族经过长期观测天象，并用原始数字记录下来的，为中国古老的数术学提供了"数"的依据。也就是在这个时期，华夏的先民已经掌握了用天干和地支纪日、纪时。天干与地支配合而形成六十年甲子及其有规律的周期变化，是构建中国数术学的有力支柱。

中国数术学是阐述宇宙最基本的真理大道的一门科学。"万法归宗"，它是讲究模型的，是运用太极、阴阳、三五、五行基本模型为运筹和谐原理，把律吕、历法、天文、气象、地理、医学、书画、武术、军事等学科统一成伟大的整体观的学问。故《后汉书·张衡传》，对张衡有"数术穷天地，制作侔造化"的评介。

（二）数术学的含义

提到"数"，人们就会想到一、二、三、四、五，数有大小，小到微乎其微，大到亿万，所以是指一些大大小小的数字。北宋邵雍《邵子》有云："算者，天地之数也。若得天地之数，则大道在其中矣。"其讲的是能运筹计算的是天地之数。

《群经音辨》云："计之有多少曰数"，讲的是计算有多少就叫数学，此乃现代数学的概念。《正韵》云："频，数也"，意谓当今的频率、光波也是数。《世本》云"隶首造数"，对此，《数术记遗》云："隶首注本，事有多种，及余遗忘，记忆数事而已，其一识算，其一太乙，其一两仪，其一三才，其一五行，其一八卦，其一九宫，其一运算，其一了知，其一成数，其一把头，其一龟算，其一计算……黄帝为法，数有十种，及其用也，事有三焉。"其讲的是黄帝分了十种不同的计算方法，但他用事不过三，即"道生一，一生二，二生三，三生万物"，讲的是由道论产生了数论。刘徽注《九章算术·序》云："包羲氏……以合六爻之变。"《管子·轻重》篇云："伏羲作九九之数，以应天道。"由此可知，数是指导人们知道时间与空间的钥匙。因为数的含义有频率、限定、逼近、运筹、计变、量变，故数术学中的"数"，不是单一的数字，而是与数有关的数事。

那么"术"的含义是什么呢？术，其原意《说文解字》称"是中道也"。《广韵》谓"术，技术也"。《晏子春秋·内篇·杂上》云："言有文章，术有条理。"《人物志》云："思通造化，策谋奇妙，是为术家。"所以广义的"术"，属技术范畴。术的含义当是推衍、研究数事的技术和方法，它包括方术、道艺、法术、道术、道理、策谋、占运、演卦等概念。维辉公认为数术学中之"术"，"它的方法和数学有共性，而且，它和数学的主要不同之处，是它用模型的方法、思维的方法，这就是它的伟大之处"。

数术，又称术数，是研究和推衍三五之数的数事的技术。研究数事技术的学科为数术学，又称数术学说。三国韦昭认为"术"指占术，"数"指历数，就是阴阳家、占卜家之术。用阴阳五行生克制化的数理来推断人事吉凶，即以种种方术来观察自然界的各种可注意的现象和事物，用以推测人和国家的气数和命运，对我国古代的政治、军事、文化、科技曾产生过广泛的影响。

数术，作为学科的一个类目，始于西汉。汉代刘向撰《七略》，内有"数术略"，惜已佚。传世最早的目录学专著《汉书·艺文志》，以《七略》为蓝本，而列"数术略"。内含"天文""历谱""五行""蓍龟""杂占""刑法"六类。记云："天文者，序二十八宿，步五星日月，以纪吉凶之象，圣王所以参政也""历谱者，序四时之位，正分至之节，会日月五星之辰，以考察寒暑杀生之实""五行者，五常之形气也"其余均为卜职之书。故《汉书·艺文志》"数术略"有"凡数术百九十家，二千五百二十八卷"及"数术者，皆明堂羲和史卜之职也"的记录。然而史官久废，除天文、历法外，后世言数术多为阴阳占卜之类。随着时间的推移，目录学日趋缜密，《四库全书》将古天文和古算术归入天文算法类，而术数类则收"《易》之支派，傅以杂说"，共分数学、占候、相宅相墓、占卜、命书相书、阴阳五行六属，存目又增杂技属。所谓数学，《四库全书》术数类叙云"物生有象，象生有数，乘除推阐，务穷造化之原者，是为数学"。此处"数学"一词，即"数术学"，因物、象、数之间的相互关系，数术学又可称为"象数学"。实际上是根据《易》学阴阳奇偶之数，推衍出来的数术学说，共十六种。至此，数术学经学科的分流和融合，学术的争鸣与纳摄，周秦的数术学，至汉代形成的象数学说及《易》学象数派的形成，进一步说明了《史记》称邹衍的阴阳五行学说为"学者所共术"的睿智之论。

《素问·上古天真论》有"其知道者，法于阴阳，和于术数"之论，揭示了《黄帝内经》所代表的中医学与数术学之渊薮。

《后汉书·张衡传》有"张衡，字平子""通《五经》，贯六艺""善机巧，尤致思于天文、阴阳、历算，常耽好《玄经》""安帝雅闻衡善术学，公车特征拜郎中，再迁太史令。遂乃研核阴阳，妙尽璇玑之正，作浑天仪，著《灵宪》《算罔论》，言甚详明""阳嘉元年，复造候风地动仪""所著诗、赋、铭、七言、《灵宪》《应间》《七辩》《巡诰》《悬图》凡三十篇"的记载。此乃对张衡学贯《五经》、六艺，术备天文、地理，对古代科技作出重大贡献一生的高度概括。由此可见，张衡是一位卓有建树的数术学家，同时又是我国科学文化史上卓有成就的伟大科学家。同时可见，至汉代数术学以其数理和方伎，在天文、地理、医学等科学领域的应用中密切地结合起来，并以此揭开了数术学应用和发展的新篇章。此亦少逸先生以数术学为主线，上述周秦诸子之学，下贯《黄帝内经》中医学，以"数术穷天地""法于阴阳，和于术数"的"百家所共术"的思维，构建中国象数医学理论体系，以示"天下一致而百虑，同归而殊途"的学术渊薮。

（三）数术学的基本理论

中国数术学是由三个基本理论组成，它是数术学的核心理论。维辉公认为："它就是太极论的道论，从道产生三五论的数论，从数产生形神论的象论。"

1. 太极论的道论

太极的"太"字，是大、无限大的意思；"极"是微、无限小的意思。对此，《地理知本金锁秘》云："至于太极二字之命名，极者，以理之极至者，这道理极妙、极微、极元、极精，而又极大，故曰极矣，无复加矣。太者，凡事准乎至理。"由此可知，太极包括了宇宙的大大小小的一切事物。初以其名以统阴阳之道，含变化相生于内，实是指产生宇宙万物及组成事物诸要素和诸属性的总根源。故它是探索世界从无到有、从有到无，从小到大、从大到小，一切事物的起源、发展、流逝的原理。诚如维辉公所云："太极就是包括宇宙间无穷无尽大大小小一切事物，它包含了最原始、最基质、最初态的变化规律。太极的变易产生了一切，太极总在一起成为一切事物必然性、协调性、系统性的开放与闭合的矛盾转化，走向逆的过程的统一模型。"

（1）太极左旋右转原理

太极模式是从无到有，从有到无，说明世界是可塑的，转动的，变化的。图就是象，太极图是个圆圈连环，但它是封闭的又是开放的模式。如果太极圈是唯一的、封闭的、周而复始的、不变的一个圆圈，就没有价值了。太极是"一"，但它必然是二分的。因而它不是封闭的而是开放的、有价值的。故太极打开后就变成螺旋，每个螺旋的每个环节都形成了一个旋转的链条，于是就产生了太极左旋右转原理（见图1）。

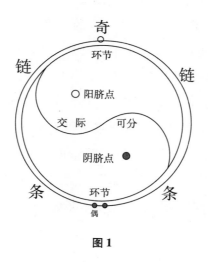

图1

从图1可知，太极是圆圈或连环，分为两条链条。阴阳中间各有一个脐点，脐点也是分化发展中旋转的中心。阴阳交际处是可分又不可分，分化后又变成了两极分化，两极分化又取得自身的阴阳平衡，但这个平衡是一过性的，又形成了两个太极，或三个太极，或万个太极。故张景岳之《类经图翼》有"物各有一太极，包两仪于子粒"的记载；《地理知本金锁秘》有"阴阳二气，相为终始，互为胚胎，而未尝相离"的表述。

太极是连环，但连环是可以解开的。《类经图翼》云："阳数奇而属天，阴数偶而属地。"《地理知本金锁秘》云："盖阳一，·者，天之根……阴二，·者，地之根。"就是说连环从阴·环节可以打开，阳爻一，阴爻二，合起来为三，总为一。从图2可知，当从阴·环节打开后，变成了螺旋。两根链条是否定之否定，走向上升的认识。有上升就有下降，于是就成"8"字的双环，变成了质点自旋向上或向下。这样就有了自由度的选择。时空中每一个点有它的自由度，太极打开后变成螺旋，螺旋距像弹簧一样。由于上下两个"S"形螺旋，太极的左旋右转原理，就又形成了一个"8"字图形。这时"8"字形太极图式就具有了以下特点：其一，阳的部分从外向内，阴的部分从内而外；阳在外为前进，阴在内为后退，从而形成太极模式。其二，首先把太极开放成"S"形，二次把"S"形封闭成"8"形，三次把"8"字形再开放成螺旋，这就是开放、封闭、再开放的三生万物原理。从图3可知，这时三五相包寓意五行于其中，螺旋外为五行相生，内为五行相克据其中，这就是由于太极的开放及左旋右转原理，形成了三五相包的数论。

图 2

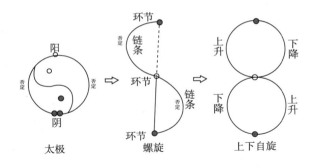

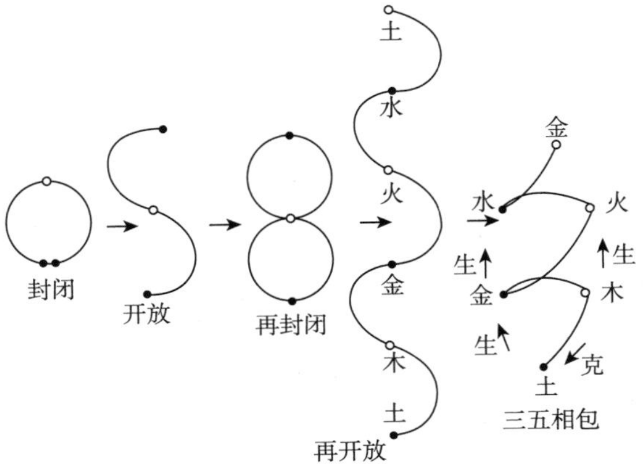

图 3

（2）有无难易原理

"有无相生，难易相成。"此乃老子唯物主义认识论的观点。《老子·二十五章》云："有物混成，先天地生。寂兮寥兮，独立而不改，周行而不殆，可以为天下母。吾不知其名，字之曰道，强为之名曰大。大曰逝，逝曰远，远曰反。"所谓大，有空旷无限，运行无止，循环往复，无所不包的太极论的道论含义，即"寂兮寥兮""周行而不殆""大曰逝""逝曰远""远曰反""万物归焉"。老子认为，这种事物的普遍性是作"天下母"的必要条件，正是因其"大"，才"可以为天下母"，此即道生于有，"有名，万物之母"。同时，老子又认为，既然道生万物，又畜养万物，它当与产生畜养的天地万物不同，不应当具有天地万物所具有的形名声色的具体属性。故《老子·十四章》有"视之不见""听之不闻""搏之不得""故混而为一"的道生于"有"的记载；"无状之状""无物之象""是谓恍惚""逆之不见其首""随之不见其后"的道生于"无"的表述。此时老子称"道"为"无"，即四十章之"天下万物生于有，有生于无"的道论。"有"即"大"，为无所不包、无所不生、无所不畜、无所不养，所以它必然为"无"，必然不能有形、有名、有声、有色，若与具体的、个别的物相同，就不再具有普遍性的特点。由此可见，老子有与无的道论是事物普遍性和非具体性在道论上的辩证统一，即老子"有无相生"原理。它反映的是太极的整体性和太虚的混沌性，是"道"的内涵。对此，唐代孔颖达在《正义》中指出："太极是天地未分之前，混而为一的元气。"这一混沌不分的元气，内蓄阴阳之机，含而不显，变化无穷，亦可谓宇宙根源之元气。后世儒家又分化出"以阳统阴，以阴追阳"之理，从而形成了儒家崇尚刚健正大的风尚。而老子认为，太极即"元"，"元"即是道，故曰："天下万物生于有，有生于无。""无"，并非一无所有，而是指存在的某种物质无声无臭，"有物混成，先天地生"，处于"寂兮寥兮"之态，"周行而不殆，可以为天下母"，故为"道"也。"有"生于"无"，有形之物体产自无形之本体，即"有"与"无"异位而同体。

《老子·一章》所述的"道"与"名"及"无"与"有"，即以"有无相生"原理阐明了宇宙的起源。其揭示了道是宇宙万物构成的本原；道是宇宙万物发生、存在、发展、运动的总规律；道是人类社会最高的道德标准及生活准则，即"德"。《老子·二章》云："有无相生，难易相成，长短相形，高下相倾，音声相和，前后相随，恒也。是以圣人处无为之事，行不言之教，万物作而不始，生而不有，为而不恃，功成而不居，夫唯不居，是以不去。""有无相生"论比第一章讲宇宙起源之

"有"和"无"而言，虽意义狭窄具体，然进一步体验了他的辩证法思想，即"有""无"是由相互对立而产生的。事物的"相生""相成""相形""相倾""相和""相随"，都是以相比较而存在，相依靠而生成的，表述的是矛盾的对立统一法则。这种相反相成的辩证法思想是永远不变的，故云"恒也"。

"难易"，即是"知行"。知之不易，行非其难；知之甚难，行之更易。它反映的是辩证法观点。而"难易相成"的要点，"是以圣人处无为之事，行不言之教"为准则，即不以人的主观意志，而是按自然规律的"道"去实现人生目标。对此，《老子·第六十三章》有"大小多少。图难于其易，为大于细；天下难事，必作于易，天下大事，必作于细。是以圣人终不为大，故能成其大"的论述。

（3）大小相悖原理

太极模型包括了始终、安危、吉凶、因果、长短、祸福、曲直、黑白、雌雄、闭合、刚柔、偶然与必然等内容。因大与小、善与恶都是相悖的、相反的，所以维辉公名之曰"大小相悖原理"。

自然界大到宇宙，无边无际；小到粒子，难以察辨。但有一个共同的特点，即形式互体和大小相对，它们相反而又统一。如《老子·三十九章》有"贵以贱为本，高以下为基"的记载。太极的从闭合到开放，从开放到闭合，要掌握的是度。如《素问·六微旨大论》有"气之升降，天地之更用也"的记载。"更用"，即以相互感召、互为因果方式相互为用。对此，张介宾有"天无地之升，则不能降；地无天之降，则不能升，故天地更相为用"的注释。鉴于天地间之气，有"高下相召，升降相因，而变作矣"的规律，故而《素问》在该篇中有"升已而降，降者谓天；降已而升，升者谓地。天气下降，气流于地；地气上升，气腾于天"的论述。由此可见，"大小相悖原理"，形式上是互相相反的，实际上是可以转化的，即具有对立统一规律。

2. 三五论的数论

《周易·系辞》阐述了太极就是大一，大一就是整体的一，绝对的一，故云："易有太极，是生两仪。"两仪，即阴阳二仪，于是就有了"刚柔相摩，八卦相荡"及"六爻之动，三极之道"。由此可知，"三五论"是讲数的，"三"，就是天、地、人之道，是讲天、地、人三才的至极之道，故谓从道产生了三五论的数论。同时又要讲"行"，即五行：金、木、水、火、土生克制化的运动规律。故三才五行，数必居其中。《史记·天官书论》有"为天数者，必通三五"的记载，故《周易·系辞》云："易与天地准，故能弥纶天地之道，仰以观于天文，俯以察于地理，是故知幽明之故。"

（1）三生万物原理

《老子·四十二章》云："道生一，一生二，二生三，三生万物，万物负阴而抱阳，冲气以为和。"其阐明了道是生成宇宙以至万物的总源。"道生一"，意谓道产生了统一的事物的太极；"一生二"，意谓太极一分为二，成为对立统一的阴阳两个方面。阳爻一，阴爻二，合起来为三，总为一，此即"二生三"。当太极一分阴阳为二，重新封闭又生成新的太极，此即"三生万物"。《老子·三十九章》有"昔者得一者，天得一以清；地得一以宁；神得一以灵；谷得一以盈；万物得一以生；侯王得一以为天下正"的论述。"一"即"道"，由此可见，老子认为宇宙的本原只有一个，宇宙的总规律也只有一个，不是阴阳两个，也不是天地人三个，也不是五行、八卦，认为这些二、五、八等数论都是"一"这个道论的产物，故称"由道论产生三五论的数论"。而《素问·六节藏象论》有"自古通天者，生之本，本于阴阳。其气九州九窍，皆通乎天气。故其生五，其气三，三而成天，三而成地，三而成人，三而三之，合则为九，九分为九野，九野为九脏，故形脏四，神脏五，合为九脏以应之也"的记载。

（2）三五相包原理

南宋程大昌（1123—1195）的《易原》云："五行相生，遇三致克。"此即五行相生，遇到第三位则发生了相克。如金生水一遇、水生木二遇、木生火三遇，此时则金遇火则遭克，说明了五行是生克关系的原理。

《史记·律书》云："为国者，必贵三五……然后天人之际续备。"此意谓三和五是统一的五中含三。《淮南子·泰族训》有"何谓三五？仰取象于天，俯取度于地，中取法于人""乃澄列金、木、水、火、土之性"的论述。《汉书·律历志》有"数者""始于一而三之""而五数备矣""故三五相包""太极运三辰，五星于上，而元气转三统，五行于下"的记载。其中表述的三，是天、地、人；五就是五行，五行包涵天地人，天地人也含有五行。于是三五相包、循环不已。对此明代张景岳《类经图翼》尚有"化生于一，是名太极，太极动静而阴阳""由此五行分焉"之论。意谓从道生一的太极开始，于是有了太极才有阴阳和天地；到了三，出现生物和人；从三再展开就产生了五行的分布。

（3）时空统一原理

道家、数术学家认为，时间和空间是一致的，所以时空关系尽管是多层次的，但它确实具有时空的统一规律。如《黄帝内经》理论认为自然界有三阴三阳之气和五行之气的变化，人体也有三阴三阳六经之气和五脏之气的运动。而自然界气候的变化，必然关系于三阴三阳六气和五行之气的运动，而人体生理活动和病理变化，取决于六经之气和五脏之气的协调。因此人体的生命活动与自然界的变化是同步的。故《黄帝内经》中有"上下之位，气交之中，人之居也"（《素问·六微旨大论》）及"人以天地之气生，四时之法成"（《素问·宝命全形论》）的论述。鉴于天人相应的系统整体观，即时空统一原理，故"谨候气宜，无失病机"（《素问·至真要大论》）是保持人体健康的重要因素。

3. 形神论的象论

《周易·系辞》云："是故夫象，圣人有以见天下之赜，而拟诸其形容，象其物宜，是故谓之象。"故"象"者，形也。"在天成象，在地成形"，象是万物一切规律变化的形象。从《素问·上古天真论》之"上古之人，其知道者，法于阴阳，和于术数……故能形与神俱，而尽终其天年"的论述，可知人若保持"形与神俱"的养生之道，必"法于阴阳，和于术数"。故维辉公有"从道产生三五论的数论""从数产生形神的象论"的精辟论述。

（1）形神生死原理

《老子·第七章》云："天长地久。天地所能长久者，以其不自生，故能长久。"天地是客观存在的自然，天地是"道"的产物并按道的自然规律行事。《素问·六微旨大论》鉴于宇宙之"高下相召，升降相因"规律，申明"气之升降，天地之更用"论，指出"物之生从于化，物之极由乎变，变化之相薄，成败之所由也"。若"不生化"，即违背此规律，必然造成"出入废则神机化灭，升降息则气立孤危。故非出入，则无以生长壮老已；非升降，则无以生长化收藏"。对此，《素问·上古天真论》尝有"上古之人，其知道者，法于阴阳，和于术数，食饮有节，起居有常，不妄作劳，故能形与神俱，而尽终其天年，度百岁乃去。今时之人不然也，以酒为浆，以妄为常，醉以入房，以欲竭其精，以耗散其真，不知持满，不时御神，务快其心，逆于生乐，起居无节，故半百而衰也"的养生保精之论。

（2）形神发展原理

人体是一个有机整体，是一个极为复杂的阴阳对立统一体。人体内部充满了阴阳对立统一现象。人体的一切组织结构，既是有机联系的，又可划分为相互对立的阴、阳两部分。如作为脏腑而言，脏腑的解剖形态可谓之"形"，脏腑的生理功能及病理变化可谓之"神"。如《素问》有"六节藏象论"专篇。帝问："藏象何如？"

岐伯曰："心者，生之本，神之变也，其华在面，其充在血脉，为阳中之太阳，通于夏气。肺者，气之本，魄之处也，其华在毛，其充在皮，为阳中之太阴，通于秋气。肾者，主蛰，封藏之本，精之处也，其华在发，其充在骨，为阴中之少阴，通于冬气。肝者，罢极之本，魂之居也，其华在爪，其充在筋，以生血气，其味酸，其色苍，此阳中之少阳，通于春气。脾、胃、大肠、小肠、三焦、膀胱者，仓廪之本，营之居也，名曰器，能化糟粕，转味而入出者也，其华在唇四白，其充在肌，其味甘，其色黄，此至阴之类，通于土气。凡十一脏取决于胆也。"其详细表述了人体内脏功能的外在现象，同时也讲述了五脏的生理功能与神的关系。盖因神是人体生命活动现象的总称，是精神、意识、知觉、运动等一切生命活动的最高统帅，包括神、魂、魄、意、志、思、虑、智等内容。神是生成于先天，但必赖后天以滋养，于是《灵枢·平人绝谷》有"气得上下，五脏安定，血脉和利，精神乃居，故神者，水谷之精气也"的论述。所以水谷之精气充足，五脏和调，神机才能旺盛，此即形神发展原理。这说明了神在人体中的重要作用，形充则神足，形弱则神怯，形衰则神机化灭。故人体唯有神存在，才能有生命活动。

（3）气化运命原理

在古代数术学的运气学说中所讲的命运，是讲人生哲学的。命是客观存在的因素，运是主观努力的因素。而本节是从中医学中的运气学说来探讨"气化运命原理"。

《太始天元册》云："太虚廖廓，肇基化元，万物资始，五运终天，布气真灵，总统坤元，九星悬朗，七曜周旋，曰阴曰阳，曰刚曰柔，幽显既位，寒暑弛张，生生化化，品物咸章。"这说明中医学的五运六气学说将宇宙看作一个巨大的等级系统，把人体作为一个子系统放到里面去，从而寓有"人类－环境系统"这一整体观的思想。同时可以看到"太虚廖廓，肇基化元"，并非杂乱无章，而是一个有机整体，故"法于阴阳，和于术数"，是大自然和人体变化规律的调节法则。对此，《素问·生气通天论》有"阳强不能密，阴气乃绝；阴平阳秘，精神乃治；阴阳离决，精气乃绝"的论述。此即"天人观"的"气化运命原理"。

中医学认为，构成人体的最基本物质是气，同时，它又是维持人体生命活动的最基本物质。精、气、血、津、液各自的新陈代谢是生命活动的基础，五脏六腑气化功能的完成，皆以气为动力，即气的运动变化及由此而产生的物质和能量的转换过程，即气化过程。若气化功能失司，必造成人体器质性病变。

综上所述，中国数术学的三大核心理论，表述了从道产生了数，从数产生了象，于是世界上的万物都有了形态的"形"和变化的"神"。形态的曲直就有了它变化规律的神，绝对静止没有神的变化规律的形态，是不存在的，神就是讲变化规律的。由此可知，有了道就能够知道数，有了数就能决定它的象，于是道论、数论、象论成为中国数术学的三大基本理论，并以此形成数术学的核心理论。通晓此基本理论，就可以打开数术学和哲学的大门，并以此揭示数术学中精微理论的内涵。

（四）数术学的精微理论

《正义》云："精者，物理之微者也。"《广韵》释为"细也"。《素问·灵兰秘典论》有"至道在微，变化无穷"的记载；《素问·气交变大论》有"所谓精光之论，大圣之业，宣明大道，通于无穷，穷于无极"的表述，并有《素问·解精微论》篇，以授业传之，行教以经论，《从容》《形法》《阴阳》《刺灸》《汤液》《药滋》。对篇名"解精微论"之"精微"二字，高世栻有"纯粹之至曰精，幽妙之极曰微"之释注。故精微乃精深微妙之意，即《素问·灵兰秘典论》"至道在微，变化无穷"的"道心唯微"之论。对此，滑伯仁尝云："至微者，理也……体用一原，显微无闻，得其理，则象可得而推矣"，讲的是"道心唯微"，而阐发的是"道心唯悟"。故精微理论是圣人之道，数术学中的道论、数论、象论均是精深微妙之论，乃数术学的核心理论。分而言之，则为太极精微、阴阳精微、图数精微、五行精微、干支精微等。

1. 太极精微

"观变穷太易，探元化群生。"此唐代李白《古风》之句，表述了太极的变易产生了一切，太极包括宇宙间无穷无尽大大小小的一切事物。它是最原始、最基质、最初态的变化规律。

在"太极论的道论"一节中，对太极的含义已进行了表述。太者，极大之意。"太"字故作"大"，也作"泰"。凡言大而以为形容未尽，则作"太"。极者，理之极至也。《周易·系辞上》云："六爻之动，三极之道也。"高亨注云："天地人乃宇宙万类之至高者。"故言天者求之本，言地者求之位，言人者求之气交。"本"者，就是六元，即风、寒、暑、湿、燥、火之六气，属天为天气之本。"位"者，即地之六步，厥阴风木、少阴君火、太阴湿土、少阳相火、阳明燥金、太阳寒水主时之六位，属于地，故为地之位。何谓"气交"？《素问·六微旨大论》有"上下之位，气交之中，人之居也"及"天枢之上，天气主之；天枢之下，地气主之；气交之分，人气从之，万物由之。此之谓也"的表述。物之中点称"枢"，"天枢"就是天地相交之中点，也就是所谓"气交之分"。明代张景岳《类经》卷九有"枢，枢机也。居阴阳升降之中，是为天枢"的解释。故《素问·六微旨大论》有"高下相召，升降相因，而变作矣"的论述。人生活在气交之中，人和万物要适应天地的变化规律，此即"观变穷太易，探元化群生"，而探求太极精微的意义。

太极，古代哲学称其具最原始的混沌之气，认为太极运动分化出阴阳，由阴阳而产生四时的变化，继而出现各种自然现象，此即由太极论的道论，而产生了三五论的数论，继而产生形神论的象论，说明了太极是宇宙万物之原。《周易·系辞上》曰："易有太极，是生两仪，两仪生四象，四象生八卦。"孔颖达《正义》疏云："太极谓天地未分之前，元气混而为一，即太初，太一也""易者，象也"。《正义》有"夫易者，变化之总称"的注释。在古代，是指阴阳变化消长现象，故而《易》有"生生之谓易"的记载。《列子·天瑞》云："故曰：有太易、有太初、有太始、有太素。太易者，未见气也；太初者，气之始也；太始者，形之始也；太素者，质之始也。""太初"，又为"大初"，天地未分之前的混沌之气。对此，《列子·天瑞》又有"气、形、质具，而未相离，故曰混沌者，言万物相混沌，而未相离也。视而不见，听而不闻，循之不得，故曰易也"的论述。

"太一"，亦作"大乙"，即道家所称的道，是指宇宙万物的本原、本体。《易原》云："一，太极也，二，两仪也，易之太极，理当为一。"故宋代理学家认为太极即是"理"。《朱子语类》云："太极只是一个混沌的道理，里面包含阴阳、刚柔、奇偶、无所不有。"故太极论的道论，是数术学中核心理论。清代王夫之《张子正蒙注·太和》云："道者，天地人物之通理，即所谓太极也。"《地理知本金锁秘》有云："至于太极二字之命名，极者，以理之极至者，这道理极妙、极微、极元、极精，而又极大，故曰极矣，无以复加矣。太者，凡事准乎至理。"

《朱子语类》称"太极只是一个混沌"。那么什么是混沌？从《列子·天瑞》可知：先有太易，然后三分为：气的太初，形的太始，质的太素。三未分，但气、形、质已孕育具备，称为混沌。混沌也是太极。故张景岳《类经图翼》云："太虚者，太极也。太极本无极，故曰太虚。"《素问·天元纪大论》曰："太虚廖廓，肇基化元……此之谓也。"《黄帝四经》有"恒先之初，迥同太虚。虚同为一，恒一而止……小以成小，大以成大……知虚之实，后能太虚"的记载，说明了太易变成了太极或太虚，就是一，一中涵三。有太初、太始、太素未相离时的混沌。气、形、质分离，从太初至太素，一气化三清。

《列子·天瑞》在表述"一气化三清"后又讲述了"七变为九"的问题,"易无形之,易变为一,一变为七,七变为九,九变者,穷也。乃复变而为一,一者,形之始也。"什么是"七变为九"呢?《易原》云:"一变为七,七变为九,因河图矣。而夷易无形捋者,能生形变一,正指太极之生一也。"又云:"一变为七九,不以次数者,全举阳数,领其都会也""举一、七、九以赅三、五,则夫二、四、六、八亦包乎阳变之内矣""冬水、春木、夏火、中土、秋金,即其一、三、七、五、九,形变之序矣""水之数一,是复变一也"。按河图数来说,天数中有两个成数,即天七成之,天九成之。七、九之成,以成为变,天九生金,金又生水,故天九又变成一。"故明易之道,先举天地之数也。"由此可见,太极论的道论,为数术学数论、象论之原,故《左传·僖公十五年》有"物生而后有象,象而后有滋,滋而后有数"之精论。

2. 阴阳精微

阴阳是事物的两种属性,是从各种具体事物中体现出来的。它是古人从长期生活和生产实践中,认识到自然界事物都具有阴阳对立统一的两个方面,这两个方面的内在联系、相互作用和不断运动,是事物生长、变化和消亡的根源。故《素问·阴阳应象大论》云:"阴阳者,天地之道也,万物之纲纪,变化之父母,生杀之本始,神明之府也。"《老子》云:"道生一,一生二,二生三,三生万物。万物负阴而抱阳,冲气以为和。"《周易·系辞上》云:"一阴一阳之谓道……阴阳不测之谓神……是故,易有太极,是生两仪,两仪生四象,四象生八卦。"由此可知,太极的原理是从无到有,并从有到无的有无相生规律。两极阴阳分化的互极是最初始的也是最基质的事物发展变化的原理。所以阴阳精微仍然存在于太极之中,所以只有从太极始,方可进入阴阳之门。正如《素问·阴阳离合论》所云:"阴阳者,数之可十,推之可百,数之可千,推之可万,万之大不可胜数,然其要一也。"其讲的是阴阳的变化是很多的,它的基本原理还是太极。故汉代董仲舒《春秋繁露》云:"是故明阴阳入出虚实之处,所以观天之志,辨五行之本末、顺逆、小大、广狭,所以观天道也。"但阴阳还是有它独特的规定,并不是几条定律或若干具体应用所能够全部概括的。阴阳是从太极中产生出来的互体。阴阳两仪就是两种不同的仪式,于是"仪"就具仪式、模式、图式、形式、事宜的涵义,两仪就是两种图式和符号。太极图中黑色为阴仪,其符号为--;白色为阳仪,其符号为一。于是阴仪代表了偶数、阴暗、反向、安静、黑色、柔和、内在、负数、仰上、空虚、右边、刑杀、关闭等;阳仪代表了奇数、光明、正向、运动、白色、刚强、外在、正数、俯下、实际、左边、德生、开放等。故《素问·阴阳应象大论》云："天地者，万物之上下也；阴阳者，血气之男女也；左右者，阴阳之道路也；水火者，阴阳之征兆也；阴阳者，万物之能始也。"由此可知，太极论的道论，说明了世界是物质性的整体，世界本身是阴阳二气对立统一的结果。阴阳学说是古代朴素唯物主义哲学的重要内容。

《素问·阴阳离合论》云："天覆地载，万物方生，未出地者，命曰阴处，名曰阴中之阴；则出地者，命曰阴中之阳。阳予之正，阴为之主。故生因春，长因夏，收因秋，藏因冬。"王冰注云："春夏为阳，故生长；秋冬为阴，故收藏。"《春秋繁露》云："春者，少阳之造也；夏者，太阳之造也；秋者，少阴之造也；冬者，太阴之造也。"由此可知，阴阳两仪产生了四象，春为少阳，阴中之阳；夏为太阳，阳中之阳；秋为少阴，阳中之阴；冬为太阴，阴中之阴。这时，四象则和时节、时间相对应。四个象限中，太阴太阳象限内是纯阴阳，而少阳少阴象限内是各含阴阳。于是，太阴为北方、冬季、冬至，又是合夜至鸡鸣，从酉时至子时，阴中之阴（☷）；少阳为东方、春季、春分，又是鸡鸣至平旦，从子时到卯时，阴中之阳（☳）；太阳为南方、夏季、夏至，又是平旦至日中，从卯时至午时，阳中之阳（☰）；少阴为西方、秋季、秋分，又是午时至酉时，阳中之阴（☲）。（见图4）

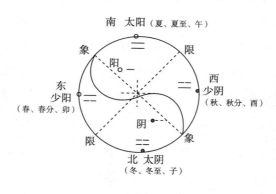

图4

太极即太虚为一，分阴阳为两爻。道生一，一爻变为阴阳，二爻变为四象；三生三，三爻变为八卦，即乾（☰）、坤（☷）、震（☳）、巽（☴）、坎（☵）、离（☲）、艮（☶）、兑（☱），分别象征天、地、雷、风、水、火、山、泽八种自然现象，并认为"乾""坤"两卦在八卦中占特别重要的地位，是自然界和人类社会一切现象的根源。传说周文王将八卦互相组合，又得六十四卦，用来象征自然现象和社会现象的发展变化规律。

综上所述，阴阳代表着事物相互对立又相互联系的两个方面，并不局限于某一特定事物。具体事物的阴阳属性不是绝对的、不可变化的，而是相对的，在一定的条件下是可变的。它通过自己的对立面的相比较而确定，随着时间和地点的变更而改变。故《局方发挥》有"阴阳二字，固以对待言，所指无定在"的论述。《素问·生气通天论》有"自古通天者，生之本，本于阴阳。天地之间，六合之内，其气九州、九窍、五脏、十二节，皆通乎天气。其生五，其气三，数犯此者，则邪气伤人，此寿命之本也"及"是以圣人陈阴阳，筋脉和同，骨髓坚固，气血皆从，如是则内外调和，邪不能害，耳目聪明，气立如故"的记载。所以运用阴阳规律来认识客观世界变化，是历代贤哲所追求的基本要则。阴阳精微中的基本规律有以下几个方面。

（1）阴差阳错

阴差阳错，亦称阴错阳差。古代历数术语。明代王达《蠹海集·历数》云："阴错阳差，有十二月，盖六十甲子分为四段，自甲子、己卯、甲午、己酉，各得十五辰。甲子之前三辰，值辛酉、壬戌、癸亥为阴错；己卯之前三辰，值丙子、丁丑、戊寅为阳差；甲午之前三辰，值辛卯、壬辰、癸巳为阴错；己酉之前三辰，值丙午、丁未、戊申为阳差。盖四段中，每段除十二辰，各余三辰，三四亦得十二辰，是为阴错阳差也。甲子、甲午为阳辰，故有阴错；己卯、己酉为阴辰，故有阳错也。"后世多用此比喻因各种偶然因素而造成的差错。

《地理知本金锁秘》云："凡阴差阳错之处，则分不得金，立不得向，自古及今，知者不多，其人可痛也。"由此可知，阴差阳错，是中国古代的罗盘。"分金立向"是指罗针定向，其中阴见阴则差，阳见阳则错。实际上就是指出月亮运动中的潮汐变化，阴差阳错是潮汐涨落最高点和最低点的八次停顿处。它揭示的是引力规律。道家从月亮盈亏和潮汐变化规律的观察中，悟出空间事物运动中所产生的差错停滞现象，以及重现时空事物的变化，要把握时间变化规律，把握住时间机遇。马王堆西汉帛书《黄帝四经》，在讲述了阴差阳错规律后指出："当断不断，反受其乱。"故探求阴阳消息，重现时空的阴差阳错规律是道家重大的理论建树。

（2）阴腐阳焦

《吕氏春秋》云："流水不腐，户枢不蠹。"《黄帝四经》云："在阴不腐，在阳不焦。"这讲的是阴是静的，静止就会陈积而腐烂。水属阴，水太静止而不流动就会产生腐败现象。所以一切事物必须保持运动的状态和形式，死水一潭就会形成污水。"流水不腐"，则运动不滞。阳是动的，运动又是升华过程，火属阳，火的升华运动到一定程度就会变焦。旺火成堆就会烧焦，所以文火不焦。故《素问·阴阳应象大论》中有："阴静阳躁""阳胜则热，阴胜则寒"的论述；《素问·阴阳别论》有"所谓阴阳者，去者为阴，至者为阳；静者为阴，动者为阳；迟者为阴，数者为阳"的记载。

《黄帝四经》云："入火不焦，入水不濡。"又云："积阴则沉，积阳则飞。"这讲的是任何事物的发展及运动，均有一个"度"，既不能不及，也不能太过，必取其中，此即《素问·至真要大论》所云："谨察阴阳所在而调之，以平为期。"这个"平"，不是平衡之"平"，而是运动过程中的非平衡有序稳态。以炼丹为例，炼到一定时候是要注意火候，既要动又要静，既要懂得升华，又要懂得退火。此处的"火候"，就是"度"，即《黄帝四经》所阐述的"入火不焦，入水不濡"的阴阳准则。这个道理具有普遍的现实意义，说明了任何事情太过了就会走向否定自己的反面。故"在阴不腐，在阳不焦"，即阴而阳之，阳而阴之，"以平为期"，才能达到系统的、整体的、和谐的环节。

（3）阴刑阳德

阴是刑杀，是死亡；阳是德育，是生存。这是从月亮晦明的道理而衍生来的阴阳规律。对此，《黄帝四经》有"极阴以杀，极阳以生""春夏为德，秋冬为刑""刑德皇皇，日月相望""是以有晦有明，有阴有阳""不湛不定，凡湛之极，在刑与德""刑晦而德明，刑阴而德阳""夫百言有本，千言有要，万言有总，万物之多，皆阅一空""守弱节而坚之，胥雄节之穷而因之""贵阳贱阴，达阳穷阴""师阳役阴，言阳默阴"的记载。此意谓春夏为德生，秋冬为刑杀。从日月相望，月借日光，绕地球运转之中产生晦明，这是早在远古时期道家就领悟到自然现象和规律。不管阴阳理论如何发展，但最终都归于太极——"皆阅一空"。阴是刑，如果刑于雄节，就会死亡或失败。所以要守弱胥雄、吐故纳新、贱阴贵阳、役阴师阳、默阴言阳。对"春夏为德，秋冬为刑"，《淮南子·天文训》有"冬至则斗北中，绳阴气极，阳气萌，故曰：'冬至为德'。日夏至，则斗南中，绳阳气极，阴气萌，故曰：'夏至为刑'"的记载。该理论应用到医学上，《素问·生气通天论》有"自古通天者，生之本，本于阴阳""阳气者，精则养神，柔则养筋"及"阴阳之要，阳密乃固"的论述。

同时，"阴刑阳德"规律，尝有"德刑合门"之论，即刑中有德，德中有刑，"阴阳相德"。如一年之中冬月为刑，冬至子时一阳生，阳气萌，所以冬至为德；夏月为德，夏至午时一阴生，阴气萌，所以夏至为刑。

（4）阴阳互根

《老子》云："万物负阴而抱阳，冲气以为和。"《地理知本金锁秘》云："阴生则阳成，阳生则阴成，阴阳二气，相为终始，互为胚胎，而未尝相离也……阳根于阴，阴根于阳。"程大昌《易原》有"阴阳之交，有互体相入者焉。凡曰：相错、相杂、相易、相荡、相推、相摩、相资、相感、相建、相悖，是皆合二，以成其互者也"的论述。《素问·阴阳应象大论》有"阴在内，阳之守也；阳在外，阴之使也"的记载。其说明了阴阳两个方面，不仅是相互对立，而且是相互依存、相互为用。阴依存于阳，阳依存于阴，双方均以对方的存在为自己存在的前提，阴阳的这种相互关系，称为阴阳互根，也就是说，阴阳相互纠缠，成为互相依赖生存的根源。故在诊治疾病过程中，该篇又有"善诊者，察色按脉，先别阴阳"及"善用针者，从阴引阳，从阳引阴，以右治左，以左治右，以我知彼，以表知里，以观过与不及之理，见微得过，用之不殆"的表述。

阴阳的相互依存，也叫"阴阳互根"，诚如《类证治裁》所云："阴阳互根，相抱不脱"，说明阴阳互根是决定阴阳属性的相互依据。如果事物不具有这种属性，就不是统一体的对立双方，就无法分析其阴阳的属性，也就不能用阴阳来说明；又说明了阴阳互根是事物发展的重要条件。因事物的发展变化，阴阳二者缺一不可。就人体而言，无论阴阳相互对立的物质之间，或是阴阳相互对立的功能之间，都存在着这种阴阳互根、相互依存的关系，从而保证了生理活动正常运行；还提示了阴阳互根是阴阳转化的内在根据。因为阴阳代表着相关事物内部对立的两个方面，因此在一定的条件下各向着自己相反的方向转化。鉴于阴阳互根、相互依存的规律是阴阳精微的重要内容，故《质疑录》有"阴不可无阳，阳不可无阴"的重要论断。

（5）阴消阳息

《史记·历书》有"独有邹衍……乃散消息之分"的记载；《史记·孟子荀卿列传》有"邹衍……深观阴阳消息……称引天地剖判以来，五德转移"的论述。这就是阴阳学说的起源。由此可见，阴阳消息是把事物发生发展看成了不断运动和质量转化的时空体系，它们又是在新老关系中出现的突变现象。它们是从消息盈亏的原理中，以观察日月、潮水、草木、社会、历史、事物等的一切必然发展和新生衰亡的规律。

《易·丰》卦云："日中则昃，月盈则食，天地盈虚，与时消息。"高亨注："消息犹消长也。"故阴阳消息，即中医学中的阴阳消长规律。其讲的是相互对立、相互依存的阴阳双方不是处于静止不变的状态，而是处于"阴消阳长"或"阳消阴长"互为消长的运动变化之中。如自然界四季存在着寒暑更替的气候的变化，人体的生理活动存在着以阳代表的各种功能活动，又必然消耗以阴代表的营养物质。阴阳之间的这种彼此消长的运动变化称之为阴阳消长，数术学中称为"阴阳消息"或"阴消阳息"。

由此可知，阴阳消息的基本形式，是此长彼消，即阴长阳消、阳长阴消，或阴消阳长、阳消阴长。在人体生理上物质与功能之间的关系亦然。这种长与消，在正常生理状态下处于一种非平衡有序稳态。若因某种因素，破坏了这种有序稳态，导致了阴阳消长规律的失序，则必然造成人体的病理状态。故如何把握人体阴阳消长规律是临床医学中的重要课题。

（6）阴降阳升

《素问·阴阳应象大论》云："故清阳为天，浊阴为地；地气上为云，天气下为雨；雨出地气，云出天气。故清阳出上窍，浊阴出下窍；清阳发腠理，浊阴走五脏；清阳实四肢，浊阴归六腑。"其讲述了升降出入是宇宙间的重要规律。对此，刘完素在《素问玄机原病式》中有详尽论述："冬，阳在内而阴在外，地上寒而地下暖，夏则反此者，乃真理也。假令冬至为地阴极，而生阳上升；夏至则阳在上，而阴在地中者……如冬至子正一阳升而得其复，至于巳时则阴绝，而六阳备，是故得纯乾；夏至午正则一阴生而得姤，至于亥时则阳复也。然子后面南，午后面北，视卦之爻，则子后阳升，午后阴降，明矣。"此为以地表和土壤中热梯度的温差，来表示阴降阳升的阴阳消长规律。

冬至子时一阳生于足下，五阴一阳，这是复卦（☷☰），代表了阴消阳长；夏至午时一阴生于手上（举手），五阳而一阴，这就是姤卦。十二消息卦，又称十二璧卦，代表了阴阳消长的太极图式和模式。

（7）阴争阳扰

阴争阳扰是阴阳矛盾斗争的原理。《素问·阴阳别论》云："阴争于内，阳扰于外。"《素问·疟论》云："阴阳上下交争，虚实更作，阴阳相移也。阳并于阴，则阴实而阳虚……阴气逆极，则复出之阳，阳与阴复并于外，则阴虚而阳实……并于阳则阳胜，并于阴则阴胜。"其说明阴阳对立是自然界的一切事物和现象，存在着相互对立的阴阳两个方面。阴阳双方相互制约、相互斗争的形态，数术学称谓"阴争阳扰"。阴争阳扰不过是干扰、大小、长短、虚实而已，并非消灭。阴争阳扰的运动变化，使自然界四季变更有序，使人体脏腑经络功能保持着非平衡有序稳态。

（8）阴厌阳移

阴厌阳移是物极必反的原理。《春秋感精符》云："阴厌阳移……极阴反阳，极阳反阴。"《说文解字》云："厌，压伏。"阴为水海柔伏，阳为火天刚浮；阴为下，阳为上；阴为散，阳为聚。故北方极为水，南方聚为陆，大陆漂移，际之可与不可分，故大陆漂移，板块之际，际为边界，产生地震，阴水伏则阳陆移。《素问·阴阳应象大论》云："阴静阳躁，阳生阴长，阳杀阴藏……寒极生热，热极生寒……故重阴必阳，重阳必阴……故曰：阴在内，阳之守也；阳在外，阴之使也……从阴引阳，从阳引阴；以右治左，以左治右，以我知彼，以表知里，以观过与不及之理，见微得过，用之不殆。"这是阴阳矛盾转化中的物极必反原理。这里还有纯阳包阴，纯阴涵阳的含义，这是从表面到内在的一系列事物质量转化互变的道理。

（9）阴和阳合

《淮南子》云："阳阴相接，乃能成合。"《地理知本金锁秘》云："阴阳合德而卦生……纯阳不生，孤阴不化，此其阴阳未合其德……若刚柔有体，则阴交于阳，阳交于阴矣。三男三女，灿然成列。"对此，《素问·生气通天论》云："凡阴阳之要，阳密乃固，两者不和，若春无秋，若冬无夏，因而和之，是谓圣度。故阳强不能密，阴气乃绝；阴平阳秘，精神乃治；阴阳离决，精气乃绝。"明代张景岳《类经图翼》云："阴阳尽而四时成，刚柔尽而四维成……阴阳相合，万象乃生……凡万物化生，总有二气……气有不同，万物适值其气，随其受而成其性。"此说明了阴阳的合德和平秘会产生新生事物，它从天象到地理以至于人事，一切事物发展的起点都充满了阴阳相合，但是它们又总是走向了反面，阴阳离决，它们会从新生而走向衰老死亡。所以阴和阳合就会变化成为另一种变态的事物。

3. 图数精微

《周易》乃传道之书，道理彰显于文字，文字肇于图书。故图者，数之聚，象之设，而理之寓也。汉代孔安国《论语注》尝云："《河图》者，伏羲氏王天下，龙马出河，遂则其文以画八卦。《洛书》者，禹治水时，神龟负文而列于背，有数至九，禹遂因而第云成《九类》。"

什么叫作图数？"图"，《说文解字》有"计画，难也"的记载。徐锴称"图画，必先规画也"。《康熙字典》谓"图象也"。这就是说，图就是象，也是画。"画"，东汉刘熙《释名》有"画，挂也，以五色挂物象也"的表述。《正韵》称"卦，画也"。故画就是卦象，也是规画。因此，八卦也是八画。这可以见到以下根据。《礼·含文嘉》云："地应以《河图》《洛书》，乃则象而作《易》。"《魏志·高贵乡公纪》云："包牺因燧皇之图，而制八卦。"《周易·系辞》云："河出图，洛出书，圣人则之。"《尚书·序》云："八卦之说，谓之八索。"对此，《汉书·五行志》有伏羲"受《河图》，则而匝之，八卦是也"的记载。这就是说，燧人氏时代就有图象，人们已懂得了用规矩来画象。高昌绢画中伏羲、女娲手里拿着规矩表示画象。这就是包牺根据《河图》《洛书》来判定了八卦、八画、八索，因为有了规矩才能够成为方圆。这说明人们当时已经知道用规矩来画方圆，从而产生出画《河图》《洛书》之象，并且从图象而得到了八卦、八画、八索。伏羲、包牺，即伏羲。

"数"，《汉书》有"自伏羲画八卦，由数起"的记载；《管子》有"包牺制九数"的表述。《左传·僖公十五年》云："龟，象也；筮，数也。物生而后有象，象而后有滋，滋而后有数。"《国语·郑语》云："故先王以土与金、木、水、火，杂以成百物……平八索以成人，建九纪以立纯德，合十数以训百体，出千品，具万方，计亿事，材兆物，收经入，行姟极。"注云："八索、八体以应八卦……数极于姟也。"姟者，数也。《风俗通》云："十千曰万，十万曰亿，十亿曰兆，十兆曰经，十经曰姟。"故数极于姟。《周易·系辞》云："三五以变，错综其数，通其变，遂成天下之文。极其数，遂定天下之象。非天下之至变，其孰能与于此？"由此可知，在原始社会的伏羲氏时代，就已经出现了《河图》和《洛书》。《河图》和《洛书》把原始游牧民族长期对天象的观测用原始数字形式记载了下来，为中国古老的数术学提供了"数"的依据。伏羲画出八卦，用规矩来制定了九数。其表证了任何事物都会产生出图象、象征，由于有了象征就会有滋展，最终产生了数术。数术从图起，从八卦、八索而产生十、百、千、万、亿、兆、经、姟之数，以至于无穷。所以，三五之道产生出三五之数，无穷之数，形成了天下一切事物的图象、象征的类型体系。从有穷至于无穷，就是从图到数，从数到图的自然辩证过程。这就是所要探讨的图数精微。

（1）先天卦位

先天，此处系指伏羲所作之《易》。宋代罗泌《路史·论三易》称"伏羲氏之先天，神农易之为中天""黄帝易之为后天"。邵康节称《易》之先天、后天，其源于此。故《周易尚氏学》有"先天方位，乾南坤北，离东坎西，一阴一阳，相偶相对，乃天地自然之法象"之论。由此可知，先天八卦讲对待，言易之体，体现了天地间自然之象，反映了阴阳学说的精义。诚如《周易·说卦》所云："天地定位，山泽通气，雷风相薄，水火不相射，八卦相错，数往者顺，知来者逆，是故《易》逆数也。雷以动之，风以散之，雨以润也，日以烜之，艮以止之，兑以说之，乾以君之，坤以藏之。"又云："神也者，妙万物而为言者也。动万物者莫疾乎雷，挠万物者莫疾乎风，燥万物者莫熯乎火，说万物者莫说乎泽，润万物者莫润乎水，终万物始万物者莫盛乎艮，故水火相逮，雷风不相悖，山泽通气，然后能变化，即成万物也。"先天八卦讲对待，以阴阳的对立统一立论，但对待亦有流行，显示事物发展的螺旋周期规律。从图5中可见，从上起向左数为一、二、三、四，从右向下数为五、六、七、八。此即《易·说卦》曰："八卦相错，数往者顺，知来者逆，是故《易》逆数也。"

　　宇宙的基本概念是时间与空间。时空又是物质存在与运动的基本形式。"在天成象，在地成形"，这是古人在时空观念上的基本归纳。日归于西，故起明于东；月归于东，故起明于西。"日月往来"则是古人极为原始的时间观念。于是，"山泽通气"与"雷风相薄"构成了一幅地方平面图，即兑、巽、艮、雷四维图。然后加上"天地定位"与"水（月）火（日）不相射"所构成的天图立体平面投影图，即乾、坤、离、坎，于是"原始方位图"形成。天圆代表时间，地方代表空间，于是，它又是一幅"原始时空图"，即被后世易学称为"先天八卦图"。对此，维辉公认为阴阳的变化而推演八卦，先天卦位是代表空间变化的一种方程式。先天图数表示了混沌时候宇宙起始形成的规律。图象形式说明了清气上升而形成天空，宇宙之尘凝集而形成了星宿，大地地壳构造运动变成山峰河泽，雷电风雨交加在海中形成核酸，大海动荡和火山喷发产生了生命。每个卦象代表了一定的数，数才是宇宙和谐的规律，不过易数是逆数，它代表了走向反面的否定之否定。

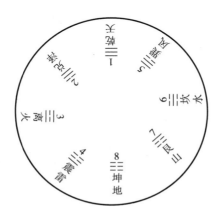

图5　先天八卦位图

（2）后天卦位

《周易·说卦》云："帝出乎震，齐乎巽，相见乎离，致役乎坤，说言乎兑，战乎乾，劳乎坎，成言乎艮。万物出乎震，震，东方也。齐乎巽，巽，东南也。齐也者，言万物之絜齐也。离也者，明也，万物皆相见，南方之卦也。圣人南面而听天下，向明而治，盖取诸此也。坤也者，地也，万物皆致养焉，故曰致役乎坤。兑，正秋也，万物之所说也，故曰说言乎兑。战乎乾，乾，西北之卦也，言阴阳相薄也。坎者，水也，正北方之卦也，劳卦也，万物之所归也，故曰劳乎坎。艮，东北之卦也，万物之所成终而所成始也，故曰成言乎艮。"《疏》云："震是东方之卦，斗柄指东为春，春时万物出生也……兑是象泽之卦……是西方之卦，斗柄指西，是正秋八月也……坎是象水之卦……正北方之卦，斗柄指北，于时为冬。"从图6可知，后天八卦讲流行，言易之用，体现了五行学说的精义。它反映了四时八节的推移及万物所呈现的生长化收藏的变化规律。

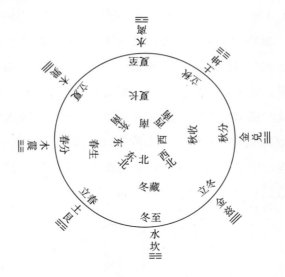

图6　后天八卦位图

由此可见，《后天图》的时空模式基本是以《易·说卦》的时空观念绘制形成的。如果说先天卦位只谈空间，后天卦位才是时空体系的方程式，并且它包括了三五至道。先天卦位谈天地，后天卦位谈天地人（生物），并且包括了时间、节气、空间、方位、五行等，这就把图数向前推进了一步，所以后世学者一般都采用后天卦位方程式。

综上所述，先天八卦乃"对待之体""易之本也"。后天八卦为"流行之用"，重在功用。后天八卦是由先天八卦相交后变换位置而成。乾坤中交，坤以中爻交于乾而成离，乾以中爻下交于坤而成坎，故离南坎北换去了先天乾坤的位置。坎离逆交，离以上爻下交于坎变成兑，坎以下爻上交于离变成震，故震兑代替了离坎原来的位置。四隅的卦各以两爻相互交，巽上两阳爻下交艮变成乾，艮以下两阴爻上交于巽变成坤。震兑则各以上下两爻互交而变成艮巽。这些皆含有对待交、阳下交、阴上交、阴阳互换的规律，亦即"天气下降，气流于地，地气上升，气腾于天"之意，显示了阴阳相交，生生不息。

（3）乾坤六子卦

《周易·说卦》云："乾，天也，故称乎父。坤，地也，故称乎母。震一索而得男，故谓之长男。巽一索而得女，故谓之长女。坎再索而得男，故谓之中男。离再索而得女，故谓之中女。艮三索而得男，故谓之少男。兑三索而得女，故谓之少女。"对此，程大昌《易原》有"索者求也，以阳求阴，以阴求阳。凡往而有求，则为索也……此之谓爻变也"的论述。由此可见，长放在下位，中放在中位，少放在上位，三爻都以阴阳来区别，从下往上来索求变化，于是人类产生了国家与家庭的起源。

《素问·上古天真论》云："法于阴阳，和于术数……女子七岁，肾气盛……二七而天癸至……丈夫八岁，肾气实……二八，肾气盛，天癸至。"对天癸一词，王冰注云："癸谓壬癸，北方水干名也。"所以癸，就是坎卦，为壬癸水，天就是先天和后天的天了。王冰又云："男女有阴阳之质不同，天癸则精血之形亦异，阴精海满而去血，……阳动应合而泄精，二者通合，故能有子。"盖因"乾坤六子卦"中，兑为少女，艮为少男，采用先天卦《河图》的象，加上后天卦《洛书》的数，于是，少女兑数为七，少男艮数为八。对此，清代唐宗海《医易详解·六子》篇有"男起八数，女起七数，注家皆无确解，不知天癸未至时，皆少男、少女也。实应艮、兑二卦，故男女皆以此二卦起数。兑在《河图》配七数，故女子之数起于七……艮在《河图》配八数，故少男起于八"的论述。于是兑卦少女右行数起，数到二七（14），到坎卦天癸；艮卦少男左行数起，数到二八（16），到了坎卦天癸。（见图7）

（4）十二壁卦

壁卦的壁字，《白虎通》有"壁者，外圆象天，内方象地"的记载；《诗·卫风》有"如圭如壁"的表述。圭是观测日影长短，用来测时节的。壁表示日月同壁，天、地、日、月运行的规律。壁又通用于"辟"，辟就是君，所以，壁卦又称天子卦。十二壁卦是按阴阳相对进退的原则，选出十二个卦来代表十二月，以反映四时八节、十二月等阴消阳长的规律，所以又称十二消息卦，消息的含义是阳长为息，

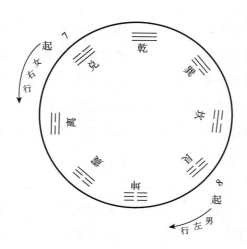

图7 乾坤六子卦图

阴长为消。公元前173年西汉汝阴侯的天文占盘与仪器，公元前433年曾侯云漆箱上廿八宿，都反映了壁卦的梗概。

《易通卦验》云："冬至，晷长一丈三尺，当至不至，则旱，多温病。未当至而至，则多病暴，逆心痛，应在夏至……立春，晷长丈一寸六分……春分，晷长七尺三寸六分……立夏，晷长四尺三寸六分……夏至，晷长一尺四寸八分……立秋，晷长四尺三寸六分……秋分，晷长七尺三寸六分……立冬，晷长一张一寸二分。"孙毅按："此律以晷影候病厄，通于《内经》五运六气矣。"《地理知本金锁秘》云："历以十二月为一周。自复而临而泰而壮而夬而乾，六阳月也。自姤而遁而否而观而剥而坤，六阴月也。"（见图8）

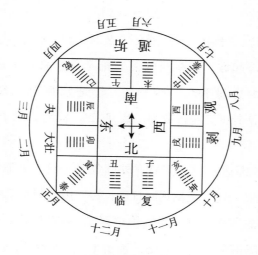

图8 十二壁卦图

由此可见，"壁"卦代表了玉壁，是日月五星运行的内涵。邵康节云："乾遇巽时观月窟，地逢雷处见天根。"坤为地，震为雷，地雷为复卦，又称天根。乾为天，巽为风，天风为姤卦，又称月窟。从图 8 可知，十二壁卦是：十一月子，一阳初动于脚下，第一爻逐渐上升，是为复卦。五月午，一阴初动于脚下，第一爻逐渐上升，是为姤卦。一年各月从寅开始而右转，三阳开泰，日缠从亥开始，始于营室而左转。这就是地右转，天左转的道理。二至、二分、四立的日晷影长以分计，分别列于内方。其后，壁卦应用到天文、地理、医学、人事等诸方面，均有很大作用。对此，《素问·六节藏象论》有"天度者，所以制日月之行也；气数者，所以纪化生之用也"的论述。"天度"，是计算日月行程的迟速；"气数"，是标志万物化生之用。

阴阳将宇宙万物按其不同属性分为两大类，但不是一分为二相互孤立的，而是阴中有阳，阳中有阴，阴阳相互联系，相互消长、相互转化的。自然界的春夏秋冬四季、温热寒凉四气及生长化收藏五种生化规律，都是阴阳相互消长转化的结果。从十二壁卦所揭示的阴阳消长规律看，亥时（周年中亥月、周日中亥时）气温最寒（除去天地差转），六爻皆阴，卦象得纯坤；经子、卯两枢机之转枢，使阳气渐旺，阴气渐衰而得纯乾；又经午、酉两枢机之转枢，阴气又渐旺盛，阳气又渐衰降，故而再得纯坤。如此日复一日，月复一月，年复一年，周而复始地进行着阳升阴降、阴升阳降的阴阳消长转化运动。人是大自然界的产物，与自然界的阴阳变化有着同步节律。如一生的生、长、壮、老、已，一日的平旦气始升、日中气盛、日入气衰、夜半气入等，说明了人的一生或周日生命活动，以及各脏腑的功能活动均有阳升阴降、阴升阳降的阴阳消长转化规律。人只有与自然界阴阳变化相顺应，才能阴平阳秘，身体健康。

（5）六十四卦

六十四卦次序图是在伏羲先天八卦次序图的基础上逐层倍加而成的。故将最初的八卦扩展为六十四卦，是易学的主要内容。这六十四卦的组成是将原来的八卦两两组合而成。每一卦既是两个单卦，又是六个爻的组合体。六十四卦次序图之下三层，即伏羲八卦（或叫母卦），上三层即八卦各依其顺序而衍化成八八六十四卦（或叫子卦）。

近代著名数术学家徐养浩《难易寻源》云："八卦因而重之，为六十四卦，是之谓小成。其易象次序是有一定变化规律的。就六十四卦演进之地位言，则曰时；就其本身所含之刚柔符号言，则为物。每一类卦之第一卦，谓之首卦。第五卦曰游魂卦。第八卦称为归魂卦。六十四卦皆以基本符号'—'与'– –'，为其构成的原料，三五错综，不可方物。"

这就是说八卦重叠成为六十四卦，易象是有次序变化规律的。爻的演变代表了地位时值，爻的阴阳变易代表了事物空间，八类各包括八卦。第一卦首卦为重复自己。第二卦走向反面，第一爻阴阳互变，逐步上升变到第五爻为止。第五卦下卦与首卦相反称为游魂卦。《周易·系辞》称为"游魂为变"。第六卦变后，第七卦从上卦四爻变，第八卦下卦与首卦下卦相同称为归魂卦。

（6）六爻时位

《周易》卦之画曰爻。六十四卦中，每卦六画，故称六爻。爻分阴阳，"—"为阳爻，称九；"– –"为阴爻，为六。《周易·系辞》云："六爻之动，三极之道也。"孔颖达疏云："言六爻递相推动而生变化，是天、地、人三才至极之道。"又云："二与四，同功而异位，其善不同，二多誉，四多惧，近也！柔之为道，不利远者；其要无咎，其用柔中也。三与五，同功而异位，三多凶，五多功，贵贱之等也。其柔危，其刚胜邪。"其表述的是每卦二与四、三与五这四个中爻的地位和功用。"二与四"，一卦中的第二爻和第四爻。"同功"，即二与四均是偶数、阴位。"异位"，对五而言，二距五远，四距五近。五象君位，距离五远近不同，而云"其善不同"。"三与五"，都是奇数、阳数，故曰"同功"，因五为君位，三为臣位，故曰"异位"。故《难易寻源》云："卦者，时也。爻者，位也。卦以存时，爻以示变，爻以适时之变也。是六位时行，周流六虚。"

动则观其变爻，视其应时。阳居阳位，阴居阴位，为当位，为得位，为吉。初爻（一爻）、三爻、五爻为阳位。二爻、四爻、上爻（六爻）为阴位。初爻、二爻、三爻为内卦，为体、为贞、为主、为下；四爻、五爻、六爻为外卦，为宾、为用、为晦、为上。由下至上的变卦谓已往，由上至下的变卦为将来，上为尊位，下为卑位，上两爻为天，下两爻为地，中间四爻为人事；初爻为不及，上爻为太过，下爻承上爻，上爻乘下爻。初爻为幼，上爻为老，五爻为君位，二爻为臣位，三、四两爻为内外相交之际，表示处于不定之位；初爻、上爻为事之外，二、三、四、五为事之中，其卦之下为头、为初、为凝、为潜、为端，其上为未、为战、为亢、为穷。卦之地位曰时，刚柔曰物。静卦为体为贞，动卦为用为晦，本卦为主，变（之）卦为客。

由此可见，六爻的时位中的卦象是讲时间，爻位是讲空间，爻是指相交、校对、功效、变动的形式，爻表示空间变化，卦表示时间变化，爻代表六个方向的时空状态。

(7)《河图》之数

《周易·系辞》云："天一、地二、天三、地四、天五、地六、天七、地八、天九、地十。天数五，地数五，五位相得而各有合，天数二十有五，地数三十，凡天地之数五十有五。"又云："河出图，洛出书，圣人则之。"《易原》云："其书言七八之象，九六之变，皆以十五为宿，盖于图乎得之也。"《地理知本金锁秘》云："原《河图》之数，其数五十有五，《洛书》之数，四十有五，合计共为一百，此天地之全数也……《图》则生数居内，成数居外……而阴阳相包之理，三极互根之道。"《难易寻源》云："天一生水，地六成之。地二生火，天七成之。天三生木，地八成之。地四生金，天九成之。天五生土，地十成之。"清代胡煦《周易函书约存》云："大衍，圆方之原，大衍勾股之原……《河图》加减之原，《洛书》乘除之原。"明代张景岳《类经图翼》云："天圆径一而围三，三各一奇，故曰参天。三三而九，阳数从此而流行。地方径一而围四，四为二偶，故曰两地，二四合六，阴数从此而凝定。三二相合，是为五数，故图书之数，皆以五居中也。《河图》以天一生水，一得五而六，故地以六成之而居北；地二生火，二得五而七，故天以七成之而居南；天三生木，三得五而八，故地以八成之而居东；地四生金，四得五而九，故天以九成之而居西；天以五生土，五得五为十，故地以十成之而居中。生数为主而居内，成数为配而居外，此则《河图》之定数也。"（见图9）

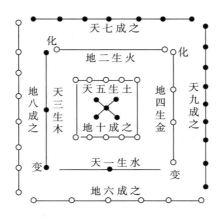

图9 河图之数图

综上所述，天数为奇数，地数为偶数。生数在内，成数在外。《河图》一、三、

七、九为二十；二、四、六、八为二十。加上十、五之数，正好是五十五数。《河图》之数由图而起。所以，《河图》是古代算盘的起源，《河图》是加减之原。如果把5作为算盘上盘一粒，加上下盘一粒，就会明白为什么天一生水，地六成之，《河图》为圆方之原，就是勾股之原。解方圆必然引伸到三角。因为，径七，圆周二十二，方二十八，圆方相加为五十。如果勾三，股四，弦五，其平方和各数相加也为五十。这就是从图到数，从数又到五行，一切都是有条不乱地形成整体观。大衍之数五十，就是以五为衍母，五乘十为五十。二五之精，妙合而凝。把二五为十，把十分成一、九，二、八，三、七，四、六，五、五，都是十。

(8)《洛书》之数

《难易寻源》云："洛出书，圣人则之。载九履一，左三右七，二四为肩，六八为足，五居其中，阴居四维，阳居四正。虚其中十，众妙之门，是为九宫。顺则相生，逆则相克。一变生水，六化成之。二化生火，七变成之。三变生木，八化成之。四化成金，九变成之。五变虚位，为演母也。变通配四时，阴阳之义配日月，变通莫大乎四时，悬象著明莫大乎日月。日往则月来，月往则日来，日月相推，而明生焉。一年四季，周而复始，历象则由此推出。太阳七色。一白坎，二黑坤，三碧震，四绿巽，五中黄，六白乾，七赤兑，八白艮，九紫离，九宫八卦代表太阳七色。"《地理知本金锁秘》云："原《河图》之数，其数五十有五。《洛书》之数，四十有五，合计为一百，此天地之全数也。"故清代胡煦《周易函书约存》有"《洛书》乘除之原"之论述；吴光耀《河图洛书大义》有"《河图》《洛书》，本阴阳一气所生，八卦、九宫、十干、十二支、五声、十二律，一切盈虚消息之理。《河图》为之阳，《洛书》为之阴，证诸其物之象、之类、之气、之德、之理，然后及数"的论述。《后汉书·张衡传》有"且律、历、卦、候、九宫、风、角，数有徵效，世莫肯学"的记载。由此可知，《洛书》为四十五数，历象五行从此产生，并且古人已知太阳有七色了。

八卦标志在远古时，将大地分成八个方位，这八个方位正好可安放在井字格中。井字格中共有九个区域，这样便产生了中央的概念，中央加上周围的八个方位，便形成了九州、九野、九宫的划分。井在远古一个重要的作用是进行天文观测，井的圆筒相当于窥管和望远镜，此即"坐井观天"之语源。《洛书》是乘除之原。从井形九州格中可知，四直线相乘为五之倍数，四角乘中数为十的倍数，纵横斜相加为十五。《河图》加《洛书》共为一百整数（见图10）。

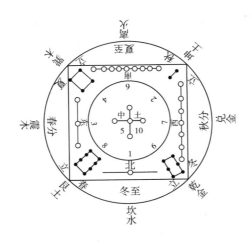

图 10　洛书之数图

（9）大衍之数

《周易·系辞》云："大衍之数五十，其用四十有九。分而为二以象两，挂一以象三，揲之以四以象四时，归奇于扐，以象闰，五岁再闰，故再扐而后挂……乾之策二百一十有六，坤之策百四十有四，凡三百六十。当期之日，二篇之策，万有一千五百二十，当万物之数也。""大衍之数五十"，意谓演天地之数，所赖者五十，即由一至十这十个天地之数的总和。《周易·系辞》所讲的"大衍之数五十"，实为"五十有五"，是古书上脱掉"有五"二字。"其用四十有九"，指用四十九根箸草而不用五十五根。因五十五是自然数，筮法是人为的。"其用四十有九"，是因四十九根经四营三易的结果得出七、八、九、六，其后方成卦。于是有了"分而为二以象两，挂一以象三，揲之以四以象四时……当万物之数"。

《素问·上古天真论》云："女子七岁，肾气盛……七七，任脉虚……丈夫八岁，肾气实……八八……则齿发去。"《素问·天元纪大论》云："天以六为节，地以五为制。周天气者，六期为一备；终地纪者，五岁为一周……五六相合，而七百二十气为一纪，凡三十岁；千四百四十气，凡六十岁，而为一周。"《类经图翼》云："若以阴阳之次第老少参之，则老阳为一而数九，少阴位二而数八，少阳位三而数七，老阴位四而数六……合河洛二数，共成一百，乃为天地自然之全数……小衍为十，两其五也；大衍五十，十其五也，故又曰五为数祖。邵子曰：天地之本起于中，夫数之中者，五与六也。五居一、三、七、九之中，故曰五居天中，为生数之祖；六居二、四、八、十之中，故曰六居地中，为成数之主……唯是数之为学，圆通万变……亦有能逃于数之外者否乎……则天地特数中之一物耳……象数之多，可因一而推矣。"由此可见，二个五为小衍，十个五为大衍。

4. 五行精微

五行学说是古人在生活实践中通过对自然界长期的观察与体验而概括出来的。为了便于掌握和说明事物的变化规律和内在联系，就应用人们所熟悉的日常生活中的五种物质木、火、土、金、水为代表，并以五者间相互资生、相互制约的关系来阐述事物复杂的变化，于是形成了五行学说。

五者，《增韵》云："中数也。"《周易·系辞》云："天数五，地数五，五位相得，而各有合。"此意谓天地之数各五，五数相配，以合成金、木、水、火、土。对此，《类经图翼》有"第人知夫生之为生，而不知生中有克；知克之为克，而不知克中有用；知五之为五，而不知五之中，五五二十五，而复有互藏之妙焉"的论述。《易原》有"图书之写造化，固皆天地五行之数矣……五行生克之原"的记载。行者，《广韵》云："适也，往也，去也。"《康熙字典》谓："道也。"《玉篇》谓："行，迹也。"故《白虎通·五行》有"五行者，谓金、木、水、火、土也。言行者，欲为天行气之义也"的记载。清代允禄等《协纪辩方书》有"行者也，言其行于地也。质行于地，而气通于此数之有五焉。故曰：五行"的论述。由此可知，五行是从天地的五数配合，产生了木、火、土、金、水。五数是中数，它反映了生克之原。五行实质上就是五种符号的代数。它的性质具有运动的行迹，或者特定的系列和素质的集合，它还代表了时空、因果关系。因而，它是元素模型，也是系统论的模式。

五行为什么分为金、木、水、火、土呢？水者，《说文解字》有"准也。北方之行，象众水并流，中有微阳之气"的记载。《释名》云："水，准也，准平物也。"《尚书·洪范》有"五行，一曰水……水曰润下"的表述。故《白虎通·五行》云："水位在北方，北方者，阴气在黄泉之下，任养万物。水之为言准也，养物平均，有准则也。"火者，《说文解字》有"煨也，南方之行，炎而上，象形"的记载。《尚书·洪范》有"二曰火……火曰炎上"的表述。故《白虎通·五行》云："火在南方，南方者，阳在上，万物垂枝。火之为言委，随也。言万物布施，火之为言化也，阳气用事，万物变化也。"木者，《说文解字》有"冒也，冒地而生，东方之行"的记载。《尚书·洪范》有"三曰木……木曰曲直"的表述。故《白虎通·五行》云："木在东方，东方者，阴阳气始动，万物始生，木之为言触也，阳气动跃，触地而出也。"金者，《说文解字》有"从革不违，西方之行"的记载。《尚书·洪范》有

"四曰金……金曰从革"的表述。故《白虎通·五行》云："金在西方，西方者，阴始起，万物禁止。金之为言，禁也。"土者，《说文解字》有"地之吐生物者也……象地之下，地之中，物出形也"的记载。《尚书·洪范》有"五曰土……土爰稼穑"的表述。故《白虎通·五行》云："土在中央，中央者土，土主吐含万物，土之为言，吐也。"

由此可知，木、火、土、金、水为五行，它们是有一定的时空系统气质和元素的集合群。诚如《类经图翼》所云："五行者，水火木金土也。五行即阴阳之质，阴阳即五行之气，气非质不立，质非气不行。行也者。所以行阴阳之气也。"由此可见，五行是根据取类比象的思维方法来归纳世界万物的。五行的象正如《尚书·洪范》所云："五行，一曰水，二曰火，三曰木，四曰金，五曰土。水曰润下，火曰炎上，木曰曲直，金曰从革，土爰稼穑。"文中所表述的是以寒润下行为水象；以阳热上炎为火象；以生发柔和为木象；以清肃坚劲为金象；以长养变化为土象。中医学中的五行也是这五种不同属性的抽象概括。《黄帝内经》就是根据五行取类比象的思维方法建立了中医五行学说理论体系，即以五脏为主体，外应五方、五时、五气，内系五脏、五体、五官等五个功能活动系统，以及五行之间的生克、乘侮、承治、亢害、病药、制化关系，来阐明人体生命活动的整体性及周围环境的统一性。

（1）五行生克

五行中有特定的资生与克制关系。如《类经图翼》云："故其相生者言，则水以生木，木以生火，火以生土，土以生金，金以生水。自其相克者言，则水能克火，火能克金，金能克木，木能克土，土能克水。"它所反映的是以"在《河图》以顺生为序，在《洛书》以逆克为序"的客观规律。

生，《玉篇》云："产也。"《谷梁传·庄公二年》云："独阴不生，独阳不生，独天不生，三合然后生。"这就是说，五行相生是产生、资生、助长的概念。它又分为两方面，生我者为母、为恩，我生者为子、为亲，它揭示的是以《河图》顺行方向为生的规律。克，《说文解字》云："能胜此物，谓之克也。"《诗经·小雅》云："即克有定，靡人弗胜。"这就是说，五行相克是克定、克服、致胜的概念，它又分为两方面，克我者为贵、为难，我克者为才、为仇，即《洛书》逆行的方向为克的规律。

综上所述，相生就是相互滋生、相互促进的意思。五行学说认为自然界各种事物在其运动、发展、变化过程中，不是彼此孤立的，而是相互影响、相互联系的。

相生就是这种联系的表现之一，它的次第是木生火，火生土，土生金，金生水，水生木。五行相生亦有取类比象之义，是泛指事物运动变化中的一种相互促进的关系。相克，就是相互克伐、相互制约的意思，又谓相胜。相克是事物在其运动、发展、变化过程中相互联系的另一表现。它的次第是木克土，土克水，水克火，火克金，金克木。故《素问·宝命全形论》云："木得金而伐，火得水而灭，土得木而达，金得火而缺，水得土而绝，万物尽然，不可胜竭。"

根据五行相克关系的次第，又演化为"所胜"与"所不胜"的关系。五行的每一行都有"克我"与"我克"两方面，我克者为我所胜，为贵、为难，克我者为我所不胜，为才、为仇。

相生和相克，为事物发展不可分割的两个方面。没有生，就没有事物的发生和成长；没有克，就不能维持正常协调下的变化和发展。因此，必须是生中有克，克中有生，才是事物发展的正常现象，正如张介宾所云："造化之机，不可无生，亦不可无制，无生则发育无由，无制则亢而为害。"

五脏之间的相克关系保证了五脏功能活动的正常。如《素问·五脏生成》谓心"其主肾也"，肺"其主心也"，如肾水上交心火，可防止心火的上炎；心火能制约肺金，故心为肺之主，如心火的阳热可抑制肺气清肃太过；肺金能制约肝木，故肺为肝之主，如肺气清肃下降，可抑制肝阳上亢；肝木能制约脾土，故肝为脾之主，如肝气条达，可疏泄脾气的壅滞；脾能制约肾水，故脾为肾之主，如脾气运化，能防止肾水泛滥。上述五脏之间的制约关系，就是用五行相克来说明的。

（2）五行乘侮

五行因偏盛偏衰则产生了乘侮的关系。袁树珊《命理探原》引徐大升语："金赖土生，土多金埋；土赖火生，火多土焦；火赖木生，木多火炽；木赖水生，水多木漂；水赖金生，金多水浊。金能生水，水多金沉；水能生木，木多水缩；木能生火，火多木焚；火能生土，土多火晦；土能生金，金多土弱。金能克木，木坚金缺；木能克土，土重木折；土能克水，水多土流；水能克火，火炎水灼；火能克金，金多火熄。金衰遇火，必见销镕；火弱逢水，必为熄灭；水弱逢土，必为瘀塞；土衰逢木，必遭倾陷；木弱逢金，必为砍折。"

乘，《康熙字典》云："胜也。"《周语》云："乘人不义，凌也。"此意谓五行相乘是乘胜、乘袭、消灭的意思。它又分为两方面，乘我者为夭，我乘者为折。例如火弱逢水，必为熄灭，以乘我者为夭。又如木能克土，土重木折，以我乘者为折。

侮，《集韵》云："慢易也。"西汉扬雄《方言》云："侮，贱称也"，意谓五行相侮是轻侮、卑贱、浊晦的概念。它又分为两方面，侮我者为浊，我侮者为晦。例如：水赖金生，金多水浊，为侮我者。又如：火能生土，土多火晦，为我侮者。

由此可见，五行的生克制化反映着事物发展的正常关系。相乘，就是乘虚而袭之意；相侮，就是恃强凌弱之意。相乘和相侮，都由于五行中的某一行的太过或不及致使制约超过了正常限度，事物之间失去正常协调关系的反常现象。对此，《素问·五运行大论》有"气有余，则制己所胜而侮所不胜；其不及，则己所不胜侮而乘之，己所胜轻而侮之。侮反受邪，侮而受邪，寡于畏也"的记载。其意谓相乘就是五行相克过极的一种异常变化，即所谓金弱遇火即销镕，火弱逢水为熄灭，水弱逢土为瘀塞，土衰逢木必倾陷，木弱逢金必砍折等关系。如在中医学的脏腑关系中，肝旺脾虚，便有倾陷之灾，出现纳差、腹胀、便溏诸症。肺虚心旺便有销镕之危，出现咳血等虚损疾病。在运气学说中则表达为木为发生，火为赫曦，土为敦阜，金为坚成，水为流衍。五行相侮，是指五行反克的一种异常变化，即所谓金能克木，木坚金缺；木能克土，土重木折；土能克水，水多土流；水能克火，火炎水灼；火能克金，金多火熄等关系。

五行乘侮的理论主要说明病理变化及其传变规律。例如，五脏外应四时，所以有六气发病的规律，一般是主时之脏受邪发病，但也有所胜和所不胜之脏受邪发病的。如《素问·六节藏象论》云："苍天之气，不得无常也。气之不袭，是谓非常，非常则变矣……变至则病，所胜则微，所不胜则甚，因而重感于邪，则死矣。"又如五脏病的传变，也常依循生克乘侮的规律相传。对此，《素问·玉机真脏论》云："今风寒客于人，使人毫发毕直，皮肤闭而为热，当是之时，可汗而发也……弗治，病入舍于肺，名曰肺痹，发咳上气。弗治，肺即传而行之肝，名曰肝痹……弗治，肝传之脾，病名曰脾风……弗治，脾传之肾，病名曰疝瘕……弗治，肾传之心，病筋脉相引而急，病名曰瘛……弗治，满十日，法当死。肾因传之心，心即复反传而行之肺，发寒热，法当三岁死，此病之次也。"肺传肝，即金乘木；肝传脾，即木乘土；脾传肾，即土乘水；肾传心，即水乘火。这就是依据五行相胜的规律而传变，也就是所谓"传其所胜"。他如五行学说的乘侮关系，还用来推测疾病的预后。如《素问·玉机真脏论》有"五脏受气于其所生，传之于其所胜，气舍于其所生，死于其所不胜。病之且死，必先传行，至其所不胜，病乃死。此言气之逆行也，故死。肝受气于心，传之于脾，气舍于肾，至肺而死。心受气于脾，传之于肺，气舍于肝，至肾而死。脾受气于肺，传之于肾，气舍于心，至肝而死。肺受气于肾，传之于肝，气舍于脾，至心而死。肾受气于肝，传之于心，气舍于肺，至脾而死。此皆逆死也。一日一夜五分之，此所以占死生之早暮也"的记载。这种根据乘侮之所胜、所不胜来推测疾病预后的方法，在《黄帝内经》中尝有很多记载。

（3）五行承治

五行承治是五行相互承受、治用、中和的概念。《难易寻源》云："抑强扶弱，损多益寡，泄有余，补不足，制太过，化不及，致中和之要诀耳。金旺得火，方成器皿；火旺得水，方成既济；水旺得土，方成池沼；土旺得水，疏通生物；木旺得金，方成栋梁。强金得水，方挫其锋；强水得木，方泄其势；强木得火，方化其顽；强火得土，方止其焰；强土得金，方制其壅。"故《类经图翼》云："阴阳相合，而生成之道存乎于中……所谓克中之用者，如火之炎炽，得水克而成既济之功。金之顽钝，得火克而成锻炼之器。木之曲直，得金克而成芟削之材。土之旷墁，得木克而见发生之化。水之泛滥，得土克而成堤障之用。此其所以相克者，实又以相成也。"故承乃"由微而著，更相承袭"之意。治乃"少而理曰治"之谓。五行承治是治用、承治的意思，诚如《素问·六微旨大论》所云："承乃制，制则生化。"此意谓相承之气可以制约，制用以达到中和。

（4）五行亢害

五行亢害，是指走向对立面的转化关系。对此，《素问·六微旨大论》云："亢则害……害则败乱。"此意谓亢盛无制，则生化之机败坏紊乱。对此，《素问玄机原病式》尝云："所谓木极似金，金极似火，火极似水，水极似土，土极似木者也。故曰：亢则害，承乃制。谓己亢过极，则反似胜己之化也。"由此可见，五行亢害是走向反面的规律。

（5）五行病药

五行病药，是指知五行之病而用药，即关于五行病药的规律。古语"有病方为贵，无伤不是奇"，意谓不可能全求中和，伤病是客观存在的，问题是知病用药。诚如明代张楠《神峰通考》所云："盖人之造化，虽爱中和，一一于中和，则安得探其消息……是则土为诸格之病，俱喜木为医药，以去其病也。"

《黄帝内经》有"六气之复"说。六气，即风、热、火、湿、燥、寒六气。复，即报复，恢复。"六气之复"，即在六气偏胜情况下，而产生的复会。如，风木太过，木克土，土生金，金复克木，故子复母气，燥气来复。由于六气有胜有复，所以六气才能始终维持在一个正常有序的状态之下，而有利于自然生命的正常生长。六气之复，实际上是自然界气候变化的一种稳态调节现象。

（6）五行制化

五行制化是五行相生次第中，任何相邻三者生克关系的总结。对此，《类经图翼》云："母之败也，子必救之。如水之太过，火受伤矣，火之子土，出而制焉；火之太过，金受伤矣，金之子水，出而制焉；金之太过，木受伤矣，木之子火，出而制焉；木之太过，土受伤矣，土之子金，出而制焉；土之太过，水受伤矣，水之子木，出而制焉。盖造化之几，不可无生，亦不可无制。"

5. 干支精微

干支甲子是古人纪年、月、日、时的工具。干者，幹也；支者，枝也。《淮南子·主术》云："枝不得大于干。"古人最早用"干"纪日，用"支"纪月。从阴阳属性上看：日为阳，月为阴；阳为天，阴为地。所以"干"又称为"天干"，"支"又称为"地支"。天干有十：甲、乙、丙、丁、戊、己、庚、辛、壬、癸。地支有十二：子、丑、寅、卯、辰、巳、午、未、申、酉、戌、亥。干支的次第先后，并不是随便排列的，亦非止于数字符号，根据《说文解字》《史记·律书》和《汉书·律历志》的解释，它内含生机，育有生物的生、长、化、收、藏、再生长之义，决非数字的胪列，而应用到医学上，就与季节、方位、脏腑功能、治疗方法等密切地结合起来了。

干支的应用有二：一是干支配阴阳。天干地支各有其阴阳属性，顺着其次序，单数属阳，双数属阴，即奇数为阳，偶数为阴。天干中：甲、丙、戊、庚、壬为阳，乙、丁、己、辛、癸为阴。地支中：子、寅、辰、午、申、戌为阳；丑、卯、巳、未、酉、亥为阴。二是干支配五行。天干配五行有两种方法。一种是用以配属方位的，即东方甲乙木，南方丙丁火，中央戊己土，西方庚辛金，北方壬癸水。另一种是用以运气配属的，即把十天干的阴阳干重新组合，而具有另外的属性，这在五运的变化上叫"天干化五运"，即甲己化为土，乙庚化为金，丙辛化为水，丁壬化为木，戊癸化为火。地支配属五行亦有两种配属方法。一种是用以配属方位的，寅卯东方木，巳午南方火，申酉西方金，亥子北方水，辰未戌丑中央土。另一种是用于运气配属的，即丑未为土，卯酉为金，辰戌为水，巳亥为木，子午寅申为火。地支配属三阴三阳，则子午少阴君火，寅申少阳相火，丑未太阴湿土，卯酉阳明燥金，辰戌太阳寒水，巳亥厥阴风木。

十天干与十二地支相配合，就叫甲子，是以天干一干甲、地支一支子命名的。故《素问·六微旨大论》云："天气始于甲，地气始于子，子甲相合，名曰岁立，谨候其时，气可与期。"天干往复轮周六次，地支往复轮周五次而构成六十年一个周期。前三十年包括七百二十节气，是为一纪，后三十年亦有七百二十节气，凡一千四百四十节气，共计六十年。由此可见，干支甲子反映了天文、历法、气象、物候的运动变化规律，体现了天人相应的深刻内涵和人体生命的自然信息。

（1）天元阴阳

明代万民英《三命通会》云："甲乙其位木，行春之令，甲乃阳内而阴尚包之，草木始甲而出也。乙者，阳过中，然未得正方，尚乙屈也。又云：乙轧也。万物皆解孚甲，自抽轧而出之。丙丁其位火，行夏之令。丙乃阳上而阴下，阴内而阳外，阳丙其强，适能与阴气其丁。又云：丙，炳也，万物皆炳然著见而强也。戊己其位土，行周四季，戊阳土，己阴土，又戊茂也，己起也，万物含秀者，抑屈而起也。庚辛其位金，行秋之令，庚乃阴干阳，更而续者也。辛乃阳在下，阴在上，阴干阳极于此，庚更故也。壬癸其位水，行为之令。壬之言任也，壬乃阳生之位，壬而为胎，万物怀妊于壬。癸者，揆也，天令至此，万物闭藏，怀妊于其下，揆然萌芽。此天之道也。"故《难易寻源》云："甲，介也、孚也、坼也，为松柏木。乙，芽也、仁也、屈也，为花草木。丙，明也、炳也、热血也，为太阳火。丁，心也、强也、心灵也，为灯光火。戊，茂也、高原也、厚也，为泰山土。己，已也、起也、卑湿也，为田园土。庚，庚也、横也、续也，为斧斤金。辛，新也、经济也，为珠宝金。壬，任也、妊也，为大海水。癸，揆也、度也，为雨露水……东方甲乙木，西方庚辛金，南方丙丁火，北方壬癸水，中央戊己土。"故天干又称天元，它是以十干为循环的符号，这种符号代表的是时空体系。

（2）地元阴阳

清代张祖同《诹吉述正》云："子者，北方至阴，寒水之位，而一阳始生，壬而为胎，子之为之，此十一月之辰也。至丑，阴尚执而纽之，又丑阴也，助也，谓十二月终始之际，以结纽为名焉。寅，正月也，阳已在上，阴已在下，人始见之时，故律管飞灰以候之，可以述事之始也。卯，茂也，言二月阳气盛而孳茂。辰者，阳已过半，三月物尽震而长；又辰，震也。巳者，四月正阳而无阴也，自子至巳，阳之位，阳于是尽；又巳，起也，物毕尽而起。午者，阳尚未屈，而阴始生而为主；又午，长也，大也，物至五月皆丰满长大也。未，六月木已种而成矣；又未，味也，物成而有味，与辛同意。申者，七月之辰，申阳所为而已，阴至申，则上下通而人始见白露叶落，乃其候也。酉者，日入之时，乃阳正中，八月也；又酉，缩也，万物皆缩缩收敛。九月戌，阳未即也，然不能事浅藏于戌，戌乃乾位，戌为天门故也；又戌，灭也，万物者皆衰灭。十月亥，纯阴也；又亥，劾也，言阴气劾杀万物。此地之道也。"《难易寻源》云："子，孳也，子也。丑，纽也，助也。寅，演也，律也。卯，盛也，蕃也。辰，库也，奋也。巳，起也，焚也。午，明也，壮也。未，昧也，墓也。申，伸也，治也。酉，缩也，就也。戌，灭也，衰也。亥，劾也，畜也……东方寅卯木，西方申酉金，南方巳午火，北方亥子水，辰戌丑未土。"故地支又称地元，它是以十二支为循环的符号。这种符号，也代表了时空体系。

（3）人元阴阳

《难易寻源》云："子宫单癸水，丑巳癸辛同，寅宫甲丙戊，卯宫乙木逢，辰中戊乙癸，巳宫丙戊庚，午宫丁己土，未宫己乙丁，申宫庚壬戊，酉内独辛金，戌宫戊辛丁，亥宫壬甲逢，阴阳互涵育，干支成化土。"故人元是地支中所藏的天之阴阳。它的作用很大，可以平衡五行，视病药之所在。

（4）地支遁干

《周易函书约存》云："术家之于禄，特避四正，而下寄于库耳。故甲寄寅，乙寄辰，丙戊寄于巳，丁己寄于未，庚寄于申，辛寄于戌，壬寄于亥，癸寄于丑也。"故地支遁干是天干的寄宫所藏，用地支以求天干的符号。

（5）地支冲局

《难易寻源》云："地支相冲，斗也。子午冲，丑未冲，寅申冲，卯酉冲，辰戌冲，巳亥冲。对立斗争者冲，互不相能，两两破碎。"如参申、商亥二星出没不相见。《难易寻源》又云："三合成局（生、旺、墓三者合局），三方感应。申子辰为水局，寅午戌为火局，亥卯未为木局，巳酉丑为金局，如同三角勾股弦，土无不在不成局。"故地支冲局是指对立方斗争破坏而为冲，三方感应而形成格局。

（6）刑合破害

《难易寻源》云："地支相刑，伤也，残也。寅刑巳，巳刑申，申又刑寅。丑刑戌，戌刑未，未又刑丑。子刑卯，卯刑子。""三刑为朋刑，又为恃势之刑。二刑为无礼之刑。辰、午、酉、亥自己相刑。"故地支相刑是互相残伤的概念。《难易寻源》又云："地支相合，和也，情也。情意相得，奇偶交融。子丑合化土星，寅亥合化木星，卯戌合化火星，辰酉合化金星，巳申合化水星，"故地支相合是互相和合的关系。

干支相合的应用，主要是通过天干和地支相配以纪时。天干十数与地支十二数相配，天干往复排演六次，地支往复排演五次，便构成六十轮甲子一周。就我国历纪干支仪表上以干支为周天刻度之读数，反映了地球绕日运转的时间和空间的标志，以干支作为纪年、月、日的岁时表号和实测是完全一致的。只要掌握六十周环周法，便可用以纪年、月、日、时。

月的干支推算，月干和月支有所不同，月支是固定不变，沿用汉太初历正月建寅，而月干是用年干推演出来的，即年上循月。因十二地支配十二生肖，寅属虎，故其法称"五虎建元"。具体推算可用"五虎遁诀"："甲己之年丙作首，乙庚之岁戊作头，丙辛之年从庚算，丁壬壬寅正月求，戊癸甲寅建正月，十干年月顺行流。"

干支纪日法，据历史学家从甲骨文的研究，在春秋以后，至少在周幽王元年（公元前1776年）十月辛卯日起至今，从来没有错乱或间断过，共二千六百多年的记载。推算方法较为复杂，可从《万年历》查出相应干支日。

时干支的推算，纪时的地支固定不变，它是将每日太阳周日视运动长度分成十二等分求得。以每日太阳相对垂直标杆上投影最短时为午正之时，该时历二小时。午正与子正中分为卯正和酉正之时，如是即可分出每日十二辰。以此可根据该日的日天干起时。因十二辰与十二生肖相配，子属鼠，十二辰起于子时，故称"五子建元"。运用有"五鼠遁诀"："甲己还加甲，乙庚丙作初，丙辛推戊子，丁壬庚子居，戊癸推壬子，时之定不移。"

二十八宿是古天文学上的星座位次。太阳在地球一年间移行的大圈，谓之"黄道"，即地球轨道面与天球相交而成的大圈。"黄道"取比较固定的恒星以标志天体的部位，于是有了二十八宿的名称，即自东南方起向北向西，而南而东，复会于东南方。以角、亢、氐、房、心、尾、箕为东方七宿；斗、牛、女、虚、危、室、壁为北方七宿；奎、娄、胃、昴、毕、觜、参为西方七宿；井、鬼、柳、星、张、翼、轸为南方七宿。古文献《太始天元册》有"太虚寥廓，肇基化元，万物资始；五运终天，布气真灵，总统坤元。九星悬朗，七曜周旋，曰阴曰阳，曰柔曰刚，幽显既位，寒暑弛张，生生化化，品物咸章"的记载。尚有"丹天之气经于牛、女戊分；黅天之气，经于心、尾己分；苍天之气，经于危、室、柳、鬼；素天之气，经于亢、氐、昴、毕；玄天之气，经于张、翼、娄、胃。所谓戊己分者，奎、毕、角、轸，则天地之门户也。夫候之所始，道之所生，不可不通也"的记载。《素问·天元纪大论》有"甲己之岁，土运统之；乙庚之岁，金运统之；丙辛之岁，水运统之；丁壬之岁，木运统之；戊癸之岁，火运统之"的表述。由此可知，天干五合是指天干之间相合而生五行关系。

(7) 旺相休囚

《难易寻源》云："五行得令，则为旺相之气。当旺者旺（同类），我生者相，将来者进气也。我克者死，克我者囚，生我者休（老矣）。四季以三月谷雨前三日，六月大暑前三日，九月霜降前三日，十二月大寒前三日，开始土当旺，五行各旺七十二日。"故旺相休囚是指生克发用的关系。春（立春开始72天），寅卯月，木旺，火相，土死，金囚，水休；夏（立夏开始72天），巳午月，火旺，土相，金死，水囚，木休；秋（立秋开始72天），申酉月，金旺，水相，木死，火囚，土休；冬（立冬开始72天），亥子月，水旺，木相，火死，土囚，金休；四季（三、六、九、十二月，各旺18日，共72日），辰戌丑未月，土旺，金相，水死，木囚，火休。如《素问·脏气法时论》有"病在肾，愈在春，春不愈，甚于长夏，长夏不死，持于秋，起于冬"之论。肾脏在五行属水，因春天木旺，水生木，故肾病者"愈在春"；长夏土旺，土克水，"克我者囚"，故肾病甚于长夏；冬水旺，乃"旺相之气"，故肾病起于冬。

以上仅以中国数术学为例，用以说明由源及流、以道统术的现实意义和历史意义。读者若能读通中国数术学的基本原理，则学研中医学的任何内容，均可无往而不通，任趋而无碍。唯学习经典的具体方法，可随其条件的许可而选择不同的书本。如有条件，最好读经典原著，且宜从全本、白文开始；若不可能，先学通校注本亦可，但原著全貌总要有机会去探索一番。在学原著时，遇到的困难可能比较多，会陷入困境，远不如读入门书籍容易，也不如读临床书籍可以激发兴趣。正如张景岳《类经附翼·序》所云："此其故，正以经文奥衍，研阅诚难。其于至道未明，而欲冀夫通神运微，仰大圣上智于千古之邈，断乎不能矣。"这是一个难关。但一旦勘破这个难关，就会豁然开朗，一通百通。一旦打好了中医学的理论基础，博览群书就可以开卷有益，左右逢源，事半功倍，不仅开阔知识领域，而且有了权衡各家学说的准绳。先基础，后临床，打好基础，是中医学的正门、大道。如果舍正路而弗由，又欲其有所成，那是很困难的。所以历代医家均反对重临床、轻理论的现象。张景岳自序《类经图翼》云："心法之传，止赖《内经》一书，苟欲舍是而言医，不过索方书、求糟粕以图侥幸，皆苟且之流耳。"所谓涉浅水者得鱼虾，涉深水者得海鳖,理固然也。中医学理论就如一条金线,基本知识和临床知识就如同一些明珠,只有用理论的金线把明珠串连起来,才能得到一条渡人济生的"佛珠"。从难入手,由道入术,首先学好经典著作,然后旁通百家,即可取得高屋建瓴之效。张景岳自序《类经图翼》云:"扁鹊之目洞垣者,亦窥窍于理耳。故欲希扁鹊之神,必须明理;欲明于理,必须求经;经理明而后博采名家,广资意见,其有不通神入圣者,未之有也。"

柳氏医派认为,取势、明道、优术是中医学发展和流派传承的永恒主题。"势"是大的发展趋势和国家、社会需求,取势,就是要求我们能够审时度势,因势利导,顺势而为。"道"是理念、规律、原则,明道就是加强中国文化和中医理论研修,借鉴现代生命科学基本理论和知识,以中国传统文化为底蕴,在中医学理论体系指引下,全面、系统地领悟和把握生长壮老已的生命规律,弘扬岐黄之大道。"术"是能力,能力是知识、策略、方法和经验的集合体,优术即探索和积累实用的策略,不断完善方法,积淀适合于自己和专业的经验。取势,远见也;明道,真知也;优术,实效也。因此取势、明道、优术是流派传承、学科建设,进而推进中医药事业发展的永恒主题。

第三节 天人相应,形与神俱

天人合一的整体观是中国象数医学的三大核心理论之一,它认为人的形体是一个统一的整体、形体与功能是一个统一的整体(五脏一体观),人的心理和形体是一个统一的整体(形与神俱观),人与社会是一个统一的整体,人与自然界是一个统一的整体(天人合一观),人与哲学是一个统一的整体,这六个整体的综合构成了中医学整体观的全部内容。而"天人合一观""形与神俱观"正是其核心内容。

"吾不识青天高,黄地厚,唯见月寒日暖,来煎人寿。"此唐代李贺之名句,道出了太阳和月亮在悄无声息地控制着人类的命运。人类自古就生活在这个列星运转的太阳系里,日升月落,"兔"走"乌"飞,这日复一日,月复一月,年复一年的自然循环现象,强烈地影响着人类的生命活动,微妙地控制着人体的各种节律,积极地干预着人间的生老病死。人体气血运行及脏腑活动，也随着自然界阴阳消长周期而盛衰，即人与"天地相参"、同"日月相应"的周期节律。这种时间节律，称为"中国钟"。源于《黄帝内经》的"经脉流注""脏气法时""阴阳应象""五脏法象""五脏传移""五脏逆传"等诸规律，就是运用"中国钟"来探索各种"人体钟"的"危象点"和"最佳时"，教会人们注意逃过他们的致命时日，以保持人体的"形与神俱"的健康状态。故《灵枢·逆顺》有"气之逆顺者，所以应天地阴阳、四时五行也"的论述。

一、天人相应

在上一章的"天人合一"一节中我们曾谈到"人与天地相应"，并简略举例说明。柳氏医派研究认为，人与天地相应主要有如下几个规律：

（一）阴阳应象规律

《素问》有"阴阳应象大论"专篇，阐发的是阴阳五行的理论，并将其运用于天、地、人诸方面，反复说明其对临床实践的指导意义。尤其对人体脏腑气血、临证的脉因证治，都有较详尽的表述，故名曰"大论"。因其以阴阳理论为主体，故篇名"阴阳应象大论"。对此，明代吴崑注云："天地阴阳，一人身之气血。应象者，乃天地之阴阳，人身之血气，应乎天地，而配乎阴阳五行也。"该篇开宗明义首云："阴阳者，天地之道也，万物之纲纪，变化之父母，生杀之本始，神明之府也。治病必求于本。"文中指出阴阳为宇宙间的一般规律，是一切事物的纲纪，万物变化的起源，生长起源的根本，自然界事物的一切运动变化规律皆在于其中。阴阳燮理，则机体健康；阴阳变化有乖，则发生疾病；"阴阳离决，其气乃绝"。故凡诊治疾病必须求得阴阳变化的根本。对此，《素问·生气通天论》有"自古通天者，生之本，本于阴阳"的记载，《素问·宝命全形论》有"人生有形，不离阴阳"的论述。而《素问·阴阳应象大论》又有"天地者，万物之上下也；阴阳者，血气之男女也；左右者，阴阳之道路也；水火者，阴阳之征兆也；阴阳者，万物之能始也。故曰：阴在内，阳之守也；阳在外，阴之使也"的记载。由此可知，阴阳是事物的两种属性，它是古人从长期的生活和生产实践中，认识到自然界事物的变化，都具有阴阳对立统一的两个方面。这两个方面的内在联系、互相作用和不断运动是事物生长变化和消亡的根源。

人类对自然环境有一定的调节功能和适应能力，只要自然环境的变化不破坏人的调节机制，不超出人类的适应能力，人和环境的稳态就可以维持。此即《素问·四气调神大论》所说的"四时阴阳者，万物之根本也""阴阳四时者，万物之终始也，死生之本也"，及《素问·阴阳应象大论》之"四时阴阳，尽有经纪；外内之应，皆有表里"的道理。所以"法于阴阳，和于术数"，就是要把握大自然和人体变化规律的调节法则，即"阴阳应象规律"，方能"形与神俱，而尽终其天年"。对此，该篇尝有"余闻上古圣人，论理人形，列别脏腑，端络经脉，会通六合，各从其经。气穴所发，各有处名；溪谷属骨，皆有所起；分部逆从，各有条理；四时阴阳，尽有经纪；外内之应，皆有表里"的记载。鉴于此，临床诊治法则，该篇有"善诊者，察色按脉，先别阴阳""审其阴阳，以别柔刚，阳病治阴，阴病治阳"；"善用针者，从阴引阳，从阳引阴"的记载。对此，《素问·阴阳离合论》有"生因春，长因夏，收因秋，藏因冬。失常则天地四塞。阴阳之变，其在人者，亦数之可数"的记载。而《素问·阴阳别论》云："黄帝问曰：人有四经、十二从，何谓？岐伯对曰：四经应四时，十二从应十二月，十二月应十二脉。脉有阴阳，知阳者知阴，知阴者知阳。"本篇运用阴阳的理论，讨论脉象及其主病，并根据经脉脏腑阴阳的分属，论证病情和决断预后，成为一篇脉学专论。

《素问·热论》云："伤寒一日，巨阳受之，故头项痛，腰脊强。二日阳明受之，阳明主肉，其脉夹鼻络于目，故身热目疼而鼻干，不得卧也。三日少阳受之，少阳主胆，其脉循胁络于耳，故胸胁痛而耳聋。三阳经络皆受其病，而未入于脏者，故可汗而已。四日太阴受之，太阴脉布胃中络于嗌，故腹满而嗌干。五日少阴受之，少阴脉贯肾络于肺，系舌本，故口燥舌干而渴。六日厥阴受之，厥阴脉循阴器而络于肝，故烦满而囊缩。三阴三阳、五脏六腑皆受病，荣卫不行，五脏不通，则死矣。其不两感于寒者，七日巨阳病衰，头痛少愈；八日阳明病衰，身热少愈；九日少阳病衰，耳聋微闻；十日太阴病衰，腹减如故，则思饮食；十一日少阴病衰，渴止不满，舌干已而嚏；十二日厥阴病衰，囊纵，少腹微下，大气皆去，病日已矣。"这就是循经传。循经传是说明阳气渐少，五阳转化成六阴，病由表及里，病势渐重。传到了六日以后足经传完。七日传入手经，阳气逐渐恢复，传到了十二日以后，就病好了。若十二日以上尝未痊，则成坏病。

南宋郭雍《仲景伤寒补亡论·六经统论》中云："足阳明胃之经，从鼻起，夹于鼻，络于目，下咽，分为四道，并正别脉六道，上下行腹，纲维于身。盖诸阳在表，阳明主肌肉，络于鼻，故病人身热，目疼，鼻干，不得卧，其脉尺寸俱长者，故知阳明经受病……足少阳胆之经，起目外眦，络于耳，分为四道，下缺盆，循于胁，并正别脉六道上下，主经营百节，流气三部，故病人胸胁痛而耳聋，或口苦咽干，或往来寒热而呕，其脉尺寸俱弦者，知少阳经受病也……足太阴脾之经，为三阴之首，其脉布于脾胃，络于咽喉，故病人患腹满而嗌干，其脉尺寸俱沉细者，知太阴经受病也……足少阴肾之经，其脉起于足小趾之下，斜取足心，别行者入跟中，上至股内后廉，贯肾络膀胱，直行，从肾上贯肝膈，入肺中，系舌本，伤寒热气入于脏，流入于少阴之经。少阴主肾，肾恶燥，故渴而引饮，又经发汗吐下以后，脏腑空虚，津液枯竭，肾有余热亦渴，故病人口燥舌干而渴，其脉尺寸俱沉者，少阴受病也……足厥阴肝之经……其脉循阴器而络于舌本，脉弗营则筋急，筋急则引舌与卵，故唇青舌卷而囊缩。凡病人烦满而囊缩，其脉尺寸俱微缓者，知厥阴经受病也。”这说明了《伤寒论》的六经传变是足经的传变。另外尝有“越经传”“误下传”“表里传”“首尾传”“直中”“里传表”“合病”“并病”等传变规律。

由此可见，《伤寒论》六经病传变规律源于此，充分说明了《伤寒论》的六经传变，实际上反映的是十二经的阴阳消长规律。

（二）经脉流注规律

经络是机体内运行气血的通路，内联脏腑，外络肢节，沟通内外，贯穿上下，调节机体各部，共同进行有机的整体活动。通过气血在经络内有规律的循环和复杂的联络交会，俾机体各部构成有机的协调共济的统一体，而形成通灌全身、溉润脏腑、御邪卫外的功能。所以，质言之，只有经脉的正常流注，才有人体正常的生命活动。否则神机化灭，生命终止。故《灵枢·经脉》有“经脉者，所以能决死生，处百病，调虚实，不可不通”的记载。《灵枢·五十营》云：“黄帝曰：余愿闻五十营奈何？岐伯答曰：天周二十八宿，宿三十六分，人气行一周千八分，日行二十八宿。人经脉上下、左右、前后二十八脉，周身十六丈二尺，以应二十八宿，漏水下百刻，以分昼夜。故人一呼，脉再动，气行三寸……呼吸定息，气行六寸。十息，气行六尺……二百七十息，气行十六丈二尺，气行交通于中，一周于身，下水二刻，日行二十五分；五百四十息，气行再周于身，下水四刻，日行四十分有奇；二千七百息，气行十周于身，下水二十刻，日行五宿二十分；一万三千五百息，气行五十营于身，水下百刻，日行二十八宿，漏水皆尽，脉终矣。所谓交通者，并行一数也，故五十营备，得尽天地之寿矣，凡行八百一十丈也。"此乃详言经脉之行，昼夜有五十度之数。《灵枢·营卫生会》云："人受气于谷，谷入于胃，以传与肺，五脏六腑，皆以受气，其清者为营，浊者为卫，营在脉中，卫在脉外，营周不休，五十而复大会，阴阳相贯，如环无端。卫气行于阴二十五度，行于阳二十五度，分为昼夜，故气至阳而起，至阴而止。故曰：日中而阳陇为重阳，夜半而阴陇为重阴。故太阴主内，太阳主外，各行二十五度，分为昼夜。夜半为阴陇，夜半后而为阴衰，平旦阴尽而阳受气矣。日中而阳陇，日西而阳衰，日入阳尽而阴受气矣。夜半而大会，万民皆卧，命曰合阴，平旦阴尽而阳受气，如是无已，与天地同纪。"此详言营卫之生会，与天地之行同其度也。而《灵枢·卫气行》又有"岁有十二月，日有十二辰，子午为经，卯酉为纬，天周二十八宿，而一面七星，四七二十八星，房、昴为纬，虚、张为经。是故房至毕为阳，昴至心为阴，阳主昼，阴主夜"的记载。此即中医学中的"经脉流注规律"，而应用到中医临床中又称为"子午流注学说"。人体营卫气血的运行，有其昼夜时间节律与天体运行形成昼夜时序变化。营气出于中焦，并胃中，出上焦之后，上注于肺，受气取汁化赤为血。一为精专之营，其行寅时始于手太阴肺，渐降而下，丑时终于足厥阴肝经与督脉，寅时复由肝经注肺，周而复始，不与卫相偕行。一为五十营，与脉外卫气偕行，同受宗气支配，周日凡五十周于身，始于手太阴肺经，终于任督两跷。卫气出于上焦，行于脉外，其行由下焦渐升而上，每于平旦阴尽，阳气出于目之睛明穴，上行至头，昼自足太阳始，行于六阳经以下阴分。夜自足少阴始，行于六经，昼夜各二十五周，不随宗气而自行于各经皮肤分肉间，依傍脉道运行。于是，营卫运行，经脉流注的时间节律变化，确定了人体各脏腑在一天中什么时刻处于活动高峰，而为子午流注按时施治原则，提供了理论依据。

人体营卫的运行，经脉流注的时间节律变化，确立了各脏腑的固有功能有着显著的昼夜节律，又称之为人体的内源节律。经脉流注规律尝受"脏气法时"和"阴阳应象"两大规律影响，于是经脉流注与疾病周期，约言有三：一是经气生旺之时发病或病加，正气借以该经气血旺盛与邪抗争，正邪相争而病作；二是经气生旺，气血充盛之时，得天时正气之助，阴阳自和而病愈或病减；三是远离该经气血生旺之时，脏腑功能低下，邪气盛而病剧甚至死亡。同时尝有因营卫气血的虚衰，不能应旺而胜邪，病人病甚或临界此时而死亡。

由于经络为内联脏腑，外络肢节，贯穿上下，沟通内外，运行气血的径路，故脏腑功能的异常，必然导致经脉发生病变。由于经脉有阴阳异位的表里相接、虚实逆从等不同变化，而相应形成脏腑的发病规律。同时，六淫之邪侵袭体表，必然由经脉而累及脏腑。故《素问》有"太阴阳明论""阳明脉解""热论"等诸篇。

（三）脏气法时规律

五脏之气，必应天时，此即脏气法时之谓。故《素问》有"脏气法时论"专篇。尝云："五行者，金木水火土也，更贵更贱，以知死生，以决成败，而定五脏之气，间甚之时，死生之期也。""贵"者，木旺于春，火旺于夏。"贱"者，木败于秋，火灭于冬。五行相生，遇三相克。如木生火，火生金。逢三则金克木。故"病在肝，愈于夏，夏不愈，甚于秋"，故曰"间甚之时"。此说明了欲察其脏腑而知进退生死之期，须取法于四时五行生克之顺逆而推断之。十天干与十二地支配合，名曰甲子。《素问·六微旨大论》有"天气始于甲，地气始于子，子甲相合，名曰岁立，谨候其时，气可与期"的记载，说明了六十日周期的盛衰，影响着人的生老病死，此即"合人形以法四时五行而治"的"五运学说"，即"脏气法时规律"在中医临床中的应用。

《素问》有"金匮真言论"篇，该篇从"天人相应"的观点出发，以四时五行为中心，联系到人体，强调"五脏应四时，各有收受"，阐述了人体疾病的发生与外界环境、四时气候变化的关系，并指出了每个季节的气候特点与人体内脏腑有特定的联系，如有"春病在肝""夏病在心""秋病在肺""冬病在肾"的论述。这对某些疾病的防治有一定指导意义。实践证明四时气候与疾病的发生关系具有一定的科学性，并被现代气象医学所验证。如肺主气而朝百脉，与五脏六腑息息相关，其他脏腑病变，上干于肺，致肺之宣发肃降失司，亦可发咳嗽。故《素问·咳论》有"肺之令人咳""五脏六腑皆令人咳，非独肺也"之说。盖因"五脏各以其治时受病，非其时，各传以与之"。故该篇又云："人与天地相参，故五脏各以治时感于寒则受病，微则咳，甚则为泄为痛。乘秋则肺先受邪，乘春则肝先受之，乘夏则心先受之，乘至阴则脾先之，乘冬则肾先受之。"

风、寒、暑、湿、燥、火，为天之六气，亦称"六气"，在正常情况下，六气是无害的。正如《素问·宝命全形论》所云："天覆地载，万物悉备，莫贵于人。人以天地之气生，四时之法成。"这说明了人之所以得以生存，就是人能够经常不断地和外部环境进行能量传递和物质转换。若四时六气发生太过或不及，或非其时而有其气，就会直接或间接影响人体正常生理活动，引起疾病的发生，是谓六气淫胜，简称"六淫"。"六淫"为病，每与季节有关。春多风病，夏多暑病，长夏多湿病，秋多燥病，冬多寒病。故《素问·五运行大论》云："五气更立，各有所先，非其位则邪，当其位则正。"《灵枢·本神》有"智者之养生也，必顺四时而适寒暑，和喜怒而安居处，节阴阳而调刚柔，如是则僻邪不至，长生久视"之论。此即五运六气学说在中医临床中的应用，亦为中医养生观、治未病思想的重要内容。

人体的虚实开阖，应天时之盛衰，若"寒温和适，腠理不开，然有卒病者"，正以平居之际，其腠理开闭缓急亦有时之故。故《灵枢·岁露论》有"人与天地相参也，与日月相应也，故月满则海水西盛，人血气积，肌肉充，皮肤致，毛发坚，腠理郄，烟垢著，当是之时，虽遇贼风，其入浅不深。至其月郭空，则海水东盛，人气血虚，其卫气去，形独居，肌肉减，皮肤纵，腠理开，毛发残，膲理薄，烟垢落，当是之时，遇贼风则其入深，其病人也卒暴"的记载。《素问·八正神明论》有"月始生，则血气始精，卫气始行；月郭满，则血气实，肌肉坚；月郭空，则肌肉减，经络虚，卫气去，形独居。是以因天时而调血气也。是以天寒无刺，天温无疑。月生无泻，月满无补，月郭空无治，是谓得时而调之"的论述。故"用针之服，必有法则焉"。"服"者，事也。意谓用针的技术，必有一定的方法准则。对此，该篇有"法天则地，合以天光""凡刺之法，必候日月星辰、四时八正之气，气定乃刺之"的表述，并强调"天忌不可不知也"。对此，《灵枢·官能》尝有"用针之理，必知形气之所在""用针之服，必有法则，上视天光，下司八正，以辟奇邪，而观百姓，审于虚实，无犯其邪。是得天之露，遇岁之虚，救而不胜，反受其殃。故曰：必知天忌之论。"天忌"，乃天时之宜忌也。故元代王国瑞《扁鹊神应针灸玉龙经》有"人神尻神歌诀""太乙日游九宫血忌诀"篇。综上所述，人体气血盛衰是随月的盈亏而变动的，人体是通过自身形成的控制系统，即脏气法时规律，保持着内外环境的有序稳态，以维持人体正常的生理功能和生命活动。

根据"脏气法时规律"，五脏之病在不同的季节，而有不同的刺法。如《素问·水热穴论》云："帝曰：春取络脉分肉何也？岐伯曰：春者木始治，肝气始生，肝气急，其风疾，经脉常深，其气少，不能深入，故取络脉分肉间。帝曰：夏取盛经分腠何也？岐伯曰：夏者火始治，心气始长，脉瘦气弱，阳气留溢，热熏分腠，内至于经，故取盛经分腠，绝肤而病去者，邪居浅也。所谓盛经者，阳脉也。帝曰：秋取经俞何也？岐伯曰：秋者金始治，肺将收杀，金将胜火，阳气在合，阴气初胜，湿气及体，阴气未盛，未能深入，故取俞以泻阴邪，取合以虚阳邪。阳气始衰，故取于合。帝曰：冬取井荥何也？岐伯曰：冬者水始治，肾方闭，阳气衰少，阴气坚盛，巨阳伏沉，阳脉乃去，故取井以下阴逆，取荥以实阳气。故曰：冬取井荥，春不鼽衄，此之谓也。"文中表述了针刺的深浅为什么必须结合四时的道理。他如《素问·调经论》中，提出了治疗疾病必参合四时气候的情况，施行适当的治法，故有"取血于营，取气于卫"之论。四时有更替之序，阴阳有升降之机，故人体必与四时相适应，气血亦随之而变化，而针刺方法亦要随其变化，顺应四时而施刺谓之从，违反四时而施刺谓之逆。对此《素问·四时刺逆从论》之三阴三阳合于四时，属运气学说中的主气。若太过或不及必导致克制的反常。对此，篇中有云："厥阴有余病阴痹，不足病生热痹，滑则病狐疝风，涩则病少腹积气。少阴有余皮痹隐轸，不足病肺痹，滑则病肺风疝，涩则病积溲血。太阴有余病肉痹寒中，不足病脾痹，滑则病脾风疝，涩则病积，心腹时满。阳明有余病脉痹，身时热，不足病心痹，滑则病心风疝，涩则病积，时善惊。太阳有余病骨痹身重，不足病肾痹，滑则病肾风疝，涩则病积，时善颠疾。少阳有余病筋痹胁满，不足病肝痹，滑则病肝风疝，涩则病积，时筋急目痛。"对何以"春气在经脉，夏气在孙络，长夏气在肌肉，秋气在皮肤，冬气在骨髓中"之由，该篇有"春者天气始开，地气始泄，冻解冰释，水行经通，故人气在脉。夏者经满气溢，入孙络受血，皮肤充实。长夏者经络皆盛，内溢肌中。秋者天气始收，腠理闭塞，皮肤引急。冬者盖藏，血气在中，内著骨髓，通于五脏。是故邪气者，常随四时之气血而入客也，至其变化不可为度，然必从其经气辟除其邪，除其邪则乱气不生"的表述。该篇进而记载了针刺违反了四时阴阳规律，必导致气血逆乱后果，即"春刺络脉，血气外溢""春刺肌肉，血气环逆""春刺筋骨，血气内著""夏刺经脉，血气乃竭""夏刺肌肉，血气内却""夏刺筋骨，血气上逆""秋刺经脉，血气上逆""秋刺络脉，气不外行""秋刺筋骨，血气内散""冬刺经脉，气血皆脱""冬刺络脉，内气外泄""冬刺肌肉，阳气竭绝"，并云："凡此四时刺者，大逆之病，不可不从也，反之则生乱气相淫病焉。故刺不知四时之经，病之所生，以从为逆，正气内乱，与精相薄，必审九候，正气不乱，精气不转"。

（四）五脏法象规律

《素问·示从容论》云："夫圣人之治病，循法守度，援物比类，化之冥冥，循上及下……明引《比类》《从容》，是以名曰诊轻，是谓至道也。""援物比类"法，《周易·系辞》以"方以类聚，物以群分"表述。方是事，物是物，意谓天地间的万事万物都是同类相聚，同类相聚的事物都具有共同的特点，而又以其共同具有的特点与其他类事物区分开来。此即"取类比象""援物比类"法，是中医学在诊断上对于病情的分析方法。高世栻云："圣人治病，循法守度，援物比类，从容中道，帝以此理示雷公，故曰示从容。"藏象是研究人体脏腑生理功能、病理变化、相互关系及其与阴阳五行的相互关系的学说。如《素问·调经论》有"帝曰：人有精气津液，四肢九窍，五脏十六部，三百六十五节，乃生百病，百病之生，皆有虚实。今夫子乃言有余有五，不足亦有五，何以生之乎？岐伯曰：皆生于五脏也。夫心藏神，肺藏气，肝藏血，脾藏肉，肾藏志，而此成形。志意通，内连骨髓，而成身形五脏。五脏之道，皆出于经隧，以行血气，血气不和，百病乃变化而生，是故守经隧焉"的记载。由此可知，藏象反映的是"五脏法象规律"，即以"援物比类"的方法来说明五脏与人体五腑、五官、五体、五志、五液、五脉，以及与自然界的五行、五方、五季、五气、五色、五味、五音之间的相互关系。

为了便于了解和掌握人与自然的关系及人体内在因素的变化规律，进一步指导医疗实践，古代医家把人体脏腑组织、生理功能、病理变化，以及与人类生活有关的自然界事物，进行了广泛联系和研究，用取类比象方法，按事物的不同性能、作用和形态，执繁就简地分别归属为木、火、土、金、水五类及阴阳两种属性，以利于了解各种事物间的关系，并以此阐明了五脏与人体组织间的复杂关系。因已有"阴阳应象规律"专篇，故本节以五脏与自然界五行、五脏与人体组织间关系为切入点，着重阐述"五脏法象规律"。

《素问·金匮真言论》云："东方青色，入通于肝，开窍于目，藏精于肝，其病发惊骇；其味酸，其类草木，其畜鸡，其谷麦，其应四时，上为岁星，是以春气在头也，其音角，其数八，是以知病之在筋也，其臭臊。南方赤色，入通于心，开窍于耳（按：本节是按九窍分属五脏：目属肝，耳属心，口属脾，鼻属肺，二阴属肾说），藏精于心，故病在五脏，其味苦，其类火，其畜羊，其谷黍，其应四时，上为荧惑星，是以知病之在脉也，其音徵，其数七，其臭焦。中央黄色，入通于脾，开窍于口，藏精于脾，故病在舌本，其味甘，其类土，其畜牛，其谷稷，其应四时，上为镇星，是以知病之在肉也，其音宫，其数五，其臭香。西方白色，入通于肺，开窍于鼻，藏精于肺，故病在背，其味辛，其类金，其畜马，其谷稻，其应四时，上为太白星，是以知病之在皮毛也，其音商，其数九，其臭腥。北方黑色，入通于肾，开窍于二阴，藏精于肾，故病在溪，其味咸，其类水，其畜彘，其谷豆，其应四时，上为辰星，是以知病之在骨也，其音羽，其数六，其臭腐。"文中表述了以五行类五脏等多种事物，说明人体五脏、五体与内外环境的关系和疾病变化。

鉴于"天有四时五行，以生长收藏，以生寒暑燥湿风。人有五脏化五气，以生喜怒悲忧恐"。故"上古圣人，论理人形，列别脏腑，端络经脉，会通六合，各从其经。气穴所发，各有处名；溪谷属骨，皆有所起；分部逆从，各有条理；四时阴阳，尽有经纪；外内之应，皆有表里。"对此，《素问·阴阳应象大论》尝有"东方生风，风生木，木生酸，酸生肝，肝生筋，筋生心，肝主目。其在天为玄，在人为道，在地为化。化生五味，道生智，玄生神，神在天为风，在地为木，在体为筋，在脏为肝，在色为苍，在音为角，在声为呼，在变动为握，在窍为目，在味为酸，在志为怒。怒伤肝，悲胜恐；风伤筋，燥胜风；酸伤筋，辛胜酸。南方生热，热生火，火生苦，苦生心，心生血，血生脾，心主舌。其在天为热，在地为火，在体为脉，在脏为心，在色为赤，在音为徵，在声为笑，在变动为忧，在窍为舌，在味为苦，在志为喜。喜伤心，恐胜喜；热伤气，寒胜热；苦伤气，咸胜苦。中央生湿，湿生土，土生甘，甘生脾，脾生肉，肉生肺，脾主口。其在天为湿，在地为土，在体为肉，在脏为脾，在色为黄，在音为宫，在声为歌，在变动为哕，在窍为口，在味为甘，在志为思。思伤脾，怒胜思；湿伤肉，风胜湿；甘伤肉，酸胜甘。西方生燥，燥生金，金生辛，辛生肺，肺生皮毛，皮毛生肾，肺主鼻。其在天为燥，在地为金，在体为皮毛，在脏为肺，在色为白，在音为商，在声为哭，在变动为咳，在窍为鼻，在味为辛，在志为忧。忧伤肺，喜胜忧；热伤皮毛，寒胜热；辛伤皮毛，苦胜辛。北方生寒，寒生水，水生咸，咸生肾，肾生骨髓，髓生肝，肾主耳。其在天为寒，在地为水，在体为骨，在脏为肾，在色为黑，在音为羽，在声为呻，在变动为栗，在窍为耳，在味为咸，在志为恐。恐伤肾，思胜恐；寒伤血，燥胜寒；咸伤血，甘胜咸"的记载。其说明了古人以五脏配五行，以说明自然界万物的变化与人体的关系，进一步说明了人体五脏、五体、五志等相互关系。以人体"五脏法象规律"为核心的五行学说，进一步阐明了天人相应的整体观、形神统一的生命观、太极思维的辩证观，为《黄帝内经》中医学的重要学术思想，亦即中国象数医学的学术思想内涵。

对于五脏与五官、五体、五味、五色、五脉的关系，《灵枢·五阅五使》有"五气者，五脏之使也，五时之副也""五官者，五脏之阅也""鼻者，肺之官也；目者，肝之官也；口唇者，脾之官也；舌者，心之官也；耳者，肾之官也"的记载。《素问·五脏生成》尝有"心之合脉也，其荣色也，其主肾也。肺之合皮也，其荣毛也，其主心也。肝之合筋也，其荣爪也，其主肺也。脾之合肉也，其荣唇也，其主肝也。肾之合骨也，其荣发也，其主脾也"的论述。"其主"，为相克之脏。由此可见，古代医家把五脏分属五行，并运用五行生克的理论来说明五脏之间的相互资生和相互制约的关系；而脉、皮、筋、肉、骨和色、毛、发、爪、唇等又分别与五脏相配合，以此从体表的变化可以探求内脏的病变，而内脏的病变亦可以影响体表的形态，此即通过"五脏法象规律""从内知外，以外测内"。该篇又有"是故多食咸，则脉凝泣而变色；多食苦，则皮槁而毛拔；多食辛，则筋急而爪枯；多食酸，则肉胝䐢而唇揭；多食甘，则骨痛而发落，此五味之所伤也。故心欲苦，肺欲辛，肝欲酸，脾欲甘，肾欲咸，此五味之合五脏之气也"的记载。其说明了人的饮食，需要调五味以和五脏，否则就会造成脏气偏胜而发生疾病。若五脏的功能失调，必定造成五脉形态的异常，人的形体亦必出现病理变化，对此《素问·脉要精微论》有"心脉搏坚而长，当病舌卷不能言；其耎而散者，当消渴自已。肺脉搏坚而长，当病唾血；其耎而散者，当病灌汗，至令不复散发也。肝脉搏坚而长，色不青，当病坠若搏，因血在胁下，令人喘逆；其耎而散色泽者，当病溢饮，溢饮者渴暴多饮，而易入肌皮肠胃之外也。胃脉搏坚而长，其色赤，当病折髀；其耎而散者，当病食痹。脾脉搏坚而长，其色黄，当病少气；其耎而散色不泽者，当病足骭肿，若水状也。肾脉搏坚而长，其色黄而赤者，当病折腰；其耎而散者，当病少血，至令不复也"的记载。

痿，是指肢体软弱无力，不能随意活动，日久肌肉萎缩的病证。《素问·痿论》以五脏与五体相合的理论为依据，论述五痿的病因、病机、证候、鉴别要点及治疗原则。对"五脏使人痿"有如下记载："肺主身之皮毛，心主身之血脉，肝主身之筋膜，脾主身之肌肉，肾主身之骨髓。故肺热叶焦，则皮毛虚弱急薄，著则生痿躄也。心气热，则下脉厥而上，上则下脉虚，虚则生脉痿，枢折挈，胫纵而不任地也。肝气热，则胆泄口苦筋膜干，筋膜干则筋急而挛，发为筋痿。脾气热，则胃干而渴，肌肉不仁，发为肉痿。肾气热，则腰脊不举，骨枯而髓减，发为骨痿。"《素问》尝有"宣明五气"专论。"宣明"，宣发阐明之意；"五气"乃五脏之气。本篇承其上篇"脏气法时论"的理论，宣发阐明了"五脏法象规律"。正如篇中所述："五味所入：酸入肝，辛入肺，苦入心，咸入肾，甘入脾，是为五入。五气所病：心为噫，肺为咳，肝为语，脾为吞，肾为欠为嚏，胃为气逆为哕，大肠小肠为泄，下焦溢为水，膀胱不利为癃，不约为遗溺，胆为怒，是为五病。五精所并：精气并于心则喜，并于肺则悲，并于肝则忧，并于脾则畏，并于肾则恐，是谓五并。虚而相并者也。五脏所恶：心恶热，肺恶寒，肝恶风，脾恶湿，肾恶燥，是谓五恶。五脏化液：心为汗，肺为涕，肝为泪，脾为涎，肾为唾，是为五液。五味所禁：辛走气，气病无多食辛。咸走血，血病无多食咸；苦走骨，骨病无多食苦；甘走肉，肉病无多食甘；酸走筋，筋病无多食酸。是谓五禁，无令多食。五病所发：阴病发于骨，阳病发于血，阴病发于肉，阳病发于冬，阴病发于夏，是谓五发。五邪所乱：邪入于阳则狂，邪入于阴则痹，搏阳则为颠疾，搏阴则为喑，阳入之阴则静，阴出之阳则怒，是为五乱。五邪所见：春得秋脉，夏得冬脉，长夏得春脉，秋得夏脉，冬得长夏脉，名曰阴出之阳，病善怒不治，是谓五邪。皆同命，死不治。五脏所藏：心藏神，肺藏魄，肝藏魂，脾藏意，肾藏志，是谓五脏所藏。五脏所主：心主脉，肺主皮，肝主筋，脾主肉，肾主骨，是为五主。五劳所伤：久视伤血，久卧伤气，久坐伤肉，久立伤骨，久行伤筋，是谓五劳所伤。五脉应象：肝脉弦，心脉钩，脾脉代，肺脉毛，肾脉石，是谓五脏之脉。"可见，篇中以五脏为中心，运用五行学说对疾病的发病因素、脏腑功能、病情变化、脉搏形象、药物性味、饮食宜忌等方面进行分类归纳，以阐明"五脏法象"规律，从而为临床诊治提供了指导原则。

在《素问·五运行大论》中，提出了一个"寒暑燥湿风火，在人合之奈何？其于万物何以生化"的问题，即五运六气的变化对人的影响和与万物生化的关系。因"人以天地之气生，四时之法成"及"人与天地相参也，与日月相应也"，故人体五脏与天地间万物有着密切的联系，即"五脏法象规律"。对此，《素问·五运行大论》有与《素问·阴阳应象大论》类似的记载："帝曰：寒暑燥湿风火，在人合之奈何？其于万物何以生化？岐伯曰：东方生风，风生木，木生酸，酸生肝，肝生筋，筋生心。其在天为玄，在人为道，在地为化。化生五味，道生智，玄生神，化生气。神在天为风，在地为木，在体为筋，在气为柔，在脏为肝。其性为暄，其德为和，其用为动，其色为苍，其化为荣，其虫毛，其政为散，其令宣发，其变摧拉，其眚为陨，其味为酸，其志为怒。怒伤肝，悲胜怒；风伤肝，燥胜风；酸伤筋，辛胜酸。南方生热，热生火，火生苦，苦生心，心生血，血生脾。其在天为热，在地为火，在体为脉，在气为息，在脏为心。其性为暑，其德为显，其用为燥，其色为赤，其化为茂，其虫羽，其政为明，其令郁蒸，其变炎烁，其眚燔焫，其味为苦，其志为喜。喜伤心，恐胜喜；热伤气，寒胜热；苦伤气，咸胜苦。中央生湿，湿生土，土生甘，甘生脾，脾生肉，肉生肺。其在天为湿，在地为土，在体为肉，在气为充，在脏为脾。其性静兼，其德为濡，其用为化，其色为黄，其化为盈，其虫倮，其政为谧，其令云雨，其变动注，其眚淫溃，其味为甘，其志为思。思伤脾，怒胜思；湿伤肉，风胜湿；甘伤脾，酸胜甘。西方生燥，燥生金，金生辛，辛生肺，肺生皮毛，皮毛生肾。其在天为燥，在地为金，在体为皮毛，在气为成，在脏为肺。其性为凉，其德为清，其用为固，其色为白，其化为敛，其虫介，其政为劲，其令雾露，其变肃杀，其眚苍落，其味为辛，其志为忧。忧伤肺，喜胜忧；热伤皮毛，寒胜热；辛伤皮毛，苦胜辛。北方生寒，寒生水，水生咸，咸生肾，肾生骨髓，髓生肝。其在天为寒，在地为水，在体为骨，在气为坚，在脏为肾。其性为凛，其德为寒，其用为藏，其色为黑，其化为肃，其虫鳞，其政为静，其令霰雪，其变凝冽，其眚冰雹，其味为咸，其志为恐。恐伤肾，思胜恐；寒伤血，燥胜寒；咸伤血，甘胜咸。"故"五气更立，各有所先，非其位则邪，当其位则正""气相得则微，不相得则甚"。

（五）五脏传移规律

疾病一旦发生，并非固定不变，而是变动不居，随身体情况和病邪盛衰而发生传变。根据《素问·标本病传论》及《灵枢·病传》的论述，病的传移是先传其所胜之脏，即五脏之相克为传的"五脏传移规律"。病先发于某脏或某腑，必传于相胜之脏腑，若几日不愈，必于某时刻死亡。如《素问·标本病传论》有"夫病传者，心病先心痛，一日而咳，三日胁支痛，五日闭塞不通，身痛体重，三日不已死，冬夜半，夏日中。肺病咳喘，三日而胁支满痛，一日身重体痛，五日而胀，十日不已死，冬日入，夏日出。肝病头目眩，胁支满，三日体重身痛，五日而胀，三日腰脊少腹痛、胫酸，三日不已死，冬日入，夏早食。脾病身痛体重，一日而胀，二日少腹腰脊痛，胫酸，三日背膂筋痛，小便闭，十日不已死，冬人定，夏晏食。肾病少腹腰脊痛，骱酸，三日背膂筋痛，小便闭，三日腹胀，三日两胁支痛，三日不已死，冬大晨，夏晏晡"。同时还有胃病、膀胱病传变和预后的记载。而《灵枢·病传》有"大气入脏""病先发于心，一日而之肺，三日而之肝，五日而之脾，三日不已，死。冬夜半，夏日中。病先发于肺，三日而之肝，一日而之脾，五日而之胃，十日不已，死。冬日入，夏日出。病先发于肝，三日而之脾，五日而之胃，三日而之肾，三日不已，死。冬日入，夏早食。病先发于脾，一日而之胃，二日而之肾，三日而之膂膀胱，十日不已，死。冬人定，夏晏食。病先发于胃，五日而之肾，三日而之膂膀胱，五日而上之心，二日不已，死。冬夜半，夏日昳。病先发于肾，三日而之膂膀胱，三日而上之心，三日而之小肠，三日不已，死。冬大晨，夏晏晡。病先发于膀胱，五日而之肾，一日而之小肠，一日而之心，二日不已死。冬鸡鸣，夏下晡。诸病以次相传，如是者皆有死期，不可刺也。间一脏及二、三、四脏者，乃可刺也"的论述。由此可知，大凡疾病的传变，是一条五行配五脏相克胜的规律，如《素问·标本病传论》"心病先心痛"条，意谓心病先发心痛，过一日病传心火所胜的肺金而发咳嗽；再过三日病传于肺金所胜的肝木而胁肋胀痛；再过五日病传于肝木所胜的脾土而大便闭塞不通、身体疼痛沉重；再过三日不愈病传于脾土所胜的肾水而致肾气衰微，就要死亡。因冬属水，而冬夜半阴寒，其水尤胜，唯水克火，故心痛病冬死于夜半。夏属火，而夏之日中炎极，其火尤胜，今心火已绝，火不能持，故夏死于日中。

《素问·平人气象论》云："平人之常气禀于胃，胃者平人之常气也，人无胃气曰逆，逆者死。"又云："人以水谷为本，故人绝水谷则死，脉无胃气亦死。所谓无胃气者，但得真脏脉，不得胃气也。"《素问·阴阳别论》云："所谓阴者，真脏也，见则为败，败必死也。"盖因"五脏者皆禀气于胃，胃者五脏之本也。脏气者，不能自致于手太阴，必因于胃气，乃至于手太阴也。故五脏各以其时，自为而至于手太阴也。故邪气胜者，精气衰也。故病甚者，胃气不能与之俱至于手太阴，故真脏之气独见，独见者病胜脏也。"故《素问·玉机真脏论》有云："见真脏曰死。"真脏，又名真脏脉，即无胃气之脉。若五脏各自出现真脏脉，逢克其之时日则死。盖因天干配属五行：则甲乙为肝木，丙丁为心火，戊己为湿土，庚辛为肺金，壬癸为肾水。若真脏脉见，遇其相克时日，则易死亡。故《素问·平人气象论》有"肝见庚辛死，心见壬癸死，脾见甲乙死，肺见丙丁死，肾见戊己死，是谓真脏见皆死"的记载。该篇尚载有"脉得四时之顺，曰病无他；脉反四时及不间脏曰难已"的记载。此意谓脉四时相应为顺，即使患病，亦无危险；若脉与四时相反及不间脏而传变的病，为难愈的。对此，张介宾注云："间脏者，传其所生也。如肝不传脾而传心，心不传肺而传脾，其气相生，虽病亦微。"不间脏，指相克而传，如心病传肺，肺病传肝，肝病传脾，脾病传肾，或肾病传心等，故曰难已。人的生老病死及疾病的传变时间，不但受五脏传移规律，即五行生克规律的影响，同时受"脏气法时规律"及"阴阳应象规律"的影响。如《素问·脏气法时论》云："病在肝，愈于夏，夏不愈，甚于秋，秋不死，持于冬，起于春，禁当风。肝病者，愈在丙丁，丙丁不愈，加于庚辛，庚辛不死，持于壬癸，起于甲乙。肝病者，平旦慧，下晡甚，夜半静。肝欲散，急食辛以散之，用辛补之，酸写之。病在心，愈在长夏，长夏不愈，甚于冬，冬不死，持于春，起于夏，禁温食热衣。心病者，愈在戊己，戊己不愈，加于壬癸，壬癸不死，持于甲乙，起于丙丁。心病者，日中慧，夜半甚，平旦静。心欲奭，急食咸以奭之，用咸补之，甘泻之。病在脾，愈在秋，秋不愈，甚于春，春不死，持于夏，起于长夏，禁温食饱食、湿地濡衣。脾病者，愈在庚辛，庚辛不愈，加于甲乙，甲乙不死，持于丙丁，起于戊己。脾病者，日昳慧，日出甚，下晡静。脾欲缓，急食甘以缓之，用苦泻之，甘补之。病在肺，愈于冬，冬不愈，甚于夏，夏不死，持于长夏，起于秋，禁寒饮食寒衣。肺病者，愈在壬癸，壬癸不愈，加于丙丁，丙丁不死，持于戊己，起于庚辛。肺病者，下晡慧，日中甚，夜半静。肺欲收，急食酸以收之，用酸补之，辛泻之。病在肾，愈在春，春不愈，甚于长夏，长夏不死，持于秋，起于冬，禁犯焠煖热食、温炙衣。肾病者，愈在甲乙，甲乙不愈，甚于戊己，戊己不死，持于庚辛，起于壬癸。肾病者，夜半慧，四季甚，下晡静。肾欲坚，急食苦以坚之，用苦补之，咸泻之。"在"干支精微"一节中，讲到了地支的方位五行配属法，即寅卯东方木，巳午南方火，申酉西方金，亥子北方水，辰未戌丑中央土。故平旦、日出，乃木旺于寅卯之时；日中，乃火旺于午时；晡，乃金旺于申酉之时，下晡，即晡的后半时，相当于酉时；夜半，即水旺于子时；日昳，即未时，为脾旺之时。故五脏有制，不但受五运季节气的影响，尚受昼夜节律的影响。以肝病为例释之：因肝脏在五行中属木，木生火，夏天属火，故当愈于夏天；夏天不愈而到了秋天，因秋属金，金克木，故秋天病稍加重；秋天不死，冬天病情相对稳定，因冬属水，水生木；因春属木，到了第二年春天，万木争荣病就会好转。肝属木，风属木，风动则易耗肝阴，故当避风。同因，肝病患者，当痊愈于丙丁火日，甚于庚辛金日，相持于壬癸水日，好转于甲乙木日。同理，肝病患者，平旦卯时属木应肝，神志清爽；傍晚酉时属金，金克木则病情较重；夜半子时属水，水生木，故半夜病人安静。因肝喜条达恶抑郁，又因辛味属金，功于发散，金克木，故宜用辛味药来发散之。因肝木喜辛散恶酸收，故以辛为补，以酸为泻。此即"五行者，金木水火土也，更贵更贱，以知死生，以决成败，而定五脏之气，间甚之时，死生之期也""合人形以法四时五行而治"之理。

（六）五脏逆传规律

疾病不仅可以顺传，而且在特定的情况下，还可能出现逆传。《素问·玉机真脏论》云："五脏受气于其所生，传之于其所胜，气舍于其所生，死于其所不胜。病之且死，必先传行，至其所不胜，病乃死。此言气之逆行也，故死。""受气于其所生"，即受病气于己之所生之脏；"传之于其所胜"，是以相克之次序相传。其说明了疾病的传变规律，是根据五行生克来推论疾病的传变次序，预测疾病的转归。因受五行生克规律影响，五脏相连，外内环转，太过不及均病，若回而不能，失其旋转之机，则神机化灭而死亡。基于上述规律，五脏疾病的传变，是"受气于其所生"之脏，"传于其所胜"之脏，病气留舍于生我之脏，死于我所不胜之脏。当病到将要死的时候，必先传行于相克之脏，病者乃死。这是病气的逆传，故称为"五脏逆传规律"。如该篇又云："肝受气于心（五脏受气于所生，肝属木，心属火，木生火），传之于脾（传之于其所胜，脾属土，木克土），气舍于肾（气舍于其所生，肾属水，水生木），至肺而死（死于其所不胜，肺属金，金克木）。心受气于脾，传之于肺，气舍于肝，至肾而死。脾受气于肺，传之于肾，气舍于心，至肝而死。肺受气于肾，传之于肝，气舍于脾，至心而死。肾受气于肝，传之于心，气舍于脾，至脾而死，此皆逆死也。"

四季因受气候的影响，人之平脉当为春弦、夏洪、秋浮、冬沉的变化。因春季虽然阳气已升，但寒气未尽，气有约束之象，故脉稍弦；夏天阳气隆盛，脉气来势盛而去势衰，故脉洪；秋天阳气欲减，脉象来势洪盛已减，轻而如毛，故脉稍浮；冬天阳气潜藏，脉气来势沉而搏指。"四时之序，逆从之变异"，如春脉当弦，因肝属木，肺属金，而春见肺脉为金克木，见其不胜之脏之脉，故称"逆四时"。对此《素问·玉机真脏论》有"所谓逆四时者，春得肺脉，夏得肾脉，秋得心脉，冬得脾脉，其至皆悬绝沉涩者，命曰逆四时。未有脏形，于春夏而脉沉涩，秋冬而脉浮大，名曰逆四时也"的记载。此乃受五脏逆传规律的影响，造成脉象的异常。

《素问·刺热》云："肝热病者，小便先黄，腹痛多卧，身热。热争则狂言及惊，胁满痛，手足躁，不得安卧。庚辛甚（庚辛日属金，金克木，故甚），甲乙大汗（甲乙日属木，为肝旺之日，故胜邪，可大汗而热退），气逆则庚辛死（邪热淫盛，又遇庚辛金所不胜之日，故死）。刺足厥阴、少阳。其逆则头痛员员，脉引冲头也。心热病者，先不乐，数日乃热。热争则卒心痛，烦闷善呕，头痛面赤无汗。壬癸甚，丙丁大汗，气逆则壬癸死。刺手少阴、太阳。脾热病者，先头重颊痛，烦心颜青，欲呕身热。热争则腰痛不可用俯仰，腹满泄，两颔痛。甲乙甚，戊己大汗，气逆则甲乙死。刺足太阴、阳明。肺热病者，先淅然厥，起毫毛，恶风寒，舌上黄，身热。热争则喘咳，痛走胸膺背，不得大息，头痛不堪，汗出而寒。丙丁甚，庚辛大汗，气逆则丙丁死。刺手太阴、阳明。出血如大豆、立已。肾热病者，先腰痛胻酸，苦渴数饮，身热。热争则项痛而强，胻寒且酸，足下热，不欲言，其逆则项痛员员澹澹然。戊己甚，壬癸大汗，气逆则戊己死。刺足少阴、太阳。诸汗者，至其所胜日汗出也（五脏各自当旺之日，正胜邪却，病可汗出而愈）。"文中表述了五脏热病的早期症状及邪正相争时的情况，继而表述了根据五脏生克规律推断其预后及转归。大凡受五脏逆传规律影响，即遇到其相克之日则病情加重，若气机逆乱，遇相克之日则死亡，遇其当旺之日而有望病愈。

《素问·气厥论》云："黄帝问曰：五脏六腑寒热相移者何？岐伯曰：肾移寒于脾，痈肿少气。脾移寒于肝，痈肿筋挛。肝移寒于心，狂，隔中。心移寒于肺，肺消，肺消者饮一溲二，死不治。肺移寒于肾，为涌水。涌水者，按腹不坚，水气客于大肠，疾行则鸣濯濯，如囊裹浆，水之病也。脾移热于肝，则为惊衄。肝移热于心，则死。心移热于肺，传为膈消。肺移热于肾，传为柔痓。肾移热于脾，传为虚，肠澼死，不可治。胞移热于膀胱，则癃溺血。膀胱移热于小肠，隔肠不便，上为口糜。小肠移热于大肠，为虑瘕，为沉。大肠移热于胃，善食而瘦人，谓之食亦。胃移热于胆，亦曰食亦。胆移热于脑，则辛頞鼻渊，鼻渊者，浊涕下不止也，传为衄蔑瞑目。故得之气厥也。""相移"，互相转移、传变。张介宾解云："相移者，以此病而移于彼也。"上文表述了脏腑之气逆而不顺，因寒热相移演变成种种疾病，所以篇名"气厥论"。如文中"脾移寒于肝""肾移寒于脾""脾移热于肝""肾移热于脾"均为反克，其传变规律是受五行乘侮关系形成了"五脏逆传规律"。相乘相侮为破坏了脏腑间相互协调统一关系的异常表现。乘侮，是以其太过而相乘或相侮。"乘"，为相克之有余，而加重危害被克者，即某一行对其"所胜"的过度克制；"侮"，是被克者有余，而反侮其克者，即是一行对其"所不胜"的反克。故《素问·五运行大论》有"气有余，则制己所胜而侮所不胜；其不及，则己所不胜侮而乘之，己所胜轻而侮之"的论述。

二、形与神俱

形神合一的生命观是中国象数医学的三大核心理论之一，也是柳氏医派的重要学术思想。少逸先生认为"法于阴阳""和于术数"是《黄帝内经》的核心理论，"形与神俱"则是医学追求的终极目标，这已在第二章第一节中进行了阐述。然因其内容精简，颇难为广大读者所理解，故笔者不揣浅陋，在此广泛引证古今医家之论，详细介绍其理论与应用。

（一）形与神俱观

《素问·上古天真论》曰："能形与神俱，而尽终其天年，度百岁乃去"，认为形与神俱是"尽终其天年，度百岁乃去"的前提和基础。

1. 形

形，指事物之形体、形状、形质、形器、形象。《说文解字》释曰："形，象也"，其本义是指形象、形体。"形"概念的形成受先秦时期"刑名之学"的影响，其认为任何客观事物（形体）都有其一定存在方式——"形"，人们对形和器的主观把握则为"名"。《管子》曰："物固有形，形固有名。"刑名理论显赫于战国、秦汉时期，许多思想家用来探讨自然、社会和人体未知世界。《周易·系辞》云："形而上者谓之道，形而下者谓之器。"人类认识世界的观点就是道和器，而"形"则是对"道""器"这二者认识的思维过程。王夫之论证了"道"对于"器"的依存性，得出了"据器而道存，离器而道毁"的结论。中医学理论体系的确立明显受到刑名理论的影响。

中医学的"形"有两方面的内容，一是指存在于自然界中的一切有形实体，如《素问·阴阳应象大论》之"阳化气，阴成形"，《素问·天元纪大论》之"在天为气，在地成形"和《素问·六节藏象论》之"气合而有形，因变以正名"等，其中的"形"即指一切有形之物体，这是古代哲学刑名理论的直接移植和引用。二是指人的形体。古代医家运用刑名理论来解释人体生命和医学问题，又产生了三个相互区别又相互联系的组成部分。其一，认为人体是物质的，有具体的形质结构，包括脏腑、经络、气血、津液、精、骨、肉、筋、脉、髓等。如《灵枢·经水》曰："若夫八尺之士，皮肉在此，外可度量切循而得之，其死可解剖而视之，其脏之坚脆，腑之大小，谷之多少，脉之长短，血之清浊，气之多少……皆有大数"，说明人体具有坚实的物质基础和一定的形体结构，不是单纯的功能状态的存在，而是一个个实实在在的个体，有大小、硬度、颜色、形状，可视亦可及。再如《灵枢·本脏》曰"五脏者，固有小大、高下、坚脆、端正、偏倾者，六腑亦有小大、长短、厚薄、结直、缓急"，《素问·阴阳应象大论》云"喜怒伤气，寒暑伤形"，《素问·灵兰秘典论》云"使道闭塞而不通，形乃大伤"等，以及张景岳所言"形者，迹也"，高士宗所云"形者，血气之立于外者也"和张志聪所说"形谓身形"等，都对形进行了具体描述。古人对形体、骨骼、血脉、筋膜等均有度量，并对其大小、硬度、颜色和形状进行了具体描述，说明人体是由具体的形态结构构成的。其二，"形"是对人体组织结构如五脏六腑、五官九窍、四肢百骸等有"形"躯体的抽象和概括。人们在人体解剖知识的基础上，概括其特性、特质和形质，形成了抽象的结构概念，如《素问·阴阳应象大论》之"论理人形，列别脏腑"和《素问·宝命全形论》之"人生有形，不离阴阳"等，都是人体形质结构的抽象概念。其三，生命功能活动有赖于"形"的存在，"形"是功能活动的载体。如《素问·六微旨大论》云："升降出入，无器不有……器散则分之，生化息矣。"器指有形之体，生化则是人体气机的功能作用，气的生化功能离不开有形之体。可见，形既指实体结构的客观存在，也是对其特质的概括和抽象，更是功能活动的载体。此外，古人在疾病的认识上亦重视形质的改变，如鹤膝风、瘿病、瘘、疝等，则反映外部形态结构的改变；而肺痈、肠痈、癥瘕、鼓胀等病名则反映其内在脏器的损伤。因此，无论在生理还是病理上，中医都十分强调形质结构存在的重要性。

2. 神

神，指精神、功能、作用，是中医学理论的重要内容，被称为人体精、气、神"三宝"之一，其理论体现于《黄帝内经》有关藏象、病机、病证、诊断、治疗、预后等各种学说之中。其含义十分广泛，有广义和狭义之分。

（1）广义之神

广义之神包含了神为天地之主宰，代表了自然界运动变化及其内在的规律，同时也是一切生物生命力及生命活动的表现，这些内容明显受到中国古代哲学相关认识的影响。

1）神为天地万物之主宰。《说文解字》曰："神，天神引出万物者也。"清代徐灏《说文解字注笺》注云："天地生万物，物有主之者曰神"，意即神为天地万物之主宰。清代王念孙《广雅疏证》曰："郑注《礼运》云：神者，引物而出。《风俗通》引《传》曰：神者，申也。申，亦引也。神、申、引，声并相近，故神或读为引。"又云："神者，卷一云：神，引也。《尔雅》：引，陈也。神、陈、引，古声亦相近。"可见，神具有申、引、陈之义，意为造就万物之主，产生万物之源，也就是天地万事万物之主宰。随着人们认识水平的提高，逐渐把"神"看成天地万物运动变化的内在规律。正如《中国大百科全书·哲学》所云："神，最初指主宰自然界和人类社会变化的天神，后来经过《易传》和历代易学家、哲学家的解释，到张载和王夫之，演变为用来说明物质世界运动变化性质的范畴。"从神含义的演变过程看，无论是天神，还是天地万物的主宰，或是运动变化的内在规律，都没有脱离主宰之义。《黄帝内经》并不认同神造就了人身，但却认为神是人体的主宰。如《灵枢·天年》云："失神者死，得神者生。"举凡诊法、治疗、养生等，无一不以神为首。《黄帝内经》更把神与人身之主、人身之本、君主之官等紧密结合起来，如心为君主之官而主神明，又如五脏为人身之本而均藏神，故有"五神脏"之称，进而建立了以五脏为中心的藏象系统。

2）神代表自然界运动变化及其规律。有学者从"神"字演变出发认为，神，从示申。申，电也。电，变化莫测，故称之为神。正如《周易·系辞》曰："阴阳不测谓之神""穷神知化，德之盛也"。《易·说卦》云："神也者，妙万物而为言者""知变化之道者，其知神之所为乎"。《尸子》以"化合神者称皇"，《管子·内业》称"一物能化谓之神"。神之示旁亦为周时所加。电字周以前无雨旁。人们先见电之天象，然后感悟到它有支配天地万物的作用，把它作为自己膜拜的对象，而加示为神。可见，神的一个基本含义就是指自然界的一些现象及其产生的原因，即自然界运动变化及其规律，故《荀子·劝学》推崇"神莫大于化道"，神之大，以其隐形藏景，超然无累，恍惚不测，精微难见，总万变以经纬，妙一机而转移，超形气之外而其迹不露，尽变化之极而其功莫窥。此即《荀子·天论》所谓："天行有常，列星随旋，日月递照，四时代御，阴阳大化，风雨博施，万物各得其和以生，各得其养以成，不见其事而见其功，夫是之谓神。"《黄帝内经》继承了神的这一基本含义。如《素问·阴阳应象大论》曰："阴阳者，天地之道也，万物之纲纪，变化之父母，生杀之本始，神明之府也。"《素问·天元纪大论》云："神在天为风""物生谓之化，物极谓之变，阴阳不测谓之神，神用无方谓之圣"。明代张景岳深得《黄帝内经》之精髓，其注云："莫之为而为之，谓之不测，故曰神，此以天道言也。神之为用，变化不测，故曰无方。无方者，大而化之之称。"《素问·气交变大论》云："天地之动静，神明为之纪，阴阳之往复，寒暑彰其兆"，其"神明"即指自然现象与自然界变化的原因。

3）神代表包括人体在内的一切生命体之生命力及生命活动的现象。一切生命体，包括植物、动物和人，之所以有生命，全在于内在神机，即生命力。《灵枢·天年》曰："失神者死，得神者生也。"《素问·五常政大论》云："根于中者，命曰神机，神去则机息。"机，《庄子·至乐》曰："万物皆出于机，皆入于机"。成玄英疏："机者，发动，所谓造化也。"神机，即说明神乃万物生命过程的内部主宰，乃造化之机。故《素问·玉机真脏论》云："天下至数，《五色》《脉变》《揆度》《奇恒》，道在于一，神转不回，回则不转，乃失其机。"若神机丧失，则无论如何高超的治疗技术也无法挽救生命。故《素问·汤液醪醴论》曰："形弊血尽而功不立者何？岐伯曰：神不使也。"张景岳注云："凡治病之道，攻邪在乎针药，行药在乎神气，故治施于外，则神应于中，使之升则升，使之降则降，是其神之可使也。若以药剂治其内而脏气不应，针艾治其外而经气不应，此其神气已去，而无可使矣。虽竭力治之，终成虚废已尔，是即所谓不使也。"神还泛指人体外在的生命活动现象，举凡人之目、形、色、脉、语言、动作等，均有"得神"与"失神"之别。五脏六腑既是组织器官，也代表了人体最基本的生命运动分类。当然，世界上一切事物，都是物质的；一切事物的变化过程，都以物质为依托。没有物质，就没有变化过程。物质变化的过程，是有规律可循的、明晰的，然又不是容易为人所认识的，正因其变化莫测，故称之曰"神"。

（2）狭义之神

狭义之神指人的精神、意识、思维活动。以现代心理学来看，《黄帝内经》中的神既包括了感知觉、记忆、思维与想象等认知过程和意志过程，也包括情感过程，还包括个性心理特征等内容。其不仅继承了中国古代哲学的认识，而且又有所发挥。其内容主要有以下几方面。

1）感知觉、记忆、思维与想象。这些属人的认知过程，也是人的最基本心理活动。如《灵枢·本神》所云："所以任物者谓之心，心有所忆谓之意，意之所存谓之志，因志而存变谓之思，因思而远慕谓之虑，因虑而处物谓之智。"这就是对认知过程的高度概括。

2）意志过程。它是自觉地确定目标并根据目标来支配和调节自己的行动，克服困难，从而实现预期目的的心理活动过程。如《灵枢·本神》曰："意之所存谓之志，因志而存变谓之思。"张景岳《类经·藏象类》释云："谓意已决而卓有所立者，曰志。"《灵枢·本脏》曰："志意者，所以御精神，收魂魄，适寒温，和喜怒者也……志意和则精神专直，魂魄不散，悔怒不起，五脏不受邪矣。"其中"志意"两字，后世很少进行解释。日本丹波元简的《灵枢识》云："御精神，收魂魄，适寒温。张云：御，统御也。适，调变也。"所谓张云即指张景岳《类经》所云。1995年版的《中医大辞典》释云："精神意识活动中有关控制和适应的能力。"此外，还有人据"肾藏志""脾藏意"，而认为志，喻指肾，也喻指此人的先天之本；意，喻指脾，也喻指后天之源。"志意"，或意志，是心理学上的一个名词，即意志力，"思想等是主观的东西，做或行动是主观见之于客观的东西，都是人类特殊的能动性。这种能动性，我们名之曰'自觉的能动性'，是人之所以区别于物的特点"①。只有具有坚强的意志力，才能"御精神，收魂魄，适寒温，和喜怒"。

3）情感。即七情：喜、怒、忧、思、悲、恐、惊。情感是人对客观事物态度的体验，是人的需要和客观事物之间关系的反映，其中往往是以是否满足人的需要为中介的。

4）睡眠。睡眠本属于人的生理过程，不在心理活动范畴之列，故现代心理学并不单独讨论睡眠问题。但中医学却十分重视睡眠，把失眠、嗜睡、多梦等列入神志疾患范畴，认为睡眠由神所主，神静魂藏，则安眠。故《黄帝内经》认为睡眠也是人的神志活动表现之一，并对梦现象进行过系统探讨。《灵枢经》列"淫邪发梦"专篇讨论梦症，有"十二盛"和"十五不足"之别。

5）人格体质。人格，是《黄帝内经》中神的含义之一，也是现代心理学研究的重要内容。它主要表现为个人在对人、对己、对事、对物等各方面适应时所形成的态度、趋向和所显示的独特个性。体质，属于生理和病理学范畴，主要指遗传禀赋、生理素质等多方面的个体差异，中医学的"体质"中就包括心理素质内容。

此外，《黄帝内经》中的神还有一些其他含义：第一，可指代某些脏腑及气血的功能，如《素问·调经论》曰："神有余则笑不休，神不足则悲"，其中的"神"指的是心；《灵枢·九针十二原》云"所言节者，神气之所游行出入也"，指的是经气。第二，指鬼神。《黄帝内经》虽也数次提及鬼神，如《素问·五脏别论》曰：

---

① 毛泽东. 毛泽东选集（第一卷）[M]. 北京：人民出版社，1964：467.

"拘于鬼神者，不可与言至德"，《灵枢·贼风》云："其所从来者微，视之不见，听而不闻，故似鬼神"等，但往往均不是用一个"神"字代表，而是"神"前加"鬼"字而成。可见，《黄帝内经》认为神与鬼神的概念并非等同，并对鬼神的存在及其作用持彻底否定的态度。它之所以提及"鬼神"概念，也是为了批评这一当时社会上存在的观念而已。其中，心对神的作用特别重要。如《素问·灵兰秘典论》曰"心者，君主之官，神明出焉"，《素问·宣明五气论》云"心藏神"，《灵枢·邪客》篇云"心者，五脏六腑之大主也，精神之所舍也"等，说明神主要由心来舍藏和主宰。

3. 形神产生的物质基础

（1）自然界为形神产生创造了条件

《灵枢·邪客》云："人与天地相应"，《素问·宝命全形论》曰："人以天地之气生，四时之法成"。春夏秋冬四时之更替，无不影响着人的形神变化。《黄帝内经》认为包括人在内的自然界万事万物，是"气合而有形"，是生于"天地之运，阴阳之化"，人则是"气合而生，津液相成，神乃自生"《素问·六节藏象论》。人类生活在自然环境中，吸收自然界清净之气，为自身"神"的生长发育创造了条件。正如《素问·六节藏象论》所云："天食人以五气，地食人以五味。五气入鼻，藏于心肺，上使五色修明，音声能彰。五味入口，藏于肠胃，味有所藏，以养五气，气和而生，津液相成，神乃自生。"从中可见自然界提供给人体的气、味，最终在人体的代谢中都转化为关键的"气"，由此而有形和神。

（2）精、气、血、津液是形神产生的基本物质

精是构成人体的基本物质，精气合成人之形，精气化生人之神。《素问·金匮真言论》曰："夫精者，身之本也"，指出精是生命的根本。精包括先天之精和后天之精，先天之精禀受于父母。《灵枢·经脉》曰："人始生，先成精，精成而脑髓生……脉道以通，血气乃成。"后天之精来自饮食水谷，由脾胃化生。故《灵枢·平人绝谷》云："神者，水谷之精气也。"《灵枢·本神》又云："故生之来谓之精，两精相搏谓之神。"这说明了精是人形体形成过程中的原始物质。刘河间《素问玄机原病式》云："精中生气，气中生神，神能御其形，由是，精为神气之本。"张景岳指出人之形体，以阴而言"实唯精血二字"，以阳而言主要为气，具体有元气、宗气、营气、卫气。气既是脏腑组织的活动能力，又是营养人体的精微物质。人体之精，来源于先天之精和后天脾胃水谷之精，精可化气、生血，能充形养神，是生命的主

要物质，故精、气、神三者，被视为人身"三宝"。

形以气充，神依气存，气纳则神存。形与神皆根源于气。气的运动称为气机，主要有升降出入四种基本形式。《素问·六微旨大论》曰："出入废则神机化灭，升降息则气立孤危。故非出入，则无以生长壮老已；非升降，则无以生长化收藏。是以升降出入，无器不有。故器者生化之宇，器散则分之，生化息矣。"《素问·阴阳应象大论》曰："味归形，形归气……"，是对气化过程的概括。故《仁斋直指方》曰："阴阳之所以升降者，气也；气脉之所以流行者，亦气也；营卫之气所以运转者，气也；五脏六腑之所以相养相生者，亦气也。"尤生洲《寿世青编》曰："气衰则神散，神散则形坏。"

血也是神志活动的物质基础，津血同源。故《素问·六节藏象论》曰："气和而生，津液相成，神乃自生。"《素问·八正神明论》云："血气者，人之神。"因此说"血盛则形盛，血衰则神衰"，持之则存，失之则亡。

清代石芾南《医原·内伤大要论》云："精也，气也，人身之一阴一阳也；神者，又贯乎阴阳之中，相为交纽者也。"其对精、气、神的关系作了进一步说明，即精与气，一阴一阳，两者互根互用，有形与无形相互化生，神植根于精气，故精充则气足，气足则神旺。而这生命的本原之神又可反过来调控精气，尤其是调控散则为气、聚则成形，可交流潜通于有形无形间的气，以气为中介，进而协调一身之生理与心理机能，主宰人一生的生命活动。由是人的生、长、壮、老及生命活动在元神无知无觉的本源状态下通过统御精气，以经络为联络通道，而起主宰协调五脏六腑、四肢百骸、皮毛孔窍的一切生理活动的作用，几如固有的生物程序运作。

（3）脑为元神之府

元神藏于脑中，是生命的中枢，主宰人体的生命活动。古人曾有针刺"中脑户，入脑立死"的告诫。《存守九宫太乙紫房诀》云："脑者，一身之灵宗，百神之命窟。""脑为元神之府"说始于道教，医家中则以李时珍《本草纲目·辛夷条》为最早。"……脑为元神之府，而鼻为命门之窍"，开辟了脑神学说的先河。近代名医张锡纯《医学衷中参西录》云："人之神明有体用，神明之体藏于脑，神明之用出于心。"脑具有主持思维、存记忆、接受感觉、发生情感、关系意识、产生智慧、控制行为和统帅全身的生命活动等特殊机能，是生命的根本。近年来，在"心主神明"与"脑主神明"两种学说的争论中，又提出了"心脑共主神明"学说，即心调神，脑生神，其体在脑，其用在心。

4. 形与神俱

形与神俱又称为形神合一，身心合一，形神一体等。中国古代哲学认为，身心合一，形神一体，形与神不可分离。《管子》四篇对形神一体思想的产生和发展有着启蒙的重大意义。《管子·内业》云："一物能化谓之神，一事能变谓之智，化不易气，变不易智"，这里的"气"是一种能够完成思维功能活动的物质基础。又云："思之思之，又重思之，思之而不通，鬼神将通之，非鬼神之力，精气之极也"，这样将有思维功能活动的无形的精气——"神"与脏腑器官等有形有象之躯——"形"合而不分，范缜《神灭论》亦指出形与神"名殊而体一"。世界是物质的，生命是物质长期演化的结果，组成生命的"形"和"神"亦都具有物质性，二者在此基础上达到高度协调，形成统一的生命体，其具体表现在形神构成、形神体用、形神存亡三个方面，共同构成形神一体观[①]。

（1）形神构成

人体是形和神的统一体。如《老子》称人为"神器"，即生命由"神"和"器"二者构成。《庄子·知北游》曰："精神生于道，形体生于精"，主张形神皆为气所化生。《墨子·经上》云："生，刑（形）与知处也"，认为人的生命现象是形体与知觉相结合的产物。《黄帝内经》认为人体是由形和神构成的。如《灵枢·天年》云："血气已和，荣卫已通，五脏已成，神气舍心，魂魄毕具，乃成为人"，《素问·上古天真论》指出："故能形与神俱，而尽终其天年，度百岁乃去"，生动地刻画了人的形体和精神思维活动是一个统一的整体。

《素问·六节藏象论》又云："自古通天者，生之本，本于阴阳。其气九州九窍，皆通乎天气。故其生五，其气三，三而成天，三而成地，三而成人，三而三之，合则为九，九分为九野，九野为九脏，故形脏四，神脏五，合为九脏以应之也。"张志聪注云："形脏者，藏有形之物也；神脏者，藏五脏之神也。藏有形之物者，胃与大肠、小肠、膀胱也；藏五脏之神者，心藏神，肝藏魂，脾藏意，肺藏魄，肾藏志也。"《素问·三部九候论》曰："三部者，各有天，各有地，各有人。三而成天，三而成地，三而成人。三而三之，合则为九，九分为九野，九野为九脏。故神脏五，形脏四，合为九脏。五脏已败，其色必夭，夭必死矣。"

① 王琦. 形神一体的形神观 [J]. 中华中医药杂志，2012，27（3）：652-654.

（2）形神体用

形与神关系至为密切，形只有在神的主宰下才有一切生命现象的产生，神必须依附于形才能完成所有生命功能。如《荀子·天论》指出"形具而神生"，强调神对形的依赖关系。中医学认为形神二者不可分割，形是产生生命活动的前提条件。故《灵枢·本神》曰："生之来谓之精，两精相搏谓之神。"《灵枢·本脏》云："五脏者，所以藏精神、血气、魂魄者也。"神是生命活动的主宰，故《素问·灵兰秘典论》曰："心者，君主之官也，神明出焉……主明则下安。"神是形的生命体现，形是神存在的载体。形与神二者相依相成，不可分离，故《灵枢·九针十二原》曰："粗守形，上守神"，张介宾《类经·针刺类》亦言："形者神之体，神者形之用"。

（3）形神存亡

没有脱离形的神，也没有脱离神的形。形体存在，精神方存在，形体衰亡，精神亦毁灭。《史记·太史公自序》曰："神大用则竭，形大劳则弊，形神离则死……由是观之，神者生之本也，形者生之具也"，强调了身心即形体与精神的统一。范缜在《神灭论》中开宗明义指出："神即形也，形即神也，是以形存则神存，形谢则神灭也"，说明形体是精神存在的基础，形亡则神灭。中医学认为神对形具有依附性，神不能离开形体而独立存在，只有依附于形体才能产生正常的生理功能。如《素问·上古天真论》曰："形体不敝，精神不散"，《素问·八正神明论》云："故养神者，必知形之肥瘦，荣卫血气之盛衰"。同时，神对形体又具有主宰作用，若神失内守最终亦会出现"形乃大伤"的局面。如《灵枢·天年》云："百岁，五脏皆虚，神气皆去，形骸独居而终矣"，《类经·针刺》云："无神则形不可活""神去离形谓之死"。其对生命起始与终结均强调形神的并存并亡。

1）形神互根，神本于形。中医学认为，形与神是相互依存的，并且神必须依附于形体才能存在，神的功能必须在形体健康时才能正常发挥出来，此即《抱朴子·内篇》所谓"形者，神之宅也"之意。《荀子·天论》指出："形具则神生，好恶喜怒哀乐藏焉"，认为先有生命、形体，然后才有心理活动的产生。《黄帝内经》认为"形与神俱"，则"形体不敝，精神不散"。范缜《神灭论》云："神即形也，形即神也，是以形存则神存，形谢则神灭也。"张介宾《类经·针刺》亦云："形者神之质，神者形之用，无形则神无以生，无神则形不可活。"这些认识肯定了神（精神、心理）产生于形（形体物质及其机能活动）之上，正确地认识了形神间的辩证关系。人若无形体存在，焉有神之存在？形有神存，神有形依，"形与神俱"。

2）神为主宰，神能役形。《荀子》曰："心者，形之君也，而神明之主也。"《淮南子·精神训》云："心者，形之主也。"人体的生命活动以五脏为中心，以神为主宰，以经络为联系通路，以精、气、血、津液为物质基础，从而实现器官与机能的统一。张介宾《类经·摄生类》指出："虽神由精气而生，然所以统驭精气而为运用之主者，则又在吾心之神。"刘完素《素问玄机原病式·六气为病》谓："神能御其形""百岁，五脏皆虚，神气皆去，形骸独居而终矣"，说明神能够统驭、驾驭人的形体，譬如说人之衰老亦是神与形离的结果，形衰则神无所主，神乱则形有所伤。

（二）形与神俱在中医学中的应用

形神理论是中医学的一个重要理论，故在各个方面均有所体现。

1. 形与神俱的生理学意义

（1）形神互根，形为神之宅

《灵枢·天年》说："血气已和，荣卫已通，五脏已成，神气舍心，魂魄毕具，乃成为人"，认为形体的产生必须以父母之精血为物质基础，也只有具备了神气的形体才是有生命的机体，即人。五脏之神体现在主"藏精气"，即化生和贮藏精、气、血、津液等精微物质，即"藏而不泻""满而不能实"；六腑之神为主"传化物"，是"泻而不藏""实而不能满"。《灵枢·海论》所言"夫十二经脉者，内属于腑脏，外络于肢节"是经络之形的作用；《灵枢·本脏》所说"经脉者，所以行气血而营阴阳，濡筋骨，利关节者也"，是经络之神活动的结果。可见，形、神两种物质之间，脏腑、经络、精、气、血、津液之形，化生其神；脏腑、经络、精、气、血、津液之神的活动，又为形的构成和更新，补充了新的物质基础。以往把广义之神仅视为人体生命活动的外在表现，是忽视了神的物质性。"神藏于内，形象于外"当是对神的内在物质性及外在表现的精辟概括。

（2）形神合一，神为形主宰

人体的生命活动是以五脏为中心，以神为主宰，以经络为联系通路，以精气血津液为物质基础，从而实现器官与机能的统一、形体与心理的统一。形为神之宅，神乃形之主。张景岳谓："无形则神无以生。"故神的产生及发挥作用有赖于五脏六腑化生的气血，而五脏六腑的阴阳和谐、气血充盈，则神明昌盛、精神饱满、情志畅达。张景岳明确指出："虽神由精气而生，然所以统驭精气而为运用之主者，则又在吾心之神。"刘河间谓："神能御其形。"《灵枢·天年》所云"百岁，五脏皆虚，神气皆去，形骸独居而终矣"，说明人之衰老亦是形与神离的结果，形衰则神无所主，神乱则形有所伤。又如《素问·上古天真论》所云："其知道者，法于阴阳，和于术数……能形与神俱，而尽终其天年"，概括说明了"形与神俱"之重要性。只有形神统一，"形与神俱"才能"尽终其天年"。在人体之神的主宰下，把人体的结构与功能、个别与系统、局部与整体、机体与环境，从微观和宏观上辩证统一起来。

2. 形与神俱的病因病理学意义

不同病因的致病特点各有不同，然而无不表现在伤形、伤神两方面。

（1）六淫致病，伤形伤神

《素问·阴阳应象大论》曰："喜怒伤气，寒暑伤形"，《素问·灵兰秘典论》云"使道闭塞而不通，形乃大伤"等，故后世医家有"六淫多伤形"之说。如风邪为病最广，为"百病之长"，风伤腠理营卫，而见寒热恶风表证，伤及筋脉而见肢强痉痹等，都是风邪伤形之表现。六淫不独伤形，且亦伤神，如寒邪客于筋肉肢节，则见手足厥冷、关节疼痛，客于少阴则见恶寒蜷卧、精神萎靡。再如，火热之邪入于营血，易生风动血而致斑疹、疮疡，易耗伤津液而致口渴喜饮、溺赤便秘，同时易扰心神，轻者心神不宁而心烦失眠，重则出现狂躁不安、神昏谵语等症。其致病主要取决于人体的形神虚实状态。如《周慎斋医书》说："病于形者，不能无舍于神；病于神者，不能无害于形。"若五脏发生病变，气血衰微，形体不健，神就"怯""萎"甚则"亡"，就会引起相应的情志异常变化，正如《灵枢·本神》所云"心气虚则悲，实则笑不休""肝气虚则恐，实则怒"。又如《伤寒论》所云："太阳病不解，热结膀胱，其人如狂""其人喜忘者，必有蓄血"。阳明腑实证及温热病热伤营阴、热陷心包，症见神志异常，就是脏腑病变引起精神意识失常的例证。

（2）七情内伤，神病伤形

庄子认为，太过的情感分偏阴偏阳的属性，这种亢奋的精神状态扰乱了气血的正常运行，使身体阴阳二气难以调和而患病。"人大喜邪？毗于阳，大怒邪？毗于阴。阴阳并毗，四时不至，寒暑之和不成，其反伤人之形乎！使人喜怒失位，居处无常。"其观点与《素问·阴阳应象大论》所云"暴怒伤阴，暴喜伤阳。厥气上行，满脉去形"如出一辙。"毗"乃"助"之意，庄子认为大喜助阳，大怒助阴；《黄帝内经》则认为大喜伤阳，大怒伤阴，二者貌似冲突，实则为一。心在志为喜，过喜则心气散漫难收，反伤阳气；肝在志为怒，过怒则肝之阴气上冲，造成肝阴不足，肝阳上亢。

中医学极其重视心理因素对人体生理、病理的影响，认为心理活动与躯体疾病的产生有密切关系。作为"神"的活动范畴的"七情"若发生太过或持久发生，既可以引起烦躁失眠、善太息、神志恍惚、哭笑无常等精神症状（神病），也可以导致心悸、胁痛、脘腹胀满、癥瘕积聚等机能症状或器质性病变（伤形）。如《素问·阴阳应象大论》所云"人有五脏化五气，以生喜怒悲忧恐"，"怒伤肝""喜伤心""思伤脾""悲伤肺""恐伤肾"即为此意。情志过激可引起气机逆乱，会破坏机体内环境的动态平衡，引起内脏气机紊乱而产生疾病。如《素问·调经论》云："神有余则笑不休，神不足则悲。"《灵枢·口问》云："悲哀愁忧则心动，心动则五脏六腑皆摇。"《素问·疏五过论》云："暴乐暴苦，始乐后苦，皆伤精气，精气竭绝，形体毁沮。"喜怒不节可以伤脏，如《灵枢·百病始生》曰："喜怒不节则伤脏，脏伤则病起于阴"，还可导致阴阳失调，故有"暴怒伤阴，暴喜伤阳"之论。再如《灵枢·本神》云："心怵惕思虑则伤神，神伤则恐惧自失，破䐃脱肉""脾愁忧而不解则伤意，意伤则悗乱，四肢不举""肝悲哀动中则伤魂，魂伤则狂妄不精，不精则不正，当人阴缩而挛筋，两胁骨不举""肺喜乐无极则伤魄，魄伤则狂……皮革焦""肾盛怒而不止则伤志，志伤则喜忘其前言，腰脊不可以俯仰屈伸""恐惧而不解则伤精，精伤则骨酸痿厥，精时自下"，说明了伤神可以导致伤形。这些论述从病理学角度解释了"神能役形"，即"神病伤形"。许多身体上的慢性大病重病，从根本上来说其实是心病。心病才是导致身病的罪魁祸首。由于社会压力增大，而社会心理疏导机制尚不健全，目前抑郁、焦虑、失眠、神经官能症等精神疾病高发。不少人心存负面情绪，或本为偏颇的性格，或有许多言语、行为、心理上的异常表现。以癌症为例，虽然表现为身体上的疾病，但是它多由心源性因素导致，同时它又可以导致负面情绪、异常性格，以及精神心理疾病的产生或病情的加剧。从中医来分析，长期七情内伤，气机紊乱，形成痰瘀痹阻，化为癥瘕积聚，进而变成肿瘤。西医学亦发现，长期的心理精神压力、紧张情绪、偏激人格、负面低落的心态，容易损伤身体，发生癌症。

凡病神伤，有内伤、外伤之分，内伤源于思虑过度、忧愁不解，外伤则源于惊吓和诡辞误导等。由于过分思虑，精血暗耗，必致神伤，出现疲劳、记忆减退、意志脆弱、情绪不稳定、食欲减退、消化不良、性功能减退及女子月经不调等。人受惊吓或诡辞误导亦常先伤神。《素问·举痛论》曰："惊则心无所倚，神无所归，虑无所定，故气乱矣"，气乱可影响精血的化生，进而导致神的耗伤。神伤加上惊恐后的神无所归，便可产生意识朦胧，似处梦境，或反应性兴奋，如心悸、欣快、易激惹，或反应性抑制，如木僵、不言不动、不食不眠、对外界刺激迟钝等。

神伤虽由内外因素引起，但与神先虚有关。神出于形，依存于形，形神一体，其神虚必是形先虚。少逸先生认为疾病往往是天虚、形虚和神虚"三虚"共同作用的结果。现代基因学说已认识到神经系统疾病、原发性癫痫为多为基因病，其发生涉及两个以上基因结构或表达控制的改变，老年性痴呆是第11对染色体有异常，显然神虚有其形虚的基础。同样诡辞误导伤神亦有内因作用，一是形虚，脏气不足；二是人生观和世界观的歧异。诡辞即颠倒黑白、混淆是非的言论，诡辞误导伤神与内因有关，但也不可低估外因作用，诡辞误导一旦作祟，遂致人心神不安，神志异常，或出现幻觉、幻听、幻视等。中医学认为，精神意识是物质的产物，即"神出于形"，神的盛衰反映了形体的强弱，神伤日久可殃及形体。如《灵枢·本神》篇云："心怵惕思虑则伤神，神伤则恐惧自失，破䐃脱肉，毛悴色夭……"，故凡伤神者，日久可形体消瘦、面容枯槁，甚至痴呆等，形伤更使神衰。

（3）形为神宅，形病伤神

形是神的物质基础，躯体疾病易致心理活动异常。形伤者必气血受损，精津不足，继而导致神伤，如劳伤筋骨，精血亏损，不仅出现肢体疼痛麻木、痿废不灵之形伤，而且还可出现精神困顿、目光不彩，甚至可见目暗睛迷、昏迷、烦躁之神伤表现。如《灵枢·本神》曰："心气虚则悲。"《素问·脏气法时论》云："肝病者，两胁下痛引少腹，令人善怒。"其说明当五脏发生虚实盛衰（形病）的变化时，会直接影响人的情志活动变化（伤神）。《景岳全书》指出："伤形则神为之消。"如肝肾不足、脾气虚弱、痰浊、瘀血等"伤形"，都会出现失眠、健忘或狂躁、暴怒等精神症状。再如心绞痛发作引起恐怖、焦虑，脑卒中后发生的抑郁症状，都说明躯体疾病发生后，会引起情绪反应和心理活动异常。

"饮食自倍，肠胃乃伤""膏粱之变，足生大疔"。饮食五味，正则长养五脏形神，过则伤害五脏形神。过劳过逸皆能损伤形神，如"久视伤血，久卧伤气，久坐伤肉，久立伤骨，久行伤筋"。另外，"起居如惊，神气乃浮"（《素问·生气通天论》）。至于房事不节损伤神情所致痴呆、神情恍惚等病变者更为多见。若抛开形神学说，就无法正确认识疾病的病因病理。

3. 形与神俱在诊断学上的应用

《难经·六十一难》有云："望而知之谓之神，闻而知之谓之圣，问而知之谓之工，切而知之谓之巧。"四诊为中医疾病诊断的主要方法，而《黄帝内经》恰恰通过四诊阐述了"形神合一"理论。

（1）首望神以识其病

望诊在诊断中有着重要的地位，《黄帝内经》中"形神合一"理论更可概括为观察人体全身和局部的神、色、形、态，以审神气之存亡，预后之生死，察色泽之善恶，形态之改变，辨疾病之轻重，量病位之浅深。如《素问·五脏别论》曰："凡治病必察其上下，适其脉候，观其志意与其病能。"凡是治病救人，必先反复检视其大小便排出物，了解其脉象，观察其精神状态，问其精神受到的压抑情况，经望闻问切后才诊断疾病。又如《灵枢·本神》中指出："察观病人之态，以知精神魂魄之存亡得失之意。"详细观察病人的"形"，可以探求病人的神志状态，判断"神"对于疾病的影响，唯如此方能准确地诊断疾病。有关"色"的诊断在《黄帝内经》中也有体现，如《灵枢·五色》曰："五色各见其部，察其浮沉，以知深浅；察其泽夭，以观成败；察其散抟，以知远近；视色上下，以知病处。"再如《灵枢·本脏》云："视其外应，以知其内脏，则知所病矣。"这些都是古人通过大量的临床实践，发现了机体外部的表现与内在脏腑之间活动的密切关系。诸如此类，不胜枚举。

（2）细闻诊以辨其证

在"形神合一"论的指导下，闻诊对于疾病的诊断也有着重要意义。《素问·阴阳应象大论》首次提出了五音、五声应五脏的理论，可用以判断病人的情志状况，具体为肝在音为角，在声为呼；心在音为徵，在声为笑；脾在音为宫，在声为歌；肺在音为商，在声为哭；肾在音为羽，在声为呻。这说明人的情志状况与疾病密切相关，患者的语音语声对于临床诊断有着重要的意义，《素问·阴阳应象大论》更有"听声音，而知所苦"等直接的表达方式。

（3）详问诊以断其因

《黄帝内经》最能体现"形神合一"理论的就是问诊。《素问·疏五过论》中指出："诊有三常，必问贵贱，封君败伤，及欲侯王，故贵脱势，虽不中邪，精神内伤"，此为诊病时必须询问清楚病人社会地位、经济情况、饮食习惯、生活起居等外界条件对病人的心理状态和精神情志的影响，进而影响身体健康，即找出"神"哪里出了问题才能准确诊断病因，进而从根本上解决"形"体病证。

（4）精切脉以察其神

切诊在"形神"诊断中有着重要的意义。《灵枢·本神》曰："心藏脉，脉舍神。"《素问·灵兰秘典论》云:"心者,君主之官,神明出焉。"由此可知,"神""心""脉"三者相互联系,而神志的变化更是与脉象息息相关,故脉诊不能独察其形,且贵在察其神,此即张景岳所云:"故善为脉者,贵在察神,不在察形。"

《素问·玉版论要》云:"《揆度》者,度病之浅深也。《奇恒》者,言奇病也。请言道之至数,《五色》《脉变》《揆度》《奇恒》,道在于一。神转不回,回则不转,乃失其机。""一"即指神。马莳注云:"一者何也?以人之有神也。"王冰云:"血气者,神气也。《八正神明论》曰:'血气者,人之神,不可不谨养也。'夫血气应顺四时,递迁囚王,循环五气,无相夺伦,是则神转不回也。"若"回而不转,乃失生气之机也。"这里讲的是《五色》《脉变》《揆度》《奇恒》等古诊法,其"道在于一",即脉色之形体有无神气。

神寓于形中,通过形而神得以外现。运用四诊理论,就是从形察神。《灵枢·大惑》篇曰:"目者,五脏六腑之精也,营卫魂魄之所常营也,神气之所生也……目者,心之使也。"面色,为神之外华。五色乃"气之华也"。故喻嘉言《医门法律》云:"色者,神之旗,脏者神之舍""神去则脏败,脏败则色见夭恶""神旺则色旺,神衰则色衰"。《素问·脉要精微论》曰:"头者,精明之府,头倾视深,精神将夺矣。"《素问·疏五过论》云:"凡欲诊病者,必问饮食居处,暴乐暴苦,始乐后苦。"这些因素皆可使精气损伤,形体败坏,精神沮丧。又如"诊有三常,必问贵贱……故贵脱势,虽不中邪,精神内伤,身必败亡",说明境遇变迁亦会导致人的形神变化。《景岳全书·神气存亡论》云:"故善为脉者,贵在察神,不在察形",因此诊断中只有形神结合,察形神之盛衰,才能把握疾病的本质。

4. 形与神俱的治疗学意义——形神同治

"形神合一"理论与西医学中的"心身疾病"或"心身医学"相通,因此柳氏医派将"心身疾病"这个概念引入中医学中。不寐、梅核气、奔豚气、郁证、胃脘痛、胁痛、脏躁、癫证、狂证、痫证、阳痿等,都是中医学所研究的"心身疾病"。形神合一理论对于"心身疾病"的临床辨证论治具有重要的指导意义,由于形神一体,故不论形伤及神或神伤及形,治神必先治形,治形必兼治神,从而柳氏医派提出"形神同治"学说。中医学传统理论中过去没有"形神同治"这一说法,该学说目前尚无专文论述,亦未获得广泛共识。有文献提到"形神同调""形神共治"等,与"形神同治"学说提法类似,但是没有提升到理论的高度。鉴于"形神同治"学说的思想始终贯彻于疾病的诊断、治疗之中,我们对其基本内涵进行了初步探讨①。

（1）调神以御形

中医学十分重视心理治疗，强调"心病还要心药医""先治其心，而后医其身"。元代罗天益《卫生宝鉴》云："心乱则百病生，心静则万病息。"《读医随笔》云："神之病，其变不可测，而又最不易治。"因为神以脏腑、气血、精津为物质基础，其宜固谧安静，所以在调和脏腑气血、补益正气等治法中即寓含补神、安神及调神之法。具体方法有：

1）语言开导法。如《灵枢·师传》指出："告之以其败，语之以其善，导之以其所便，开之以其所苦。"通过解释、鼓励、安慰等方法，调整病人的精神状态。移精变气，是在"形神统一生命观"学术思想指导下的治疗方法。以转变病人的精神，改变气血紊乱的病理状态，从而达到治疗疾病的目的。故《素问·移精变气论》之篇首有"古之治病，唯其移精变气，可祝由而已"的记载。祝，《说文解字》云："祭主赞词者，作咒解"，为古代治病方法之一。《灵枢·贼风》有"先巫者，因知百病之胜，先知其病之所从生者，可祝而已也"的记载，本篇以"贼风"命名，讲述了"贼风邪气之伤人也，令人病焉""邪留而未发，因而志有所恶……血气内乱，两气相抟，其所从来者微，视之不见，听而不见，故似鬼神"，认为此病非鬼神所为，可祝之而愈病。祝由，乃古代"毒药未兴，针石未起"时，对疾病求助于"神"的一种治病方法。至《黄帝内经》时期，已抛却鬼神的观念，成为"祝说病由，不劳药石"的治法。《黄帝内经》之祝由，类似现代之精神疗法、安慰疗法、暗示疗法，有一定的科学意义，是与巫神迷信方术有区别的。"信巫不信医"是扁鹊医学的学术特点之一，自形成扁鹊医学流派之后，走方医之禁法中之"祝由"，当与《黄帝内经》中之"祝由"一脉相承，已非古代巫之咒法。该术在先秦时期为重要的治病之术，《五十二病方》中就有祝由术37条。

2）情志相胜法。《素问·阴阳应象大论》在五行制约理论的基础上，根据脏腑之间相互依存和相互制约的关系而创建了情志相胜的心理治疗原则，即"悲胜怒……恐胜喜……怒胜思……喜胜忧……思胜恐"。历代医家将此原理运用于临床，获得了显著的疗效。《三国志·华佗传》载："有一郡守病，佗以为其人盛怒则差，乃多受其货而不加治，无何弃去，留书骂之。郡守果大怒，令人追捕杀佗……守嗔

① 肖伟，梁发俊．浅述"形神合一"与"形神共治"［J］．甘肃中医学院学报，2011，28（4）：16-18.

恚既甚，吐黑血数升而愈。"这则医话就是情志相胜原则治病的典型代表。

3）突然刺激法。如《灵枢·杂病》曰："哕……大惊之，亦可已。"此即以语言或其他方式对病人施以突然刺激，以转移病人注意力使病获愈的方法。

在调神治形方面，柳氏医派有丰富的经验。如天王补心丹的应用，可以集中反映出柳氏医派调神治形的特色。《素问·至真要大论》云："诸痛痒疮，皆属于心。"《摄生秘剖》之天王补心丹，为阴血亏少，心肾之阴不足所致虚烦少寐、心悸神疲而设。故凡心血不足、心火旺盛之形病，均可以调心之天王补心丹化裁调治。吉忱公《柳吉忱诊籍纂论》心悸门"天王补心丹证案"，应用天王补心丹易汤化裁（红参10g，白术15g，杭菊12g，麦冬20g，生地黄15g，当归15g，茯苓15g，龙骨、牡蛎各20g，夜交藤30g，远志12g，牡丹皮10g，桑椹30g，瓜蒌15g，炙甘草10g。生姜3片，大枣4枚为引，水煎服）治愈证属心营不畅致心悸时发和清窍失荣致头晕耳鸣，并"予以天王补心丹、柏子养心丸以善后"。不寐门"柴胡加龙牡汤证案"，治疗证属枢机不利，肝郁犯胃，心肾不交之不寐，予柴胡加龙骨牡蛎汤意化裁以调达枢机，疏肝解郁，交通心肾，治疗月余"诸症豁然，夜寐可，予以天王补心丹、左归丸续服，以固疗效"。"加味酸枣仁汤证案"，治疗枢机不利、肝郁化火、扰动心神之不寐（神经衰弱症），运用自拟加味酸枣仁汤以理气导滞、透达郁阳，佐以养血安神、清热除烦，"药后睡眠可，心烦、纳呆诸症悉除。为固药效，嘱服天王补心丹"。肺胀门"加味茯苓杏仁甘草汤证案"，治疗证属肺气不宣，心营瘀滞，痰湿壅滞之肺胀（慢性支气管炎并肺气肿、慢性肝炎史），予加味茯苓杏仁甘草汤以宣肺豁痰，润燥和营，临床治愈后"予生脉饮、天王补心丹，以善其后"。郁证门"四逆散证案"，师四逆散合远志丸意，易汤化裁，治疗证属肝气郁滞，痰湿凝蔽之郁证（抑郁证），"诸症豁然，病臻痊愈。予以逍遥丸合天王补心丹，以善其后"。脏躁门"柴胡加龙牡汤证案"，予以柴胡加龙骨牡蛎汤合甘麦大枣汤化裁治疗因情志内伤、肝郁化火、伤阴耗津、心神惑乱之脏躁，经治近月，"病人神志一如常人，并与家人一起致谢。嘱甘麦大枣汤送服天王补心丹，以交心肾、宁心神，为防病之法"。银屑病门"活血润燥汤证案"，予自拟活血润燥汤治疗证属湿热内发，郁久化火，血燥风生，发为白疕，经治月余，"皮损已复，而病臻痊愈。嘱服天王补心丹、知柏地黄丸以善后"。同门"加味消风散证案"，予自拟加味消风散治疗证属风邪客于肌肤、郁久化热、血燥不能泽肤之皮损，服中药20剂，丘疹消失，红斑减轻，瘙痒不甚，"为防复发，患者要求续治。中药煎剂水浴：赤芍12g，当归15g，丹参20g，牡丹皮15g，红花10g, 苦参30g, 金银花15g, 连翘15g, 白鲜皮15g, 鬼针草30g, 苍耳子30g。天王补心丹每次1丸, 每日2次"。瘾疹门"加味消风散证案", 予加味消风散治疗证属血热风燥、营卫失和、风热与气血相搏于肌肤之瘾疹, "诸症悉除, 瘾疹未发。予以天王补心丹, 早晚服""天王补心丹愈后之施, 乃养血安神, 清热除烦之用, 以解'任物'之劳, 俾心火不亢, '少阴有余'之疾不生也"。

顽癣门二案, 均为内外合治, 用调神方法治疗形病。其中"天王补心丹证案", 治疗证属阴亏血少、心脾肝肾之阴不足所致之顽癣 (神经性皮炎), 口服天王补心丹成药, 日3次, 每次1粒, 以滋阴养血、润燥止痒; 已损皮肤, 予自制牛皮癣浸液外搽方外搽患处, 活血润燥, 祛风止痒, 以化顽癣。"加味天王补心丹证案", 系心营失调、血虚风燥所致顽癣 (神经性皮炎), 予天王补心丹合加味消风散易汤以益心营, 养心血, 滋阴清燥, 同时外敷樟冰散。二案内服药物, 均为《摄生秘剖》之天王补心丹, 唯前者为天王补心丹成药, 后者为天王补心丹汤剂, 并配用加味消风散易汤, "其治之理, 公以清代柯琴之解导之: '补心丹用生地黄为君者, 取其下足少阴以滋水为主, 水盛可以伏火, 此非补心之阳, 补心之神耳! 凡果核之有仁, 犹心之有神也。清气无如柏子仁, 补血无如酸枣仁, 其神存耳! 参、苓之甘以补心气, 五味之酸以收心气, 二冬之寒以清气分之火, 心气和而神自归矣; 当归之甘以生心血, 玄参之咸以补心血, 丹参之寒以清血中之火, 心血足而神自藏矣; 更加桔梗为舟楫, 远志为向导, 合诸药入心而安神明。'此案乃脏腑功能失调而内生五邪也, 主以天王补心丹治顽癣, 乃清心火而解五志化火之谓也, 亦即'治风先治血, 血行风自灭'之谓也"。前者"已损皮肤, 予以外治搽方, 皆活血润燥, 祛风止痒, 以化顽癣"。后者"外用樟冰散、柳条膏, 乃燥湿止痒之用"。

总体而言, 神病有虚有实, 有阴有阳。其虚证, 常有注意力不能专注, 心慌气短, 倦怠嗜睡, 或失眠多梦、意志薄弱、拘谨胆小、优柔寡断、缺乏坚韧性或耐力, 治疗时应补养心神。补神药常用酸枣仁、柏子仁、百合、茯神、首乌藤、龙眼肉等, 常与熟地黄、山茱萸、紫河车、阿胶、人参、党参、当归、炙甘草、红枣、浮小麦之类同用。其中熟地黄、山茱萸、紫河车、阿胶原为滋补肾精肝血药, 人参、党参、炙甘草乃为补心气药, 红枣、浮小麦、当归是补心血药。此因心主神, 心气旺则神守, 心血足则神安; 又肝藏血, 肾藏精, 精可充神, 血可舍神, 精血旺盛, 其神得以补调而安静, 使形神互助。另外补神药亦含有补形之义, 如酸枣仁、柏子仁、首乌藤、龙眼肉又可补心血, 茯神、百合可补心气, 显然补神与补形相兼。

神病的实证，常有思维混乱，情绪高涨，登高逾垣，打人毁物，并有大胆自负、易激惹和轻率任性，治疗时应安神镇静，常用龙骨、紫石英、生赭石、珍珠母、磁石、紫贝齿等，常与远志、石菖蒲、半夏、郁金、胆南星、礞石和大黄之类同用。后者虽可治神，但着重为调其形之过剩或神窍闭塞，如远志、半夏、天南星、礞石功专祛痰、化痰、消痰，郁金、大黄行气、活血、祛瘀，石菖蒲善于化湿开窍，均系从形治神。即使前者安神药，亦兼治形，如生赭石、磁石、紫贝平肝安神，紫石英、龙骨镇惊安神，总是治神离不开治形，这就是治神必治形的充分体现。

（2）治形以摄神

1）治疗疾病首先注意调摄精神。《黄帝内经》针药疗法注重调神，"精神进，志意定，故病可愈"，若"嗜欲无穷，而忧患不止，精气弛坏，营泣卫除，故神去之而病不愈也"。故《类经·疾病》总结云："凡治病之道，攻邪在乎针药，行药在乎神气，故治施于外，则神应于中，使之升则升，使之降则降，是其神之可使也。若以药剂治其内而脏气不应，针艾治其外而经气不应，此其神气已去，而无可使矣。虽竭力治之，终成虚废已尔，是即所谓不使也。"欲为针者，先须治神。药物治疗大多为清心安神、养血安神以调神，滋水涵木、平肝潜阳以宁神等，均须辨证施治，要在护神。

中医学在运用方药和针灸辨证施治心身疾病方面，同样也积累了丰富的经验，其中调理气机、脏腑是治疗心身疾病的基本法则。《针灸甲乙经》则提出了"治之，补其不足，泻其有余，调其虚实，以通其道，而祛其邪"的治疗原则。历代治疗心身疾病的方剂，疏肝解郁如柴胡疏肝散、逍遥散等，重镇安神如朱砂安神丸、磁朱丸、生铁落饮等，养心安神如酸枣仁汤、天王补心丹、归脾汤、养心汤、甘麦大枣汤等，清热泻火如栀子豉汤、龙胆泻肝汤等，补益如四君子汤、肾气丸等，祛痰如二陈汤、温胆汤、涤痰汤、半夏厚朴汤等，祛瘀如桃仁承气汤、血府逐瘀汤、癫狂梦醒汤等，都具有确切疗效。

针灸腧穴中，同样具有调理气机、脏腑的功效，按经脉论，主要集中在督脉、任脉、心经、心包经、肾经、膀胱经；按部位论，主要集中在头面部、背部、四肢远端。《针灸甲乙经》不仅总结了大量针灸治疗心身疾病的处方，还开创了针药并用治疗心身疾病的先河。如《甲乙经·阳厥大惊发狂痫第二》曰："病在诸阳脉，且寒且热。诸分且寒且热，名曰狂，刺之虚脉，视分尽热，病已止。病初发，岁一发，不治月一发，不治月四五发，名曰癫疾，刺诸分其脉尤寒者，以针补之……使人服以生铁落为饮。夫生铁落者,下气候也。"

2)扶正祛邪,治病求本。形之虚以治经血为本,形之实以祛邪为主,通过治形以全神。《素问·宝命全形论》指出:"一曰治神,二曰知养身。"因此在治疗时须以治神为本,达到"阴平阳秘,精神乃治"。

形伤必治形,但治形亦必兼治神,因为"形是神明之宅",形伤必累及神伤。《素问·脉要精微论》曰:"夫五脏者,身之强也",由于五脏功能正常是形健的基础,故治形必补五脏。如熟地黄之类补肾药可充肾精使其化神,当归之类补肝药可使其肝血旺而舍神,黄芪之类补肺气药可使其肺气旺而摄神,炙甘草之类补脾津药可使其脾津充而养神,人参之类补心气药可使其心气旺而守神,此均有治神的含义。尤需指出的是,神病治五脏,还可根据患者情感、智力、行为等临床表现,辨其虚实用药。如心藏神,其志为喜,若见喜笑若狂,是为心神伤,实者加黄连、莲子心,虚者加阿胶、柏子仁;肝藏魂,其志为怒,又魂主知觉,若见易怒或感觉异常,实者加龙胆草、山栀,虚者加酸枣仁、山茱萸;肺藏魄,其志为悲,又魄主运动,若见悲忧明显或运动不利,实者加桑白皮、桔梗,虚者加黄芪、百合;脾藏意,其志为思,又意主记忆,若见思虑不解或记忆力明显减退,实者加砂仁、甘松,虚者加人参、黄精、灵芝;肾藏志,其志为恐,又志主认识,若见恐惧明显或辨认事物不清,实者可加黄柏、泽泻,虚者可加熟地黄、紫河车。此系柳氏医派对于形神兼治的体会。此外,神病既可以用药形神并治,也可配合非药物疗法,如静养、调整情绪、转移思绪和心理疏导等。清代医家叶天士对劳伤心神患者,主张"潜心静养""山林静养",尤其是郁证,认为"药乃片时之效,欲得久,以怡悦心志为要旨"。

在对"形神同治"学说的基本内涵进行初步探讨的同时,柳氏医派将该学说广泛运用于临床,治疗某些慢性心身疾病,如面瘫、慢性咽炎、脑卒中后抑郁症、糖尿病、心血管疾病等,均获得了较为满意的疗效。面瘫发生后,患者出现口角歪斜、眼睑下垂等,严重影响患者的面容,对患者的心理也造成了影响,多数患者出现焦虑、急躁等情绪,这些不良情绪反过来又会影响康复。中医学认为,面部为阳明之分野,面瘫的发生与正气不足、脉络空虚、风寒或风热之邪入侵有关。患者出现焦虑、急躁等情绪与肝气郁结有关,肝气郁结则触犯阳明,从而不利于面瘫的康复。常用方剂有自制柴胡牵正散等。慢性咽炎属于中医学"梅核气"范畴,慢性炎症经久不愈,多数患者因为不知道病情而思虑过度,出现焦虑情绪。脑卒中后抑郁症发生在脑卒中之后,患者由正常生活突然变为卧病在床、生活不能自理,出现焦虑、抑郁、易激惹、失眠，甚至自杀等，这些精神症状又成为病情加重或复发的独立危险因素。糖尿病属于中医学"消渴"范畴，其发生、发展也与情志因素密切相关，由于思虑过度、劳伤心脾、暗耗心阴、心肾不交、阴虚火旺而致糖尿病，又可因情绪波动而加重病情。心血管疾病如心绞痛、心律失常等发生时产生焦虑、恐怖心理，而焦虑对心血管疾病的发生也起着重要作用，情绪波动使交感神经处于高度兴奋状态，体内儿茶酚胺分泌增多，导致心率加快、血压升高、心肌氧耗增大而使冠脉痉挛，从而再次引发其他心血管病。这些疾病的治疗，柳氏医派均有独到之处，见于《柳吉忱诊籍纂论》《牟永昌诊籍纂论》和《柳少逸医案选》等著作中。

吉忱公《柳吉忱诊籍纂论》郁证门"柴胡加龙牡汤证案"，师柴胡加龙骨牡蛎汤意治疗证属肝郁化热，痰气交滞所致郁证（梅核气）者，同时嘱"戒郁怒，慎七情"，经治胸胁胀闷息，咽中炙脔除，纳运如常，夜寐安宁，面容欢笑，言谈侃健，偶见烦躁，脉象濡缓，左关略弦，舌红苔白，予安神补心丸善后。明代孙一奎《赤水玄珠》有云："是以心乱则百病生，于心静则万病悉去。"故病愈后，"嘱其戒恚怒，忌忧伤"。瘿瘤门"柴胡加龙牡汤证案"，师柴胡加龙骨牡蛎汤意治疗证属肝气郁滞，痰热结聚，发为瘿瘤（甲状腺功能亢进症）者，同时"嘱息念虑，戒恼怒，薄海味"。

再如脑性瘫痪，包括先天性脑发育异常及出血性、瘀血性、外伤性脑病等，即人体的"形"与"神"俱损，包括脑组织程度不同损伤导致瘫痪、痴呆、失语、失明等顽症、重症。对此诸症，西医药爱莫能助。脑为髓之海，诸髓者，皆属于脑，头者精明之府，且五脏六腑之精皆上注于目而为之精。脑实体"形"的损伤，必将导致人体"神"的异常，即精神意识、思维、语言、视力等"精""明"活动的异常。这提示我们，要想恢复这些活动，必须填精以生髓，髓生而脑神得以充濡，方能恢复其功能。而肾为"精之处"，肾藏一身之元气。又外伤头部，必将导致出血，离经之血不得消散，必成瘀血，日久痰瘀交阻而病成难症、顽症，故少逸先生创制益元活血汤以益元补虚、祛瘀散结。方由鹿角胶、肉桂、土鳖虫、胆南星、桃仁、红花、川芎、当归、熟地黄、赤芍、柴胡、桔梗、牛膝、枳壳组成。"益元"则精气填，髓海充，神气得复。咸甘而温之鹿角乃督脉化生，熬胶乃寓阳于阴之中，可和阳补阴，故以大补肾元之鹿角胶为主药，并辅以肉桂，温肾元而培补命门真阳。"活血"则瘀血得散，窍得以清，元神得足，故选血府逐瘀汤（桃仁、红花、川芎、当归、熟地黄、赤芍、柴胡、桔梗、牛膝、枳壳）加土鳖虫助之，使瘀血得以消散。加胆南星化痰开窍，以解痰蔽之弊。诸药合用，具有益元荣神、活血逐瘀、豁痰开窍之效。"头者清阳之府"，合以头针既可促使瘀散脉通，又可畅行清阳之气，使浊阴得降，清阳得升，针药合用，既可调元固本，又可祛痰除标，标本兼顾，以期获良效。

5. 形与神俱在养生学上的应用

清代孙德润《医学汇海》指出："养生以养心为主，故心不病则神不病，神不病则人不病，理固然也。""虚邪贼风，避之有时，恬惔虚无，真气从之，精神内守，病安从来。"出于《素问·上古天真论》中的这句话堪称疾病预防理论中的经典名句，而结合现在的生活实际，我们更应该在继承的基础上灵活运用《黄帝内经》中的"形神合一"理论来预防疾病。人类在长期的进化过程中，脏腑经络功能与天地自然变化之间形成了近乎同步的节律性，故养生当顺应天时自然变化，特别是四时气候、阴阳变化的规律，从精神、起居、饮食、运动等方面综合调理。对此，《素问·四气调神大论》提出了根据四时变化以调养形神的原则及方法①。

（1）恶死乐生则心安保形

《灵枢·师传》云："人之情，莫不恶死而乐生，告之以其败，语之以其善，导之以其所便，开之以其所苦，虽有无道之人，恶有不听者乎。"想要健康长寿，无灾远病，乃人之常情。裘沛然先生曾言："生死夷然意自平，死生小事不需惊。"凡豁达开朗、乐观向上的人，大多心宽体泰、抵抗力强、元气充足，哪怕是得了绝症也有康复的可能。而整日忧虑愁闷，稍有风吹草动便大惊小怪，惶惶不可终日者，往往情绪波动较大，气血耗散严重，抵抗力较弱，焉能不病？"正气存内，邪不可干；邪之所凑，其气必虚。"疾病发生之本在于"正气不足"和"邪气侵袭"，故"虚邪贼风，避之有时，恬惔虚无，真气从之"，意指我们既要避外界虚邪以保吾"形"，也要持"神"，"恬惔虚无"以生"真气"，只有这样才能强身御疾。外界虚邪贼风避之不难，难的是让"神"保持"恬惔虚无"的状态，但只要做到为人豁达、活得潇洒、待人宽容、处世厚道、全神识度，便可"怡神保形、延年益寿"。正如《素问·上古天真论》所云："志闲而少欲，心安而不惧，形劳而不倦，气从以顺，各从其欲，皆得所愿。"

（2）为人豁达则形神安泰

为人豁达的"精神"在一定程度上决定了"形"的健康状况，正所谓"心平则

---

① 郝志洁. 浅析《黄帝内经》"形神合一"理论［J］. 世界最新医学信息文摘，2016，16（67）：188，190.

气和，气和则形神康泰；心无愧疚得安眠，我命由我不由天；利欲百般驱人老，但看木石自延年"。《苏沈良方》尝曰："安则物之感我者轻，和则我之应物者顺，外轻内顺，而生理备矣。"龚廷贤《寿世保元》亦云："物来顺应，事过心宁，可以延年。"

（3）活得潇洒则神得形安

活得潇洒就是生活中充满了生机，不断地超越自我，有着充实的生活和愉快的心情，神既得之，形安差矣？待人宽容就是有度量，能容得下真实的自己，才能容得下他人。这不仅是得"神"之法，也是人生的一种美德，更是处理和改善人际关系的"良方"。"严于律己，宽以待人"便是宽容的最好体现，这可以让人心宽体泰，气血调和，反之，气量狭小，斤斤计较，对人猜忌等会导致神气错乱、形神俱疲。

（4）处世厚道则神凝形健

处世厚道意为人处世要敦厚、仁厚。厚道会使人"神凝"，进而使人元气充沛，病不能近，反之，刻薄之人往往争名夺利，满眼功名利禄，在这个本就浮躁的社会，更是会使人"神散形败"，从而导致抵抗力减弱，各种疾病随之而来。作为医者更应该多为病人着想，常怀感恩之心，"滴水之恩，涌泉相报"，要有博爱之心，不念旧恶，一视同仁。故《春秋繁露》曰："仁人之所以多寿者，外无贪而内清静，心平和而不失中正，取天地之美以养其身。"

（5）导引小劳则形舒神宁

"生命在于运动"，这是一条颠扑不破的养生格言。《吕氏春秋》云："流水不腐，户枢不蠹，动也"，生命在于运动，但又不可动之过甚。逸而不劳，则气血涩滞；劳而太过，则耗伤血气。《庄子·刻意》曰："形劳而不休则弊，精用而不已则劳，劳则竭。"《素问·经脉别论》云："春秋冬夏，四时阴阳，生病起于过用。"《素问·宣明五气论》则举例云："久视伤血，久卧伤气，久坐伤肉，久立伤骨，久行伤筋，是谓五劳所伤。"华佗云："人体欲得劳动，但不当使极尔。"陶弘景《养性延命录》云："养性之道，莫久行、久坐、久卧、久视……能中和者，必寿也。"孙思邈云："养生之道，常欲小劳，但莫大疲及强所不能堪耳。且流水不腐，户枢不蠹，以其运动故也。"宋代养生家蒲虔贯《保生要录·调肢体门》云："养生者，形要小劳，无至大疲。故水流则清，滞则浊。养生之人欲血脉常行，如水之流。坐不欲至倦，行不欲至劳。频行不已，然宜稍缓，即是小劳之术也。"其由此设计了一套肢体运动和自我按摩相结合的健身运动——"小劳术"，简便易行，颇具特色。"小劳"意指适当运动。南宋诗人刘克庄有一首五言绝句名《小劳》："性不耐闲懒，小劳方小佳。锯沉成薄片，末麝入新芽。"

中医学认为，人体在正常的生理状态下，动与静应当保持相对的平衡。经常适当劳作运动，能促进身心健康。四体常勤，则五脏气血旺盛，肌肉丰满坚实，关节运动灵活，百脉通畅，故动作敏捷，反应迅速，加强和活跃了生命功能。运动和劳动是人的生理的正常需要，也是人体健康的必要条件。合理的运动对于促进人体内部的气血之运转无疑有着很好的促进作用，也符合生命学原理。适度合理的休息，可使机体与大脑得以休整，保持充沛体力和旺盛的精力。因此我们要"小劳"但切勿"过劳"。劳力过度易耗伤气血，轻则倦怠乏力，少气懒言，精神疲惫，肌肉消瘦；重则筋骨、肌肉劳伤，引起腰痛、关节疼痛等。《素问·举痛论》说："劳则气耗""劳则喘息汗出"。因此，任何体力劳动都不可太久，要量力而行，应"坐不欲至倦，行不欲至劳"。过久则超越了人体所能承受的限度，会对形体造成损伤。特别是饥饱劳作、强力劳作，更是伤人致病的重要因素。

只有沉静下来，人的生命才能够进行无意识的、主动的自我调适和能量恢复。所以，清静的状态是人进入自然生存的最有效、最充分、高能量的表现。古之内养家就常说：人能常清静，天地悉皆归。这是说常清静之人，可以与天地自然同化，清静可以自正。然而，清静也是有界定的，无论是动或静，过度了都是有害身心的。因此，动有死动、有活动，死动背离清静，力竭而亡，活动以静为主，动而不损，动以和为贵；静以清为佳，静有死静、有清静，死静被动，失于自主，清静主动，在我掌握之中。所以，清静是人有意识地回归寂静，又不失为自主。大自然是动态的，这是一般人从表象可以感知的，而如果你能深层次地感知自然，你就懂得了大自然寂静的真意了，寂静中的自然是充满无限能量的，是无所不有的，是无所不能的，这就是清静自然的真实存在。而古人所讲的"无为而无不为"也正是此意。

所有让人非常享受的运动，都是养心的。选择哪一种运动，选择的依据不在于外界的固定标准，在于你自己与它的相应。运动与静养的有效结合才是大自然的不二法则。在生命的存在中，动与静是生命最基本的两种不同功能的表现，它们只有属性的不同，而没有本质的区别，都是人的生命的需要，是不可或缺的。动与静由于功能的不同，都是有限度的，又是相互依存的、互相循环的，是不能够截然分开的。动与静是相对而言的，有动必然有静，有静才能有动，动以静为根，静以动为用，因而以静制动才是最天然的生存方式，否则，动就没有了节制，就成了乱动、祸害。而从生命的本质能量而论，静是积蓄、是储藏、是净化；动是发挥、是运作、是消耗。由此可见，生命是无论如何不可偏重于运动而轻视静养的，否则生命就真得毁于运动了。

（6）全神守度则形神合一

"全"，就是努力保持不懈怠；"神"，即恬惔虚无的精神状态；"守"意便是遵守，这是要求的前提条件；而"度"要求我们无过无不及，把握处理事务恰到好处。《素问·经脉别论》中指出"生病起于过用"，所以我们要根据不同的体质、地区环境特点、生活习惯、心理状况等灵活调整"形神"状态，使其"合而为一"，以预防疾病，享天年之乐。

第四节　古今贯通，中西兼容

20 世纪 70 年代初，少逸先生请其师兄王树春先生以魏碑体书民国医学大家张锡纯语补壁以自励：广搜群籍撷其精，参以西学择其粹。

这副对联说明了柳氏医派的一个重要特点，也是柳氏医派之所以取得如此辉煌成就的一个重要原因，即古今贯通，中西兼容。"广搜群籍撷其精"者，古今贯通也；"参以西学择其粹"者，中西兼容也。王树春为吉忱公的关门弟子，跟师三年，深得吉忱公学术精粹，与师弟少逸先生相交甚契，也明了师弟愿景。故其所录，实乃少逸先生之心声。

司马迁尝言其作《史记》，乃"欲以究天人之际，通古今之变"。具体到中医学中，"究天人之际"即穷究天人关系，即上述之"天人相应"；而"通古今之变"，即贯通古今。中医学博大精深，历史悠久。从《黄帝内经》《神农本草经》《伤寒论》《金匮要略》《脉经》《针灸甲乙经》到《千金要方》《温病》以下，流传至今的医学著作就有上万种之多。这些典籍为我们继承发扬中医药学提供了非常丰富和宝贵的参考资料。但由于社会在向前发展，地域环境、自然气候、饮食习惯、社会竞争、思想情志，均与前人有异，若墨守成规，生搬硬套前人经方验方，则非其治也。所以，要做一名明医，必须通古知今，古为今用。诚如裘庆元所云："医之为道广矣，大矣，精矣，微矣，危乎其危矣！举凡古今中外学问事业，无有难于此矣……非探天地阴阳之秘，尽人物之性，明气化之理，博考古今，随时观变，汇通中外，因地制宜，而又临事而俱澄心定灵，必不能悟于此。"《黄帝内经》是中医学的一部"大基础"，后世所有的学说和流派皆由此发展而来，但又有所发展，有所补充，有所创新。如张仲景《伤寒论》以《素问·热论》为基础，创立六经辨证论治伤寒病。清代叶天士本于《伤寒论》而创立温病学说，故云："辨营卫气血，与伤寒同。"由此可知，伤寒、温病学说，是源与流的关系，应该融会贯通。但这是在中医学体系内部承传和发展的。当前，西医学已经成为我国卫生保健事业的主流，因此贯通古今思想也必须将西医学纳入其中，即中西兼容。中国传统文化是开放的文化，中医学是包容性很强的医学，具有纵向继承、横向融合的特点，相信中西医终有结合为一体的那一天，尽管这一天可能是一个遥远的未来。

一、古今贯通

什么是传统？传就是传承性，即道德的传承性，文化的传承性，思想的传承性，技艺的传承性；统就是大一统，通天彻地的大一统，古往今来的大一统，生命与自然社会的大一统，医道、医术与医学的大一统。大一统是中华民族的思想律。孔安国序《尚书》云"伏羲、神农、黄帝之书，谓之《三坟》，言大道也。"王冰言《素问》"释缚脱艰，全真导气，拯黎元于仁寿，济羸劣以获安者，非三圣道，则不能致之矣"，揭示医道实乃古之圣人所倡之大道。大道就是自然之道与生命之道。中华传统文化将客观存在的一切事物和现象总括为天地人。《老子》论社会之道，而兼及自然与生命之道；《周易》论自然之道，而兼及社会与生命之道；《黄帝内经》论生命之道，而兼及自然之道与社会之道。大道无所不包，靡有不容，纲纪有无，通贯虚实，囊括宇宙，包罗万象。《黄帝内经》与《老子》《周易》则是现存的《三坟》雄文，其论述的都是大道。大道乃至高无上之道。

《黄帝内经》诞生在春秋战国时期，是中华民族大一统思想的体现，是中华民族大智慧创造的蓝图。《黄帝内经》不单是古代早期的医学文献，而是全面揭示自然、社会和生命大道的经典巨著，难怪宋代称之为"大经"。中医医道不是认识的原始或初级形态，也不是朴素或自发阶段，而是代表东方文化在人类认识史的一个高峰。

是医道开辟了道法自然的天地，展示了生命之神的辉光，实现了认识史上的奇迹，护佑了千百年来的苍生。《周易·系辞下》曰："易穷则变，变则通，通则久。"诊治之道在于通，摄生之道在于通。陈延之《小品方》云："汉末有张仲景，意思精密，善详旧效，通于往古，自此以来，未闻胜者。"明代裴一中《言医·序》中云："学不贯今古，识不通天人，才不近仙，心不近佛者，宁耕田织布取衣食耳，断不可作医以误世！医，故神圣之业，非后世读书未成，生计未就，择术而居之具也。是必慧有夙因，念有专习，穷致天人之理，精思竭虑于古今之书，而后可言医。"柳氏医派对中医学的追求，则为古今贯通，博采精取。

汉代刘向云："少而好学，如日出之阳；壮而好学，如日中之光；老而好学，如秉烛之明。"故唐代韩愈有"学所以为道，文所以为理"之论；宋代欧阳修有"强学博览，足以通古今"之验。柳氏医派推崇清代刘奎"无岐黄而根柢不植，无仲景而法方不应，无诸名家而千病万端药证不备"之名言，不仅崇尚经典，而且对后世的各家重要人物和重要著作均精心研究，即"欲研究医学，而勿偏宗于某说，冶古今于一炉，合唐宋元明清而为一也"。近日先生在工作室微信群中专门言道：

中医医籍浩瀚，穷一生之时光也难读其一二。如何选读？吉忱公开了个书目：经典当精读黄帝之《内经》、神农之《本草经》及医圣之《伤寒杂病论》、药王之《千金要方》；尚有知识渊博张景岳、研经厚重黄元御之书；方书于宋方中寻，药学于明清中得；创新之著，当研读金元四家之学，及集温病学研究之大成者吴瑭之书。余谓"柳氏医学丛书"，尽管非是有影响的医著，然医派续焰，入柳氏医派门墙者，亦当熟读习用之，方可称为本派之"传承人"。如"术"的传承，要成为"广意派小儿推拿术"代表性传承人，对《小儿推拿讲稿》，要达到无所不晓的地步；又如要成为"柳氏学派针灸术"，就要深知《〈黄帝内经〉针法针方讲记》；要想成为柳氏"方证立论"学派代表性传承人，就要熟知"方证立论"乃柳氏医派临床之法式及"知方药，知针灸，知推拿"之知识结构。当然这要有"肯登攀"的修为！我拼"老命"在传，同学们也当"惜时如金"地去承，而且你们也当有续焰之传。学问、医术是攻下的，学而不精，就可能成为"花拳秀腿"了。空有虚名，害人害己。

殷殷之情，跃然屏幕，可谓振聋发聩之叮咛，发自肺腑之教诲。

明代朱栋隆《脉药蠹管》云："脉有独病，药有独能，医有独断，三者合一，未有不效者。"陈宗琦《医学探源》云:"医者理也,医者为道非精不能明理,非博不能制其约。能知天时运气之序……处虚实之分,定顺逆之节,察疾病之轻重,量药剂之多寡,贯微洞幽,不失细小,方可言医。"此其阐述《黄帝内经》"法于阴阳,和于数术""形与神俱"之论也,当为医者临证所宗之。

2005 年,在为恩师《伤寒方证便览》一书所作序中,山东省卫生厅原副厅长张奇文教授认为"柳氏学术思想"的特点之一就是:"夫涉山必历层磴,登屋必借高梯,欲明《内》《难》《伤寒》《金匮》《脉经》《本草》,必读后人之说。此即"非博不能通,非通不能精,非精不能专,必精而专,始能由博返约"之谓也。少逸崇尚经方,博极时方,读仲景之书而察其理,辨后世之方而明其用,忧瘁《伤寒杂病论》几十载,潜心钻研,广验于临床,衷然撰述《少阳之宗》,于 1993 年付梓,阐述临证辄取少阳转枢之机,述小柴胡汤及其变方百余首,熔经方、时方于一炉,集小柴胡研究之所成。"

明代朱惠明在《痘疹传心录》中有云:"医者要当深研经典,旁搜书论,潜心体认,融会始终,恍然有悟于古人之微妙,则脉理斯精辟,药性斯明悉,乃可以行于世",此中医成才之谓也。

(一)知其流,更要知其源,源清流长

《素问·举痛论》曰:"善言天者,必有验于人;善言古者,必有合于今;善言人者,必有厌于己。"《素问·气交变大论》曰:"善言天者必应于人,善言古者必验于今,善言气者必彰于物,善言应者同天地之化,善言化言变者通神明之理。"汉代大儒王充《论衡·别通》所说的"不览古今,论事不实"名言,说明勤求与博取在医学学术流派的传承和发展中,具有不可替代的重要性。

中华文化强调求本索原,追根溯源。求索是求本索原,研究是研末究体。屈原云:"路漫漫其修远兮,吾将上下而求索。"求索就是求本索原,求生命之本,求社会之本,求自然之本,合起来就是求自在之本。中华文化就是求本的文化。这就需要返本归根,返璞归真,顾后瞻前,认清来路,明确目标,才更有利于前行。源远流方长,根深蒂宜固。张仲景《伤寒杂病论·序》中曾批评:"观今之医,不念思求经旨,以演其所知,各承家技,终始顺旧。"可见,"思求经旨"当为其必由之路。

中华医道囊括本根、过程、枢机、结构领域,但以过程的描述、枢机的描述为主。景愈显而境界愈小,景愈藏而境界愈大。玄之又玄于天地之间,游行出入于万

物之初。神气形相合实现生命的大一统，天地人相合实现自然的大一统。道、气、数、序、类描述自然过程、运动方式、作用方式、作用序列与类别同异，机、化、态、势、象描述变化枢机、变化发生、变化方式、变化属性与表征显现。自然及生命过程中存在美与和谐，中和标识相互关系的最佳态势。道在惚兮恍兮的微妙之中，气在无形无限的动静之间，数是宇宙演化的韵律，象是时空运变的光华。

道、气、数、序、类、机、化、态、势、象等是《黄帝内经》的基本概念范畴，也是中国象数医学医道的基本概念范畴。阴阳、五行、藏象、经络、病因、病机等则属于二级概念范畴；摄生、诊道、治道、本草、方剂、针灸等，则属于三级概念范畴。于是，抛弃其基本概念范畴，曲解其二级概念范畴，替换其三级概念范畴，则成为使医道改弦易辙的先决条件。因此，首先认识《黄帝内经》就成为登堂入室、直通医道的唯一门径；重新认识《黄帝内经》就成为弃旧图新、感悟医道的反归捷径；共同认识《黄帝内经》就成为正本清源、复兴医道的根本途径。

重新认识《黄帝内经》，重新认识医道，必如《素问·移精变气论》所言："去故就新，乃得真人"。对现代教育模式下成长起来的人们来说，不断抛弃已有的旧学，才能获得全新的医道。老子曰："为学者日益，为道者日损。"不解决关于自然、生命本原及时空层次的认识，不解决医道的认识领域、思维方式、研究方法、概念范畴、理论纲纪、实践目标等一系列重大问题，沿用近年来在西医学冲击下形成的现代"中医学"思路、观念、成见、方法和价值标准，必将误人子弟而使其误入歧途。所以，探索医道的原理及其运用，重新阐发上述诸多基本理论问题，乃是关系中医生死存亡的所在。

医道的认识领域主要在生命过程，而非人体解剖结构。生命过程的主导在神气，而形器只是神气的载体。如《周易》所言"形而上者谓之道，形而下者谓之器"，《素问·阴阳应象大论》之"治病必求于本"，《素问·生气通天论》之"生之本，本于阴阳"，就是指人的生命过程这个根本，而不是指疾病本身，或作为其载体的人体结构。《素问·移精变气论》所云"标本已得，邪气乃服""标本不得，亡神失国"，强调了标本相得的重要性。《素问·汤液醪醴论》则谓："病为本，工为标，标本不得，邪气不服。"病人与医生之间，病人为本，医生为标；病人与疾病之间，病人为本，疾病为标。人和则无病，人失和则病。中医调于人而病自和。

医道的实践目标在于生命的全面自主实现、全面自由发展与全面自我和谐，即所谓天人合一，形与神俱。中医不单是治病的医学，更是调人的医道。医道在于摄生的自稳、自调、自控、自生、自化与自和，而治道亦在于促进其自稳、自调、自控、自生、自化与自和。每一个人都有调理失和与转化疾病的本能，医者的作用只是帮助与促进这种本能的实现。故《素问·上古天真论》称摄生者为"人"，并将其分为与道同生的真人、通达于道的至人、顺从于道的圣人、符合于道的贤人；而《灵枢经》称医治者为"工"，并将其分为"上守神"的上工、"守门户"的中工和"粗守形"的下工。

阴阳五行、三元六气不单纯是朴素的唯物论和自发的辩证法，而是自然过程中最基本的数序。各类数序不是指具体的"物质""结构""功能""形态"，而是对相互作用方式的归类，也可作为我们认识自然和生命过程的至简至易。至简才能通用，从而可用以标识标定多维时空方式、多维时空态势、多维时空效应，于是可包括现代理论物理关于闭合空间、绝对空间、动态量子化弯曲空间运变的全过程，亦可完成对现代生命科学关于物质、能量、信息开放系统的统一描述。

五脏六腑不单纯是组织器官，而是关于最基本的生命运动方式的分类。所属经脉网络，则展示了活动过程及枢机领域中神气游行出入与转输交会的壮丽图景（当然也包括了能量、信息的传递，反馈、协调、演化、控发等生命活动），而不是今人在实验室里千辛万苦地寻找的结构性"气血运行的通道"。《素问》之《灵兰秘典论》《六节藏象论》《宣明五气》等篇揭示了生命三元神、气、形的脏腑归类；《三部九候论》中指出神脏、形脏之别，是作者已知千载之后废道异学的症结所在。因此在《素问》与《灵枢经》中均反复强调神、气、形的区别，并谓"知其要者，一言而终；不知其要，流散无穷"。

我们学习古今中医学术流派，有利于广开诊疗思路和在诊疗中的取精用宏，又切忌胶柱鼓瑟，或浅学少思，否则易生流弊，难以真正学有所成。少逸先生在近六十年的从医生涯中，突出的是研读中医经典与临床文献，并力求与诊疗相结合，学习中至关重要的是，宜力求明理。清代吴仪洛《本草从新》曰："夫医学之要，莫先于明理，其次则在辨证，其次则在用药。理不明，证于何辨？证不辨，药于何用？"清代王旭高《退思录》云："明理必先遵古训，见机也要合时宜"，又云："技巧多有规矩生，巧中规矩是精英"。重要的学术流派都重视审查病机，早在《素问·至真要大论》就指出"审察病机，无失气宜"，张景岳《类经》释云："机者，要也，变也，病变所由出也"。古今名医、大家都十分重视"病机"的学术临床研究，因为它关系到诊治的机要、决策，其中有若干名家，在医疗实践中予以灵变，获得创意性，这当然有利于临床医学的发展。清代最著名的临床医学大师叶天士，向后世学者提示，在学习先贤的学术经验中不能随意"越规矩"，并说："仲景而下，如河间、丹溪、东垣、洁古、海藏诸贤，衡证衡脉，用药立方，丝丝入扣，不偏不倚，如物之有衡焉"（《叶选医衡》）。其中我们既看到了叶氏学术临床所遵守的前贤学术流派，又了解到叶氏学习前贤学术，主张不偏不倚，强调一个"衡"字，实际上含有"择善而从"的思路与方法。

（二）知其用，更要知其体，体用合一

"体"与"用"是中国古代哲学的一对重要范畴，指本体和作用。一般认为，"体"是最根本的、内在的、本质的，"用"是"体"的外在表现、表象。"体"就是根本的，第一性的；"用"是从生的，第二性的。这是"体"与"用"的最简单最主要的意义。清代周学海之《读医随笔·卷一》曾云："故医者之于天人之气也，必明于体，尤必明于用；必明于常，尤必明于变。"

1. 中学为体，西学为用

在西医学业已成为医学主流的时代，正确面对西医学的冲击、正确认识并处理中西医学之间的关系，是每一个医学流派、每一个中医人都必然要面对并要作出明确回答的课题。柳氏医派向来重视西医学，并努力吸收其优秀成果，以作为对中医学进行重新认识、全面阐述和加以提高的他山之石，自吉忱公起就形成了参西而不悖中的特色，认为中学为"体"，西学为"用"，始终坚持中医思维为根本，以中医理论为主体。如辨证论治是中医学术特点的集中表现，即使对于西医学诊断的疾病，中医治疗的主要依据仍然在于证，且不可受西医诊断之限，胶柱鼓瑟，束手受败。如静脉血栓形成与血栓性静脉炎，吉忱公认为同属中医学"脉痹"范畴。二者虽均为湿热、瘀血痹阻脉络所致，然验诸临床，前者为瘀血阻络而致湿热蕴滞，故"瘀血"为病的主要矛盾，而"湿热"则居次要矛盾，治宜活血通脉，佐以清热利湿。1973年3月某部队医院接诊一右股静脉栓塞引起下肢淋巴水肿患者。处理意见：手术治疗。因病人不同意施行手术，故请吉忱公会诊。病者患部水肿，皮色白而光亮，舌苔黄，脉沉数，为湿热之候；舌质紫暗尚具瘀斑，故血瘀为致病之主证。遂以上法治之，处以当归、川芎、赤芍、牛膝、桃仁、红花、防己、忍冬藤、白芷、牡丹皮、甘草。服药3剂而痛止，5剂而肿消过半，30剂后而病臻痊愈。血栓性静脉炎为湿热蕴结，引起络脉瘀阻，故"湿热"为主要矛盾，而"瘀血"为次要矛盾。治

宜清热利湿，佐以活血通脉。1974年12月，吉忱公接诊一左下肢血栓性静脉炎病人，患病20余日，几经治疗罔效。查患肢皮肤灼热、潮红、肿胀，病人口干不欲饮，便秘，舌质深红，苔黄腻，脉滑数，遂以清热利湿、活血通络法治之。处以金银花、玄参、当归、赤芍、牛膝、薏苡仁、苍术、木瓜、黄柏、泽兰、防己、土茯苓、甘草，共进20剂，肿势尽消，但患肢仍拘挛灼痛。又以原方去苍术、黄柏、薏苡仁诸药，加鸡血藤续服5剂，病情悉除。

2. 国学为体，医学为用

明代汪绮石《理虚元鉴》柯怀祖序云："不知天、地、人，不可与言医。"《医宗金鉴·凡例》云："医者，书不熟则理不明，理不明则识不精。"人们皆知中医学能够祛病愈疾，健身防病，柳氏医派认为这是医学之"用"，而医学之"体"为国学。吉忱公要求少逸先生"凡书理有未彻者，须昼夜追思，方可有悟"，并告云此即"心悟"也。有一次，少逸先生对问："何谓'熟读王叔和，不如临证多？'"公笑答："陈梦雷尝云：'九折臂者，乃成良医，盖学功精深故也。'汝当熟知：博览群书，穷理格物，此医中之体也；临证看病，用药立方，此医中之用也。不读书穷理，则所见不广，认证不真；不临证看病，则阅历不到，运动不熟。体与用，二者不可偏废也。"看少逸先生似乎还不明白，公又引用顾仪卿《医中一得》之语："'凡读古人书，应先胸中有识见，引申触类，融会贯通，当悟乎书之外，勿泥乎书之中，方为善读书人。'待汝临证时，方可悟苏轼'故书不厌百回读，熟读深思子自知'之意也。"

3. 经典为体，学说为用

在中医学体系内部，柳氏医派认为经典为体，后世各家学说为用，故造就了崇尚经典的学术特色，强调以"三必"（理必《内经》，法必仲景，药必《本经》）习医，以三知（知方药，知针灸，知推拿）立身。历代医家的辛勤耕作，使中医学这座大杏苑中百花齐放，绚丽多姿，然其根本，仍然在经典所规范的范围之内。而经典所规范的内容，都有其可发挥之处，由此而出现了不同的学派。从最古的以学术主旨立派的针、药、脉、导引等派别以降，到宋以后以学说、观点立论的学派流派，以及稍后纷纭迭出的地域性学派，都是在中华文化的土壤中抚育成长，其初始理论渊源是一致的，可谓诸派同源。具有渊薮性的流派参与了中医学的创建，成为中医学理论体系中不可分割的一部分，其成就俱载于四大经典中，后来皆发展成学科；而在中医学理论体系建立以后，其后的各家学说以四大经典为源泉，皆为对四大经典内容的解析和深化，呈现出一源多流、百家争鸣的繁荣景象。时至今日，尚未见有脱离四大经典的中医学流派，一旦有以游离于四大经典之外而自居的中医流派，皆不可能为中医界所认可。"法不过仲景，理不过《内经》"，是业内共识。只有坚守经典的规范，才可能开枝散叶。

4. 阴为阳体，阳为阴用

中医经典著作中提出了许多思想、学说、方法，几乎每个学说中都体现出体用关系问题，柳氏医派提倡对每个具体问题都应该区分体用，以便于临证应用。以中医学中最为常用的阴阳两者的关系为例，柳氏医派就认为阴为阳体，阳为阴用。阴阳是一个整体，反映用的主要是阳，反映体的主要是阴。我们当谈到肝的功能时，经常说肝体阴用阳，实际上，不但肝如此，整个阴阳都是如此。如一年四季，春夏为阳，秋冬为阴。体是基础，而秋冬的阴，秋冬的收藏，正是为了培植这个基础。基础巩固了，到了春夏时节，阳的用才能更好地发挥作用。因此，从这个角度来看，体与用，阴与阳一点不相违。两者相辅相成，互根互用，缺一不可。

阳的用，反映在很多方面。首先是阳生阴长，阳能够促成万物的生长。其次，阳为寿命之根本。《素问·生气通天论》曰："阳气者，若天与日，失其所，则折寿而不彰。"其反映了阳与寿命的关系，长寿的人阳气没有不充足，若阳失其所，则有折寿短命之虞。最后，"阳者，卫外而为固"，阳有卫外作用，能抵御外邪的侵袭，此则与健康与否关系最为密切。

阴为体，也有多种表现，首先是助阳方面，阴为阳体，阳为阴用。《素问·生气通天论》云："阳在外，阴之使也，阴在内，阳之守也。"其次是藏精作用。《素问·生气通天论》云："阴者，藏精而起亟也；阳者，卫外而为固也。"《素问·六节藏象论》又云："肾者，主蛰，封藏之本，精之处也。"故阴藏精就是阳气的蓄养过程。故明代陆树生《病榻寤言·元神》云："阴以实为质，阳以虚为用。"

《素问·阴阳应象大论》曰："阳化气，阴成形。"张景岳注云："阳动而散，故化气；阴静而凝，故成形。"就生命物质的结构和功能而言，则生命物质为阴（精），生命机能为阳（气）。其运动转化过程则是阳化气，阴成形。春夏为阳，秋冬为阴，实际上是讲春夏为用，秋冬为体。《素问·四气调神大论》云："所以圣人春夏养阳，秋冬养阴，以从其根。"春夏养阳就是促进用的发挥，秋冬养阴就是把体涵养得更好。

清代唐宗海《血证论·滑氏补肝散》云：肝"体阴而用阳"。何谓"体阴"？肝得酸而濡之则柔，柔则能藏血，血足而阴，故而"体阴"；何谓"用阳"？肝为刚脏，主升、主动，故而主疏泄条达，全身气机、血液津液的输布运行，饮食物的消化吸收及排泄，月经的来潮、精液的排泄等所有需要"动"的功能活动，无一不赖肝的疏泄条达，故而其"用"为"阳"。在"体"与"用"的关系上，柳氏医派一贯认为体之不存，用之何求？用之失常，必伤及体，两者缺一不可，但以体为本。因而在肝病的治疗上，护养肝体贯穿在整个治疗过程的始终。临证时根据《黄帝内经》酸味通于肝、"酸生肝"之说，采用酸味药物以养濡肝体，常用药如蚂蚁、五味子、白芍、女贞子、枸杞子、桑椹、山楂、乌梅、诃子等。应用酸味药，在肝病的急性活动期，可保护肝细胞，使转氨酶在短时间内下降；在慢性迁延期，可降低肝细胞及间质的增生，延缓肝纤维化，使慢性迁延性肝炎得到稳定。有些患者，经此治疗，二十余年肝脏 B 超声像图仍无肝硬化改变；在肝硬化期，同祛瘀软坚药同用，可使肿大的肝脾不同程度地变软回缩。

在强调肝体为本的前提下，柳氏医派极重视肝的疏泄条达功能对人体及肝体的重要作用。因而"助肝用"是其治疗肝病的重要方法，认为肝体伤之于内，肝用失之于外，是肝病的根本病机，反之肝用长期失调，必然伤及肝体，这也是一不可忽视之重要环节。肝的疏泄条达失常，则会导致脾胃升降失司，消化机能低下，而出现腹胀、纳差或纳呆、恶心呕吐、便溏等症；影响血液的运行，而出现肝脾大，衄血、便血、呕血或蜘蛛痣等，此时肝藏血功能已受损伤，肝体失却阴柔；影响水液代谢，则会导致腹水及下肢水肿等症。因而，不失时机地调理肝用，是控制肝病的重要手段。早期肝炎，多应用小柴胡汤枢转畅发少阳枢机，认为厥阴与少阳互为表里，其生理上互相连贯，其病理上互相影响，少阳枢机畅发，厥阴之郁也随少阳至太阳而外泄。慢性迁延性肝炎者，多配以四逆散，以调达少阴之枢。《素问·阴阳离合论》云："太阳为开，阳明为阖，少阳为枢""太阴为开，厥阴为阖，少阴为枢"，认为肝为厥阴，三阴之合，故可借少阴之枢，将厥阴之郁依太阴而内解。肝硬化期，多在两方合用、内外双分的基础上，加以厚朴、大腹皮等，甚者合用小承气汤，使郁自胃肠而解，认为助肝用的治法应用得当，可使肝病短期内解决"症"给病人带来的痛苦，保护肝体免受伤害。故将护肝体、助肝用两法列为"治肝八法"的首选两法，而广泛应用于各种肝病中。

除此之外，如医患关系、形神关系、心脑关系、人体与外界自然的关系等，无一不体现出体用关系。只有把握住"体"，才能更好地谈"用"。

（三）知其然，更知所以然，理明行随

《庄子·秋水》曰："今予动吾天机，而不知其所以然。"南朝梁代刘孝标《辩命论》云："自然者，物见其然，不知所以然；同焉皆得，不知所以得。"然，这样；所以然，为什么是这样；不知其所以然，即只知道是这样，却不知道为什么是这样，形容只了解表面现象，不了解事物的本质或事情的根底。对一位医生来说，护佑的是宇宙间最高贵、最灵秀的人的生命，必须要知其然，更知其所以然，即要求医者无论对于生理现象还是病理变化，无论临床辨证论治还是其原理，不仅要知道当是这样，而且还要知道为什么会是这样，而非别样，这就要从中医原理上寻求。《灵枢·天年》曰："黄帝问于岐伯曰：愿闻人之始生，何气筑为基，何立而为楯，何失而死，何得而生？岐伯曰：以母为基，以父为楯，失神者死，得神者生也。"对此，马莳注云："此言人之始终，皆有所以然之故也。方其始生，赖母以为基，坤道成物也；赖父以为楯，阳气以捍卫也。故失父母之神气则死，若守神气则生矣。"仲冲之注云："楯者，干盾之属，所以扞御四旁，谓得阳明之气，而能充实于四体也。两精相搏谓之神，两精者，一生于先天之精，一生于水谷之精。相搏者，搏聚而合一也。谓得先后天之精气充足，然后形与神俱，度百岁而去。"首先要知人之所以为人，每一个人从哪里来，向何处去，要经过什么样的历程，然后才能正确直面疾病，直面人生，直面社会和自然。当前，我国广大民众就遇到了这样的难题，面对现有的中西两种医学体系，知道中医学能够治病，但却不知为什么会治病；西医学能够知道疾病发生的原因和机理，但却难以取得很好的疗效。

中医与西医分属两种不同文化下的医学知识体系，中医利用元气论和阴阳五行理论对人体和疾病进行整体性的比类认知，注重人体各个部分及人体与自然之间的广泛联系，能够将人体及疾病放在更高层面进行清晰地认知，从果辨因，依因而治。西医则是利用原子论和存在论对人体和疾病进行还原性的逻辑认识，将人体解构为独立抽象的实体，通过实验建构或者进一步解构更加低级形态的抽象实体，倒果为因，依果而治。

人们常说，立场、观点、方法是马克思主义科学思想体系的灵魂。那么，中医主体意识就是中医学理论体系的核心。中医主体意识既是世界观、价值观，也是认识论、方法论。知其所以然，就是要深刻把握用中医主体意识贯穿的中医学立场观点方法，运用这样的立场、观点、方法来正确看待中医学历史、现实和未来，看待

生命、健康和疾病，看待现代科学和西医学，科学认识当今中医学发展变化的一系列基本问题。为此，要把握精髓、抓住根本，把弄清"是什么"同弄清"为什么"更好地结合起来，深入理解和掌握贯穿其中的中医学的立场、观点、方法，提高中医学理论素养，提高用中医学理论指导解决实际问题的水平，形成与中医人相称的观察眼力，思维能力，理论功力，临床、教学和科研能力，淬炼成为真正的中医人。

六淫七情相同，而罹受之人各异，禀赋有厚薄，质性有阴阳，性情有刚柔，年岁有长幼，形体有劳逸，心情有忧乐，天时有寒热，病程有新久。吉忱公认为，临证当洞悉天地古今之理，南北高下之宜，岁时气候之殊，昼夜阴晴之变，方能谙达病机，把握治疗。此即五运六气、子午流注学说在临床上的现实意义。例如1966年下半年烟台地区病毒性肝炎流行，循以常法茵陈蒿汤疗效不著。岁值丙午，少阴君火司天，阳明燥金在泉。在治疗上宗《黄帝内经》"阳明在泉，湿毒不生，其味酸，其气湿，其治以辛苦甘"的治疗原则，主以辛开苦降之剂，佐以甘味健脾之药，于是郁火得清，湿热得除，中州枢转，病臻痊愈。其后于1972年、1978年该地区病毒性肝炎又为流行高峰年份，发病季节又均在古历七月份左右，其地支又均分属子、午，为少阴君火司天，"其化以热""热淫所胜，佛热至，火行其政""四之气，溽暑至，大雨时行，寒热互至，民病寒热嗌干、黄瘅"，俱湿热郁蒸之候，吉忱公乃治以辛苦甘味诸药而获大效。①

吉忱公《柳吉忱诊籍纂论》尪痹门"黄芪桂枝五物汤证案"②，用黄芪桂枝五物汤合乌头桂枝汤、独活寄生汤化裁（黄芪30g，桂枝9g，鹿角片15g，当归12g，赤芍10g，独活10g，桑寄生10g，狗脊15g，川续断20g，制川乌9g，醋元胡12g，土鳖虫10g，鸡血藤20g，白术10g，茜草15g，牛膝10g，红参10g，茯苓12g，炙甘草10g，苍术12g，桑枝为引，水煎服）治疗肾阴不足、脾阳不振、风湿之邪内蕴关节、阴营受阻所致尪痹（强直性脊柱炎）。"用《金匮要略》之黄芪桂枝五物汤，和营卫，补气血，以振奋阳气，温运气血，以冀痹证得愈；合入《金匮要略》之乌头桂枝汤，以温阳散寒，除湿止痛，意在驱邪外出。虑上述二方扶正驱邪之力不足，故公于案中合入《千金要方》之独活寄生汤。方寓十全大补汤重在扶正，外加独活诸药兼以祛邪。由此案可见公组方用药之一大特点，即'经方头''时方尾'。从而彰显其'读仲景之书察其理，辨后世之方而明其用'之临证大法，示人以古方为规矩，

---

① 张奇文，柳少逸. 名老中医之路续编·第一辑［M］. 北京：中国中医药出版社，2007：466.

② 柳少逸. 柳吉忱诊籍纂论［M］. 北京：中国中医药出版社，2016：194－195.

合今病之变通也。"

（四）知其常，更要知其变，圆机活法

清代黄凯钧《友渔斋医话》尝云："兵无常势，医无常形，能因敌变化而取胜，谓之神将；能因病变化而取效，谓之神医。"兵家不谙通权达变，无以操出奇制胜之师；医家不能圆机活法，无以建出奇制胜之功，其理同也。明代孙志宏《简明医彀》云："医有成法，有活法。成法师不可悖，活法因时不可拘。"秦昌遇《医验大成》亦云："知常知变，方是上工。"学不博不足以达其理，思不精不足以通其变，正如李中梓《医宗必读·行方智圆心小胆大论》所云："知常达变，能神能明，如是者谓之智圆。"药贵合宜，法当权变，知常达变，着手回春；拘方待病，适足偾事。

吉忱公尝祝于医者曰："贵临机之通变，勿执一之成模。"成模者，规矩也。通变者，运巧也。不能运巧，则无所谓规矩。此即矛盾的普遍性和特殊性相结合起来的原理。吉忱公栖身医林几十载，深感于"神行于规矩之中，巧不出规矩之外"，尝云："中医学理论无一不是常规，临床实践处处有技巧，若津津于常规，则作茧自缚；因证用方，则出神入化。故既要重规矩，又要运巧制宜，庶几左右逢源。"正如《汪石山医学全书》所云："古人用药立例，指引迷途耳。因例达变，在后人推广之也。"《古今医案按·俞按》所谓："善医者，法门广大无边。不善医者，小心与大胆均误也。"湿与热，是病理变化的反应，又同属六淫范畴。《黄帝内经》《金匮要略》及历代文献均有治疗规范。鉴于湿分内外，热有表里，湿能化热，热能转湿，临证则运巧。其在临床中，根据季节、时令、气候变化和冷热失常，进行推理诊断、辨证求因与审因论治。临证从整体观念出发，脉症合参，分清虚实及外邪偏胜或正气偏虚，作为临证处方用药准则，因势利导，拨乱反正而愈病，并根据多年临床实践，归纳出"湿热证治十九法"。

清代费伯雄《医醇賸义》云："巧不离乎规矩，而实不泥乎规矩。"脑囊虫病，实为临证难愈之疾。吉忱公于前人之验，潜心体验，持循扩充，每屡获效验。如一孙姓男性患者，遍体黄豆粒大之圆形结节，质地不坚，推之不移，不痛不痒，且时发痫证，舌质淡红，白薄苔，脉沉缓。经皮下结节活体切片检查，确诊为脑囊虫并发癫痫，即以豁痰开窍、杀虫定痫为法而施治。半夏、陈皮、茯苓、白芥子、胆南星、全蝎、僵蚕、榧子仁、郁金、远志、薏苡仁、甘草水煎服，并以磁珠丸佐服。送进20剂，结节消失1/3，痫证仅半月一发。于原方加竹沥冲服，续服30剂，皮下

结节消失殆尽，痫证偶发。拟健脾化痰、宁心定痫之剂。复进30剂，诸症悉除，体质康复，一如常人。囊虫病由绦虫的幼虫囊尾蚴寄生于人体组织而发病。脑囊虫病的临床主证为癫痫、失明。癫痫常反复发作。故其治法，宜先杀虫理气，后健脾养胃；囊虫病皮下结节，治宜化痰利湿，软坚散结；脑囊虫发作癫痫者，治宜豁痰开窍，杀虫定痫；平时治宜健脾化痰，杀虫散结。总之，以消补兼施，扶正祛邪为大法。

骆龙吉《内经拾遗方论》刘浴德序云："知方而不知经，则失其理；知经而不知方，则失其宜。"破伤风是一种严重急性外科感染性疾病，中医学根据其症状和途径，而有众多的病名。究其病因病机，吉忱公认为皆由风毒经创口乘隙侵入肌腠经脉，营卫不得宣通，筋脉失濡而致诸症。甚则内传脏腑，毒气攻心，痰迷心窍，致病情恶化。故立祛风解痉、化痰通络之法。验诸临证，因《医宗金鉴》之玉真散祛风之力虽强，而解痉之功则逊，故合入"止痉散"，则祛风解痉之效倍增，合二方加味，立"加味玉真散"（胆南星、白附子、防风、白芷、天麻、羌活、蜈蚣、僵蚕、蝉蜕、鱼鳔胶、钩藤、朱砂、甘草）作汤剂服，临证化裁，每收效于预期。

少逸先生生平临证，遇疑难危重病证，主张多多涉猎前人的医案医话。医案的重要性，几乎人所共知。至于医话，民国名医曹炳章《三三医话》曾云："医家之医话，犹儒家之笔记，最能益人神明。"因为在医案医话中，蕴藏着较多的圆机活法和经验之谈。宋代杨仁斋《仁斋直指方》云："窃谓医虽小道，乃寄死生，最要变通，不宜固执""治病活法虽贵于辨受病之证，尤贵于问得病之因。"故先生向来主张诊治疾患，宜辨证、辨病与溯因相结合。

正如清代林珮琴自序《类证治裁》所言："司命之难也在识证，识证之难也在辨证。识其为阴为阳，为虚为实，为六淫，为七情，而不同揣合也；辨其在经在络，在腑在脏，在营卫，在筋骨，而非关臆度也。顾脉理易淆，洞垣谁属，赖古作家别类分门，条列治要。且于一症，错综疑似，缕析丝分，参合脉象，详哉言之，仰见心裁独出矣……学者研经，旁及诸家，泛览沉酣，深造自得，久之源流条贯，自然胸有主裁。第学不博无以通其变，思不精无以烛其微；惟博也故腕妙于应，而生面别开；惟精也故悟彻于元，而重关直辟。平时灼有定见，临证不设成心，诊毕矣审用何法，法合矣选用何方，权衡乎禀之厚薄，病之浅深，治之标本，药之浮沉，及一切正治从治，上取下取，或上病取下，下病取上，或从阴引阳，从阳引阴，必先岁气，毋伐天和。乃知执一者拘，多歧者泛，师心者愎，随俗者庸。至于体贴病情，曲折都尽，刀圭所授，立起沉疴，善矣！若犹未也，一法未合，虽古法宜裁；一方未纯，虽古方宜裁；必吻合而后已。此其难，殆又在识证辨证后乎？"

（五）有其知，更要有其行，知行合一

中华文化是求本致用的文化，而文化是文始化归，文就是一切动变之开始，化就是一切动变从发生、发展到回归的全过程。所以，中医学的求本致用，就是要从中医学发生、发展的全过程中获取真知，然后着力践行，此即知行合一。知行合一，也就是道行合一、道行一体，也就是说，通悟大道要与自己的行为实践合为一体，在实践中悟道，在悟道中实践。

《礼记·儒行》曰："博学而不穷，笃行而不倦。"明代王守仁云："知是行之始，行是知之成。"人们皆知中医学是一门实践医学，兼具人文与科学、富含哲思和理验的特性。其学科基础奠定于先贤高瞻远瞩、朴素唯物的文化哲思和历代医家迫于千般疢难而迸发的临床智慧，虽从根本上说是一门医学，但又与纯粹属于科学范畴的西医学迥然有异，它非常强调理论对实践的依赖关系；虽有其丰富的文化内涵，但又与单纯的人文学科绝对不同，因其所采纳的任何文化哲思都必然要即时经历临床反复淬炼才能得到认可和发扬，也因此成就了其能够作为"打开中华文明宝库的钥匙"而被视为中华文明瑰宝，成就了其作为中华文化指导临床实践的知行合一的代表。学习的目的全在于运用。知其然又知其所以然，最终落脚点还是临床实践，目的在于提高临床疗效，更好地为患者解除病痛。陆九芝《世补斋医书·李冠仙〈仿寓意〉序》云："读书而不临证，不可以为医；临证而不读书，亦不可以为医。"只有在知行合一、学以致用上下功夫，大力弘扬理论联系实际的优良学风，中医理论与临床实践密切结合，切实解决理论研究、临证实践等方面存在的问题，做到学思用贯通，知信行统一，才能更加自觉地用中医理论指导解决临床实际问题，切实把学习过程变为做好临床工作、推动事业发展的生动实践。

"学在于勤，知在于行"，思想上的追随是最内在的追随，知行的合一是最根本的合一。没有理论指导的实践，是盲目的实践，更谈不上自主发展和创新。中医理论只有通过实践，才能体现其价值，才能发挥出其优势。《周学海医学全书》云："理不必深，但期征实；论不必高，但求适用。"在临床中，理论与临床的磨合，需要历经一个长期积累、反复思考探索的过程，才能达到融会贯通，成为实用的知识和诊疗技能，进而推动理论的更新和发展。立足经典，学融百家，博采众长，这就

是继承，而继承是一个中医成才的第一阶梯，是名医走向成名漫长道路的第一步，是基础中的基础；综合应用多门专业知识，构建辨证论治、理法方药、证因脉治诊疗体系是解决问题的基本要素；知常达变，圆机活法是把理论转化为知识和技能的临床技巧。这样才能达到从理论、知识到技能的熟练运用。

中医药学作为我国优秀传统文化中具有原创性的医学科学，历代均以"仁医仁术"作为医者济世活人的毕生要责，其重要性自不待言。明代陶华《伤寒琐言》云："医者，君子之道也"，说明我们医生防治疾病，不能忘记作为"君子之道"的重要性。明代医家吴嘉言《医经会元》亦云："夫医药方书，乃拯病资生之轨也。"由此可见，中医古今医药著作文献，主要为医者提供防病治病的武器，故学医者必当多读书、多临证，重视学习各具特色的学术流派，提高自己学术经验。但中医药学的博大精深是人所共知的，学医者在学习临证过程中，加强对医业的认识，关键又当明其理。明理有一定的难度，故清代陈祖舜说："窃思医道之难也，不难于行其道，特难于明其理。理有未明，欲无误于世也难，欲有济于世也更难。"

柳氏医派认为，医道之要，在于济世愈疾，传承创新。古今名医名著所反映的不同学术流派，是中医药文化的精华。当前的中医药学，越来越受到国际临床医学的重视，名医名著学验精粹之软实力，是中医药文化所释放出无形的影响力，是值得我们认真学习、弘扬光大的。传承不仅要求我们尽量全面继承，更重要的是去粗存精、取长补短，并进一步实事求是、与时俱进地发掘和光大其"精华"。正如《北方医话》所云："尊古而泥古，进退皆榛芜；尊古而不泥古，无路可有路。"因此，应古今贯通，识其精，去其粗；要中西兼容，发其微，扬其华。

二、中西兼容

西医学自近代传入我国以后，尤其是半个多世纪以来的发展，其高效、方便的优势得到了多数人的认可，目前我国科学技术的特点和相关政策也使得它在卫生保健体系中占据了主导地位。因此，作为从业于当代的一名中医，若抛开西医学不谈，既不可能，也不可取。

以《黄帝内经》为代表的中医基础理论体系形成于两千多年前，是在中国传统哲学的孕育下产生的；西医的解剖学、生理学的形成是近代物理学、化学的成熟而孕育的结果。中医与哲学类似，研究对象是事物（或机体）运动变化的现象（或证候）和规律；西医与近代物理、化学一样，研究对象是物质实体的结构与功能。中医与哲学的研究方法，是由综合到演绎的逻辑思维方法；西医与近代物理、化学的研究方法，是由分析到归纳的实体实验方法。中医学更多地体现出人文科学的特质，西医展现的基本上是纯粹的自然科学特性。从《周易》的意义上讲，中医是"形而上"的医学，西医是"形而下"的医学。目前的科学发展水平和人类的认识能力，决定了人们还不可能用西医实体实验的方法全面揭示中医"形而上"的证候表现内涵，也不可能用中医逻辑思维的方法研究西医"形而下"的形态结构与功能。这是人类科学分类学的规律所决定的，也是人类科学发展到现在不可否认的客观事实状况，这也就是中、西两种医学最大的区别。因此，欲要实现真正意义上"中西医结合"，还要有一段很长的路要走。

"恽铁樵《群经见智录》云：'西医之生理以解剖，《内经》之生理以气化。'故今之临证当辨病辨证相结合，此即中西医互参之理也。"① 2005 年，在为少逸先生《伤寒方证便览》一书所作序时，山东省卫生厅原副厅长张奇文教授认为"柳氏学术思想"的特点之一就是："少逸熟谙医易之理，妙识生克制化之道，其治学严谨，以博学、精思、屡试为其要点，坚持中医学思维、方法和概念，理论体系立足于中医学自身的学术主体而发展的观点，同时尽力采用和吸收现代科学的理论和技术，丰富和完善中医的理论体系。其医学研究注重'沟通'，根植于中国传统文化。学博则悟，悟通则约，约成则精，故学有所成。"

（一）中西兼容的客观需要与必然

尽管有许多理由可以证明中西医学之间的不可通约性，但是，无论是中医，还是西医，毕竟面对的是同一个研究对象：人体及其生命运动现象和规律；最终要完成同一项使命：治病救人；终究是要达到同一个目的：人类的卫生健康。只要有利于认识人体生命运动规律，有利于治病救人，有利于人民群众的身体健康，无论西医方法，还是中医方法，乃至其他方法，都可以"拿来"应用，这才是辩证唯物主义的方法和科学的实事求是态度，也是柳氏医派砥砺践行的方向。

医学科学是因社会需要而产生和存在的，也必然以适应社会变化的需要为导向而不断地发展。存在决定意识，面对同一个事物，用不同的工具、不同的方式，从

---

① 柳少逸．柳少逸医案选［M］．北京：中国中医药出版社，2015：24.

不同的层面、不同的角度观察，肯定会有不同的认识和结论。而只要观察的方法足够齐备，观察的范围足够全面，观察的问题足够深入，不同的认识必然会在对同一个事物认识的基础上统一起来。自西方医学大规模传入中国，由少到多，逐步居于主流地位，其中虽有某些人为因素，但毕竟是适应了社会发展和人们防治疾病之所需。而在中西医学激烈碰撞中，中医学蒙受非议、蔑视、误解甚至否定达百余年之久，虽然由于众所周知的原因，使其在国内地位不断下降，但毕竟至今仍卓然自立，近年来还以迅猛之势流传国外，越来越被世人青睐。尤其是 2020 年其在新冠肺炎防控中的卓越表现，更是令世界震撼。这些，都是需要使然。社会为什么需要西医？因为西医不断融纳现代科技，揭示了许多疾病的病因本质和病理损伤，疗效卓著，不可替代。社会为什么还需要中医？因为有许多疾病西医还没有找到致病原因，有些找到致病原因的尚未找到治疗的方法，翻开西医的内科学就会发现，很多疾病都是这样描述的：本病原因不明，缺乏特效治疗。这就给中医留下了存在的广阔空间。中医药有几千年的积淀，在"治未病"中的主导作用、重大疾病治疗中的协同作用、疾病康复中的核心作用，是中医药的主要特色和优势，因其简便验廉，而且毒副作用较小，对人体基本无伤害，疗效卓著，成为人们喜爱的治病和养生保健手段，同样不可替代。然而，还有一大批疾病，单用西医或者中医都难治，疗效都不好，即使对有一定疗效的疾病来说，也要不断提高疗效，才能满足社会对医学日益攀高的需要。处在同一环境，针对相同对象（疾病），遇上相同问题（疗效）的中、西医学，在择善而从的社会选择过程中，显示出各自的优点和不足。主张把二者结合起来，取长补短以提高疗效的探索，原本就是自然而然的事，于是产生了中西医结合的观念。

早在清末至民国初年，前辈中医如唐宗海倡导"中西汇通"，恽铁樵主张"中体西用"，张锡纯提出"衷中参西"等，都是力图沟通中西的尝试，而张锡纯那张阿司匹林加石膏治疗感冒发热的处方，则是中药加西药的代表，也是取长补短之意谓。由于历史的局限性，注定这些前辈中医不可能在中西医结合上有什么大的作为，他们的成就主要在中医方面，然其沟通中西的探索对中西医结合的形成不无影响。二十世纪五六十年代，由政府组织一批高级西医系统学习中医理论，并随着一批著名老中医临床实践，接着取得了小夹板固定治疗骨折、非手术治疗急腹症、针刺麻醉等多项体现中西医结合的优越性的成果。于是，人们坚定了信念，并主张以中西医结合，创造新医学、新药学为目标。这个派别以一批高级西医学习中医的临床专家为代表，从之者众，现已成为中医高等教育的一个专业。

一门学科对社会需要的适应程度，是其发展或衰退的重要原因。在临床上，病人和医生都不满足于仅仅是以传统中医的"四诊"为基础的诊断和疗效判定，用西医的病名诊断和检测结果已是普遍需要。与此同时，现代观察入微的检测方法，揭示的许多无症状性疾病，以及某些疾病的早期或经治疗的后期，检测结果有异常，而中医宏观"四诊"无异常，使中医陷入"无证可辨""无病可治"的困惑。客观需要促使中医临床上自然而然地引入现代检测方法，做中西医"双轨"式诊断、辨证，导致宏观辨证与微观辨证相结合地发展，不断扩大了中医辨证的视野，丰富了辨证论治的内涵，充分发挥了中医的治疗潜力，提高了中医疗效和其疗效的确定性。于是，增强了人们中西兼容的信心，并产生了主张"病证结合"诊疗的"中医现代化学派"。"现代派"否认中西医结合是发展中医学术和提高中医疗效的唯一途径，主张中医现代化，即以中医的理法方药为主体，大力吸取现代科技（包括西医）来充实、完善和发展自身，如证候的规范化，证候关键指标的客观化、量化，以及运用现代科技改革方药剂型，力争高效、速效、便于使用等。

有特色才有生命力，任何学科都一样，如果失去了自身的特色，也就失去了其存在的价值。一批造诣高深又拥有丰富临证经验的中医认为，时下中医院校培养出来的中医，运用中医理法方药、辨证论治地去解决问题的能力，一代不如一代。在临床上面对病人，能够运用中医的名词、术语描述病情，根据描述概括出病机、证候，引经据典地提出治法方药，取得疗效，这样的中医已经很少很少了，现在大多数的中医都是讲的西医话，把中西医结合或中医现代化解读为拆除了中医的理论框架，泯灭了中医的临证根基，丢失了中医的特色与优势，实际是中医西医化。在中医后继乏人、乏术的严峻形势下，产生了"中医继承发扬学派"。"发扬派"呼吁突出中医特色，强调学习经典医籍和辨证论治的运用是提高疗效的途径，认为不要忽视和排斥师徒授受的传承方式，主张要按照中医学术自身特点来办中医教育、中医医院、搞中医科研和确立中医管理体制，以抢救中医学术的濒危状况。这一派以德高望重的一批前辈中医学家为代表，但毕竟积重难返，曲高和寡。直到癸未之春，重症急性呼吸综合征（SARS）暴发，举世震惊，众医棘手之际，以著名中医学家邓铁涛教授为首的一批广州中医药大学的中医，先后收治 50 例 SARS 病人，坚持中医辨证论治，无 1 例死亡，未发现特别后遗症，与西医治疗和后遗症多发相比，显示出令人振奋的优越性，而且引起全世界注目，得到世界卫生组织的肯定。何以如此？

究其原因，与该校平日对抗击 SARS 第一线的中青年中医实施四大经典温课活动，明显提高了辨证论治水平有关。于是，倾向"发扬派"者，与日俱增，世界性"中医热"再兴高潮，都要求学习原汁原味的中医。"发扬派"的成果，在 2020 年新冠肺炎的实践中得到了充分检验和体现。

新冠肺炎疫情暴发以来，习近平总书记亲自指挥、亲自部署，全国上下群策群力，各行各业勇于奉献，为防止疫情蔓延、保障群众生命安全和身体健康作出了巨大贡献。在这场史无前例的抗疫总体战、阻击战的人民战争中，中西医联手共同铸就了一道牢固的生命防线，成为我国疫情防控的一大亮点。其中，国家卫生健康委、国家中医药管理局推荐使用的抗疫利器"清肺排毒汤"，作为治疗各型新冠肺炎患者的唯一通用方，成为使用面最广、使用量最大的方剂，彰显了中医药的特色和优势。"清肺排毒汤"是由《伤寒杂病论》中的四首经方为主化裁而来，分别是清肺化热平喘的麻杏甘石汤、温阳利水化湿的五苓散、和解少阳郁热的小柴胡汤及宣肺止咳化痰的射干麻黄汤。

疗效是判定医学先进与否的唯一标准。中医学作为一门应用科学，是先进还是落后，其最终判断标准是疗效，而不是仅仅瞩目方法和手段。举例来说，对某一病种的治疗，西医采取的方法、手段现代科技含量很高，但疗效不高，或者其毒副作用与疗效相等甚或过之，而中医采取传统汤剂、膏丹丸散治疗，没有什么现代科技含量，但疗效高过西医，又对人体无伤害，对此病种而言，谁先进、谁落后，不是很清楚吗？所以，先进与落后不能一概而论，某些方面西医先进，某些方面中医有其优势，这样评价才是一个科学工作者应有的客观态度。传统中医学在几千年不曾中断地发展过程中，直接在人体上实践形成的理法方药体系，丰富多彩，十分可贵。而几千年的时间在人类进化史上不过一瞬间，古代人和现代人的脏腑器官、体质代谢差不了多少，除极少数病种古有今无或今有古无外，绝大多数病种古今都一样，古代用之有效的理法方药，今天用之同样有效，这是再明显不过的事了。何况中医的整体观念、辨证论治、因时因地因人制宜的临床思维，放之于千古而皆准。其蕴藏丰厚的积累是人类战胜许多疾病的犀利武器，医疗潜力很大，可持续发展，强调努力继承、发掘，就视为"保守"，实是对中医学术真谛的无知。故应保持中医特色，坚持中医整体观念、辨证论治、理法方药自成体系的发展方向，通过经典著作的学习与温课，重视师徒授受的传承方式等，提高中医辨证论治的疗效。当然，辨证论治主要着眼于机体对致病因子或病理损伤的宏观反应状态，以揭示疾病的千变万化并进行治疗，其宏观局限性，不仅表现在对一些无症状性疾病或疾病的早期和后期无证可辨、无从论治，更为突出的是，对某些疾病即使辨证正确，用药对证，也难奏效，或疗效不理想。其源盖与缺乏对这些疾病的原因、病理损伤的本质认识有关，因此引入西医学的内容又实属必要。当前，绝大多数患者在进行中医药治疗时都已经或即将得到西医学的明确诊断，疗效目标也就不再只是单纯中医"证"的改善或消除，还应有西医"病"的减轻或康复，这就需要重新建构中医药临床治疗指向。

由上可见，以我国特定的学术环境为条件，社会需要为导向，促使中西兼容观念的形成是必然的。在我国中西医并存的特定的学术环境中，不仅西医对中医产生了较大的影响，而且中医也不断向西医渗透，无论理论上还是临床上，两者的"结合"是必然的，尽管其结合的方式还有待于进一步研究，其结合的层次还亟待于提高。包括一些权威的西医临床书籍，都不由自主地引用中医治法。例如，《实用内科学》（第十版）治疗高血压病，就介绍了中医辨证施治、单方、针灸等。目前，在我国纯正的西医是很少的，他们在临床治疗中大量使用中药制剂，如黄芪注射液、灯盏花注射液、丹参针、生脉针、柴胡针、鱼腥草针、桂枝茯苓丸、金水宝等，虽算作是"中药西用"，但与西方国家中地道西医相比，毕竟有所不同。而且，就目前看来，据有关统计，使用中成药最多的不是中医，而是西医。这就是说，当我们中医界还在讨论是不是需要中西医结合的时候，西医学界已经在应用中医方法治疗疾病了，而且，越是西医大家，对中医学越感兴趣。屠呦呦受中医典籍启发提取出青蒿素，充分彰显了中医药的科学价值，也给中医药科研带来启示：古老的中医药与现代科技结合，就能产出更多原创成果。

（二）柳氏医派对中西兼容的探索

柳氏医派中西兼容的探索十分丰富，既有基础理论的相互沟通，也有临床医学的紧密结合，涉及医学从理论到临床的各个方面，若全面总结起来，非本书所能容纳。现仅撷取与临床联系最为密切的几个侧面切入，简要探取其特点。

1. 病名确立的对照

没有人怀疑采用西医病名会影响突出中医特色。事实上中医的不少病名与西医病名可以"对号入座"，如疟疾、痢疾、白喉、感冒、哮喘、痄腮等。饶有趣味的是，中医与西医能对号的疾病，中医的疗效也是肯定的。众所周知，对所有的疾病来说，病反映其特殊性，即特定的病因和病理损伤；证反映某一阶段的共同性，即共同的反应状态。中西医能对号的疾病，中医的疗效也很好的事实表明，认识疾病的特殊性，对提高疗效非常重要。可是，中医能够认识到这些疾病的特殊性，即特定的病因病机，往往要经历几百年甚至上千年，如疟疾、痢疾就是直到宋代才从疟证、下利中独立出来成为病种的。既然西医在很大程度上已经揭示出许多疾病的特殊性，有现成者可用，又何乐而不为呢？何况西医病名世所公认，用之有利于中医学的国际化发展。"现代派"认为，有些疾病要"辨病论治"为主，辅以"辨证论治"，才有好的效果；有些疾病要"辨证论治"为主，辅以"辨病论治"，才能获得较好效果。认定"病证结合"的完善与提高，是中医临床医学的现代内容。然而，"现代派"至今尚未成功地建立起针对中医宏观、整体、动态、综合体系的实验研究方法，又没有得到研究复杂事物的仪器来支持，往往沿用西医的一套，导致其科研和临床容易滑向"重病轻证""以病代证"，甚至中医西医化的误区，不可不知。柳氏医派往往采取中西双重诊断，确定西医病名，可以反映疾病的特殊性。使用中医病名，可以反映其共通性。由此辨病与辨证论治相结合，而提高了临床疗效。但中医病名有亟待解析的过程，以内科为例，西医学已经有了近3万个病名，可见其对疾病认识的精细化程度；而中医学经过数千年的发展，仍然只是50多个病名。这虽然可以在对西医学视为疑难杂症的诊治中用模糊混沌的方法解决不少问题，但总不如明确地对应方式精准，若能够将中医病名解析深化，并一一确立对应的方剂，将会大大提高临床疗效。这是一个长期的任务，要有打持久战的准备。

2. 诊断方法的兼容

以诊法为例，柳氏医派认为，在现代科技高度发达的今天，应当也必须广泛吸收现代科技，包括西医学在影像、检验等方面的技术成果，与时俱进，吸收"微观辨证"进行"四诊延伸"。所谓"微观辨证"，主要是指在中医理论的指导下，运用西医学的检查方法和客观指标，结合传统四诊辨证所进行的综合辨证。从当前的实际情况来看，中西医结合是必然的趋势，而且检查工具的运用并不是判定"中""西"医学性质的标准，中医运用检查工具，是对传统望、闻、问、切四诊的延伸，突破了医生自身的感官局限，更有利于对患者的疾病状况进行全面、细致、精确判断，更有利于及早发现单纯依靠感官所不能体察的隐匿性疾病。比如，通过超声检查可以看到目所不及、触所不能的内部病变，有了理化指标，可以从细胞、分子层面去提早发现疾病，现在的"精准医学"甚至开始从基因层面着手去干预可能发生的疾病。这些从微观层面打破了传统四诊的局限，不仅为诊断疾病提供了更为精确的依据，更为逆推诊断不足、总结宏观四诊证据提供了进步的可能，也是目前解决中医"无证可辨"问题的主要方向。

《史记·扁鹊仓公列传》记载："越人，少时为人舍长。客舍长桑君过，扁鹊独奇之，常谨遇之。长桑君亦知扁鹊非常人也。出入十余年，乃呼扁鹊私坐，闲与语曰：'我有禁方，年老，欲传与公，公毋泄。'扁鹊曰：'敬诺。'乃出其怀中药予扁鹊：'饮是以上池之水三十日，当知物矣。'乃悉取其禁方书尽与扁鹊。忽然不见，殆非人也。扁鹊以其言饮药三十日，视见垣一方人。以此视病，尽见五脏症结，特以诊脉为名耳。"如果说，两千多年以前扁鹊视病能够"视见垣一方人""尽见五脏症结"，是古人对诊断学的一个期盼愿景的话，那么，随着现代科学的发展，这种愿景已经逐步变为现实，虽然还有待于进一步发展和提高。故柳氏医派将西医学辅助检查结果视为中医"望诊"之延伸和精细化、精确化的尝试。目前，几乎所有的中医师都会将传统的四诊和现代诊断技术结合起来。其主要通过现代辅助检查结果与四诊相互验证，使处方遣药更为符合病情；其次通过对治疗前后检查结果的比较，从而对治疗方法进行准确有效的评估。这是中西医结合很重要的一个方面。很多中西医院的著名专家经常会被邀请一起对疑难病例进行会诊，在此基础上制定中西医结合治疗方案。如果患者有西医的检验结果，都会作为诊断的参考，并且希望患者在治疗后再次检查以便作为治疗前后的比较。

但应当注意，古今贯通并非厚古薄今，中西兼容并非等同对待。吉忱公20世纪50年代就形成了"师古不泥古，参西不背中"的学术观点，在辨病与辨证、中西医结合治疗多种疾病中，取得可喜成果。少逸先生更是彰显"坚持中医学思维、方法和概念，理论体系立足于中医学自身的学术主体而发展的观点，同时尽力采用和吸收现代科学的理论和技术，丰富和完善中医的理论体系"的特点。仍依诊法为例，这些特点，集中表现在如下几个方面：

首先，现代科技的仪器设备，在检查诊疗上很有效果的，通常来讲能够很直观地将患者的具体情况反映在量化的数据上，再通过大数据化分析比对，医师就能够知道患者身体上存在的问题。不过，这些检查是有局限性的。仪器检查出的是症状，而不是病，比如肠镜、胃镜、CT等，在身体的某一个部位可以查出局部的病变，但从人体的实际来看，人体的四肢百骸与五脏六腑都是有着密切联系的。它们在功能上相互协调、互为补充，在病理上则相互影响。因此西医理念的常规性检查，数据虽然准确，但并非确诊。因此应发挥中医在整体性与统一性上的优势，按中医理论进行辨证论治。

其次，西医的常规检查，绝大多数是针对器质性病变，是指人体的器官或组织已经发生了病理性的变化；而中医更加擅长诊断解决功能性疾病，主要是指神经与内分泌对器官的调节功能失常所引起的问题，如果不及时诊疗，就容易发展为器质性的问题，而这也反映出了中医"未病先防"的超前理念。比如心脏病的诊断，西医通常以心电图作为标准，但大多数情况下，心电图只有在心脏病发作的时候才能查出，但临床判断是否有心脏问题，睡眠质量、精神问题、排泄情况、脚是否冰凉等情况也是重要的标准。现代人普遍存在的亚健康问题，西医的检查大多发现不了阳性体征，而中医经过四诊合参方式，往往能够将其诊断为气虚、气血不足等中医专业病证，从而对症解决。

最后，对待患者本人还是患者所患疾病的问题。西医不管是检查还是诊疗，对于同一种疾病，不同的人解决方式基本相同，对于不同程度的情况，该用什么药、用量多少甚至都有科学化的标准，这样的方式虽然有效，但却忽略了因人而异；而中医学不仅可以异病同治或同病异治，而且还要"三因制宜"，因此有了更精确的治疗方案。

因此，中医师在诊断的基础上要辨证施治，也就是说要找出病因。举个例子，西医治疗失眠以安眠药或抗抑郁药为主控制症状，而中医则是根据症状找出失眠的原因是与脾胃消化有关，还是与心气虚弱有关，或与肝胆失调等有关，在此基础上对证治疗，才会从根本上解决失眠问题。

3. 处方遣药合参

柳氏医派在处方遣药上，辨证选药，同时参照现代药理结果，取长补短，融会贯通，广泛吸收现代药学的药理作用研究成果，由此大幅度提高了临床疗效。早在20世纪50年代，吉忱公举办中医进修班时，就将药理内容纳入《神农本草经》之教学，这在其《神农本草经讲稿》中得到充分体现。

临床用药时，在辨证论治的基础上，只要有可能，他就参考药理学内容，对药物的作用原理进行探讨，对临床疗效的取得予以中西医两方面的阐发，并由此而提高疗效，缩短病程。如吉忱公《柳吉忱诊籍纂论》泄泻门"桃花汤证案"，在应用桃花汤治疗脾虚中寒、寒湿滞于肠道所致滑脱泄泻时，首诊"加紫参、诃子、肉蔻以增其健脾温肾涩肠之功。论及此案之治，公引用其学师恽铁樵《金匮方论》之语导之：'治医必明病理，究药效。理论必与事实相符，如此然后有进步。'临床用药重在辨证论治而用药，当须参以现代之药理研究，亦即'如此然后有进步'也！公谓'本案之主药赤石脂，现代药理研究表明其含有硅酸铝及铁、锰、钙等氧化物，内服能吸附消化道内有害物质，对发炎的胃肠黏膜有保护作用，对肠胃出血也有保护作用。所以对于急慢性痢疾、阿米巴痢疾，胃及十二指肠溃疡等病，均有很好的治疗作用'""二诊时，虽然下利已止，然久泄下利，盖由脾胃阳虚，寒湿滞于肠中而成滑泄，故于桃花汤加乌梅，以其酸涩之性而涩肠止泻，故乌梅为肠炎、痢疾之良药。现代研究表明，乌梅含有机酸，能与生物碱结合成盐，使其溶于水，而提高疗效。药理实验表明乌梅有较好的抗菌、抗过敏作用，故为萎缩性胃炎、过敏性结肠炎、胆囊炎常用药"。[1] 风寒湿痹门"三痹灵仙汤证案"中在运用三痹灵仙汤治疗产后血虚筋痹（梨状肌综合征）时，加用龙骨15g，公谓"药用龙骨，以其含钙量高，能抑制骨骼肌的兴奋，有镇痛之用"。[2] 热痹门"白虎加桂枝汤证案"，主以《伤寒论》之白虎加桂枝汤（生石膏、知母、甘草、粳米、桂枝）合《此事难知》之大羌活汤（羌独活、防风、川芎、防己、黄芩、苍白术、知母、生地黄、细辛、黄连、甘草）化裁治疗时，加用西河柳30g，"西河柳，又称柽柳，其辛散外达之性，善解血分之毒。现代药理研究表明：其含有柳苷，即水杨素、槲皮黄碱素等，具调节体温，扩张血管，发表解肌之功"。[3]

少逸先生也是向西医学习的模范，积极跟踪西医学的发展，处方遣药上的结合也在其医案著作中体现出来。葛根黄芩黄连汤，乃仲景为里热夹表邪下利之证而设方，功在表里两解，清热止利。"现代研究表明，葛根所含黄酮有明显解热作用，芩、连有广谱抗菌作用，尤其对大肠杆菌、痢疾杆菌的抑制作用力很强，故该方有明显的解热抗菌能力。临床多用于治疗多种热性下利，如急性肠炎、小儿腹泻、急性菌痢、慢性泄泻而见湿热证者。尚可治疗流行性乙型脑炎、流行性脑脊髓膜炎、病毒性脑病、肠伤寒、上呼吸道感染等病而属湿热者。据报道本方尚能抗乌头碱、氯仿-肾上腺素、氯化钙等诱发或引起的各种心律失常。"[4] 故先生用治细菌性痢疾，每获良效。

① 柳少逸. 柳吉忱诊籍纂论［M］. 北京：中国中医药出版社，2016：101-102.
② 柳少逸. 柳吉忱诊籍纂论［M］. 北京：中国中医药出版社，2016：172.
③ 柳少逸. 柳吉忱诊籍纂论［M］. 北京：中国中医药出版社，2016：181.
④ 柳少逸. 伤寒方证便览［M］. 北京：中国中医药出版社，2014：50-51.

痰饮门"大陷胸汤证案",[①] 予大陷胸汤服之治疗热邪内陷，与水饮互结而成热实大结胸证之悬饮（结核性渗出性胸膜炎），"X线拍片示胸水吸收。予以黄芪15g，赤灵芝10g，名曰芪芝煎，每日1剂，代茶饮，以作扶正抗痨之用""黄芪……现代药理研究表明，有显著的抗衰老作用；灵芝……有调整免疫功能及抗衰老的作用。故二药合用煎剂作饮，余名之曰芪芝煎，用于结核性疾病，有很好的抗痨效果"。

胸痹门"加味生脉饮证案"，治疗证属气阴两虚、心脉痹阻所致胸痹（冠心病），治宜益气养阴，通脉导滞，予加味生脉饮化裁。红参10g，黄精15g，首乌30g，麦冬30g，茯苓15g，五味子12g，当归12g，白术12g，丹参30g，黄芪20g，白芍15g，炙甘草10g，大枣4枚，水煎服。经治3个月，诸症悉除，心电图已示正常。加味生脉饮，方由人参、麦冬、五味子、制首乌、黄精、丹参组成。"《神农本草经》云五味子'主益气''劳伤羸瘦，补不足，强阴'。今云生脉，乃取敛肺气益肾元，俾宗气充，肾气足而心脉得通之谓也。且现代药理研究表明：五味子有兴奋呼吸中枢作用，可调节心脏血管系统病态生理功能及改善失常的血液循环。"故诸药合用，心气得充，心血得养，心脉得通而病愈。

柳氏医派有"向民间学习"的传统，对单方、验方也比较熟悉，而临床上应用的标准，有时就以现代药理学研究为依据。吉忱公《柳吉忱诊籍纂论》尪痹门《金匮》三附子汤证案，在应用自拟三附子汤治疗肝肾亏虚、营卫失和、风寒湿邪痹阻络脉之尪痹（类风湿关节炎），"诸症悉除，实验室检查无异常。嘱用鬼针草、杨树枝各60g，煎汤浴足熏洗之，以作固效之施"。其应用之因，正如吉忱公所言："虽云'偏方'，然现代药理研究，有较好的抗风湿作用。"

少逸先生在《宋方在痛风及尿酸肾病中的应用》中所列首证为外感风寒、气血凝结证，所选首方为《局方》活血应痛丸。他在方解中详细阐释云："穿山龙舒筋通络，活血止痛，对于风湿痹痛均有显效；透骨草辛散温化，功于祛风胜湿，又具活血止痛、软坚化结之力；伸筋草具祛风散寒，除湿消肿，舒筋活血之功，为治风湿痹痛、关节酸痛、水肿之要药。三药名称均为民间俗名，亦为民间常用有效草药，对痹证（含痛风）之关节痛剧者，笔者临床必用。据《贵州草药》《长白山植物志》所载，柳叶菜科植物月见草根，性温味甘，有强筋骨、祛风湿功能，多用于风湿筋骨疼痛者，对痛风病而见关节疼痛者有很好的临床效果。其子入药名'月见子'，现

---

① 柳少逸. 柳少逸医案选［M］. 北京：中国中医药出版社，2015：24－25.

代药理研究证明，其有抗炎、抗酸、抗菌及降血糖、降血脂作用，尚有抗血栓性心血管病作用。而在痛风及痛风肾病的临床治疗中，可增加免疫机能、减慢肾衰过程。视病情需要，或用其根茎，或用其子。"

4. 抢救技术的合用

中医学虽然创制出许多行之有效的方剂，然由于传统给药途径的相对单一，使许多方法、方剂的疗效打了折扣。如吉忱公创制的加味玉真散，是抢救破伤风的很好的方剂，但以往只能用口服等方法，而破伤风本身就有吞咽不便等症，如此就难免给治疗造成许多困难。但西医学有成熟的鼻饲方法，还可以气管切开，如此则增添了许多急救机会，为患者创造了无限生机。

吉忱公《柳吉忱诊籍纂论》破伤风门"加味玉真散证案"共收录 3 例验案，均为此方加减应用。

例 1：患者董某，男，15 岁。七八天前，在劳动中被铁锨碰伤左上唇部皮肤。近四天来，张口困难，咀嚼无力，吞咽不便，肌肉痉挛，抽搐频作，颈项强硬，角弓反张，呈苦笑面。抽风进行性加重，间歇性发作，神志清楚，心肺听诊正常，腹部平坦较软，无压痛，未扪及包块。体温 37.1℃，血压 128/80mmHg。门诊以破伤风收入院。即日予以西药精制破伤风抗毒素、抗生素治疗，并请公会诊。查：舌质淡红，苔薄白，脉象弱。证属风痰阻络，发为痉证。治宜疏风化痰，解痉定搐。予加味玉真散易汤化裁：胆南星 10g，防风 10g，白附子 10g，全蝎 10g，蜈蚣 3 条，僵蚕 10g，朱砂 2g（研冲），琥珀 10g，蝉蜕 6g，薄荷 4.5g，甘草 15g。水煎服。服用中药 11 剂及西药治疗，诸症悉除，停用西药，续服中药。7 日后患者以痊愈出院。

例 2：修某，男，11 岁。患儿半月前（春节期间）放鞭炮炸伤右手皮肤，继则感染，于当地医院伤处上药，肌注青霉素、链霉素。继则伤处肿痛，全身抽搐，病情加重而转诊。查：患儿右手大鱼际处红肿，手指呈屈曲位，苦笑面，张口困难，角弓反张，全身酸楚。血常规检查：白细胞 10.3×10^9/L。白细胞分类：中性粒细胞 0.64，淋巴细胞 0.32，单核细胞 0.04，余正常。门诊以破伤风收入院治疗。遂予精制破伤风抗毒素及镇静剂。5 日后，患儿仍抽风频作，张口困难，昏迷嗜睡，夜不宁，神志尚清，双肺未闻及啰音，延公会诊。查：舌质淡红，苔薄白，脉弦。证属风痰阻络，发为痉证。治宜疏风化痰，止痉通络。予加味玉真散化裁：防风 12g，胆南星 10g，白附子 10g，僵蚕 6g，川芎 6g，全蝎 6g，蝉蜕 6g，琥珀 10g（冲），朱砂

1.5（研冲），钩藤12g，甘草6g，水煎服。"患儿迭进中药6剂，及精制破伤风抗毒素、抗生素治疗后，诸症自瘳。"

例3：曲某，男，14岁。患者于2天前右耳前受到拳击，当时局部疼痛，张口困难，喉痛。自昨日起上述症状加重，且颈项强硬，角弓反张，腹肌较紧，呈哭笑面，恶心呕吐、牙关紧急，口张1cm，咬破舌头3次。以破伤风收入院，遂即予精制破伤风抗毒素、镇静药治疗。住院4日，病情加剧，尤以抽风为著，上午突然呼吸困难，急请耳鼻喉科会诊，予以气管切开。停用精制破伤风抗毒素，下午请公会诊。其时患者昏睡不省人事，角弓反张，牙关紧闭，舌未能查及，脉沉弦。证属风痰阻络，邪毒攻心。治宜祛风止痉，化痰开窍，清热解毒。予加味玉真散化裁：胆南星10g，防风10g，蝉蜕10g，僵蚕10g，蜈蚣1条，钩藤12g，当归12g，赤芍12g，忍冬藤12g，橘红10g，郁金10g，白芷10g，朱砂1.5g（研冲），甘草6g，大枣12g，水煎服。服药15剂，诸症递减，仍有时抽风，但发作不剧，体温37.5℃，心肺正常，气管插管通畅，鼻饲无不适，治疗仍如前法，中药上方去忍冬藤、橘红。服药12剂，近几天来未发抽风，张口半开，体温37.3℃，气管插管已拔除，刀口处附有肉芽组织，予以常规换药，以待愈合。6日后，痊愈出院。

少逸先生对之进行了详细解读和阐释，兹摘录如下：

破伤风是一种严重的外科急性感染，由破伤风杆菌引起，可经伤口、产妇产道、婴儿脐带侵入人体，产生大量外毒素，并作用于中枢神经系统，而产生咀嚼无力，吞咽不便，语言不清诸症。继之面肌痉挛，牙关紧闭，呈苦笑面容，四肢拘急，角弓反张，全身阵发性肌肉痉挛，但患者始终神志清晰。窒息和肺炎是其导致死亡的主要原因，且死亡率比较高。

中医学根据其症状及感染途径，而有"痉病""金疮痉""小儿脐风""产妇风"之称。南唐隋士良谓："此皆损伤之处，中于风邪，故名破伤风。"所以自宋时，统称为破伤风。对其发病之由及其证治，历代医籍皆有论述。《黄帝内经》云："诸暴强直，皆属于风。"《金匮要略》云："痉之为病，胸满口噤，卧不着席，脚挛急，必龂齿。"《诸病源候论》云："夫金疮痉者，此由血脉虚竭……荣卫伤穿，风气得入……则痉。其状，口急背直，摇头马鸣，腰为反折……不及时救者皆死。"《沈氏尊生书》云："唯跌打损伤，疮口未合，贯风而成，乃为真破伤风，因皮肉损破，复被外风袭入经络，渐传入里，其患寒热交作，口噤咬牙，角弓反张，口吐涎沫……

以玉真散。"吉忱公认为，破伤风皆由血虚不能濡养筋脉，风毒经创口乘隙侵入肌腠经脉，营卫不得宣通而致诸症。甚则内传脏腑，毒气攻心，痰迷心窍，致病情恶化，故病属外风为患。其治宜清风散毒，化痰解痉，养血通络之剂。公因《外科正宗》"玉真散"祛风之力虽强，而解痉之功则逊，故合入"止痉散"，则疏风解痉之效倍增。合二方加味，立加味玉真散：胆南星10g，防风10g，白附子10g，白芷10g，天麻14g，羌活10g，蜈蚣2条，全蝎7个，僵蚕7个，蝉蜕15g（去头足），钩藤12g，朱砂1.5g（研冲），甘草10g，童便为引，水煎服，小儿剂量酌减。

......

痉挛发作不仅使病人痛苦，且消耗很大，常引起窒息。因此控制痉挛是治疗破伤风的重要措施。因中药的解痉定搐作用较西药疗效高，且无副作用，同时又减少了镇静药使用，故中药很好地解决了这一主要矛盾。若再配合中和毒素，控制感染，维持营养等西医措施，病人大都可转危为安，从例二、三中足可看出。

因病人痉挛，常伴口噤，服用中药较困难，故采用鼻饲法给药，在喉痉挛，或全身痉挛频作，有窒息危险时，可予以气管切开，他如伤口处理，这些措施都可补中医中药的不足。所以中西医结合治疗破伤风，较之单纯中药或单纯西药治愈率都高。如1975年入院治疗破伤风患者共41例，其中未请中医会诊者20例，死亡10人，疗效50%；请中医会诊者21例，除一71岁老年妇女，药未煎出，当日死亡外，余20例均治愈出院。

柳氏医派从病名确立、诊断方法、处方遣药和抢救技术等方面，开展了多方面的中西医结合工作，这与创始人吉忱公的提倡密不可分。吉忱公学承恽铁樵公，又于1950年在山东医学院师资班学习西医一年，掌握了中、西医两套理论与临床技术，对其各自的长处与短处有自己的深刻体会，故在20世纪50年代负责莱阳专区中医进修班时，就亲自讲授西医学的人体解剖学、诊断学等课程，由此而形成中西汇通，临证参西不悖中，师古不泥古的学术特色。

中医学是以临床为核心的一门经验医学，长期以来始终以临证为基础，反复循环发展，波浪式前进，虽然也有螺旋式上升，但是基本模式没有改变，这是限于历史条件。目前国家有良好的经济基础，现代生命科学高速发展，不仅有较好的开展基础理论研究的条件，也有许多临床研究的新模式，我们必须在以临床为继承基础的同时，适当地向基础研究进行转化，在基础研究取得成果后也必须及时向临床转化。西医来自实验医学，目前强调向临床转化正成为热点，中医和西医不同，我们强调在中医走向世界、让世界和中医接轨中实现双向转化，实现螺旋式上升的突破和发展。

第五节　四诊合参，首重色脉

中医学诊察疾病的基本方法，主要有望、闻、问、切四种，合称"四诊"。清代李文荣在《知医必辨》中指出："诊病之法，无过于望、闻、问、切，所谓四诊也。此四字无人不知，果得其法，病无不治。"

一、四诊合参

中医学历来强调诊查疾病，须四诊合参。清代王学权《重庆堂随笔》云："望、闻、问、切，名曰四诊，人皆知之。夫诊者，审也。审察病情，必四者相合，而可断其虚实寒热之何因也。"

（一）四诊的传承发展历程

四诊是远在扁鹊、《黄帝内经》以前，古代先民就已经创造出的诊断疾病的方法。《素问·至真要大论》曰："夫百病之生也，皆生于风寒暑湿燥火，以之化之变也。经言盛者写之，虚者补之。余锡以方士，而方士用之尚未能十全，余欲令要道必行，桴鼓相应，犹拔刺雪污，工巧神圣，可得闻乎？岐伯曰：审察病机，无失气宜，此之谓也。"此处提出"工巧神圣"一语，然未说明其具体内容。《难经·六十一难》引用古籍对此首先进行说明："经言望而知之谓之神，闻而知之谓之圣，问而知之谓之工，切而知之谓之巧。"又详细阐释云："望而知之者，望见其五色，以知其病。闻而知之者，闻其五音，以别其病。问而知之者，问其所欲五味，以知其病所起、所在也。切脉而知之者，诊其寸口，视其虚实，以知其病在何脏腑也。"由此可知，"工巧神圣"即指"望闻问切"四诊，且在《黄帝内经》以前就已存在。《灵枢·邪气脏腑病形》篇云:"黄帝问于岐伯曰:余闻之,见其色,知其病,命曰明。按其脉,知其病,命曰神。问其病,知其处,命曰工。"对此,岐伯先有"故知一则为工,知二则为神,知三则神且明矣"之答,继而有"能参合而行之者,可以为上工,上工十全九;行二者,为中工,中工十全七;行一者,为下工,下工十全六"之论,强调四诊合参在中医诊断学中的重要意义。《周礼·天官》有"以五气、五声、五色,视其死生"的记载,说明望诊和闻诊在当时就已普遍运用。国务院新闻办公室发表《中国的中医药》白皮书,明确认定,春秋战国(前770~前221)时期,扁鹊总结前人经验,提出"望、闻、问、切"四诊合参的方法,奠定了中医临床诊断和治疗的基础。这是官方的权威结论。实际上《史记·扁鹊仓公列传》记载扁鹊秦越人自言:"越人之为方也,不待切脉、望色、听声、写形,言病之所在。"明代徐春甫在《古今医统大全》中首次将望闻问切四字连用,并强调四诊结合的重要性:"望、闻、问、切四字,诚为医之纲领,若得四字之旨,则于医学可谓至矣。今人唯问一端而已,其于望、闻亦浅浅耳。至于切脉,则又谓居三者之末而犹后轻视之,故所以卒鲜有精于脉者。"可见当时的中医很少有精通四诊的。张景岳在《景岳全书》中批评当时只用脉诊的现象:"凡诊病之法,固莫妙于脉,然有病脉相符者,有脉病相左者,此中大有玄理。故凡值疑似难明处,必须用四诊之法,详问其病由,兼辨其声色,但于本末先后中,正之以理,斯得其真。若不察此,而但谓一诊可凭,信手乱治,亦岂知脉证最多真假,见有不确,安能无误?且常诊者,知之犹易,初诊者,决之甚难,此四诊之所以不可忽也。故《难经》以切居四诊之末,其意深矣。"《医宗金鉴》明确提倡四诊"参合","望以目察,闻以耳占,问以言审,切以指参。明斯诊道,识病根源,能合色脉,可以万全……医者明斯,更能互相参合,则可识万病根源。"清代章虚谷《灵素节注类编》则论之甚详:"四诊者,望闻问切也。望以辨色,闻以辨声,问以辨证,切以辨脉。盖人禀气血以生,气血不和而为病,有诸内者,必形诸外,但病变多端,其脉其证皆有真假,差之毫厘,失之千里,故圣人立法,必以四端互相参合,方无错误,如《素问·疏五过论》《征四失论》,谆切告诫,而俗学不明此理,妄意揣度,虚言矜夸,谓切脉即能知病,欺人自欺,其害实甚。"至此,四诊合参的观念才得以最终确立,成为中医学诊断疾病的重要原则,为后世医家临证所遵循。

(二) 四诊的作用

娴熟地掌握四诊的方法和技巧,是四诊合参的基础,也是正确诊断的前提。《素问·阴阳应象大论》曰："善诊者，察色按脉，先别阴阳；审清浊，而知部分；视喘息，听音声，而知所苦；观权衡规矩，而知病所主；按尺寸、观浮沉滑涩，而知病所生。以治无过，以诊则不失矣。"这是《黄帝内经》对四诊意义的高度概括。病人神色形态的变化，非望诊莫得其要；病人声音气味的异常，舍闻诊何以尽悉；病人既往病史、治疗用药情况和目前痛苦之所在，唯数问其情而可得；病人脉象及全身之异常，须反复切按方能洞晓。因此，四诊中任何一种诊查方法均非它法所能替代。由《黄帝内经》到《难经》，古代先民和医家已经确定下四诊之察证方法，但是医者在临床中能不能用、会不会用，这是个大问题。或用而不学，或学而不用，或学了不会用。望、闻、问、切四诊无论哪个方面，都是非常重要的。《素问·五脏生成》指出："夫脉之小大、滑涩浮沉，可以指别；五脏之象，可以类推；五脏相音，可以意识；五色微诊，可以目察。能合脉色，可以万全。"作为中医，既要善于望，又要善于闻，更要善于问，而且还要善于切，四诊合参，缺一不可。

从中医发展史可以看出，四诊理论体系不是一蹴而就，而是逐渐总结、逐步发展而形成的。就症状学而言，《伤寒论》记载的有鉴别意义的症状 90 多个，1985 年中医研究院主编的《中医症状鉴别诊断学》有症状条目 500 个，2003 年朱文峰、何清湖主编的《现代中医临床诊断学》总结有辨证贡献度的临床常见症状、体征、检测指标则有 676 种。如中医舌诊，《黄帝内经》仅记载有简单的舌象表现，《伤寒论》中只有 6 个条文中讲到了 4 种舌象，到了元代才有杜清碧《敖氏伤寒金镜录》第一部舌诊专书的问世，直至 1920 年曹炳章的专著彩图《辨舌指南》成书，完整系统的舌诊理论才逐步形成。再如，脉诊首载于《黄帝内经》，《伤寒论》和《金匮要略》各篇章的标题都为"辨某病脉证并治"，说明非常重视脉诊，然直到晋代王叔和撰著《脉经》，始建立起专门脉学的系统理论，明代李时珍的《濒湖脉学》才使中医脉诊逐渐得到普及和发展。

（三）四诊合参

四诊各有其独特的作用，不应该相互取代，只能互相结合，取长补短。四诊之间是相互联系、不可分割的，因此在临床运用时，必须将它们有机地结合起来。只有这样才能全面而系统地了解病情，作出正确的判断。李时珍对脉诊有精深研究，撰有脉学专著，延续至今仍然是我们诊断学之遵循，然其在自序《频湖脉学》时就指出："世之医病两家，咸以脉为首务，不知脉乃四诊之末，谓之巧者尔。上士欲会其全，非备四诊不可。"

疾病的发生、发展是复杂多变的，证候有真象也有假象，有的假在脉上，有的假在症上，所以临床上有"舍脉从症"和"舍症从脉"的方法。如果四诊不全，便得不到病人全面、详细的资料，辨证就欠缺了准确性，甚至发生错误导致严重后果。四诊合参，即四诊合用且四诊并重，是中医诊断学的基本观点之一。四诊合参实际上是整体观念在诊断学上的具体体现。四诊合参对于全面了解病情，识别真伪，探求本原，具有非常重要的意义。

二、首重色脉

柳氏医派临床上四诊合参，但又强调诊察疾病时以色脉为先，即首重色脉在诊断学上的作用。这与其崇尚经典、传承医经学派的特点密切相关。

（一）首重色脉之渊源

《列子·力命》曰："一曰矫氏，二曰俞氏，三曰卢氏，诊其所疾。"唐代殷敬顺释"诊"云："候脉也。"《汉书·艺文志》云："太古有岐伯、俞跗，中世有扁鹊、秦和，盖论病以及国，原诊以知政。"颜师古注："诊，视验，谓视其脉及色候也。"可见，远古时代，先民们之"诊"主要是针对色脉的。

据载，岐伯的医学知识是有师承的。《素问·移精变气论》中岐伯告诉黄帝说："色脉者，上帝之所贵也，先师之所传也。上古使僦贷季理色脉而通神明，合之金木水火土、四时、八风、六合，不离其常，变化相移，以观其妙，以知其要，欲知其要，则色脉是矣。"明代徐春甫撰《古今医统大全》云："僦贷季，黄帝时人，岐伯师也。"《路史》则曰："神农命僦贷季理色脉……僦贷季，岐伯之师也。天师岐伯对黄帝云：我于僦贷季理色脉已二世矣。"僦贷季可算是目前所知的中医诊断学鼻祖。其术转辗相传，至于岐伯，是岐伯精于色脉也。

从明代宋濂《宋学士全集·赠医师葛某序》、盛寅《医经秘旨·医不三世辨》和清代王士雄《潜斋医话·医鉴》中关于"三世之书"的有关论述可以看出，"察证"者，有宋濂、王士雄为《素女脉诀》、盛寅为《素问》《脉经》之别。"有诸内则形诸外，故四诊为医家辨证之前提。"故察证当为四证合参。但从《史记·扁鹊仓公列传》中可知，先秦名医在诊察疾病运用"四诊"时尤重色脉。该传载仓公淳于意回答皇帝关于医家诊病的要点时曰："故圣人为之脉法，以起度量，立规矩，悬权衡，案绳墨，调阴阳，别人之脉各名之，与天地相应，参合于人，故乃别百病以异之。"此处仓公所讲的圣人脉法即诊法，指的是扁鹊的诊病技术。传中尚有"扁鹊虽言若是，然必审诊，起度量，立规矩，称权衡，合色脉表里有余不足顺逆之法，参以人动静与息相应，乃可以论"的论述，由此可知，扁鹊医学具有四诊合参、首重色脉的特点。该篇还记有仓公淳于意之语："今臣意所诊者，皆有诊籍。"诊籍，即今之医案，是医者诊治疾病的真实记录。在此传中仓公有云："所以别之者，臣意所受师方适成，师死，以故表籍所诊，期决死生，观所失所得者合脉法，以故至今知之。"可见仓公学研扁鹊而四诊合参、首重色脉，故明代归有光《水利论》云："太仓公为人治疾，所诊期决死生。故诊者，候脉察病之谓也。"王叔和《脉经·扁鹊脉法》曾载扁鹊之说："相疾之法，视色听声，观病之所在，候脉要诀，岂不微乎？"扁鹊在诊虢太子"尸厥"时称"色废而脉乱"，可见在当时"四诊"虽皆具，而更重视"色脉"。传为扁鹊所撰之《难经》也反映出扁鹊的诊法特点，其《六十一难》中有"经言望而知之谓之神，闻而知之谓之圣，问而知之谓之工，切而知之谓之巧"的论述。清代叶霖《难经正义》注云："神，神化不侧之谓""圣，至于至极之谓""工，专精之谓""巧，心智灵变之谓"。《难经·六十一难》尝云："望而知之者，望见其五色，以知其病。闻而知之者，闻其五音，以别其病。问而知之者，问其所欲五味，以知其病所起所在也。切脉而知之者，诊其寸口，视其虚实，以知其病，病在何脏腑也。"其又云："经言以外知之曰圣，以内知之曰神，此之谓也。"滑寿注云："以外知之望、闻，以内知之问、切也。神，微妙，圣，通明也。又总结之，言神圣，则工巧在内也。"所以，尽管《难经》中强调的是四诊合参在诊断疾病过程中具有重要作用，但却将望诊查色列为四诊之首，并加以重点阐述。

由于色脉为诊法之大要，因而《素问·阴阳应象大论》有"善诊者，察色按脉，先别阴阳"的说法。《素问·移精变气论》则云："治之要极，无失色脉，用之不惑，治之大则。"又云："临病人，观死生，决嫌疑，欲知其要……则色脉是矣……夫色之变化，以应四时之脉，此上帝之所贵，以合于神明也。"这也难怪唐人颜师古在注《汉书·艺文志》"中世有扁鹊、秦和，盖论病以及国，原诊以知政"句时，仍根据古意，将"诊"释为"色脉"。可见《黄帝内经》虽强调四诊合参，然以色脉为要。如《素问·脉要精微论》云："切脉动静而视精明，察五色，观五脏有余不足，六腑强弱，形之盛衰，以此参伍，决死生之分。"《灵枢·邪气脏腑病形》有

"见其色，知其病，命曰明。按其脉，知其病，命曰神。问其病，知其处，命曰工"的记载。后世医家注意到《黄帝内经》这一特点，并加以梳理阐释。如滑寿《读素问钞》将《素问》删繁撮要，分为十二类，脉候、色脉为其二；明代张景岳《类经》也类分十二大类，脉色乃其一；李中梓《内经知要》分为八类，色诊、脉诊二类赫然在目，以作为诊断疾病方法之代表。

唐代孙思邈亦重视望诊，其在《千金翼方·色脉》篇中，有"夫为医者，虽善于脉候，而不知察气色者，终为未尽要妙也。故曰上医察色，次医听声，下医候脉"的论述。对此，喻昌在《医门法律·合色脉论》中，倡言"合色脉之法，圣神所首重，治病之权舆也"，并云当"总以灵心为质"。清代高士宗《黄帝内经素问直解》亦有"色脉大要以神为主"的论述，云"治之大要，研求其极，只有色脉一端，故治之极于一"之论。"治之极于一"，即《素问·阴阳应象大论》所云："善诊者，察色按脉，先明阴阳。""阴阳者，天地之道也，万物之纲纪，变化之父母，生杀之本始，神明之府也，治病必求于本。"对此，清代陈修园《灵素集注节要》有"色脉之道，至精至微，然后本于阴阳"的精论。

科学家们已经向我们证实过了，人类感知"客观世界"主要依靠的是听觉、嗅觉、视觉、味觉和触觉的功能。而实际上一个正常人对世界的感知大部分来自视觉，也就是人们一般所说的眼见为实，认为看到的才是真实的。这应该就是古人特别重视色脉的根源。难怪《史记·扁鹊仓公列传》为表达秦越人诊病之神，而称其"视见垣一方人""以此视病，尽见五脏症结，特以诊脉为名耳"。此处之"视病"，即四诊合参治病之义，然强调的却是"视见垣一方人"。

人类看到的就真实吗？能够通过视觉全面认识客观世界吗？不是的。人类看到的只是可见光，在可见光波段以外，我们通过一些传感器能够感知到辐射其他波段的电磁波物质。然而这些物质和其所辐射能量的存在形式也只占宇宙容量的4%。大量的存在于宇宙中的暗物质和暗能量根本不向外辐射电磁波，所以我们人类无论如何是感受不到它们的存在的。而每时每刻，无限的暗物质和暗能量却在永恒的世界和时空中无形地运动着、变化着，影响着我们的生命。暗物质与我们没有强相互作用的功能，可以随意地穿梭在我们肉体和任何的环境中间，但我们却无以感受，并无从把握其作用。这就是科学家们告诉我们的真实的世界。古人虽然没有现代科学技术水平，无法全面认识视觉和光的作用，但也注意到这样一个现象，即"天地之变，不形于诊"。《素问·五运行大论》记载："帝曰：天地之气，何以候之？岐伯曰：天地之气，胜复之作，不形于诊也。《脉法》曰：天地之变，无以脉诊，此之谓也。"王冰注云："言平气及胜复，皆以形证观察，不以诊知也""天地以气不以位，故不当以脉知之"。既然脉象无法完全显示天地之变，而唯有干支能够推算天地胜复之变，自然应当结合两者而论病也。干支推算的天地之变，还需要印证病人的体征才能论定也，此天人相应之理、仲景各篇名"某病脉证并治"之深意也。病可辨，仲景《伤寒论》分三阴三阳病，各有主证；证要推，证分三阴三阳，用《钤法》干支可推也，例如子午乃少阴证、丑未太阴证等；脉需诊，脉分三阴三阳，各有脉象也。三者合一，俱以太乙之纪——三阴三阳辨识之，此乃万全之法也。若明此，则当不会怪有太阳病得少阴脉显阳明证之人也。此结构纲领完全体现在《伤寒例》篇文之中，方有执之辈未明其理竟然妄议削之，其误何其明哉。三阴三阳以病脉证三者合论之乃得一十八数也，故而主要是学生记录仲景解答疑难的。《金匮要略》中记载学生问曰："阳病十八，何谓也？师曰：头痛、项、腰、脊、臂、脚掣痛。阴病十八，何谓也？师曰：咳、上气、喘、哕、咽、肠鸣、胀满、心痛、拘急。五脏病各有十八，合为九十病。人又有六微，微有十八病，合为一百八病。五劳、七伤、六极、妇人三十六病，不在其中。"

柳氏医派传承医经学派之首重色脉之特色，临证中对色脉特别注重。这可以从其医案中反映出来。如吉忱公、少逸先生医案原著，在记录舌苔时，先为"色"，次为质，以色定性，以质定位，如"苔白薄""苔黄腻"等。但在出版时，编辑为与通行的方法相合，而改之为"苔薄白"了。

（二）西医学拓宽了望诊的视野

两个世纪来，特别是近半个世纪，西医学借助现代科学而飞速发展，诊断手段日新月异，通过显微镜、X光、CT、MRI、超声波等先进诊断设备，延伸了中医四诊的手段，会使我们望得更远，闻得更清，问得更细，切得更准，这就增加了诊病方法，提高了诊察技术水平，提高了灵敏、精确度。如人的视力只能看到0.2mm的东西，而现在借助电子显微镜可以看到纳米水平，这就是古人不认识、看不到的，现在可以认识、看到的原因。《易》曰："满招损，谦受益。"找出自身的薄弱环节，学习一切先进的方法、经验，为我所用，抛弃张仲景在《伤寒论·自序》中就批评过的"始终顺旧"的错误思想。把建立在西医理论基础之上解读的图像、数据、指标，用中医理论进行消化、吸收、整理、总结，赋予其中医学含义，充实中医四诊理论，则无证可辨自然会成为有证可辨。如乙型肝炎、丙型肝炎，都是新病种，中医、西医都没有理想的治疗方法。乙肝病毒感染的自然病程漫长，可持续 30～50年，丙肝病毒感染后，有 55%～86% 患者血清丙肝病毒持续存在，而无任何临床症状。根据中医理论，乙肝、丙肝属发病隐匿、起病缓慢、病程迁延、缠绵难愈的疾病，符合六淫中湿邪的致病特征。湿邪盘踞血络（经血传播，中医叫直中血络），更不易祛除而迁延难愈。湿邪困脾，脾虚生内湿，内外合邪，治之更难。但通过对西医学概念的吸收，加以辨证论治，则可使之痊愈，或带病延年。

有证可辨也不应该排斥现代诊断手段。借鉴西医检查结果，对提高中医辨治水平、提高疗效有一定意义。如黄疸病的湿热蕴蒸阳黄证，通过超声、检验、CT 等诊断方法的介入，可发现或胆囊肿大，或甲肝病毒阳性，或乙肝病毒阳性，或肝叶缩小，或甲胎蛋白阳性，或胆道的异物等诊断资料，依据这些资料与中医学理论相结合，会提高辨证论治的水平和效果。再如同是血虚证，参照血细胞学检测结果及骨髓细胞检测结果，对养血补血、益气生血、填精补血等不同治疗方法的应用不无指导意义。

如上所述，四诊理论体系是逐渐发展起来的，必然还会随着社会、经济、文化和科学技术的发展而不断发展、完善，甚则蜕变。柳氏医派认为，西医学的影像、检验等新技术、新方法，拓宽了诊法领域，丰富了诊察手段，可以看成中医传统"视诊"之延伸，部分解决了"天地之变，不形于诊"的问题，为中医诊断学增添了新的内容，为中医诊断学的发展开辟出一条通往未来的康庄大道。故此，柳氏医派在四诊合参的基础上，精准运用西医学超声、检验、CT 等诊断方法，作为临床诊断的重要依据。如果说《史记》描述扁鹊"视见垣一方人"是司马迁对未来诊察方法一种美好向往的话，那么，现代科学的发展已经使之得到初步实现，并将进一步发展和深化。

（三）五轮八廓诊法解读

五轮八廓是中国古代医家阐述眼与脏腑相互关系而采用的说法，进而成为诊病方法，以其主要依靠视诊而进行，故柳氏医派将之列为视诊内容。

目之五轮八廓，《黄帝内经》虽未著其名，然其理论基础则源自《黄帝内经》。如《灵枢·大惑论》曰："五脏六腑之精气，皆上注于目而为之精。精之窠为眼，骨之精为瞳子，筋之精为黑眼，血之精为络，其窠气之精为白眼，肌肉之精为约束，裹撷筋、骨、血、气之精而与脉并为系，上属于脑，后出于项中。故邪中于项，因逢其身之虚，其入深，则随眼系以入于脑，入于脑则脑转，脑转则引目系急，目系急则目眩以转矣。邪其精，其精所中不相比也，则精散，精散则视歧，视歧见两物。目者，五脏六腑之精也，营卫魂魄之所常营也，神气之所生也。故神劳则魂魄散，志意乱。是故瞳子、黑眼法于阴，白眼、赤脉法于阳也。故阴阳合传而精明也。目者，心之使也。心者，神之舍也。故神分精乱而不转，卒然见非常处，精神魂魄散不相得，故曰惑也。"对此，清代张志聪《黄帝内经灵枢集注》释云："惑，眩乱也。精，精明也。窠，藏也。眼者，瞳子黑白之总名也。骨之精为瞳子，肾之精也。筋之精为黑眼，肝之精也。血之精为络，心之精也。窠气之精为白眼，肺之精也。约束者，目之上下纲肌肉之精为约束，脾之精也。裹撷筋骨血气之精，心主包络之精也。包络之精与脉并为目系，上属于脑，后出于项中，是诸脉皆上系于目，会于脑，出于项，此脉系从下而上，从前而后。若邪中于项，则随眼系入于脑，入于脑则脑转，脑转则引目系急，目系急则目眩以转矣。比，周密也。邪其精，其精为邪所中，则不相比密而精散矣。精散则视歧而见两物矣。夫心藏神，肾藏志，肝藏魂，肺藏魄，脾藏意，此五脏之所藏之神志也。目者，五脏六腑之精也。是故瞳子、黑眼法于阴，白眼、赤脉法于阳也。故阴阳合，传于目而为精明也。夫心者，五脏之专精也。目者，其窍也。华色者，心之荣也。故目乃心之使也，心者神之舍也。神精乱而不转，则卒然见非常处，精神魂魄，散不相得，故曰惑也。"由此可知，五脏六腑的精气，通过经络上注于目，络于脑。眼与脏腑经络的关系甚密，故脏腑经络的偏胜偏衰或相互制约紊乱，均可引起眼的病变。同时通过眼之五轮八廓理论，以达到外观五轮八廓而内知脏腑功能的异常。因男女各得其阴阳气分之旺，故清代沈金鳌有"男子右目不如左目精华，女子左目不如右目光彩"之论。五轮与五脏相应，五体与五脏对应，然五轮用风、水代替筋骨，可能是五轮学说本身发展的结果，或以为是受印度医学的影响。

现知的文献中《刘皓眼论准的歌》最早将眼划分为五个部位，并分别与五脏相联系。《太平圣惠方》是现存医籍中最早记载五轮学说的文献。上述两书形成两种五轮配位观点，到《仁斋直指方》基本确定五轮配位关系，《证治准绳》系统总结理论，成为最权威的学术观点。五轮，即将眼由外向内分为肉轮、血轮、气轮、风轮和水轮等五个部分，用以说明眼的生理、病理机制，以指导临床诊断与治疗。

八廓的部位、含义、作用，历代医家见解不一。如《医宗金鉴》《目经大成》

之八廓分属六腑和命门、包络，且五廓尚与五轮部位相同。然验廓之病，与轮不同，如《银海指南》有云："经络不明，盲子夜行，验廓之病，与轮不同。轮以通部形色为断，而廓以轮上之经络为形症。或粗细连断，或虬直赤紫，其脉起于何部，侵及何部，以辨病在于何脏及受病之浅深轻重，血气之虚实盛衰，邪气之自病传病，经络之生克顺逆而施治之耳。有以八廓如三焦，有名而无实，不知以八廓比三焦，则八廓尤为易辨。三焦在内而不见，但有膈上膈下之分。八廓见症分明，显有丝脉之可辨，焉得谓有名无实哉。"由此可明五轮八廓之诊疗机制。明代王肯堂《证治准绳》有"八廓论"："应乎八卦，脉络经纬于脑，贯通脏腑，达血气往来以滋于目。廓如城郭，然各有行路往来，而匡廓卫御之意也。乾居西北，络通大肠之腑，脏属肺，肺与大肠相为阴阳，上运清纯，下输糟粕，为传送之官，故曰传道廓。坎正北方，络通膀胱之腑，脏属于肾，肾与膀胱相为阴阳，主水之化源，以输津液，故曰津液廓。艮位东北，络通上焦之腑，脏配命门，命门与上焦相为阴阳，会合诸阴，分输百脉，故曰会阴廓。震正东方，络通胆腑，脏属于肝，肝胆相为阴阳，皆主清净，不受浊秽，故曰清净廓。巽位东南，络通中焦之腑，脏属肝络，肝与中焦相为阴阳，肝络通血以滋养，中焦分气以化生，故曰养化廓。离正南方，络通小肠之腑，脏属于心，心与小肠相为脏腑，为谓阳受盛之胞，故曰胞阳廓。坤位西南，络通胃之腑，脏属于脾，脾胃相为脏腑，主纳水谷以养生，故曰水谷廓。兑正西方，络通下焦之腑，脏配肾络，肾与下焦相为脏腑，关主阴精化生之源，故曰关泉廓。脏腑相配，《内经》已有定法，而三焦分配肝肾者，此目之精法也。盖目专窍于肝，而主于肾，故有二络之分配焉。左目属阳，阳道顺行，故廓之经位法象亦以顺行。右目属阴，阴道逆行，故廓之经位法象亦以逆行。察乎二目两眦之分，则昭然可见阴阳顺逆之道矣。"综上所述，廓者，取其如城廓卫御之意。八廓是水廓、风廓、天廓、地廓、火廓、雷廓、泽廓、山廓。左目自内眦上方乾位，顺位至目上方坎位，顺序过艮、震、巽、离、坤，继达目内眦之兑位。右目亦起于目内眦上方乾位，逆行至目上方坎位，依序过艮、震、巽、离、坤，达目内眦之兑位。

以左目为例，序其卦位：

乾廓：又名天廓。位居西北，络通大肠之腑，肺与大肠相表里，故脏属于肺。大肠为传导之腑，故名曰传导廓。

坎廓：又名水廓。位居正北，络通膀胱之腑，膀胱与肾相表里，故脏属于肾。二者相为阴阳，乃真水之源，以输布津液，故曰津液廓。

艮廓：又名山廓。位居东北，络通上焦，脏配命门。二者相为阴阳，会合诸阴，分输百脉，故曰会阴廓。

震廓：又名雷廓。位居东方，络通胆之腑，脏属于肝，肝与胆相为表里，主运清净，不受污浊，故曰清净廓。

巽廓：又名风廓。位居东南，络通中焦之腑，脏属肝络，肝络通血，以滋养中焦，分气血为化生，故曰养化廓。

离廓：又名火廓。位居正南，络通小肠之腑，脏属于心，心与小肠相表里，为诸阳受盛之胞，故曰抱阳廓。

坤廓：又名地廓。位居西南，络通胃之腑，脏属于脾，脾胃相为表里，主纳水谷以养生，故曰水谷廓。

兑廓：又名泽廓。位居正西，络通下焦，脏配肾之络，二者主持阴精化生之源，故曰开泉廓。

（四）小儿指纹三关应用

柳氏医派临床内外妇儿各科均有建树。儿科素称"哑科"，故尤重望诊，且有儿科独有的望诊部位、望诊方法。如小儿指纹即其独有的望诊方法。柳氏医派不仅临床上广泛应用，而且注重其理论探讨，对其原理深有研究。兹录少逸先生《小儿指纹三关应用的意义探源》一文，以窥其学术之一斑。

小儿指纹是指虎口直至食指内侧的桡侧浅静脉，可分为风、气、命三关。食指的第一节部位为风关，即掌指关节横纹向远端至第二节横纹之间；第二节为气关，即第二节横纹至第三节横纹之间；第三节为命关，即第三节横纹至末端。"指纹三关"在中医儿科诊断学和临床治疗学中有着重要的意义。大凡望少儿食指"三关"的络脉，称"望指纹"，在其部位上施以推拿术，谓"推虎口三关"。

脉诊，古有遍诊法、三部诊法和寸口诊法，后世多以寸口诊法为主，并从脉的位、数、形、势分类脉象，以查知身体内部的病变。然而古代医家对两三岁内的小儿，是用看指纹来代替脉诊。盖因小儿时期机体各器官的形态发育和生理功能都是不成熟和不完善的，五脏六腑的形和气都相对不足，尤其肺、脾、肾三脏更为突出，历代医家把这种现象称脏腑娇嫩，形气未充。诚如《灵枢·逆顺肥瘦》篇所云："婴儿者，其肉脆血少气弱。"正是因小儿"血少""气弱"，故五脏六腑的虚实很难从脉象上表现出来，于是有了诊小儿食指三关络脉的诊断方法。

《灵枢·九针论》云："人之所以成生者血脉也。"《灵枢·五味论》云："血脉者，中焦之道也。"意谓维持人体正常生命，是依赖中焦气血的不断补充，详而论之，诚如《灵枢·营气》篇所云："谷入于胃，气传之肺，流溢于中，布散于外，精专者，行于经隧，常营无已，终而复始，是谓天地之纪。"《素问·灵兰秘典论》云："脾胃者，仓廪之官，五味出焉。"《素问·经脉别论》云："脾气散精，上归于肺。"表述的是脾主运化，即脾具有将水谷化为精微物质，并将其输布于全身的生理功能。《素问·刺法论》云："胃为仓廪之官，五味出焉。"《灵枢·海论》云："胃者水谷之海。"《灵枢·五味》篇云："胃者，五脏六腑之海也，水谷皆入于胃，五脏六腑皆禀气于胃。"表述的是胃具有受纳、腐熟水谷的功能。受纳是接受和容纳的意思；腐熟是将饮食物的初步消化，形成食糜的意思。《素问·灵兰秘典论》云："小肠者，受盛之官，化物出焉。"表述的是小肠主受盛和化物的功能，受盛是接受、以器盛物也；化物，是消化、化生的意思。《素问·灵兰秘典论》云："大肠者，传道之官，变化出焉。"表述的是大肠接受小肠泌别清浊后的食物残渣，再吸收其中的部分精微物质，余者形成粪便排出体外。《素问·六节藏象论》云："五味入口，藏于肠胃，味有所藏，以养五气。"由此可知，小肠的"受盛""化物"，大肠的"传道""变化"，是胃降浊功能的延伸，同时也与肺的肃降功能有关。诚如清代唐宗海《医经精义》所云："大肠之所以能传导者，以其为肺之腑。肺气下达，故能传导。"综上所述，"脾气散精，上归于肺""脾主为胃行其津液"是由胃的受纳腐熟、小肠的受盛化物、大肠的传导变化来完成的。也正如《灵枢·营卫生会》篇所云："中焦亦并胃中，出上焦之后，此所受气者，泌糟粕，蒸津液，化其精微，上注于肺脉，乃化而为血，以奉生身，莫贵于此。"故曰脾胃为后天之本，气血生化之源。于是，有了《灵枢·经脉》篇"谷入于胃，脉道以通，血气乃行"之论。

《素问·玉机真脏论》云："五脏者皆禀气于胃，胃者五脏之本也。脏气者，不能自致于手太阴，必因于胃气，乃至于手太阴也。"《素问·五脏别论》云："帝曰：气口何以独为五脏主？岐伯曰：胃者，水谷之海，六腑之大源也。五味入口，藏于胃，以养五脏气，气口亦太阴也。是以五脏六腑之气味，皆出于胃，变见于气口。"气口，即寸口、脉口。上述经文意谓五脏之脉气不能自行到达手太阴寸口处，必须依赖于胃腑水谷之气，故胃为五脏的根本，此即诊寸口脉法的机理。《灵枢·邪客》篇云："手太阴之脉，出于大指之端。内屈，循白肉际，至本节之后太渊，留以澹；

外屈，上于本节下。内屈，与诸阴络会于鱼际。"其表述了鱼际为诸阴络交会之处。《灵枢·邪气脏腑病形》篇云："鱼络血者，手阳明病。"盖因鱼络在鱼际之下，阳溪、列缺之间，手阳明大肠之脉行此，故谓"鱼络血者，手阳明病"也。此即诊鱼际络脉之由因也。《灵枢·经脉》篇云："肺手太阴之脉，起于中焦，下络大肠，还循胃口，上膈属肺，从肺系横出腋下，下循臑内，行少阴心主之前，下肘中，循臂内上骨下廉，入寸口，上鱼，循鱼际，出大指之端；其支者，从腕后直出次指内廉，出其端。""其支者"即从"腕后"列缺穴分出，沿掌指侧走向食指桡侧端商阳穴处，交于手阳明大肠经。《周氏经络大全》云："或曰：肺止于少商矣。"又曰："支者，接次指而交阳明大肠不又止于商阳乎？曰：少商在两手大指内侧去爪甲角如韭叶许，肺经已终，而商阳在两手食指外侧亦去爪甲角如韭宽，大肠经脉之穴由此起，而原发于少商，下之别支联太阴列缺。"其说明了大肠手阳明经之络脉发源于手太阴之少商。综上所述，食指内侧络脉，即诊小儿指纹，与诊鱼际络脉和寸口尺脉，是同出一辙。此即诊食指三关络脉的意义。

鉴于"肺合大肠"，手阳明大肠经与手太阴肺经互为表里，大肠经与胃经同属阳明经，且"胃者，五脏六腑之海也"，从食指尖至指根成一直线推，称"推大肠"，若从食指尖桡侧缘经商阳至虎口成一线，即侧推食指三关，名"侧推大肠"，又名"推虎口三关"。正是由于脏腑经络之间的络属关系，故此法具健脾胃、和肠腑、宣达心肺、安和五脏之功，故为小儿祛病健身之常法。

（五）趺阳诊法的研究与应用

趺阳脉，又称冲阳脉，切脉部位之一，位在足背胫前动脉搏动处，属足阳明胃经的经脉。最早出于《伤寒杂病论》。张仲景《伤寒论》原序中所说的"三部"脉之一，"三部"是指"人迎"（结喉旁颈总动脉）、"寸口"（腕部桡动脉）和"趺阳脉"（足背部胫前动脉）。现行版本《伤寒论》《金匮要略》两书中对趺阳脉的论述达 29 处之多（包括《伤寒论条例》《辨脉》《平脉》），对主病、主证、病机及治法方药有部分阐述。晋代王叔和《脉经》中亦有论及多处，下此以往少闻。仲景在原序中郑重指出："……按寸不及尺，握手不及足；人迎、趺阳，三部不参……所谓窥管而已。夫欲视死别生，实为难矣……"对那些马虎草率诊视病人的不良医疗作风给予了严厉批评。可见古人对趺阳脉的切诊是重视的。古人切得趺阳脉时谓："树无叶而有根，人困如斯，垂死而当治也"（注：木刻本《濒湖脉学·辨生死脉诀歌》

注解文），更加证实了跌阳脉的诊断实用价值。

1. 脉诊学的源流

脉诊，是中医学的诊断方法之一，它与望、闻、问诊被合称为"四诊"，共同构成了一套完整的诊断过程。《难经·六十一难》"望而知之谓之神，闻而知之谓之圣，问而知之谓之工，切而知之谓之巧"的论述，概括了中医学的诊断方法和内容。

脉诊法源远流长，其专著不绝于书，最早的记载见于《黄帝内经》《难经》，实践于《伤寒杂病论》，演绎于《脉经》，发展于《濒湖脉学》。其近期成果，国内有脉象图诊指标与范围，脉象形成的血流动力学机制，切脉与凭图诊断的比较及电子计算机测算脉搏图参数的尝试研究；国外（日本）有脉象组织粘弹力学、六部定位脉诊客观化研究。

古代诊法有遍诊法、三部诊法及寸口诊法之分。考之《黄帝内经》，《素问·三部九候论》有"人有三部，部有三候，以决死生，以处百病，以调虚实，而除邪疾"的记载，其三部诊法有"寸口""人迎"、少阴（太溪）或"跌阳"三处；《灵枢经》有十二经脉盛衰，都可在"寸口""人迎""少阴"（太溪）或"跌阳"按处诊之的论述。由此可见，在《黄帝内经》时代，鉴于诊一个病要切众多的动脉脉搏极不方便这一客观事实，便舍去九候，只诊三部——寸口、人迎、跌阳脉搏极明显的部分，即"脉之常动者也"。

今天我们所沿用的脉诊法，即古代的"寸口诊法"，亦源于《内》《难》二经。如《素问》有"气口（即寸口）何以独为五脏主"的阐述；《难经》有"十二经皆有动脉，独取寸口，以决五脏六腑死生吉凶之法，何谓"的说难。尤其是《难经》还把寸口再分为三部九候，"三部者，寸、关、尺也，九候者，浮、中、沉也"，这实际上与《黄帝内经》的三部九候名同实异了。至晋代王叔和《脉经》问世，使寸口诊法更趋于完善，使脉学研究得到了很大的发展，且为历代医家奉为圭臬。这种诊桡骨动脉的切脉法，历经沧桑，沿用至今，百家慕奉，且著述不休，说明了它具有相当重要的实用价值，堪称一种行之有效的诊脉法。从理论上讲，上溯至《内》《难》，已有专论，从实践上讲，它检查便利，兼之几千年来对于寸口脉诊法积累了大量文献资料和临床经验，是值得继续对它进行研究的。

但是应当指出，寸口诊法在切脉中终不是唯一的切脉法。上面已经谈到，在汉以前，与之并行的还有遍身诊法和三部诊法。因封建社会和旧礼教的束缚，其他诊法则湮没于历史的长河中，故对其他切脉法的研究也是一个刻不容缓的课题。故吉忱公在课徒中，重视对趺阳脉法的传授，并以医圣张仲景语警之："按寸不及尺，握手不及足，人迎、趺阳，三部不参""夫欲视死别生，实为难矣！"自 20 世纪 60 年代，少逸先生在吉忱公的指导下重温仲景三部诊法，验诸临床，认为"趺阳脉法"在临床上仍有一定的实用价值，并撰文《趺阳诊法在脉学中的应用》并由公批阅修正之。

2. 趺阳诊法的临床意义

张仲景，医林尊为医圣，是集古代医经、经方两派之大成者，世人称谓经方之祖。其传世之作《伤寒杂病论》是中医学经典文献之一，其中脉学部分亦有很大的成就。他诊全身性疾病，用独取寸口的方法，例如伤寒、中风等病；诊杂病有关脾胃部分，则注重诊趺阳脉；有关妇女病，则多诊少阴脉；复杂的病则诸法兼之。其在《伤寒论》中批判了那种"按寸不及尺，握手不及足，人迎趺阳，三部不参"的医疗作风，说明了仲景是重视三部诊法的。

"趺阳"的部位，古今学者意见颇有不同，但多数学者认为趺阳诊法，即诊足背动脉，非指足太阳经之跗阳穴。如金代成无己云："趺阳者，脾胃之脉。"陆渊雷云："趺阳即冲阳穴所在，在足背上，去陷谷三寸动脉应手，属足阳明胃经。"故"趺阳"非膀胱经之跗阳，乃胃经之原穴冲阳。冲阳不但是顾护胃气、调治胃疾的要穴，而且是诊断疾病的重要脉位。仲景诊脾胃病变，多用趺阳诊法，这是由于足阳明胃经过足背属胃络脾的关系。冲阳乃足阳明胃经之原穴，原即本源，原穴是人体原气作用表现的部位。且"胃者，水谷之海，六腑之大源也，五味入口，藏于胃，以养五脏气"，食气入胃，浊气归心，精气淫于脉。阳明又为多气多血之脏，故王冰云："候胃气者，当取足跗之上，冲阳之分，穴中脉应手也。"

3. 趺阳诊法的应用规律

仲景在《伤寒杂病论》中，正文中涉及趺阳诊法共 25 条。其中《伤寒论》中12 条：《辨脉法第一》3 条，《辨脉法第二》8 条，《辨阳明病脉证并治法第八》1条；《金匮要略》中 13 条：《中风历节病脉证治第五》1 条，《腹满寒疝宿食病脉证治第十》1 条，《五脏风寒积聚病脉证并治第十一》1 条，《消渴小便不利淋病脉证并治第十三》2 条，《水气病脉证并治第十四》5 条，《黄疸病脉证并治第十五》1条，《呕吐哕下利病脉证治第十七》2 条。从这 25 条经文中可以看出仲景诊脾胃病变，多用趺阳诊法。验诸临床，趺阳诊法常见的脉象有如下几种：

（1）迟而缓：趺阳之脉，以候脾胃之气，故见迟而缓，当视为常脉，不可作病脉论。

（2）浮而涩：脉见浮而涩，证分三端：一为脾约证，予脾约丸，以通肠润燥；一为脾胃不足，症见脘冷腹胀，食入运迟，完谷不化，予建中汤、理中汤类可愈病；一为胃反证，乃脾胃不足，胃气虚之候，治宜温阳健脾，降逆和胃，大半夏汤主之，丁香透膈散亦主之。

（3）浮而数：诊得浮数，一见于中消，为胃热亢盛，耗伤津液之候，治宜清胃泻火，主以调胃承气汤；二见于妄投攻下，伤胃动脾，邪气呈内陷之候，予以清热益阴之法，主以玉女煎化裁；三见于热留于内与水相搏的水肿证，治宜分利湿热，主以疏凿饮子。

（4）浮而芤：脉见浮芤，示荣卫衰伤，宗气式微，皮肉脂髓失其滋养。验诸临证，痿证者，多见此脉，而糖尿病并发末梢神经炎者尤为明显。宗《素问》"治痿独取阳明"之旨，或和营卫，或滋津液，或养肝肾，均赖脾胃之气的不断补充。

（5）浮而紧：脉见浮紧，乃胃气虚、脾胃寒之下利候。法当温补脾胃，涩肠固脱，理中汤或真人养脏汤主之。

（6）浮而滑：此乃历节之病脉，浮为风犯，滑为内热盛，汗出当风，或汗出入水中，而发历节病。

（7）浮和滑：趺阳脉浮，浮则为虚，浮虚相搏，故令气虚，乃胃气虚竭也。趺阳脉滑，多见哕病。以上二脉常见于治疗不当之患者。

（8）沉而数：沉主里，数为热，主胃中蕴热。

（9）伏：趺阳脉伏而不起，乃脾胃衰弱之候，症见水谷不化，大便鹜溏，精微失运，水湿浸淫，肌肤发为水肿，可予实脾饮治之。

（10）伏而涩：关格一证，系指胃气伏而不输，中焦关格之候。气机壅滞，故吐逆，水谷不化。涩则脾气涩而不布，邪气拒于上焦，故食不得入，启膈散主之。

（11）当伏反紧：有水邪趺阳脉当伏，因胃阳为水湿阴寒所固闭，故阳明之脉伏而不出，今反紧，说明水盛于里，而寒盛于中，当用温化，不可用苦寒攻下之剂。宜苓桂术甘汤，或苓桂甘枣汤。

（12）当伏反数：有水邪趺阳脉当伏，今见数，说明脾胃有邪热，水与热互结不利，有发生水肿的可能。

（13）数：主胃热耗津所致中消证。

（14）滑而紧：脉滑为胃实，紧为脾强，一实一强，两相搏击，脏腑自伤而作痛。

（15）大而紧：主胃中虚寒下利，难治。

（16）微而紧：若短气而见此脉，为中焦虚寒之候，即补中益气汤、健中汤之证。

（17）微而弦：脉微主脾胃虚弱，脉弦属肝，主寒主痛。脾胃虚寒，厥阴之气上逆，而发腹满，当用温药，大建中汤主之。

（18）微而迟：主气血不足而兼寒之候。法当调和营卫，温经通阳，桂枝去芍药加麻黄附子细辛汤主之。

（19）紧而数：紧脉主脾寒，数脉主胃热。胃热故能食善饥，脾寒则运化不健，湿自内生，于是脾湿胃热，蕴蒸而成谷疸。

（20）脉不出：脾胃为荣卫之根，脾气虚衰，生化之源不足，则荣卫之气不得通荣于外，故趺阳之脉不出。身冷者，卫气不温也，肤硬者，荣卫不濡也。临床多见于脉痹（血栓闭塞性脉管炎）之阴塞证者。多予以阳和汤化裁以愈其病。

综上所述，仲景用趺阳脉象解释病机，指导治疗，推断预后，充分体现了趺阳脉的变化同样是脏腑经络病理变化的一部分，其在中医诊断学中占有重要的地位，是值得研究的一个课题。医者应当在运用寸口脉诊法的基础上，结合仲景趺阳诊法所提供的宝贵经验，验诸临床，并引申之，否则，这一古老诊法大有日趋湮灭之虞。

4. 柳氏医派的传承应用

正因为对趺阳诊法的充分认识，故柳氏医派对趺阳脉十分重视，既在理论方面加以深入探讨，又在临床上留心观察，从而留下了丰富的临床资料。

吉忱公《柳吉忱诊籍纂论》麻疹门"清瘟败毒饮证案"，已在"针药兼施救危证"节全文照录，其抢救成功的基础在于以趺阳诊法为核心的正确诊断，"见患儿耳后发际出疹，由上而下，已及前胸，疹色暗，乃不能诱发之象，面色苍白，肢冷，鼻息已无，如死人状，诊其趺阳脉，脉微欲绝，属气虚阳衰脱证"，判断患儿因麻疹"出疹期，疹出不透，心力衰竭而休克，故家人误认为其已死"，但"趺阳脉尚存"，故判定"其胃气未败"，尚能急救以挽回生命，"故急刺人中诸穴开窍醒神，透散热邪，急灸神阙诸穴，以回阳救逆，故患者得以脉复阳回而苏醒"。后以针灸、药物并用而治愈。

趺阳脉为足背动脉，除能够反映胃气盛衰外，当然对足部局部尤其是足背动脉病变的诊断更具有针对性，故柳氏医派对足部病变特别是足动脉的病变，趺阳诊法为必须施用的诊法。吉忱公《柳吉忱诊籍纂论》脉痹门"阳和通脉汤证案",患者为 43 岁中年男子,患血栓闭塞性脉管炎年余,症见:左足大趾,皮色紫红,有片状瘀血,趾端轻度感染,有小米粒大小之溃破点且流血水。足二、三趾疼痛难忍,趺阳脉弱。舌苔白腻中心黄,脉沉而微数。证属血虚寒凝,气滞血瘀兼局部湿热蕴结之脉痹(血栓闭塞性脉管炎),治宜温阳开腠,活血化瘀,益气通脉,佐以清利湿热之治,予阳和通脉汤调之。肉桂 6g,姜炭 6g,麻黄 3g,鹿角胶 10g(烊化),熟地黄 20g,黄芪 20g,当归 15g,红参 12g,乳香珠 3g,川牛膝 12g,金银花 15g,苍术 12g,黄柏 10g,炙甘草 10g,黄酒引,水煎服。公谓"趺阳脉弱,六脉沉而微数,及趾端溃血水,乃毒痰凝结之候,治之之法,非麻黄不能开其腠理,非肉桂、姜炭不能解其寒凝,此三味药性虽似酷暑,不可缺也。俾腠理一开,寒凝一解,气血乃行,毒亦随之消也,故王洪绪在《外科全生集》中,以三药之效首创'阳和丸'"。同门"阳和八珍汤证案",患者为 62 岁老年男子,症见:足趾喜暖怕凉,右足大、二趾皮色泛红,有片状瘀血,足大趾胀痛,趺阳脉弱,六脉微细。辨证为血虚寒凝,气滞血瘀之脉痹(血栓闭塞性脉管炎之营养障碍期),治宜温阳通脉,活血化瘀之法,故予阳和八珍汤调之,迭进 45 剂,"患者来诊,欣言相告,足趾无不适。诊趺阳脉复,迟而缓,六脉虽沉,然有力"。如上所述,"趺阳之脉,以候脾胃之气,故见迟而缓,当视为常脉,不可作病脉论",且"六脉虽沉,然有力",故判断"病臻痊愈","嘱每日制附子 10g,红参 6g,黄芪 15g。水煎服,续治月余,以固疗效"。"阳和四逆汤证案",患者肢端畏寒,发凉,酸胀,皮色略见苍白,足大趾皮温低,足背动脉搏动减弱。舌淡苔薄白,脉沉细。证属血虚寒凝脉瘀(血栓闭塞性脉管炎之局部缺血期),"公谓此证型因其脉沉细,趺阳脉弱者,可从'脉痹'论治。本案患者'肢端畏寒发凉''足大趾皮温低',故以血虚寒凝为证,治之之法,当予温补和阳,散寒通滞之阳和汤为治"。服药 5 剂,趺阳脉搏动有力,趾端畏寒发凉减,予以原方附子加至 30g(先煎沸 30 分钟),黄芪 60g,水煎服。续服 20 剂,趺阳脉搏动有力,足趾皮色正常,去浙贝母,制附子用常量,续服,以固疗效。

《柳少逸医案选》便秘门之"麻子仁丸证案":患者高某,女,28 岁。素体阳虚,喜食膏粱厚味,大便秘结多年,每日须番泻叶饮导之。但近 1 个月来用之不效,延先生诊治。告云:大便干结,小便数而短小,时腹痛不适,心下痞硬,口干,口臭,面红。查舌红苔黄,趺阳脉浮而涩,脉弦数。证属肠胃积热、耗伤津液、腑气不通之热秘,乃"其脾为约"使然。治宜益阴增液、润肠通便之法,予麻子仁丸易汤调之。麻子仁 20g，制白芍 15g，当归 10g，枳实 10g，生大黄 10g，厚朴 10g，杏仁 10g，郁李仁 10g，桃仁 10g，蜂蜜 10g（冲），水煎服。服 3 剂后便通腹爽，续服 5 剂，诸症悉除，以上方减量续服 10 剂，服后欣然告云：每日大便正常，口干、口臭已愈，且体重减轻 6kg，以药尚可减肥，要求续服。嘱服用中成药麻子仁丸。麻子仁丸，乃《伤寒论》为脾约证而设方。论中 247 条记云："趺阳脉浮而涩，浮则胃气强，涩则小便数，浮涩相抟，大便则硬，其脾为约，麻子仁丸主之。"趺阳脉，即足背动脉，足阳明胃经冲阳穴处，诊之可候胃气盛衰。脉浮则胃气强，涩主脾阴不足，为脾约，即脾之功能为燥热所约束，不能为胃行其津液，肠中燥结而致热秘，故予脾约丸作汤佐当归而治之。这是对仲景经验的重复，也是以方证立论的立论基础，故效专力宏，获效迅速，且收到意想不到的疗效，拓宽了麻子仁丸的适应证。

脉痹门"当归四逆汤证案"：患者王某，男，72 岁。1 周前感右侧下肢沉重酸痛，有麻木感，继则趺阳脉（足背动脉）搏动消失，且疼痛难忍，夜间尤甚，遂去医院就诊，诊为血栓闭塞性脉管炎，予以西药治疗。3 日前，患肢肤色暗红，继而青紫至膝下，急来院治疗，外科建议截肢，患者以其高龄拒绝手术，遂要求中药治疗。舌苔薄白，舌质紫暗，脉沉细而涩。证属血虚寒凝之脉痹（血栓闭塞性脉管炎），治以温经散寒、养血通脉、调和营卫，急予当归四逆汤合桂枝加附子汤加减。当归 60g，桂枝 20g，赤白芍各 30g，细辛 3g，木通 15g，制附子 120g（先煎沸 2 小时），地龙 20g，土鳖虫 60g，水蛭 15g，生甘草 20g，生姜 10g，大枣 12 枚，水煎服。"血栓闭塞性脉管炎是难愈之顽证。本案患者年迈体弱，脾肾阳虚，脉络瘀阻，经脉闭塞之状又重，常规之温经通脉剂很难取效。故予当归四逆汤以温经散寒，养血通脉。当归二两，以其苦辛甘温之性，而补血活血；桂枝加附子汤，以桂枝汤和阳益阴，调和营卫以通血脉。合二方之用，桂枝、芍药二药之量叠加，则和阳益阴之功倍加。附子辛热燥烈，走而不守，通行十二经脉，以其善行疾走之功，而温经散寒，通脉导滞。大剂量附子，意在温经散寒，亦力求速通也"。故"服药 2 剂，疼痛大减，患肢青紫退至踝""药仅 8 剂而愈"。同门"益元阳和方证案"，患者为壮年男性，左足大趾及次趾皮肤与趾甲全部变黑、干萎且趾端溃破，有淡黄色脓水流出，余趾麻木，趺阳脉隐而不见，疼痛难忍，夜间尤甚，呼号不已，步履维艰。舌淡苔白，脉弱。辨证为营卫失和，脾肾阳虚，血虚寒凝，阴毒瘀滞所致之脱疽（血栓闭塞性脉管炎），急予益元阳和方加味以温阳补血，散寒通滞，犹如"阳光普照，阴霾四散"，故以"阳和"愈病。

由此可见，柳氏医派既恪守四诊合参之一般诊病规律，而尤重色脉，以为色脉为诊察之大要。为此而对望诊和脉诊进行了系统探讨和深化。如望诊，不仅临床中加强应用，而且对五轮八廓、小儿指纹等特殊望诊法进行了系统研究，尤其是注重吸收西医学的优秀成果以提高中医诊断水平，为中医诊断学谱写新的华章，堪称楷模。

第六节　三"辨"合一，治病求本

三"辨"合一，即辨证论治、辨病施治和对症而治三者的有机统一，是以病机为核心，综合辨病、证、症三位于一体的诊断思维模式。

四诊合参、辨证分析和因证选方是中医诊病的三要素，也是中医治病之要与特色。中医诊治疾病，要真正发挥中医的特点和优势，就必须按照中医自身的思维逻辑和方法去进行。

病、证、症是中医理论体系中层次有别的对人体疾病的认识，对于疾病的正确诊断均不可或缺。柳氏医派三"辨"合一的诊断思维模式，发挥出中医学在疾病诊治方面的优势，在病、证、症三个层面上，对患者的疾病情况进行全方位、多层次、多角度把握，以求诊断最为合乎实际情况，为立法、处方、遣药提供精准依据。病、证、症在中医理论体系中的含义不同，可从不同层次反映疾病的特征、患者的机体反应状态，作用不可替代又互为补充。综合病、证、症三者对于疾病的认识和描述，可使中医学对疾病的治疗靶向更为立体而准确。在中医学理论与临床实际中，诊病、辨证、识症相结合的诊断思维模式的应用渐为增多，在疾病的诊断与治疗中联合发挥着重要作用。

柳氏医派之所以倡导三"辨"合一，是从中医学对疾病的命名中得到启发的。以现有《中医内科学》教材为例，中医学常用的病名，主要是由症状命名的。有以一系列症状统属病名者，如肺痈、肺痨、肺痿、痰饮、厥证、癫狂等，具备一定的综合性与概括性，多数与西医学病名概念相通，尽管名称并不完全一样；有以单一症状作为病名者，如腹痛，其病因、病机及临床表现比较复杂，从发病原因上看有感受风寒、湿热下注、瘀血在里等，从脏腑位置上说有可能归属胃腑、肠腑、脾、肝胆、膀胱、胞宫等中的某一或多个器官，其特异性并不强；而咳嗽、心悸、心痛、不寐、健忘等病名，则径以一种临床症状命名。临床上若单用辨证论治、辨病论治或对症而治，皆不能反映中医学诊治疾病的特点，亦难以对患者的疾病状况进行全面、整体把握，柳氏医派由此倡导三"辨"合一，确定诊断。

一、辨病施治

《说文解字》曰："病，疾加也，疾甚曰病。"中医学流传至今，浩瀚的中医学古籍中记载过很多病名。全国中医病名与证候规范研讨会（1990 年，长沙）曾提出："每种疾病的具体名称是谓病名。病名是反映疾病全过程的总体属性、特征或演变规律的疾病诊断概念。"这一病名概念有三个方面的含义：其一，指出"病"是疾病的全过程；其二，认为"病"反映了疾病全过程的总体病理变化规律；其三，说明每种病都有其特定的病因、病机及临床表现，从而构成每种病各自的特点，使每种病能够与其他病从本质上区别开来。从中医学对疾病的认识历史上看，最先认识症状，然后是综合症状群，进而形成疾病的概念，又在对症、病的认识基础上抽绎出"证"的抽象表达。中医学辨病论治的历史由来已久，是伴随着人们对疾病的认识最早产生的，对"病"的认知远比对"证"的认知要早得多，而且对于病与病名的概念解释与规范化认识也在不断完善。殷墟甲骨文中即有疟、疥、蛊、龋等 20 余种疾病的名称记载。现存最早的方书《五十二病方》是一部专病专方书籍，内有病名 52 种。《黄帝内经》提出热论、咳论、痿论、痹论等病名，方药所对应的是相应的疾病，即蕴含辨病论治的思想，如《素问·奇病论》的兰草汤治疗脾瘅。《神农本草经》亦是以辨病论治为主，药、病对应，如滑石"主身热泄，女子乳难，癃闭"；白石英"主消渴，阴痿不足，咳逆，胸膈间久寒"；牛膝"主寒湿痿痹"等。《难经·五十六难》记载有伏梁、痞气、息贲、奔豚等病名。由此，古代医家辨病论治的思想与方法足见一斑。

"病"是对某一疾病发生发展整个过程中的特点与规律的整体概括，是人体生命出现的反映全身抗病特征的表现。每一种病都有各自的特殊本质变化，这种特殊本质变化决定了该病的发展、演变全过程，贯穿始终。每一种病的特殊本质变化不会因中西医病名不同而发展各异，因之，若有可能，临床上当既要辨中医的病，又要辨西医的病，使中西医病名对应，优势互补。柳氏医派认为，与西医病名相似或相同的中医病名宜继续沿用，如哮病、喘证、痴呆、痫病、痢疾、便秘、郁病、痉证、疟疾等；对于古代文献中的一些疾病，有必要找到现代对应的疾病病名，有助于细化研究和理解应用，如黄汗应与现代黄疸类疾病相联系，解颅应与脑积水相联系等；有些病名，中医有比较深刻的认识、经典描述，并且治疗效果明显优于西医，应该继续沿用中医病名，如梅核气、奔豚，是两种功能异常性疾病，应用半夏厚朴汤、奔豚汤（或桂枝加桂汤）等临床疗效比现有西医药的疗效要好，而且中医命名生动形象，使一系列症状表现具有专有性病名特征，应予以沿用；有些病名应该以诊断更明确的西医学标准病名来命名，如帕金森病，该病名未见于中医古典医籍，但中医有与本病相似的症状描述和病因病机的探讨，多认为属"颤证""震（振）掉""痉病"范畴，属本虚标实证，多从肝、肾、风方面治疗。西医学认为帕金森病是一种以震颤、肌肉僵直、运动减少和姿势反射障碍为临床特征的中枢神经系统变性疾病。帕金森病相对于"颤证""震（振）掉""痉病"等而言，其诊断更为明确，更有对应性。

每种疾病以若干相对固定的症状和相应的证候表现出来，如哮喘一般具有"喘息、气短、胸闷和咳嗽"等症状，而中医学一般将之分为外寒内饮证、痰浊阻肺证、风痰阻肺证、痰热壅肺证、肺脾气虚证、肺肾气虚证等不同证候类型。目前中医临床不但要面对中医病证，在很多情况下还要面对西医学疾病，而有些疾病的发病是隐匿的，某些疾病的病变性质和程度又不一定与临床表现必然相关。如乙肝病毒免疫指标阳性的乙肝病毒携带者、某些肝脏生化指标异常的脂肪肝患者、胆固醇和甘油三酯升高的高脂血症患者及某些高血压病患者等。这些病人有时既没有任何主观症状和不适，又没有任何外在体征和表现，有的舌质舌苔完全正常，脉象从容和缓，虽有病而无证，"未睹其疾，恶知其原"（《灵枢·九针十二原》），此时无证可辨，可以应用西医学的病名，采取以辨病为主的策略，主要根据西医疾病本身的发生发展规律，组方用药时更多地关注和参考一些中药的现代药理研究结果，以此治疗疾病。

清代杨旭东《杨氏提纲》认为："医之难，不难于治病，而难于知病。"他接着指出破解"知病难"的方法："欲知病者，则在于望、闻、问、切，若不明于望、闻、问、切，自不能神、圣、工、巧，是不知病矣。"南北朝南齐名医褚澄《褚氏遗书》提出"博涉知病"的观念。而《黄帝内经》等典籍给出了许多知病之法，然最终强调辨病论治当以病机为核心。病机是对疾病整个发展变化规律的把握，在临床诊疗过程中始终以病机即疾病的发展规律为主线。这种观念源远流长，早在《素问·热论》就指出："伤寒一日，巨阳受之……二日，阳明受之……三日，少阳受之……三阳经络皆受其病，而未入于脏者，故可汗可已。四日太阴受之……五日少阴受之……六日厥阴受之……三阴三阳，五脏六腑皆受病，荣卫不行，五脏不通，则死矣。"这是目前所见最早的关于一种疾病的发生发展规律的论述，也就是关于病机的最早论述。尽管现在看来其在某种程度上与临床实践并不完全符合，但它分析疾病的思路为后世开创了理论的源泉。受其影响最大的首推张仲景，《伤寒论》创立的六经辨证实际上阐发的就是伤寒病的发生发展规律，也即我们今天所说的病机。该书主体部分依次是"太阳病脉证并治""阳明病脉证并治""少阳病脉证并治""太阴病脉证并治""少阴病脉证并治""厥阴病脉证并治"，仅从目录就可以明了伤寒病的六经传变规律，说明《伤寒论》的论述方法是以伤寒病的六经传变规律（伤寒病的病机）为主干，以具体辨证为枝叶的。如太阳病乃风寒袭表所致，治之以辛温解表等。后世医家传承《黄帝内经》《伤寒论》病机辨证观，用于对温病学诊治规律的探讨。叶天士卫气营血辨证就是建立在温热病传变规律的基础上："大凡看法，卫之后方言气，营之后方言血。在卫汗之可也，到气才宜清气，乍入营血，犹可透热转气分而解，如犀角（现可用代用品）、元参、羚羊等物是也，至入于血，则恐耗血动血，直须凉血散血，如生地、牡丹皮、阿胶、赤芍等物是也。若不循缓急之法，虑其动手便错耳。"吴鞠通的三焦辨证，依据《黄帝内经》对三焦部位的论说，结合温病实践的体会，用三焦以阐述温邪在病变过程中由上及下、由表入里、由浅及深所引起的各种病证的发展变化规律，并用以说明病邪所犯脏腑的病理变化和证候特点，作为指导温病辨证论治的依据。三焦所属脏腑的病理变化和证候表现，也标志着温病发展过程的不同阶段。

清代徐灵胎《医学源流论》云："故《内经》治岁胜复，亦不分所以得病之因，总之见病治病，如风淫于内，则治以辛凉，六气皆有简便易守之法。"郭霭春云："病因万变，见证亦多端，病者合诸证以成病，医者即合诸药以成方。有一证，自有治此证一药。要必先审证以识病，而后议药以处方。"西医学的发展使大量"无症状疾病"提前被发现，证由症出，证由病分，"无症状疾病"或者疾病"无症状阶段"等导致"无证可辨"，给中医辨证施治提出了新的课题，此时最好以辨病为主，结合疾病的发展过程、患者体质的"偏态"等进行合理推断。《余听鸿医案》云："药贵中病，不论贵贱，在善用之而已。古人之方，不欺后学，所难者，中病耳。如病药相合，断无不效验者。"

临床上既有"无症状疾病"或者疾病"无症状阶段"，也不乏患者有症状而理化检查无异常的疾病，此时根据中医病名施治，也是一条很好的途径。《柳吉忱诊籍纂论》消渴门"二冬汤证案"，患者为壮年男子，唇干口燥，烦渴多饮，大便干，患病三月余。理化检查无异常。舌边尖红，苔薄黄，脉洪数。辨证属肺热炽盛，耗液伤津。用二冬汤化裁（生晒参10g，知母12g，玄参30g，麦冬12g，花粉10g，荷叶10g，黄芩10g，石膏30g，生地黄30g，白术12g，茯苓15g，五味子10g，粳米15g，甘草10g，大枣4枚为引，水煎服）以清热润肺，生津止渴。"上方续服30余剂，唇干口燥，烦渴多饮之候悉除。每日橄榄10g、石斛10g，代茶饮，以清热生津。"《素问·气厥论》云："心移热于肺，传为膈消。""膈消"，又名"鬲消"。鬲消者，鬲上之津耗竭而为消渴也，故膈消即上消也。吉忱公认为此类患者多为情志所伤，五志化火刑金，故有"肺热炽盛，耗液伤津"之症。本案患者理化检查无异常，故不能确诊为糖尿病。昔恽铁樵氏尝云："西医之生理以解剖，《内经》之生理以气化。"故公以气化失司论治鬲消，予以《医学心悟》之二冬汤化裁。麦门冬，味甘性平，首载于《神农本草经》。《名医别录》以其"强阴益精"之功，而治"虚劳客热，口干燥渴"之症；《本草择要纲目》谓麦冬"佐以人参之甘寒泻热火，五味子之酸温泻丙火"；《本草求原》谓其"同石膏、知母、粳米，治胃热狂饮"。《本草纲目》谓天冬门具"润燥滋阴，清金降火"之功。故二冬相须为用任为主药。方中人参、甘草益气生津任为辅药。花粉、黄芩、知母、荷叶清热而解烦渴。因其症唇干口燥，烦渴多饮，舌红苔薄黄，脉洪数，乃为肺胃热炽，津气皆伤之候，故宗《金匮要略·消渴小便不利淋病脉证并治》之"渴欲饮水，口干舌燥者，白虎加人参汤主之"之论，又以此方佐之。《黄帝内经》云："热淫于内……以苦发之。"药用石膏、知母，清阳明独盛之热，甘草、粳米益气调中，使大寒之品不致伤胃。四药合用，组成苦甘清热之白虎汤，入益气生津之人参，故有白虎人参汤之证治。佐以玄参、生地黄、茯苓、远志、炒酸枣仁、当归、丹参诸药，与人参、玄参、麦冬，以成天王补心丹之用，以其滋阴养血，补心安神之功，以澄"五志化火"之源，则无"刑金"之害。清代张璐《张氏医通》云："夫病有不见经论之异证，则其治亦必有不由绳墨之异法。"读此案之证治，可解也。《素问·异法方宜论》云："故圣人杂合以治，各得其所宜，故治所以异而病皆愈者，得病之情，知治之大体也。"故读此案，可解公临证之理法。

任何情况下，标和本都是相对存在的。就疾病而言，起主导作用的疾病是本，由此而引发的其他症状和疾病是标。如痹证，同属于中医"痹证"范畴的西医疾病有近百种，如风湿性关节炎、风湿热、类风湿关节炎、肩关节周围炎、尿酸性关节炎、强直性脊柱炎、骨质增生、皮肌炎、硬皮病、狼疮、白塞综合征、干燥综合征和坐骨神经痛等，虽然从辨证角度，这些疾病有许多共同点（如疼痛、活动受限等），但从辨病的角度来看，却有很大区别。如痛风主要是嘌呤代谢紊乱、血尿酸增高所致，从辨证看大多属于中医痹证中的湿浊瘀阻，如果能结合辨病，选择有利于调整代谢紊乱、促进血尿酸排泄的药物，即针对"病"的药物，疗效就一定会大有提高。再如糖尿病，胰岛素缺乏（或相对缺乏）是本，血糖因而升高是标。控制饮食、适当运动、药物干预是标本兼治的综合措施。由高血糖引发的高血压、眼底病变、肾损害、心肌损害、足干湿性坏疽等，相对于胰岛素缺乏、高血糖来说，都是标。血糖控制好了，这些症状或并发症都可以不出现。这就是治未病，提高生活质量，这一切都是基于对糖尿病的深入认识和治疗手段的不断改进。故此，柳氏医派临证时将中医学和西医学的"病"一并考虑，进行双重诊断。

二、辨证论治

辨证论治是中医临床诊疗的基本原则和方法学核心，具有独特优势，离开了辨证论治，中医的临床特色就无从谈起。证、症、病在古代中医学中可以通用，中华人民共和国成立后为开展规范化教育而对之进行了重新厘定，然至今仍未能完全统一，成为中医界争论的焦点之一，有人统计有30多种解释。柳氏医派认为，"证"是中医学的特有名词，是疾病全过程中某一阶段的本质或内部联系，是对疾病某一阶段病因、病位、病性、病势的综合性结论，具有阶段性和非特异性两个特征。与辨病关注的疾病发生发展的全过程不同，辨证的重点在于认识现阶段的疾病状态，体现当前阶段疾病的主要矛盾和矛盾的主要方面。每种疾病在动态的时间空间状态下，一般都有几种常见的证候类型，每种证候以不同的脉症等一组症状表现出来，而同一种证候类型亦有可能见于不同的疾病之中，即同病异证与异病同证，由此而有同病异治和异病同治。是故，辨病与辨证是分别从不同层次、不同角度对疾病进行诊断。

辨证论治作为中医学理论的精髓所在，是在漫长的发展之路中逐渐形成和完善的。《黄帝内经》时期确立了"辨病"论治原则，同时产生"辨证"论治思想的萌芽，《素问·至真要大论》谓之"谨守病机，各司其属"。《史记·扁鹊仓公列传》载仓公淳于意回答皇上关于医家诊病的要点时曰："故圣人为之脉法，以起度量，立规矩，悬权衡，案绳墨，调阴阳，别人之脉各名之，与天地相应，参合于人，故乃别百病以异之。"此处仓公所讲的"圣人脉法"，即诊法，指的是扁鹊的诊病技术。传中尚有"扁鹊虽言若是，然必审诊，起度量，立规矩，称权衡，合色脉表里有余不足顺逆之法，参以人动静与息相应，乃可以论"的论述，可见扁鹊医学具有四诊合参、辨证论治的学术特点，此乃"辨证论治"较早的文献资料。张仲景在《伤寒卒病论集》中有云："撰用《素问》《九卷》《八十一难》《阴阳大论》《胎胪药录》，并平脉辨证，为《伤寒杂病论》合十六卷。"这是目前所见的"辨证"一词的最早文献记载，仲景也奠定了在"辨病"论治体系下"辨证"论治的基础，在《伤寒论》中创立了六经辨证体系，在《金匮要略》中提倡"脏腑经络先后病"，在此虽无"辨证论治"之名，但其内涵已基本确立，即《伤寒论》所谓"但见一证便是，不必悉具"（101）是也。相传为华佗所撰的《中藏经·论五脏六腑寒热虚实死生逆顺之法》中，有"形证脉气"的说法："夫人有五脏六腑，虚实、寒热、生死、逆顺，皆见于形证脉气，若非诊察，无由识也。虚则补之，实则泻之，寒则温之，热则凉之，不虚不实，以经调之，此乃良医之大法也。"南北朝时陶弘景《华阳隐居补阙肘后百一方序》主张"依法施治"："伤寒中风，诊候最难分别，皆应取之于脉，岂凡庸能究？今所载诸方，皆灼然可用，但依法施治，无使违逆。"宋金元明时期医家已有与"辨证论治"一词相似的提法。金代刘完素倡导病机辨证；宋代陈无择在《三因极一病证方论》中提出"因脉以识病，因病以辨证，随证以施治"；元代朱丹溪将中医临床治疗过程概括为"脉因证治"；明代周之干在其所著的《慎斋遗书》中最早提出"辨证施治"的概念。张景岳《景岳全书·传忠录》有"诊病施治"的说法："凡诊病施治，必须先审阴阳，乃为医道之纲领。阴阳无谬，治焉有差？医道虽繁，而可以一言蔽之者，曰阴阳而已。"至清代，徐灵胎《伤寒类方》则有"见症施治"之称："（《伤寒论》）非仲景依经立方之书，乃救误之书……细分之，不外十二类，每类先定主方，即以同类诸方附焉。其方之精思妙用，又复一一注明，条分而缕析之。随以论中用此方之症，列于方后，而更发明其所以然之故，使读者于病情、药性一目显然。不论从何经来，从何经去，而见症施治，与仲景之意，无不吻合。"叶天士《临证指南医案·淋带》秦天一所作的"按语"中，最早有"淋带辨证论治，仿佛已备"的记载，这是目前所知的最早文献记载。10年后，陈当务在《证治要义》确定"辨证论治"一词，而且对其内涵有具体论述，与现代中医论述高度接近。章虚谷在《医门棒喝·论景岳书》中也提出"辨证论治"这一词组："窃观景岳先生，才宏学博，平生著作数十万言……惜乎自矜博洽，少反约之功，率凭臆见，逞笔武断，不觉毫厘千里之差。虽怀济世之心，不免功过相半……景岳先生，不明六气变化之理，辨证论治，岂能善哉！不识六气变化，由不明阴阳至理故也。"从《医门棒喝》全书来看，"该书虽有较为完整的临床证治思路，也确实出现了辨证论治字样，还有'辨证论方''审病用药''随证而治''详辨施治''辨别论治''论证立法'，涉及'辨证''论证''审证''辨治''证治''施治'等词组，但'辨证论治'在全书出现仅见一次，寻常道来，并未成为稳定的固定词组。从训诂考据'孤证不定'的规则来推，他还不能视为'辨证论治'的倡导者"。中华人民共和国成立后，任应秋在《中医的辨证论治体系》一文中明确指出："辨证论治，是中医临床上不可缺少的基本知识"，强调了"辨证论治"在现代中医学体系中的重要地位。刘渡舟认为，中医有了"辨证论治"则可称之为"思辨医学"。辨证论治的思想将中医理论提升到新的高度，使中医区别于单纯的经验医学，并由此而成为中医临床体系的精髓，也构筑起柳氏医派理－法－方－药（术）－量临床实践体系的重要环节。证有五个特性，即特异性、可变性、交叉性、夹杂性、非典型性，掌握证的五性对于提高认证的精确度、加强辨证的预见性大有裨益。

辨证论治也要以病机为核心，为与疾病的病机概念相区别，证的病机，柳氏医派称之为"证机"，即指证的发生、发展机制。这种思想实际上也来源于《伤寒论》，《伤寒论》在六经病辨证规律之下，对每一证候又有其诊治规范。如对于太阳中风的论述，"太阳中风，阳浮而阴弱。阳浮者，热自发，阴弱者，汗自出……桂枝汤主之。"（12）本条所言"阳浮而阴弱"，指证机，即在太阳病中产生太阳中风证的机理。风为阳邪，侵袭太阳之表，表卫之气闭郁不甚，卫阳能及时浮盛于外，与邪气抗争而见发热，故云"阳浮者，热自发"；风性主疏泄，卫阳浮盛于外与风邪抗争，卫外失固，致使营阴不能内守而汗自出，故云"阴弱者，汗自出"。由此，"阳浮而阴弱"可以看作是对太阳中风证脉证病机的一个总的概括。治疗上，在太阳病辛温解表的治则之下，选用桂枝汤以解肌发表，调和营卫。

辨证论治，是中医学术特点的集中表现。就是面对西医学已作出明确诊断的疾病，中医治疗时的主要依据仍然在于证，且不可受西医诊断之限，以防胶柱鼓瑟而束手受败。因医者解决的就是患者现阶段的主要病痛，故柳氏医派对此更为重视，应用也最为纯熟。如静脉血栓形成与血栓性静脉炎，吉忱公认为同属"脉痹"范畴。二者虽均为湿热、瘀血痹阻脉络所致，然验诸临床，前者以瘀血阻络而致湿热蕴滞，故"瘀血"为病的主要矛盾，而"湿热"居次要矛盾，治宜活血通脉，佐以清热利湿。血栓性静脉炎则为湿热蕴结，引起脉络瘀阻，故"湿热"为主要矛盾，"瘀血"为次要矛盾，治宜清热利湿，佐以活血通络之法。静脉血栓形成和血栓性静脉炎，盖由术后、产后长期卧床，创伤、手术、感染、下肢静脉曲张等致血流缓慢，血液黏稠度增加，静脉内膜损伤，使静脉血栓形成引发。静脉血栓形成和血栓性静脉炎皆属于中医学"脉痹"范畴。上述两患者均为湿热蕴结，瘀血痹阻脉络所致。然验诸临证，吉忱公认为，前者为瘀血阻络，导致湿热蕴滞，故"瘀血"为主要矛盾，"湿热"为次要矛盾，治宜活血通络，佐以清热利湿而收功；后者为湿热蕴结，引起络脉血瘀，故"湿热"为主要矛盾，"瘀血"为次要矛盾，治宜清热利湿，佐以活血通络而取效。以此两案之治验，公复告云："病不辨无以治，治不辨则无以痊。尔等当晓清徐灵胎'辨证，必于独异处着眼'之理也。"《灵枢·营气》云："营气之道……流溢于中，布散于外，精专者行于经隧，常营无已，终而复始。"内而五脏六腑，外而四肢百骸，悉赖血液濡养。长期卧床、创伤、手术、感染邪毒、血管疾患均能引起瘀血阻络，致水湿蕴滞，郁而化热，致发脉痹。《灵枢·邪气脏腑病形》云："身半以上者，邪中之也；身半以下者，湿中之也。"《素问·举痛论》云："寒气入经而稽迟，泣而不行，客于脉外则血少，客于脉中则气不通，故卒然而痛。"湿邪属阴，其性浊腻滞，下注而缠绵，湿热、瘀血相继为患，痹阻脉络，胶结难解，不易卒除。此即清代翟良《医学启蒙汇编》所云："法无定体，应变而施；药不执方，合宜而用。"

随着西医学的发展，中医学也将西医学的病名纳入理论体系，从而出现西医辨病、中医辨证的临床特点。柳氏医派与时皆行，注意吸收西医学的内容。如吉忱公《柳吉忱诊籍纂论》耳聋门"清聪化痰丸证案"，治疗一肝胆火炽、痰火上扰所致耳聋（卡他性中耳炎），予《沈氏尊生书》清聪化痰丸易汤加味（陈皮12g，蔓荆子12g，茯苓12g，黄芩12g，黄连10g，夏枯草12g，香附12g，白芍12g，生地黄15g，半夏12g，柴胡15g，人参6g，青皮12g，节菖蒲12g，远志12g，郁金12g，甘草10g。水煎去渣再煎温服）。方中主以小柴胡汤疏泄肝胆之火；痰气郁结，有二陈汤、青皮燥湿化痰，理气和胃；合黄连以清火，使之下行；以蔓荆子疏风清热，白芍、生地黄养血以柔肝；方加菖蒲、远志、郁金，以清心解郁。诸药合用，药仅 5 剂，则耳聪复听，复治二周，彻底治愈。"此案之治，实西医诊断中医辨证之治验，即辨病辨证相结合。对此，公以清顾锡《银海指南·跋》导之：'用古方疗今病，譬之拆旧料改新房，必再经匠氏之手，然后可施以成室。'"

三、对症治疗

"症"是疾病本质的外在表现，是医生认识疾病的主要依据。"症"指症状和体征，是医者辨识的对象，是对病人的各种不适感、异常行为和非正常状态如体征，以及各种检验、影像结果的异常等的泛称。"症"里有些是病人自身能感觉到的，如出汗、咳嗽、口渴、头痛等，称为症状；有些是医者通过四诊获得的，如脉浮、脾大、舌淡胖等，称为体征。"症"是机体对各种致病因素的反应。通过"症"，医者可判断病人机体对某种病邪是如何应付、如何反应的。"症"反映人体的抗病趋向，如某人受凉后感冒发热，发热可能是一种应激反应性的发热，是人体抵抗感冒的一种反应，很可能成为致病性的发热。"症"是病和证的外在表现。无论是辨病还是辨证都离不开"症"，"症"是认识"证"和"病"的向导和线索，"症"也是构成"病"与"证"的最基本要素和基础，既体现了"病"的内涵，也是"证"必不可少的判断依据。识"症"是医者与患者沟通的起点，辨"症"是中医思维启动的开始，也是连接中医和西医两种不同思辨模式的桥梁。

疾病可以分为疾病现象和疾病本质两个方面，无论传统的中医学还是西医学，疾病现象的概念大多用"症"表达；面对同一患者，西医师依靠视、触、叩、听，或者借助仪器检查，可以对相应的"症"进行搜集，对疾病进行判断、治疗；中医师依靠望、闻、问、切亦可对相应的"症"进行搜集，判断病因、病性、病位、邪正关系，进而处方治疗。两者都以达到减轻病痛，恢复健康为目的。西医学的实验室技术与医疗仪器检查丰富了"症"所包含的内容，可为临床诊断提供依据，在病情进退的判断与治疗效果的验证等方面都发挥重要作用。现代中医师也要综合参考这些临床"症"据，积累相应的治疗经验，重视"症"含义的外延。

"症"直接关乎患者的生存、生活质量，关乎患者的痛苦与希望，任何辨病、辨证而忽视"症"的临床实践都是空谈，辨症而治自古有验，至今仍具有独特的临床意义。中医家"见彼苦恼，若己有之"的精诚之心更突出了传统中医学对病人"症"的重视，甚至中医的很多病名直接以症状表现来命名，如咳嗽、心悸等。治疗上更不乏"见症论治"，张仲景在《伤寒论》中的辨证论治其实大部分都是针对症状的"辨症论治"，更提出了"但见一证便是"的说法，这里的"证"实为"症"之意，即要"抓主症不必悉具"，同时张仲景也给出了治蛔厥用乌梅丸、治黄疸用茵陈蒿汤、治百合病用百合方，以及应用瓜蒌、薤白加减治疗各种类型胸痹的示范。金代张元素在《医学启源》中提出"头痛需用川芎"，《雷公炮炙论》载有"心痛欲死，速觅延胡"，《滇南本草》称玉竹"止玉茎痛"等。在临床实际中，"识症论治"具有应急、实用等优点。尤其对于大出血、痛证、厥证等急重症处理方面，辨识症状，急则治其标，可以迅速缓解当前主要矛盾，甚至挽救生命。但中医讲的对症治疗与西医学的概念有所不同，中医学的对症治疗，首先包含了对病机的探索，是在治病必求其本的原则下，因人而异，因时而异，因地而异，非常强调灵活机动。热者寒之，寒者热之。虚则补之，实则泻之。从表而来，应治其表。从里而来，应治其内。

每个症状都不是凭空而来的，而有其产生的机理，柳氏医派称之为"症机"，对症治疗即针对"症机"进行治疗。仍以桂枝汤为例。清代柯琴云："此为仲景群方之魁，乃滋阴和阳，调和营卫，解肌发汗之总方也。凡头痛发热恶风恶寒，其脉浮而弱，汗自出者，不拘何经，不论中风、伤寒、杂病，咸得用此发汗……头痛、发热、恶寒、恶风、鼻鸣干呕等病，但见一症即是，不必悉具，唯以脉弱、自汗为主耳。"只要临床见有脉弱、自汗的症状，则"不拘何经，不论中风、伤寒、杂病""但见一症即是，不必悉具"，皆可应用之。"刘渡舟教授擅用苓桂术甘汤治疗各种疑难杂病，他根据《伤寒论》《金匮要略》原文所论述的脉症，将苓桂术甘汤的适应证概括为水舌（舌胖大、淡嫩、苔水滑欲滴）、水脉（沉弦或沉紧）、水色（面黧黑或见水斑）、水气上冲症（心悸或动悸、胸满、眩晕等）。临床上不论什么病，只要见到上述特征性表现，就径投苓桂术甘汤，每可取得不可思议的疗效。"

四、治病求本

清代毛祥麟《对山医话》云："治病不难用药，而难于辨证。辨证既明，则中有所主，而用药自无疑畏。"柳氏医派将三者有机融合，因病制宜；凡有所需，权变施用。通过三"辨"，经过识主证、抓特点、分真假、明缓急、定证候、观动静等技巧，判定病名、病因、病位、病理因素、病理属性、标本关系、转归预后等，作出正确诊断，为立法、处方、遣药打下坚实的基础。"以方类证"派代表、清代著名医家柯琴在《伤寒来苏集》中尝云："凡病，有名，有症，有机，有情……因名立方者，粗工也；据症定方者，中工也；于症中审病机、察病情者，良工也。仲景制方，不拘病之命名，唯求症之切当，知其机，得其情，凡中风、伤寒、杂病，宜主某方，随手拈来，无不活法，此谓医不执方也。"清代任越庵《伤寒法祖》亦云："因名立方者，粗工也；据症定方者，中工也；于症中审病机，察病情者，良工也。"

柳氏医派三"辨"合一观，在综合病、证、症三位于一体时，无论以何者为主，总以病机为核心。治病求本，本为病机；三"辨"合一，辨证求"机"。《素问·阴阳应象大论》提出"治病必求于本"的问题，《素问·至真要大论》回答了何者为本。何为本？病机为本。该篇举例十九，示人以从症状到病机的逻辑规范。《本经·序录》亦云："欲疗病，先察其源，先候病机，五脏未虚，六腑未竭，血脉未乱，精神未散，服药必活；若病已成，可得半愈；病势已过，命将难全。"四川现代名老中医陈潮祖先生独具慧眼，一针见血地指出：《伤寒论》"专论病机条文虽然较少，却又无一不以病机为其根据""《伤寒论》的全部内容，都是脏腑病机的具体体现""《金匮要略》也是以脏腑经络病机作为基础的。一切证候的产生，都是脏腑功能发生病理改变的反映，根据脏腑病机进行辨证，是本书的主要精神"。

（一）病机是疾病的本质

所谓"病机"，意谓发病机理，也就是在致病因素作用后机体所产生的各种病理生理变化的机理。病机，就是研究疾病的原因，辨别疾病的部位，分析疾病之变化，归纳疾病类型的机要。"病"，《说文解字》曰："疾加也"，《玉篇》云"疾甚也"，还有"忧也""苦也""恨也""困也""辱也"之意，泛指人的身体和心理的痛苦，以及融入社会的障碍。从数千年中医历史来看，中医的病名虽然大多是对某种病理状态的归纳，或者为若干相关或不相关的症状的集合，如咳嗽、哮喘、发烧、厌食、腹痛、腹泻、遗尿、五迟五软、夜啼、口疮、磨牙、癫证、耳鸣、语言謇涩等，但也有不少是用病机直接命名的，如惊风、厥证、中风、头风、感冒等。"机"，古作"機"，本为织布机形状和构件，如《集韵》"织具为之机杼，机以转轴，杼以持纬"，引喻为发动、发生，如《说文解字》"主发为之机"，《集韵》"气运之变化曰机"，《庄子·至乐》谓"万物皆出于机，皆入于机"等。早在《素问·至真要大论》就强调"审察病机，无失气宜"，明代张景岳《类经》释云："机者，要也，变也，病变所由出也"。可见，机是事物发生和变化的起搏点和关键。古今名医都十分重视"病机"的学术临床研究，因为它关系到诊治的机要、决策，其中有若干名家，在医疗实践中予以灵变，获得创意，促进了临床医学的发展。

清代沈明宗在《伤寒六经辨证治法·门人问答》中有云："曰：何谓病机？请悉言之。曰：仲景书中悉具，但汝辈未曾看破此关，仅知六淫感入经络、脏腑、营卫、阴阳，则显经络脏腑、营卫阴阳之证，不知证虽显，而机则不停，且有进退流伏不一……如太阳阳明之脾约，乃病在太阳，其机先向太阴；而正阳阳明、少阳阳明，机亦如是也。伤寒脉浮而缓，手足自温，病系太阴，然不能发黄，而七八日大便硬者，为阳明病；少阴之一身手足尽热，而为太阳病；厥阴呕而发热，为少阳病，此皆脏机向于腑，但从腑而不从脏治也。如太阳发热，头痛，脉反沉，身体疼痛，机向少阴，故当救其里；本太阳病，医反下之，因而腹痛者，乃太阳误下，而机陷太阴；妇人中风，发热恶寒，经水适来，七八日，热除身凉，胸胁下满，如结胸状，谵语者，此皆腑机向脏，不治其腑，治其脏也……皆机留伏不行，机几乎息，故当随其机之流伏施治。正诸病在脏欲攻之，当随其所得而攻之也。唯邪入胃腑，无所复传之地，但治其本也。如此随机察证，则治病易已探囊矣……胸痹、心痛，有肝脾肺肾之缓急，故随机各处一方。痰饮遍流脏腑，上下内外，所以随机设方而治。水气之繁，但随风寒虚实而治。疸证有三，随机虚实处方。杂证繁多，不能枚举……所以太阴、少阴、厥阴、太阳、少阳转入阳明，若实者，随机而攻之；其机向于他脏他腑，而无出入之门户，即当随机之和解……故仲景立汗吐下和温诸法，方计二百六十有二，合式其机，当用则用。然机虽转，而方则随其脏腑而定也。有一方能疗数病，或一经之病，而设数方，乃阐机之一动，则成一方；若三五数动，则三五数方，使人见机而立方疗病……后贤徒读其书，顺文注释，不能阐发微妙心髓，令业是道者，执法执方，全无变通，不识进退流动，故治疗不灵。后人刻舟求剑，每经每证，各立一方，所以治之多误……故业斯道，须以《金匮》《伤寒》，参悟圆融，得其进退流动之机，则治病如拾芥，方为深入仲景之堂。"刘渡舟先生曾说道："一部《伤寒论》经过归纳分析研究之后，极为清晰、极为醒目地突出了三个字，也就是：证、治、辨而已矣。证与治是指方证，即《伤寒论》中的方证与治疗……方与证的对应，比类相附之际，张仲景慎思之、明辨之，有机地、也很巧妙地揉进了辨析证候的理论与思想方法。它的作用能把僵化的病证，变成了活的灵魂……能于指顾之间，辨出了寒、热、虚、实各种证候。"

《伤寒论》全书的灵魂，可用仲景本人的两句话来概括：一是"但见一证便是，不必悉具"——只要有一个症状和体征能够反映出方剂的主治病机，便可径直应用；二是"观其脉证，知犯何逆，随证治之"——详辨脉症，探明病机，拟定治法，并在治法的指导下组成符合病情需要的方剂。中医诊断疾病的关键在于捕捉病机，治疗任何疾病都要根据病机拟定治法，在治法的指导下组成符合病情需要的方剂；不同的疾病，只要病机相同，治法就相同；同一疾病，若病机不同，则治法亦随之而异。"审察病机，无失气宜""谨守病机，各司其属"才是中医真正的特色与优势。

中医学有关于疾病的病机，也有关于证的发生、发展机理，称之为"证机"；还有关于"症"的发生、发展机理，称为"症机"，指病、证、症发生、发展之所以然。以《伤寒论》为例，病机是指六经病的提纲，仲景之所以设立六条"提纲"，也是为了阐明病机。清代柯琴说："仲景作论大法，六经各立病机一条，提揭一经纲领，必择本经至当之脉症而表章之。""证机"则是证候产生的机理，如太阳病下有太阳中风、太阳伤寒；"症机"则是具体症状出现的机制，如太阳病的汗出是感受寒邪，机体正气祛邪出表的表现，而发热是感受寒邪，正气与邪气交争的表现等。

如小儿脑瘫是临床常见病，易造成终身残疾，给社会和家庭造成了严重负担，其治疗目前还是世界性难题。柳氏广意派根据其临床表现，将之分为智力低下等十五种症状辨症施术，见是症施是术，体现出"以方证立论"的特色。如腕关节下垂主以按摩治痿九穴或交通心肾九穴等；又根据病理表现，分为痉挛型脑瘫等七种病证，分型施术。通过辨证施术和辨病（症）施术的有机结合，取得了无以替代的疗效，受到广大患儿家长的一致欢迎。

再如阳痿一病，即阳事不举，或临房举而不坚之症，临床多以温肾壮阳为主治疗。少逸先生《医案选》"柴胡加龙骨牡蛎汤证案"却不使用任何壮阳之品，单独采用柴胡加龙骨牡蛎汤而获得奇效。盖阳痿多由命门衰微，或心脾亏虚，或惊恐伤肾，或湿热下注而致，然此案均非上述诸症。患者阳痿六七年，伴心烦不得眠，眩晕心悸，口苦咽干。舌苔白薄，中心略黄，脉沉弦。眩晕、口苦咽干，乃少阳证俱，心悸、心烦不得眠，乃少阴病之阴虚火旺证。阴阳互根，阴阳之根同于肾。肾中元阳，又称命门之火，且为少阳相火之原，故少阳之根出于肾，《灵枢·本输》有"少阳属肾"之说。元阳闭藏即是少阴，元阳活动即是少阳。一静一动，一体一用，体之枢在少阴，用之枢在少阳。故人体开阖、升降、出入之枢，不动在少阴，动在少阳。该案病人由于少阳枢机不利，胆火被郁，相火妄动，扰乱心神，致心肾不交而病不寐，宗筋痿而不举。故先生以柴胡加龙骨牡蛎汤以调达枢机，而降妄动之相火，以坚阴坚肾；加龟甲、远志伍龙骨，乃寓孔圣枕中丹意，以宁心益肾，荣冲濡任。"全方无壮阳之药，以调达枢机，交通心肾，引火归原，濡养宗筋为治"而愈病。其取效之因，就在于抓住了病变的病机：心肾不交，胆火被郁，相火妄动，扰乱心神，故予柴胡加龙骨牡蛎汤化裁以调达枢机、交通心肾而获效。此诚当为后学者效法也。

再如，"石淋一证，多为湿热蕴结、煎熬所致，临床医者多投清利湿热之剂，但湿热从何而来，则少有人追询。盖因肾气不足，气出无力，尿浊郁积，日久化热，是形成石淋的主要原因。因结石瘀滞肾府，故肾络不通而腰痛，结石伤及肾络而尿血，因肾府被瘀，肾气愈伤，气化愈不及，水之下源不通，积于肾尚可致肾积水。故临证千变万化，但皆因气化不利而致，故应用桂枝茯苓丸效果显著。"少逸先生《医案选》淋证门首案即"桂枝茯苓丸证案"，以桂枝茯苓丸易汤加味（桂枝、茯苓、牡丹皮、赤芍、桃仁、海金沙各15g，金钱草30g，川牛膝12g，王不留行12g，路路通12g，甘草10g，水煎服），治疗肾气不足、气化失司、尿浊沉积、成石阻络而成的石淋证（泌尿系结石），并阐发其治疗原理云："桂枝通阳化气，茯苓益脾渗湿，扶正固本；牡丹皮、桃仁、赤芍活血化瘀，通脉导滞。诸药合用，使阳气通畅而瘀块得行，瘀去又不伤正，故为治疗气化无力而致瘀积之良方。案中加海金沙、金钱草取其化石通淋之用；牛膝、王不留行、路路通取其疏肝气，通冲脉之效，俾气机通畅，则气化有司。"

当然，即使是同一病机，也会有部位的不同，程度的差异，病势的区分，如此也应随之变化而选方用药。如《伤寒论·辨太阳病脉证并治》曰："伤寒二三日，心中悸而烦者，小建中汤主之。"（102）"伤寒，阳脉涩，阴脉弦，法当腹中急痛，先与小建中汤；不差者，小柴胡汤主之。"（100）又云："发汗后，腹胀满者，属厚朴生姜半夏甘草人参汤。"（66）小建中汤证与厚朴生姜半夏甘草人参汤证，均为脾阳虚及中焦不利证候，但前者为脾阳不足，气血不和，以腹中痛为主，同时见虚怯少气，面色无华诸候；而后者属脾阳虚，运化失职，气滞于腹，以腹胀满为主证。少逸先生认为后世治杂病之健脾和胃、化痰除满之四君、二陈、平胃诸方，均效法于厚朴生姜半夏甘草人参汤之意。二方选用药物不同的原因，就在于不同部位出现不同症状。再如甘草附子汤、桂枝附子汤与去桂加白术汤三方，病机同为阳虚不能化湿所致之风湿相搏证，同属风寒湿三气杂至之痹证，皆有恶风、汗出、身痛等症状。其中甘草附子汤证病变偏于关节，病情较重；桂枝附子汤证与去桂加白术汤证病变偏于肌肉，病情较轻。桂枝附子汤治风气偏盛；白术附子汤治湿气偏盛；甘草附子汤治寒气偏盛。此是同一病机，因病变部位不同而采取不同的治法，选用不同的药物。

"随证治之"与"以法治之"是古往今来两条并行不悖的治病法则。"以法治之"就是对病人所现之临床主、次症状，加以入细地搜集、归纳、鉴别、分析，由表及里，见微知著，把握病机，然后根据病机定出治则、方药。正如四川现代名老中医陈潮祖先生所云："辨证论治是中医诊治疾病的基本原则。先是采用望、闻、问、切等方法，搜集患者现有证候和病史有关资料，再运用中医理论认识疾病，确定病机，这一过程，就是辨证。根据病机，拟定治法，依法立方，随证遣药，进行治疗，这一过程，就是论治。辨证论治虽然贯穿理、法、方、药四个环节，但因诊断疾病的关键是捕捉病机，决定治疗的关键是拟定治法，病机和治法也就成为四个环节中的关键部分""治疗任何疾病都要针对病机决定治法""使用复方治病，应该根据病情分析病机，根据病机拟定治法，在法的指导下组成符合病情需要的方剂"。"随证治之"，则有两层意思，一是随其原因为治，也就是必须辨出各证（症状、体征）的病机。如曹颖甫曾云："太阳病，汗、吐、下、温针，病仍不解，仲师但言'桂枝不中与'，又曰'观其脉证，知犯何逆，随证治之'，然未尝标明何证、何方，令人无从揣测，此当研求而得其大要，以为临证标准。假如发汗、温针亡阳，则有脉微、身寒之变，宜桂枝加附子汤；吐伤中气，气逆脉促者，宜生姜半夏汤；下之而寒水下陷，利遂不止，脉濡滑者，宜四逆、理中辈；汗、吐、下、温针之后，阳明生燥，脉洪渴饮者，宜人参白虎汤；发汗、烧针，阳浮于外，吸引少腹之气上冲，欲作奔豚者，则宜桂枝加桂汤；发汗后脐下微有水气，欲作奔豚，则宜苓桂甘枣汤。散见于《伤寒》《金匮》者，不胜枚举，略标出之，以俟学者类推。"（《曹氏伤寒金匮发微合刊》）二是随证加减。"只要我们稍加留意，就不难发现辨证论治中始终保留着对症治疗的痕迹。如果说小柴胡汤治少阳病属于辨证论治的话，那么'若渴，去半夏，加人参合前成四两半、栝楼根四两'显然就是对症治疗了。"但是，中医学所谓的"对证治疗"，也必须切合"证"（症状与体征）的病机才行。诚如王安道《溯洄集》所云："识病机者，则乌头可以活人；昧证候者，则人参可以殒命。"再推而广之，所谓的"专方专药""秘方验方"，也必须符合病之病机才能有效。虽然有许多专家和学者几十年来一直强调中医也是先辨病后辨证的，吴有性也早就有"能知以物制气，一病只有一药之到病已，不烦君臣佐使品味加减之劳矣"的美好愿望，但未尝有不用辨寒热虚实之病机，按图索骥，即可取效的"土单验方"的。

《伤寒论·辨太阳病脉证并治》云："发汗过多，其人叉手自冒心，心下悸，欲得按者，属桂枝甘草汤。"（64）"火逆下之，因烧针烦躁者，桂枝甘草龙骨牡蛎汤主之。"（118）"伤寒脉浮，医火劫之，亡阳，必惊狂，卧起不安者，桂枝去芍药加蜀漆牡蛎龙骨救逆汤主之。"（112）此三者均为太阳病误治，或发汗过多，或为火逆，或为火迫，皆导致心阳虚证，然而，其证有轻重之分，由此治法有异，选方有别，遣药不同。桂枝甘草汤证以心悸、欲得按为主证，属心阳虚之轻证，乃发汗过多，损伤心阳的证治，法当补益心阳。桂枝、甘草为辛甘化阳之伍，具补益心阳之功。汗多损伤心阳而悸者，用之则心阳得复、心悸自愈。桂枝甘草龙牡汤证，为心神浮越之烦躁证，属心阳虚损轻证，为火逆复下，致心阳受伤，烦躁不安。故于桂枝甘草汤（复心阳）中，加龙、牡，以潜阳镇逆，收敛心气。诸药合用，以奏补益心阳，镇潜安神之功。桂枝去芍药加蜀漆牡蛎龙骨救逆汤证，为伤寒因火劫损伤心阳，而生惊狂的证治。惊狂，卧起不安者，示心阳损伤更重，已达亡阳程度，故用桂枝汤去芍药之阴柔以助心阳，加龙、牡敛正镇惊，加蜀漆消痰止狂，共奏敛正镇惊、止狂救逆之功。故此方原为"因火劫汗，亡失心阳而惊狂"而设，乃治亡阳惊狂之重剂。因本证属火劫之逆而为病，故方名"救逆汤"。而判断其程度不同的依据，就在于主证不同：桂枝甘草汤症见心悸、欲得按之主证，桂枝甘草龙骨牡蛎汤主见烦躁，而桂枝去芍药加蜀漆牡蛎龙骨救逆汤则进一步加重，以"惊、狂、卧起不安"为主要临床表现。此则为同一病机而病变程度不同而论。

大陷胸汤乃仲景为外邪入里，或表不解误用下法，致邪热乘机内陷，与水饮互结于胸胁而成的大结胸证所设。《伤寒论·辨太阳病脉证并治下》之134、135、136和137条进行了详细解析。概括而言，大结胸证为胸胁疼痛，心下痞满，甚则从心下至小腹硬满而痛，拒按，或小有潮热，短气或喘气不能平卧，心中懊憹，口渴，头汗出；或项强如柔痉状，脉沉紧或沉迟有力。故仲景制大陷胸汤，以大黄泄热，甘遂逐水，芒硝破结，诸药合用，以成泄热、逐水、破结之功。该篇又云："病发于阳，而反下之，热入因作结胸；病发于阴，而反下之，因作痞也。所以成结胸者，以下之太早故也。结胸者，项亦强，如柔痉状，下之则和，宜大陷胸丸。"（131）这是指病势较缓，病位较高，项强如柔痉状者，仲景制以大陷胸丸（大陷胸汤加葶苈子、杏仁、蜜）治之，方中黄、硝泄热破结以荡实邪，甘遂峻逐水饮，破其积滞，葶苈子、杏仁泻肺导滞，以祛在上之水，蜜合为丸，取峻药缓攻之意。尤在泾云："大承气专主肠中燥粪，大陷胸并主心下水食。燥粪在肠必借以推逐之力，故须枳、朴；水食在胃，必兼破饮之长，故用甘遂。且大承气先煮枳、朴，而后内大黄；大陷胸先煮大黄，而后内诸药。夫治上者，治宜缓，治下者，制宜急，而大黄生则行速，熟则行迟，盖即一物而共用又有不同如此。"该篇又云："小结胸病，正在心下，按之痛，脉浮滑者，小陷胸汤主之。"（138）本证亦为热邪内陷与痰饮互结于心下，但较之大陷胸汤证，其仅限于心下，部位较小，疼痛不甚，不按不痛，故称小陷胸证。方以黄连清热，半夏化痰降逆，瓜蒌实开结除痰，为辛开苦降之伍，具清热涤痰开结之功效，为治痰热互结证之常用剂。用于水饮与邪热互结于胸腹称之为大结胸汤，有泄热、逐水、破结之效；用于伤寒表证误下，邪热内陷与痰热结于心下，称之为小陷胸汤，有清热化痰、宽胸散结之功。成无己云："结胸为高邪，陷下以平之，故治结胸曰陷胸汤"。剂有大小，证有轻重，均能蠲除胸中痰热之邪，如同陷阵，故分"大陷胸汤""小陷胸汤"。因此可见仲景辨证用药之缜密。少逸先生《伤寒方证便览》选录以大陷胸汤原方治疗大结胸证（结核性渗出性胸膜炎）的"悬饮案"和师小陷胸汤意化裁治疗小陷胸证（急性乳腺炎）的"乳痈案"，用以辨析三方之同异。《医案选》亦收录该案，并解读云："乳痈为妇女乳房部急性化脓性疾病，多为肝胃蕴热，乳络阻塞不通而成。初期未成脓，以乳络阻滞而致肿痛为要点。故主以小陷胸汤清热涤痰开结为治。方中黄连以其清热、泻火、解毒之功，为疗疔毒痈肿之要药；用半夏取其燥湿散结，以消痈疽肿痛；全瓜蒌甘寒滑润，既能上清肺胃之热而涤痰导滞，又能宽中下气而开胸散结，故为乳络阻塞、乳痈必用之药。方加炮穿山甲、当归、牛蒡子、益母草、生甘草，以增其软坚散结，活血通络，消肿止痛之力。"

因此，在辨证论治的同时，辨症也不可或缺，关键在于理论功底深厚，临床有主见，或舍或从，以何者为主。《伤寒论》"以方名证"的本义是指体现方剂主治病机的症状和体征。

柳氏医派三"辨"合一观，即以辨证为基础、以病机为核心构建诊病－辨证－识症三位一体的诊疗模式，勾勒中医学诊疗的基本框架，全方位、多层次地体现中医学的诊疗特征，充实了中医诊断学的内容。吉忱公《柳吉忱诊籍纂论》收录吉忱公治疗癫、狂、痫、不寐的"柴胡加龙牡汤证案"，少逸先生在痫证案后详细解读道：

时侍诊公侧，见公以柴胡加龙骨牡蛎汤治癫、狂、痫、郁诸证每收卓效，怅惘不解，乃问公："柴胡加龙骨牡蛎汤，《伤寒论·辨太阳病脉证并治》为少阳误下烦惊谵语之症而设，未尝闻治癫、痫、狂、郁诸神志异常疾患，然临证每执此方化裁，何故？"公曰："医者，理也。冉雪峰氏尝云：（治病）要之，在方剂，则活法之中有定法；在加减，则定法之中有活法。考癫、狂、痫、郁诸神志疾患，良由忧思伤脾，喜怒伤肝；气、火、痰、郁蒙蔽神明使然。故《证治要诀》云癫狂由七情所郁。虽有气、血、痰、湿、食、火六郁之分，'重阴则癫，重阳则狂'之别；病痫昏倒，口噤、吐沫、抽搐之异；名殊证异，理无二致，其要一也，曰'郁'。要之治郁之法，不偏重在攻补，而在乎泄热而不损胃，理气而不伤中，调达、安神、化痰、通窍、咸臻其妙。"公复曰："小柴胡汤寒热并用，清补兼施，有疏利三焦，调达升降，宣通内外，运行气血之功，为和法之冠。设加茯苓，治胸胁逆气，忧喜惊恐，和肝宁神；协半夏和胃祛痰，散结，消胀；同龙骨、牡蛎、铅丹之属，重镇安神，平喜降怒以除惊烦；桂枝散结行气，止冲降逆；大黄荡涤肠胃，安和五脏，推陈致新。如斯，则郁解疾消，神志安和，何虑诸恙不平也？"见余明其理，公欣然抚背曰："贵临机之通变，勿执一之成模。中医治病，不忽视病名，亦不拘于病名。同病异治，异病同治，辨证准确，则理法朗然。"

兹举吉忱公治疗类风湿关节炎一例说明之（《柳吉忱诊籍纂论》尪痹门"阳和汤证案"）：

李某，男，28岁。1974年10月6日就诊。

患者自1971年开始，下肢及双膝关节肿痛。于今年2月开始双手指关节痛，伴晨僵麻木沉重感，倦怠无力，遇冷则重，腰痛，小关节微有变形，指关节出现皮下结节。食欲尚可，二便调。舌质淡，苔白薄，脉沉缓。

证属肝肾亏虚、筋骨失濡、寒凝痰滞、痹阻络脉之尪痹。治宜养肝肾，濡筋骨，温阳解凝，蠲痹通络。师阳和汤意化裁。

处方：熟地黄20g，肉桂6g，桂枝12g，白芍30g，麻黄10g，白芥子6g，炮姜3g，鹿角片15g，阿胶10g（烊化），黄芪30g，当归15g，茜草10g，片姜黄10g，防风 10g，苍术 12g，桑枝 30g，大枣 4 枚，炙甘草 10g，水煎服。

11 月 6 日，服药 1 个月，晨僵、关节肿痛减轻。予原方去桑枝、苍术，加威灵仙 15g，鸡血藤 30g，海风藤 30g，续服。

12 月 2 日，守方服用 20 剂，诸症豁然，小关节仍微有变形，晨僵、肿痛悉除，为促其进一步恢复，予以阳和汤合当归补血汤、桂枝倍芍药汤继服，以固疗效。

处方：熟地黄 18g，肉桂 6g，鹿角胶 10g（烊化），麻黄 6g，白芥子 6g，炮姜 3g，当归 15g，黄芪 30g，桂枝 12g，白芍 30g，地龙 10g，全蝎 10g，鸡血藤 30g，炙甘草 10g，大枣 4 枚，水煎服。

解读：类风湿关节炎以其有关节晨僵、疼痛、肿胀、活动障碍、畸形、皮下结节等临床表现为诊断要点。病属中医"尪痹"范畴。本案属肝肾亏虚、寒邪痰浊凝滞关节、脉络痹阻之证。故公予阳和汤温阳解凝，荣骨濡筋，蠲痹通络为主方；辅以当归补血汤，大补气血而活血通脉；佐以黄芪桂枝五物汤，和营卫补气血，行脉通络，而周身之痹痛可解。公临证处方，多数方用之，每收卓效。诚如清徐灵胎所论："盖病证既多，断无一方能治之理，必先分证而施方。"

公用"阳和汤"治疗多种疾病，今用治尪痹，弗明不解，遂请公释迷。公谓："王洪绪《外科全生集》用治鹤膝风，列为阳和汤主治之首，故用治类风湿病非臆造也。"明代万全云："肾主骨，骨弱而不坚，脚细禀受不足，气血不充，故肌肉瘦薄，骨节俱露，如鹤之膝。此亦由肾虚，名鹤膝节。"昔张介宾有云："此血气受寒则凝而留聚，聚则为痹。"治之之法，宜温补和阳，散寒通滞。故方中重用熟地黄益肾填精、大补阴血任为主药。鹿角胶血肉有情之品，生精补髓，养血助阳，且鹿角胶由鹿角熬化而成，骨属，"禀纯阳之质，含生发之机"，而强筋健骨，通利关节。佐以肉桂、姜炭温阳散寒而通血脉，均为辅药。麻黄、白芥子协助姜桂以散滞而化痰结，并与熟地黄、鹿角胶相互制约而为佐药。甘草调和诸药以为使药。方中熟地黄、鹿角胶虽滋腻，然得姜、桂、麻黄、白芥子宣通，则补而不滞，通而不散，乃寓攻于补之方，相辅相成之剂。诸药配伍，共奏温阳散寒之施，而成养血通脉之功。犹如"阳光普照，阴霾四散"，故有"阳和"之名。

吉忱公关于阳和汤治尪痹的论述，使少逸先生注重了"异病同治"及"同病异治"法则在临床中的应用。阴寒之证，多由平素阳虚，阴寒之邪乘虚侵袭，或阻于筋骨，或阻于肌腠，或阻于血脉，致血虚、寒凝、痰滞，而诸疾生焉。治之之法，宜温补和阳，散寒通滞。阳和汤验诸临证，凡属血虚、寒凝、痰滞之证者，灵活加减，确有良效，从而验证了中医学"有是证，用是药"及"同病异治"法则应用的广泛性。然"贵临证之通变，勿执一之成模"，一定要辨证严谨，分清阴阳，辨识寒热，查明虚实，权衡主次，灵活化裁，方能达到预期效果。否则，按图索骥，势必贻误病机。鉴于吉忱公运用"阳和汤"治疗风湿、类风湿病，永昌公用以治疗多种皮肤病之验，少逸先生循以扩充应用，以"阳和汤证"而广验于内、外、妇、儿及五官科多种疾病，凡具血虚、寒凝、痰滞之阴寒见证，均收到满意效果，从而撰有"阳和汤临床应用心得""阳和饮在哮喘治疗中的应用"等文。

（二）病机是疾病的机转

病机既是发病机理、发病机制，又是疾病的机转，由此而成为治疗的最佳时机。这一点，或许更符合中医学病机概念的本义。

"病机"为病之机，而病之机究竟所指为何？要明了其义，关键在于"机"字。机，原为"几"，指事物变化之机转。机转是事物内部的一个重要现象和规律，最早提出事物内部机转问题的是《周易》。《周易》的形成要早于诸子百家的任何一部著作，并被公认为是中国古代"巫文化"发展的结果，只是在孔子解易之后，《周易》才逐渐成为一部哲学著作。《易经》正是在占筮的实践中形成并提出了"几"（袭）的概念，强调的就是事物发展变化过程中千变万化的踪迹中唯一可以而且必须把握的机转问题，它是把握事物的关键所在。栖霞籍著名哲学家牟宗三在《周易演讲录》中专门有一章讨论"知几与尽神"，指出："中华民族文化的形态很重视这个具体的几，所以说：知几其神乎。'几'这个观念是从《易经》出来，从占卜出来，这个观念是超科学的观念……几是最重要的，几是具体的。"如《易经》中强调"几者动之微"，也就是说事物的些微变化都展现出机转，即"几"，几是事物运动的现象和规律，是人们可以凭借经验和直觉（即物象）来清晰把握的。这种物象（意象）的把握在周濂溪看来就是"几动于彼，诚动于此"，实际上也就是对几的把握方式。《周易·系辞上》曰："夫易，圣人之所以极深而研几也。唯深也，故能通天下之志。唯几也，故能成天下之务。唯神也，故不疾而速，不行而至。"这说的是深入事物最深处的奥妙，就是要把握住事物变化的"几"，只有在事变的最几微的萌芽状态时就透析事物的发展方向和趋势，因势利导，避凶趋吉，才能取得有利的预期结果。

归纳机转的概念，大致可以包涵两个方面的内容。其一，机转是事物发展变化的每个阶段的现象和规律的总结和抽象，包含着事物未来发展的态势和走向。其二，机转是事物变化的前态，是萌芽状态下事物发展变化的概括，着重把握的是事物动态的机制和走向，但其立足点是事物的现在和过去，因而它的把握方式是完全建立在经验和意象直觉上的。所以，机转应该是一个时空概念，是见微知著的关键所在，是对事物前瞻性的把握和认识，是对事物某一阶段某一时间的形态和趋向的归纳性把握，是事物转变的契机，是变与不变之间甄别的关键。中医学中强调的病机理论，实际上就是缘于《易经》中"几"的概念。

后来，古人把其发明的许多机械的关键部位称为"机"，如弩机、织布机、扳机等，中医学吸收并运用后称为疾病之机，如同使弓箭适时射出的重要控制机关一样，指的是"疾病的关键点与扳机点"，而证候（症状与体征）是"审察病机"的重要依据。

《说文解字》曰："机，从木，几声。主发谓之机。"以弩机为例，"机"即古代弓弩上的发射装置，主要由"牙、望山、郭、悬刀"等组成。"机"的作用主要是钩住弓弦、主导扣发，是使弓箭适时射出的重要机制，所以"机"的基本含义是"扳机点""触发点""枢机点"，引申为主导事物发生变化的关键，是决定事物发展的枢纽。《礼记·大学》曰："其机如此"，郑玄注称："机，发动所由也"。《素问·至真要大论》曰："审察病机，无失气宜""谨守病机，各司其属"，唐代王冰注云："机，即为机要"。明代张景岳注："机者，要也，变也，病变所由出也。"病机即病之机要，古代中医学家借用"古代弩箭上的发动机关"字义引申为"疾病变化的枢要、关键点"，旨在说明"病机"是疾病发生、发展、变化的枢机之所在。

在《黄帝内经》中，有着诸多与弩机之"机"意义相同的"机"字。举其要者，如《灵枢·九针十二原》云："刺之微，在速迟，粗守关，上守机，机之动，不离其空，空中之机，清静而微，其来不可逢，其往不可追。知机之道者，不可挂以发，不知机道，叩之不发。"对于此处"机"字的含义，初唐杨上善《黄帝内经太素·九针要解》注云："机，弩牙也。主射之者，守于机也。知司补泻者，守神气也。"

《黄帝内经》原著中，就有对《灵枢·九针十二原》该句的解释。如《灵枢·小针解》所云："刺之微，在数迟者，徐疾之意也。粗守关者，守四肢而不知血气正邪之往来也。上守机者，知守气也。机之动，不离其空中者，知气之虚实，用针之徐疾也。空中之机，清净以微者，针以得气，密意守气勿失也。其来不可逢者，气盛不可补也。其往不可追者，气虚不可泻也。不可挂以发者，言气易失也。扣之不发者，言不知补泻之意也，血气已尽而气不下也。"《素问·离合真邪论》中则有着更为详尽的阐发："候邪不审，大气已过，泻之则真气脱，脱则不复，邪气复至，而病益蓄，故曰其往不可追，此之谓也。不可挂以发者，待邪之至时而发针泻矣。若先若后者，血气已虚，其病不可下，故曰知其可取如发机，不知其取如扣椎。故曰知机道者不可挂以发，不知机者扣之不发，此之谓也。"意思是说：诊候邪气而不审慎，邪气已去，仍然用针以泻邪气，反使真气虚脱，真气虚脱而不能恢复，邪气必然乘虚复来，而病邪更加积蓄不去。所以说，邪气已去，不可再用泻邪的方法，以免损伤真气，就是这个道理。使用泻法，以泻邪气，必须掌握时机，这是速而不容挂发的，必须在邪气初至之时而用针泻之。若掌握不好时机，或在邪至之前，或在邪去之后，而用泻法，都是不适时的，不但不能排除邪气，反而使人的血气受伤，病也不能治好。所以说，懂得用针泻邪的时机，就像拨动弩机一样的迅疾；不懂得用针泻邪的时机，就像叩击木椎一样的顽钝不灵。所以说，善于掌握针刺补泻时机的人，是速而不容挂发，毫不迟疑的；不善于掌握针刺补泻时机的人，顽冥不灵，纵然时机已至，也不知如何用针，就是指此而言。

《素问·宝命全形论》在论述如何把握针刺时机时又说："伏如横弩，起如发机。"王冰注云："血气之未应针，则伏如横弩之安静；其应针也，则起如机发之迅疾。"就是说，针刺的时候，当其气尚未至之时，应该留针候气，有如横弓待发；当其气至之时，有如拨动弩机发箭一样迅疾。

《黄帝内经》中还有很多内容与"时机"相关。如《素问·天元纪大论》云："至数之机，迫迮以微，其来可见，其往可追，敬之者昌，慢之者亡。"故《黄帝内经》十分重视"守机"，《灵枢·九针十二原》提出了"上守机"，即上等的医师懂得"守机"的命题。其中，狭义"守机"是指守针下轻微的经气往来的感觉，针下经气与邪气、营气、卫气相关；广义的"守机"包括守神机、气机、病机、机宜等，在《黄帝内经》中有诸多体现。《黄帝内经》以针灸疗法为主要治疗方法，故强调守机理论，守机贯穿针刺的全过程。在针刺过程中，《黄帝内经》强调医者需要在进针之前治神，在针刺时凝神候气守机，针下邪气及正气到达的时候施行相应的补泻手法以治疗。但自南北朝以至隋唐，方药疗法逐渐取得主流地位，针刺疗法退居其次，故关注者甚少。后世对于清静而微的"守机"论述较少，更多论述针下沉紧、沉浮的得气。而到现代，则被沉紧、酸麻的"针感"概念所掩盖，但针感概念与守机无关。柳氏医派本此观念，对生物钟进行系统研究，就在于寻求治疗之时机。

长期以来，中医学术界只专注于张景岳的"机者，要也，变也，病变所由出"的解释，而无视或忽略了王冰的"得其机要，则动小而功大，用浅而功深"之注解。结合上述所引《黄帝内经》中具有"弩机"之义的众多"机"字，特别是王冰对《宝命全形论》中"机"的诠释，可以看出，王冰认为"病机"之"机"与"弩机"之"机"，其意义是相同的。对此，李中梓在《删补颐生微论·知机论》中有云："古之论病，不曰病形，不曰病体，命曰病机。夫机之义，微矣哉！昔者养由氏，悬杨叶于旋风之间，矢无虚发，人皆异之。养由氏曰：矢之发也，不离乎机；机之发也，不离乎心。我方不知心之为叶，叶之为心，虽欲不中，胡可得也？机者，毫厘之间，间不容发，秒末之差，相悬无筭。夫以至微至活之理，非有至若至确之识，其可谓之知机耶！《内经》曰：审察病机，无失气宜。《本草》曰：欲疗治者，先察病机。病机未谙，岂能变化处治。徒循死句，守株待兔，不可以为工矣……粗工未审，诩诩专恣，一旦告穷，伊谁之善。嗟乎！皆由不知病机，专执病形之失也。"

众所周知，传统中医学认为，人与万物皆源于天地阴阳，任何疾病的发生都是致病邪气作用于人体引起机体正邪相争，从而导致阴阳气血偏胜偏衰的结果。借助草木金石阴阳之偏性来纠正人体阴阳之偏性，使偏胜或偏衰的阴阳气血重新恢复相对平衡，即"以药之偏，矫病之偏"，是中医治疗疾病的基本原理。但要使阴阳恢复和谐平衡的稳态，一定要寻找出那个"平衡点"才行，于是在主导弓弩发射的"弩机"的启发下，首先运用于针刺治疗，发明"候气而刺""待邪之至时而发针"的"守机"刺法，继而又创造出了"病机"这一中医学至关重要的概念。

由此可见，"病机"就是"疾病的根本与关键点"。所以，《本经·序录》说："欲疗病，先察其源，先候病机。"这是因为，掌握了病机，知晓了病变的来龙去脉，治疗就可如《医学源流论》所云"寓以巧思其法，深入病机，不使扦格，如庖丁解牛，虽筋骨关节之间，亦游刃有余"。治病必求其本，中医的一切临床诊疗活动都是以病机为中心的。正如刘完素《素问病机气宜保命集》所云："察病机之要理，施品味之性用，然后明病之本焉。故治病不求其本，无以去深藏之大患""谨察病机之本，得治之要者，乃能愈疾"。柯琴《伤寒来苏集》亦云："因名立方者，粗工也；据症定方者，中工也；于症中审病机、察病情者，良工也。仲景制方，不拘病之命名，唯求症之切当，知其机，得其情。"危亦林在《世医得效方》中又说："为医之道，大方脉为难，活幼尤难。以其脏腑脆嫩，皮骨软弱，血气未盛，经络如丝，脉息如毫，易虚易实，易冷易热，兼之口不能言，手不能指，疾痛之莫知，非观形、察色、听声、切脉，究其病源，详其阴阳表里虚实，而能疗之者，盖亦寡矣。"

如同战争中对战机的选择一样，治疗时当把握最好时机，过早过迟，都会使最终效果大打折扣。对治疗时机的选择很大程度上依赖于对天时趋势的顺应性，顺应天时则疗效佳，违逆天时则疗效差。《孙文垣医案》卷一记载："见所公弱冠……患白浊，精淫淫下……医药三年不效。癸酉冬，礼予诊之……予曰：公疾易愈，第待来春之仲，一剂可瘳，而今时不可。公固请曰：……试可立效，何待来年？予曰：非秘其术不售也……今冬令为闭藏之候，冬之闭藏，实为来春发生根本，天人一理。若不顾天时而强用升提之法，是逆天时而泄元气，根本既竭，来春何以发生？……公疾本小，而历治三年不效者，良由诸医不知脉、不识病、不按时也。至春分……端本丸。令早晚服之，不终剂而全愈。"本案在病情并不危重的情况下，参考天人关系，等待时机，顺时顺势而治，终获久违的良效。在病患一再请求即刻治疗的情况下，医者依然坚持己见，等候天时，并对患者晓之以理，可见其对天人观的理解深刻、运用娴熟。晚清刘金方之《临证经应录》卷四记载："戴，恙由胎前伤风咳嗽，产后虽愈而气血尚虚……明明子病及母。速当保守肺阴……如此一月，可许瘳安，否恐春分节近，天人换气，厥阴之络血上涌，生气再衰则不足之境。拟投喻嘉言清燥救肺汤进退以治之。"该案提出要在春分节前提早"保守肺阴"，来防止"天人换气"的到来给疗效造成不利影响。正如战争中，赶在强敌前来增援之前夺取目标是胜利的关键一样，如果错过治疗时机，一旦自然界和人体的升发之势成为主流，再行滋阴保肺，必定无法取效。上述两案中，前者为等待时机，后者为规避时机，一早一迟，均是依据天人相应的指导思想所作出的判断。诚如《灵枢·卫气行》云："谨候其时，病可与期；失时反候者，百病不治。"其核心理念即是择机施治。在正确的时间用对证之药是中医在"天人合一"思想指导下辨证论治的精髓。反之，若用药对证但时机不对（逆天时而动），疗效也不会理想。可见论治过程中，选对时机与选对方药同等重要。而现在颇为盛行的三伏贴等疗法，就是冬病夏治的具体应用。

对于治病寻求"时机"的思想，柳氏医派进行了有益的探索，主要是生物钟、五运六气学说等，其在于寻求治疗之时机，尤其是用药的时机。

五、三焦辨证研究

此处所言三焦辨证，非温病学上的三焦辨证，而是脏腑辨证之三焦辨证，属脏腑辨证之范畴。

三焦为五脏六腑的重要组成部分，然而大中专教材《中医诊断学》中，"脏腑辨证"一节未见"三焦辨证"的内容，只在"经络辨证"中有"手少阳三焦经病证"一节。而教材中的"三焦辨证"则多列于"六经辨证""卫气营血辨证"之后，是由热病辨证衍生出的狭义的三焦辨证，易让人产生此即广义"三焦辨证"的误解。

"故圣人为之脉法，以起度量，立规矩，悬权衡，案绳墨，调阴阳，别人之脉各名之，与天地相应，参合于人，故乃别百病以异之。"此言乃《史记·扁鹊仓公列传》中，仓公淳于意回答皇帝关于医家诊病的要点。此处仓公所讲的"圣人脉法"，即诊法，指的是扁鹊的诊病技术。该文尚有"扁鹊虽言若是，然必审诊，起度量，立规矩，称权衡，合色脉表里有余不足顺逆之法，参以人动静与息相应，乃可以论"的论述。由此可知，扁鹊医学具有四诊合参、辨证论治的学术特点，此乃"辨证论治"最早的文献资料。因此，辨证是在四诊八纲的基础上，把疾病过程中具有规律性的一系列证候系统地进行叙述作为识别疾病、探求病因、审查病机、确定病位和疾病发展趋势的一种诊断方法。故"辨证论治"是中医学有别于其他医学的重要学术特色，从而在《中医诊断学》中，"辨证"为一重大章节。

"三焦"作为"五脏六腑"中一重要脏器，在《中医诊断学》"脏腑辨证"一章中却未有内容。只在"经络辨证"中有"手少阳三焦经病证"一节。对外感病的辨证，《中医诊断学》中继"六经辨证""卫气营血辨证"之后，有"三焦辨证"的专节。此处的三焦辨证，是清代吴鞠通在《温病条辨》中用以论治温病的辨证方法。它是依据《黄帝内经》关于三焦所属部位的概念，将人体躯干所隶属的脏器划分为上、中、下三个部分。从咽喉至胸膈属上焦，脘腹属中焦，少腹及二阴属下焦。这是在《伤寒论》六经分证及叶天士卫气营血分证的基础上，结合温病传变的特点而总结出来的。所以吴氏之三焦辨证是结合运用了卫气营血的理论，着重阐述了三焦所属脏腑在温病过程中的病理变化、证候特点及其传变。由此可见，吴氏的"三焦辨证"是在《黄帝内经》三焦所属部位的概念的基础上，衍生出一种对"热病"辨证模式，当属狭义的"三焦辨证"范畴。

（一）三焦在脏腑经络中的地位

少逸先生从"三焦者，人之三元之气也，三焦通则内外左右上下皆通"之说，论述三焦在脏腑经络中的地位。

《黄帝内经》云："太阳为开，阳明为阖，少阳为枢""太阴为开，厥阴为阖，少阴为枢"。太阳主表，敷布阳气卫于外，故为开；阳明主里，受纳阳气以援内脏，故为阖；少阳居于半表半里之间，转枢内外，故为枢。太阳之开，阳明之阖，全赖少阳之枢。故足太阳膀胱经得此枢而水道通调，手太阳小肠经得此枢而食物变化，能通能变，谓之开。足阳明胃经得此枢而阳气含纳，手阳明大肠经得此枢而阳气收藏，能纳能收，谓之阖。因太阴施布阴气以灌四周，故为开；厥阴受纳阴气以归于内，故为阖；少阴为心肾，心藏神，肾藏精，心与肾合则交泰，离则两伤，故少阴为性命之枢。太阴之开，厥阴之阖，全赖少阴之枢。故足太阴脾经得此枢而运化精微以升于上，手太阴肺经得此枢而水精四布以降于下，能升能降，谓之开。足厥阴肝经得此枢而阴血赖以藏，手厥阴心包经得此枢阴血赖以生，能藏能生，谓之阖。故开者所以司动静之基，阖者所以执禁锢之权，枢者所以主转动之微。

阴阳互根，阴阳之根同于肾。肾中元阳，又称命门之火，且为少阳相火之源，故少阳之根出于肾，《灵枢·本输》有"少阳属肾"之说。元阳闭藏即是少阴，元阳活动即是少阳。一静一动，一体一用，体之枢在少阴，用之枢在少阳。元阳为全身动力的根源，《难经·八难》称元阳"此五脏六腑之本，十二经脉之根，呼吸之门，三焦之源"。《慎斋遗书》认为："枢机有二，一者两肾中间一阳藏处，命门是也"，为"人身之枢也"。

人体开阖、升降、出入之枢，不动在少阴，动在少阳，故《黄帝内经》云："凡十一脏取决于胆也"（《素问·六节藏象论》），"胆者，中正之官，决断出焉"（《素问·灵兰秘典论》）。少阳内联三阴，外出二阳，为入病之门户，出病之道路。少阳在足为胆，脏腑活动均听从胆的决断；在手为三焦，三焦分属胸腹，是水谷出入的道路，其经脉布膻中，散络于心包，总司人的气化活动。三焦主少阳相火，导引命门原气和胃气分布周身。上焦心肺，一气一血，赖宗气之敷布；下焦肝肾，一泻一藏，赖元气之蒸腾；中焦脾胃，一升一降，赖中气之转输。故《难经》称三焦为"原气之别焉，主持诸气"（《三十八难》），为"水谷之道路，气之所始终"（《三十一难》）。《中藏经》称："三焦者，人之三元之气也，三焦通则内外左右上下皆通也，其于周身灌体，和内调外，营左养右，导上宣下，莫大于此。"因胆司决断，三焦通达，关键是阳动。故《慎斋遗书》云："少阴肾，天一所生，为三阴初入之处。少阴者，阴之枢也。由少阴而入，则为厥阴；由厥阴而进，则为太阴。太阴，阴之至也。阴极而阳生，阳之初生而始发，则从胆，胆为转阴至阳之地，为少阳，是阳之枢也。由少阳而阳明，由阳明而太阳。太阳为阳之极，而又转入于阴。则少阴、少阳，乃阴阳初入之枢。枢者，如门户之枢也。阴必从阳，故三阴之出入，亦在少阳，阴之不利，由阳之不利，所以阴以阳为主也。"以上论述，当为广义"三焦辨证"之基源。

（二）三焦辨证在水肿病中的应用

《素问·灵兰秘典论》云："三焦者，决渎之官，水道出焉。"决，疏通之意；渎，即沟渠之形。决渎，即通调水道。鉴于三焦在经络属少阳，内联三阴，外联二阳，具有沟通水道、运行水液的作用，是水液升降出入的经路，且全身水液是由肺、脾、肾和膀胱等许多脏腑的协调作用下完成的，其必须以三焦为通道，才能正常地升降出入。《灵枢·营卫生气》的"上焦如雾""中焦如沤""下焦如渎"之说，则概括了三焦是"脏腑之外，躯体之内，包罗诸脏，一腔之大腑"，故三焦气化功能在水液代谢过程中起重要的协调作用。

"肾主水液"主要是指肾中精气的蒸腾气化功能，肾主宰着整个水液运行的代谢活动。而三焦又主持诸气，总司全身的气机和气化，即三焦既是气机升降出入的通道，又是气化的场所。元气是人体的最根本之气，又根于肾，通过三焦而充沛于全身，故《难经·三十一难》有"三焦者……气之所终始也"，《难经·三十八难》有"原气之别焉，主持诸气"，《难经·六十六难》有"三焦者，原气之别使也，主通行三气（宗气、营气、卫气），经历于五脏六腑"之说。故整个水液代谢过程，是以"肾主水液"为核心，以三焦气化为内容构成的一个系统。

若三焦气化失司，临床上可有水肿、淋证、遗尿、消渴诸证。今就水肿一证，试论三焦辨证在临床中的运用。

1. 中焦主化与脾主为胃行其津液

《素问·水热穴论》云："肾者胃之关也，关门不利，故聚水而从其类也。上下溢于皮肤，故为胕肿。胕肿者，聚水而生病也。"此说明了胃阳不足，脾阳不振，

"中焦主化"失司，"脾主为胃行其津液"功能障碍，以致水饮溢于肌肤，则为痰饮、水肿。治疗则宗《金匮要略·痰饮咳嗽病脉证并治》之"病痰饮者，当以温药和之"法。

如慢性肾炎而见眼睑浮肿及踝部水肿者，可予以《金匮要略》苓桂术甘汤（茯苓、桂枝、白术、甘草）或《金匮要略》防己茯苓汤（防己、甘草、白术、黄芪、大枣、生姜），或肾气丸（地黄、山茱萸、山药、泽泻、茯苓、牡丹皮、桂枝、附子）而化裁调之，以冀气化而水行。

若肿而伴恶心呕吐者，为脾虚运化无力，可与《金匮要略》小半夏加茯苓汤（半夏、生姜、茯苓）加味，以和胃止呕，引水下行。

若身肿腰以下为重，按之凹陷不起，伴有脘腹痞闷，纳呆便溏，小便不利者，此中阳不振，健运失司，中焦失化之重症，当予以《济生方》实脾饮（附子、半夏、白术、甘草、白扁豆、莲子肉、砂仁、薏苡仁），或加黄芪、桂枝以益气通阳，或加补骨脂、肉桂以温肾助阳而加强气化功能。

若遍体肿，胸脘痞闷，小便赤少，或大便秘结，苔黄腻，脉数者，为水饮之邪郁而化热，湿热壅滞三焦之象。宜《世医得效方》疏凿饮子（商陆、泽泻、赤小豆、椒目、木通、茯苓皮、大腹皮、槟榔、生姜、羌活、秦艽），以分利湿热。若大便秘结，腹满不减者，可合《金匮要略》己椒苈黄丸（防己、椒目、葶苈子、大黄），以助攻泻之力，而导邪下行。

2. 上焦主纳与肺主行水

《灵枢·决气》云："上焦开发，宣五谷味，熏肤、充身、泽毛，若雾露之溉，是谓气。"其指肺宣发卫气，散布精微作用。

若风邪犯肺，肺之宣发卫气、调节腠理开阖功能失司，毛窍闭塞，不能将代谢后的残废水液化为汗液排出体外，症见眼睑浮肿，恶热发热，小便不利者，当以风水论治，予以《金匮要略》越婢汤（麻黄、石膏、生姜、大枣、甘草）化裁。若肺失宣降，不能通调水道，下输膀胱，而见全身浮肿者，以疏风清热，宣肺行水之法，予《金匮要略》越婢加术汤（越婢汤加白术）化裁。

若风邪犯肺，肺失宣发肃降，三焦气化受阻，而兼见小便不利，舌红苔黄，脉数者，为外有表邪、内有里热之证，宜表里双解，予以《伤寒论》麻黄连翘赤小豆汤（麻黄、连翘、杏仁、赤小豆、大枣、生梓白皮、生姜、甘草）化裁，以冀解表散邪，清热利水。

肺开窍于鼻，鼻与咽通而连于肺，故鼻与咽为肺之门户，又有"鼻为肺之窍""咽为肺之门户"之说。外邪袭肺，多从口鼻而入，故风邪犯肺，有郁久化热之势，而见咽喉肿痛者，宜宣肺解毒，清咽消肿，予以麻黄连翘赤小豆汤合《医宗金鉴》五味消毒饮（金银花、野菊花、蒲公英、紫花地丁、紫背天葵）化裁。

《金匮要略·水气病脉证并治》"水之为病，其脉沉小，属少阴"，是指水肿病，脉沉小，与少阴肾有关，属"正水"范畴，为肾阳不足，上焦主纳和肺主行气功能受损所致。临床多见初起眼睑浮肿，继则全身肿胀，按之凹陷，大便软，小便少，脉沉小，宗《金匮要略》"腰以上肿当发汗"之旨，并顾及肾阳，宜用《金匮要略》麻黄附子汤（麻黄、甘草、附子）加味，以温经发汗。

3. 下焦主出与肾主水液

"肾主水液"是指肾脏可主持全身水液代谢，调节体内水液运行，故称作肾的"气化"作用。"下焦主出"是"肾主水液"功能的组成部分，是狭义的"肾主水液"功能，即被脏腑组织利用后的水液，以三焦为通道而归肾，经肾的气化作用分为清浊两部分，清者，再经三焦上升，归于肺而散于全身，浊者变成尿液，下输膀胱，从尿道排出体外，如此循环往复，以维持人体水液代谢功能的正常。

若症见面浮身肿，腰以下尤著，按之凹陷不起，腰肢重，四肢厥冷，尿少，舌质淡胖，白苔，脉小或沉迟无力者，为肾气衰微、阳不化气之证，则宗《金匮要略·水气病脉证并治》"诸有水者，腰以下肿，当利小便"法，宜温肾助阳，化气行水，予以《济生方》济生肾气丸（地黄、山药、山茱萸、牡丹皮、茯苓、泽泻、炮附子、桂枝、牛膝、车前子）合《伤寒论》真武汤（炮附子、白术、茯苓、芍药、生姜）化裁。

若病延日久，肾阳久衰，阳损及阴，而出现肾阴虚为主的病证时，见水肿反复发作，神疲心烦，腰酸遗精，舌红，脉细弱，宜滋肾益阴，兼以利水，予以《景岳全书》左归丸（熟地黄、山茱萸、枸杞子、山药、菟丝子、川牛膝、鹿角胶、龟甲胶）合《金匮要略》猪苓汤（猪苓、茯苓、阿胶、滑石、泽泻）化裁。

若肾阴久亏，水不涵木，而致肝肾阴虚、肝阳上亢，以浮肿肢颤、眩晕、头痛为主要表现者，当育阴潜阳，化气行水，予以《景岳全书》左归丸合《温病条辨》三甲复脉汤（炙甘草、干地黄、生白芍、麦冬、阿胶、生牡蛎、生鳖甲、生龟甲）化裁。

若肾气虚极，中阳衰败，浊阴不降而见神倦欲睡，恶心呕吐，甚则口有尿味者，宜温阳化气，解毒降浊，予以《伤寒论》附子泻心汤（附子、黄连、黄芩、大黄）合《金匮要略》小半夏加茯苓汤化裁。方中附子与半夏相伍，功在温阳化饮，建中化痰，不存在"乌头反半夏"的用药禁忌。先生有"对乌头反半夏的再认识"一文，曾刊于《中医药导报》2000 年 12 期。

腰为肾之外府，若肾病日久，肾络瘀阻，而见腰痛、水肿诸症者，当活血通络，渗湿利水，予以《金匮要略》当归芍药散（当归、芍药、川芎、茯苓、白术、泽泻）加味，或《金匮要略》桂枝茯苓丸（桂枝、茯苓、牡丹皮、芍药、桃仁）加味治之。

4. 三焦气化与水道出焉

《中藏经》云："三焦者……总领五脏六腑、荣卫经络、内外上下左右之气也。三焦通则内外左右上下皆通也。其于周身灌体、和内调外、荣左养右、导上宣下，莫大于此者也。"三焦在经络上属少阳，内联三阴，外联二阳，入病之道路，出病之门户，且"三焦者，决渎之官，水道出焉"，又为"水谷之道路"，故水液代谢过程中，三焦起着重要的协调作用，称之为"三焦气化"。

若水湿之邪，浸渍肌肤，郁于少阳，致少阳枢机不利，三焦气化失司，水道壅滞，而症见往来寒热，胸胁苦满，心烦喜呕，小便不利，肢体浮肿者，治宜调达枢机，化气利湿，予以《沈氏尊生书》柴苓汤（小柴胡汤合五苓散）化裁。

若水湿之邪浸渍肌肤，三焦气化壅滞，以致全身浮肿不退，小便短少，肢重，胸闷脘痞，泛恶，苔白腻，脉沉者，宜健脾化湿，通阳利水，予以《中藏经》五皮饮（生姜皮、桑白皮、陈皮、大腹皮、茯苓皮）合《丹溪心法》胃苓汤（苍术、厚朴、陈皮、甘草、生姜、大枣、桂枝、白术、泽泻、茯苓、猪苓）化裁。

如上所述，主要以水肿病为例，从"三焦者，人之三元之气也……三焦通则内外左右上下皆通"和"三焦者，决渎之官，水道出焉"等方面，论述了三焦在脏腑经络中的重要地位和三焦辨证在临床中的应用。由此可见，三焦辨证是脏腑辨证的重要组成部分，三焦辨证的提出，完善了中医诊断学脏腑辨证的理论体系，丰富了中医学的理论内容，对临床关于水液代谢和气化功能性相关疾病的诊断、治疗提供了理论工具，既是对传统中医诊断学的有力补充，又是对现代中医药学理论体系发展的创新。

辨证中还有辨患者体质、辨发病时运气、辨发病之地域等，柳氏医派探索的也有不少，这在运气学说研究中涉及颇丰，但最终总要归结到病、证、症三者之中，故仍以此三者为核心而总结。但脏腑辨证中的三焦辨证为少逸先生所独发，为柳氏医派在辨证论治体系中的独创，理应引起关注和重视。

第七节　谨守病机，各司其属

《素问·至真要大论》记载岐伯回答黄帝关于"病机何如"的提问时，在列举了病机十九条后，总结："故《大要》曰：谨守病机，各司其属，有者求之，无者求之，盛者责之，虚者责之，必先五胜，疏其血气，令其调达，而致和平，此之谓也。"以往关于此句"各司其属"的解读，多集中在该篇所列的"病机十九条"的举例上，柳氏医派则在拓展病机十九条（如创新了内伤病病机四论）的基础上，更将之扩展到病机属性的寻求上。

一、病机及其要素

辨证论治，以病机为核心，成也病机，败也病机，病机是中医临床的不二法门，也是辨证论治的灵魂。有病机才有辨证论治，辨证论治以病机为核心和关键。病机是疾病的本质，规范辨症求机思维，决定着"证"的本质。学习中医理论，培养辨症求机思维，是中医临床的基本前提。只有入了病机之门，才有中医的临床，诚如明代张景岳《类经》卷十三《疾病类》所言："病机为入道之门，为跬步之法，法有未善，而局人心目，初学得之，多致终身不能超脱，习染既久，流弊日深。"

《素问·阴阳应象大论》立"治病必求于本"之说，《素问·至真要大论》确立症状到病机的逻辑规范，《伤寒论》把病机性质判断的临床形式称之为"证"，几千年的中医临床，把病机作为认识疾病本质的关键，临床治疗的目标，因人、因时、因地进行辨证论治，在不同时空条件下，发展了各具特色的病机学说，如李东垣的《脾胃论》、叶天士的《温热论》、唐容川的《血证论》等。用明代李中梓的话说，就是具有"与时皆行"（《医宗必读·古今元气不同论》）的先进性。

《素问·至真要大论》在赋予了病机疾病本质语义的同时，还确立了病机的逻辑规范和临床原则，阐述了病机的人文价值，区别了病因和病机、症状和病机。岐伯对于"病机何如"的回答比较具体，深入到了病机要素的层次。何为病机要素？即病机的具体内容。概括地讲，病机十九条所体现的病机要素有三：病邪、病位、病性，病邪有火、湿、风，病位有肝、肾、肺、脾、心、下、上，病性有热、寒。如"诸痛痒疮，皆属于心"是病机的病位说明；"诸禁鼓栗，如丧神守，皆属于火"是病机的病邪揭示；"诸胀腹大，皆属于热"是病机的病性阐释。病位、病邪、病性是病机的三个基本要素，具体说明了"审察病机"是"审察"哪些内容，也提示病机当有病位、病邪、病性的基本区别，"审察病机"需要落实到病位、病邪、病性的纲领和具体性质。病机十九条中的病位、病邪、病性的具体性质是多样的，"诸某皆属于某"的逻辑规范，以病机的具体性质为本，病位有五脏的具体，病邪有火湿风的具体，病性有热寒的具体。病机十九条的病位、病邪、病性是病机之纲，脏腑气血、六淫七情、寒热虚实是病机之目，通过从纲到目，从症状到病机的思维，疾病本质就落实到了具体的脏腑经络病位、具体的风寒暑湿燥火病邪、具体的寒热虚实病性。有了具体的脏腑经络病位、风寒暑湿燥火病邪、寒热虚实病性，就有了具体的治疗目标，在表者汗之、在里者攻之、实者泻之、虚者补之等就有了决策依据。

到了《伤寒论》，病机要素有了创新发展，在《黄帝内经》病机三要素的基础上，增入了病形、病种和病势等要素，完善了"审察病机"的内容。

病形是病邪在一定情况下反应的状态，分有形与无形两种。《伤寒论》的有形之变，在太阳病为蓄水、蓄血、结胸，在阳明病是腑实燥屎内结，是内在气血津液等在病邪传变——"热入"后发生的"之化""之变"。一般说来，有形之变关键在邪之依附、留着，形成窠臼。没有依附、留着多为无形之"证"，有了依附、留着则多为有形之"证"。有形之"证"发展成为癥块积聚，更能阻滞气化，若未能扭转有形胶结之势，最终升降息、出入废，故《伤寒论》在太阳病有小青龙汤外散风寒、内化水饮之分消，以防结胸之变；在阳明病有"急下之"以攻燥屎，以免阴津涸竭之忧。

病种是病机规范形成的、具有一定特异性的临床症状群的复合型病机要素，其内在的病机构成具有一定的稳定性，即在一定的时间过程中，病机的构成和基本性质不会变化。如太阳病之风寒袭表、营卫失调，阳明病之胃家实，少阳病之半表半里等，由于病种的病机具有一定稳定性，故是太阳病就当解表，是阳明病就当清里，是少阳病就当和解，病机不变治疗原则就不变，哪怕是已经解表攻里，太阳病犹在者仍可解表，阳明病犹在者仍可清里。

病势是病机变化趋势的概括，势有局势、趋势和时势。局势包括虚实、寒热、燥湿。趋势包括内外表里、上下升降、开合聚散。时势包括卫气营血、温病三焦、伤寒六病。生命神气处不同局势，就显现虚实、寒热、燥湿。这里的表里不是部位，而是疾病动变之趋势。由内向外属于表，由内向下属于里。局反趋顺，治局势要反其势，即"正治"，如寒者热之、热者寒之、虚者补之、实者泻之等；治趋势要顺其势，即反治，如寒因寒用、热因热用、塞因塞用、通因通用等。故审察病机时，一定要把握态势。病势一般有好转向愈和传变加重两种基本情况。《伤寒论》多用"欲解""解""欲愈""愈"来表达好转向愈的病势。如《辨太阳病脉证并治上》云："风家，表解而不了了者，十二日愈。"（10）用"传"或"变"表达病情加深加重的趋势，习惯上称传变。如"伤寒一日，太阳受之，脉若静者，为不传；颇欲吐，若燥烦，脉数急者，为传也。"（4）病势好转，欲愈、欲解可以不药而愈者，就无须再治疗，或唯调养可也；病势传变者，则根据传变趋向和趋势，急者治标，缓者治本，或先安未受邪之地以截断传变，或釜底抽薪顿挫邪势以扭转传变。

到了唐代，孙思邈又提出了"病态"的概念，重视疾病的早期防治，并首次记载预防疾病的保健灸法。所谓病态，即疾病状态，《千金要方·诊候》明确将人的疾病状态分为"未病""欲病""已病"。在《千金要方·灸例》中，孙氏给出了具体的预防疾病的保健灸法，"上工医未病之病，神工则深究萌芽。凡入吴蜀地游宦，体上常须三两处灸之。勿令疮暂瘥，则瘴疠、温疟、毒气不能着人也，故吴蜀多行灸法"。这实际上就是一种免疫方法。就早期治疗问题，《千金要方·论风毒状》有云："若欲使人不成病者，初觉，即灸所觉处三二十壮，因此即愈，不复发也。"孙思邈在《千金要方》中列举的病证治疗方法不拘于一。针刺、艾灸、汤药，依证灵活选择，针灸药物并重。在《千金要方》卷三十有云："若针而不灸，灸而不针，皆非良医也。针灸不药，药不针灸，尤非良医也……知针知药，固为良医。"又说："故《经》曰：汤药攻其内，针灸攻其外，则病无所逃矣。"

故此，病机至少有病位、病邪、病性、病形、病种、病势和病态七大要素，临证当全面求得，如此方能对疾病及其病机有全面、系统的诊查和辨证，作出正确诊断。

二、求证：各司其属

"各司其属"，即根据临床表现进行相应分类。而分析病机的方法，主要就是审证求因，寻求病邪，进行定性、定位，确定病形、病种、病势，作出明确诊断，为立法、选方、遣药确立根据。这与西医学的循证医学相类似。

循证就是要遵循理论进行实践。循证的方式很多，最为人们熟知是标准化、规范化地循证，即按照理论标准，规范地进行实践。中医学与之类似而不相同，中医学认为理论不是规定临床的标准，也不是规定实践的规范，而是医生临床思维的工具，是对医生的思维进行规范的循证。要想有中医的临床医疗，就不能照本宣科，机械僵化，就必须遵循中医理论，能动地求证。临床症状群是客观依据，中医理论是主观思维的依据，通过求证思维，将中医理论的主观和临床病人的客观联系起来，使医者的思维客观与病人临床表现的客观相契合，进而形成疾病本质的判断。中医的求证必须服从临床的生命客观，求证是思维的训练和培养，是解决在现实之中如何运用中医理论的问题。中医理论是生命理论，按照循证医学的观点属于最佳证据，怎么样在"谨候气宜"原则下去"审察病机"，就是运用最佳证据，柳氏医派将运用中医理论分析疾病本质的思维概括为"求证"。

《素问·至真要大论》用"谨守病机"确立循证的原则，即根据什么理论去分析临床的疾病本质，也就是实现"治病必求于本"的理论依据；用"各司其属"明确了求证的方法，也就是按照"诸某皆属于某"的逻辑，分析每一个具体症状、证候、疾病的病机。有了"谨守病机"的循证，临床思维服从病机的逻辑，运用中医理论去分析，防止临床思维杂乱无章、信马由缰；有了"各司其属"的求证，临床分析便有了目的和方向，避免用标准僵化本质思维。"谨守病机"，实事求是地"各司其属"，是中医临床辨证论治的原则；"谨守病理"，按最佳证据进行医疗决策，是西医循证医学的原则。

中医的临床求证，通过"各司其属"得以实现。"各司其属"的关键在"各"和"司"。就临床客观和医生主观看，"各"有两层含义，一是症状之"各"，二是病机之"各"。症状之"各"是临床客观之"各"，指每一个具体的、可以独立存在的症状，如发热、恶风、胃胀、恶食等。病机之"各"是医生主观之"各"，指医生头脑里的中医理论修养、经验积累和思维逻辑、灵活求实，具体的"各"就指病机要素中的具体病机，如病邪中的风邪、寒邪、饮食积滞之邪，病位中的五脏表里、卫气营血，病性中的寒热虚实等。而治疗的"三因制宜"，就是辨证结果的实践落实。"司"是求、"责"每个具体症状和每个具体病机之间的真实性联系。

"各司其属"的"司"字，古汉语有五种含义，包含了主持、统属和侦查等。内在病机主持、统属外在症状，主持、统属者为本，被主持、被统属者为标，求其本就是求主持、统属的本。分析证候内在的病机要素是"各司其属"，分析病机要素的标本缓急是"各司其属"，从症状到病机，从此病机到彼病机，穷根究底，便是"司"，也就是求主持、统属的本。

"司"就是要把握客观真实。把握真实的方法中医和西医截然不同：西医是循证医学，原则是"谨守病理"，要求遵循最佳证据，而最佳证据是现成的，现成的实验指标、现成的诊断标准，无须求、责，只要实验结论可靠，诊断标准可靠，临床结论就可靠。中医是辨证论治，原则是"谨守病机"，"司"症状之"各"内涵的真实病机，求病机之"各"真实关系，需要医生自己运用中医理论去"求证"，书本上没有现成的东西可以直接套用于临床。《医医小草》曰："不明营卫，血脉难通；不明三焦，气化何识？劳瘵，人只知虚而不知实；蛊胀，人只知实而不知虚。霍乱，第知其为寒，消渴，第知其为热，而不知凡病各有寒热虚实，偏多则弊。"

症状与病机的真实性联系，存在一般性或共同性，如《儒门事亲》云："伤宿食者恶食，伤风者恶风，伤寒者恶寒，伤酒者恶酒。"这种联系简单，直线关联，求证不复杂，只要察其"症"就能知其"机"。症状之"各"和病机之"各"并非都如此单纯，真假顺逆，此部位之症状反应彼病位的病机很常见。如"大实有羸状"，"羸状"的症状内涵着"大实"的病性；"至虚有盛候"，"盛候"的症状内涵着"至虚"的病性。故"司"不仅要掌握共同性和一般性，还要清楚特殊性和个体性，更要注意真假虚实，确定脉症舍从。

分析症状与病机的真实性联系的"司"，以症状为对象，而更深层次的"司"则是分析病机要素之间的真实性关系。明代龚信《古今医统大全·病机赋》云："有因火而生痰，有因痰而生火，或郁久而成病，或病久而成郁。"这里的火、痰、郁皆属于病邪要素。病邪要素多种多样，各种病邪要素关系多种多样，病邪之辨在掌握病邪要素的具体性质之后，还要掌握各种病邪之间的标本关系，治疗目标才能明确。如火生痰，火为痰之本，"司"痰之属，得到"火"的结论，治火不治痰，痰自然消失；反过来，痰生火，痰为火之本，"司"火之属，得到"痰"的结论，治痰不治火，火自然消失。

中医病机不单是定位、定性、定量，而且要求因、求属、求势。中医病机不单是关于人体结构、功能、形态异常的认识，而是关于生命过程、方式、神机失和的认识，其中自然包括微观物质的演变、能量的转化、信息的控发。求因属于相互关系的范畴，包括失中、失和、失通等（而不是拘于物质性致病因素）。求属属于运动方式的范畴，包括脏腑、经络、气血津液等（而不拘泥于人体结构及其功能）。《素问·至真要大论》引《大要》谓"谨守病机，各司其属"，即指求其所因，求其所属，一一确定疾病的病位、病邪、病性、病形、病种、病势和病态。"有者求者，无者求之"，对客观存在的症状和体征等，分析其形成的机理；对应该出现而没有出现的症状和体征，要探求其之所以未出现之因。"盛者责之，虚者责之"，则是指求其势，并由此而确定治疗原则和具体方法。

求势属于变化属性的范畴，主要是指神气的变化，包括局势、趋势与时势。局势是关于关系变化属性的描述，如虚实、寒热、燥湿等。趋势是关于空间变化属性的描述，如表里出入、上下升降、开合聚散等。时势是关于时间变化属性的描述，如伤寒六病、温病三焦、卫气营血等。治局势宜反而调之，治趋势宜引而导之，治时势宜随而和之。平其所因，安其所属，导其势以使其和，则是施治的根本大法。如《素问·至真要大论》所言："疏其血气，令其调达，而致和平。"

辨证论治是"谨守病机，各司其属"的临床，不是谨守病理、按照最佳证据亦步亦趋的临床，需要在病邪之辨、病性之辨、病位之辨和病种之辨、病形之辨、病势之辨的基础上，比较分析各病机要素的关系，作出火生痰还是痰生火之类的具体判断。在辨证论治观看来，理论只是"谨守病机"的依据，求之、责之才是"各司其属"的实践。唯有"辨症求机"，建立起中医病机学，用病机架设起中医理论到临床逻辑桥梁。而"辨症求机""各司其属"的目的就在于"求证"，即在综合分析疾病的病位、病邪、病性、病形、病种、病势和病态等各方面的基础上，最终确诊为何"证"，以此作为临床处方遣药的依据，如此而能实现"以方证立论"。

"谨守病机，各司其属"的原则，要求必须对病机进行系统研究和全面总结。尽管历代医家经过了数千年不断探索，然总体而言，仍未能跳出《黄帝内经》病机十九条之窠臼。恩师伉俪认为，《黄帝内经》病机十九条是从"六气"的变化加以分析归纳，由博返约地提出的一种随证求因、分析病位和病理的方法，仅为举例说明，且偏重于外感疾病，尚不能概括内伤性疾病的病因病机，于是根据《黄帝内经》脏腑经络理论，传承吉忱公、永昌公理论研究和临床经验，结合多年的理论探索和临床实践，概括性地提出了内伤性疾病的病机体系，即"内伤病病机四论体系"：老年、退行性病变的虚损论，功能失调性疾病的枢机论，器质性病变的气化论，有形痼疾的痰瘀论，用以解释慢性、顽固性疑难病证和各科杂病的病因病机，并作为治疗慢性内伤性疾病的思辨纲领，在临床中进一步加以验证和提炼。经过多年理论探索和大量临床实践，证实四论确为诊治内伤性疾病简洁明快、行之有效的方法，并由此积累了丰富的应用经验和心得体会。内伤病病机四论无疑是柳氏医派对病机学乃至中医学的一大理论创新，必将为中医病机学乃至中医学的发展作出巨大贡献。

第八节　杂合以治，四"方"交融

《韩非子》记载扁鹊有言："疾在腠理，汤熨之所及也；在肌肤，针石之所及也；在肠胃，火齐之所及也。"明代高武《针灸聚英》曰："针灸药三者得兼，而后可与言医。可与言医者，斯周官之十全者也。"故柳氏医派强调"知方药，知针灸，知推拿"，倡导"杂合以治"治疗观，并创制临证药方、针方、灸方、摩方"四方"交融应用特色。

"杂合以治"治疗观来源于《黄帝内经》。《素问·异法方宜论》曰："故圣人杂合以治，各得其所宜，故治所以异而病皆愈者，得病之情，知治之大体也。""杂合以治"，即综合各种方法以用来治疗，是依据病邪的特异性、中病层次、体质特异性及各种治疗方法的特异性选择不同治疗方法的理念和原则。该篇原文中提到因为不同的地理环境，不同的饮食习惯，不同的生活方式，产生了五种不同的体质及由此而导致的易发疾病，先民们创制出砭石、毒药、艾灸、九针、导引和按跷等多种不同的治疗方法，指出了体质、疾病与治疗方法之间存在着密切联系，而且认为一个高明的医生，能够将许多治病方法综合起来，根据具体情况，随机应变，灵活运用，使患者得到适宜的治疗。所以治法尽管各有不同，而结果是疾病都能痊愈。这是由于医生能够了解病情，采用恰当的治疗方法，即明代张景岳《类经·论治类》所谓："杂合五方之治，而随机应变，则各得其宜矣。"

《黄帝内经》不仅确立了"杂合以治"的治疗观，《素问·疏五过论》强调了治病时须知"刺灸砭石，毒药所主"，而且在书中举例示范了其具体运用方法。如药物与食疗结合治疗疾病，《素问·五常政大论》云："大毒治病十去其六，常毒治病十去其七，小毒治病十去其八，无毒治病十去其九，谷肉果菜食养尽之，无使过之伤其正也。不尽，行复如法。"针刺与汤液或热饮结合治疗，如《素问·评热病论》对风厥的治疗为"表里刺之，饮之服汤"。针砭与药物、灸法结合运用，如《灵枢·禁服》云：脉"代则取血络且饮药""紧则先刺而后灸之""紧则灸刺且饮药""不盛不虚以经取之，所谓经治者，饮药，亦曰灸刺"。

历代医家多措施干预疾病的实例甚多。《史记·扁鹊仓公列传》中记载抢救虢太子尸厥时说："扁鹊乃使弟子子阳历针砭石，以取外三阳五会。有间，太子苏。乃使子豹为五分之熨，以八减之剂和煮之，以更熨两胁下。太子起坐。更适阴阳，但服汤二旬而复故。"可知扁鹊在抢救虢太子时，使用了针刺、砭石、汤剂、温熨等多种方法综合治疗。故清代赵学敏《串雅内编》云："周游四方，俗呼走方医。其术肇于扁鹊，华佗继之。故其传与国医少异。外治以针刺、蒸、灸胜，治内以顶、串、禁、截胜。"后世医家也不乏成功的案例，如《洄溪医案》中记载徐灵胎诊治莫秀东"怪病"医案，所用方法为"针灸、熨拓、煎丸之法，无所不备"，包括了针刺、灸法、熏蒸、湿敷、推拿、汤药、丸药等，方法可谓"杂合"。

杂合以治，并非仅仅是治疗手段在形式上的结合，而是根据病情的需要，根据各种疗法的治疗作用，合理地配合，而达到治疗疾病的目的。临床中需要注意的是，不同的治疗方法并非随意使用，不同的治疗方法对脏腑、经络的作用也不尽相同，如针刺刺激的主要是十四正经上的某个穴位，刺激范围为点，可达深部经络系统，通过穴位来调节对应的脏腑功能，此处之脏腑多为广义之脏腑；推拿以调节十四经脉、奇经八脉、经筋、皮部为主，刺激范围由点及面，可同时调节多个穴位界面，对脏腑的调节除广义、"无形"脏腑外，可更加兼顾狭义、"有形"脏腑，针刺中的一些禁刺穴，反而是推拿的特色穴；艾灸擅长祛除经络中的寒邪；刮痧的治疗面积较大，善于治疗邪气中于经络表浅层次且分布较大的疾病，如风寒客于足太阳经，可以大椎穴为中心局部施行刮痧；拔罐对于寒邪凝滞局部的治疗效果较刮痧强度大；耳针对于急性痛证效果佳；磁贴疗法对经穴刺激轻柔，无痛苦，且改善微循环效果好。至于方药疗法，仅因剂型不同就有其多方面的差异，更别说药物性能不同而出现的功效变化了。所以依据病邪的特异性、中病层次、体质的特异性及各种治疗技术的特异性配合使用方能达到良好疗效，可以发挥出 1 + 1 > 2 的作用，也就是《素问·异法方宜论》文中所谓"得病之情，知治之大体也"。

《景岳全书·传忠录·论治》引"华元化论治疗"曰："夫病有宜汤者，宜圆者，宜散者，宜下者，宜吐者，宜汗者，宜灸者，宜针者，宜补者，宜按摩者，宜导引者，宜蒸熨者，宜媛洗者，宜悦愉者，宜和媛者，宜水者，宜火者。种种之法，岂唯一也！"方药、针刺、刮痧、拔罐、埋线、贴敷等传统中医疗法均是治疗疾病的"武器"，就如同武术中的"十八般兵器"，亦像荀子在《劝学》中讲的："假舆马者，非利足也，而至千里；假舟楫者，非能水也，而绝江河。君子生非异也，善假于物也。"各种治疗技术均是临床中治疗疾病的善假之"物"。各种治疗方法优势不同，合理组合才可以提高临床疗效。此即张志聪所云："夫天有四时之气，地有五方之宜，民有居处衣食之殊，治有针灸药饵之异，故圣人或随天之气，或合地之宜，或随人之病，或用针灸、毒药，或以导引、按摩杂合以治，各得其宜……"此即《针灸聚英》所云："扁鹊有言：疾在腠理，熨焫之所及；在血脉，针石之所及；其在肠胃，酒醪之所及"之意。

柳氏医派之所以形成"杂合以治"的治疗观，其背景是吉忱公、少逸先生均在综合医院中医科工作，收治的病人多是经过多科室的诊治而罔效，病情复杂，证候繁兼，单纯应用一种治法，虽证确方准，也难以奏效，或取效较慢者，故普遍称为疑难病。所谓疑难病，是指目前医者在临床上辨治感到棘手的疾病，问题在于辨证之"疑"，论治之"难"。对此类疑难杂症的治疗，两位先生采用综合施治方法，一方面针、药兼施，方药内、外并用，汤、丸、丹、膏、散齐进，敷、贴、熨、洗共行；另一方面应用寓寒、热、温、凉、气、血、攻、补多法于一方的处方，而收到了意想不到的疗效。如《柳少逸医案选·咳嗽》之"麻黄升麻汤证案"，患者素体阳虚，纳呆食少，大便溏，3 日前感冒，遂发咳嗽，咳声嘎哑，咯痰不畅，痰稠色黄，口渴，头痛，四肢酸楚，恶风，身热，舌苔薄黄，脉浮滑。证属肺热脾寒，正虚阳郁之候，予麻黄升麻汤化裁 [炙麻黄 12g，升麻 10g，当归 10g，知母 10g，玉竹 10g，白芍 10g，天冬 10g，桂枝 10g，茯苓 10g，石膏 10g（先煎），白术 10g，干姜 10g，马兜铃 6g（用代用品），炙甘草 10g，水煎服] 以发越郁阳、清上温下。"因其素体阳虚，脾胃虚弱，易生痰饮。故予以扁鹊灸法：食窦、中脘、关元、足三里。"在按语中详细解读云："麻黄升麻汤，方出自《伤寒论》，乃为肺热脾寒，上热下寒、正虚阳郁证而设方。本案之证候以麻黄升麻汤发越郁阳，清上温下为治。方寓麻黄汤宣肺止咳化痰；桂枝汤调和营卫，解肌开腠而四肢酸楚得解；白虎汤清肺以生津，而解伤寒化热传阳明气分；以苓桂术甘汤温脾阳而化寒饮。药味虽多而不杂乱，且重点突出，井然有序。方中升散、寒润、收缓、渗泄诸法俱备，推其所重，在阴中升阳，故以麻黄升麻名其汤。因脾胃虚弱，易生痰饮，故以扁鹊灸法，以杜生痰之源。"

故柳氏医派根据脏腑经络学说的基本原理，将理－法－方－术（药）－量的临证体系一线贯通，将药物处方学的组方原则和方法引伸到针灸、推拿等医术中，创立与药物方剂（简称"药方"）相应的针刺处方（简称"针方"）、灸法处方（简称"灸方"）和按摩推拿处方（简称"摩方"），形成了"药方"与"针方""灸方""摩方"交融施治的临床治疗特色。

临证时，在全面诊查、四诊合参基础上"得病之情"，根据患者的体质、感受病邪的情况、中病的层次等因素不同，"知治之大体"，量体裁衣，凿枘合缝，选择患者最适宜的一种或数种治疗方法，内外并用，针药兼施，运用多措施对疾病进行干预，多种治疗方法的优势互补，发挥多层面、多样性调治作用，从而提高临床疗效，达到"治所以异而病皆愈"的境界。

如吉忱公治疗小儿脑积水的经验"加味封囟散"一方，已被多版中医高等院校教材《中医儿科学》选载，成为脑积水治疗的代表方剂。柳氏医学流派内外妇儿各科均有所成，尤擅长治疗心脑病、肿瘤、糖尿病、肾病、泌尿系结石、子宫肌瘤、妇科炎性肿块、脑外伤后遗症、风湿、类风湿、痛风、周围血管病、神志病、老年退行性病变、小儿舞蹈病及小儿脑积水等疑难杂病，且疗效尚著，这得益于柳氏一脉"内外并重"学术思想的发挥。1992 年至今，《中医外治法荟萃》《中医非药物疗法荟萃》《中医康复疗法荟萃》《杏苑耕耘录》《〈黄帝内经〉针法针方讲记》《〈扁鹊心书〉灸法讲解》等多部内外治法著作出版，极大地丰富了柳氏医派的学术体系。柳氏医派熔针灸、推拿等内治、外治法于一炉，而广验于临床，效果卓著。

在此，录吉忱公《柳吉忱诊籍纂论》中风门"圣愈汤证案"[①] 以例之。

林某，女，59 岁。1951 年 7 月 28 日就诊。

往有风湿性心脏病史二十余年，伴心房纤颤。于今晨起即感右侧上下肢体瘫痪，

---

① 柳少逸. 柳吉忱诊籍纂论 [M]. 北京：中国中医药出版社，2016：226 - 228.

伴胸闷，心动悸，关节酸痛，面色萎黄，自汗出，神志尚清，无口眼㖞斜，血压亦正常。查：舌淡红，苔薄白，脉沉细无力。

证属心脾两虚、营卫失和、脑络瘀阻。治宜补气血，和营卫，通脑络之剂。予以圣愈汤合加味黄芪五物汤治之。

处方：红参 10g，黄芪 90g，当归 12g，川芎 12g，熟地黄 15g，赤芍 15g，制白芍 15g，桂枝 12g，桃仁 10g，丹参 30g，地龙 12g，土鳖虫 30g，水蛭 10g，鼠妇 10g，陈皮 10g，怀牛膝 15g，炙甘草 10g，生姜 3 片、大枣 4 枚为引。水煎服。

灸内关、食窦、中脘、关元、足三里、冲阳、太溪、昆仑，手足阳明盛络刺。

7 月 31 日：经治 3 日，肢体瘫痪之症悉减，然仍心动悸、胸闷。合入生脉饮意，原方加麦门冬 30g，五味子 10g，黄精 30g，继服。

8 月 6 日：续治 6 日，胸闷、心动悸已缓，上肢活动可，已能下地行走。守方续服。

解读：本案患者有风心病及心房纤颤史，发病当为血栓脱落堵塞脑血管，而致脑梗死。故公有圣愈汤合加味黄芪五物汤之治。圣愈汤为李东垣为气血亏虚证而设之方，方以四物汤以养血活血通脉；人参大补脾肺之元气，脾为生化之源，肺主一身之气，脾肺气足，则一身之气皆旺，乃虚劳内伤之第一要药，单味用之，为《医方类聚》之独参汤，乃扶阳救阴之用方；黄芪味甘性温，质轻皮黄肉白，故清黄宫绣谓其"能入肺补气，入表实卫，为补气诸药之最，是以有耆之称"。需补血者，可重用本品与当归同用，名当归补血汤。故圣愈汤寓四物汤、当归补血汤、独参汤诸方之效，故有益气养血起痿之功。方加桂枝倍芍药，乃仲景桂枝加芍药汤，具和营卫、益气血之用，可解肢体痿废挛痛之症；方合黄芪、牛膝、桃仁，为加味黄芪五物汤之伍，又增养肝肾之用。方加土鳖虫、水蛭、鼠妇，以佐地龙活血通脉之功；《本草求真》谓陈皮"主脾肺，调中快膈""同补剂则补"，故配参、芪则助其益气之功，并使之补而不滞。故诸药合用，共成补气血、和营卫、通脑络之效，药用 3 剂即见初效。二诊时因其心动悸、胸闷之症未解，故方入麦门冬、五味子，与人参乃生脉饮之伍，为益气养阴濡心脉之治；《博爱心鉴》之保元汤，药由参、芪、肉桂、甘草组成，生脉饮与黄芪、桂枝、甘草为伍，乃成生脉保元汤之伍，为陈旧性心脏病阴阳俱虚证之用方。此案用黄精一味，公谓其味甘、性平、益脾，可使五脏丰盈，精充神固，甘润之味能养血，故为补益脾胃之圣品。土为万物之母，母得其养，则水火既济，金木调平，诸邪自去，而五脏安和。公名之曰"加味保元汤"，用之而心悸、胸闷诸候悉除。

其灸法，乃取宋窦材灸法，此其补虚损之大法；手足阳明盛络刺，乃《黄帝内经》益气血、活络通脉之用方，公谓此乃通痹起痿必用之法。尤为中风后遗症之效方。

由是观之，一案之中有"药方"，且为自制方；有针方，为发掘《黄帝内经》之针方；有灸方，为传承医经学派之灸方。诸法诸方合用，共奏补气血、和营卫、通脑络之功，而成通痹起痿之法，用治中风后遗症之危证重证，于此可窥"杂合以治，四'方'交融"效应之一斑。

总之，柳氏医学流派在近百年的发展过程中，根据中医药学的基本理论和学术传承，结合胶东地区独特的自然和人文环境，以及多发病、常见病和疑难杂病的疾病谱，通过大量的临床实践活动，逐渐形成了"取法乎上，筑基国学""以道统术，谙熟经典""天人相应，形与神俱""古今贯通，中西兼容""四诊合参，首重色脉""三'辨'统一，治病求本""谨守病机，各司其属"和"杂合以治，四'方'交融"八大学术特点，并对源于《黄帝内经》的经脉流注规律、阴阳应象规律、脏气法时规律、五脏法象规律、五脏传移规律、五脏逆传规律等诸规律有着充分的认识，以"天人相应"观来调整、维持或复建人体的"形与神俱"的健康状态。

第五章

柳氏医派的创新学术体系

继承、发扬、创新，是古今名医成功的三个阶梯，也是一个学术流派得以成立的三个阶段。继承是基础，打好基础，才能在继承中发扬，在发扬中创新。传承是中医事业发展的基石，创新则始终是推动中医药发展的根本动力。传承不泥古，创新不离宗，正确处理好守正和创新的关系，遵循中医药发展规律，立足于中医学术主体地位，发挥好中医药原创优势，才能真正把中医药这一祖先留给我们的宝贵财富继承好、发展好、利用好。

在近百年的发展过程中，柳氏医派传承精华，守正创新，贯通古今，采撷中西，在理论、临床、科研和教育等多方面均取得较多的创新成就，如首创了中国象数医学、病机四论、太极思维、中国钟思想、生命本体论、医学思维模式和医学审美观等新思想、新理论、新范畴，并建构起以中国象数医学、内伤性疾病病机四论、太极思维临床辨证论治体系、中医复健医学体系和以方证立论临证体系等为核心的创新学术体系。这些学术体系，既有对传统特别是医经学派基础理论和临床体系的发掘和总结，又有对传统基础理论和临床体系的拓展和践行，更多的是对基础理论和临床体系的创新和发展；既有属于基本原理和基础理论方面的，又有属于临床辨证和诊断方面的，而最终都落实到临床实践，真正实现了理论与实践的紧密结合，在临证中简化了诊治程序，提高了临床疗效。而几乎每一个新观念、新学说，皆能自成系统，呈现出全面、系统、细致的特点。

第一节　中国象数医学体系

中国象数医学由少逸先生提出并建立。

根据陈维辉公中国数术学的基本原理，与《黄帝内经》所代表的中医学理论相结合，加上自己从医数十年对中医理论、临床的独立思考与探索，少逸先生于1987年正式提出中国象数医学理论体系。

一、中国象数医学的概念

《黄帝内经》所蕴含的天人相应的整体观、形神统一的生命观、太极思维的辩证观，构成了中医学术思想的主体。然而目前中医学传承的技术化倾向，破坏了这种学术结构。由于医者未能结合天时、地理、人事、脏象、色脉等方面进行分析和研究，未能有正确的诊断和治疗，于是出现了《素问·疏五过论》所陈述的"五过"之治。该篇认为"凡此五者，皆受术不通，人事不明"之故，强调"圣人之术为万民式，论裁志意，必有法则，循经守数，按循医事，为万民副"，详而论之，有"圣人之治病也，必知天地阴阳，四时经纪，五脏六腑，雌雄表里，刺灸砭石，毒药所主；从容人事，以明经道，贵贱贫富，各异品理，问年少长，勇怯之理；审于分部，知病本始，八正九候，诊必副矣。治病之道，气内为宝，循求其理，求之不得，过在表里，守数据治，无失俞理。能行此术，终身不殆。不知俞理，五脏菀熟，痈发六腑，诊病不审，是谓失常，谨守此治，与经相明。《上经》《下经》，《揆度》《阴阳》，《奇恒》《五中》，决以明堂，审于终始，可以横行"之论。他如《素问·征四失论》，指出了医生临证中因"所以不十全者"，易犯四种过失，盖因"治不能循理，弃术于市，妄治时愈，愚心自得"，进而感叹"窈窈冥冥，孰知其道？道之大者，拟于天地，配于四海，汝不知道之谕，受以明为晦"。于是在《素问·方盛衰论》中提出了"诊有十度""诊可十全，不失人情"论，明言"不知此道，失经绝理，亡言妄期，此谓失道"。此即研究《黄帝内经》的现实意义。综观《黄帝内经》对医学整体性和宏观性的把握，与西医学擅长于准确的局部取向不同，中医学擅长于对整体的把握，即气（道）的本体论思想。这里的气指的是宇宙生命，是一种流荡广远（太虚）而又包含广远整体性（太极）的存在，容不得分割和阻断，这种气，化解着主客观的界限，也模糊了人与自然的鸿沟，是"天人合一"的老子哲学派生的概念。故天地宇宙和生命感应，完全融为一体，成为《黄帝内经》"天人合一"思想的主体。

《素问·著至教论》云："黄帝坐明堂，召雷公而问之曰：子知医之道乎？雷公对曰：诵而未能解，解而未能别，别而未能明，明而未能彰……愿得受树天之度，四时阴阳合之，别星辰与日月光，以彰经术，后世益明，上通神农，著至教拟于二皇。帝曰：善！无失之，此皆阴阳、表里、上下、雌雄相输应也。而道上知天文，下知地理，中知人事，可以长久，以教众庶，亦不疑殆，医道论篇，可传后世，可以为宝。"由此可知，该篇是以黄帝与雷公问答的形式，讨论学医的方法和医道之至理。篇名"著至教论"，明·吴崑注云："著，明也，圣人之教，谓之至教。"少逸先生尝言：每当读至此篇，均深思之。虽业医经年，然对《黄帝内经》之学，亦有"诵而未能解，解而未能别，别而未能明，明而未能彰"之感。故自1980年以来，即致力于中国象数医学与"现行"中医学的比较研究，并通过古今文献研究和临床实践的一再验证，认为《黄帝内经》的中医理论体系，就是广泛吸收同时代的科学文化知识后，在中国数术学的基础上建立起来的，并伴随着与中国数术学结合的不断深化而发展、成熟。明·孙一奎在《医旨绪余·不知〈易〉者不足以言太医论》中有"深于《易》者，必善于医；精于医者，必由通于《易》。术业有专攻，而理无二致"之论。盖因"所以纪纲造化，根柢人物，流行古今，不言之蕴也。是故在造化，则有消息盈虚；在人身，则有虚实顺逆。有消息盈虚，则有范围之道；有虚实顺逆，则有调剂之宜。斯理也，难言也。包牺氏画之，文王象之，姬公爻之，尼父赞而翼之，黄帝问而岐伯陈之，越人难而诂释之，一也。但经于四圣则为《易》立论，于岐黄则为《灵》《素》，辨难，于越人则为《难经》，书有二，而理无二也。知理无二，则知《易》以道阴阳，而《素问》，而《灵枢经》，而《难经》，皆非外阴阳而为教也"，是故"《易》理明，则可以范围天地，曲成民物，通知乎昼夜。《灵》《素》《难经》明，则可以节宣化机，拯理民物，调燮札瘥疵疬而登太和"。

故先生在"中国象数医学简介"一文中，开宗明义指出：现存最古的中医典籍——《黄帝内经》中没有直接谈到易，古代《周易》中也没有直接谈到医，但医易是密切相关的，即医易同源。用象数易基本原理来研究人体科学的学问，我们称之为象数医学。因其源于中国传统文化，乃中国所固有的医学，故我们又称为"中国象数医学"。中国象数医学，就是运用中国数术学的基本原理——太极论的道论、三五论的数论、形神论的象论，来研究人体科学的一门学问。寓有深刻象数易原理及丰富数术学内容的中医典籍——《黄帝内经》，所代表的中医学结构，属广义的中医学，我们称为"中国象数医学"。"其道者，法于阴阳，和于术数"及"夫道者，上知天文，下知地理，中知人事"的中医学知识结构，寓有"人类－环境系统"这一医学系统论思想内容。所以，中国象数医学，又称广义中医学，是用中国数术学研究人体科学的一门学问，是《黄帝内经》时代所代表的中医学理论体系。

二、中国象数医学的渊源

《黄帝内经》是我国现存最早的一部医学典籍，是中国医学发展史上影响最大的鸿篇巨著。其包括《黄帝内经素问》和《灵枢经》两部分。汉·孔国安序《尚书》称"伏羲、神农、黄帝之书，谓之三坟，言大道也"。《类经·序》谓："《内经》者，三坟之一。盖自轩辕同岐伯、鬼臾区等六臣，互相讨论，发明至理以遗教后世，其文义高古渊微，上极天文，下穷地极，中悉人事，大而阴阳变化，小而草木昆虫，音律象数之肇端，脏腑经络之曲折，靡不缕指而胪列焉。"而张志聪在《黄帝内经素问集注》中称："《素问》一册，帝与俞跗、巫彭诸臣论次一堂，所详者，天人一原之旨；所明者，阴阳迭乘之机；所究研者，气逆更胜之微；所稽求者，性命攻荡之本；所上穷者，寒暑日月之运行；所下极者，形气生化之成败。"《礼记·曲礼》云："医不三世，不服其药。"唐·孔颖达《礼记正义》注云："三世者，一曰《黄帝针灸》；二曰《神农本草》；三曰《素女脉诀》，又云《夫子脉诀》。"《黄帝内经素问》古称《素女脉诀》，《灵枢经》古称《黄帝针经》《针经》。五内阴阳，谓之内；万世宗法，谓之经。故明·张介宾云："内者，性命之道；经者，载道之书。平素之所讲问，是谓《素问》；神灵之枢要，是谓《灵枢》。"由此可知，《黄帝内经》其言质奥，旨义弘深，为医家之宗旨。故明·周礼《医圣阶梯》云："医家之《素问》，即儒家之六经，其词隐，其旨深，非资禀上智，功极研究者，不能窥其影响。"胡应麟《经籍会通》云："医方等录虽亦称述岐黄，然文字古奥，语至玄渺，盖周秦之际，上士哲人之作。"据宋代邵雍、司马光、程颢，明代方孝孺、胡应麟，清代魏荔彤、崔述等人考证，《黄帝内经》是战国时代的作品。据《汉书·艺文志·方伎略》所载，《内经》曾以十八卷与《黄帝外经》《扁鹊内经》《扁鹊外经》《白氏内经》《白氏外经》《旁篇》等七家医经一并传世。"医经者，原人血脉、经落、骨髓、阴阳、表里以起百病之本、死生之分，而用度箴石汤火所施，调百药齐和之所宜。"《方伎略》含医经、经方、房中、神仙四类。"方伎者，皆生生之具""方伎三十六家，八百六十八卷"，现只有医经《黄帝内经》十八卷传世，且《黄帝内经》中所引用的古医籍，计有《五色》《脉变》等21种，也均已失传。但内容或散见于《黄帝内经》中，或散见于后世的其他典籍中。由此可知，《黄帝内经》之所以流传至今，说明了其乃"医理之总汇，临证之极则，此不废江河万古流也"。对此，元·罗天益尝有"凡学医之道，不看《内经》，不求病源，妄意病证，又执其方，此皆背本趋末之务"之论。由于《黄帝内经》的成编，确立了中医学的理论体系，为中国数千年来的医学发展奠定了坚实的基础，故后世有"医家之宗"之誉。清·陈修园《时方歌括·序》云："医者三：贯通《灵》《素》及仲景诸经之旨，药到病瘳，曰名医；讲究唐宋以后方书，按症施治，功多过少，曰时医；剽掠前医，套袭模棱，以文其过，迎合而得其名，曰市医。"足见《内经》在中医临床中的重要作用。

因此，研究中医理论体系，探讨中医学结构，必须从《黄帝内经》的中医学术思想构建起步。其要诚如《素问·气交变大论》所云："所谓精光之论，大圣之业，宣明大道，通于无穷，究于无极也。余闻之，善言天者，必应于人；善言古者，必验于今；善言气者，必彰于物；善言应者，同天地之化；善言化言变者，通神明之理。非夫子孰能言至道欤！"故在该篇之首论中，引用古医经《上经》"治化"之论："夫道者，上知天文，下知地理，中知人事，可以长久，此之谓也。"中国医药学是中国优秀文化宝库的重要组成部分，受中国历代哲学、天文学、历法学的影响，历经长期的医疗实践及与其他学科的互相渗透，中医药学逐步发展成独特的以天人合一、形神统一的整体观思想为特点的广义中医学，并创立了用以认识客观世界与解释万物发生发展的阴阳五行、脏腑经络等学说。《黄帝内经》所代表的广义中医学思想体系，是由天人相应的整体观、形神统一的生命观、太极思维的辩证观组成，此亦即中国象数医学的学术思想体系。

一套完整的理论，由概念、判断、以及运用逻辑推理获得的结论三方面组成。《黄帝内经》理论的形成，与其同时代的哲学及自然科学密切相关，故有"文是基础医是楼"之说。中医学又称岐黄之学，其理论体系受先秦诸子之学，尤其黄老道家学派的影响而形成，就《黄帝内经》所谈到的天师岐伯，不但精通于医学，而且是"司日月星辰，阴阳历数，尔正尔考，无有差贷"的通才，应为古代中医人才知识结构的"模式"。其后历代德高望重有真才实学的名中医，都有雄厚的文史哲基础，进而通晓医学，如：医术高明而有"起死回生"之术的扁鹊（秦越人）；举孝廉入仕，创辨证论治大法的医圣张仲景；知识渊博，通晓经书，精于外科的三国名医华佗；编著《脉经》，纂修仲景之书，官至太医的王叔和；通晓四书五经，因患风疾而志于医，著《针灸甲乙经》的皇甫谧；著《肘后方》的葛洪，广览群书，诸子百家之言，下至杂文，诵记万卷，好神仙导引之法，炼丹以期遐年，所著尚有《神仙传史集》《五经诸史》《百家之言》；学识渊博，被誉为"山中宰相"的陶弘景，不但精于医学，而于天文，历法、诗文诸方面亦有高深的造诣；被尊为"药王"的孙思邈，通百家之说，善庄老之学，兼好释典；身为太傅令的王冰，笃好医学，注释经典；以第六人登科，官至翰林的许叔微，尚是一位研究《伤寒论》的医学家；金元时期，有学识渊博，在医学上各有突破的刘完素、张从正、李东垣、朱丹溪四大家；明清两代又有李时珍、王肯堂、张介宾、傅山、柯琴、陈修园、徐大椿、黄元御和刘奎等诸多有成就的医家。他们大都是精于经、史、子、集，博于天文，在历法、律吕领域均有造诣的医家。纵观历代医学大师们的知识结构，多横跨专业的界河，涉猎医学、哲学、数学、天文、地理、历法、气象诸多学科。《伤寒来苏集·季序》对此有精辟的论述："世徒知通三才者为儒，而不知不通三才之理者，更不可以言医。医也者，非从经史百家探其源流，则勿能广其识；非参老庄之要，则勿能神其用；非彻三藏真谛，则勿能究其奥。故凡天以下，地以上，日月星辰，风雨寒暑，山川草木，鸟兽虫鱼，遐方异域之物，与夫人身之精气神形，脏腑阴阳，毛发皮肤，血脉筋骨，肌肉津液之属，必极其理，夫然后可以登岐伯之堂，入仲景之室耳。"总而言之，医学与诸子百家之学都是密切相通的，可以说中医学乃中国传统文化中之瑰宝。中国人对天人相应整体观的关注，对阴阳调和模式的追求，无不在中医学中体现出来。尤其天人相应学说、阴阳五行学说，论及两者在实践冲领域中最成功的应用，当属中医。

三、中国象数医学的结构

中国象数医学分为医道－医术－医学（狭义）三个层次。

根据中国数术学中太极论的道论、三五论的数论、形神论的象论三大核心理论，结合《黄帝内经》中已经基本成熟的气（道）－阴阳－三才－五行的本体论思想，可将中国象数医学分为医道－医术－医学（狭义）三个层次。

《素问·灵兰秘典论》云："至道在微，变化无穷，孰知其原？窘乎哉！消者瞿瞿，孰知其要？闵闵之当，孰者为良？恍惚之数，生于毫氂；毫氂之数，起于度量，千之万之，可以益大，推之大之，其形乃制。"此论说明中医学寓有深刻的数术学之道论、数论、象论思想。《黄帝内经素问》将中医学称为"精光之道，大圣之业"，与正心明德之道、治国平天下之业相同，此即医道通治道之谓也。而如何"宣明大道"？《素问·上古天真论》有"上古之人，其知道者，法于阴阳，和于术数，食饮有节，起居有常，不妄作劳，故能形与神俱，而尽终其天年，度百岁乃去"的记载。上述经文再次体现出《黄帝内经》中医学，即中国象数医学。《周易·系辞》云："一阴一阳之谓道。"故"法于阴阳"为中医学之医道基础理论，"和于术数"为医术之运筹和协原理，"形与神俱"为防病延年之医学终极目的。"上古"指人类早期的生活时代。"天真"，指先天赋予的真元，即中医学中的"肾气""精气""元气"。《黄帝内经》推崇上古的"真人"讲究养生之道，而能却病延年，故篇名"上古天真论"，而为《黄帝内经素问》之首篇，倡导无病而调的养生之道，即治未病的思想。继而有"四气调神大论篇第二"，论述如何顺应四时的气候变化以调摄精神，以达到养生防病之效。因人生活在这个群星运行的自然界里，人与自然界息息相关，人类如何适应自然界的变化规律，是医学研究的课题，故第三篇名"生气通天论"。《黄帝内经》中"法于阴阳""和于术数""形与神俱"，表述了《黄帝内经》的医学结构，并以此确立了中国象数医学的主体学术思想的三个层次：源于太极论道论的医道，源于三五论数论的医术及源于形神论象论的医学，成为中国象数医学的核心理论体系。

故探讨中国象数医学的结构，首先要从"道论"说起，继而通晓中国数术学的基本理论和精微理论，方能妙识玄通，登堂入室，以掌握中国象数医学的基本内容。

（一）医道

医道属于中国数术学道论的范畴。医道，又称医理，主要内容是医学哲学，即医学辨证法，是一切医学理论和临床诊疗技术的总纲。它以医学模式、医学审美、医学思维、医学伦理、医学研究方法等医学规律为主要研究内容。它研究人的生命本源、本性、本质及其与自然界、社会之间的联系，研究自然现象、生命现象、社会现象、思维现象的一般规律及其关系，研究医学的宇宙观、生命观、社会观、生理观、病理观、疾病观、诊断治疗观及养生观，研究生命的本体论、认识论、反映论和方法论在中医学乃至人体科学中的具体运用和体现。正如王冰《素问·序》所云："其文简，其意博，其理奥，其趣深，天地之象分，阴阳之候列，变化之由表，死生之兆彰，不谋而遐迩自同，勿约而幽明斯契。稽其言有征，验之乃不忒。诚可谓至道之宗，奉生之始矣。"

在这里，应特别强调，医道不仅指哲学思想，还包含科学精神和人文关怀等。从"神农尝百草""一日而遇七十毒"的科学探索及献身精神，到扁鹊之"信巫不信医者六不治也"的科学唯物精神，以及历代医家面对时代不同、地域差异、体质变化、物候差异、疾病谱变化而进行的中医理论及技术创新而展现的科学实践精神，中医药学的科学精神在中华民族繁衍生息的历程中闪耀着炫目的光辉。正是这种科学精神使中医学创造了许多宝贵的医学资源，不仅能成就青蒿素提取与应用的伟大，也必然成为全世界科学界不容忽视的智慧源泉。中医学格外重视人文关怀，从某种意义上来说，医学经常滞后于病情，在很多疾病的晚期、生命的末期，技术回天乏力时，人文精神更显得尤为重要，诚如古人所云："人之所病病疾多，医之所病病道少"因而劝诫医者当"博极医源、精勤不倦""大医精诚""如履薄冰、如临深渊"。随着科学技术的发展，人们在生产生活实践过程中开始更多地倚重科技的力量，这就造成了当前中医学的技术化倾向。然而科技是把双刃剑，虽然在一定程度上开拓了人们的认识，但是也模糊了人们前进的方向。对于医学来说，各类先进的医学仪器确实为诊断乃至治疗都提供了极大的便利，但是，科学技术是有天花板的，我们应当在医疗过程中借助科技而不要只仰仗科技。中医药学在临床服务中始终重视人的客观观察和同情同理作用，因此能够解决许多科学仪器诊断不出而确实困扰病患的苦痛。在医疗技术日新月异的时代，我们不能忘却医疗行为中人的主体作用，中医药学所蕴含的人文关怀、道德风范，在医患沟通障碍凸显的现实情况中有着非常重要的现实意义和教育意义。正如吉忱公所说："以医德为重，以仁慈为怀，为病人解除痛苦而后乐。"

（二）医术

医术属于根于中国数术学数论的范畴，并非指临床诊治方法和技术，它是中国数术学的一般原理在中医学中的具体运用，是中国数术学的核心理论与中医学的临证特色相结合的产物，它根据《黄帝内经》"法于阴阳，和于术数"原理，在医道的统率下，将整个中医学的基础理论和临床经验结合成一个有机的整体，而其中以"数"为纲领。其数乃象数之数，包括太极（道、气、玄、元等）、阴阳、三才（三元）、五行、阴六阳九、八卦、干支、河图、洛书等，而其与中医学结合则产生气元论、五运六气学说、脏腑配位配数、九宫八风、子午流注、灵龟八法、飞腾八法、气功火候、药物配伍比例、生命历程的划分及其男八女七的分段等重要学说。

（三）医学（狭义的医学）

狭义的医学属于根于中国数术学形神论的象论范畴。其与《黄帝内经》所建立的广义中医学（中国象数医学）相比较，当前人们所熟知的中医学可以称为狭义中医学。其是指一般的研究机体的组织结构、生理功能、病理变化、疾病的概念及其诊断、治疗、预防和养生保健等内容，包括医学理论和临床实践两大部分。中医药学因其千百年的积累而具有丰富的理论内容，因为疾病谱的变化、时事物候的变迁、体质环境的变动、医学境况的变异，历代医家均进行了医学理论的革新。例如：宋代钱乙对于小儿的生理病理认识和脏腑辨证，金元时期刘完素对于火热病机的辨识，张从正对于攻邪法的认识，李东垣针对内伤病症阐发的脾胃论，朱丹溪立足生理阐发的滋阴论，还有明代温补脾肾的温补派以及清代对抗温热病的温病派，乃至清末民初探讨中西医结合的中西医汇通学派等。这些医学观点、学术派别看似繁杂，实则互参互正、优劣互补，在很大程度上能够为现今日益复杂的医疗形势、临床病情以及广大民众愈发迫切的健康需求提供切实有效的诊断防治指导理论，为未来医学研究提供多角度、多维度、多层次的思路与方法。世界上少有学科，能如中医药学一般绵延千年、经久不衰地积累和沉淀，医学实践经验由此更为博大精深，并为浩如烟海的医学文献所载录而得以流传。古人早已认识到生命是一个开放的复杂巨系统，由此造就了中医学防病治病的复杂性。由于不同疾病有着不同的基本规律和治疗法则，但是发病时空并非一致，临床表现瞬息万变，个人情况也千差万别。因此在临床诊治过程中，要知常达变、灵活应对，医学的经验性由此而成为中医药学格外重视的部分，经验丰富的医生和他们的著作，则形成了宝贵的临床智库。

（四）三层次之间的辩证关系

中国象数医学的三个层次之间是密不可分、缺一不可的。医道是医学理论的原理，由医道而产生医术、医学（狭义）；医学（狭义）又是临证之主体，由医学（狭义）而完成医学治病救人之功；医术则为其中介，是联系医道、医学之纽带，由医术而使医道之原理和指导意义在医学（狭义）验证过程中得以实现，亦使医学（狭义）对医道原理加以验证。

由此可见，医道是医术、医学（狭义）的基础，是其最终的说理工具，但它只能也仅仅能提供一般的本体论、方法论（即说理工具），而不能实现医学之目的。医学（狭义），是完成医学（广义）目的之手段和方法，且只有在医道的指导下，才能正确地完成医学的任务，并在大量的医疗实践中检验医道的正确与否，使医道走上更正确、更准确地反映医学本质，且更能够体现其指导意义的轨道。医术在医道统率下，既使医道原理在医学活动中得以充分体现，又使医学之实践合乎医道之指导，使医道、医学之联系得以形成。由此可见，由医道产生了医术，由医术产生了医学；反过来，由医学而能体现医术，由医术而能产生医道，医道、医术、医学三者之间是一种辩证统一的关系，共同构筑了中国象数医学的理论体系。

四、中国象数医学的学术价值

中国象数医学的提出，是中医学发展史上的一次重大理论突破，具有重大的理论价值和实践价值，有着鲜明的时代特征和深远的历史意义。

（一）中国象数医学产生的历史意义

中国象数医学，是用象数易基本原理来研究中医学乃至人体科学的一门学问，是近几年开发出的一门既古老又新颖的学科。说其古老，是因为中医学自诞生之日起，就与《周易》结下了不解之缘。在漫长的发展过程中，又与《周易》不断地进行有机的结合；言其新颖，则因为尽管古代医家早有"医易相通""医易同源"之论断，易之象、数、理深刻地影响着中医学的形成和发展，后世发展过程中又与中医学有着千丝万缕的联系，但在偌长的中医学发展史上，一直没有人明确地提出象数医学的概念及其理论。直至 20 世纪 80 年代末期，在科学技术极度发展的今天，才由人杰地灵的山东半岛的一位骄子、一位学验俱丰的中医学家——柳少逸先生，正式提出并建立起以医道－医术－医学（狭义）为核心的理论体系雏形。

1. 中国象数医学是对中医学理论根本的揭示

中国象数医学提示的自然规律，在理论上、方法上和实践上，都有着中医学自身的学术特点，并为历史文献和长期的医疗实践所印证。《黄帝内经》时代的中医学，是广泛吸收同时代的科学文化知识而形成的博大精深的理论体系，数千年来指导着中医学理论和实践，并为两千年来的实践所验证。但在中医学两千多年的发展史中，无论是理论上"医道"的探索，还是方法论上的"医术"的研究，以及临床上对诊断方法的创新和对疗效的"医学"追求，虽然每一位医学家和临床医生都在自觉或不自觉地在应用着中国象数医学，但一直没有对此进行系统的研究和全面的总结，更没有人提出"中国象数医学"的概念和理论体系，尽管曾有过"医易相关""医易同源"等类似或切近中国象数医学的相关研究。从这个意义上说，中国象数医学是对数千年来中医学体系根本的理论阐释，也就是对《黄帝内经》时代中医学的复归，这也正是少逸先生将"中国象数医学"定位为"《黄帝内经》的中医学"，而撰写《〈内经〉中的古中医学——中国象数医学概论》一书的目的所在。

2. 中国象数医学是对《黄帝内经》理论的拓展

《黄帝内经》构建了中医学的理论体系，但是构成体系，首先要定位，如果定位不明确，内涵和外延不清晰，就无法明确其理论体系的真正所指。定位就是自我设限，也就是有所规范，但体系一完备，就会封闭，封闭就是老化的开始。解决这一矛盾的唯一途径就是沟通，沟通就是要跳出自己体系的"自我设限"，有可能扩大自我，来承受和接纳外来的体系。因此，当前研究中国象数医学，并非要求简单的、完全地恢复到《黄帝内经》时代的医学，而是要在充分地把握中国象数医学之本的前提下，以广义中医学的基本理论为主体，旨在使中医学突破长久以来的封闭和自我设限，容纳历史上一切优秀的科学文化知识，在和历代科学技术的沟通中求得发展。从中国医学发展史中可以看出，从金元四大家的形成，到明清温病学派的建立，均是在继承的基础上有所创新，而有所发展，充分体现了太极思维模式中"封闭→开放→再封闭→再开放"的事物发展轨迹。而且，中国象数医学本身就是一个高包容性的理论体系，可以容纳古今中外包括西医学在内的各种科学文化。与时俱进，砥砺奋发，方可使中医学理论不断拓展，实践方法不断丰富，更好地为人民健康服务。

（二）中国象数医学产生的时代意义

中国象数医学之所以被提出，并得到人们足够的重视和关注，除却提出者个人因素（见"柳少逸中国象数医学思想概述"一文）外，还因其不可逆转的客观规律和时代内涵。因此，探讨中国象数医学产生的时代背景和意义，具有相当重要的学术价值。

1. 当前形势的严峻挑战

当今之科技世界，以"知识爆炸"为特点。世界范围科学技术的迅猛发展，冲击着整个人类社会的文化，各类学科都面临着一次新的多方位的挑战。中医学的生存和发展，也面临着新的机遇和挑战。发达国家医学科学的发展愈来愈显示出鲜明的时代特征，在很大程度上依赖于基础学科的发展，广泛吸收和应用当代最新科技方法和手段，使其不断地自我更新和飞跃发展，快速以崭新的面貌跃居于世。因此，新技术革命、西医学的发展在大气候上对中医药学构成了严峻挑战。

中医药学独特的理论体系，优势的"天人合一"的医学模式，安全可靠的疗效，简、便、易、廉的社会经济效益以及世界医学对新的医学模式的探索，现代人趋向大自然的复归，国内外人民对医学多样化的需求，客观上导致了人们对中医药学的高度重视和关注。全球范围内的"中医热""针灸热""气功热"的浪潮，方兴未艾。特别是东邻日本，称中医理论体系为科技研究的尖端领域，正投入大量的人力、物力、财力，运用最先进的现代科学技术和设备，以迫人之势，加紧发展东洋医学。因此，世界范围的中医药学研究和日本汉方医学研究，在小气候上对国内中医药学构成了另一种更为严峻的挑战。

中医药学在漫长的发展过程中，曾经历过多次的挑战和革命。正是在这多次的挑战和革命中，中医药学才一步步地发展成熟、壮大。在科学技术迅猛发展的今天，人们都期待着科学技术的突破。人体科学作为现代科学技术体系中正在崛起的一大部门，就是最有希望的带来这种重要突破的前沿领域之一，作为人体科学重要组成部分的中医药学，正期待在这种重要突破中当排头兵。

中国象数医学，正是在这样一个历史巨变时期，从机遇和挑战中诞生的，它无疑具有鲜明的时代特色和顽强的生命力。目前，中国象数医学已具有学科雏形，产生了医道－医术－医学（狭义）三个层次、包括天人相应的整体观、形神统一的生命观和太极思维的辨证观的精微理论，这可以说是在时代的挑战中迈出的可喜的一步。人们期待着它在挑战中取得更大的突破。

2. 科学渗透的必然结果

中医药学宝库中有着极为丰富的多学科宝藏，其理论体系的奠基之作《黄帝内经》就被誉为春秋战国时期的百科全书。多学科协作研究构成了中医学学术研究的特色，亦构筑起中医学理论体系的特色。

人类认识自然的方法，已由整体时代（传统系统时代）、分析时代跨入了系统时代。系统时代实际上是分析时代在波浪式前进、螺旋式上升之后的复归，科学愈发达，技术愈先进，各学科之间的相互渗透和相互协作也越广泛、越深入。中医学基础理论体系产生于整体时代，又曾以"主体""优势"的姿态拒绝过分析时代的干扰和影响，这就愈使当今面临的挑战具有严峻性，促使中医学必须在多学科协作中求得生存和发展。正由于此，在国际上大量出现交叉科学和边缘科学的影响下，我国20世纪70年代末至80年代曾出现过中医多学研究思潮，力求从天文学、气候学、心理学、社会学等多学科方面认识中医学，为中医学本质的揭示奠定了一定的基础，也为中国象数医学的提出和发展提供了一定的学术准备。目前，中国象数医学正处在前所未有的发展时期，而中医的多学科研究传统又提供了多学科知识，使两者之间具备了某种自然的亲和力。中国象数医学的产生，是多学科渗透的必然结果，又是中医学容纳更多学科知识的又一次尝试。

3. 科学规律的发展趋向

科学发展的进程中，各学科发展状况是不平衡的。有的学科发展较快，成为发展的重点进而带动其他学科的发展，这就是带头学科。带头学科具有不断更替性、周期加速性、广泛影响性等特点。每一时代都有其各自的科学发展特点，都有其各自不同的带头学科。

当采学科理论由我国学者赵红州提出，他认为当采学科就是硕果累累的那个学科。这个模式如同开采矿藏一样，逐个层次挖掘。根据这个研究方法的启示来研究新中国成立以来中医学当采的情况，是比较符合实际的：经典著作与中医基础（20世纪50年代初、中期）、民间采风（20世纪50年代末—60年代初期）、中医教材（20世纪60年代中期）、中西医结合（20世纪60年代中、末期）、针灸针麻（20世纪70年代初、中期）、天人相应（20世纪70年代末期）、气功（20世纪80年代初期）、中医多学科研究（20世纪80至90年代）、医易学说研究（20世纪80年代末期—90年代初期）和中医文化学（20世纪90年代初期）。中国象数医学横跨天人相应、多学科研究、医易学说研究和中医文化学研究的过程，是各个时期的重要的当采内容，而且将各个时期有机地结合在一起，是自20世纪70年代末以来中医学术研究成果的重要总结，代表了下一步中医学发展的趋向。我们应在中医战略的制定过程中，对科研力量、规模的安排上，进行充分分析，尤其应注意科学发展的规律性的原理，使中医学发展走上健康、正确的轨道，以利于中医学的全面振兴和发展。

4. 医易研究的当然总结

医易学说，是《易经》基本原理在中医学中的具体运用，是易学思想与中医学临证特点相结合的产物。它是中医学的学术灵魂，即中医之"本"。以《黄帝内经》为渊薮的中医基础理论就是在吸收包括易学在内的各学科的基础上形成的，并随着与易学结合的不断深入而发展成熟。这种观点，不仅得到历代医家的认可（古代医家即有"医易同源""医易相通"之论）；而且得到了当代中医界的关注，一脉相承的医易研究正说明了这一点（见"十年来医易研究发展资料年表"）。

但纵观十余年来纷纷纭纭的医易学说研究情况，其局势不容乐观。尽管人们已经普遍地认识到医易学说在中医学中的重要地位；尽管医易学说的研究取得十分丰硕的成果，譬如面世了一大批学术专著、学术论文，譬如一大批有为的专家、学者和临床工作者正在理论和实践的结合上继续研讨医易学说；如此等等。然而，由于缺乏研究的核心和主轴，缺乏研究的正确导向和指引，致使出现了研究上的混乱和伪热潮现象，甚至出现了"医源于易"的偏激之辞。

为了理顺医易学说研究的脉络，寻找出研究的核心和一条研究的正确路径，也曾经历过彷徨、苦恼的柳少逸先生终于提出了中国象数医学理论体系。该理论体系对十几年来的医易研究进行了系统的总结，提出了中国象数医学新理论，并为以后的医易学说研究开辟出一条金光大道。这无疑是一条达到辉煌目的地的正确途径，相信在不久的将来，医学的发展会证明它的正确性和科学性。

5. 医学模式的超前发展

在医学长期的发展过程中，历代医学系统地讨论了人体的组织结构、生理功能，疾病的概念及其发生、发展规律和辨证论治原则，以及心理、社会因素在其中的重要性。世界医学模式，也由整体医学模式（原始的系统医学模式）、生物医学模式，发展到今天的生物－社会－心理医学模式。但在中国象数医学模式来看，现行的生物－心理－社会医学模式，仍未能彻底揭示医学的本质和底蕴。在《黄帝内经》时代，中医学就曾提出的比较成熟的"天人合一"（人类－环境系统）、"形神合一"（形体－心理系统）医学模式，似乎更能正确地反映医学的本质。真理是在螺旋式上升、波浪式前进中发展的，经过整体时代、分析时代后和系统时代后，必然会走上另一个分析时代和系统时代的再循环。中国象数医学在对古今中外的一切医学知识进行天人合一、形神合一的系统总结以后，期待着中医学的又一次分化和随之而来的又一次整合，但更期待中医学在再一次分析和整合的循环之后，仍然能纳入中国象数医学的医道－医术－医学（狭义）模式之中。由此之见，在医学模式的发展中，中国象数医学既能与当前世界医学模式的转变相吻合，更具有超前意识。这是尤其需要我们重视和肯定的。

6. 中医理论的自我超越

中医药学理论体系，是在《黄帝内经》时代广泛吸收同时代的一切优秀科学文化知识精华的基础上形成的。但是要构成体系，首先要"定位"。"定位"就是"自我设限"，也就是有所规范。体系一完备，就会封闭，封闭就是老化的开始。中医学绵延发展数千年，至今仍未能从根本上突破《黄帝内经》所给予的理论体系的界定，其根本原因正在于此。而《黄帝内经》所构筑的中医学理论体系，是在两千年以前文化尚不发达，尤其是缺乏现代实验科学的支持的情况下形成的。因此，它不可能也不会完全适应于科化高度发达、以"知识爆炸"为特征的现代生活，尤其是在中医学经历过多学科研究高潮、已广泛地与现代科学的众多部门相契合之后。解决这一矛盾的唯一途径就是沟通，沟通就是要跳出自己体系的"自我设限"，接受有可能扩大自我来承受和接纳外在的体系的可能性。因此，中国象数医学，就是要在充分地把握中医学理论体系核心的基础上，以中医学的基本理论为主体战略，以马克思主义为强大的思想武器，运用现代科学的一切优秀成果，结合当前的时代特征，使中医学的唯物论和辩证法从朴素、自发中得以升华，形成一整套以马克思主义为指导的、以中医学基础理论核心为主体的、符合当前时代特征的具有"社会主义特色"的"新中医学"，完成中医学基础理论体系的自我超越。

总之，中国象数医学是中医学发展到今天的一种必然的产物，是中医学在新技术革命、西医学和日本汉方医界的挑战面前对传统理论的一种蜕变和升华，是对医易学说研究的一种总结和导向。它的产生和发展，具有鲜明的时代性和科学性，具有历史发展和科学规律的客观必然性。历史要求它担负起振兴和全面发展中医的使命。人们期待着它在传统理论的自我超越中获得新生和新兴。

关于中国象数医学的研究，受到国内外医学界和新闻媒体的关注。受中华中医药学会委托，1992年10月山东中医药学会承办了中国象数医学学术研讨会。大会就中国象数医学的概念、范畴以及当前研究的现实意义进行了交流和热烈讨论。大会肯定了"中国象数医学"概念及其以"医道－医术－医学"为核心的理论体系，认为中国象数医学是中医学发展到今天的必然产物，是对以《黄帝内经》为代表的以"天人合一"为核心的中医传统理论在经过漫长的发展过程后的一种复归。它的产生和发展，具有历史发展和科学规律的客观必然性。会后，由先生伉俪主编的《中国象数医学研究荟萃》一书出版。在此基础上，先生又撰写了《〈内经〉中的古中医学——中国象数医学概论》一书，由中国中医药出版社于2016年2月出版。笔者1998年主编全国卫生职业教育实用教材《中医学概要》一书时，特聘请先生伉俪担任策划和编委，并根据先生建议，按医道－医术－医学三层次而将全书分为三部分：基础理论，常用疗法，临床各科。这是最早按照中国象数医学理论体系编著的教科书，经卫生职业学校试用后，获得较好评价，《上海中医药情报》等报刊予以刊文赞扬。

中国象数医学，是运用中医原创思维创立的古今贯通、中西融合的"新中医学"，其创立的核心是中医原创思维。国家科技部于 2010 年批准启动"中医原创思维与健康状态辨识方法体系研究"国家重点基础研究发展（"973"）计划，由国医大师王琦领衔的课题组经深入研究后认为，中医原创思维是以"取象运数，形神一体，气为一元"为整体思维模式，即中医学的"象数观－形神观－一元观"，这与中国象数医学何其相似乃尔！可见英雄所见略同，出生于 1943 年的两位中医大家王琦、柳少逸不谋而合，这即是中医学的智慧。

第二节　内伤性疾病病机四论体系

《素问·阴阳应象大论》提出"治病必求于本"，《素问·至真要大论》回答了何者为本。何为本？病机为本。该篇举例十九，示人以从症状到病机的逻辑规范。治病必求其本，中医的一切临床诊疗活动都是以病机为中心的，正如刘完素《素问病机气宜保命集》所云："察病机之要理，施品味之性用，然后明病之本焉。故治病不求其本，无以去深藏之大患。""谨察病机之本，得治之要者，乃能愈疾。"然少逸先生认为，《黄帝内经》病机十九条，是从"六气"的变化加以分析归纳，由博返约地提出了一种随证求因、分析病位和病理的方法，仅为举例说明，且偏重于外感疾病，尚不能概括内伤性疾病的病因病机，于是根据《黄帝内经》脏腑经络理论，传承吉忱公、永昌公理论研究和临床经验，结合自己和锡英教授多年的临床实践，概括性地提出了内伤性疾病的病机体系，即"内伤病病机四论体系"：老年、退行性病变的虚损论；功能失调性疾病的枢机论；器质性病变的气化论；有形痼疾的痰瘀论，用以解释慢性、顽固性疑难病证和各科杂病的病因病机，并作为治疗慢性内伤性疾病的思辨纲领，在临床中进一步加以验证和提炼。经过多年的理论探索和大量的临床实践，证实四论确为诊治内伤性疾病简洁明快、行之有效的方法，并由此积累了丰富的应用经验和心得体会，在《杏苑耕耘录》《柳少逸医论医话选》《〈内经〉中的古中医学——中国象数医学概论》等著作中加以传播，期冀广大中医药工作者能循以应用，减少临床的无序摸索，以更快更好地为广大患者服务。

一、内伤性疾病病机四论体系

内伤性疾病病机四论体系，是柳氏医派的核心学术思想之一。在本书第二章"柳氏医派的学术思想"中，列专节简介了"四论"的具体内容，即内伤性疾病病机四论体系，包括老年、退行性病变的虚损论、功能失调性疾病的枢机论、器质性病变的气化论和有形瘤疾的痰瘀论。兹不赘述。

二、运用病机四论创制方剂

理论是为实践服务的，检验理论的标准在于实践。辨证论治体现在临床实践上就是理法方药一线贯穿，内伤性疾病病机四论最终要落实在方药（术）上。在《〈内经〉中的古中医学——中国象数医学概论》一书第三章"象数医学大要"的"太极思维与病机四论"节中，先生将多年来据四论而创制的方剂附于文后，公之于世，兹照录如下：

1. 益元方：熟地黄、鹿角胶、龟甲胶、菟丝子、枸杞子、山茱萸、山药、怀牛膝、川续断、桑寄生、杜仲、补骨脂、白术、红参、玄驹、首乌、红景天、仙灵脾。

主治：肾元亏虚、精气不足诸证。根据阴虚、阳虚、精虚、气虚的偏重，选加相应的药物。

2. 九子填精方：菟丝子、枸杞子、沙苑子、女贞子、胡芦巴、韭菜子、车前子、覆盆子、桑椹、鹿角胶、龟甲胶、山茱萸。

主治：肾精亏虚所致之髓虚脑晕、髓虚目眩、髓虚耳鸣、髓虚骨痛、髓虚神怯及男科肾虚精少精弱、阳痿早泄，妇科肾虚经少经闭、精虚胚弱等症，常与益元方或益元荣冲方合用；治疗胚胎发育不良时，与益元荣子方合用。（按：该方加《证治准绳》补肾地黄丸加减组成益元荣髓方，益元荣髓方合参芪方为治疗胎禀不足、肾元亏虚型小儿脑瘫之首选。）

3. 益元荣髓方：熟地黄、鹿茸、龟甲胶、山茱萸、山药、肉桂、柏子仁、核桃仁、补骨脂、韭菜子、当归、首乌、枸杞子、肉苁蓉、益智仁、炙甘草。

主治：肾元亏虚之五软、五迟、解颅、老年痴呆等髓海未充或髓海虚损证。

4. 益元愈喘方：熟地黄、鹿角片、肉桂、紫河车、白芥子、炙麻黄、仙茅、仙灵脾、炮姜、炮附子、菟丝子、茯苓、山药、泽泻、山茱萸、枸杞子、红参、地龙、白果、芦根、五味子、桑白皮、炙麻黄、补骨脂、巴戟天、罗勒、白果仁、炙甘草。

主治：肾阳不足之寒喘证，以遇寒冷多发喘咳，或冬季发病，面色不红，身体不热或四肢或局部凉冷喜热等为主症。

5. 益元止嗽方：菟丝子、枸杞子、山茱萸、山药、熟地黄、补骨脂、白术、红参、玄驹、鹿角胶、仙灵脾、黄芪、炙紫菀、炙款冬花、炙杷叶、地龙、炙百部、补骨脂、川贝母、甘草。

主治：肾元亏虚、肾不纳气之咳喘证。

6. 益元健脾方：菟丝子、枸杞子、山药、熟地黄、山茱萸、补骨脂、党参、白术、茯苓、莲子肉、鹿角片、薏苡仁、白豆蔻、枳壳、玄驹、焦四仙、内金、绞股蓝、车前子。

主治：脾肾两虚所致的泄泻、食欲不振、消化不良等胃肠功能紊乱证。（按：该方加《医宗金鉴》扶元散，组成柳氏扶元治痿方，用治脾肾虚弱、营卫失调型小儿脑瘫。）

7. 益元荣督方：熟地黄、制附子、肉桂、麻黄、炮姜、仙茅、仙灵脾、鹿角片、毛姜、鹿衔草、川续断、桑寄生、杜仲、当归、鸡血藤、千斤拔、龟甲、五加皮、玄驹。

主治：肾阳虚弱，督脉失荣所导致的颈、腰椎病及手足肢体神经压迫症等。以面色不红，身体不热或四肢或局部凉冷喜热等为主症。

8. 益元荣骨方：熟地黄、菟丝子、枸杞子、山茱萸、怀牛膝、川续断、桑寄生、杜仲、补骨脂、毛姜、狗脊、龟甲胶、鹿角胶、丹参、土鳖虫、地龙、鸡血藤、玄驹、当归、女贞子、鹿衔草、五加皮、仙灵脾、炙甘草。

主治：肾元亏虚导致的骨质疏松、骨质增生又进一步引起的颈、肩、腰、腿关节痛等症。

9. 益元调冲方：鹿茸、人参、仙灵脾、仙茅、巴戟天、肉桂、罗勒、当归、熟地黄、白芍、女贞子、车前子、菟丝子、枸杞子、山茱萸、山药、杜仲、怀牛膝、川续断、桑寄生、海马、土鳖虫、益母草、龟甲胶、鹿角胶。

主治：肾元亏虚、冲任失调所导致的闭经、月经延后、功能性子宫出血，以及排卵障碍等症。

10. 益元濡脉方：红参、百合、黄精、天麦冬、月见子、绞股蓝、菟丝子、枸杞子、山茱萸、山药、熟地黄、白果仁、焦山楂、丹参、阿胶、三七、当归、龟甲胶、女贞子、墨旱莲、柏子仁、水蛭、地龙、地骨皮、炙甘草。

主治：肾元亏虚、心脉失养之动脉硬化性心脑血管病。

11. 益元养神方：菟丝子、枸杞子、山茱萸、山药、熟地黄、怀牛膝、桂枝、白芍、炒酸枣仁、柏子仁、节菖蒲、远志、女贞子、墨旱莲、龙骨、牡蛎、绞股蓝、合欢皮、珍珠粉、桑椹、女贞子、百合、首乌、炙甘草。

主治：肾元亏虚、心神失养之失眠、多梦、心烦等症。

12. 荣肝方：玄驹、全蝎、龟甲、鳖甲、五谷虫、诃子、乌梅、焦山楂、五味子、猪苓、茯苓、泽泻、白术、枸杞子、野葡萄藤、三白草、石上柏、垂盆草、云芝、赤灵芝、忍冬芝、水牛角、藤梨根、郁金、姜黄、甘草。

主治：急慢性乙肝。根据其辨证属阴、阳、寒、湿、热，病位在气、在血，积块大小质地的不同选加相应的药物。

13. 益元消渴方：人参、生地黄、五味子、女贞子、山茱萸、花粉、山药、玄参、麦冬、虎杖、葛根、知母、石斛、黄精、玉竹、地骨皮、苍术、石榴根皮、香铃子、牡丹皮、地龙、水蛭、玉米须、绞股蓝、田苋菜、鸭跖草。

主治：糖尿病。

14. 益元通痹方：熟地黄、肉桂、鹿角胶、白芥子、麻黄、玄驹、当归、地龙、乌梢蛇、川续断、桑寄生、杜仲、穿山龙、豨莶草、猫爪草、透骨草、伸筋草、鹿衔草、桂枝、白芍、络石藤、鸡血藤、毛姜、仙灵脾、炙甘草。

主治：肾阳不足、寒湿不化之寒湿痹证，骨刺、鹤膝风等骨节肿胀、僵硬不和、疼痛难忍之症。

15. 益元荣胚方：熟地黄、菟丝子、枸杞子、山茱萸、山药、川续断、桑寄生、杜仲、补骨脂、党参、白术、芥穗、炒黄芩、覆盆子、桑椹、女贞子、芡实、金樱子、制龟甲、制鳖甲、玄驹、炙甘草。

主治：肾元亏虚、胚胎发育不良所导致的流产、滑胎。

16. 加味小柴胡方：柴胡、黄芩、姜半夏、人参、川楝子、枳壳、木香、土鳖虫、鳖甲、姜黄、郁金、白芍、当归、生地黄、川芎、桃仁、红花、丹参、炙甘草。

主治：气滞血瘀之胁肋疼痛。

17. 理气调枢方：柴胡、枳壳、白芍、香附、佛手、木香、郁金、玫瑰、香橼、丹参、姜黄、九香虫、桔梗、醋大黄、甘草。

主治：胸胁脘腹、气滞胀满证。

18. 调枢理窍汤：柴胡、枳实、川牛膝、桔梗、菊花、川芎、丹参、水牛角、牡荆子、土鳖虫、水蛭、全蝎、牡丹皮、山茱萸、当归、夏枯草、香附、白芷、藁本、桃仁、红花、甘草。

主治：气滞血瘀之头痛。

19. 逍遥活血汤：柴胡、香附、郁金、瓜蒌、厚朴、川楝子、延胡索、玫瑰花、凌霄花、桃仁、红花、檀香、土鳖虫、地龙、三七、牡丹皮、赤芍、甘草。

主治：气血瘀滞于胸部所致之胸闷不畅、胁肋疼痛等症。

20. 逍遥丹归饮：柴胡、香附、郁金、瓜蒌、厚朴、当归、丹参、川芎、三七、檀香、土鳖虫、水蛭、红参、没药、龙血竭、泽兰、红景天、甘草。

主治：气血郁滞于心胸之胸闷不畅、心痛时作诸症。

21. 解郁散结方：柴胡、枳实、香附、川楝子、乌药、瓜蒌、橘核、荔枝核、当归、熟地黄、川芎、桃仁、红花、王不留行、路路通、土鳖虫、水蛭、蛴螬、九香虫、穿山甲、三七、花粉、郁金、丝瓜络、穿破石、夏枯草、八月札、甘草。

主治：气血郁滞于乳络之乳房胀痛或刺痛、乳房肿块诸症。

22. 理气九香汤：木香、香附、香橼、降香、檀香、公丁香、九香虫、玫瑰花、白芷、酒大黄、砂仁、白及、炒莱菔子、云茯苓、白术、三七、牡丹皮、白芍、石斛、甘草、生姜、大枣。

主治：气血郁滞于胃脘之胃脘胀痛，或刺痛，或见嗳气等症。

23. 乌核化瘀汤：乌药、荔枝核、橘核、桃仁、香附、醋大黄、八月札、九节茶、毛慈菇、穿破石、重楼、穿山甲、醋制鳖甲、土鳖虫、水蛭、鼠妇、蛴螬、王不留行、路路通、当归、熟地黄、红花、冬瓜仁、花粉、益母草、川牛膝、甘草。

主治：气血瘀滞于小腹之癥瘕肿块。

24. 柴胡五苓汤：柴胡、云茯苓、白术、猪苓、泽泻、桂枝、香附、木香、枳壳、厚朴、生薏苡仁、草果、陈皮、制半夏、炙甘草、生姜、大枣。

主治：气滞兼痰湿停聚之气肿。

25. 柴藻温胆汤：柴胡、黄芩、姜半夏、红参、陈皮、云茯苓、枳壳、胆南星、竹茹、海藻、昆布、海浮石、桔梗、生薏苡仁、三棱、莪术、九香虫、牡丹皮、赤芍、桃仁、红花、玫瑰花、凌霄花、醋大黄。

主治：痰气凝结所致瘰疬、痰核、瘿瘤、囊肿等肿物。

26. 化气通脉方：桂枝、茯苓、牡丹皮、赤芍、桃仁、红花、益母草、丹参、王不留行、路路通、泽兰、土鳖虫、水蛭、地龙、当归、熟地黄、穿山甲、鳖甲、蛴螬、鼠妇、海马、荔枝核、香附、柴胡、酒大黄、炙甘草。

主治：肾气不化所致的下焦瘀血证，以及小腹痛、子宫肌瘤、卵巢囊肿、盆腔炎性肿块、子宫内膜异位症等妇科疾病，或全身微循环不良所导致的水肿瘀血证。

27. 附子五苓方：制附子、桂枝、茯苓、白术、泽泻、猪苓、仙灵脾、人参、黄芪、黄精、赤灵芝、麦冬、白果仁、车前子、菟丝子、鹿角霜、五味子、甘草。

主治：阳气不化、痰湿内留之胸闷、心慌、脉结代之症。

28. 银杏五苓方：白果仁、银杏叶、月见子、月见草、云茯苓、白术、猪苓、泽泻、桂枝、绞股蓝、车前子、诃子、乌梅、苍术、生薏苡仁、荷叶、醋大黄、仙灵脾、土鳖虫、水蛭、地龙、丹参、焦山楂、甘草。

主治：阳气不化、痰湿内聚之肥胖证。

29. 阳和解凝方：熟地黄、肉桂、白芥子、麻黄、炮姜、鹿角霜、生薏苡仁、云茯苓、猪苓、炮蹄甲、陈皮、山慈菇、海浮石、丝瓜络、八月札、九节茶、土鳖虫、水蛭、昆布、泽泻、地锦草。

主治：阳气不化、痰湿内留之囊性肿块。

30. 天竺方：天竺黄、节菖蒲、远志、龙骨、牡蛎、竹茹、天麻、水牛角、炒酸枣仁、柏子仁、胆南星、珍珠、钩藤、磁石、琥珀、莲心、蜈蚣、蝉蜕、六畜甲、茯神、柴胡、郁金、白芍、甘草。

主治：痰浊扰神所致的头昏脑涨、失眠多梦，或神识混乱、精神异常，或癫痫、肢体搐搦、震颤等症。

31. 慈莲方：山慈菇、半枝莲、穿山甲、花粉、瓜蒌、当归、鹿角霜、大贝母、柴胡、川楝子、桃仁、红花、泽泻、香附、王不留行、路路通、生麦芽、橘叶。

主治：乳腺病或全身其他部位各类肿物。

32. 活瘀通脉方：桃仁、红花、当归、赤芍、熟地黄、土鳖虫、水蛭、丹参、地龙、川芎。

主治：各类血瘀证。

33. 益元阳和汤：菟丝子、熟地黄、枸杞子、山茱萸、山药、怀牛膝、川续断、桑寄生、杜仲、补骨脂、白术、红参、玄驹、鹿角胶、龟甲胶、肉桂、白芥子、麻黄、仙灵脾、鸡血藤、苏木、白芍、秦艽、炙甘草。

主治：肾元不足之颈、肩、腰、腿痛。

34. 加味鳖甲煎：制鳖甲、柴胡、姜半夏、人参、黄芩、干姜、大黄、芒硝、厚朴、桂枝、芍药、葶苈子、射干、石韦、瞿麦牡丹皮、凌霄花、鼠妇、䗪虫、干蟾皮、露蜂房、蛴螂、桃仁、当归、阿胶、赤灵芝、茯苓、炒白术、白花蛇舌草、半枝莲、半边莲、炙甘草。

主治：枢机不利、营卫失和、气化失司、痰瘀结聚之癥瘕积聚，亦可用于多种原因引起之肝脾肿大、子宫肌瘤、卵巢囊肿、乳腺增生及腹腔其他肿瘤。

35. 牛黄定瘛散：牛黄 0.3g、麝香 0.3g、镜砂 1.5g、天竺黄 6g、蝉蜕 6g、大黄 3g、甘草 3g，共研细末，分成 9 包，每次 1 包，每日 3 次。

主治：瘛疭、搐搦而见痰、热、风、惊四候者，多用于西医学所指之小舞蹈病。

36. 十味定痫散：节菖蒲 10g、蜈蚣 6 条、镜砂 3g、黄连 10g、瓜蒌仁 30g、代赭石 30g、胆南星 15g、白矾 10g、竹沥 10g、制半夏 10g，共为细末。每次 10g，每日 2 次，小儿酌减。

主治：风痰气逆、蒙蔽神明而致癫痫者。

37. 加味封囟散：柏子仁 120g，天南星、防风、羌活、白芷各 30g，共为细末，每用 60g，用猪胆汁调匀，按囟裂部位贴敷，并以纱布包扎，干则予以淡醋，或润以乳汁，一日一换。

主治：小儿胎禀不足、肾气亏损、髓海失养所致之解颅，即西医学之小儿脑积水症。

38. 加味阳和饮：熟地黄、鹿茸、怀山药、山茱萸、制附子、肉桂、补骨脂、人参、茯苓、菟丝子、胡桃肉、五味子、白果仁、海浮石、炙麻黄、白芥子、炙甘草。

主治：肺肾阳虚、痰浊壅滞之咳喘病。

39. 益元平喘方：熟地黄、鹿角胶、紫河车、制附子、肉桂、白芥子、麻黄、细辛、菟丝子、枸杞子、胡芦巴、车前子、仙灵脾、巴戟天、补骨脂、龙骨、牡蛎、白果仁、炒苏子、炒莱菔子、大贝母、葶苈子、炙紫菀、炙款冬花、炙百部、杏仁、炙甘草。

主治：肾元亏虚、偏于肾阳不足、寒痰不化之喘咳证。

40. 益元定喘方：菟丝子、枸杞子、山茱萸、山药、龟甲胶、紫河车、怀牛膝、补骨脂、仙灵脾、仙茅、白果仁、月见子、地龙、杏仁、瓜蒌仁、炙麻黄、沙参、麦冬、玄参、炙紫菀、炙款冬花、马兜铃、川贝母、炙甘草。

主治：肾元亏虚、偏于阴精不足、气道失养之喘咳证。

为便于说明，我们将柳氏医派据病机四论体系创建的方剂，简称为"病机四论方"或"四论方"。

在这里应该特别指出，"四论方"的理论基础虽然是病机四论体系，但其创制的过程是相当漫长的。如前我们所述的"芪芝煎"的创制一样，其最后定型经历过长期的过程，有创制、有改易、有反复、有修正。有些方剂，吉忱公、永昌公时期就已经应用，只不过那时尚未归结到病机四论体系而已。先生伉俪的病机四论体系，有的就是在吉忱公、永昌公的临证经验特别是用方思想的基础上总结出来的；有的先有了初步的设想，然后再从吉忱公、永昌公的用方经验中来论证。正是先有了吉忱公、永昌公等的实践基础，先生伉俪才能创建病机四论体系，且用之指导临床实践。

三、病机四论方临床应用范例

病机四论体系并不是凭空臆造的，而是在大量的临床实践基础上总结提炼出来的，从而成为解释慢性、顽固性疑难病证和各科杂证的病因病机理论体系的纲领。每论皆有其临证验案，为让读者能够体会四论方的辨证运用，兹不厌赘繁，将《柳吉忱诊籍纂论》和《柳少逸医案选》中所录验案尽量将全文照录，呈献给读者完整的医案。在这里，我们打破四论方的理论体系，根据临证应用方式方法加以分析。使读者明辨证之义、组方之理、方证成因、运用之活，可案而行之。

（一）初诊首选径愈疾

四论方是柳氏医派在大量的临床实践基础上提炼出来的，无论是在形成完整的方剂以前的探索阶段，还是在形成方剂以后的验证阶段，柳氏医派临证时总是有意无意地在第一时间考虑患者的病证与所创方剂是否相符，若方证相符，毫无例外地首选四论方，故临证以四论方愈疾的验案不在少数。

1. 益元壮腰汤

《柳吉忱诊籍纂论》腰痛门收录了"益元壮腰汤证案"一则。

林某，男，49岁，部队干部。1974年12月27日就诊。

近因晨练，汗出冒风，加之活动不慎，腰肌劳损，症见腰痛，俯仰转侧不利，动则疼痛加剧，步履维艰。既往有跌扑扭伤史。X线片检查示第三、四腰椎肥大增生，伴腰椎骶化。舌淡红苔薄白，舌下赤络暗紫粗大，脉沉细。

证属肝肾亏虚，筋骨失濡，脉络痹阻。治宜益元荣督、强筋健骨、活血通络。予益元壮腰汤治之。

处方：熟地黄20g，鹿角胶6g（烊化），桂枝12g，白芍60g，木瓜12g，川续断12g，鸡血藤15g，威灵仙15g，狗脊12g，杜仲12g，鹿衔草20g，毛姜20g，地龙10g，怀牛膝12g，黄芪30g，炙甘草15g、生姜3片、大枣4枚为引。水煎服。

外用方：血竭30g，没药30g，乳香30g，川芎60g，当归60g，醋元胡100g，无名异100g，生马钱子60g，生天南星60g，生川乌60g，川芎60g，当归60g，防风60g，冰片10g，生甘草30g。共研细末，每次60g，醋、热水各半，调糊敷腰部。

1975年1月20日，经治3周，服中药20剂，腰痛已除，唯活动量大则仍有痛感。守方加乌蛇10g，土鳖虫10g，当归15g，水煎服。外治方仍续用。

2月11日，患者欣然相告：续服中药15剂，病臻痊愈，可做慢跑步运动。

解读：增生性骨关节病，乃关节退行性病变。盖因腰为肾之府，督脉之外垣，因肾元亏虚，督脉失濡，筋骨失养，故腰痛生焉。治之之法，公谓当予益元荣督、强筋健骨、养血通络之剂，而立益元壮腰汤。方中主以熟地黄益肾填精，大补阴血，任为主药；鹿角胶为血肉有情之品，生精补髓，养血助阳，"禀纯阳之质，含生发之机"，强筋健骨，通利关节，而为辅药；伍桂枝汤、黄芪桂枝五物汤，乃和营卫、益气血之用；威灵仙辛散善走，性温通利，能通行十二经，既可祛在表之风，又能化在里之湿，通经达络，可导可宣，为祛除风湿痹痛之要药；狗脊、杜仲、木瓜、川续断、怀牛膝、鸡血藤、鹿衔草、毛姜乃《证治准绳》之续断丹，为养肝肾、强筋骨、活血通络之用。故诸药合用，药仅20剂，辅以活血通络、化痰开结之外敷方，即收效于预期。二诊时，予以土鳖虫、乌蛇伍地龙，乃增其活血通脉，解痉通络之功。药用当归伍黄芪，乃当归补血汤之谓，以除"邪入于阴则痹"之弊。腰椎病之腰痛，可称"肌痹"，而有当归补血汤之用；或称"筋痹"，而有续断丹之用；或称"骨痹"，而有益元荣骨方（熟地黄、鹿角胶、毛姜、鹿衔草）之用；或称"血痹"，而有黄芪桂枝五物汤之用。

按：该方先生虽未列为四论方，然其立方之理在解读中已经详细阐述，以益元荣督、强筋健骨、养血通络为治则，以熟地黄、鹿角胶等益元荣督药物为主组方，故亦为益元系列方之一。由此可见，先生书中所列四论方，仅为常用四论方之列举，重在用组方实例阐述四论处方之理，示人以规矩，而非对全部四论方的罗列。

2. 益元荣骨方

《柳吉忱诊籍纂论》足跟痛门收录"益元荣骨汤证案"一则。

于某，男，42 岁，山东利津县干部。1979 年 1 月 4 日就诊。

X 线片检查示右足跟生骨刺。走路则痛，视外踝关节上段肥大如赘肉，根部连及足跟疼痛难忍，不能工作，曾于多地就医，诊治效果均不显著，苦于此病久治无效而失去信心，今经其亲戚介绍来诊。查舌淡无苔，脉诊两尺沉而濡。

足跟生骨刺，亦骨质增生之病也。究其因，则谓"肾之合骨也""邪在骨，则病骨痛阴痹"。故治当滋肾荣骨、和血祛瘀，佐以通络镇痛。予益元荣骨汤内服，二乌透骨方外敷。

处方：熟地黄 30g，鹿角片 10g，当归 15g，白芍 30g，牛膝 10g，川续断 12g，桑寄生 12g，制川乌 9g，杜仲 12g，鹿衔草 15g，菟丝子 15g，枸杞子 10g，仙灵脾 10g，元胡 10g，补骨脂 10g，防风 10g，白芷 10g，甘草 9g，水煎服。

外用方：生川乌 12g，生草乌 10g，透骨草 120g，白芷 10g，细辛 6g，五加皮 60g，牡丹皮 10g，冰片 6g，共为细末，将热醋和药敷于患处，凉则温之再敷，每剂可敷 6 次。

此患者共服 24 剂，外用方 10 余剂，而痛止肿消恢复工作。

解读：益元荣骨汤乃公所立之方，为肾精亏虚所致骨病之用方。《素问·六节脏象论》云："肾者主蛰，封藏之本，精之处也……其充在骨。"《素问·逆调论》云："肾者，水也，而生于骨，肾不生则髓不能满，故寒甚至骨也。"《灵枢·五色》篇云："肾合骨也。"由此可见，肾气足，肾精密，则骨坚髓满，否则肾元亏虚，则骨痿髓空而骨病也。方中重用熟地黄益肾填精，大补阴血，为主药；鹿角生精补髓，养血助阳，"禀纯阳之质，含生发之机"，健骨密髓，而为辅药；佐以四物汤、元胡，以养血通脉，二子、牛膝、杜仲、桑寄生、毛姜、鹿衔草以养肝肾，强筋健骨；大剂白芍伍甘草，名芍药甘草汤，乃酸甘化阴，柔濡筋脉之用，为足跟痛症之效验小剂；川乌、防风、仙灵脾、白芷，乃疏风散寒、祛湿镇痛之用。辅以二乌透骨方外敷，以成温经散寒、活血通脉、解痉止痛之功。故诸方诸法合用，则骨刺得消，跟痛症得解。

验诸临床，此法因其养肝肾、益气血、强筋骨，利关节之效，而适用于因骨质增生而致颈、肩、腰、腿痛者。

《柳少逸医案选》骨痹门亦遴选一则"益元荣骨方证案"，患者证属肝肾不足，筋骨失养，营卫失和，气滞血瘀所致骨痹（骨股头无菌坏死），治宜养肝肾、强筋骨、养血通脉，故用益元荣骨方合桂枝倍芍药汤化裁，主以益元荣骨方，以养肝肾、强筋骨；辅以桂枝倍芍药汤伍毛姜、鹿衔草以养血、濡筋、荣骨、通脉，四物汤伍三虫以活血通络，缓急止痛。

3. 化气通脉方

《柳少逸医案选》癥瘕门选录"化气通脉方证案"一则。

秦某，女，32 岁。

月讯尚可，白带较多，经期时有胸胁、乳房胀痛。右下腹疼痛不移，经检查，右侧卵巢囊肿如鸡卵大，诊为卵巢囊肿（右）。舌质暗红，有瘀点，脉象沉涩。

辨证：气化失司，痰瘀互结。

诊断：癥瘕（卵巢囊肿）。

治则：化气通脉，软坚消积，渗湿活血。

方药：化气通脉方加减。

桂枝 10g，茯苓 12g，桃仁 10g，红花 12g，益母草 30g，丹参 15g，白术 15g，当归 15g，牡丹皮 10g，赤芍 15g，白花蛇舌草 18g，制鳖甲 10g，生牡蛎 30g（先煎），炙甘草 10g。水煎服。

迭进 20 余剂，白带不多，腹痛悉除，妇科检查卵巢肿物消失，仍予上方加香附 10g，继服 10 剂，以善后。

按语：对于癥瘕的成因及体征，《灵枢·水胀》篇云："寒气客于肠外，与卫气相搏，气不得荣，因有所系，癖而内著，恶气乃起，息肉乃生。其始生也，大如鸡卵，稍以益大，至其成，如怀子之状。久者离岁，按之则坚，推之则移，月事以时下，此其候也。"又云："石瘕生于胞中，寒气客于子宫，子门闭塞，气不得通，恶血当泻不泻，瘀以留止，日以益大，状如怀子。"《诸病源候论·癥瘕候》则有"癥瘕者，皆由寒温不调，饮食不化，与脏气相搏结所生也"的论述。《妇人良方》云："妇人月经瘀塞不通，或产后余秽未尽，因而乘风取凉为风冷所乘，血得冷则为瘀血也，瘀血在内，则时时体热面黄，瘀久不消，则为积聚癥瘕矣。"是故气血旺则邪不能侵，气血衰则正不能拒。本案多因七情郁结，令脏腑失和，冲任失调，气机阻滞，瘀血内停，痰湿蕴结，发为癥瘕。治当调冲任、化气通脉、软坚消积、渗湿活血，故立化气通脉方。方由桂枝汤、桂枝茯苓丸、苓桂术甘汤加味而成。盖因构成人体的根本物质是气，同时，它又是维持人体生命活动的基础物质。精、气、血、津、液各自的新陈代谢是生命活动的基础，五脏六腑功能的完成，皆以气为动力，气的运动变化以及由此而产生的物质和能量的转换过程，即气化过程。人体的气化功能失常，影响了气、血、津、液的新陈代谢，从而形成了器质性病变，而发为癥瘕。方中桂枝味辛，与甘草乃辛甘化阳之伍，名桂枝甘草汤；芍药味酸，与甘草乃酸甘化阴之伍，名芍药甘草汤；生姜、大枣二药，具酸、甘、辛之味，有和营卫、益气血之功，故五药合用组成桂枝汤，以通阳化气，调和营卫；合入苓桂术甘汤，通阳化气，渗湿化痰；桂枝茯苓丸，方中桂、芍一阴一阳，茯苓、牡丹皮一气一血，共调其寒温，扶其正气；桃仁活血以祛瘀，芍药益血以养正。明·张景岳云："善补阳者，必于阴中求阳，则阳得阴助而生化无穷；善补阴者，必于阳中求阴，则阴得阳助则泉源不竭。"故三方合用，立化气通脉方，以补泻相寓，升降相宜，俾气化有司，痰瘀消散。方中佐以鳖甲、牡蛎软坚散结；当归、丹参、益母草活瘀通脉；白术、白花蛇舌草渗湿化浊。诸药合用，癥瘕可除。

4. 阳和解凝方

《柳少逸医案选》癥瘕门选录"阳和解凝方证案"一则。

郭某，35 岁，农民。1974 年 7 月 5 日初诊。

生有子女二人，月经后期，色暗量少有块，经行腰腹痛，白带清稀量多。近半月小腹痛，右侧尤著，痛不喜按。经妇科检查：右下腹部有鹅卵大炎性包块。面色苍白，形寒肢冷，舌淡苔白，脉象沉细。

辨证：寒袭胞宫，血滞寒凝。

治则：温宫祛寒，化瘀散结。

方药：阳和解凝方加味。

熟地黄 30g，肉桂 6g，桂枝 12g，炮姜 3g，麻黄 3g，鹿角胶 10g（烊化），赤芍 12g，当归 12g，三棱 6g，莪术 6g，鸡内金 9g，香附 12g，五灵脂 9g，炮穿山甲 6g，白芥子 6g（炒，打），川牛膝 10g，甘草 6g。水煎服。

迭进 10 剂，炎性肿块缩小至鸽卵大，续服 20 剂，肿块消失，病臻痊愈。

按语：妇科炎性包块、卵巢囊肿及子宫肌瘤，均属中医学"癥积""石瘕""肠覃"范畴，临证应辨别阴阳，治分寒热。此案系因寒邪客于胞宫，血寒凝滞，瘀结不散，故予阳和解凝方，方由阳和汤合桂枝甘草汤而成。《黄帝内经》云："邪之所凑，其气必虚。"故其所虚之处，即受邪之地。病因于血分者，必从血而求之。故以熟地黄大补阴血，又以鹿角胶有形精血之属以赞助之。《黄帝内经》云："石瘕生于胞中，寒气客于子门，子门闭塞，气不得通，恶血当泻不泻，衃以留止，日以益大，状如怀子。"病既虚且寒，又非平补之性可收速效，故佐以炮姜、肉桂之温中散寒，桂枝入营，麻黄达卫，白芥子化痰结，共奏解散之功；香附、棱术、当归、赤芍、牛膝以行气活血通脉，穿山甲、鸡内金之属，助其软坚散结之力；甘草解毒，调和诸药。诸药合用，则肝肾得养，冲任得调，寒邪得散，经脉得通，癥积得除，而病臻痊愈。

5. 益元阳和方

《柳少逸医案选》脉痹门收录"益元阳和方证案"一则。

王某，男，39 岁，农民。1975 年 5 月 3 日初诊。

左足大趾及次趾皮肤与趾甲全部变黑、干萎且趾端溃破，有淡黄色脓水流出，余趾麻木，趺阳脉隐而不见，疼痛难忍，夜间尤甚，呼号不已，步履维艰。在某地区医院确诊为血栓闭塞性脉管炎。舌淡苔白，脉象弱。

辨证：营卫失和，脾肾阳虚，阴毒凝滞。

治则：温阳补血，散寒通滞。

方药：益元阳和方加味。

熟地黄 30g，鹿角霜 30g，肉桂 6g，炮姜 3g，麻黄 6g，白芥子 6g，穿山龙 15g，鸡血藤 30g，怀牛膝 12g，赤芍 12g，炮穿山甲 4.5g，赤灵芝 10g，鬼箭羽 15g，炙甘草 6g，水煎服。

10 剂后，疼痛止，肿胀消，夜宁，干萎组织脱落，仍宗原方，加当归 30g，黄芪 30g，继服 20 剂，诸症悉除，随访 3 年未复发。

按语：血栓闭塞性脉管炎，中医学称为"脱疽"，分虚寒型（相当于西医学的缺血期）、瘀滞型（相当于营养障碍期）、热毒型（相当于坏疽期）、气血两虚型（相当于恢复期）。此病多因脾肾阳虚，阳气不能通达四末，致寒凝血滞，脉络不通而发病。久则脉络瘀阻，经脉闭塞。郁久，必有化热之势，热毒耗阴，则肢端溃破。故有"始为寒凝，久成热毒"之说。益元阳和方由阳和汤加味而成，具温阳补血、散寒导滞之功，故适用于虚寒、瘀滞、气血两虚三型。虚寒型加温阳通脉之附子、细辛，补虚养血之当归、鸡血藤、怀牛膝；瘀滞型宜加活血化瘀之桃红四物汤，通脉导滞之地龙、土鳖虫、乳香、没药；气血两虚型宜合当归补血汤或八珍汤，及滋养肝肾之品。本案属血虚寒凝、阴毒瘀滞之证，故予益元阳和方而收效。方中重用熟地黄益肾填精，大补阴血，任为主药；鹿角胶乃血肉有情之品，生精补髓，养血助阳，"禀纯阳之质，含生发之机"，而功在益肾元、温少阴；肉桂温阳散寒而通血脉，共为辅药。麻黄、姜炭、白芥子协助肉桂散寒导滞而化痰结；熟地黄、鹿角胶虽滋腻，然得姜、桂、麻黄、白芥子诸辛味药之宣通，则通而不散、补而不滞，乃成寓攻于补之方、相辅相成之剂。方中辅以穿山龙、赤灵芝、怀牛膝，增其益心脾、养肝肾之功；炮穿山甲、赤芍、鸡血藤、鬼箭羽增其通脉导滞之力。诸药配伍，共奏益元温阳散寒之功，而成养血通脉之勋。

阳和汤方出自清·王洪绪《外科全生集》，乃为一切阴疽、附骨疽、流注、鹤膝风等阴寒之证而设。王氏认为："治之之法，非麻黄不能开其腠理；非肉桂不能解其寒凝。此三味……不可缺一也。腠理一开，寒凝一解，气血乃行，毒亦随之消也。"故首创阳和丸，后立阳和汤。阳和丸之药用麻黄、肉桂、炮姜，若麻黄汤之麻黄、桂枝、生姜，重在温经散寒，透营达卫，其要在于"益火之源，以消阴翳"。

6. 益元荣督方

《柳少逸医案选》痿证门收录"益元荣督方证案"一则。

周某，男，3 岁。2012 年 7 月 27 日初诊。

患儿母亲患精神分裂症，常年服镇静药。孕期一直服药，足月剖腹产，患儿产后发绀（持续时间不祥），住院数天出院，未行康复治疗。现患儿已 2 岁半，全身瘫痿软，头不能抬，手不能抓，足不能立，言语障碍，哭声无力，喂养半流质饮食，牙齿疏松，二便自遗，机体消瘦，舌淡红，苔薄白，指纹淡紫。收入院治疗。

辨证：肾元亏虚，筋骨失濡，髓海失养。

诊断：五软（小儿脑瘫）。

治则：益元荣督，强筋壮骨，填精益髓。

方药：益元荣督方化裁。

熟地黄6g，炒山药10g，山茱萸6g，云茯苓10g，制附子3g，肉桂3g，炒白术6g，枸杞子10g，桑椹10g，菟丝子10g，补骨脂10g，女贞子12g，墨旱莲12g，鹿角胶半片（烊化），龟甲胶半片（烊化），制鳖甲5g，玄驹3g，川续断10g，桑寄生10g，鸡内金10g，炒谷芽10g，炒山楂10g，神曲10g，红参6g，黄芪12g，炙甘草6g，水煎服，每日一剂，早晚分服。

辅以小儿推拿及足浴。

8月27日：经治1个月，食欲好转，一顿可吃两个鸡蛋。坐位欠稳，能抬起头，并可自主摇头；上肢肌力约2级，肌张力低下；下肢肌力约1级，肌张力明显低。引逗会笑，余同前，舌淡红，苔薄白，脉细滑。仍宗原意，处方如下：

熟地黄10g，炒山药6g，山茱萸6g，云茯苓10g，炒白术10g，制附子3g，肉桂3g，枸杞子10g，桑椹10g，菟丝子10g，女贞子12g，墨旱莲12g，鹿茸1g（研冲），龟甲胶1片（烊化），制鳖甲5g，玄驹4g，桑寄生10g，鸡内金10g，炒谷芽10g，炒山楂10g，神曲10g，红参5g，黄芪15g，当归6g，炙何首乌10g，黄精6g，毛姜10g，炒杜仲6g，怀牛膝6g，巴戟天6g，金樱子10g，炙甘草6g。水煎服，每日1剂，早晚分服。

10月20日：近期患儿饮食、睡眠较前明显好转，体重递增，但仍不达正常体重。上肢肌力约3级，肌张力稍低；下肢肌力约1级，肌张力明显低下。有便意时可暗示，但不会表达。舌淡红，苔薄白，指纹淡。仍宗原意，守方继服。

12月12日：患儿近期坐位抬头有力，转头自如，但俯卧位抬头无力，坐位稳当，下肢悬空时可屈伸膝关节，双手可抓握糖块，食欲好，体重增至10kg。舌淡红，苔白，指纹淡紫。仍宗原方继服。

2013年10月2日，患儿双上肢及手活动较前灵活有力，肌力4级，肌张力略低。下肢肌力3级，肌张力低。坐位可前俯后仰，左右摇摆，伸颈。能自主叫爸爸，声音清晰，理解能力较前提高，能表达意愿"是"或"不是"。舌淡红，苔薄白，脉细。因秋收，带药出院。

处方：熟地黄 10g，炒山药 10g，山茱萸 10g，炒白术 10g，枸杞子 10g，桑椹 10g，菟丝子 10g，补骨脂 10g，鹿茸 1g（研冲），川续断 10g，桑寄生 10g，红参 5g，云茯苓 10g，黄芪 15g，黄精 10g，毛姜 15g，炒杜仲 10g，怀牛膝 10g，仙灵脾 10g，牡蛎 30g，当归 10g，炒白芍 10g，女贞子 12g，墨旱莲 12g，珍珠母 20g，巴戟天 6g，鸡内金 10g，神曲 10g，玄驹 6g，甘草 10g，水煎服，每日一剂，早晚分服。

按语：本案小儿脑瘫患者，以其伴有智力低下，及视力、听力、语言、行为异常，故与中医"五迟""五软""痴呆""痿证"相伴。盖因胎禀不足，肾元亏虚所致，故治宜益元荣脑，调补任督。方以家传益元荣督方合参芪方加味治之。益元荣督方，由《证治准绳》补肾地黄丸（金匮肾气丸之类方）合柳氏九子填精方加味而成，以培元补肾，填精养血，荣肝补脾，强筋健骨，益智开窍。因病属难愈顽疾，多须经年坚持治疗，方见大效。

7. 益元荣冲方

《柳少逸医案选》不孕门载录"益元荣冲方证案"一则。

王某，女，25 岁。1991 年 8 月 24 日初诊。

婚后 2 年未孕，闭经 6 个月，男方检查无异常，追问其病史，发现月经自初潮后，经常 5~8 个月来潮一次，量少，色淡，经期两天左右。彩超检查示子宫大小为 4.0cm×2.8cm×1.5cm。精神不振，面色少华，形体消瘦，六脉沉细，舌苔薄白。

辨证：肾元亏虚，胞宫失充，冲任不调。

治法：益肾填精，养血荣冲。

方药：益元荣冲方加减。

菟丝子 12g，车前子 12g（包），覆盆子 12g，枸杞子 12g，五味子 12g，肉桂 10g，制附子 6g，紫石英 30g，鹿茸 1g（研冲），仙茅 12g，仙灵脾 15g，炒艾叶 10g，小茴香 10g，当归 15g，川芎 10g，熟地黄 15g，牡丹皮 12g，白芍 12g，芡实 15g，山药 12g，白术 15g，人参 10g，杜仲 12g，巴戟天 10g，补骨脂 10g，首乌 15g，甘草 6g，大枣 10g。水煎服，每日一剂。

加减服用 36 剂后，月经来潮，但仍量少色淡，彩超检查示子宫大小为 5.2cm×3.5cm×2.0cm。嘱其按法服药。

时隔 5 个月后再诊，按要求服药，其间月经来潮两次，均 40 余日而至，量较前增多。但本次月经近两月未至，且合并感胃脘部不适十余日，伴恶心、恶闻食气，患者疑为中药反应。检查：神色尚可，脉滑数，舌苔薄白，脉证合参，疑之为早孕，即做妊娠试验，确为阳性。见其体弱，予十全大补丸、五子衍宗丸，服至孕 3 个月余。足月后顺产一女婴，母女均体健无恙。

按语：中医学认为，经带胎产与肾气、冲脉、任脉、天癸关系密切。《素问·上古天真论》云："女子七岁，肾气盛，齿更发长；二七天癸至，任脉通，太冲脉盛，月事以时下，故有子。"叶天士《临证指南医案》亦云："不孕，经不调，冲脉病也。"可见月经按期至否，有子否，均与肾气、冲任、天癸有密切关系。因此，临证以益肾填精法为主，使肾元充足，佐以调冲养血，使冲任和调，而立益元荣冲方，以治疗子宫发育不良症。俾元气充盛，天癸自至，月经调而有子，故临床能获得满意疗效。益元荣冲方，由《金匮要略》之当归散，合《辨证录》之温胞散、《丹溪心法》之五子衍宗丸、经验方二仙汤加减而成。方中主以温肾暖胞，调冲任，专治妇人胞宫寒冷不孕；辅以五子衍宗丸，益肾填精；附、桂、鹿茸、紫石英、二仙、巴戟天、艾叶、小茴香之属，温肾暖宫以补肾阳而振元气，故曰"益元"。此即《黄帝内经素问》"从阴引阳，从阳引阴"，及宋·朱肱"阳根于阴，阴本于阳，无阴则阳无以生，无阳则阴无以长"之意。佐以当归散、大枣、首乌以养血荣冲；牡丹皮一味，既能活血化瘀，又能清透阴分伏火，而防温补之品助火太甚；使以甘草调和诸药。本案属肾元亏虚，胞宫失充，冲任不调之不孕，故诸药合用，则元气振奋，肾精充足，冲任胞脉通盛，胞宫复生，故而受孕有子。

8. 牛黄定瘈散

《柳少逸医案选》瘈疭门载录"牛黄定瘈散证案"一则。

于某，男，3 岁。1969 年 5 月 7 日初诊。

患儿于 4 月份以"病毒性脑炎"入院治疗，两周后，病愈出院。3 天前，头部不自主摇动，挤眉弄眼，手舞足蹈，喉中痰声辘辘，继则发热目赤，神识不清。西医诊为"小儿舞蹈病"。舌红苔黄，脉弦数，指纹青紫。

辨证：痰热蕴结，肝风内动。

治法：清热化痰，息风定瘈。

方药：牛黄定瘛散。

牛黄 0.3g，麝香 0.3g，镜砂 1.5g，天竺黄 6g，蝉蜕 6g，大黄 3g，甘草 3g。共研细末，分 12 次用，每日 3 次，以钩藤 6g 煎汤送服。

3 日后复诊，诸症豁然，神识清，抽搐息。仍宗原方加羚羊粉 3g 续服，并佐服六味地黄丸、天王补心丹。

一年后追访无复发。

按语：小儿舞蹈病系急性风湿性脑病的主要表现。多见于 5~15 岁儿童。临床特征为不规则地出现不自主运动，伴有自主运动障碍、肌力减弱和情绪改变。多数病人在起病前 1~6 个月有溶血性链球菌感染史。半数以上患者在病程中（或前后）伴有风湿病的其他表现，如关节炎、心肌炎、心内膜炎、心包炎等。个别病例可由脑炎、猩红热、白喉、红斑狼疮、甲状腺机能减退、缺氧性脑病、一氧化碳中毒等引起。最初表现为情绪不稳定，注意力不集中，肢体笨拙，无目的、不规则地舞蹈样不自主运动。多数病人情绪不稳，易兴奋而失眠。严重者可有意识模糊、妄想幻觉、躁动、木僵等，妨碍进食、行走和休息。

本病属中医学"瘛疭"范畴。瘛，抽掣也，筋脉挛缩之谓；疭，纵缓也，筋脉纵伸之谓。本案即属热病后期，邪犯清窍，肝风内动而发瘛疭。牛黄定瘛散，乃余蒙师牟永昌公之家传方。药用牛黄，味苦性凉，其气芳香，具涤热清心、开窍豁痰、凉肝息风、镇惊定搐之效；麝香辛温芳烈，可开窍醒神。其化痰定惊有赖于牛黄，开窍醒神有恃于麝香，共为主药。天竺黄味甘性守，清热豁痰，凉心定惊，为主治痰热证之佳品；镜砂甘寒质重，寒能清热，重可镇怯，镇心定惊，为惊恐抽搦证之必需品；蝉蜕甘寒，善于平肝息风；大黄苦寒，长于苦降泄热，其为辅药；甘草清热解毒，调和药性，任为佐使药。方中大黄伍甘草，乃《金匮要略》之大黄甘草汤，乃泄热去实之剂。诸药合用，可清心解热，平肝息风，豁痰开窍，镇惊定搐。钩藤煎汤送服，取其息风定搐之用。二诊时加羚羊角，以清肝明目、涤热清心。

小儿脏腑娇嫩，脾常不足，肝常有余，一俟病势减弱，不可久服牛黄定瘛散，以杜苦寒伤正之虞。应以扶元固本，培养脾胃为主，佐以平肝息风，宜用《医宗金鉴》缓肝理脾汤（桂枝、人参、茯苓、白芍、白术、陈皮、山药、白扁豆、炙甘草、煨姜、大枣），该方寓《伤寒论》之桂枝人参汤，《金匮要略》之苓桂术甘汤，《局方》之四君子汤诸方，可补脾益胃，以助后天之本。或用六味地黄丸、天王补心丹，以育阴益元、养血益心。

该方既可单独愈疾，又可合其他方剂治病，如同门"六味地黄丸证案"，治疗肝肾亏虚，阴虚风动所致瘛疭（小儿多动症）的患儿，即用六味地黄丸合孔圣枕中丹意化裁口服以益养肝肾、滋阴息风，佐服牛黄定瘛散，辅以牛黄定瘛散，功于涤热、息风、化痰、镇惊之用。治疗1个月，诸症若失，原方继续治疗。又用药1个月，未发瘛疭。予以牛黄定瘛散以善后。

以上仅举口服方药的四论方，实际上柳氏医派的验案尚有很多，我们在其后的论述中逐渐展开。

（二）首诊合用以祛病

柳氏医派根据临床需要，有时用四论方与其他成方相合应用，各取其用，以全面地针对疾病而施治。

1. 益元通脉方、天竺方

《柳少逸医案选》头痛门"益元通脉方证案"，首诊用合方治疗，所用二方均为柳氏医派创制的四论方。

张某，女，34岁，医生。2011年11月16日初诊。

患者10年前因情志原因引起反复头痛，两年前症状加重，突然蹲起、劳累、风吹后痛甚且呈跳痛，多次服用止痛剂，头痛缓解后，头皮疼痛，按之则舒。平时颈项部酸硬、麻木不适，肢冷，有时心慌，纳可，眠差多梦，大便两三天一解，略干。15岁初潮，现月经基本正常。舌下络脉迂曲紫暗，舌暗苔白，脉沉弱。

2011年3月颈椎CT示椎间盘突出。TCD报告示椎-基底动脉血管弹性减弱，双侧大脑中动脉及左侧椎动脉供血不足，右侧大脑后动脉及右侧椎动脉血管痉挛。

辨证：肾元不足，督脉损伤，血府瘀阻。

治则：益元荣督，活血通脉。

方药：益元通脉方合天竺方化裁。

熟地黄20g，山茱萸15g，炒山药15g，炒杜仲12g，天麻10g，钩藤10g，木瓜15g，桑寄生15g，鹿衔草15g，毛姜15g，地龙15g，土鳖虫15g，葛根15g，黄芪30g，天竺黄10g，怀牛膝15g，石菖蒲15g，醋元胡15g，白芷15g，川芎10g，牡荆子10g，炙甘草10g，生姜10g，大枣10g。水煎服。

11 月 25 日：服药后，头、颈项部疼痛明显减轻，睡眠仍较差。上方加白芍、没药继服。

12 月 5 日：药后诸症大减，原方加鹿角片 10g。

2012 年 1 月 6 日：服药 40 余剂，现头痛消失，颈项部亦无不适感。调下方巩固疗效。

熟地黄 20g，山茱萸 10g，炒山药 15g，炒杜仲 12g，天麻 10g，钩藤 10g，木瓜 15g，桑寄生 15g，鹿衔草 15g，毛姜 15g，地龙 10g，葛根 15g，天竺黄 10g，怀牛膝 15g，川芎 12g，桂枝 15g，炒白芍 15g，仙灵脾 10g，当归 15g，黄芪 20g，鹿角胶 15g（烊化），炙甘草 10g，生姜 10g，大枣 10g。水煎服。

按语：本案乃肾元亏虚，督脉、髓海失荣，脉络瘀阻，而发头痛，故予益元荣督、活血通脉之法。益元通脉方，由六味地黄丸合元戎四物汤加鹿衔草、毛姜、地龙、土鳖虫而成。佐以天竺方以开窍醒神；白芷、牡荆子以活络通脉止痛。

2. 益元荣骨方

《柳少逸医案选》骨痹门"益元荣骨方证案"，首诊合方疗疾，予益元荣骨方与桂枝倍芍药汤相合应用，一为经方，一为四论方。

吕某，男，46 岁，农民。2012 年 12 月 5 日初诊。

患者 20 天前无明显诱因出现右侧髋关节疼痛，服西药尼美舒利胶囊等，疼痛减轻，但停止服药后疼痛加重。11 月 28 日，莱阳中心医院 CT 检查示双侧股骨头无菌性坏死。为求进一步治疗，今来我院诊治。面色红赤，舌暗红，苔薄白。舌下静脉暗紫粗大迂曲，脉沉弦。高血压病史 3 年。10 年前因胃溃疡穿孔行胃大部修补术。

辨证：肝肾不足，筋骨失养，营卫失和，气滞血瘀。

治则：养肝肾，强筋骨，养血通脉。

方药：益元荣骨方合桂枝倍芍药汤化裁。

熟地黄 15g，山茱萸 15g，鹿角片 10g，肉桂 6g，制附子 10g（先煎），麻黄 6g，白芥子 6g，干姜 3g，穿山龙 15g，鹿衔草 15g，制马钱末 0.5g（冲服），桂枝 12g，炒白芍 15g，鸡血藤 30g，地龙 12g，土鳖虫 12g，乌梢蛇 12g，当归 15g，川芎 10g，仙灵脾 15g，醋元胡 12g，丹参 15g，黄芪 60g，川续断 15g，桑寄生 15g，炒杜仲 15g，毛姜 15g，甘草 10g，生姜 10g，大枣 10g。每日 1 剂，水煎服。

2013 年 1 月 7 日：服中药 30 剂，患者自述右侧臀部疼痛消失，唯久站、行走后觉右侧臀部酸胀不适，舌暗红，苔薄白，脉沉。仍守方继服。

1 月 23 日：续服 15 剂，患者站立、行走无不适。因经济原因，故将药制成丸剂续服。

按语：股骨头无菌性坏死，致髋关节疼痛，属中医"骨痹"范畴，其治取益元荣骨法，主以益元荣骨方，以养肝肾、强筋骨，辅以桂枝倍芍药汤伍毛姜、鹿衔草以养血、濡筋、荣骨、通脉，四物汤伍三虫以活血通络、缓急止痛。

3. 益元五苓方

《柳少逸医案选》癃闭门"益气举陷汤证案"，以益元五苓方合益气举陷汤化裁治疗癃闭（前列腺肥大）。两方均为柳氏医派创制方，益元五苓方为四论方，益气举陷汤乃据医理自制方，相合而愈病。

郝某，男，83 岁。2011 年 7 月 25 日初诊。

患者自述小便排泄不畅，甚时点滴而出，患病已三十余年。1 个月前因小便点滴不出而插尿管，在当地医院彩超检查示前列腺肥大。上火后症状较重，平时头晕。舌暗红，苔薄白，舌下络脉暗紫，脉沉弦。

辨证：肾元亏虚，中气下陷。

治则：补养肝肾，益气举陷，化气通脉。

方药：益气举陷汤合益元五苓方化裁。

黄芪 120g，红参 12g，炒白术 15g，升麻 10g，柴胡 6g，陈皮 10g，当归 15g，熟地黄 15g，山茱萸 15g，炒山药 15g，云茯苓 15g，猪苓 10g，炒泽泻 10g，牡丹皮 12g，仙灵脾 15g，菟丝子 15g，胡芦巴 12g，益智仁 30g，桑螵蛸 30g，桂枝 12g，白芍 12g，毛慈菇 10g，浙贝母 10g，夏枯草 10g，酒炙香附 10g，炙甘草 10g，大枣 10g，生姜 10g。每日 1 剂，水煎取汁 200～250mL，分 2 次服。

8 月 10 日，家人欣然相告：服药当日，小便通畅，尿管已拔，病人与家人皆称奇。效不更方，上方继服。

8 月 22 日，其家人电话相告：续服 10 剂，小便通畅，无不适。嘱服金匮肾气丸、补中益气丸、桂枝茯苓丸以善其后。

按语：癃闭，指以小便点滴而出，甚则小便闭塞不通为主证的一种疾患。小便不通，点滴短少，病势缓者称"癃"；小便闭塞，点滴不通，病势急者谓"闭"。本案病人排尿不畅，需插导尿管，故为"癃闭"。盖因肾元亏虚，脾气不升所致，故予益气举陷汤，以升举脾气，亦补中益气之谓也；益元五苓方由右归饮、五苓散、五子衍宗丸组成，具益肾元、补命门、化气通脉之效。诸方合用，加减化裁，则肾元得补，中气得助，气化有司，癃闭得解。

前列腺肥大，乃因痰气交阻、筋脉失濡而致。以芍药甘草汤，酸甘化阴，以濡筋脉；山慈菇、浙贝母、夏枯草、制香附，软坚散结，化痰利湿。患者耄耋之年，先后天之精皆竭，故必先后天同救；三焦之气化皆衰，而痰饮湿浊停聚，化气通脉、渗湿化浊之法必用。故须数法数方融于一剂而建功，此即"用药之道，惟危急存亡之际，病重药轻，不能挽救，非大其法不可"之谓也。

4. 天竺方

《柳少逸医案选》振掉门"柴胡加龙骨牡蛎汤证案"，首诊时选用天竺方加入柴胡加龙骨牡蛎汤而取效。

刘某，女，64岁。1989年3月23日初诊。

患高血压、动脉硬化病十余年。近1年来，双手震颤日剧，步态不稳，青岛医学院附院诊为"帕金森氏综合征"，予安坦等西药治疗，病情缓解。近因精神刺激，肢体震颤加重，西药无效，故寻求中医治疗。患者两手呈节律性细震颤，行步呈慌张步态，头部前倾，摇摆不止，伴胸部不适、心烦口苦、大便略干、小便黄。舌苔中心黄腻，脉沉弦。

辨证：肝胆火旺，风火上扰元神，肝阴不足，筋脉失濡。

治法：调达枢机，清肝息风，养阴濡筋。

方药：柴胡加龙骨牡蛎汤化裁。

柴胡12g，黄芩10g，人参10g，姜半夏10g，桂枝10g，茯苓15g，白术12g，酒大黄6g，生龙骨15g（先煎），生牡蛎15g（先煎），磁石10g（先煎），天竺黄10g，石菖蒲10g，蝉蜕6g，僵蚕6g，蜈蚣1条（研冲），水牛角15g，当归12g，白芍15g，炙甘草10g，生姜10g，大枣10g，水煎服。

服药10剂，诸症减轻。仍宗原方，加炙龟甲10g，续服。

续服10剂，诸症悉除。上方制成水丸，每次15g，每日服2次。并以天冬10g，麦冬 10g, 黄精 10g, 百合 10g, 莲子心 3g, 肉苁蓉 6g, 生甘草 3g, 每日一剂, 煎汤作饮频服。

按语: 帕金森综合征, 为老年病之一, 属中医 "振掉" 范畴, 多因肝肾亏虚所致。举手投足则发振掉, 休作有时, 长年眩晕, 胸闷, 心烦口苦, 乃少阳枢机不利, 柴胡证, 故主以小柴胡汤。《素问·脉要精微论》云: "骨者, 髓之府, 不能久立, 行则振掉, 骨将惫矣。" 此案乃一老年患者, 骨将惫矣, 故以四君子汤益气健脾, 培补后天之本; 桂枝汤和营卫, 调气血, 则气血精髓得充, 乃治其本也。药用龙骨、牡蛎、磁石、天竺方、孔圣枕中丹、止痉散, 以息风、定搐、除颤, 则肢体震颤可解。临床实践证明, 柴胡加龙骨牡蛎汤加味, 为治疗帕金森综合征有效方药。

《灵枢·根结》云: "太阳为开, 阳明为阖, 少阳为枢……枢折, 即骨繇而不安于地。故骨繇者取之少阳, 视有余不足。骨繇者, 节缓而不收也。所谓骨繇者, 摇故也, 当穷其本也。" 故予柴胡加龙骨牡蛎汤调达枢机, 和解少阳, 佐以四君、八珍或人参养荣汤, 乃治其本。

（三）复诊加入增疗效

四论方是针对患者疾病的病机而设, 在治疗过程中, 如果患者出现了与四论方相应病机的证候, 即可随证加用, 以增强治疗效果, 此乃以方证立论的典型法式。

1. 益元活血汤

《柳吉忱诊籍纂论》头痛门载录有 "通窍活血汤证案"。

董某, 男, 57 岁, 莱阳县纪格庄人。1975 年 2 月 27 日就诊。

患者于去年 8 月, 被倒塌墙壁击伤右头及右侧上肢, 神志尚清, 四肢活动自如, 右耳、右鼻孔均出血不止, 急入莱阳中心医院就诊。查: 右侧颠顶部 1cm 裂口, 无凹陷, 胸部上方 5cm×5cm 肿块, 无塌陷, 皮下气肿, 颅底骨折。诊断: 脑外伤; 胸部软组织损伤。经外科住院治疗, 半月基本恢复。刻下症见: 头痛, 右侧肢体麻木, 嘴歪, 右侧上肢痛, 右眼视物不清, 大便微燥, 舌暗少苔, 脉缓。血压: 130/90mmHg。

证属头窍外伤, 瘀血阻络, 营卫不和。治宜调和营卫、益气活血、通窍逐瘀。方予通窍活血汤合补阳还五汤、牵正散。

处方: 赤芍 10g, 川芎 6g, 桃仁 10g, 白芷 12g, 胆南星 10g, 石菖蒲 10g, 黄芪

30g，土鳖虫 20g，地龙 10g，当归 12g，白附子 6g（研冲），全蝎 6g（研冲），僵蚕 6g（研冲），钩藤 12g，葱白 3 个，生姜 4 片。4 剂，水煎服。

3 月 2 日，药后诸症悉减。仍宗愿意，上方加鹿角胶 10g（烊化），熟地黄 15g，枸杞子 15g，续服。

3 月 15 日，续服 10 剂，头身痛、面瘫诸症豁然，右眼视物亦可。予上方加炮穿山甲 10g，菊花 12g，山茱萸 15g，天麻 10g，续服。

3 月 27 日，续服药 12 剂，诸症消失，舌淡红，苔薄白，脉沉有力。予以益元活血汤善后。

处方：熟地黄 15g，鹿角胶 10g（烊化），地龙 10g，土鳖虫 12g，胆南星 10g，桃仁 10g，红花 10g，川芎 10g，赤芍 10g，柴胡 10g，枳壳 10g，桔梗 10g，怀牛膝 10g，炙甘草 10g。水煎服。

解读：外伤头部，必将导致颅内出血，而离经之血一旦不及时消散，必成瘀血，日久痰瘀互结必成顽症，故活血化瘀为其治。气行血行，必予补气之药。故公首诊处以通窍活血汤合补阳还五汤，以补气活血、祛瘀止痛，辅以牵正散、疏风通络。故服药 4 天，诸症悉减。《灵枢·海论》云："脑为髓之海。"《素问·五脏生成论》云："诸髓者，皆属于脑。"《素问·脉要精微论》云："头者，精明之府。"《灵枢·大惑论》云："五脏六腑之精气，皆上注于目而为之精。"本案患者因伤脑损髓，故有"精""明"之功能异常，故必借填精益髓之药以建功。故二诊时佐以补血益髓填精之熟地黄、鹿角胶。三诊时虽诸症豁然，然右目视力见效不明显，故加养肝明目之菊花、山茱萸、天麻，软坚散结之炮穿山甲。续服 12 剂，诸症消失，故予以益元活血汤，以其益元荣髓，活血逐瘀，豁痰开窍之功以善其后。

益元活血汤乃公所立，方由血府逐瘀汤合补血益肾之熟地黄、鹿角胶，活血通脉之地龙、土鳖虫，豁痰开窍之胆南星组成。

2. 益元荣督方

《柳少逸医案选》痿证门载录"桂枝倍芍药汤证案"。

徐某，男，31 岁。2013 年 6 月 28 日初诊。

1 个月前因醉酒后摔倒，后又继续醉睡约 20 小时，醒后发现左上肢完全瘫痪，在中心医院诊为臂丛神经损伤。住院治疗月余，仍无好转，求中医治疗。现左上肢完全瘫痪，色暗红，肩关节脱位。吸烟、嗜酒多年，已产生酒精依赖。眠差，二便调，舌红，苔黄腻，脉细数。

辨证：寒湿浸渍，络脉痹阻，营卫不和。

治法：温经通络，散寒祛湿，调和营卫，通络止痛。

方药：桂枝倍芍药汤加味。

桂枝15g，炒白药30g，制附子30g（先煎30分钟），丹参15g，当归12g，川芎10g，熟地黄12g，炒桃仁10g，红花10g，制乳香6g，制没药6g，片姜黄12g，黄芪60g，土鳖虫30g，地龙10g，水蛭10g，葛花12g，葛根30g，赤芍10g，肉桂5g，炒枳壳6g，柴胡10g，怀牛膝10g，制马钱末1g（早、晚分冲），全蝎4条（研冲），僵蚕6g（研冲），蜈蚣2条（研冲），炙甘草10g。水煎服。

针灸：行手阳明盛络刺、手太阳盛络刺。

7月28日：上方服用30剂，前臂颜色基本恢复正常，肌力恢复至3级，肌张力仍低下，以益元荣督方合桂枝倍芍药汤善后。

熟地黄15g，枸杞子15g，山茱萸15g，菟丝子15g，怀牛膝15g，炒山药15g，鹿角胶1片（烊化），炙龟甲12g，炙鳖甲10g，玄驹12g，太子参15g，炒白术15g，桂枝20g，制白芍30g，仙灵脾12g，葛根20g，柏子仁15g，土鳖虫10g，水蛭10g，地龙15g，丹参15g，黄精15g，云茯苓15g，生薏苡仁30g，蜈蚣2条（研冲），甘草10g。每日1剂，水煎服。

按语：患者大量饮酒后摔倒，左肩部外伤后致局部脉络受损，加之长时间醉睡湿地，血瘀寒湿痹阻络脉，致使左上肢筋骨肉脉失养而瘫痪。此即《素问·痿论》所云："以水为事，若有所留，居处相湿，肌肉濡渍，痹而不仁，发为肉痿。"摔倒损伤，筋驰致肩关节脱位；脉络瘀阻致患肢色暗红。眠差、舌红、脉细数，为酗酒多年耗伤肝肾之阴津所致。方主以桂枝倍芍药汤，调营卫，和气血，温经通络；合入桂枝加附子汤，并重用附子，以其辛热燥烈，走而不守，能通行十二经络，外能逐肌腠之寒湿，内能峻补下焦之元阳，火旺土健，健脾燥湿；黄芪为补药之长，为治痿之要药，药加黄芪，乃黄芪桂枝五物汤之意，《金匮要略》用治血痹；大剂黄芪伍当归，乃当归补血汤之谓；合入四逆散、葛花，可疏肝达郁，解酗酒毒；合入桃仁四物汤、四君子汤、活络效灵丹及诸虫，以成调补气血、活血通络之用。取《灵枢经》手太阳、阳明盛络刺，以通经活络、散寒祛湿。

以上两案，虽然原著言为善后，但因患者病情危重，证候复杂，需长期用药，坚持不懈，久久为功，故实际上仍为治疗。然这些证候，应用四论方确可获得较好疗效，故以之长期服用。

（四）善后应用成全功

导致患者的主要病痛已除，为防其复发，亦可应用四论方以善后，获得完胜，并寓治未病之意。

1. 益元方

《柳少逸医案选》肌衄门收录"消风散证案"，应用益元方以善后。

杨某，男，11岁，学生。2011年10月3日初诊。

半月前患外感病，经治已愈，其后又无明显原因出现腹痛，且疼痛难忍，曾肌注杜冷丁1次。3天后下肢出现鲜红色针尖大斑点，某医院诊为"过敏性紫癜"，并应用激素治疗，住院治疗至今，未见好转，延余医治。现四肢多发性暗红色斑点，下肢为著，舌暗红，舌下络脉迂曲粗大紫暗，苔薄白，脉细数。

既往经常咽喉部疼痛。3年前患荨麻疹，食海鲜加重，持续月余，经西药治疗痊愈。

辨证：外邪犯表，营卫失和，气滞血瘀。

治法：调和营卫，解肌透邪，养血通络，化气通脉。

方药：消风散合银柴胡饮、当归芍药散化裁。

方1：生地黄15g，山茱萸15g，炒山药15g，荆芥10g，防风10g，金银花15g，连翘10g，桑叶10g，炒泽泻15g，云茯苓15g，炒白术10g，桂枝10g，当归12g，川芎10g，赤芍10g，炒桃仁10g，红花10g，浮萍10g，紫草10g，徐长卿10g，土槿皮10g，地肤子10g，炒白蒺藜10g，蝉蜕10g，蛇衣10g，生大黄6g，银柴胡12g，炙乌梅10g，甘草10g，生姜10g，大枣10g。水煎服，午晚分服。

方2：柴胡15g，黄芩10g，姜半夏6g，红参6g，桂枝10g，云茯苓15g，猪苓15g，炒白术12g，炒泽泻15g，浮萍10g，炙甘草10g，生姜10g，大枣10g。水煎去渣再煎，每晨温服。

10月17日：服药2周，斑点大部分消退，今晨腹痛，舌淡红，苔薄白，脉细。原方服用。

11月11日：服药3周，患儿母亲代述，患儿约1个月未再起斑疹。昨日感冒，咽部无红肿，鼻塞，流清涕，舌淡红，苔薄白，脉浮数。予以益元方合银柴胡饮化裁如下，巩固疗效。

银柴胡20g，炙乌梅12g，炒白芍12g，炙五味子10g，防风10g，徐长卿6g，黄精10g，黄芪15g，灵芝10g，党参10g，桂枝6g，紫草6g，贯众6g，绞股蓝10g，生地黄15g，山茱萸10g，炒山药10g，云茯苓10g，桂枝6g，炒泽泻10g，炒白术10g，女贞子10g，墨旱莲10g，枸杞子10g，益母草10g，甘草10g，生姜10g，大枣10g。水煎服。

按语：过敏性紫癜是血管性紫癜中最常见的一种出血性疾病，属中医"血证"范畴。因其皮下见红色斑疹，故又称肌衄。本案乃外感风邪，热伤血络，血瘀于外络，则皮肤泛发紫红色斑；血瘀于内络，则有阵发性腹痛。故予以《医宗金鉴》之消风散，以疏风养血、清热和营、以化瘀斑；以《金匮要略》之当归芍药散合银柴胡饮，以养血敛阴，缓急止痛。每日插入半剂柴苓汤，乃调达枢机、透理三焦、化气通脉之用，既可消除激素之副作用，又可防邪伤肾府，而使肾脏受累。

2. 十味定痫散

《柳少逸医案选》痫证门"柴胡桂枝汤证案"，以柴胡桂枝汤加味治疗癫痫，病情稳定后以该方善后。

唐某，男，21岁。1989年12月5日初诊。

有癫痫病史10余年，近1年来，病情加重，每日发作四五次，伴头目眩晕、胸胁满闷、默默不欲饮食、抽搐后感四肢肌肉酸痛不适。舌淡红，白苔，脉弦细而略数。予以柴胡桂枝汤加味治之。

处方：柴胡12g，黄芩12g，党参12g，半夏6g，桂枝12g，白芍12g，磁石12g（先煎），炙龟甲10g，竹茹12g，生姜3片，大枣5枚。水煎服，每日1剂。

3日后诸症有减，每日发作2~3次，肌肉酸痛减轻。服至5剂后，每日仅发作1~2次，但有时感四肢脊背发紧欲作抽搐，上方加葛根30g，迭进10剂，病情基本稳定，未再出现大发作，仅短暂头晕，双目睛向上稍斜，瞬间即逝，又守方继服10剂，病愈。

再予十味定痫散以善后。

按语：本案痫证发作，必伴头目眩晕，此乃少阳证候也；胸胁满闷，默默不欲饮食，乃小柴胡汤证之"胸胁证""胃肠证"，故主以小柴胡汤。且痫证具"休作有时"的柴胡证特点。《黄帝内经》云："营卫不行，五脏不通。"五脏不得安和，少阳被郁，郁则化火，火性炎上，而扰清窍，发为痫证。桂枝汤有调和营卫、安内攘外之功。故予以柴胡桂枝汤，则津液通，营卫和，五脏安和，郁火得消，清窍得清，故病臻痊愈。加龟甲、磁石乃平肝安神之用，竹茹乃清心除烦之施，诸药合用，则眩晕、心烦之症亦除。

3. 牛黄定瘛散

《柳少逸医案选》瘛疭门"六味地黄丸证案"，患儿5岁，患多动症1年，症见手足掣动，挤眉弄眼，不能自已，舌红少苔，脉弦细。证属肝肾亏虚、阴虚风动所致瘛疭（小儿多动症），予六味地黄丸合孔圣枕中丹意化裁，以益养肝肾、滋阴息风，佐服牛黄定瘛散，收到较好疗效，予牛黄定瘛散以善后。

以上所举，仅为柳氏医派业已出版的《柳吉忱诊籍纂论》《柳少逸医案选》《柳少逸医论医话选》等著作中明确记载应用四论方治疗的验案。实际上，柳氏医派在临证中，凡遇内伤性疾病，皆以病机四论进行全面分析，若方证相符，即应用四论方进行治疗。而且，几乎每种临床疑难杂症，皆据四论之理，柳吉忱对疾病进行系统分类，并创制了一系列方剂，验之临床，效果不凡，得到了业内同仁的激赏和广大患者的欢迎。

第三节 太极思维临床辨证论治体系

方法论是关于认识世界和改造世界根本方法的理论。有哲学科学方法论、一般科学方法论、具体科学方法论之分。思维方法论属于哲学科学方法论，指在思维过程中复制和再现研究对象或现象的各种方式。具体地说，就是思维主体按照自身的特定需要与目的，运用思维工具去接受、反映、理解、加工客观对象或客体信息的思维活动的方式或模式，本质上是反映思维主体、思维对象、思维工具三者关系的一种稳定的、定型的思维结构。中华民族传统思维方式是传统文化的最高凝聚和内核。中医思维方法论，即中医学研究人的生命活动、形成医学理论体系以及应用于临床实践的根本方法。

在中国传统哲学思想的深刻影响下，中医学形成了不同于西医学的思维方式。卢嘉锡、路甬祥主编的《中国古代科学史纲》序言说："世界上不同的自然地理环境孕育出了不同文明的源头，也形成了不同的对客观世界认识的思维方式。西方的科学注重归纳、演绎、抽象、分析，而中国传统的学术思想则注重有机整体、融会贯通、综合总体和相生相克，以及依靠悟性产生的智慧，深入认识客观世界的本质。这两种学术思想体系的区别，一个最典型的例子有如西医和中医。西医是建立在细胞学说和解剖知识之上；而中医是建立在宇宙人生的阴阳五行学说之上，以调节人体的阴阳、表里、虚实、寒热的平衡和谐而达到健康。"对中医思维影响最大的是《周易》和《黄帝内经》。《周易》是中国古代宇宙哲学体系的标志，《黄帝内经》是中国传统医学、生命科学体系的标志。

根据中国数术学太极精微之原理，宗《黄帝内经素问》之"善用针者，从阴引阳，从阳引阴""审其阴阳，以别柔刚""脉有阴阳，知阳者知阴，知阴者知阳"，宋·朱肱"阳根于阴，阴本于阳，无阴则阳无以生，无阳则阴无以化"，以及明·张景岳"善补阳者，必阴于中求阳""善补阴者，必于阳中求阴"之说，柳氏医派临证而立太极思维模式，并通过大量医学实践建立了太极思维临床辨证论治体系。其中，最显著的成果就是创建内伤病病机四论体系：老年、退行性病变的虚损论、功能失调性疾病的枢机论、器质性病变的气化论、有形痼疾的痰瘀论。

2005年，少逸先生《伤寒方证便览》之序中，山东省卫生厅原副厅长张奇文教授认为"柳氏学术思想"的特点之一就是："其临床，则勤求古训，采撷百家，既有师承家传，又有个人发挥。临证注重阴阳调和，以'阴平阳秘'为要。宗景岳'善补阳者，必于阴中求阳，则阳得阴助而生化无穷；善补阴者，必阳中求阴，则阴得阳升而泉源不竭'之意，临证倡导太极思维方法，运用医学系统方法并广泛地应用于临床实践，从而建立起病机四论体系——老年、退行性病变的虚损论，功能失调性疾病的枢机论，器质性病变的气化论，有形痼疾的痰瘀论，为解释慢性、顽固性疑难病证和各科杂病的病因病机纲领。"实际上，柳氏医派各项成就的取得，其根本就来源于太极思维模式。

一、太极思维理论

世界观是思维方式形成的基础。世界观为人们认识和把握外部世界提供了思维背景和认识框架，从而决定了人们的思维空间和思维内容。思维背景和认识框架不同必然导致思维方式的差异。有什么样的世界观，就有什么样的思维方式。思维方式是思维活动中相对稳定的模式、程序和习惯。思维方式是一个民族、一种文化、一个社会群体或一个"科学共同体"共同的思维框架和稳定的思维传统，是这个民族、社会群体或科学共同体"精神遗传"的最根本内容，同时也制约着人们的认识以及整个思维活动。

欲要明确太极思维，必须从太极的含义等谈起。虽然第四章介绍的中国数术学理论体系有中"太极精微"，然其中关于太极的内容较为简略，或者尚不能使读者明了，故不嫌累赘，专将太极思维绅绎出来，并与中医学理论相结合，详加整理，以期读者阅后了然于心，循以应用。

（一）太极、太极哲学、太极图与太极思维

1. 太极

从字面上来看，"极"是顶点、尽头、极限的意思，"太"是高、大的意思。《辞海》中有"太极"的词条，着重解释的是《周易·系辞上》所云"易有太极，是生两仪，两仪生四象，四象生八卦"。这段文字，这也是有文字记载的最早有关太极的内容，指出太极是派生万物的本原。《辞源》认为太极指原始混沌之气；而南宋朱熹以为太极即是理，总天地万物之理便是太极。《汉语大词典简编》解释太极为古代哲学家所称的最原始的混沌之气，谓太极运动而分化出阴阳，由阴阳而产生四时变化，继而出现各种自然现象，是宇宙万物之源；这也基本是论述《易传》的内容，同时还指出宋代理学家认为太极即是理。《现代汉语词典》2002 年增补本中，认为太极在我国古代哲学上指宇宙的本原，为原始的混沌之气。另外，转引杨成寅《太极哲学》一书所言：《现代汉语词典》中没有对太极的释义，而对太极图做了解释："太极图是我国古代说明宇宙现象的图形，一种是圆形的图形表示阴阳对立面的统一体……另一种是宋代周敦颐所画的，代表宋代理学对于世界形成问题的一种看法。他认为太极是天地万物的根源，太极分为阴、阳二气，由阴、阳二气产生木、火、

土、金、水这五行，五行之精凝合而生人类，阴阳化合而生万物。"

在中国古代哲学家的描述中，太极的基本内涵大致相同，虽然经历了几个不同的递进发展阶段，且表述的方式不同，但核心内容没有改变。明代王夫之《周易内传》指出："阴阳之本体，氤氲相得，和同而化，充塞于两间，此所谓太极也。"南宋朱熹《朱子语类》卷七五："太极只是一个混沌的道理，里面包含阴阳、刚柔、奇偶，无所不有。"其卷九四又指出："总天地万物之理，便是太极。"张载则借用太极一词来说明"气"，《正蒙·参两》中的"一物两体，气也"。明代王夫之《周易内传·系辞上》认为："太极之名，……太者，极其大而无尚之辞也；极，至也，语道至此而尽也，其实阴阳之混合而已。而不名之为阴阳但赞其极至而无以加，曰太极。太极者，无所不及也，无有一极也，惟无有一极，则无所不及。"近代孙中山借用太极来译西语"以太"，即"元始之时，太极动而生电子，电子凝而成元素，元素合而成物质，物质聚而成地球，此世界进化之第一时期也"。

太极的定义，比较明确的是宋明理学中提出的，基本定义为"总天地万物为一"，又有千古一太极、万物一太极之说。而在道家另有太极气说，比如"原始祖气""先天一气""真一道气"等，这里的气是太极的原动力的别称，堪称太极的本质。太极的定位还有传统中医学的应用，比如：元气、真气、命门之火等的界定，都是从生命的感悟和实践中所得。因而，对于太极学的定义是很广泛的，有从宇宙时空定义的（千古一太极），有从具体事物定义的（一物一太极），有从生命本源定义的（人人一太极）。当然也还有从本体的、本质的、功能的、特性的等方面，不一而足。概括言之，太极可以定义为：太极是时空之本体、宇宙之本源、生命之原动力的合一，太极本体独一不二。而在太极的本体、体系、系统之中，"一分为二"是太极的最基本运化功能，"见一含三"是太极的实质和基本架构，"三生万物"是太极化生的基本法则，"万化归一"是万物本然的自性。而太极的终极存在，则是无极生有，有极归无，有无同体，循环不已，生生不息。如此之太极，是圆通、圆顺、圆融的统一。值得指出的是，我们不应该将社会的或事物个体的二元分化竞争形态的人为阴阳意识，强加在太极学理的头上，从而扭曲、阻隔和断送了通往天然自在太极境地的康庄大道。

另外，太一、太易、太初等在先秦时期提出的概念基本上也与太极相同。如《礼记·礼运》中"必本于太一，分而为天地，转而为阴阳，变而为四时"，《淮南子·诠言训》中认为"洞同天地，浑沌为朴，未造而成物，谓之太一"，《吕氏春秋·大乐》指出"万物所出造于太一"，《列子·天瑞》和《易纬·乾凿度》中都有关于太易的类似描述"太易者，未见气也；太初者，气之始也；太始者，形之始（似）也；太素者，质之始也""气似质具而未相离，谓之混沌"等。《庄子·天地》中提到"太初有无，无有无名，一之所起，有一而未形"。而作为医学著作的《类经图翼·运气上》中也指出"太虚之初，廓然无象，自无而有，生化肇焉。化生子一，是名太极"。

但探究"太极"的本源，总离不开《老子》，虽然《老子》并没有"太极"一词，但却有"太极"概念之实。《老子》曰："有物混成，先天地生。寂兮寥兮，独立而不改，周行而不殆，可以为天地母。吾不知其名，字之曰道，强为之名曰大。"所谓大，有空旷无限、运行无止、循环往复、无所不包的太极论的道论含义，即"寂兮寥兮""周行而不殆""大曰逝""逝曰远""远曰反""万物归焉"。因此，太极是由《易传》根据《老子》道论而创建的，用以说明宇宙之本根和大化历程的哲学范畴。无论从其名称来源、性质所系和本根论、大化论的位置和作用，太极均为阴阳学说产生以后用以代"道"之语，故笔者早在30余年以前即提出"太极即道论"。

从以上表述中可以大致了解太极的基本含义。太极为宇宙之本体、本根、本源，初以其名统阴阳之道，含变化相生于内，实是指产生宇宙万物万事及构成事物的诸要素和诸属性的总根源。太极的是包涵万元、化生万物的，太极是时空本真、世界本源、生命的原动力。正如没有母体就不能够产生个体生命一样，个体、多元、万物都是太极体的生成和组成部分，太极是永恒的母体。太极是物质能量、意识能量、信息能量、灵性能量的统一场。正因为太极能量的守恒和无极限性，使得宇宙是渺小的，万物是渺小的，生命是渺小的，人类是渺小的。当然，太极与智慧共存共生，即所谓"生道合一"。

2. 太极哲学

太极哲学，是从传统哲学中挖掘出的，以太极理论为基础，融贯了中华民族整个传统哲学的核心哲学，是系统的、延续的、对囊括中国古代政治、经济、科技、军事、艺术、自然科学在内的所有学科领域，均具有指导意义的世界观和方法论。中华传统哲学几千年来一脉相承，先秦文化的异常繁荣已基本确立了中华文化的总基调。后来的独尊儒术、道家和道教的兴起、印传佛教的中国本土化改造，以及宋明理学的兴盛（实际上是儒道佛三教的融合），心学的异军突起，凡此种种，未曾离经！只要稍加留心就会发现，秦汉之后的哲学发展，只是对先秦哲学的交融整合或精细发挥，而未能有根本突破，即使作为外来的佛教也不可避免地被本土哲学改造为中国特色的"禅"。但正是这些看似漫不经心的融合交织整合，产生了哲学上的重大创新。国学大师钱穆先生有言："中国思想常见为浑沦一体，极少割裂斩截。"学贯中西的哲学大家牟宗三先生亦云："我们现在努力就是要恢复中国的传统智慧，这样中华民族的生命才会畅通。"正是这些坚定了我们找寻中国传统哲学体系中的核心哲学的信心。中国文化的本根、本源、本脉是太极文化，太极哲学就是这一文化的核心哲学，它贯穿融会了中国每一个重要的哲学体系和核心理论，在不同的时期表现出了巨大的融合力、改造力和创造性。在先秦时期它是道家、儒家、阴阳家、兵家等诸子百家讨论的热点，几乎每个学派都对其进行了研究。后世的道教、儒家理学、佛教禅宗更是给予了高度的重视，分别在不同的领域发展充实了太极理论，其中尤以道家的研究最深入、理学的影响为最大。

在太极文化中，天、地、人三才（时空物三灵），是太极道的实质；太极即道，见一含三，三生万物，万物一太极，万化归太极。道自虚无存一气，原始先天真一祖气之能量，正是太极道的本质，太极能量守恒、永恒。道法自然，大自然就是太极道的本体，太极本体合二为一，独一不二。然而，太极又有一分为二的功能，可以生成两仪、四象、八卦、万物；一分为二一永在，二合为一二不存，这是太极道运化、平衡、循环的最基本法则。在这里，阴、阳两性充其量不过是太极两仪中的属性界定，但由于阴阳为人们所能观察、理解的最明显的太极文化之例证，故阴阳文化成为普通人最能接受的阐述媒介而得到异样的繁荣和壮大。

3. 太极思维

中国哲学富于辩证思维，太极思维是中国哲学辩证思维的精髓，是东方思维之母。

（1）思维是人脑认识事物的理性认识活动

恩格斯指出："我们的意识和思维，不论它看起来是多么超感觉的，总是物质的、肉体的器官即人脑的产物。"思维是人脑对客观存在、物质及其规律的反映，它和思想、意识、精神是同类的概念。思维是认识活动的高级形式，思维过程是人的认识由感性认识上升到理性认识的过程，是对事物本质及规律性的认识过程。《辞海》将"思维"定义为指理性认识即思想，或指理性认识的过程即思考，是人脑对客观事物间接的和概括的反映，包括逻辑思维和形式思维，通常指逻辑思维，它是在社会实践的基础上进行的，思维的工具是语言，思维能动地反映客观世界，又能动地反映主观世界。语言的记录成为文字，然而语言文字只能最大限度地还原世界和太极本质，而非太极本质的真实面貌，难怪圣人孔子也无可奈何地说："书不尽言，言不尽意。"

（2）心脑共主思维活动

我国先人把"心"作为思维器官。《孟子·告子》曰："心之官则思，思则得之，不思则不得也。"《荀子·天论》云："心居中虚，以治五官，夫是之谓天君。"这是说，"心"统帅五官，没有心的思维活动，五官也不起作用。明末清初的唯物主义者王夫之认为"心主思辨"，人在整个认识过程中，从感性认识到理性认识都离不开"心"的思维活动。清代王清任《医林改错》根据解剖学发现提出"两耳通脑，所听之声归于脑……鼻通于脑，所闻香臭归于脑""灵性记性不在心在脑"，提出了"脑"是思维器官的观念。

在中国哲学史上，明代"心"学是一个重要流派，"心"的内涵极为复杂，先哲们对"心"的解释非常多。在认识论上，古人认为"心"就是指人的思维器官和思维活动，人在整个认识过程中都离不开"心"的作用。在"心""脑"的区别和关系上，中国人的理念认为心脑是相通的，"心"是体的首领，"脑"是用的首领，"心""脑"都是产生思维活动的器官。

太极思维是以太极哲学为指导的，寓含了丰富的太极理论的思维方法，是一种在几千年的文化熏陶下潜在的固化的思维阐发方式。它是中国人独特的睿智，完全不同于西方人的逻辑思维。杨成寅《太极哲学》认为"太极思维是指中华民族在形成和发展的长时期内逐渐形成和不断发展并为各民族共同运用的主流思维方式"。而西方哲学从亚里士多德、苏格拉底、柏拉图、毕达哥拉斯到康德、黑格尔逐渐丰富了以人为本的探索求证的认识方法和微观逻辑批判的思维方法。也有人把东西方思维方式的差异细分为"外内法"和"内外法"（如张大钊《中医文化对谈录》），界定东方思维为"司外揣内"的"黑箱理论"方法，即很多学者心仪的唯象法。其实这只是太极思维的一个方面，太极不仅是"象"，也不可能仅仅是事物的"外"或者表象，还是"数"和"理"，太极思维寓含了更多精细的微观的内在的潜藏原则和规律，不是仅仅"司外揣内"所能涵盖的，"司外揣内"只是一种把握的方法。太极思维是在表象的掩盖下最具有智慧的思维方式，它包含了历代中国人对太极哲学的综合把握和理解，涵盖了宇宙天道、万物地道、国事人道、性命之道的方方面面，即使是绘画、建筑、音乐、文学意趣等艺术领域也完全自觉地遵守太极思维的原理来审美和建构。太极思维是一个开放的、包容的、立体的、注重整体辩证关系而内在高度自律的复杂巨系统。

列宁在《黑格尔〈逻辑学〉一书摘要》中云："科学是一种自身封闭的圆圈。这个圆圈的末端通过中介而同这个圆圈的开端，即简单地根据连接在一起。同时这个圆圈是圆圈的圆圈……这一链条的各个环节便是各门科学。"列宁在《谈谈辩证法问题》书中亦云："人的认识不是直线，而是无限地近似于一串圆圈，近似乎螺旋的曲线。"对如上中外圣贤的思维模式，少逸先生概称之为"太极思维"，它反映的是太极观念。在"评阴阳平衡论"文中，曾明确地阐述了太极思维理论，指出阴阳互根互用的过程是一个有序的运动过程，符合《易经》中对太极的描述：或阴或阳。二者的非平衡有序稳态决定了人体的正常生理功能，同时也符合"天人合一"的观点，即生命系统的开放性、气化活动的有序性、生长发育过程的不可逆性。

老子道论是最早形成的最典型的太极思维模式，但自阴阳学说盛行以后，太极阴阳发展成为太极思维的最大众化的典型模式，也是人们最易理解和接受的太极思维内容。《周易·系辞》曰："易有太极，是生两仪，两仪生四象，四象生八卦。"太极是阴阳之母，阴阳是太极矛盾法则的高度概括，阴阳矛盾是宇宙万物的普遍规律，宇宙万物都是阴阳两极的复合体。《周易》从象数的普遍矛盾中概括出奇数、偶数这对范畴来表示阴阳，使用"—""– –"两个基本符号，提出"一阴一阳之谓道"（《周易》），以合"万物负阴而抱阳"（《老子》），阴阳处于对立、互根、消长、转化的矛盾运动中，万物一太极，人人一太极，万物、人人共同统一在太极阴阳合和之中。

4. 太极图

最为简洁明了地表达太极思维模式的，非太极图莫属。虽早在《周易·系辞》即曰："河出图，洛出书，圣人则之"，《汉书·五行志》亦有伏羲氏"受《河图》，则而画之，八卦是也"的记载，且其思想对古代文化影响至深，然历史文献中一直未见有太极图的明确记载。直至五代末北宋初的著名道教理论家陈抟（871—989）将《后天太极图》《八卦图》《河图》及《洛书》传出，才有了现传太极图的雏形。后经宋明理学家的一再改造和完善，从明初赵㧑谦《六书本义》起，现传太极图（即阴阳鱼图）才巍然立世，实际上与周敦颐所做太极图已大不相同。对于太极哲学和太极思维来说，太极图应该是晚出很多的，一方面说明了太极思维并不能完全依据太极图的意象构成来界定，另一方面也提醒我们太极思维从凌乱分割到巍然成型是经历几千年的发育才被人们充分认识的。太极图虽然不能代表太极思维的全部，却是目前为止能够形象地描述和解读太极思维的最好的工具。

太极图蕴藏了太极思维的深邃含义，是太极思维的图像解读。太极图是中华先人用特定象征的方法，来表示太极阴阳学说的图像，是宇宙万物阴阳两态起源、运化、复归、显化的总体模式，也是太极思维的总模式。太极图表明的深邃含义至少有以下几点。

太极文化讲究的是整体观，是本体，是本源，是一本万殊，是一体万象。太极是整体、体系、系统的圆通、圆顺、圆融的统一理念。

太极的物质基础是气。气分阴阳，阳中有阴，阴中有阳。太极图充分显示了太极阴阳关系。

太极图是圆的，蕴含着气一元论的原理，即宇宙万物始于气，始为圆形。

太极图的阴阳分界线用环抱曲线，象征着阴阳各半、阴阳相对、阴阳消长、互为制约。

太极图中的黑眼和白眼，代表至阴、至阳，象征着阴极阳生、阳极阴长、阴阳相互转化、互为消长。

太极图表明，宇宙万物可见不可见的一切存在，无论物质、能量、质量、信息、运动，还是气化、物化的状态等，都以太极阴阳为恒稳模式。太极图以图像形式充分显现出太极阴阳的辩证关系，太极思维的深邃内涵通过太极图得到较为全面的表达和形象的解读。

（二）太极思维理论之传承

西方科学以实验科学为先进，东方科学以思维科学为优势。中华大地从伏羲画八卦开始就蕴育了人类思维的萌芽，太极思维由此产生。太极思维揭示了宇宙万物的奥秘，为人类认识宇宙万物开启了智慧之门。

太极文化在中国文化史上源远流长、根深蒂固。伏羲氏画八卦就阐明了完整的、系统的太极理念，后世有太极易学的发挥、太极道学的广大以及太极理学的发扬和现代科学对太极实有的揭示等充实和完善。太极文化发展至今真可谓是八千年一脉相承。也正如古人所说：万物一太极，千古一太极。然自阴阳学说盛行以后，因其说理直接、容易理解，本来以道论为核心的太极易学，就被以阴阳为纲领的阴阳易学所代替。尤其是佛教传入中国以后，中国本土文化为与佛教争夺意识形态领域的统治地位，道教、儒教相继创教，而未来得及对本土文化进行全面整理。直到儒释道三教基本融合之际，经五代末北宋初的道教大家陈抟的系统整理，太极理论才被重新捡拾起来，用以作为三教统一的工具。故少逸先生称"太极，系道家所创，初以其名统阴阳之道，含变化相生于内，实是指产生宇宙万物及构成事物的诸要素和诸属性的总根源。而这种思想端倪远远形成于道家产生之前"。至北宋中期儒家周敦颐（1017—1073）则开启了太极理学的发展之旅，又经朱熹的刻意发挥，使太极理论重新回到了中国传统文化的核心理论地位。

太极的整体性和太虚的混沦性是"道"的内涵。对此，唐·孔颖达《五经正义》指出：太极是天地未分之前，混而为一的元气。这一混沌不分的元气，内蓄阴阳之机，含而不显，变化无穷，亦可谓宇宙根源之元气。后世儒家又分化出"以阳统阴，以阴追阳"之理，从而形成了儒家崇尚刚健正大的风尚。而老子认为，太极即"无"，"无"即是道，故曰："天下万物生于有，有生于无。"此即陈维辉公所云："太极就是包括宇宙间无穷无尽大大小小一切事物，它包含了最原始、最基质、最初态的变化规律。太极的变易产生了一切，太极总在一起成为一切事物的必然性、协调性、系统性的开放与闭合的矛盾转化，走向逆的过程的统一模型。"

《周易》"太极"是阴阳整体对峙和谐的最高概念，也是象数思维的理性提炼。只是在后世的发展中，《周易》整体和谐的一面被强化，而独立、对峙的一面被弱化。董仲舒强调"大一统"思想，经后代统治者的大力宣传，"大一统"思维方式成了中华民族的精神主干。随着大一统思维的不断深化，"太极"被视为至尊的"一"，世界万物起源于"一"，全国定于一尊，就是皇帝，这种思维方式在调和矛盾、巩固民族团结、稳定国家政治、增强民族凝聚力、维护并促进统一、防止并结束分裂等方面起到了积极作用。但同时民众的斗争性、独立性被遏制，迎合或促成了封建君主专制，形成了一元化政治结构。

气一元论虽然影响巨大，但考察古代文献可以发现，人们谈论得更多的是太极观念。华夏文化和文明在几千年的传承和发展过程中，太极文化始终贯彻其中。从太极卦说：伏羲画卦，一画立太极（太极本体独一不二），二画分两仪（太极功能一分为二），三画定乾坤（太极实质见一含三），三爻成卦，表明太极无三不成体；还有太极易说：三易《连山》《归藏》《周易》合称"易经"，实则《乾坤》即《周易》。《易经》是三易之集大成。及至太极道说：有物混成，先天地生，寂兮寥兮，独立而不改，周行而不殆，可以为天地母，吾不知其名，强字之曰道；再有宋理学太极：无极而太极，太极也无极；再到《庄子》，到《吕氏春秋》，到《淮南子》，到《乾凿度》，到王弼的以"无"为太极论、阮籍的太极元道统一论、张载太极一物两体一体两端论、邵雍的太极道论、二程的理一分殊论、张栻的太极混沦生化之根论、曹端的太极理气统一自会动静论、薛瑄的万殊一本太极论、蔡清的太极涵阴阳一神两化论、崔铣的阴阳之合太极论、罗钦顺的太极众理总名论、张介宾的太极阴阳观、王廷相的太极元气论、王夫之的太极阴阳论、吕坤的"一"和元气太极论、唐鹤征的太极为气之别名论、方以智的一分为二与合二为一太极论、戴震的太极气化论等。众多哲家强调的是太极，是道、是无、是元，而且大致可以观察到气一元论的影响是逐渐出现和加深的，大约到了宋元以后才影响到了太极理念，才有道气合一、太极为气之别名、太极气化等观点，但当时的哲家并没有放弃太极理念，只是融合了气一元论的学术成就于内。到了近代，由于辩证唯物主义的影响，气一元论才在近代当代学者的分解下日益突出，最终上升为主流哲学思想，可以想见是西学东渐之后的事情了。

太极观念虽然比气的影响更为深远，但仍在"道"规范之下。正如著名哲学家楼宇烈先生所说，在古人心目中，不论有多少事物，不论现象有多么复杂，都可以用一个东西贯通，这就是"道"，唐宋以后也说"理"。可以说，中国文化就是"道"的文化：孔子讲"士志于道"，庄子讲"道通为一"，佛教华严宗讲"一即一切，一切即一"。我们要求道、悟道、证道、传道，用"道"来贯通一切。除佛教外，中国本土的儒道经典有三玄、四书、五经：三玄是《周易》《老子》《庄子》，四书是《论语》《孟子》《大学》《中庸》，五经是《诗经》《尚书》《礼记》《周易》《春秋》。这些典籍蕴含有天地人生的一些根本道理。传统上，一个人都是先通过这些经典打下全面的基础，不管最终着重研究什么，在某方面成就有多大，他要说明一个问题，往往会引经据典，也许有的在我们看来是牵强附会，但他认为这些都是从经典里得到启发而发展出来的。因此中国也就有这样一个传统，就是非常重视前人的研究成果，后人总是在继承前人的基础上发挥自己的思想。用古人的话说，这叫"述而不作"。事实上，后人有很多新的创造，把文化向前推进了一步，但他们不会自居其功。其中，中医学就是一个典型的例子。

太极文化从伏羲画卦为始，标志太极理念的诞生。经太极易学的展开和发挥，太极道学的丰富和发展，太极理学的补充及其现代科学的物证、哲学的总结，历经了近万年的发展，可谓是一脉相承的。

中医学虽从太极文化而来，并且源远流长、博大精深，自古名家辈出，医理浩瀚，论著宏丰，然最能体现中医太极思维精髓，融会且贯通中医理论，并全面而系统地掌握中医治疗技术的却寥若晨星，其中的代表人物当首推唐代大医孙思邈和明代医家张介宾。

唐朝初年孙思邈，自号"真人"。其精通医理，深究《黄帝内经》《难经》二经，以《易经》之变和《黄帝内经》之理究研医学，指出："不知《易》不是以言大医。"广收各家之长而不苟同各家之说，以宏观的天人合一的整体观和治病必求于本的辨证观，提出了辨证务必以五脏六腑为纲，虚实寒热为目的辨证法则。孙氏著《千金要方》《千金翼方》，当为我国最早的医学百科全书，其书从理论基础到临床各科的理、法、方、药齐备。书中各卷既有典籍资料，又有民间验方，可谓是雅俗共赏、缓急相依，时至今日仍对中医学的发展具有深远意义。孙氏医德高尚，治医甚严，崇大医精诚者，必以大慈恻隐之心，强调为医者"胆欲大而心欲小，智欲圆而行欲方"，为后世之学树立标榜，被后世尊为"药王"。

明代医家张介宾，字"会卿"，号"景岳"，别号"通一子"。对百家之学穷究博览，通晓《易经》《黄帝内经》二经、天文、地理乃至兵法。精研《黄帝内经》垂30余载，集百家之学而多有发挥，著《类经》《景岳全书》流芳后世。其对方阵的研究发明和创造，以及在杂症、妇科、儿科等方面独具一格的辨识，为后代医家所称道。提出的"气之为用，无所不至，一有不调，则无所不病"的医学观点，奠定了"气乃百病之源"的理论基础，突出了中医学的精髓，是对黄帝内经理论的延伸和创新。

以太极理论为指导的思维模式，少逸先生名之曰"太极思维"，它反映的是太极观念。在这种思维方式指导下，产生了众多璀璨的文化体系，如儒家、道家、阴阳家、数术家等，可谓是中华文化根源的核心之一。就儒、道二者来说，虽有偏持阴阳之异，但均讲求阴阳互根相守、不以逾越为度，此即《黄帝内经》"阴平阳秘"之说。

中医学理论构筑之初，亦广泛地吸收了太极理论，其中的阴阳五行学说就是以"太极思维"为核心，由"太极思维"营建的中医学之精微理论。《黄帝内经》中的"阴平阳秘，精神乃治"无不深刻地启示了这一点。《黄帝内经》用力最深的是阴阳五行学说，然太极理论是可以涵盖阴阳学说的。前人对太极理论的讨论就包括阴阳学说在内，可以说阴阳学说是太极理论的一个组成部分，是太极哲学的天然内核之一，正如明代王夫之所云："太极不可与阴阳析处而并列也。"（《周易内传》）并进一步提出："太极之本体，中涵阴阳自然必有之实，则于太极之中，不昧阴阳之象。"（《张子正蒙注》）朱熹曾经断言："太极，形而上之道也；阴阳，形而下之器也。"（《太极图说》）清·张志聪《黄帝内经素问集注》亦云："阴阳者，有名而无形，不可胜数，然其要道归于一也。"

二、太极思维模式

少逸先生在精读深悟下，触类旁通，而尤以太极为万物生化之本始，即太极 – 宇宙 – 万物 – 生物为一有机整体，环环相扣，生生不息，故提炼出太极思维模式作为学派思想基石之一。太极思维是一个开放的、包容的、立体的，注重整体辨证而内在高度自律的思维模式，是中国传统文化思维方式的总和。太极思维方式是易学的基本思维方式，是中华思维方式的元点和代表。它不仅决定了中华传统文化的面貌、特性和走向，而且决定了中华民族特有的价值观念、行为方式、审美意识及风俗习惯；不仅渗透到最深层面的民族心理结构，而且渗透到外显层面的实用操作技术；不仅影响了中国传统的哲学、社会科学，而且影响了中国传统的自然科学各学科。其内容为多层次、多维度、立体的，几乎涵盖了中国传统思维的全部内容。学弟谭维勇在先生伉俪的指导下，以"太极思维对中医理论建构的影响初探"为题撰写论文，获得山东中医药大学 2006 年中医基础理论硕士学位。该文认为"太极思维"包涵天人合一思想、整体和辨证思维（整体分和思维）、有序无序的混沌思想、物象理论（取象思维与意象思维）、自然与中和（中庸）及自稳自律和机转六大内容。对此笔者不完全苟同，因此有小小的争鸣，兹不赘述。现将太极思维与中医学密切相关的部分，博采古今各家之说，略论如下。

（一）取象运数

取象运数，指象数思维模式。象数思维，是中国传统文化特有的思维方式，指运用带有直观、形象、感性的图像、符号、数字等象数工具来揭示认知世界的本质规律，通过类比、象征等手段把握认知世界的联系，从而构建宇宙统一模式的思维方式。前人认为象和数是事物的基本特征，认识事物皆须从象数入手。通过观测宇宙中日月星辰（天体）运行之"象"及地球生物（人类、动物、植物、微生物）生长壮老之"象"，归纳概括出二者互动之"数"（规律），此即"以物测象，以象运数"。象是宇宙万物运动之"象"，数是宇宙万物运动规律之"数"。象数思维是以司外揣内、多维视角、定性定量、旁推比类为特点，以象数结合、以象为主、以数为用、归纳演绎为主要内涵的思维方式。

象数思维将宇宙自然、社会历史、生命人心的规律看成是合一的、相应的、类似的、互动的，借助太极图、阴阳五行、八卦、六十四卦、河图洛书、天干地支等象数符号、图式、模型构建万事万物的宇宙模型。"象数"不是单一的、单纯的人或事物的符号模型，而是涵括了天、地、人即宇宙万事万物的符号模型，具有鲜明的整体性、全息性、意象性。象数思维以物象为基础，从意象出发类推事物规律，以象数为思维模型解说、推衍、模拟宇宙万物的存在形式、结构形态、运动变化规律，对宇宙、社会、历史、人生、人心、生命、疾病……做宏观的、整体的、动态的研究，具有很大的普适性、包容性。

象数思维对中国古代自然科学、社会科学、生命科学，尤其是对中医学产生了极为深刻的影响。无论是理论探讨，还是临床实践，中医学均离不开象数思维。可以说，象数思维涵盖并体现了中医学整体、中和、变易、虚静、顺势、功用等思维的特点，是中医学思维方法和太极思维模式的核心。中医学以象数构建中医理论，三阴三阳、五运六气、藏象器官、经络穴位、解剖生理等与象数皆有深刻联系。象数思维贯穿到中医学藏象、病机、诊断、治则、本草、针灸等各个方面。因此我们将广义的中医学称为"中国象数医学"。象数思维包括象思维、数思维和象数思维。

1. 象数概说

这是中国数术学的基础知识，也是太极思维的基本内容。

"象"原本指万事万物表现出的形象，《周易·系辞》曰："夫象，圣人有以见天下之赜，而拟诸其形容，象其物宜，是故谓之象。""见乃谓之象。""象"有现象、物象、事象、形象、意象、法象、具象等含义，大体可分为两个层面，一是事物之象，即自然之象，又称"物象"（包含事象、形象、现象）；一是符号之象，即人为之象，又称"意象"（包含法象）。事物之象指万事万物的具体形象，包括一切实测数量、次序关系，是对事物客观的具体的描绘。符号之象主要指卦象、爻象、河图、洛书、太极图、阴阳五行和天干地支等，概括、说明宇宙自然万事万物所表现的状态和特性，模拟、象征、推演宇宙万事万物的运化规律。符号之象与事物之象之间有密切关系，符号之象是事物之象的概括形式，事物之象是符号之象所象征、比拟的对象；符号之象来源于事物之象，事物之象表现为符号之象。

《周易·系辞下》曰："易者，象也。象也者，像也。"第一个"象"，表示取象思维（简称为象思维）。最后一个"像"，指取象、象征，为动词意。"意"是"象"所蕴含的事物共同的特性和规律。《周易·系辞上》曰："立象以尽意，设卦以尽情伪。"所谓"意象"就是经过人为抽象、体悟而提炼出来的带有感性形象的概念或意义符号。意为象之本，象为意之用；象从意，意主象。象思维就是一个由"物象"提炼"意象"、再由"意象"反推"物象"的过程。象思维的含义在于：一方面，它通过形象性的概念与符号去理解对象世界的抽象意义；另一方面，它又通过带有直观性的类比推理形式去把握和认识对象世界的联系。象思维通过取象比类的方式，在思维过程中对被研究对象与已知对象在某些方面相同、相似或相近的属性、规律、特质进行充分关联类比，找出共同的特征、根本的内涵，以"象"为工具进行标志、归类，以达到模拟、领悟、认识客体为目的的方法。象思维具有很大的具体性、直观性和经验性，它以"象"作为中介把握事物的内在本质及与他事物隐含的关联关系，宏观地探讨事物的性质和变化规律，消融主、客观对立产生的割裂看待事物的片面性与孤立性，在认识论上有独到的意义。

象思维主要体现在取象比类的思维方法之中。取象比类就是在思维过程中以"象"为工具，以认识、领悟、模拟客体为目的的方法。取"象"是为了归类或比类，即根据被研究对象与已知对象在某些方面的相似或相同性，从而认为两者在其他方面也有可能相似或类同，并由此推导出被研究对象某些方面形象的逻辑方法。取象的范围不是局限于具体事物的物象、事象，而是只要功能关系、动态属性相同，就可以无限地类推、类比。

象思维模式不仅是中国传统文化的主导思维模式，也是中医学的主导思维模式，这在《黄帝内经》中得到充分体现，并通过后世注家和发挥家的不断梳理而得以逐渐明确。柳氏医派归纳了象及象思维的含义，明确了象思维具有形象直观性、功能动态性、模糊整体性、多维多样性等特点，其采用的基本方法是观象、取象、意象、想象、联想等。《黄帝内经》应用古代阴阳、五行观念构建了自己的理论体系，全面继承了阴阳五行学说的取象性，并运用这种思维模式认识和推演与人体生命相关的所有事物和现象，从而建立了具有自身学科特点的以象为推演和说理工具的学术体系。如在太极模式下形成的以六个统一体为核心的整体观念。在阴阳模式下，不仅提出了一阴一阳和太少思维模式，还创建了具有自身特点的三阴三阳模式，以及阴阳藏象模式。在五行模式下，不仅全面接受了五行归类方法和五行生克的基本模式，同时创建了能够反映医学特点的制化胜复模式，特别是依据阴阳五行理论模式建立起来的藏象体系和经络体系，均是在对天地自然之"象"和社会人身之"象"观察和认知的前提下，运用远取诸物，类比人身；近取诸身，"司外揣内"或"司内揣外"的方式完成的。从这个意义上说，《黄帝内经》理论体系的构建是在象思维模式下完成的，而且又丰富了象思维模式的内涵。

2. 数

自然界的规律是由数学语言写就的。各种不同方式、不同序列、不同类别的过程及其相互作用关系的总和构成了千变万化的自然。无极、太极生化的阴阳、三元、五行等序列，就像简单和谐的"宇宙代数"，条分缕析地揭示了自然过程中不同方式相互作用的基本关系。中医学正是在此境域中显示了自己经天纬地的道统纲纪，展现了中华民族绝异于西方世界的智慧之光。

"数"亦分为两种，一种是实测的、定量的数，称为"数量之数"；一种是表象的、定性的数，可称为"运衍之数"。象数思维方法中的"数"侧重于定性、表象，这种"数"实际上就是一种特殊的"象"。定性表象的"数"多从易学中来，故又称"易数"。例如：阳九阴六数、阴阳奇偶数、五行之数、八卦次序数、天地生成数、九宫数、河图数、洛书数、大衍之数、六十花甲数等。数是特殊的象，数将象形式化、简约化，因此也可看作是意象的一种。

在各类数中，河图与洛书运用得最为广泛。《周易·系辞》载："河出图，洛出书，圣人则之。"南宋朱熹《周易本义》认为河图由一至十自然数定位排列而成，洛书由一至九自然数定位排列而成，这种数的排列本身就是一种数形结合之象（见图11）。

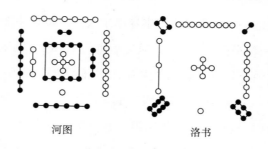

河图　　　　洛书

图11　河图、洛书图

河图数来自《周易》天地生成数。《周易·系辞》曰："天一，地二；天三，地四；天五，地六；天七，地八；天九，地十。天数五，地数五，五位相得而各有合。天数二十有五，地数三十。凡天地之数五十有五，此所以成变化而行鬼神也。"河图数对应五行，《汉书·五行志》云："天以一生水，地以二生火，天以三生木，地以四生金，天以五生土。五位皆以五而合，而阴阳易位，故曰妃以五成。然则水之大数六，火七，木八，金九，土十。"河图的排布如下：一与六共宗而居乎北，二与七为朋而居乎南，三与八同道而居乎东，四与九为友而居乎西，五与十相守而居乎中。

洛书数来自古代明堂建制，《大戴礼记·明堂》始将九室配以九个数目："明堂者，古有之也。凡九室……一二九四，七五三，六一八。"这个数字组合又称为九宫算。汉代徐岳《数术记遗》云："九宫算，五行参数，犹如循环。"北周《甄鸾传注》对"九宫"释云："九宫者，即二四为肩，六八为足，左三右七，戴九履一，五居中央。"

河图洛书以数的形式论述了奇偶阴阳二气的变易规律，其中河图五方生成数之差均为"五"，洛书纵、横、斜三数之和均为"十五"，表现一种对称和合的观念；奇偶数的流行——河图一、三、五、七、九与二、四、六、八、十的交互流行，洛书一、三、九、七与二、四、八、六的反向流行，反映了循环往复、对峙统一的观念。故河图洛书是宇宙生命规律的数理模型。

数思维就是运数思维，即运用"数"进行比类、象征。运数思维实际上是一种特殊的取象思维。《说卦》曰："参（三）天两地而倚数，观变于阴阳而立卦。"《素问·上古天真论》云："其知道者，法于阴阳，和于术数。"明·张介宾《类经图翼》云："气者天地之气候，数者天地之定数。天地之道，一阴一阳而尽之。升降有期而气候行，阴阳有数而次第立。"一、二、三、五是自然中最精要的数，它的妙理真谛，可以言传，难以文述。

中医学在藏象、脉诊、本草、处方、针法、灸疗和房中等的实践中，既使用直观的计量、定量的"数量"之数，也运用定性、标象的运衍或称"意象"之数。由于数与象本来就密不可分，故中医学对"数"的运用更多地具有"以数为象"的特点，正如《素问·五运行大论》所云："天地阴阳者，不以数推，以象之谓也。"中医学"数"的运用主要偏向于定性而不是表量。中医理论中一至九天地之至数、五脏、六腑、十二正经、奇经八脉、十二经别、三阴三阳、五运六气、五轮八廓、六淫七情、三部九候、八纲辨证、立方八法、四气五味、五输穴、八会穴、灵龟八法、九宫八风等，均是运数思维的体现。其数字虽带有量的规定，但主要是为了定性归类，以满足象数思维模型的需要。

柳氏医派根据中国数术学的原理，归纳了数及其数思维的含义，明确了数思维具有规定性、取象性、定量性、系统性等特点。其采用的方法主要是运数法、序数法、计量法、指代法等。柳氏医派对《黄帝内经》的数进行了全面的梳理，认为"数"是《黄帝内经》的重要内容，特别是十以内的数，已经与某些事物间形成了固定的联系模式，用以作为数思维的基本论据。数思维有单一数思维和复合数思维两种模式。

单一数思维中道气合一模式，反映了一元论思想，即"一"在中国文化中是万物之本，万象之根，在《黄帝内经》中体现了万物的本原、原始、数之始，并包含在道、气、太一等概念中，可总称为太极。二元对峙模式体现了"二"与"两"相通，表示对偶、对立等。当表示对立时，代表的是自然界相互对立、相互区别的两类事物和现象，以及两个相反的概念，因此，"两"又是中国古代辩证思维形式的具体体现。在《黄帝内经》中使用的对立词数量达 170 余对之多，体现了《黄帝内经》注重事物对立对比的说理方法，也是《黄帝内经》的"二元对峙"辩证思维模式的基本内涵。三才三部即"三元模式"是古人认识自然的独特思想，即将宇宙中的事物以三分论之，其中隐含着天地人之道和具体方位的划分。在《黄帝内经》中将其表述为"天、地、人""上、中、下""一、二、三"等，具体应用天、地、人表示人与自然界相互关联和相互影响的医学道理；同时用上中下将人体分为三部分；用一、二、三作为医生水平的等级划分及一般事物的罗列。四维四象即"四象模式"，产生于二分法的阴阳模式，其基本思想是四时阴阳模式，由四时阴阳而产生的太少阴阳理论，《黄帝内经》不仅用其表示一年四季、寒来暑往量的变化，也创建了脾寄旺于四时、五脏四时阴阳等理论。五行归类是古人归类事物和把握事物的基本方法，《黄帝内经》直接承袭了这一观念，在全盘接纳所有内容的同时，增添了与医学相关的内容，建构了《黄帝内经》五行理论体系。即以"五"作为基本模式框架，把自然界和人体的所有事物都联系起来，以五脏合五行为基本模式将五脏功能归纳为"五脏化液""五脏所主""五脉应象""五脏所藏"，五脏病变归纳为"五气所病""五精所并""五脏所恶""五病所发""五邪所乱""五邪所见""五劳所伤"，五味的宜忌归纳为"五味所禁""五味所入"，将五输穴归类为"所出为井，所溜为荥，所注为俞，所行为经，所入为合"等，并为阴阳经赋予不同的五行属性。

六合六气是《黄帝内经》对六的运用。"六气"有多种含义，首先指自然界之"寒、暑、燥、湿、风、火"六种气候，作为五运六气的一部分，以及岁六气即"初之气""二之气""三之气""四之气""五之气""六之气"；其次指人体的精、气、津、液、血、脉六种生命物质；还指节气，即 5 天为一候，三候 15 天为一气，六气 90 天构成一"时"之六气。六合又有天地四方以及十二经别之所合为六。此外，还有六律、六腑等。七星七政，"七"在《黄帝内经》中主要作为序数词和数量词而出现。八方八正，"八方"主要指四正、四隅八个方位；八方所来之风，即八风。《黄帝内经》用八风作为病因归类的方式，对风进行细化，并设《九宫八风》专篇，演绎了八风伤人的结果，目的在于强调躲避虚风的重要性。九宫九野，"九野"为九州之分野，或九宫之位，《黄帝内经》认为九野又与人身相应，"九"表示极之意，如"九气""九州""九针""九脏"等，至九则终。

复合数思维又可分为相重复合数和相关复合数。复合数是由与某些具有固定联系的事物相对应的两个数字，或自身相重的两个数组成。在长期反复的应用中，逐渐形成了若干种比较稳定的数字结构的组合模式。相重复合数具有"基数模式数"的特点，体现在该类数具有明显的偶合作用，两数相重也体现了该数至极、极则必反、复返于本的思想。这是古人对事物由浅入深、由深而浅地认识和把握事物的基本方法。《黄帝内经》中的相重复合数包括三三、五五、六六、七七、八八、九九等，就其数学意义均是其自乘的一种表示方法，其运数意义则均蕴含在其基数"五""六""七""八""九"，及运算结果"二十五""三十六""四十九""六十四""八十一"中。相关复合数是根据某些具有固定联系事物之间的对应关系，结合为相对稳定的数字组合的一种模式，《黄帝内经》中包括三五相参、四五相应、五六相合、七八相属等。

柳氏医派对《黄帝内经》中数思维所涉及的有关自然现象、人体结构、生命活动、疾病发生、病理变化、诊断、治疗等内容进行了全面整理与分析，这在第四章第二节"中国数术学"中已详尽说明。

3. 象与数

"象""数"对称，最早见于《左传·僖公十五年》："龟，象也；盆，数也。""象数"一词连用，大约出现在汉代，《易纬·乾坤凿度》曰："八卦变策，象数庶物，老天地限以为则。"

象与数的统一是象数思维的重要特点。象、数密不可分，象中含数，数中蕴象，象数合一。或明言象实指数，或列数本为象。《周易》六十四卦每一爻阴爻称六，阳爻称九，爻象中蕴含着数；八卦布列八方，乾一、兑二、离三、震四、巽五、坎六、艮七、坤八，八卦中蕴含着数；《易传》中的天数为奇为阳、地数为偶为阴，将数与阴阳之象联系了起来；《尚书·洪范》中"一曰水，二曰火，三曰木，四曰金，五曰土"，将数与五行之象联系了起来。宋代象数学各家在河图、洛书与先、后天八卦的配法上所做的努力，都是力图将河洛之数与八卦之象结合在一起。在象数学家眼里，"数"与"象"都是表述事物功能、属性、关系及其变化规律的符号。

4. 象数思维

象数思维是象思维和数思维的合称，通过卦爻、阴阳五行、天干地支、河图洛书、太极图及奇偶数字（例如：东汉许慎在《说文解字》中就很好地说明了"一"至"十"自然数的象数含义："一，惟初太始，道立于一，造分天地，化成万物……十，数之具也。一为东西，丨为南北，则中央四方备矣。"）等象数模型来认识宇宙万物的存在方式、变化规律，推演宇宙自然变化大道。作用方式归于数，作用序列归于序，作用类别归于类。作用方式有二、三、五，阴阳、三元、五行。作用序列有二序列，如《周易》所述；三序列，如《老子》《太玄经》所述；还有五序列，如《五行大义》所述。《周易》讲二，扬雄《太玄经》讲三，萧吉《五行大义》讲五。二、四、八、十六、六十四属于二序列。三、六、九、二十七、八十一属于三序列。《黄帝内经》则是包容一、二、三、五……万的，体量丰厚。象数思维涉及天人之理、万物之理、性命之理、疾病之理、诊治之理等，是中华民族最为古老的、最为实用的、最具生命力的思维方式之一。象数思维方法实际上就是通过象和数进行比类的思维方法。

"类"指性状、功能相同或相近的一类事物。《墨经·大取》曰："夫辞以故生，以理长，以类行也……以类行也者，立辞而不明于其类，则必困矣。""辞"即是语句、命题；"故"是论据、理由、条件；"理"是普遍性规律；"类"是一个名词，指同类事物。"比类"指性状、功能、运动方式等相同或相近的事物，则可归为一"类"，并可依"类"旁推一切万物。《周易·同人·象传》提出"君子以类族辨物"，《周易·系辞上》更是明确提出"方以类聚，物以群分""引而伸之，触类而长之，天下之能事毕矣"。《周易·系辞下》论述八卦的功能是"以通神明之德，以类万物之情"，即通过"八卦"象数模型把认识主体与认识客体据象归类后结合起来。象数思维既可以把纷纭繁杂的事物通过取象、运数梳理、分析出特定的"类"，统率于固定的象数模型之中，又可以归纳出万事万物统一的、同构的"理"，借助象数模型推测、演绎出同类事物的变化、生成之"理"。这就是"取象运数，比类求理"的方法。

象数思维归类的方法不同于西方逻辑归纳法与演绎法，它是归纳与演绎的合一，把纷纭繁杂的事物归为有限的几类，如阴阳、八卦、五行等，是一种归纳法；而依据象数模型去推测同类中其他事物的情况，则又是一种演绎法。"象数"是一个媒介，有双向功能，既有将万事万物纳入自己这个框架的功能，又有以自己这个框架去类推、比拟万事万物的功能。"取象""运数"的方法，将看似互不关联的、毫无相通之处的事物有机地联系在一起，建立起意象与物象、物象与物象之间的普遍联系，把原本复杂纷繁、互不连贯的宇宙万物加以整合，使之系统化、简约化。

象数思维对中医学的形成和发展具有十分重要的影响，甚至可以说中医学的哲学原理总体上就来源于象数思维，故柳氏医派将《黄帝内经》时代的中医学称为中国象数医学。中医通过类推脉象、面相、声音之象、形体之象、华彩色泽之象等得到藏象、证象，来说明人体内在的脏腑气机和病理变化。中医学通过表现于外、能够被人们直观观察到的"物象"，如五脏开窍于五官之象、脉象、舌象、声象、针灸感传之象等，比类概括出有限的几种"意象"，如阴阳之象、五行之象、藏象、证象、六经传变之象、四气五味之象、五运六气之象、九宫八风之象等。中医学通过象数模型取象而得出的概念多为意象性的概念，与西医学纯抽象概念相比，既包含某种客观的象征含义即理性归类的成分，又渗透着某种主观的感性划分的成分，具有全息性、功能性、形象性、简明性、灵活性等特性。"中医原创思维与健康状态辨识方法体系研究"国家重点基础研究发展（"973"）课题组提出中医原创思维是"取象运数，形神一体，气为一元"的整体思维模式，即中医学的"象数观－形神观－一元观"。

（二）整体全息

整体全息思维，又称整体思维或系统思维，是把宇宙间万事万物作为一个有机的成体系的系统组合，注重事物本身原有的完整性和系统性，用普遍联系、相互制约的观点看待宇宙及万事万物的思维方式。古时候，由于科学技术薄弱等因素的限制，人们对自然界的认识也只能习惯于将自然界（天）和人视作一个浑然整体，从总体上宏观地把握事物本质，从其全部综合地驾驭它们的整体联系和某些共同规律，由此而形成了直观的、综合的特点。整体是一个近代的名词，在古代称之为"一体"或"统体"。这从宇宙的含义就可以看出，中国古代宇宙观认为"四方上下谓之宇，往古来今谓之宙"(《文子》)，天地(无限的空间)是个统一体，古今(无限的时间)是个统一体，宇宙(无限的时空)是个统一体，人与宇宙万物是个统一体，人本身也是个统一体。统一体包含许多部分，各部分之间有密切的联系，因而构成一个整体，要想了解各部分，必须首先了解整体，从整体的视角去把握部分的实质和特性。天与人之间、事物与事物之间同源、同构、同序、同律。总天地万物一体，千古一太极；太极化生万物，则一物一太极。具体到人体来说，天地大宇宙，人体小宇宙；天地一太极，人体一太极。不仅如此，构成整体的任何一个相对独立的部分，都能够反映出整体的全部信息，此即全息论。

中国传统哲学，不论儒家还是道家，都强调整体思维。《周易》一书提出了整体论的初步图式。例如，从全书结构形式上看，《周易》最基本的单位是阴爻(--)和阳爻(—)。阴爻和阳爻三次组合构成八卦，六次组合构成六十四卦。一切自然现象和人事吉凶纳入八卦、六十四卦系统中，表现出一种整体观念。《易传》以普遍联系、相互制约的观点解释《周易》。六十四卦六爻同时具有下中上、初中末、天地人之义，是一个天地人时空统一的整体系统。《庄子·齐物论》曰："天地与我并生，而万物与我为一。"天地是一个整体，人与世界是一个整体。任何一个局部都体现着全体，如庄子即认为"道"无所不在，无所不包，甚至在"蝼蚁""稊稗"等。这种思维方式不仅把整个世界视为一个大的有机整体，世界的一切事物都是连续的、不可割裂的，事物和事物之间具有相互联系、相互制约的关系，而且把每一个事物又各自视为一个小的有机整体，部分作为整体的构成要素，其本身也是一个连续、不可割裂的整体，部分与部分之间呈现出多种因素、多种部件的普遍联系。认为天与人之间、事物与事物之间同源、同构、同序、同律。

整体思维在中国传统思维中占据重要的地位，"天人合一"是这种整体思维的根本特点。所谓天人合一，指天道与人道、自然与人为相通贯一、相类统一，其本质是时空统一，天人全息。时空统一就是宇宙，宇宙是空间与时间的统一体，二者密不可分。宇宙中不存在脱离了空间的时间，也不存在脱离了时间的空间。中国上古之人，就认为空间(四方上下谓之宇)和时间(往古来今谓之宙)是密不可分的。世界就是物质(宏观的恒星、行星、星系，微观的电子、质子、中子)及其存在的方式即时间和空间的统一体。

整体思维就是天人全息，有三层含义。一是天人同构：宇宙与生物在物质构成的基本元素上是同构的，即宇宙中天体（恒星、行星、星系、原子、电子、质子）、生物（人类、动植物、微生物）都是由种类为数不多的基本粒子构成的。二是能量互动：宇宙与生物（人类、动植物、微生物）在能量上是时时刻刻互动的，即天人能量互动。三是信息同步：宇宙与生物在信息上是同步的，生物（人类、动植物、微生物）为子系统，宇宙为母系统。生物（子系统）包含宇宙（母系统）全部的信息。天人合一、时空统一、天人全息是太极思维的最大特点。在传统思维中，儒、道等各家都主张"天人合一"。道家强调"混沌""素朴"，偏向于将人自然化；儒家强调"中庸""中和"，偏向于将自然人化；而《周易》则强调人与自然的对等感应、对等交流，又不抹杀各自的对立、独立之特性，但各家都认为人和自然界是一气相贯、一理相通的。先秦老子的"四大"，《易传》的"三才之道"，是这种整体思维的早期成熟表现。而董仲舒以阴阳五行为框架的天人感应论，则提出了更加完备的整体模式。中国传统哲学的这一思维倾向，直接孕育了中医学的整体性思维方式，而且成为中医学最为突出的三大特点之一。在长期的理论研究和临床实践中，中医学又丰富了传统哲学的整体性思维，将其具体化、实用化。

在整体思维指导下，《黄帝内经》建构了一个"三才合一"的整体医学模式，如《素问·阴阳应象大论》说："其在天为玄，在人为道，在地为化。化生五味，道生智，玄生神。"其并以三才为经，五行为纬，论述天、地、人诸事物的类属及其相互关系。中医学运用整体思维的方法建立了藏象、经络等生理学模式，阴阳失调、邪正盛衰等病理学模式，六经辨证、八纲辨证等诊断学模式，调和阴阳、补偏救弊等治疗学模式。其五运六气说认为气候的变化及人所处的地理环境对人体的健康和疾病有重大影响。中医学采用"人与天地相参"的整体思维方法，将天文、地理、物候、音律、矿产、植物、动物、社会等人体外界因素依据阴阳五行规律，统统找到与人体相应处，形成一个以人体为中心，涵括宇宙万物的太极巨系统。在这个太极巨系统中，宏观与微观统一在一起，宇宙和人统一在一起。从这个意义上说，中医学不仅是一门以太极象数模式为基础的整体动态医学，而且也是一门统括天地人的宏观宇宙学。几千年来，中医学在临床实践与基础理论交融不分的发展中，始终坚持和贯彻整体观，没有走把整体进行分解、还原的道路。

整体思维是中医思维方法最本质、最基础的内容，指导着理论和临床的方方面面，推动了中医学的不断进步与发展。当然整体全息思维也给中医学带来一定的负面影响，如在关注整体、关系的同时，往往忽视对个体、局部、构成元素的细节、深层的研究，致使分析科学不够发达。

（三）恒动变易

太极思维不仅阐述了自然界、人类社会、人的生命（天地人）是一个系统联系、协调完整的统一整体，而且进一步揭示了宇宙间的一切事物都处于永恒的运动、变化和发展中。其认为世界是运动着的世界，一切物质，包括整个自然界，都处于永恒的无休止的运动中，"动而不息"是自然界的根本规律。恒动变易思维就是从运动变化观点考察一切事物的思维方式。它强调事物的运动变化，注重在两极对立中把握事物的辩证统一，因而具有辩证法的特征。变易思维从属于辩证思维。所谓辩证思维是指把任何事物都看成是相互对立、相互依存、相互转化、相互包含的两个方面的统一体，对立两面的相互作用推动事物的发生、发展、变化的一种思维形式。辩证思维包含整体思维、相成思维、变易思维和求和思维。相成思维把任何事物都看成是相互对立、相互依存、相互转化、相互包含的两个方面的统一体；变易思维强调对立两面的相互作用推动事物的发生、发展、变化；求和思维注重在两极对立、运动变化中把握事物的和谐统一。可以说相成思维是变易思维、求和思维的基础，变易思维、求和思维是相成思维的结果。在中国传统哲学中，恒动变易思维一直居于重要地位，它对中医学理论的产生和发展，以及中医临床实践起着重要的指导作用。

变易是《周易》的最基本观念。"周""易"二字从字面上就可理解为"周环、循环"与"变化、运动"，《周易》则可看成是专论宇宙万物周环变易规律的著作。六十四卦是一个从乾、坤开始到既济、未济结束的变易周期，"未济"表示下一个变易周期的开始，如此运动变化，循环不已。《周易》文字系统在对卦爻符号的解释中，明确提出周环变易的观点。《易经》泰卦九三爻辞："无平不陂，无往不复。"复卦卦辞："反复其道，七日来复。"《易传》则反复强调："一阖一辟谓之变，往来不穷谓之通。""原始反终，故知死生之说。""变动不居，周流六虚。"《易传》还列举日月往来、寒暑往来的例子，说明"往者屈也，来者信（伸）也。屈信（伸）相感而利生焉"。《易传》将六十四卦的变易规律归结为阴阳二元相反、相对、相摩、相荡的交互作用，提出"一阴一阳之谓道"的命题。象数学派通过卦变说强化了这一观念，汉易象数学发明了之卦、升降、旁通、往来消息、互体等卦变体例，如虞翻卦变说等。

先秦诸子都重视变易。道家创始人老子提出宇宙的本原"道"是"独立而不改，周行而不殆"（《老子·二十五章》）的，并在《老子·四十章》中提出"反者道之动"的著名命题。庄子也强调事物的变化，《庄子·秋水》云："物之生也，若骤若驰，无动而不变，无时而不移。"其以"化"字表达万物的变动转化，即《庄子·天道》篇所谓："万物化作，萌区有状，盛衰之杀，变化之流也。"这是将事物生杀盛衰之化视为一个滚滚不息的洪流，因而变易思维又具有连续性、整体性、恒常性和循环周期的特点。儒家创始人孔子把宇宙整体看成是变动不居的、永恒稳态的，"四时行焉，百物生焉"，（《论语·阳货》）而把自然界的变化看成是一个如江河之水流动的连续过程，"子在川上曰：逝者如斯夫，不舍昼夜"（《论语·子罕》），又提出"叩其两端而竭焉"（《论语·子罕》），强调要考察问题的两个方面。

宇宙间万事万物不仅"动而不息"，而且这种运动是有规律、有节律、循环往复的。变易观及循环周期观于先秦早已确立，在此后二千多年的发展演变中，成为中国传统思维方式的主要特征之一。它对中国科技影响重大至深，仅就象数学家的科学成就而言，汉易中的卦气说，以六十四卦阴阳爻象的相互变易过程说明一年节气、物候的变化周期，其中以十二消息卦代表十二个月，从复卦十一月阳生，到乾卦四月阳气极盛，转为姤卦五月一阴生，至坤卦十月阴气全盛，说明一年寒暖（阴阳）二气的交相推移过程。张介宾以易学变易观解释中医原理，认为人体脏腑经络功能按五行生克法则构成一循环过程，而且生克互相包涵，构成各器官的动态平衡。少逸先生从十二辟卦的阴阳变化规律谈阴阳平衡论，认为阴阳永远处于消长转化之中，非平衡有序稳态是其本质的、固有的、普遍存在的、不可改变的运动状态，而平衡则是运动过程中的特殊状态，是暂时的。

"恒动变易"思维应用于中医理论与临床之中，略举以下几端。

1. 人体气机的运动变化

中医理论把人体生命历程看成是气"升降出入"的运动过程，并把建立在此基础上的阴阳对立统一的动态平衡状态作为健康的标准和治疗的目标。人体的阴阳二气存在对立、转化、滋生和制约的关系，始终处于彼此消长的不断运动变化状态；五行之中存在相生相克的关系，且生中有克，克中有生，构成一个能量交流、功能制约的藏象模型，亦即人体生命模型。

中医学理论认为，自然界一切事物的变化，都根源于天地之气的升降作用。气具有运动的属性，充满活泼运动生机。世界万物的生成、发展、变更乃至消亡，包括各种生物体的生育繁衍，无不根源于气的运动。《周易·系辞》曰："天地之大德曰生……生生之谓易。"《格致余论·相火论》云："天之生物，故恒于动，人之有生，亦恒于动。"

《黄帝内经》称气的运动为"变"与"化"，《素问·天元纪大论》云："物生谓之化，物极谓之变。"天地万物的变化根源于气的运动，而气运动的源泉在于气自身具有运动的能力。《黄帝内经》中以"升降出入"四字概括其运动形式。《素问·六微旨大论》曰："气之升降，天地之更用也……升已而降，降者谓天；降已而升，升者谓地。天气下降，气流于地；地气上升，气腾于天。故高下相召，升降相因，而变作矣。""出入废，则神机化灭；升降息，则气立孤危。故非出入，则无以生、长、壮、老、已；非升降，则无以生、长、化、收、藏。"

阴阳也是随时变化的，其运动形式为动静相召。《素问·天元纪大论》云："动静相召，上下相临，阴阳相错，而变由生也。"这是对阴阳二气的运动更为深入的论述，即认为：气有阴阳，阴阳相错相临，交感激荡，动静相召，动亦舍静，静即含动。阳主动，阴主静，阳动之中自有阴静之理，阴静之中已有阳动之根。所谓"一动一静，互为其根"，动静相互为用，促进了生命体的发生发展、运动变化。人体始终保持着动静和谐状态，维持着动静对立统一的整体性，从而保证了正常的生命活动。阴阳相错，动静相召，气血和畅，则百病不生。生命在于交替运动，健康生命体始终处在一个体内阴阳动态平衡以及机体与外环境阴阳动态平衡的状态之中。

就人体整个生命过程来说，《黄帝内经》认为人体生命是一个生、长、壮、老、已的运动变化过程。《素问·玉版论要》云"道之至数……神转不回，回则不转，乃失其机"，认为有序的运动变化是生命存在的基本形式，而每个人的气血机能活动也经历着阶段性发展演变过程，如《灵枢·天年》提出十年一周期说，《素问·上古天真论》提出女子七年、男子八年周期说等。《灵枢·岁露》和《素问·八正神明论》还讨论了一太阴月中人的生理机能的周期性变化规律。《黄帝内经》把生命节律、气机变化与年岁时日、天象更迭联系起来考察，为临床治疗把握时机提供了正确、珍贵的生理变化周期信息。

2. 疾病的发生与传变

中医学以恒动变易思维为指导，认为外界之气、人体自身之气发生异常变化后，可以引起人体疾病的发生；机体发生病变后，又随即处于不停顿的抵御修复变化之中，正邪交争，决定了疾病的转归。《黄帝内经》从人体各层次机能的紊乱失调以至于衰竭离决认识病机变化。

中医学认识到疾病的发生、发展变化是有规律的，认为升降出入的逆乱反常，是导致疾病发生的根本原因。从阴阳学说的角度而言，疾病是阴阳矛盾运动失去平衡协调，即阴阳相互联系、相互作用被破坏，出现偏胜偏衰的结果。在疾病过程中，阴阳之间出现了消长失衡的矛盾运动，而表现出《素问·阴阳应象大论》所指出的"阴胜则阳病，阳胜则阴病"；或阴不制阳，阳不制阴；或阴损及阳，阳损及阴；或"重阴必阳，重阳必阴"的病理转化。

从五行学说的角度而言，疾病的传变又有相生与相克传变两大类型。相生关系的传变，有"母病及子"和"子病犯母"两种表现。其中"母病及子"隔一相生而传变的，预后多属良好，《难经·五十三难》曰："间脏者，传其子也……假令心病传脾，脾传肺，肺传肾，肾传肝，肝传心，是子母相传，竟而复始，如环无端，故曰生也。"相克关系的传变，临床可归纳为"相乘"和"相侮"两种类型。此即疾病的"五脏传移规律"。其中"相乘"隔七相克而传变的，预后多属不良，《难经·五十三难》曰："七传者，传其所胜也……何以言之？假令心病传肺，肺传肝，肝传脾，脾传肾，肾传心，一脏不再伤，故言七传者死也。"这是疾病的"五脏逆传规律。"

在临床辨证中，恒动变易思维对疾病的传变转化规律有系统阐释，总结出了五脏传移规律和五脏逆传规律等。如：对于外感疾病的传变，《素问·缪刺论》已总结出由表入里、由浅入深的传变规律，即"夫邪之客于形也，必先舍于皮毛；留而不去，入舍于孙脉；留而不去，入舍于络脉；留而不去，入舍于经脉，内连五脏，散于肠胃，阴阳俱感，五脏乃伤。此邪之从皮毛而入，极于五脏之次也"。《素问·热论》明确提出外感疾病的发展过程一般要经历太阳、阳明、少阳、太阴、少阴、厥阴六个阶段的基本变化，这是目前所见最早的关于某种疾病的发生发展规律的论述，也就是关于病机的最早的论述。

仲景在《伤寒论》中对此做了进一步的归纳总结，提出了六经辨证，六经辨证的实质是三阴三阳辨证，其认知的核心是三阴三阳的传变，即是指脏腑、经络、气血、津液及其气化功能发生病变的一种动态的、过程的综合性反应。六经辨证认为太阳病经证不解，病情就会渐次继续发展，或发展至太阳之腑，或入里化热变成阳明经证或腑证，或成为寒热往来的少阳证。若三阳病证仍不解，则病情进一步变化，向里向虚的方面转化，就会渐次发生太阴、少阴、厥阴三阴病证。

清·叶天士总结归纳了温病发展变化的大致规律，初期往往首先侵犯肺卫，继而可以发展到气分、营分，甚或血分，提出了卫气营血辨证；吴鞠通在此基础上将温热病传变概括为上、中、下三焦传变，而有三焦辨证的出世，从而反映了温热病变由浅入深、由轻而重的纵横传变规律。这些认识，体现出中医学对疾病发展变化阶段性的宏观动态把握。

3. 治疗的应变而动

辨证论治乃中医临床医学的核心和活的灵魂，而证是疾病发展过程中某一阶段的综合性病理概括。辨证论治强调根据疾病发展的不同阶段需要采用不同的治疗方法。医者要随时掌握患者出现的新征兆、新情况、新变化，以此判断疾病发展传变的规律，同时及时调整处方用药，以期药证相合，取得疗效。

如《伤寒论》397 法、113 方无一不体现了"观其脉证，知犯何逆，随证治之"的应变而动的治疗思想。《伤寒论》六经病以本证为纲，扩及兼证、变证、类证，每一条文所述的病证几乎都体现了常中有变、变中有常的客观情况，每一条文下所列的方药均针对所述病证对证论治，或变化药味、或变化用量、或变化剂型、或变化煎法、或变化服法……方随证变，丝丝入扣。

再如《金匮要略·痰饮咳嗽病脉证并治》篇，实际上就是一个验案的记载，详细论述了一个法随证立、方随证变的典型应变施治过程："咳逆倚息不得外，小青龙汤主之……青龙汤下已，多唾，口燥，寸脉沉，尺脉微，手足厥逆，气从少腹上冲胸咽，手足痹，其面翕热如醉状，因复下流阴股，小便难，时复冒者，与茯苓桂枝五味甘草汤治其气冲……冲气即低，而反更咳，胸满者，用桂苓五味甘草汤去桂加干姜、细辛，以治其咳满……咳满即止，而更复渴，冲气复发者，以细辛、干姜为热药也……呕者复内半夏以去其水……水去呕止，其人形肿者，加杏仁主之。其证应内麻黄，以其人遂痹，故不内之。"从上述治疗过程可以看出，临床疾病的传变转化，瞬息万变，而治疗必须遵循"谨守病机，各司其属，有者求之，无者求之"（《素问·至真要大论》）之大经大则，以此不变以应临床之万变的。

温病治疗也体现出应变而治规律。叶天士《温热论》论述外感温热性疾病的辨治时云："大凡看法，卫之后方言气，营之后方言血。在卫汗之可也，到气才宜清气，乍入营血犹可透热转气分而解，如犀角、元参、羚羊等物是也，至入于血，则恐耗血动血，直须凉血散血，如生地、牡丹皮、阿胶、赤芍等物是也。若不循缓急之法，虑其动手便错耳。"此处提出面对极易出现急症、危重病证的温热性病变，在温热病发生发展的各个不同阶段，必须遵循相应的治疗大法，有次序、有针对性地选用相应药物进行治疗。同时，应切忌证已变而法不动，亦不可证未现而方已变，一切要根据临床的实际变化确立治则、制方用药。

任何疾病的发生及其证候的演变，除了受包括自然和社会等外界因素的影响外，更多的是机体内部各种因素的主导作用，同时掺杂着形式各样的、多变的、特殊的变因，而呈现出复杂多变的态势。辨证治疗时，必须要周密考虑可能影响疾病变化、治疗效果的所有因素。如辨证时，要细致审查患者年龄、性别、家庭、职业、体质状况、情志爱好等的差异，患者所处的空间与时间环境，以及不同个体可能存在和主病相关的其他疾病与并发症等。又如治疗时，应根据自然界时空的变化而变化，《素问·八正神明论》云："凡刺之法，必候日月星辰、四时八正之气，气定，乃刺之。"这说明针刺治病必须考虑天时与人体气机的关系而施治。由此可见，医者应根据天时、地利、人和的具体情况灵活权变、应变而动，因人、因时、因地制宜。

面对千变万化的临床现实，为了更好地解除、减少甚至杜绝患者的病痛，本着恒动变易思维，中医学确立了"治未病"的原则，提出"未病防病、有病早治、已病防变、愈后防复"的医学思想。在医疗实践中，明确提出"圣人不治已病治未病，不治已乱治未乱"（《素问·四气调神大论》）的预防医学思想，强调未病之前，应重视预防。认为有病早治可以减少痛苦，降低损伤，提高治愈率，"故善治者治皮毛，其次治肌肤，其次治筋脉，其次治六腑，其次治五脏。治五脏者，半死半生也"（《素问·阴阳应象大论》）。《灵枢·逆顺》云："上工刺其未生者也，其次刺其未盛者也……下工刺其方袭者也，与其形之盛者也，与其病之与脉相逆者也……故曰：上工治未病，不治已病。"

而已病之后，当谨防疾病的传变、恶化，应"截断扭转，先证而治"，及时截断疾病向相关脏腑传变的趋势，扭转疾病蔓延发展的势态。《金匮要略·脏腑经络先后病脉证》云："夫治未病者，见肝之病，知肝传脾，当先实脾，四季脾壬不受邪，即则补之。中工不晓相传，见肝之病，不解实脾，惟治肝也。"未病防病、有病早治、已病防变、愈后防复的医学思想，正是着眼于疾病发展演变而提出的治疗原则，是变易思维在中医学领域的又一成功运用，在第二章我们就已经介绍了柳氏医派的治未病观点，此不赘述。

（四）衡动中和

太极思维不仅阐述了自然界、人类社会、人的生命（天地人）是一个系统联系、协调完整的统一整体，宇宙间的一切事物都处于永恒的运动、变化和发展中，而且进一步揭示这种永恒的运动、变化和发展总是处于一个统一整体中，表现为整体和谐、协调状态，从而能为我们人类所认识和把握。衡动中和思维，就是指在观察分析和研究处理问题时，注重事物发展过程中各种矛盾关系的和谐、协调状态，不偏执、不过激的思维方法。衡动观念已于前述。中和思维发端于《周易》，"中和"一词最早见于《礼记·中庸》："中也者，天下之大本也；和也者，天下之达道也。致中和，天地位焉，万物育焉。"在中华传统哲学中，"中"即中正、不偏不倚，是说明宇宙间阴阳衡动统一的根本规律及做人的最高道德准则的重要哲学范畴；"和"即和谐、和洽，是说明天、地、人三者和谐的最佳状态及人类所共同向往的社会理想境界的哲学范畴。"和"与"中"的概念虽略有差别，但有密切联系，常常互为因果，并举并用。与"中和"相关的概念有中庸、中行、中道、时中、和调、和洽、平衡、平和等，都表达了中和的思维方式。

衡动中和思维的基本特征是注重整体事物的均衡性、整体性，具体事物的均衡性、和谐性，行为的适度性、平正性。均衡和不均衡是事物发展过程中的两种状态，所谓平衡就是指事物或现象不偏邪、不越位、不杂乱、不孤立，无过无不及，处在均势、适度、协调、统一的状态，也就是处于中和的状态；反之就是不均衡，就是背离中和状态。《素问·生气通天论》所云"阴平阳秘，精神乃治"，就是以阴阳均衡为例来确认健康人体的一种均衡状态。

但"中和"或曰"平衡"是运动变化中产生的一种特殊状态，更多的是不平衡、不中和。《周易·系辞下》曰："天地氤氲，万物化醇。"《孔颖达疏》为"氤氲，相附着之义""唯二气氤氲，其相和会"，就是指阴阳的相互作用而显现万物，"氤氲"描绘了二气相互作用时的那种神态和气象。正如北宋张载《正蒙·太和》所云："气坱然太虚升降飞扬，未尝止息，《易》所谓氤氲""太和所谓道，中涵浮沉、升降，动静相感之性，是以氤氲相荡、胜负、屈伸之始"。即各种不同的运动方式的相互作用，才是一切变化自始至终的根本原因。

机体自身有着强大的自我调控能力和修复能力，从而呈现出一种生命自稳态。从根本上说，和谐就是均衡。世界上一切事物，都是对立统一的。均衡是相对的、暂时的，不均衡是绝对的，是求得新的均衡、使事物向前发展的动力。人从受精卵那一时刻起，就充满了不均衡，求得了均衡又出现新的不均衡，再求均衡，一直到死亡，这个过程从不停止。但这是在生命自稳态内的不均衡，而整个人类生命总体是稳态的，否则就不会出现与自然界相对的总体生命——人；这也是每个生命自稳态内的均衡，否则就不会有一个个鲜活的生命，及其生老病死的过程，也就不会有医学研究的对象。当这种不均衡超过机体自我修正能力时，就会产生疾病。医学的责任，就是在人体出现的不均衡超出了人体自身能调节能力时，如何帮助人体恢复平衡，这就需要了解人体的正常结构生理、病理、致病因子的特性等，以及有效的治疗手段。

中医学不单是治人之病的医学，更是治有病之人的医学。其实践目标在于生命的全面自主实现、全面自由发展与全面自我和谐。因此《黄帝内经》将善摄生者分为与道同生的真人、通达于道的至人、顺从于道的圣人、符合于道的贤人；而把医者称为"工"，将其分为"上守神"的上工、"守门户"的中工、"粗守形"的下工。

1. 阴阳五行的衡动观

中和状态有多种多样的阐述方法，《黄帝内经》主要用阴阳五行学说来加以说明。

（1）阴阳平秘

《素问·调经论》云："阴阳匀平，以充其形，九候若一，命曰平人。"中医阴阳学说讲求阴与阳之间的平和、协调、互动的关系，认为人形神一气，不离阴阳，在正常情况下，人体阴阳动态的相对平衡意味着健康，此称之为"阴阳匀平""阴阳平秘"。阴阳匀平的人气血充沛，形神相保，三部九候的脉象谐和统一，称为"平人"，即健康无病者。《灵枢·终始》云："平人者不病，不病者，脉口、人迎应四时也。上下相应而俱往来也，六经之脉不结动也。本末之寒温相守司也，形肉血气必相称也，是谓平人。"平人脉道运行上下通畅条达，脏腑四肢功能协调，形肉气血匀称相适，整体生命气机与天地四时阴阳变化同步协调，人生志趣情志、所作所为与社会氛围、观念习俗等和谐适应。这就是健康人机体阴阳平秘的标志。《景岳全书·传忠录·阴阳》说："天地阴阳之道，本贵和平，则气令调而万物生。此造化生成之理也。"

（2）生克制化

五行学说相生相克、互为制化的关系，说明人体在以五脏为核心的藏象系统中，各个部分不是孤立的，而是协调平衡、配合运作的。任何两部分之间，由于总有相胜或相生的关系，表面上看是不平衡的，然而就五行整体看，生和胜在整合的机体中表现出综合的、动态的相对平衡。五行生克制化构成一个大的和谐、平衡系统，共同维护人体的阴阳平衡、维护生命的健康状态。相反和谐的作用过程包括很多规律性的相互关系，其中最重要的就是相反互补与相反互限，或称相反相生与相反相制。如《类经图翼·运气上》所云："盖造化之机，不可无生，亦不可无制，无生则发育无由，无制则亢而为害。生克循环，运行不息，而天地之道，斯无穷已。"有生无制，则万物生发混乱；制而太过，则万物发育无由。所以生中有制，制中有生，互相为用，互相补充，才能运行不息。中医经络藏象、病机调治之道，莫不以阴阳相反相成与五行生承制化贯彻始终。

五行中的每一行，由于既生它、又被生，既克它、又被克，在机体中藏象上的表现也呈现出动态均势。可见，五行所达到的平衡，不是绝对的静止，而是建立在运动基础之上的循环运动。当某一行太强或太弱的时候，就会出现"乘"或"侮"的不正常情况，五行固有的和谐、平衡状态就会被打破，反应在机体上，则表现为产生疾病；五行出现"乘"或"侮"的同时，也会发生"亢则害，承乃制"（《素问·六微旨大论》）的关联，机体"自和"功能力图维护、弥补固有平衡，反应在机体上，则表现为抵御外邪、自我修复。因此，《黄帝内经》的五行生克运动表面上看是周而复始的循环，实际上反映了生命体整体和谐、动态平衡的气机运化的本质。

总体上看，《黄帝内经》将"阴阳""五行"的基本属性、功用落实到生命体阴阳气血、脏腑经络、九窍百骸之间的对峙互根、和谐统一、制约转化、动态平衡的藏象关系上。这种以"阴阳五行"象数模型为核心框架的"调和致中"思维方式，从《黄帝内经》以来得以充分发展并贯彻到中医学的各个领域。

阴阳五行总体上动态的相对平衡表现在人体上，就是脏腑经络、气血津液阴阳对峙、五行往复运动的动态相对平衡状态，就是生命体综合的、整体协调的中和状态。在《黄帝内经》中，"平人"体内五脏主气主血，六腑更盛更虚，气血沿经络周流不息，即《素问·六微旨大论》所谓"升降出入，无器不有"，生命体始终处于和谐的动态平衡之中。

《黄帝内经》认识到：一方面，正是生命体内部的这种阴阳对峙、五行往复的运动保证了机体能够维持相对平衡，得以生存。一旦运动中止，平衡也就不存在；一旦机体失衡，运动也就发生无序的变化。如果打破这种和谐的动态平衡状态，脏腑气血就会出现功能障碍，就会引起机体的不适、病变，甚或死亡。另一方面，从人体脏腑经络、气血百骸的实际情况而言，人体阴阳五行的平衡不是绝对的平衡，而是整体协调的、运动状态下的相对平衡，就是说阴阳五行所代表的藏象各元素相互关联地共处于一个统一体中，表现出相对稳定状态。如果人体是绝对的平衡，就不会有丰富多彩的生命现象、复杂多变的病理变化；如果宇宙内部永远没有暂时的均势、相持、平衡的时刻，矛盾总是处于不断的相互激化过程中，那么世界就将成为瞬息万变、无法捉摸的一片混乱。因而，只有相对平衡的存在，宇宙间才能产生出各种各样类别的物质和运动形态，万事万物才有规律可循。人体的气化机能、生命现象也是如此。

《黄帝内经》关于人体阴阳五行动态平衡的观点抓住了生命存活的根本。而以上所有这些认识，无一不体现了中和思维的成功运用。

2. 阴阳失调的发病机制

《素问·生气通天论》云："生之本，本于阴阳。"人体一切正常的生命现象，最终可以高度概括为阴阳的中正平和状态，一切疾病的基本发病机理都可以概括为阴阳失调，即阴阳失去相对平衡而出现偏盛或偏衰状态。一阴一阳谓之道，偏盛偏衰谓之疾。阴阳匀平，是为"平人"，《灵枢·终始》云："平人者不病。"反之，阴阳不匀平，就是"病人"，偏阴偏阳之为疾。故《素问·生气通天论》云："阴不胜其阳，则脉流薄疾，并乃狂；阳不胜其阴，则五脏气争，九窍不通。"因此，"阴阳乖戾，疾病乃起"，无论什么病，都可以用相应的阴阳不调和来解释。

从病因学角度看，《黄帝内经》认为导致人体阴阳失调的发病因素大致有：时气失常、情志过激、饮食失节、劳逸失度等方面。这些病因的确立都是"失中违和"的体现。

在这里，要特别强调一点，即人和疾病之间的关系。疾病，不是敌人，是诤友。疾病是生命健康的最好朋友，它是机体发出的自救信号，是上天给我们的礼物。它用这种方式提醒人们，或者是没有按季节、按地域特点来生活，或者说人生观、世界观出现了问题。人们要学会与疾病和平共处，疾病不是敌人是朋友。

中医治病最简单的解释，并不是与疾病做斗争，而是按疾病给人们的提示去做相应的调节、调整。中医治病，无非就是调节情志，调整生活方式，让邪有出处，邪气一去，就不再有病。无论是内伤七情，还是外伤六淫，最后都要影响到气血的运行，通过各种各样的方式来调节气的升降出入、血的流通滑利，使之平衡和谐，疾病就无处遁形或者是无处安身了。

从疾病给我们的提示中，人们要找到有利于自己的最佳或说是健康的生活方式或者思维模式。首先是一个正确的心智模式，其次是一个正确的生活方式，而医疗模式在第三步。中医学不强调医疗模式，并不是忽略了，而是更注重未病先防、抢占先机，用健康的生活方式来预防疾病。

与疾病和谐共处、带病生存是自然界和人体内很常见的一个状态，无论是长瘤还是结疤，都是人体自我保护的一种状态，说明人体是在自我监控系统中、在有效的管理范围之内，说明我们人体是有能力处置的。任何一个疾病，从它的萌芽、到发生、到结局都有无数个条件的参与，人们只要增加一个条件它就改变，或者抽离一个条件它也改变。少逸先生尝云："病非人体素有之物，能得亦能除，言病不可医者，未得其术也。"此即《灵枢·九针十二原》所谓："疾虽久，犹可毕也。言不可治者，未得其术也。"

3. 调和致中的治病原则

关于机体阴阳五行关系的动态平衡调节，是中医治疗学的核心。

《素问·阴阳应象大论》提出"治病必求于本"，《素问·生气通天论》谓"生之本，本于阴阳"，故《素问·至真要大论》将一切治疗的总体要义归结为"谨察阴阳所在而调之，以平为期"。无论有多少治法和具体技术，治疗疾病的根本大法为"补其不足，泻其有余"（《灵枢·邪客》），"调阴与阳，精气乃光"（《灵枢·根结》）。调整人体阴与阳之间不和谐的关系，纠正阴阳偏盛偏衰的状态，使脏腑气血由"失调"变为"自和"，恢复阴阳的动态相对平衡，达到周身气机"中和"的最佳状态，是中医学一切临床理论与实践的根本出发点与最终归宿。正如《伤寒论》所云："阴阳自和者，必自愈。"

中医学把阴阳不平衡的主要表现归结为寒、热、表、里、虚、实。《灵枢·官能》曰："寒与热争，能合而调之；虚与实邻，知决而通之。"这是把调节阴阳具体化为调节寒热与虚实。《素问·至真要大论》指出："从内之外者，调其内；从外之内者，治其外；从内之外而盛于外者，先调其内而后治其外；从外之内而盛于内者，先治其外而后调其内；中外不相及，则治主病。"这是把调节阴阳具体化为从表里论治。《素问·至真要大论》云："微者逆之，甚者从之，坚者削之，客者除之，劳者温之，结者散之，留者攻之，燥者濡之，急者缓之，散者收之，损者温之……适事为故。"这是列举调节阴阳的具体措施。《景岳全书·传忠录》引"华元化论治疗"曰："夫病有宜汤者，宜圆者，宜散者，宜下者，宜吐者，宜汗者，宜灸者，宜针者。种种之法，岂唯一也！"此乃概述调节阴阳的各种技术手段。可见中医治疗是通过各种方法、各种渠道调和阴阳气血，以期达到人体形、气、神三者的和谐平衡状态。

《黄帝内经》还注重五行——五脏的调节，《素问·气交变大论》提出一个十分重要的论点："胜复盛衰不能相多也，往来小大不能相过也，用之升降不能相无也，各从其动而复之耳。"《素问·五常政大论》指出："微者复微，甚者复甚，气之常也。"此意即所有"报复"行为的轻重，都随太过、不及所引起的过度克伐的大小而定。"胜气"重，"复气"也重；"胜气"轻，"复气"也轻：这是五行运动的一条法则。正因为如此，人体才可能在局部出现较大不平衡的情况下，通过调节，继续维持整体上的相对平衡。中医将五行学说运用于治疗，提出了五行相胜相生的多渠道调节机制。例如：肝郁生火，除直接疏肝气、养肝血、畅肝用外，可根据病情依五行生克的原则，通过泻子虚母（清心火）、滋水涵木（养肾水）、培土侮木（健脾土）、宣肺抑肝（悲胜怒）等方法控制肝火。

中医各种治疗方法几乎处处体现了调和致中思维的应用。在针刺理法方面，《素问·阴阳应象大论》曰："故善用针者，从阴引阳，从阳引阴，以右治左，以左治右。"这就是利用阴阳的相互作用关系，通过调节阴（或阳），而起到治疗阳（或阴）的效果，从而实现阴阳和平。由于针刺疗法的着眼点在于调整阴阳气血的偏盛偏衰，使之恢复平衡，故《黄帝内经》总结针刺疗法的基本原则是补虚泻实。《灵枢·九针十二原》云："凡用针者，虚则实之，满则泄之。宛陈则除之，邪胜则虚之。"此言调节虚实，使机体恢复动态平衡，充分体现了中医治疗学的总原则。

在本草用药方面，徐大椿《神农本草经百种录·菖蒲》云："盖人者得天地之和气以生，其气血之性，肖乎天地，故以物之偏性投之，而亦无不应也。"人得天地之和气以生，也就是人得天地的全气以生，而本草万物则感天地之偏气以生。当人体外感六淫之客邪、内伤七情之动扰，则会有阴阳气血的偏颇，经络脏腑虚实的改变。此时，可以用药物之偏纠正人体之偏。本草之所以能治百病的基本原理为："凡物之生于天地间，气性何如，则入于人身，其奏效亦如之。"古代本草学用药物之偏纠正人体之偏，或用药物之毒攻克人体之毒，就是调节阴阳以致平衡中的和思维的临床应用。

在组方配伍方面，《素问·至真要大论》指出："主病之谓君，佐君之谓臣，应臣之谓使。"组方原则中君、臣、佐、使诸药的配伍，无疑是调和致中的思想。在具体用药组方上，为防止某些药性太过伤正，《素问·汤液醪醴论》主张应用反佐法以制约其太过，充分体现了在调治过程中"平治于权衡"的特点。在用药剂量方面，

《黄帝内经》也非常强调"适中",中病即止。《灵枢·五禁》言"补泻无过其度",《素问·五常政大论》言"无使过之,伤其正也"。这些无不体现了"调和致中"的思维特征。

中医学强调治疗方案、治疗措施必须根据具体情况加以确定,即:医疗对象、所处情况等不同,相应的治疗方式也不同,所谓"勿失其宜""各得其所宜"。因此,调和致中的思维在中医临床实践应用中,还应考虑到季节、地域以及患者身份、性别、职业等差异,注意时空的调和、人事的调和、治疗手段的调和等。总之,要充分考虑因时、因地、因人制宜,辨证调治。

在一个真正的中医眼里,没有"病"这个概念,有的只是每个人身体内部存在的各种不和谐或者不平衡,医生和患者的努力方向是去调整这些不和谐和不平衡。医生的作用,其实犹如驱散阴影的阳光,在精神上引导患者往最阳光、最温暖、最能安心的状态走,在形体上引导气血的运行、肢体的位置回到和谐状态,帮助患者恢复自愈的本能。真正把病治好的,而是患者自身的祛邪扶正能力。

各种外治手法也好,各种中药汤剂也好,本质上,其实是一种激发机制,是它激发了人体气机的运行,让身体自我完成治愈修复的过程。人体有很强的自我修复能力,如果没有这个能力,所有的医生都无法起到治疗的作用,即"神不使也"。

4. 调和阴阳的养生学说

人最终是靠自己的生机和活力生活在宇宙大空间之中。中医学强调养生防病,应注重调和阴阳,饮食有节、起居有常、清心寡欲、精神内守,旨在使人与自然环境和社会环境保持和谐统一的关系。《素问·生气通天论》不仅认为人体自身须"阴平阳秘,精神乃治",而且主张只有真正做到"内外调和",才能保证人体"邪不能害",并提出"因而和之,是谓圣度"。养生也以"中和"为最佳境界,最终要达到人体形与神、动与静,以及人与自然调和有序的目的,诚如《灵枢·本神》所云:"故智者之养生也,必顺四时而适寒暑,和喜怒而安居处,节阴阳而调刚柔。如是则僻邪不至,长生久视。"西汉·董仲舒《春秋繁露》所云:"君子怒则反中而自说(悦)以和,喜则反中而收之以正,忧则反中而舒之以意,惧则反中而实之以精。夫中和之不可反如此。"

对此,《素问·上古天真论》有很详细的论述,强调养生要:"法于阴阳,和于术数,食饮有节,起居有常,不妄作劳,故能形与神俱,而尽终其天年,度百岁乃去。"养生的具体内容,可概括为六个方面:顺应自然、恬淡虚无、起居有常、食饮有节、节欲保精以及和于术数。上述养生方法，涉及天人关系、精神调摄、起居作息、饮食劳作、房事活动、形体运动等方面，无不体现着平衡中和思维的指导。正如陶弘景《养性延命录》所云："养性之道，……能中和者，必寿也。"

（五）自然顺势

自然顺势思维，指在观察分析和研究处理问题时，重视顺应自然之趋势及事物的时序变化因素的思维方法。春秋末范蠡第一次明确提出"因"（即遵循、顺应之义）的概念："因阴阳之恒，顺天地之常，柔而不屈，强而不刚。"又云："天因人，圣人因天。"（《国语·越语下》）这是强调圣人决策、行事必须遵循自然规律。中国传统文化强调自然合理，只有符合事物的本然状态才是最合理的，这就是自然合理。这里的"自然"，指自然而然，是万事万物的本然状态。自然合理就是中国的科学思想，它强调一切都要合乎事物的本性。

中国传统文化从天人合一的整体观出发，自然会形成因循天道的思维方式。道家创始人老子最早提出人道应当效法天道的思想，"人法地，地法天，天法道，道法自然。"《庄子·德充符》认为"常因自然而不益生也"，强调为道者应顺应自然万物的生长变化而不刻意去养生。帛书《黄帝四经》提出了"审知顺逆""天因而成之""当天时"的思想。《淮南子》进一步发挥"因"的哲学意义，提出"因资"（遵循客观规律，借助于客观条件办事）和"因时"（善于捕捉解决问题的时机）之说。《史记·太史公自序》记载司马谈总结道家思想时突出了"因"之柔顺："道家……其术以虚无为本，以因循为用。""有法无法，因时为业；有度无度，因物与合。故曰圣人不朽，时变是守。虚者，道之常也。因者，君之纲也。"

儒家孟子《孟子·公孙丑上》认为孔子是"圣之时者也"，盖因为其"可以仕则仕，可以止则止，可以久则久，可以速则速"，意谓因时而行，故为圣人。《周易》将"顺"作为圣人效法天地，顺从大化流行所必备的品德，《周易·豫卦·象传》云："天地以顺动，故日月不过，而四时不忒；圣人以顺动，则刑罚清而民服。""顺"所指有三，即顺变化之势、顺天地之道和顺性命之理，这三者之间又密切相关。《易传》更是十分强调"因时"，《象传》解卦时常有某卦"之时义大矣哉"、某卦"之时用大矣哉"之叹。

古代尝以"势论"为治国、治兵、治人之道。《孙子兵法》专有"势篇"论战之势，并谓："故善战人之势，如转圆石于千仞之山者，势也。"《荀子·议兵》亦谓："兵之所贵者势利也。"成都武侯祠有清代剑川赵藩的一副名联："能攻心则反侧自消，从古知兵非好战；不审势则宽严皆误，后来治蜀要深思。""攻心"即指调整关系，以得其和；"审势"即是审时度势，因势利导。唐·柳宗元《封建论》认为"封建非圣人意也，势也"；战国慎到提倡"势治"；韩非子主张"抱法处势"以治。以上均可见"势"的自在及其重要意义。恰如《孟子·公孙丑上》所言："虽有智慧，不如乘势。"

由此可见，顺应变化之势、自然规律、人伦常理，突出时间要素，即"顺势因时"是中国古代哲学思维的普遍特征。这一思维特征无疑对中医学思维方法的形成和发展产生了重要的影响。故《太平惠民和剂局方》有"夫济时之道，莫大于医，去疾之功，无先于药"之论。

中医学顺势因时的思维方法，主要表现在治疗疾病和养生防病方面。

1. 治疗中的顺势因时

顺势因时思维在中医学中的论述，最早见于《黄帝内经》，而代有发挥。《灵枢·顺气一日分为四时》明确指出："顺天之时，而病可与期，顺者为工，逆者为粗。"《灵枢·师传》则将顺势因时作为治国、治家、治身、治病的重要方法来看待，指出："夫治民与自治，治彼与治此，治小与治大，治国与治家，未有逆而能治之也，夫惟顺而已矣。"《素问·玉机真脏论》认为生命的演进具有时间性和方向性的特点，所谓"神转不回，回则不转，乃失其机"，形成了重视时间、以时间统摄空间的思维偏向。《素问·天元纪大论》云："至数之机，迫迮以微，其来可见，其往可追。"这表明规律要通过一个有来有去的时间序列显示出来。由此可见，规律就意味着一定的时间序列，而时序又寓蕴着人们必须循蹈的法则。因而遵循时间规律在中医治疗中显得尤为重要。

审察病态过程，除了确定是何种运动方式的失和外，紧接着就在于确定失和的局势、趋势与时势。中医病机在定位、定性、定量，更在求因、求属、求势。其在生命过程中显然属于三元序列。"因"，有失中、失和、失通等，为邪之所生，病之所由；"属"，有气血、脏腑、经络等，为邪之所在，病之所生；"势"，有虚实、寒热、燥湿之局势，表里出入、上下升降、开合聚散之趋势，三阳三阴、卫气营血、三焦之时势，为正邪交争之势，病态进退之象。

药无贵贱，对病则良，法无高下，应机则宜。扭转局势，宜扶正祛邪、和其阴阳。虚者补之，实者泻之，寒者热之，热者寒之，燥者润之，湿者燥之，急者缓之，郁者通之……顺应趋势，宜因势利导，引邪外出，给邪以出路。邪在表者，汗而发之；邪在里者，攻而逐之；浊气在上者涌之，浊气在下者泄之……掌握时势，宜因时施治，防患未然。如温病治则，清·叶天士《温热论》云："卫之后，方言气；营之后，方言血。在卫汗之可也，到气才宜清气，乍入营血犹可透热转气分而解……入于血则就恐耗血动血，直须凉血散血。"

（1）顺应人体气机旺衰之势

顺应人体气机之势，就是要顺应气机的升降出入。气是构成和维持人体生命活动的基本物质，升降出入是气运动的基本形式，周学海《读医随笔》云："升降出入者，天地之体用，万物之橐籥，百病之纲领，生死之枢机也。"就人体整体而言，生理情况下气机之升降出入保持相对平衡，但人体每一个脏腑的气机却有着不同的活动倾向或趋势，如肺主宣降而宜乎降，脾升清则健，胃降浊则和，肝、胆升发阳气，心肾水升火降则阴阳交通，五脏主于贮藏，六腑主于降泻等。所以，在治疗不同脏腑病变时，就应充分考虑其气机运行的自然趋势，顺其性而治之。例如：治疗肺病以宣散肺邪、降气宽胸，治疗脾病以益气升提，治疗胃病以通腑和胃，脏虚偏于静补，腑虚宜于通补等，均体现了顺应脏腑气机之势而治的特点。

人体气机变化尚受时间因素的影响，一般而言，春升、夏浮、秋降、冬沉，这种四时气机的升降运动，不仅使人体生理产生相应变动，也会影响疾病病位之深浅及病势之逆陷。故治病当顺应四时气机升降之势，如金·李东垣《脾胃论·用药宜禁论》云："凡治病服药，必知时禁……夫时禁者，必本四时升降之理，汗、下、吐、利之宜。"例如：吐法鼓舞胃气上逆，以鼓涌邪气自上而出，其势上行，故一般春夏无忌，秋冬不宜；汗法透邪，药势上行外散，宜用于春夏气升之时，而于秋冬气机降沉，尤其冬月闭藏之令，则宜慎用；下法功在推荡邪气自下而出，药势趋下，不利于人体气机之升浮，故春夏不宜。

四时气候的变化各不相同，人体的发病亦因之而异。一些疾病的发生具有一定的时间规律，或"似昼夜节律"，或"似周月节律"，或似四季规律，或"似周年节律"。《灵枢·顺气一日分为四时》云："以一日分为四时，朝则为春，日中为夏，日入为秋，夜半为冬。朝则人气始生，病气衰，故旦慧；日中人气长，长则胜邪，故安；夕则人气始衰，邪气始生，故加；夜半人气入脏，邪气独居于身，故甚也。"这是按照一天的阴阳消长升降来分为四个时辰，以应四时之生、长、化、收、藏。一岁之中有温、热、凉、寒，一日也是如此。

疾病之起，亦有与四时之气不相应者，此即《灵枢经》所谓"不应四时之气，脏独主其病者，是必以脏气之所不胜时者甚，以其所胜时者起也"。这就是说，病若不与四时阴阳升降相应的，是属于五脏的病变，发病的脏气受到相胜时气的克制。如脾病不能胜旦之木，肺病不能胜昼之火，肝病不能胜夕之金，心病不能胜夜之水，故病必然加剧。若人之脏气能胜时之气，如肺气能胜旦之木，肾气能胜昼之火，心气能胜夕之金，脾气能胜夜之水，就可以好些。因此治疗疾病时，应"顺天之时，而病可与期"。

仲景创立六经辨证，其六经病三阴三阳本身就具有阴阳盛衰的含义，且与自然界及人体阴阳之气相通应，而六经病解的规律也呈现出时间节律性。即太阳病欲解时，从巳至未上（9）；阳明病欲解时，从申至戌上（193）；少阳病欲解时，从寅至辰上（272）；太阴病欲解时，从亥至丑上（275）；少阴病欲解时，从子至寅上（291）；厥阴病欲解时，从丑至卯上（328）。显然，六经病解与各经之经气主时气旺有关，当昼夜某分期与六经中某经阴阳盛衰多少的情况相对一致时，该期即为某经功能旺盛之时，该经疾病则于此期易解。换言之，六经病解的时间节律反映了六经阴阳盛衰的经气变化，提示了人体经气抗病机能的时间节律。故临床采取六经辨证时，当抓住经气正旺之机，乘经气旺势采取措施以助人体抗病之力，促使疾病由欲解到病解。例如：寅至辰时，正是天地出阴升阳、阳气健长之际，人体少阳主阳气之生发枢转，故少阳病欲解时，从寅至辰上，治疗亦以小柴胡汤疏利气机、和解少阳。

此外，还应顺应十二经气循行规律。人体经脉之气的运行具有方向性和时间性，在不同时间内，人体不同经脉部位之经气有盛衰涨落的规律性变化。故治疗疾病应把握经气运行之机，顺应经气运行之势。十二经脉配十二时辰，所谓：肺寅大卯胃辰宫，脾巳心午小肠未，膀申肾酉心包戌，三亥胆子肝丑循。此即"中国钟"思想，亦为子午流注、灵龟八法等针法的法理所在。

针灸治疗常根据此经脉气血时辰涨落变化以补虚泻实。《灵枢·卫气行》曰："刺实者，刺其来也；刺虚者，刺其去也。"这指出对实证泻之，应在气血流注经脉脏腑，经气方盛之时，迎着气血流注方向刺之，并用泻法。对虚证补之，应在气血流经经脉脏腑，经气方衰之时，顺着气血流注方向刺之，并用补法。子午流注等时间针灸方法，即以此经脉气血因时涨落理论为基础。

药物治疗也应顺从十二经脉气血因时涨落之势，一般祛邪应在经脉脏腑气血旺盛的时辰服药，以利用正气抗邪之力，因势利导，充分发挥药物的泻实作用，如肺应寅时，张仲景用十枣汤强调平旦服；补益应在经脉脏腑气血衰落的时辰服药，有利于虚证的缓解，如肾脏经气旺于酉时，衰于卯时，故治疗五更肾泄的"四神丸"常在卯前一刻服。

（2）顺应抗邪外出趋向之势

《灵枢·玉版》曰："圣人不能使化者，为之邪不可留也。"疾病的过程即正邪斗争、消长进展的动态变化过程。不同的病邪，其性质和致病特点不同，其侵犯人体的途径、停留部位和损伤组织也不尽相同。而人体正气具有抗御邪气入侵、祛邪外出，免于机体发病或疾病发展恶化的功能。就某一具体病人而言，这种正邪斗争总是发生在某一病程阶段和具体部位，所表现出的自然趋势具有时间性和方向性，故治疗疾病应抓住最佳时机和方向，顺应患者体内正气抗邪的趋向，采用切中病情的治法方药，从最近的途径、最佳的渠道祛邪外出，达到在最短时间内治愈疾病的目的。《素问·阴阳应象大论》曰："故因其轻而扬之，因其重而减之，因其衰而彰之……其高者，因而越之；其下者，引而竭之；中满者，泻之于内。"分别阐明了对病势轻、重、衰三期及病位上、中、下不同的顺势治疗措施。此外，本草用药的归经理论、针刺施治时爪、切、循、弹等手法的应用……均可看作是中医治疗中利用正气抗邪之势的具体应用。

仲景擅长运用因势利导，就近宣郁透邪之法。伤寒初期，机体抗邪于表，表实用麻黄汤发汗解表，表虚用桂枝汤解肌调和营卫，使邪从汗解；邪深入里，化热化燥，肠内积滞，正气尚盛，用承气汤通里攻下，排实泻热；痰浊留滞胸膈，胸痞气冲，愠愠欲吐，用瓜蒂散涌吐痰涎；太阳经邪传腑，膀胱蓄水，用五苓散化气行水；若下焦蓄血，用抵当汤（丸）攻决瘀血。

因势利导治则在温病治疗中亦广为运用：叶天士根据温热病变由浅入深的发展规律，提出卫、气、营、血四阶段的"汗、清、透、散"治法；吴鞠通针对外感病三焦传变，提出"轻、平、重"的治法，均是根据温病浅深上下阶段、正邪斗争郁闭外达之势，并结合脏腑特性确立的顺势治则。

因势利导之"势"是人体固有的自我调控能力，即正气与邪气之间交争，使病证自然呈现出的一种趋势。治疗用药应顺应、利用这种趋势，最大限度、最有效地顺正逆邪，保护正气，祛除邪气。

（3）顺应脏腑、体质、情志之势

苦欲喜恶是脏腑特性的反映，顺应脏腑特性，是治疗脏腑病证的重要环节。如

《类证治裁》云："肝为刚脏，职司疏泄"，性喜条达而恶抑郁，故治疗肝病，宜顺畅其性，重在疏解其郁，兼柔其体。脾喜燥恶湿，故治疗脾病，无论温阳益气、芳香化湿及燥湿淡渗，用药大多偏于温燥，而阴柔滋腻的药物用之宜慎。胃喜润恶燥，故胃病治疗，宜用甘润之品，忌浪投温燥之剂，以免有碍其性。

《素问·脏气法时论》对五脏苦欲之治设有专论，指出："肝欲散，急食辛以散之，用辛补之，酸泻之""心欲软，急食咸以软之，用咸补之，甘泻之""脾欲缓，急食甘以缓之，用苦泻之，甘补之""肺欲收，急食酸以收之，用酸补之，辛泻之""肾欲坚，急食苦以坚之，用苦补之，咸泻之"。这里补泻之义，即是就五脏本身喜恶而言，顺其性者为补，逆其性者为泻。

体质是形成证的内在基础，影响着个体对某种致病因素的易感性，产生病变类型和传变的倾向性，以及治疗反应的差异性，因此，证是各种致病因素作用于体质以后形成的临床类型。辨证论治、治病求本，实质上也包含着从体质上求本治疗之义。体质又受年龄、性别、生活条件等因素影响，通常所谓"因人制宜"，其核心则是顺应病人体质的治疗。如叶天士在《温热论》中指出："吾吴湿邪害人最多，如面色白者，须要顾其阳气，湿胜则阳微也。如法应清凉，然到十分之六七，即不可过凉，盖恐湿热一去，阳亦衰微也。面色苍者，须要顾其津液，清凉到十分之六七，往往热减身寒者，不可便云虚寒而投补剂，恐炉烟虽熄，灰中有火也。须细察精详，方少少与之，慎不可漫然而进也。"

情绪变化与疾病可相互影响，互为因果。不良情绪的产生缘于客观事物不能满足人的需要。为了使患者保持愉快的心境，以利于疾病的康复，医生在临证时应在合理的范围内，尽可能顺从满足患者的需要。《素问·移精变气论》即指出："闭户塞牖，系之病者，数问其情，以从其意。"这是强调医生在治疗上要"顺其志""便病人"。《灵枢·师传》云："人之情，莫不恶死而乐生，告之以其败，语之以其善，导之以其所便，开之以其所苦，虽有无道之人，恶有不听者乎?"《石室秘录·意治法》云："医者，意也。因病人之意而用之，一法也；因病症之意而用之，又一法也；因药味之意而用之，又一法也。"这是指出医生治病，不仅要着眼于疾病的症候表现，更要注意到病人的性情好恶和精神状态，即使在遣方用药上，也应当照顾到病人的心理特点。

（4）顺应天时日月盈昃之势

太阳的公转和自转分别决定着年、日的时间周期变化。《素问·生气通天论》

云："阳气者，若天与日。"人体的阴阳消长变化与一年及一日内太阳运动具有同步的节律性，治疗疾病要掌握这种天时阴阳消长之势，以选方用药，因时制宜。

《素问·厥论》云："春夏则阳气多而阴气少，秋冬则阴气盛而阳气衰。"此影响于疾病常表现为春夏易于热化，秋冬易于寒化。故治疗疾病当顺时令四时阴阳消长变化而加以调节：春夏之令，治宜抑阳助阴，药宜寒凉，慎用温热；秋冬之时，治宜助阳抑阴，药宜温热，慎施寒凉。一般情况下，若治病方药性质温凉平和，夏月略加寒凉之品，冬月略加温热之药；若治病方药性质寒热峻烈，且与时令阴阳消长相悖逆时，宜随时加减药量，或制方寒热反佐，或炮炙而缓其性，或服药时用以反佐，以缓和药治与顺应时令之间的矛盾。

顺应天时阴阳消长之势治疗，尚需结合病人的具体情况。对于阴阳虚损的病人，《素问·四气调神大论》提出了"春夏养阳，秋冬养阴，以从其根"的原则，即：阳虚沉寒者，春夏补阳，以时助药，事半功倍；阴虚火旺者，秋冬补阴，时气壮药，效果更佳。

自然界四时有阴阳消长、五行休王，人体五脏有阴阳多少、五行盛衰。人与天地相参，五脏因此不仅表现出四时阴阳消长的变化，而且也有四时五行的变动节律。早在《素问·脏气法时论》即提出了"合人形以法四时五行而治"的法则，具体方法：其一，对有明显时令特征的病证，可直接从主时之脏求治。其二，据证立法用药，兼调主时之脏。其三，随病变时令，根据五脏相克关系，以抑强扶弱。正如《本草纲目·四时用药例》所云："升降浮沉则顺之，寒热温凉则逆之。"

近年来人们发现，在不同时间服药，治疗效果出现明显的差异，说明人体在不同的时间、不同的季节，对各种药物的敏感性是不同的。故《黄帝内经》中有"因天时而调血气"的治疗方法：春夏气候由温渐热，人体腠理开泄，温燥药物不宜多用，以免耗津伤阴；秋冬气候由凉渐寒，人体腠理致密，阳气潜藏，寒凉药物不宜多施，以免伤阳耗气。所谓"必先岁气，无伐天和"之理，就是在治疗上结合值年岁气和四时秩序对人体的影响，而采用不同的用药方法。如李时珍在《本草纲目》中就载有"五运六气用药式"，提出常规用药当将顺天时气候和药性的阴阳升降、四气五味相结合，其立论就是根据《素问·至真要大论》的理论而阐发的。

其次，人体昼夜阴阳衰旺节律以子、午、卯、酉四个时辰为关键，《灵枢·卫气行》曰："日有十二辰，子午为经，卯酉为纬。""子午为经"反映了自然界阳气的升降循环：子时一阳始升，至午升而至极；午时一阴生，阳气始降，至子则阳气沉降于下。病邪升降、病势逆陷及阳气暴脱常与此相关。"卯酉为纬"是以太阳出没为标志的时区划分，疾病的阴阳盛衰常受此规律影响。顺应昼夜阴阳消长之节律治疗疾病，主要反映在服药时间的选择上：一般凡治阳分、气分病变，具有温阳、益气、健脾等作用的方药宜清晨、上午服，因上午阳气渐旺，用补气温阳药可借助人体阳气欲盛之势，强化药物作用；凡治阴分、血分病变，具有滋阴养血、滋补肝肾作用的方药宜黄昏、夜晚服，因此时阴气渐生而盛，用滋阴养血药可顺应人体阴气欲盛之势，彰显药物疗效。

天时五行的变化，亦反映于一日十二时辰与五脏的关系中。五脏之气分旺于不同时辰，寅卯配肝，巳午属心，申酉肺旺，亥子属肾，脾旺于辰、未、戌、丑四时。那么，根据五脏在日周期内的变化时区，可仿前述四时五行变化节律以调治主时之脏。

再次，随着月球、地球、太阳三个天体的相对位移，月相表现出朔、上弦、望、下弦、晦的朔望节律，人体的气血及功能活动受此影响，呈现出同步变化。《素问·八正神明论》曰："月始生，则血气始精，卫气始行；月郭满，则血气实，肌肉坚；月郭空，则肌肉减，经络虚，卫气去，形独居。"故治疗疾病，当顺应月相盈亏，气血盛衰变化，"月生无泻，月满无补，月郭空无治，是谓得时而调之"。《素问·缪刺论》还提出根据月相生盈亏空的周期变化，决定针刺穴位的多少及针刺次数：月亏至月满时，针刺次数、穴位逐渐递增；月满至月亏时，则逐步递减。

月经周期是女性的特有生理，受月相盈亏变化的影响较为明显，李时珍在《本草纲目》中已将月相、海潮、月经联系起来认识，指出："女子，阴类也，以血为主。其血上应太阴（月亮），下应海潮。月有盈亏，潮有朝夕，月事一月一行，与之相符，故谓之月水、月信、月经。"不仅月相与月经周期的节律极其接近，而且月相变动与经潮日期也表现出密切相关。有研究表明，气血从始旺到充盛时期，即月相从始生到廓满的时限内，是多数女性月经来潮的时间。

（5）顺应地理差异之势

不同地理环境，其地质、地形、气候、水土等不同，人们的生活条件、饮食构成、风俗习惯相异，从而造成不同地域人群体质和易患疾病的差异，故治疗疾病，当顺应地理差异之势以选方用药。对此，《素问·异法方宜论》早有论述，并明确指出："黄帝问曰：医之治病也，一病而治各不同，皆愈何也？岐伯对曰：地势使然也。"

治疗疾病应考虑不同地区气候之差异，例如：我国西北地区，地势高而寒冷少雨，其病多燥寒，治宜辛润；东南地区，地势低而湿热多雨，其病多湿热，治宜清化。即或同一病证，受地域气候之影响，用药也要有所区别，如同为外感风寒证，辛温解表则西北严寒地区药量较重，且常用麻、桂之属；若在东南湿热地带，则药量宜轻，且多用荆、防之类。由此而形成了不同的地域学派。

2. 养生中的顺势因时

养生即保养生命，维护健康，增强体质，为历代医家所重视，并在中医理论指导下，形成了顺应自然、养性全神、固护肾精、慎事摄身、饮食调养、动静结合等养生原则及方法。顺势思维则贯穿于上述养生原则与方法的多个方面。

（1）顺应天时自然变化

人类在长期的进化过程中，脏腑经络功能与天地自然变化之间形成了近乎同步的节律性，故养生当顺应天时自然变化，特别应遵循四时气候、阴阳变化的规律，从精神、起居、饮食、运动等方面综合调理。对此，《素问·四气调神大论》提出了根据四时变化以调养形神的原则及方法。对于风、寒、暑、湿、燥、火，这些四季应有的六气，首先要顺其自然。对于六气偏亢，也就是六淫，要顺其自然，与自然保持和谐、协调、有序。顺应四季的变化，顺应风、寒、暑、湿、燥、火的变化，适当地改变自己的生活方式，改变自己的养生方式，顺应自然。

《黄帝内经》曾提出"一日分为四时"的观点：一日之中晨起、中午、傍晚、入夜，即卯、午、酉、子四个时辰；人体阳气如四时之春、夏、秋、冬，有生发、旺盛、收敛、内藏等变化特点。故养生也要顺应天时昼夜阴阳消长规律，来安排起居、摄养情志、锻炼身体、调节饮食等，特别是气功锻炼，更应重视时间因素的影响。

对于异常的、不是春夏秋冬六气正常的空时动变，包括气候变化，而是一个反常的、特殊的、异常的变化，这时就要避开。如特别厉害的冷风、特别厉害的飓风要避开，偷袭来的寒冷空气也要避开……通过避开不正常的致病因素，以避致和，正如《素问·上古天真论》所云："虚邪贼风，避之有时。"

此外，还要抗邪。比如抗疫、疠、瘟、毒（包括消毒灭菌，隔离传染源，切断传染途径）等，这些都属于抗，抗病毒、抗邪气。可针对不同邪气的特点，采取药物、针灸和推拿等方式抗邪。

（2）顺应个体体质差异

人体体质的偏颇对健康影响极大。因此，对养生方法的选用，就必须以个体体质特点为基础。如饮食调养是养生的重要方法之一，饮食结构的搭配，则要顺应个体体质的具体情况，因人施用。例如：体胖之人，多属于痰湿体质，饮食宜于清淡，少食肥甘油腻之品，因其有碍脾之运化而助湿生痰；体瘦之人，多偏于阴虚火旺，饮食上应甘润生津，少食辛辣燥热之品。再如运动养生健身方法甚多，在选择运动种类、确定强度和持续时间时，必须以不同个体体质状态为基础。

（3）顺应个体气质差异

由于气质特性与人体身心健康及疾病密切相关，因此，很早就引起医家的重视，并试图分类加以研究。例如《灵枢·通天》中有名的阴阳五态人分类，则是气质与体质相结合的分类。又如绮石《理虚元鉴》论气质与发病谓："人之禀赋不同，而受病亦异。顾私己者，心肝病少；顾大体者，心肝病多。不及情者，脾肺病少；善钟情者，脾肺病多。任浮沉者，肝肾病少；矜志节者，肝肾病多。"正由于气质有不同类型，对人的心身健康影响各不相同，故养生防病，要根据不同的气质特征，选择相应的方法。

3. 顺势治疗与逆势治疗

中医临床治疗，虽十分重视顺势因时，但在某些具体情况下，也采用逆势治疗之法。逆势治疗，一般指针对病邪的发展趋势、传变方向等，予以迎其势、逆其变的对抗治疗。例如：对于胆火上逆、肝阳上亢引起的眩晕、震掉、烦躁、狂越等症，可治以平冲降逆、重镇潜阳、息火宁心等法。又如：对于正气虚损导致的气机升降出入失常，则在补益正气的同时，可逆病势以调理气机。周学海《读医随笔》谓："肾气不纳，根本浮动，喘呕晕眩，酸咸重镇，高者抑之；中气虚陷，泄利无度，呼吸不及，固涩升补，下者举之，此矫乎病之势而挽回之之治也。"他如亡阴、亡阳之证，亦当逆其势而急固阴阳之外脱。由于顺势治疗与逆势治疗各有不同的适应范围，故在临床复杂多变的情况下，顺势治疗与逆势治疗可结合运用。

《柳吉忱诊籍纂论》低热门"四逆加猪胆汁汤证案"[①]：患者吕某，女，55 岁。晨起即逐渐发热，日落前即逐步觉凉。症见面黄体惫、头昏眩、纳呆、乏力、舌淡无苔，脉细微而弱。体温虽高，然未达 39℃。患者纳呆、昏眩、舌淡无苔、脉细微而弱，均属脾肾阳虚之候；自晨至暮而发热，此乃阴寒内盛、虚阳外越之证。对此，明·张景岳有云："阳浮于外而发于皮肤肌肉之间者，其外虽热而内则寒，所谓格阳

---

① 柳少逸. 柳吉忱诊籍纂论 [M]. 北京：中国中医药出版社，2016：15–17.

之火也。"治以通脉四逆加猪胆汁汤（炙甘草 12g，制附子 12g，干姜 10g，猪胆汁 6g，前三味水煎两遍，合之，纳猪胆汁，分 2 份，早晚温服）以回阳救逆、益阴和阳。师曰："接诊之初，患者体温昼热夜凉，公不以'以寒治热'，反而'以热治热'，此'从其病者，谓之反治'。故余在侍诊时请公释迷。公以景岳语解之：'治有逆从者，以病有微甚。病有微甚者，以证有真假也。寒热有真假，虚实有真假，真者正治，知之无难，假者反治，乃为难耳。''治病之法，无逾攻补，用攻用补，无逾虚实。'"此案反映的是正治与反治之理，故有 3 剂而热减之效。此即《医宗金鉴》"以其大壮元阳，主持内外，共招外热返之于内"之谓。虽然虚阳外越之证减，然热耗气阴，故二诊时则宗大、小白虎汤意，以清热生津；补中益气汤具甘温除热、益胃生津之功。景岳尝云："阳虚者亦能发热，此以元阳败竭、火不归源也。"故公宗参附汤意而处方：红参 10g，白术 10g，茯苓 12g，黄芩 10g，麦冬 10g，石膏 30g，知母 12g，附子 10g，甘草 10g。生姜 3 片，大枣 2 枚，加小麦一把为引，水煎服，"药后昼热悉退，脉复而有力"，为善其后，予陶氏升阳散火汤：红参 10g，白术 10g，茯苓 12g，黄芩 6g，当归 10g，麦冬 10g，陈皮 10g，柴胡 6g，炙甘草 6g，生姜 3 片，大枣 2 枚。水煎服。师曰："'陶氏升阳散火汤'，为陶节庵所立，方由人参、白术、茯神、当归、白芍、柴胡、黄芩、麦冬、陈皮、甘草、生姜、大枣组成。此方实乃小柴胡汤之变方。因此案之发热，为'晨起渐热，日落前逐步觉凉'。此热属'往来寒热，休作有时'之特殊热型证，为小柴胡汤的主证之一，属小柴胡汤的使用范围，服用 8 剂而病告痊愈。故今多用于治低热起伏而兼中气不足之证者。"

（六）揆度奇恒

揆度奇恒是用类比、比较的方法识别天、地、人的常与变，辨清一般与特殊的哲学观点，其理论基础是中国传统文化多样性服从于同一性的整体观。奇恒相对，指常与变、特殊与一般。《说文解字》云："奇，异也""恒，常也"。恽铁樵《群经见智录》云："奇对于恒言。恒，常也；奇，非常也。"揆度，即揣度、估量。《说文解字》曰："揆，度也。""度，法制也。"汉·东方朔《非有先生论》云："图画安危，揆度得失。"《淮南子·兵略训》云："能治五官之事者，不可揆度者也。"

揆度奇恒是构建《黄帝内经》理论体系的重要思维方法。《黄帝内经》对揆度奇恒作了详细解读，《素问·病能论》曰："所谓揆者，方切求之也，言切求其脉理也。度者，得其病处，以四时度之也。""揆度者，切度之也。奇恒者，言奇病也。

所谓奇者，使奇病不得以四时死也。恒者，得以四时死也。"即以正常人的指标衡量病人情况，确定病之所在及病之轻重的逻辑方法。《素问·玉版论要》云："揆度者，度病之浅深也。奇恒者，言奇病也……揆度奇恒，道在于一。"揆度，即先掌握正常人的某些指标，然后以此为尺度去衡量其他人，经过比较，与正常指数相同的为无病，超过或者未达到正常指标的为有病；奇恒，是拿一般情况（恒）与特异情况（奇）做比较，找出两者不同之处，确认病变（奇）之所在及严重程度。

《素问·玉版论要》曰："黄帝问曰：余闻揆度奇恒，所指不同，用之奈何？岐伯对曰：揆度者，度病之深浅也。奇恒者，言奇病也。"马莳认为，《揆度》《奇恒》都是古经篇名，这是有其可能的。如《管子》86 篇中就有《揆度》一篇，所论为施政之大法，其医国准则亦适合于医人。如前所述，古代医书多单篇独行，《黄帝内经》中就引用古籍 53 种，《揆度》《奇恒》即具其中。关于《揆度》，龙伯坚《黄帝内经概论》依据《史记·扁鹊仓公列传》关于高后八年（前 180）公孙阳庆传于仓公淳于意《五色诊》《奇咳术》《揆度》等一批书籍之记载，更详细地解读说这是一本包括预后的诊断学专书。其余诸医家都认为"揆度者，度病之深浅也"，指的就是审查诊断之意。然无论是否已经成书，其揆度思想都是存在的。

关于奇恒，除马莳认为是古经篇名外，龙伯坚进一步分析"《奇恒》者，言奇病也"，《奇恒》就是《史记·扁鹊仓公列传》中所云《奇咳术》，而《素问·病能论》即《奇恒》书之仅存者，并指出该书的内容当是"非常术"，主要讲一些不同于寻常的疾病。明代张景岳《类经·十二卷·论治类》释云："奇恒，异常也。""奇病，异常之病也。"清代张志聪也认为"奇恒者，异于恒常也"。陈无咎云："奇恒者，正负也。"

至于什么样的病才称得上是"异于恒常"，《黄帝内经》书中就有明确的解释，《素问·病能论》曰："奇恒者，言奇病也。所谓奇者，使奇病不得以四时死也；恒者，得以四时死也。"初唐杨上善《黄帝内经太素》直接引用云："奇者，有病不得以四时死，故曰奇也；恒者，有病以四时死，不失其常，故曰恒也。"张志聪认为："此篇论脉因度数出入，五脏之气，相生而传，一以贯通，外内环转，如逆回，则为病矣。与《脉要精微》《平人气象》诸论之脉病不同，故曰奇病也。"恽铁樵主张："奇对于恒言……即奇，病也；恒，不病也。"对于恒常与异常，则是"其人虽有病，苟循常轨，病无害也。其人虽无病，苟不循常轨，大病且来。"

揆度奇恒思维受到历代医家的关注，恽铁樵认为《素问·玉版论要》中"揆度奇恒，道在于一，神转不回，回则不转，乃失其机"为《黄帝内经》全书的关键。任应秋《中医各家学说》云："恽树珏认为：《内经》的学术思想，极其博大精深，但它有一个总的提纲。如《素问·玉版论要》'揆度奇恒，道在于一，神转不回，回则不转，乃失其机'为《内经》全书的关键，倘于此处不能了了，即全书不能了了……"

也有人对奇恒有不同见解。如陈无咎释为"正负"，董昱佑认为当是"阴阳"。"揆度奇恒"指的当是审查阴阳，"道在于一"指的是达到"阴平阳秘"的境界。"请言道之至数"，"至数"之"数"的意义应该是一个可以涵盖所有的"大数"，那么，这个数就只能是"一"。唐容川《医易通说·上卷·太极》中提到"中国数起于一，一字本作'·'，后人引长作一，其实古只一点，以象太极"。"神转不回，回则不转，乃失其机"的解释是：阴阳以其特有的"阴升阳降"运行不歇，在其运行出现踌躇不进的情况下，就会出现停滞的现象，结果就是失去生机。这实际上是对揆度奇恒的具体应用。

然作为一种思维方法，揆度奇恒的本义自然要丰富得多，贯穿于生理、病理、诊断和治疗的方方面面。具体运用时，要立足于整体，从"象"层面入手，奇与恒的判断则要遵循天人相应、形神一体、五脏中心、胃气为本、守中知变等五大原则。这种类推比较方法，在中医施治中至今仍不失其使用价值。

1. 揆度奇恒的生理学意义

恽铁樵云："奇对于恒言……即奇，病也；恒，不病也。"故首先要对人体的生理现象有全面的了解，对机体的正常状态有整体的把握，然后才能对异常现象有所认识。如《素问·经脉别论》云"合于四时五脏阴阳，揆度以为常也"，谈的是五脏四时阴阳的天人合一的正常状态。《素问·平人气象论》云"常以不病调病人，医不病，故为病人平息以调之为法"，讲的是以己身不病之平脉度病人违常之病脉。《灵枢·禁服》所谓"凡刺之理，经脉为始，营其所行，知其度量"，是以刺法为例倡导首先要掌握正常经脉的度量。《素问·玉机真脏论》云"吾得脉之大要，天下至数，五色脉变，揆度奇恒，道在于一，神转不回，回则不转，乃失其机，至数之要，迫近以微，著之玉版，藏之于府，每旦读之，名曰玉机"，强调的是脉色阴阳之大数。《黄帝内经》甚至将不同于脏腑一般意义上的器官称为"奇恒之府"，如《素问·五脏别论》云："脑、髓、骨、脉、胆、女子胞，此六者，地气之所生也。皆藏于阴而象于地，故藏而不泻，名曰奇恒之腑。"

《黄帝内经》中不仅强调了平人不病的思想，而且规范了平人的度量标准及其寻求方法,《灵枢·经水》就以经脉为例提出度量方法:"经脉……其可为度量者,取其中度也。"所谓"中度",亦即"中数",即具有度量结果的中间数。若在大批量数据中,应采均数而具体度量时应严格标准,如《灵枢·逆顺肥瘦》云:"圣人之为道者,上合于天,下合于地,中合于人事,必有明法,以起度数,法式检押,乃后可传焉!故匠人不能释尺寸而意短长、废绳墨而起平水也。工人不能置规而为圆、去矩而为方,知用此者,固自然之物,易用之教,逆顺之常也。"《黄帝内经》中由此得出平人之脉度、骨度等平人度数,如《灵枢·经水》所云:"天至高不可度,地至广不可量,此之谓也。且夫人生于天地之间,六合之内,此天之高,地之广也,非人力之所能度量而至也。若夫八尺之士,皮肉在此,外可度量切循而得之,其死可解剖而视之。其脏之坚脆,腑之大小,谷之多小,脉之长短,血之清浊,气之多少,十二经之多血少气,与其少血多气,与其皆多血气,与其皆少血气,皆有大数。其治以针艾,各调其经气,固其常有合乎。""黄帝曰:夫经脉之小大,血之多少,肤之厚薄,肉之坚脆及腘之大小,可为度量乎?岐伯答曰:其可为度量者,取其中度也。不甚脱肉,而血气不衰也。若失度之人,痟而形肉脱者,恶可以度量刺乎。审切循扪按,视其寒温盛衰而调之,是谓因适而为之真也。"《灵枢·骨度》云:"此众人骨之度也,所以立经脉之长短也。是故视其经脉之在于身也,其见浮而坚,其见明而大者,多血,细而沉者,多气也。"具体度量应注意个人的形体特点,如《灵枢·卫气失常》云:"人有脂、有膏、有肉。"正是运用这些方法,古人对形体、骨骼、血脉、筋膜等均有量度,如《素问·通评虚实论》之"形度、骨度、脉度、筋度",与《灵枢经》中有关于筋、脉、骨度的记录等。

恽铁樵云:"奇对于恒言……即奇,病也;恒,不病也。"对于恒常与异常,则是"其人虽有病,苟循常轨,病无害也。其人虽无病,苟不循常轨,大病且来。"《灵枢·禁服》云"凡刺之理,经脉为始,营其所行,知其度量",是以刺法为例倡导首先要掌握正常经脉的度量。后世医家多以在诊脉时,以己身不病之平脉度病人违常之病脉来加以解释。推而广之,从诊断到治疗,都必须以不病调病人,其目的就是恢复病人的阴阳平衡,这也正是《素问·玉版论要》提到的"阴阳反他,治在权衡相夺"之义。

2. 揆度奇恒的病理学意义

恽铁樵云:"奇对于恒言……即奇,病也;恒,不病也。"异于平人者,超出个人的具体情况之外,则为病。如《素问·病能论》云:"帝曰:人之不得偃卧者,何也？岐伯曰：肺者脏之盖也，肺气盛则脉大，脉大则不得偃卧，论在奇恒阴阳中。"
这说明上古的《奇恒》中对此已有具体分析。

致病之因，有常有奇。《灵枢·口问》云："夫百病之始生也，皆生于风雨寒暑
阴阳喜怒饮食居处。"这里概括了主要的"常邪"。《黄帝内经》还提出了与之相对
的"奇邪"的概念，如《灵枢·根结》言"奇邪离经，不可胜数"。对于奇邪，《灵
枢·五变》载："黄帝问于少俞曰：余闻百疾之始期也，必生于风雨寒暑，循毫毛而
入腠理，或复还，或留止，或为风肿汗出，或为消瘅，或为寒热，或为留痹，或为
积聚。奇邪淫溢，不可胜数，愿闻其故。夫同时得病，或病此，或病彼，意者天之
为人生风乎，何其异也？少俞曰：夫天之生风者，非以私百姓也，其行公平正直，
犯者得之，避者得无殆，非求人而人自犯之。"《灵枢·血络论》载："黄帝曰：愿
闻其奇邪而不在经者？岐伯曰：血络是也。"而《灵枢·口问》："凡此十二邪者，
皆奇邪之走空窍者也，故邪之所在，皆为不足。"

临床疾病，亦有常有奇。《黄帝内经》中的奇病至少有二：一是发病与外界四时
阴阳不相应者，为奇病。《素问·病能论》曰："奇恒者，言奇病也。所谓奇者，使
奇病不得以四时死也；恒者，得以四时死也。"此即与自然界四时阴阳相应而发病
者，如春温、夏热、秋燥、冬寒等，为常病；发病与外界四时阴阳不相应者，为奇
病，如伏温、伏暑等。二是不按次序传变者，为奇病。《素问·缪刺论》云："夫邪
之客于形也，必先舍于皮毛；留而不去，入舍于孙脉；留而不去，入舍于络脉；留
而不去，入舍于经脉。内连五脏，散于肠胃，阴阳俱感，五脏乃伤。此邪之从皮毛
而入，极于五脏之次也。如此，则治其经焉。今邪客于皮毛，入舍于孙络，留而不
去，闭塞不通，不得入于经，流溢于大络而生奇病也。夫邪客大络者，左注右，右
注左，上下左右，与经相干，而布于四末，其气无常处，不入于经俞，命曰缪刺。"
正因传变不次，故不能用一般的针刺法治疗，而用"缪刺"。缪，通"谬"，乖错、
交错的意思。缪刺，即针刺部位与病位左右相交错，即左病右取，右病左取。而巨
刺与缪刺同是左病取右、右病取左，不同点在于巨刺必刺中大经，而缪刺是只刺大
络。而一般的刺法正如《灵枢·禁服》所云："凡刺之理，经脉为始，营其所行，知
其度量，内次五脏，外别六腑，审察卫气，为百病母，调其虚实，虚实乃止，泻其
血络，血尽不殆矣。"

3. 揆度奇恒的诊断学意义

揆度奇恒思维本就为诊断而提出，故《黄帝内经》中对此论述颇多。《黄帝内

经》虽强调四诊合参，然又首重色脉，故揆度奇恒又以色脉为主。《灵枢·邪气脏腑病形》云"邪之中人，或中于阴，或中于阳，上下左右，无有恒常"，故须揆度奇恒。《灵枢·寿夭刚柔》云："阴中有阴，阳中有阳，审知阴阳，刺之有方。得病所始，刺之有理。谨度病端，与时相应。"

（1）脉象奇恒

临床脉象的诊断，是中医诊断的重中之重；而脉象的揆度奇恒诊法，又是脉象诊法理论中的核心宗旨。

《素问·玉版论要》云："搏脉痹躄，寒热之交。脉孤为消气；虚泄为夺血。孤为逆，虚为从。行奇恒之法，以太阴始，行所不胜曰逆，逆则死；行所胜曰从，从则活。八风四时之胜，终而复始，逆行一过，不复可数。论要毕矣。"现在看来，此段至少说明了如下几个方面的内容：第一，临床如诊得"搏脉"，即脉象"搏击"于指下的脉象，所反映的是"邪盛正衰"之病理表现，临床多见于"痹证"或者是"躄证"等"寒热之气交合"之类的疾病。第二，临床若脉见孤绝，此属阳气损耗的病理改变。第三，临床如果脉见虚弱而又兼下泄，此属于阴血损伤的病理改变。第四，临床凡是见到脉象孤绝，则必预示着患者预后不良。第五，临床如果脉见虚弱，此则预示着预后当好。

另外，需要特别强调的是：临床诊脉时用到的"奇恒"之法，一般都是以手太阴肺经的寸口之脉象来作为研究对象的。而就寸口之脉在四时五行的表现来说，其不胜（如春见秋脉、夏见冬脉）则为逆，预后不良；其所胜（如春见长夏脉，夏见秋脉）则为顺，预后良好。至于自然界所谓八风、四时之间的相互胜复关系，那则是循环无端且终而复始的。所以，临床如果碰到四时气候失常的情况，那就不能用常理来推断了。

《素问·方盛衰论篇》云："是以圣人持诊之道，先后阴阳而持之，《奇恒之势》乃六十首，诊合微之事，追阴阳之变，章五中之情，其中之论，取虚实之要，定五度之事，知此乃足以诊。是以切阴不得阳，诊消亡，得阳不得阴，守学不湛，知左不知右，知右不知左，知上不知下，知先不知后，故治不久。"《素问·疏五过论》由此将不知揆度奇恒归类为五过中的三过："善为脉者，必以《比类》《奇恒从容》知之，为工而不知道，此诊之不足贵，此治之三过也。"

（2）容色奇恒

在临床诊疗过程中，"容色"究竟有哪些"异于正常"的表现呢？

《灵枢·五阅五使》云："黄帝曰：五色之见于明堂，以观五脏之气，左右高下，各有形乎？岐伯曰：腑脏之在中也，各以次舍，左右上下，各如其度也。"这是指面色与内在五脏有对应的关系，若面色改变与五脏相应，则为病色之常即"恒"，若不相应，则为病色之"奇"。《素问·玉版论要》云："色见上下左右，名在其要。上为逆，下为从；女子右为逆，左为从；男子左为逆，右为从。易，重阳死，重阴死。阴阳反他，治在权衡相夺；奇恒事也，揆度事也。"就是说，患者的面色改变表现如果见于上下左右，那么医者诊病时就必须辨别观察其要领，正确把握病色"上移为逆，下移为顺"的规律。具体到女子，则"病色在右侧为逆，在左侧为顺"；而对于男子来说，则"病色在左侧的为逆，在右侧的为顺"。另外，极端情况下，如果患者的容色发生变异，出现"倒顺为逆"的改变，那么这就是所谓的"重阳""重阴"了！临床一旦出现了"重阳重阴"的病理改变，预后则肯定凶险；而疾病到阴阳相反的"重阳""重阴"之际，医者就应该及时衡量病情，果断采取适当的治法，尽快使阴阳趋于平衡……

以上内容，实际上就是"揆度"与"奇恒"在临床的具体运用了。

（3）寿夭生死预测

揆度奇恒尚可用于寿夭生死预测。

《灵枢·天年》云："黄帝曰：人之寿夭各不同，或夭寿，或卒死，或病久，愿闻其道。岐伯曰：五脏坚固，血脉和调，肌肉解利，皮肤致密，营卫之行，不失其常，呼吸微徐，气以度行，六腑化谷，津液布扬，各如其常，故能久长。"这说的是长寿的表现。《灵枢·寿夭刚柔》载："黄帝曰：余闻寿夭，无以度之。伯高答曰：墙基卑，高不及其地者，不满三十而死。其有因加疾者，不及二十而死也。"这讲的是夭折的表现。

《灵枢·痈疽》云："余已知血气之平与不平，未知痈疽之所从生，成败之时，死生之期，期有远近，何以度之，可得闻乎？"此即以痈疽为例，估量疾病的预后。岐伯以"夫血脉营卫，周流不休，上应星宿，下应经数。寒邪客于经络之中，则血泣，血泣则不通，不通则卫气归之，不得复反，故痈肿。寒气化为热，热胜则腐肉，肉腐则为脓。脓不泻则烂筋，筋烂则伤骨，骨伤则髓消，不当骨空，不得泄泻，血枯空虚，则筋骨肌肉不相荣，经脉败漏，熏于五脏，脏伤故死矣"为答，并以猛疽、夭疽、脑烁、疵痈、米疽、井疽、甘疽、败疵、股胫疽、锐疽、赤施、疵痈、兔啮、走缓、四淫、厉痈、脱痈等为例，云："诸痈疽之发于节而相应者，不可治也。发于阳者，百日死；发于阴者，三十日死。"

4. 揆度奇恒的治疗学意义

《黄帝内经》以揆度奇恒思维对临床治疗多有描述。如《素问·玉版论要》云："阴阳反他，治在权衡相夺，奇恒事也，揆度事也。""行奇恒之法，以太阴始。行所不胜曰逆，逆则死。行所胜曰从，从则活。八风四时之胜，终而复始，逆行一过，不复可数，论要毕矣"。其目的就是恢复病人的阴阳平衡。

《灵枢·血络论》曰："血脉盛者，坚横以赤，上下无常处，小者如针，大者如筋，则而泻之万全也。故无失数矣，失数而反，各如其度。"这谈的是"则而写之"之大数。

《素问·疏五过论》："治病之道，气内为宝，循求其理，求之不得，过在表里。守数据治，无失俞理，能行此术，终身不殆。不知俞理，五脏菀热，痈发六腑，诊病不审，是谓失常。谨守此治，与经相明，《上经》《下经》，《揆度》《阴阳》《奇恒》《五中》，决以明堂，审于终始，可以横行。"此处强调了揆度奇恒的重要性，若能揆度奇恒，即可避免犯"五过"的错误。

《灵枢·官能》："黄帝曰：用针之理，必知形气之所在，左右上下，阴阳表里，血气多少，行之逆顺，出入之合，谋伐有过，知解结，知补虚泻实，上下气门，明通于四海，审其所在，寒热淋露，以输异处，审于调气，明于经隧。左右肢络，尽知其会，寒与热争，能合而调之，虚与实邻，知决而通之，左右不调，把而行之，明于逆顺，乃知可治。阴阳不奇，故知起时，审于本末，察其寒热，得邪所在，万刺不殆，知官九针，刺道毕矣。""用针之服，必有法则，上视天光，下司八正，以辟奇邪，而观百姓，审于虚实，无犯其邪。"这些讲的是揆度奇恒在针刺时的重要作用。

清·张璐《张氏医通》云："夫病有不见经论之异证，则其治亦必有不由绳墨之异法。"此即揆度奇恒，知常达变。

还有人（挂其间）认为岐伯说的并不是这个意思。他认为揆是看、预先看到的意思。度，是日、特定的一天的意思。奇，是不足一天的零头、刻数的意思，即12.5、43.75、82.5或25刻。恒，就是永远的意思。揆度奇恒，是永远看到的是特定的一天的天理、至数。中医永远诊的是特定的一天的五种脉色的变化。在六气的分治中，先立起年气，即360度；又看到了步气，即60度87.5刻；再看到了月气，30天43.75刻，也看到了司天的、在泉的气，各180度。日度，一天一度余12.5

刻。揆度奇恒就是在推其天地时，要详乎太一，从而知道五运六气转到何年、何部、何气司天、何月、何日、何时辰，又何时、何地、彼时、彼刻、彼处变成了何气。五运六气总是转而不回，回而不转，《灵枢·九针论》里说"请言身形之应九野"，就是候八正神明所在之处的实例。

另外，太极思维还有同气相求、体察和领悟、直觉和顿悟、浑沦与精湛等许多具体内涵，然皆可在上述六端中概括，在此就不一一展开论述。太极思维内容十分广泛，是中华文化传统思维模式的概括和总结。其总的特点为自然合理，顺应事物的本性，尊重事物的个性。要求认识事物的本然状态，通过人的主观能动性使之恢复自在状态。

太极思维模式是中医学理论的核心和活的灵魂。该模式是在"上知天文，下知地理，中知人事"的前提下，首先介绍了思维的工具和方法，即取象运数，然后循序渐进，依次展开：认为自然界、人类社会、人的生命（天、地、人）是一个系统联系、协调完整的统一整体，此即整体全息；进一步揭示了宇宙间的一切事物都处于永恒的运动、变化和发展中，即恒动变易；进而认为宇宙间万事万物之所以能够为人类所认识，全在于其为自稳态，即平衡中和；而这个稳态不是人力能够改变的，只能顺势而为，即自然顺势；人类虽然不能改变这种稳态，但可以认识它，顺应它，然这种稳态有常有奇，这就要求人们在顺应时有常有变，灵活机动，即揆度奇恒。如此而构成太极思维临床辨证论治体系。

三、太极思维临床辨证论治应用举例

柳氏医派宗《黄帝内经素问》"审其阴阳，以别柔刚""调气之方，必别阴阳"，及明·张景岳之"善补阳者，必于阴中求阳，则阳得阴助而生化无穷；善补阴者，必于阳中求阴，则阴得阳升而源泉不竭"之理，在太极思维方法指引下，结合中国象数医学的基本原理，运用医学系统方法，广泛实践于临床，从而形成了"太极思维临床辨证论治体系"，其中内伤病病机四论是其辉煌硕果，此前已经详细论述。兹择他著中与之相关的内容略为陈说。

（一）太极思维的疾病观

人身太极与时空太极是统一的共同体。人类的所有疾病，都是人们对自身太极的失控以及自身太极未能适应时空太极所造成的。感悟太极、自控太极始终是人类的一大课题，然因为人欲作祟，也由此而成为人类最大的难题。而太极一旦失控或未顺应，人即易发病。因而，人类与疾病的相伴是永恒的，这与草木兴衰的规律是一样的。人身太极是一个自控体系，生也太极，运也太极，存亡、有无皆由太极。

千古一太极、物物一太极、人人一太极，每一个人都是自身太极生命，每一个人都是自己最好的医生，每一个人身体内都有防病和治病之"药"。中医的最高境界是内养功夫，知己则知人。内养的最高境界是养心性、养品性、养神性，最终养成智慧。就养生而言，下士养身，中士养气，上士养神。神正、气顺而身强，不病、延寿而大自在，这是太极天命的三位一体。

追求健康一定要回归人身内在的本源、本能、本心上来，虽然外在的环境是必要的条件。而健康不是方法，若想保持健康还需要得法。健康，从本质上来说，是人体本能的、功能的、自主的正常发挥；从表现上来看，是人的身心的正常状态的显示；从总体而言，是自然造就的、与生具有的、尽善生命的正常运化。一切正常的生命的状态都是健康的，非正常的生命表现就是病态。

其实，健康就是人的自身生命的正常状态，疾病则是人的自身不正常现象，健康与病患都是我们自己本身，是人不二体的共有。而生命自身的太极本能是与生俱来的，人有自生化、自排异的能力，人有自修复、自痊愈的能力，人有自免疫、自抗病的能力，所有这些都是天然的、本然的、自然的人身太极能量的拥有。每个人只要切切实实地能回归自己的身心，牢牢地守护着自我本心和本能，不断涵养和充实自身的能量本源，维护自身健康原本就是很简单的事。而健康本来就不是任何的方法，用于辅助健康的方法可以有千百万种，但健康只是唯一。《黄帝内经》就十分强调如是疾病观，正如张志聪自序《黄帝内经素问集注》云《黄帝内经》："其中论生生之统居其半，言灾病者次之，治法者又次之。盖欲天下后世，子孙氓庶，勿罹灾眚，咸归生长。圣教不唐乎大哉！"

现实明白地告诉我们，无论我们是怎样地千方百计、想方设法，用尽了几千年的经验，总结了亿万种的方法，也改变不了我们始终在与病为邻、与病为友、与病为亲的切身关联。故预防疾病的最好方法，还是向自身太极寻求；得病了，也不要总想着依赖和向外求，还要靠自身的太极修复系统来改正或修复疾病。

人是太极时空的天之娇子，"天覆地载，万物悉备莫贵于人"。人是所有生物系统中构造和进化最完善、最完美的自主自灵的生物体，健康的身体能力是人生来就具备的。人的健康不病的状况的形成，是靠人体本身所具有的自调节、自免疫、自修复系统来完成的，而不是靠外部其他因素的干预和制控的，外部环境的因素可以给人体带来变化，但也只能成为辅助作用，利用得好也有利于人的身心健康，而完全依赖于外来的辅助功能来主持自己的生命，也就将走到生命的尽头了。人人一太极，自身太极自己把控，太极不病，是太极功夫的自我造就。

（二）用以阐发药物之功用

少逸先生尝言，葵花籽是迎着太阳成籽的，故有补阳之功。又因籽属阳中引阴之味，故籽类药均有益肾元之功。此即《黄帝内经素问》"从阴引阳，从阳引阴"之谓，此乃太极辨证思维。一粒种子即一小太极，具益元荣肾之功。故五子衍宗丸，非但补阳也益阴。古代北方农妇"坐月子"，有几多鸡蛋？多喝那碗小米粥也补上了！其理在于"益元"。《柳吉忱诊籍纂论》不育症门"右归四二五汤证案"①，予自制右归四二五汤治疗证属肾元亏虚、命门火弱、精血不足之不育，嘱其每日生食葵花籽以补阳益精，经治疗 3 个月，其妻怀孕。

《柳吉忱诊籍纂论》胁痛门"黑逍遥散证案"②，在运用清·徐大椿《女科指要》黑逍遥散（方由柴胡、白芍、白术、茯苓、当归、地黄、甘草组成。以其养血疏肝，健脾和中之功，为治肝郁脾虚之崩漏证而设方）为主，辅以《太平惠民和剂局方》小乌沉汤（香附、乌药、甘草）、木香、佛手以理气解郁，消胀止痛；佐以党参一味，与黑逍遥散中茯苓、白术、甘草，乃寓四君子汤，健脾益气之剂。姜黄、桃仁、鸡血藤、怀牛膝，以其活血通脉、强筋健膝之功，而疗下肢麻木之血痹证治疗胁痛（慢性肝炎）时，因法活、证准、方对、药效，从而服药 4 剂，诸症豁然，即收成效。二诊时，入黄精一味，以其补中州益五脏之用，为公治肝病之心得。少逸先生并以太极思维详细解析黄精之作用："黄精味甘性平而润，《本草便读》谓其'甘可益脾，使五脏丰盈''润能养血，从后天平补'。又云：'黄精得土之精气而生，甘平之性，故为补益脾胃之圣品。'公以黄精多生于山之阳，土壤敦厚之处，且色黄，根多胶质，故谓其为'阴中求阳，阳中求阴'之品，肝病用之，则肝脏'体阴用阳'之质得资，故谓黄精为恢复肝功之良药。"

---

① 柳少逸. 柳吉忱诊籍纂论［M］. 北京：中国中医药出版社，2016：278－279.
② 柳少逸. 柳吉忱诊籍纂论［M］. 北京：中国中医药出版社，2016：122.

（三）用以说明方剂作用原理

仲景方多宗太极思维而创。如四逆散：柴胡一升，枳实一降，则气机启动，气机得畅；肝的功能是"体阴而用阳"，柴胡主疏肝气，疏泄太过会伤肝阴，故有芍药之酸味、甘草之甘味，成"酸甘化阴"之伍，于是肝气得舒，肝阴得补。这是仲景"理必《内经》，药必《本经》"之临证轨迹。金匮肾气丸来源于仲景《金匮要略》的肾气丸，其中肉桂一物仲师取其化气之用。肉桂温养营血之功人人尽知，而能化气，何也？后来者常常遇到这样的问题，基本上回答都一样"气为血之帅，血为气之母"。诸如这样模棱两可的理论，实在误人甚深。化气的过程，有赖于肾水的充足，心肾相交，心火蒸动肾水，遂能化气。肾气丸中八味药：地黄、山药、牡丹皮、茱萸以生水；同时必以苓、泽利水，遂成生化之势；水有了，就必须完成心肾相交，于是以附子振动肾阳，用来升举肾水；心火下移的重任，就交给了善于营养心阴的肉桂，化气这个工程也就完成了，肉桂之妙用即在于此。然而整个过程不是如时医一般气虚补气、血瘀活血，而是依靠三焦气化。郑钦安尝言："'气化'二字，乃《伤寒》书一部的真机。"由此得之。

小柴胡汤出自《伤寒论》，为汉代张仲景氏所立。柯琴喻其为"少阳枢机之剂，和解表里之总方"，列为和解诸方之首。尤在泾认为"小柴胡一方和解表里，为少阳正治之法"，少阳被郁，郁则化火，火性炎上，上寻出窍，故"口苦、咽干、目眩"；少阳内结，郁有部位，故见"胸胁苦满"或"胁下痞硬"等症。这都是典型的少阳病，根据《素问·六元正纪大论》"火郁发之"的治疗原理，小柴胡汤有柴胡以散郁，黄芩以清火，故小柴胡汤是少阳病的最理想的方剂。而柴胡为小柴胡汤"推主为识"之主药，柴胡、黄芩则是构成小柴胡汤及其类方主阵。小柴胡汤药仅7味，但药简而力专，配伍则刚柔相济，寓意尤深。足见仲景洞悉药理、谙达药性。其于辨证论治、选药组方，则法度严谨，绝非率意而为。且精练朴实，功效直截，尤为我们今天立法组方之规矩准绳。诸药合用，辛、苦、甘三味俱全，则枢机得利、三焦以通、胆气以达，而诸症悉除。且此方之验，除"辛开苦降"之伍，又妙在参、甘两味。《医宗己任编》云："养汗以开玄府，犹之参苏饮之人参，助肺气以托邪；桂枝汤之甘、芍，和营血以发卫；补中益气之参、芪，助升提以散表。""少阳主三阳之枢，邪入其经，汗、吐、下三法，皆在禁例。然则邪何以祛之，必转其枢机，俾此经之邪，从阴来还之于阴，从阳来还之于阳，以分溃也。然转枢机必赖中气健运，中气健运，其资于人参、甘草。"故少逸先生认为，此方中之药，不可随意去之，若妄自加减，必失小柴胡汤制方之本意。①

桂枝茯苓丸，方中桂、芍一阴一阳，茯苓、牡丹皮一气一血，共调其寒温，扶其正气；桃仁活血以去病所，芍药统血养正，虽药小方，简实蕴太极大道。诚如明·张景岳所云："善补阳者，必于阴中求阳，则阳得阴助而生化无穷；善补阴者，必于阳中求阴，则阴得阳助而泉源不竭""善治精者，能使精中生气；善治气者，能使气中生精"。少逸先生以之与桂枝汤、苓桂术甘汤相合，创制化气通脉方，以补泻相寓，升降相宜，俾气化有司、痰瘀消散。②

（四）临证治验举隅

柳氏医派太极思维临床辨证论治体系，最终体现在临证过程中。兹举永昌公临证应用二例说明。

1. 治痹三跬

痹证，有文字记载始于《黄帝内经》，后世医家宗之，多有建树。永昌公宗清·许宣治《怡堂散记》"医者，意也。临证要有会意，制方要有法，法从理生，意随时变，用古而不为泥古，是真能用古也"之训，认为风湿性关节炎，与中医痹证相伴，为临床常见病、多发病，且缠绵难愈。治之早者，病在肌肤体表，尚可速愈；迁延失治，或治之不得法，病在筋骨脏腑，则缠绵难愈。公宗《素问·痹论》所谓"痹者，各以其时重感于风寒湿之气也"，以及《济生方》"皆因体虚，腠理空虚，受风寒湿气而成痹也"的论述，而传牟氏"治痹三跬"之法（热痹除外）：

一跬：乌头汤二剂，宗"乌头善走于肝，逐风寒"，故筋脉之急者，以乌头治之，主药重在温阳散寒，则扶正次之；

二跬：独活寄生汤四剂，主药乃十全大补汤，益肝肾、补气血、和营卫，"治风先治血"，重在补虚，则祛邪之药次之；

三跬：间用一二剂小柴胡汤或柴胡桂枝汤。少阳乃初生之阳，属半表半里，能使表里间阳气转枢出入，若枢机不利，表里间阳气不能转枢通达，导致阳气不能鼓邪外出，致痹证不解，故用柴胡剂治之。概因乌头汤意在温阳和卫散寒；独活寄生汤意在扶正散风调营；而邪留半表半里，则二方逊也，间用柴胡剂，乃借小柴胡汤

① 柳少逸. 柴胡汤类方及其应用［M］. 北京：中国中医药出版社，2014：2.
② 柳少逸. 柳少逸医案选［M］. 北京：中国中医药出版社，2015：80－82.

畅达少阳枢机之功而愈病。桂枝汤又名阳旦汤。阳旦，即平旦，太阳初升之时，故《张氏医通·祖方》有"阴霾四塞，非平旦之气无以开启阳和。桂枝汤原名阳旦，开启阳和之药也"之论。故小柴胡汤合入桂枝汤，借以枢机转、营卫和、气血生之谓也。非出臆造，乃牟师深究博览，运用古方，独出新意之处也。即清·徐灵胎"凡辨证，必于独异处着眼"之谓也。①

仅录《柳吉忱诊籍纂论》痹证门"柴胡桂枝汤证案"② 一案示范。

刘某，女，36 岁，工人，1961 年 12 月 14 日初诊。

往有风湿病史，自今春产后，因调养失宜，遂感全身不适。自入冬以来，全身关节疼痛较剧，痛有定处，关节不可屈伸，遇寒加剧，苔薄白，脉弦紧。

宜扶正祛邪兼治之法。先予《金匮要略》乌头汤 2 剂，主以温经散寒，祛风除湿，有乌头、麻黄之用；辅以益气养血，有黄芪、白芍、甘草、蜂蜜之施。此乃祛邪为主、扶正为辅之剂，功于散邪外出。

二诊：予以《千金要方》之独活寄生汤 4 剂，方中主以十全大补汤加味，以成养肝肾、补气血之功，辅以祛风湿诸药之治，因"邪之所在，皆为不足"。

三诊：病情明显好转，复处以乌头汤 2 剂，续服独活寄生汤 4 剂。

四诊：诸症减轻，仍有"血凝而不流""筋则屈而不伸""肉则不仁"之病况。此乃扶正尚未至极，祛邪尚未透达，邪郁于半表半里之由，即枢机不利、营卫失和之证，故予以柴胡桂枝汤治之。

处方：柴胡 20g，黄芩 12g，红参 10g，姜半夏 10g，桂枝 15g，制白芍 15g，炙甘草 10g，生姜 3 片，大枣 4 枚。2 剂，水煎服。

五诊：诸证悉除，病臻痊愈。

解读：《素问·痹论》云："所谓痹者，各以其时重感于风寒湿之气也。"又云："痛者，寒气多也，有寒故痛也。"此即"邪气盛则实"之谓也，故永昌公有乌头汤温经散寒、祛风除湿。《素问·评热病论》云："邪之所凑，其气必虚。"《素问·刺法论》云："正气存内，邪不可干。"此即"精气夺则虚"之谓也，故永昌公二诊时用独活寄生汤，重在养肝肾、补气血、和营卫。三诊时，病情明显好转，故效不更方，续以乌头汤 2 剂，独活寄生汤 4 剂。

---

① 柳少逸. 柳吉忱诊籍纂论［M］. 北京：中国中医药出版社，2016：251 – 252.
② 柳少逸. 柳吉忱诊籍纂论［M］. 北京：中国中医药出版社，2016：53 – 54.

宋·陈言《三因极一病证方论》云："痹之为病，寒多则痛，风多则行，湿多则着。在骨则重而不举，在脉则血凝不流，在筋则屈而不伸，在肉则不仁，在皮则寒。逢寒则急，逢热则纵。"故四诊时，虽然诸症减轻，然扶正尚未至极，祛邪尚未透达，邪郁于半表半里，导致阳气不能鼓邪外出，致痹证不解，故仍有"血凝而不流""筋则屈而不伸""肉则不仁"之症。故永昌公予以柴胡桂枝汤 2 剂。盖因少阳乃初生之阳，属半表半里，予以小柴胡汤，调达枢机，俾表里间阳气转枢，鼓邪外出；辅以桂枝汤，调气血，和营卫，实腠理，行安内攘外之功。此案之用《伤寒论》柴胡桂枝汤，可使枢机得调，营卫得和，而病得痊愈。插用小柴胡汤或柴胡桂枝汤治痹，非出臆造，乃牟师永昌公深究博览，运用古方，独出新意之处也。

2. 虚损证治

虚损是由于脏腑亏损、元气虚弱导致的多种慢性病的总称，亦称虚劳。《黄帝内经》有五虚的论述；《金匮要略》有"血痹虚劳病"的专论；《诸病源候论》则有"虚劳者，五劳、六极、七伤"的记载。永昌公认为，究其因不外乎元气耗损之由，故于虚损诸病尤重益元补脾、滋养肝肾两大法门。如治遗尿一证，重在益元补脾，每处以熟地黄、附子、黄芪、桑螵蛸、补骨脂、肉苁蓉、胡芦巴、升麻、云茯苓、甘草，名曰"益元补脾方"，而愈其病。若肾阳虚衰者，可加肉桂、覆盆子、枸杞子等温肾填精之品。永昌公对肝肾亏虚、精血不足之头目眩晕、恶寒脉虚大等内伤于阴之证，多用《伤寒第一书》之神化汤（六味地黄汤加肉桂、当归、柴胡而成）治之。方中温阳之肉桂，性上而下归肾元，当归补血，熟地黄补阴，茯苓益脾，萸肉养肝，山药健脾，泽泻渗湿利水，牡丹皮、柴胡清泻肝胆。龙火一虚，雷火欲炽，故以泻之，则心肾相交、水火既济，而眩晕得除。可见永昌公用药，每贯以"寒热并用""刚柔相济""动静结合""升降相因"诸法，少逸先生悟之，而名之曰"太极思维"，亦即景岳之"善补阳者，必于阴中求阳""善补阴者，必于阳中求阴"之意也。

他如永昌公治面色萎黄、胸闷、短气之便秘者，师麻子仁丸合黄龙汤意，则处以人参、白术、当归、火麻仁、大黄、厚朴、杭芍、枳实、杏仁。此病系气机壅塞，清阳不得上升，浊阴不得下降，处以"升降相因"之法，以欲降先升、通补相兼之剂而愈其病。又如治疗脾胃虚弱、脉沉无力、胸闷、便秘、胃脘隐痛之胃溃疡病，每处以人参、白术、云茯苓、山药、白芍、当归、首乌、内金、肉苁蓉、大黄、甘草而愈其病。此方为四君子汤加味组成，寓有"气血并调""寒温合用""升降相因"之伍，盖因"胃得命门而受纳，脾得命门而转输"。明代卢之颐《学古诊则》有"夫脉者，水谷之精气……资始于肾间动气，资生于胃中水谷"之论。胃脘痛而见"胸闷""脉沉无力"乃化源不足，宗气失充，贯脉失序之谓，而佐以"养命门，滋肾气，补精血"（《本草汇言》）之肉苁蓉；"补肾，温补肝"（《本草纲目》）之何首乌。此即脾之运化失司，全赖肾以温煦和滋润之功也。学研永昌公之验案至此，少逸先生悟此乃"脾胃虚弱性胃肠疾患从肾论治"之理也。①

《人癌之战与三十六计》一书，就是以太极中的阴阳燮理，分别推演兵法中的刚柔、奇正、攻防、彼己、虚实、强弱、主客等矛盾的对峙转化关系，以计之哲理及所阐述的矛盾法则指导肿瘤的防治，并立三十六用药式。他如"系统方法在崩漏证治中的应用"一文，以肾为"先天之本""水火之宅"，肾为一小太极，即中医学中的命门说，表述了肾与冲任、天癸勾画出月经生理基轴，又因君火相火之同气相求，肺与肾之金水相滋，肾与肝之水足肝柔，肾与脾之火旺土健，故肾虚而五脏失养，则心主血、肺主气、脾统血、脾藏血功能失调，必导致冲任失养而生月经病，认为张景岳"命门为元气之根……五脏之阴气，非此不能滋；五脏之阳气，非此不能发"语之，表述了"五脏之真，惟肾为根"的临床太极思维方法，并以此基轴及其与脏腑纵横层次，把握脏腑经络的传变规律，以指导临床治疗崩漏的证治。

总之，中医思维是一个中医必须具备的思考过程，见到病，首先考虑证，据证而用药，用相辅相成、相反相成的事物去调节现有的状态，使人体趋于一种相对平衡的状态。这是一个中医必须具备和拥有的思想。

而太极思维模式的提出，是中国象数医学在思维科学上的细化，是对中医学原创思维的复归，体现了对中国哲学及思维科学的贡献。该模式根源于中国传统文化和中国哲学的核心理论，从中医理论研究的源头做起，概括了中医学的哲学观，体现了中国哲学的生命力，印证了哲学的指导意义及其与医学的关系，从哲学的高度把握了中医学发展的大方向。太极思维模式准确提炼和概括了中医思维模式的基本内涵，符合中医学的思维模式和思维要素的界定，理清了中医思维过程中诸思维要素间的关系，概括了中医思维认识的工具和本原，反映了思维认识过程，体现了其认知特点，展现了人与自然及人体自身整体论思维图景，蕴含了丰富的复杂性科学

---

① 柳少逸. 柳吉忱诊籍纂论［M］. 北京：中国中医药出版社，2016：252-253.

的思维方法，为当代思维科学的发展和人类的原始创新提供借鉴。该模式回归和坚持中医自身理论研究的大方向，把握中医学理论的自身主体性，对中医学自身学术体系的认定、应用、继承、发扬，以及对自身规律的进一步发展与创新，对中医临床实践，都具有重要的指导意义。

第四节　中医复健医学体系

复健医学，又称康复医学，是继预防医学、临床医学之后，新兴起的第三种医学模式。据《尔雅·释诂》"康，安也"和《尔雅·释言》"复，返也"之论，"康复"即为恢复平安和健康。中医复健医学是以中医学之天人相应的整体观、形神统一的生命观和太极思维的辨证观的学术思想为指导，采用中药、针灸、推拿、传统按摩、导引、食疗、情志疗法等综合方法，让病残者的身体、心理、就业及社会活动都能获得恢复，从而减轻患者的家庭及社会的负担，还原其社会角色的一种独具中医特色的医学模式。[①]

在半个多世纪的研究和医疗实践中，少逸先生秉承家学和师传，结合个人所研，构建了独具柳氏学术特色的"中医复健医学体系"。该体系由复健内治法和复健技术两大类组成。柳氏复健内治法，是在病机四论体系、太极思维临床辨证论治体系指导下，经反复临床实践，而形成的对脑性瘫痪及各种原因导致的肢体残障进行辨证复健的一种治疗方法，包含一系列有效方药，如治疗癌症的"康复散"系列方；治疗风湿、类风湿疾病的"抗风湿"系列方；治疗消化系统疾病的"四白"系列方；治疗肾病的"肾复安"系列方等。复健技术，是由柳氏医学理论体系指导下的外治法和非药物疗法两部分组成，是运用独具柳氏特色的针法、灸法、推拿法、罐治法、刮痧法、膏摩法、药浴法、食疗法、音乐导引法和情志疗法等，以及现代康复手段，对脑性瘫痪及各种原因导致的肢体残障，进行系统的康复治疗的实用技术。

---

① 柳少逸. 脑瘫中医治疗康复技术讲稿［M］. 北京：中国中医药出版社，2016：6.

一、中医复健医学之传承史略①

中国传统复健医学，是在中医学理论指导下，具有独特的理论和方法的一门医学科学。它的历史与中国传统医学一样源远流长。数千年来，在历代医家的不懈努力下，它不断充实、发展，为中华民族的繁衍昌盛作出了积极的贡献，并在现代康复医学产生以前的时代里，一直领跑于世界传统康复医学，为世界医学所瞩目。本书将之置于中国医学史乃至整个中华民族的文化史中，从萌芽、形成、发展、成熟和现状等几个时期，简述其发展简史。

（一）上古至春秋时期——萌芽时期

上古时期虽然没有明确的文字记载，但我们可以从后世的经史典籍中窥探复健疗法的原貌；春秋以前的时代虽然没有复健医学之名，但我们也可以从当时的文字记载中追觅其复健疗法之实。

殷商以前的时代，我们称之为上古时代。这个时代的复健医疗技术我们可从《山海经》《史记》《淮南子》等古文献和近年来出土的考古资料中获知其概貌。《山海经》中载药物近百种，包括植物、动物和矿物药，其中很大一部分可用于复健；还载有服、食、浴、佩带等药物疗法技术。《帝王世纪》中有"伏羲制九针"的记载。《吕氏春秋·古乐》篇载云："昔陶唐氏之始，阴多滞伏而湛积，水道壅塞，不行其源，民气郁阏而滞着，筋骨瑟缩不达，故作为舞以宣导之。"以上可视为体育复健疗法之发端。《淮南子·修务训》中所谓"神农……尝百草之滋味，水泉之甘苦，令民知所避就"则可以看作是开创了沐浴（包括药泉疗法和药物疗法）之先河。

到了殷商时代，医疗技术更趋进步。公元前21世纪的夏代，有"仪狄造酒"之传说。"医"之繁体从"医"又从"酉"，说明当时已将酒用于医疗与复健。至公元前16世纪的商代，又有"《汤液经》出于伊尹"（《汉书·艺文志考证》）之说，说明当时已认识到饮食对医疗和复健的作用。而后世出土的甲骨文中，更多地记录了当时人们的复健医疗活动。此外尚有艾灸、按摩、气功、导引、祝由等复健技术。

春秋战国时期出现的诸子百家的作品中，有一些关于其以前时代的复健疗法的

---

① 柳少逸，刘玉贤. 中医康复疗法荟萃 [M]. 烟台：山海书社，1993：5 – 19.

记载。如《庄子·刻意》中的"吹呴呼吸，吐故纳新，熊经鸟申"，是指通过气功、导引等方法使人维持或恢复健康；《吕氏春秋·重己》中的"室大则多阴，台高则多阳；多阴则蹶，多阳则痿。此阴阳不适之患也。是故先王不处大室，不为高台，味不众珍，衣不燀热。燀热则理塞，理塞则气不达；味众珍则胃充，胃充则中大鞔"，则专讲生活居处、饮食与健康的关系。

至西周时期，不仅复健疗法日益发展，而且社会上出现了专科医生。《周礼·天官冢宰》曰："医师掌医之政令，聚毒药以共医事。凡邦之有疾病者、疕疡者造焉，则使医分而治之……食医掌和王之六食、六饮、六膳、百羞、百酱、八珍之齐……疾医掌养万民之疾病……以五味、五谷、五药养其病，以五气、五声、五色眡其死生……疡医掌肿疡、溃疡、金疡、折疡之祝药、劀杀之齐。凡疗疾，以五毒攻之，以五气养之，以五药疗之，以五味节之。凡药，以酸养骨，以辛养筋，以咸养脉，以苦养气，以甘养肉，以滑养窍。"文中多处提到"养"字，实即通过营养以防病、治病及复健之意；且列食医为众医之首，足见周时对通过饮食使病人复健的重视。郑节卿曾注云："食医之下有疾医，调饮食不兼于治病；疾医之下有疡医，察内证而不兼于外证；疡医之下有兽医，治禽兽者不兼于治人也。"食医既列为医，又与专治疾病的疾医、疡医不同，说明在周代已经出现了以调节饮食来进行复健医疗的专科医生。

（二）战国至东汉——形成时期

战国以前的时代，虽然出现了众多的复健技术，但因为没有系统的理论指导，这些技术并没有得到广泛的流传。为复健医疗方法提出指导理论使其与整个中国传统医学一起，为中华民族卫生健康服务的著作，当首推成书于战国时期的《黄帝内经》。

《黄帝内经》是现存最早的中国传统医学的经典著作，为中国传统医学包括传统复健医学建立了系统的理论框架。其中复健医学的内容，既有复健医学与预防医学（主要是养生学）通用的一般原则，又有使慢性病得到复健的具体方法。如《素问·四气调神大论》中的"春三月……夜卧早起，广步于庭……夏三月……夜卧早起……秋三月……早卧早起，与鸡俱兴，使志安宁……冬三月……早卧晚起，必待日光……逆之则灾害生，从之则苛疾不起"，强调生活方式应适应四季气候和周围环境，否则就不能长寿或复健；《素问·宣明五气》曰："五味所禁：辛走气，气病无多食辛；咸走血，血病无多食咸；苦走骨，骨病无多食苦；甘走肉，肉病无多食甘；酸走筋，筋病无多食酸。"以上论述饮食五味对病人复健的影响；《素问·脏气法时论》曰："毒药攻邪，五谷为养，五果为助，五畜为益，五菜为充，气味合而服之，以补精益气。"这里强调药、食结合以利复健的重要性；《灵枢·百病始生》曰："喜怒不节则伤脏。"则是强调调摄精神对复健的影响；《素问·刺法论》（遗篇）曰："肾有久病者，可以寅时面向南，净神不乱思，闭气不息七遍，以引颈咽气顺之，如咽甚硬物，如此七遍后，饵舌下津令无数。"这段介绍了"肾有久病"的气功复健疗法；《素问·异法方宜论》曰："其病挛痹，其治宜微针……病多痿厥寒热，其治宜导引按跷"，此处强调针对不同的疾病应采用不同的复健疗法。总之，《黄帝内经》所强调的协调周围环境、保持情绪稳定、饮食宜有节制、坚持体育锻炼等措施和协调阴阳、天人合一、形神与俱、精气神调等原则，奠定了中国传统复健医学的理论基础，一直为后世医家在进行复健医疗时所遵循。

自有了《黄帝内经》的理论指导以后，中医复健疗法的实践也有了迅速的发展。《伤寒杂病论》不仅确立了中医学辨证论治的实践原则，也帮助中国传统复健医学完善了其临床医学理论体系。《金匮要略·脏腑经络先后病脉证》曰："若人能养慎，不令邪风干忤经络，适中经络，未流传脏腑，即医治之。四肢才觉重滞，即导引、吐纳、针灸、膏摩，勿令九窍闭塞。更能无犯王法、禽兽灾伤，房室勿令竭乏，服食节其冷、热、苦、酸、辛、甘，不遗形体有衰，病则无由入其腠理。"该段列举了导引、气功、针灸、按摩、饮食等独特的传统复健疗法。

《神农本草经》是我国现存最早的药物学专书，它总结了汉代以前劳动人民积累的用药经验。全书共计载药 365 种，并依据药物的效能和使用目的之不同，将其分为上、中、下三品。其中，上品 120 种，一般毒性较小或无毒，多属补养类药物；中品 120 种，系补养兼有攻治疾病作用的药物；下品 120 种，多为具有毒性而专用于攻治疾病的药物。《神农本草经》将具有复健作用的补养类药物列为上品，足见古人对预防保健和复健的重视。

《黄帝内经》所代表的中医学基础理论、《伤寒杂病论》所确立的辨证论治原则和《神农本草经》所代表的中药学基础理论的出现，标志着中国传统复健医学理论体系的形成。

在理论体系形成过程中，古人在复健疗法方面曾做过大量的探索和实践。马王堆三号汉墓中出土的彩色写绘的《导引图》和我国最早的气功入静文献《行气玉佩铭》，证实了秦汉时期的医家业已采用导引方法进行医疗复健。《武威汉代医药简牍》记载了东汉时期各科方剂 30 多个，其中近十个与复健疗法有关。与张仲景同期的华佗，编成"五禽戏"，以促进病人的复健和保健。因世人追求"不死药"而流行的"炼丹术"，促进了世界化学制药的诞生，虽所谓的"丹药"不能使人真正能够达到"长生不死"之境地，但确能促进机体的复健和维持机体的健康。

（三）魏晋至明代——发展时期

自从有了系统的医学理论体系的指导，中国传统复健医学便进入了快速发展阶段。

晋代葛洪撰《肘后备急方》和《抱朴子》两书，前者据病因而分卷，记录了当时常见的药物复健治疗的例子，如卷四《治虚损羸瘦不堪劳动方》中："凡男女因积劳虚损，或大病后不复常……治之汤方，甘草二两……"同卷《治脾胃虚弱不能饮食方》中附方"治脾胃气冷，不能下食，虚弱无力，鹘突羹"等；后者总结了当时盛行的炼丹技术，丰富了化学药物疗法，并论述了气功导引疗法等。

六朝时代的陶弘景对《神农本草经》加以分类、编次，并增入《名医别录》所用药物，撰成《神农本草经集注》一书。全书计载药 730 种，总结了六朝以前的复健用药。他还撰有《养性延命录》一书，从教戒、食戒、服气疗病、导引按摩等方面进一步丰富复健疗法中的非药物疗法内容。

隋代巢元方等所撰的《诸病源候论》一书，总结了魏晋以来的医疗经验和成就。全书内容丰富，共五十卷，分 67 门，载列证候 1700 余条，分别论述了内、外、妇、儿、五官等各科疾病的病因病理及症状，探讨了部分疾病的复健指征。该书诸证之后多附"养生方导引法"，并云："其汤熨针石，别有正方，补养宣导，今附于后。"此句明确指出这些"养生方导引法"的作用与一般的治疗疾病作用不同，而属于复健医疗的范畴。因此，此书可视为第一部采用医疗体育和物理疗法对各种疾病进行复健医疗的中国传统复健医学专书，是研究中国传统复健医学不可或缺的主要文献之一。

唐代孙思邈所撰的《千金要方》和《千金翼方》两书，记述了很多宝贵的临床经验，其复健医疗内容集中在《千金要方》卷二十六《食治》与卷二十七《养性》中，包括饮食、药物、气功、按摩、导引等复健疗法，尤对按摩、气功论述较详。对于一些疾病的复健，孙思邈提出了较为详备的复健指征和复健医疗方法。

王焘的《外台秘要》保存了大量的医疗文献。书中每篇先列《诸病源候论》有关病候，其次论述历代医家的医疗方剂。该书在全面继承《诸病源候论》之余，较详尽地记录了药物复健疗法内容。

有宋一代，印刷技术条件的革新，大大改变了医书整理和医学著述的形势。使历代重要医籍均得以整理、保存、流传，并出现了大量的方书。由宋政府敕令王怀隐等集体编著的《太平圣惠方》，广泛收集了前代方书之方剂和当时民间验方，书中每论先引《诸病源候论》中的理论作"总论"，然后列举方药。其中有不少方剂可用于疾病的复健。第96、97卷属"食治论"，对虚劳、偏枯不起、中风、脾胃气弱不下食和水肿等需要复健医疗的疾病，提出注意采用药物与食物相结合诊疗的方法，如服用药酒、药粥等。宋徽宗领衔编纂的《圣济总录》，系由政府组织全国著名医药学家广泛搜集民间方药，全面汇总了北宋以前的方书编辑而成。该书对于药物、刺灸、按摩、导引、气功和体育疗法等各种复健疗法，均有相当详尽的介绍。其卷188、189为"食治门"，除治疗疾病的内容外，也有一些关于病后医疗复健的介绍，如食治伤寒后诸病、治虚劳、治脾胃弱、治产后诸病等；卷192载有针对痹证、腰痛、胸痹等疾病的针灸复健疗法。陈直的《寿亲养老新书》，是一部老年医学专书，书中不乏复健医疗方法，如口服稀莶蜜丸治腰膝无力、擦涌泉穴治足弱不能行走等，尤详于气功和导引的复健疗法。南宋时张锐的《鸡峰普济方》载述了用导引对脚气病进行复健医疗的方法。宋时儒、释、道三教合流，其各自的理论亦对中国传统复健医学有较大影响。尤其值得一提的是道教经典之大成——《大宋天宫宝藏》及其辑要本《云笈七签》，集录了当时道教医学文献中的复健医学资料，如导引、按摩、气功等，对中国传统复健医学的继承和发展，起到了承前启后的重要作用。

金元时期，医学界学术争鸣，其蓬勃的发展推动了复健医学的进步。被誉为"金元四大家"的刘完素、张子和、李东垣、朱丹溪在积极倡导其学术主张的同时，在实践上也对复健医学的发展做出了自己的努力。刘完素提倡"火热论"而重用药，张子和主攻邪而重保养，李东垣主导"脾胃论"尤重视元气，朱丹溪强调滋阴而医药并重。四大家学术观点虽异，力主复健则同。

在金元四大家重视复健医疗的思想影响下，明代的复健医疗有了进一步的发展。一些著名医家如薛己、汪绮石、张介宾、陈实功、李梴等，将医疗的视角逐渐转向复健医疗方面；《医学正传》《古今医统大全》《外科正宗》《景岳全书》等医学著作，收录了较多关于医疗复健的内容；复健医疗的范围亦突破以内科为重心的界限，逐渐扩展至临床外、妇、儿、五官诸科；各种复健医疗方法，如药物、针灸、推拿、气功等内容进一步丰富。

薛己对内、外、妇、儿诸科病人的复健，重在增强脾胃功能，常用补中益气汤以补脾，六味丸、八味丸以补肾，汤丸并用，使亏损病人得以复健。赵献可则以"肾命"概括脾胃，认为六味丸是"壮水之主"剂、八味丸是"益火之源"剂，两方运用得当，才能达到益脾胃而培补万物之首的目的，从而使一切亏损患者复健。张介宾初崇朱震亨"滋阴论"，四十岁后转尚张元素、李东垣"益气补脾"诸说，力倡"阳非有余，阴常不足"，自制左归丸、左归饮、右归丸、右归饮四方，对身体虚弱者进行复健治疗。李中梓在李东垣、薛己、张介宾等诸家影响下，既重视以脾胃为人身根本又阐发阴阳以阳气为主，故有"先后天根本论"和"水火阴阳论"，以及"气血俱要，而补气在补血之先；阴阳并需，而养阳在滋阴之上"的复健医疗主张。

汪绮石的《理虚元鉴》很重视精神因素和气候变化对复健的影响，提出"知节""知防"等复健原则。所谓"知节"，指病人应当注重调摄精神，防止情绪波动；所谓"知防"，则强调病人应注意生活起居，以免旧病复发或病情加重。薛己的《口齿类要》，介绍了口齿疾患的护理原则和复健方法。傅仁宇的《审视瑶函》，载述了气功导引复健疗法的"动功六字延寿诀"。陈实功的《外科正宗》列"调理须知"一节，专讲外科病人的复健问题。李杲的《兰室秘藏》，记载了作者对胀满（胀）病人的复健医疗经验。李梴的《医学入门》，强调在复健医疗方法中，动功的效果优于静功。

对于一些慢性疾病的复健，当时医家已经总结出比较完整的复健方法，并采用多种医疗手段来促进疾病的痊愈。例如：治疗半身不遂时，王执中在《针灸资生经》中提出，用针灸配合养血祛风药物使病人获得复健。水肿病人在消肿之后应采取精神调理、饮食调理等复健方法，虞抟在《医学正传》中指出水肿病人必须忌盐。关于糖尿病患者，《古今医统大全》云："消渴虽有数者之不同，其为病之肇端，则皆膏粱肥甘之变，酒色劳伤之过，皆富贵人病之，而贫贱者鲜有也。凡初觉燥渴，便当清心寡欲，薄滋味，减思虑，则治可瘳；若有一毫不谨，纵有名医良剂，必不能有生矣。"这里强调消渴病人应进行精神调理和饮食调理。沈之问的《解围元薮》专论麻风，对麻风病的复健提出了一些切实有效的方法。王肯堂的《证治准绳·疡医》，对于各种骨折和脱臼均列举出整复方法。万全的《万密斋医学全书》，提出了针对急惊风的某些后遗症的复健医疗认识。杨继洲的《针灸大成》提出了针灸疗法在复健医疗中的应用原则和方法。

（四）清朝时期——成熟时期

经过魏晋至明代漫长的发展，并在明代经历一次迅速发展后，中国传统复健医学在清代逐渐进入到成熟时期。虽然尚未形成独立学科，甚至没有"康复""复健"的医学名称，但复健医学日益受到医家的重视，其地位也进一步提高。较为完善的中国传统复健医学的理、法、方、术（药）的理论和临床体系逐渐形成，可惜的是，复健医学专书极为罕见，有关的内容仍散见于各家医籍中。

复健医疗受到清代医家的普遍重视，许多医家在其著作中列有专门章节来探索复健理论和各种复健方法。其内容丰富多彩，思想博大精深，探讨深入细致，疗法安全有效。康熙年间，官方编撰《古今图书集成·医部全录》，其中瘫痪、手足麻痹、肿胀、积聚、消渴、大小便不正常等许多疾病经治疗后都列出复健方法，并肯定其疗效。乾隆时代，沈金鳌于《杂病源流犀烛》一书卷首列"运动规法"，即气功、按摩和动功等各种复健疗法，并在每种疾病之后都列有导引运动等法来进行调理。他认为百病之后，皆有气之涩滞，故药物治疗之后，还应设法调气，使患者得以复健。他同时发现《素问》中的"恬憺无为""敛神内收"，实为静功调养真气；《灵枢经》中的针灸，亦为用行气之法起膏肓之疾，故采用《黄帝内经》中的导引、针灸诸法，以行一身之气。这些方法可补方药疗法之不及。修炼家导引运动之法，所以却病延年者，未始不可助方药之所不逮。盖既已却病，自可延年。在修炼家固以延年为主，而欲求延年，必先却病，在医药家则以却病为主也。故《杂病源流犀烛》中，于每病方论后，有导引运动之法，可以却此病，即附载于末，总期医者、病者，展览及之，以备采用，庶获万病回春也。田绵淮的《援生四书》强调顺应四时季节气候变化与昼夜阴阳变化来进行治病方面的调整，对于五脏疾病，分别采用相应的动功，如治心气动功、治肝气动功等来进行治疗；并注重调摄精神与周围环境相适应。陈益祥提出"六养"之说："流水之声，可以养耳；青禾绿草，可以养目；观书绎理，可以养心；弹琴写字，可以养指；逍遥杖履，可以养足；静坐休息，可养筋骨。"尤乘的《寿世青编》中有"病后调理服食法"一节，专门讨论饮食复健，认为"凡一切病后将愈，表里气血耗于外，脏腑精神损于内，形体虚弱，倦怠少力，乃其常也。宜安心静养，调和脾胃为要"；同时讨论饮食调理的原理和重要作用："凡病后，如水浸泥墙。已干之后，最怕重复冲激，再犯不救。今具食治方于左，为保身者之助并利畏服药者，以便于养老慈幼去。"他将各种疾病先分门别类，然后列出各种粥、糕等食疗方法和注意事项。乾嘉年间俞根初的《通俗伤寒论》第十二章"调理诸法"，专门讨论治后调理，即复健医疗，包括瘥后药物调理、食物调理、气候调理、起居调理等。除未列导引气功诸法外，其余复健方法大致齐备。若将"调理诸法"中的各法与《杂病源流犀烛》结合，则中国传统复健疗法悉备。林珮琴的《类证治裁》是以内科为主的著作，对内、外、妇、杂病等各类病的重点证候详细分析，并介绍复健治法和应用方剂。赵学敏的《串雅》，收集了一些简、验、便、廉的民间复健疗法。同治年间，吴师机的《理瀹骈文》重点探讨外治调摄，认为却病复健，不必单纯依赖药饵，若能注意生活起居，陶冶性情，对健康自有益处，其书中云："晨起擦面非徒为光泽也，和气血而升阳益胃也。洗眼，滋脏腑之精华，以除障也。漱齿，坚骨以防蠹也。梳发，疏风散火也。饭后摩腹，助脾运免积滞也。临卧濯足，三阴皆起于足指，寒又从足心入，濯之所以温阴而却寒也……七情之病也，看花解闷，听曲消愁，有胜于服药者矣。人无日不在外治调摄之中，特习焉不察耳"。

复健医疗方法进一步成熟，从精神修养到饮食起居，自药物治疗至导引按摩，靡不毕备。清代医家认为，凡病后将愈之人，气血、精神必定损耗，故宜安心静养，以保复健。病后复健调理方法中，论述较详的主要有气候调理、起居调理、药物调理、食物调理、导引气功调理等。所谓气候调理，就是复健的患者必须根据一年四季气候的变化来调理衣、食、住、行等日常生活方面；所谓起居调理，就是患者应因时、因地、因人、因病来调理个人起居生活行为；所谓药物调理，就是患者应在医生的指导下，根据原患疾病与脏腑阴阳气血的关系选用一些方药进行调理或禁用某些药物；所谓食物调理，就是患者应根据疾病以及食物的阴阳偏性，选用或禁用某些食物，来对疾病进行调理，包括进食原则、食物调补、食物禁忌和瘥后进食法等方面。其他调理方法，还有导引、气功、按摩、针灸。

清代医书中也记载了较多复健医疗方法。《古今图书集成·医部全录》中，罗列了瘫痪、虚劳、肿胀、痹证、消渴、哮喘、便秘、泄泻与积聚等病的复健疗法。沈金鳌的《杂病源流犀烛》中，对一些慢性疾病如咳嗽、心病、痰饮、水肿等，以及哮喘、痢疾等疾病在急性发作后的缓解期，均列有导引、运动等复健疗法。田绵淮的《援生四书》，介绍了用于治疗慢性病如瘫痪、腰腿背脊疼痛、脾胃虚弱等的各种导引法。日本丹波元坚的《杂病广要》一书，列出内科杂病近百证，每证除列有病因、病机、诊断、治验等外，有的设有"调摄法"一节，如水气、消渴、黄疸等病证；有的列有"善后处方"，如中风病。陈司成的《霉疮秘录》是我国第一部有关梅毒的专书，书中介绍了梅毒病的一些切实可行的复健疗法。《医宗金鉴》里的《正骨心法要旨》，对骨折整复手法有简要记载，并附有竹帘、通木、抱膝、夹板等图解。姜礼的《风痨臌膈四大证治》，对中风、虚劳、鼓胀、噎膈四病进行专门发挥，皆列有详尽的复健疗法。吴师机的《理瀹骈文》，介绍了常见疾病的外治调摄经验：对脾虚病人，于心口脐上贴健脾膏，再配合腹部按摩；脾肾两虚者，贴脾肾双补膏；肺虚，则于胸部贴补肺膏；肝虚贴补肝膏；心虚贴养神膏；肾阳不足者，将温阳膏缝于肚兜和护膝内，或在脐上贴红缎膏等。诸家经验，十分丰富，不一而足。

该时期最有影响的复健医学专著是沈子复的《养病庸言》一书。此书专述养病之法，列有复健措施近 20 种，包括节制房事、勤习导引、慎求医药、精饮馔、慎咳唾、被服适体、寝兴以时、早必理发、夜必濯足、浏览养生之言等，尤其强调导引、气功的作用，其言"导引之功，百倍于医药，必以数息入手，以心息相依为度"，他认为药物配合导引、气功，或单用导引、气功等方法，能够收到较好的临床效果。

综上所述，自上古时代直至清代，经过漫长的历史进程，中国传统复健医学的内容逐渐翔实，虽未形成专科，但已硕果累累。若将这些成果加以继承和创新，必将大大促进复健医学的发展。

（五）建国至今——飞速发展时期

新中国成立后，由于支持中医的政策得以实施，中医学得到迅速发展。20 世纪 80 年代以来，由于受到政府的重视，加上现代复健医学的崛起，中国传统复健医学的发展面临着前所未有的机遇和挑战。在严峻的挑战面前，传统复健医学抓住机遇，飞速发展。

结合 1981 年联合国开展的"国际残疾人年"的活动，传统复健医学在全国各地蓬勃发展，不同类型的复健机构相继在全国各地建立，这些机构普遍采用中西医结合的方式进行复健医疗，使得传统复健医疗内容得到广泛挖掘、整理和应用。

复健医学要发展，人才是关键。近年来，各地中医高等院校纷纷设立针灸、推拿和护理专业，并增设针灸、推拿、气功、中医营养、养生、中国传统体育等课程。有的中医高等院校已开设康复专业或增设康复保健课程，培养掌握传统复健医学知识和技能的高级人才。1983 年 10 月，卫生部与世界卫生组织（WHO）合作举办了全国范围的康复医学讲习班，此举将中国传统复健医学过渡到全面教学阶段。

欲要发展传统复健医学，必须搞好学术研讨活动。1983 年 4 月，卫生部批准成立"中国康复医学研究会"；1984 年 8 月，第一部由"中国康复医学会"主编的，中西医结合的康复医学专书——《康复医学》正式出版；1984 年 12 月，在石家庄召开了首届全国性的康复医学学术研讨会，同时会上成立了三个专题委员会——"康复医学教育""康复医学工程"和"中西医结合"；1986 年 2 月，《中国康复医学杂志》公开发行；1988 年 10 月，第一部中国传统康复医学专著《中国传统康复医学》正式出版；1989 年 11 月，第一届国际传统康复医学学术会议暨世界医学气功学会成立大会在京举行，会上成立的世界医学气功学会在以后的时间内，投入将很大精力于康复医疗事业。此外，中华中医药学会成立的养生康复分会，至今已举办了十七次学术研讨会；各省、市、自治区的中医药学会也纷纷成立分会或专业委员会。山东省中医康复医学学术研讨会于 1993 年召开，为全国较早举办的省级中医康复医学学术研讨会，会后编纂的《中医康复疗法荟萃》一书为全国较早的复健医学专著。再者，电台、电视台、报纸、杂志和新媒体经常举办传统康复医学的讲座和发表各种文章。中国传统复健医学有了迅速发展，产生了广泛的社会影响。

中国传统复健医学，既有博大精深的理论体系，又有丰富多彩的复健疗法，更不乏宝贵的临床经验和独特的疗效，日益引起国内外医学界的瞩目。相信经过广大中医药工作者的共同努力，在不久的将来，中国传统复健医学必定会以崭新的姿态屹立于世界医林，为我国及全人类的复健事业做出自己的贡献。

二、复健医学理论体系

一个系统的学术体系，必然有其坚实的理论基础。柳氏医派复健医学体系，在坚守中医学的一般理论体系以外，还有其独特的探索和成就。

（一）复健医学理论体系之传承

柳氏医派强调掌握丰富多样的诊疗技能，以能多角度、多层次、多措施地治疗疾病和养生保健防病。其思想来源于《黄帝内经》的"杂合以治"之说，已如前述。《汉书·艺文志·方技略》云："医经者，原人血脉、经落、骨髓、阴阳、表里，以起百病之本，死生之分，而用度箴石汤火所施，调百药齐和之所宜。"此句表述了"医经"是推究中医学的知识结构，即藏象、经络、阴阳、五行、病因病机等学说及辨证施治体系。按照这个学术结构、辨证体系和治疗方法从事中医，就是医经学派。简言之，医经学派即知方药、知针灸、知推拿。故柳氏医派将绅绎《黄帝内经》等古籍中的针灸、推拿疗法，称为"医经学派针术""医经学派灸术"和"医经学派推拿术"。

《韩非子·喻老》记载扁鹊有言："病在腠理，汤熨之所及也；在肌肤，针石之所及也；在肠胃，火齐之所及也。"唐·孙思邈云："知针知药，故是良医。"清·王士雄《潜斋医话·医鉴》云："古之医师，必通三世之书，一曰《神农本草》；二曰《灵枢针灸》；三曰《素女脉诀》。《脉诀》可以察证，《针灸》可以去疾，《本草》可以辨药，非是三者不可言医。"明·高武《针灸聚英》曰："扁鹊有言，疾在腠理，熨焫之所及；在血脉，针石之所及；其在肠胃，酒醪之所及。是针、灸、药三者得兼，而后可与言医。可与言医者，斯周官之十全者也。"复云："治病犹对垒，攻守奇正，量敌而应者，将之良；针、灸、药，因病而施者，医之良也。"由是可见古代中医学治疗技术之丰富，也可见针灸术非小技也。针、灸、药三者，均乃中医临床治疗学的重要内容，若用之得当，疗效肯定会比单纯应用一种疗法要好得多。

柳氏医派强调"掌握多术为有术"，遵《史记·扁鹊仓公列传》所云"人之所病病疾多，医之所病病道少"，推崇清·陆清洁"学不明针灸脉理者，不足以言医；术不兼通内外科者，亦不足以言医"之说，故而对于针灸、推拿等术攻研不辍。说来有些宿命，柳氏三代虽均以方药为看家本领，然成名却均是以针刺术。"20 世纪 40 年代麻疹流行，吉忱公路过一地，发现一家人正准备谷草埋孩子，说是其患麻疹抽风厥亡，其母得知吉忱公是医生而求救。吉忱公针刺大椎、申脉等穴位，患儿苏醒，又开一方子。不久，患儿起死回生。之后，吉忱公名声大振，人称'神医'。"少逸先生在传承工作室微信群中写道："家父'神医'之名，是针刺治一麻疹厥死的病人；我的'出名'，是针刺'支沟''阳陵'治好了因闪腰被担架抬来的患者。平常之术被人誉为'神技'，非神也，在于术之精熟也。欲达此，其要'勤为径也'。"笔者 1986 年参加工作，次年就总结一地方老中医经验撰成"电针治疗肛肠病 52 例疗效观察"发表于《山东中医杂志》。同年，笔者以该文获得科学技术进步奖，并被收入《中医外治法荟萃》一书。

战争年代及新中国成立前后，基层缺医少药，尤其贫困农民无资治病，吉忱公多以土方、单验方及针灸、推拿等疗法施之。在其后的教子课徒中,《小儿推拿广意》是必授之课。吉忱公言孙思邈语"知针知药,故是良医",是要求凡从医者,不但要精通药物疗法,更要精通针灸、推拿等非药物疗法,并以明代名医龚廷贤为例,告云:"古之精于针灸、推拿术者,亦均是方药应用之大家。"由此他提出:"小儿推拿术,不可视为雕虫小技,而应使其从民间疗法的层面,提升到学科发展的平台上去!"吉忱公临证时躬身力行于拓展针灸、推拿和小儿推拿术。

少逸先生首先系统抽绎《黄帝内经》及《难经》中关于经络的内容,潜心于临床实践,并多有发挥,而后有《经络腧穴原始》结集。该著丰富了经络学说的内容,提出了在经络系统中存在内、外两大络脉系统。其中,内络学说为胃肠型感冒及紫癜型肾病的临床治疗,提供辨证施治的依据;同时,积累了丰富的临床经验,以此为针法、灸法、推拿法提供理论依据。

《黄帝内经》中有丰富的针灸学内容,并引有的古医籍《九针》《针经》《刺法》等经络学说及针灸学的专著,然而其中的"针法""针方"却因典籍散逸而湮灭于历史的长河中了。至隋唐,政府重灸轻针,针法、针方失传,故孙思邈《千金要方》、王焘《外台秘要》中,只有灸法而无针法。故学研《黄帝内经》,探求经络学说及针法、针方并验于临床,是柳氏医派传承医经学派的重要课题。其针术,宗《黄帝内经》之法,取穴少而精;针刺时间和深度不越《黄帝内经》之法门;每有心得,便爰于笔端,并进行学术讲座,于是而有《〈黄帝内经〉针法针方讲记》之结集。自此书付梓则针灸学可谓有法有方了。林氏医派又根据中医学脏腑经络学说的基本原理,将方药理论引申到针灸、推拿中,仿"方药治法"而创"针法""灸法""摩法",效"药方"而立"针方""灸方""摩方",由此形成了以"药方""针方""灸方""摩方"为基础的"四方交融、随证施治"的特色。

柳氏医派对灸法的传承和应用主要遵从《扁鹊心书》中,由宋·窦材所传之"黄帝灸法""扁鹊灸法"及"窦材灸法",即医经学派及"关中老医"之灸术。少逸先生临床半个多世纪,精研《扁鹊心书》,并广验于临床,结合家传、师承及个人探索,尊先贤窦材氏,"至若贤良忠正,孝子仁人,再为广布,俾天下后世,上可以救君亲,下可以济斯民"所嘱而后著成《〈扁鹊心书〉灸法讲解》,并有颇多发挥。

柳氏医派对推拿疗法的传承和应用,亦出自《黄帝内经》。《史记·扁鹊仓公列传》中记载的"案扤"即按摩推拿术。隋唐时期,出现了按摩博士、按摩师等职位。恩师厘清推拿疗法发展脉络,演绎《黄帝内经》等医籍关于推拿的内容,而撰成

《医经学派推拿术讲稿》一书。

柳氏医派在临床上不仅经常运用成人推拿术，还对小儿推拿疗法特别关注。在历代众多小儿推拿专著中，柳氏一脉对清代早期医家熊应雄的《小儿推拿广意》情有独钟。这是因为该书有别于其他学术流派，具有"推拿术"与药物疗法相结合的学术特点。柳氏医派宗此而创广意派小儿推拿术，以中医学脏腑经络学说为基本理论，融合针灸处方配伍法，实现了摩方、灸方、药方、针方四方交融施治的临床特色。少逸先生整理而成《小儿推拿讲稿——广意派传承录》一书。该技法 2017 年被柳氏医派发祥地（栖霞市）纳入非物质文化遗产并加以传承保护。莱阳复健医院"柳少逸名医传承工作室"成立专门传承工作小组，有成员 15 名，其中其子女 5 名、学生 10 名；组长王爱荣，副主任中医师，跟师学习 20 年，《小儿推拿讲稿》一书中的插图就是由其演示操作而拍摄的。2019 年 10 月，首届中国民间疗法高峰论坛暨儿科特色疗法学术展演在北京举行，小儿推拿柳氏广意派 6 名代表携 12 篇论文应邀入会，蒋泉涛、刘玉贤、汉敬德的学术论文分获二、三等奖和优秀论文奖，蒋泉涛、刘玉贤在会上与各流派大师一起展演，受到参会大家的好评。

为了使扁鹊医学中之汤液、醴酒、镵石、挢引、案扤、毒熨，及《黄帝内经》中的"汤熨""火灸刺""焠针""药熨""九针"等古代外治疗法得以继承，发扬，少逸先生力倡在历代医家的成熟经验基础上，承扬扁鹊复健技术，尤其对西医学中的难愈之症，诸如小儿脑瘫、中风后遗症、脑外伤后遗症、高血压病、心脏病、糖尿病、痛经、风湿、类风湿病、伤筋、劳损等病，及在人类残障的复健医疗中，发挥中医康复保健技术的长处，以完善中医复健医学体系。

少逸先生认为：一名综合医院或基层医疗机构的中医大夫，必须学识广博，技术全面，具有全科医生的知识结构，既精于方药，又熟谙针灸、推拿等非药物疗法。故其学研《串雅》（内外篇）、《本草纲目》《理瀹骈文》而经纬交织，丝缕不已，广验于临床，先后主编了《中医非药物疗法荟萃》《中医外治法荟萃》《中医康复疗法荟萃》等书，以简、便、验的医疗特点而便民矣！

（二）经络学说

元·滑寿《十四经发挥·序》曰："学医之道，不可不明乎经络。"清·喻昌《医门法律》云："凡治病，不明脏腑经络，开口动手便错。"而医经学派针术、灸术和推拿术，皆以经络学说为理论基础和说理工具。故对经络学说的探讨，一直是柳氏医派的重要内容。

《黄帝内经》以其"叙血脉循环，阴阳俞募，穷流注之玄妙，辨穴道之根元，为脏腑权衡，作经络津要"，而被历代医家奉为临证之圭臬。学研经络学说，探讨"医经学家"的学术特点，必须深研《黄帝内经》这一重要医学文献。据《汉书·艺文志》所载，有《扁鹊内经》《扁鹊外经》《黄帝内经》《黄帝外经》《白氏内经》《白氏外经》《旁篇》等七家医经及《汤液经法》等十一家经方一并传世，从而派生出"黄帝学派""扁鹊学派""白氏学派"的"医经家""神农伊尹学派"的"经方家"。然"方技三十六家，八百六十八卷"，现在只有《黄帝内经》传世，说明了《黄帝内经》乃"医理之总汇，临证之极则，此不度江河万古流也"。

《灵枢·本脏》曰："经脉者，所以行气血而营阴阳，濡筋骨，利关节者也。"这说明了经络学说主要阐述了人体内部存在一个运行"气血"的经络系统。《灵枢·经水》云："经脉十二者，外合于十二经水，而内属于五脏六腑……夫经水者，受水而行之；五脏者，合神气魂魄而藏之；六腑者，受谷而行之，受气而扬之；经脉者，受血而营之。"以上表述的是经络遍布全身，并紧密联系身体各个部分，"气血"在经络系统中周流不息，从而使整个机体协调地进行各种复杂的生命活动。对此，《灵枢·经脉》尝有"经脉者，所以能决死生，处百病，调虚实，不可不通"的论述，说明了经络学说是研究人体经络的生理功能、病理变化及其与脏腑相互关系的学说，是中医学理论体系的重要组成部分。"经络"的记载首见于《黄帝内经》，且以《灵枢经》为详。《灵枢经》古称《九卷》《针经》，为阐发经络、针刺的专著，书中有《根结》《经脉》《经别》《经水》《经筋》《脉度》等专篇；《素问》亦有《太阴阳明论》《阳明脉解》《脉解》《皮部论》《经络论》《骨空论》《调经论》等来阐明经络理论体系，并有介绍针刺技艺的《诊要经终论》《刺热》《刺疟》《刺腰痛》《刺要论》《刺齐论》《刺禁论》《刺志论》《针解》《长刺节论》《缪刺论》《四时刺逆从论》《刺法论》等专篇。而《难经》对经络学说亦有所阐发，尤以对奇经八脉和原气的论述甚详。其后，历代医家结合临床实践，对经络学说亦多有著述，诸如《针灸甲乙经》《铜人腧穴针灸图经》《十四经发挥》《奇经八脉考》等，这些著作对经络学说的完善和发展做出了重要的贡献。

经络学说源自历代医家长期的医疗实践，从而形成了我国独特的医疗保健方法。它不仅是针灸、推拿、药物外治、气功等学科的理论基础，还对中医临床各科理论体系的建立，有十分重要的意义。所以，只有经络学说同阴阳五行学说、脏象学说、气血津液学说、病因病机学说等中医基础理论结合起来，才能比较完整地阐述人体的生理功能、病理变化，并指导临床诊断和治疗。鉴于此，历代医家都十分重视经络学说，如隋·巢元方《诸病源候论》有"人之经络，循环于身，左右表里皆周遍。若气血调和，不生虚实，邪不能伤"的记载；宋·窦材《扁鹊心书》有"学医不知经络，开口动手便错。盖经络不明，无以识病证之根源，究阴阳之传变"的论述。经络系统，主要是由十二经脉、奇经八脉、十五络脉和十二经别、十二经筋、十二皮部以及难以数计的孙络、浮络组成。其在内连属于脏腑组织，在外连属于筋骨皮肉，故《灵枢·海论》有"十二经脉者，内属于脏腑，外络于肢节"的论述；又因经脉"行气血"的功能，且按一定的方向循行，即经脉的"流注"，故清·高士宗《黄帝内经素问直解》有"人身经脉流行，气机环转，上下内外，无有已时"之诠释。经络以其行气血、营阴阳、养脏腑、濡筋骨、利关节的生理功能，形成了维持人体生命活动和保持人体内环境稳定的网络系统。

经络的临床应用，主要是通过经络的生理功能，来阐明人体的病理变化，并以分经辨证、循经取穴及药物归经来指导临床治疗。由此可见，经络学说之于中医临床各科，具重要的指导意义。诚如明·沈子禄《经络全书》所云："苟不先寻经络，而茫然施治，乌能中其肯綮，而收万全之哉。"

除却经络学说的一般理论体系外，柳氏医派对之亦多有发挥，主要有如下几端。

1. 内络、外络学说

柳氏医派在经络学说研究方面的最大贡献之一，在于提出了在经络系统中存在"内、外两大络脉系统"，认为络脉不仅有阳络、阴络，还有内络、外络，并阐发其坚守的理论来源。例如：《素问·举痛论》云"寒气客于脉外则脉寒，脉寒则缩蜷，缩蜷则脉绌急，绌急则外引小络，故卒然而痛，得炅则痛立止……寒气客于肠胃之间，膜原之下，血不得散，小络急引故痛"，表述了寒邪侵入外络系统之"小络"而致肢体的卒然而痛，此即临床常见的外感疾病之伤风感冒；寒邪"客于肠胃之间"之"小络"而致腹痛，此即邪达"膜原"，侵犯了胸膜、腹膜之络脉，即外络系统之内络。临床常见的外感疾病之胃肠型感冒，及紫癜性肾病，则属邪犯内络系统之内络。对于"小络"的应用，《灵枢·官针》有"络刺者，刺小络之血脉也"的记载；《素问·调经论》有"神有余，则泻其小络之血出血"的表述。何谓"小络"？王冰注云："小络，孙络也。"孙络是最细小的络脉；《素问·气穴论》云："孙络三百六十五穴会，亦以应一岁，以溢奇邪，以通荣卫。"对此，宋濂在滑寿《十四经发挥》序中有"所谓孙络者焉，孙络之数三百六十有五，所以附经而行，周流而不息也"的记载，此约言孙络与三百六十五穴相会，所以用外治法对穴道施术，可通过外络系统之孙络达到和内攘外的功效，从而解除疾病。《灵枢·痈疽》云："中焦出气如露，上注溪谷，而渗孙脉，津液和调，变化而赤为血，血和则孙脉先满溢，乃注于络脉，络脉皆盈，乃注于经脉。"《素问·平人气象论》云："胃之大络，名曰虚里，贯膈络肺，出于左乳下，其动应衣，脉宗气也。"此约言血之生成，以及胃中之孙络，即内络在经络系统中的重要作用。据《灵枢·血络论》可知，因"新饮而液渗于络"，而"合和于血"，此即营血源自水谷之精微之由也，即张志聪"水谷之精气，从胃之大络，注于脏腑之经隧，通于孙络，出于皮肤，以温肌肉"之故也。由此可知，内服药物的有效成分，是通过胃之内络系统，即胃之孙络、大络、经脉，而起效，进一步达到却病目的。

明·卢之颐《学古诊则》有云："夫脉者，水谷之精气分流经隧，灌溉脏腑，斜行四体，贯穿百骸。资始于肾间动气，资生于胃中水谷者之为脉也。"清·程文囿《医述》引余傅山论云："人身有经、有络、有孙络，气血由脾胃而渗入孙络，由孙络而入各经大络，而入十二经。譬之沟涧之水流入溪，溪之水流入江河也。沟涧溪流有盈有涸，至于江河则古今如一，永无干涸，若有干涸，则人、物消灭尽矣。"此约言脾胃为气血生化之源，气血始于胃内孙络而灌注十二经脉。上述皆说明脾胃为人身气血生化之源，气血首先经孙络注入经络系统，故此处的孙络为经络系统之源头，此处的内络系统之孙络于体表外络系统之孙络而言则属内络，于脏腑表膜之孙络而言则属阴络。由此可见，药物内服法，正是通过药剂入胃，被胃吸收后，通过内络系统之孙络而渗入经络脏腑、四肢百骸，从而起到治病效果。而药物外治法、非药物疗法则是通过外络系统之孙络而施术收效。

《灵枢·经别》云："十二经脉者，人之所以生，病之所以成，人之所以治，病之所以起，学之所始，工之所止也。"此乃约言经络有"映证候"之用，故何汝夔之《伤寒原旨》有"经气由内而之外，病气由外而之内"之论。在患病情况下，经络有抗御病邪，反映证候的作用，如《素问·气穴论》所示，"孙络"有"以溢奇邪，以通荣卫"的功能，这是因为孙络的分布范围最广，最先接触到病邪，而营卫，特别是卫气，就是通过外络系统之孙络散布到全身皮部。同时，"邪气因入，与正气相搏"，也波及内络系统。如损伤"胃络""肠络""腹络""胸络"，出现《伤寒论》中小柴胡汤证之"心烦喜呕""默默不欲饮食""腹中痛"及"下利"，即西医学之

"胃肠型感冒"。当病邪侵犯时，孙络与卫气发挥了重要的抗御作用。临床上发现的体表反应点，一般均可从孙络的"溢奇邪""通荣卫"的作用来理解。穴位（包括反应点）是孙络分布之所在，也是卫气所停留和邪气所侵犯的部位，即《素问·五脏生成》所云："此皆卫气之所留止，邪气之所客也，针石缘而去之。"正邪交争，在体表部位可出现异常现象。如果疾病发展，则可由表及里，从孙络、络脉、经脉逐步深入，并出现相应的证候。伤寒学派以《伤寒论》创立了以疾病定性、程度定量、脏腑经络定位、疾病转归定时的六经辨证体系；温病学派运用"卫气营血"的概念来分析热性病发展过程的浅深关系，其理论依据也是以经络运行营卫血气的生理功能为基础。经络及其所运行的营卫血气，是有层次地抗御病邪，同时也有层次地反映证候。故《灵枢·官针》有"用针者，不知年之所加，气之盛衰，虚实之所起，不可以为工也"的论述。

内外络两大系统的认识，为临床辨证施治提供了理论依据，柳氏医派广施于临床，积累了丰富的临床经验。

如《柳少逸医案选》肌衄门三案，"鳖甲煎丸证案"为单纯伤及外络，"消风散证案""升阳散火汤证案"则外络、内络均伤，故治法不同。"鳖甲煎丸证案"，治疗风热蕴于肌肤、迫血妄行所致肌衄（过敏性紫癜），因外感风热，病情较短，未伤内络，而无腹痛，故予鳖甲煎丸易汤合消风散化裁以宣发风邪、清利湿热、活血通脉。按云："予鳖甲煎丸，以鳖甲入肝，除邪养正，以杜血不归经之源。方含小柴胡汤、桂枝汤、大承气汤，为三阳经之药，以透理三焦，调和营卫，推陈致新，以防热郁胃肠血络，而致腹证。射干、葶苈子利肺气；石韦、瞿麦化气散结，以防肾脏受累，而致紫癜性肾病；血因邪聚而热，故以牡丹皮、凌霄花，去血中伏火、胃肠实热。合以加味消风散，解肌透邪。于是热邪得除，营血得清，离经之血得除，新血得安，而病臻痊愈。""消风散证案"，患者半月前患外感，经治已愈，其后又无明显原因出现腹痛，且疼痛难忍，曾肌注杜冷丁1次。3天后下肢出现鲜红色针尖大斑点，某医院诊为"过敏性紫癜"，并应用激素治疗，住院治疗至今，未见好转。现四肢多发性暗红色斑点，下肢为著，舌暗红，舌下络脉迂曲粗大紫暗，苔薄白，脉细数。辨证属外邪犯表、营卫失和、气滞血瘀所致肌衄（过敏性紫癜），予消风散合银柴胡饮、当归芍药散化裁以调和营卫、解肌透邪、养血通络、化气通脉。外感风邪，热伤血络，血瘀于外络，则皮肤泛发紫红色斑；血瘀于内络，则有阵发性腹痛。故予以《医宗金鉴》之消风散，以疏风养血，清热和营，以化瘀斑；以《金匮要略》

之当归芍药散合银柴胡饮，以养血敛阴，缓急止痛（"当归芍药散合银柴胡饮"方：生地黄15g，山茱萸15g，炒山药15g，荆芥10g，防风10g，金银花15g，连翘10g，桑叶10g，炒泽泻15g，云茯苓15g，炒白术10g，桂枝10g，当归12g，川芎10g，赤芍10g，炒桃仁10g，红花10g，浮萍10g，紫草10g，徐长卿10g，土槿皮10g，地肤子10g，炒白蒺藜10g，蝉蜕10g，蛇衣10g，生大黄6g，银柴胡12g，炙乌梅10g，甘草10g，生姜10g，大枣10g，水煎服，午晚分服）。每日插入半剂柴苓汤（"柴苓汤"方：柴胡15g，黄芩10g，姜半夏6g，红参6g，桂枝10g，云茯苓15g，猪苓15g，炒白术12g，炒泽泻15g，浮萍10g，炙甘草10g，生姜10g，大枣10g，水煎去渣再煎，每晨温服），乃调达枢机，透理三焦，化气通脉之用，既可消除激素之副作用，又可防邪伤肾府，而使肾脏受累。服药三周，患儿母亲代述，患儿约1个月未再起斑疹。"升阳散火汤证案"，治疗因少阳清气郁遏脾土，脾胃升生之气不能通达，郁而成热，迫血妄行，离经之血，溢于外络而成肌衄；溢于内络，瘀而不散而致腹痛，故予《医宗金鉴》之升阳泻火汤加味（柴胡12g，人参9g，炙甘草9g，升麻6g，葛根12g，蔓荆子10g，白芍12g，防风12g，羌活10g，独活10g，香附12g，僵蚕6g，川芎12g，紫草12g，浮萍6g，姜、枣各9g引，水煎服）以升阳散火。按云："经云：'火郁发之。'故方中柴胡剂以散郁清火，因半夏辛温燥烈，与证不利，故去之。用参不用芩，亦去之。且柴胡伍升麻、葛根、羌活、独活、防风、蔓荆子等轻清升散之药，俾清阳出上窍，浊阴走下窍，则升降出入有序，而无郁遏之弊。有散必有收，白芍、甘草酸甘化阴，以收敛耗散之津液；有散必有守，人参、甘草有生津液、补脾胃之功，且甘温之性，以调寒苦之味克伐之弊，其甘润之体，以补火热耗伤之液。方加紫草、浮萍者，清营凉血，发散肌肤之热；僵蚕、香附者，以理气搜风通络，而去瘀斑。"

痢疾为各种因素损伤肠道内络所致病证。痢疾门"桂枝加葛根汤证案"，治疗误食不洁之物，酿成湿热之毒，熏灼肠道，腑气阻滞之痢疾（细菌性痢疾），予以桂枝加葛根汤合紫榆萆草饮以和营卫、调气血、清热解毒。按云："桂枝汤调和营卫，安和五脏，以其安内攘外之功而任为主方；葛根具升发清阳，鼓舞脾胃清阳之气上行，而奏止泻之效，故为辅药……紫榆萆草饮中之紫参、地榆、萆草均为清利湿热止利之良药。二方合用，则湿热得清，痢毒得解而病愈。""葛根芩连汤证案"，治疗表证未解，邪陷阳明，致湿热之邪壅滞肠中，气机不畅，传导失司而成痢疾，予葛根芩连汤加减（葛根20g，黄芩6g，黄连6g，地榆20g，紫参20g，萆草20g，炙甘草6g。

水煎服）以解表清热、解毒化浊。按云："方用葛根解表，芩、连清解里热，甘草和中安正，故表解则利止，里热清则腹痛除。方加地榆、紫参、萹草，余名之曰'紫榆萹草饮'，乃痢疾、急性肠炎之效方。单味萹草煎汤浴足，亦有止利卓功。"患者服药1剂后，腹痛已除，未见脓血便。续服3剂，诸症豁然若失。予以上方药量减半服之。一周后其母欣然相告，病臻痊愈。"白头翁汤证案"，治疗疫毒熏灼肠道，耗伤气血，即"热利下重者"之痢疾，予白头翁汤加味以清热解毒、凉血止利。按云："方中以白头翁苦寒清热，凉血解毒；芩、连清热燥湿，苦坚阴以厚肠；秦皮凉血止血。诸药合用，共奏清热燥湿、凉血解毒之功。《本草纲目》谓地榆除下焦热，治大小便血证，紫参为湿热泻利之要药，加用二药，则清热凉血之功得助，故收桴鼓之效。""一补一发丹证案"，患者罹患"慢性细菌性痢疾"10余年，1个月余发作一次。此次又发作10余天。症见下利，腹坠痛，每日下痢5~6次，色白，胶冻状，有时如涕状，里急后重，纳呆，心烦，恶心，心下悸，小便不利，曾服"土霉素"1周，效果不显著，改服"复方新诺明"5天，症状减轻，仍每日泻利4~5次。舌淡胖，苔白腻，脉沉弱。系因急性期失治，而成慢性迁延型，证属枢机不利，湿浊积滞，予一补一发丹去常山易汤治之，按云："主以小柴胡汤，枢转气机，则足太阳膀胱水道通调，手太阳小肠腐熟变化，故能通能变，此谓之开；足阳明胃阳气含纳，手阳明大肠阳气收藏，能纳能收，此谓之阖。于是人体开阖、升降、出入之机调畅，气化有序，而无湿热疫毒蕴结于肠中。加之方中之四君子汤健脾益气，平胃散和胃消痞除满，二陈汤燥湿化浊。药用葛根，《神农本草经》云其'起阴气，解诸毒'，为治热利、泄泻之良药。此案病人10年陈疾得愈，诚如唐伯渊所云：'用古方要善师其意，加减要切合病情。'亦即《内经》'虚则补之''郁则发之'之理，故方名'一补一发丹'。"

2. 用太极思维模式阐发经络学说

太极思维模式是中医学最根本的思维模式，可用于阐释中医学从理论到临床的方方面面。柳氏医派以之阐发经络学说，从经络之循行、交接乃至临床应用，均有所获。例如："从太极模式解读十二经脉运行轨迹"一文中，分为"从经脉运行起于肺经谈经脉衔接之由因""从《素问·阴阳离合论》谈经脉名称所寓有的太极模式""从《易经》太极论的道论解读十二经脉运行轨迹"等方面解读十二经脉运行轨迹。该篇认为："人于胎中，经脉运行之血，源自母体，呈太虚状态；人始生，经脉运行呈太极状态。"在经脉运行过程中，从第一太极的开放到再封闭，通过四条经脉完成；当新的太极再打开，必须在补充气血后，方可完成。首先由手少阴心之枢机作用及其主血脉运行功能，将阴的脐点打开，从而有手足太阳经之开的上升运动，使经脉循行至足少阴肾经。通过肾阴主精血，肾阳主温煦功能，鼓舞血行，手厥阴心包经为合之下降，完成太极半程而封闭。至此则气血流注手少阳三焦经、足少阳胆经，在此枢的作用下，经脉之气血流注于足厥阴肝经，完成太极全程封闭。

3. 用经络学说推测机体发病规律与大劫日

医学研究的一个重要目标，就是通过系统的研究和探索，发现疾病发生发展的规律，从而用相应的医学技术来预防或减轻疾病的发生发展，尤其是预防病情恶化甚至死亡等事件的发生。柳氏医派也不例外，运用运气学说和经络学说推测机体发病规律与大劫日，从而指导人们有效规避。在"子午流注与病死时间规律初探（——附 645 例住院病死患者死亡时间分析）"一文中，少逸先生运用子午流注学说，根据气血在人体内运行的时辰周期性所出现生理病理现象，以干支为推算方法，探索各种"人体钟"的"危象点"和"最佳值"，提醒人们注意逃过他们的大劫日——"致命日"。

4. 冠心病从肾论治

冠心病从肾论治，乃柳氏医派对冠心病治疗的一种独特的创新观点，且得到临床广泛验证。20 世纪 60 年代，吉忱公就有冠心病从肾论治的探索和临床验案。80 年代，少逸先生总结吉忱公临证经验，提出了"冠心病从肾论治"的学术思想，并撰专文进行阐发。后又从《黄帝内经》"背与心相控而痛"论入手，通过对《素问·气穴论》和《灵枢·厥病》相关经文的解读，阐释其原理和理论渊源：肾足少阴之脉，"其支者从肺出络心，注胸中""是主肾所生病者"之"心痛"。盖因心肾经脉本相贯通，心为君火，肾中命门真阳为相火之源，君火相火同气相求，相得盖彰，此即"心痛"从肾论治之由也。

命门附于肾，是人身中一个极为重要的脏器。《难经·三十六难》称命门是"诸神精之所舍，原气之所系""男子以藏精，女子以系胞，其气与肾通"。而"肾间动气"，乃生气之源，五脏六腑之本，十二经脉之根。冲、任、督三脉皆起于胞中，故有"一源三歧"之说。《素问·奇病论》云："胞络者系于肾。"故所用之穴，为总任一身阴经之任脉的天突、中脘、关元穴，和总督一身阳经之督脉的至阳穴，故治督、治任、治冲就是治肾。与此同时，《黄帝内经》中治"胸痹""心痛"的经穴，均系督脉、任脉、肾脉经的穴位，及膀胱、脾、肝等足经穴位。肾中命门为三焦相火之源，命门中阳气又为"十二经脉之根"，督脉为手足三阳阳气所汇。故取督脉之至阳，有统摄全身阳气之功。任脉三穴，天突位于上焦，中脘位于中焦，关元位于下焦，且命门为"呼吸之门，三焦之源"，命门阳气通过三焦而布达全身。故至阳穴可统任脉三穴而益肾元以荣心，则心脉以通，心痛得除。

《灵枢·官针》云："偶刺者，以手直心若背，直痛所，一刺前，一刺后，以治心痹。"《素问·气穴论》云："背与心相控而痛，所治天突与十椎……"心者，心胸也，任脉循于胸腹正中，其脉多次与手足三阴经及阴维脉交会，能总任一身之阴经，为阴脉之海。胸腹为阴，而天突又为阴维与任脉交会穴，任脉为病亦主心痛，故"背与心相控而痛"，第一取穴为天突。"十椎"乃至阳穴，清·张志聪云："十椎在大椎下第七椎，乃督脉至阳之穴，督脉阳维之会。"背属阳，督脉循于背正中，总督一身之阳，为阳脉之海，有主治"脊背强痛"之功。故阴阳二气，总属督任二脉所主。若肾阳式微，命门火衰，水火失济，必致阴阳失调，阴阳气不相顺接，而发为厥心痛，致"背与心相控而痛"，故"所治天突与十椎"。

综合《黄帝内经》所论，柳氏医派从中抽绎出《素问》荣督秘任强心方、《素问》天突至阳强心方和《灵枢经》肾心痛方、《灵枢经》胃心痛方、《灵枢经》脾心痛方、《灵枢经》肝心痛方、《灵枢经》肺心痛方以及《灵枢经》真心痛刺方，并广泛应用于冠心病的针灸治疗，收到比单纯药物治疗更好的效果。

5. 人以胃气为本原理

《素问·平人气象论》云："平人之常气禀于胃，胃者平人之常气也。人无胃气曰逆，逆者死。"又云："人以水谷为本，故人绝水谷则死，脉无胃气亦死。"此即人"以胃气为本"之渊薮也。盖因水谷乃气血生化之源，故称脾胃为后天之本。

《素问·平人气象论》云："夫平心脉来，累累如连珠，如循琅玕，曰心平，夏以胃气为本；病心脉来，喘喘连属，其中微曲，曰心病；死心脉来，前曲后居，如操带钩，曰心死。""平肺脉来，厌厌聂聂，如落榆荚，曰肺平，秋以胃气为本；病肺脉来，不上不下，如循鸡羽，曰肺病；死肺脉来，如物之浮，如风吹毛，曰肺死。""平肝脉来，耎弱招招，如揭长竿末梢，曰肝平，春以胃气为本；病肝脉来，盈实而滑，如循长竿，曰肝病；死肝脉来，急益劲，如新张弓弦，曰肝死。""平脾脉来，和柔相离，如鸡践地，曰脾平，长夏以胃气为本；病脾脉来，实而盈数，如鸡举足，曰脾病；死脾脉来，锐坚如乌之喙，如鸟之距，如屋之漏，如水之流，曰脾死。""平肾脉来，喘喘累累如钩，按之而坚，曰肾平，冬以胃气为本；病肾脉来，如引葛，按之益坚，曰肾病；死肾脉来，发如夺索，辟辟如弹石，曰肾死。"由此可知四时五脏之平脉、病脉、死脉的脉象区别，究其因是以胃气的多少、有无为依据，以此说明"人以胃气为本"的重要意义。

人体之所以"以胃气为本"，盖因"营卫气血，生于后天水谷之精也"。对此，《灵枢·经脉》有"谷入于胃，脉道以通，血气乃行"的记载；而《素问·玉机真脏论》则有"五脏者，皆禀气于胃，胃者，五脏之本也。脏气者不能自致于手太阴，必因于胃气，乃至于手太阴也"的表述，均说明了脉有胃气曰生，无胃气曰死。张志聪云："按《灵素经》中，凡论五脏必兼论胃腑，以胃为五脏之生原也。"缪希雍《神农本草经疏》有"论治阴阳诸重病，当以保护胃气为急"之说，尝云："谷气者，譬国之饷道也，饷道一绝，则万众之散；胃气一败，则百药难施。"

然而，食物的消化、吸收及精微的输布是在各脏腑密切合作下进行的。因此，《素问·经脉别论》曰："食气入胃，散精于肝，淫气于筋。食气入胃，浊气归心，淫精于脉，脉气流经，经气归肺。肺朝百脉，输精于皮毛，毛脉合精，行气于府，府精神明，留于四脏，气归于权衡，权衡以平，气口成寸，以决死生。饮入于胃，游溢精气，上输于脾，脾气散精，上归于肺，通调水道，下输膀胱，水精四布，五经并行，合于四时五脏阴阳，揆度以为常也。"以上说明五脏的营养均有赖于胃腑水谷的精微，因此胃是五脏的根本。故五脏之脉气，不能自达于手太阴寸口，必须借胃气的敷布，方能达到手太阴。清·张志聪在《灵枢集注》中云："夫十二经脉、三百六十五络之血气，始于足少阴肾，生于足阳明胃，主于手少阴心，朝于手太阴肺。"可谓言简意赅。

脉有胃气曰生，无胃气曰死，故顾护胃气是卫生之道大法。在临床治疗时，无论方药疗法，还是针刺、灸法和推拿疗法，均须如此。今以灸法为例说明。

《素问·玉机真脏论》在表述了"五脏者，皆禀气于胃，胃者，五脏之本也"后，继而讲述了"脏气者不能自致于手太阴，必因于胃气，乃至于手太阴也"。《灵枢·经脉》云："谷入于胃，脉道以通，血气乃行。"此即讲水谷乃气血生化之源。

胃居膈下，上接食道，下通小肠，其经脉络脾，上口为贲门，下口为幽门。贲门部为上脘，幽门部名下脘，上下脘之间为中脘，三部通称胃脘。水谷从口而入，经食道入胃，贮藏于胃，故《灵枢·胀论》云："胃者，太仓也。"《素问·灵兰秘典论》云："脾胃者，仓廪之官，五味出焉。"《灵枢·本输》云："胃者，五谷之腑。"《灵枢·海论》云："胃者，为水谷之海。"《灵枢·师传》云："六腑者，胃为之海。"以上均表述了胃是受纳腐熟水谷的器官,为人身气血生化之源。因此,《灵枢·邪客》云:"五谷入于胃也,其糟粕、津液、宗气分为三隧,故宗气积于胸中,出于喉咙,以贯心脉而行呼吸焉。营气者,泌其津液,注之于脉,化以为血,以荣四末,内注五脏六腑,以应刻数焉。卫气者,出其悍气之慓疾,而先行于四末分肉皮肤之间,而不休者也。昼日行于阳,夜行于阴。常从足少阴之分间,行于五脏六腑。"若胃之受纳腐熟功能失司,则胃病生焉,气血生化之源受累,则出现足阳明胃经的异常,脘腹及胃经循行部位的病变,如胃脘痛、恶心呕吐、肠鸣腹胀、消谷善饥、水肿、口喝,咽肿、鼻衄、热病、发狂、胸脘部及膝髌等经脉循行部位疼痛等病。

《素问·刺法论》云:"胃为仓廪之官,五味出焉,可刺胃之源。"此意谓刺胃经原穴,可促进胃之受纳腐熟水谷的功能。胃经之原穴,为冲阳,乃阳气输注之要穴。

古代诊法,有遍诊法、三部诊法及寸口诊法之分。《素问·三部九候论》有"故人有三部,部有三候,以决死生,以处百病,以调虚实,而除邪疾"的记载。《黄帝内经素问》之三部诊法,有"寸口""人迎"及少阴(太溪)或"趺阳"三处。考"趺阳"非膀胱经之跗阳,乃胃经之原穴冲阳。故冲阳不但是顾护胃气,调治胃疾的要穴,而且是诊断疾病的脉位。

医圣张仲景,是集古代医经、经方两大学派之大成者,其诊全身性疾病,多用独取寸口的方法;在诊女科病时,多诊少阴脉;而在诊杂病有关脾胃部分,则侧重诊趺阳脉。这是由于足阳明胃经过足背、属胃、络脾的关系。"趺阳"具体在何处?尽管古今学者意见有异,但多数学者认为,趺阳诊法即诊足背动脉。如唐·王冰云:"候胃气者,当取足跗之上,冲阳之分,穴中脉应手也。"陆渊雷云:"趺阳即冲阳穴所在,在足背上,去陷谷三寸动脉应手,属足阳明胃经。"趺阳诊法是一个值得探讨的课题。

原穴可通达三焦原气,调整内脏功能。胃之原穴冲阳具促进胃之受纳腐熟水谷之功,俾后天生化之源充足,故有补益气血、调和营卫、疏通经络之功,为"顾护胃气"第一要穴。

《灵枢·海论》云:"胃者为水谷之海,其腧上在气街,下至三里。"又云:"水谷之海有余则腹满,水谷之海不足则饥不受谷食。"故顾护胃气,俾气血生化之源充足,气街与足三里乃必取之穴。

气者，经气；冲者，要冲。气街位居经气流注之冲要，故名气冲。气冲为胃经之要穴，又为冲脉所起之处，经脉流注之要冲，故为治水谷之海不足之要穴。气冲还为胃经与冲脉交气之穴，可抑上熏之胃热，降上逆之冲气，疏横逆之肝气。《子午流注说难》云："三里穴名，手足阳明皆有，名同穴异……盖阳明行气于三里，里者，宽广之义，古井田制，九百亩为方里，盖胃为水谷之海，大肠小肠、三焦，无处不到也，六腑皆出之足三阳，上合于手，故《本输》称之曰下陵三里。为高必因丘陵，大阜曰陵，高于丘也，陵冠一大字，盖足三里穴不如手阳明三里之高上，手三里不如足三里之敦阜。且足太阴脾合于膝内阴之陵泉，足少阳胆合于膝外阳之陵泉，皆高于足阳明胫骨外之三里，故正其名曰下陵三里。"盖因"足三里之敦阜"，故足三里为足阳明经之合穴，又为胃经之下合穴，据《黄帝内经》"合治内腑"的理论，足三里又为人身四要穴之一。灸足三里，有健脾胃、补中气、调气血、通经络、扶正强身之功。故气冲、足三里二穴相须为用，乃"顾护胃气"之第一穴对，又为"足阳明经络刺"之用穴。

俞、募穴与脏腑之生理病理有密切的关系。当脏腑功能异常而发生病变时，每在其俞、募穴上得以反应，故当一脏腑有病，可取其俞、募穴进行治疗，如胃经病可取胃俞与中脘。

中脘为胃之募穴，又为八会穴腑之会，又为任脉与手太阳、少阳及足阳明交会穴，故在临床上又为回阳九针穴之一。本穴又为足太阴经之结穴。脉气所出为根，所归为结。故《灵枢·根结》云："不知根结，五脏六腑，折关败枢，开阖而走，阴阳大失，不可复取，九针之玄，要在终始。故能知终始一言其中毕，不知始终，针道咸绝。"而"九针之玄"，指九针的玄妙之法。熟知经脉之根结，即知成病之由和治病之法。其又为"足太阴根结刺"之用穴。胃俞内应胃腑，为胃气转输灌注于背部之处，故为治疗胃经病之要穴，具补脾阳、和胃气、助运化、益气血、化湿浊之功。五脏有病，多取背部的俞穴，六腑有病多取胸腹部的募穴，此即《难经》"阴病引阳，阳病引阴"之谓。故中脘伍胃俞，乃俞募配穴法，乃"顾护胃气"之第二穴对。

医圣张仲景，诊病除寸口脉法，还必诊太溪、冲阳。脾为五脏之母，肾为一身之根，二脉者，即脾肾之根本也。此二脉有一脉尚存，则人不死，故尚可灸之。故冲阳伍太溪，乃"顾护胃气"之要伍。盖因胃之受纳腐熟功能，是在脾阳的作用下完成的，此即脾主运、胃主纳之意。而脾阳是否充足，关键是火旺即肾阳的作用。

故张志聪有"夫十二经脉、三百六十五络之血气，始于足少阴肾，生于足阳明胃，主于手少阴心，朝于手太阴肺"之论。故取足少阴肾经之原穴及输穴太溪、胃阳明经之原穴冲阳，二原穴相伍，乃"顾护胃气"之第三穴对。

综上所述，火旺土健是顾护胃气的关键因素。而历代医家均重"扶阳"，道家更以"消尽阴翳，炼就纯阳"为其修道之要，故云："阳精若壮千年寿，阴气如强必毙伤。"又云："阴气未消终是死，阳精若在必长生。""阳精"表述的是精血阳气充足，"阴翳"表述的是若阳气衰，必阴邪盛。人生无长生不死之道，唯有祛病延年养生之法，故为医者，要知保护阳气为本。盖人有一息气在则不死，气者阳所生也。宋·窦材力主温补扶阳，重视灸法，而有"黄帝灸法""扁鹊灸法"及"窦材灸法"传世。他认为"虚病多般，大略分为五种，有平气、微虚、甚虚、将脱、已脱之别。平气者，邪气与元气相等，正可敌邪，只以温平药调理，缓缓而愈""微虚者，邪气旺，正气不能敌之，须服辛温散邪之药，当补助元气，使邪气易伏""甚虚者，元气大衰则成大病，须用辛热之药，浓味之剂，大助元阳，不暇攻病也""将脱者，元气将脱也，尚有丝毫元气未尽，唯六脉尚有些小胃气，命若悬丝，生死立待，此际非寻常药饵所能救，须灸气海、丹田、关元各三百壮，固其脾肾"。此句中三穴均为任脉之穴。气海，为生气之海，具温补下焦、益元荣肾、调补冲任、益气举陷固脱之功，尤可振奋下焦元阳，升提中焦脾胃之气。关者，闭藏之义，元者，元阴元阳之气；本穴内应胞宫精室，为元阴元阳之气闭藏之处，故名关元，又为小肠之募穴，故此穴为历代医家所重视。丹田乃内丹家修炼之所，故名丹田。其位于脐下，或云石门部，或云关元部。丹田说有三：脐下者为下丹田，心下者为中丹田，两眉间为上丹田。窦材在"须识扶阳"一节中云："人于无病时，常灸关元、气海、命关、中脘……虽未得长生，亦可得百余年寿矣。"

命关一穴，名称首见于《扁鹊心书》，为"黄帝灸法""扁鹊灸法""窦材灸法"常用之穴，"灸命关"法尤为窦材所重。五十条灸法中，灸命关法达十二条。窦氏云："此穴属脾，又名食窦穴，能接脾脏真气，治三十六种脾病。凡诸病困重，尚有一毫真气，灸此穴二三百壮……一切大病属脾者，并皆治之。盖脾为五脏之母，后天之本，属土，生长万物者也。若脾气在，虽病甚，不至死。此法试之极验。"此穴乃生命之关隘，故窦材名食窦穴为命关。命关穴位胁下宛宛中，举臂取之，以中脘与乳中穴连线为一边，作等边三角形，另一角尖端即是。或云任脉旁开六寸，即乳中线旁开二寸，在第五肋间隙中取之。于是命关为"顾护胃气"第二要穴。而中脘、命关、气海、关元四穴，为"顾护胃气""接脾脏真气""升提中气""保扶阳气"之组穴，今名"窦氏寿身灸方"。

足三里既有顾护胃气之功，又有祛病强身之用，为"顾护胃气"第三要穴。冲阳、命关乃"顾护胃气"之要穴，每穴可单独灸用，亦可二穴合用，乃补后天之本之穴对。他如气冲、三里，冲阳、太溪，中脘、胃俞，亦为顾护胃气、调补后天之对穴。而对中脘、命关、气海、关元四穴施灸，乃为"先后天灸法"之用灸。日用不必拘泥上述灸疗处方，可根据穴位功效而选用。

少逸先生潜心研究《黄帝内经》针灸经典理论，详参各个时期的针灸著作，阐幽发微，溯本求源，结合自己多年的临床经验，著成了长达56万余字的《经络腧穴原始》。该书分为总论和各论，总论讲述了经络的概念、源流、组成、基本功能、临床应用和腧穴的分类、配伍与处方，各论则详细论述了十二经脉及奇经八脉的循行及穴位主治，引经据典，并立针灸处方，使经典与临床相结合，医经学派针术的理论体系得以充分展现。可以说，该著虽不能将经络学说阐述殆尽，但就目前来说，无论古代还是当代，尚未见有能出其右者。

三、复健医学技术体系

在上述的研究和医疗实践中，少逸先生秉承家学和师传结合个人所研，构建了独具柳氏学术特色的"中医复健医学体系"。该体系是由复健内治法和复健技术两方面组成。

（一）复健内治法

复健内治法，是在病机四论体系、太极思维临床辨证论治体系指导下，经反复临床实践而形成的对脑性瘫痪及各种原因导致的肢体残障进行辨证治疗的一系列有效方药疗法。除具备一般方药疗法的特点外，复健内治法有其自身特点：一是治疗对象。一般药物疗法的治疗对象，平素为健康之人，因感受病邪而致病，治疗主要是针对患者目前所患病邪和疾病状态而用药；而复健内治法的治疗对象本身就是形体和（或）精神残障为主，非因当时受邪而致病，而是致病之因素一直存在，尤以先天或后天之本受损为主要表现，故益元之法为治疗所必用。二是应用方法。一般病人，单独应用药物疗法即可取效；而复健内治法，必须与其他复健技术结合才可奏效。三是治疗结果。一般药物疗法的治疗对象经治疗后基本可完全恢复健康，而复健内治法治疗的患者大多仅能改善其症状，治疗旨在求其全部或部分恢复功能，使其能够回归社会即可。

小儿脑瘫患者是典型的复健对象，故以脑瘫的中医辨证施药为例，简要介绍柳氏医派的复健药物内治体系。

小儿脑瘫，主要临床表现为智力低下、癫痫及视力、听力、语言、行为异常，与中医学"五迟""五软""五硬""痴呆""痿证"相侔。历代医家在该病的治疗中积累了丰富的临床经验。少逸先生溯古及今，加己之验，就中医学对脑瘫的辨证施治，做以下概述。

1. 胎禀不足，肾元亏虚

主证：五迟（立迟、行迟、发迟、齿迟、语迟），五软（头项软、口软、手软、脚软、肌肉软），面色多苍白，舌质淡，脉细。

证候分析：人始生，先成精，精成而脑髓生。故肾为先天之本，主骨生髓而通于脑。脑为元神之府，心主血脉而藏神，肾元亏虚，元神失养则心神不足。肾藏精，肝藏血，故肝肾同源，肝肾不足则筋骨失养。于是五迟、五软及痿证则成。

治则：益元荣脑，调补任督。

方药：益元荣髓方合参芪方。

熟地黄、山茱萸、山药、白茯苓、泽泻、牡丹皮、怀牛膝、鹿茸、胡芦巴、菟丝子、枸杞子、女贞子、沙苑子、车前子、桑椹、覆盆子、韭菜子、红参、益智仁、黄芪、地龙、桑寄生、当归、炙甘草。

方解：益元荣髓方由《证治准绳》补肾地黄丸合柳氏九子填精方加味而成。六味地黄丸合九子，培元补肾，填精补血，荣肝补脾；加怀牛膝补肝肾、荣筋骨、益精血；鹿茸乃血肉有情之品，其性温煦而功专补虚，有补督脉、壮元阳、生精髓、强筋骨之功。王清任《医林改错》云"小儿亦有半身不遂者"，为"病后元气渐亏"，"皆是气不达于四肢"之由。故以人参、黄芪，大补脾胃后天之本，有益气通脉之用，加当归补血养血以成和营卫之伍。诸药合用，则肾强髓密、气充血足，而诸症以期痊愈，适用于发育迟缓型脑瘫。

外治方药：益元封囟散（加味封囟散合九子填精方）。

柏子仁120g，天南星30g，防风30g，羌活30g，白芷30g，九子（胡芦巴、菟丝子、枸杞子、女贞子、沙苑子、车前子、桑椹、覆盆子、韭菜子）各15g。上药共为细末，每用 60g，以猪胆汁调匀，摊纱布敷于囟门并敷及百会穴处，干则润以淡醋或母乳，一日一换。

封囟散，方出《幼幼新书》，由柏子仁、天南星、防风组成。加味封囟散，即吉忱公根据临床治疗小儿脑积水的经验而成，系封囟散加白芷、羌活。吉忱公曾以"解颅（脑积水）证治"为文，发表于 1975 年 2 月《山东医药》。此方作为治解颅证有效方药，被选入高等医学院校教材《中医儿科学》中。《柳少逸医案选》解颅门收录"补肾地黄丸证案"，方用补肾地黄丸加钩藤、龙骨、牡蛎，共研细末，炼蜜为丸如梧子大，每次 6g，日 3 次；外用加味封囟散，治疗一肾元不足、气血双亏的解颅（脑积水）6 个月患儿，患儿经上方治疗 3 个月后，家长欣然陈述，颅缝闭，病臻痊愈。为巩固疗效，予扶元散服用半年。

对于脑瘫患者，大凡肾元亏虚者，均可以益元封囟散外用。方中主以柏子仁味甘而补，辛平而润，能透达心肾，益脾肾。《神农本草经》云其"益气"，《名医别录》云其"益血"，其功在补；辅以柳氏"九子填精方"，则肾元亏虚有效；佐以防风、天南星，即《普济本事方》之玉真散，意在解痉、平督脉之病厥；使以白芷芳香透窍，有温通之力，羌活辛平味苦，有解痉、治颈项难伸之能。二药伍防风、天南星，则增强利湿消肿、解痉平厥之效。诸药合用，遂成补肾益髓、益气养血之功，解痉通络之用；加之药敷囟会（前发际正中直上 2 寸）、百会（耳尖直上头顶正中）二穴，有补督通阳之功。

2. 肝肾不足，阴虚风动

主证：手足徐动，舞蹈样动作，头不停地摆动，全身震颤，共济失调，舌质红，苔少，脉细数。

证候分析：肝肾不足，下元亏虚，虚阳上浮，肝风内动，故手足徐动，呈舞蹈样动作，伴全身震颤。由于肾阴不足，水火失济，心阴不足，故见舌红，脉细数。

治则：益肾荣肝，滋阴息风。

方药：益肾荣肝方。

熟地黄、生地黄、山茱萸、炒山药、鹿角胶、龟甲胶、阿胶、枸杞子、菟丝子、何首乌、女贞子、墨旱莲、桑椹、怀牛膝、生白芍、天麻、钩藤、生牡蛎、生鳖甲、蝉蜕、地龙、麦门冬、炙甘草。

方解：益元荣肝方，由《景岳全书》左归丸合《温病条辨》三甲复脉汤加味而成。由于真阴不足、精血亏虚，故阴虚风动而见诸症。熟地黄补肾填精，生地黄滋阴增液，故生、熟地黄同用，为张景岳之"二黄散"。枸杞子、菟丝子、女贞子、桑椹诸子具生发之机，有育阴之用，此即景岳之"善补阴者，必于阳中求阴，则阴得阳升而源泉不竭"之论。三胶二甲有育阴息风之功，白芍、麦冬、牛膝、何首乌、墨旱莲有养血濡筋之用，蝉蜕、玄驹、钩藤、天麻有平肝息风之效。故诸药合用，有益肾荣肝、滋阴息风之功效，而适用于手足徐动型、震颤型脑瘫患者。

3. 脾肾虚弱，营卫失调

主证：肌肉松软无力，不能站立，扶立时身体下坠，手软下垂，不能抬举，口唇松软，不会咀嚼，少气懒言，面色无华，饮食少、脉细、舌苔白。

证候分析：四肢痿废不用之病，中医称之为"痿躄"。对此清·张隐庵有"痿者，四肢无力痿弱，举动不能，若痿弃不用之状。夫五脏各有所合，痹从外而合病于内，外所困也；痿从内而合病于外，内所困也"。《素问·痿论》有云："治痿者独取阳明。"阳明是五脏六腑营养的源泉，能濡养宗筋。宗筋主管约束骨节，使关节活动灵活。冲脉为十二经气血汇聚之处，输送气血以渗透、灌溉肌肉间隙，与足阳明会合于宗筋。阴经、阳经总会于宗筋，再会合于足阳明经的气街穴，故阳明经为诸经的统领，而诸经又均连属于带脉，系络于督脉。所以阳明经气血不足，则宗筋失养而弛缓；带脉不能收引诸经而发痿躄。而口唇松软、不会咀嚼、少气懒言、面色无华、纳呆、脉细、舌苔白诸症，亦脾胃生化之源不足之候。

治则：益元健脾，调和营卫。

方药：扶元治痿方。

熟地黄、山茱萸、炒山药、白茯苓、茯神、菟丝子、枸杞子、益智仁、胡芦巴、覆盆子、车前子、怀牛膝、桑寄生、肉桂、续断、人参、白术、黄芪、杜仲、玄驹、当归、川芎、白芍、石菖蒲、炙甘草、生姜、大枣。

方解：方由扶元散合益元健脾方组成。扶元散方出《医宗金鉴》，由人参、白术、茯苓、熟地黄、茯神、炙黄芪、炒山药、当归、川芎、石菖蒲、炙甘草、生姜、大枣组成，具益气补血之功，为"小儿五软"之证而设方。柳氏益元健脾方，乃宗"治痿独取阳明"之意。方中寓有《医林改错》之足卫和荣汤（黄芪、甘草、白术、党参、白芍、当归、酸枣仁、桃仁、红花）。人参、黄芪、白术、山药、炙甘草，具益气健脾熟谷之功，化生气血之用；熟地黄、肉桂、菟丝子、枸杞子、胡芦巴、覆盆子、车前子，扶元益肾，此即张志聪所云"十二经脉、三百六十五络之血气，始于足少阴肾，生于足阳明胃"之意也。以山茱萸、桑寄生、川续断、白芍、杜仲、玄驹，壮骨舒筋通络；当归、川芎、生姜、大枣，养血通脉，调和营卫；茯神、益智仁，益心宁神。故此方适用于肌张力低下型脑瘫患者。

4. 筋脉失养，风痰阻络

主证：肢瘫，抽风，伴肌肉阵发性强直、僵硬，颈项强直，纳呆，腹胀，舌质淡苔腻，脉沉弦或滑。

证候分析：由于肝肾不足，营卫失和，血亏不能濡养筋脉，故见肢体抽搐、强直、脉弦诸症；脾虚聚湿成痰，痰浊中阻，而见纳呆、腹胀、舌淡、苔腻、脉滑等症。

治则：疏肝健脾，开窍通络。

方药：柳氏半夏天麻白术汤合加味玉真散。

醋白芍、天麻、陈皮、姜半夏、茯苓、白术、桂枝、天南星、防风、白芷、羌活、白附子、僵蚕、蜈蚣、生姜、大枣、炙甘草。

方解：柳氏半夏天麻白术汤，乃吉忱公在《医宗金鉴》半夏白术天麻汤基础上合入四君子汤、平胃散、泽泻汤、苓桂术甘汤而成，功于益气和胃、豁痰化饮、平肝息风；加味玉真散，乃吉忱公因《医宗金鉴》玉真散（天南星、防风、白芷、天麻、羌活、白附子）解痉之功略逊，故而合入止痉散（全蝎、蜈蚣），意在祛风化痰、解痉除挛。故二方合用，适用于强制型、痉挛型脑瘫。

5. 心脾两虚，元神不足

主证：语言迟钝，智力低下，肌肉松弛，四肢痿软，口角流涎，吮吸无力，头发稀疏，舌淡少苔，脉细弱。

证候分析：《灵枢·天年》云："血气已和，营卫已通，五脏乃成，神气舍心，魂魄毕具，乃成为人。"《素问·六节藏象论》云："五味入口，藏于肠胃，味有所藏，以养五气，气和而生，津液相成，神乃自生。"两者均言心神源自中焦脾胃生化之功。若脾失健运，胃失和降，气血生化之源不足，则四肢痿软、头发稀疏、心神失养，必致智力低下、语言迟钝、吮吸无力、口角流涎。

治则：健脾宁心，开窍醒神。

方药：益元荣神方。

熟地黄、益智仁、何首乌、菟丝子、五味子、鹿角胶、核桃仁、天冬、麦冬、远志、石菖蒲、茯苓、白术、山药、人参、丹参、黄芪、黄精、炒酸枣仁、柏子仁、全蝎、玄驹、地龙、炙甘草。

方解：方由《沈氏尊生书》之二仙丹（人参、丹参、茯苓、天冬、麦冬、远志、菖蒲、熟地黄、甘草，朱砂为衣）、《世医得效方》之三仙丸（益智仁、乌药、山药、朱砂为衣），合《证治准绳》之读书丸（石菖蒲、远志、五味子、地骨皮、熟地黄、菟丝子、川芎）三方加减组成。方中熟地黄、益智仁、何首乌、菟丝子、五味子，补肾益智；鹿角胶、核桃仁，荣督补髓；人参、丹参于《医宗金鉴》名二仙汤，与黄芪、黄精、山药、茯苓、炙甘草，合用以健脾益气通脉；天冬、麦冬、石菖蒲、远志、炒酸枣仁、柏子仁，宁心安神；全蝎、玄驹、地龙，通经活络。诸药合用，具益肾养心，开窍醒神之功。故此方适用于脑瘫伴语言发育迟滞者。

6. 营卫失濡，瘀阻脑络

主证：四肢瘫痪，智力低下，面色晦暗，肢体不温，印堂、头颅、风关、舌下青筋暴露，舌暗，脉沉涩。

证候分析：久病体虚，营卫失濡，故营血不足、脉行不畅成瘀。而见面色晦暗，头颅、舌下、指纹暗紫，而舌暗、脉涩亦血瘀之象。

治则：益元通脉，开窍醒神。

方药：益元通脉方。

熟地黄、山茱萸、菟丝子、鹿角胶、龟甲胶、枸杞子、山药、怀牛膝、补骨脂、核桃仁、天麻、川续断、桑寄生、当归、川芎、白芍、桃仁、红花、丹参、天竺黄、何首乌、全蝎、僵蚕、地龙、红参、黄芪、白术、酸枣仁、桂枝、炙甘草。

方解：益元通脉方，由柳氏益元方合《医林改错》可保立苏汤（黄芪、党参、白术、甘草、当归、白芍、生酸枣仁、山茱萸、枸杞子、补骨脂、核桃仁）组成。益元方有益元荣肝、通督育任之功；可保立苏汤乃为气虚血瘀之证而设方。故方中熟地黄、山茱萸、菟丝子、枸杞子、何首乌，益肾荣肝；鹿角胶、龟甲胶、补骨脂、核桃仁，益督荣脑；桑寄生、白芍、牛膝，柔筋强骨；当归、川芎、桃仁、红花、全蝎、地龙、丹参，活血通脉；天麻、天竺黄、僵蚕、全蝎，开窍醒神；人参、黄芪、桂枝、甘草，益气通脉。诸药合用，具益元通脉、开窍醒神之功。故此方适用于久病营卫失濡之脑瘫患者。

（二）腧穴的配伍与处方

疾病的发生与发展，是由疾病的性质和部位而决定的。疾病的性质有寒热、虚实之分，疾病所犯部位有上下、表里的不同，故治法亦因而异之。如《灵枢·九针十二原》有"凡用针者，虚则实之，满则泄之，宛陈则除之，邪盛则虚之"的论述；《灵枢·经脉》有"盛则泻之，虚则补之，热则疾之，寒则留之，陷下则灸之，不盛不虚以经取之"的记载。概而论之，诚如《素问·阴阳应象大论》所云："善诊者，察色按脉，先别阴阳。"又如《灵枢·寿夭刚柔》所云："审知阴阳，刺之有方，得病所始，刺之有理。"由此可知，针灸治病，是恪守"法于阴阳""和于术数"，使"形与神俱"之中医临床治疗大法的，即根据中医基本理论，在整体观和辨证论治的原则指导下，对腧穴施术而完成的。《史记·扁鹊仓公列传》云："故圣人为之脉法，以起度量，立规矩，悬权衡，案绳墨，调阴阳，别人之脉各名之，与天地相应，参合于人，故乃别百病以异之。"此论完整地阐明了古代以扁鹊医学流派为代表的诊疗法则。《汉书·艺文志》中所记载的以扁鹊、黄帝、白氏命名的"医经"七家，是以针灸立论，我们称其为"医经学派"；《汤液经法》等"经方"十一家，是以方药立法，我们称其为"经方学派"。《黄帝内经》是一部全面汇集《扁鹊内经》《扁鹊外经》《黄帝内经》《黄帝外经》《白氏内经》《白氏外经》等先秦医经学派的医学文献的经典巨著，全书论述了针灸条文 314 条，处方 413 条，记载了针灸穴位 160 个，其中单穴 25 个，双穴 135 个。相比之下，中药处方只有 13 首。由此可知，在中医学的发展史中，是先有以针灸等非药物疗法为医疗手段的"医经学派"，而后有了以方药为治疗方法的"经方学派"。从针灸组方内容来看，《黄帝内经》蕴含了深刻的辨证论治思想和循经取穴准则。如循经取穴处方达 356 首之多，占处方总数的 86% 左右。由此可知，在针灸疗法形成之初，便形成了在中医阴阳、脏腑、经络等中医基本理论指导下，以腧穴的功能，及君、臣、佐、使组方原则，进行配伍处方，而广用于临床。

1. 配伍原则

针灸疗法，是在天人相应的整体观、形神统一的生命观、太极思维的辨证观等中医学术思想指导下，以脏腑经络理论为中心，根据病机和证候，以腧穴的功能为依据，进行配伍组方，来实施针灸防病治病的。鉴于腧穴有经穴、奇穴、天应穴的不同，在具体应用时，有同经取穴、异经取穴、非经取穴之分。

（1）同经取穴

病在某经即取某经腧穴施术，是按"经脉所过，主治所及"之法则取穴，从而形成了本经配穴法，即同经取穴法。如本经经脉所过部位的病变，取其本经病变部位的经穴，称为经脉近部取穴法。本经主治之病，包括病因于外"是动"者，及病因于内"所生"者。如《素问·经脉》曰手太阴肺经："是动则病肺胀满，膨膨而喘咳，缺盆中痛，甚则交两手而瞀，此为臂厥。是主肺所生病者，咳，上气喘喝，烦心胸满，臑臂内前廉痛厥，掌中热。气盛有余，则肩背痛，风寒汗出中风，小便数而欠。气虚则肩背痛寒，少气不足以息，溺色变。"

（2）异经取穴

异经取穴，即病在某经，根据脏腑经脉辨证，进而对有关经脉的腧穴施术。如有的是取相为表里的经脉上的腧穴，形成了表里取穴法；有的是根据疾病的虚实，运用五行生克乘侮关系，取相应经脉上的腧穴，形成了五行生克配穴法；有的是根据脏腑经脉交会关系取穴；有的是根据十四经中具有特殊治疗作用的穴位取穴，形成了特定穴配穴法。

此外尚有上病下取、下病高取，左病右取、右病左取的配伍法。如《灵枢·终始》有"病在上者，下取之；病在下者，高取之。病在头者，取之足；病在腰者，取之腘……病先起于阴者，先治其阴，而后治其阳；病先起于阳者，先治其阳，而后治其阴"的论述。从而又形成了上下配穴法、左右配穴法、前后配穴法及阴阳配穴法。

（3）非经取穴

非经取穴，主要是取奇穴或阿是穴，即取十四经脉以外的腧穴进行配伍应用。

奇穴又称经外奇穴。它是在十四经腧穴确定后逐步发现的，故未列入经络系统，又因这些腧穴，对某些疾病有特殊作用，故称为"奇穴""经外奇穴"。奇穴的应用，一是用于治疗所在部位的病变，如气喘穴治疗哮喘、腰眼穴治疗腰痛等；二是治疗远隔部位的疾患，如大、小骨空治疗目疾，二白治疗痔疮等。奇穴大都分布在所患病部位或经络分布领域内，其仍是通过经络的传导，营卫之气的敷布，从而调整经气的异常变化。

阿是穴，又称"天应穴"。凡是不与十四经穴或奇穴部位相同，在病所或非病部位出现疼痛的反应点，无定名定位者，称为"压痛点""阿是穴""天应穴""不定穴"。故《扁鹊神应针灸玉龙经》云："不定穴，又名天应穴，但疼痛便针。"《千金要方·灸例》云："吴蜀多行灸法，有阿是之法，言人有病痛，即令捏其上，若里当其处，不问孔穴，即得便快成痛处，即云阿是。灸刺皆验，故曰阿是穴也。"阿是穴可补十四经穴、奇穴之不足，多用于治疗痛证，或为疾病的反应点。尽管其穴不位于十四经脉循行线上，但多位于与十二经脉相关联的十二经筋、十二皮部及孙络、浮络的地方，故阿是穴亦是通过经络系统而奏治疗之功的。

2. 配穴处方方法

从《黄帝内经》来看，针灸处方，是从使用单穴治病，进而使用多穴治病的基础上开始，又经历了在脏腑、经络等中医理论的指导下，以辨证论治大法指导取穴，逐步发展而形成的。

穴位的功用各有所长，亦各有所短，只有通过合理的配伍，方能发挥相辅相成或相反相成的综合功能，从而达到防病治病的作用。根据配伍准则，有如下的配穴方法。

（1）同经腧穴配伍法

某一脏腑经脉发生病变时，即选其所应经脉的腧穴配成处方，即同经腧穴配伍法。如肺病咳嗽，可取局部腧穴肺募中府，伍以本经臂部的腧穴尺泽、太渊。又如《素问·刺热》所云："热病先身重骨痛，耳聋好瞑，刺足少阴。"盖因病发于少阴而为热病，肾主骨而为生气之源，气伤故身重；肾开窍于耳，故耳聋；少阴病但欲寐，故好瞑。可刺足少阴经之井穴涌泉、荥穴然谷。

（2）表里经腧穴配伍法

本法是运用脏腑经脉的阴阳表里配合关系作为配伍法。即某一脏腑有病，专取与其相互表里的经脉的腧穴组成处方施术。在临床上，可单取其表经的腧穴，亦可单取其里经的腧穴，还可同时取表里经脉的腧穴。如《素问·刺热》云："热病始手臂痛，刺手阳明、太阴而汗出止。"盖因身体以上手太阴、阳明皆主之，热病始于手臂者，病在上而发于阳，故取手太阴之络穴列缺，欲出汗，取手阳明之商阳。又如《灵枢·厥病》云："厥心痛，与背相控，善瘈，如从后触其心，伛偻者，肾心痛也，先取京骨、昆仑。"盖因背为阳，心为阳中之太阳，故"与背相控"而痛，心脉急甚为瘈疭，如从背触其心者，皆因肾与督附于脊，肾气从背而上注于心。肾阳式微，致心痛，而伛偻不能仰，此肾脏之气，逆于心下为痛也。肾与膀胱相表里，当先取膀胱经之原穴京骨、经穴昆仑，以通达太阳经之原气，一身之阳得以宣发，从阳腑而泄其阴脏之逆气，此即"善针用者，从阴引阳，从阳引阴"之谓也。又病在上，故下取之，俾上逆之气以息，心痛得除。"发针不已，取然谷"，即若发针后心痛未已，再取肾经之荥穴然谷，此乃脏与腑表里两经取穴法。《灵枢·口问》之"寒气客于胃，厥逆从下上散，复出于胃，故为噫。补足太阴、阳明"和《灵枢·五邪》之"邪在肾，则病骨痛阴痹。阴痹者，按之而不得，腹胀腰痛，大便难，肩背颈项痛，时眩。取之涌泉、昆仑"，均为在表里相合的经脉上选穴，用以治本脏本腑有关疾病的方法。

（3）前后经腧穴配伍法

本法亦名腹背阴阳配穴法。前，指胸腹，为阴；后，指脊背腰骶，为阳。本法是以前后部位的腧穴配伍组成针灸处方，《黄帝内经》称为"偶刺法"。《灵枢·官针》云："偶刺者，以手直心若背，直痛所，一刺前，一刺后，以治心痹。"《素问·气穴论》云："背与心相控而痛，所治天突与十椎……"心者，心胸也，任脉循于胸腹正中，其脉多次与手足三阴经及阴维脉交会，总任一身之阴经，为阴脉之海。胸腹为阴，而天突又为阴维与任脉交会穴，任脉为病亦主心痛，故"背与心相控而痛"，第一取穴为天突。"十椎"乃至阳穴，清·张志聪云："十椎在大椎下第七椎，乃督脉至阳之穴，督脉阳维之会。"背为阳，督脉循于背正中，总督一身之阳，为阳脉之海，有主治"脊背强痛"之症。故阴阳二气，总属督任二脉所主。若肾阳式微，命门火衰，水火失济，必致阴阳失调，阴阳气不相顺接，而发为厥心痛，致"背与心相控而痛"，故"所治天突与十椎"。此即前后配穴法之典例。

他如胃脘痛，前取胃经之募穴中脘，背取胃经之俞穴胃俞，即为前后配穴法，又属募俞配穴法。

（4）上下经穴配伍法

本法系指人身上部腧穴与下部腧穴配伍组成处方施术。如半身不遂之症，多因经络气血运行受阻而致。阳明为多气多血之经，故针灸上部手阳明大肠经之肩髃、曲池、合谷，下部足阳明胃经之足三里、解溪、冲阳诸穴，俾阳明经气血通畅，正气强盛，而机体功能易于恢复。又如口眼㖞斜，取足阳明经面部之地仓、颊车，手阳明之合谷，足阳明足部之内庭，加取有藏血功能之足厥阴肝经下部穴太冲。盖因手足阳明经和足厥阴肝经经脉，均上达头面、下行手部或足部，近取调达局部之经气，远取调达本经之经气，使气血通畅而愈病。再如咽痛、胸满、咳嗽，取手太阴肺经之列缺与足少阴肾经之照海，盖因任脉通于列缺，阴跷通于照海，任脉与阴跷合于肺系、咽喉、胸膈之故。此"对穴"既属上下配穴法，又属八脉交会穴配穴法。

（5）左右经穴配伍法

本法指左侧的腧穴与右侧的腧穴进行配伍的方法。其应用依据有三：一是经脉循行两侧对称，左右配穴可加强疗效；二是左为阳，右为阴，双侧取穴可调节左右阴阳的功能协调，有补偏救弊之功；三是外邪侵犯经络的不同部位，在"缪刺""巨刺"的原则下配穴成方。何为"缪刺"？《素问·缪刺论》云："夫邪之客于形也，必先舍于皮毛，留而不去，入舍于孙脉，留而不去，入舍于络脉，留而不去，入舍于经脉，内连五脏，散于肠胃，阴阳俱感，五脏乃伤。此邪之从皮毛而入，极于五脏之次也，如此则治其经焉。今邪客于皮毛，入舍于孙络，留而不去，闭塞不通，不得入于经，流溢于大络，而生奇病也。夫邪客大络者，左注右，右注左，上下左右与经相干，而布于四末，其气无常处，不入于经俞，命曰缪刺。"缪通"谬"，乖错、交错的意思，缪刺即针刺部位与病位左右相交错。由此可知，"缪刺"即左病右取，右病左取。而巨刺与缪刺同是左病取右，右病取左，不同点在于巨刺必刺中大经，而缪刺是只刺大络。关于具体应用，《素问·缪刺》尝云："邪客于足少阴之络，令人卒心痛暴胀，胸胁支满，无积者，刺然骨之前出血，如食顷而已。不已，左取右，右取左。"此意谓邪气侵入足少阴经的络脉，使人突然发生心痛，腹胀大，胸胁部胀满，但并无积聚，针刺然谷出血，大约过一顿饭的工夫，病情就可缓解；如尚未痊愈，左病则刺右侧，右病则刺左侧。

（6）五输穴配伍法

本法为特殊穴配伍法之一。五输穴，是指十二经分布于肘膝以下井、荥、输、经、合五类腧穴的简称。古人把气血在经脉中运行的情况用自然界水流动向做比喻，用以说明经气在运行中所过部位的浅深不同，而具有不同的作用。《灵枢·九针十二原》云："所出为井，所溜为荥，所注为俞，所行为经，所入为合。"此意谓经气所出，如水之源头，故称"井"；经气始流，如泉水微流，故称"荥"；经气灌注，如水流由浅入深，故称"输"；经气畅流，如水在江河荡流，故称"经"；经气最后汇集，若万川之汇入大海，故称"合"。《灵枢·本输》云："凡刺之道，必通十二经络之终始，络脉之所别处，五输之所留，六腑之所与合，四时之所出入，五脏之所溜处，阔数之度，浅深之状，高下所至。"该段充分说明了五输穴是十二经脉气血游行出入之所，经气交流聚会之地，而有主治五脏六腑病变的作用，而且它的主治功能远远超过其他腧穴。《灵枢·顺气一日分为四时》云："病在脏者，取之井；病变于色者，取之荥；病时间时甚者，取之俞；病变于音者，取之经；经满而血者，病在胃及以饮食不节得病者，取之合，故命曰味主合，是谓五变也。"对此，张志聪注云："脏者，阴也，里也。肾治于里，故病在脏者取之井，以泄冬藏之气。肝应春而主色，故病变于色者，取之荥。时间时甚者，火之动象，神之变也，故取之输。脾主土，其数五，其音宫，宫为五音之主音，故变于音者，取之经。肺与阳明主秋金之令，饮入于胃，上输于肺，食气于胃，淫精于脉，脉气流经，经气归于肺，肺朝百脉，输精于皮毛，毛脉合精，行气于腑，而通于四脏，是入胃之饮食，由肺气通调输布，而生此营卫血脉，故经满而血者病在胃，饮食不节者，肺气不能转输而得病也。按《灵》《素》经中，凡论五脏必兼论胃腑，以胃为五脏之生原也。"此外，还可将五输穴配属四时、五行，分别为春木井、夏火荥、长夏土输、秋金经、冬水合，利用五行生克乘侮理论指导临床实践。例如：肺经在五行属金，肺经实证可取肺经五输穴中属水的合穴尺泽，因金生水，水为金之子，取尺泽即"实者泻其子"之意；若肺经虚证，可取肺经五输穴中属土的输穴太渊，以培土生金，此"虚者补其母"之意。他如肺经病变，根据五行生克的关系，又可取异经之五输穴。《灵枢·热病》云："苛轸鼻，索皮于肺，不得索之火，火者心也。"此意谓肺主皮，皮肤蕴热，鼻生丘疹，取肺之荥穴鱼际，乃火克金之谓。若不退，求之于心，取心之荥穴少府，乃相克之经之相克之腧穴。故本法又称子母补泻配穴法。

（7）募俞穴配伍法

本法为特殊穴配伍法之一。募穴是脏腑经气汇集于胸腹部的腧穴，俞穴是脏腑经气输注于背部的腧穴，故募、俞穴与各脏腑的生理病理有密切的关系。《素问·奇病论》云："有病口苦，取阳陵泉。口苦者病名为何？何以得之？岐伯曰：病名曰胆瘅。夫肝者中之将也，取决于胆，咽为之使。此人者，数谋虑不决，故胆虚气上溢，而口为之苦，治之以胆募俞，治在《阴阳十二官相使》中。"少阳病以"口苦、咽干、目眩"为其主证。今"口苦"乃少阳枢机不利，胆火上炎枢窍所致，故治之以胆募日月穴、俞穴胆俞。由此可知，当脏腑发生疾病时，每在俞、募穴上存有反应，表现为压痛或敏感等。故某一脏腑有病，可以对其所属之俞穴、募穴施术，以达到祛除疾苦的目的。他如胃病取其背俞胃俞、募穴中脘，肺病取其背俞肺俞、肺募中府。因利用两穴的共性来实施配伍，此组"穴对"，又称为"相类性配伍"，或又称"相须性配伍"。

（8）原络穴配伍法

本法为特殊穴配伍法之一。《灵枢·九针十二原》云："五脏有六腑，六腑有十二原，十二原出于四关，四关主治五脏，五脏有疾，当取之十二原。"又云："凡此十二原者，主治五脏六腑之有疾者也。""原"即本源、原气之意。因脏腑的病变往往反应于十二原穴，原穴又是人体原气作用表现的部位，故称原。原穴与三焦有密切关系。《难经》称三焦为"原气之别使，主持诸气"，又为"水谷之道路，气之所始终"；而《中藏经》云："三焦者，人之三元之气也……三焦通，则内外左右上下皆通，其于周身灌体，和内调外，营左养右，导上宣下，号曰中清之府莫大于此也。"

络，有联络之意，因络穴大都位于表里经脉联络之处，故络穴用于治疗表里两经有关的病证。如足太阴脾经之络穴公孙，既可治疗脾经疾病，又可治疗胃经的疾病。故此法亦属"表里经穴配伍法"。

原穴、络穴可单独使用，亦可相伍为用，可根据发病的先后进行配伍。如热病之伤寒兼里热证，为表里同病。若肺经（里）先病，大肠经（表）后病，则主以手太阴经之原穴太渊，辅以手阳明经络穴偏历。这种一穴为主，它穴为辅的配伍应用，又称"相辅性配伍"，或称"主辅配伍法""主客配伍法"。

（9）八脉交会穴配伍法

本法为特殊穴配伍法之一。八脉交会穴，是古人根据腧穴的主治要点，认为四肢部有与奇经八脉相通的八个腧穴。这八个腧穴具有主治奇经八脉病证的作用。在临床应用中，可以单独治疗各自相通的奇经病证。例如：明·高武《针灸聚英》引用"窦氏八法"云："公孙，足太阴脾，通冲脉，合于心胸，主治二十七证。""内关手厥阴心包络，通阴维，主治二十五证。""临泣，此足临泣也，足少阳胆经，通带脉，合于目，上走耳后、颊颈、缺盆、胸膈，主治二十五证。""外关，手少阳三焦经，通阳维，主治二十七证。""后溪，手太阳小肠经，通督脉，合于内眦，走头项、耳肩膊、小肠、膀胱，主治二十四证。""申脉，足太阳膀胱经，通阳跷，主治二十五证。""列缺，手太阴肺经，通任脉，合肺，及肺系喉咙、胸膈，主治三十一证。""照海，足少阴肾经，通阴跷，主治二十七证。"因此，可根据两脉相合的腧穴，互相配合应用，因公孙通冲脉，内关通阴维脉，合于心胸胃，故《针灸聚英》在表述了公孙穴主治二十七证后，又说："上病公孙悉主之，先取公孙，后取内关。"又如后溪，手太阳小肠经之腧穴，通督脉；申脉，足太阳膀胱经之腧穴，二穴合于目内眦、颈项肩膊、小肠膀胱，上述部位及脏腑有病可先取后溪，后取申脉。他如列缺伍照海，临泣伍外关，均为八脉交会穴之"穴对"。

（10）八会穴配伍法

本法为特殊配伍法之一。八会穴是指脏、腑、气、血、筋、脉、骨、髓等八个聚会穴，即脏会章门，腑会中脘，气会膻中，血会膈俞，筋会阳陵泉，脉会太渊，骨会大杼，髓会绝骨。每穴可治疗有关脏腑组织的病证，如脏病取章门、腑病取中脘、气病取膻中、血病取膈俞、筋病取阳陵泉、脉病取太渊、骨病取大杼、髓病取绝骨，此为单穴应用法。亦可结合脏腑经络辨证，伍以其他经穴配伍应用。例如：胃脘痛，可中脘伍足三里，亦可中脘伍胃俞；肺病咳嗽，可章门伍列缺，亦可章门伍肺俞，形成"相须性配伍"。

（11）郄穴配伍法

为特殊穴配伍法之一。郄穴是经脉之气深聚部位的腧穴，十二经脉各有一个郄穴，而奇经中之阴维脉、阳维脉、阴跷脉、阳跷脉也各有一个郄穴，共计十六郄穴。郄穴的特点是适用于本经循行部位及所属脏腑经脉的急性病证。故歌诀云："郄是孔隙义，临床能救急。"例如：肺经咳血，可取肺经郄穴孔最，此为郄穴单穴处方；若孔最伍中府，则为"穴对"，为"相须性配伍法"；若在穴对基础上再加取肺俞，则为郄穴的复方应用。

（12）下合穴配伍法

本法为特殊穴配伍法之一。下合穴为六腑之气合于足三阳经的六个腧穴。《灵枢·邪气脏腑病形》云："黄帝曰：余闻五脏六腑之气，荥俞所入为合，令何道从入，入安连过，愿闻其故。岐伯答曰：此阳脉之别入于内，属于腑者也。黄帝曰：荥俞与合，各有名乎？岐伯答曰：荥俞治外经，合治内腑。黄帝曰：治内腑奈何？岐伯曰：取之于合。黄帝曰：合各有名乎？岐伯答曰：胃合入于三里，大肠合入于巨虚上廉，小肠合入于巨虚下廉，三焦合入于委阳，膀胱合入于委中，胆合入于阳陵泉。黄帝曰：取之奈何？岐伯答曰：取之三里者，低跗；取穴巨虚者，举足，取之委阳者，屈伸而索之；委中者，屈而取之；阳陵泉者，正竖膝予之齐下至委阳之阳取之。"作为下合穴的单穴应用，《灵枢经》在该篇中云："面热者，足阳明病；鱼络血者，手阳明病，两跗之上脉坚若陷者，足阳明病，此胃脉也。大肠病者，肠中切痛而鸣濯濯，冬日重感于寒即泄，当脐而痛，不能久立，与胃同候，取巨虚上廉。胃病者，腹膜胀，胃脘当心而痛，上支两胁，膈咽不通，食欲不下，取之三里也。小肠病者，小腹痛，腰脊控睾而痛，时窘之后，当耳前热，若寒甚，若独肩上热甚，及手小指次指之间热，若脉陷者，此其候也。手太阳病也，取之巨虚下廉。三焦病者，腹气满，小腹尤坚，不得小便，窘急，溢则为水，留即为胀，候在足太阳之外大络，大络在太阳、少阳之间，赤见于脉，取委阳。膀胱病者，小腹偏肿而痛，以手按之，即欲小便而不得，肩上热，若脉陷，及足小指外廉及胫踝后皆热，若脉陷，取委中。胆病者，善太息，口苦，呕宿汁，心下澹澹，恐人将捕之，嗌中阶阶然，数唾，在足少阳之本末，亦视其脉之陷下者灸之，其寒热者，取阳陵泉。"此乃治病远取之法。《灵枢·终始》云："病在上者下取之，病在下者高取之，病在头者取之足，病在腰者取之腘。"盖因形身之上下，应天地之气交，而"高下相召，升降相因，而变作矣"，故病在上者，下取之，故此法亦属于"上下经穴配伍法"。此法可单取下合穴，亦可根据脏腑经络辨证辅以它穴，组成"主辅经穴配伍法"。

（13）交会穴配伍法

交会穴是两经或两经以上经脉交叉会合部位的腧穴。据《针灸甲乙经》所载，共计 84 穴，临床上应用此类腧穴多治疗本经病及所交经脉之病证。如三阴交属足太阴脾经，但又是足三阴经脉交会之腧穴，故可治脾、肝、肾经的疾病。督脉大椎穴，是手足三阳经交会穴，故可治各种热病。又如腹部关元穴为任脉与足三阴脉之会，不但可治任脉经之病，尚可治足三阴经之病。以"扁鹊第三世"自称的宋代医家窦材，在其著《扁鹊心书》中，传"窦材灸法"，其主穴为关元与食窦（窦氏将食窦名之曰命关），组成相须性配伍之"穴对"。盖因其所传"黄帝灸法"主穴为脐下关元，"扁鹊灸法"主穴为"能接脾脏真气"之命关（食窦），由此可知"窦材灸法"之渊薮。

（14）择时取穴配伍法

择时配伍是在经脉流注、脏气法时等规律指导下的针灸配穴方法，即在中医"天人相应的整体观思想"指导下的时辰治疗法。人体营卫的运行，经脉的流注，各脏腑的固有功能，有着显著的昼夜节律，又称为人体的内源节律。经脉流注规律还受"脏气法时"和"阴阳应象"两大规律影响，于是经脉流注与疾病周期就有了三种情况：一是经气生旺之时发病，正气借以该经气血旺盛与邪抗争，正邪交争而病作。二是经气生旺、气血充盛之时，得天时正气之助，阴阳自和而病愈。三是远离该经气血旺盛之时，脏腑功能低下，邪气盛而病情加重，或营卫气血虚衰，不能应旺而胜邪，病人临近此时而死亡。

"子午流注针法"是以井、荥、输、经、合五输穴配合阴阳五行为基础，运用干支配合脏腑，干支纪年纪月纪时，以推算经气流注盛衰开合，按时取穴的一种治疗方法，属"择时取穴配伍法"，亦属"五输穴配伍法"。"灵龟八法"，又名"奇经纳卦法"，它是运用中国古代数术学的九宫八卦学说，结合人体奇经八脉气血的会合，取其与奇经相通的八个经穴，按照日时干支的推演变化，确定按时取穴的一种针刺方法。其同"子午流注针法"一样，属"择时取穴配伍法"，是在中医学"法于阴阳，和于术数"大法下，临床应用的具体治疗方法。他如《针灸聚英》有"相天时"一节，谓"正午以后，乃可灸，谓阴气未尽，灸无不着"，乃"脏气法时"之谓；有"月内人神所在"一节，谓每日禁刺之人体部位；尚有"十二支人神""十二部人神""十二时忌"等章节，均属中医时辰治疗学范畴。为了方便记忆，书中尚有"十二经脉昼夜流注歌""六十六穴阴阳二经相合相生养子流注歌""子午流注逐日按时定穴歌""八法飞腾定十干八卦歌"等歌赋传世。

（15）相类性配伍法

本法又称"相须性配伍法"，是利用经穴的共性来加强疗效的配穴法。如同为手太阴肺经之中府、太渊，均有主治肺经疾患，对此组经穴施术，加强了宣肺镇咳的功能，此种配伍又属"同经配穴法"。他如热病刺手阳明之商阳，手太阴之列缺，又为"表里异经配穴法"。再如咳嗽取肺募穴中府、俞穴肺俞，又属"募俞配穴法"。

（16）相对性配伍法

本法又称"相使性配伍法"，是指两种性质、功能不同的经穴配伍，如补与泻、升与降、散与收不同功用的穴位同用。如百会伍涌泉：百会为手足三阳经与督脉交会于头颠之穴，有开窍醒神、升阳举陷之功；涌泉为足少阴肾经之井穴，有苏厥回逆、镇惊宁神、平肝息风、育阴潜阳之功。百会主升，涌泉主降，二穴相伍，一升一降，共奏升降相因、滋肾平肝、潜阳降逆之功，故适用肝肾亏虚、肝阳上亢之眩晕（高血压病）、失眠、健忘等症。如百会伍太冲：太冲乃足厥阴肝经之输穴、原穴，有疏肝理气、育阴潜降、活血通脉之效。伍之百会，有高下相召、平肝潜阳之用，故适用于肝阳上亢症见头痛、眩晕。这是一种很有意义的配伍，看上去二穴处于"相反""对立"的位置，但通过相互排斥、对立，反而达到相辅相成的目的。如治高血压病之眩晕证，取胆经风池、侠溪，肝经行间，用泻法以泻肝胆上亢之阳，治其标；另取五脏背俞之肝俞、肾俞，或取肝募期门，肾募京门，实肝肾之阴。此乃泻补兼施、寓补于泻或寓泻于补之"相须性配穴法"。

（17）相辅性配伍法

又称"主辅配伍法"，是一穴为主，它穴为辅，配合应用，以提高疗效的配穴方法，即讲究君、臣、佐、使组方模式的配伍方法，是临床中常用的"复式配穴方法"。

柳氏医派根据脏腑经络学说，运用腧穴的配伍原则和方法来指导腧穴处方。这些处方，有针刺处方（针方）、灸治处方（灸方）、按摩处方和小儿推拿处方（摩方）等，形成了与药物疗法处方（药方，包括内治药方和外治药方）相对应的一系列非药物疗法处方，从而为"杂合以治，四'方'交融"的辨证施术（药）的临证体系提供了坚实的理论基础。当然，虽然配伍原则和方法是一致的，其作用原理是相同的，但由于针、灸、推拿等术各有其应用特点和适应范围，具体的施术穴位（部位）也具有差异，因此各有其不可替代性。如有些穴位，靠近中枢或重要脏腑器官等，明确是禁刺的，不能施用针刺术；然也正是由于其靠近中枢或脏腑器官等，其刺激效应可以更明显，故成为灸术和推拿术首选或重要的施术穴位（部位）。故此，各种治疗技术各有其特点，由此而知柳氏医派"杂合以治，四'方'交融"的正确性。

至于具体的复健技术，是指与内治法相对应的非药物疗法技术，因内容广博，故专辟一章，在第六章中概略介绍。

第五节　方证立论临证体系

任何思想和理论，最终都要落实到实践中，只有能够真正指导实践的理论，才是正确的理论。简化诊查过程，提高临床疗效，减少治疗时间，降低经济成本，是中医学思想和理论研究的出发点和落脚点。任何中医学的理论，最终都要落实到临床实践；理－法－方－药－量的辨证论治体系，最终也要落实到方、术（方药和非药物疗法技术）上。以方证立论临证体系，是以方证立论为核心的临证辨治体系：以证统方，以方类证，方证结合，方证相应；有是证用是方，立斯方用斯药；用此药用此量，当用此炮炙法、煎服法和药后将息法。

以证统方，以方类证；同病异治，异病同治；此即"以方证立论"，乃柳氏医派临证之法式。该法式在治疗西医学之疾病时，认为医者不能为西医学病名所拘，当辨病与辨证相结合，凡具备该方证的相应病机，无论何病，均可"以方证立论"。

中国中医药出版社先后于2014年9月、2019年9月出版了少逸先生编著的《伤寒方证便览》和《金匮要略讲稿》。两书以证统方，以方类证，方证结合，有法则，有案例，可一览仲景方治今病之精要。如：桂枝汤可广泛应用于西医学众多疾病中，其使用原则，只要具有桂枝汤证——营卫失和之病机者，皆可应用。

柳氏医派临证时，或经方，或时方，或经方头、时方尾，模糊了经方、时方之界畔，总以谨守病机为准则。这一临证法式，从柳氏医学丛书中可见明晰的轨迹，在《柳少逸医案选》等各种临证专著中均有阐发。

一、仲景以前"禁方"盛行

中国古代先民首先认识了单味药物的作用，用以防病治病，日久总结而成本草学。在应用过程中，发现两种或两种以上药物联合应用，作用比单味药效果要好，治病的范围也更广泛，而且又能减少药物的毒副作用，由此药方就产生了。他人和后人"仿"其药方而用之，日久而有"方剂"之名，而单味药物的应用也称为单方。为了推广应用，让他人和后人有仿用的标准，日久就提炼出治法和适应证。这大概就是方剂产生的本来事实和发展历程。

至于方剂究竟产生于何时，由于缺乏明确的记载，现已无法确考，但古人还是为我们留下了一些线索。如《帝王世纪》谓岐伯"造医方以疗众疾"。《玉海》卷一百二十五谓岐伯"主方药也"。《云笈七签·轩辕本纪》中说岐伯"为大医，帝请主方药"，是岐伯精于方剂也。元代王好古《汤液本草》则坚信汤液就是伊尹所创立的，曰："神农尝百草，立九候，以正阴阳之变化，以救性命之昏札，以为万世法，既简且要。殷之伊尹宗之，倍于神农，得立法之要，则不害为汤液。"南朝梁·陶弘景在列数古代医哲先贤时也不忘伊尹的功绩："昔神农氏之王天下也，画易卦以通鬼神之情；造耕种，以省煞害之弊；宣药疗疾，以拯夭伤之命。此三道者，历群圣而滋彰。文王、孔子，象象系辞，幽赞人天；后稷、伊尹，播厥百谷，惠被生民。岐、黄、彭、扁，振扬辅导，恩流含气。并岁逾三千，民到于今赖之。"明·李梴在论历代上古医家圣贤中也记载："伊尹，殷时圣人。制《汤液本草》，后世多祖其法。"明·俞弁《续医说》则将黄帝、神农和伊尹并称为"三圣人"："隐医：医之为道，由来尚矣。原百病之起愈，本乎黄帝；辩百药之味性，本乎神农；汤液，则本乎伊尹。此三圣人者，拯黎元之疾苦，赞天地之生育，其有功于万世大矣。万世之下，深于此道者，是亦圣人之徒也。贾谊曰：古之至人，不居朝廷，必隐于医卜。孰谓方技之士岂无豪杰者哉？"岐伯乃黄帝之师，伊尹为商代圣相，虽然期间相差数千年，但方剂起源之早，可见一斑。

　　西汉·司马迁《史记·扁鹊仓公列传》曰:"越人,少时为人舍长,客舍长桑君过,扁鹊独奇之,常谨遇之。长桑君亦知扁鹊非常人也。出入十余年,乃呼扁鹊私坐,间与语曰:'我有禁方,年老,欲传与公,公毋泄。'扁鹊曰:'敬诺。'……乃悉取其禁方书尽与扁鹊。"这里明确记载长桑君有"禁方",而传授给扁鹊的是"禁方书",说明当时不仅有"禁方",而且有裒辑成帙的"禁方书"。该传还有扁鹊运用"八减之剂"治病的具体描述,八减之剂当即为禁方。所谓禁方,其义至少有二:一则谓禁中之方、宫禁之方也。东周以前,科技文化知识以"官学"形式传承,官师政教合一。方技为"王官之一守"(《汉书·艺文志》),学在官府。官府收集官、民各种经验方剂,藏于禁中,以便研习和传承。到春秋末期,周朝衰落,为了生计,学者流入民间,于是"私学"兴起,形成了诸子蜂起、百家争鸣的学术氛围,古代朝廷珍藏禁传之医学知识遂以"禁方"形式流传于民间,后世沿袭而称。如北宋"王安石常患偏头痛,神宗赐以禁方"。(清·王士禛《香祖笔记》卷十一)此或以宋神宗和王安石之变法,意欲恢复周制,故称药方为"禁方"之故。明代龚廷贤将他在明宗室鲁王府任职时所录之验方汇编成方书四卷,名之为《鲁府禁方》。二则谓珍秘的药方或其他配方。"禁方"以其效验,为历代官民所珍视,而尤为神仙家所尊崇,称其成仙之方为禁方。如《史记》除记载长桑君授扁鹊之禁方外,于《封禅书》《孝武本纪》等均记载五利将军栾大:"(栾)大见数月,佩六印,贵振天下,而海上燕齐之间,莫不搤捥而自言有禁方,能神仙矣。"《汉书·郊祀志上》以及《资治通鉴》卷二十均记载:"(栾)大见数月,佩六印,贵震天下,而海上燕齐之间,莫不搤掔而自言有禁方,能神仙矣。"清·朱彝尊《送杨侍御爆还东湖》诗:"秋鸟炙来乡味好,月波酿就禁方传。"故有关专家命名1972年马王堆汉墓出土的木简药方为《杂禁方》。

　　据传,西汉的仓公淳于意少时,喜医药,医药方试之多不验。闻淄川唐里公孙光善为古传方,即往谒之。得见事之,受方,化阴阳及传语法。这揭示了仓公试用"医药方"不灵验,公孙光传授其"古传方"并"传语法",即方剂应用方法;汉高后八年(前180),仓公又拜师同郡元里公乘阳庆,阳庆"悉以'禁方'予之,传黄帝、扁鹊之脉书,五色诊病,知人生死,决嫌疑,定可治及药论"。公乘阳庆传仓公的医书计十种:《黄帝扁鹊之脉书》《上经》《下经》《五色诊》《奇咳术》《揆度》《阴阳外变》《药论》《石神》和《接阴阳禁书》,许多内容已融入现传本《黄帝内经》之中,或许仓公时代不用《黄帝内经》这一名称。现传本《黄帝内经》包括

《黄帝内经素问》和《灵枢经》两部分，宋代邵雍、司马光等人认为是战国时代的作品。据尤伯坚氏考证，《黄帝内经素问》的著作年代分三部分：即前期内容是战国时期，后期内容是东汉时期，偶有魏晋时期作品。第一部分中占主导地位的治疗方法是针刺疗法，而秦越人的治疗病案亦是以此法当家的，故可窥见两者之间的亲缘关系。公乘阳庆传给仓公的十部书中有《药论》一书，而仓公诊籍所留存的26例病案中有12例使用了汤液，则汤液在西汉时期确已广泛应用。

古代朝廷珍藏禁传之"禁方"流传民间，亦造就诸多济世活人的名医。故尔才有长桑君"悉取其禁方书，尽与扁鹊"，并嘱"毋泄"；公孙光"善为古传方"，授仓公，并嘱"毋以教人"；公乘阳庆尽以"禁方书教公"。阳庆"传黄帝扁鹊之脉书，五色诊病"，说明了仓公的学术源自黄帝、扁鹊，这就形成了渊源有自的医学承传体系。故《太史公·自序》曰"扁鹊言医，为方者宗，守数精明。后世修序，弗能易也，而仓公可谓近之矣"，而将二人合篇立传。

二、仲景著述博采"经方"

仲景自序《伤寒论》曰："感往昔之沦丧，伤横夭之莫救，乃勤求古训，博采众方，撰用《素问》《九卷》《八十一难》《阴阳大论》《胎胪药录》，并平脉辨证，为《伤寒杂病论》，合十六卷。"仲景在《黄帝内经》《难经》等古医籍的基础上，总结了汉代以前的医学成就，针对当时流行最烈、伤人最重的伤寒以及其他常见疾病，以其深厚的理论修养和丰富的临床经验，根据《素问·热论》的六经分证，创造性地把外感疾病错综复杂的证候总结成为六经辨证，严密地将理、法、方、药一线贯穿，有效地指导着外感疾病及杂病的辨证论治，从而奠定了辨证论治的基础，为后世医学的发展作出极其重要的贡献，故尔被后世称为"医圣""经方之祖"。对此，元·罗天益在《卫生宝鉴》中有"昔在圣人，垂好生之德，著《本草》、作《内经》，仲景遵而行之以立方，号群方之祖。后之学者，以仲景之心为心，庶得制方之旨"的盛誉。故清·徐灵胎云"仓公氏以诊胜，仲景以方胜，华佗氏以针灸杂法胜。"是以用为对东汉末三国初的两大医家进行评说。

（一）博采众家经方

关于"经方"一词的含义，历代有各种解读。现在多认为是"经验之方"，即

"验方"。当时的人很重视"验方"。东汉王充（27—约97）《论衡·须颂》曰："今方板之书在竹帛，无主名所从生出，见者忽然，不卸服也。如题曰甲甲某子之方，若言已验尝试，人争刻写，以为珍秘，上书于国，记奏于郡。""卸"，当为"御"，用也。上文意即写在竹帛上的方剂，如果没有著作者的姓名和方名来源，见到的人就不重视，不喜或不敢服用；如果题上是某甲某子之方，且说明已经尝试过很有疗效，人们就会争相刻写，以为珍秘。后世也有解读为"经用之方"，即常用方。如北宋刘翰（919—990）即因进献《经用方书》30卷而得重用，从而参加编撰《开宝本草》。出土文献《居延汉简》有以下简文："永光四年（前40）闰月丙子朔乙酉，太医令遂、丞褒下少府中常方，承书从时，下当用者，如诏书……"此意即太医令"遂"和太医丞"褒"两人发文，向下传达少府中收藏的"常方"——常用药方，各地应当像对待皇帝诏书一样重视，加以学习应用。此事发生在李柱国校医书的十几年前，故陈直先生认为："太常之太医，主治百官之病；而少府之太医，则主治宫廷之病，但有经验良方，亦可传布于各郡国。"而张舜徽（1911—1992）《汉书艺文志通释》则解释为："经者，常也，经方者，常用之验方也。此十一家之书，大抵为古昔名医哀集各种验方而成。""经"又有"标准"之义，李柱国所谓"经方"或许是指一些有代表性的方剂，即"典籍所载之方"，乃我们今天所说的"标准方""范例方""经典方"或各种"处方规范"，故李零先生在《中国方术考》认为是"附医经之方"。但李建民先生认为《汉书艺文志》中"经方"卷数众多，不太可能是附医经之方。有学者提出"经方"或许就是符合"医经"之方的意思。也许当年刘向和李柱国编订时特意创造了"经方"这样一个具有丰富内涵的词，那么经方十一家的方剂，实际可能包括"附医经之方"、符合"医经"之方、前辈或同辈名医之方、流传久远的效验方、常用方等。从《汉书·艺文志》开始，"经方"才成为中医方剂习惯上的专属词。

《汉书·艺文志》记载的"经方十一家"，其中大部头的《汤液经法》三十二卷赫然在目。东汉张仲景自序《伤寒论》时言其"博采众方"，可以肯定地说，仲景是见到《汉书·艺文志》中的"医经七家""经方十一家"、《黄帝内经》及公乘阳庆传仓公所引用之医书或其部分卷帙的。清·王士雄在《潜斋医话》中有"古之医师，必通三世之书：一曰《神农本草》；二曰《灵枢针经》；三曰《素女脉诀》。《脉诀》可以察证，《针灸》可以去疾，《本草》可以辨药，非是三者不可言医"之论，而医圣张仲景，堪称三世之医也。宋代孙奇、林亿等在校定《伤寒论》序中曰：

"《伤寒论》，盖祖述大圣人之意，诸家莫其伦拟，故晋·皇甫谧序《甲乙针经》云：'伊尹以元圣之才，撰用《神农本草》，以为《汤液》；汉·张仲景论广《汤液》为十数卷，用之多验；近世太医令王叔和，撰次仲景遗论甚精，皆可施用'。是仲景本伊尹之法，伊尹本神农之经，得不谓祖述大圣人之意乎！"《注解伤寒论》序尝云："医之道源自炎黄，以至神之妙，始兴经方。继而伊尹以元圣之才，撰成《汤液》，俾黎庶之疾疢，咸遂蠲除，使万代之生灵，普蒙拯济。后汉张仲景又广《汤液》，为《伤寒卒病论》十数卷，然后医方大备……昔人以仲景方一部，为众方之祖，盖能继述先圣之所作。"由此可见，"医之道源自炎黄，以至神之妙，始兴经方"，为《伤寒杂病论》之学术渊源；"仲景本伊尹之法，伊尹本神农之经"，而成"众方之祖"，为方剂学之渊源。清·张璐《张氏医通》引用书目中记有《伊尹汤液》，在卷十六《祖方》中论曰："夫字有字母，方有方祖，自伊尹《汤液》，一脉相传。"上述伊尹《汤液》当为古医籍《汤液经法》。由此可见，伊尹根据《本草经》的知识创立了《汤液经法》，而仲景继承了伊尹《汤液经法》的经验，广验于临床，从而丰富和发展了药物学和方剂学的知识，形成了《伤寒论》辨证论治体系中理、法、方、药四个方面中的一部分内容，故仲景言其书宗于"《素问》《九卷》《八十一难》《阴阳大论》"及《神农本草经》《汤液经法》等古医籍是毋庸置疑的。据敦煌医学文献陶弘景《辅行诀》所云："依《神农本草经》及《桐君采药录》上、中、下三品之药，凡三百六十五味，以应周天之度，四时八节之气；商有圣相伊尹，撰《汤液经法》三卷，为方亦三百六十五首……，实万代医家之规范，苍生护命之大宝也。今检录寻常需用者六十首，备山中预防灾疾之用耳。检用诸药之要者，可默契经方之旨焉。"又云："外感天行经方之治，有二旦、四神、大小等汤。昔南阳张机，依此诸方，撰为《伤寒论》一部，疗治明悉，后学咸尊奉之。"此处肯定了仲景《伤寒杂病论》方药知识的渊源。至于张仲景方剂不用二旦、四神之名，陶弘景认为："张机撰《伤寒论》，避道家之称，故其方皆非正名，但以某药名之，亦推主为识之义耳。"如："小阳旦汤"更名为"桂枝汤"，"大阴旦汤"更名为"小柴胡汤"，"小青龙汤"更名为"麻黄汤"，"大青龙汤"更名为"小青龙汤"，等。

非但医圣张仲景，神医华佗辈的方药知识亦源于《汤液经法》。《辅行诀》又谓："诸名医辈，张机、卫汛、华元化、吴普、支法师、葛稚川、范将军等，皆当代名贤，咸师式此《汤液经法》，憨救疾苦，造福含灵，其间增减，虽名擅新异，似乱旧经，而其旨趣，仍方圆于规矩也。"由此可知，在汉代，《汤液经法》是与《黄帝内经》《本经》并行于世的古医籍。惜因古代医学文献的散佚，我们现在无从得知古代"禁方""汤液"等的具体情况。但我们从《汉书·艺文志》的记载中可以了解"经方家"的学术特点："经方者，本草石之寒温，量疾病之浅深，假药味之滋，因气感之宜，辨五苦六辛，致水火之齐，以通闭解结，反之于平。及失其宜者，以热益热，以寒增寒，精气内伤，不见于外，是所独失也。"这里谈到的"经方"要点主要有：①方剂的订立建立在明辨药物气味功效的基础之上。②方剂依据疾病之浅深订立。③方剂组方的重大原则是药味相滋，药气相感，使成为水、火（寒、热）之剂。气味的相滋相感，是药物之间能够协同、增效，形成方剂的重要原因。④以寒治热，以热治寒是方剂运用的重大原则等。这些组方原则、使用方法及禁忌要求，从一开始就与我们至今仍在使用的方剂一脉相承。司马迁的《史记》称方剂为"禁方"，班固的《汉书·艺文志》虽称为"经方"，而该作品系删削刘歆《七略》而来，故未知当时称"禁方"还是"经方"。

桂枝汤由《汤液经法》中之"小阳旦汤"更名而成，主治"天行病发热、自汗出而恶风、鼻鸣、干呕者"。陶氏并云："阳旦者，升阳之方，以黄芪为主；阴旦者，扶阴之方，以柴胡为主；青龙者，宣发之方，以麻黄为主；白虎者，收重之方，以石膏为主；朱雀者，清滋之方，以鸡子黄为主；玄武者，温渗之方，以附子为主；补寒之方，以人参为主；泻通之方，以大黄为主。此八方者，为六合、八正之正精，升降阴阳，交互金木，既济水火，乃神明之剂也。""六合"，又称"六神""六兽"，即青龙、朱雀、勾陈、腾蛇、白虎、玄武代指，乃道学、易学之用语及用典也。腾蛇，即古籍所云能飞之蛇；勾陈，星官名，泛指北极或北斗。而《汤液经法》中之"大阴旦汤"，仲景更名曰"小柴胡汤"。由此段文献可知，六合、八正之方乃祖方之源。"祖方"，又称"祖剂"，以病因病机确立治法，选用主用之药组方，于是形成"为六合、八正之正精"的八类方剂，故祖方又称祖剂、类方。宗于此，明有施沛以《黄帝内经》《汤液》为宗，仲景方为祖，归类介绍流传名方，撰《祖剂》四卷；清代张璐《张氏医通》引用书目中有《伊尹汤液》，在卷十六中有'祖方'一卷，将主方分30类。尝云："夫字有字母，方有方祖，自伊尹汤液一脉相传。"其后，清代徐灵胎有《伤寒类方》一卷，以仲景方分为桂枝、麻黄等12类方。清代王旭高又根据《伤寒类方》体裁，著《退思集类方歌注》，分麻黄、桂枝、葛根等24类方。由此可知，伊尹根据《本草经》的知识创立了《汤液经法》，而仲景继承了伊尹《汤液经法》的经验，广验于临床，从而发展了药物学的知识。仲景《伤寒论》方、药知识，取法于伊尹《汤液经法》，从而形成了《伤寒论》辨证论治体系中理、法、方、药四个方面中的重要内容。而"祖剂""祖方""类方"，又成为方剂学分类的重要方法。①

《金匮要略》是《伤寒杂病论》的杂病部分。对于杂病的治疗法则，主要体现在两个方面：一是根据人体脏腑经络之间的整体性，提出了有病早治，以防止病势的传变发展。如《脏腑经络先后病脉证》篇所云："见肝之病，知肝传脾，当先实脾""人能养慎，不令邪风干忤经络；适中经络，未流传脏腑，即医治之。"二是强调根据治病求本的精神，重视人体正气。对于慢性衰弱性疾病，尤为注重观察脾肾两脏功能是否衰退。因为脾胃是后天之本，生化之源；肾是先天之本，性命之根。内伤病至后期，往往会出现脾肾虚损证候。脾肾虚损，更能影响其他脏腑，导致病情恶化。故补脾益肾，是治疗内伤疾患的根本方法。这种观点从《血痹虚劳病脉证》篇中所列的小建中汤、肾气丸等方证可以看到其大概内涵。

《金匮要略》对于方剂的运用，立方谨严，用药精当，化裁灵活，有时一病可用数方，有时一方可以多用，充分体现了"同病异治"和"异病同治"的辨证论治精神。同是一种疾病，由于人体体质或病机上的差异，以及病位的不同，故在治法上也就有所区别。例如：同为胸痹病，同有"心中痞气，气结在胸，胸满"的症状，但若阴邪偏盛，阳气不虚者，可用枳实薤白桂枝汤以通阳开结，泄满降逆；阳气已虚者，则当用人参汤以补中助阳，使阳气振奋则阴邪自散。又如同为溢饮病，其治疗有"当发其汗，大青龙汤主之；小青龙汤亦主之"。这是针对溢饮的具体病情采用不同的汗法：若邪盛于表而兼有郁热者，则用大青龙汤发汗兼清郁热；若病属表寒里饮俱盛者，则用小青龙汤发汗兼温化里饮。《金匮要略》不仅对中医方剂学和中医临床医学的发展起到了极其重要的推动作用，同时也促进了中医基础理论、方剂学、临床医学三位一体的发展，形成了完整的独具特色的中医学理论体系。故而林亿有"尝以对方证对者，施之于人，其效若神"之赞誉。

故经方来源大致可分三大类：张仲景对汉代以前及汉代时行方剂的搜集整理之方、跟师所获之方和临床经验方。仲景借用医经的六经学说建立伤寒病的病理模型，以此判断病情的浅深以及寒热虚实的具体性质，在此基础上附以相应的经方，并且还根据经方的运用经验修正、充实了原有的病理模型（即今之《伤寒论》体系）。

---

① 柳少逸. 柴胡汤类方及其应用 [M]. 北京：中国中医药出版社，2014：2.

对于其他一些疾病则首论病机、诊断，然后汇集效方（即今之《金匮要略》体系）。经过历代医家的不断阐述，仲景处方的方法和使用法则已经逐渐清晰。"方因法立，法就方施"，乃仲景组方之内涵。故蔡陆仙《中国医药汇海》云："经方者，即古圣发明。有法则，有定例，为治疗之规矩准绳，可作后人通常应用，而不能越出其范围，足堪师取之方也。"

（二）完善方证辨证

《伤寒论·辨太阳病脉证并治上》30 条有"证象阳旦"之说，《金匮要略·妇人产后病脉证治》有"阳旦证续在耳，可与阳旦汤"之述，可见《伤寒杂病论》载有"阳旦证"和"阳旦汤"，然因现传本俱未载方药，究系何证、何方，后世众说纷纭。据宋·林亿注《金匮要略》云"即桂枝汤方"，《脉经》《千金要方》也谓"阳旦即桂枝汤"。（注意：此三书，均为林亿等校勘作注后的定本，而非原本。）《外台秘要》卷二引《古今录验》阳旦汤，方即桂枝汤加黄芩一味。陈修园从《伤寒论》中"因加附子参其间，增桂令汗出"等句悟出，应为桂枝加附子汤，与20 条"太阳病，发汗，遂漏不止"，用之以止漏汗同义。据以上三说，阳旦证为太阳中风证无疑，即"阳旦证续在"，依然属太阳之表，故仍当用桂枝汤以解其外，黄芩或附子不过随证加减而已。宋·朱肱《伤寒类证活人书》亦尝论及"二旦"，桂枝汤方后有"伤寒中风，本方加黄芩一两，名阳旦汤；内寒外热，虚烦，本方加干姜、黄芩各一两，名阴旦汤"的记载，如前所述，或许《汤液经法》在北宋时期尚有完帙或遗存，故朱肱能够得睹原著而加以注释。而喻嘉言《尚论篇》有"桂枝汤中加黄芩为阳旦"之论，与《外台秘要》及《伤寒类证活人书》同。至于"以附子加入桂枝汤为阴旦"，则纯属臆测。难怪高学山《伤寒尚论辨似》谓其"即阳旦之名而撰出阴旦……可笑之甚也"，而解读云："太阳者，如天如日，风邪犯之，有晦暝而失其高明之象。烦热郁之，有苍茫而失其清爽之神。桂枝轻轻解肌，风开云净，一时晴光曙色，复还太虚……此曰阳、曰旦之义也。若夫阴晦为天地之病机，何取于旦为也。"高论迭出，莫衷一是。

《辅行诀》出，使这一千古疑案终落尘埃。《辅行诀》撰引《汤液经法》，记录了古方小阳旦汤正是《伤寒论》桂枝汤；其所谓的"阳旦证"，即桂枝汤的适应证。《伤寒论·辨太阳病脉证并治中》又云："太阳病，桂枝证，医反下之，利遂不止，脉促者，表未解也，喘而汗出者，葛根黄芩黄连汤主之。"（34）首次提出了"桂枝证"的概念，即桂枝汤的适用证，亦即 30 条所谓阳旦证。陶氏认为"张机撰《伤寒论》，避道家之称，故其方皆非正名也。但以某药名之，亦推主为识之义耳。"由此可知，之所以出现一证二名，乃仲景改而未尽、仍有《汤液经法》遗存所致，故陶氏对改易方名的现象有"名擅新异，似乱旧经"之诟评，但对其方及其组方原则仍十分推崇，"其旨趣，仍方圆于规矩也"。清代徐灵胎虽为仲景的坚定拥护者，但对这种贸然改易方名之举，尝有一段公平之论："古人制方之义，微妙精详，不可思议……其药虽同，而义已别，则立名亦异。古法之严如此。后之医者，不识此义，而又欲托名用古，取古方中一二味，则即以某方目之，如用柴胡，则即曰小柴胡汤，不知小柴胡之力，全在人参也；用猪苓、泽泻，即曰五苓散，不知五苓之妙，专在桂枝也。"（《医学源流论·古方加减论》）虽用主药等方式改易方名，使人一见即可得知主药，并由此推测其主要作用等，却失去了原方名法天则地之意谓、寓哲涵理之高深。

《伤寒论·辨太阳病脉证并治中》又云："病如桂枝证，头不痛，项不强，寸脉微浮，胸中痞鞕，气上冲喉咽，不得息者，此为胸有寒也，当吐之，宜瓜蒂散。"（166）《伤寒论》中的两个"桂枝证"，一个"阳旦证"，皆为桂枝汤的适应证，当为"桂枝汤证"之简称。之所以认为"桂枝证"即为"桂枝汤证"，是从《伤寒论》中"小柴胡汤证"简称"柴胡证"得出的。《伤寒论·辨太阳病脉证并治中》云："伤寒中风，有柴胡证，但见一证便是，不必悉具。凡柴胡汤病证而下之，若柴胡证不罢者，复与柴胡汤，必蒸蒸而振，却复发热汗出而解。"（101）此处首先出现了"柴胡证"，同时又出现了"柴胡汤病证"，盖仲景以"柴胡汤病证"来对"柴胡证"做一简释，或曰"柴胡证"即"柴胡汤病证"之简称。其后，103 条、104 条、251条称"柴胡证"，123 条、267 条称"柴胡汤证"，149 条则两名皆存。可见，柴胡证，即柴胡汤证，亦即柴胡汤病证，为小柴胡汤的适应证。以方名证，在两汉至唐宋时期可能就是业内医者所共知的现象，因此在传世文献中多次出现而无须特别解释，这也是《脉经》《千金要方》《古今录验》和《外台秘要》未对"阳旦汤"进行注释或说明的原因所在。然而到了北宋时期，林亿等或为了厘定《金匮要略方论》定本，或者当时已经出现了对之不甚明了的情况，故林亿等才对"阳旦汤"做了注释。但因为桂枝证、柴胡证以及桂枝汤证、柴胡汤证不易产生疑义，故林亿等未曾作注。

《伤寒论》记载桂枝证、柴胡证等名称，又有《汤液经法》阳旦证之遗存。由此可以推知，伊尹《汤液经法》时可能就已经有了以方名证的方式，人们以病证为根据组合汤方，并调整方内药物以适应病情变化，方证对应的思辨方法开始萌芽。《汤液经法》中记述了前人所用方剂的组成及其适应证，如大小、二旦、六神等，较明确地体现出方证的对应关系。如前所述，古代先民先有某一药物与某一具体病痛的对应，后又发现该药物可治疗另一种病痛，口耳相传，行之日久，乃有《神农本草经》的总结记录；后又发现几种药物合在一起，比单纯用一种药物效果更好，则称之为"几"（即几种药物之意），而且这几种药物不单纯对一种病痛有效，与之相关的几种病痛用之均有效，于是人们不断仿用，而成为"方"，日久而有"方伎""方剂"之称。为方便记忆和口传，这几种病痛与治疗其有效的方结合在一起，便形成了"方证"，方证传之日久，方有《汤液经法》。张仲景据《神农本草经》与《汤液经法》而撰《伤寒论》，明确提出方证相应的思想，如：《伤寒论》中的桂枝汤方证源于《汤液经法》中的大青龙汤方证，黄芩汤方证源于小阴旦汤方证等。《伤寒论》之"观其脉证，知犯何逆，随证治之"（16）"病皆与方相应者，乃服之"（317），使方证对应的思想更趋明确，传承了《汤液经法》以方名证的观念，并加以创新而有了系统的方证辨证。

　　所谓方证，指方剂的适应证，即《伤寒论》中所言方剂治疗的"病证"，某方的适应证即称之为某方证，如桂枝汤证、麻黄汤证、柴胡汤证、白虎汤证、承气汤证等。方证辨证就是辨方证，或称之为方剂辨证。《伤寒论》397 条原方中，有 261条与方证对应有关，虽然在文字表现形式上不同，却都包含方证和汤方两部分内容，这种条文是《伤寒论》辨证内容的主体。《伤寒论》共有 113 方，"证以方名，名由证立，有一证必有一方，有是证，必用是方，方证一体，方证相应"，构成了《伤寒论》的方证体系。辨方证就是对四诊所收集的临床资料进行分析、归纳，判断其为哪一个方证，然后应用该方进行治疗。方证辨证是六经、八纲辨证的延续，是更具体、更精确的辨证。治病有无疗效关键在于方证是否对应，方证判断是否准确。而且，仲景发现如果病机与方剂适应证相符，有时不需要全部症状都出现，就可以应用该方，即"但见一证便是，不必悉具"（101），于是产生了方剂辨证中的特殊现象，后世及日本经方家常称之为"方证相应""方证对应"或"方证相对"。方证对应是一种组合，更是一种真相。方证相应是临床治病取效的前提，正如徐灵胎《金匮要略心典·序》所云："仲景之方犹百钧之弩也，如其中的，一举贯革；如不中的，弓劲矢疾，去的弥远。"

辨证论治过程中应该先明确证候，并据证立法，由法定方，使方具有明确的适应证，这种方法是理法方药一体化的归结。张仲景创立六经辨证论治体系，把前人总结起来的方证对应思想纳入六经体系，开创了方剂辨证的先河。有是证则用是方，以方名证，如"柴胡证仍在者，复与柴胡汤"。经方、方证紧密结合，有证即有其方，有方即有其证，成为临床取效的关键，故历经千年而不衰。

《伤寒论》中还有大柴胡汤，柴胡证虽并未明确指出是"小柴胡汤证"还是"大柴胡汤证"，但我们一看便知是前者，大概正如《辅行诀》所云："外感天行经方之治，有二旦、六神、大小等汤。"由此而成为祖方、祖剂分类之原理。

如前"知方药""药必《本经》"所述，中医学运用方药治病，最初源自用药知识的积累，于是有《神农本草经》出世，又经众多方证的积累，而有《汤液经法》集成。张仲景总结前人方证经验，遵"六合、八正之正精"的中国术数学原理，把方证以八纲分类，以六经贯通，于是产生了六经辨证，形成了独特的六经辨证理论体系。学习《伤寒论》，重在掌握各个方证，正如陈修园在《长沙方歌括》指出："大抵入手功夫，即以伊圣之方为据，有此病，必用此方……论中桂枝证、麻黄证、柴胡证、承气证等以方名证，明明提出大眼目。"

由此可见，以方名证、方证相应形成于《汤液经法》而成熟于《伤寒论》，如317条明确提出"病皆与方相应者，乃服之"。

可惜仲景《伤寒杂病论》原著格式我们无法见到。经王叔和撰次的《伤寒论》条文，证与方不上下相连，也就是"证"的下边没有"方"的衔接，而是将书内涉及的方剂全部列在书后，就如同现代中医书籍后的"方剂索引"，并在每个有方剂的条文之后标出"方某（某为数字，如方一、方二等）"，以便读者检索。究其因，主要是当时书写使用简牍，若将每个方剂皆列在条文之下，将增加很多重复的内容，如此就增加了简牍数量，不仅倍增刊刻成本，还导致传布不便。到了唐代，药王孙思邈认为"旧法方证，意义幽隐……览之者造次难悟"，由于方证相离，不能一气呵成，故在《千金翼方·卷九》中主张"方证同条，比类相附"，改为在证之下载其方，使方随证立，证随方呈，方证由不相顺接变为"方证互相对应"，互不分离，医者只要视方与证相符，即可施药。可见检验方证之相符并施之于人的风气在当时相当流行，开辟了《伤寒论》类证、类方的方证治法研究体系，孙思邈也是首位提出以"方证相符"对《伤寒论》进行改编的医家。这样，方证相对、方证相应落到了实处。孙思邈之所以对《伤寒论》条文进行如此整理编次，是有其方证对应的实践基础和理论依据的。早在其前 30 年就成书的《千金要方》中，就提出并应用了这种编辑方式："雷公云，药有三品，病有三阶。药有甘苦，轻重不同；病有新久，寒温亦异。夫重热腻滑咸醋，药石饮食等，于风病为治，余病非对。轻冷粗涩甘苦，药草饮食等，于热病为治，余病非对。轻热辛苦淡，药饮食等，于冷病为治，余病非对。"病证二字，古人往往混用，所以孙氏所言，当是原始的方证对应说。后来被研究《伤寒论》的学者们继承下来，并概括为"有是证用是方"的主张。

至北宋，林亿等校勘《伤寒论》时赞同孙思邈的做法，"仍以逐方次于证候之下，使仓卒之际，便于检用"，就形成了现传本"每方皆紧随条文所述证候之后"的编排方式。宋代林亿等又在《金匮要略方论·序》中说："尝以对方证对者，施之于人，其效若神。"这是《金匮要略》初现世时人们试用后的现实描述，也反映出"以对方证对者，施之于人"的神奇疗效。

（三）后世应用思维

由于经方药少而精、出神入化，可起死回生、效如桴鼓，故为后世医家所效仿。其具体应用思维，因为学术流派差异性、个人观点不同等因素，而呈现出同源异流的局面。不同的用方思维对于经方的临床应用具有不同的意义，经方应用思维可分为下列五类。

1. 方证相应

林亿等序《金匮要略方论》言"尝以对方证对者，施之于人，其效若神"。证，指证候，是疾病发展阶段性的病理概括。经方的适应证被称为方证。方证相应是指不同方剂有固定的适应证，临床证候只要与仲景描述方证相契合，便可施用经方，不受六经、八纲等辨证思维的限制，即所谓的"有是证用是方"。清·柯琴提出"有是证用是方，汤证对应"。方证相应是日本汉方医学研究仲景学说的主流思想，经方名家胡希恕提出"辨方证是辨证的尖端"，认为一切辨证方法都要落实到方证上，这一论断极大地推动了国内方证相应研究的发展。

方证相应以"证 - 方"之间的直接联系，为人所称道，在临床上有直观、简捷的应用特点，不仅受到经方初学者的极大推崇，更被诸多经方家所认可。

2. 方机相应

《素问·至真要大论》云"谨守病机，各司其属"，病机是疾病发生、发展、变化的机理，包括病位、病性等多个方面内容。《伤寒杂病论》以六经、脏腑辨证为纲目，二者的具体应用皆须落实到病机上。方机相应以经方的适应病机与疾病病机相契合为应用标准，是选用经方治疗疾病的一种思维方法。方机相应在张仲景书中即有体现，《金匮要略》中"男子消渴，小便反多，以饮一斗，小便一斗""虚劳腰痛，少腹拘急，小便不利"均选用肾气丸，就是针对肾气不足的病机，运用方机相应思维，体现异病同治观。伤寒研究学者陈瑞春、经方家刘献琳均十分推崇方机相应，认为针对病机应用经方更能把握经方特点。《伤寒论类方·序》言"方之治病有定，而病之变迁无定，知其一定之治，随其病之千变万化，而应用不爽"，即是对方机相应最恰当的诠释。

方机相应首先要求明确疾病病机，其次根据病机确立治法治则，依法选用符合病机的经方。其应用要经过辨证、明机、立法、选方四个步骤，临床应用较为复杂，对医家临证要求高。抓病机、用经方的思维方式针对性强，灵活多变，适应范围广，对于疑难病证、复杂性疾病的治疗有显著优势。

3. 方病相应

《伤寒论》言"病皆与方相应者，乃服之。""今搜采仲景旧论，录其证候诊脉声色对病真方，有神验者，拟防世急也。"这里明确指出治病效方即"对病真方"，且"有神验"。辨病论治是依据疾病特征，把握主要矛盾，进行针对性治疗的理论。方病相应是中医学辨病论治理论在经方领域的具体应用，即根据疾病特点，选用符合疾病整体特点的专方效方。在《伤寒杂病论》一书中有丰富的方病相应内容，岳美中先生认为："《金匮要略》部分以专病专证成篇，题亦揭出辨病脉证治，乃是在专病专证专方专药基础上进行辨证论治的著作。"经方中不乏为某病而设某方者，如《金匮要略》"诸呕吐，谷不得下者，小半夏汤主之"中的小半夏汤就是呕吐病的专方，临床依据方病相应，被用于多种呕吐病。

但方病相应适用范围窄，应用局限，且古今病名各异，难以完全对应，无法将方病相应理论广泛用于临床。

4. 方脉相应

《伤寒论》言"观其脉证，知犯何逆，随证治之"（16）。《伤寒论》一书文辞简略，有时只提到一个症状或脉象，就举出方药。方脉相应是在张仲景凭脉用方的基础上，根据脉象特点，选用经方的思维方法。这一方法，具有极大的局限性。首先，张仲景脉学以概述简洁、略表大意为特点，少有细致论述，单纯据脉用方条文较少；

其次，方脉相应对于医者脉学造诣要求极高，难以普及，故临床少见论述。《金匮要略》有言"上关上，积在心下"，明确提出了"上关上"的特殊脉象能反映胃部疾患（心下即胃）。原山东中医学院刘景琪教授即据"上关上"脉，方脉相应，使用半夏泻心汤治疗心胃同病型胸痹。

5. 方症相应

张仲景《伤寒》条文详于特殊、略于一般，强调主症和典型症状。方症相应即在此基础上提出，是凭一症或数症来使用经方的方法。经方家刘献琳根据《金匮要略》"胃反呕吐者，大半夏汤主之"的内容，在治疗食管癌、胃癌症见呕吐者时，加用大半夏汤以对症治疗，就是方症相应思维的体现。方症相应强调症状特异性，故具有片面性，在临床上难以作为主法应用，多以辅法、兼法见于临床。

经方的临床应用是一个大的研究命题，方证相应、方机相应、方病相应、方脉相应、方症相应是从不同角度思考经方、运用经方的思维方法。不同的思维方式对于丰富经方理论体系，拓展临床应用思路具有重要意义。五种思维方式中又以方机相应使用最为广泛、实用性更强。一切病、证、症、脉的诊断内容，最终都应该以推理病机为目的，明晰病机才能既掌握疾病阶段性特点、又明确疾病整体特性。且临床所见病证多有张仲景条文所未备，只是按图索骥便难以取效，唯有把握病机，明晰经方核心内容，方机相应，增减变化，才能取效于临床。对于医家而言，全面掌握运用经方的多种思维，才能触类旁通，在临床上有的放矢。柳氏医派广泛研究上述五种应用思维，提出以方证立论临证思维，其中"证"为中医学特有的辨识对象，涵盖了病、症、机、脉多方面内容。

三、后世医家擅用"时方"

北宗时期，政府对方剂学进行系统总结，颁行了国家处方规范，即《太医局方》直至《太平惠民和剂局方》体系。其后，方剂学就主要按照两个渠道传承发展：一方面，对古方进行研究、应用，尤其是对方证辨证体系的细化；另一方面，以方剂学原则和规律不断创造新的方剂，形成了时方派。

（一）善于创制时方

宋金元时期，随着社会的变迁、自然环境的变化、生活模式的演变，疾病谱也随之改变，出现了一些仲景时代未曾有过的疾病，或是在原有疾病基础上出现新的变化。于是，后世医家根据临床实际需要，经过无数次的探索、实验、修正、总结，创设了一大批应对当时疾病行之有效的方剂，后人把这类方剂统称为"时方"，将使用时方为主以应对疾病的医者称为"时方派"。

时方创制起因于北宋时期中央政府颁行从《太医局方》到《太平惠民和剂局方》系列处方规范。北宋政府十分重视医学仁术，对历代各种医学典籍进行全面整理，同时对针灸、方剂等进行规范，并刊刻王惟一（987—1067）《铜人腧穴针灸图经》（1026）和《太医局方》（1078）等。《太医局方》等颁行以后，一方面使医家和病家有了治病处方可以遵循，"官府守之以为法，医门传之以为业，病者恃之以立命，世人习之以俗"，促进了医学的全面发展和人民健康水平的提高；另一方面却造成了"据证验方，即方用药，不必求医，不必修制，寻赎见成丸散，病痛便可安痊"（《局方发挥》）的"以方试病"的弊习。宋金医家根据临床实际需要，同时为纠《太平惠民和剂局方》用药多偏于辛温香燥之弊，开始探索创制新方以应对临床。如被奉为儿科之圣的北宋医家钱乙（约1032—1113），敢为天下先，率先裁减金匮肾气丸（崔氏八味丸）为六味地黄丸（钱氏地黄丸），创制了升麻葛根汤、导赤散、益黄散、泻黄散、泻白散、泻青丸、异功散、百部丸、安虫散和使君子丸等许多有效的方剂。继之而起的刘完素，对"一方通治诸病"的风气进行了抨击，在《素问病机气宜保命集·伤寒论》中云："余自制双解、通圣辛凉之剂，不遵仲景法麻黄、桂枝发表之药，非余自炫，理在其中矣。故此一时，彼一时，奈五运六气有所更，世态居民有所变，天以常火，人以常动，动则属阳，静则属阴，内外皆扰，故不可峻用辛温大热之剂。纵获一效，其祸数作，岂晓辛凉之剂以葱白、盐豉大能开发郁结，不惟中病令汗而愈，免致辛热之药攻表不中，其病转甚，发惊狂、衄血、斑出，皆属热药所致。故善用药者，须知寒凉之味况，兼应三才造化通塞之理也。故《经》所谓'不知年之所加、气之盛衰、虚实之所起，不可以为工矣'。"私淑刘完素的张子和云："君慎勿滞仲景纸上语。"寥寥数语，字字振聋发聩，遂开攻邪一门。稍晚于刘完素的张元素，谓"运气不齐，古今异轨，古方新病，不相能也"，总结了脏腑辨证和药物性味归经升降浮沉，为创制新方提供理论依据，被李时珍赞为："大扬医理，《灵》《素》之下，一人而已。"

后世医家创设新的方剂，并非凭空妄设，闭门造车，而是有所凭借，有所师法的，是在经方组方方法和使用原则的基础上，结合当时病证的特殊表现而立方的。

正如砚坚序《东垣试效方》所云："医之用药犹将之用兵。兵有法，良将不拘于法；药有方，良医不拘于方，非曰尽废其旧也。""平素治病不用古方"的张元素即言"仲景为万世法，群方之祖，治杂病若神。后之医家，宗《内经》法，学仲景心，可以为师矣"，又反复解释道："前人方法，即当时对证之药也。后人用之，当体指下脉气，从而加减，否则不效。余非鄙乎前人而自用也。盖五行相制相兼，生化制承之体，一时之间，变乱无常，验脉处方，亦前人之法也。厥后通乎理者，当以余言为然。"（《医学启源·治法纲要》）"识其病之标本脏腑、寒热虚实、微甚缓急，而用其药之气味，随其证而制其方也。"（《医学启源·制方法》）据说其著《医学启源》是为了引导李杲入门，察其全书，虽以六经为纲，内容却与《中藏经》一脉相承。其门下高弟李杲"曾撰《内外伤辨惑论》一篇，以证世人用药之误"（李杲"自序"），在《用药宜禁论》中提醒说："察其时，辨其经，审其病而后用药，四者不失其宜则善矣。"在《脾胃虚弱随时为病随病制方》中又警示说："有病，当临时制宜，暂用大寒大热治法而取效，此从权也。不可以得效之故而久用之，必致难治矣。"在《医学发明·医学之源》再次告诫说："医者必须先读《内经》《本草》，辨十二经、十二脏、十二时之阴阳，以合天地四时之阴阳，了然于心，次及诸家方论，然后施之于用，有余者损之，不足者补之，治而平之，务得其中，庶无误也。"时人王博文序《东垣试效方》云："东垣先生，受学于易上老人张元素，其积力久，自得于心，其法大概有四，曰：明经、别脉、识证、处方而已。谓不明经，则无以知天地造化之蕴；不别脉，则无以察病邪之所在、气血之虚实；不识证，则不能必其病之主名以疗之；不处方，则何以克其必效。故先生每治人之疾，先诊其脉，既别脉矣，则必断之曰此某证也，则又历诵其《难》《素》诸经之旨，以明其证之无差，然后执笔处方，以命其药味，君臣佐使之制，加减炮制之宜，或丸，或散，俾病者饵之，以取其效，一洗世医胶柱鼓瑟、刻舟觅剑之弊，所以为一代名工。"砚坚也序云："东垣老人李君明之，可谓用药不拘于方者也。凡求治者，以脉证别之，以语言审之，以《内经》断之，论证设方，其应如响，间有不合者，略增损辄效。"此诚元·李仲南《永类钤方》所云："伤寒之法可以推而治杂病，而杂病之方未尝不出于仲景百十三方也。"不少方剂著作承袭《金匮要略》首论病机、诊断，然后汇集效方的模式，如晋代葛洪《肘后备急方》、唐代孙思邈《千金要方》《千金翼方》、宋代严用和《济生方》等，许多内容都是对当时"秘方""效方"的收集、整理和提高。每方又多按方名、适应病证、药物配伍、剂量、制药方法、煎服法和用药禁忌等经方基本要素来创制。后世创制之新方，多仿仲景经验，出现极多组成合理、法度严明、主治明确、结构规范之传世良方，故清·程芝田《医法心传》云："药方虽多，总不出古方之范围。"

少逸先生认为：许多时方乃直接从仲景方化裁而来，可称为"经方类方"。在《伤寒论》中，有小青龙汤、小柴胡汤、四逆散、通脉四逆汤、理中丸、真武汤、枳实栀子豉汤等七个方剂专门列出了加减法；仅小柴胡汤一首方剂，仲景加减法就有七处，尚有类方七八首。小柴胡汤临床应用条后的加减法，有"若胸中烦呕不呕者，去半夏、人参，加栝楼实一枚"，此条也可名之曰"小柴胡去半夏人参加瓜蒌实汤"；其他篇章中见有小柴胡汤证并兼有他证者，亦用小柴胡汤加减，如《伤寒论·辨太阳病脉证并治》中，对于小柴胡汤证兼有胃肠实热证者，予小柴胡汤加芒硝，此乃仲景小柴胡汤之类方。后世效法其意，在小柴胡汤基础上加减药味，创制新方，如宋代《普济本事方》有"小柴胡加地黄汤"，清·徐灵胎谓"此乃热入血室"之用方。这些方剂，均可命名为"小柴胡汤类方"。这类方剂不在少数，如少逸先生《少阳之宗》和《柴胡汤类方及其应用》中就收集了柴胡汤类方100余首。故根据仲景方加减而成的新方剂，可统称为"经方类方"。

有些时方，尽管不是直接从仲景方化裁、变通而来，但也遵从仲景"方因法立，法就方施"的组方原则。《潜夫论》云："凡治病，必先知脉之虚实，气之所结。然后为之方。"此处言方者，药方也。《诗·大雅》云："万邦之方，下民之王。"毛传注云："方，则也。"《周易·系辞》云："方以类聚，物以群分。"孔颖达云："方，道也。方谓法术性行。"故广而言之，方者，法度、准则也；又义理、道理也。明·李士材《伤寒括要》有："方者，定而不可易者也；法者，活而不可拘者也。非法无以善其方，非方无以疗其症"的论述。清·吴谦《医宗金鉴》尚有"方者一定之法，法者不定之方也。古人之方即古人之法寓焉。立一方，必有一方之精意存于其中，不求其精意，而徒执其方，是执方而昧法也"的论述。经过历代医家的不断阐述，仲景所立处方的方法和使用法则逐渐清晰，"方因法立，法就方施"，乃仲景组方之内涵。《伤寒论》《金匮要略》所载262首方剂，清·张璐谓"伤寒诸方，为古今方书之祖"，后世医家就是仿效仲景方，经过长期实践、反复验证而创制新方的。《存存斋医话》云："古人随证以立方，非立方以待病……非谓某方一定治某病，某病一定用某方也。"

在如何对待效验古方与自制新方的问题上，柳氏医派认同清·祝春渠《歌方集论》所言："医之为学，期于应验而已。一剂知，二剂已，方虽新，不可废也；一逆犹可，再逆促命，方虽古，不可用。审证不精，古方亦是为害。又况天运迁则四时之气异，人事迁则七情之伤异，地气异则百药之性异，后人临证审处之方，效如桴鼓，使仲景处此，吾知其必不能异也。"贯通古今，博采众方，为柳氏医派一以贯之的学派特征。

（二）细化方证辨证

北宋林亿等校勘《伤寒论》，形成了"每方皆紧随条文所述证候之后"的编排方式，且序《金匮要略方论》云："尝以对方证对者，施之于人，其效若神。"由此推动了方证辨证在临床中的广泛应用。宋代朱肱《类证活人书》对方证相应说做了更明确的阐述，将方证简称为"药证"，"所谓药证者，药方前有证也，如某方治某病是也"，并指出"须是将病对药，将药合病，乃可服之"，还认为："仲景伤寒方一百一十三道，病与方相应，乃用正方，稍有差别，即随证加减。"金·张元素《医学启源·治法纲要》云："前人方法，即当时对证之药也。"明代张介宾《景岳全书·传忠录·论治》称："天下之病，变态虽多，其本则一；天下之方，活法虽多，对证则一。"此处的"证"，包括病、证、症三者在内。

清代以后，仲景方证相应说越来越受到医家的重视，如喻嘉言《医门法律》将方证相应说通俗地解释为"有是病即有是药，病千变药亦千变"，并针对明代医学的偏弊，倡导"治病必先识病，识病然后议药"。柯韵伯《伤寒来苏集》高度评价方证相应的思想，认为"仲景之方，因证而设，非因经而设，见此证便与此方，是仲景活法"（《伤寒论翼·阳明病解》），其《伤寒来苏集》的编集以方类证，以方名证，方不拘经，充分体现了仲景方证相应的思想。徐灵胎对方证相应说的阐述则更为深刻，"不类经而类方"的《伤寒论类方》，为其精研《伤寒论》30年之心得，谓《伤寒论》"非仲景依经立方之书，乃救误之书……盖因误治之后，变症错杂，必无循经现症之理"，又认为"方之治病有定，而病之变迁无定，知其一定之治，随其病之千变万化而应用不爽"。这里的"方之治病有定"，就是方证相应。用《伤寒论类方》重点论述各方证的病机治法，故而成为《伤寒论》研究史上的重要著作。

提倡仲景方证相应思想者不仅在中国有，与徐灵胎同时代的日本古方派代表吉益东洞，同样对仲景方证相应的思想大为推崇，认为"医之学也，方焉耳""《伤寒论》唯方与证耳""医之方也，随证而变，其于证同也，万病一方，其于证变也，一病万方"。其著作《类聚方》只述方证，不及方意药理，识证更重视实证，临证擅长运用腹诊，强调方证相应近乎过激。由此而成为日本古方派的重要代表人物。

近现代以来，方证相应说仍成为许多医家的临床指导思想。曹颖甫、陆渊雷、祝味菊、恽铁樵、包识生、范文甫等医家，在中医学处在危急存亡之际，开展方证研究，为保存中医学术作出了贡献。现代名医岳美中、吴佩衡、范中林、胡希恕等，临床擅用经方，在方证识别和古方今用方面创造了许多新的经验，堪可垂范后人。而"方证辨证"一词最早由顾武军于1987年提出，是指以方剂的适应病证范围、病机、治法、禁忌证等相关内容为框架，对疾病的临床表现、体征及其他相关资料进行综合分析的辨证方法，以探求治疗疾病的最佳处方。

综上所述，方证相应说萌芽于伊尹《汤液经法》，形成于张仲景《伤寒杂病论》，其后经众多医家的发挥和实践，已然经成为中医临床的重要学说。

柳氏医派创建了以方证立论的临证法式。《医宗己任编》尝云："夫立方各有其旨，用方必求其当。"在把握了经方组方方法和使用原则的基础上，少逸先生编著《伤寒方证便览》《金匮要略讲稿》，以证统方，以方类证，方证结合，有法则，有案例，一览仲景方治今病之精要。又以柴胡汤为个案进行深入探讨，先后完成《少阳之宗》《柴胡汤类方及其应用》等专著。而且，在其编著的《柳吉忱诊籍纂论》《牟永昌诊籍纂论》和《柳少逸医案选》等医案著作中，也是按照方证编排的。

四、柳氏医派以方证立论

林植本序《类证治裁》云："自仲景著方，后贤缵而衍之，汤液之功，遂加于针石，未可谓所传之不永矣。"经方的范围，除仲景《伤寒杂病论》中的方剂外，当概含后世由仲景方而化裁的"类方"；而时方又以仲景方组方原则创制，故无论经方，还是时方，其组方原则都是一致的，皆为"方因法立，法就方施"，临床上应用时不外"因证制方，方证合拍"。宋·林亿等《金匮要略方论》序云："尝以方证对者，施之于人，其效若神。"明代张介宾《景岳全书·传忠录·论治》称："天下之病，变态虽多，其本则一；天下之方，治法虽多，对证则一。"此处的"证"，实包括病、证、症三者在内。清·王三尊《医权初编》云："医者，义也；义者，宜也；宜者，权也。"道致于权变，此即有其证用其方，用古方治今病之义也。

方证是辨证的最终结果，是施治的客观依据。辨证准确与否，只有方才能揭示和证明；方剂的效与不效，只有证才能反证。因此，只有方才能揭示方证的本质（阴阳单复），反映证的病势（轻重缓急），验证证的病程（长短曲折），方是辨证论治过程的综合体现。方证是辨证论治过程的最后一个环节，辨证和论治是一个过程的两个方面，二者相互依存，不可分离。证候与方剂是中医临床诊断、治疗的核心，方证辨证就是侧重于把握方与证之间的对应关系，具有相对唯一性，而不是"百花齐放，百家争鸣"。方证相互作用既是方剂学的也是辨证论治学说的灵魂。

基于此，柳氏医派崇尚经方，博极时方，创建以方证立论之法式：以证选方，方证合拍；以证统方，以方类证；方证结合，方证相对；有是证用是方，立斯方用斯药；用此药用此量，当用此炮炙法、煎服法和药后将息法。《张氏医通》云："惟医林最繁，……故选择方论，如披沙拣金。"

（一）方证立论首明理

清·陈士铎《洞天奥旨》指出："人不穷理，不可以学医；医不穷理，不可以用药。"恽铁樵亦云："医术之精粗，在能辨证；辨证之真确，在能明理。"一名临床医生，必具深邃的医学理论，精湛的医疗技术，方可活人者众。认识疾病在于证，治疗疾病则在于方。方与证乃是辨证论治落实到临床的关键，故"方证相对论"的提出，起到了非凡的积极作用。明"以方证立论"之理，即要弄通临床"以方证立论"的应用原理、应用原则和方法。方证对应、方证辨证是近年来中医辨证论治方面讨论的热点之一。通过对相关研究进行系统梳理，柳氏医派以方证立论倡导临床用方当以方剂的主治病证范畴及该方组方之"理法"为基础，通过对患者表现出来的以病机为核心的主要病证与方证相符与否的分析，选择合乎理法的方剂主治疾病的一种辨证施治方法，是方剂辨证的进一步深化，也是对方证相对论的升华。方剂辨证追求方证相应，也称方证对应、方证相对、方证相关等。这是指方剂的主治病证范畴与病人所表现出来的主要病证相符合，即可径用该方治疗。以方证立论作为辨证论治的早期或丰富经验基础上的简化形式，是临床医生经验积累基础上直觉思维的体现，是辨证论治原则最终落脚于临床的关键环节。

1. 方

方，有广义和狭义之分。狭义的"方"，乃指方剂，是在"法"指导下的方。广义之"方"，又有两种意思，一是包含法在内的意谓，为方、法之合一；二是各种治疗疾病的方法和技术，泛指医术。

（1）广义之"方"

对"方"的含义，历代文献皆有所述。如《诗·大雅》曰："万邦之方，下民之王。"毛传注云："方，则也。"《周易·系辞》曰："方以类聚，物以群分。"孔颖达疏云："方，道也。"方谓法术性行，故广而言之，方者，法也，准则、义理、道理之谓也。广义之方，多指方法或技术，或者概括而言为医术。《史记·扁鹊仓公列传》载："臣闻上古之时，医有俞跗，治病不以汤液醴洒，镵石跷引，案扤毒熨，一拨见病之应，因五脏之输，乃割皮解肌，诀脉结筋，搦髓脑，揲荒爪幕，湔浣肠胃，漱涤五脏，练精易形。先生之方能若是，则太子可生也。""先生之方"的"方"就是指医术。长桑君"知扁鹊非常人也……乃悉取其禁方书尽与扁鹊"。从扁鹊掌握的治疗方法来看，其"禁方书"的内容中当含有砭石、针灸、汤药、按摩、熨贴、开刀等；从其诊断方法来看，其"禁方书"的内容有切脉、望色、听声、写形等。这说明了在公元前五世纪前半期的扁鹊时代的医学知识资料，已有"禁方书"的名称传世。由于扁鹊的承传，才有了《扁鹊内经》《扁鹊外经》及《泰始黄帝扁鹊俞拊方》等古医籍的传世。同时，从《史记·扁鹊仓公列传》中可知：高后八年（前180），淳于意受业于公乘阳庆，其师"悉以禁方予之，传黄帝扁鹊之脉书，五色疗病，知人死生，决嫌疑，定可治，及药论，甚精"。正是由于仓公通过其师公乘阳庆得扁鹊之真传，他才能成为继扁鹊之后的又一代名医。诚如《太史公自序》中所云："扁鹊言医，为方者宗，后世修序，弗能易也，而仓公可谓近之矣。"《汉志》"经方十一家"中具体医方可能包含有"医经"中所论列的针、石、洗汤、灸、熨、焫以及内服方剂、外敷、外科手术等具体运用之"方"，甚至可能还有祝禁方。

晋·皇甫谧《甲乙经·序》记云："中古名医有俞跗、医缓、扁鹊，秦有医和，汉有仓公，其论皆经理识本，非徒诊病而已。"但俞跗、医缓、医和在《史记》《汉书》中均未见传，除越人外均无著述。从《史记·扁鹊仓公列传》中可知，公乘阳庆传于仓公之禁方中，有"扁鹊之脉书"，而《汉书·艺文志·方伎略》"医经七家"有《扁鹊内经》九卷、《扁鹊外经》十二卷；"经方十一家"中有《泰始黄帝扁鹊俞拊方》二十三卷。由上所述，《扁鹊内经》《扁鹊外经》已佚，现今已无从考之，但其内容多存于《黄帝内经》之中，或即《难经》之所存。《难经》的诊法多为"色脉之道"，其治疗方法多为"脏腑荣俞用针补泻之法"。尤其《难经》中有云："脉者非谓尺寸之脉，乃经髓之脉也。"此乃通过经络系统以诊查疾病也。脉乃"经脉""脉学""诊法"之谓也。《史记·扁鹊仓公列传》中有扁鹊"以此视病，尽见五脏症结，特以诊脉为名耳"之言，讲的是以扁鹊学派的"诊法"查病，可"尽见五脏症结"，特以狭义之诊脉之切诊冠名，故太史公有"至今天下言脉者，由扁鹊也"之论。

《史记·扁鹊仓公列传》讲述了扁鹊秦越人受业于长桑君，得授以禁方书。汉高后八年，仓公淳于意拜师同郡公乘阳庆。庆"悉以禁方予之，传黄帝扁鹊之脉书，五色诊病，知人生死，决嫌疑，定可治及药论。"公乘阳庆传仓公医书计十种：《黄帝扁鹊之脉书》《上经》《下经》《五色诊》《奇咳术》《揆度》《阴阳外变》《药论》《石神》和《按阴阳禁书》等。从现行本《黄帝内经》一书中可知，《黄帝内经》引用了古代53种医书。传说中的黄帝乃华夏之始祖，是中国历史上的第一伟人，是奠定中国文明的第一座基石。诚如钱穆先生所言："在他以前，人类虽然已经开始前进，对事物已经有很多的发明；但到了他，似乎有一个时期的激剧发展。"黄帝在军事、政治、文化等方面皆有诸多成就。在黄帝时期，曾有众多的制作和发明，并流传了下来，如文字、天文、历法、农作、音律、衣裳、饮食、宫室、舟车、指南车等。那时的医药也有了很大的进步。相传那时的名医有岐伯、雷公、俞跗等。诚如司马光所云："谓《素问》为真黄帝之书，则恐未可。黄帝亦治天下，岂终日坐明堂，但与岐伯论医药针灸耶，此周汉之间，医者依托以取重耳。"鉴于黄帝时期的医药，尚处于中医药学的萌芽时期，所以《经籍会通》有"医方等录，虽称述岐黄，然文字古奥，语致玄渺，盖周秦之际，上士哲人之作，其徒欲以警世，窃附黄岐耳"的论述。而司马迁在《史记·太史公自序》中称："维昔黄帝，法天则地，四圣遵序，各成法度，唐尧逊位，虞舜不台，厥美帝功，万世载之。作《五帝本纪》第一。""扁鹊言医，为方者宗，守数精明。后世修序，弗能易也，而仓公可谓近之矣。作《扁鹊仓公列传》第四十五。"扁鹊秦越人以其高超的诊疗技术，而成为"方者宗"，从而形成扁鹊医学流派，实为集先秦医学之大成者。上古时期三大医派，由扁鹊汇聚而成一流，从而建立了中医学的基本理论体系。《黄帝内经》中引用的53种古医书，当多为扁鹊学派所承传之医籍。根据公乘阳庆传"黄帝扁鹊之脉书"语，可知汉时尚存有扁鹊著作，即《汉书·艺文志》中之《扁鹊内经》《扁鹊外经》等医籍。同时，尚有依托黄帝之名的医籍传世。其中不乏有或为扁鹊门人，或为先秦哲人在扁鹊学派医著的基础上加以扩充而成，并托名黄帝之书，形成了源于扁鹊医学流派的黄帝医学流派。但司马迁仍称"扁鹊言医为方宗""至今天下言脉者，由扁鹊也"。

从《史记·扁鹊仓公列传》可知"简子疾，五日不知人，大夫皆惧，于是召扁鹊。扁鹊入，'视病'。"扁鹊以其独特的脉色诊法，认为赵简子"血脉治也""不出三日必间"。果然，"居二日半，简子寤"。他如过虢诊太子尸厥案时之自述："越人之为方也，不待切脉、望色、听声、写形，言病之所在。闻病之阳，论得其阴；闻病之阴，论得其阳。病应见于大表，不出千里，决者至众，不可曲止也。子以吾言为不诚，试入诊太子，当闻其耳鸣而鼻张，循其两股，以至于阴，当尚温也。"其诊法得长桑君秘传，"以此视病，尽见五脏症结"。在治疗虢太子病时，"扁鹊乃使弟子子阳厉针砥石，以取外三阳五会。有间，太子苏。乃使子豹为五分之熨，以八减之齐和煮之，以更熨两胁下。太子起坐。更适阴阳，但服汤二旬而复故"。通过上述文献资料可知，扁鹊不但具有极高的诊断技术，同时还掌握了药物疗法与非药物疗法，即内服法与外治法等众多的卓有成效的临床治疗技术。清·赵学敏《串雅内编·诸论》中有云："周游四方，俗呼走方医。其术肇于扁鹊，华佗继之。故其传与国医少异。外治以针刺、蒸灸胜，治内以顶、串、禁、截胜。"禁法为药物与祝由相结合；截法为单方重剂；顶法为催吐法；串法为泻下法。战国时期，官学没落，为了生计，不少医官、医师流入民间，加入走方医的行列，故形成了长桑君、扁鹊这样的走方名医。扁鹊及后世华佗属"走方医"，其典案多系急证，故多用针灸、药熨、按摩等外治法，以救其急，待病缓，再以汤剂，图其愈病。所以不能"以针灸立法为医经学派""以方药立论为经方学派"，只能分"药物疗法"和"非药物疗法"两大法门。先秦时期，多是单味药应用药物，配伍应用尚处萌芽状态，故有《神农本草经》形成。该书标志经方起源，在"汤液经法""经方十一家"形成以后，标志了经方理论的形成，至《伤寒论》传世，经方理论体系则得以完善。

清·张山雷《论方案》云："方者，法也，必有法乃可有方。"沈金鳌《伤寒论纲目》云："夫方因法立，法就方施。"从而形象地论及方（狭义方）与法（广义方）的辩证关系，即方中有法、法中有方。他如同一方药，根据病情需要，可有不同的剂型。对此清·宝辉在《医医小草·精义汇通》中有如下的精辟论述："方有膏、丹、丸、散、煎、饮、汤、渍之名，各有取义。膏取其润，丹取其灵，丸取其缓，散取其急，煎取其下达，饮取其中和，汤取其味，以涤荡邪气，渍取其气，以留连病所。"药物的运用，尚有诸多不同的方法。《五十二病方》中有简单的类似后世汤剂的水煮剂；但《武威医简》《居延汉简》等医简方，以散和丸为主，涉及水煮剂的很少，《居延汉简》中只有一残句（136·40简）："一名，单衣受寒，□□□

汤药置□中，加沸……"，《武威医简》内服的 29 方中只有两方，即"治伏梁裹脓在胃肠之外方"（酒煮汤剂）和"治久咳逆上气汤方"（水煮汤剂）。因此推测"经方十一家"中本草方剂的剂型可能也是以散和丸为主，水煮剂型可能还是少数，还未成为本草方剂的主流剂型。（由于可靠的资料有限，这个问题还不能很确定，需要进一步的研究。）值得注意的是，《武威医简》《居延汉简》中涉及"伤寒"的医方基本都是散剂，唯上面居延汉简残句"单衣受寒"似乎涉及汤药，惜不明朗。因此，但从医学而言，"方"不单只指有药物组成之"方"，实为各种医疗技术的统称。

（2）狭义之"方"

《庄子·逍遥游》曰："客闻之，清灵其方百金。"《隋书·许智藏》云："（许）智藏为方奏之，用无不效。"《潜夫论·散论》云："凡治病者，必先知脉之虚实，气之所结。然后为之方。"故约而言之，方者，药方、单方也。

方，即方剂，是一种或几种药物的特定组合。方剂是在辨证的基础上，按组方原则，选择切合病情的药物，定出适当的分量，制成一定的剂型，配伍而成。它的组成，不是药物的堆砌，也不是同类药物的罗列或同类药的相加，而是以主、辅、佐、使相辅相成而成。故"所谓方者，谓支配方法度也；所谓剂者，谓兼定其分量标准也。"此组方用药之示人规矩。以方证立论所说的方，既指方剂中药物的特定组合，而药物的特定组合的应用指征，称之为"方证"，即方剂的适应证；也指有明确应用指征的药物，而每味药物的应用指征，称之为"药证"。"药证"是"方证"的特殊形式，同时也是组成"方证"的基础，而单方之"药证"与"方证"实为一事两名。每个方剂，都有其独特的立方原理、药物组成和适应证。对于每一首方剂的应用，最重要的是要有明确的应用指征，只要按照该方的应用指征来用药，临床疗效就好，如《伤寒论》《金匮要略》中的经方，配伍严谨、指征明确、疗效可靠。故徐灵胎《兰台轨范·凡例》云："上古圣人相传之方，所谓经方是也。此乃群方之祖，神妙渊微不可思议。"方的组成，既可以是单味药，也可以是复方。单味药如甘草汤、万应丸等，也可称方。甘草汤来源于《伤寒论》，治咽痛干燥；万应丸出自《卫生宝鉴》，乃一味知母去皮为末，炼蜜为丸，如弹子大，用于治燥热伤阴。这就是方为证立。明确的应用指征对于方剂来说，是至关重要的。有方必有证，有证才有方。而"证"又以病机为核心，"方"必有其立方原理。只要对证用药，只要合乎证之病机，临床疗效比较肯定。

临床以方证立论，首用经方。仲景不仅首创了辨证论治的理论体系，还广搜博采，验证筛选了汉代以前尚流传于世的近300首高效经验方，并准确地记载了每一首经方的典型的适应证，及其类证、变证、夹证。临床上若能正确地实行方证对应，即重复张仲景当年的治病实践，疗效自然非同凡响。其次，博采时方。对于迭经验证、疗效卓著的时方，恒视若经方，亦讲究以方证立论，即将以方证立论引申到时方的领域。只有深入挖掘古方方义，透彻领会组方要义，临床才能合理地对证选用。如柳氏医派对小柴胡汤、茯苓桂枝丸和阳和汤等的探索与应用。

2. 方证

证，字义表证据、证实、证验、症状。方证是以方为名的证。方证就是方剂的适应证，也是用方的应用指征与证据，以患病之人的外在表现为基础。方为证立，方证主要以患者的外在表现为依据，如：当归四逆汤证"手足厥寒，脉细欲绝"；附子泻心汤证"心下痞，而复恶寒汗出"；大黄黄连泻心汤证"心下痞，按之濡，其脉关上浮"等。方证能帮助医者从整体上把握病的本质，把握病机，也有利于正确的处方用药。古代的方证来源于用望、闻、问、切采集患者的外在表现，特别是《伤寒论》《金匮要略》的方证在描述上更朴实而形象。这些方证虽然属于定性的指标，但能帮助人们从整体上把握住疾病的本质，有利于正确的处方用药。这些证是以病机为基础出现的。正是有如此病机，才会出现如此之证。因此，病机是方证的核心。方证的着眼点是"人"而不是"病"。在这些方证基础上研究其病机，寻找方证定性、定量的客观指标，将能大大提高中医用药的准确率。

证有主证、兼证和类证之分。以《伤寒论》方为例，阐述岐黄之学，发明汤液之旨，对于辨证论治，独领风骚，高出人表，而为中医之魂。《伤寒论》总结了六经辨证的规律，又分离出主证、兼证、类证三个层次。

（1）主证

主证是指反映方证病机的特异性症状和体征，占有主导地位。所以主证是纲，纲举而目张，对附属于主证的兼证、变证、夹杂证等问题，也就自然迎刃而解。在临床辨证时，首先应该抓主证。有符合病机的这些主证的任何疾病都可使用本方。柯韵伯《伤寒来苏集》云"桂枝汤为伤寒中风杂病解外之总方也。凡脉浮弱、汗自出而表不解者，咸得而主之也""头痛、发热、恶寒、恶风、鼻鸣干呕等病，但见一症即是，不必悉具，惟以脉弱、自汗为主耳"。由此可见，桂枝汤可以用于治疗营卫不和、卫强营弱的心脏病、发热性疾病、呼吸系统疾病、皮肤病等多种疾病，其主证为脉弱、自汗。

以六经病为例：太阳病中风的桂枝汤主证，是以汗出、发热、恶风、脉浮弱为主；伤寒的麻黄汤主证，是以无汗、恶寒、身痛为主。少阳病的柴胡汤主证，是以口苦、喜呕、胸胁苦满为主。阳明病的白虎汤主证，则以烦渴欲饮、身热汗出、脉洪大为主；大承气汤的主证，则以不大便、腹满疼痛、潮热谵语为主。少阳病的小柴胡汤主证，以往来寒热、胸胁苦满、默默不欲饮食、心烦喜呕为主。太阴病的理中汤主证，以吐利、腹满、饮食不振为主。少阴病的四逆汤主证，则以四肢厥冷、下利清谷为主。厥阴病的乌梅丸主证，以消渴、气上撞心、心中疼热、呕吐、下利、吐蚘为主。六经的主证，是辨证的核心。只有先抓定主证，才能突出辨证的重点。

（2）兼证

兼证，又称客证，是伴随主证出现的一些症状或体征，指附于主证的兼见之证。比如：在桂枝汤主证的同时，出现的关节痛、鼻鸣、干呕、项背强几几等证；麻黄汤证多兼见浮肿、气喘、鼻塞等。主证与兼证是主客的关系，没有主证，兼证就不能成立。主证反映疾病的主要矛盾，兼证反映疾病的次要矛盾。若没有脉弱、自汗的症状，是不能随便使用桂枝汤的。

（3）类证

类证是指临床表现相类似的方证。其中有夹杂证，此原因有二：一是人的体质不同，感邪虽一，发病却异；二是先有宿疾，后感伤寒，致使旧病与新病、标病与本病、表病与里病交叉出现。有近似证，如小建中汤证与桂枝加芍药汤证、柴胡桂枝汤证与柴胡桂枝干姜汤证、麻黄汤证与麻黄加术汤证等。有变证，是指医生误治之后，使原来的主证一变而成另一种证候，如误发少阳之汗而变生的谵语，误下太阳而变生的下利等。也有证相同，而程度不同者，如桂枝加芍药汤证与桂枝加大黄汤证、苓桂术甘汤证与真武汤证。更有表现酷似而性质完全相反者，如四逆散证与四逆汤证。类证需要详细比较鉴别。

3. 方证状态

方证状态是指方证的时间矢量变化状况。方证状态是以一种特有的方式，指向目前状态绝对病变的存在，是一种最有价值的诊治信息，即后面将要说的"证机"。在疾病的发生发展过程中，不同的阶段有不同的方证状态，是以病机为核心的患者某一时间段外在表现的综合体。方证状态是保持健康或导致疾病的各种因素不断汇聚的焦点，是疾病本身的有机组成部分。研究方证状态，可以帮助医者在疾病发展的全过程及不同演变阶段中准确、及时找到方证的位置。《素问·示从容论》云：

"夫圣人之治病，循法守度。"吉忱公谓"这个'度'，就是以这个'证'字为规矩准绳也。"郭露春尚云："病因万变，见证亦多端，病者合诸证以成病，医者合诸药以成方。有一证，自有治此证一药。要必先审证以识病，而后议药以处方。"

4. 方证相应

相应，即互相呼应，又称相对，即相互对应。有是证，用是方，方与证的关系，是相对应的，两者浑然一体。方证相应是取效的前提和条件。方证相应了，就是特效方，就是必效方。正如徐灵胎《金匮要略心典·序》所谓"仲景之方犹百钧之弩也，如其中的，一举贯革，如不中的，弓劲矢疾，去的弥远"。方证不对应，就可能是无效方，或者至少不是必效方。一个中医临床医生实际工作能力的标志，就在于能否识别方证或药证，前人常用"丝丝入扣""精细""绵密"等词来形容和评价此能力。方证相应，有是证用是方，证不变方亦不变，守方应用，直捣病所。方剂也必须随着证候的变化而变化，也就是抓住方证状态，证变方亦变，方随证转。若病机未发生根本变化，即证的总体未变，仅其下兼证等有所变化，就应在原方的基础上加减化裁。朱肱《类证活人书》云："仲景伤寒方一百一十三道，病与方相应，乃用正方，科有差别，即随证加减。"徐灵胎《医学源流论·古方加减论》也云："其病大端相同，而所现之症或不同，则不必更立一方，即于是方之内，因其现症之异，而为之加减。"他们所谓的"病"，就是方证，而"科""症"则是指"药证"。只有通过加减，才能使方与证达到相应的理想状态。而如果病机发生了根本变化，由此证变为彼证，则须更换方剂。徐灵胎尝指出正确处方用药的原则："善医者，分观之，而无药弗切于病情；合观之，而无方不本于古法，然后用而弗效，则病之故也。非医者之罪也。"无论是切于病情还是本于古法，都是方证相应的一种表述。要解决有方无药，或有药无方的问题，关键就在于方证相应。应用经方，临床证候只要与原著的描述相契合（有时"但见一证便是"），便可放胆使用，而不必强求脉、舌、症面面俱备，颇有执简驭繁、驾轻就熟之妙，则效验必彰。以方证立论是准确运用经方的一条捷径，初业医者慨叹经方难用，其实是不熟悉仲景原文的缘故。吉忱公、少逸先生善用经方，其最成功的一条经验就是熟背原文。

方证对应是辨病机与特征性症状的综合体现，而绝不仅是机械"对应"。如"以方类证"的柯琴在"桂枝汤证"中说"此为仲景群方之魁，乃滋阴和阳，调和营卫，解肌发汗之总方也。凡头痛、发热、恶风、恶寒，其脉浮而弱，汗自出者，不拘何经，不论中风、伤寒、杂病，咸得用此发汗……头痛、发热、恶寒、恶风、鼻鸣干呕等病，但见一症即是，不必悉具，惟以脉弱、自汗为主耳……"。柯氏将桂枝汤的作用机制称为"滋阴和阳，调和营卫，解肌发汗"，而脉弱、自汗是最能体现桂枝证的症状。只要患者的症状与体征具有能体现"营卫不合""卫强营弱"病机中的任何一个，则"不拘何经，不论中风、伤寒、杂病""但见一症即是，不必悉具"，皆可应用之。这里清楚地表明临床应用桂枝汤的关键是要通过"脉证"——症状和体征的鉴别和辨析，捕捉到能体现"营卫不合""卫强营弱"的病机，如此即为"桂枝汤证"，便可放胆应用桂枝汤。

5. 同方异证、同证异方

从理论上讲，每一个特定的病证能发挥最佳治疗效果的方剂只有一个。在临床上，我们也期望所拟处方能高度针对特定的证，即"方证对应""一方一证"。但事实上，高度对应于特定证的方剂只是理想中的，临床上用于治疗某一病证的方剂常有多首，即所谓"同证异方"。而同一首方剂又可用于多个病证，即所谓"同方异证"，且均能获得一定疗效。这就是临床上常见的"同证异方"或"同方异证"现象，这种现象表面上看来似乎是与辨证论治中的"方证对应"原则相悖的。

仲景时代，对同方异证的现象就已有充分认识。如《伤寒论·辨少阴病脉证并治》云："少阴病，四逆，其人或咳，或悸，或小便不利，或腹中痛，或泄利下重者，四逆散主之。"（318）即四逆散既治阳郁厥逆证，又疗肝脾不和证。再如肾气丸，《金匮要略》既有以之利少便的，如云："虚劳腰痛，少腹拘急，小便不利者，八味肾气丸主之。""妇人病……转胞不得溺…但利小便则愈，宜肾气丸主之。"又云："男子消渴，小便反多，以饮一斗，小便一斗，肾气丸主之。"显然，这里的"虚劳腰痛""转胞"与"男子消渴"病种不同，而"小便不利""不得溺"与"小便反多"证候表现更恰好相反。至于肾气丸的现代研究报告，则显示其可用于治疗高血压、前列腺肥大、慢性肾炎、白内障、神经衰弱、脑出血后遗症和糖尿病等多种疾病，动物实验则证实肾气丸既可降血压，又能升血压，说明一个方剂在机体不同状态下，可以呈现出所谓的"双向作用"或多样性功能。故"同方异证"在古方书中并非罕见。

至于"同证异方"之例，见于仲景书者亦有很多。如《伤寒论》《金匮要略》中许多条文中的某证某方主之，某方亦主之，提示同一病证，治疗上可有不同方药的选择。

一证二方者，如《伤寒论·辨太阳病脉证并治下》云："寒实结胸，无热证者，与三物小陷胸汤，白散亦可服。"（141）又如《金匮要略·胸痹心痛短气病脉证治》云："胸痹心中痞气，气结在胸，胸满，胁下逆抢心，枳实薤白桂枝汤主之，人参汤亦主之。""胸痹，胸中气塞，短气，茯苓杏仁甘草汤方之，橘枳姜汤亦主之。"又《金匮要略·水气病脉证并治》云："里水，越脾加术汤主之，甘草麻黄汤亦主之。"又《金匮要略·痰饮咳嗽病脉证并治》云："夫短气有微饮，当从小便去之，苓桂术甘汤主之，肾气丸亦主之。"

更有一证用三方者，如《金匮要略·消渴小便利淋病脉证并治》云："小便不利者，蒲灰散主之，滑石白鱼散、茯苓戎盐汤并主之。"

现代研究告诉我们，任何一味中药都含有多种有效成分，因而它们的药理作用也往往是多方面的。不同的用药方式、不同的剂量和煎煮法以及机体的不同状态都会影响其作用，可因此呈现出不同甚至相反的功能。二味以上药材组成的复方，则更为复杂。

尤应注意的是，日本最早提出"方证相对"名词的医家当推日本汉方医学家吉益东洞（1702—1773）。他在1764年刊行的《方极》"序"中说："仲景之为方也有法，方证相对也，不论因也；建而正于毒之中，此之谓极也。"吉益东洞是在将中医基础理论中的核心概念和相关理论（如气、脏腑、经络、阴阳、五行，以及脉诊方法、本草著作、医学经典等），都彻底否定的基础上，提出的"方证相对"。他把一切中医理论都斥为"空谈虚论"，皆属"虚妄无用"，因此也流传着"废医存药"的谬论。

以方证立论是在吸收方证相对的合理内核的基础上，对其立场进行了深刻批判，并进行扬弃和升华，复归以辨证论治为核心的传统，视病机为"证"之本质，而方证对应，是在新形势下形成的一种独特的疾病辨治思路和模式。以方证立论是辨证论治的凝练方式，是使方药与疾病病因、病机、症状、体征相契合的思维过程，直接反映为病证与方药之间的对应关系，思维过程简洁、具体、明确，方证浑然一体。这样，就简化了辨证论治程序，节约了诊治时间成本，可在相同的时间内为更多的患者服务。临床医学的最高境界和终极目标就是要给各种疾病都找到特异性的治疗方法，即特效药、必效方。张仲景基于大量临床实践经验，运用辨方证的思想，使方证对应成为治疗各种疾病的有效手段，柳氏医派循以扩充，而有以方证立论的临证辨治思想。

6. 辨证论治与方证相应有机结合

理法方药（术）量是辨证论治的具体体现，其中理即辨证，法、方、药（术）、量为论治。清·吴仪洛自序《本草从新》云："夫医学之要，莫先于明理，其次则在辨证，其次则在用药。理不明，证于何辨？证不辨，药于何用？"清·程杏轩尚云："曾念子华子言：'医者，意也；医者，理也。'盖理明则意得，意得则审脉处方，无所施而不中。"明代张景岳自序《类经图翼》亦云："昔人云：医者意也，意思精详则得之。余曰：医者理也，理透心明斯至矣。夫扁鹊之目洞垣者，亦窥窍于理耳。故欲希扁鹊之神，必须明理；欲明于理，必须求经；经理明而后博采名家，广资意见，其有不通神入圣者，未之有也。"故临床选方，重在辨证明理。方以治证，药当治证，无论经方、时方，当以证为依准；方以载医，无论是《黄帝内经》的理，还是《神农本草经》的药，皆要通过"方"体现于临床中；无论是仲景的外感学说，还是东垣的内伤学说，也必须通过方以载法，通过方以临证。源远流长的中医学，亘古不绝的是方，是方道，是方证，故前人"名声终究多虚幻，功夫唯有处方知"之叹。清·张山雷《论方案》云："病者本有一定之病理，识理毕真，认证确药，自然敢下断语，案无遁情，则所立之方，也必配合停匀，有条不紊，而后药能中病。"

以方证立论是辨证论治原则具体应用的凝练。在临床应用中，遵循辨证论治、方证对应的原则而产生了方与适应证之间相应相成的一套规则，方证贴切，疗效显著。方证对应与辨证论治并不矛盾，辨证论治包括方证对应，方证对应是中医辨证论治原则的体现。成方的应用既是辨证论治的结果，也是遵循方证对应原则的体现。辨证论治有时捉襟见肘，需要以方证立论来弥补；而以方证立论亦有证、方难以完全相符之时，即应以辨证论治为基础修正。故辨证论治和以方证立论，两者并不相悖，而是相辅相成，皆是针对病机而选方遣药。抓住方药与证，寻找证与方药的对应关系，弄清方药之所以起效的机理，对临床具有巨大的运用价值。

《柳吉忱诊籍纂论》心悸门"天王补心丹证案"：患者孙某，男，47岁。患神经衰弱10余年，伴有十二指肠球部溃疡、慢性肝炎病史。经常膝关节疼痛，心悸，气短，胸闷，头晕，失眠，耳鸣，面色萎黄。心电图大致正常，血压140/90mmHg，肝功能正常。舌质紫绛无苔，脉沉短无力。证属心营不畅，致心悸时发；清窍失荣，致头晕耳鸣。吉忱公首诊予《摄生秘剖》天王补心丹易汤加夜交藤、桑椹，以滋阴清热，补心安神；因见胸闷短气、头晕、脉沉短无力，故辅以四君子汤、瓜蒌薤白白酒汤合黄芪，以益气健脾、豁痰宽胸，因薤白辛温，于证不利，故弃之；佐以杭菊平肝明目而疗眩晕。于是方对药效，二诊时诸症悉减，守方继服。三诊时谓症状较前明显减轻，胸闷气短已除，故瓜蒌薤白白酒汤弃之，予以陈皮调中快膈、导痰消滞，以防胸痹复发。因其心营久亏，心肾不交日久，离病愈甚远，故辅以孔圣枕中丹易汤，增其滋阴益营、镇心安神之功，续服 10 剂，而病臻痊愈。此案病证繁杂，短期病愈，诸弟子皆曰效奇。公笑云："然其病机一也，心肾不交，心营亏虚之谓也。昔吾之学师恽铁樵先生尝云：'凡治病之法，无非顺生理以药力助之''欲讲治法，须明病理，欲明病理，须知病机。'"

胁痛门"柴胡加大黄汤证案"后，少逸先生解读吉忱公此案之治验，乃有"经方者，古圣所立，有法则，有定例，可为治疗之规矩准绳。然善用经方者，不贵明其所当然，要贵明其所以然"之悟也。该书共遴选胁痛诊籍七则，而治法各异，故少逸先生谓："胁痛"一证，致病之由众多，鉴于肝脉布胁肋，肝络不畅则痛，故调达枢机乃其要也，或气滞、或血虚、或热结，乃其异也。举凡所述七案，公以曹颖甫《伤寒发微》语导之："治病之法，愚者察同，智者察异。"公复告云："学方，当知'异病同治'之要也；用方，当晓'同病异治'之法也。然其要一也，曰：'辨证论治'。"

眩晕门"加味独活寄生汤证案"，患者年届花甲，头晕眼花，头痛项强，胸闷气短，右侧上下肢时麻木，阴雨加剧。食欲、睡眠尚可，大便时有燥结，小便调。脉双寸弱，左关弦，舌质紫绛，尖红，苔白薄。血压：200/115mmHg。X 线胸透示主动脉迂曲延伸。心电图示窦性心律，心肌劳损。证属肝肾亏虚，肝阳上亢，心营不足。治宜益肾柔肝，平肝潜阳，益心和血。予自拟加味独活寄生汤（独活寄生汤合柴葛解肌汤加减）调之。此案之治，似有二点有悖于常理。其一，高血压病药何以用羌、独二活？公云："头项强痛，阴雨天加重，此痉病也，湿痹也。《本草求真》谓痉证川羌'宜同独活调治'；《得宜本草》谓川羌'得当归，能利劳伤骨节酸痛'。"其二，高血压病方为何用独活寄生汤？公引明·程玠《松崖医径》语解之："古人方，固有为一病而设者，亦有数处用者。如四君子汤，可以补气，可以调气，又可以降气，凡涉于气证者，皆可用之。四物汤可以补血，可以调血，又可以止血，凡涉于血证者，皆可用之。"此案首治予以独活寄生汤，其补气血之功，得益于该方寓八诊汤之味也。而生地黄、桑寄生、白芍、杜仲、牛膝乃养肝肾之药也。于是肝肾得养，气血得补，阳亢得降，筋脉得濡，心脉得调，而病臻痊愈。

带下门"萆薢渗湿汤证案"，患者证属脾虚湿盛，蕴久成热，湿热移于下焦，蕴结胞宫之带下、气淋，予以《疡科心得集》之萆薢渗湿汤（萆薢、薏苡仁、黄柏、茯苓、牡丹皮、泽泻、通草）以清热利湿、止带通淋；合《金匮要略》之当归芍药散（当归、芍药、川芎、茯苓、白术、泽泻），以养血疏肝、健脾利湿；加车前子、白鸡冠花、淡竹叶诸药，以增其燥湿止带之功。处方：萆薢 30g，淡竹叶 15g，木通 10g，黄柏 15g，牛膝 10g，车前子 12g（包煎），茯苓 12g，泽泻 12g，牡丹皮 6g，薏苡仁 20g，当归 12g，白鸡冠花 30g，赤芍 10g，川芎 10g，甘草 3g，水煎服。二诊时，加白术健脾益气以蠲湿邪，滑石、知母佐方中之黄柏、芍药，乃《医学衷中参西录》之寒通汤，以增其清热化湿、利水通淋之效。经治近月，带下、尿频诸症悉除。故解读云："清·毛祥麟《对山医话》有云：'治病不难用药，而难于辨证。辨证既明，则中有所主，而用药自无疑畏。'此案以'带下赤白''小便频数'为主证，而其证同为脾虚湿困。继而有湿热蕴结而致尿频、尿赤、带下赤白之症。公谓此案有萆薢渗湿汤证、当归芍药散证、寒通汤证之治，故收效于预期。"

瘾疹门"加味消风散证案"，治疗血热风燥、营卫失和、风热与气血相搏于肌肤之瘾疹（荨麻疹），予自拟加味消风散（浮萍 12g，大青叶 12g，蒲公英 12g，荆芥 10g，防风 10g，独活 10g，地肤子 10g，白蒺藜 10g，金银花 12g，当归 12g，川芎 10g，生地黄 12g，赤芍 10g，苦参 10g，苍术 10g，陈皮 10g，蝉蜕 6g，甘草 3g。水煎服）以疏风清热、和营凉血。服药 8 剂，诸症悉除，瘾疹未发。予以天王补心丹，早晚服。少逸先生在解读中阐发云："本案之病，因皮肤出现瘙痒性丘疹风团，故有风疹、风疹块之名，又因发病时隐时现，故又名瘾疹，即西医学所称的'荨麻疹'。究其原因，《素问·四时逆从论》有'少阴有余'，病'隐轸'的记载。轸，即疹。意谓少阴君火之气有余，即火热之气有余，与人之气血相搏，而起瘾疹；《灵枢·本神》云：'所以任物者，谓之心。''心藏脉，脉舍神。'若心之操持繁重，心思慎密，心血暗耗，心火内盛，此亦'少阴有余'也，火邪搏于营卫，而致血燥生风。此即《黄帝内经》'诸痛痒疮，皆属于心'之谓。此即清营凉血可治疮痒之理，亦即天王补心丹治瘾疹等皮肤病之理也。"故吉忱公所有的皮肤病验案，在临床治愈后，几乎皆以天王补心丹口服以善后，以预防其复发。"天王补心丹乃愈后之施，养血安神，清热除烦之用，以解'任物'之劳，俾心火不亢，'少阴有余'之疾不生也。"

口疮门"导赤清心汤证案"：鲁某，女，29 岁，1965 年 8 月 6 日就诊。现口腔、咽喉疼痛，继而口腔两侧、上颚、唇内出现黄白色溃疡点，伴灼痛感，妨碍其饮食，口干渴，口臭，心烦，大便干结，小便黄赤，舌质红，苔黄腻，脉数。证属心火炽盛、火热之邪循经上攻舌唇。以导赤清心汤合甘桔汤化裁内服以导赤清心，主以导赤清心汤清心养阴、利水导热，上炎口腔之火毒得清，则口疮可愈；合用《小儿药证直诀》之甘桔汤，以清火热之邪上壅咽喉而致肿痛。同时予冰硼散外用。内外合治，方证相对，用药 10 剂，口疮痊愈。其治之理，少逸先生解读云："《素问·气交变大论》云：'岁金不及，炎火乃行……民病口疮。'1965 年，乙巳岁，岁金不及之年，金不及火以乘之，故有火热之邪犯之。《素问·至真要大论》云：'诸痛痒疮，皆属于心。'故火热淫邪与心火交炽而致口疮。宗《素问·六元正纪大论》'火郁发之'之治，予以导赤清心之法。'发'者，散去之意。张介宾注云：'发者，发越也''凡火所居，其有结聚敛伏者，皆谓之发，非独止于汗也'。"无论是汗吐下，还是导赤清心，皆为"火郁发之"之具体运用。

对于"以方证立论"，少逸先生对之多有阐发，专著《柳氏方证立论法式与临床讲记》业已完稿待版。《柳少逸医案选》中可充分体现出这种思想。如心悸门"炙甘草汤证案"，在运用炙甘草汤加味，口服 20 付，即治愈邪伤气阴、宗气不足、心脉失贯所致心悸（心肌炎）后，感慨系之："经方之效，诚如明·朱栋隆所云：'脉有独病，药有独能，医有独断，三者合一，未有不效者。'陈宗琦《医学探源》记云：'医者理也，医者为道非精不能明理，非博不能制其约。能知天时运气之序……处虚实之分，定顺逆之节，察疾病之轻重，量药剂之多寡，贯微洞幽，不失细小，方可言医。'此其阐述《黄帝内经》'法于阴阳，和于数术''形与神俱'之论也，当为医者临证所宗。"

柳氏医派在临证过程中，无不体现着以上所述的各种理念。这从《柳少逸医案选》首案"麻黄汤证案"中，就可以看出先生及柳氏医派以方证立论的总体思路和具体运用，以作为全书病案选方应用乃至学派临证辨证论治和选方用方特点的概括。

冯某，男，56 岁。1969 年 12 月 6 日初诊。

寒冬在果园整枝，因劳累甚，而感受风寒，当晚即发高热，体温达 39.7℃，其症为恶风寒、发热、头痛、身痛、腰痛、骨节疼痛，无汗而伴咳喘。舌苔薄白，脉浮紧有力。

诊断：伤寒感冒。

辨证：外感风寒，毛窍闭塞，肺气不宣，营卫失和。

治则：疏风散寒，宣发肺气，调和营卫。

方药：麻黄汤加味。

麻黄 12g，桂枝 10g，杏仁 10g，川羌 10g，防风 6g，炙甘草 6g，水煎服。1 剂。

服药后，温覆衣被，须臾，通身出汗而解。

再予桂枝二麻黄一汤 2 剂善后。

桂枝 12g，制白芍 12g，麻黄 6g，杏仁 10g，防风 10g，炙甘草 6g，大枣 10g，生姜 10g。水煎温服。

3 日后，病人欣然相告病已痊愈。

在"按语"中，先生详细地介绍了首诊选用麻黄汤加味、二诊选用桂枝二麻黄一汤的原因，并由此出发，阐发自己诊治伤寒、进而临床选方的"圭臬"。

全书病案选方应用乃至本案患者，外感风寒，伤寒麻黄汤证之恶寒、发热、头痛、身痛、腰痛、骨节疼痛，无汗而喘等 8 个临床症状均存，故主以麻黄汤辛温解表，宣肺平喘。1 剂后汗出而通身之痛均减，此时邪气已微，非麻黄汤证可峻汗者，又非桂枝汤所能除者，证为介乎表实、表虚之间之太阳病轻证，故合二方之药，药量略有增减，解表不伤正，调和营卫不留邪，故 2 剂而告病愈。

"伤寒之病，不外六经，欲明六经，当知其要。要者何？定其名，分其经，审其证，察其脉，识阴阳，明表里，度虚实，知标本者是也。"此乃叶天士《医效秘传·要书说》之论也。此亦余治伤寒，用经方之圭臬也。

此不仅是柳氏医派诊治伤寒之"圭臬"，也是以方证立论之规矩也。中医治病有无疗效，主要关键就在于方证是否对应。

（二）"方""法"辩证又统一

《临证指南》云："医道在乎识证、立法、用方，此为三大关键。"中医临床，核心是法的应用。"为医之道，贵求方法"，方制之说始于《素问·至真要大论》，后成无己《伤寒明理论·序》提及"方制之法"，至清·柯琴则立专编以论之。细究之，前人之论详于方而略于法，柯氏则方、法并重。柯氏以六经为纲，统领诸方，每经诸方之前先列总论，以阐明本经立法之要，次将诸方分为汗、吐、攻、和、寒、温六种，分为表、里、寒、热、半表半里诸证而设。每方每证下又列有数方，每方之加减变化亦详予剖析。如此则法中有法，方外有方，变化无穷，诚如柯氏所谓

"何得以三百九十七法、一百一十三方拘之耶"。辨证论治是理、法、方、药一线贯通，法则是沟通辨证与处方遣药的桥梁，是指引方药与诊断相契合的向导；法是制方的基础，法也蕴含在方中。以方证立论，将法纳入方中统一考虑，故可以提高诊治的疗效和处理的效率。

1. 治法为指导组方遣药的原则

方剂是理、法、方、药中不可缺少的一环，与辨证、治法关系密切。临床治病的程序，是按理、法、方、药四个环节有序进行的。首先通过四诊合参，采集症状，再通过分析病因病机，确定病证，然后立出治疗大法，选择有效的方药。可见方剂只能在辨证立法的基础上才能恰当运用。而法，又是在方剂广泛应用以后，从众多方剂中绅绎出来的规律。如湿与热，是病理变化的反应，又同属六淫范畴。《黄帝内经》《金匮要略》及历代文献均有治疗规范。鉴于湿分内外，热有表里，湿能化热，热能转湿，临证则运巧。在临床中，根据季节、时令、气候变化和冷热失常，进行推理诊断、辨证求因与审因论治。吉忱公临证从整体观念出发，脉证合参，分清虚实及外邪偏胜或正气偏虚，作为临证处方用药准则，因势利导，拨乱反正而愈病，并根据多年临床实践，归纳出"湿热证治十九法"。

2. 方剂为体现治法的主要手段

治法即治疗大法，它是根据临床症候，辨证求因，在确定病因、病性、病机、病位的基础上，通过审因论治而制订出来的。治法一旦确定，就成为指导临床运用方剂和创造新方的原则。"方从法出，法随证立"，如吉忱公尝以"伤寒为法，法在救阳；温病为法，法在救阴"两大法门启迪学生，并倡临证应冶寒温于一炉，方不致墨守成规，胶柱鼓瑟。如患者有发热，微恶风寒，无汗或少汗、头痛咳嗽、咽喉疼痛、口干微渴，舌苔薄白，脉象浮数，则诊断为风热表证，首先确立辛凉解表的治法。

3. 以法统方，法以方现

"以法统方"，包括以法组方、以法遣方、以法类方、以法释方。方剂必须"针对病机，体现治法"，如此才能契合病证，发挥效能。根据辨证，诊断为风热表证，首先确立辛凉解表的治法，然后根据这一法则，选用银翘散等辛凉解表剂，或依法创立新方进行治疗，此即古人所谓"法从方出，方从法立，以法统方"之意。方从属于法，法是方的根据，方是法的具体表现。但从中医学史的发展角度看，是先有药后有方，再有治法。由于中医学是实践医学，先有实践，后有理论，因此，方剂是实践的产物，法是理论的总结。

4. 方证相应，法方合一

方有广义和狭义之分。方不能离法，法不能离方，方离开了法，就成为盲目的实践，法离开了方，就成为空洞的理论。有方无法，则方为堆砌之药，有法无方，则法为无依之空谈，故方与法不可偏废。一方可含数法，而一法可立数方。《潜夫论》云："凡治病，必先知脉之虚实，气之所结。然后为之方。"此约言方者，药方也。《诗·大雅》云："万邦之方，下民之王。"毛传注云："方，则也。"《周易·系辞》云："方以类聚，物以群分。"孔颖达疏云："方，道也。方谓法术性行。"故广而言之，方者，法度、准则也，又义理、道理也。在医学中，广义之分则泛指治疗疾病的医术，当年考古专家名《五十二病方》的"方"用的就是广义的"方"，书中很多"方"并不是方剂，而泛指治疗技术。陶弘景《本草经集注·序录》云："春秋以前及和、缓之书蔑闻，道经略载扁鹊数法，其用药犹是本草家意。至汉淳于意及华佗等方，今之所存者，亦皆修药性。张仲景一部，最为众方之祖，又悉依本草。"明·李士材《伤寒括要》有："方者，定而不可易者也；法者，活而不可拘者也。非法无以善其方，非方无以疗其症"的论述。清·吴谦《医宗金鉴》尚有"方者一定之法，法者不定之方也。古人之方，即古人之法寓焉。立一方必有一方之精意存于其中，不求其精意而徒执其方，是执方而昧法也"的记载。故"方因法立，法就方施"，乃仲景临证组方之内涵。从而印证了方剂学是阐明治法与方剂基本知识以及临床应用规律的一基础学科。清·张睿《医学阶梯》所云："医学之要，始而论病，继而论方，再次论法。而法有条理，病有原委，方有成局。"故柳氏医派认为："从《史记》中所记载的扁鹊所承传的诊疗技术，《汉书》中所记载的扁鹊的医学著作，及传《难经》为扁鹊所著来看，广义之'方'，概含了医学的基础理论知识及临床诊疗技术。"

以方证立论，是指方剂的主治病证范畴及该方组方之理法与病人所表现出来的病机和主要病证相符合。无论是先辨证后处方（辨证论治），还是先有处方后辨方与证相符与否（方剂辨证），都以方证相应、方证相符为原则，即方证相符是辨证论治的目的。方证相符的思想是以药物（方）的阴阳寒热之偏来纠机体阴阳寒热之偏（证），热证用寒药，寒证用热药，虚证用补药，实证用泻药，这些法则在《素问·至真要大论》中有诸多论述，如："寒者热之，热者寒之，微者逆之，甚者从之……上之下之，摩之浴之，薄之劫之，开之发之，适事为故"等。

以法统方,说时容易做时难。既然一种治法可统率同类的许多方剂,到底哪一首是高效方呢?或言,只要加减化裁得当,每一首方剂效果都好。实际情形是:千方易得,一效难求。先生常言:条条道路通罗马,但终有一条捷径。辨证论治有时捉襟见肘,需要以方证立论来弥补;而以方证立论亦有证、方难以完全相符之时,即应以辨证论治为基础修正。故辨证论治和以方证立论,两者并不相悖,而是相辅相成,皆是针对病机选方遣药。清·张睿《医学阶梯》云:"古方甚多,今法莫尽;欲察病者,务求善方;欲善方者,务求良法。"此之谓也。

宋代大文豪苏轼《楞伽经跋》云:"经之有《难经》,句句皆理,字字皆法。"明·李中梓《伤寒括要·仲景三百九十七法一百一十三方论》云:"统而论之,方者,定而不可易者也;法者,活而不可拘者也。非法无以善其方,非方无以疗其症。学人先以方法熟习之,后以方法融会之,则方可以随时变,而不逾仲景之法;法可以随证立,而不外仲景之方。由是则超于方,亦方也;逸于法,亦法也。若拘于一定之轨则,而不思变通,不惟胶柱鼓瑟,抑且浩漫靡穷矣。"李中梓虽然对具体的397法认识有误,但其对广义的法的论述却堪称精湛,当为后世医家所遵循。

清·骆如龙云:"然法虽有定,变通在人。"清·熊应雄云:"贵临机之通变,勿执一之成模。""成模"者,规矩也,所谓无规矩不成其方圆也。"通变"者,运巧也,此即不能运巧,则无所谓规矩也。由此可知,中医临床无一不是常规,临床实践处处有机巧,即神行于规矩之中,运巧于规矩之外。然孜孜于常规,则作茧自缚;因证施法立方,则别出机杼而出神入化。故既重规矩,又运巧制宜,庶几左右逢源,期在必胜。故"方从法立,以法统方",此乃柳氏医派之临证法式,为二者辩证关系的高度概括。既不能有法无方,也不可有方无法,诚如《医宗金鉴·凡例》所云:"立一方必有一方精意存于其中,不求其精意而徒执其方,是执方而昧法也。""临证立法严谨,用药精当,熟谙通权达变之理,出有制之师,或执经方,或施时方,灵活化裁,是执方而未昧法也。"

清·徐灵胎在《医学源流论·病同因别论》中曾旗帜鲜明地指出:"感寒而身热,其腹亦因寒而痛,此相合者也。如身热为寒,其腹痛又为伤食,则各别者也。又必审其食为何食,则以何药消之。其立方之法,必切中二者之病源而后定方,则一药而两病俱安矣。若不问其本病之何因,及兼病之何因,而徒曰某病以某方治之,其偶中者,则投之或愈,再以治他人,则不但不愈,而反增病,必自疑曰:何以治彼效而治此不效?并前此之何以愈?亦不知之。"故以方证立论,亦需以病机为核心。

《柳吉忱诊籍纂论》中风门"人参汤证案"：患者孙某，男，51岁，端午节前一日就诊。患者于晨起突然昏倒，不省人事，口眼㖞斜，流涎不止，肢体软瘫，目合口张，鼻鼾息微，大、小便自遗，急来院就诊，查血压130/80mmHg，舌暗红，苔白薄，脉沉细。此乃属阳浮于上，阴遏于下，阴阳气不相顺接而成脱证，且有离决之势。治宜益气回阳、救逆固脱之法，急予《金匮要略》人参汤合《伤寒论》四逆汤化裁：制附子12g，红参10g，干姜10g，炒白术12g，生黄芪90g，赤芍10g，当归10g，地龙10g，川芎6g，桂枝6g，桃仁6g，红花6g，竹沥12g，石菖蒲10g，炙甘草10g。水煎服。3日后家人告知：服药3剂，神识清，但左侧肢体仍麻木，不能站立，舌强语謇，带有痰声，口眼㖞斜，脉仍沉细。师以王清任法，予以补阳还五汤化裁，调方如下：黄芪120g，赤芍10g，当归10g，地龙10g，川芎10g，桂枝10g，桃仁10g，红花10g，石菖蒲10g，天竺黄10g，人参10g，制附子10g，炒白术10g，炙甘草10g。水煎冲服牵正散（白附子、僵蚕、全蝎各等分）6g。继服30余剂，则患者言语清，面瘫已愈，已能下地行走，然左侧肢体仍行走惟艰。予上方去附子，加鹿角胶10g（烊化），龟甲胶10g（烊化），巴戟天10g，肉苁蓉10g，水煎服。续服20余剂，家人欣然相告，病臻痊愈。此案系吉忱公任栖东县立医院院长时之验案，乡里曾传为神奇，公亦留案以作传道解惑之用。其病机，公引《金匮要略》语解云："邪在于络，肌肤不任；邪在于经，即重不胜；邪入于腑，即不识人；邪入于脏，舌即难言，口吐涎。"此案病人年过半百，积损成虚，时值平旦，阴阳失序，而成脱证，诚如明·王肯堂《证治准绳》所云："卒仆偏枯之症虽有多因，未有不因真气不周而病者。"故予以人参汤（人参、甘草、干姜、白术）、四逆汤（附子、干姜、甘草）回阳救逆，此即《金匮要略心典》"养阳之虚，即以逐阴"之解。二方之主药分别为人参、附子，名参附汤，乃闭证、脱证必用之效方；佐以补阳还五汤，乃师以王清任补气活血祛瘀通络心法；牵正散祛风化痰通络，或外风，或内风之面瘫者皆可用之。故理、法、方、药朗然，而收奇效。至于"传为神奇"说，公笑云："非医者之神奇也，亦非医药之神奇也，乃法之神妙也。昔吴尚先尚云：'医理药性无二，而法则神奇变幻，上可发泄造化五行之奥蕴，下亦扶危救急，层见迭出而不穷。'"此案体现出法之多样与神妙。

低热门"四逆加猪胆汁汤证案"：患者吕某，女，55岁。患者于晨起即逐渐发热，日落前即逐步觉凉。症见面黄体惫，头昏眩，纳呆乏力，舌淡无苔，脉细微而弱。体温虽高然未达 39℃。证属阴寒内盛、虚阳外越，予以通脉四逆加猪胆汁汤（炙甘草 12g，制附子 12g，干姜 10g，猪胆汁 6g。前三味水煎二遍，合之，纳猪胆汁，分 2 份，早晚温服）以回阳救逆、益阴和阳，师曰："故有 3 剂而热减之效。此即《医宗金鉴》'以其大壮元阳，主持内外，共招外热返之于内'之谓。"虽然虚阳外越之证减，然热耗气阴，故二诊时则宗大、小白虎汤意，以清热生津；补中益气汤具甘温除热、益胃生津之功。景岳尝云："阳虚者亦能发热，此以元阳败竭、火不归原也。"故公宗参附汤意而处方（红参 10g，白术 10g，茯苓 12g，黄芩 10g，麦冬 10g，石膏 30g，知母 12g，附子 10g，甘草 10g。生姜 3 片，大枣 2 枚，加小麦一把为引。水煎服），诸药合用，药仅 4 剂，而热退脉复，诸症若失。为善其后，予陶氏升阳散火汤（红参 10g，白术 10g，茯苓 12g，黄芩 6g，当归 10g，麦冬 10g，陈皮 10g，柴胡 6g，炙甘草 6g，生姜 3 片，大枣 2 枚。水煎服），乃"火郁发之"之意。师曰："接诊之初，患者体温昼热夜凉，公不以'以寒治热'，反而'以热治热'，此'从其病者，谓之反治'。故余在侍诊时请公释迷。公以景岳语解之：'治有逆从者，以病有微甚。病有微甚者，以证有真假也。寒热有真假，虚实有真假，真者正治，知之无难，假者反治，乃为难耳。''治病之法，无逾攻补，用攻用补，无逾虚实。'"此案反映的是正治与反治之理。

低热门"加味桂枝汤证案"：患者林某，女，35 岁。1 个月前因流产不尽行刮宫术，失血甚多，头昏心悸，体倦。旬日来发热，形寒恶风，动辄自汗出，汗后恶风益甚，天明热稍退时，更是大汗淋漓，头昏、心慌、疲倦、面色无华，舌淡苔白，脉浮取虚大，重按缓弱。体温均未超过 39℃。证属失血伤营，导致营卫失和，冲任失调，而有低热之症。治宜和营卫、补气血、益冲任，方用桂枝汤合当归补血汤治之：桂枝 12g，制白芍 20g，黄芪 30g，当归 6g，炒酸枣仁 12g，五味子 6g，浮小麦 30g，炙甘草 10g，生姜 3 片，大枣 4 枚引，水煎服。服药 1 剂，当夜即得熟睡。续服 1 剂，自汗、恶风显著减轻，体温降至正常。隔日复诊，予人参养荣汤，服药旬日而愈。此案之发热，吉忱公不用麻黄、银翘、桑菊之剂；汗出之症，不用玉屏风、牡蛎诸散。公谓该患者因"人流"失血伤营及卫，因营卫失和而发热自汗出，故有《伤寒论》之桂枝汤合《内外伤辨惑论》之当归补血汤之用，俾气充血足，营卫自和而愈疾，此即清·张路玉之论："夫病有不见经论之异证，则其治亦有不由绳墨之异法。"

消渴门"柴胡去半夏加瓜蒌汤证案"后，少逸先生解读时慨叹："公于临证时有一方单味、数味，或一方数十味，公谓：昔张介宾尚云：'治病用药，本贵精专，尤宜勇敢。'意谓法无定法，应病而施，用药亦然。观此案公之用药，与证相符，精而专，药简力宏，处方用药，似有一味不可减，而又有一味不可增之感。可见其临证独具匠心，法贵权变，方在精练。"于振掉门"琥珀定志丸证案"后，先生又云："此案阅毕，见公临证投剂，妙法在心，活变不滞，堪为后学者师之。诚如宋代宋濂所云：'夫医之为道，必志虑渊微，机颖明发，然后可与于斯。'"

《柳吉忱诊籍纂论》腰痛门"益元壮腰汤证案"后，少逸先生解读时尝云：

可准之谓"法"，不易之谓"方"。法因证立，方随法处。辨证固要准确，立法务须精当，方药则可精确无误，始效于预期。故公谓"处方是施治的重要环节，临证如临阵，用药如用兵。一药之效，乃单兵之勇；众方之妙，乃组阵之法，用将之道"。故其临证，处方药物不多，若排兵布阵，病机丝丝相扣，携众方诸药之妙，而沉疴顽证，多收效于预期。问其处方之要，公云："医者，理也。冉雪峰尝云：'（治病）要之在方剂，则活法之中有定法；在加减，则定法之中有活法，临证贵临机之通变，勿执一之成模。执者，要也，变也，病变所由出也。病机者，为入道之门，为跬步之法也。'"

（三）熟稔多方为有方

方证对应，即"有是证用是方"之法，乃《伤寒论》和《金匮要略》的一大特点，也是医圣张仲景对中医学最重要的贡献之一。仲景以辨证论治的理论体系为指导，广搜博采，验证筛选了汉代以前尚流传于世的数百首高效经验方，准确地记载了每一首方剂典型的适应证，以及具体应用的方法和注意事项，为后世垂方法，立津梁。临床上若能正确地依之实行方证对应，实质上就是在重复张仲景当年的治病实践，却省却了一系列的实践探索过程，如同站在巨人的肩上，疗效自然非同一般。仲景之后深谙方证对应之道的著名医家，代不乏人。如近代名医曹颖甫著的《经方实验录》便是方证对应的典范之作，读之如饮上池之水，百读不厌。

少逸先生学医伊始，便闭门苦读仲景之书，渐至成诵。业医之后，奉仲景之书为圭臬，擅用经方治疗疑难重证。《伤寒论》中凡有方剂的条文，皆背诵得滚瓜烂熟。这样下苦工夫，看似笨拙，然则养兵千日，用兵一时，临证时信手拈来，疗效好，病人满意，自己也高兴。享受苦中之乐，原是医者的一种境界。其独具特色之处是：不惟使用经方时讲究方证对应，且对于迭经验证、疗效卓著的时方，恒视若经方，亦讲究方证对应，将经方的方证对应引申到时方的领域。

1. 用方应明其源流

方剂的源与流，即方剂的来源和由之衍化而成的新方。就研究方源而言，考清有关方剂的原始出处，知道某方最早出自某书，是某医家所创作，医家所处的社会文化环境及总体卫生保健状况，创制该方为疗何疾何证、有何特殊应用要求，"知人论方""知世论方"，掌握该方剂产生的时代背景尤其是疾病谱情况，对进一步了解该方在历史上的影响和临床应用上的价值，具有十分重要的意义。故研究方剂的来源，是研究方剂的前提。但中医载方的文献汗牛充栋，《中医方剂大辞典》就收方10万余首，后世医籍所载方剂，多未标明出处，或有的虽然标注了出处，但因未做认真的考证，以致谬误甚多。例如：具有清热解毒、凉血散瘀功效的犀角地黄汤，现代医籍多注出唐·孙思邈《千金要方》，但其实此方原名芍药地黄汤，最早出自南北朝陈延之《小品方》。又如具有补血、和血、调经功效的四物汤，现代医籍多注出宋·陈师文等所编的《太平惠民和剂局方》，而早在唐代蔺道人《仙传理伤续断秘方》中就已载此方。种种谬误，贻误后学。

方源如不准确，内容或有错误，如运用于临床，则难免影响疗效。如有些新编中医文献所载治疗脚气病的鸡鸣散，注出明代王肯堂《证治准绳》，其实此方出自宋·朱佐《朱氏集验方》，原方用"槟榔七枚，陈皮、木瓜各一两，吴茱萸二钱。桔梗、生姜各半两，紫苏茎叶三钱，上为粗末，分作八服（即分成八剂）"煎服。《证治准绳》转载此方，将吴茱萸二钱。桔梗半两，改为"吴茱萸、桔梗各三钱"，方后用法又改为"上㕮咀，只作一遍煎"。一剂药中用陈皮、木瓜各一两，吴茱萸三钱，大大超过常规用量，显系错误。

再就研究方剂的衍化而言，也只有在考清有关方剂方源的基础上，才能研究其发展与变化。否则，方源不明，而欲清其流，每致源流倒置。例如：明代施沛《祖剂》中载《易简方》（南宋代王硕撰，成书于1191年）四君子汤，其下所列钱氏（即北宋·钱乙，撰《小儿药证直诀》，成于1119年前）异功散，注称"即四君子汤加陈皮"。照此说法，四君子汤是祖剂，异功散是从四君子汤发展而来。这未免以流为源，以源为流，失去了《祖剂》命名的意义。

在古今医家所创制的方剂中，有相当数量的方剂是在原有方剂的基础上，根据病情的需要，经过适当的加减化裁，创造出另一首甚至一系列新方。如《小儿药证直诀》的地黄丸、《济生方》的加味肾气丸、《景岳全书》的右归饮、右归丸，均是从《金匮要略》肾气丸衍化而成的新方；《景岳全书》左归饮、左归丸，又是从《小儿药证直诀》地黄丸演变而来。不难看出，充分利用前人已有的古方，通过精心的研究，适当的化裁，创造出适合于治疗许多急慢性疾病的新方，是古人创制新方的主要途径之一，也是当前中医教学、临床和科研工作者的紧迫任务，对振兴中医事业有着非常重要的意义。

如《伤寒论》桂枝加芍药生姜各一两人参三两新加汤，用治太阳病发汗太过、损伤气营所致"身疼痛，脉沉迟者"（62 条），少逸先生认为："《汤液经法》中有'大阳旦汤'，仲景减人参为'黄芪建中汤'，减黄芪而成'桂枝新加汤'。陶弘景称此方治'自汗出不止……身劳无力，每恶风凉，腹中拘急，不欲饮食'之症。"尤在泾云："发汗后，邪痹于外，而营虚于内，故身痛不除。而脉转沉迟，《经》曰'其脉沉者，营气微也'，又曰'营气不足，血少故也'。"太阳表证，发汗太过，伤及营阴，经脉失濡则如斯，故桂枝汤调和营卫，重用芍药以滋阴血、敛汗液，生姜协桂以宣通衰微之阳气，人参补汗后之虚、扶助元真，故名曰桂枝新加汤。以奏调和营卫、益气和营之功。现代临床多用于治疗感冒身冷痛，妊娠恶阻及产后高热等病而具桂枝新加汤证者。先生尚用此方治疗冠心病而见胸痹气短者，得悟于《医宗金鉴》中"桂枝得人参，大气周流，气血足而百骸理；人参得桂枝，通行内外，补营阴而益卫阳"之语。《伤寒方证便览》《柳少逸医案选》均录其原方治疗感冒的"气虚感冒案"。吉忱公所制三黄独活汤，就含有新加汤，《柳吉忱诊籍纂论》寒热错杂痹门收录"三黄独活汤证案"。

《伤寒论·辨太阳病脉证并治中》云："下之后，复发汗，昼日烦躁不得眠，夜而安静，不呕、不渴、无表证，脉沉微，身无大热者，干姜附子汤主之。"（61）"发汗，若下之，病仍不解，烦燥者，茯苓四逆汤主之。"（69）《伤寒方证便览》分析云："干姜附子汤加甘草为四逆汤；四逆汤加人参为四逆加人参汤；四逆加人参汤加茯苓为茯苓四逆汤，故茯苓四逆汤为四逆汤、四逆加人参汤、干姜附子汤三方合之，另加茯苓而成，四方均属四逆汤类证，且有着共同机理，即阳亡寒胜，又是姜、附同用，以回阳救逆为治疗大法。四逆汤证属阳气衰微，阴寒内盛之重者，以大汗、下利、厥逆为主证；茯苓四逆汤证属阳虚为主，阴寒不足兼水气内停、烦躁不分昼夜，尚有恶寒、下利、肢厥、心悸、小便不利、脉微细；干姜附子汤证虽属阳虚势急，但较上述方证则轻，以昼日不得眠为见症。""茯苓四逆汤具回阳益阴，兼化水邪之功。《千金要方》加麦门冬，名'扶老理中散'，治'老年羸劣，冷气恶心，饮食不化，心腹虚满，拘急短气，霍乱呕逆，四肢厥冷，心烦气闷流汗'诸症。家父吉忱公，对老年心血管病及慢性退行性病变、老年胃肠病，常选此方加减用之，其理则宗成无己'四逆汤以补阳，加茯苓、人参以益阴'之论。"① 方后选录吉忱公运用该方加一味丹参治疗胸痹（冠心病）之"冠心病案"以例证之。《柳吉忱诊籍纂论》胸痹门之"茯苓四逆汤证案"② 即上述验案，先生解读云："清·林珮琴《类证治裁》记云：'胸中阳气，如离照当空，旷然无外。设地气一上，则窒塞有加。故知胸痹者，阳气不用，阴气上逆之候也。然有微甚不同，微者但通其不足之阳于上焦，甚者必驱其厥逆之阴于下焦。'茯苓四逆汤，乃《伤寒论》为汗下后，阴阳两虚证而设方。方由四逆汤（附子、干姜、甘草）加人参、茯苓而成。鉴于茯苓四逆汤，功于扶阳救阴，而本案为阳虚阴逆、心脉痹阻之胸痹，故吉忱公加味用之。干姜附子汤以其回阳救逆之功，适用于心肾之阳衰微之证。其理，诚如林珮琴所论：'甚者用附子''大辛热以驱下焦之阴，而复上焦之阳'。其治，若'补天浴日，独出手眼'。方加甘草为四逆汤；四逆汤加人参，名四逆加人参汤；方再加茯苓，名茯苓四逆汤，由此可知诸方加味之妙。公认为四逆汤以补阳，则心阳得交，胸阳得振；加茯苓、人参以益心脾之阴。此即《内经》'从阴引阳，从阳引阴'之大法也。'一味丹参饮，功同四物汤'，意谓丹参功同四物汤，能祛瘀以生新。故公谓'丹参一味，具活血、养血之功，为治疗冠心病心绞痛之要药。'因理、法、方、药朗然，故用药4剂，则胸痛大减，续服4剂，诸症若失。"

《金匮要略·肺痿肺痈咳嗽上气病脉证并治》中麦门冬汤方证条文云："大逆上气，咽喉不利，止逆下气者，麦门冬汤主之。麦门冬汤方：麦门冬七升，半夏一升，人参二两，甘草二两，粳米三合，大枣十二枚。上六味，以水一斗二升，煮取六升，温服一升，日三夜一服。"《伤寒论·辨阴阳易差后劳复病脉证并治》曰："伤寒解后，虚羸少气，气逆欲吐，竹叶石膏汤主之。"（397）此乃伤寒解后，余热不消，气液两伤的证治，法当清虚热、益气津。方以竹叶、石膏清热除烦；人参、甘草、麦冬、粳米益气生津；半夏和胃降逆止呕。关于竹叶石膏汤，清·莫枚士《经方例释》称："此麦门冬汤去大枣，加竹叶、石膏也。故以竹叶、石膏二味主方名。《千金》《外台》引华佗说，名竹叶汤。《千金》加小麦、知母、栝楼、茯苓、黄芩，名竹叶

---

① 柳少逸. 伤寒方证便览［M］. 北京：中国中医药出版社，2014：72 - 73.
② 柳少逸. 柳吉忱诊籍纂论［M］. 北京：中国中医药出版社，2016：53 - 54.

汤。"另据陶弘景《辅行诀》所云仲景之"竹叶汤",所用为淡竹叶。竹叶石膏汤在《汤液经法》中名曰"大白虎汤"(石膏、竹叶、半夏、炙甘草、麦冬、粳米、生姜),"治天行热病,心中烦热,时自汗出,舌干,渴欲饮水,时呷嗽不已,久不解者方。"即仲景以大白虎汤去生姜加人参而成竹叶石膏汤。《伤寒方证便览》之"肺炎高热案"和《柳少逸医案选》咳嗽门"竹叶石膏汤证案"为同一验案,《柳吉忱诊籍纂论》也载一验案,均运用竹叶石膏汤加味治疗邪热壅肺之咳嗽(大叶性肺炎),疗效确切。

《伤寒论·辨霍乱病脉证并治》曰:"霍乱,头痛,发热,身疼痛,热多欲饮水者,五苓散主之。寒多不用水者,理中丸主之。"(386)《伤寒论·辨阴阳易差后劳复病脉证并治》曰:"大病差后,喜唾,久不了了,胸上有寒,当以丸药温之,宜理中丸。(396)"成无己注云:"心肺在膈上为阳,肾肝在膈下为阴,此上、下脏也。脾胃应土,处在中州,在五脏曰孤脏,属三焦之中焦,自三焦独治在中,一有不调,此丸专治,故名曰理中丸。"以其为太阴虚寒病证而设方,具温运中阳、调理中焦的功效,故方名"理中",此即《伤寒论》中159条所云"理中者,理中焦"之意也。理中丸,为温中祛寒、补气健脾,治疗四逆证之要剂,是治太阴虚寒证的主方,在《金匮要略》中称人参汤。该方当源自《汤液经法》中之小勾陈汤(甘草、干姜、人参、大枣),"治天行热病,脾气不足,饮食不化,腰痛,下痢方。"陶弘景《辅行诀》中尚有"小补脾汤",方由人参、炙甘草、干姜、白术组成,"治饮食不化,时自吐利,吐利已,心中苦饥,或心下痞满,脉微无力,身重,足痿,善转筋者方。"后世据此方衍化出众多有效方剂,例如:《伤寒论》加桂枝,名"桂枝人参汤";《阎氏小儿方论》加附子,名"附子理中丸";《明医杂著》加茯苓、半夏,名"理中化痰丸";《太平惠民和剂局方》以理中丸去干姜加茯苓为补气著名方剂"四君子汤",其方现代应用很广,如对消化系统疾病的胃炎、胃溃疡、结肠炎之属脾胃虚寒者,呼吸系统疾病的慢性支气管炎、肺心病属脾肾阳虚,及慢性心肌炎属心阳虚者。《伤寒方证便览》之"胸痹案"和《柳少逸医案选》胸痹门之"人参汤证案",乃少逸先生运用理中汤加味(红参10g,干姜10g,白术10g,炙甘草10g,地龙10g,丹参10g。水煎服)治疗胸阳虚衰,气机痹阻所致胸痹(冠心病)之验案,收到良好效果。《柳吉忱诊籍纂论》中以之加味治疗泄泻、中风;以之为基础,创制芪附六君子汤、柴胡茵陈术附汤治疗咳嗽、黄疸;合陈言《三因极一症证方论》黄芪茯神汤、《医林改错》少腹逐瘀汤分别治疗胸痹、奔豚;还用于胸痹因素体脾胃虚弱，纳食呆滞者之善后，均可枢转中州，调理脾胃，收效于预期。

《柳吉忱诊籍纂论》血痹门"黄芪桂枝五物汤证案"例2，患者长期野外高空作业，1个月前右侧腰眼处痛，放射至下肢腓肠肌，且不可屈伸，活动受限，遇冷天气候变化加剧，舌淡无苔，六脉沉涩而紧。此乃寒凝经脉，营卫失和，络脉不通，而成痹证（坐骨神经痛），予黄芪桂枝五物汤化裁：黄芪30g，桂枝10g，制川乌10g，当归15g，赤芍、白芍各10g，陈皮12g，元胡10g，没药10g，牛膝10g，麻黄6g，独活12g，鸡血藤30g，茜草12g，炙甘草10g，生姜三片、大枣四枚、细桑枝尺长1支为引。水煎服。《金匮要略·腹满寒疝宿食病脉证治》有"寒疝腹中痛，逆冷，手足不仁，若身疼痛，灸刺诸药不能治……乌头桂枝汤主之"之治。在该篇附方中，又有"《外台》乌头汤：治寒疝腹中绞痛，贼风入攻五脏，拘急不得转侧，发作有时，使人阴缩，手足厥"之论。乌头桂枝汤，即乌头加桂枝汤而成，方中乌头，诸典籍均缺枚数。考《金匮要略》之乌头汤，川乌为5枚，故与乌头桂枝汤之枚数当大致相同。《外台秘要》乌头汤与《金匮要略》乌头桂枝汤药味相同，因较之病情较重，故药量亦大。由此可见，公于本案处方之臻妙。

不仅经方如此，对于常用的时方，也应当溯本求源。如普济消毒饮，为李东垣所创，主治大头瘟、大头天行的方剂。广州中医学院主编的《方剂学》一版教材提示该方"录自《医方集解》"，而汪昂《医方集解》在论述该方后结尾时用小字提出"然《十书》无此方，见于《准绳》"。《十书》即《东垣十书》，包括《脾胃论》《内外伤辨惑论》《兰室秘藏》等，在这些东垣著作中没有该方。明代王肯堂《证治准绳》中收载该方，然无药物剂量，也未说明出处，难免让人产生误解。直至五版教材《方剂学》中方指出其出自《东垣试效方》，录自《普济方》。东垣弟子罗天益《东垣先生试效方》卷九《杂方门·时毒治验》载："泰和二年，四月民多疫疠，初觉憎寒体重，次传头而肿盛，目不能开，上喘，咽喉不利，舌干口燥，俗云大头天行。亲戚不相访问，如染之，多不救。医以承气汤加板蓝根下之，终莫能愈。于是请李东垣先生救治，东垣出此方治疗，病人全活，时人皆曰此方天人所制，遂刻于石以传永久。普济消毒饮子。"如此方得源清流潴。

《柳吉忱诊籍纂论》口疮门"导赤清心汤证案"，治疗证属心火炽盛、火热之邪循经上攻舌唇之口疮伴咽喉肿痛，以自拟导赤清心汤合甘桔汤意化裁以导赤清心。导赤清心汤可清心养阴、利水导热，上炎口腔之火毒得清，则口疮可愈；合用《小儿药证直诀》之甘桔汤，以清火热之邪上壅咽喉之肿痛。同时予冰硼散外用，内外合治，方证相对，用药 10 剂，患者口腔溃疡已愈。予以桔梗 6g，甘草 3g，金银花 3g。代茶饮，每日 1 剂。《小儿药证直诀》之甘桔汤，按曰："实乃《伤寒论》之桔梗汤，用以治少阴客热咽痛证之用方。方以生甘草清热解毒，咽部轻微肿者，可一味甘草而愈之，名'甘草汤'。若效不显，可佐桔梗以开肺利咽，名'桔梗汤'，后世名曰'甘桔汤'。《疡医大全》增麦冬养阴润燥，亦名'甘桔汤'；《张氏医通》增山豆根、玄参、牛蒡子、荆芥诸药，乃治麻疹咽痛，口舌生疮之'甘桔汤'，今可用于'手足口病'佐用之方。"

鼻渊门"柴胡鼻渊汤证案"，治疗证属外邪未尽，郁于少阳，郁而化热，循经迫脑犯鼻，伤及窦窍，而致鼻渊（上颌窦炎）患者，予自拟柴胡鼻渊汤以清解郁热、化浊通窍。患者服药 5 剂，头痛，鼻塞诸症豁然，仍流黄色稠涕，予以原方加藿香 15g，苍耳子 10g。续服 5 剂，诸症若失。为固疗效，予以《外科正宗》之奇授藿香汤续服。处方：藿香 15g，煎取 1000mL，公猪胆 1 枚和匀，食后顿服。二诊时方加藿香，以其芳香宣发而不峻猛，微温化湿而不燥烈，以增化浊通窍之功。当诸症若失，鼻窍畅通之际，后续以《外科正宗》之"奇授藿香汤"以固疗效。猪胆苦寒性滑，寒能胜热，苦能除湿，滑能润燥，故与藿香同用，为治鼻渊之用方。制成丸剂，《医宗金鉴》方名"奇授藿香丸"。《全国中药成药处方集》名霍胆丸，又名清肝保脑丸。《奇难杂症食疗便方》有一类似药方：公猪胆 3 只，藿香 200g，苍耳子 50g。将藿香、苍耳子焙干共研细末，入猪胆汁渗匀，晒干研末，装瓶备用。每取 15g，开水送服，每日 2 次。此方功于通鼻窍，专治鼻渊。

《柳少逸医案选》中也多有论及方剂源流的精彩片段。如"半夏白术天麻汤，方出《医学心悟》，源自《金匮要略》小半夏加茯苓汤（小半夏汤：半夏、生姜）。方由《太平惠民和剂局方》二陈汤加白术、天麻而成。以其燥湿化痰、平肝息风，而主治风痰眩晕证。"

癃闭门"补脾胃降阴火升阳汤证案"：患者纪某，男，74 岁，患前列腺肥大 7 ~ 8 年，小便滴沥难出，小腹胀急 3 天，类似发作已有 4 次，每次均须插导尿管排尿，且多保留尿管半月余。此次因病人拒绝插导尿管，其子带其来诊。症见头晕乏力，纳呆恶心，小腹胀急、下坠感，会阴部有胀坠感，小便滴沥不出，大便排便亦难，便意频频。舌红、苔薄黄、少津，脉沉细。治当补脾益气，泻火升阳。予补脾胃降阴火升阳汤加减（柴胡 18g，黄芪 15g，苍术 15g，川羌 12g，升麻 9g，红参 6g，黄芩 12g，黄连 9g，甘草 9g，姜枣各 10g。每日 1 剂，水煎，早晚分服）。用药仅 12

剂，诸症悉除。次年又发作一次，同法服用 12 剂又愈。师曰："《脾胃论》之补脾胃降阴火升阳汤。主以柴胡升举下陷之阳气，辅以参、芪、苍术、炙甘草补脾胃，司健运，益中气，佐以石膏、芩、连，泻上乘之阴火。唯恐柴胡一味升阳之力不足，故加川羌、升麻通达太阳之经气而助升阳。《证治准绳》称此方为升阳散火汤；《张氏医通》称之为泻阴火升阳汤，为'治火郁发热'之方。方由补中益气汤衍化而成，内寓小柴胡以枢转气机，乃'火郁发之'之治。此方可称为虚证的小柴胡汤证，今为'甘温除热'之良剂。"

少逸先生尝言："研究某一方剂，对其方药、煎法、服法都要细研，更要看方源，即原著。例如：补中益气汤要看李东垣《脾胃论》，此方由补脾胃降阴火升阳汤衍化而成；镇肝息风汤要看民国时名医张锡纯的《衷中参西录》，此方是由建瓴汤化裁而来；血府逐瘀汤要看清代王清任《医林改错》，该方是由经方四逆散，时方桃红四物汤加桔梗一升，牛膝一降，通达枢机而成。他如左归、右归，要看有"张熟地黄"之名张景岳的《景岳全书》，更要上溯到《小儿药证直诀》，直至《金匮要略》。源清流澄，自然胸中多一份豪气，可以更自信地应用。

2. 掌握多方以应病

蔡陆仙《中国医药汇海》尝云"盖所谓方者，谓支配之法度也；所谓剂者，谓兼定其分量标准也"，故"方"是理法方药的重要组成部分。人之所病，病疾者多；医之所病，病方者少，病良方者更少，所以为医者，不可不知方也。何谓知方？知其方名，识药仅半，虽能用于临床，效不如意者，不可谓知方也；知方识药，洞悉方意，又知其配伍，能运用巧妙，证之临床，能获良效者，始可谓知方也。对于前人的方剂，应该下苦功夫钻研，从其药物组成、君臣佐使、主治功效、加减变化、煎服方法以至禁忌，都应认真地掌握。方药是治疗疾病的最重要的武器之一，临床病证千变万化，必须掌握足够多的方剂才能应付临床病证。故明·李中梓《医宗必读》有"病无常形，医无常方，药无常品。顺逆进退，存乎其时；神圣工巧，存乎其人；君臣佐使，存乎其用"之论。像《证治准绳》仅中风的方剂就有 92 条，但教材中的中风也就十来个证型，十几个方剂，如何应对临床疾病？

《柳吉忱诊籍纂论》"胁痛"门①共收录验案 7 个，为该书收录验案较多的病证，故以之为"麻雀"而剖析之，以见掌握方剂的重要性。验案 1 "柴胡疏肝散证案"：

---

① 柳少逸. 柳吉忱诊籍纂论［M］. 北京：中国中医药出版社，2016：119 – 127.

患者姜某，男，59岁。右胁下隐痛，时发时止，已有3年之久，曾住院治疗，诊为胆结石、慢性胆囊炎。现右胁下痛，放射全胸及左心房区，大便微干，小便赤涩。舌淡、色紫、无苔，六脉弦急而紧。证属肝气郁结，胆经蕴热。治宜调达枢机、疏肝理气、清热利胆，予柴胡疏肝散易汤调之：柴胡10g，枳壳10g，青皮10g，白芍10g，川芎10g，当归12g，郁金10g，鸡内金6g，乌药12g，莪术10g，金钱草30g，黄芩10g，焦栀子10g，元胡10g，川楝子12g，琥珀3g（冲服），大黄3g，茵陈15g，甘草10g。生姜3片，大枣4枚为引，水煎服。服药30余剂，患者欣然相告其胁痛、胸痹悉除，病臻痊愈。B超示肝胆无异常。嘱利胆方续服，以防其病再发：茵陈15g，金钱草15g，蒲公英15g，紫花地丁15g，郁金15g，香附10g，焦山楂10g，生麦芽10g，炒谷芽10g，生甘草10g。水煎服。案2"柴胡四物汤证案"，患者中年男性，右胁胀闷疼痛多年，每于情志不舒时即感右胁部疼痛胀闷，向肩背部放射，伴纳差、恶心、时口苦、咽干。B超检查示胆囊壁毛糙，收缩功能差。舌红，苔薄黄，脉弦细而弱。证属火郁血凝，枢机不利。治宜和解少阳、行气活血，予《病机气宜保命集》之柴胡四物汤加味：柴胡15g，黄芩12g，党参15g，半夏10g，茵陈12g，郁金10g，当归15g，川芎12g，醋元胡12g，赤芍12g，白芍12g，丹参12g，虎杖15g，甘草10g。生姜3片，大枣4为引，水煎服。案3"黑逍遥散证案"：患者徐某，男，48岁。3个月前患急性黄疸型肝炎，住部队医院治疗54天，黄疸消退、肝功能正常后出院。今以右胁痛、胸闷气短、心悸、身倦、目眩、纳食呆滞、大便溏泻伴右下肢麻木求治。查：面色失荣，舌淡伴齿痕，苔白腻，脉弦细无力。血压140/90mmHg。证属湿热毒邪入侵，困及脾土，耗伤肝阴，损及胃腑，化源不足，而成肝郁脾虚之证。治宜疏肝养阴、健脾和胃，予徐大椿《女科指要》黑逍遥散易汤合《太平惠民和剂局方》小乌沉汤化裁：柴胡12g，赤芍、白芍各10g，苍术、白术各12g，当归15g，熟地黄30g，茯苓12g，木香10g，桃仁12g，怀牛膝10g，党参30g，乌药10g，香附12g，姜黄10g，鸡血藤15g，佛手10g，炙甘草10g。生姜3片，大枣4枚为引，水煎服。案4"柴胡茵陈蒿汤证案"，患者壮年男性，往有胆囊炎史，1周前因生气，渐感右胁持续性胀痛，并有口苦、咽干之症。现仍有寒热往来、目黄、身黄、皮肤枯槁不润、尿黄浊偏赤涩、大便秘结之候，舌赤，苔黄腻而厚，脉弦而数。内科诊为胆囊炎、合并化脓性胆管炎，而请中医科会诊。证属湿热结聚少阳，胆腑被郁，肝气受阻。治宜疏肝理气、清胆利湿，予自拟柴胡茵陈蒿汤调之。案5"柴胡加大黄汤证案"：患者金某，女，60岁。往有慢性胆囊炎史，3天前而发寒热往来之症，见口苦咽干，头痛目眩，右侧胸胁胀痛，食入即吐，腹痛便结，舌前光剥无苔，中后黄腻而干，脉弦数。证属湿热蕴结，邪郁少阳。治宜和解少阳、清热化湿、利胆通腑，予《证治摘要》柴胡加大黄汤调之：柴胡10g，黄芩10g，姜夏6g，竹茹10g，白芍12g，郁李仁10g，川黄连6g，大黄10g，茯苓12g，川楝子10g，佛手10g，苍术10g，扁豆衣12g，甘草6g。生姜10g，大枣3枚为引，水煎服。

案6"柴胡陷胸汤证案"：薛某，女，52岁。右胁呈阵发性疼痛，向背后放射，已有5天，并伴有发热、胸脘痞闷、纳食不佳、大便秘结、小便赤黄。4年来屡有发作史，曾被诊断为慢性胆囊炎。查：体温39℃，舌苔黄腻微厚，脉弦紧而数。证属湿热郁滞，肝胆郁火，湿热蕴结。治宜疏泄肝胆、清热利湿，予以《通俗伤寒论》柴胡陷胸汤调之：柴胡30g，黄芩10g，黄连10g，郁金10g，栀子10g，枳实6g，砂仁10g，川厚朴6g，瓜蒌12g，姜半夏10g，滑石15g，茵陈30g，青黛10g，青皮10g，大黄12g，元胡6g，川楝子12g，甘草3g，水煎服。案7"苁蓉牛膝汤证案"：患者吕某，女，43岁。自去年端午节后，感胁痛，小腹痛，肠鸣溏泻。理化检查无异常。曾在当地医院或逍遥散、或参苓白术散治之，均罔效。经人介绍来诊。患者神疲乏力，双胁隐痛，伴小腹痛，大便溏，日二三次，月经错后，量少，经前乳胀，然无包块。患者年过六七，月经不调，示其肝肾亏虚、冲任失调。而1987年乃木运不及之年，木不胜金，故燥金之气乘木，致肝阴不足，肝气不舒，肝络不通，而致胁痛诸候。故予陈言《三因极一病证方论》之苁蓉牛膝汤治之：肉苁蓉12g，怀牛膝12g，鹿角片6g，木瓜12g，制白芍12g，熟地黄12g，当归12g，炙甘草12g，乌梅6g。生姜3片，大枣4枚为引。水煎服。"胁痛"一证，致病之由众多，鉴于肝脉布胁肋，肝络不畅则痛，故调达枢机乃其要也，或气滞、或血虚、或热结，乃其异也。举凡上述七案，公以曹颖甫《伤寒发微》语导之："治病之法，愚者察同，智者察异。"公复告云："学方，当知'异病同治'之要也；用方，当晓'同病异治'之法也。然其要一也，曰：'辨证论治'。"

《柳少逸医案选》痛风一门五案，选用五个主要的治疗方剂、外治方法和善后之方法，并在按语中详尽介绍选方之依据，化裁之原理，方剂之渊源，类方之辨析。"《普济本事方》乌头汤证案"，用温经散寒、燥湿散结、活络止痛之《普济本事方》乌头汤化裁［制川乌10g（先煎），细辛3g，川椒6g，秦艽12g，附子10g（先煎），肉桂6g，白芍15g，炮姜6g，茯苓15g，防风10g，当归12g，独活10g，炙甘草10g。水煎，去渣，温服］治疗寒凝湿着、气血痹阻之痛风证（血尿酸532μmol/L），口服

15 剂，患者诸症悉除，已有一周夜寐相安。查血尿酸正常，按语中将之与《金匮要略》之乌头汤对比而论："此乃'寒冷湿痹，流于筋脉，挛缩不得转侧'之症。寒痹证医者多选用《金匮要略》之乌头汤。本方由《金匮要略》之乌头汤去麻黄、黄芪，合《伤寒论》之真武汤去白术、生姜，加散寒之细辛、川椒，祛风胜湿之防风、独活，活血通脉之当归而成。乌头汤散寒通痹止痛，调和营卫，真武汤温阳利水，顾护肾气。而本方妙在乌、附并用，《本草求真》云：'附子大壮元阳，虽偏下焦，而周身内外无所不至；天雄峻温不减于附子，而无顷刻回阳之功；川乌专搜风湿痹痛，却少温经之力；侧子盖行四末，不入脏腑；草乌悍烈，仅堪外治，此乌附之同类异性者。'《金匮要略》以川乌为主药之乌头汤，乃为寒湿历节而设方，《伤寒论》以附子为用之真武汤，乃为脾肾阳虚水气内停证之用方。由此可见，本方不失为治寒湿型之痛风合并尿酸肾病之有效方剂。方中甘草调和药性，兼能解毒，更以蜜炙，以缓乌头、附子之燥烈之性，故炙甘草为乌、附剂配伍之必须；肉桂伍甘草，乃辛甘化阳之伍；芍药伍甘草乃酸甘化阴之剂，共成和营卫、补气血之功。据现代药理研究表明，秦艽有抗炎、抗菌及镇痛作用，而且与元胡、乌头等药并用，可使镇痛作用增强。由此可见乌头伍秦艽，其散寒通痹止痛功效优于《金匮》之乌头汤是可信的。""《圣济总录》防风饮证案"，用搜风通络、清利湿热之防风饮［防风 10g，麻黄 10g，石膏 12g（先煎），黄芩 12g，川芎 10g，当归 12g，赤芍 10g，杏仁 10g，生地黄 10g，炙甘草 10g。水煎服］治疗湿热蕴结、痹阻关节之痛风证（血尿酸 586.3 μmol/L），口服 20 剂，四诊时，患者欣然告知，关节肿消痛除，口无干渴。查血均正常。师曰："本方为防风引领麻杏石甘汤、越脾汤、四物汤而成。治风寒湿邪郁久化热，痹阻关节而成痛风者。防风为治风通用之品，又为太阳经引经药，俾足太阳经气至外踝达足，则外踝肿痛可解。其性微温不燥，甘缓不峻，而有'风药中润剂'之称，故不论风寒、风热皆可用之。因防风祛风为长，又能胜湿，故又用于发散脾家之郁火，搜除脾家之湿邪，又有除里湿之功。麻黄有宣肺利水消肿之功，《本经》云其有'除寒湿，破症坚积聚'之效，《药性论》云其可'治身上毒风顽痹'。故于痛风之湿热蕴结，痹阻关节之证，二药共为主药；辅以石膏清热泻火，黄芩清热燥湿，则湿热可除；当归、川芎、地黄养血、活血、通脉，杏仁宣肺除郁开溺，共为佐药。使以炙甘草调和药性，缓急止痛。诸药合用，则络脉以通，湿热除，而病臻痊愈。""《局方》黑龙丸证案"，用温经散寒、清热除湿之黑龙丸易汤加减［白芷 12g，藁本 12g，生石膏 20g（先煎），制川乌 10g（先煎），天南星 10g，麻黄

10g，薄荷6g（后下），松节10g。水煎服］口服，予天南星30g，白芷30g，防风30g，独活30g，柏子仁100g，五倍子30g，芒硝30g，鬼针草30g，豨莶草30g，臭梧桐枝30g，共为细末，淡醋、蜜、热水调药末60g外敷患处，治疗寒邪外搏、湿热凝滞之痛风证（血尿酸576μmol/L），经治月余，患者关节无肿痛，活动自如，查血尿酸为176μmol/L。嘱其戒烟酒，节肥甘海味。予鬼针草、构树枝煎汤浴足敷膝以善其后。按语详释云："本案虽为寒热错杂证，因热生于寒，故不予桂枝芍药知母汤，而予黑龙丸易汤治之。本方具仲景之越婢汤、乌头汤二方之功。《本草求真》云：'白芷，色白味辛，气温力厚，通窍行表，为足阳明经去风散湿主药'。《本草便读》有可去'肌肉瘀邪之滞'的论述，故白芷有祛风、燥湿、消肿、止痛之功，任为主药；藁本辛温，入膀胱经，'辛以达表，湿可行经'，'为发散风寒祛除寒湿之药'；陶弘景称'麻黄为疗伤寒解肌第一药'，与藁本共解太阳经之风寒；川乌头温经散寒，天南星开泄燥湿，松节具祛风燥湿、舒筋通络之效；石膏清热泻火，除烦解渴；薄荷疏风散热。""《杨氏家传方》健步丸证案"，用健脾渗湿、祛瘀通络之健步丸易汤化裁［石南藤15g，天南星10g，羌活10g，天麻10g，薏苡仁15g，防风10g，川续断12g，萆薢12g，黄芪12g，当归12g，石斛12g，牛膝12g，木瓜12g，威灵仙10g，煅自然铜6g，防己10g，炒白术12g，茯苓15g，车前子15g（包），炙甘草10g，水煎服］口服、三诊时"辅以天南星、独活、防风、白芷、鬼针草各30g，芒硝30g，共为细末，酒调外敷肿痛处"，治疗痰湿阻络、痹阻关节之痛风证（血尿酸583μmol/L）和水肿［尿检蛋白（＋＋），红细胞（＋＋）］，加减化裁，经治月余，患者诸症悉除，实验室检查尿酸正常，无蛋白尿及血尿。嘱服桂枝茯苓丸、十全大补丸以善后。按语详释云："痰湿阻络，痹阻关节，气血运行失畅，经脉痹阻，不通则痛……石南藤苦平，入肝肾经，有祛风、通络、益肾之功，《药性论》称其主除热，逐诸风，故任为主药。石南叶、石南藤为冷僻药，因其含海风藤酮，饮片又与海风藤相似，用以祛风湿，通经络，主治风湿痹痛，可用同科植物海风藤代替。伍以防风、羌活、灵仙以祛风通络；天南星、薏苡仁、萆薢利湿化浊；木瓜、牛膝、天麻、川续断养肝肾，强筋骨；当归、黄芪益气补血，活血通脉；石斛滋阴除热；自然铜辛苦平，醋煅具散瘀止痛之功，《玉楸药解》称其'入足少阴肾经，足厥阴肝经'，属'破血消瘀，疗风湿瘫痪之属'。方加防己、炒白术、炙甘草，与黄芪，以成防己黄芪汤之用；方佐茯苓、车前子，可助气化，顾护肾气。诸药合用，则湿热得清，痹阻得除，气化有序，肾络得通，而收效于预期。""《史载之方》暖肾脏方证案"，用温补脾肾、化气行水之暖肾脏方化裁［怀牛膝 12g，石斛 12g，巴戟天 12g，萆薢 12g，川芎 10g，川续断 12g，茯苓 15g，制附子 10g（先煎），当归 10g，五味子 10g，菟丝子 15g，黄芪 15g，桂枝 12g，制白芍 15g，炒白术 15g，炙甘草 10g。水煎服］。三诊时，加松节 10g，毛姜 20g，丹参 20g，治疗脾肾亏虚、水湿不化之痛风证（血尿酸 432.6μmol/L）和轻度浮肿。经治 2 个月，患者手足关节无不适，理化检查均正常。嘱服金匮肾气丸，桂枝茯苓丸以善后。按语详释云："主以附子温肾助阳；辅以茯苓、萆薢渗湿化浊；当归、川芎养血活血通瘀，巴戟天、川续断、牛膝、石斛、五味子、菟丝子养肝肾益阴而涩精，共为佐使药。诸药合用，脾肾共调，肝肾并养，攻补兼施，刚柔相济而愈病。方寓《金匮》当归芍药散，故具顾护肾气之功，对尿酸肾病而见蛋白尿者亦有一定的疗效。方加黄芪、桂枝、白芍、炙甘草，乃黄芪桂枝五物汤之意；药加炒白术，乃真武汤之用。复诊时加松节、毛姜、丹参，以成通关节，壮筋骨，和气血之功。"验案五则，应用《普济本事方》乌头汤、《圣济总录》防风饮、《太平惠民和剂局方》黑龙丸、《杨氏家传方》健步丸和《史载之方》暖肾脏方五个不同方剂，分别治疗血中尿酸增高而表现为寒湿痹、热痹、寒热错杂痹、热痹兼浮肿、肾虚兼水肿的痛风证。患者表现不一，症状不同，故选方有异，遣药有别，从而一人一方，一证一案，均获得较好疗效。若非胸中自有良方，则势难如此从容。

正是临证中有了如上的经验，故柳氏医派对方剂的学习十分重视。例如：吉忱公带徒弟王树春时，要求其 3 个月的学习时间内，必须掌握至少 300 多个方剂，300余味药物。少逸先生更是重视方剂的掌握，要求工作室学员必须掌握 500 个以上的方剂。30 多年以前，还是笔者在跟师临床实习时，有一次先生为全体实习的同学们讲课，在一节课中就讲了 50 余个方剂的应用方法与鉴别要点。而在工作室成立后，在举办"痛风病诊治"讲座中，则涉及 100 多个方剂，足见先生对方剂的熟悉，也由此而对工作室的学员们提出严格的要求，认为没有对方剂的掌握，就难以谈得上对临床能应付自如。

3. 一方寓有众方妙

如前所说，柳氏医派创始人、代表人在综合医院工作，就诊的患者多为他科转来，经过了多科室的治疗，或因患者病证复杂，或因他科误治。故以复杂病证最为多见，有的患者甚至从头到足，从里至外无一安好之处。如何抓住头绪，这就是对临证者归纳能力的考验。柳氏医派在治疗时，往往"杂合以治"，一方面采用多措施干预，一方面在处方用药时，以主病为主，兼顾其他，每每一剂而兼顾全身，一方兼众方之妙。

一方兼众方之妙的创始人，当推医圣仲景。如《伤寒论·辨厥阴病脉证并治》曰："伤寒六七日，大下后，寸脉沉而迟，手足厥逆，下部脉不至，喉咽不利，唾脓血，泄利不止者，为难治，麻黄升麻汤主之。"（357）麻黄升麻汤，为《伤寒杂病论》中药味最多的方剂之一，柯琴以其方药味多，疑非仲景原方，云："寸脉沉迟，气口脉平矣。下部脉不至，根本已绝矣。六腑气绝于外者，手足寒。五脏气绝于内者，利下不禁。咽喉不利，水谷之道绝矣。汁液不化，而成脓血。下濡而上逆，此为下厥上竭、阴阳离决之候，生气将绝于内也。麻黄升麻汤，其方味数多，而分两轻，重汗散而畏温补，乃后世粗工之伎，必非仲景方也。此证此脉，急用参附以回阳，尚恐不救。以治阳实之品治亡阳之证，是操戈下石矣，敢望其汗出而愈哉！"丹波元简亦云此条之"证方不对，注家皆以为阴阳错杂之证，回护调停"。少逸先生通过历代医家对该方的认识、阐发，加以临床的探索，则认为此方乃肺热脾寒、上热下寒、正虚阳郁的证治，法当发越郁阳、清上温下，应为仲景原方，故在《伤寒方证便览》中分析道：下后阳陷于里，郁而不伸，故脉沉而迟；阳郁不达四末，故手足厥冷；大下后，阴阳两伤，阴伤而肺热令痹，故咽不利，吐脓血；阳伤而脾虚气陷，故泻利不止。故以麻黄、升麻发越郁阳任为主药；辅以当归温润养血以助汗源；佐以知母、黄芩、玉竹、天冬、石膏、芍药、甘草以清肺滋阴，白术、干姜、茯苓、桂枝以温阳理脾，诸药合用，共奏发越郁阳、清上温下之效。故程扶生称此方为"治热病厥逆之大法也"。而王晋三则有"方中升散、寒润、收缓、渗泄诸法具备，推其所重，在阴中升阳，故以麻黄升麻名其汤"的论述。该方内寓麻黄汤、桂枝汤、白虎汤及苓桂术甘汤加减而成。药味虽多，但不杂乱且重点实出，井然有序。《金匮玉函经》《千金翼方》均载此方，而《外台秘要校注》引《小品方》注云："此仲景《伤寒论》方，足证柯琴说不足凭。"大凡肺热脾寒，正虚邪陷，阳郁不伸而诱发之发热、咽痛、泄泻、咳嗽、哮喘等证皆可用之。现多用于治疗上呼吸道炎症、口腔溃疡、猩红热、植物神经功能紊乱、更年期综合征、慢性肠炎等疾病。《伤寒方证便览》方后验案所举"咳嗽案"与《柳少逸医案选》咳嗽门"麻黄升麻汤证案"乃同一验案。患者徐某，女，43岁。素体阳虚，纳呆食少，大便溏。3日前感冒，遂发咳嗽，咳声嘎哑，咳痰不畅，痰稠色黄，口渴，头痛，四肢酸楚，恶风，身热，舌苔薄黄，脉浮滑。证属肺热脾寒、正虚阳郁之候，予麻黄升麻汤化裁：炙麻黄12g，升麻 10g，当归 10g，知母 10g，玉竹 10g，白芍 10g，天冬 10g，桂枝 10g，茯苓 10g，石膏 10g，白术 10g，干姜 10g，马兜铃 6g，炙甘草 10g，水煎服。服药 5 剂，诸症豁然若失，续服 10 剂而痊愈。因其素体阳虚，脾胃虚弱，易生痰饮。故予以扁鹊灸法：食窦、中脘、关元、足三里。并解读云："本案之证候以麻黄升麻汤发越郁阳，清上温下为治。方寓麻黄汤宣肺止咳化痰；桂枝汤调和营卫，解肌开腠而四肢酸楚得解；白虎汤清肺以生津，而解伤寒化热传阳明气分；以苓桂术甘汤温脾阳而化寒饮。药味虽多而不杂乱，且重点突出，井然有序。方中升散、寒润、收缓、渗泄诸法俱备，推其所重，在阴中升阳，故以麻黄升麻名其汤。"

《柳吉忱诊籍纂论》咳嗽门"芪附六君子汤证案"，治疗往有肺心病史，近因外感而具咳嗽、心悸、气短、浮肿、咳痰不爽诸症，证属肾元不足、心脾阳虚、痰浊阻肺、水湿泛滥的咳嗽患者，运用自拟芪附六君子汤化裁以温阳利水、宣肺化痰、止咳平喘。师曰："主以附子强心回阳，以其伍以大补元气之黄芪，名芪附汤；伍以治虚劳内伤第一要药之人参，名参附汤，三药共为主药，以治心悸气短、怕冷畏寒之症。人参伍白术、姜、草，乃《金匮要略》人参汤，法于补中助阳，以救中焦阳气衰微之证；人参伍术、苓、草，乃《局方》之四君子汤，以健脾益气，杜生痰之源；橘红、半夏、苓、草，乃《局方》之二陈汤，以理气和中、燥湿化痰。诸方合用，公名方曰'芪附六君子汤'。本案之治，止咳化痰尝有紫菀、杏仁；止喘利水有芦根、葶苈子。生姜、茯苓用其皮者，以治下肢浮肿之候。诸药合用，有众方之妙；病证之多，而有一药多证之用，此公临证处方用药之特点也。"

心悸门"炙甘草汤证案"，患者主诉晨起全身乏力、眩晕、懒言、心悸。理化检查未见异常。唯心电图示窦性心律不齐，细讯之，1 个月前曾因发热、身痛、心慌之症，在当地医院以感冒治疗，发热等症除，唯时有心悸未愈，且伴胸闷气短，时自汗出，心躁烦，动则心悸剧。查：口干舌燥，舌红少津，脉代。证属外感邪毒，伤及气阴，稽留不去，宗气不足，失其贯心脉行血气之职，而发心悸、脉代之症。治宜益气养阴，助心阳以复脉。予以炙甘草汤加味：炙甘草 15g，红参 10g，黄芪 30g，生地黄 30g，火麻仁 12g，麦冬 12g，桂枝 10g，生龙骨 30g，生牡蛎 30g，阿胶 10g（烊化），桑椹 30g，炒酸枣仁 30g，远志 10g，柏子仁 12g，夜交藤 30g，当归 15g，钩藤 10g。生姜 3 片，大枣 4 枚为引，5 剂，水煎服。少逸先生解读云："患者素体尚健，后因外感愈后而心悸未除，公认为此乃病毒性心肌炎心肌受累所致，故有本案之理、法、方、药。"主以《伤寒论》之炙甘草汤，方由炙甘草、生姜、人参、生地黄、桂枝、阿胶、麦冬、火麻仁、大枣组成。原为气血虚弱"脉结代，心动悸"而设方，本案用之，以益气养阴、补血复脉为治；辅以黄芪、当归，乃《内外伤辨惑论》当归补血汤之意，大补气血，贯心脉行气血以冀复脉之功；炙甘草汤加三仁，滋阴养血、补心安神，乃寓《摄生秘剖》天王补心丹之意；炙甘草汤伍二藤、龙牡，又寓《通俗伤寒论》阿胶鸡子黄汤之意；处方中尚寓《伤寒论》之桂枝甘草龙骨牡蛎汤之味，此乃心阴耗伤，必致心气不足，该方以桂枝、甘草之伍以复心阳，龙、牡收敛心气，则心神浮越得除，而"心躁烦"得解。故一纸处方，得众方之妙而收卓功。诚如《怡堂散记》所云："医者，意也。临证要有会意，制方要有法，法从理生，意随时变，用古而不为古泥，是真能用古者。"

黄疸门"柴胡茵陈术附汤证案"，患者中年女性，1个月前曾确诊为传染性肝炎，在本院传染科治疗，曾服多种保肝药物，症状时好时坏，故求治于中医。症见身目俱黄，黄色晦暗，纳呆脘痞，腹胀便溏，神疲畏寒，口干不欲饮，舌淡苔腻，脉濡缓。查：心肺（-），肝大，右肋缘及剑下均达3cm。实验室检查：碘试验（-），麝浊度10u，锌浊度13u，胆红素浓度1641.6μmol/L，谷丙转氨酶272U/L。证属阳气不宣、枢机不利、寒湿阻滞中焦、胆汁外泄之阴黄（传染性肝炎）。治宜调达枢机，健脾和胃，温化寒湿，利胆退黄。予自拟柴胡茵陈术附汤化裁调治：柴胡12g，黄芩10g，人参15g，姜半夏10g，茵陈蒿30g，白术15g，制附子10g，干姜6g，茯苓15g，桂枝10g，炙甘草10g，泽泻12g，猪苓10g，郁金12g，丹参15g，板蓝根20g，炒山药12g，炒薏苡仁15g，水煎服。少逸先生解读云："寒湿为阴邪，阻遏中焦，枢机不利，胆汁外泄，而致阴黄诸症，故公立柴胡茵陈术附汤。方寓《伤寒论》之小柴胡汤疏利肝胆，理气达郁；茵陈蒿汤泻热利胆；《金匮要略》之茵陈五苓散利湿退黄；《医学心悟》之茵陈术附汤（茵陈蒿、白术、附子、干姜、炙甘草）以温化寒湿。茵陈术附汤方由《伤寒论》之四逆汤，加茵陈、白术、桂枝而成，具健脾和胃，温化寒湿之功。经云：'脾恶湿，甘胜湿。'脾以甘为助，太阴虚寒，必以温药甘药为治，故案中药用人参、白术、干姜、甘草，乃《伤寒论》中之'理中汤'，《金匮要略》之'人参汤'。入桂枝即《伤寒论》之'桂枝人参汤'；合入附子，乃《闫氏小儿方论》之'附子理中丸'；附子伍人参名'参附汤'；伍白术名'术附汤'。药仅十余味，而寓众方之妙，乃公临证'理必《内经》，法必仲景，药必《本经》'之谓也。"

《柳少逸医案选》咳嗽门"阳和参芪方证案"：患者尹某，女，35岁。罹肺结核

6年之久，近期咯血加剧，先后肌注链霉素、口服异烟肼等药鲜效，仍咯血不止，咳嗽日剧，而求治于中医。患者形寒肢冷，面色苍白，舌质淡，苔白，舌体浮胖，边有齿痕，脉沉细。X线检查示浸润型肺结核（右上）。证属血虚寒凝、痰滞血瘀肺络，治宜养血温阳、润肺化痰，予自拟阳和参芪方加味：熟地黄30g，肉桂3g，鹿角霜30g，阿胶（烊化）9g，炮姜1.5g，侧柏炭10g，白及末（冲服）6g，白芥子（炒打）6g，炙麻黄1.5g，百部15g，木灵芝30g，党参30g，黄芪24g。水煎服。迭进10剂，咯血已瘥。继服40剂，诸症豁然。复经X线检查，肺结核痊愈。肺结核属中医学"肺痨""痨瘵"等范畴，致病因素，不越内外两端。外因系指痨虫（结核杆菌）传染，内因系指气血虚弱。古虽有"劳瘵主于阴虚"之说，而以血虚、寒凝、痰滞见证者，亦屡见不鲜，故仍为阳和汤之适应证。此即明·张景岳所论："善补阳者，必阴中求阳，则阳得阴助而生化无穷；善补阴者，必阳中求阴，则阴得阳升而泉源不竭。"方合参、芪、灵芝、阿胶，以健脾益气，安和五脏，养阴润肺，此即清·沈时誉所云："补中邪自除，温中则寒自散。"诸药合用，今方名"阳和参芪方"，实寓《伤寒论》之麻黄汤、《金匮要略》之人参汤、《外科全生集》之阳和汤、《大补小吃》之参芪精诸方之效。因有"咯血"一症，故加镇咳止血之品，侧柏炭甘平，为止血之良药；百部止咳润肺，为肺结核咳嗽吐血必用之药。阳和汤方出自清·王洪绪《外科全生集》，王氏先立阳和丸，方由麻黄、肉桂、姜炭组成。以麻黄开腠理，肉桂、姜炭解寒凝，俾阳和一转，则阴分凝结之毒，自能化解。其法实寓麻黄汤之意以麻黄发越人之阳气，桂枝开腠通阳以行卫气。此即"阳和"之谓。

瘕瘕门"加减四物汤证案"：患者王某，女，36岁。小腹部有胀痛感数月，B超检查偶然发现左侧卵巢囊肿（5cm×15.5cm）向右侧突出，接近右侧卵巢。月经可，带下稍多，四肢及肩颈部感觉麻木，舌淡，苔薄白，脉沉。证属气滞血瘀、寒凝饮停，治宜活血理气、散寒化饮、化瘀散结，予以《寿世保元》之加味四物汤治疗：香附12g，当归12g，川芎15g，枳壳12g，柴胡12g，白芍12g，黄芩12g，陈皮12g，三棱10g，莪术10g，熟地黄15g，白芷15g，元胡12g，小茴香10g，白术10g，青皮12g，砂仁10g，肉桂10g，云茯苓12g，牡丹皮12g，红藤15g，甘草10g。水煎服。服药12剂后，腹痛已愈，故去元胡、白芷，加炮穿山甲6g，王不留行10g。共服药28剂，囊肿消失，诸症若失。嘱服益母草膏、桂枝茯苓胶囊以善后。按语中详细分析云："患者以小腹部胀痛感数月、四肢及肩部感觉麻木、带下稍多为临床见症，B超查体而见卵巢囊肿，示其为脾虚失运，而成'痰饮''瘕瘕'，可予《金匮要略》之桂枝茯苓丸，以温阳化饮，和血通瘀而散癥结；小腹乃下焦肝肾之地，小腹胀痛，乃肝郁气积，肝脾不和之候，此乃《伤寒论》之四逆散证，及《金匮要略》之当归芍药散证。四逆散方以柴胡、枳壳，一升一降，一疏一散，调达枢机，而解肝郁气滞、肝气犯脾之候；肉桂、甘草，辛甘化阳，芍药、甘草，酸甘化阴，温通缓急，以止腹痛。当归芍药散寓四物汤、五苓散之意，具和血柔肝、养血通脉、温阳化气、渗湿化饮之功，为治肝脾不和所致之腹痛，及脾肾阳虚、气化失司所致癥瘕积聚之良剂。故《寿世保元》之加味四物汤，实寓四逆散、柴胡疏肝散、四物汤、枳术丸、桂枝茯苓丸、当归芍药散诸方之效。癥瘕之成因复杂，又不外痰瘀湿浊混杂，正虚邪实之候。疾病若敌方之'将多兵众，不可以敌'，然以兵法之'连环计'，方中套方，'使其自累，以杀其势'。故加味四物汤，以众方之妙而收卓功。"

《伤寒论·辨少阴病脉证并治》曰："少阴病二三日，咽痛，与甘草汤；不差，与桔梗汤。"（311）此乃少阴客热咽痛的证治，法当清热利咽。生甘草清热解毒，咽部轻微肿痛者，可一味甘草以愈之。若效不显，可佐桔梗以开肺利咽，名桔梗汤。后世名甘桔汤，为治咽喉痛之基本方。后世治咽喉肿痛诸方，多由此方加味而成。又云："少阴病，咽中生疮，不能语言，声不出者，苦酒汤主之。"（312）"少阴病，咽痛，半夏散及汤主之。"（313）合此三方即《活法机要》之桔梗汤（桔梗、姜半夏、陈皮各十两，炒枳壳五两，为粗末，每服二钱，加生姜五片，水煎服），少逸先生仿之而创制"加味甘桔汤"（姜半夏10g，桔梗10g，陈皮10g，炒枳实10g，肉桂3g，炙甘草6g。水煎服），除可治疗咽喉肿痛外，尚可用于治疗咳嗽、肺痈而见气滞血瘀痰凝证者。《伤寒方证便览》收录其"慢喉瘖案"，用该方治疗气滞血瘀痰凝所致喉瘖（咽炎、声带小结），"服用3剂，诸症悉减。续服5剂，声嘶愈，咽部微有异物感，予上方加乌梅6g，制成散剂，每次30g代茶饮。"

（四）运用原方应精细

清·徐大椿之言"古圣人之立方"："方中所用之药，必准对其病，而无毫发之差，无一味泛用之药，且能以一药兼治数症，故其药味虽少，而无症不赅。后世之人，果能审其人之病，与古方所治之病无少异，则全用古方治之，无不立效。"明代李中梓《伤寒括要》云："方者，定而不可易者也。"故柳氏医派要求在掌握多方的基础上，尽量按原方应用。

1. 尽量按原方应用

若诊察辨证后，证候与原方相对应，则尽量全部应用原方药物，不可轻易增减药味，以免失去原方之"真"。古人所谓"读仲景书用仲景之法，然未尝守仲景之方，乃为得仲景之心者，非耶。"

在具体运用时，尽量按原方药物组成、药物炮制法、煎服法和药后将息法进行。《医宗己任编》云："夫立方各有其旨，用方必求其当。""古人立一方，必有一旨。若近来医方，见某病即用某药，一方中必下数十味，真是一纸为账矣。"永昌公尝告云"此乃经方应用之要也。""仲景用方，随病以决药，辨证而论治。方简者，药仅一味，《伤寒论》有'咽痛者，可与甘草汤'；药多者，有《金匮要略》之'鳖甲煎丸'，药用二十七味，以治'癥瘕''疟母'。诚如清·程芝田《医法心传》所云：药方虽多，总不出古方之范围。"根据辩证唯物主义矛盾论的观点，依照患者主诉和医者诊察所得，分清主要矛盾和次要矛盾以及矛盾的主要方面和次要方面。若一个成方能够解决的，原则是用一方治疗；若兼证多而非原方所涵盖者，则予原方以加减化裁。若病情复杂，症状繁多者，则用合方处置，用主方解决主要矛盾，药量要重；用次方解决次要矛盾，用量稍轻；兼证则用药物加减，或直接用成方，用量最轻；而处方总体要比一方处置药量要轻。选择成方时，原则上先选经方；若时方恰好对症，则选用时方。

（1）存原方药味之"真"

古代的每一个方剂，特别是经方，均是在活人机体上经过无数次临床试验，经历过许多次成功和失败而得出的实践经验结晶，凝聚了无数前辈的心血和智慧。其之所以是目前我们所见到的面目，已是经过了历史的大浪淘沙，定有其不可易之理。故欲用古方，首先应按原方药物组成应用。如《血证论》谓炙甘草汤"合观此方，生血之源，导血之流，真补血第一方，未可轻意加减也。"若有增减，必有其增减的可靠依据。否则，轻易改变药味，其作用必然与原方有所差异，有些甚至背道而驰，正如《千金要方·论合和》所指出的那样："或医自以意加减，不依方分，使诸草石强弱相欺，入人腹中不能治病，更加斗争，草石相反，使人迷乱，力甚刀剑。"在方证对应时尽量使用原方，有的经方药仅三四味，甚至一二味，看似平淡无奇，实则底蕴无穷。若嫌药味少，或恐病人不相信而随意添加之，有时反而影响疗效。有些医者将经方混杂于庞大复方之中，扼腕掣肘，使其难以脱颖而出，任重力专以建功。由此可见，倘方证对应，使用原方便可获佳效时，何必画蛇添足呢？纵然添加之药不影响疗效，亦须虞虑刻下药材紧缺，浪费可惜！当然根据病情适当化裁，亦在所必需。但若加味太多，喧宾夺主，或加减得面目全非，还曰"经方化裁"，就不足为训了。正如近贤陈逊斋所云："经方以不加减为贵也。"

从《伤寒杂病论》中，我们可以看出药物变化对方剂作用的影响，有的方剂因一二味药物的增减，而直接改变整个方剂的作用，仲景甚至另为命名以示其变化。如甘草干姜汤，若加附子则为四逆汤，若加人参、白术则为理中汤。二方的异同，古人早有充分的研究，如清·柯琴在《伤寒来苏集》中有精辟论述："理中、四逆二方，在白术、附子之别。白术为中宫培土益气之品，附子为坎宫扶阳生气之剂。故理中只理中州脾胃之虚寒，四逆能佐理三焦阴阳之厥逆也。后人加附子于理中，名曰附子理中汤，不知理中不须附子，而附子之功不专在理中矣。"故少逸先生尝叹云："所以经方的临床应用，不在药味的多少，而在于入仲景立方之门也。"故此，柳氏医派强调应用古方特别是经方，当原方药物应用；若有化裁，必有加减之由。尤其是初习医者，更当按原方应用，并详细观察用后患者的变化，以此来对所用方剂有直观之感受，铭记于心，以利于以后的应用。

《伤寒论·辨太阳病脉证并治中》曰："发汗后，其人脐下悸者，欲作奔豚，茯苓桂枝甘草大枣汤主之。"此乃心阳虚欲作奔豚的证治，法当温通心阳、化气行水。《难经》云："肾之积，名曰奔豚。"其状发于小腹，上至心下，若奔豚；或上或下无时，久不已，令人喘逆，骨痿少气。《绛雪园古方选注》认为"肾气奔豚，治泻之制之"。是方即茯苓甘草汤，恶生姜而去之，其义深且切矣。汗后阳虚，心阳不足，心火不能下达于肾，肾水不得蒸化，水停于下，有上逆之势，故心悸、脐下跳动，欲作奔豚。"欲作"与"已作"之桂枝加桂汤不同，心阳虚，下焦寒气上冲，故作；心阳虚，下焦水饮欲上逆凌心，故欲作。本方以茯苓淡渗利水，大枣健脾化湿，桂枝合甘草辛甘化阳，以温通心阳，于是心阳复、水饮去，则悸动止。《伤寒方证便览》从吉忱公《医疗经验集》中选录"心包积液案"以例之，患者谢某，女，36岁。两周前以急性心包炎入内科治疗。经西药治疗诸症悉减，以心包积液未解，请公会诊。患者自述仍心慌心悸，呼吸急促，疲乏无力。查舌下赤络紫暗，舌淡红白薄苔，脉滑。证属脾肾阳虚、气化失司、心肺气虚、水气凌心。师以苓桂甘枣意，为立益脾肾、温心阳，达宗气之法。处方：茯苓30g，桂枝15g，炙甘草10g，大枣10g。水煎服。该案完全按照原方药物组成、用量进行治疗，故收效甚速，患者服药15剂，心包积液消失。

《伤寒论·辨太阳病脉证并治上》曰："伤寒脉浮，自汗出，小便数心烦，微恶寒，脚挛急，反与桂枝欲攻其表，此误也。得之便厥，咽中干，烦躁、吐逆者，作甘草干姜汤与之，以复其阳。若厥愈足温者，更作芍药甘草汤主之，其脚即伸。"（29）此乃伤寒夹虚误汗的变证及其随证救治之法。其症为恶寒、自汗、四肢不温、烦躁吐逆、咽干、脚挛急、小便数，应先予温中复阳之甘草干姜汤，后予酸甘复阴之芍药甘草汤。此证属阴阳两虚，故证候错综出现。但以阳虚证为重且急，故救治之法，当先复阳，故以甘草干姜汤辛甘化阳，中阳得复，则厥回足温。阳回阴未复者，后复其阴，故以芍药酸苦微寒，益阴养血，炙甘草甘温补中以缓急，二药合用以成酸甘化阴之功，筋脉得养，则脚挛急自伸矣。芍药甘草汤在《伤寒论》中多用于治疗筋脉失养之脚挛急，成无己《伤寒明理论》有"脾不能为胃行其津液，以灌四旁，故挛急，用甘草以生阳明之津，芍药以和太阴之液，其足即伸，此即用阳和阴法也"之论，故芍药甘草汤有酸甘化阴、解痉止挛之效。后世医家用于内、外、妇、儿、神经等科，主要用于各种痛证及痉挛，如肋间神经痛、三叉神经痛、胃脘痛、腹痛、坐骨神经痛、妇科炎症腹痛、痛经，及顽固性呃逆、乙状结肠痉挛、胃痉挛、癔病性痉挛、面肌抽搐等。尚有加味治疗带状疱疹后遗神经痛、小儿舞蹈病、股骨头坏死、化脓性髋关节炎、胆石症、胆道蛔虫症、哮喘、百日咳、泌尿系结石、急性水肿型胰腺炎等。少逸先生在《伤寒方证便览》中介绍用芍药甘草汤原方治疗足跟痛的验案：张某，女，32岁。足月产一女婴，婴未满月，即下床劳作，其后则感双足跟痛，劳作时久则跟腱挛急痛，延余诊治。患者症见面色萎黄，神倦乏力，四肢不温，舌淡，薄苔白，脉弦。证属产后劳作，营卫失和，筋脉失濡。故予酸甘化阴之芍药甘草汤：白芍60g，炙甘草15g。水煎服。实习医生见药仅两味，甚疑之。先生以成无己《伤寒明理论》语告云："用甘草以生阳明之津，芍药以和太阴之液，其足即伸，此即用阳和阴法也。"嘱患者用鸽汤续服。十剂服毕，患者欣然相告病已愈可。

大陷胸汤乃仲景为外邪入里，或表邪不解误用下法，致邪热乘机内陷，与水饮互结于胸胁而成的大结胸证所设。《伤寒论·辨太阳病脉证并治下》之134、135、136和137条进行了详细解析，概括而言，大结胸证为：胸胁疼痛，心下痞满，甚则从心下至小腹硬满而痛，拒按，或小有潮热，短气或喘气不能平卧，心中懊恼，口渴，头汗出；或项强如柔痉状，脉沉紧或沉迟有力。故仲景制大陷胸汤，以大黄泄热，甘遂逐水，芒硝破结，诸药合用，以成泄热、逐水、破结之功。《伤寒方证便览》收录少逸先生"悬饮案"：患者高某，女，37岁。有结核病史，近因发热、短气、烦躁、大便干结、胸胁痛而来院检查，西医确诊为结核性渗出性胸膜炎，因其有青、链霉素过敏史，故转中医治疗。查舌红黄腻苔，脉弦数。宗《金匮要略》之"饮后水流在胁下，咳唾引痛，谓之悬饮"，属中医"悬饮"范畴。此案属热邪内陷与水饮互结而成热实大结胸证，故予大陷胸汤原方服之：大黄 12g，芒硝 10g，甘遂 3g。因方证相对，故收效甚速，患者服药 3 剂，诸症豁然若失，予上方加赤灵芝 10g，芦根 20g，葶苈子 15g，大枣 12 枚，续服。X 线拍片示胸水吸收。予以黄芪 15g，赤灵芝 10g，每日 1 剂，代茶饮，以作扶正抗痨之用。《柳少逸医案选》痰饮门中亦收录该案，按语中释云："恽铁樵《群经见智录》云：'西医之生理以解剖，《内经》之生理以气化。'故今之临证当辨病辨证相结合，此即中西医互参之理也。清·程杏轩尚云：'医者，理也，意也。盖理明则意得，意得则审脉处方无所施而不中。'此案即属用古方治今病之实例。方用大胸陷汤，以大黄泄热、甘遂逐水、芒硝破结，诸药合用，以成泄热、逐水、破结之功，而胸水得除。复诊方加赤灵芝、大枣、芦根、葶苈子，以增其扶正逐水之力，而病臻痊愈。"

金·成无己曰："四逆者，四肢逆而不温也。四肢者，诸阳之本，阳气不足，阴寒加之，阳气不相顺接，乃致手足不温而成四逆也。"《伤寒论》用干姜、附子和炙甘草组方治之，此汤申发阳气，却散阴寒，温经暖肌，乃以四逆名之。《伤寒论·辨太阴病脉证并治》323、324、354、353、389、377、225 等条论之甚详，概而言之见恶寒神疲、厥逆下利、脉沉微诸症，为少阴阳虚，阴寒内盛所致。脉微欲绝，示阳衰至甚，大有阴阳离决之势，宜急用大剂量四逆汤回阳救逆。若吐利厥逆较甚，脉微欲绝时，可用本方加人参（益气摄血）以补益元气、回阳复脉，此即四逆加人参汤，《伤寒论·辨霍乱病脉证并治》云："恶寒脉微而利，利止者，亡血也。四逆加人参汤主之。"（385）若阴盛格阳于外，法当抑阴回阳、通达内外，宜增其附子、干姜用量，此即《伤寒论·辨少阴病脉证并治》之通脉四逆汤："少阴病，下利清谷，里寒外热，手足厥逆，脉微欲绝，身反不恶寒，其人面色赤，或腹痛，或干呕，或咽痛，或利止脉不出者，通脉四逆汤主之。"（317）若进一步发展致阳亡阴竭，当回阳救逆，益阴和阳，加猪胆汁以"启下焦之生阳，温中焦之津液"，即《伤寒论·辨霍乱病脉证并治》之通脉四逆加猪胆汁汤："吐已下断，汗出而厥，四肢不解，脉微欲绝，通脉四逆加猪胆汁汤主之"。（390）若阴寒内盛，格阳于上，则应去甘草之甘缓，加葱白以抑阴回阳，宣通上下，如此即变为《伤寒论·辨少阴病脉证并治》之白通汤："少阴病，下利，白通汤主之。"（314）若病情趋恶化，加入猪胆汁、人尿咸苦寒之味，使热药不被寒邪所格拒，引阳入阴，使阳气得以上行下济，以奏回阳救逆之功效。此即同篇之白通加猪胆汁汤："少阴病，下利，脉微，与白通汤。利不止，厥逆无脉，干呕者，白通汤加猪胆汁汤主之。服汤，脉暴出者死，微续者生。"（315）可见，药味增减，即可改变方剂的功效、主治，仲景甚至改易方名以示警示，岂可不慎！《柳吉忱诊籍纂论》风寒湿痹门"甘草干姜茯苓白术汤证案"：患者林某，男，36岁。自秋后入冬，在旷野"地窖子"里编高粱秸炕席月余。近几日遂感身重，脚弱，关节重痛，微恶寒，大便飧泄，腰脚冷痹。继而身体沉重，腰中冷，如坐水中，舌胖伴齿痕，白苔，脉濡缓。《素问·脉要精微论》云："腰者，肾之府。"《素问·至真要大论》云："诸寒收引，皆属于肾。"故寒邪外侵犯肾必致腰痛。《素问·至真要大论》复云："诸湿肿满，皆属于脾。"《灵枢·经别》云："足少阴之正，至腘中，别走太阳而合，上至肾，当十四椎，出属带脉。"故湿邪犯人，引动内湿，带脉不束，故湿着腰部，阳气痹着不行，而有腰部冷痛沉重之感，故有"如坐水中""形有水状""腰重如带五千钱"之感。《金匮要略》有"肾著之病""身劳汗出，衣里冷湿""腰以下冷痛，腹重如带五千钱"的病因病证的表述，实与本案相侔。"肾著"又名"肾着"，《金匮要略心典》记云："肾受冷，着而不去，则为肾着。"然病不在肾之中脏，而在肾之外府。故其治法，不在温肾以散寒，而在燠土以胜水。甘、姜、苓、术辛温甘淡，本非肾药，名肾着者，原其病也。故有"甘草干姜茯苓白术汤"之用，《千金要方》名"肾著汤"，今名"肾着汤"。故本案乃寒湿痹着于腰部之肾著证。病在人体下焦，内脏尚无病变，故治法不在温肾，只需祛除在经脉之寒湿，则肾着可愈。故吉忱公宗《金匮要略》"肾著之病，其人身体重，腰中冷，如坐水中""久久得之，腰以下冷痛，腹重如带五千钱，甘姜苓术汤主之"之论，予甘草干姜茯苓白术汤原方（炙甘草15g，炒白术15g，干姜20g，茯苓30g，水煎温服）以温中散寒、健脾燥湿。方中重用干姜伍甘草，以温中散寒，茯苓伍白术以健脾除湿，故诸药合用，则理法确当，方证相符，5剂而肾着之候缓解。

《伤寒论·辨厥阴病脉证并治》曰："干呕、吐涎沫，头痛者，吴茱萸汤主之。"（378）书中应用吴茱萸汤证共三条：一为阳明"食谷欲呕"（243条）；一为少阴"吐利，手足逆冷，烦躁欲死"（309条）；一为本条"干呕，吐涎沫，头痛"。故肝寒犯胃的证治，治宜暖肝和胃、温中降逆、平冲止呕。三条见证虽不同，但阴寒内盛、浊阴上逆的病机一致，故均治以吴茱萸汤。清·柯琴《伤寒附翼》称"少阴吐利，手足厥冷，烦躁欲死者，此方主之"，并誉"此拨乱反正剂。与麻黄附子之拔帜先登，附子克武之固守社稷者，鼎足而立也"。《柳吉忱诊籍纂论》头痛门"吴茱萸汤证案"：患者中年女性，素体形寒肢冷，月经延后，量少色淡，带下清稀。近十余天，头痛，干呕，吐涎沫，口淡，心下痞，纳食呆滞。舌淡苔白滑，脉弦迟。证属素体肾阳不足，寒自内生，寒邪内犯足厥阴肝经，循经上冲达颠顶之头痛。治宜暖肝和胃，温中降逆，以吴茱萸汤原方（吴茱萸 10g，红参 12g，大枣 10g，生姜 20g，水煎服）治之。患者服药 3 剂，头痛、干呕、吐涎沫悉去。予以吴茱萸汤化裁作散剂服，以除肝寒犯胃，缓解心下痞、纳呆等症。处方：吴茱萸 60g，人参 30g，苍术60g，炒麦芽 30g，陈皮 30g，神曲 30g，共为细末，每次 10g，日 3 次，食前服。续治 1 周，胃肠无不适，纳食渐馨。

《伤寒论·辨太阳病脉证并治中》曰："伤寒，若吐若下后，心下逆满，气上冲胸，起则头眩，脉沉紧，发汗则动经，身为振振摇者，属茯苓桂枝白术甘草汤。"（67）此乃误用吐下，脾胃气虚，水气上冲的证治，法当温阳健脾、利水降冲。邪在太阳当汗，若误用吐下，损伤脾胃之阳，则致中虚水气上冲逆满证。水气内停，蒙蔽清阳，故起则头眩；脉沉主里，紧主寒，此寒在里。故用苓桂术甘汤以温化水气。王晋三称"此太阳、太阴方也"，认为"膀胱气钝则水蓄，脾不行津液则饮聚。白术、甘草和脾以运津液，茯苓、桂枝利膀胱以布气化，崇土之法，非但治水寒上逆，并治邪饮留结，头身振摇"。《金匮要略》痰饮篇有"心下有痰饮，胸胁支满，目眩""短气有微饮，当从小便去之"，其治均宗"病痰饮者，当以温药和之"之法。故而，成无己有"阳之不足，补之以甘，茯苓、白术生津液而益阳也；里气逆者，散之以辛，桂枝、甘草行阳散气"之论；而任应秋有"其实桂枝仍为降冲逆，桂枝、甘草协和又有强心扶阳作用，白术专在利水"之要言。《伤寒方证便览》收录先生验案"痰饮案"：房某，女，46 岁。素体阳虚，心下痞，时吐痰沫，胸胁支满，不欲饮食，目眩，口干不欲饮。舌淡红，薄苔白，脉沉细而滑。此乃脾阳不振、气化无力而成痰饮，故予苓桂术甘汤主之，乃"病痰饮者，当以温药和之"。故寓桂枝甘草汤以辛甘化阳；脾失健运，有赖白术健脾益气；淡味涌泄为阳，此乃主以茯苓君药之谓也。故予苓桂术甘汤原方：茯苓 30g，桂枝 12g，炒白术 15g，甘草 6g，水煎服。方证相应，患者服 5 剂后，诸症悉减，续服 5 剂，病臻痊愈。嘱服茯苓粥（茯苓、山药、薏仁、赤小豆、小米各等份），以健中州。《柳少逸医案选》也收录该案，于案后解读云："本案患者，年届天癸将竭之年，肾阳式微而脾土失健，故致气化无力，聚湿成饮。有其证用其方，故收功愈疾。"

《伤寒论·辨太阳病脉证并治中》曰："伤寒汗出而渴者，宜五苓散；不渴者，属茯苓甘草汤。"（73）伤寒，汗出不渴，主以茯苓甘草汤，王晋三认为："其义行阳以统阴，而有调和营卫之妙。甘草佐茯苓，渗里暖中并虞，是留津液以安营；生姜佐桂枝，散外固表并施，是行阳气而实卫，自无汗出亡阳之虞。"《伤寒论·辨厥阴病脉证并治》又云："伤寒厥而心下悸，宜先治水，当服茯苓甘草汤，却治其厥；不尔，水渍入胃，必作利也。"（356）水饮停蓄心下则悸，胸阳被遏而不达四末则厥，其悸、厥系水邪阻遏胸阳所致，法当温中化饮、通阳利水，故先治水。方以茯苓淡渗利水，桂枝、甘草辛甘化阳以行水，生姜宣散水气，共奏通阳行水之功。茯苓甘草汤与五苓散，皆太阳标本齐病，表里兼主之剂。不同之处，五苓散主邪已入里，表证已微，故桂枝一味主表，其余四味主里；茯苓甘草汤主邪犹在经，里证尚少，故用茯苓一味主里，其余三味皆为主表之药。近代验案，原方应用茯苓甘草汤尚属少见，医家多以本方合苓桂术甘汤或苓桂甘枣汤治疗痰饮病之具惊悸厥逆。《伤寒方证便览》收录先生验案"心下悸案"：林某，女，32岁。心下悸，短气，眩晕，肢体疲倦，脘腹喜温畏冷，背寒，心下痞满，胃中有振水声，口干不欲饮，食少便溏。近一年来诸症加剧，时恶心，呕吐痰涎。舌体胖，略有印痕，苔白滑，脉滑而细。此乃脾肾阳虚，气化失司，胃中停饮而致。治宜温阳化饮之剂，予以茯苓甘草汤加味：茯苓30g，桂枝12g，炙甘草6g，生姜10g，水煎服。服药5剂，心悸、眩晕若失，且口干引饮，小便增多，大便成形，惟偶有恶心、吐痰涎，予上方加人参6g，吴茱萸3g，姜皮10g。服5剂后，患者欣然相告，诸症悉除，病臻痊愈。《柳少逸医案选》也载有该案，名"茯苓甘草汤证案"，按语云："本案病人，素体脾肾阳虚，脾失健运，胃中停饮，而见诸症，故法当温阳化饮，淡渗利水。茯苓甘草汤，方出《伤寒论》，具温中化饮、通阳利水之功。方以茯苓为君，取其甘淡而平，甘则通补，淡而能渗，此即'淡味涌泄为阳'之义，大凡脾虚湿困之痰饮，为必用之药。辅以桂枝、甘草、生姜，为辛甘化阳之用。诸药合用，其奏温阳化气、淡渗行水之功。当患者偶有恶心，吐痰涎，此乃《素问·举痛论》'寒气客于肠胃，厥逆上出，故痛而呕也'之谓。故入人参、吴茱萸，为吴茱萸汤，可致温中补虚、降逆止呕之用。"而此处吴茱萸汤，也是原方原味入方。

《伤寒论·辨太阳病脉证并治下》曰："伤寒六七日，发热，微恶寒，肢节疼，微呕，心下支结，柴胡桂枝汤主之。"（146）《伤寒论·辨发汗后病脉证并治》云："发汗多，亡阳谵语者，不可下，与柴胡桂枝汤和其荣卫，后自愈。"《金匮要略》云："柴胡桂枝汤，治少阳伤风四五日，身热恶风，颈项强，胁下满，手足温，口苦而渴，自汗，其脉阳浮阴强。"此为少阳病兼太阳表证的证治。法当和解少阳，兼以散表。发热、微恶寒、肢节烦痛是太阳桂枝证；微呕、心下支结是少阳柴胡证。故本方为小柴胡汤与桂枝汤之合方，以成发散表邪、和解少阳之功。对此，王晋三在《绛雪园古方选注》中有精辟的论述："桂枝汤重于解肌，柴胡汤重于和里，仲景用此二方最多，可为表里之权衡，随机应变，无往不宜。即如肢节烦疼，太阳之邪虽轻未尽；呕而支结，少阳病机已甚。乃以柴胡冠以桂枝之上，即可开少阳微结，不必另用开结之方；佐以桂枝，即可以解太阳未尽之邪，仍用人参、白芍、甘草，以奠安营气，即为轻剂开结法。"《柳少逸医论医话选》收录"关节痛案"，患者患风湿性关节炎经年，阴雨天加重。来诊时不能履步，动则大声呼痛，腰部酸痛喜按，头晕口苦，胸胁满闷，不欲饮食，微恶风寒，四肢烦痛，病由昨夜坐卧湿地后始发，舌淡，苔白润，脉浮弦。证属外感寒湿诱发宿疾。因具柴胡桂枝汤证，故先用本方治之。处方：柴胡12g，黄芩10g，人参10g，姜半夏10g，桂枝12g，白芍12g，炙甘草10g，大枣6g，生姜10g，水煎服。患者服2剂后，恶寒罢，头晕、胸闷、腰痛悉除，酸痛已不明显，舌苔微白，上方加穿山龙20g，猫爪草10g，伸筋草15g，透骨草15g，豨莶草15g，老鹳草15g，鸡血藤20g，络石藤12g，海风藤12g。续服15剂，诸症消失。

《伤寒方证便览》中收录少逸先生的验案，如：黄连汤治疗食积壅塞肠中，与肠中腐浊之气相搏结而成寒湿痢（过敏性结肠炎）之"下利案"；旋覆代赭汤（旋复花10g，红参6g，生姜10g，代赭石10g，制半夏10g，炙甘草6g，大枣4枚，水煎去渣再煎温服）治疗胃气虚弱、痰浊内阻所致呃逆（慢性胃炎）之"呃逆案"；栀子豉汤（生栀子10g，淡豆豉15g，如仲景法煎服之）治疗情志抑郁，枢机不利，气机不畅导致的郁郁寡欢、精神萎靡、心烦不得眠之"心中懊侬证案"；调胃承气汤（生大黄12g，炙甘草6g，芒硝6g，水煎服）治疗胃阴不足、腑气不通所致便秘（慢性胃炎、十二指肠溃疡）之"胃脘痛案"；蜜煎方导之治疗肠腑津亏之便秘的"蜜煎方案"；四逆汤治疗因食生冷不洁之物引动下利痼疾，肾阳式微，阴阳气不相顺接，而致四逆证之"泄泻案"（同《柳少逸医案选》泄泻门"四逆汤证案"）；通脉四逆汤治疗阴盛格阳之中暑证之"中暑（阴盛格阳）案"（同《柳少逸医案选》中暑门"通脉四逆汤证案"）；用猪肤汤治疗3岁患儿之"咽痛案"；用苦酒汤治疗风热邪毒犯咽所致咽痛之"风热喉痹案"等：均为全部应用原方药物，以存古方药味之真，而体现出古方效用之神奇，也反映出柳氏医派运用经方之纯熟。

对经方如此，对于久经验证的时方，柳氏医派尊重古人的劳动智慧和实践结晶，若方证相符，也尽量按照原方原味应用。如《柳少逸医案选》发热门"加味补中益气汤证案"：患者王某，男，56岁。自6年前，不明原因发烧，体温40℃，口干舌燥，身体消瘦，心烦热，不思饮食，高热持续3～4日，不药自退，后每月发作一次，京城医院遍诊无果，适先生赴京而诊之。时患者发热期始息，面色憔悴，言语低微，形体消瘦，唇焦皮脱，舌红少苔，脉弦细。属枢机不利，中气不足，相火妄动，而致定期发热之证。治法：益气散火。时值发高烧周期始息，故予以《寿世保元》加味补中益气汤原方服之：炙黄芪30g，知母6g，红参10g，炒白术12g，陈皮6g，当归10g，柴胡6g，升麻6g，黄芩6g，姜半夏6g，炙甘草6g，姜、枣各10g引，水煎服。因先生系途经北京赴蒙古，随诊不便，嘱上方服用9剂后，更换第二方，即发烧周期之中段时间，以上方黄芪加至90g，知母15g，合入五苓散易汤各12g。亦服9剂时更服三方，即发热周期之前段时间，服下方：黄芪15g，知母10g，柴胡48g，黄芩24g，白薇15g，川芎12g，桃仁12g，白芍15g，桂枝12g，炙鳖甲10g，鼠妇10g，地龙10g，凌霄花10g，射干10g，芦根30g，石韦10g。亦服9剂时此乃鳖甲煎丸易汤服之。嘱此法为每月治疗之三踮。2000年适先生进京参加学术会，病人赴宾馆欣然相告：经用上述治疗方案3个月，遂病愈。本案病人每月必作高热，但热不寒，及身体消瘦，心烦热，不思饮食诸症，故属"瘅疟"证。瘅者，热也，瘅疟属但热不寒之病。《金匮要略·疟病脉证并治》云："阴气孤绝，阳气独发，则热而少气烦冤，手足热而欲呕，名曰瘅疟。若但热不寒者，邪气内藏于心，外舍分肉之间，令人消铄脱肉。"由此可见，其病机是"阴气孤绝，阳气独发"。这里"阴气"，是指津液；"阳气"，是指热邪。由于阴液不足，阳热过盛，故症见"但热不寒"之候；四肢为诸阳之本，阳盛故手足热；由于表里俱热，热邪灼津，故"身体消瘦"；由于热伤胃津，胃失和降，故"不思饮食"。对瘅疟之治，《金匮要略》在此条下无方。其病机复杂，故治分三期：高烧发病期，予以加味补中益气汤，以调和脾胃、升阳益气、和解少阳、清火散郁；待发热周期中段时间，方中加大黄芪用量，合入五苓散易汤，以化气布津；待发病周期前10天左右时，更用鳖甲煎丸易汤，加大柴胡用量，以疏肝达郁解热。盖因鳖甲煎丸乃攻补兼施、行气化瘀之良剂，既具调整机体功能，增进机体抗病能力，又具消郁破瘀散结之功。故治疗3个月，而收效于预期。

在治疗过程中，中间插用原方者也屡见不鲜。如《柳少逸医案选》胃痛门

"柴胡桂枝汤证案"：治疗枢机不利、营卫失和、气机壅滞所致胃脘痛（十二指肠球部溃疡），予以柴胡桂枝汤加味：柴胡 12g，桂枝 12g，黄芩 12g，党参 12g，姜半夏 10g，白芍 12g，旋覆花 15g（包），代赭石 15g（先煎），竹茹 15g，甘草 10g，姜枣各 10g。水煎服，每日 1 剂）。患者服 3 剂后，恶心、呕吐及脘腹胀闷消失，再进 3 剂，恢复如初。为彻底治疗之，柴胡桂枝汤原方继服 20 剂，钡餐透视十二指肠溃疡已愈，但因病久，球部因斑痕牵拉而变形，予黄芪健中汤续服 1 个月。半年后随访，未再发。

应用成方原方善后，也是柳氏医派常用的治后处理方法。如《柳少逸医案选》痰饮门"柴胡饮证案"：患者张某，男，35 岁。发热、恶寒伴胸痛 1 周，咳吐脓痰 3 ~ 4 天。1 周前，因感冒而发热，恶寒，胸痛，咳嗽。曾服复方新诺明、感冒胶囊等药，不见好转，胸痛、咳嗽加重，且胸部闷胀，于三四天前，晨起剧咳后，咳吐大量黄稠脓痰，有臭秽味，咳痰量 40 ~ 50mL，吐后感胸痛、胸闷减轻，但仍高热不退，体温 38.3℃。X 线透视示右肺中叶肺脓疡。查血：白细胞 13.6 × 10⁹/L，嗜中性 92%。因青、链霉素过敏，故求中医药治疗。舌红，苔黄腻，脉滑数。证属痰热壅盛，气机郁遏。治宜调达枢机、清热解毒、排脓去壅，予《证治准绳》柴胡饮加减：柴胡 30g，黄芩 12g，当归 15g，赤芍 15g，生大黄 12g，桔梗 30g，五味子 3g，姜半夏 10g，鱼腥草 30g，金银花 30g，瓜蒌 30g，甘草 10g，水煎服，每日 1 剂。5 剂后，诸症减，但咳嗽仍存。上方加葶苈子 15g，冬瓜仁 15g，改桔梗为 50g，内服 5 剂，脓痰基本消失。上方去桔梗、葶苈子，加沙参 12g，黄芪 30g，8 剂后，诸症基本消失，惟时感胸部胀闷不适，X 线胸透示病灶基本吸收。予《卫生宝鉴》柴胡饮原方（柴胡、人参、黄芩各 6g，炙甘草 3g，当归 6g，大黄 3g），以善其后。服药 6 剂，诸症悉除。本案病人，系肺失宣发肃降，痰热壅盛，气机郁遏而发肺痈。故主以小柴胡汤调达枢机，则肺之宣发肃降之功得行；五味子敛肺止咳；当归、赤芍活血祛瘀；桔梗清热解毒，排脓去壅；药用大黄清血分实热，破积行瘀，荡诸邪之闭结。方加鱼腥草、金银花、瓜蒌增其解毒排脓之效。

（2）存原方药量之"真"

药物用量的变化，可以改变方剂的作用，甚至一变而成为另一个方剂，功效不同，主治全异。例如：厚朴大黄汤、厚朴三物汤、小承气汤均由厚朴、枳实、大黄三药组成，因用量不同，而功效、主治各异。三方之主证：一为支饮胸满，二为痛而闭，三为腹大满不通。饮为阴邪，胸为阳位，支饮胸满为饮塞胸中，阴邪踞于阳位，阳气凝而不行，故用宽胸涤饮之厚朴一尺为君，大黄六两直决地道，使饮邪顺流而下，枳实四枚，为胸满不可少之药也。痛而闭，为内实气滞、腹痛大便不通之症，故用厚朴八两以行气，气行则不滞，佐用枳实五枚以泄气止痛，大黄四两以通腑气，自然痛止便通。腹大满不通，为宿食积滞与热邪相搏，不得排除所致，自当以荡涤肠胃，推陈致新之大黄四两以攻积泄热，厚朴二两以除脘腹之满胀，消痞利膈则依三枚枳实之功了。小承气汤，枳、朴量少，且三药同煎，欲大黄之荡涤；厚朴三物汤，枳、朴量大，且先煎，后纳大黄，欲枳、朴之行气止痛；厚朴大黄汤，大黄量多，欲其通地道而除饮邪也。三方仅三味药，唯剂量不同，则有三种不同的作用、三个不同的方名。故明·李士材《伤寒括要》有"方者，定而不可易者也；法者，活而不可拘者也。非法无以善其方，非方无以疗其症"的精论。再如桂枝附子汤与桂枝去芍药加附子汤，药物组成相同，惟前者重用桂枝、附子。此外，如四逆汤与通脉四逆汤、麻黄附子甘草汤与麻黄附子汤等，不一而足。仲景所言，示人以规矩。故后世在应用经方及古方时，若辨证准确，自可原方原量应用，以收到如古人所言之效果。

《伤寒论·辨少阴病脉证并治》曰："少阴病，得之二三日，麻黄附子甘草汤微发汗，以二三日无里证，故微发汗也。麻黄附子甘草汤方：麻黄二两（去节），甘草二两（炙），附子一枚（炮，去皮，破八片）。"（302）《金匮要略·水气病脉证并治第十四》云："水之为病，其脉沉小，属少阴；浮者为风，无水虚胀者，为气。水，发其汗即已。脉沉者，宜麻黄附子汤……麻黄附子汤：麻黄（三两）、甘草（二两）、附子（一枚，炮）。"麻黄附子甘草汤与麻黄附子汤药物组成相同，唯麻黄用量不同。前者功在温经解表，主治少阴兼表轻证；后者功在温经发汗，治疗肾水脉沉。麻黄附子甘草汤类同麻黄附子细辛汤，乃为伤寒少阴病兼表轻证而设方。王晋三在《降雪园古方选注》中有"少阴无里证，欲发汗者，当以熟附固肾，不使麻黄深入肾经劫热为汗。更妙在甘草缓麻黄于中焦，取水谷之津液为汗，则内不伤阴，邪从表散，必无过汗亡阳之虑"的论述，可谓言简意赅。

《伤寒论·辨少阴病脉证并治》曰："少阴病，脉沉者，急温之，宜四逆汤。四逆汤方：甘草二两（炙）、干姜一两半、附子一枚（生用，去皮，破八片）。右三味，以水三升，煮取一升二合，去滓。分温再服。强人可大附子一枚，干姜三两。"（323）少阴病，故当见"脉微细，但欲寐"之少阴病本证，故法当回阳救逆。此少阴脉沉，治宜急温，故宜四逆汤。方中附子温肾回阳，干姜温中散寒，甘草调中补虚，合为回阳救逆之要剂，仲景少阴寒化证之主方。该篇又云："少阴病，下利清谷，里寒外热，手足厥逆，脉微欲绝，身反不恶寒，其人面色赤，或腹痛，或干呕，或咽痛，或利止脉不出者，通脉四逆汤主之。通脉四逆汤方：甘草二两（炙）、附子大者一枚（生用，去皮，破八片）、干姜三两（强人可四两），上三味，以水三升，煮取一升二合，去滓，分温再服。"（317）通脉四逆汤证为少阴阳衰、阴寒内盛、虚阳外越之证。较四逆汤证更为严重。虽本方与四逆汤药味相同，但其附、姜用量较大，取其大辛大热之剂，以速破在内之阴寒，并急回外越之虚阳，诸药合用，以成抑阴回阳、通达内外之功。《医宗金鉴》云："以其能大壮元阳，主持内外，共招外热返之于内。"所以冠以通脉四逆，以别于四逆汤也。《柳少逸医案选》中暑门"通脉四逆汤证案"，治疗因热引寒泉之水，且又素体阳虚所致阴盛格阳之中暑证患者，予通脉四逆汤（炙甘草10g，生附子20g，干姜15g）以抑阴通阳、通达内外，并解读其用量云："通脉四逆汤，乃《伤寒论》为少阴阳衰、阴寒内盛、虚阳外越之证而设方。本方与四逆汤药味同，但其附子、干姜用量较大，取其大辛大热之剂，以速破在内之阴寒，可急回外越之虚阳。以其能大壮元阳，主持内外，所以冠以通脉四逆之名，以别于四逆汤。本案实阴盛格阳之轻型者，姜、附之量未至极量。"

有些方剂，用相对药量大小来确定临床治疗效果。如《伤寒论·辨太阳病脉证并治中》云："发汗过多，其人叉手自冒心，心下悸，欲得按者，属桂枝甘草汤。"（64）桂枝甘草汤，乃发汗过多，损伤心阳的证治，法当补益心阳。桂枝、甘草为辛甘化阳之伍，具补益心阳之功。汗多损伤心阳而悸者，用之则心阳得复心悸自愈。师曰："应用时桂枝用量大于甘草用量，且要一次顿服，方能获温复心阳之效。"故少逸先生用之治疗低血压所致眩晕，伴有精神萎靡，形寒肢冷，少寐多梦，健忘体倦，腰膝酸软，耳鸣。舌淡，脉沉细。证属肾阳不足，清窍失养之眩晕。治宜益元通阳之剂，故予桂枝甘草汤加味：桂枝12g，炙甘草10g，肉桂6g，鹿角胶6g（烊化），水煎服。方中桂枝用量明显大于甘草用量，患者服药10剂，诸症豁然，血压至90/60mmHg。上方加五味子10g，红参6g，续服20剂，眩晕止，神充体健，血压110/70mmHg。为巩固药效，嘱服右归丸经年用。

有些方剂，以药物的用量比例来突出药物在方剂中的作用。如麻黄杏仁甘草石膏汤，《伤寒论》为汗后或下后，热邪迫肺作喘而设。师曰："方中石膏用量多于麻黄一倍，制麻黄辛温之性而转为辛凉清热之功，麻黄则重于宣肺平喘。此乃相制性之用药也。"《伤寒方证便览》所举的"喘证案"，患者5日前因患感冒，发热恶寒，继而喘逆上气，胸胀或痛，息粗，咳痰不爽，痰吐稠黏，身痛无汗，口渴，舌质红苔黄，脉洪大。此患者盖因外感风寒，致寒邪束肺，郁而发热，热郁于肺，而致喘证。故师以麻杏石甘汤意予之：生麻黄10g，石膏30g，杏仁10g，生甘草6g，桑白皮15g，姜皮10g，穿心莲15g，水煎服。方中石膏三倍于麻黄，故泄热力强。患者服药1剂，汗出热退，咳止喘息，5剂后诸症若失。予以上方石膏减半，续服。又5剂病愈。予以梨贝滋膏善后。《医案选》哮喘门"麻杏石甘汤证案"即此案，并释其药用云："麻黄伍石膏，清宣肺中郁热，方中石膏用量多于麻黄，以制麻黄辛温之性，使麻黄重于宣肺平喘，乃相制性相伍也。"

有些方剂，药量应随病证变化而变化。《伤寒论·辨太阳病脉证并治下》曰："伤寒六七日，发热，微恶寒，肢节疼，微呕，心下支结，柴胡桂枝汤主之。柴胡桂枝汤方：桂枝一两半（去皮），黄芩一两半，人参一两半，甘草一两（炙），半夏二合半（洗），芍药一两半，大枣六枚（擘），生姜一两半（切），柴胡四两。上九味，以水七升，煮取三升，去滓。温服一升。"（146）柴胡在原方中用量最大，几乎为其他药物用量的三倍。柳氏医派对该方应用颇多，形成了独特的经验体会，尤其是对药量的把握，先生尝透露其秘云："临床上柴胡用量是关键，若为邪盛高热之急性及亚急性胆囊炎、胰腺炎、阑尾炎等，量可加大至一两六钱（48g），名曰'大柴桂'；邪热略高，则用八钱（24g），笔者名之曰'中柴桂'；发热不甚者，用四钱（12g），名曰'小柴桂'。此乃柳氏家传之秘。"

总体而言，经方的药量要比后世直至目前所用药量要大得多。究其原因，与后世对经方之用方之准、选药之妙尚未完全了然于胸有关，同时，也不能抛却医者为避免风险的关系。《伤寒方证便览》中就录有《伤寒方用荟萃》一书中的"肺痈案"来说明药物用量对疗效的重要性。"林某，患咳嗽，胸中隐隐作痛，经过中西医调治均不见效，后延余往诊。见其吐痰盈盆，滑如米粥，腥臭难嗅，右寸脉滑数，舌质微绛。查其所服中药，大约清痰降火，大同小异而已。余再三考虑，药尚对证，何以并不见效？必系用量太轻。余照桔梗汤加味施以重剂，甘草四两、桔梗二两、法半夏六钱、白及粉五钱、炙紫菀三钱。是日下午服药一剂，病已减轻大半，至夜半已觉胸中痛减，嗽稀痰少。次日早晨复诊，患者自谓病已减大半，余复按其脉微数，舌中部微现白苔。患者曰：我服药多次，未见药量如是之多，见效亦未得如是之速，请问其故？余谓前医轻描淡写，药品驳杂。非用原方之重剂焉能为力？益以白及粉填补漏孔，法半夏之消痰降气，炙紫菀清火宁金，所以幸能见效也。是日复诊，予以甘桔汤分量减半，白及粉再加三钱，余药仍旧，连服三剂而愈。"

（3）存原方煎服法之"真"

药物的煎服法是方剂运用过程中的重要环节，虽药物配伍合理，剂量准确，剂型适宜，倘若煎药法或服药法不当，也会影响疗效。正如清·徐灵胎《医学源流论》所云："病之愈不愈，不但方必中病，方虽中病，而服之不得其法，则非特无功，而反有害，此不可不知也。"煎药法应注意煎药用具、用水、加水量等的不同，讲究煎药火候和特殊药物的煎药方法。

服药法要注意服药时间、方法和饮食禁忌，以及慎劳役、戒房事、节恚怒等，以防"劳复""食复"。《神农本草经·序例》云："病在胸膈以上者，先食后服药；病在心腹以下者，先服药而后食；病在四肢血脉者，宜空腹而在旦；病在骨髓者，宜饱满而在夜。"《千金要方·论服饵》云："若用毒药疗病，先起如黍粟，病去即止，不去倍之，不去十之，取去为度。病在胸膈以上者，先食后服药；病在心腹以下者，先服药而后食；病在四肢血脉者，宜空腹而在旦；病在骨髓者，宜饱满而在夜。"这是针对病位不同而采用不同的服药时间和服用方法。此外，也应根据十二经脉气血时辰涨落变化确定不同的服药时间以补虚泻实。一般祛邪应在经脉脏腑气血旺盛的时辰服药，以利用正气抗邪之力，因势利导，充分发挥药物的泻实作用。例如：肺应寅时，张仲景用十枣汤强调平旦服。补益应在经脉脏腑气血衰落的时辰服药，有利于虚证的缓解。肾脏经气旺于酉时，衰于卯时，故治疗五更肾泄的"四神丸"常在卯前一刻服。

《伤寒论·辨太阳病脉证并治上》曰："太阳中风，阳浮而阴弱。阳浮者，热自发，阴弱者，汗自出。啬啬恶寒，淅淅恶风，翕翕发热，鼻鸣干呕者，桂枝汤主之。桂枝汤方：桂枝三两（去皮），芍药三两，甘草二两（炙），生姜三两（切），大枣十二枚（擘）。上五味，㕮咀三味，以水七升，微火煮取三升，去滓，适寒温，服一升。服已须臾，啜热稀粥一升余，以助药力。温覆令一时许，遍身漐漐似有汗者益佳，不可令如水流漓，病必不除。若一服汗出病差，停后服，不必尽剂。若不汗，更服依前法。又不汗，后服小促其间，半日许令三服尽。若病重者，一日一夜服，周时观之。服一剂尽，病证犹在者，更作服，若不汗出，乃服至二三剂。禁生冷、黏滑、肉面、五辛、酒酪、臭恶等物。"（12）"太阳病，项背强几几，反汗出恶风者，桂枝加葛根汤主之。桂枝加葛根汤主之：葛根四两，桂枝二两（去皮），芍药二两，生姜三两（切），甘草二两（炙），大枣十二枚（擘），麻黄三两（去节）。上七味，以水一斗，先煮麻黄、葛根，减二升，去上沫，内诸药，煮取三升，去滓。温服一升。覆取微似汗，不须啜粥，余如桂枝法将息及禁忌。"此即桂枝汤用药后之将息法。徐大椿《伤寒论类方》云："桂枝汤本不能发汗，故须助以热粥。"《伤寒论·辨太阳病脉证并治中》云："太阳病，项背强几几，无汗恶风者，葛根汤主之。"此乃太阳伤寒兼太阳经气不舒的证治，法当发汗解表、升津舒经。葛根汤为风寒伤及太阳经腧证而设方，具发汗解表、升津舒筋之功，其煎服法为"右七味，以水一斗，先煮麻黄、葛根，减二升，去白沫，煮取三升，去滓，温服一升。覆取微似汗，余如桂枝法将息及禁忌，诸汤皆仿此"。关于"先煮麻黄、葛根"之义，《伤寒论本旨》认为："杀其轻浮升散之性，使与诸药融和，以入肌肉营卫而疏通之，则邪自可外解矣。岂有一方而发汗固表互用，以自相悖之理。"少逸先生治疗肩背痛，师葛根汤意，以原方加伸筋草 15g，枸树枝 15g。煎药时，先煮麻黄、葛根，去上沫，后入它药煎之，温服，覆取微汗。

该篇 38 条大青龙汤煎服法云："上七味，以水九升，先煮麻黄，减二升，去上沫，内诸药，煮取三升，去滓。温服一升。取微似汗。汗出多者，温粉扑之。一服汗者，勿更服。若复服，汗出多者，亡阳遂虚，恶风，烦躁，不得眠也。"少逸先生用治感冒，嘱用水煎，服药后温覆衣被。后患者服 1 剂，须臾，通身汗出而解。3 剂后诸症悉除。予桂枝二麻黄一汤续服 3 剂，病臻痊愈。

该篇 76 条栀子豉汤煎服法云："上二味，以水四升，先煮栀子得二升半，内豉，煮取一升半，去滓。分为二服，温进一服（得吐者，止后服）。"《伤寒方证便览》之"心中懊憹证案"和《柳少逸医案选》不寐门"栀子豉汤证案"所载为同一验案，用栀子豉汤原方治疗情志抑郁，枢机不利，气机不畅，而致郁郁寡欢、精神萎靡、心烦不得眠，煎服法明确嘱为"如仲景法煎服之"。

《柳少逸医案选》中暑门"通脉四逆汤证案"，治疗因热引寒泉之水，且又素体阳虚所致阴盛格阳之中暑证患者，予通脉四逆汤（炙甘草 10g，生附子 20g，干姜 15g）以抑阴通阳、通达内外，特嘱"宗仲景之煎药法，水煎服"。并解读其用量云："本案实阴盛格阳之轻型者，姜、附之量未至极量。生附子之用必遵古法煎之。"而在《伤寒方证便览》中对此详尽阐发："乌头、附子、天雄之属，含有剧毒的乌头碱、次乌头碱、中乌头碱等生物碱。若加工炮制不当，服乌头、附子、天雄之剂后，会出现口舌、四肢麻木现象，继而会出现眩晕、头痛、语言困难、运动不灵，重者腹痛、呕吐、腹泻、心慌、四肢厥冷、心率缓慢、血压下降，部分患者出现心律不齐、心肌受损、呼吸困难等症状。故乌头、附子、天雄之剂，重在久煎，否则易发生乌头碱中毒的严重后果。"

《伤寒论·辨太阳病脉证并治下》曰："伤寒五六日，呕而发热者，柴胡汤证具，而以他药下之，柴胡证仍在者，复与柴胡汤。此虽已下之，不为逆，必蒸蒸而振，却发热汗出而解。若心下满而鞕痛者，此为结胸也。大陷胸汤主之。但满而不痛者，此为痞，柴胡不中与之，宜半夏泻心汤。"（149）此条论及少阳证、大结胸证、痞证的因果关系及其证治，以及半夏泻心汤之来源。在介绍该方的煎服法时云："上七味，以水一斗，煮取六升，去滓。再煎取三升。温服一升，日三服。"《伤寒方证便览》收录少逸先生运用半夏泻心汤加全瓜蒌（姜半夏 10g，黄芩 10g，红参 10g，干姜 6g，炙甘草 10g，黄连 6g，全瓜蒌 10g，大枣 12 枚）治疗胸痹（冠心病）的验案，其煎服法即为"水煎去渣再煎温服"，故收效甚速。患者服药 5 剂，胸闷脘痞悉减，心烦悉除。递进 5 剂，诸症悉除，守方续服以善后。

该篇又云："伤寒，汗出解之后，胃中不和，心下痞鞕，干噫食臭，胁下有水气，腹中雷鸣，下利者，生姜泻心汤主之。"（157）其煎服法为"上八味，以水一斗，煮六升，去滓，再煎取三升。温服一升，日三服。"《伤寒方证便览》收录少逸先生运用生姜泻心汤化裁（生姜 12g，炙甘草 10g，红参 10g，干姜 3g，制半夏 10g，黄连 10g，竹茹 10g，大枣 12 枚）治疗心下痞（慢性胃炎）之验案，其煎服法即为"水煎去渣再煎温服。"另收录运用甘草泻心汤治疗脾虚失运，气不升降，致胃热肠寒，发为痞证（十二指肠球部溃疡）的验案，其煎服法亦明确为"水煎去渣再煎温服"。

《伤寒论·辨太阳病脉证并治中》曰："伤寒五六日，中风，往来寒热，胸胁苦满，嘿嘿不欲饮食，心烦喜呕，或胸中烦而不呕，或渴，或腹中痛，或胁下痞鞕，或心下悸，小便不利，或不渴，身有微热，或咳者，小柴胡汤主之。"其煎服法为"上七味，以水一斗二升，煮取六升，去滓，再煎取三升。温服一升，日三服"。即去滓再煎。其意义在于"去渣再煎，取其清能入胆之义，且去渣复煎，使其药性合而为一，籍胃气敷布表里"。故吉忱公、永昌公、少逸先生所有应用小柴胡汤的方剂，均嘱"去渣再煎"，以能发挥出该方的应有作用，成为柳氏医派运用最为纯熟的方剂之一。

《柳吉忱诊籍纂论》水肿门"柴苓汤证案"，因证属枢机不利、气化失司、水邪溢于肌肤而为风水（急性肾小球肾炎），故予柴苓汤加味以枢转气机、通调三焦、利水渗湿。柴苓汤，方见《沈氏尊生书》，原为阳明疟而设方。方由小柴胡汤合五苓散而成，故遵《伤寒论》小柴胡汤煎服法而特嘱"水煎去渣再煎，温服，日 1 剂，2 次分服"。"至于小柴胡汤去滓再煎，寓意亦深，乃取其清能入胆之义。喻嘉言尝云：'少阳经用药，有汗、吐、下三禁，故但取小柴胡汤以和之。然方之中，柴胡欲出表，黄芩欲入里，半夏欲去痰，纷纷而动，不和甚也，故去滓复煎，使其药性合而为一。'又非和于表，亦非和于里，乃和于中也，是以煎至最熟，令药气并停胃中，少倾即随胃气以敷布表里，而表里之邪，不觉潜消默夺。所以方中既用人参甘草，复加生姜大枣，不言其复，全借胃中天真之气为斡旋。"

《伤寒论·辨太阳病脉证并治下》曰："伤寒胸中有热，胃中有邪气，腹中痛，欲呕者，黄连汤主之。"（173）本证因上焦有热，中焦有寒，寒热互阻，升降失司所致之上热下寒不和证。黄连汤由半夏泻心汤去黄芩加桂枝组成，而半夏泻心汤又是由小柴胡汤去柴胡加黄连、干姜而成，故清·柯琴认为黄连汤"寒热并用，攻补兼施，仍不离少阳和解治法耳"，并再三强调："此亦柴胡加减法也……而不名泻心者，以胸中素有之热，而非寒热相结于心下也。"《伤寒方证便览》收录少逸先生运用黄连汤治疗因食积壅塞肠中，与肠中腐浊之气相搏结而成寒湿痢（过敏性结肠炎），仍用"水煎去渣再煎温服"之煎服法。

《伤寒论·辨太阳病脉证并治下》曰："太阳病，外证未除，而数下之，遂协热而利，利下不止，心下痞鞕，表里不解者，桂枝人参汤主之。桂枝人参汤方：桂枝四两（别切），甘草四两（炙），白术三两，人参三两，干姜三两。右五味，以水九升，先煮四味，取五升，内桂，更煮取三升，去滓。温服一升，日再，夜一服。"（173）此乃误下后脾气虚寒而表邪不解的证治，法当温中解表。方由理中汤加桂枝而成，为里证不解外证不退的里寒夹表热而作"协热而利"证设方。清·王晋三对方名和煎服法有独特的认识："理中加桂枝，不曰'理中'，而曰'桂枝人参'者，言桂枝与理中分头建功也。故桂枝加一两，甘草加二两（桂枝汤中桂枝为三两，甘草为二两）。其治外发热而里虚寒，则所重仍在理中，故先煮四味，而后纳桂枝，非但人参不佐桂枝实表，并不与桂枝相忤，宜乎直书'人参'而不讳也。"《伤寒方证便览》收录少逸先生以桂枝人参汤加味（桂枝 12g，炙甘草 12g，炒白术 15g，红参 15g，干姜 12g，地榆 15g，紫参 15g，乌梅 10g）治疗脾胃虚弱，中焦虚寒，寒湿之邪留着肠中，气机阻滞，传导失常所致寒湿痢（慢性肠炎）的"寒湿痢案"，嘱"宗仲景法，先煮术、参、姜、草四味，取汁更煮余药，温服"。

柳氏医派不仅严格遵照原方的煎服法，以能发挥出原方的作用，而且对其煎服法的原理也多有探究。《伤寒论·辨太阳病脉证并治下》曰："伤寒胸中有热，胃中有邪气，腹中痛，欲呕者，黄连汤主之。"（173）其煎服法为："上七味，以水一斗，煮取六升，去滓，再服，昼三夜二。""再服，昼三夜二"，为《伤寒论》中少见的特殊服药方法。《伤寒论》理中汤中尚有"日三四，夜二服"，黄芩汤和黄芩加生姜半夏汤及桂枝人参汤的"日再，夜一服"及《金匮要略》中生姜半夏汤之"日三夜一服"的相似服法。仲景未言及原因，《千金要方·论服饵》云："凡服补汤，欲得服三升半，昼三夜一，中间间食，则汤气溉灌百脉，易得药力。"少逸先生探讨其原理，在黄连汤服法后解读云："此方能宣通上下阴阳之气，恢复中焦升降之机，可使药力持久，以达交通阴阳、调理脾胃之功效，此亦'不离少阳和解之法'也。笔者对于上热下寒之胃肠疾病多遵'昼三夜二'法服用本方，收效尤甚。西医学用西咪替丁治疗溃疡病的服法与此方相似。所以不可轻易否定仲景这一特殊服药法。"在理中丸后阐释曰："胃肠病用药，力求药力持续也。"

（4）存原方将息法之"真"

《伤寒杂病论》将药后调护称为"将息法"。《伤寒论·辨太阳病脉证并治上》曰："太阳中风，阳浮而阴弱。阳浮者，热自发，阴弱者，汗自出，啬啬恶寒，淅淅恶风，翕翕发热，鼻鸣干呕者，桂枝汤主之。"在介绍毕药物组成后，续云："上五味，㕮咀三味，以水七升，微火煮取三升，去滓，适寒温，服一升。服已须臾，啜热稀粥一升余，以助药力。温覆令一时许，遍身漐漐似有汗者益佳，不可令如水流漓，病必不除。若一服汗出病差，停后服，不必尽剂。若不汗，更服依前法。又不汗，后服小促其间，半日许令三服尽。若病重者，一日一夜服，周时观之。服一剂尽，病证犹在者，更作服。若不汗出，乃服至二三剂。禁生冷、黏滑、肉面、五辛、酒酪、臭恶等物。"（12）此即桂枝汤用药后之将息法。所谓将息，即调理休息，指服药后的护理方法和禁忌。"啜粥、温覆，以助药力，既益汗源，又防伤正，乃相得益彰之功。"以方中仅有桂枝、生姜发汗解肌，温力较弱，故啜粥、温覆二者并行。同篇续云："太阳病，项背强几几，反汗出恶风者，桂枝加葛根汤主之。"（14）其将息法则为："覆取微似汗，不须啜粥，余如桂枝法将息及禁忌。"葛根"能起阴气"（《神农本草经》），辛温发汗之力增强，故只需温覆，不须啜粥。同篇又云"喘家，作桂枝汤，加厚朴、杏子佳……覆取微似汗"（18），乃宿有喘病而患太阳中风的证治，因外感风寒引发宿疾喘息，以桂枝汤解肌祛风，加厚朴、杏仁降气平喘、化痰导滞，此为表里兼治，务须增强辛温祛风之力，故只需温覆即可。《伤寒论》云："太阳病，发汗，遂漏不止，其人恶风，小便难，四肢微急，难以屈伸者，桂枝加附子汤主之……将息如前法。"（20）"太阳病，下之后，脉促胸满者，桂枝去芍药汤主之……将息如前法。"（21）"若微恶寒者，桂枝去芍药加附子汤主之……将息如前法。"（22）23 条桂枝麻黄各半汤、25 条桂枝二麻黄一汤、27 条桂枝二越婢一汤均嘱"将息如前法"。

该篇还云："太阳病，头痛发热，身痛腰痛，骨节疼痛，恶风，无汗而喘者，麻黄汤主之……覆取微似汗，不须啜粥。余如桂枝法将息。"（35）此为麻黄汤药后将息法。本证为风寒袭表，卫阳被束，营阴郁滞所致。方以麻黄汤，以其为解表逐邪发汗之峻剂，为治伤寒证的主方。《黄帝内经》云："寒淫于内，治以甘热，佐以苦辛。"麻黄辛温发散风寒，发汗定喘；桂枝通阳，解肌祛风，助麻黄发汗解表；杏仁利肺气止喘，增麻黄平喘之功；甘草和中，调和合诸药且防汗过伤津。诸药合用，共奏解表发汗，宣肺定喘之功。《金镜内台方议》云："麻黄味苦辛，专主发汗，故用之为君。"《医方考》云："麻黄之形，中空而虚，麻黄之味，辛温而薄，空则能通腠理，辛则能散寒邪，故令为君。"因麻黄汤中麻黄、桂枝皆辛温解表，发汗之力甚强，故只需"覆取微似汗"，而无需"啜粥"以增药力。该篇又云："太阳病，项背强几几，无汗恶风者，葛根汤主之……覆取微似汗，余如桂枝法将息及禁忌。"（31）葛根汤为麻黄汤中加用葛根，其发汗之力已足，故亦只需"覆取微似汗，余如桂枝法将息及禁忌"。该条之后，专门又指出"诸汤皆仿此"，即提示如 36 条、37 条、46 条、51 条、52 条、55 条、232 条、235 条凡麻黄汤及如 32 条、33 条、等以麻黄汤为主组成的方剂，皆采用"覆取微似汗，余如桂枝法将息及禁忌"。

《伤寒论·辨太阳病脉证并治中》曰："太阳病，发汗后，大汗出，胃中干，烦躁不得眠，欲得饮水者，少少与饮之，令胃气和则愈。若脉浮，小便不利，微热消渴者，五苓散主之。"在介绍毕药物组成后，续云："上五味，捣为散，以白饮和服方寸匕，日三服。多饮暖水，汗出愈，如法将息。"（71）五苓散为治疗太阳标本齐病，表里兼主之剂。主邪已入里，表证已微，故桂枝一味主表，余四味主里。然恐桂枝一味效差，故"多饮暖水"以增其发表之功，汗出则愈。

《伤寒论·辨霍乱病脉证并治》曰："霍乱，头痛，发热，身疼痛，热多欲饮水者，五苓散主之。寒多不用水者，理中丸主之。理中丸方：人参、干姜、甘草（炙）、白术各三两，右四味，捣筛，蜜和为丸，如鸡子黄许大。以沸汤数，合和一丸，研碎，温服之，日三四，夜二服。腹中未热，益至三四丸，然不及汤。汤法：以四物依两数切，用水八升，煮取三升，去滓，温服一升，日三服。若脐上筑者，肾气动也，去术，加桂四两；吐多者，去术，加生姜三两；下多者还用术；悸者，加茯苓二两；渴欲得水者，加术，足前成四两半；腹中痛者，加人参，足前成四两半；寒者，加干姜，足前成四两半；腹满者，去术，加附子一枚。服汤后如食顷，饮热粥一升许，微自温，勿发揭衣被。"（172）"日三四，夜二服"，提示特殊服药方法即每日白昼三次，夜两次。其理同黄连汤"昼三夜二"之服法，胃肠病用药，力求药力持续也。该方后注说明了煎服药方法、服后可能出现的状况和将息法。

《伤寒论·辨少阴病脉证并治》曰："少阴病，下利，咽痛，胸满，心烦，猪肤汤主之。猪肤汤方：猪肤一斤，右一味，以水一斗，煮取五升，去滓，加白蜜一升，白粉五合，熬香，和令相得。温分六服。"（310）《伤寒方证便览》收录之"咽痛案"，用该方原方治疗 3 岁患儿之咽喉肿痛，"予以原方猪肤汤，仲景法熬服之。服用一周而愈。此益阴润燥清热之法。成人小儿均可用之。"《柳吉忱诊籍纂论》喉喑门"通暗煎证案"，治疗肺肾阴虚、火郁咽喉所致喉喑的 6 岁患儿，予通暗煎滋养肺肾、降火清喑。经治 2 日，患儿诸症豁然，续用一周，病告痊愈。为固疗效，予以《伤寒论》猪肤汤调之。处方：猪肤 500g，以水 500mL，煮取 250mL，去滓，入白蜜 30g，米粉 50g，熬煮，和令相得，温分之服。师曰："《伤寒论》之'猪肤汤'，乃医圣张仲景为少阴病阴虚咽痛而设方。公用之为愈后之调，方中取猪肤润肺肾之燥，解虚烦之热；白粉、白蜜补脾润肺生津，三药合用以其清咽润喉之功，而防喉喑再发。"

《伤寒论·辨少阴病脉证并治》曰："少阴病，得之二三日以上，心中烦，不得卧，黄连阿胶汤主之。黄连阿胶汤方：黄连四两，黄芩二两，芍药二两，鸡子黄二枚，阿胶三两（一云三挺）。上五味，以水六升，先煮三物，取二升，去滓，内胶烊尽，小冷，内鸡子黄，搅令相得，温服七合，日三服。"（303）《伤寒方证便览》收录之"不寐案"，用该方加制鳖甲、制龟甲、远志、莲子心治疗肾阴不足，火旺水亏，心肾不交所致不寐，"嘱以仲景煎服法用之"。《柳少逸医案选·不寐》之"黄连阿胶汤证案"，治疗一因"教学压力大，致失眠二年"的高中班主任女教师，辨证属肾阴不足、火旺水亏、心肾不交，用黄连阿胶汤化裁以滋阴降火、交泰心肾。处方：黄连 12g，黄芩 10g，制白芍 10g，鸡子黄 1 枚，阿胶 10g（烊化），制鳖甲 10g，制龟甲 10g，远志 10g，莲子心 6g。"嘱以仲景煎服法用之"。

　　柳氏医派对经方熟稔异常，凡见有如经方所述之病证，方证对应，即完全按照原方之药物组成、用量、煎服和将息法用之，确能获得桴鼓之效。如先生《柳少逸医案选》之"风热喉痹案"，兹照录如下：姜某，女，12 岁。3 日前患感冒，服药好转。一日后咽喉肿痛，咽部红肿，喉底有颗粒突起，喉核肿胀不明显。舌苔微黄，脉浮数。此乃风热邪毒犯咽所致，治宜疏风清热、解毒利咽，予苦酒汤。如仲景法服之。3 日病愈。《伤寒方证便览》厥阴病吴茱萸汤"神经性呕吐案"后，师曰："余尚治莱阳卫校一内科教研室张姓女教师，患神经性呕吐一年，以吴茱萸汤原方 2 剂而愈。"

　　《伤寒方证便览》之"中暑（阴盛格阳）案"与《柳少逸医案选》中暑门"通脉四逆汤证案"为少逸先生同一验案，兹照录如下，可从中窥见先生运用经方之成模。

　　李某，男，38 岁。1978 年 8 月 19 日初诊。

　　素体禀赋不足，昨日上午在田间锄禾，天气炎热，汗出如流，体乏口渴，去田头小溪引饮，饮毕感甘凉解渴，倏尔脘腹作痛，待到田间，突然晕倒，昏不知人，牙关紧急，家人急掐人中，旋即复苏。急回村，医生予藿香正气水，未愈。翌日来院延余医治。仍腹痛不已，腹泻，恶心呕吐，神疲乏力，发热恶寒，四肢逆冷，气喘不语，舌淡苔薄白，脉弱。

　　此即《金匮要略》之"太阳中暍"证。暍者，《说文》云："伤暑也。"《玉篇》谓："中热也。"即今之中暑。然服藿香正气水效不显，盖因此乃阴盛格阳之候。患者热饮寒泉之水，且又素体阳虚，此乃阴盛格阳之中暑证，治当抑阴通阳，用通达内外之法，故予通脉四逆汤。

　　炙甘草 10g，生附子 20g，干姜 15g，宗仲景之煎药法，水煎服。

　　服药 3 剂，腹泻、腹痛止，热退，肢厥息。仍有恶心，尚须益阴和阳，故二诊加猪胆汁，乃通脉四逆加猪胆汁汤也。续服 5 剂，病愈，予黄芪建中汤以建中气。

　　按语：通脉四逆汤，乃《伤寒论》为少阴阳衰、阴寒内盛、虚阳外越之证而设方。本方与四逆汤药味同，但其附子、干姜用量较大，取其大辛大热，以速破在内之阴寒，可急回外越之虚阳。以其能大壮元阳，主持内外，所以冠以通脉四逆之名，以别于四逆汤也。本案实阴盛格阳之轻型，姜、附之量未至极量。生附子之用必遵古法煎之。二诊时加猪胆汁，润燥滋液，以制姜、附辛热伤阴劫液之弊，此即益阴和阳之法。加服黄芪建中汤，补气和里以建中焦之气也。

2. 守方不变

在辨证论治基础上，一旦确定运用何方治疗，就要有定力，守方不变，效不更方。当然，这是以辨证准确，选方准确，用药精当，理、法、方、药有序为前提的。

《柳吉忱诊籍纂论》咳嗽门"麻黄二陈汤证案"：胡某，女，39 岁。素有咳嗽之疾多年，近因外感风寒，而发咳嗽、微有气急鼻煽、夜间加剧、不得平卧之症。痰呈泡沫样，并有恶寒鼻塞，口渴喜热饮，纳呆食少，大便稀薄诸候，舌苔薄白而腻，脉浮弱微弦。X 线胸透示慢性支气管炎急性发作。证属脾肺两虚，湿痰凝滞，而为喘咳。治宜健脾益气，止咳化痰，宣肺定喘。师自拟麻黄二陈汤意调之。用药 1 周咳喘息、恶寒、鼻塞诸症得解，予以守方续服。复治 1 周，病臻痊愈。予以金匮肾气丸安和五脏，以防复发。本案患者，素有咳嗽顽疾，近因外感风寒辄发，而见咳嗽诸症。《素问病机气宜保命集》云："咳谓无痰而有声，肺气伤而不清也；嗽是无声而有痰，脾湿动而为痰也；咳嗽是有痰而有声，盖因伤于肺气，动于脾湿，咳而为嗽也。"故公有此理、法、方、药之治。主以麻黄汤宣肺散寒，止咳定喘；二陈汤乃治疗湿痰之首方，用以燥湿化痰、理气和中，合二方之用，吉忱公名方曰"麻黄二陈汤"。处方中尚寓桂枝汤，具和营卫，调气血之功，外可达邪外出，内可安和五脏，以成扶正祛邪之用；药用细辛佐其散寒之功；茯苓、白术、沙参，以成健脾渗湿，润肺生津之用；砂仁、苏子有利膈宽胸之效。故守方十余剂，新病顽疾均得除。同门"芪附六君子汤证案"：陈某，男，59 岁。素有咳嗽痰喘史，曾以肺源性心脏病并心衰，在本院内科住院治疗。近因外感咳嗽加剧，伴有心悸、气短，两下肢出现浮肿、按之如泥、陷而不起，咳嗽，痰涎上壅，咳痰不爽，怕冷畏寒，四肢不温，脉沉微滑，唇暗红微干，苔灰白厚腻。证属肾元不足，心脾阳虚，痰浊阻肺，水湿泛滥。治宜温阳利水，宣肺化痰，止咳平喘。以自拟芪附六君子汤化裁。服药 5 剂，咳喘诸症豁然，效不更方，嘱其续服。经治 1 个月，体健一如常人。嘱常服金匮肾气丸以固疗效。《医学从众录》云："肺如华盖，司呼吸以覆脏腑。凡五脏六腑外受之邪气，必上干于肺而为咳嗽，此咳嗽之实证也。凡五脏六腑损伤之病气，亦上熏于肺而为咳嗽，此咳嗽之虚证也。"而本案之患者因其往有肺心病史，近因外感而具咳嗽、心悸、气短、浮肿、咳痰不爽诸症，属虚实相兼之证也。故主以附子强心回阳；伍以大补元气之黄芪，名芪附汤；伍以红参，名参附汤，三药共为主药，以治心悸气短，怕冷畏寒之症。人参伍白术、姜、草，乃《金匮要略》人参汤，法于补中助阳，以救中焦阳气衰微之证；人参伍术、苓、草，乃《局方》之四君子汤，以健脾益气，杜生痰之源；橘红、半夏、苓、草，乃《局方》之二陈汤，以理气和中，燥湿化痰。诸方合用，公名方曰"芪附六君子汤"。本案之治，止咳化痰尝有紫菀、杏仁；止喘利水有芦根、葶苈子；生姜、茯苓用其皮者，以治下肢浮肿之候。守方不变，治疗月余，而患者"体健一如常人"。

胸痹门"加味生脉散证案"：患者王某，男，57岁。胸闷，心前区绞痛阵作，夜间憋醒，怔忡，气短乏力，虚烦不寐，纳食呆滞，口干，面红，眩晕，耳鸣，头痛，二便自调。查：舌红少苔，脉细数。X线胸透示：主动脉迂曲延伸。心电图示：冠状T波。证属气阴两虚、心脉痹阻，予《内外伤辨惑论》生脉散加味易汤化裁（红参10g，麦冬30g，玉竹30g，桑椹30g，茯苓12g，当归12g，五味子12g，白术15g，炒酸枣仁15g，黄芪15g，白芍15g，炙甘草10g，大枣4枚。水煎服）以益气养阴、通脉导滞，迭进30余剂，诸症豁然，但仍有心悸，舌淡红少苔，脉沉细。仍宗原法，予以上方加柏子仁15g，首乌15g，水煎服。上方续进12剂，病情稳定，唯纳食不馨，仍宗原意：红参10g，首乌12g，麦冬15g，桑椹30g，神曲10g，麦芽10g，柏子仁5g，茯苓12g，瓜蒌12g，陈皮10g，白术12g，炙甘草10g，水煎服。经治3个月，服汤剂近百剂。诸症悉除，心电图亦示正常。气为阳，血属阴，气为血帅，血为气母。气血有阴阳互根、相互依存之妙。公宗景岳"善补阳者，必阴中求阳，则阳得阴助而生化无穷；善补阴者，必阳中求阴，则阴得阳升而泉源不竭"之论，于胸痹一证，而重益气通脉之法。"主以生脉散，方中人参为大补元气之品，为治虚劳内伤之第一要药；麦冬壮水强阴，同人参则能复脉生津而濡血脉；五味子敛肺气，滋肾水。故三药同用，能入心生脉，乃'阴中求阳'之谓也。辅以当归、大剂黄芪，名当归补血汤，益元气而补心血，乃'阳中求阴'之用也。方中加白术、白芍、茯苓、炙甘草，乃寓《正体类要》八珍汤以调补气血，则胸痛、怔忡、眩晕、乏力、纳呆诸症可解；伍以桑椹、玉竹，功于濡养五脏之阴，则虚烦不寐，面红诸疾可除。于是，诸药合用，气阴两虚、心脉痹阻之证得疗，而病臻痊愈。"

肺胀门"加味茯苓杏仁甘草汤证案"：患者往有慢性支气管炎并肺气肿、慢性肝炎史，1个月前又开始头胀、眩晕，心悸，睡眠不好，食欲不振，下午加重，胸闷气短喘息。舌质赤绛形胖，苔微黄腻，脉沉弱无力。证属肺气不宣，心营瘀滞，痰湿壅滞。治宜宣肺豁痰，润燥和营。予自拟加味茯苓杏仁甘草汤调之。经调治月许，心悸、胸闷、失眠可，舌淡苔薄白，脉沉有力，予生脉饮、天王补心丹，以善其后。患者陈疾多，病机复杂，实属难愈顽疾，故提示临证只要理、法、方、药有序，贵在守方。对于病证众多，病机复杂之疾，如何入手，公谓"医者，治病工也。"并以清·陆懋修之语导之："医者必须舍短求长，去繁就简，卷舒自有，盈缩随机，斟酌其宜，增减允当，察病轻重，用药精微，则可谓上工矣。"

胁痛门"黑逍遥散证案"：治疗证属湿热毒邪入侵，困及脾土，耗伤肝阴，化源不足，而成肝郁脾虚之胁痛（慢性肝炎），予黑逍遥散易汤化裁（柴胡12g、赤芍、白芍各10g，苍术、白术各12g，当归15g，熟地黄30g，茯苓12g，木香10g，桃仁12g，怀牛膝10g，党参30g，乌药10g，香附12g，姜黄10g，鸡血藤15g，佛手10g，炙甘草10g。生姜3片、大枣4枚引，水煎服）以疏肝养阴、健脾和胃，服药4剂，诸症豁然，予以原方加黄精12g，续服。守方服药共50余剂，诸症悉除，身无不适。予以二诊方制成蜜丸，每丸10g，日三次服，以善其后。本案由急性黄疸型肝炎，经西药治疗，虽黄疸消退，肝功正常，然邪未尽解，伤及肝脾而成慢性肝炎，故公有黑逍遥散易汤加味而愈之。黑逍遥散，方出清·徐大椿《女科指要》。方由柴胡、白芍、白术、茯苓、当归、地黄、甘草组成。以其养血疏肝、健脾和中之功，为治肝郁脾虚之崩漏证而设方。今公师其意、用其法、以其功，用治肝郁脾虚之肝病，而收卓效。此乃宗清·冯兆张"虽然方不可泥，亦不可遗，以古方为规矩，合今病而变通"之谓也。辅以《太平惠民和剂局方》小乌沉汤（香附、乌药、甘草）、木香、佛手以理气解郁，消胀止痛；佐以党参一味，与黑逍遥散中茯苓、白术、甘草，乃寓四君子汤，健脾益气之剂。姜黄、桃仁、鸡血藤、怀牛膝，以其活血通脉、强筋健膝之功，而疗下肢麻木之肝阴不足、筋失所濡证。故法活、证准、方对、药效，从而服药4剂，诸症豁然，即收成效。二诊时，入黄精一味，以其补中州益五脏之用，为公治肝病之心得。黄精味甘性平而润，《本草便读》谓其"甘可益脾，使五脏丰盈""润能养血，从后天平补"。又云："黄精得土之精气而生，甘平之性，故为补益脾胃之胜品。"公以黄精多生于山之阳，土壤敦厚之处，且色黄，根多胶质，故谓其为阴中求阳，阳中求阴之品，肝病用之，则肝脏"体阴用阳"之质得资，故谓黄精为恢复肝功之良药。连续服药50余剂，未发生副作用，而臻痊愈。

癥瘕门"黑逍遥散证案"，治疗证属肝气郁结，气血凝滞，而致癥瘕（早期肝硬化）；肝郁脾虚，胃纳失司，肠腑传化物失序，故溏泄。治宜疏肝解郁，养血柔肝，软坚散结，健脾渗湿。予以黑逍遥散易汤化裁治之，服用中药50余剂，诸症豁然，肝脾肿大得解，肝功正常。师曰："治疗中，服药50余剂，守方不更，弗明不解，遂请公释迷。公以清·余听鸿语解之：'治病之方法，先要立定主见，不可眩惑，自然药必中病。有一方服数十剂一味不更而病痊者，非老于医者不能也。'"而同门前一案"健脾消痞汤证案"：治疗证属肝郁气滞、脾失健运之癥瘕（代偿期肝硬化），治宜疏肝理气、健脾渗湿，佐以软坚散结。师以《儒医指掌》健脾消痞汤意化裁（炒白术30g，茯苓15g，山药15g，当归12g，制白芍10g，川芎6g，木香3g，陈皮4.5g，枳实6g，莪术4.5g，三棱4.5g，白芥子4.5g，炙甘草10g，生姜3片引，水煎服）。外用涂痞膏：大黄末60g，山栀子末15g，皮硝90g，水萝葡90g，酒糟60g。同捣涂肝、脾肿大处，2～3小时去之。每日外敷1次，1周即停。经治3周，诸症悉减。予以消痞饼子〔白术12g，茯苓60g，山药60g，当归60g，白芍45g，川芎30g，木香15g，陈皮15g，莪术15g，三棱15g，白芥子15g，威灵仙15g，蓼实15g，炙甘草45g。上药共为细末，每用一两（30g），加白面一斤（500g），红糖三两（100g），香油二两（60mL）搓均，加鸡子黄、清，调成硬块，烙作焦饼，零星与食，每食两许〕。1年后患者欣言相告：服用"消痞饼子"10个月，去县医院复查，肝脾无肿大，肝功能正常，身体无不适。健脾消痞汤、消痞饼子、涂痞膏三方，均出自清·孙侗《儒医指掌》。孙侗治"痞病"尤重消痞饼子，对此有如下之论述："凡治诸块，只宜用丸药，盖痞块至难消，若用煎剂，如过路之水而已，徒损真元，于病无益。唯丸子入胃，徐徐而化，经至所患之处，潜消默夺，日渐损消，其块自小。"此即清·宝辉《医医小草》"方有膏丹丸散煎饮汤渍之名，各有取义""丸取其缓"之谓也。公宗孙氏之验，用健脾消痞汤3周，改用消痞饼子，患者经治1年，病臻痊愈。

脉痹门"阳和四物汤证案"：吴某，男，63岁，以瘀滞性浅静脉炎由144医院介绍来诊。患者40年前被水渍浸，其后遂发冷发热、高烧昏迷四五日，醒后头痛，两下肢浮肿疼痛，屡发屡止，多年不愈。现右下肢小腿表皮发硬发黑，摸之有大小不等之硬核，变黑部位从脚踝上至膝盖下，皮肤如黑色镜瘢，两腿浮肿，小便涩赤，时有欲尿不畅之感，头痛，发全白。舌淡质赤，六脉沉涩而微。证属肾阳不足、营血郁阻、脉络不通、湿浊注于下肢之脉痹。当以和血温经通脉为法。师以阳和四物汤意化裁：熟地黄30g，鹿角霜30g，生麻黄6g，桂枝10g，炮姜3g，白芥子6g，炮穿山甲6g，怀牛膝12g，当归15g，川芎12g，赤芍12g，桃仁10g，红花10g，鸡血藤20g，木通10g，地龙10g，土鳖虫12g，炙甘草10g。水煎服。服药4剂，双下肢浮肿减，硬核皮肤亦软。予上方加黄芪 30g，皂角刺 10g，浙贝母 10g，续服 20 剂，诸症豁然，守方续服。并嘱以药渣合鬼针草 60g，杨树枝、柳树枝、鬼箭羽各 30g，水煎熏洗双下肢，以资祛瘀通脉之功。1 年后，患者欣然来信相告：守方服用中药 120 余剂，辅以熏洗剂，诸症悉除，病臻痊愈。此案患者由于肾元亏虚，营卫失和，而下肢脉络不通（浅静脉曲张），血脉瘀滞遂成脉痹。由于痰湿与瘀血互结而成硬核，故公认为治之之法，宜温补和阳、活血通脉、化痰导滞。故立阳和四物汤为治，内寓阳和汤，方中重用熟地黄益肾填精、大补阴血为主药；鹿角胶血肉有情之品，生精补髓，养血助阳，且鹿角胶由鹿角熬化而成，"禀纯阳之质，含生发之机"，而活血通脉任为辅药；肉桂（代之桂枝）、姜炭温阳开腠而通血脉，麻黄、白芥子协助姜、桂散滞而化痰结，并与熟地黄，鹿角胶相互制约而为佐药；甘草解毒、协和诸药以为使药。方中熟地黄、鹿角胶虽滋腻，然得姜、桂、麻黄、白芥子宣通，则通而不散，补而不滞，乃寓功于补之方，相辅相成之剂。诸药配伍，共奏温阳散寒之功，而成养血通脉之勋。犹如"阳光普照，阴霾四散"，故有"阳和"之名。方中之桃红四物汤、二虫、木通、炮穿山甲，以活血逐瘀通脉；合以桂枝汤和营卫，调气血。故诸方诸药合用，则脉痹可除，而收效于预期。

瘿瘤门"柴胡生脉汤证案"：予自拟柴胡生脉汤治疗证属肝郁脾虚、心气不足所致之瘿瘤（甲状腺肿大）。患者服药 5 剂，病情有所好转，但遇事仍有多疑之象，脉沉濡无力，舌淡无苔。处方：柴胡 12g，人参 20g，麦冬 12g，桂枝 9g，龙骨、牡蛎各 30g，龟甲 10g，炒酸枣仁 30g，五味子 10g，郁金 10g，夜交藤 20g，白术 12g，茯苓 12g，桑椹 30g，广木香 10g，钩藤 15g，瓜蒌 10g，白芍 12g，橘红 12g，远志 10g，甘草 15g。水煎服。经治 3 个月，诸症豁然，颈前重坠感亦除。原方续服以固疗效，于肿大甲状腺处敷化核膏。《诸病源候论·瘿候》有"瘿者由忧恚气结所生"之记，瘿病之名即首见于此。明代《医学入门》认为"忧虑伤心，心阴受损""肝火旺盛，灼伤胃阴"，可出现心悸，烦躁等症。故本病多由情志不畅，肝气郁结，聚湿凝痰；或因肝郁化火、气阴不足、肝阳上亢而致。其治宜益气养阴，疏肝理气，化痰散结之法。本案即属此之证治。首诊时公以疏肝理气，化痰散结法为主，予以《伤寒论》之柴胡加龙骨牡蛎汤化裁，辅以《内外伤辨惑论》益气养阴之生脉饮，《证治准绳》益气补血之养心汤加减。故本案虽属顽疾，然 5 剂而见效。因其肝气得舒，故二诊时，公重在益气养阴，益心安神为主，疏肝解郁为辅，方加龟甲，而有《千金要方》孔圣枕中丹滋阴降火、镇心安神之用。于是，守方治疗 3 个月，而收效于预期。

振掉门"琥珀定志丸证案"：孙某，男，46岁。患者左侧肢体抖动已年余，紧张时抖动厉害，睡眠时消失。起病因生气上火而致，血压100/70mmHg。去青岛医学院附属医院就诊未见异常，疑诊帕金森病。症见上、下肢振掉不止，生气上火加剧，睡眠时消失，食欲尚可，大便燥结，小便时有赤黄，舌尖赤，舌质赤绛，苔薄白，脉左沉弱微数，右沉弦微数。证属肝肾亏虚、气血不足、营卫失和之振掉。治宜予以养肝肾，益气血，和营卫之治。师以琥珀定志丸易汤调之：琥珀6g，朱砂3g（冲），党参15g，茯神12g，胆南星12g，石菖蒲10g，远志10g，蝉蜕10g，黄芪30g，桂枝10g，当归15g，白芍15g，熟地黄30g，防风15g，磁石30g，神曲12g，桑椹30g，炒酸枣仁30g，柴胡10g，郁金12g，白术12g，陈皮10g，炙甘草15g，生姜3片，大枣3枚为引，水煎服。服药10剂后，诸症豁然，然仍有慌张振掉之候。予原方去逍遥散而入大定风珠加味：琥珀3g（冲），党参15g，胆南星12g，石菖蒲10g，远志10g，蝉蜕10g，生龟甲12g，龙骨15g，牡蛎15g，阿胶10g（烊化），黄芪30g，桂枝10g，当归15g，制白芍15g，生地黄30g，桑椹30g，炒酸枣仁30g，茯神15g，白术12g，女贞子15g，墨旱莲15g，麦冬12g，水牛角10g，炙甘草10g，生姜3片，大枣4枚，水煎服。守方治疗2个月，诸症悉除。《素问·太阴阳明论》云："四肢皆禀气于胃，而不得至经，必因于脾，乃得禀也。"此意谓脾主四肢，脾胃虚弱，化源不足，肢体失濡，而见振掉。故公首诊之治，有四君子汤，以益气健脾；黄芪桂枝五物汤、四物汤、当归补血汤，以和营卫、补气血，则四肢得荣，经脉得行，此乃血行风自灭之谓。因生气上火加剧，乃肝郁脾虚之由，故入逍遥散以疏肝和脾、养血营脉。《素问·灵兰秘典论》云："心者，君主之官，神明出焉。"《灵枢·本神》篇云："所以任物者，谓之心。"此案病人，由于气血亏虚，心血不足，任物失司，紧张时必振掉加剧。于是，镇惊安神必为其法，故此案主以《沈氏尊生书》之琥珀定志丸易汤（琥珀、朱砂、党参、茯苓、茯神、胆南星、石菖蒲、远志）调之。方中主以琥珀镇惊安神，它药均为该方之辅药，以增其效。故二诊时振掉之证减，仍守方续服。三诊时"诸症豁然"，示肝郁已解，故去逍遥散。"然仍有慌张振掉之候"，故有大定风珠之入，取其滋补肝肾、息风定搐除颤之用，故守方续治2个月，而病臻愈可。此案阅毕，见公临证投剂，妙法在心，活变不滞，堪为后学者师之。诚如宋·宋濂所云："夫医之为道，必志虑渊微，机颖明发，然后可与于斯。"

狐惑病门"甘草泻心汤证案"：叶某，女，30岁，已婚。患者会阴部溃疡已2

年之久。2 年前夏季，在野外烈日下劳动后，先面部眼睑及鼻翼处出现浮肿，口腔内先后出现大小不等溃疡面，自感疼痛，会阴部也有痒痛感，曾住院治疗，服用激素后病愈。今年又病作，逐日加重，服药无效，多处溃疡面，始终不见愈合，每日伴有发烧，身惫力乏，纳呆便燥，询其家族病史，言其母有类似病史。查体温 38℃，发育营养尚好，未有其他疾病。妇科检查：会阴部左侧大阴唇下方有一处呈蚕食性溃疡面，左侧小阴唇，全部溃烂，右侧小阴唇内侧，有数个大头针帽大小样之溃疡，表面颜色暗淡，并有少量脓性分泌物，尿道口红肿，阴蒂亦呈现水肿，自觉剧痛，行走困难，两眼结膜充血，西医诊为贝赫切特综合征。实验室检查：血红蛋白 124g/L，红细胞、白细胞计数及尿检均正常，苔白腻、舌质淡，脉象滑数。证属湿热下移，而成阴蚀（狐惑病）。治宜清热解毒，凉血利湿。师甘草泻心汤化裁：甘草 15g，黄芩 15g，黄连 10g，党参 15g，姜半夏 10g，干姜 6g，黄柏 12g，苍术 6g，土茯苓 15g，猪苓 10g，茯苓 15g，白术 10g，泽泻 10g，薏苡仁 20g，阿胶 10g（烊化），当归 10g，白芍 10g，陈皮 6g，生地黄 15g，滑石 12g，水煎服。外用方：黄连 6g，青黛 3g，共研末，凡士林调涂；在涂药前先用地骨皮 12g，黄柏 12g，苦参 15g，白芷 12g，煎水待温后冲洗患部，拭干后再涂。用药 1 周，阴蚀诸症悉减。因乃陈疾顽症，嘱其守方治之。3 个月后欣然告云：经治月余，病臻痊愈。狐惑病系一种病毒感染所引起的以咽喉、前后阴溃疡及目赤为特征的疾病。西医学称为"贝赫切特综合征"，又称眼、口、生殖器综合征。中医认为此乃因湿热虫毒引起的疾病，首见于《金匮要略》，并有详尽病脉证治。对此，晋·王叔和《脉经》有"病人或从呼吸上蚀其咽、或从下焦蚀其肛阴；蚀上为惑，蚀下为狐。狐惑病者，猪苓散主之"之证治。对此，清·黄元御《金匮悬解》云："土湿则脾陷而不消，胃逆而不纳，故不能食。君火不降，则见赤色；辛金不降，则见白色；壬水不降，则见黑色。病见上下，而根在中焦，总由中焦太阴湿土之旺，甘草泻心汤温中而清上，培土降逆，狐惑之方也。"故本案之治，公以清热解毒，凉血利湿为治，宗《金匮要略》法，主以甘草泻心汤、猪苓汤、茵陈五苓散，合《丹溪心法》之二妙散，以清热化湿，安中解毒；复师《金匮要略》之赤小豆当归散意，薏仁代赤小豆，伍以土茯苓以解湿热瘀毒；白芍、生地黄、阿胶滋阴凉血，以清血分之热毒；药用陈皮与方中茯苓、半夏、甘草，寓二陈汤之伍，以清痰湿浊毒。外用软膏、洗剂，亦清热、燥湿、解毒之用。故诸法、诸方施之，而收预期之效。此类病人，为陈疾顽症，内服外治共施是一重要法则。疗程较长，守方治疗，必向患者讲明。

乳癖门"逍遥散证案"：衣某，女，37 岁。患者右侧乳房外上方可触及桃核大肿块，皮色不变，质软不坚，表面光滑，边界清，推之可动，按压有滑脱现象。本院外科诊为"乳腺增生病"。患者情志抑郁，兼胸闷短气，经期先后不定，经前及经期乳房胀痛。舌质略暗，苔薄白，舌下赤脉暗多束，脉弦细。证属肝郁气滞，脾失健运，痰湿内蕴，痰气互结，气血凝滞。治宜疏肝解郁，活血通脉，化痰散结。师以逍遥散易汤化裁：柴胡 12g，枳壳 10g，当归 10g，郁金 12g，橘核 10g，山慈菇 6g，香附 15g，漏芦 20g，夏枯草 12g，茜草 12g，制白芍 15g，丝瓜络 10g，青皮 10g，茯苓 12g，白术 15g，薄荷 2g，煨姜 6g，炙甘草 3g。水煎服。服药 5 剂，患者胸闷、气短症悉除，适逢经期，乳房未见胀痛，乳房肿物似有缩小。求续服中药。于原方加川芎 12g，鳖甲 10g，续服。患者欣然相告：守方服药 20 余剂，诸证悉除，经期按月，乳房肿块已"摸不着"，亦无乳胀之感。嘱服逍遥丸以善其后。本案患者工作压力大，遂致情志抑郁，致月经先后不定期，经前及经期乳房胀痛，继而右乳有乳腺增生症。公以痰气互结，气血凝结证论治。《素问·六元正纪大论》云："木郁达之。"张景岳注云："郁则结聚不行，乃致当升不升，当降不降，当化不化，而郁病作矣。"达，畅达也，"使气得通行，皆谓之达"。故"达"字乃疏泄肝气，使之通畅之义。逍遥散由《伤寒论》之四逆散加味而成，乃为肝强脾弱证而设方。柴胡主升，疏肝解郁，透达阳气；枳实（本案以枳壳代之）主降，行气破滞而通胃络，于是，升降有序，"使气得通行"而"畅达"也。芍药和营调肝脾，甘草补中和胃，二药相须为用，《伤寒论》名芍药甘草汤，制肝和脾而益阴缓急。枳实伍芍药为《金匮要略》之枳实芍药散，乃行气和血之用。肝、胃之经脉过乳，四逆散俾肝气调达，郁阳得伸，肝胃之阴得补，以冀诸症得解。公谓当归甘补辛散，苦涩温通，既不必虑其过散，复不虑其过缓，得其温中之润，阴中求阳，能通心而血生，故能主治一切血证，为血病之要品，妇科之良药。又因其辛香善走，又号称血中之气药。故《本草从新》有"使气血各有所归，故名当归"之记。逍遥散用当归，以其既能补血，以养肝肾之阴；又可活血，以行气止痛，故为调经行气散结止痛化症必用之药。脾运失司，必聚湿生痰，故有"脾为生痰之源"之说。药用茯苓，以其药性甘淡而平，甘则能补，淡则能渗，既能补益心脾，又能利水行湿，此即"淡味涌泄为阳"之意；白术甘苦性温，甘温补中，苦可燥湿。故药用茯苓、白术，以其健脾之功，渗湿之效，而为妇科乳癖、癥瘕必用之药。方用薄荷、煨姜俱系辛散气升之物，以顺肝之性，而使之不郁。方加香附，味辛微苦微甘，性平，辛能散，苦能降，甘能缓，芳香性平，无寒热之偏胜，故为理气良药。且香附通行三焦，尤长于疏肝解郁、理气止痛，故公以其为"气病之总司，妇科之帅"，而用以治疗乳癖。经谓"木郁达之""火郁发之"，夏枯草苦寒泄热，辛能散结，故长于宣泄肝胆之郁火，畅达气机运行，又为肿瘤常用药物，二药相须为用，方名"补肝散"。肝无补，乃"木郁达之"，肝无郁滞之谓也。方加青皮消积化滞，伍补肝散以除坚散结；方加郁金以其行气去瘀之功，与柴胡、香附、当归、芍药诸药，乃《傅青主女科》之宣郁通经汤。茜草苦凉，入肝经血分，为行血通经之药；方用橘核，功于理气散结止痛；漏芦苦寒独入阳明经，行血通乳；公所用之山慈菇，为兰科"毛慈菇"，取其甘辛微温之性，入肝、胃经，以消肿散结；丝瓜络以其疏经通络之功，俾胃络得通，而消乳房瘀结。三药共成通络散结，化痰开结之功。于是逍遥散加味，共成疏肝理气、通脉导滞、化痰散结之功，以冀乳癖得消。药用5剂，患者胸闷、气短症悉除，适逢经期，乳房未见胀痛，惟乳房肿物似有缩小。故二诊时药加川芎，为《景岳全书》之"柴胡疏肝散"，以增其疏肝行气、和血止痛之功。药加鳖甲，以其软坚散结之效而消瘀结。故守方服药20余剂，而乳癖完全消失。

瘰疬门共收两案，均用阳和汤加味口服为主，合用外治，或外敷阳和解凝膏，或外敷泽漆膏，故内服合外治，而收效于预期。然例1为一壮年汉子，无全身症状，迭进30剂，瘰疬消退，病臻痊愈。例2为一青年女性，有全身症状，面色苍白，形体肢冷，体倦神疲，神情抑郁。舌质暗红少苔，脉象弦细，故疗程稍长，迭进45剂瘰疬消退，病臻痊愈。在如此较长时间的治疗过程中，效不更方，守方不变。这源于吉忱公的认证之准，成竹在胸，信念坚定。故少逸先生在解读到该门时，尝详细记录，并加以评说：

阅公之验案，多有一方服数十剂而一味不更而痊愈者，故请公释迷。公以清·余听鸿之论解之："治病之法，先要立定主见，不可眩惑，自然药必中病，有一方服数十剂一味不更而病痊者，非老于医者不能也。"

"阳和汤"，乃清·王洪绪《外科全生集》为一切阴疽而设之方，今用治瘰疬，盖因此案具毒痰凝结之证也。治之之法，公谓非麻黄不能开其腠理；非肉桂、姜炭不能解其寒凝；于是腠理一开，寒凝一解，气血乃行，毒亦随之消也。此乃王洪绪首创"阳和丸"之意也。此即"俾阳和一转，则阴分凝结之毒，自能化解"之谓也。瘰疬多因血虚，肌腠失濡，方致毒痰凝滞之候，单纯开腠，则很难收效，故王氏于阳和丸中加熟地黄一两，鹿角胶三钱，以大补肾精阴血；增白芥子二钱，一味功同二陈汤，以化皮里膜外之痰；甘草一钱调和诸药并解毒，于是形成著名方剂——阳和汤。

验诸临床，公运用阳和汤化裁，治疗肺结核、腹膜淋巴结结核、颈部淋巴结结核、血栓闭塞性脉管炎、慢性化脓性骨髓炎、骨脓肿、慢性副鼻窦炎、中耳炎、乳腺小叶增生症、风湿性及类风湿关节炎、腰椎间盘突出、肥大性脊椎炎、妇科炎性包块、原发性痛经、继发性痛经、慢性支气管炎、某些皮肤病及某些神经系统疾病，凡具血虚、寒凝、痰滞之阴寒见证者，灵活加减，确有实效。从而验证了中医学"有是证，用是药""异病同治"法则应用的广泛性。然"贵临机之通变，勿执一之成模"，故公谓："临证一定要严谨辨证施治，或同病异治，或异病同治，均须分清阴阳，辨识寒热，查明虚实，灵活化裁，权衡主次，方能达到预期效果。否则，胶柱鼓瑟，按图索骥，势必贻误病机。"昔清·冯兆张尝云："虽然方不可泥，亦不可遗，以古方为规矩，合今病而变通，既详古论之病情，复揣立方之奥旨，病同药异，病异药同，证端峰起，而线索井然，变化多危，而执持不乱，诚为良矣。"观公临证于阳和汤之用，可谓"诚为良矣"。

（五）适应病情精化裁

日·丹波元坚尝云："盖用方之妙，莫如加减；用方之难，亦莫如于加减。苟不精仲景之旨，药性不谙，配合不讲，见头治头，滥为增损，不徒失古方之趣，亦使互相牵别，坐愆事机者，往往有之，加减岂易言乎！"清·徐灵胎尝论："盖病证既多，断无一方能治之理，必先分证而施方。"唐伯渊云："用古方要善师其意，加减要切合病情。"清·冯兆张《冯氏锦囊秘典·杂症·药论》云："虽然方不可泥，亦不可遗，以古方为规矩，合今病而变通。"陈修园云："医者，意也，不离古法，不执古方，言贵乎圆通也。"临床处方无论组方多么正确，用药多么恰当，其应用都应当是阶段性的，随着治疗的进行和病情的变化，更方就是必然的。处方的调整包括处方更换、药物增减和剂量增减三个方面。但是目前，中医临床研究尚未总结和制定出符合病证规律和中医诊疗特点的调方指征，处方的调整和更换多凭医生的经验而定。因此，在总结古今大量临床经验的基础上制定出某些病证的调方指征、药物加减范围及剂量增减幅度等，是当前临床研究的一项难题。柳氏医派在长期的医疗实践中，逐渐形成了一套比较完整的药物加减方法，并通过加减化裁而创制出许多行之有效的验方剂，通过工作室的传播而为广大医生习用。

方剂之加减化裁，以仲景为宗师。《伤寒论》原著7个方剂后专门列有加减化裁应用，又有许多新方剂由成方化裁而成，由此成为后世之典范。如"太阳病，下之后，脉促胸满者，桂枝去芍药汤主之"，系太阳病误下，致表证未解，兼胸阳不振，而见胸满、脉促的证治。太阳病误下后，邪陷于胸，而正气尚能抗邪于外，则见脉促、胸满，脉促是数中一止，主心阳之伤；胸满是邪陷于胸，卫阳不畅。芍药阴柔之品，有敛邪之弊，故在主用桂枝汤治疗时，去芍药，以复心阳而调营卫，为解肌祛风、去阴通阳之法。又云"若微恶寒者，桂枝去芍药加附子汤主之"。该条乃承上条兼损伤胸阳的证治。微、恶寒，实指脉微而恶寒言。桂枝去芍药汤解肌祛风，去阴通阳，若继续发展，而见脉微、恶寒甚者，是兼肾阳不足，故加附子，为解肌祛风兼温经复阳之法。两者之加减，均以桂枝汤解肌祛风为基础，根据脉促、胸满和脉微、恶寒的实际病情变化进行的调整，故柯琴在《伤寒来苏集》中赞誉此乃"仲景于桂枝汤一加一减，遂成三法"之妙，而称桂枝去芍药汤为"扶阳之剂"。

再如四逆汤，乃仲景为阳衰至甚，大有阴阳离决之势，急宜回阳救逆而设方，《伤寒论》之323、324、388、354、353、389、225、和377等条有详尽论述。《素问·至真要大论》云"寒淫于内，治以甘热""寒淫所胜，平以辛热"。乃附子之热，干姜之辛，甘草之甘是也。却阴扶阳，必以甘草为君；干姜味辛热，必以干姜为臣；附子味辛大热，开腠理，暖肌通经，必凭大热，是以附子为使。方由甘草干姜汤合干姜附子汤而成，因其主治少阴病阴盛阳虚之四肢厥逆，故名四逆汤。此即成无己所云："四逆者，四肢逆而不温也。四肢者，诸阳之本，阳气不足，阴寒加之，阳气不相顺接，乃致手足不温而成四逆也。此汤申发阳气，却散阴寒，温经暖肌，乃以四逆名之。"方中附子温肾回阳，干姜温中散寒，甘草调中补虚，合为回阳救逆之要剂，仲景少阴寒化证之主方。至若吐利、厥逆较甚，脉微欲绝时，可用本方加人参（益气摄血）以补益元气、回阳复脉，此即四逆加人参汤。《伤寒论·辨少阴病脉证并治》云："恶寒，脉微而复利，利止，亡血也。四逆加人参汤主之。"（385）而《辨太阳病脉证并治中》云："下之后，复发汗，昼日烦躁不得眠，夜而安静，不呕、不渴，无表证，脉沉微，身无大热者，干姜附子汤主之。"（61）太阳病误下复汗、阳气大伤，或素体阳虚、阴寒内盛、虚阳外扰，均可发生本证。昼日烦躁不眠，夜反安，身无大热，是因白天阳旺，虚阳尚能与阴争，夜阴独盛，微阳不能争之故。不呕、不渴，知病不在少阳、阳明；身无大热而无表证，知病不在太阳，病属少阴阳微，病情重焉。本证为阳气暴虚、阴寒独盛、残阳欲脱之候，回阳宜急，故不用炙甘草之缓，于四逆汤中减去炙甘草，而采取干姜、附子直捣之势，以力挽残阳于未亡之时，故成无己称之为"阴退复阳"之法。喻昌《尚论篇》有"用附子、干姜以胜阴复阳者，取飞骑突入重围，擘旗树帜，使既散之阳望而争趋，倾之复去耳"的精辟记述。任应秋则称之为"强心剂"。若汗后复下之，不仅损伤阳气，而且伤及阴液，阴阳两虚，昼夜烦躁者，则应回阳益阴，在四逆汤基础上加茯苓、人参，或云四逆加人参汤加茯苓，即茯苓四逆汤，此即《伤寒论·辨太阳病脉证并治中》所云："发汗，若下之，病仍不解，烦躁者，茯苓四逆汤主之。"（69）干姜附子汤加甘草为四逆汤；四逆汤加人参为四逆加人参汤；四逆加人参汤加茯苓为茯苓四逆汤，故茯苓四逆汤为四逆汤、四逆加人参汤、干姜附子汤三方合之，另加茯苓而成。四方均属四逆汤类证且有着共同机理，即阳亡寒胜，又是姜、附同用，以回阳救逆为治疗大法。四逆汤证属阳气衰微、阴寒内盛之重者，以大汗、下利、厥逆为主证；茯苓四逆汤证属阳虚为主，阴寒不足兼水气内停、烦躁不分昼夜，尚有恶寒、下利、肢厥、心悸、小便不利、脉微细；干姜附子汤证虽属阳虚势急，但较上述方证则轻，以昼日不得眠为见证。

《伤寒论·辨太阳病脉证并治下》曰："心下痞，按之濡，其脉关上浮者，大黄黄连泻心汤主之。"（154）此乃辨热痞的证治，法当泄热消痞。尤在泾云："按成氏云'心下硬，按之痛，关脉沉者，实热也；心下痞，按之濡，关上浮者，虚热也。与大黄、黄连以导其热。'按成氏所谓虚热者，对燥屎而言也，非阴虚、阳虚之谓。盖热邪入里，与糟粕相结，则为实热；不与糟粕相结，即为虚热。本方以大黄、黄连为剂，而不用枳、朴、芒硝者，盖以泄热，非以荡邪也，要言该方与承气汤之别耳。"该方适用于无形热邪聚于心下、气机不畅之诸证，药取大黄、黄连苦寒之品，以泻心火兼清胃热，则痞自除。不取煎而只用麻沸汤浸渍须臾绞取之，取其清扬清淡之意，以泻心消痞。《伤寒方证便览》录有"热痞案"：患者赵某，女，47 岁。近一年来时时无由因而心烦，心下痞满，纳谷不馨，口干，舌燥，大便干，小便短赤。诸医或以"植物神经功能紊乱"，或以"更年期"诊治，均罔效。查舌红苔黄白相兼，脉沉弦微数。证属无形邪热痞于心下，治宜泄热清心消痞，予大黄黄连泻心汤，佐清心去热之莲子心治之：大黄 6g，黄连 10g，莲子心 3g。水煎去渣再煎温服。服药 3 剂，诸症悉除，原方大黄、黄连量减半服之。又 3 剂告愈。嘱以莲子心每日 3g 代茶饮。

该篇续云："心下痞，而复恶寒汗出者，附子泻心汤主之。"（155）此乃辨热痞兼阳虚的证治，法当泄热消痞，扶阳固表。无形热邪结聚于胃脘部，则心下痞，按之濡（软）；其恶寒汗出，是表阳虚，卫气不固所致。故仲景制附子泻心汤，方中三黄清热消痞，附子温经扶阳固表。正如尤在泾所云："此即上条（154条）而引其说，谓心下痞，按之濡，关脉浮者，当与大黄黄连泻心汤，泄心下之虚热。若其人复恶寒而汗出，症见阳虚不足者，又须加附子以复表阳之气。乃寒热并用，邪正兼治之法也。"尤氏又云："此方寒热补泻，并投互治，诚不得已之苦心。……方以麻沸汤渍寒热，别煮附子取汁，合和与服，则寒热异其气，生熟异其性，药虽同行，而功则各奏，乃先圣之妙用也。"附子泻心汤证与大黄黄连泻心汤证，同属无形邪热壅滞心下之热痞证，前者为表阳虚，而心下痞，治当泄热消痞，扶阳固表；后者为表不解而心下痞，治当泻热消痞。《伤寒方证便览》收录"脘腹痛案"，即《柳少逸医案选》胃痛门之"附子泻心汤证案"：用附子泻心汤加竹茹一味治愈肠寒胃热、寒热错杂之心下痞（慢性胃炎、结肠炎）。师曰："药用三黄清热泄痞，而心下痞得除；附子以其峻补下焦元阳之功而逐里寒，又以其能温补脾肾，而大便溏、小腹冷痛以解。方加竹茹，以其甘淡微寒，善于涤热、止呕、除烦，乃一味治胃热胃虚呕逆之良药。"因证对药准，服药3剂，欣然相告，诸症若失，大便微溏。予上方三黄各6g续服3剂，诸症悉除。嘱其艾灸食窦、中脘、关元、足三里，以健脾和胃通痞。

该篇还云："伤寒五六日，呕而发热者，柴胡汤证具，而以他药下之，柴胡证仍在者，复与柴胡汤。此虽已下之，不为逆，必蒸蒸而振，却发热汗出而解。若心下满而鞕痛者，此为结胸也。大陷胸汤主之。但满而不痛者，此为痞，柴胡不中与之，宜半夏泻心汤。"（149）此条论及少阳证、大结胸证、痞证的因果关系及其证治，以及半夏泻心汤之来源。《金匮要略·呕吐哕下利病脉证并治》亦云："呕而肠鸣，心下痞者，半夏泻心汤主之。"心下痞满，按之柔软不痛，呕而肠鸣或下利之症，为寒热互结，升降失常致痞。以呕为主，故主以半夏降逆止呕。黄芩、黄连苦寒，干姜、半夏辛温，为辛开苦降、寒温合用之伍，复用人参、甘草、大枣以补其中，补泻兼施，故能达寒去热除、痞消正复之功。此即尤在泾所云："惟半夏、干姜之辛，能散其结，黄连、黄芩苦能泄其满，而其所以泄与散者，虽药之能，而实胃气之使也。用参、草、枣者，以下后中虚，故以之益气，而助其药之能者也。"《伤寒方证便览》收录先生运用半夏泻心汤加全瓜蒌一味（姜半夏10g，黄芩10g，红参10g，干姜6g，炙甘草10g，黄连6g，全瓜蒌10g，大枣12枚，水煎去渣再煎温服）治疗脾虚胃弱、心阳不足、痰浊中阻所致胸痹（冠心病）的验案，患者服药 5 剂，胸闷脘痞悉减，心烦悉除。递进 5 剂，病臻痊愈，守方半剂续服以善后。《柳少逸医案选》亦录之，并解读云：《灵枢·厥病》云："厥心痛，腹胀胸满，心尤痛甚，胃心痛也。"此意谓中焦脾胃运化失司，痰浊中阻，心阳被郁，而致胸痹。本案病人往有冠心病史，其胸闷如塞，乃因胸阳不振，血行不畅，心绞痛微作而不甚。而心下满而痞硬、痰多黄稠、恶心脘灼、纳呆、小便短赤、肠鸣下利，乃脾胃虚弱，痰浊中阻，蒙蔽心阳而致胸痹。因恶心、胸闷为其主证，故予半夏泻心汤治之。主以半夏豁痰宽胸，降逆止呕；芩、连苦寒降逆，干姜、半夏辛温开结，为辛开苦降、寒温合用之伍，以除胸痹、心下痞；辅以人参、甘草、大枣，以补脾益心而通心阳；药用全瓜蒌，宽中下气，涤痰导滞，而开胸散结。故诸药合用，则胸痹、心下痞得解，病臻痊愈。

吉忱公成方的加减应用，在其《柳吉忱诊籍纂论》中有集中体现。如痢疾门"芍药汤证案"：证属湿热蕴结大肠，腑气阻滞。治宜清热解毒、利湿通下，予《素问病机气宜保命集》芍药汤加味（当归12g，白芍10g，青皮6g，广木香4.5g，茯苓10g，川厚朴6g，枳壳6g，地榆炭15g，白头翁12g，川黄连10g，金银花20g，大黄10g，秦皮10g，甘草6g，水煎服）调之。服药 4 剂，诸症悉减。为增其清热解毒之功，原方加黄芩、黄柏，以佐黄连之力；加槟榔片、肉桂，以助通结逐秽之效。师曰："药用肉桂，公谓以其理阴分，解凝结，行血分之功，以逐秽通结。并引《本草便读》之论解之：肉桂'辛甘大热，补命门助火消阴，紫赤多香，益肝肾通经行血，腹痛、疝瘕等疾可导可温，风寒痹湿诸邪能宣能散。'公复云：'此药虽大热，乃引火归元之用，故可逐秽通结，而无助热之弊。用药之法，有是病必用是药。'"同门"白头翁汤证案"：治疗一产后半月、形体羸瘦的痢疾患者。证属疫毒熏灼肠道、耗伤气血，即"热利下重者"之症，治宜清热解毒、凉血止利之法，予以白头翁汤（白头翁15g，黄柏12g，黄连6g，秦皮12g）加地榆、紫参煎服，服药 1 剂，热解利止；续服 4 剂，诸症若失。师曰："《本草纲目》谓地榆除下焦热，治大、小便血证；紫参为湿热泻利之要药，加用二药，则清热凉血之功得助，故收桴鼓之效。"因虑其产后血虚利久伤阴，予以原方加阿胶6g（烊化），甘草6g，续服，即以《金匮要略》白头翁加甘草阿胶汤服之。按曰："公谓：'用经方要善师其意，加减要切合病情。'如本案患者，产后气血亏虚，复患热利，病后失治，下利伤阴，故谓'虚极'，故二诊时，以白头翁汤清热止利，加阿胶、甘草养血暖中，《金匮要略》名曰'白头翁加甘草阿胶汤'。该方不但可治产后热利下重之症，尚为阴虚血弱而热利下重之症之用方。"

热痹门"白虎加桂枝汤证案 2",主以《伤寒论》之白虎加桂枝汤（生石膏、知母、甘草、粳米、桂枝）、当归补血汤、二妙散加忍冬藤、秦艽、芍药，治疗证属热邪壅于肌腠关节之热痹。按曰："此案守方 15 剂而告愈，处方虽平淡，实收奇效，故请公释迷。公以宋·陈自明语解之：'用药之法，有是病必用是药。'论及方剂加减之要，公以明·孙一奎语告云：'然以一药而类治各经之证，苟用其方而不知其所以立方之意，则未免有执一之弊。'复以清·吴其浚语戒之：'医者不知药而用方，固赵括之易言用兵也。'""用药之法，有是病必用是药"，既是柳氏医派用药之法，也是在以方证立论中对原方剂的加减之法。而"用经方要善师其意，加减要切合病情"，则成为柳氏医派运用古方加减运用之圭臬。

浸淫疮门"龙胆六一汤证案"，治疗证属湿热壅阻肌肤、水湿外泛之浸淫疮（急性湿疹），予自拟龙胆六一汤以清热利湿、凉血解毒，外用自拟三黄槟榔散敷患处。治疗半月，患者皮损愈合结痂，湿疹已愈。嘱服龙胆泻肝丸续服，以固疗效。少逸先生在解读中对此详加阐述："……纵观公所立之龙胆六一汤、三黄槟榔散，乃古今结合之用也。故内服与外治合用，而收效于预期。此患者前医亦用龙胆泻肝汤不效，同此一症，而公亦用此方而收显效。公谓'同一症，且同一方，凡方加减俱有精义，不可不细讲也'。并以《客尘医话·杂证述略》语解之：'近时医家，每用囫囵古方。''殊不知古贤立方，与人以规矩，不能使人巧。盖规矩做方做园之呆法，而作器长短大小，时时变通，所以病情古今无印版式样。即方无一定之呆药，必须加减，寓变通于成法之中，斯神乎技矣。'复以清·吴其浚语戒之：'医者不知药而用方，固赵括之易言兵也。'""凡方加减俱有精义"，乃柳氏医派方剂加减化裁之规矩。纵观吉忱公之古方加减应用，莫不如是。

时病门"伤暑（加味葱豉汤证）案"，运用清·雷丰《时病论》辛温解表法化裁（香薷 15g，藿香 15g，桔梗 10g，制杏仁 10g，陈皮 10g，淡豆豉 10g，葱白 10g。水煎服）治疗纳凉伤暑之候。《时病论》中第一法——辛温解表法，即由《肘后备急方》葱豉汤加味（防风、桔梗、杏仁、陈皮）而成，吉忱公名之曰"加味豉葱汤"。因非风寒而致，故去防风而以香薷、藿香代之。香薷辛温芳香，既能发表散寒，又能和脾化湿、宣外和内、发越阳气，凡夏令受凉，阳气为阴邪所遏，见恶寒发热、头痛胸闷、腹痛吐泻而无汗者常用之药，故誉为夏令"阴暑"之良药。藿香具芳香化湿之功，而为暑令常用之药，因其辛散发表而不峻烈，微温化湿而不燥热，又被历代医家誉为散暑湿表邪、醒脾开胃、和中止呕之要药。公谓"二药之效，即'轻可去实'之谓也"。方佐之桔梗开提肺气，宣胸快膈；陈皮，味辛苦而性温，气芳香入脾肺，开上中焦治气分；杏仁，苦微温，清肃肺气，共为外邪犯肺致咳之用药。葱白、淡豆豉，乃《肘后备急方》之葱豉汤，方药平和，虽辛温而不燥烈，无伤津之弊，深为历代医家所重。费伯雄有"本方解表通阳，最为妥善，勿以其轻而勿之"之论。故雷丰《时病论》中第一法——辛温解表法，即由此方加味而成，吉忱公名之曰"加味豉葱汤"。本案患者居室纳凉而发，故属"伤阴暑"也。于是理明、法符、方对、药准，患者3剂服后，诸症若失。嘱其避之风扇直吹，予以桔梗6g，淡豆豉6g，葱白6g，生甘草3g，续服3剂，以善其后。

疫病门"恽氏犀角黄连汤证案"：吉忱公治疗证属热邪传入营分、火热炽盛、气血两燔之温病（流行性脑脊髓膜炎），症见神志不清、烦躁不宁、抽风、项强、口不能合、时发抽搐、面色苍白、四肢厥逆、唇指青紫、皮肤有大片瘀斑、舌绛苔黄、脉细数之患儿，急用其师恽铁樵公验方犀角黄连汤化裁［犀角1.5g（研冲），羚羊角1.5g（研冲），黄连6g，龙胆草3g，菊花60g，生地黄10g，当归6g，生甘草6g，4剂。水煎服］以宜清热解毒、凉血息风。按曰："主以犀角清解血分热毒，兼以清心安神；辅以黄连、菊花、龙胆草清热泻火解毒，且现代研究表明龙胆草有预防和治疗流行性脑脊髓膜炎之用；佐以生地黄清热滋阴，为热病入营血之必用；当归活血通脉，以其引血归经之功，而皮肤瘀斑可解；使以生甘草，增其清热解毒之用。""公以此案壮热神昏之候剧，故方加羚羊角佐犀角以'解乎心热''清乎肺肝'，故1剂则'热退痉止，神识以清'。续服而病愈。"

癫证门"柴胡加龙牡汤证案"：在应用柴胡加龙骨牡蛎汤治疗癫证时，易铅丹为朱砂，加用郁金一味而收卓功，师曰："郁金辛苦而平，黄宫绣谓'此药本属入心散瘀，因瘀去而金得泄，故命其名曰郁金'。公谓'古人用治郁遏不得升者，而名郁金'。故原方合入此药，以其清心解郁之功，而治痰浊蒙蔽清窍而神志不清者。于是枢机得利，升降有司，开阖有序，清阳得开，浊阴得降，清窍无痰浊之蔽，神志无抑郁之候，故而病臻痊愈。"不寐门"柴胡加龙牡汤证案"后先生解读云："侍诊中，见公尝用柴胡加龙牡汤治癫、狂、痫、郁诸证，弗明不解，故请公释迷。公曰：'医者，理也。治病之要在方剂，则治法之中有定法。在加减，则定法之中有活法。考癫、狂、痫、郁、不寐诸证，多由忧思伤脾，喜怒伤肝，气、火、痰、郁，蒙蔽神明使然。而柴胡加龙骨牡蛎汤，在于理气不伤正，泄热不伤胃，以其调达气机，化痰开窍，安神定志而收功。'"

腹痛门"桃核承气汤证案"用桃核承气汤治疗"肠结""瘀结"（肠梗阻）时，加银花、蒲公英、炒栀子、薏苡仁以清热利湿；赤芍、元胡、没药、木香理气导滞，活血化瘀。《本草便读》谓"行瘀散血，则没药擅其长。"故没药以其散瘀止痛之功，则下焦蓄血之证得解。故方准药效，药用5剂，而腑气通，腹痛除，诸症豁然。同门"阳和汤证案"用阳和汤（熟地黄、肉桂、麻黄、鹿角胶、白芥子、姜炭、生甘草）治疗"腹痛""癥瘕"（肠系膜淋巴结结核）时，方加红参、黄芪，名参芪汤，大补元气；赤灵芝，《神农本草经》以其"益精气""健脾胃"之功，而主治"虚劳"之证，与黄芪相伍，名芪灵汤。三药共用，为扶正祛邪之良药。三棱、莪术为活血通脉之用；香附、夏枯草、浙贝母，乃理气导滞，软坚散结之药。诸药辅之阳和汤，以成温阳散寒、化痰解凝、通脉散结之功，而腹痛癥结得解。

泄泻门"桃花汤证案"用桃花汤治疗脾虚中寒、寒湿滞于肠中所致滑脱泄泻时，首诊加紫参、诃子、肉蔻以增其健脾温肾涩肠之功。二诊时，虽然下利已止，然久泄下利，盖由脾胃阳虚，寒湿滞于肠中而成滑泻，故于桃花汤加乌梅，以其酸涩之性而涩肠止泻，故乌梅为肠炎、痢疾之良药。

便秘门"大柴胡汤证案"：患者孙某，女，47岁。腹部不适经年，近因情志不舒，症状加剧。自觉左下腹部胀痛，纳食减少，大便秘结，欲便不得，嗳气频作，胸胁苦满，口苦咽干，头目眩晕，神昏烦躁。舌苔白腻，脉弦。证属情志失和，枢机不利，肝脾之气郁结，导致肠腑传导失司之气滞便秘，师大柴胡汤合脾约丸意化裁以枢转气机、调和肝脾、理气导滞。按曰："予以大柴胡汤，方中寓小柴胡汤调达枢机，而柴胡证悉除；四逆散和肝脾，而腹证得解；因枢机不利，肠胃燥热，津液不足，故辅以麻子仁丸以调之；佐以甘麦大枣汤以养心脾、舒解肝郁，而神昏烦躁之症可解。""复诊时脾约证得解，公于处方中加陈皮一味，变方为《三因极一病证方论》之温胆汤，则成理气化痰、清胆和胃之法，而神昏烦躁诸症悉除。清·吴谦《医宗金鉴·凡例》云：'方者一定之法，法者不定之方也。古人之方，即古人之法寓焉。立一方必有一方之精意存于其中，不求其精意而徒执其方，是执方而昧法也。'由此案可见，公临证立法严谨，用药精当，熟谙通权达变之理，出有制之师，灵活化裁，是执方而未昧法也。"

白通加猪胆汁汤，乃《伤寒论》为阴阳格拒证而设方。因其有抑阴回阳、宣通上下之功，故也可用治冷秘。便秘门"白通加猪胆汁汤证案"：患者年高体弱，脾肾阳虚，阴寒内生，阳不布津，加之肠腑传化无力而致冷秘。白通汤由四逆汤去甘草加葱白而成，药用葱白辛散温通，温上焦之阳，下交于肾；用附子启下焦之阳，上承于心肺；干姜温中土之阳，而主健运。于是上中下三焦通达，速成通阳化气之功，故名白通汤。《本草求真》谓猪胆汁"味苦气寒，质滑润燥""以治大便不通"；《本草备要》云童便"咸寒""降火滋阴甚速，润肺散瘀"，而有润肠通便之效。故加入猪胆汁、童便，以咸苦寒之味，滋阴润燥之性，使热药不被寒邪所郁，使阳气得以上行下济，津液得布，大便以通，冷秘得解而病臻痊愈。师曰："本案用药，取白通加猪胆汁汤原方，仅加一味火麻仁而成。公谓'火麻仁以其性平味甘之资，而具润燥通便，滋养补虚之功，尤为治疗老人或妇女产后血虚津亏便秘之要药。且方中附子、干姜、葱白皆辛温大热之品，佐滋养补虚之火麻仁，其治则温阳滋阴并施，其方则温而不燥，养而能通，乃相辅相成之伍。'"

三痹汤，出自《妇人良方》，公谓其方乃变通《千金要方》之独活寄生汤，去寄生加黄芪、续断、生姜而成。对独活寄生汤之用，《成方切用》云："此以肝肾虚而三气乘袭也。故以熟地黄、牛膝、杜仲、桑寄生补肝益肾，壮筋强骨；归、芍、川芎和营养血，所谓治风先治血，血行风自灭也；参、苓、甘草益气扶脾，又所谓祛邪先补正，正旺则邪自除也。"此即方中寓八珍汤之由也。"然病因肝肾先虚，其邪必乘虚深入"，故方中有祛风胜湿散寒诸药之用。因气血亏虚，于独活寄生汤中加黄芪，伍当归，寓有当归补血汤之用；《本草便读》谓续断"益肝肾，筋骨能强，利关节，劳损可续"，故方加续断，其以补肝益肾、活络止痛而建功。故诸药合用，肝肾得补，气血得和，风寒湿邪可除，则痹证得解。风寒湿痹门"三痹汤证案"，治疗证属肝肾已虚，感受风寒湿之邪，湿留肌肉，痹阻关节，而致着痹。予三痹汤化裁以益气养血、祛风胜湿。公于三痹汤加制川乌，乃增其散寒之用；生薏苡仁增其除湿之功；海桐皮增其疏风通络之效。于是理、法、方、药朗然，而收效于预期。

风寒湿痹门"甘草干姜茯苓白术汤证案"，治疗寒湿痹着于腰部之肾著证，予甘草干姜茯苓白术汤原方（炙甘草15g，炒白术15g，干姜20g，茯苓30g，水煎温服）以温中散寒，健脾燥湿，5剂而肾着之候若失。因腰重之症略减，故加苍术以增健脾燥湿化浊之功；药用丁香取其辛温之性，而温肾助阳，又有特异芳香之味，兼以温暖脾阳而化湿浊；陈皮以其辛苦温之性，而理气健脾，燥湿化浊。肾着汤伍此三药，乃陈言《三因极一病证方论》之"渗湿汤"，为治"坐卧湿地""身重脚弱，关节重疼""大便飧泄"而设方。故二诊时，组此方，则"腰重""便溏"之症亦除。此案为公讲授《金匮要略》，条释"肾着之病"时之附案。并以日·丹波元坚语训之："盖用方之妙，莫如加减；用方之难，亦莫如于加减。苟不精仲景之旨，药性不谙，配合不讲，见头治头，滥为增损，不徒失古方之趣，亦使互相牵别，坐愆事机者，往往有之，加减岂易言乎！"同门"三附子汤证案"，患者冒雨劳作，汗出雨淋，发为着痹，而见诸症，然因兼有他证，故用三附子汤进行治疗，但方中寓有甘草干姜茯苓白术汤全方。

《百一选方》之蠲痹汤，由羌活、姜黄、当归、黄芪、赤芍、防风、炙甘草、生姜组成，有益气和营、大补气血、濡养筋脉、疏风胜湿、蠲痹通络之功，治疗病在分肉之间、血脉之中之周痹。《灵枢·周痹》云："周痹者，在于血脉之中，随脉以上，随脉以下，不能左右，各当其所。"又云："此内不在脏，而外未发于皮，独居分肉之间，真气不能周，故命曰周痹。"《证治准绳》云："周痹者，在血脉之中，上下游行，周身俱痛者，宜蠲痹汤。"周痹门"蠲痹汤证案"，治疗证属营卫失和、气血亏虚、筋脉失濡之周痹。师以蠲痹汤加味（羌活10g，片姜黄12g，当归10g，赤芍12g，防风10g，黄芪30g，鸡血藤30g，葛根30g，桂枝12g，木瓜12g，桑寄生12g，炙甘草10g。姜、枣各10g为引。水煎服）以益气和营、大补气血、濡养筋脉、疏风胜湿、蠲痹通络。《素问·逆调论》云："营虚则不仁，卫虚则不用。"故在本案治疗中，公于方中加桂枝，伍赤芍以成和营卫、补气血、御外邪，安五脏之桂枝汤之用；加葛根以成和营通阳，解痉止痛之桂枝加葛根汤之效；加木瓜、桑寄生，乃养血柔筋之用。故服药5剂，则症减。二诊时原方加制白芍、伸筋草，以增其养血柔筋、疏经通络之效，故续治1周而病愈。

乌头汤方见于《金匮要略·中风历节病脉证并治》："病历节，不可屈伸，疼痛，乌头汤主之。"原方组成：麻黄、芍药、黄芪各三两、甘草三两（炙）、川乌五枚、蜂蜜二升。原法以蜜先煎乌头取汁，各药另煎取汁，后和合同煎。腿痛门"乌头汤证案"治疗证属风寒湿邪、闭阻经络之痛痹，下肢筋脉挛急之筋痹腿痛（坐骨神经痛），予乌头汤合桂枝倍芍药汤加味（制川乌10g，麻黄6g，黄芪30g，桂枝10g，赤白芍各10g，防己10g，牛膝10g，羌独活各10g，桑寄生15g，灵仙10g，茜草12g，白芷10g，苍术10g，石斛10g，木香10g，没药10g，炙甘草10g。生姜3片为引，水煎服）口服，外用乌头热熨方热敷。按曰："方中入桂枝、赤白芍，乃寓《伤寒论》桂枝加芍药汤之谓；加黄芪，乃寓《金匮要略》黄芪桂枝五物汤，以温阳行痹，此即《灵枢·邪气脏腑病形》'阴阳形气俱不足，勿以针，而调以甘药'之谓。方加防己，以成《金匮要略》之防己黄芪汤之用，为风湿表虚证而设方。所加它药，乃独活寄生汤祛风湿、止痹痛、益肝肾、补气血之意。"内服外熨，20余日，诸症若失。遂予伸筋丹、十全大补丸以善其后。

水肿门"麻黄汤证案"，证属风寒束肺、肺失宣降、三焦气化失司、水邪泛溢肌肤之风水（急性肾小球肾炎），故予麻黄汤（易生姜为生姜皮）为主以宣发肺气、利尿消肿，同时加用蝉蜕、白茅根和茯苓皮三药（麻黄6g，桂枝6g，杏仁6g，蝉蜕6g，白茅根15g，茯苓皮10g，生姜片6g，炙甘草3g）水煎服。"加蝉蜕取其轻浮宣散之性，开宣肺窍，以除面目浮肿之症；白茅根味甘不腻膈，寒不伤胃，利水不伤阴，本案用之，取其导热下行，入膀胱而利水；茯苓甘淡而平，甘则能补，淡则能渗，既能健脾益气，又能利水渗湿，此即'淡味渗泄为阳'之意。于是诸药合用，肺气宣降之功有序，三焦气化之用有司，则毛窍通畅，小便得利，而风水得愈。"

鼻渊门"加味补中益气汤证案"，治疗证属脾气虚弱，运化失司，湿浊上泛浸淫鼻之窦窍所致鼻渊（慢性副鼻窦炎，中、下鼻甲肥大），予补中益气汤加味以健脾益气、渗湿化浊。按曰："以补中益气汤健脾和胃，升阳益气，俾清阳之气上升，浊阴之气下降，则窦窍之湿浊得解。且方中当归养血通脉，柴胡疏达肝胆之气，则鼻窍络脉得通。药加桔梗乃取其舟楫之用，载药直达窦窍；茯苓乃淡味涌泄为阳之意，则俾浊涕得解；辛夷辛温香散、轻浮上升以通鼻窍，甘菊轻清以甘凉益阴，二药合用，以防湿浊郁久化热之弊；方加龙骨非收湿之用，公谓：'乃取其入肝肾二经，有引逆上之火、泛滥之火归宅之用。'"加减口服20剂，诸症悉除。予以补中益气丸，佐服奇授藿香汤，以固疗效。

柳氏医派不仅对成方进行加减应用，而且，对于自己创制的方剂，也根据患者病情的变化，随时予以加减化裁，以使方对药准，祛除疾病，以不断完善方剂。《柳吉忱诊籍纂论》胸痹门"瓜蒌薤白通痹汤证案"，治疗证属脾肾阳虚、寒邪壅盛、阻遏心阳所致胸痹（冠心病），吉忱公选用自制瓜蒌薤白通痹汤以宣痹散寒、温心通阳，按曰："故予以瓜蒌薤白白酒汤伍降香、细辛以宣痹散寒，温心通阳，此即'以通阳主治也'；以失笑散伍丹参、温郁金以活血行气，祛瘀通脉。故用药1周，'胸膺闷痛悉减'；因其'纳呆、脘痞不减'，故复诊时药加四君子汤，以健脾和胃、化痰饮消食积；因'胸膺闷痛'之症仍存，去失笑散加'血中之气药'川芎，取其辛温走窜之功，而能上达头额，下达血海，外彻皮毛，旁通四肢。三诊时患者告云'心绞痛未发'，故去四君子汤加黄芪，取其甘温之性，具生发之机，以补气生血；

桑寄生，黄宫绣谓其'性平而和，不寒不热，号为补肾补血之要剂'，此乃公以其益元之功而收益心脉之效。故经服中药 20 剂，而诸症悉除，心电图亦正常。徐灵胎云：'凡辨证，必于独异处着眼。'此案中，公用川芎、黄芪、桑寄生，乃其用'独'之谓也"。

少逸先生传承吉忱公、永昌公临证之精髓，成方化裁应用，信手拈来，随处可见。

《柳少逸医案选》哮喘门"麻杏石甘汤证案"，治疗外感风寒、寒邪束肺、郁而发热、热郁于肺之喘证，用麻杏石甘汤加生姜皮、桑白皮和穿心莲以辛凉宣泄、清肺平喘。按曰："加生姜皮辛散水饮，桑白皮肃降肺气，通调水道，以杜太阳表不解，病邪循经入腑；穿心莲又名一见喜，为爵床科植物穿心莲的地上部分，具较强的清热解毒、抗感染作用，可广泛应用于呼吸道、消化道、泌尿系及皮肤感染性疾病。尚具有抗蛇毒、抗癌、保肝作用。本案以其清热解毒、抗感染之功而用之。"用药 10 剂而病愈，予以梨贝滋膏善后。

生脉饮由人参、麦冬、五味 3 味药组成，出于李东垣的《内外伤辨惑论》，治疗夏月伤暑，汗出过多，津伤气耗之外感证候。先生自制加味生脉饮，由人参、麦冬、五味子、制首乌、黄精、丹参组成。胸痹门"加味生脉饮证案"，予加味生脉饮治疗气阴两虚、心脉痹阻之胸痹（冠心病，X 线胸透示主动脉迂曲延伸；心电图示冠状 T 波）。按曰："方中主以生脉饮合首乌、黄精、丹参，益气养阴，活血通脉。药加茯苓、白术、炙甘草者，乃寓四君子汤，增其益气养脾之功；当归、黄芪乃当归补血汤之意，则心气足、心脉养而脉通。《神农本草经》云五味子'主益气''劳伤羸瘦，补不足，强阴'。今云生脉，乃取敛肺气、益肾元，俾宗气充、肾气足而心脉得通之谓也。且现代药理研究表明，五味子有兴奋呼吸中枢作用，可调节心脏血管系统功能，改善失常的血液循环状态。诸药合用，心气得充，心血得养，心脉得通而病愈。"

厚朴生姜半夏甘草人参汤，乃《伤寒论》为伤寒发汗后，脾虚气滞之腹胀满者而设，其方名陶弘景认为"但以某药名之，亦推主为识之义同"。胃痛门"厚朴生姜半夏甘草人参汤证案"：患者素禀赋不足，往有十二指肠球部溃疡病史，近腹部胀满，饭前多见胃脘绵绵作痛，口吐清水，喜温喜暖，四肢欠温，伴大便溏，舌质淡，白薄苔，脉虚缓。此乃脾虚气滞之证，故用厚朴生姜半夏甘草人参汤加陈皮一味（厚朴 12g，党参 12g，姜半夏 10g，炙甘草 6g，陈皮 10g，生姜 10g，水煎服）以健脾和胃、消痞除满。按曰："加陈皮，以其辛苦性温，气芳香入脾肺，能健脾和胃，理气导滞，其用之妙，诚如《本草求真》所云：'同补剂则补，同泻剂则泻，同升剂则升，同降剂则降，随其所配，而得其宜。且同生姜则能止呕，同半夏则能豁痰，同杏仁则治大肠气闭，同桃仁则治大肠血闭。'故为二陈、平胃、六君子汤诸方之用药。"

桂枝人参汤，桂枝合《金匮要略》之人参汤而成，乃《伤寒论》为误下后脾气虚寒，而表邪未解证设方。《金匮要略》人参汤，在《伤寒论》中名理中汤，乃温中而散里寒之剂。柯琴谓桂枝"温能扶阳散寒，甘能益气生血，辛能解散表邪，人参健脾益气为理中丸之主药，故名桂枝人参汤"。泄泻门"桂枝人参汤证案"，治疗一因脾胃虚弱、中焦虚寒、寒湿之邪留着肠中、气机阻滞、传导失常所致慢性泄泻（慢性肠炎）患者，在桂枝人参汤中"加紫参、地榆、乌梅三味，以涩肠、敛阴、止利，而腹痛、下利赤白黏冻之病候可除。经方合时方而建功，此即'医之为术也，蔑古则失之纵，泥古又失之拘'之谓。"紧接下来的"桃花汤证案"，用桃花汤加味（赤石脂 20g，干姜 10g，粳米 20g，紫参 20g，诃子 12g，肉蔻 6g，水煎服）治疗脾虚中寒、寒湿滞于肠中之泄泻时，原方"加紫参、诃子、肉蔻以助其涩肠健脾温肾之力。"

腹痛门"桂枝加大黄汤证案"，治疗营卫失和、肝郁气滞兼脾胃蕴热所致腹痛（亚急性胰腺炎），用桂枝加大黄汤加用红藤、元胡、川楝子，和营卫、达枢机、荡涤三焦郁热。按曰："《本草图经》谓红藤'行血治气块'，取其清热解毒、活血止痛之用。金铃子散由元胡、川楝子组成，长于行气疏肝、活血止痛，可治心腹胁肋诸痛。""柴胡加芒硝证案"治疗因枢机不利、腑气不通、热结胃肠所致腹痛（急性阑尾炎），予柴胡加芒硝汤加味（柴胡 30g，黄芩 15g，半夏 10g，党参 15g，芒硝 10g，红藤 30g，败酱草 30g，生甘草 10g）以调达气机、通腑散结。按曰："加红藤、败酱草，以增其泄热去实，燥湿散结之力。"胁痛门亦有一"柴胡加芒硝汤证案"，治疗枢机不利、胆腑蕴热之胁痛（急性胆囊炎），应用柴胡加芒硝汤枢转少阳、清热利胆，按曰："因胆火炽盛，故伍茵陈、栀子、虎杖，以增其清热利胆之功；使以金铃子散（元胡、川楝子），乃理气止痛之用。故诸药合用，而收速功。半夏虽说辛温与证不利，但其与苦味药相伍，辛开苦降，则开阖、升降有序，而气机动也。又与大量苦寒药相伍，则辛而不显温，此乃相反相成之配伍法。"

眩晕门"半夏白术天麻汤证案"，运用半夏白术天麻汤（陈皮、半夏、茯苓、天麻、白术、甘草）治疗痰火蕴伏、扰动肝阳所致眩晕（高血压）。按曰："加龙骨，以其入足厥阴肝经，以收浮越之气；加牡蛎，功专入肾，为肝肾血分药，为治阴虚阳亢之头痛、眩晕之要药；因其胸闷纳呆，心烦易乱，故入瓜蒌、竹茹，以宽胸除烦；药用钩藤，甘而微寒，为肝与心包二经之药，有平肝风、舒筋除眩之功；甘菊花，甘苦微寒，备受四气，冬苗、春叶、夏蕊、秋花，饱经霜露，得金水之精，而益肺肾二脏，以制心火而平肝火，则心烦、目眩、头重之症得解；夏枯草冬至后生芽，至春而花，一到夏至即枯，故禀纯阳之气，然味辛苦而寒，独走厥阴，能解肝家郁火，功专散结，乃阳中求阴之味，为泻火散结、清肝降压之要药。"于是半夏白术天麻汤合诸药之效，以成清化热痰、平肝潜阳之功，故眩晕头痛以解，胸闷心烦得除，而收效于预期。

气肿门"桂枝去桂加茯苓白术汤证案"，治疗脾肾气虚、气化失司之水湿内停之气肿，予桂枝去桂加茯苓白术汤化裁［赤芍 15g，生甘草 3g，茯苓 30g，白术 15g，泽泻 10g，车前子 10g，生姜 10g，大枣 10g，水煎服］以化气通脉、利湿消肿。按曰："加泽泻益肾利水，与白术相伍，乃泽泻汤，则病人'苦冒眩'之症得解；方加当归，川芎，伍原方中之茯苓、白术、泽泻，乃《金匮要略》当归芍药散之意，则腰膝酸软且痛可除。"

柴胡去半夏加瓜蒌根汤，出自《金匮要略》，原为"治疟病发渴者"而设方。《神农本草经》谓"栝楼根，主消渴，身热，烦满，大热，补虚安中"，故为热病烦渴、内热消渴之效药。此即柴胡去半夏加瓜蒌根汤用于消渴之理。消渴门治疗消渴仅选"柴胡去半夏加瓜蒌根汤证案"一案，以之加味而和解少阳、清热生津止渴，用治枢机不利，气化失司，郁热伤津所致消渴（糖尿病）。按曰："本案患者因柴胡证具，故用小柴胡汤，和解少阳，达郁清热……因人参甘温，与证不利，故代之以西洋参；山药补脾和胃，生津益肺，为虚热消渴之必用；黄芪益气生津，为治内热消渴之要药；芩、连泻火存阴，玄参、白薇、生地黄清退虚热而生津，诸药配伍，清热滋阴，生津止渴。"故服 8 剂后，诸症大减，尿糖（++）。继服 10 剂，诸症豁然，尿糖（+）。守上方 30 剂，血糖、尿糖正常。为巩固疗效，予以消渴散续服。

《张氏医通》柴胡饮（柴胡 15g，黄芩 12g，荆芥 10g，防风 10g，玄参 15g，川大黄 10g，滑石 15g，生甘草 10g），乃为"痘疮初起热甚，表里俱实"而设方。皮肤病门"《张氏医通》柴胡饮证案"，用治湿热蕴于肌肤、气滞血瘀之蛇盘疮（带状疱疹并神经炎）。按曰："加大青叶、板蓝根、桃仁、牡丹皮、赤芍，以增其清解瘀毒，活血通脉之功。诸药合用，则湿热得清，瘀毒得解，而收效于预期。"

柴胡桂枝汤为柳氏医派运用最为纯熟的方剂之一，除前所述少逸先生原方应用的"关节痛案"外，也多有对此略为化裁，治疗如发热、癫痫、胃痛、关节痛、水肿等疾病。如《医论医话选》之"发热案"与《医案选》感冒门之"柴胡桂枝汤证案"乃同一验案，先生运用该方加白芷一味以治疗外感风寒，营卫失和，邪犯少阳所致伤风感冒。按曰："药服 2 剂，汗出热息，诸症悉除。以原方去白芷，柴胡减半量，予 2 剂善后。"《医论医话选》之"癫痫案"与《医案选》痫证门之"柴胡桂枝汤证案"也是同一验案，用该方加磁石 12g（先煎），炙龟甲 10g，竹茹 12g，三药以治疗有病史 10 余年，近 1 年来病情加重，每日发作 4～5 次，伴头目眩晕、胸胁满闷、默默不欲饮食、抽搐后感四肢肌肉酸痛不适、舌淡红、苔白、脉弦细而略数的癫痫病例。按曰："加龟甲、磁石乃平肝安神之用，竹茹乃清心除烦之施"，收到理想效果。《柳少逸医论医话选》之"十二指肠球部溃疡案"与《柳少逸医案选》胃痛门之"柴胡桂枝汤证案"也是同一验案，运用该方加旋覆花 15g（包），代赭石 15g（先煎），竹茹 15g 三药，治疗枢机不利、营卫失和、气机壅滞所致胃痛（十二指肠球部溃疡）。按曰："3 剂后，恶心呕吐及脘腹胀闷消失，再进 3 剂，恢复如初。为彻底治疗之，柴胡桂枝汤原方继服 20 剂，钡餐透视十二指肠溃疡已愈，但因病久，球部因斑痕牵拉而变形，予黄芪健中汤续服 1 个月，半年后随访，未再发。"《柳少逸医论医话选》之"急性肾炎案"与《柳少逸医案选》水肿门之"柴胡桂枝汤证案"也是同一验案，运用该方加大黄 10g，栀子 10g，杏仁 10g，桑白皮 30g，赤小豆 30g，白茅根 30g，蝉蜕 6g，治疗太阳失治、邪入少阳、枢机不利、三焦阻滞、水道不通所致皮水（急性肾小球肾炎）之关格证。按曰："佐以桑白皮、白茅根以清利湿热，通调水道；杏仁、蝉蜕宣发肺气，以开玄府。""1 周后复诊，药后尿量增，大便通，尿检有微量蛋白。上方加茯苓 10g，猪苓 10g，射干 10g，续服。1 个月后复查，尿常规、生化检查均正常。"另外，《柳少逸医案选》还收录了其他医案，如风寒湿痹门之"柴胡桂枝汤证案"，用该方加草果 12g、薏苡仁 30g、苍术 12g、厚朴 12g、白扁豆 20g、藿香 12g，治疗湿热留恋气分、气机遏制所致之痹证（类风湿性关节炎），加苍术、厚朴、草果、藿香诸味，燥湿化浊，以杜成热痹之路。《柳吉忱诊籍纂论》胃脘痛门"柴胡桂枝汤证案"收录公运用该方加味治疗胃脘痛验案 2 则，案 1 为加用陈皮 12g，枳实 10g，竹茹 15g 三药，治疗十二指肠球部溃疡。按曰："加陈皮、枳实、竹茹又寓温胆汤之意，以其清胆和胃之功，以除胆虚痰热之证。"案 2

为加用旋覆花 15g，代赭石 15g，陈皮 10g，竹茹 15g，治疗十二指肠球部溃疡、慢性胆囊炎，因患者"时恶心、呕吐，苔白腻，乃脾胃失运、痰饮内生之证，故合入旋覆代赭汤加陈皮、竹茹，以和胃降逆，化痰下气，乃除痰气痞阻之法也"。有时合入其他方剂，以处理疑难杂症。如《柳少逸医案选》癥瘕门"健脾益气方证案"，即用该方合自拟健脾益气方，治疗气阴两虚、气血瘀滞之癥块（结节性肝癌），收到"健脾益气，理气导滞，扶正固本，破瘀通脉，而癥块得散，黄疸得消"之效。除初诊时即应用外，也有在治疗过程中加用之，或临床痊愈后以之善后者。如《柳吉忱诊籍纂论》腹痛门"桃核承气汤证案"，在应用桃核承气汤为主临床治愈湿热蕴结、腑气不通、气血凝滞之急性腹痛（肠梗阻）后，予以柴胡桂枝汤合柴胡芒硝汤续服之，以固疗效。《柳少逸医案选》腹痛门"桂枝加大黄汤证案"，予桂枝加大黄汤加味（桂枝 12g，白芍 15g，甘草 10g，大黄 15g，红藤 15g，醋元胡 12g，川楝子 10g，生姜 10g，大枣 10g。水煎服）以和营卫，达枢机，荡涤三焦郁热，治疗营卫失和，肝郁气滞，兼脾胃蕴热之腹痛（亚急性胰腺炎），二诊时加片姜黄 10g，合入小柴胡汤，乃寓柴胡桂枝汤、桂枝加大黄汤二方之效。

阳和汤也是柳氏医派擅用方剂，临床加减用于多种疾病。《柳少逸医案选》附骨疽门"阳和汤证案"例 1，治疗血虚阳衰、无力托毒之附骨疽（慢性化脓性骨髓炎）时，用阳和汤加味［熟地黄 20g，鹿角胶 10g（烊化），肉桂 3g，麻黄 3g，炮姜 1.5g，白芥子 6g，当归 15g，黄芪 30g，桔梗 10g，白芷 10g，蜈蚣一条（研冲），生甘草 6g。水煎服］口服以温阳补血、托毒排脓，结合外治。按曰："次日，创口处脱出死骨一小块，3 日后复脱出死骨一块。服药 30 剂疮口愈合，又进 10 剂痊愈。后无复发。""加当归、黄芪，方名当归补血汤，为疮疡溃后，久不愈合者之用方。白芷用于疮疡肿痛，未溃者能消散，已溃者能排脓，为消肿排脓止痛之良药。桔梗载诸药上行，且具开宣上焦、散结排脓之功。蜈蚣解毒散结，通络止痛。诸药相伍，共奏温阳散寒之功，而成养血通脉之剂，则托毒有力，附骨疽得愈。"例 2 用之治疗阴寒痰毒、凝滞筋骨所致之附骨疽（慢性骨脓肿），方中加用蜈蚣 1 条（研冲），炮穿山甲 15g，黄芪 20g，赤灵芝 10g，当归 15g，薏苡仁 15g，赤芍 12g，怀牛膝 15g。按曰："当归补血汤，大补气血，调和营卫；伍以炮穿山甲、赤芝、赤芍、怀牛膝、薏苡仁，通脉导滞、化浊解毒。"迭进 14 剂，肿痛减轻，续进 10 剂，经 X 线摄片证实痊愈。

柳氏医派对小柴胡汤应用甚广，除《少阳之宗》《柴胡汤类方及其应用》所收录外，其他医著中也不乏验案。《柳少逸医案选》妊娠恶阻门"小柴胡汤证案"，治疗因冲气上逆、胃失和降所致早孕、妊娠恶阻，用小柴胡汤加味（柴胡12g，黄芩12g，半夏10g，党参12g，竹茹15g，桑寄生10g，甘草6g，生姜5片，大枣5枚。水煎服）以调达气机、和胃降逆。按曰："加竹茹，调达气机，和胃降逆。桑寄生，为寿胎之要药，《本草求真》谓其'感桑精气所生，味苦而甘，性平而和，不寒不热，号为补肾补血之要剂'。本案患者素体禀赋不足，冲任亦虚，故以桑寄生养肝肾，调冲任，扶正安胎。"

益胃升阳汤，为虚证柴胡剂，出自《寿世保元》，由补中益气汤加神曲、黄芩而成，适用于"食罢烦心，饮食减少，人形瘦弱"之候，并云："先补胃气以助生发之气，故曰阳生阴长，诸甘药为之务先也。甘能生血，阳生阴长之理。人生以谷气为宝，故先理胃为要。"食积门"益胃升阳汤证案"，患儿因脾胃虚弱、胃失和降所致食积，故用益胃升阳汤意加味（柴胡6g，黄芩6g，黄芪9g，人参3g，陈皮9g，白术6g，当归3g，升麻1.5g，神曲9g，炙甘草3g，鸡内金9g，槟榔6g，木香6g。每日1剂，水煎，去渣再煎，温服）以升阳益胃、健脾消食、散郁导滞。按曰："方中参、术、芪健脾和胃，则运化有司；神曲、鸡内金、槟榔消食化滞；柴胡、升麻佐参、术、芪益气升阳；陈皮理气，当归补血，黄芩佐柴胡散郁消火，以除无形之郁热。诸药合用，脾气得健，胃气得益，清阳得升，郁滞得解，而病臻痊愈。"方证对应，效如桴鼓，故"服药6剂，病愈。教其母捏脊、拿肚角，运中脘法，以善其后"。

柳氏医派在运用成方治疗疾病时，不仅根据病情予以加味治疗，而且还根据病情需要，对可能影响方剂作用的药物，予以必要的减削，以便于发挥方剂作用的最大化，有时会在医案中阐明减削药物之因与理。如《柳少逸医案选》感冒门"清脾饮证案"，治疗邪郁少阳、湿热蕴结中焦之暑令感冒，予《普济济生方》清脾饮化裁（柴胡12g，黄芩10g，青皮10g，制半夏10g，厚朴10g，草果6g，炒白术12g，茯苓12g，藿香10g，罗勒10g，甘草6g，生姜3片。水煎，去渣再煎，温服），以除司天太阴湿土下临之湿气，及岁水不及、土气乘水之土壅，以及身重肿满之症。按曰："方中寓小柴胡汤，清少阳而顾及于脾，故名清脾饮，专于和解，以治寒热之候，又主调达枢机以除柴胡证；青皮疏肝和胃以解脉之弦数；厚朴宽中以除胃中之积滞；草果化浊以消壅；苓、术实脾土以扶正。""因热多寒少，故去人参以增强该方寒凉之性。"诸药合用，则少阳郁结之湿热可除，服药5剂，病臻痊愈。

（六）类方遴选明同异

类方有组成结构相近、功效治法相类的特点，一般有一个定型较早的基础方剂，其他方剂均为该方的加减衍化。类方的研究对方剂理论的提高和临床实践均有重要价值。一方面，类方就是传统名方繁衍发展而成的方剂系统，是历代名医应用古方的精华，是指导临床组方用药、加减变化的规矩与准绳。另一方面，类方是一条方剂学习的捷径，只要熟练掌握了祖方及加减变化规律，在临床中就能够应对自如；而类方组成结构和功效方面的相似性，也对处方的配伍规律研究有着重要意义。

柳氏医派不仅对方剂熟稔异常，而且临证时详辨类方之异同，尤其是同名异方者，明其同异，察其特色，精选对症之方，遣以合适之药。同病异治、异病同治是辨证论治的具体体现，一方多证、多方一证乃临床实践中的客观存在，其关键点在于透过现象，捕捉"蛛丝马迹"，进而抓住疾病病机本质与核心，而选用最为适宜的方剂予以治疗。研究最有成就者，当属小柴胡汤及其类方，少逸先生有《少阳之宗》和《柴胡汤类方及其应用》两部专著面世，对历史上形成的100多个柴胡汤类方进行了全面系统的辨析和论述，兹不赘述。现仅就《柳吉忱诊籍纂论》和《柳少逸医案选》等医案专著中所出现的类方辨析，按著作中出现的顺序加以整理，以为读者借鉴。

1. 同名异方

古方浩如烟海，同名异方者甚为多见，甚者同一方名而异方达百种之多者不在少数，穷一生之精力，也难以全面厘清，此非本节所论。此处所言同名异方者，乃指同一方名，主治相似，药味略有增减，药量稍有变化者。此当凝神聚精，严加辨析。柳氏医派对此倾心应对，精心选方，以期方证对应，直中病的。

（1）定志丸

《张氏医通》远志丸，药由远志、石菖蒲、茯神、茯苓、人参、龙齿、朱砂组成。该方去龙齿，乃《杂病源流犀烛》之定志丸，均具补心益智，镇怯安神之功。《柳吉忱诊籍纂论》郁证门"四逆散证案"，患者证属肝气郁滞，痰湿凝蔽之郁证（抑郁性神经症），治宜疏肝解郁，补益脾肾，豁痰除蔽，师四逆散合远志丸意，易汤化裁。按曰："合《张氏医通》远志丸易汤，伍天竺黄，益智仁二药，以建益智宁心安神之资也。于是郁解、神爽、心宽，而诸症悉除。"

（2）沉香降气散

吉忱公自创疏肝降气汤，用治肝气郁结、横逆犯胃之胃脘痛，方由柴胡疏肝散合沉香降气散易汤而成。沉香降气散有二：《太平惠民和剂局方》方，由沉香、甘草、砂仁、香附组成；《张氏医通》方，由《太平惠民和剂局方》之方加金铃子散而成。按曰："因《和太平惠民和剂局方》之方降气之力尚可，而理气止痛之功稍逊，故选用《张氏医通》之方。药由《太平惠民和剂局方》之方加金铃子散而成。验诸临床，大凡胃脘痛用《太平惠民和剂局方》之方足可；若脘痛胁痛并见，当用《张氏医通》之方。"

（3）正元散

霍乱门"正元散证案"记载吉忱公用正元散治疗寒湿秽浊之气壅滞中焦，阳气受阻，以致清浊不分，发为霍乱者，治宜散寒燥湿、温补脾肾、回阳救逆，师以《太平惠民和剂局方》正元散意易汤治之。按曰："名正元散者有二方，本案之方源自《太平惠民和剂局方》。《丹溪心法》名'正元饮'，药由红豆、炮姜、陈皮、人参、白术、茯苓、肉桂、炮川乌、炮附子、山药、川芎、乌药、葛根、炙黄芪、炙甘草、生姜、大枣组成。功于补元气，温脾胃，以治下元气虚，脐腹胀满，心胁刺痛，呕吐下利，霍乱转筋诸候。尝有《博济方》之正元散，《圣济总录》名'正元汤'，《兰室秘藏》名'固真汤'，《东医宝鉴》名'正阳散'。药由麻黄、肉桂、炮附子、炮姜、吴茱萸、陈皮、半夏、芍药、大黄、甘草组成。功于散寒解表，乃治伤寒头目四肢骨节疼痛，或伤冷食，心腹胀满之症之用方。"本案患者3日前上午田间劳作，烈日炎炎，暑湿烦闷，中午回家急汲井水暴饮，又食不洁之猪头肉凉拌黄瓜，饭后午休。尚未入睡即暴起呕吐、下利不止，吐泻物如米泔水。诊所予以藿香正气水服之，症状不减，仍作吐利，急来院求治。见面色苍白，眼眶凹陷，手足厥冷，头面汗出，胸胁刺痛，仍呕吐泻利，自汗出，脘腹痞闷，筋脉挛急，舌淡苔白腻，脉沉细而弱。证属寒湿秽浊之气，壅滞中焦，阳气受阻，以致清浊不分，发为霍乱。治宜散寒燥湿、温补脾肾、回阳救逆，故选《太平惠民和剂局方》正元散意易汤治之。按曰："以人参、白术、茯苓、甘草，寓四君子汤补脾胃之气，以助后天生化之源；方中附子、干姜、肉桂，功于峻补下焦之元阳，火旺土健以祛中焦及下元之寒湿。且附子、干姜伍参、术、草等药，又寓理中汤、四逆汤之伍，具温中散寒、回阳救逆之功。黄芪伍人参，名参芪汤，以助四君子汤大补元气之功。药用川乌一味，乃《金匮要略》之乌头煎，为治沉寒痼冷、腹痛肢冷之用方。他如山药健脾渗湿，乌药暖胃祛寒，葛根解肌除挛，川芎活瘀止痛，陈皮和胃降逆止呕。于是诸药合用，则阴寒湿浊之邪得除，而霍乱转筋，呕吐下利之病自愈。"

（4）蠲痹汤

周痹者，众痹也，痹在各所为痛也。《灵枢·周痹》云："周痹者，在于血脉之中，随脉以上，随脉以下，不能左右，各当其所。"吉忱公 1976 年 9 月尝治一周痹患者，劳作汗出冒风而发全身关节疼痛，已有月余，尤以腰脊颈项肩臂为著，伴挛急屈伸不利。舌淡红，苔薄白，脉沉弦。《灵枢·周痹》复云："此内不在脏，而外未发于皮，独居分肉之间，真气不能周，故曰周痹。"《证治准绳》云："周痹者，在血脉之中，上下游行，周身俱痛者，宜蠲痹汤。"故于此案，公予《百一选方》之蠲痹汤，以益气补血，蠲痹祛邪。药由羌活、姜黄、当归、黄芪、赤芍、防风、炙甘草、生姜组成。方中羌活辛温芳香，功于发散，以祛在表之风寒湿邪；防风素有"风药中润剂"之称，既可祛风，又可胜湿，为感受风邪之头身、关节酸痛之要药；二药相须为伍，尽解太阳犯表之邪。明·李时珍云"古方五痹汤，用片子姜黄，治风寒湿气手臂痛"；戴原礼谓"片子姜黄能入手臂治痛"。故片姜黄为疗周痹治肩臂痛之要药。药用当归、黄芪，乃当归补血汤之伍，佐之赤芍，则血脉得通；佐之生姜，则肌腠得温；使之甘草益气和中，调和诸药。于是蠲痹汤以其益气和营，祛风胜湿逐寒之效，俾周痹得除。《素问·逆调论》云："营虚则不仁，卫虚则不用。"故在本案治疗中，公于方中加桂枝，伍赤芍以成和营卫，补气血，御外邪，安五脏之桂枝汤之用；加葛根以成和营通阳，解痉止痛之桂枝加葛根汤之效；加木瓜、桑寄生，乃养血柔筋之用。故服药 5 剂，则症减。二诊时原方加制白芍、伸筋草，以增其养血柔筋，疏经通络之效，故续治 1 周而病愈。公告云："本案之治，以益气和营，大补气血，濡养筋脉为其本，疏风胜湿散寒治其标。名蠲痹汤者，诸方书多有记载。《杨氏家传方》与《百一选方》药物组成与功效主治相同，唯前者药用白芍，而后者为赤芍，故筋脉挛急者当用《杨氏家传方》之方。《重订严氏济生方》药物组成，较之上方少芍药、防风，多赤苓、大枣两味，以增其益气健脾除湿之功，乃着痹、肌痹之用方。而《医学心悟》之方，今称'程氏蠲痹汤'。与前三方书之方较之，唯存羌活、当归、甘草三味相同，方中以羌活伍独活，以解肌腠之风寒湿邪；当归伍川芎、乳香，以成活血通脉之功；甘草伍桂枝，乃《伤寒论》之桂枝甘草汤辛甘化阳之用；而方用秦艽、桑枝、海风藤、木香，乃风寒湿邪郁久化热之用药。故程氏方乃寒热错杂痹之选方。"公复云："古人随证以立方，非立方以待病，立一方必有一旨。"并以《医宗己任编》之语训之："夫立方各有其旨，用方必求其药。"上述诸蠲痹汤之解，乃公"用方必求其药"之心悟也。

（5）养心汤

《柳吉忱诊籍纂论》瘿瘤门"柴胡生脉汤证案"，治疗因肝郁脾虚、心气不足所致之瘿瘤（甲状腺肿大），予自拟柴胡生脉汤（柴胡 10g，桂枝 9g，龙骨、牡蛎各 30g，广木香 10g，青皮 10g，炒酸枣仁 30g，远志 10g，郁金 10g，茯苓 12g，枳壳 10g，麦冬 10g，五味子 10g，川厚朴 10g，人参 20g，白术 10g，杭白菊 12g，甘草 10g。生姜 3 片为引，5 剂，水煎服）以疏肝解郁、益气养阴、化痰散结，佐以养心安神。柴胡生脉汤，系《伤寒论》之柴胡加龙骨牡蛎汤合《内外伤辨惑论》之生脉饮、《证治准绳》之养心汤加减而成。师曰：《证治准绳》养心汤："由《金匮要略》之酸枣仁汤化裁而成，药有人参、当归、茯神、柏子仁、炙黄芪、炒酸枣仁、远志、川芎、肉桂、五味子、半夏曲、炙甘草组成。尝有《妇人良方》之养心汤，乃为心血虚、惊悸怔忡、盗汗不寐而设方。方以黄芩、茯神、茯苓、半夏曲、当归、酸枣仁、柏子仁、肉桂、五味子、人参、炙甘草、生姜、大枣组成。另有《傅青主女科》之养心汤，原为产后心血不足，心神不宁证而设方。方由黄芪、柏子仁、茯神、川芎、远志、当归、麦门冬、人参、五味子、甘草、生姜组成。《证治准绳》方功于益气养血，故适用于心血亏虚之证者；《妇人良方》方功于清热除烦、宁心安神，故适用心神不交、相火妄动之证者；而《傅青主女科》方，药物组成类似《证治准绳》方，内寓四君子汤、四物汤、当归补血汤、生脉饮、人参养荣汤、生脉保元汤诸方之效。故公谓此方乃气血不足、气阴两虚心病之良方。"本案属于心血亏虚之心悸不寐证，故选用《证治准绳》养心汤化裁，以成益气补血、养心安神之功。因方证相对，本案虽属顽疾，然 5 剂而见效。

（6）石韦散

石韦，《神农本草经》云其"味苦，平……主劳热邪气，五癃闭不通，利小便水道"，《日华子本草》谓其"治淋沥遗溺"，《滇南本草》称其"止玉茎痛"，《本草崇原》论述尤详："石韦助肺肾之精气，上下相交，水精上濡，则上窍外窍皆通，肺气下化，则水道行而小便利矣。"故吉忱公谓石韦以其利水通淋之功，为治热淋、血淋、石淋之要药。而以石韦名方曰"石韦散"者甚多，名同而药略有小异者有四。淋证门首案"石韦散证案"，治疗湿热蕴结、气化不利之石淋（右侧输尿管下端结石），用石韦散［石韦 15g，木通 10g，滑石 30g，车前子 10g（布包），瞿麦 12g，萹蓄 12g，忍冬藤 15g，牛膝 10g，王不留行 15g，冬葵子 10g，当归 15g，金钱草 60g，三棱 4.5g，莪术 4.5g，灵脂 6g，黄柏 10g。水煎服］。方出《太平惠民和剂局方》，为虚实夹杂、气滞血瘀证者;《证治汇补》之石韦散,方由石韦、冬葵子、瞿麦、滑石、车前子组成,乃为湿热淋之用方;《普济方》之石韦散,方由石韦、木通、车前子、瞿麦、滑石、榆白皮、冬葵子、赤苓、甘草、葱白组成,较之《证治汇补》方,则清热利湿、通淋化石之功倍增;《证治准绳》之石韦散,方由石韦、赤芍、白茅根、木通、瞿麦、冬葵子、滑石、木香、芒硝组成。该方不同其他三方之处,有白茅根清热利尿,凉血活血,对血尿有益;芒硝善于消物,王好古云"硝利小便""润燥软坚泄热",李时珍谓其"走血而调下,荡涤三焦实热";木香味辛而苦,下气宽中,黄宫绣称其"为三焦气分要药"。故合入通淋诸药,该方具清热凉血、利尿通淋、理气导滞之功,而适用于石淋而兼见小便涩痛、大便干结、下焦痛较剧者。清·杨乘六《医宗己任编·四明医案》云:"夫立方各有其旨,用方必求其当。"而以石韦任主药之石韦散,因其辅药的不同,其"立方"亦"各有其旨",故公谓临床"用方"亦"必求其当"。少逸先生对此四方也情有独钟,辨析甚详,尝谓"'石韦散',其方有四,名同而药略有小异。《证治汇补方》,乃湿热淋之通剂;《普济方》之石韦散,适用于湿热蕴结下焦之重症者,故清热利湿之功倍于前方。而《局方》《证治准绳》之方,均为湿热蕴于下焦,兼肾络瘀阻之证者"。《柳少逸医案选》淋证门中共五案,选择后两者各一案,而后者即本案患者尝见肠腑津亏大便干结之症者。

(7) 龙胆泻肝汤

《兰室秘藏》之龙胆泻肝汤,又名"七味龙胆泻肝汤"。方由龙胆草、生地黄、当归、柴胡、泽泻、车前子、木通组成。功于泻肝胆实火,清肝经湿热。或治肝经实火上炎,而致胁痛、口疮、目赤、耳聋、耳肿;或治肝经湿热下注,而致小便淋浊、阴肿、阴痒、妇女带下之症。而《医宗金鉴》之龙胆泻肝汤,尚有黄芩、栀子、甘草。《医方集解》引《太平惠民和剂局方》方亦此方。阴痒门"二妙龙胆汤证案",治疗因湿热蕴结病虫滋生所致阴痒(滴虫性阴道炎)。按曰:"为增其清利湿热之功,故合入二妙散,药用苍术、黄柏,故舍清实火之黄芩、栀子,于是就有'七味龙胆泻肝汤'之用。"

(8) 消风散

《柳吉忱诊籍纂论》瘾疹门"加味消风散证案",治疗血热风燥、营卫失和、风热与气血相搏于肌肤之瘾疹(荨麻疹),予加味消风散(浮萍12g,大青叶12g,蒲公英12g,荆芥10g,防风10g,独活10g,地肤子10g,白蒺藜10g,金银花12g,当归12g,川芎10g,生地黄12g,赤芍10g,苦参10g,苍术10g,陈皮10g,蝉蜕6g,

甘草 3g。水煎服）以疏风清热。和营凉血，服药 8 剂，患者诸症悉除，瘾疹未发。予以天王补心丹，早晚服。初读至此，笔者尝喟然慨叹，自古至今，以"消风散"命方者有近 40 首，吉忱公不知遴选哪个消风散而加减用之，并以之命方为"加味消风散"？笔者虽自诩背诵方歌不少，但初看处方，确实未能辨出。及往下读，得见恩师解读，方知吉忱公选用的为《外科正宗》方，然对其妙处，仍未窥见。及详读恩师之阐释，方有醍醐灌顶之感。恩师阐发云："大凡因风毒之邪犯人，与湿热之邪相搏，内不得疏泄，外不得透达，郁于肌肤而发，则见皮肤瘙痒，或水液流溢。故谓痒自风来，从而有'消风'之治。名'消风散'者，有《外科正宗》方，《医宗金鉴》方同此。药有荆芥、防风、当归、生地黄、苍术、知母、蝉蜕、苦参、胡火麻仁、牛蒡子、石膏、木通、甘草，乃湿热风毒蕴于肌肤、血分之用方；有《太平惠民和剂局方》方，药有荆芥、防风、蝉蜕、川芎、人参、茯苓、僵蚕、藿香、羌活、厚朴、甘草，乃主治诸风上攻头目、项背拘急、瘾疹之用方；有《证治准绳》方，药有石膏、荆芥穗、防风、当归、川芎、川羌、甘菊、羚羊角、大豆卷、甘草，主治妊娠肝热上攻，致头、胸诸症；有《沈氏尊生书》方，为脾热风湿证而设方，药用茯苓、蝉蜕、川芎、僵蚕、人参、藿香、防风、荆芥、甘草。而《外科证治全书》之四物消风饮，药有当归、生地黄、赤芍、川芎、荆芥、薄荷、蝉蜕、柴胡、黄芩、甘草，功于养血和血、通达气机、疏风清热，乃为素体血虚，枢机不利，风热外客，皮肤游风，瘾疹瘙痒，及劳伤冒风而设方。公尤重此方，谓其寓四物汤、小柴胡汤、消风散诸方之效，故名'加味消风散'。"由此慨叹祖、师知识之渊博，而辨析之精细，实为我辈之楷模也。

在《柳少逸医案选》中，也介绍其随证详辨类方之经验，或以方切入，或以证发挥，皆欲方证相应，以方对证。

（9）柴胡饮

柴胡饮，诸方书多有记载，均药用柴胡，因其加减化裁，则主治亦多不同。如《景岳全书》以五脏之生数为名，有五柴胡饮之记载，少逸先生《柴胡汤类方及其应用》一书尝专门论述。《柳少逸医案选》痰饮门"柴胡饮证案"中就使用了《证治准绳》和《卫生宝鉴》中记载的两个柴胡饮。本案病人，系肺失宣发肃降，痰热壅盛，气机郁遏而发肺痈（肺脓疡），故初诊用《证治准绳》柴胡饮加减为主（柴胡 30g，黄芩 12g，当归 15g，赤芍 15g，生大黄 12g，桔梗 30g，五味子 3g，姜半夏 10g，鱼腥草 30g，金银花 30g，瓜蒌 30g，甘草 10g，水煎服），以调达枢机、清热解毒、排脓去壅。按曰："主以小柴胡汤调达枢机，则肺之宣发肃降之功得行；五味子敛肺止咳；当归、赤芍活血祛瘀；桔梗清热解毒，排脓去壅；大黄清血分实热，破积行瘀，荡诸邪之闭结；鱼腥草、金银花、瓜蒌解毒排脓。"加减用药18剂，患者诸症基本消失，惟时感胸部胀闷不适，X线胸透示病灶基本吸收，乃换用《卫生宝鉴》柴胡饮原方（柴胡、人参、黄芩各6g，炙甘草3g，当归6g，大黄3g）以善其后。服药6剂，诸症悉除。

（10）乌头汤

痛风门"《普济本事方》乌头汤证案"，用治寒凝湿着、气血痹阻之痛风证（血尿酸532μmol/L），口服15剂患者诸症悉除，已有一周夜寐相安。查血尿酸正常。按语释云："此乃'寒冷湿痹，流于筋脉，挛缩不得转侧'之症。寒痹证医者多选用《金匮要略》之乌头汤，本方由《金匮要略》之乌头汤去麻黄、黄芪，合《伤寒论》之真武汤去白术、生姜，加散寒之细辛、川椒，祛风胜湿之防风、独活，活血通脉之当归而成。乌头汤散寒通痹止痛，调和营卫，真武汤温阳利水，顾护肾气。本方妙在乌、附并用。《本草求真》云：'附子大壮元阳，虽偏下焦，而周身内外无所不至；天雄峻温不减于附子，而无顷刻回阳之功；川乌专搜风湿痹痛，却少温经之力；侧子盖行四末，不入脏腑；草乌悍烈，仅堪外治，此乌附之同类异性者。'《金匮要略》以川乌为主药之乌头汤，乃为寒湿历节而设方，《伤寒论》以附子为用之真武汤，乃为脾肾阳虚水气内停证之用方。由此可见，本方不失为治寒湿型之痛风及合并尿酸肾病之有效方剂。方中甘草调和药性，兼能解毒，更以蜜炙，以缓乌头、附子之燥烈之性，故炙甘草为乌、附剂配伍之必需。肉桂伍甘草，乃辛甘化阳之伍，芍药伍甘草乃酸甘化阴之剂，共成和营卫、补气血之功。现代药理研究表明，秦艽有抗炎、抗菌及镇痛作用，而且与元胡、乌头等药并用，可使镇痛作用增强。由此可见乌头伍秦艽，其散寒通痹止痛功效优于《金匮要略》之乌头汤是可信的。"

（11）保元汤

活血化瘀之剂，具活血通脉之功，久服易耗气伤阴，故中病即止。或以丸剂缓通，或佐益气养阴之生脉饮，或予益气健脾之保元汤。保元汤有二：一者为《景岳全书》方，由人参、黄芪、炙甘草、肉桂、糯米组成；一者为《医学入门》方，由人参、黄芪、甘草、生姜组成。临床可据病情选择。《柳少逸医案选》胸痹门"血府逐瘀汤证案"，患者鲁某，男，46岁。既往有高血压、高脂血症。今晨突感左胸刺痛，痛处不移，继而痛剧，汗出肢冷，面白唇紫，胸闷脘痞，急来院就诊。舌暗而有瘀点、瘀斑，苔白薄，舌下络脉暗紫，脉沉弦而涩。血压 180/110mmHg。X 线胸透示：主动脉迂曲延伸。心电图：①窦性心动过缓。②窦性心律不齐。③右束支传导阻滞（完全性）。④左心室高电压。证属气滞血瘀，心脉痹阻。治宜活血理气、化瘀通络，予以血府逐瘀汤加减：当归 15g，赤芍 15g，丹参 30g，桃仁 10g，红花 10g，香附 12g，牛膝 12g，桔梗 10g，柴胡 12g，枳壳 10g，郁金 10g，降香 12g，地龙 12g，土鳖虫 20g，炙甘草 10g，水煎服。服药 10 剂，诸症如前，胸闷见著。此乃心阳不振之由，治宜温补心阳，化瘀通脉，方佐《景岳全书》之保元汤，上方加红参 10g，黄芪 15g，肉桂 6g。水煎服。继服中药 30 剂，胸闷痛悉除，查心电图明显改善。予以佐服生脉饮以善其后。

名同方异之方剂，颇为多见；柳氏医派临证中的应用，亦为不少。以上仅举医案著作中明确记载者，而且将辨析应用之理由详细摘录，以利读者开阔眼界，临证应用。

2. 相类方辨析

类方，是指在药物组成、主治上具有一定相似性的方剂的集合，而集合中的每一首方剂即为类方元。类方的研究始于明代施沛的《祖剂》，该书以《黄帝内经》、仲景方为祖，将后世用药相近的方剂同类相附，归为一系，从而研究每类方剂的学术思想和用药的变化。清代张璐《张氏医通》中有一卷为"祖方"，选古方 36 首，附衍方 391 首。徐灵胎延续了这一思路，并把它引入了《伤寒论》研究，因而有《伤寒论类方》传世。当代研究类方著名者不乏其人，少逸先生即为代表性的一位。先生所著《少阳之宗》《柴胡汤类方及其应用》对小柴胡汤类方进行全面系统的剖析，可谓当世第一人。在此，仅选录《伤寒方证便览》中的片段以飨读者。

《伤寒论》最早列了类方，并进行了鉴别。《伤寒论·辨太阳病脉证并治上》曰："服桂枝汤，大汗出，脉洪大者，与桂枝汤，如前法。"（25）又曰："服桂枝汤，大汗出后，大烦渴不解，脉洪大者，白虎加人参汤主之。"（26）尽管脉症相似，但一用桂枝汤解表，另一用白虎加人参汤清热益气生津。这其中关键点是"大烦渴不解"，为热盛津伤，此为阳明病辨证眼目。

再如甘草附子汤、桂枝附子汤与去桂加白术汤三方，病机同为阳虚不能化湿所致之风湿相搏证，同属风、寒、湿三气杂至之痹证，皆有恶风、汗出、身痛等症状。其中甘草附子汤证病变偏于关节，病情较重；桂枝附子汤证与去桂加白术汤证病变偏于肌肉，病情较轻。桂枝附子汤治风气偏盛；白术附子汤治湿气偏盛；甘草附子汤治寒气偏盛。

栀子豉汤、栀子甘草豉汤、栀子生姜豉汤、枳实栀子豉汤、栀子厚朴汤和栀子干姜汤诸方，均为汗、吐、下后，余热扰于胸膈，而见心烦诸症所设方，用治阳明热证误治后的变证。栀子豉汤，以栀子清上焦之热邪，则心烦可止，又导热下行；淡豆豉清表宣热、和降胃气，为清宣胸膈郁热、治虚烦懊恼之良方。栀子甘草豉汤，为栀子豉汤加甘草而成，乃栀子豉汤兼短气之方；栀子生姜豉汤，为栀子豉汤加生姜而成，乃栀子豉汤兼呕之方；枳实栀子豉汤，为栀子豉汤加枳实而成，乃栀子豉汤兼心下痞之方。热扰胸膈，心烦主以栀子豉汤；若热扰胸膈兼腹满证，则以栀子厚朴汤；若热扰胸膈兼中寒下利，则主以栀子干姜汤。

白虎汤、白虎加人参汤、竹叶石膏汤三汤，均为阳明热证之效方。白虎汤证为燥热较盛，表现以大热、大汗、大渴、脉洪大为主；由于津液亏甚，故白虎加人参汤证的"汗""渴"更剧，但脉不如白虎汤证洪大；竹叶石膏汤证相较于白虎汤证，热邪已减，津伤更剧，口干欲饮与虚赢少气同见，而脉细数，已不见洪大。

柯琴云："太阳证罢，是全属阳明矣。"阳明腑证，又称阳明腑实证。其病机为外邪入里化热，津液受伤，燥结成实，或邪热与肠中宿食结为燥屎。临床可见腹部胀满、不大便、舌苔黄燥等症候。三承气汤为治疗阳明腑证之主方。承者，受也，顺也，制也，以下承上也。柯琴云："诸病皆因于气，秽物之不去，由于气之不顺，故攻积之剂必用行气药以主之。亢则害，承乃制，此承气之所由，又病去而元气不伤，此承气之义也。"六腑以通为用，胃气以降为顺，三承气汤均攻下热结，皆能承顺胃气，使腑气得降，热结得通，故名"承气汤"。三方均用大黄荡涤肠胃积热。大承气汤由大黄、厚朴、枳实、芒硝组成，用于阳明腑实之痞、满、燥、实四证及脉实者，或肠中实热积滞之"热结旁流"者，此乃阳明热结重证，该方有峻下热结之功，故曰"大"；小承气汤由大黄、枳实、厚朴三药组成，用于阳明腑实之痞、满、实而不燥之阳明热结轻证，故曰"小"；调胃承气汤不用枳实、厚朴，虽后纳芒硝，而大黄与甘草同煎，其泄热攻下之力缓，功以调和，故曰"调胃"，主治阳明热结、燥实在下而无痞满之症，故徐大椿在《伤寒约编·类方》中称此方"总为胃中燥热不和，而非大实满者比，故不欲其速下，而去枳、朴，欲其恋膈而生津，特加甘草以调和之，故曰调胃。"

病机皆为少阳枢机不利，症状皆有往来寒热、胸胁苦满、脉弦，即同为《伤寒论》之柴胡证者，也须详加辨析。例如：小柴胡汤证属正少阳证，病在少阳一经；

柴胡桂枝干姜汤证为少阳证具，而三焦不利，水饮内停而兼出现小便不利、渴而不呕、头汗出为特殊证候；大柴胡汤证则为少阳枢机不利而兼里热壅实；柴胡桂枝汤属少阳枢机不利而兼太阳表证。

大柴胡汤相较于小柴胡汤、柴胡加芒硝汤、大承气汤，其各自药物组成不同而功效主治亦不同。小柴胡汤证是邪入少阳，胆火被郁而见少阳证；而大柴胡汤证为少阳枢机不利之证较重，兼里气壅实之心下或胸中痞硬疼痛，大便秘结不下或下利不畅。大柴胡汤证与柴胡加芒硝汤证均属少阳枢机不利兼里气壅实证；但柴胡加芒硝汤证是大柴胡汤证误下后而成，从病机上看，大柴胡汤证是壅实甚而正气未伤，故尔壅实之症如便秘、呕吐、心烦、心下痞硬均重；而柴胡加芒硝汤证属燥结甚而正气伤，里热壅实证轻，仅见呕吐、微利不止。两者应用要点为正气虚与不虚，里实甚与不甚。大柴胡汤证与大承气汤证均有里实证的一面，均可见大便秘结、腹痛、心烦、舌苔黄燥、脉大有力等症。但大承气汤证属单纯的阳明燥结、里实壅滞，而大柴胡汤证属少阳枢机不利为主兼里实壅滞证。

3. 主治相似方辨析

病机相似、证候略同的病证，选择相似的方剂，就更要谨慎。

口渴、小便不利为五苓散主证候。当与白虎加人参汤证、猪苓汤证有别。五苓散证为水停不化，下湿上燥，津液敷布失常而致烦渴；白虎加人参汤证为里热亢盛，津气两伤所致；五苓散证与猪苓汤证病机相同。唯后者除水停外，尚有阴伤之机寓于内，故加阿胶以益阴。

《伤寒论》中治疗惊狂之剂，有桂枝去芍药加蜀漆龙骨牡蛎汤、桃核承气汤、抵挡汤与柴胡加龙骨牡蛎汤等方。尽管皆有惊狂之症，但病机及临床表现各异。若兼烦躁谵语者，主以柴胡加龙骨牡蛎汤，以奏和解少阳、通阳泄热、重镇安神之功。柴胡加龙骨牡蛎汤证为下后正气已虚，邪陷少阳，少阳枢机不利，相火夹胃火上扰心神而发；桂枝去芍药加蜀漆龙骨牡蛎汤证，属误用发汗，过汗亡失心阳，水饮痰邪乘虚扰乱心神而发；抵挡汤证与桃核承气汤证属太阳蓄血，瘀热在里，上扰心神而发。

《伤寒论·辨厥阴病脉证并治》曰："凡厥者，阴阳气不相顺接，便为厥。厥者，手足逆冷者是也。"（337）方有执云："人之四肢温和为顺，故以不温为逆。"许宏云："四逆者，乃手足不温也；四厥者，乃寒冷之甚也。"手足逆冷甚至厥逆，为临床常见之症状。凡治厥逆之证者，多以其主证"四逆"而命名。然名称虽多相似，因所致厥逆病机非一，故方剂功效和药物组成大异，几乎可用"风马牛不相及"来形容之。四逆汤证与当归四逆汤、茯苓甘草汤、白虎汤、四逆散、乌梅丸、瓜蒂散诸方证，均有四肢厥逆之症，但病机各不相同。四逆汤证属少阴病寒厥，当归四逆汤证属血虚寒厥，茯苓甘草汤证属太阳病水厥，白虎汤证属阳明热厥，四逆散证属气厥，乌梅丸证属蛔厥，瓜蒂散证属痰厥。当归四逆汤证之手足厥冷，乃血虚寒凝，血脉不畅所致"脉细欲绝"，正如许宏所述："阴血内虚，则不能荣于脉，阳气外虚，则不能温于四末，故手足厥寒、脉细欲绝也。"方以当归、芍药养血和营，桂枝、细辛温经散寒，甘草、大枣补中益气，通草通行血脉，诸药合用为养血散寒、温经通络之功。当归四逆汤实为桂枝汤去生姜倍用大枣，加当归、细辛、通草而成。本方主治寒厥，虽不用干姜、附子，亦以四逆名之，因其为血虚寒凝，所以冠以当归，以别于姜附四逆。四逆散证乃肝气郁结，气机不利，阳郁于里，阳虚不能散布于四肢，故见手足不温，法当疏肝和胃，透达郁阳，药用炙甘草、枳实、柴胡、芍药四味。故《伤寒论三注》有"圣人立四逆汤，全从回阳起见；四逆散，全从解表里之邪起见；当归四逆，全在养血通脉起见，不欲入一辛热之味，恐其劫阴也"的分析。脉痹门"当归四逆汤证案"[①]，治疗 72 岁患者血虚寒凝之脉痹（血栓闭塞性脉管炎），予当归四逆汤合桂枝加附子汤治之以温经散寒、养血通脉、调和营卫，药仅 8剂而愈。

（1）桂枝加厚朴杏子汤

《柳少逸医案选》咳嗽门"桂枝加厚朴杏子汤证案"，患者素有喘疾，肺气亏虚，腠理不固，外感风寒引发咳喘。证属邪犯太阳、风寒束肺、阳不布津、肺之宣发、肃降失司，予桂枝加厚朴杏子汤加味（桂枝 10g，白芍 10g，杏仁 10g，葶苈子 6g，厚朴 10g，橘红 10g，紫菀 10g，炙甘草 10g，生姜 10g，大枣 10g。水煎服）以解肌疏风、温肺理气、止咳定喘。桂枝加厚朴杏子汤，乃表里兼治之方：桂枝汤解肌祛风，调和营卫，安和五脏；加厚朴、杏仁降气平喘，化痰导滞；加葶苈子、大枣，寓葶苈大枣泻肺汤，可疗咳逆喘息不得卧；加紫菀，可疗肺虚久咳之症。按曰："桂枝加厚朴杏子汤、麻黄汤、麻杏石甘汤、小青龙汤，均出自《伤寒论》，为治喘之要剂。然麻黄汤证之喘是伤寒表实证，乃风寒犯肺之寒喘；麻杏石甘汤证是邪热壅肺之热喘；小青龙汤证为内饮为寒之喘；此案取桂枝加厚朴杏子汤而治之，盖因

① 柳少逸. 柳少逸医案选［M］. 北京：中国中医药出版社，2015：114－115.

该患者素有喘而非前述三方之证也。"

（2）桂枝加葛根汤

太阳表证兼有项背强直者，《伤寒论》中就有桂枝加葛根汤、葛根汤和瓜蒌桂枝汤三方，病机均为太阳经气不舒、筋脉失于濡养之痉病。其中葛根汤证是风寒袭表兼太阳经气不舒，其本是太阳伤寒证，脉具浮紧；桂枝加葛根汤证为风邪袭表兼太阳经气不舒，其本是太阳中风证，多具脉浮；瓜蒌桂枝汤主治柔痉，亦有太阳中风证，"脉反沉迟"。《柳少逸医案选》痉病门"桂枝加葛根汤证案"所载案例，病人之"项背强直，颈不可转侧，肢体酸重"，系因"汗出冒风"所致，且"脉浮"，故属桂枝加葛根汤证。方主以桂枝汤和营卫，调气血，舒筋通脉；葛根，《神农本草经》谓其治"诸痹"，盖因其甘辛性平，气质轻扬，具升散之性，入脾、胃二经，善鼓舞胃中清气上行以输布津液，于是清阳得升，筋脉得濡，而解项背肌肉挛急之症。方加白芷辛能解表散风，温可散寒除湿，芳香之气又能上达颈项而舒筋；地龙息风解痉，为活络通痹之要药，故二药为颈项强痛必用之药。鉴于桂枝汤有解热、发汗、抗病毒、抗炎、镇痛、抗敏作用，葛根有解热、扩张血管、降血压、改善血液循环及心肌功能作用，且葛根又为治项背强急疼痛之药，故尔可应用于西医学之感冒、头痛、肌肉及骨关节炎、颈椎病、落枕、痉挛性斜颈、中风后遗症等而具桂枝加葛根汤证者。另外，尚有医师应用于痢疾、急性肠炎初起者。《伤寒方证便览》录有恩师用桂枝加葛根汤治疗细菌性痢疾案、痉病案。

（3）猪苓汤

《柳少逸医案选》气肿门"猪苓汤证案"，患者"时有心烦不得眠"，伴有"面睑浮肿，面圆颈粗，胸背肥厚，腹大皮厚而鼓，四肢浮肿，按之皮厚，随按随起，身重体倦，自汗出"，证属脾肺气虚、气阻湿滞之候。治宜补益脾肺、渗湿消肿，予以猪苓汤合五皮饮治之。处方：猪苓15g，茯苓15g，泽泻15g，阿胶10g（烊化），滑石15g，桑白皮15g，生姜皮10g，陈皮10g，茯苓皮15g，大腹皮10g。水煎服。服药10剂，患者欣然相告，诸症若失，肿消体健，舌淡红，苔薄白，脉有力，以猪苓汤原方加薏苡仁15g，赤小豆15g续服，以善其后。按曰："猪苓汤与黄连阿胶汤，均出自《伤寒论》，而治心烦不得眠症。黄连阿胶汤为邪热与阴虚并重，不兼水气，故以清热育阴为法；而猪苓汤则以水气为主。该病人年届七七，天癸衰，肝肾不足，水火失济，心肾不交而心烦不得眠；因肾元亏虚，肾阳不足，制水无序，故水邪留滞肌肤而见浮肿。方中二苓、泽泻升清降浊，浮肿得消；滑石清热，阿胶润燥，则水火既济，而心肾交泰，心神得宁。"《伤寒方证便览》对两方也有比较，言："猪苓汤证与黄连阿胶汤证均有心烦不得眠症。但黄连阿胶汤证为邪热与阴虚并重，不兼水气，故以清热育阴为法；而猪苓汤证以水气下利为主，热势较轻，阴虚不重。故以猪苓为主药，功重于利水，辅以清热育阴，故汤名猪苓汤。"

（4）通脉四逆汤

《柳少逸医案选》中暑门"通脉四逆汤证案"，治疗因热饮寒泉之水，且又素体阳虚所致阴盛格阳之中暑证患者，予通脉四逆汤（炙甘草10g，生附子20g，干姜15g）以抑阴通阳、通达内外。少逸先生解读云："通脉四逆汤，乃《伤寒论》为"少阴阳衰，阴寒内盛，虚阳外越"而设方。本方与四逆汤药味同，但其附子、干姜用量较大，取其大辛大热之剂，以速破在内之阴寒，可急回外越之虚阳。以其能大壮元阳，主持内外，所以冠以通脉四逆之名，以别于四逆汤。本案实阴盛格阳之轻型者，姜、附之量未至极量。生附子之用必遵古法煎之。"

（七）"合方"处置疑难病

清·曹仁伯云："病机丛杂……合数方为一方而融贯之。"徐灵胎尝论："盖病证既多，断无一方能治之理，必先分证而施方。"柳氏医派对于病情复杂、证候相兼的病证，多以"合方"的形式进行治疗，正如少逸先生所言："因为病因病机错杂之难愈顽疾，故方中套方，乃'使其自累，以杀其势'之连环计用药式也。医之用药，如将之用兵，陈年顽疾，若韩信列阵，多多益善也。"应用合方，远比以药物重新组方来得更为直接、简捷。走合方之路是一条捷径，就如同站在了巨人的肩上。

运用合方治疗疾病，发明权仍然当归之于医圣仲景。如麻黄桂枝各半汤、桂枝二麻黄一汤、桂枝二越婢一汤、柴胡桂枝汤等，均为二方或多方合用。麻黄升麻汤，内寓麻黄汤、桂枝汤、白虎汤及苓桂术甘汤加减而成。药味虽多，但不杂乱且重点实出，井然有序。柯琴以其方药味多，疑非仲景原方。但《金匮玉函经》《千金翼方》均载此方，《外台秘要方校注》引《小品》云："此仲景《伤寒论》方，足证柯琴说不足凭"。

后世擅用合方创制新方治病者不乏其人。如清·沈金鳌《沈氏尊生书》之柴胡养荣汤，由小柴胡汤、小承气汤、平胃散、四物汤化裁而成，集四方之效，而功于调达气机、通腑泄热、和胃理气、活血化瘀，用治肠痈等有良效。《寿世保元》之六一承气汤，由大承气汤、小承气汤、调胃承气汤、三一承气汤、大柴胡汤、大陷胸汤等方加减而成，六方合一，主治"伤寒，邪热传里，大便结实，口燥咽干，怕热谵语，揭衣狂妄，扬手掷足，斑黄阳厥，潮热自汗，胸腹满硬，绕脐疼痛"等症。其加味四物汤，由四逆散、柴胡疏肝散、四物汤、枳术丸、桂枝茯苓丸、当归芍药散等方加减而成，实寓诸方之效。小温经汤，由桂枝汤合四物汤、小柴胡汤、四逆散、枳术丸加减而成，主以温经通脉之用。

吉忱公善用"合方"，师曰："公临证处方，多数方用之，每收卓效。诚如清·徐灵胎所论：'盖病证既多，断无一方能治之理，必先分证而施方。'"一部《柳吉忱诊籍纂论》，应用合方者多达半数以上，或案中注明了应用何方与何方相合调治，或未注明然解读中加以阐述，有些则因应用日久而成为经验方，并加以拓广应用。

疫病门"清瘟败毒饮证案"，治疗热邪内陷、津液耗伤之气血两燔证（流行性乙型脑炎）患儿，治当清热解毒、镇痉息风、凉血养阴之法，予以清瘟败毒散合犀角地黄汤化裁，同时佐服牛黄至宝丹半丸，早晚各 1 次。麻疹门"清瘟败毒饮证案"抢救疹出不透、心力衰竭而休克的患儿，急用针灸法开窍醒神、回阳救逆，当患儿脉复阳回而苏醒后，予《温病条辨》之银翘散，以清热解毒透发皮疹，使邪毒外泄；因瘟疫疹毒，充斥内外，气血两燔，故合入《疫疹一得》之清瘟败毒饮，于是疫邪得清、火毒已败、血热得凉，病臻痊愈。

低热门"加味桂枝汤证案"，治疗流产失血过多伴发热汗出、头昏、心悸、疲倦诸症，证属失血伤营，导致营卫失和，冲任失调，而致低热之证。治宜和营卫、补气血、益冲任，方用桂枝汤合当归补血汤治之。

咳血门"降血汤证案"，予《儒医指掌》降血汤合紫菀百花汤煎汤冲服乌龙散，治疗证属肺为虚火所遏，灼伤肺络之咳血（支气管扩张），实为合三方应用，经治 3 周，患者病臻痊愈。此乃理具、法准、方符、药对之谓也。

胸痹门"干姜附子汤证案"，治疗肾阳虚衰、心气不足之胸痹，治宜温补肾阳、益气养心，予干姜附子汤合炙甘草汤调治。"黄芪茯神汤证案"治疗寒盛而血凝、气阴俱不足之胸痹，治宜益气养阴、补血通脉，师陈言《三因极一病证方论》黄芪茯神汤合《金匮要略》人参汤化裁。

郁证门"四逆散证案"治疗情志抑郁、郁而化火、扰动心神、心肾不交之不寐，治宜调达气机、清胆除烦、交通心肾、宁心安神，予四逆散合定志丸易汤（柴胡 10g，生白芍 12g，枳实 10g，茯苓 10g，龙齿 10g，龟甲 10g，橘红 12g，人参 10g，炒酸枣仁 30g，竹茹 6g，石菖蒲 12g，远志 10g，姜半夏 10g，甘草 10g，生姜 3 片、大枣 4 枚为引，水煎服）治之，师曰："药仅十余味，涵达郁、豁痰、益肾、宁心诸法，寓定志丸、孔圣枕中丹、四逆散、温胆汤四方之效。"

胃脘痛"异功散证案"，治疗证属脾胃虚弱，传化失常；因食生冷，阻滞肠胃；七情所伤，肝气犯脾所致之胃脘痛（慢性胃炎、胃下垂、慢性结肠炎史），予异功散合枳实芍药汤、小乌沉汤化裁（党参 30g，炒白术 12g，茯苓 12g，陈皮 10g，制白芍 15g，郁金 12g，木香 10g，青皮 10g，枳壳 10g，乌药 10g，山药 15g，地榆 12g，紫参 15g，当归 15g，川楝子 10g，香附 12g，炙甘草 10g。生姜 3 片、大枣 4 枚为引，水煎以麦粥佐服）以益气健脾、和胃化浊、抑肝扶脾、理气止痛。此案患者素体脾胃虚弱，运化失司，传化无常，故有脘腹痞满、纳呆、泄泻诸症。此时因食生冷、"生气上火"，而病情加重，故主以钱乙《小儿药证直诀》之异功散以治其陈疾。入白芍、枳壳代枳实，以麦粥佐服，乃《金匮要略》之枳实芍药散意；伍当归、川楝子，以理气导滞，和血止痛，和胃安中，以治"腹痛烦满不得卧"之候；辅以《太平惠民和剂局方》小乌沉汤（香附、乌药、甘草、木香、郁金），以理气达郁之功，而除胸腹胀痛之症；佐以《金匮要略》之紫参汤（紫参、甘草）合地榆、山药，以司脏腑气化之功，而清热燥湿，缓急止痛。方用川楝子者，以增其行气止痛之功，而愈胸胁脘腹之痛。诸方诸药合用，故 5 剂而诸症豁然。

食道痛门"凉膈散证案"，治疗证属热郁胸脘、气血阻滞之食道痛（食管炎），予凉膈散合化肝煎加减（黄芩 10g，栀子 12g，大黄 10g，芒硝 12g，薄荷 3g，青皮 10g，陈皮 10g，浙贝母 12g，连翘 12g，竹茹 10g，当归 15g，生地黄 30g，牡丹皮 10g，木香 10g，佛手 10g，白芍 12g，蒲公英 30g，甘草 10g，生姜 3 片、大枣 4 枚为引。水煎服）以清热散郁、调和气血。按曰："此案之病机，乃上焦郁热，中、下焦燥实之证，故公予以《太平惠民和剂局方》之凉膈散（大黄、朴硝、甘草、栀子、连翘、黄芩、薄荷、竹叶）易汤，以成清热解毒、泻火通便之效；因尚见'胸部有刺痛'，乃肝气郁结、日久化火、火灼食道之证，故公以《景岳全书》化肝煎（青皮、陈皮、白芍、牡丹皮、泽泻、栀子、浙贝）以疏肝泄热。故三诊时，因证符、法准、方对、药效，而诸症悉减。为防复发，故四诊时，予'四白三七散'调之。"

便秘门"大柴胡汤证案"，治疗情志失和，枢机不利，肝脾之气郁结，导致肠腑传导失司，而致气滞便秘，治宜枢转气机、调和肝脾、理气导滞，师大柴胡汤合脾约丸意化裁。按曰："以大柴胡汤，方寓小柴胡汤调达枢机，而柴胡证悉除；含四逆散和肝脾而腹证得解；因枢机不利，肠胃燥热，津液不足，故辅以麻子仁丸以调之；

佐以甘麦大枣汤以养心脾，疏解肝郁，而神昏烦躁之症可解。"

　　癥瘕门"龙胆泻肝汤证案"，治疗证属肝胆经湿热壅盛之癥瘕（前庭大腺囊肿），治宜泻肝胆实火、清下焦湿热，佐以活血润燥、解郁散结，师龙胆泻肝汤合当归贝母苦参丸意治之。按曰："以《医方集解》之龙胆泻肝汤（龙胆草、黄芩、栀子、木通、泽泻、生地黄、柴胡、车前子、当归、甘草），清利肝胆经壅盛之湿热，化解下焦之浊毒。合入《金匮要略》之当归贝母苦参丸（当归、土贝母、苦参）易汤，以当归活血润燥，佐生地黄以滋阴凉血，浙贝利气解郁而消肿，苦参清利湿热，而除浊毒。药加瞿麦、忍冬藤，以增通利下焦湿热之功；大黄苦寒泻下，直达下焦，泄泻血分实热，以成清火解毒消肿之功，兼以清胃肠实热便秘。故诸药合用，则肝胆郁火得清，下焦湿毒得除，而脓肿瘕结得以消散"。同门"当归贝母苦参丸证案"，治疗证属气血瘀滞，湿热内蕴而致癥瘕（输卵管炎、盆腔炎性肿块），治当调冲任、理气导滞、和血通脉、清利湿热，用当归贝母苦参丸合活血逐瘀汤治之。按曰："主以《金匮要略》之当归贝母苦参丸，方用当归，以其甘补辛散、苦泄温通、补血活血，且兼行气止痛之功，而可主治一切血证，故以其补血行血、调补冲任，为血病之要品，妇产之良药；土贝母不独有化痰止咳之功，尚以其辛苦微寒之性，而具泄热散结之用；苦参味苦性寒，以其清热除湿之功，以除下焦湿热之蕴结；方加丹参味苦，性微寒，入心肝经，为血热瘀滞之要药，古人有'一味丹参散，功同四物汤'之誉，实为祛瘀通经之品；乌药辛开温通，上走脾肺，下达肾与膀胱，有理气散寒止痛之功；莪术、三棱，佐丹参以行气活血祛瘀；沉香、陈皮、厚朴，佐乌药行气导滞以止腹痛；佐以白僵蚕、白芥子、土贝母消肿散结以化癥结瘕聚，诸药合用，则癥结得消、腰腹痛得解、带下得除，而收效于预期。"以上两案皆应用当归贝母苦参丸，《金匮要略·妇人妊娠病脉证并治》云："妊娠小便难，饮食如故，当归贝母苦参丸主之。"由于妊娠之因，阴血趋于下以养胎，从而导致血虚热郁、津液涩少。

　　头痛门"通窍活血汤证案"，患者因倒塌墙壁击伤右头及右侧上肢，神志尚清，四肢活动自如，右耳右鼻孔均出血不止。急入莱阳中心医院就诊。查：右侧颠顶部1cm裂口，无凹陷，胸部上方5cm×5cm肿块，无塌陷，皮下气肿，颅底骨折。诊断：①脑外伤②胸部软组织损伤。经住外科，半月基本恢复。现头痛，右侧肢体麻木，嘴歪，右侧上肢痛，右眼视物不清，舌暗少苔，脉缓，大便微燥。血压：130/90mmHg。证属头窍外伤，瘀血阻络，营卫不和。治宜调和营卫，益气活血，通窍逐瘀。方予通窍活血汤合补阳还五汤、牵正散调之。

眩晕门"补肾地黄丸证案",治疗证属肾阳虚弱、肾精不足、髓海失养之眩晕（低血压病，血压85/60mmHg），予《证治准绳》补肾地黄丸易汤合《伤寒论》桂枝甘草汤加味［熟地黄15g，山药12g，山茱萸15g，茯苓15g，牡丹皮10g，泽泻15g，鹿茸6g（研冲），怀牛膝10g，天麻10g，桂枝12g，肉桂6g，炙甘草10g。5剂，水煎服］以益元荣肾、添精补髓。按曰："方中六味地黄丸滋阴益肾，养肝健脾；加怀牛膝补肝肾，益气血；鹿茸血肉有情之品，补督脉，壮元阳，生精髓。如是则气充血足，肾强髓密，俾眩晕可息。《伤寒论》桂枝甘草汤，乃辛甘化阳之伍，辅之肉桂以补火助阳，俾清阳得以上升，浊阴得以下降，故服药5剂而眩晕止。"

尪痹门"黄芪桂枝五物汤证案"，吉忱公用黄芪桂枝五物汤合乌头桂枝汤、独活寄生汤化裁（黄芪30g，桂枝9g，鹿角片15g，当归12g，赤芍10g，独活10g，桑寄生10g，狗脊15g，川续断20g，制川乌9g，醋元胡12g，土鳖虫10g，鸡血藤20g，白术10g，茜草15g，牛膝10g，红参10g，茯苓12g，炙甘草10g，苍术12g，桑枝为引，水煎服）治疗肾阴不足、脾阳不振、风湿之邪内蕴关节、阴营受阻所致尪痹（强直性脊柱炎）。按曰："用《金匮要略》之黄芪桂枝五物汤，和营卫，补气血，以振奋阳气，温运气血，以冀痹证得愈；合入《金匮要略》之乌头桂枝汤，以温阳散寒、除湿止痛，意在祛邪外出。虑上述二方扶正祛邪之力不足，故公于案中合入《千金要方》之独活寄生汤。方寓十全大补汤重在扶正，外加独活诸药兼以祛邪。由此案可见公组方用药之一大特点，即'经方头''时方尾'。从而彰显其'读仲景之书察其理；辩后世之方而明其用'之临证大法，示人以古方为规矩，合今病之变通也。"

腿痛门"乌头汤证案"，治疗证属风寒湿邪、闭阻经络之痛痹；下肢筋脉挛急之筋痹腿痛（坐骨神经痛），治宜温经散寒、祛风胜湿，佐以调和营卫，舒筋通络，予乌头汤合桂枝倍芍药汤加味。按曰："乌头汤，方中乌头温经散寒，通痹止痛任为主药；麻黄开腠宣痹；芍药伍甘草，乃《伤寒论》之芍药甘草汤，以成酸甘化阴和营之功；黄芪甘温，具生发之性，善达表益卫、温分肉、实腠理，使卫阳通达，共为佐使药，俾营卫调和，气血得充，则鼓邪外出。本案方入桂枝、赤芍、白芍，乃寓《伤寒论》桂枝加芍药汤之谓；加黄芪，乃寓《金匮要略》黄芪桂枝五物汤，以温阳行痹，此即《灵枢·邪气脏腑病形》篇'阴阳形气俱不足，勿以针，而调以甘药'之谓。方加防己，以成《金匮要略》之防己黄芪汤之用，为风湿表虚证而设方。所加他药，乃独活寄生汤祛风湿、止痹痛、益肝肾、补气血之意。而乌头热熨方亦温经通痹之用。方中套方，方中加药，诸方、诸药合用，1 周后诸症豁然，邪气势减，故二诊时主以黄芪桂枝五物汤，辅以减味独活寄生汤，共成扶正匡邪之功而愈病。"

足跟痛门"补肾地黄丸证案"，治疗肝肾亏虚、筋骨失养、营卫失和之足跟痛（跟骨骨刺），治宜益元荣骨、调和营卫、养血通络，师补肾地黄丸易汤合桂枝倍芍药汤意内服，佐以骨刺洗方。按曰："予《证治准绳》补肾地黄丸加味，以成益元荣髓，强筋健骨之功；足跟痛，乃筋脉挛急之谓也，当取酸甘化阴之芍药甘草汤以愈之。故佐以桂枝倍芍药，以增其和营卫，补气血，缓急止痛之用，实乃《伤寒论》桂枝加芍药汤。此方之妙在于加倍芍药，与甘草酸甘相辅而化营阴，养血柔筋，而筋脉挛急得解；且芍药能引桂枝，深入阴分，升举其阳，通达阳经之经气，而足跟痛症得除。"

中风门"人参汤证案"，治疗阳浮于上，阴遏于下，阴阳气不相顺接而成脱证，且有离决之势之中风（脑卒中），治宜益气回阳、救逆固脱之法，急予《金匮要略》人参汤合《伤寒论》四逆汤化裁（制附子 12g，红参 10g，干姜 10g，炒白术 12g，生黄芪 90g，赤芍 10g，当归 10g，地龙 10g，川芎 6g，桂枝 6g，桃仁 6g，红花 6g，竹沥 12g，石菖蒲 10g，炙甘草 10。水煎服）。按曰："此即《金匮要略心典》'养阳之虚，即以逐阴'之解。二方之主药分别为人参、附子，名参附汤，乃闭证、脱证必用之效方"。3 日后家人告知其服药 3 剂后，神识清，但左侧肢体仍麻木，不能站立，舌强言謇，带有痰声，口眼㖞斜，脉仍沉细。师王清任法，予以补阳还五汤化裁，调方如下：黄芪 120g，赤芍 10g，当归 10g，地龙 10g，川芎 10g，桂枝 10g，桃仁 10g，红花 10g，石菖蒲 10g，天竺黄 10g，人参 10g，制附子 10g，炒白术 10g，炙甘草 10g。水煎冲服牵正散（白附子、僵蚕、全蝎各等分）6g。按曰："佐以补阳还五汤，乃师王清任补气活血：祛瘀通络心法；牵正散祛风化痰通络，或外风，或内风之面瘫者皆可用之。故理、法、方、药朗然，而收奇效。"同门"圣愈汤证案"，患者往有风湿性心脏病史 20 余年，伴心房纤颤。于今晨起床醒来即感右侧上、下肢体瘫痪，伴胸闷、心动悸，关节酸痛，面色萎黄，自汗出，神识尚清，无口眼㖞斜，血压亦正常。查：舌淡红，苔薄白，脉沉细无力。此属心脾两虚、营卫失和、脑络瘀阻。治宜补气血、和营卫、通脑络。予以圣愈汤合加味黄芪五物汤治之，案患者有风湿性心脏病及心房纤颤史，发病当为栓子脱落堵塞脑血管，而致脑梗死。故公有圣愈汤合加味黄芪五物汤之治。圣愈汤为李东垣为气血亏虚证而设之方，方以四物汤以养血活血通脉;人参大补脾肺之元气,脾为生化之源,肺主一身之气,脾肺气足,则一身之气皆旺,乃虚劳内伤之第一要药,单味用之,为《伤寒大全》之独参汤,乃扶阳救阴之用方;黄芪味甘性温,质轻皮黄肉白,故清·黄宫绣谓其"能入肺补气,入表实卫,为补气诸药之最,是以有耆之称"。需补血者,可重用本品与当归同用,名当归补血汤。故圣愈汤寓四物汤、当归补血汤、独参汤诸方之效,故有益气养血起痿之功。方加桂枝倍芍药,乃仲景桂枝加芍药汤,具和营卫、益气血之用,可解肢体痿废挛痛之症;方合黄芪、牛膝、桃仁,为加味黄芪五物汤之伍,又增养肝肾之用。方加土鳖虫、水蛭、鼠妇,以佐地龙活血通脉之功;《本草求真》谓陈皮"主脾肺,调中快膈""同补剂则补",故配参、芪则助其益气之功,并使之补而不滞。故诸药合用,共成补气血、和营卫、通脑络之效。

水肿门"加味真武汤证案",治疗一证属阳气虚衰、气化失司、水饮内停、上泛心肺所致水肿(慢性风湿性心脏病伴二尖瓣关闭不全20余年)患者,应用真武汤合桂苓五味甘草汤加味(茯苓15g,炒白术10g,制白芍15g,制附子10g,桂枝12g,五味子12g,泽泻20g,红参10g,丹参10g,炙甘草10g,生姜3片,大枣4枚为引。水煎服)以温阳逐饮、化气行水,佐以宁心定悸。方中附子、桂枝、甘草温阳化气,壮真火补命门逐阴寒以化水饮;茯苓、泽泻、白术健脾渗湿以除水肿;五味子收敛耗散之气,佐之人参益气生脉;药加丹参活血通脉。方中尚寓有《金匮要略》治"心下有痰饮,胸胁支满,目眩"之苓桂术甘汤;"心下有支饮,其人苦冒眩"之泽泻汤;"吐涎沫而癫眩"之五苓散;及《正体类要》治"手足逆冷,头晕短气,汗出脉微"之参附汤;《内外伤辨惑论》治"体倦气短,脉虚细结代"之生脉散。因麦门冬性寒而润,于证不利,故弃之不用。于是诸药合用,有药到病除之效,而水肿得消,心气得敛。口服15剂临床治愈,全身水肿消退,呼吸均,可平卧,予以上方制成散剂,每次10g,日3次冲服。按曰:"此例为风心病二尖瓣关闭不全伴心功能衰竭,经治心衰得解,但二尖瓣关闭不全,乃器质性病变,非药物可愈也。当需日常用药调之。故予散剂续服。"

淋证门"火龙丹证案",治疗证属肝肾阴虚、湿热蕴结、聚于前阴之下疳(疑梅毒病),治宜滋阴荣肝、清利湿热,予火龙丹合五味消毒饮、八正散易汤化裁,局部中药外洗。此患者曾疑为梅毒病,但做梅毒血清康氏实验及华氏反应均为阴性,西医大夫排除梅毒感染。公按湿热蕴结之淋证论治,方用《普济本事方》之火龙丹(生地黄、黄芩、木通)、《太平惠民和剂局方》之八正散以滋阴泻火,清热通淋;

《医宗金鉴》之五味消毒饮、《丹溪心法》之二妙散以清热解毒。此案因疑诊梅毒感染，虽梅毒血清检查非阳性，然公仍以"下疳"、狐惑之"蚀于下部"病论治，药用土茯苓，以其利湿导热、清血解毒之功而入方。故诸方、诸药合用，而收卓效。

脏躁门"柴胡加龙牡汤证案"，患者家人代述其2周前情志不舒，思虑过多，逐发病难入寐，且做噩梦。继而胸闷气痞，食欲欠佳，心中躁动不安。1周前凌晨1点，闻小牛叫而惊醒，于凌晨3点开始哭笑，狂躁不安，手足舞动2小时许。继而数欠伸，神态复常。其后每日发作1~2次。现患者精神萎靡不振，言谈问答与常人无异。诊病间，病人始有躁动不安之象。舌红苔薄黄，脉沉缓微弦。证属情志内伤、肝郁化火、伤阴耗津、心神惑乱之脏躁。治宜调达枢机、镇惊除躁，兼以补益心脾、安神宁心之法。予以柴胡加龙骨牡蛎汤合甘麦大枣汤化裁（柴胡10g，黄芩10g，桂枝10g，大黄10g，桑椹30g，夜交藤30g，石菖蒲10g，麦冬12g，远志10g，胆南星10g，人参10g，白术12g，茯苓15g，龙骨、牡蛎各30g，磁石30g，神曲12g，陈皮12g，炙甘草15g，生姜3片，大枣4个，小麦1把。水煎服）。服药8剂，诸症豁然，家人代述其现唯凌晨2点左右躁动难以入睡，然无哭笑狂躁，倏尔复常。原方加龟甲10g，续服。续服药2周，其间未发脏躁。病人神识一如常人，并与家人一起致谢。嘱甘麦大枣汤送服天王补心丹，以交心肾、宁心神为防病之法。脏躁多由情志内伤所致，忧郁伤神，以心神惑乱为主要病机，以精神抑郁、烦躁不宁、悲忧易哭、喜怒无常为临床表现，且多发于中青年女性。"脏躁"一词，首见于《金匮要略·妇人杂病脉证并治》篇："妇人脏躁，喜悲伤，欲哭，象如神灵所作，数欠伸，甘麦大枣汤主之。"故公选用此方，以甘凉之北小麦，养心安神，润肝除躁；伍以味甘入十二经，益气补虚之甘草；甘温质润，补脾胃益气调营之大枣，三药药性平和，养胃生津化血，则脏不躁而悲伤太息诸症自去。因其病"如神灵所作"，休作有时，且因情志不舒所致，故主以柴胡加龙骨牡蛎汤，以调达枢机，此乃《黄帝内经》"木郁达之""火郁发之"澄源之治。柴胡加龙骨牡蛎汤，由小柴胡汤去甘草加龙骨、牡蛎、茯苓、桂枝、大黄、铅丹组成，公谓铅丹不宜内服，多以磁石或铁落代之。方中柴胡疏肝达郁，推陈致新；黄芩清热化痰，除胸胁烦满；以胆南星代半夏降逆豁痰醒神；生姜祛痰下气，解郁调中；大枣安中养脾，坚志强力；人参补气和中，宁神益智；茯苓健脾化痰，宁心安神；磁石镇心安神，以息躁狂；龙骨、牡蛎镇惊安神，以驱梦魇；桂枝和营通结；大黄通瘀导滞。诸药合用，为和解少阳，疏肝达郁，宁心安神，润躁制狂之良剂。伍以白术，寓四君子汤益气之治；伍陈皮，含二陈汤豁痰之用；伍桑椹、夜交藤、远志、麦冬，乃阴中求阳而宁心神之味。故公以二方合诸药之用，首诊8剂而收卓效。二诊时原方加龟甲，合龙骨、远志、石菖蒲，为《千金要方》孔圣枕中丹之治，以滋阴降火，镇心安神之功，以除因思虑过度，心阴亏耗，而致失眠、躁狂之因。甘麦大枣汤送服天王补心丹，乃愈后之调，以防复发。

经行后期门"启宫丸证案"：患者月经后期，色淡，质黏，白带多，形体胖，面色苍白，神疲乏力，眩晕，心悸短气，健忘，胸闷腹胀，食少纳呆，舌淡胖，苔腻，脉滑，证属痰湿内盛，滞于冲任，血海失盈，带脉失约。治宜燥湿化痰，活血调经。予自拟启宫丸合当归芍药散易汤化裁。《素问·评热病论》云："月事不来者，胞脉闭也。"而月经后错者，当为胞脉失盈之谓也。此案病人素体阳虚，命门之火不足，脾阳不振，气化失司，痰湿壅滞冲任，血海、胞宫失盈，而致经行后期；痰湿下注，带脉失约，而致带下过多。故公有启宫丸燥湿化痰、活血调经之治。按曰："合入《金匮要略》之当归芍药散，以其具四物汤、四苓散二方之效，增其调肝脾，通冲任之功。""于是诸药合用，则痰湿内盛，血海失盈之证得解，月经按期而至。"

乳癖门"阳和汤证案"：患者牟某，41岁。素体阳虚，形寒肢冷，双侧乳房触痛，双侧乳房外侧均有一鸽卵大之肿块，中等硬度，边缘清楚，表面光滑。外科确诊为乳腺囊性增生症，因患者不愿手术摘除，故请中医治疗。患者月经延后，量少，有2次流产史。舌淡红少苔，脉沉细而涩。证属肝肾不足，冲任失调，血虚寒凝痰滞，郁于肝胃之经，积于乳络之乳癖（乳腺囊性增生症）。予以阳和汤合当归芍药散治之。处方：熟地黄20g，鹿角胶15g（烊化），白芥子6g（炒打），肉桂6g，麻黄6g，炮姜3g，王不留行12g，炮穿山甲10g，生麦芽15g，橘叶6g，全瓜蒌15g，当归15g，赤芍12g，川芎10g，茯苓15g，泽泻15g，白术12g，香附10g，浙贝母10g，炙甘草6g。水煎服。服药10剂，诸症豁然，乳房无触痛，肿块软且明显缩小，要求续调。予原方加山慈菇6g，续服。续服20付，患者欣然相告：经栖霞县医院外科检查，乳房肿块已消。主以《外科全生集》之阳和汤以益元荣肾、养血疏肝、温阳开腠、化痰散结，辅以《金匮要略》之当归芍药散，疗肝脾失调、气血郁滞之证。而方加生麦芽、橘叶、全瓜蒌、炮穿山甲、王不留行、香附、浙贝母，在于增其疏肝解郁、软坚散结之用。诸方诸药合用，则乳癖得消，月经得调，病臻痊愈。

顽癣门"加味天王补心丹证案"：患者张某，女，19岁。于半年前颈后两侧皮肤瘙痒，继而出现粟粒至绿豆大小丘疹，顶部扁平，呈圆形或三角形，散在分布，丘疹逐日增多，密集融合成片。搔抓后皮肤逐渐肥厚，形成苔藓样变。众医均以神经性皮炎治之，然收效甚微。现全身皮肤干燥，皮损处皮肤粗糙、脱屑、苔藓样变、瘙痒，伴眩晕、神情抑郁、心烦少寐、大便干结，舌红少苔，脉细而数。证属心营失调、血虚风燥之证。治宜益心营，养心血，滋阴清燥。予天王补心丹合加味消风散易汤口服，外敷樟冰散。内服、外治3周，病臻痊愈，予以原方去加味消风散，唯取天王补心丹易汤调之。主以天王补心丹，其治之理，公以清·柯琴之解导之："补心丹用生地黄为君，取其下足少阴以滋水为主，水盛可以伏火，此非补心之阳，补心之神耳！水主肾也。凡果核之有仁，犹心之有神也。清气无如柏子仁，补血无如酸枣仁，其神存耳，参、苓之甘以补心气，五味之酸以收心气，二冬之寒以清气之火，心气和而神自归矣；当归之甘以生心血，玄参之咸以补心血，丹参之寒以清心中火，心血足而神自藏矣；更加桔梗为舟楫，远志为向导，和诸药入心而安神明。"此案乃脏腑功能失调而内生五邪也！主以天王补心丹以治顽癣，乃清心火而解五志化火之谓也，亦即"治风先治血，血行风自灭"之谓也。初诊中，尚合以加味消风散，乃活血润燥、疏风清热、透疹止痒之用，续治3周，病臻痊愈。唯以天王补心丹作汤剂善后。外用樟冰散、柳条膏，乃燥湿止痒之用。

粉刺门"泻白散证案"，证属日晒汗出、冷水搏击、阳郁于内、肌肤结毒而成粉刺（聚合性痤疮），予泻白散合五味消毒饮化裁［桑白皮15g，地骨皮10g，金银花30g，连翘12g，防风10g，白芷10g，浮萍12g，紫花地丁6g，蒲公英15g，薏苡仁20g，木通10g，茯苓10g，枇杷叶10g，天葵子10g，车前子10g（包煎），滑石20g，甘草10g。水煎服］以清热凉血、解毒散风，同时外用颠倒散。20剂后加外敷药而痊愈。按曰："予以《小儿药证直诀》之泻白散（桑白皮、地骨皮、甘草、粳米）易汤以泻肺清热；辅以《医宗金鉴》之五味消毒饮（金银花、野菊花、紫花地丁、蒲公英、天葵子）以清热解毒、消散痤痹。他如枇杷叶、浮萍以宣肺清热，木通、车前子、滑石、薏苡仁、茯苓以渗湿利水，以成'去苑陈莝'之功，则湿浊痰瘀之毒得解。颠倒散乃外治痤疮之效方。"

口疮门"导赤清心汤证案"，治疗证属火炽盛、火热之邪循经上攻舌唇之口疮，治宜导赤清心，师自拟导赤清心汤合甘桔汤意化裁，予冰硼散外用。导赤清心汤以其清心养阴、利水导热之力，令上炎口腔之火毒得清，则口疮可愈。因尚伴有咽喉肿痛，故又合用《小儿药证直诀》之甘桔汤，以治火热之邪上壅咽喉之肿痛。

惊风门"琥珀定志丸证案"，治疗证属禀赋不足、脾阳不振、土虚木亢之慢惊风，治宜温运脾阳、扶土抑木，佐以滋肾填阴，柔肝息风之法，师以《沈氏尊生书》

琥珀定志丸合《千金要方》磁朱丸易汤化裁治之。处方：琥珀 12g，朱砂 6g，羚羊粉 6g，牛黄 2g，全蝎 10g，党参 10g，茯苓 10g，茯神 10g，节菖蒲 10g，郁金 10g，远志 10g，犀角尖 20g，胆南星 6g，天竺黄 10g，神曲 10g，上药共研细末分 20 份，每次 1 份，日 3 次，饭前服。按曰："方中琥珀镇静安神，止搐定痫；茯神、茯苓与琥珀同为松之余气所结，均适用于惊悸搐搦之症，然茯苓、茯神入气，偏补而益气健脾，琥珀入血，偏泻而通络解痉，三药共为主药。辅以党参以健脾益气；朱砂、石菖蒲、远志助琥珀以宁心神；胆南星佐茯苓以豁痰开窍。故诸药合用，以成温运脾阳、扶土抑木、定搐止惊之效。药加磁石伍朱砂，乃《千金要方》之'磁朱丸'，为重镇安神之伍。方加鹿茸、羚羊粉、犀角、全蝎、蝉蜕、牛黄诸药，以成益肾荣督、平肝息风、止搐止痉之功。""经治疗 5 个月，诸症悉除，无惊厥，可行走。"

少逸先生传承吉忱公、永昌公的合方经验，并加以验证，且又成功使用了许多新的合方，这在其各种著述中均有所记载。兹摘录《柳少逸医案选》中运用合方的经验，以飨读者。

发热门"白虎汤证案"，治疗患流行性乙型脑炎 2 月的 7 岁儿童，高热不退，可达 40℃ 以上，头痛较剧，呕吐频繁，烦躁不安，时出现意识障碍，由昏睡至昏迷，不同程度肢体抽搐，舌赤苔黄腻，脉滑数。证属邪在气分，邪热炽盛，津液被劫，高烧不退；营血灼伤，邪陷心包，上扰神明，故神识不清；热邪灼津，肝阴亏损，风动致痉，而见抽搐。治宜清热解毒，凉血养阴，佐以息风止搐之品。师白虎汤、清瘟败毒饮意予之。处方：知母 15g，生石膏 60g，粳米 30g，栀子 10g，黄芩 6g，连翘 10g，牡丹皮 10g，赤芍 10g，竹叶 6g，玄参 10g，桔梗 10g，蝉蜕 6g，犀角 1g（研冲），水煎服。服药 1 剂，高烧、惊厥息。续服 3 剂诸症豁然若失，上方去犀角，继服 6 剂，病臻痊愈。流行性乙型脑炎，简称"乙脑"，是由乙脑病毒所致的中枢神经系统急性传染病；经由蚊虫媒介所传播，有严格的季节性，流行于 6～10 月间，以 10 岁以下小儿多见，临床以起病急，高热、头痛、呕吐、嗜睡或昏迷为其要点。属中医温病中"暑温""湿温""伏暑"范畴，中医按其证有卫气营血之辨证施治法。本案属邪在气分，故予白虎汤合清瘟败毒饮而愈病。

肌衄门共有三案，其中两案明确注明应用合方治疗。"消风散证案"：杨某，男，11 岁。患者半月前患外感，经治已愈，其后又无明显原因出现腹痛，且疼痛难忍，曾肌注哌替啶 1 次。3 天后下肢出现鲜红色针尖大斑点，某市中心医院诊为"过敏性紫癜"，住院治疗至今，并应用激素治疗，未见好转，请恩师医治。现仍四肢多发性暗红色斑点，下肢为著，舌暗红，舌下络脉迂曲粗大紫暗，苔薄白，脉细数。既往经常咽喉部疼痛。3 年前患荨麻疹，食海鲜加重，持续月余，经西药治疗痊愈。辨证属于外邪犯表，营卫失和，气滞血瘀所致肌衄（过敏性紫癜）。治宜调和营卫，解肌透邪、养血通络、化气通脉。予以消风散合银柴胡饮、当归芍药散化裁。本案乃外感风邪，热伤血络，血瘀于外络，则皮肤泛紫癜色红斑；瘀于内络，则有阵发性腹痛。故予以《医宗金鉴》之消风散，以疏风养血、清热和营、化瘀消斑；以《金匮要略》之当归芍药散合银柴胡饮，以养血敛阴、缓急止痛。每日插入半剂柴苓汤，成调达枢机、透理三焦、化气通脉之用，既可消除激素之副作用，又可防邪伤肾府、血瘀肾络，而肾脏受累，发为紫癜性肾病。"鳖甲煎丸证案"：万某，男，8 岁。家人代述，1 周前患儿感冒，服用"阿莫西林""止咳糖浆"。3 天后双下肢起红色粟粒大斑丘疹，略痒，斑点渐增大，压之不褪色，疹点先鲜红，后扩大约豆粒大，色暗红，无腹痛，于某医院诊断为"过敏性紫癜"，查血常规、尿常规均未见异常。服抗过敏药无效。昨晚开始双手无明原因红肿，左手腕部起斑疹，无发热恶寒，面色无华，心肺听诊未见明显异常，腹部平坦柔软无压痛。纳食一般，二便调。舌淡红有裂纹，苔剥，脉细数。诊断为风热蕴于肌肤、迫血妄行之肌衄（过敏性紫癜），治宜宣发风邪、清利湿热、活血通脉，予鳖甲煎丸易汤合加味消风散化裁。处方：炙鳖甲 6g，柴胡 10g，黄芩 6g，党参 10g，桂枝 6g，赤芍 6g，酒大黄 3g，土鳖虫 6g，地龙 6g，鼠妇 6g，射干 6g，凌霄花 6g，瞿麦 6g，石韦 6g，牡丹皮 6g，炒桃仁 6g，葶苈子 6g，荆芥 10g，防风 10g，金银花 15g，连翘 10g，石膏 10g，蝉蜕 6g，蛇衣 6g，浮萍 6g，紫草 6g，当归 6g，川芎 6g，水牛角 10g，生地黄 10g，女贞子 10g，墨旱莲 10g，云茯苓 10g，炒杏仁 6g，甘草 3g，生姜 10g，大枣 10g，水煎服。此案患儿因外感风热，病情较短，未伤内络，而无腹痛，故予鳖甲煎丸。以鳖甲入肝，除邪养正，以杜血不归经之弊；含小柴胡汤、桂枝汤、大承气汤，为三阳经之药，以透理三焦，调和营卫，推陈致新，以防热郁胃肠血络，而致腹证。射干、葶苈子利肺气；石韦、瞿麦化气散结，以防肾脏受累，而致紫癜性肾病；血因邪聚而热，故以牡丹皮、凌霄花，去血中伏火、胃肠实热。合以加味消风散，解肌透邪。于是热邪得除，营血得清，离经之血得除，新血得安，而病臻痊愈。

胸痹门"瓜蒌薤白白酒汤证案"：患者李某，男，50 岁。患阵发性左膺胸痛数年，曾于县医院诊为冠心病，近期胸闷加剧。心前区疼痛频发，且波及背部，肢体麻木，形寒肢冷，倦怠乏力。自寒冬始，阴雨天则"背与心相控而痛"。舌淡，苔薄白，脉沉迟。心电图示：冠状动脉供血不足。证属寒邪壅盛，阻遏心阳，治宜宣痹散寒，温心通阳，予瓜蒌薤白白酒汤合失笑散化裁：瓜蒌 30g，薤白 10g，桂枝 12g，丹参 30g，灵脂 10g，蒲黄 10g，仙灵脾 10g，降香 10g，郁金 12g，炙甘草 10g，水煎服。服药 5 剂，胸膺闷痛悉减，仍纳呆脘痞。仍守原法，佐以健脾豁痰之剂：瓜蒌 12g，薤白 10g，桂枝 10g，仙灵脾 10g，红参 10g，白术 12g，丹参 30g，川芎 10g，降香 12g，炙甘草 10g，水煎服。续服 5 剂，药后诸症递减，心绞痛未发。仍宗愿意，加当归 12g，黄芪 30g。经服中药 20 余剂，胸痹悉除，心绞痛未发，纳食渐馨。查心电图恢复正常，复作运动负荷试验亦明显改善。《素问·调经论》云："血气者，喜温而恶寒，寒则泣不能流，温则消而去之。"《素问·举痛论》云："经脉流行不止，环周不休。寒气入经而稽迟，泣而不行。客于脉外则血少，客于脉中则气不通，故卒然而痛。"夫寒为阴邪，戕伐阳气；寒性凝滞，阻塞经隧；寒性收引，寒则心脉缩踡而绌急。经血瘀阻心络，心脏缺血缺氧，致部分心肌坏死，产生剧痛，形成真心痛（心肌梗死）。本案患者，每值寒冬或阴雨之日，必发病，病因即寒邪所致也，加之素体阳虚，内寒亦盛，故寒凝心脉而发，此即瓜蒌薤白白酒汤之证也。药加桂枝、甘草，乃桂枝甘草汤辛甘化阳通脉之用；仙灵脾甘温补肾助阳，火旺土健，俾脾运以化湿浊；君火相火同气相求，故肾阳充而心阳得健，心气得行。药用失笑散、川芎、丹参乃活血通脉之资；郁金辛开苦降，芳香宣达，行气解郁，为血中之气药；降香辛散温通，通脉行瘀，入心经之血分。故诸药合用，而心脉通，胸痹解。

痫证门之"阳和汤证案"，用阳和汤合定痫方加减［熟地黄 30g，肉桂 3g，鹿角胶 9g，白芥子 6g，炙麻黄 1.5g，炮姜 3g，胆南星 6g，竹沥 10g，天竺黄 6g，白矾 6g，瓜蒌仁 12g，蜈蚣二条（研冲），石菖蒲 10g，赭石 10g，姜半夏 10g，朱砂 1.5g（冲），炙甘草 6g，水煎服］治疗肾精亏损、督脉空虚、髓海不足之癫痫小发作。按曰："方用阳和汤，取其具益元荣髓、化痰开结之功。""药合定痫方，可豁痰化浊，制痉定痫。"

痢疾门"桂枝加葛根汤证案"用桂枝加葛根汤合紫榆萆草饮（桂枝 12g，白芍 20g，葛根 30g，生甘草 10g，地榆 20g，紫参 20g，萆草 15g，生姜、大枣各 10g。水煎服）治疗误食不洁之物，酿成湿热之毒，熏灼肠道，腑气阻滞所致痢疾（细菌性痢疾）。桂枝汤调和营卫，安和五脏，以其安内攘外之功而任为主方；葛根具升发清阳，鼓舞脾胃清阳之气上行，而奏止泻之效，故为辅药。紫榆萆草饮中之紫参、地榆、萆草均为清利湿热止利之良药。二方合用，则湿热得清，痢毒得解而病愈。

腹痛门"大黄牡丹皮汤证案",患者因胎死腹中,在当地医院行古典式剖宫产术,术后刀口感染,又予张力缝合。刀口处流恶臭分泌物,大便秘结,腹部膨胀,叩诊呈鼓音,弥漫性触痛,体温持续在38～39℃间,当即以刀口感染、化脓性腹膜炎并败血症入本院治疗。入院后行刀口脓液培养加药敏,选用卡那霉素、氯霉素等抗菌素治疗,清创并引流。入院两周,体温仍持续在38～39℃之间,刀口仍流较多脓性分泌物,延恩师会诊。症见发热头痛,少腹剧痛拒按,刀口溃脓,秽臭异常,腰部触痛,呻吟不已,纳食呆滞,大便秘结,小便发黄,舌质红,有瘀点,苔黄腻,脉滑数。辨证为瘀毒壅结,客于胞中,治宜清热解毒,破瘀散结,予大黄牡丹皮汤合五味消毒饮化裁:大黄10g,桃仁6g,牡丹皮10g,赤芍18g,忍冬藤30g,白花蛇舌草30g,萆薢12g,蒲公英30g,紫花地丁15g,薏苡仁15g,黄柏10g,柴胡18g,甘草6g,水煎服。按曰:"大黄牡丹汤乃为'热毒壅结、血瘀停滞'而设,方中大黄清热解毒,泻火存阴,桃仁、牡丹皮活血散瘀,冬瓜仁消肿散结。五味消毒饮,以其清热解毒之功,佐大黄牡丹皮汤而解盆腔结聚之火毒。于是热解毒清瘀散而病愈。"

胁痛门"柴平汤证案"案例1:闫某,女,46岁。恶心,呕吐,吐物味酸苦带涎,脘痞,胁肋胀痛,纳食呆滞,神疲肢倦,头晕,不寐,口苦,咽干,舌淡,苔薄白,右关脉弱,左关脉弦。B超检查示胆壁毛糙。X线钡餐检查示浅表性胃炎。证属枢机不利,开合失司,痰气交阻,胆火被郁。治宜调达枢机,和解少阳,健脾和胃,豁痰消郁。予《内经拾遗方论》柴平汤合枳术丸加减:柴胡12g,黄芩6g,党参12g,姜半夏6g,陈皮10g,苍术12g,厚朴10g,白及6g,枳壳10g,炒白术12g,郁金10g,炙甘草6g,生姜10g,大枣10g,水煎服。服5剂,诸症大减,唯仍有恶心感,以原方加竹茹12g,茯苓12g,苏梗10g,继服10剂,诸症悉除。再予以香砂养胃丸予后。本案病人理化检查示为慢性胆囊炎、浅表性胃炎,头晕、口苦、咽干,示少阳证存;脘痞、纳呆、胁胀示柴胡证俱,故予小柴胡汤。脘痞、右关脉弱,示脾胃虚弱,当予平胃散、枳术丸,以和胃消食化痞;左关脉弦,示肝气郁结,故用郁金佐柴胡以疏肝理气导滞。此案患者但无胃脘痛,故不以"心下痞"立案,主以柴平汤除胁痛腹胀而建功。

眩晕门共8案,载明合方治疗者有3案。"建瓴汤证案":患者王某,男,57岁。患高血压病史已10年,1个月前始眩晕厉害,头痛加重,耳鸣,视物不清,烦躁易怒,面色潮热,腰膝酸软。近日口眼微有㖞斜,言语微謇涩,右上肢微有不灵,倏尔即逝。舌红无苔,脉弦细,血压 168/100mmHg。证属肝肾阴亏,虚阳上冒之眩晕(高血压病)、中风痱。治宜镇肝息风、育阴潜阳,予建瓴汤合当归散加减:代赭石 30g(先煎),牛膝 15g,桑椹 30g,生龙骨 30g(先煎),生牡蛎 30g(先煎),天麻 10g,当归 12g,川芎 10g,白芍 12g,黄芩 10g,生地黄 15g,桑寄生 18g,白术 12g,山药 15g,柏子仁 15g,珍珠母 30g(先煎),甘草 6g,水煎服。服药 4 剂,病情好转,但视物昏花不减,舌红,苔薄白,脉弦细,血压 160/100mmHg。仍宗原意,予上方加磁石 10g,神曲 10g,黄精 24g。继服 4 剂,诸症大减,口眼㖞斜、言语謇涩已愈,血压微高,脉弦。上方去赭石,加夏枯草 12g,水煎服。继服 4 剂,诸症悉除,血压稳定,舌淡红,苔薄白白薄苔,脉缓,血压 130/90mmHg。予以杞菊地黄丸,嘱服 1 个月。建瓴汤方出自《衷中参西录》,乃平肝潜阳之剂;当归散方出自《金匮要略》,由当归、黄芩、芍药、川芎、白术组成,具调冲任、养血脉之功。本案为阴虚阳亢、血脉失濡之证,故合用之。方中龙骨、牡蛎、赭石重镇潜阳,眩晕、头痛,虚阳上冒等症得解;牛膝、生地黄、山药、当归、川芎、白芍滋养肝肾,濡养经脉,育阴息风,解痉止挛,而时作之口眼㖞斜、肢体不灵得除;柏子仁养心安神,畅中快膈,而烦躁易怒可缓。诸药合用,上亢之肝阳,若建瓴之水,向下之势易也。故方证相符,今为降压之效方。本案加甘寒桑椹以补肝肾、养阴血,佐地、归、芎、芍、天麻以养血育阴息风;加黄芩以其苦寒,消上、中焦之邪火而清热降压;入珍珠母,以其得水中之阴气以生,味咸令寒,入足厥阴肝经以消热除烦、重镇潜阳。"中风痱"肢体病也,《金匮要略》称其症见"身体不能自持,口不能言,冒昧不知痛处,或拘急得转侧"。《金匮要略心典》云:"痱者,废也,精神不持,筋骨不用,非特邪气之扰,亦真气之衰也。"本案患者时作口眼㖞斜、肢体不灵,属短暂性脑缺血发作,乃肾元亏虚,脑络失养所致,属中医之"中风痱"证,故予建瓴汤加味。上亢之阳得潜,血压得降,则潜阳之法应中病即止,不可久服。因潜阳药物性寒凉,质地沉重,药物沉降,易伤阳致泻。"天麻钩藤饮证案":姜某,男,60 岁。头目眩晕,头痛耳聋,暴躁易怒,面色潮红,口苦,心烦不得眠,左侧手足麻木欠灵,言语尚清。舌红,苔薄黄,脉弦数。血压 230/100mmHg。证属肝火偏盛、火动阳亢,治宜清泻肝火、潜阳息风,予天麻钩藤饮合栀子豉汤加减:天麻 10g,钩藤 12g,黄芩 10g,栀子 10g,淡豆豉 10g,菊花 12g,杜仲 12g,桑寄生 12g,牛膝 15g,生白芍 15g,生龙骨 30g(先煎),生牡蛎 30g(先煎),甘草 6g,水煎服。服药 4 剂,诸症如前,舌红,苔薄白,脉弦。血压 230/100mmHg。上方加夏枯草 12g,

槐米 12g，水煎服。服药 10 余剂，诸症大减，血压稳定，舌红苔薄，脉弦，血压 225/90mmHg。仍宗原意，上方加珍珠母 30g 继服。继服 4 剂，诸症悉除，血压稳定。舌红，苔薄白，脉弦缓。予以托盘根、决明子代茶，嘱常服以固疗效。中医无高血压之病名，然该病主症为头目眩晕而痛，恰与中医"眩晕"一症相伴。目花为眩，头旋为晕，肝开窍于目，肝足厥阴之脉，连目系，上出额，与督脉会于颠。肝为风木之脏，体阴而用阳。风为肝之本气，风性动摇，动则眩晕，故眩晕、头痛多与肝有关，而《黄帝内经》有"诸风掉眩皆属于肝"之说。故平肝潜阳为治高血压病重要法则，而天麻钩藤饮为泻火潜阳代表方剂。而本案属阳亢偏主型者，方中天麻、钩藤潜阳息风任为主药；辅以黄芩、栀子泻火存阴，乃苦坚肾之义也；佐以杜仲、桑寄生、牛膝、益母草滋养肝肾，茯神、夜交藤，宁心安神。《伤寒论》有"虚烦不得眠""栀子豉汤主之"之条。是谓栀子苦寒，清透郁热，解郁除烦，又可导热下行；淡豆豉气味俱轻，清泄热邪，和胃降气，二药相伍，降中有宣，宣中有降，清宣胸膈郁热，而"心烦不得眠"得解，"暴躁易怒"以息。故诸药合用，则肝火得泻、肝阳以潜，而眩晕、头痛、心烦悉除。"阳和汤证案"林某，女，36 岁。头脑空痛，眩晕耳鸣，腰膝无力，带下较多，清稀如涕，月经量少，后期而至，面色苍白，毛发稀疏，面目浮肿，四肢不温，形寒神疲，言语低微，喜卧嗜睡，罹病年余。每次发病则天转地旋，闭目数分遂止，伴恶心、头痛。近发作较频，曾多处中西药物及针灸治疗罔效，西医诊断为"耳源性眩晕"。舌淡，边有印痕，少苔，脉沉细无力。证属肾虚不荣、督脉失养、髓海空虚，治宜培元益肾、养荣督脉、温阳化饮，予阳和汤合泽泻汤加减：熟地黄 30g，肉桂 3g，白芥子 6g，炙麻黄 1.5g，炮姜 3g，细辛 1.5g，鹿角胶 6g，枸杞子 15g，菟丝子 15g，白术 15g，肉苁蓉 18g，茯苓 15g，泽泻 15g，炙甘草 6g，水煎服。迭进 18 剂，眩晕遂止，月事调匀，带下不多，至今眩晕未发。肾生髓，脑为髓之海。督脉为阳脉之海，总督一身之阳脉，又属脑络肾，故《灵枢·海论》云："髓海有余，则轻劲多力，自过其度；髓海不足，则脑转耳鸣，胫酸眩冒，目无所见，懈怠安卧。"上述经文说明，眩晕之由，多因肾精亏损、督脉空虚、髓海不足而致。阳和汤具益元荣督温肾之功，益精血通阳散凝之效，而眩晕可愈。

风寒湿痹门"桂枝倍芍药汤证案"：张某，男，46 岁。右肩关节周剧痛半年余，以夜间尤甚，影响睡眠。肩动则痛疼放射至同侧上臂及前臂，故上举、内收、外展、内旋、后伸、摸背动作受限，曾予针灸、推拿及西药治疗罔效，转恩师诊治。查局部无红肿热证，右肩三角肌轻度萎缩。舌淡红，苔薄白，脉沉弦。证属寒凝筋脉、营卫失和，治宜和营卫、濡筋脉、活血通络，予桂枝倍芍药汤合活络效灵丹加味：桂枝 12g，制白芍 30g，炙甘草 10g，当归 12g，丹参 15g，乳香 3g，没药 3g，生姜黄 10g，姜、枣各 10g，水煎服。5 剂痛减，肩可上抬外展。续服 10 剂，诸症若失，唯摸背时肩痛仍作。原方去乳香、没药、丹参，加黄芪 30g，鸡血藤 30g，威灵仙 12g，寓黄芪桂枝五物汤意，再 10 剂，而痊愈。桂枝倍芍药汤，乃《伤寒论》为太阳病误下，邪陷太阴而设方。本案患者，因劳作伤肩，复因汗后感寒，致寒凝筋脉、营卫失和、络脉痹阻之肩凝，故服用本方合活络效灵丹而收卓功。盖由桂枝汤和营卫、解肌腠、益气血、温经散寒而通痹。白芍苦酸微寒，入肝、脾二经，具补血敛阴、柔筋止痛之功，为治疗诸痛之良药。故倍芍药，佐甘草，乃酸甘化阴，以濡筋脉，解痉舒挛而通行关节。加黄芪，乃寓黄芪桂枝五物汤治血痹之意；佐活络效灵丹（当归、丹参、乳香、沉香）者，取其活血化瘀，通脉止痛之功。

中风偏瘫门"大定风珠证案"：患者于某，女，49 岁。1 个月前突觉头晕、头痛，恶心，手麻木，持物脱手，家人拨打 120 急至市中心医院就诊，查血压 160/100mmHg，颅脑 CT 示右侧丘脑区脑出血并破入脑室，住院治疗 26 天后好转出院。现意识清，双目略呆滞，无认知障碍，语言可，左侧肢体仍活动不灵、麻木，浅、深感觉减弱，饮水无呛咳，肩部、腰部疼痛，活动后疼痛加重，眠可，二便正常，但不能自理。舌质红，有裂纹，苔薄黄，脉细数。证属肝肾阴虚、肝阳上亢、正气亏虚，脉络瘀阻之中风痹（卒中后遗症），治宜滋阴潜阳、补气养血、通经活络。予大定风珠汤合补阳还五汤化裁：炙龟甲 12g，生龙骨 30g（先煎），生牡蛎 30g（先煎），玄参 15g，炒白芍 18g，生地黄 18g，麦冬 18g，柏子仁 15g，阿胶 10g（烊化），水牛角 15g，枸杞子 15g，女贞子 30g，墨旱莲 30g，石决明 20g（先煎），地龙 15g，穿山甲 5g（研冲），龟甲胶 1 片（烊化），鹿角胶 1 片（烊化），天麻 15g，钩藤 15g，槐角 10g，醋大黄 15g，玄驹 12g，葛根 30g，桑寄生 12g，蜈蚣 2 条（冲），黄芪 60g，生姜 10g，大枣 10g，甘草 10g，水煎服。服药半月，右侧手指仍屈伸不利，下肢可自行屈曲，但屈曲不充分，能左右摇摆。上方醋大黄改为 10g，去阿胶，加仙灵脾 15g，巴戟天 10g 续服。治疗 10 天，患者在家人的保护下可独自行走约 20 米左右，速度较慢，步态不稳。上肢大关节活动可，手指屈伸不利。中药继服，仍守滋阴潜阳，活瘀息风之法，调方如下：炙龟甲 12g，生龙骨 15g（先煎），生牡蛎 15g（先煎），炒白芍 18g，生地黄 18g，麦冬 18g，柏子仁 15g，月见子 15g，水牛角 15g，枸杞子 15g，女贞子 30g，墨旱莲 30g，白花丹参 30g，仙灵脾 15g，地龙 15g，龟甲胶 1 片（烊化），鹿角胶 1 片（烊化），天麻 15g，黄精 15g，百合 15g，桑寄生 12g，僵蚕 6g（冲），蜈蚣 2 条（冲），大全蝎 6 条（研冲），黄芪 90g，人参 10g，大枣 10g，甘草 10g，生姜 10g，水煎服。服药 1 个月后，患者现左侧肢体活动可，能独立行走，生活能自理，语言清晰，眼神灵活，纳好，眠好，二便调，舌淡红，苔薄白，脉略沉。予下方以巩固疗效：炙龟甲 12g，生牡蛎 15g（先煎），炒白芍 15g，生地黄 15g，麦冬 15g，柏子仁 15g，月见子 15g，枸杞子 15g，女贞子 15g，墨旱莲 15g，丹参 30g，土鳖虫 15g，地龙 15g，龟甲胶 1 片（烊化），鹿角胶 1 片（烊化），天麻 15g，槐米 10g，黄精 15g，百合 15g，桑寄生 12g，蜈蚣 2 条（冲），大全蝎 6 条（冲），黄芪 90g，人参 10g，大枣 10g，甘草 10g，生姜 10g，水煎服。大定风珠出自《温病条辨》，原为温病时久，重伤阴液而设方，由《伤寒论》之炙甘草汤、《温病条辨》之加减复脉汤衍化而成。今用治此案病人，取其滋阴复脉、平肝息风之力，任为主方。此案病名"中风痱"，痱者，废也，故合入补阳还五汤，取其补气养血、通络祛瘀之力，以冀中风偏枯而愈。虫类诸药，活血通络以化痰结。故诸药合用，则肝肾得滋、阳亢得潜、肝风得息、脉络得通，而收效于预期。

瘿瘤门"柴胡加龙骨牡蛎汤证案"：患者吕某，男，47 岁。自述 2 天前因感冒后发现颈前有肿块，略有胀闷感，无疼痛感。查颈前正中舌骨稍下方出现囊性肿块，随舌之伸缩而包块上下移动。近因外感，局部红肿。彩超检查示颌下甲状腺上方探及范围约 27.0mm×15.3mm 低至无回声区，后方回声增强，边界清。CDFI 诊为"甲状腺舌骨囊肿"，予以头孢胶囊，病情无好转。舌暗红，苔薄黄，脉弦。证属热壅气结、痰湿交阻之瘿瘤（甲状腺舌骨囊肿），治宜调达枢机、清热化痰、活瘀散结，予柴胡加龙骨牡蛎汤合藻药散化裁：柴胡 30g，黄芩 15g，夏枯草 15g，酒炙香附 15g，生大黄 15g，云茯苓 15g，山慈菇 10g，黄药子 6g，浙贝母 10g，生牡蛎 15g（先煎），海藻 30g，昆布 30g，三棱 10g，莪术 10g，玄参 15g，山豆根 10g，白花蛇舌草 30g，半枝莲 15g，半边莲 15g，炒栀子 10g，槐耳 10g，八月札 15g，九节茶 15g，桂枝 15g，大枣 10g，生姜 10g，水煎服。服药 20 剂后，诸症减轻，甲状腺彩超检查示甲状舌骨囊肿 18.6mm×15mm。舌淡红，苔薄白，脉弦。仍宗原意，原方合入桃红四物汤：柴胡 30g，黄芩 15g，夏枯草 15g，酒炙香附 15g，生大黄 15g，云茯苓 15g，山慈菇 10g，黄药子 6g，大贝母 10g，生牡蛎 15g（先煎），海藻 30g，三棱 10g，莪术 10g，玄参 15g，山豆根 10g，白花蛇舌草 30g，槐耳 10g，八月札 15g，九节茶

15g，桂枝 15g，炙鳖甲 12g，穿山甲 3g（冲），当归 15g，川芎 15g，赤芍 15g，炒桃仁 10g，红花 10g，大枣 10g，生姜 10g，水煎服。继服 40 剂后，颈前肿块不显，无胀闷、疼痛感。原方继服。2 个月后复查，颈前未触及明显包块。甲状腺舌骨囊肿，属中医"瘿瘤"范畴。此案因外感而致囊肿并发急性炎症，故主以柴胡加龙牡汤以调枢机，司气化；辅以藻药散（海藻、黄药子），补肝散（夏枯草、香附）及炮穿山甲、鳖甲、山慈菇、浙贝母，以软坚散结；桃红四物汤活血通脉；山豆根、白花蛇舌草、九节茶、槐耳等清热解毒之味，则肿消囊散，而收效于预期。

瘰疬门"柴胡连翘汤证案"：患者刘某，男，12 岁。于 7 岁时，其家长偶然发现右侧颈部淋巴结肿大成串，疑诊为"颈淋巴结结核"，予链霉素、异烟肼等抗痨治疗，1 个月后消退，1 年后又出现类似情况，再次治疗，症减轻，但未痊愈。数月后又发现头后及顶部有数个肿大之淋巴结，按之痛不著，再次治疗，数月后，病情减轻，但可扪及硬结。其家长携儿前来就诊，精神尚可，面色稍黄少华，舌红，苔黄薄，脉细数。合《证治准绳》《东医宝鉴》两柴胡连翘汤化裁治之：柴胡 15g，连翘 12g，知母 12g，黄芩 12g，黄柏 12g，当归 15g，肉桂 6g，牛蒡子 10g，瞿麦 15g，桔梗 12g，瓜蒌仁 12g，白芍 12g，甘草 6g，水煎服，1 剂 2 次分服，以六神丸水调外敷患处。服药 6 剂后，硬结减少，但仍较硬，上方加炮穿山甲 6g（研冲），黄芪 12g，赤灵芝 6g，白薇 10g。再进 12 剂，肿大之淋巴结消失，随访 2 年，未再复发。"瘰疬"病名出自《灵枢·寒热》；"马刀"名出自《灵枢·痈疽》，为瘰疬成串而形长者。此病多因肺肾阴亏，肝气郁结，虚火内灼，灼津为痰，或风火热毒蕴结。《证治准绳》之柴胡连翘汤，由柴胡、黄芩、黄柏、连翘、生地黄、知母、当归、牛蒡子、肉桂、瞿麦、甘草组成，具散郁消结、清热解毒之功，主治热毒、马刀、瘰疬、妇人血滞经闭之证。《东医宝鉴》之柴胡连翘汤，由小柴胡汤合黄连解毒汤加减而成，药用柴胡、黄芩、黄柏、黄连、连翘、栀子、桔梗、瓜蒌仁、白芍、甘草。二方合用可达郁消结，清热解毒。复诊时加炮穿山甲，取其咸能软坚，性善走窜，可透达经络，直达病所，可消肿散结，为治瘰疬及痈肿之用药；黄芪、赤灵芝，乃健脾益气，扶正以祛之味。外敷六神丸，清热解毒，而收卓功。

气肿门"猪苓汤证案"：患者吴某，女，47 岁。面睑浮肿，面圆颈粗，胸背肥厚，腹大皮厚如鼓，四肢浮肿，按之皮厚，随按随起，身重体倦，自汗出，时有心烦不得眠。舌淡，苔白腻，脉弦细。证属脾肺气虚、气阻湿滞，水湿内停之气肿，予猪苓汤合五皮饮［猪苓 15g，茯苓 15g，泽泻 15g，阿胶 10g（烊化），滑石 15g，桑白皮 15g，生姜皮 10g，陈皮 10g，茯苓皮 15g，大腹皮 10g。水煎服〕以补益脾肺、渗湿消肿。服药 5 剂，浮肿大减。续服 5 剂，欣然相告，肿消体健，舌淡红，苔薄白，脉有力，以猪苓汤原方加薏苡仁 15g，赤小豆 15g 续服，以善其后。按曰："该病人年届七七，天癸衰，肝肾不足，水火失济，心肾不交而心烦不得眠；因肾元亏虚，肾阳不足，制水无序，故水邪留滞肌肤而见浮肿。方中二苓、泽泻升清降浊，浮肿得消；滑石清热，阿胶润燥，则水火既济，而心肾交泰、心神得宁。五皮饮，方出《三因极一病证方论》，为《中藏经》'五皮散'之异名。此案伍五皮饮，以解皮肌之水邪。"

癃闭门"益气举陷汤证案"，以自拟之益气举陷汤合自拟之益元五苓散化裁，治愈一肾元亏虚、中气下陷所致癃闭（前列腺肥大）的老年患者。癃闭"盖因肾元亏虚，脾气不升所致，故予益气举陷汤，以升举脾气，亦补中益气之谓也；益元五苓方由右归饮、五苓散、五子衍宗丸组成，具益肾元、补命门、化气通脉之效。诸方合用，加减化裁，则肾元得补，中气得助，气化有司，癃闭得解"。而"前列腺肥大，乃因痰气交阻、筋脉失濡而致。以芍药甘草汤酸甘化阴，以濡筋脉；山慈菇、浙贝母、夏枯草、制香附，软坚散结，化痰利湿。患者耄耋之年，先后天之精皆竭，故药必先后天同救；三焦之气化皆衰，而痰饮湿浊停聚，化气通脉、渗湿化浊之法必用。故须数法数方融于一剂而建功，此即'用药之道，惟危急存亡之际，病重药轻，不能挽救，非大其法不可'之谓也。"

如上所举，仅为《柳吉忱诊籍纂论》和《柳少逸医案选》中所录验案在"处方"项目下明确载明合方内服的验案，其余虽未注明、但实际应用合方者则更多，加上内外合治、针药兼施，以合方组建新方，方中套方，法中有法，合方治疗疾病几乎涵盖了柳氏医派的临床实践，可见，合方治病是柳氏医派运用方药治病的一大特色，也是以方证立论的一大特色。

（八）创制新方出神奇

清·张璐《张氏医通》云："夫病有不见经论之异证，则其治亦必有不由绳墨之异法。"吉忱公云："古人随证以立方，非立方以待病，立一方必有一旨。"此即揆度奇恒，知常达变也。既然已有成方均不完全对证，必然要对已有成方进行加减化裁，使之对证；然经化裁仍难以对证者，则须遵医理而创制新方。成方加减化裁而成新方，发明权仍当归于医圣仲景。《伤寒杂病论》中就有不少成例。虽然我们现在无法确知哪些是古方，哪些是仲景化裁古方而成的新方，但我们从其类方的化裁应用中可以看出端倪，如桂枝汤、小柴胡汤等的系列方等。后世循其思想而化裁者比比皆是。甚至可以说，后世大部分方剂就是在《伤寒杂病论》经方基础上化裁而创制新方的。而后世所创制的新方，又为后来者所传承沿用并创制新方。

柳氏医派强调不仅继承古人的学术思想，还要日新其用、发展创新。其在长期的临床工作中，勤于思考，反复实践，创制了许多验方效方，并保留原始应用记录，整理后毫无保留地公之于世，以供同道和后学者借鉴应用。柳氏医派创制新方的方法主要有成方化裁为新方、"合方"应用成新方、据医理而制新方和康复保健小处方等四个方面。此仍以《柳吉忱诊籍纂论》和《柳少逸医案选》中所用自制新方为主举例说明。

1. 成方化裁为新方

柳氏医派以方证立论，既运用于经方实践，又扩大到后世时方，从创制新方就可以看出这一点。

古代以经方或成方加减化裁创制新方者比比皆是。以炙甘草汤为例。《伤寒论·辨少阳病脉证并治》曰："伤寒，脉结代，心动悸，炙甘草汤主之。"（177）此乃心阴心阳两虚的证治。心阴虚则心失所养，心阳虚则鼓动无力，故脉见结代，心下悸甚。法当通阳复脉、滋阴养血。仲景以桂枝汤为基础，去芍药加人参先扶其阳，以胶、麦、麻、地滋养其燥，又恐人不察其独培中土之意，故标其汤名曰"炙甘草汤"。《绛雪园古方选注》认为："脉络之病，取重心经，故又名复脉。"其方解为"人参、麻仁之甘，以润脾津；生地、阿胶之咸苦，以滋肝液；重用地、冬浊味，恐其不能上升，故君以炙甘草之气厚，桂枝之轻扬，载引地、冬上承肺燥，佐以清酒芳香入血，引领地、冬归心复脉；仍使以姜、枣和营卫，则津液悉上供于心肺矣"。喻嘉言称："此仲景伤寒门中之圣方也。"而《医方集解》称："此手足太阴药也，人参、麦冬、甘草、大枣益中气而复脉，生地、阿胶助营血而宁心；麻仁润滑以缓脾胃，姜桂辛温以散余邪。加清酒以助药力。"《血证论》称："此方为补血之大剂……姜、枣、参、草，中焦取汁，桂枝入心化气，变化而赤。然桂性辛烈能伤血，故重使生地、麦冬、芝麻，以清润之，使桂枝雄烈之气，变为柔和，生血而不伤血；又得阿胶潜伏血脉，使输于血海，下藏于肝。合观此方，生血之源，导血之流，真补血第一方，未可轻议加减也。"《医门法律》云："炙甘草汤，仲景伤寒门治邪少虚多，脉结代之圣方也。"《温病条辨》在仲景复脉汤的基础上，去甘辛温热之参、桂、姜、枣、酒，加入芍药，成养血、敛阴、生津、润燥之剂，主治阳明腑实证经下法后，实热已除，阴液已亏，出现"脉虚大，手足心热甚于手足背者"，汤名"加减复脉汤"，乃取"炙甘草汤"方义，而减去辛甘温热之品，加养血敛阴之芍药，构成纯阴柔润之剂。并对两方方证进行分析："在仲景当日，治伤于寒者之结代，自有取于参、桂、姜、枣，复脉中之阳；今治伤于温者之阳亢阴竭，不得再补其阳也。用古法而不拘用古方，医者之化裁也。"《柳吉忱诊籍纂论》用其治心悸、胸痹和虚损等。吉忱公以之为主，加当归补血汤、补骨脂、核桃仁等，名曰加减炙甘草汤，用治贫血、血小板减少症、白细胞减少症和粒细胞缺乏症等。

虚损门"加减炙甘草汤证案"：患者李某，女，29岁。1个月前，因低热、倦怠乏力就诊，查外周血白细胞为 $2 \times 10^9/L$，内科以白细胞减少症治疗。因患者拒绝肾上腺皮质激素用药，故转中医治疗。症见面色无华，纳食呆滞，倦怠乏力，头晕目眩，心悸懒言，五心烦热，舌淡红少苔，脉细弱。证属气阴两虚，治宜益气养阴。师加减炙甘草汤意化裁：红参10g，麦冬15g，五味子10g，桂枝6g，生地黄15g，生白芍15g，阿胶10g（烊化），火麻仁10g，当归6g，黄芪30g，赤灵芝10g，补骨脂10g，核桃仁10g，炙甘草，生姜3片，大枣10枚。水煎服。另予大枣黑豆膏内服：大枣60g，黑豆30g，枸杞子15g，骨碎补15g，山药20g，人参30g，当归15g，首乌30g，黄芪15g，赤灵芝10g，天冬10g，生侧柏叶30g，白芍12g，茯苓10g，白术15g，生地黄30g，核桃肉30g，龙眼肉30g，甘草10g。先煎大枣、黑豆、核桃肉、龙眼肉30分钟，再入诸药，慢火2小时后过滤去渣，药汁浓缩后兑蜂蜜250g成膏。每日3次，饭前服30mL。用药1周，诸症悉减，汤剂加鹿角胶6g（烊化），龟甲胶6g（烊化），女贞子15g，墨旱莲15g，仍佐膏方续服。续之1个月，诸症悉除，查外周白细胞计数升至 $6 \times 10^9/L$。予以膏方续服，以固疗效。白细胞减少症，属中医"虚损、虚劳"范畴。本案患者以其心悸懒言、头晕乏力、四肢酸软、纳食呆滞、低热见症。《素问·通评虚实论》云："所谓气虚者，言无常也。"张志聪注云："言无常者，宗气虚，而语言无接续也。"《素问·脉要精微论》云："言而微，终日乃复言者，此夺气也。"故言无常、言而微均为心慌气短气虚的一种表现。"虚劳"一病，首见于《金匮要略·血痹虚劳病脉证并治》篇。篇中"脉大为劳，极虚亦为劳"，提示了虚劳病为气虚的脉象。"脉大"是大而无力，是精气内损的脉象；"极虚"为轻按则软，重按极无力，亦是精气内损的脉象。篇中"面色薄者，主渴及亡血，卒喘悸"之候，表述了阴血不足，面色无华，血虚不能养心则心悸；阴血不足，则津亏口干渴；精血不足则肾不纳气而短气作喘的症状。气属阳，血属阴，此案证候属气阴两虚之证，治宜调补气血、益气养阴之法，故予《伤寒论》之炙甘草汤，益气滋阴，补血益心。本方又名复脉汤，乃桂枝汤去白芍加人参先扶其阳，以阿胶、麦门冬、火麻仁、生地黄滋其阴。《血证论》谓"合观此方，生血之源，导血之流，真补血第一方，未可轻议加减也"。公于此案，方加当归、黄芪者，乃《内外伤辨惑论》之当归补血汤，寓补气生血之力，俾劳倦内伤、气弱血虚、阳气外越低热心烦之症以除；入补骨脂、核桃仁，乃宗李时珍之用药法要也。李时珍曰："破故纸属火，收敛神明，能使心包之火与命门之火相通，故元阳坚固，骨髓充实。""胡桃属木，主润血养血，血属阴，阴恶燥，故油以润之，佐破故纸，有木火相生之妙。"于是木火相生，肝肾得养，精血得滋，治其本以冀虚劳得愈。因其"低热""心悸""五心烦热"，故公仍用白芍，又寓《温病条辨》之加减复脉汤之伍，以成敛阴润燥之效。大枣黑豆膏，乃公变通《金匮要略》治"虚劳诸不足"之薯蓣丸意，为膏滋方。验诸临床，尚对贫血、血小板减少症，粒细胞缺乏症有良好的疗效。

《柳吉忱诊籍纂论》中集中体现了吉忱公以经方、成方化裁为新方的指导思想、化裁原理和临床应用情况。兹按其方剂出现的先后顺序，由前到后予以解读，以便于读者鉴赏应用。

（1）葱豉百花汤

本方由晋·葛洪《肘后备急方》之葱豉汤、清·雷丰《时病论》"辛温解表法"和吉忱公之自验方紫菀百花汤组成，有辛温解表、发汗止咳之功，可用治伤寒感冒及伏气春温等。《时病论》云："以防风、桔梗，祛其在表之寒邪；杏仁、陈皮开其上中之气分；淡豆豉、葱白，即葱豉汤，乃《肘后备急方》之良方，用代麻黄，通治寒伤于表，表邪得解，即有伏邪，亦冀其随解耳。""紫菀百花汤（紫菀、百部、款冬花），以三药皆辛温，入肺经气分，兼入血分，开泄肺郁而止咳。"《柳吉忱诊籍纂论》时病门"春温案"以之化裁治疗冬受微寒，伏于肌肤，来春加感外寒，触动伏气而发之春温，辨证精慎，方对药准，而收卓功，仅用药4剂而痊愈。

（2）加味生脉散

生脉散，出自金·张元素《医学启源》卷下，其云："补肺中元气不足。"其弟子李杲《内外伤辨惑论》云："圣人立法，夏月宜补者，补天真元气，非补热火也，夏食寒者是也。故以人参之甘补气，麦门冬苦寒泻热，补水之源，五味子之酸，清肃燥金，名曰生脉散。孙真人云：五月常服五味子，以补五脏之气，亦此意也。"吉忱公加用当归补血汤、白术、白芍、茯苓、炙甘草等，名为加味生脉散。胸痹门"加味生脉散证案"，治疗证属气阴两虚、心脉痹阻之胸痹证（X 线胸透示主动脉迂曲延伸。心电图示冠状 T 波），予《内外伤辨惑论》生脉散加味易汤化裁（红参10g，麦冬30g，玉竹30g，桑椹30g，茯苓12g，当归12g，五味子12g，白术15g，炒酸枣仁15g，黄芪15g，白芍15g，炙甘草10g，大枣4 枚。水煎服）以益气养阴、通脉导滞。按曰："主以生脉散，方中人参为大补元气之品，为治虚劳内伤之第一要药；麦冬壮水强阴，同人参则能复脉生津而濡血脉；五味子敛肺气，滋肾水。故三药同用，能入心生脉，乃'阴中求阳'之谓也。辅以当归、大剂黄芪，名当归补血汤，益元气而补心血，乃'阳中求阴'之用也。方中加白术、白芍、茯苓、炙甘草，乃寓《正体类要》八珍汤以调补气血，则胸痛、怔忡、眩晕、乏力、纳呆诸症可解；伍以桑椹、玉竹，功于濡养五脏之阴，则虚烦不寐，面红诸疾可除。于是，诸药合用，气阴两虚、心脉痹阻之证得瘳，而病臻痊愈。"少逸先生于"冠心病证治浅谈"一文中，将冠心病辨证分型，首型为气阴两虚、心脉痹阻，首选加味生脉散。

（3）加味酸枣仁汤

《金匮要略·血痹虚劳病脉证并治》曰："虚劳，虚烦不得眠，酸枣仁汤主之。"这里表述了阴虚内热引起心烦失眠的证治。《金匮要略广注》解云："虚烦不眠者，血虚生内热而阴气不敛也。《内经》云：卫气行于阳，阳气满不得入于阴，阴气虚，故目不得瞑。酸枣仁汤养血虚而敛阴气也。"吉忱公加茯神、桑椹、夜交藤、石菖蒲、龙骨、牡蛎等，创制"加味酸枣仁汤"，理气导滞，透达郁阳，佐以养血安神、清热除烦之功，用治枢机不利、肝郁化火、扰动心神之不寐。其中以酸枣仁汤配伍茯神、桑椹、夜交藤、石菖蒲，养血安神，以救其本，并兼清热除烦之勋；加龙骨、牡蛎，镇惊安神，以敛"不守舍"之神，其中药用牡蛎，乃"治以咸寒"之谓也。不寐门"加味酸枣仁汤证案"，以之治疗枢机不利、肝郁化火、扰动心神之不寐（神经衰弱症），又根据患者纳呆、大便微结的具体情况，加用瓜蒌，以清热散结、润肠通便；入党参、白术，与茯苓、甘草，乃四君子汤之伍，以成健脾和胃之用，而纳呆之候可解。

（4）加味茯苓杏仁甘草汤

《金匮要略·胸痹心痛短气病脉证治》曰："胸痹，胸中气塞，短气，茯苓杏仁甘草汤主之，橘枳姜汤亦主之。"吉忱公以茯苓杏仁甘草汤、橘枳姜汤为主，加四君子汤、温胆汤、瓜蒌薤白白酒汤等化裁，创制加味茯苓杏仁甘草汤，有宣肺豁痰、润燥和营之功，用治肺气不宣、心营瘀滞、痰湿壅滞之证。肺胀门"加味茯苓杏仁甘草汤证案"：患者往有慢性支气管炎并肺气肿、慢性肝炎史，1个月前又开始头胀、眩晕，心悸，睡眠不好，食欲不振，下午重，胸闷气短喘息。舌质赤绛形胖，苔微黄腻，脉沉弱无力。证属肺气不宣、心营瘀滞、痰湿壅滞所致肺胀（慢性支气管炎并肺气肿），治宜宣肺豁痰、润燥和营，故予加味茯苓杏仁甘草汤调之（沙参15g，麦冬15g，炒苏子10g，瓜蒌15g，薤白10g，木香10g，党参30g，白术15g，茯苓12g，桑椹15g，焦山楂15g，苍术10g，竹茹10g，杏仁12g，橘红12g，生白芍10g，甘草10g，生姜3片，大枣4枚。水煎服）。用茯苓杏仁甘草汤、橘枳姜汤，以疗"胸痹、胸中气塞、短气"之症；因脾虚失运，痰饮内生，故辅以四君子汤、温胆汤、瓜蒌薤白白酒汤，以宣肺健脾、豁痰开结；因舌赤苔黄腻，温燥之药甚多，防其伤津，故有沙参、麦冬、桑椹养阴生津润燥之伍。药用苏子取其下气消痰之功，俾痰涩壅盛胸闷短气之候可解。服药4剂，睡眠尚可，痰少，胸闷减轻，予以健脾益气、宣肺豁痰、宁心安神之治。经调治月许，心悸、胸闷、失眠可，舌淡苔薄白，脉沉有力，予生脉饮、天王补心丹，以善其后。患者陈疾多，病机复杂，实属难愈顽疾。提示了临证只要理、法、方、药有序，贵在守方。对于病证众多、病机复杂之疾，如何入手，公谓"医者，治病工也。"并以清·陆懋修之语导之："医者必须舍短从长，去繁就简，卷舒自有，盈缩随机，斟酌其宜，增减允当，察病轻重，用药精微，则可谓上工矣。"

（5）琥珀定痫散

琥珀寿星丸，又名琥珀丸，来源于《太平惠平和剂局方》卷一，为淳祐新加方。方用天南星500g（先用炭火30kg放地坑中烧通红，去炭。以酒5升倾坑内，候渗酒尽，下南星在坑内，以盆覆坑，周围用灰拥定，勿令走气。次日取出为末），朱砂（别研）60g，琥珀（别研）30g。上药研末，生姜汁煮面糊为丸，如梧桐子大。每服30~50丸，煎石菖蒲人参汤送下，食后、临卧服。有燥湿化痰、定惊安神之功。主治因惊而神不守舍，手足抽掣，恍惚健忘，举止失常，神情昏塞，或痰迷心窍，狂语如有所见。吉忱公加减而成琥珀定痫散：琥珀15g，胆南星15g，朱砂9g，蜈蚣6条，全蝎15g，僵蚕15g，天竺黄15g，共研细末，每次2g，日3次，用羊角尖煮水送服。按曰："琥珀乃松之余气所结，用之以镇惊安神；天竺黄乃淡竹节孔中泌液所结，主豁痰开窍醒神，共为主药。辅以胆南星、竹沥豁痰开窍醒神；蜈蚣、全蝎、僵蚕止痉定搐；一味朱砂，甘寒质重，寒可清热，重可镇怯，乃镇心清火、定惊安神之药。"痫证门"琥珀定痫散证案":6岁患儿眼斜口歪,约半小时方止。时有狂躁不宁之状,言语不伦,目有斜视,舌苔白,脉弦。《黄帝内经》云:"诸风掉眩,皆属于肝。""诸暴强直,皆属于风。"此患儿乃肝风内动,心神被蒙,属风痫之证,故予琥珀定痫散以息风定痫。按曰:"诸药合用,以成息风定痫之治,而收效于预期。""取源于松之琥珀,竹之竺黄、竹沥,乃育阴息风潜阳之药;三虫以血肉有情之物,而搜风定搐;及胆汁制南星者,取猪胆汁清胆凉肝为用。公谓诸药以情理入药也。并以清·邹澍《本经疏证》语解之:'凡药之为物,有理焉,有情焉。理者物之所钟,情者物之所向,而适与病机会者也。'"

(6)柴胡鳖甲汤

柴胡鳖甲汤,历史上以此命名的方剂很多,如《圣济总录》就录有该名方剂三首,卷23所录由柴胡(去苗)一两,鳖甲(去裙襕,醋炙)一两,赤茯苓(去黑皮)一两,黄芩(去黑心)三分,知母(焙)三分,桑根白皮(锉)三分,甘草(炙)半两组成,用治伤寒过经、潮热不解,或时作寒如疟状;卷88所录由柴胡(去苗)一两,鳖甲(小便浸三日,逐日换小便,炙黄,去裙襕脊骨)一两半,秦艽(去苗土)一两,桔梗(炒)一两,人参一两,川芎一两,当归(切,焙)一两,白茯苓(去黑皮)一两,桂(去粗皮)一两,槟榔(锉)一两,紫菀(去苗土)一两,桑根白皮(锉)一两,地骨皮一两,生干地黄(焙)一两,白术一两,知母(焙)一两,芍药一两,甘草(炙,锉)三分组成,用于虚劳潮热、心神烦躁、咳嗽盗汗、肢节酸痛、夜卧不安;卷89所录由柴胡(去苗)、鳖甲(去裙澜,醋炙令热)各30g,地骨皮45g,知母(焙)30g组成,主虚劳夜多盗汗、面色萎黄、四肢无力、不思饮食、咳嗽不止。吉忱公所创"柴胡鳖甲汤",源自《金匮要略》鳖甲煎丸,由柴胡12g,鳖甲12g,郁金10g,鸡内金10g,桃仁10g,牡丹皮10g,青皮10g,醋大黄15g,制香附10g,醋元胡10g,太子参15g,枳壳6g,炒白术15g,云茯苓15g,炙甘草6g组成,有疏肝解郁、理气导滞、健脾和胃、利水除胀之功,主要用于治疗肝大、肝硬化等疾患。方中主以柴胡疏肝理气;辅以鳖甲软坚散结;四君子汤健脾渗湿以消鼓胀;郁金、香附、青皮、枳壳,用以化瘀散结,并佐柴胡理气导滞;当归、牡丹皮、桃仁、白芍、元胡,佐鳖甲活血通脉以祛胁痛。鼓胀门"柴胡鳖甲汤证案":患者刘某,男,42岁。患慢性肝炎两年,在当地医院以肝硬化入院治疗,出院后由人介绍来诊。纳食呆滞,脘腹胀满,食后加重,嗳气或矢气后腹胀减轻。两肋胀痛,腹部膨隆,尿少便溏,面色苍白,面、胸多处有蜘蛛痣,大小鱼际发红。触诊肝大剑下两指，触痛，质韧，右肋部叩击痛，腹部移动性浊音。舌边有滞点，舌苔白腻，脉沉弦。证属肝郁气滞，脾虚失运所致鼓胀（慢性肝炎，肝脾肿大），宜疏肝解郁、理气导滞、健脾和胃、利水除胀。故予柴胡鳖甲汤加减口服。经治10日，患者腹胀、纳呆、腹痛悉减。予以上方加猪苓10g，黄精15g。按曰："加猪苓，乃寓四苓散全方之效。入黄精，补肺之阴津，意在佐金平木，以除肝气郁结。""续治3个月，在当地医院复查：肝功正常，肝大，剑突下可触及，腹水消退。为固疗效，予鳖甲煎丸续服。"

（7）加味真武汤

本方以《伤寒论》温阳利水之真武汤（茯苓、芍药、生姜、附子、白术）加石决明、生龙骨、牡蛎、天麻、女贞子、墨旱莲、杜仲、桑寄生、枸杞子等而成，有温肾壮阳、养血益阴之功，用于水邪上犯清阳致头眩或清阳不升、清窍失濡、髓海失荣而发眩晕（高血压病）者。方中附子温补肾阳，助阳以行水，则无水邪上犯清窍而发眩晕之弊；白术、茯苓健脾渗湿，以利水邪；生姜辛温，佐附子以助阳，宣散水气，又伍茯苓以温散水邪；芍药则有敛阴缓急之功而解肉𥆧之症。其用药之要，是附子、石决明之伍。附子为回阳救逆、温阳行水之味，石决明为镇肝潜阳、解痉息风之品，一动一静，一温一寒，药性功效相殊，然二药并用，而有异途同归之妙。其要有二：其一，肝旺于上，肾亏于下，肝肾不交，母子相离，以石决明潜降虚阳，使其从上达下。公谓："凡补阳之剂，无不能升者，正以阳主升之由也。"附子鼓动肾阳，蒸发肾火，使其从下济上，故二者得交，肝肾同归于平。其二，附子能固肾中之阳，石决明能制肝木之刚，两者并用，乃"扶阳长阴"之义。而方加杜仲、桑寄生、枸杞子，以佐白芍柔肝息风之功；又佐石决明制肝木之刚之力。就"加味真武汤"用药之妙，公认为仍不出《本草纲目》"七情合和"之理，并引蔡陆仙《中国医药汇海》语解之："若夫方之与药，其功能又迥不相侔。盖药仅有个性之特长，方则有合群之妙用，一也。药有益而即有害，方则有利无弊，二也。药则功力有限，治病之范围狭小，方则裁制随心，临证则应变无穷，三也。""不明方义，不足以尽药物治病之功能；不明剂制，不足以定方剂轻重之标准。"《柳吉忱诊籍纂论》眩晕门收录"加味真武汤证案"。《柳少逸医案选》眩晕门也收录"加味真武汤证案"，病证相类，用药相同，可见得师祖之心法。

（8）加味温胆汤

本方以《千金要方》之温胆汤（二陈汤加竹茹、枳实、大枣）加天麻、白术、钩藤和生龙骨、牡蛎而成，有健脾化痰、平肝潜阳之功，用治痰火蕴伏、扰动肝阳证之眩晕（高血压病）。温胆汤名为温胆，实乃清胆和胃之谓，诚如罗东逸所云："和即温也，温之者，实凉之也。"入天麻一味，以其息风止痉之功，可解头痛眩晕之症；再入白术，以其健脾益气之功，可愈体倦、纳呆之候。天麻、白术伍二陈汤，乃《医学心悟》之半夏白术天麻汤。由此可见，该方集温胆汤、二陈汤、枳术汤、小半夏汤、小半夏加茯苓汤、半夏白术天麻汤诸方之效。然诸方清热化痰降浊之功有余，而仅天麻平肝息风之功略逊，故佐以钩藤而增其力；入龙骨、牡蛎以平肝潜阳。诸药合用，共奏健脾化痰，平肝潜阳之功，吉忱公称其为"痰火蕴伏，扰动肝阳证之高血压病之效方"。

（9）加味独活寄生汤证

本方以《千金要方》之独活寄生汤（独活9g，桑寄生、杜仲、牛膝、细辛、秦艽、茯苓、桂心、防风、川芎、人参、甘草、当归、芍药、干地黄各6g）加柴胡、葛根等组成，有益肾柔肝、平肝潜阳、益心和血之功，用治肝肾亏虚、肝阳上亢、心营不足之眩晕证（高血压病）。其原方用于肝肾两亏，气血不足，风寒湿邪外侵，腰膝冷痛，酸重无力，屈伸不利，或麻木偏枯，冷痹日久不愈者，有养肝肾、补气血、强筋骨、止痹痛之功，合以柴胡、葛根诸药，乃寓柴葛解肌汤意，以疗"头痛项强"诸候。眩晕门"加味独活寄生汤证案"：患者柳某，男，59岁。头晕眼花，头痛项强，胸闷气短，右侧上下肢时麻木，阴雨加剧。食欲、睡眠尚可，大便时有燥结，小便调。脉双寸弱，左关弦，舌质紫绛，尖红，苔白薄。血压：200/115mmHg。胸部X线示主动脉迂曲延伸。心电图示：①窦性心律②心肌劳损。证属肝肾亏虚、肝阳上亢、心营不足之眩晕，故予加味独活寄生汤调之。

（10）加味大羌活汤

大羌活汤，出自《此事难知》卷上，由羌活、独活、防风、川芎、防己、黄芩、苍术、白术、知母、生地黄、细辛、黄连、甘草组成，具升阳散热、滋养阴脏、发散风寒、祛湿清热之功，用治两感伤寒，太阳与少阴俱病，头痛，发热，恶寒，口干，烦满而渴。吉忱公以之为主，加秦艽、桑枝、络石藤、桂枝、白芍、当归、赤芍、地龙、鸡血藤、僵蚕等，命名为加味大羌活汤。公曰："对因风寒湿邪而致肩关节周围炎者，多获卓效。"方中羌活以辛苦之性，对上半身之肌肉风湿痛伴筋缩者，用之尤宜；独活亦具辛苦微温之性，有祛风胜湿散寒止痛之功。羌活气味雄烈，具上升达表之功，发散力强，可直上颠顶，横行肢臂，善治上部风邪；而独活气味较淡,性和缓,长于治筋骨之风湿,故二药相伍,为治"漏肩风"之主药。秦艽辛散,质润不燥,故为风药中之润剂,既能祛除风湿,又能舒筋通络,为治风湿痹痛、关节拘挛、筋骨不利常用之品;防风辛甘微温,性浮升散,甘缓不峻,为治风通用之品;苍术辛苦性温,为祛风胜湿、健脾燥湿之良药;桑枝、络石藤诸药,以成疏风通络、舒筋除挛之伍。《圣济总录》云:"历节风者,由血气衰弱,为风寒所侵,血气凝涩,不得流通关节,诸筋无以滋养,真邪相搏,所历之节,悉皆疼痛,故谓历节风也。"其治当调和营卫、大补气血,故予桂枝汤倍芍药,乃桂枝加芍药汤之谓,以成和营卫之功;当归辛甘,既能补血又能活血,故以其辛香善走,又有"血中气药"之称,合赤芍、地龙、鸡血藤、僵蚕,有活血通络、止痉定挛之用。风寒湿痹门"加味大羌活汤证案":患者张某,男,37岁。左肩疼痛,不能抬举,已有一年之久,查:左肩肌肉萎缩,三角肌尤为明显,肩峰下及三角肌前后缘有明显之压痛,肩关节运动受限制,尤上举为难。证属风寒湿邪乘虚侵入,发为漏肩风。治宜祛风化湿、散寒疏络。故予加味大羌活汤调之。治疗1周,痹痛若失,唯肩关节运动时仍痛。合入《医学衷中参西录》之活络效灵丹易汤以活血通痹,当归加至20g,乳香10g,没药10g,丹参20g。按曰:"加活络效灵丹,乃活血通络止痛之用。"续治1周,诸症豁然,加黄芪30g,以成当归补血汤活血导滞之功,"加黄芪以佐当归,乃当归补血汤之意;伍桂枝汤,乃黄芪桂枝五物汤之谓,乃《金匮要略》治证属'血痹,阴阳俱微'之用方"。续服6剂,肩痛已愈,肩关节活动自如。嘱服十全大补丹、风湿豨桐丸,以固疗效。

(11)消痹万应丸

《金匮要略·中风历节病脉证并治》曰:"诸肢节疼痛,身体魁羸,脚肿如脱,头眩短气,温温欲吐,桂枝芍药知母汤主之。"该方由麻黄附子汤、芍药甘草附子汤、甘草附子汤、桂枝加附子汤(去枣)加减而成,主要功能是祛风除湿、通阳散寒、佐以清热。吉忱公加用《金匮要略》之乌头汤(麻黄、芍药、甘草、川乌、蜜)、二妙散、当归补血汤及独活、防风、威灵仙、蚕沙、白芷、草薢、薏苡仁、马钱子、土鳖虫、鸡血藤、茜草、没药、木瓜和牛膝,共为细末,炼蜜为丸,每日早晚,空腹5g,白水、黄酒各半温服。此方名曰"消痹万应丸",有祛风胜湿、温经散寒、滋阴清热、调和营卫、养血通络之功,主治寒热错杂痹。寒热错杂痹"消痹万应丸证案":患者李某,男,42岁。患肢节疼痛经年,形寒肢冷,身体消瘦,关节不可屈伸。近1个月来病情加剧,下肢关节痛重,双膝、踝关节灼热肿痛,痛不可触，兼头眩、短气、口渴、烦闷不安，呈痛苦貌。舌质淡，苔黄白相兼，脉寸关细数，两尺弱。此乃寒热错杂之痹，故有祛风胜湿、温经散寒、滋阴清热、调和营卫、养血通络之治。因患者家境困难，予自拟消痹万应丸治之，另嘱采杨树枝、柳树枝、桑树枝、槐树枝、桃树枝各 7 枝，每枝约筷粗尺长，切寸长，烧水浴足。治疗 50 天后，患者面色红润，活动自如。欣言相告其关节肿痛已除，肢体活动自如，已能下地劳作。唯行路、劳作时间稍长时仍有痛感。查舌淡红，薄白苔，六脉沉弱。予以原方去麻黄、苍术、黄柏、羌活，加穿山龙 30g，伸筋草 15g，透骨草 15g，豨莶草 15g，桑寄生 15g。同法制成丸剂续服。此案乃久患风寒湿痹，三邪流注筋脉关节，气血运行不畅，故有关节肿痛之候。痹阻日久，正气日衰，邪气日盛，耗阴灼津，故见形体消瘦之躯。湿无出路，流注下肢，故膝、踝关节肿痛，湿邪郁久化火，故下肢关节灼热且痛。此乃风寒湿邪外袭日久化热之候，故本患者为寒热错杂之痹，而有消痹万应丸之用。该方由桂枝芍药知母汤加味而成，一味知母去皮为末，炼蜜为丸，如弹子大，《卫生宝鉴》名为"万应丸"，为燥热伤阴证而设方。而消痹万应丸，方中主以《金匮要略》桂枝芍药知母汤祛风胜湿、温经散寒、滋阴清热。方中桂枝麻黄祛风通阳，附子温经散寒止痛，白术、防风祛风除湿，知母、芍药清热养阴，甘草和中。因虑其祛邪之力不足，则"病历节不可屈伸，疼痛"难除，故以《金匮要略》之乌头汤（麻黄、芍药、甘草、川乌、蜜）佐之，以增其温经散寒、除湿解痛之功。因膝、踝关节红肿灼痛，为防其湿热隆盛，故予二妙散：以黄柏苦寒，清热燥湿；苍术苦温，化痰燥湿；二药合用，以增清热燥湿之力。《黄帝内经》云："邪之所凑，其气必虚。""故邪之所在，皆为不足。"故方用当归、黄芪，乃《内外伤辨惑论》之当归补血汤之谓；黄芪与桂枝、芍药、大枣、生姜，乃《金匮要略》之黄芪桂枝五物汤，以和营卫、补气血之用而除痹。方中伍之独活、防风、威灵仙、蚕沙、白芷、萆薢、薏苡仁，以增其祛风、胜湿、散寒之力；药用马钱子、土鳖虫、鸡血藤、茜草、没药、木瓜、牛膝，乃舒筋通络、活血止痛之伍。以蜜为丸，乃"丸取其缓"之意。五枝熏洗剂，乃治痹之外治法也。二诊时，关节肿痛已除，寒热错杂之证悉除，故去二妙散，及开腠发汗之麻黄、羌活，增其舒筋通络之品。

（12）黄芩热痹汤

三物黄芩汤，出自《金匮要略》，然因《伤寒杂病论》书成后散佚，宋前流传之《金匮玉函要略方》三卷未收，林亿等从《千金要方》中辑出，附于《金匮要略方论》中流传，故习称《千金》三物黄芩汤。《金匮要略·妇人产后病脉证治》曰：

"《千金》三物黄芩汤：治妇人在草蓐，自发露得风。四肢苦烦热，头痛者，与小柴胡汤；头不痛，但烦者，此汤主之。"乃为产后中风而设方。方由三味药组成：黄芩一两，生地黄四两，苦参二两。公以黄芩清热、地黄凉血、苦参燥湿，故而用于外邪入里，陷入血分之热痹，加用知母以清燥热伤阴之弊；连翘、海桐皮、忍冬藤佐黄芩以助清热之力；滑石、生薏苡仁、防己、半夏，助苦参燥湿而化痰浊之凝结；防风乃"风药中之润剂"，且能发散脾家之郁火，祛除脾家之湿。诸药合用，公名之曰"黄芩热痹汤"，为治热痹兼痰结证之用方。师曰："类风湿病关节软组织肥厚，或因积液引起关节肥厚，公均以'痰结'论治。故有滑石、薏苡仁、半夏、防己之伍。"尪痹门"《千金》三物黄芩汤证案"：患者患类风湿病2年余，经治病情稳定。患者于半月前，患者因剖宫产后失于调护，外感风邪，遂发低烧。现症见肢痛烦热，脚趾及膝关节已变形，四肢关节肿胀疼痛，指、趾小关节尤剧，手不能取物，步行困难，伴低热，自汗出，形体消瘦，全身乏力，纳差，咽燥，便干，溲赤，舌质干红，苔薄黄，脉弦细而数。证属素体亏虚，复感外邪，邪陷血分，蕴热而成热痹（类风湿病）。故首诊予以《千金》三物黄芩汤加味：黄芩12g，苦参20g，生地黄30g，知母10g，当归15g，连翘12g，生薏苡仁20g，姜半夏10g，防己12g，防风12g，海桐皮15g，忍冬藤15g，滑石15g，甘草15g。水煎服。经治半月，热痹已除。按曰："因患者产后，不宜过用发散之品，故予以'治妇人产后虚羸不足'之《千金》内补当归建中汤，补气血，和营卫，外达病邪，内安五脏，以冀全功。"

（13）阳和通脉汤

本方由肉桂、姜炭、麻黄、鹿角胶、熟地黄、黄芪、当归、红参、乳香、牛膝、金银花、苍术、黄柏和甘草组成，有温阳开腠、活血化瘀、益气通脉之功，用治一切血虚寒凝、气滞血瘀之证。公谓"跌阳脉弱，六脉沉而微数，及趾端溃血水，乃毒痰凝结之候，治之之法，非麻黄不能开其腠理；非肉桂、姜炭不能解其寒凝，此三味药性虽似酷暑，不可缺也。俾腠理一开，寒凝一解，气血乃行，毒亦随之消也，故王洪绪在《外科全生集》中，以三药之效首创阳和丸"。公以阳和丸易汤，加鹿角胶、熟地黄，大补阴血以助阳和；药用当归、黄芪、红参，乃当归补血汤、参芪汤之用，以资大补气血、益脉通痹之功；川牛膝引药下行，兼以养肝肾、渗湿邪之功；乳香活血理气止痛，诸药相伍，名之曰"阳和通脉汤"。脉痹门"阳和通脉汤证案"：患者为43岁中年男子，患血栓闭塞性脉管炎1年余，症见左足大趾皮色紫红，有片状瘀血，趾端轻度感染，有小米粒大小之溃破点且流血水。足二、三趾疼痛难忍，趺阳脉弱。舌苔白腻中心黄，脉沉而微数。证属血虚寒凝、气滞血瘀兼局部湿热蕴结之脉痹（血栓闭塞性脉管炎），治宜温阳开腠、活血化瘀、益气通脉，佐以清利湿热之治，故予阳和通脉汤［肉桂 6g，姜炭 6g，麻黄 3g，鹿角胶 10g（烊化），熟地黄 20g，黄芪 20g，当归 15g，红参 12g，乳香珠 3g，川牛膝 12g，金银花 15g，苍术 12g，黄柏 10g，炙甘草 10g，黄酒引，水煎服］调之。按曰："苍术、黄柏清热燥湿，甘草解毒，则湿热之毒得清，黄酒为引，鼓舞血行，载药以达肌腠、趾端。故诸药合用，则血虚得补，寒凝得解，气滞得通，湿毒得除，脉痹得愈。"服药 10 剂，患趾皮肤片状瘀血消退，趾端溃破口愈合，予以原方去二妙散、金银花，加忍冬藤 30g，鸡血藤 30g，续服。师曰："因郁热湿毒得解，故二诊时去二妙散，金银花，加二藤以增其通脉导滞之功。"续治月余，诸症悉除，予圣愈汤（熟地黄 20g，制白芍 15g，川芎 10g，当归 15g，红参 20g，黄芪 20g，鸡血藤 30g，水煎服）以固疗效。师曰："三诊时病已痊愈，故予《医宗金鉴》之圣愈汤，方寓四物汤补血调血，参、芪益气通脉，圣愈汤亦血栓闭塞性脉管炎恢复期之用方。"

（14）加味保元汤

保元汤，出自《博爱心鉴》，由人参、黄芪、肉桂、甘草组成。《医宗金鉴·删补名医方论》将之与生脉饮相合加减，而成生脉保元汤，由黄芪、人参、麦冬、五味子、肉桂、白芍、甘草组成，有益气生津之功。吉忱公加用黄精一味，而成"加味保元汤"，益气生津、滋阴益元。黄精味甘、性平益脾，可使五脏丰盈，精充神固，甘润之味能养血，故为补益脾胃之胜品。土为万物之母，母得其养，则水火既济，金木调平，诸邪自去，而五脏安和。中风门"圣愈汤证案"，运用圣愈汤合加味黄芪五物汤口服，并结合针灸治疗证属心脾两虚、营卫失和、脑络瘀阻之中风（脑梗死，既往有风湿性心脏病史 20 余年，伴心房纤颤），经治 3 日，肢体瘫痪之症悉减，然仍心动悸、胸闷。故合入加味保元汤，原方加麦门冬 30g，五味子 10g，黄精 30g，继服。续治 6 日，胸闷、心动悸已缓，上肢活动可，已能下地行走。按曰："二诊时因其心动悸、胸闷之症未解，故方入麦门冬、五味子，与人参乃生脉饮之伍，为益气养阴、濡养心脉之治；《博爱心鉴》之保元汤，药由参、芪、肉桂、甘草组成，生脉饮与黄芪、桂枝、甘草为伍，乃成生脉保元汤之伍，为陈旧性心脏病阴阳俱虚证之用方。此案用黄精一味……用之而心悸、胸闷诸候悉除。"

（15）加味二陈汤

二陈汤，出自《太平惠民和剂局方》卷四，有燥湿化痰、理气和中之功，主治痰饮为患，或呕吐恶心，或头眩心悸，或中脘不快，或发为寒热，或因食生冷，脾胃不和。为治痰饮为患之基础方。公加用白芥子、薏苡仁，名曰加味二陈汤：半夏9g，陈皮9g，茯苓12g，甘草9g，白芥子12g，薏苡仁18g。水煎服。五心烦热，加地骨皮9g，牡丹皮9g；怔忡心悸，加酸枣仁5g，远志9g；发作痫证，加琥珀末6g，朱砂2g（研冲），郁金9g，远志9g，胆南星9g，僵蚕9g；杀虫，加用榧子仁、雷丸等量，研末，每次9g，药汁冲服；痰多，加胆南星9g，竹沥15g（冲服）；肝气郁滞，加郁金9g，白芍9g；搐搦，加钩藤15g，全蝎6g；气虚，加党参15g，黄芪30g；血瘀，加丹参30g，当归尾15g。配服单方1（定痫药）[黑牛角一只（切片，焙焦），朱砂30g，琥珀60g，郁金30g。研细，6g，日3次服] 及单方2（杀虫药）[榧子仁、雷丸等量，研末，饭前9g，药汁送服]，主治脑囊虫所致癫痫。虫瘤门"加味二陈汤证案"录案3则，均以之为主加减，煎汤口服，配服磁朱丸3g，每日3次服。均获得理想效果。该方的临床总结以袁大仲、柳少逸署名的学术论文"自拟加味二陈汤治疗脑囊虫病"发表于《山东中医杂志》1985年06期。该事载入《山东省志·67·卫生志》。《柳少逸医论医话选》收录的"脑囊虫病证治之要"，系在该文基础上的进一步总结和发掘。

（16）加味真武汤

《伤寒论·辨太阳病脉证并治中》曰："太阳病发汗，汗出不解，其人仍发热，心下悸，头眩，身瞤动，振振欲擗地者，真武汤主之。"（82）《辨少阴病脉证并治》亦云："少阴病，二三日不已，至四五日，腹痛，小便不利，四肢沉重疼痛，自下利者，此为有水气，其人或咳，或小便利，或不利，或呕者，真武汤主之。"（316）此方为"阳虚水泛"而设，有温阳利水之功。真武汤为温阳利水之剂，主治心下悸、头眩、身瞤动、振振欲擗地者，或腹痛、四肢沉重下利、脉沉之症。汪苓友称其"专治少阴里寒停水"；张璐称其"本治少阴水饮内结"。本方证系下焦虚寒、水气不化所致。脾肾阳虚，水气不化泛溢为患。若水气泛滥，上逆凌心，则心下悸；上犯清阳则头眩；水行于上焦胸肺则咳，行于中焦胃腑则呕或下利；行于下焦膀胱则小便不利；水气浸渍四肢，故四肢沉重疼痛、身瞤动、振振欲擗地；脾肾阳虚，阴寒浸渍胃肠，故腹痛下利。方以附子温补肾阳、助阳以行水；术、苓健脾利水；生姜佐附子之助阳，以宣散水气；芍药和营止痛，诸药合用为温阳化气行水之法。本方与苓桂术甘汤均治阳虚水停，但该方重点在肾，彼在脾。与附子汤同属肾阳不足，水湿之邪为患，该方为下焦虚寒不能利水，彼为下焦阳虚，寒湿之邪留滞于关节经络。《金匮要略·痰饮咳嗽病脉证并治》曰："青龙汤下已，多唾口燥，寸脉沉，尺脉微，手足厥逆，气从小腹上冲胸咽，手足痹，其面翕热如醉状，因复下流阴股，小便难，时复冒者，与茯苓桂枝五味甘草汤，治其气冲。"这里表述了体虚服用小青龙汤以后的变化，即支饮上虚下实证。桂苓五味甘草汤，乃《金匮要略》为支饮上虚下实证而设方。该方以其温肺化饮、平冲下气之功而愈病。其中桂枝甘草汤辛甘化阳，以平冲气；伍之茯苓淡渗之品，能引逆气下行；又有五味子收敛耗散之气，使虚阳不致上逆，故《金匮要略心典》解云："茯苓、桂枝能抑冲气使之下行，然逆气非敛不降，故以五味之酸敛其气，土厚则阴火自伏，故以甘草之甘补其中也。"吉忱公合用二方，加泽泻、红参、丹参，名曰加味真武汤，有温阳逐饮、化气行水，佐以宁心定悸之功，用治阳气虚衰、气化失司、水饮内停、上泛心肺所致之支饮。水肿门"加味真武汤证案"，治疗证属阳气虚衰、气化失司、水饮内停、上泛心肺所致水肿（慢性风湿性心脏病伴二尖瓣关闭不全20余年）患者，应用真武汤合桂苓五味甘草汤加味（茯苓15g，炒白术10g，制白芍15g，制附子10g，桂枝12g，五味子12g，泽泻20g，红参10g，丹参10g，炙甘草10g，生姜3片，大枣四枚引。水煎服）以温阳逐饮、化气行水，佐以宁心定悸。师曰："服药5剂，肿始消，呼吸尚平稳，已可平卧。予原方加黄精12g，赤灵芝10g，水煎服。续服10剂，全身水肿消退，呼吸匀，可平卧。予以上方制成散剂，每次10g，日3次冲服。"《素问·至真要大论》云："诸病水液，澄彻清冷，皆属于寒。""诸寒收引，皆属于肾。""诸湿肿满，皆属于脾。"意谓肾阳不足，命门火衰，气化失司，而成水饮；肾阳虚，脾阳不振，运化失司，而成痰饮，水湿外泛于肌肤而成水肿，此即内生五邪之寒湿水邪也。《素问·逆调论》云："不得卧，卧则喘者，是水气之客也。"此意谓水饮上凌心肺，此即《金匮要略》痰饮篇"心下有支饮，其人苦冒眩""膈间支饮，其人喘满"之谓也。故加味真武汤治之。方中附子、桂枝、甘草温阳化气，壮真火、补命门、逐阴寒以化水饮；茯苓、泽泻、白术健脾渗湿以除水肿；五味子收敛耗散之气，佐之人参益气生脉；药加丹参活血通脉。方中尚寓有《金匮要略》治"心下有痰饮，胸胁支满，目眩"之苓桂术甘汤，"心下有支饮，其人苦冒眩"之泽泻汤，"吐涎沫而癫眩"之五苓散；及《正体类要》治"手足逆冷，头晕短气，汗出脉微"之参附汤；《内外伤辨惑论》治"体倦气短，脉虚细结代"之生脉散。因麦门冬性寒而润，于证不利，故弃之不用。于是诸药合用，有药到病除之效，而水肿得消，心气得敛。此例为风心病二尖瓣关闭不全伴心功能衰竭，经治心衰得解，但二尖瓣关闭不全，乃器质性病变，非药物可愈也。当需日常用药调之。故予散剂续服。

（17）琥珀化石散

本方由《证治准绳》之琥珀散（琥珀、海金砂、没药、炒蒲黄）加滑石 30g，火硝 15g，郁金 30g，鸡内金 30g，明矾 30g，广三七 12g，甘草 12g 而成。共为细末，每次 3g，汤剂送服，每日 3 次。琥珀乃松之余气所结，以其入血分，清热利窍之功，对尿路结石尿血者有良效；海金砂以甘寒之性而清热利尿，为淋病尿道痛之良药；鸡内金"独受三阴俱足之气"，而有化石通淋之功；诸硝，《神农本草经》谓其"能化七十二种石"，时珍谓其具"利大小便""破五淋"之效；白矾有涤热燥湿之功，与硝相伍，乃《金匮要略》之"硝石矾石散"，具清胆及膀胱之热之功；三七有止血瘀之功，为血淋必用之品，前人有"一味三七，可代《金匮》之下瘀血汤，而较下瘀血汤尤为稳妥"之论；郁金、没药、蒲黄，乃理气止痛之用。故二方之法，诸药之用，以其促气化、活瘀通脉、清热利尿、通结化石之功，而收卓效。淋证门"疏石饮证案"，应用疏石饮水煎、送服琥珀化石散，治疗肾元亏虚，三焦气化失司，肾络瘀阻，湿热蕴结，水结成石（肾结石）。按曰："二方之法，诸药之用，以其促气化，活瘀通脉，清热利尿，通结化石之功，而收卓效。"

（18）加味补中益气汤

补中益气汤，出自《脾胃论》，由黄芪、甘草、人参、白术、当归、陈皮、升麻、柴胡、生姜、大枣组成，有调补脾胃、升阳益气之功，主治食不知味，倦怠懒言，不耐作劳，动则气喘，身热有汗，渴喜热饮，及一切清阳下陷之证。吉忱公加用茯苓、泽泻、川芎、熟地黄、酒元胡、川楝子、炮穿山甲、王不留行、皂角刺，名曰"加味补中益气汤"，有补中益气、升清降浊、养血通脉、理气止痛之功，用治脾虚中气不足，气化失司，清阳不升，浊阴难降之癃闭、气淋等证。癃闭门"加味补中益气汤证案"：患者前列腺肥大经年，症见小腹坠胀、小便不利、欲解不爽、点滴不畅，伴茎中痛、神疲乏力、纳呆、气短而语声低微，舌淡苔薄白，脉细。系脾虚中气不足、气化失司、清阳不升、浊阴难降之癃证（前列腺肥大），师加味补中益气汤（黄芪 30g，红参 10g，炒白术 15g，柴胡 6g，升麻 6g，茯苓 15g，泽泻 15，当归 12g，川芎 10g，熟地黄 12g，酒元胡 10g，川楝子 6g，炮穿山甲 6g，王不留行 10g，皂角刺 6g，生甘草 10g，水煎服）以补中益气、升清降浊，佐以养血通脉、理气止痛。按曰："主以补中益气汤，以成补中益气，升清降浊之功，以期癃证得除；方中参、芪合四物汤，乃《医宗金鉴》之圣愈汤，以益气养血之功，而除神疲力乏、气短之候；入茯苓、泽泻，则寓《金匮要略》之当归芍药散，以其调肝脾，和气血，司气化之功，为治癃闭常用之方；案中炮穿山甲、王不留行、皂角刺、怀牛膝，乃软坚散结、通脉导滞之品；《卫生宝鉴》云："善去茎中痛，或加苦楝，酒煮玄胡为主，尤好尤效。"故大凡淋证，或癃闭证，公多以人参补肾益元，苦楝、元胡行气止痛，三药为伍，俾元气复，气道利，水道通，而茎中痛得解。"方证合拍，取效则速，经治1个月，患者"小便通畅，已无纳呆、气短、小腹坠胀、茎中痛之症。嘱服补中益气丸、金匮肾气丸，以固疗效。"

吉忱公还加用茯苓、桔梗、辛夷、甘菊和煅龙骨，亦命名为"加味补中益气汤"，有健脾益气、渗湿化浊之功，用治脾气虚弱、运化失司、湿浊上泛、浸淫鼻之窦窍所致鼻渊。鼻渊门"加味补中益气汤证案"：患者孙某，女，43岁，因以慢性副鼻窦炎（双侧上颌窦、额窦炎症），中、下鼻甲肥大，由耳鼻喉科转中医科治疗。症见涕黏、白、量多，无臭味，鼻塞较重，无寒热，肢倦神疲，少气懒言，食少腹胀，胸腹痞满，便溏，面色萎黄，舌淡，畔有齿痕，舌苔白微腻，脉濡缓。证属脾气虚弱、运化失司、湿浊上泛、浸淫鼻之窦窍。治宜健脾益气，渗湿化浊。故予补中益气汤加味治之：黄芪15g，党参12g，炒白术12g，当归10g，陈皮6g，柴胡10g，升麻3g，茯苓10g，辛夷6g，白菊花10g，煅龙骨15g，桔梗10g，炙甘草6g，生姜3片，大枣4枚，水煎服。服药5剂，涕量明显减少，鼻塞减轻，余症若失，加白芷10g，细辛3g，桂枝12g。水煎服。续服15剂，诸症悉除。予以补中益气丸，佐服奇授藿香汤，以固疗效。慢性副鼻窦炎伴鼻甲肥大者，凡无寒热及黄稠涕者，均属脾虚湿浊积滞鼻之窦窍，故公以补中益气汤加味治之，多收卓功。本案方以补中益气汤健脾和胃，升阳益气，俾清阳之气上升，浊阴之气下降，则窦窍之湿浊得解。且方中当归养血通脉，柴胡疏达肝胆之气，则鼻窍络脉得通。药加桔梗乃取其舟楫之用，载药直达窦窍；茯苓乃淡味涌泄为阳之意，则俾浊涕得解；辛夷辛温香散，轻浮上升，以通鼻窍，甘菊轻清，甘凉益阴，二药合用，以防湿浊郁久化热之弊；方加龙骨非收湿之用，公谓："乃取其入肝、肾二经，有引逆上之火、泛滥之火归宅之用。"二诊时加细辛、桂枝、白芷以增其温阳化饮、散寒除湿之功。且桂枝佐茯苓、白术、甘草，乃《金匮要略》之苓桂术甘汤，以除饮阻于中、清阳不升之证。

（19）加味消风散

师曰："大凡因风毒之邪犯人，与湿热之邪相搏，内不得疏泄，外不得透达，郁于肌肤而发，则见皮肤瘙痒，或水液流溢。故谓痒自风来，从而有'消风'之治。

名'消风散'者，有《外科正宗》方，《医宗金鉴》方同此，药有荆芥、防风、当归、生地黄、苍术、知母、蝉蜕、苦参、胡火麻仁、牛蒡子、石膏、木通、甘草，乃湿热风毒蕴于肌肤、血分之用方；有《太平惠民和剂局方》方，药有荆芥、防风、蝉蜕、川芎、人参、茯苓、僵蚕、藿香、羌活、厚朴、甘草，乃主治诸风上攻头目、项背拘急、瘾疹之用方；有《证治准绳》方，药有石膏、荆芥穗、防风、当归、川芎、川羌、甘菊、羚羊角、大豆卷、甘草，主治妊娠肝热上攻致头、胸诸症；有《沈氏尊生书》方，为脾热风湿证而设方，药用茯苓、蝉蜕、川芎、僵蚕、人参、藿香、防风、荆芥、甘草。而《外科证治全书》之四物消风饮，药有当归、生地黄、赤芍、川芎、荆芥、薄荷、蝉蜕、柴胡、黄芩、甘草，功于养血和血、通达气机、疏风清热，乃为素体血虚，枢机不利，风热外客，皮肤游风，瘾疹瘙痒，及劳伤冒风而设方。公尤重此方，谓其寓四物汤、小柴胡汤、消风散诸方之效，故名'加味消风散'。"公化裁《外科正宗》之消风散、《外科证治全书》之四物消风饮而用之，名曰"加味消风散"：浮萍 12g，大青叶 12g，蒲公英 12g，荆芥 10g，防风 10g，独活 10g，地肤子 10g，白蒺藜 10g，金银花 12g，当归 12g，川芎 10g，生地黄 12g，赤芍 10g，苦参 10g，苍术 10g，陈皮 10g，蝉蜕 6g，甘草 3g。水煎服。方中浮萍、荆芥、防风、独活、白蒺藜疏风透表；大青叶、金银花、蒲公英清热解毒；苦参、苍术、陈皮、地肤子清热燥湿；四物汤清营和血，此即"治风先治血，血行风自灭"之谓也。于是，以其疏风养血、清热解毒、燥湿泻火之功，而收效于预期。天王补心丹愈后之施，乃养血安神、清热除烦之用，以解"任物"之劳，俾心火不亢，"少阴有余"之疾不生也。瘾疹门"加味消风散证案"：患者崔某，男，39 岁。入夏去田间劳作，时值天气闷热，又恐下雨，又想劳作，遂心烦，继而全身皮肤瘙痒，出现风团，遂停止劳作急回家。时一阵凉风，大雨作，顿感心清，瘙痒亦缓。其后则遇热病剧，得冷症减，于是就医。因候诊心急，遂发隐疹瘙痒。查风团色红，皮损于全身，略高于皮肤，大小形态不一，风团大至巴掌，小如芝麻粒，呈散发性，部分融合成环状、地图状。伴心烦、口渴、咽部不适。舌苔薄黄，脉浮数。证属血热风燥、营卫失和、风热与气血相搏于肌肤之瘾疹（荨麻疹）。宜疏风清热、和营凉血之治，遂予加味消风散调之。服药 4 剂，心烦口渴悉除，瘾疹偶发 1 次，守方继服。续服 4 剂，诸症悉除，瘾疹未发。予以天王补心丹，早晚服。本案之病，因皮肤出现瘙痒性丘疹风团，故有风疹、风疹块之名，又因发病时隐时显，故又名瘾疹，即西医学所称的"荨麻疹"。究其原因，《素问·四时刺逆从论》有"少阴有余"，病

"隐轸"的记载。轸，即疹。意谓少阴君火之气有余，即火热之气有余，与人之气血相搏，而起瘾疹；《灵枢·本神》云："所以任物者，谓之心。""心藏脉，脉舍神。"若心之操持繁重，心思缜密，心血暗耗，心火内盛，此亦"少阴有余"也，火邪搏于营卫，而致血燥生风，此即《黄帝内经》"诸痛痒疮，皆属于心"之谓，此即清营凉血可治疮痒之理，亦即天王补心丹治瘾疹等皮肤病之理也。本案之体征，为风热之邪搏于肌表，郁于皮肤，致营卫失和，与气相搏，加之其人任物过重，心阴久耗，故起风团、风疹。其治公化裁《外科正宗》之消风散、《外科证治全书》之四物消风饮用之，名方曰"加味消风散"。方中浮萍、荆芥、防风、独活、白蒺藜疏风透表；大青叶、金银花、蒲公英清热解毒；苦参、苍术、陈皮、地肤子清热燥湿；四物汤清营和血，此即"治风先治血，血行风自灭"之谓也。于是，以其疏风养血，清热解毒、燥湿泻火之功，而收效于预期。天王补心丹愈后之施，乃养血安神，清热除烦之用，以解"任物"之劳，俾心火不亢，"少阴有余"之疾不生也。

如上所论，古人有"痒自风来"的观念，故有"消风"之治，故以"消风"命名方剂者，数不胜数，如消风散、消风饮等。据不完全统计，仅以消风散命名者，就有 40 余首。吉忱公根据患者病情，对古代消风散加减应用并创制新方也非只一首。除上述化裁《外科正宗》之消风散合《外科证治全书》之四物消风饮而名曰"加味消风散"外，至少还有两首。银屑病门"加味消风散证案"，治疗风邪客于肌肤、郁久化热，血燥不能泽肤出现皮损（银屑病）的青年女子，予自拟加味消风散（当归15g，赤芍20g，川芎10g，荆芥10g，防风10g，苦参30g，苍耳子15g，地肤子20g，连翘12g，白鲜皮15g，牡丹皮10g，红花10g，甘草10g。水煎服）以清热解毒、滋阴燥湿、凉血活血，经治 20 余日，患者丘疹消失，红斑隐退，唯头部皮肤隐见皲裂。为防复发，患者要求续治，故采用内外合治之法以善后。中药煎剂水浴：赤芍12g，当归15g，丹参20g，牡丹皮15g，红花10g，苦参30g，金银花15g，连翘15g，白鲜皮15g，鬼针草30g，苍耳子30g。天王补心丹每次 1 丸，每日 2 次。前者以外治法配合内治以治疗疾病，后者以外治法配合内治以善后。清·柯琴云："心者主火，而所从主者神也。神衰则火为患，故补心者必清其火而神始安。"公谓"银屑病""牛皮癣"（即西医之神经性皮炎）其血热肤燥者，皆五志郁而化火，此内生"五邪"也，心因也。故《黄帝内经》有"诸痛痒疮皆属于心"之论。顽癣门"加味天王补心丹证案"：患者张某，女，19 岁。半年前，颈后两侧皮肤瘙痒，继而出现粟粒至绿豆大小丘疹，顶部扁平，呈圆形或三角形，散在分布，丘疹逐日增多，密集融合成片。搔抓后皮肤逐渐肥厚，形成苔藓样变。众医均以神经性皮炎治之，然收效甚微，观全身皮肤干燥，皮损处皮厚粗糙、脱屑、苔藓样变，瘙痒，伴眩晕，神情抑郁，心烦少寐，大便干结，舌红少苔，脉细而数。证属心营失调，血虚风燥所致顽癣（神经性皮炎）。治宜益心营，养心血，滋阴清燥。予天王补心丹合加味消风散易汤治之：生地黄30g，党参12g，丹参20g，玄参15g，茯苓15g，五味子10g，远志10g，桔梗10g，当归10g，天冬10g，麦冬10g，柏子仁15g，酸枣仁15g，赤芍12g，川芎10g，荆芥12g，苦参15g，苍耳子10g，地肤子15g，连翘12g，白鲜皮12g，牡丹皮10g，红花10g，甘草10g。水煎服。外敷樟冰散。内服、外治1周，皮损明显好转，予以原方继用。续治两周，病臻痊愈，予以原方去加味消风散，唯取天王补心丹易汤调之。

《伤寒方证便览》收录少逸先生化裁经方为新方的验案。

（20）黄芩紫地汤

《伤寒论·辨少阳病脉证并治》曰："太阳与少阳合病，自下利者，与黄芩汤；若呕者，黄芩加半夏生姜汤主之。"（172）此乃少阳之邪内迫阳明下利的证治，法当清热止利。"太阳与少阳合病"冠首，当以少阳受邪为主，但以下利为主证，当为少阳之邪内迫阳明入里之理已明，表证不明显。而黄芩汤又无表药，故列于少阳兼阳明证下。方以黄芩清热止利，芍药敛阴和营止痛，伍甘草、大枣酸甘化阴，而增和中缓急止痛之功。诸药合用，共具清热止利、和中止痛之效，多用于治疗腹痛下利、大便黏液不爽之热痢。后世治痢诸名方多由此演变而来，如黄芩芍药汤、芍药汤等，故汪昂在《医方集解》中称此方为"万世治痢之祖"。现代多用于细菌性或阿米巴性痢疾、慢性结肠炎等。吉忱公对胃肠型感冒之发热不剧、而胸胁苦满、呕而腹泻腹痛者，亦多选用黄芩加半夏生姜汤意愈之。少逸先生加用地榆、紫参，"地榆凉血解毒，紫参去湿解毒，以愈下利脓血、里急后重之症"。名之曰"黄芩紫地汤"。《伤寒方证便览》收录"湿热痢案"，即以黄芩紫地汤原方治疗湿热之邪壅滞肠中，气机不畅，传导失司而致湿热痢（细菌性痢疾）。患者服药3剂，诸症悉减。续服5剂，病臻痊愈。药简力宏，收效迅速。黄芩汤在古医书《汤液经法》中称之为小阴旦汤，陶弘景称此方"治天行病身热、汗出、头目痛、腹中痛、干呕、下利者"。若胃气上逆兼呕者，加生姜、半夏，名曰黄芩加半夏生姜汤，方由小柴胡汤去柴胡、人参，加芍药而成。方中黄芩与半夏、生姜成辛开苦降之伍；芍药、甘草、生姜、大枣乃酸甘化阴、辛甘化阳之味。诸药合用，而成调达枢机、和解少阳、调和营卫、清泄阳明里热之效，以和胃降逆止呕为其用。可见黄芩加半夏生姜汤既是黄芩汤的加减方，又是小柴胡汤的变方。

（21）加味甘桔汤

《伤寒论·辨少阴病脉证并治》曰："少阴病二三日，咽痛者，与甘草汤；不差，与桔梗汤。"（311）此乃少阴客热咽痛的证治，法当清热利咽。生甘草清热解毒，咽部轻微肿痛者，可一味甘草以愈之。若效不显，可佐桔梗以开肺利咽，名桔梗汤。后世名甘桔汤，为治咽喉痛之基本方。后世治咽喉肿痛诸方，多由此方加味而成。《伤寒论》又云："少阴病，咽中伤，生疮，不能语言，声不出者，苦酒汤主之。"（312）此乃少阴病咽伤溃破的证治，法当清热涤痰、敛疮消肿。"少阴病，咽中痛，半夏散及汤主之"。（313）此乃少阴客寒咽痛的证治。先生合此三方及《活法机要》之桔梗汤（桔梗、姜半夏、陈皮各十两，炒枳壳五两，为粗末，每服二钱，加生姜五片，水煎服）众方之效，创制"加味甘桔汤"（姜半夏10g，桔梗10g，陈皮10g，炒枳实10g，肉桂3g，炙甘草6g。水煎服），除可治疗咽喉肿痛外，尚可用于治疗咳嗽、肺痈而见气滞血瘀痰凝证者。《伤寒方证便览》收录其"慢喉瘖案"，用原方治疗气滞血瘀痰凝所致喉瘖（咽炎、声带小结）。患者服用3剂，诸症悉减。续服5剂，声嘶愈，咽部微有异物感，予上方加乌梅6g，制成散剂，每次30g代茶饮。

《柳少逸医案选》中也收录有先生经方、成方化裁为新方的验案。

（22）阳和参芪方

阳和参芪方，由阳和汤加人参、黄芪、灵芝、阿胶组成，实寓《伤寒论》之麻黄汤、《金匮要略》之人参汤、《外科全生集》之阳和汤、《大补小吃》之参芪精诸方之效，有养血温阳、润肺化痰之功，凡以气虚、血虚、寒凝、痰滞见证者，均可用之。阳和汤，出自清·王洪绪《外科全生集》，王氏先立阳和丸，方由麻黄、肉桂、姜炭组成。以麻黄开腠理，肉桂、姜炭解寒凝，"俾阳和一转，则阴分凝结之毒，自能化解"。其法实寓麻黄汤之意，以麻黄发越人之阳气，桂枝开腠通阳以行卫气。此即"阳和"之谓。方合参、芪、灵芝、阿胶，以健脾益气、安和五脏、养阴润肺。咳嗽门"阳和参芪方证案"：患者尹某，女，35岁。罹肺结核6年之久，近期咯血加剧，先后肌注链霉素，口服异烟肼等药鲜效，仍咯血不止，咳嗽日剧，而求治于中医。患者形寒肢冷，面色苍白，舌质淡，苔白，舌体浮胖，边有齿痕，脉沉细。X线检查诊断为浸润型肺结核（右上）。证属血虚寒凝、痰滞血瘀肺络，治宜养血温阳、润肺化痰，故予阳和参芪方加味：熟地黄30g，肉桂3g，鹿角霜30g，阿胶（烊化）9g，炮姜1.5g，侧柏炭10g，白及末（冲服）6g，白芥子（炒）6g，炙麻黄1.5g，百部15g，木灵芝30g，党参30g，黄芪24g。水煎服。迭进10剂，咯血已瘥。继服40剂，诸症豁然。复经X线检查，肺结核痊愈。肺结核属中医学"肺痨""痨瘵"等范畴，致病因素不越内外两端。外因系指痨虫（结核杆菌）传染，内因系指气血虚弱。古虽有"痨瘵主乎阴虚"之说，而以血虚、寒凝、痰滞见证者，亦屡见不鲜，故仍为阳和汤之适应证，故予阳和参芪方。按曰："因有'咯血'一症，故加镇咳止血之品。侧柏炭甘平，为止血之良药；百部止咳润肺，为肺结核咳嗽吐血必用之药。""迭进10剂，咯血已瘥。继服40剂，诸症豁然。复经X线检查，肺结核痊愈。"

（23）加味生脉饮

生脉散，出自元·李杲《内外伤辨惑沦》，药用人参、麦冬、五味子。人参为主药，能大补元气；麦冬可养阴清热；五味子可敛汗生津。三药合用，一补、一清、一敛，共同发挥益气生津、敛阴止汗的作用。先生加用制首乌、黄精、丹参，名曰加味生脉饮。有益气养阴、活血通脉之功。胸痹门"加味生脉饮证案"：患者林某，男，63岁。往有冠心病史，近胸闷，心前区绞痛阵作。昨日夜间憋醒，怔忡，气短乏力，虚烦不寐，纳食呆滞，眩晕，耳鸣，二便自调。舌红少苔，脉细数。X线胸透示主动脉迂曲延伸。心电图示冠状T波。证属气阴两虚、心脉痹阻所致胸痹（冠心病），故以加味生脉饮［红参10g，黄精15g，首乌30g，麦冬30g，茯苓15g，五味子12g，当归12g，白术12g，丹参30g，黄芪20g，白芍15g，炙甘草10g，大枣4枚，水煎服］加味以益气养阴、通脉导滞。迭进30余剂，诸症豁然，但仍有心悸，舌淡红少苔，脉沉细，上方加柏子仁15g，桑椹15g，水煎服。续进12剂，病情稳定，唯纳食不馨，仍宗原意，加焦山楂10g，处方：红参10g，首乌12g，麦冬15g，五味子15g，桑椹30g，麦冬30g，柏子仁15g，茯苓12g，陈皮10g，白术12g，焦山楂10g，炙甘草10g，水煎服。经治3个月，诸症悉除，心电图示正常。气为阳，血属阴。气为血帅，血为气母。气血有阴阳互根、相互依存之用。气之出入升降治节于肺，肺气贯脉而周行于身。心气不足，鼓动无力；阴血亏耗，血府不充；心失血养，脉失濡润；气虚血瘀，血行不畅，重者心血瘀滞，发为胸痹、心痛。本案患者即属此因而发。加味生脉饮，方由人参、麦冬、五味子、制首乌、黄精、丹参组成。方中主以生脉饮合首乌、黄精、丹参，益气养阴，活血通脉。药加茯苓、白术、炙甘草者，乃寓四君子汤增其益气养脾之功；当归、黄芪乃当归补血汤之意，则心气足、心脉养而脉通。《神农本草经》云五味子"主益气""劳伤羸瘦，补不足，强阴"。今云生脉，乃取敛肺气益肾元，俾宗气充，肾气足而心脉得通之谓也。且现代药理研究表明：五味子有兴奋呼吸中枢作用，可调节心脏血管系统病态生理功能及改善失常的血液循环。故诸药合用，心气得充，心血得养，心脉得通而病愈。

(24) "柴胡"剂系列

小柴胡汤为恩师着力最多、研究最深的方剂。应用小柴胡汤为主，加减化裁成许多方剂，供临床应用。如柴胡鳖甲煎：由小柴胡汤加鳖甲、龟甲、水蛭、厚朴、白花蛇舌草、半枝莲、三七和黄芪诸药组成，源于《金匮要略》鳖甲煎丸，又为吉忱公柴胡鳖甲煎方之改进。方中主以小柴胡汤调达枢机、透理三焦，以扶正达郁；药用鳖甲、龟甲，滋养肝肾，以软坚散结；水蛭入肝经血分，活血逐瘀，以消癥结；厚朴除满消胀；白花蛇舌草、半枝莲，以清利湿热瘀毒；三七有祛瘀安新之功。前人有"一味三七，可代《金匮》之下瘀血汤（大黄、桃仁、䗪虫），而较下瘀血汤大为稳妥也"之誉，近人研究为抗癌之要药；黄芪，《神农本草经》谓其有"补虚""主痈疽"之功，现代研究有显著的保肝作用。诸药合用，有枢转气机、扶正散瘀之功，主治肝胆气郁、日久化热、暗耗肝阴、正虚邪实之癥瘕积聚，包括肝硬化、肝癌、肝纤维化等。癥瘕门"柴胡鳖甲煎证案"：患者阎某，男，42岁。腹胀、乏力、下肢浮肿1个月余。患者1个月来感腹胀剧烈，不能纳食，稍进饮食则胀甚，并感乏力，不能户外活动，下肢浮肿，按之凹陷不起，且常鼻衄、齿衄，大便稀溏，小便黄赤。检查：面部及颈、胸部有多个蜘蛛痣，肝病面容，有肝掌。辅助检查：锌浊度20U，碘试验(+++)，胆红素浓度273.6μmol/L，碱性磷酸酶18U/L，HBsAg 1：516。B超检查：①肝硬化（肝大，回声不均质，门静脉宽1.8cm，脾厚6.4cm）；②肝癌（肝右叶可见一3.4cm×4.6cm之光团）。唇红绛，舌红绛无苔，脉弦细数。证属肝胆气郁，日久化热，暗耗肝阴，正虚邪实。治宜枢转气机，扶正散瘀。予柴胡鳖甲煎治之：柴胡15g，黄芩12g，半夏10g，太子参15g，龟甲15g，鳖甲15g，三七10g，白花蛇舌草30g，半枝莲30g，水蛭10g，黄芪15g，厚朴15g，甘草10g，生姜5片，大枣5枚，水煎服。服药10剂后，腹胀减轻，鼻衄、齿衄好转，可进少量饮食。服药20剂后，做B超复查：肝右叶包块缩小（0.9cm×0.9cm），门静脉缩至1.6cm，脾厚减至5.6cm。续服药50剂，再行B超检查示肝右叶包块消失，门静脉及脾恢复正常。但病人仍感腹胀、便溏，纳差，上方加赤芝15g，砂仁12g，云茯苓15g，白术15g，去水蛭10g。再服20剂，病情基本稳定，惟有时仍感腹部胀闷，大便时稀。查肝功：锌浊度 15U，碘试验（＋），HBsAg 仍 1：156，其余正常。B 超检查示肝大，光点粗，回声仍有不均质。病人感觉良好，可参加一般农业劳动。随访 5 年，无复发。本案患者从其临床症状及理化检查，诊为"肝硬化继发肝癌"。肝硬化属中医之"鼓胀"，肝癌属中医之"癥瘕""积聚"。柴胡鳖甲煎，由小柴胡汤加鳖甲诸药组成。故有本案之理、法、方、药，而收效于预期。当腹部包块消失，故去水蛭，加苓、术以健脾益气渗湿，入赤灵芝伍黄芪，乃芪灵方，为扶正护肝之效方，故虽属顽疾，而亦可愈之。

再如柴胡龙胆方，系小柴胡汤加龙胆草、山栀、泽泻、车前子组成，有和解少阳、清泄厥阴邪毒的作用，用治瘟毒结于少阳而传入厥阴所致各种疾患。痄腮门"柴胡龙胆方证案"，治疗瘟毒结于少阳而传入厥阴之痄腮（病毒性腮腺炎并发睾丸炎），即以柴胡龙胆方和解少阳、清泄厥阴邪毒而治愈。

2. "合方"应用成新方

如前所述，柳氏医派擅长合方应用治疗疾病，用之日久，有些合方逐渐固定下来，就成为验方新方。

《柳吉忱诊籍纂论》中录有吉忱公运用"合方"创制的新方，仍按方剂在书中出现的先后，依次介绍。

（1）白虎银翘清营汤

此方由《伤寒论》之白虎汤、《温病条辨》之银翘散和《温病条辨》之清营汤三方相合加减化裁而成，有清热化湿、救营醒神、芳香化浊之功，用治暑热兼湿、伤气入营、蒙蔽清窍之证。师曰："《伤寒论》之白虎汤，合《温病条辨》之银翘散，以清热生津之功，除卫气之热；合入《温病条辨》之清营汤，清营透热，养阴活血，以除伤营之热邪"。疫病门"白虎银翘清营汤证案"，治疗证属暑热兼湿、伤气入营、蒙蔽心窍之温病（化脓性脑膜炎）患儿，予白虎银翘清营汤化裁［生石膏 60g，金银花 30g，连翘 12g，鲜生地黄 30g，知母 9g，钩藤 10g，石菖蒲 12g，川黄连 6g，大黄 10g，薏苡仁 15g，风化硝 6g（冲服），甘草 6g，4 付，水煎两遍，合剂分 4 次鼻饲］以清热化湿、救营醒神，佐以芳香化浊，并配服紫雪丹 3g，分 2 次，药汁冲服，按曰："药用钩藤凉肝息风定搐；石菖蒲芳香开窍而醒神；大黄、风化硝泻火通便；紫雪丹，清热开窍，镇痉安神，为治温病热邪内陷心包、高热烦躁、神昏谵语、痉厥抽风之效方。""患儿服药当日即热退神清，续服 3 剂，而诸症豁然。予以原方加贯众 10g，续服以固疗效。"

（2）白虎清营汤

本方为《伤寒论》之白虎汤合《温病条辨》之清营汤加减而成，有透邪涤暑、清营退热、开窍清心、镇肝息风之功，用治温毒内侵、气血两燔、肝风内动、邪传心包。以石膏、知母、金银花、竹叶清热泻火；粳米、竹茹养胃和中；石菖蒲清心解毒，以解高热神昏之候；玄参、生地黄清营热；滑石、香薷、芦根、灯心草透邪涤暑；钩藤、全蝎、蝉蜕解痉定搐。疫病门"白虎清营汤证案"，抢救一证属湿热内侵、气血两燔、肝风内动、邪传心包之温病（乙型脑炎）患儿。其症见壮热无汗，嗜睡，狂躁不安，时有抽搐，两目上翻，呼吸短浅，四肢不温，小便短赤，大便不行，唇燥、色赤绛而干裂，舌质绛红，苔白腻而厚，中有黄褐苔芯，脉沉细而濡短。急用该方加减（生石膏60g，知母10g，金银花24g，石菖蒲10g，钩藤15g，滑石10g，香薷6g，全蝎45g，蝉蜕6g，淡竹叶10g，竹茹45g，生地黄15g，玄参15g，芦根10g，粳米15g，甘草3g，灯心草2g为引，水煎服），配服安宫牛黄丸半粒，早晚各1次。服药4剂，高热得退，神志得清，诸症豁然。效不更方，予原方加大青叶30g，紫草10g，贯众10g，连翘10g，续服。续服4剂，病日渐痊愈，予以滋肾生津、滋液息风之剂，以善其后。师曰："待其向愈，予以知柏地黄汤合大定风珠加减，以滋肾、生津、息风之治，以建愈病之续功。"

（3）麻黄二陈汤

本方由麻黄汤和二陈汤组成，主以麻黄汤宣肺散寒，止咳定喘；二陈汤乃治疗湿痰之首方，用以燥湿化痰、理气和中。咳嗽门"麻黄二陈汤证案"，治疗证属脾肺两虚、湿痰凝滞而为喘咳（慢性支气管炎急性发作）者，用麻黄二陈汤为主（麻黄10g，桂枝10g，白芍6g，杏仁10g，细辛3g，橘红10g，茯苓15g，沙参12g，白术10g，砂仁6g，炒苏子10g，姜半夏10g，炙甘草6g，大枣3枚，生姜6g，水煎服）以健脾益气、止咳化痰、宣肺定喘。师曰处方中"尚寓桂枝汤，具和营卫，调气血之功，外可达邪外出，内可安和五脏，以成扶正祛邪之用；药用细辛佐其散寒之功；茯苓、白术、沙参，以成健脾渗湿、润肺生津之用；砂仁、苏子有利膈宽胸之效"。守方10余剂，新病顽疾均得除。

（4）芪附六君子汤

本方系芪附汤合六君子汤加减化裁而成。主以附子强心回阳，以其伍以大补元气之黄芪，名芪附汤；伍以治虚劳内伤第一要药之人参，名参附汤，三药共为主药，以治心悸气短、怕冷畏寒之症。人参伍白术、姜、草，乃《金匮要略》人参汤，法于补中助阳，以救中焦阳气衰微之证；人参伍术、苓、草，乃《太平惠民和剂局方》之四君子汤，健脾益气以杜生痰之源；橘红、半夏、苓、草，乃《太平惠民和剂局方》之二陈汤，以理气和中、燥湿化痰。咳嗽门"芪附六君子汤证案"，治疗证属肾元不足、心脾阳虚、痰浊阻肺、水湿泛滥之咳喘（肺源性心脏病并心衰）患者，予芪附六君子汤化裁（熟附子10g，生黄芪15g，葶苈子30g，杏仁12g，姜皮10g，茯苓30g，炙紫菀15g，姜半夏10g，白术10g，橘红12g，红参10g，麦冬10g，鲜芦根30g，炙甘草10g，生姜3片，大枣4枚为引，水煎服）以温阳利水、宣肺化痰、止咳平喘。按曰："止咳化痰尝有紫菀、杏仁；止喘利水有芦根、葶苈子；生姜、茯苓用其皮者，以治下肢浮肿之候。""诸药合用，有众方之妙；病证之多，而有一药多证之用，此公临证处方用药之特点也。"服药5剂，咳喘诸症豁然，效不更方，嘱其续服。经治1个月，体健一如常人。嘱常服金匮肾气丸以固疗效。

"喘证"门共4案，其中3案为自创方剂治疗，而有2案即合方应用成新方。同门"阳和饮证案"之阳和饮系由阳和汤合右归饮加减组成，"加味右归阳和饮证案"之右归阳和饮又是由阳和饮加《济生方》之人参胡桃汤加减化裁而成。

（5）加味右归阳和饮

本方由右归饮合阳和汤，及《济生方》之人参胡桃汤（人参、胡桃）加减化裁而成，有益元荣肾、纳气定喘、宣肺止咳、温阳化饮之功，用治肾阳虚弱、肾精不足、痰饮壅滞等喘证。元·朱震亨《丹溪心法》云："有脾肾俱虚、体弱之人，皆能发喘。"盖因肺为气之主，肾乃气之根。肾虚气不归原，肺损气无依附，孤阳浮泛作喘，肺气膹郁作咳。《恽铁樵演讲录·哮喘咳嗽》云："肺肾同源，哮喘之证，多由肾不纳气，故宜温肾。"肾阳虚弱，肾精不足，痰饮壅滞者，必籍以真火以煦和，真水以濡养，同时佐以化痰逐饮之品。咳喘一证，前人有"久病在肾""其标在肺，本在肾"之说，虽云"脾为生痰之源，肺为贮痰之器"，然肾司蒸化，固藏摄纳，实属首位。方中熟地黄益肾填精，大补阴血，俾化气有源、摄纳有司，任为主药；"诸角皆凉，惟鹿独温"，鹿角"禀纯阳之质，含生化之机"，乃血肉有情之品，生精补髓，养血助阳，有阴阳双补之能；附子峻补下焦元阳，具助阳化气之功；肉桂补火助阳，备引火归原之效，三药为辅，则补肾益元之功倍增。菟丝子禀气中和，平补足之三阴；山茱萸涩温质润，补益肝肾；核桃肉甘温润涩，补益肺肾，三药既可补阳又可滋阴，为阴阳双补，阴中求阳之品。人参补益脾肺，茯苓健脾和中，以杜生痰之源；麻黄宣肺平喘，白芥子豁痰化饮，则标证可疗，共为佐使药。于是，主、辅、佐、使朗然，俾肾中之阳得补，散失之真阳得收，肾充，肺肃，脾健，痰除，则哮喘得瘳。"加味右归阳和饮证案"：患者张某，女，49 岁。气喘经年，时发时止，近日发作，嗽而痰多，清稀有泡沫，呼吸急促，张口抬肩，伴脘痞纳呆、胸闷、短气、动则心悸、腰膝酸软，舌质淡，苔薄白，舌体胖伴齿痕，脉沉细微弦。X 线示慢性支气管炎并肺气肿。证属肺肾气虚、痰浊壅滞、肺气膹郁之咳喘，治宜益肾宣肺、豁痰化饮、止咳平喘之剂，故予右归阳和饮化裁：熟地黄 20g，肉桂 3g，制附子 10g，鹿角胶 10g（烊化），龟甲胶 10g（烊化），炙麻黄 6g，白芥子 6g，茯苓 15g，红参 6g，菟丝子 15g，山茱萸 12g，芦根 15g，葶苈子 10g，陈皮 10g，胡桃仁 10g，海浮石 6g，白果 10g，川贝母 6g，炙甘草 10g。水煎服。按曰："方加龟甲胶，辅鹿角胶、人参诸药，乃'龟鹿二仙胶'之伍，以成填精补阴、益气壮阳之功；药用陈皮、海浮石、川贝母、白果，乃清肺化痰之用。"服药 7 剂，咳嗽痰多已减，动则仍见气喘，脉仍见弦。予以原方加黄芪 15g，赤灵芝 10g，继服。继服 7 剂，咳息喘平，胸闷脘痞症悉除，唯动则仍有短气心动悸之感。予以原方加蛤蚧 1 对，制成蜜丸以为续治。

（6）右归阳和丸

本方由右归饮合阳和丸加减化裁而成。方中以熟地黄滋肾填精，山茱萸滋肾益肝，山药滋肾补脾，三药肾、肝、脾并补而重在滋阴补肾；附子、肉桂温补下焦元阳，以生肾气，此"益火之源，以消阴翳"之谓。诸药合用，此乃"温阳补肾，使元阳得以归其原"，故名"右归"。佐以菟丝子、五味子滋肺肾、敛肾气，茯苓为健脾渗湿之用。阳和丸方出《外科全生集》，亦麻黄剂，由麻黄、肉桂、炮姜组成，以成开腠理、解寒凝、通经脉之功，俾阳和一解，则阴分之邪自可化解。喘证门"右归阳和丸证案"：患者马某，女，43 岁。往有慢性气管炎病史，近来胸闷短气，喘促日久，呼多吸少，张口抬肩，每于半夜后加剧，纳呆脘痞，腰膝疲软，动则心悸，脑转耳鸣，形疲神惫，兼有痰嗽，肢冷面青，舌淡胖齿痕，脉沉细。X 线示慢性支气管炎并肺气肿。证属肾虚气不归原，肺损气无依附，孤阳浮泛作喘，治宜补肾益肺养肝、纳气定喘之法，故以右归饮和阳和丸化裁：熟地黄 30g，肉桂 6g，白芥子 6g，炙麻黄 6g，鹿角胶 10g（烊化），山药 15g，云茯苓 12g，红参 15g，菟丝子 15g，五味子 10g，山茱萸 15g，附子 6g，核桃仁 4 个，炮姜 3g，水煎服。连进 6 剂，喘促渐平，脉神形色俱起，肾气摄纳有机，仍宗原意，上方加补骨脂 12g。续进 10 剂，喘促已定，咳痰见多，予以上方加入竹沥 10g，化痰而生津。继服 10 剂，诸症悉瘳，予以上方为末，蜜丸 10g。早晚各 1 丸，服用 3 个月，以资善后。本案之用药，除麻黄一味，均非止咳定喘之药，然收效于预期，在于益肺脾，养肝肾，肾气得充，肺气有生而愈疾。

（7）瓜蒌薤白逐瘀汤

本方由瓜蒌薤白白酒汤合血瘀逐瘀汤、越鞠丸加减而成，以《金匮要略》瓜蒌薤白白酒汤通阳散结、豁痰下气；以《医林改错》血瘀逐瘀汤理气导滞、活血化瘀；以《丹溪心法》越鞠丸行气解郁，治六郁之积。诸方合用，有宣痹通阳、化痰泄浊、理气导滞、活血化瘀之功，用治胸阳不振、痰浊阻滞、气滞血瘀之证。胸痹门"瓜蒌薤白逐瘀汤证案"：患者贾某，男，62岁。既往有高血压（高时达180/110mmHg）、动脉硬化、冠心病史。血液生化检验：胆固醇8.37mmol/L。心电图示窦性心动过缓，窦性心律不齐，右束支传导阻滞（完全性），左心室高电压。1年前因饮酒吃花生米，胃脘处时有烧灼感，胸脘疼痛，经服中药后好转，昨日又饮酒吃花生米，病情复发。胃脘处时有烧灼感，左乳膺下开始刺痛，继而右下肢后侧疼痛，双上肢及头部无感觉。舌质赤降，苔薄白，脉双关弦。证属肝气郁结、心脉痹阻之胸痹，治宜宣痹通阳、化痰泄浊、理气导滞、活血化瘀，故予瓜蒌薤白逐瘀汤加减（瓜蒌15g，薤白10g，柴胡10g，当归12g，赤芍10g，桃仁10g，红花10g，枳壳10g，川芎10g，桔梗10g，牛膝15g，郁金10g，丹参20g，党参15g，夏枯草10g，陈皮10g，茯苓10g，元胡12g，香附12g，炙甘草10g。水煎服）。服药20剂，左乳膺疼痛消失，右下肢疼痛亦基本消失，胆固醇降至5.28mmol/L，血压在150/90mmHg～140/80mmHg，仍予守方续服20剂。师曰："胸痹未发。血压降至140/80mmHg，嘱以每日托盘根、槐米、决明子各10g，代茶饮。""于是，血府得通，六郁得解，则胸痹得除，血压趋稳。"

（8）瓜蒌薤白通痹汤

本方由瓜蒌薤白白酒汤合《太平惠民和剂局方》失笑散加降香、细辛、丹参、郁金等而成，有宣痹散寒、温心通阳之功，用治脾肾阳虚、寒邪壅盛、阻遏心阳所致胸痹。胸痹门"瓜蒌薤白通痹汤证案"，患者阵发性左胸膺痛2年，曾被确诊为冠心病。近期胸闷加剧，心前区痛频发，且波及背部，肢体麻木，形寒肢冷，倦怠乏力，伴右肩臂疼痛，自寒冬始，阴雨天胸闷、背痛甚，饮食二便自调。舌淡苔薄白，脉沉迟。心电图示冠状动脉供血不足。师曰："公认为此乃脾肾阳虚而内生寒邪，即'五脏虚损，内生五邪'之谓也。故予以瓜蒌薤白白酒汤伍降香、细辛以宣痹散寒、温心通阳，此即'以通阳主治也'；以失笑散伍丹参、温郁金以活血行气，祛瘀通脉。二方加味，方名'瓜蒌薤白通痹汤'。故用药 1 周，'胸膺闷痛悉减'；因其'纳呆、脘痞不减'，故复诊时药加四君子汤，以健脾和胃，化痰饮消食积；因'胸膺闷痛'之症仍存，去失笑散加被誉为'血中之气药'之川芎，取其辛温走窜之功，而能上达头额，下达血海，外彻皮毛，旁通四肢。三诊时患者告云'心绞痛未发'，故去四君子汤加黄芪，取其甘温之性，具生发之机，以补气生血；桑寄生，黄宫绣谓其'性平而和，不寒不热，号为补肾补血之要剂'，此乃公以其益元之功而收益心脉之效。故经服中药 20 剂，而诸症悉除，心电图亦正常。徐灵胎云：'凡辨证，必于独异处着眼。'此案中，公用川芎、黄芪、桑寄生，乃其用'独'之谓也。"

（9）四君枳壳桂枝汤

本方由四君子汤、枳实薤白桂枝汤合桂枝生姜枳实汤加减化裁而成，用治心阳衰竭、肺气不宣、气血失运、浮阳上越之肺胀。以《太平惠民和剂局方》四君子汤益脾阳化痰饮，佐以《金匮要略》枳实薤白桂枝汤（枳实、厚朴、薤白、瓜蒌、桂枝）、桂枝生姜枳实汤（桂枝、生姜、枳实）以通阳开结；枳实行气峻烈，故以枳壳代之。肺胀门"四君枳壳桂枝汤证案"：患者王某，女，32 岁。两颧潮红，面色赤紫，口唇发绀，喘憋急迫，气短不足以息，面浮肿，胸脘痞满滞闷，纳呆，体倦恶寒，怕冷乏力，舌暗白苔，脉沉细。证属心阳衰竭、肺气不宣、气血失运、浮阳上越之肺胀（肺心病），故予四君枳壳桂枝汤化裁（红参 10g，沙参 15g，白术 15g，茯苓 15g，柏子仁 30g，麦冬 30g，枳壳 10g，桂枝 10g，厚朴 6g，木香 10g，浙贝母 10g，橘红 10g，石菖蒲 10g，瓜蒌 30g，薤白 10g，焦三仙各 10g，当归 12g，白芍 15g，炙甘草 10g，生姜 3 片、鲜芦根为引。水煎服）。针对患者的身体状况，师"加石菖蒲、木香宽胸除满；伍橘红、浙贝母、鲜芦根以化痰散结；沙参、麦冬、柏子仁养阴生津，则心肺得滋、浮阳上越之证得息，而颧潮、面赤之症可解；当归、白芍养血活血通脉，则口唇发绀之候可除；焦三仙之用而纳呆陈疾亦解。诸药合用，繁杂之候得除"，用药 4 剂。复诊时有"服药后症状大减，呼吸急迫已缓，纳亦进"之笔录。去浙贝母加五味子，乃寓《内外伤辨惑论》益气养阴之生脉饮、《金匮要略》化饮除满之苓甘五味姜辛汤。故三诊时，诸症悉除。予《太平惠民和剂局方》四君子汤合《伤寒论》五苓散利尿渗湿、理气和胃等药，作常规服用，虽不能根除其顽疾，然可扶正而防其病作。

（10）葶苈消毒饮

本方由《金匮》葶苈大枣泻肺汤（葶苈子、大枣）合《千金要方》苇茎汤（苇茎、薏苡仁、桃仁、冬瓜仁)、《医宗金鉴》之五味消毒饮(金银花、野菊花、蒲公英、紫花地丁、天葵子)及《伤寒论》桔梗汤(桔梗、甘草),另加鱼腥草、穿心莲而成,具有清热化痰、活血排脓之功,乃吉忱公"为肺痈病之立方"。肺痈门"苇茎消毒饮证案",用治外感风热之邪,热毒郁肺,血败肉腐而成肺痈(肺脓疡)。按曰:"盖因浊唾涎沫壅阻于肺,气机不畅,咳喘不得卧,故有葶苈大枣泻肺汤之用,以开泄肺气,俾肺中壅胀得解;苇茎汤中之苇茎(芦根),以其清肺泻热之功,以除咳吐腥臭脓痰之症;薏苡仁、冬瓜仁清热利湿,以下气燥湿排脓;桃仁以其活血祛瘀之功,而行化腐生新之用。五味消毒饮中金银花、紫花地丁、野菊花、天葵子、蒲公英五味,均为清解湿热火毒之常药;桔梗、甘草,《伤寒论》名桔梗汤,以治少阴病,咽痛者;《金匮要略》名桔梗甘草汤,为治肺痈之剂,伍之鱼腥草、穿心莲,功于排脓解毒。故诸药合用,则肺清毒解,而肺痈以愈。"

(11)疏肝降气汤

本书由《景岳全书》之柴胡疏肝散(《伤寒论》之四逆散加香附、川芎)合《张氏医通》之沉香降气散,加青皮、陈皮而成,有疏肝理气、和胃导滞之功,主治肝气郁结、横逆犯胃之胃脘痛。胃脘痛门"疏肝降气汤证案":患者张某,男,38岁。往有慢性胃炎史,3日前因生气上火后,即刻进食,当即感胃脘部不适,胀闷疼痛,继而胁肋疼痛,并伴有恶心呕吐,呕吐物为胃内容物。服土霉素、黄连素等药,未见好转,遂求中医治疗。查舌红苔黄,脉弦。证属肝气郁结,横逆犯胃而致胃脘痛。治宜疏肝理气、和胃导滞,故予疏肝降气汤调之。处方:柴胡12g,枳壳10g,制白芍15g,川芎10g,香附12g,沉香10g,砂仁10g,元胡10g,川楝子6g,青皮10g,陈皮10g,炙甘草10g。水煎服。服药5剂,胃脘痛,胁胀,恶心呕吐诸症若失,效不更方,仍守方续服。续服药5剂,诸症悉除,病臻痊愈。予以香砂养胃丸续治之。《灵枢·邪气脏腑病形》云:"若有所大怒,气上而不下,积于胁下,则伤肝。"此案患者素有胃病史,今因情志不舒,致肝气不得疏泄,横逆犯胃,胃气不降而发。柴胡疏肝散,方出《景岳全书》,为疏肝理气之良剂。方寓《伤寒论》之四逆散(柴胡、枳实、白芍、甘草)调达气机,养血柔肝,俾肝"体阴而用阳"之质得复;香附理气,川芎导滞,诸药合用,则枢机得调,升降有序,肝气得舒,胃气得和而愈疾。为增其理气止痛之功,合入《张氏医通》沉香降气散。该方系由《太平惠民和剂局方》之同名方(沉香、甘草、砂仁、香附)加金铃子散而成。验诸临床,大凡胃脘痛用《太平惠民和剂局方》之方足可,若脘痛胁痛并见,当用《张氏医通》之方。本案加青、陈皮者，以增理气健脾，散积化滞之功，以解胃脘胀闷疼痛之候。《黄帝内经》云："怒伤肝。""怒则气上。"本案病发脘痛之因，在于一个"怒"字，故以疏肝理气为治疗大法，因寓有《伤寒论》四逆散疏肝和胃、透达郁阳之用，此即公"理必《内经》，法必仲景"之谓也。

（12）四君既济汤

本方由四君子汤合《张氏医通》既济汤而成，主以四君子汤健脾益气，此乃'人以胃气为本'之谓也；热伤阳明，故予合既济汤清热、益气、生津。本方主治暑期气津两伤、热邪伤及阳明、胃失濡养之胃脘痛。既济汤由白虎人参汤加麦冬、竹叶、芍药而成。胃脘痛门"四君既济汤证案"：患者素脾胃虚弱，1周前患暑令感冒，经治体温正常，然仍烦躁口渴，汗出，胃脘当心而痛，纳食呆滞，大便干。舌红，苔黄白相兼，脉弦数。此乃暑病气津两伤，热邪伤及阳明，胃失濡养，而致胃脘痛，故予四君既济汤。按曰："原方中有半夏，因与证不利，故去之。方加元参、肉苁蓉，以佐麦冬增其润燥除烦之功；入牡丹皮，以其苦辛性寒之性，以清阴分之伏火，阳明经热邪得消，则胃阴自救，胃热得清；然胃纳之功须扶，故药用鸡内金、焦三仙，共成消食磨积之功，而疗食积；方用佛手，以其清香之气，醒脾开胃，化浊燥湿，疏肝理气，则胃痛可解。诸药合用，阳明之热得解，暑湿之气得清，脾胃得健，而暑热伤胃诸症得除，而病臻痊愈。"服药10剂，诸症悉除，予以竹叶、石斛各10g，粳米20g，小麦20g，前二药煎汁熬麦米粥，为预后之施。

（13）藿香养胃汤

本方由《三因极一病证方论》之藿香养胃汤（藿香、白术、茯苓、神曲、乌药、砂仁、薏苡仁、半夏曲、人参、荜澄茄、甘草、大枣、生姜）合《圣济总录》之藿香厚朴汤（藿香叶、厚朴、半夏、人参、茯苓、陈皮、生甘草、大枣、生姜）加减化裁而成，有健脾和胃、芳香化湿之功，用治湿困脾胃、运化失司之脘腹痞满、纳呆、呕吐、泄泻等症。泄泻门"藿香养胃汤证案"：患者王某，女，35岁。大便溏泄已数日，每日3~5次，脘部痞满烦闷，腹胀时痛，纳呆，四肢酸软乏力，苔白腻，脉濡而弱。证属湿困脾胃、运化失调，故予藿香养胃汤调之。处方：藿香10g，白扁豆15g，佩兰10g，茯苓12g，木香10g，神曲12g，陈皮6g，姜半夏10g，川厚朴6g，蔻仁10g，白术10g，党参15g，甘草6g，生姜12g，水煎服。药用5剂，便溏脘腹痞满悉减，加木瓜12g。续服5剂，诸症豁然，腹泻腹痛、肢酸乏力均除。明·皇甫中《儒医指掌》云："泄者，大便溏清；泻者，大便直下，略有轻重，总是脾虚。"可谓言简意赅之论。本案患者所病，乃脾胃虚弱、运化失调、内生湿邪之泄泻；气机壅滞，而发脘腹胀满诸症；湿困脾胃，化源不足，营卫失和，而致四肢酸软乏力；脉舌亦脾虚湿困之症。故公予藿香养胃汤疗之。藿香芳香化湿，为暑令疾病常用之药，辛散除暑而不峻烈，微温化湿又不燥烈，为散暑湿，醒脾胃，除胸膈满闷、腹胀吐泻常用之药，故为二方之主药。方中尚寓《医方集解》香砂六君子汤、《太平惠民和剂局方》平胃散、《医原》藿朴夏苓汤诸方之妙，故首诊药用 5 剂，便溏、脘腹痞满悉减。木瓜酸温气香，酸能入肝而舒筋活络；温香入脾，能化湿和胃，因脾主四肢，又主肌肉，性恶湿，而喜香燥，故公于二诊时加木瓜，意谓与原方中所寓《伤寒论》之厚朴生姜半夏甘草人参汤共施，以其温运健脾，宽中除满之功，故续服中药 5 剂，诸症豁然，腹泻腹痛、肢酸乏力均除。

（14）黄芪通幽汤

本方由《金匮翼》黄芪汤合《脾胃论》通幽汤而成，具有益气补血、润肠通幽的作用，用治脾肾气虚、阳不布津而致虚秘。黄芪汤，由黄芪、陈皮、火麻仁、白蜜组成，重在益气润下，适用于虚秘之气虚证者；通幽汤，由当归、杏仁、桃仁、红花、生地黄、熟地黄、火麻仁、大黄组成，乃滋阴养血、润燥通便之剂，而适用于虚秘之血虚证者。便秘门"黄芪通幽汤证案"：患者腹部胀痛 1 年，每痛时脐部左侧气逆上冲，大便常秘涩，小便正常，舌淡苔薄白，脉沉濡，证属脾肾气虚，生化之源不足，气血亏虚，肠腑传化无力，津枯大肠失润，而致虚秘。故予通幽汤合黄芪汤主之（当归 15g，肉苁蓉 30g，生地黄 15g，白芍 12g，黄芪 15g，陈皮 10g，大黄 6g，火麻仁 10g，桃仁 10g，杏仁 10g，元胡 10g，炙甘草 10g，白蜜引，水煎服），并加金铃子散以理气解痉而止腹痛。

（15）柴胡茵陈蒿汤

本方乃 20 世纪 40 年代，吉忱公为治疗肝、胆疾患而见黄疸者而立方，药由小柴胡汤合茵陈蒿汤加味而成，具有疏肝理气、清胆利湿之功。方中以小柴胡汤调达枢机，和解少阳，散火消郁；茵陈蒿汤、栀子柏皮汤以利胆疏肝通便而退黄疸。木香、郁金、元胡、川楝子功于散瘀热而除胁痛；木通、金银花、车前子清利湿热而利小便。诸药合用，俾肝胆之湿热得除，则黄疸消退；气滞肝郁得疏，则胁痛腹胀得消；下焦之火邪得泻，则二便得通。于是理、法、方、药合于病情而收效于预期。对于方中木通、车前子之用，公告云："此《金匮要略·黄疸病脉证并治》'诸病黄家，但利其小便'之论。治之理，盖因黄疸发病原因，多由枢机不利，湿热内蕴，

气化失司，小便不利，导致湿热之邪无从排泄，日久熏蒸而成黄疸，故医圣张仲景
而有此论。"胁痛门"柴胡茵陈蒿汤证案"以之治疗证属湿热结聚少阳、胆腑被郁、
肝气受阻所致之胁痛（胆囊炎合并化脓性胆管炎）。

该书另有一自拟柴胡茵陈蒿汤，由大柴胡汤合茵陈蒿汤、栀子柏皮汤而成，有
清热解毒、疏肝利胆之功，主要用于抢救急黄。黄疸门"柴胡茵陈蒿汤证案"，以之
治疗证属肝胆蕴热，湿热郁蒸阳明，内陷心包，上蒙清窍。该病属中医"急黄"（急
性黄疸型肝炎、亚急性肝坏死、肝昏迷）之候。师曰："因'瘀热在里'，故公予以
《伤寒论》茵陈蒿汤；'身黄发热者'，予栀子柏皮汤；'心下痞硬''食欲不振'，予
以大柴胡汤化裁。《普济方·黄疸门》云：'治黄纲领，大要疏导湿热于大小便之
中。'""服药1剂，当天连续排大便3次，色黑如糊，小便亦通利，腹软，神志略
清。续服3剂，已省人事，黄疸减轻，能进食，口干欲水。续服5剂，黄疸减退明
显，腹水亦基本消退，神志清。予以上方加垂盆草15g，虎杖15g，郁金10g，茯苓
15g，续服5剂，诸症若失。住院月余，以病愈出院。""此案乃重症垂危之病人，公
临证有是病必用是药，于平淡间而妙手回春，实乃公志虑渊微，机颖明发，然后可
与于斯也。"

（16）茵陈柏皮汤

本方系《伤寒论》茵陈蒿汤合栀子柏皮汤加味而成，《伤寒论·辨阳明病脉证并
治》云"伤寒七八日，身黄如橘子色，小便不利，腹微满者，茵陈蒿汤主之"
（260），"伤寒身黄，发热，栀子蘗皮汤主之"（261）。黄疸门"茵陈柏皮汤证案"：
闫某，女，54岁。全身发黄，右胁下痛，胸闷作呕，纳呆食少，现巩膜黄染，全身
如橘皮色，小便赤黄，大便干结，舌苔白腻，表被黄色，脉象滑。肝功化验检查示：
胆红素浓度1932.3μmol/L，谷丙转氨酶200U/L。传染科诊为"急性黄疸型肝炎"。
证属湿热郁滞、肝胆蕴热，治宜清热利湿、疏泄肝胆，故予茵陈柏皮汤调之。处方：
茵陈30g，栀子10g，生大黄6g，炒元胡10g，川厚朴3g，陈皮6g，车前子12g（包
煎），白术10g，姜黄10g，黄芩12g，黄柏10g，竹茹10g，丹参15g，焦三仙各10g，
水煎服。按曰："佐之健脾和胃之白术、陈皮；除满消食之厚朴、焦三仙；清热利湿
之黄芩、黄柏、车前子；清热除烦之竹茹；养血通脉之丹参、元胡。"服药5剂，黄
疸始消退，大便通畅，小便清。因仍胁下痛，故加柴胡12g，黄精15g，川楝子10g，
水煎服，柴胡、川楝子以疏肝理气，黄精以益气健脾。续服10剂，胁下痛、胸闷、
作呕、纳呆诸症悉减，黄疸消退。予以去金铃子散，茵陈减半，加党参15g，茯苓

15g，赤灵芝 10g 服之，以固疗效。

（17）茵陈大柴胡汤

本方系《伤寒论》大柴胡汤合茵陈蒿汤加味而成。大柴胡汤具小柴胡汤、小承气汤、四逆散三方之效，以小柴胡汤和解少阳以转阳枢，四逆散调肝脾以转阴枢，小承气汤通腑以攻热结。黄疸一症，有阳黄、阴黄之别，湿热熏蒸而发为阳黄，寒湿内郁而发者为阴黄。茵陈蒿汤乃仲景为阳黄证而设之专方，方中茵陈退黄疸而利水，栀子清三焦而除烦热，大黄导热下行，合用则具清利湿热，利胆退黄之功。诸方合用，为治疗阳黄证之急性黄疸型肝炎之良方。药加板蓝根，为清热解毒之要品，利胆退黄之良药；郁金芳香宣达，入气分以行气解郁，入血分以凉血活瘀，不失为治疗肝病必用之药；茯苓、木通、滑石为利湿泄热之用。诸药合用，俾湿热得清，肝胆得疏，黄疸得退，而病臻痊愈。黄疸门"茵陈大柴胡汤证案"：患者李某，男，24 岁。因目黄、纳呆 20 余天，来院求治。现表情淡漠，神识木然，皮肤、巩膜明显黄染，且黄色鲜明，伴发热，口渴，咽干，心中懊恼，腹部胀满，大便干结，小便黄赤。查体：心肺（－），肝大剑下 3cm，右胁下 1cm。舌红苔黄，脉沉弦。实验室检查：碘试验呈弱阳性，麝浊实验 10 单位，锌浊实验 12 单位，胆红素浓度 769.5μmol/L，谷丙转氨酶 300U/L。证属湿热熏蒸、肝胆蕴热、胆汁外溢肌肤之阳黄（急性黄疸型肝炎），治宜清利湿热、利胆退黄，故予茵陈大柴胡汤加减：柴胡 24g，枳实 10g，黄芩 10g，姜半夏 10g，赤芍 10g，大黄 10g（后下），茵陈蒿 60g，栀子 10g，板蓝根 30g，郁金 10g，茯苓 15g，木通 10g，滑石 12g，生甘草 10g，生姜 3 片，大枣 4 枚。水煎服。服药 4 剂，诸症悉减，原方加焦三仙各 10g，竹茹 10g，续服。服药 26 剂，诸症悉除。查肝功：碘试验阴性，麝浊度 6 单位，锌浊度 6 单位，胆红素浓度 102.6μmol/L，谷丙转氨酶 19U/L。为巩固疗效，予以强肝丸续服，以防余邪伤肝害脾之用，乃固效"治未乱"之谓。

（18）柴胡茵陈术附汤

本方乃《伤寒杂病论》之小柴胡汤、茵陈蒿汤、茵陈五苓散合《医学心悟》之茵陈术附汤加减而成，具有健脾和胃，温化寒湿之功，为吉忱公用治阴黄之主方。方寓小柴胡汤疏利肝胆，理气达郁；茵陈蒿汤泄热利胆；茵陈五苓散利湿退黄；茵陈术附汤（茵陈蒿、白术、附子、干姜、炙甘草）以温化寒湿。茵陈术附汤方由《伤寒论》之四逆汤，加茵陈、白术、桂枝而成，具健脾和胃、温化寒湿之功。黄疸门"柴胡茵陈术附汤证案"：患者张某，女，46 岁。1 个月前曾确诊为传染性肝炎，在本院传染科治疗，曾服多种保肝药物，症状时好时坏，故求治于中医。症见身目俱黄，黄色晦暗，纳呆，脘痞腹胀，便溏，神疲畏寒，口干不欲饮，舌淡苔腻，脉濡缓。查：心肺（－），肝大，右肋及剑下均达 3cm。实验室检查：碘试验阴性，麝浊度 10 单位，锌浊度 13 单位，胆红素浓度 1641.6μmol/L，谷丙转氨酶 272U/L。证属阳气不宣、枢机不利、寒湿阻滞中焦、胆汁外泄之阴黄，治宜调达枢机、健脾和胃、温化寒湿、利胆退黄，故予柴胡茵陈术附汤化裁调之。处方：柴胡 12g，黄芩 10g，人参 15g，姜半夏 10g，茵陈蒿 30g，白术 15g，制附子 10g，干姜 6g，茯苓 15g，桂枝 10g，炙甘草 10g，泽泻 12g，猪苓 10g，郁金 12g，丹参 15g，板蓝根 20g，炒山药 12g，炒薏苡仁 15g，水煎服。服药 20 剂，诸症悉减，黄疸隐退，原方去黄芩、半夏，加黄精 12g，赤灵芝 10g，续服。经治 2 个月余，患者无不适。肝大右胁下 1cm，剑下 1.5cm。实验室检查：碘试验阴性，麝浊度 6 单位，锌浊度 7 单位，胆红素浓度 51.3μmol/L，谷丙转氨酶 11U/L。予以强肝丸以护肝利胆泄浊，以善其后。寒湿为阴邪，阻遏中焦，枢机不利，胆汁外泄，而致阴黄诸症。《黄帝内经》云："脾恶湿，甘胜湿。"脾以甘为助，太阴虚寒，必以温药甘药为治，故案中药用人参、白术、干姜、甘草，乃《伤寒论》中之"理中汤"，《金匮要略》之"人参汤"；入桂枝即《伤寒论》之"桂枝人参汤"；合入附子，乃《阎氏小儿方论》之"附子理中丸"；附子伍人参名"参附汤"；伍白术名"术附汤"。药仅十余味，而寓众方之妙，乃公临证"理必《内经》，法必仲景，药必《本经》"之谓也。

（19）补肾荣脉汤

本方由《证治准绳》之补肾地黄丸与《医宗金鉴》之圣愈汤两方加味而成。补肾地黄丸，以六味地黄丸以益元荣肾，填精濡髓；加怀牛膝补肝肾，强筋骨而利血脉；鹿茸血肉有情之品，其性温煦而功补虚，有补督脉壮元阳，生精髓，强筋骨之功，于是则气充血足，肾强髓密，则肾虚头痛、眩晕可愈。圣愈汤，寓参芪汤（人参、黄芪）补气，当归补血汤（当归、黄芪）补血，四物汤（当归、川芎、芍药、地黄）补血调经。二方相合，共奏益气养血，活血通脉之功。头痛门"补肾荣脉汤证案"，治疗因高龄产子出血过多，遂发头痛头晕，证属肾元亏虚、髓海失荣、络脉失养者（血管神经性头痛），主以该方益气养血、活血通脉。处方：熟地黄 20g，山茱萸 15g，山药 12g，泽泻 15g，茯苓 20g，牡丹皮 10g，怀牛膝 20g，鹿茸 3g（研冲），当归 12g，杭白芍 15g，川芎 12g，红参 10g，黄芪 20g，桂枝 10g，鹿衔草 15g，毛姜 15g，地龙 12g，土鳖虫 15g，炙甘草 10g。生姜 3 片，大枣 4 枚，饴糖 10g 为引，水煎服。于是髓海得荣，气血得补，脑络得通，则头痛、眩晕诸候得除。按曰："筋骨失养，而有项强、肢麻等症，故方加鹿衔草、骨碎补强筋健骨之施；黄芪、桂枝、白芍伍姜枣乃《金匮要略》黄芪桂枝五物汤除痹之谓；再伍饴糖，乃黄芪建中汤，具调和营卫，安和五脏之用，而心慌、纳呆、腹痛之症可解。"

（20）三附子汤

《素问·痹论》云："风寒湿三气杂至，合而为痹也。其风气胜者为行痹，寒气胜者为痛痹，湿气胜者为着痹也。"又云："其多汗而濡者，此其逢湿甚也，阳气少，阴气盛，两气相感，故汗出而濡也。"《伤寒论》第 174 条和《金匮要略·痉湿暍病脉证治》篇有共同的条文："伤寒八九日，风湿相搏，身体疼烦，不能自转侧，不呕，不渴，脉浮而涩者，桂枝附子汤主之；若大便坚，小便自利者，去桂加白术汤主之。"《伤寒论》175 条云："风湿相搏，骨节烦疼，掣痛，不得屈伸，近之则痛剧，汗出短气，小便不利，恶风不欲去衣，或身微肿者，甘草附子汤主之。"甘草附子汤、桂枝附子汤、白术附子汤三个附子汤均能散寒祛湿，温经通络，用治风、寒、湿三邪杂至所致痹证，故吉忱公三方并用，创立三附子汤。风寒湿痹门"三附子汤证案"，用予三附子汤化裁（桂枝 6g，赤芍 10g，防风 10g，麻黄 10g，附子 6g，当归 15g，白术 10g，茯苓 10g，独活 10g，知母 6g，炙甘草 6g，生姜 12g，水煎服）为主、合艾灸足三里来治疗因雨水浸渍，寒湿着于肾府所致着痹。按曰："为使其寒湿表解，故佐以麻黄、防风、独活。经云：'邪入于阴则痹。'故公以当归佐桂枝汤以调营卫，和血气；药用知母，以其滋阴润燥之用，以防麻黄、独活解散风寒而劫阴。故诸药合用，有攻有补，有攻有防，而收效于预期。"《金匮要略·五脏风寒积聚病脉证并治》云"肾著之病，其人身体重，腰中冷，如坐水中""久久得之，腰以下冷痛，腰重如带五千钱，甘姜苓术汤主之"，三附子汤中实寓含该方在内。尪痹门"《金匮要略》三附子汤证案"，治疗证属肝肾亏虚、营卫失和、风寒湿邪痹阻络脉之尪痹（类风湿关节炎），予之加味以调和营卫、温经散寒、疏风活络、燥湿通痹，加生薏苡仁，取其健脾渗湿之功；羌、独活，佐附子以祛风胜湿，取羌活气味雄烈，其力横行肢臂以除肌表之风寒湿邪，取独活药性较缓，以长于治筋骨间之寒湿；防风乃"风药中润剂"，具祛风解痉之效；防己有行水退肿之功，伍黄芪、白术、甘草，乃《金匮要略》之防己黄芪汤，以治"风湿，脉浮，身重，汗出恶风者"；人黄芪、当归，乃当归补血汤，大补气血，以解"邪之所凑，其气必虚"之证，黄芪伍桂枝、白芍、姜枣，乃《金匮要略》治血痹之黄芪桂枝五物汤。如此顽病，药仅

10 剂，药简而力宏，即有"诸症豁然"之效。公谓："经方者，乃古圣发明，有法则，有定例，可为治疗之规矩准绳，可作后人通常应用，只要不越出其范围，足堪称师取之方也。"

（21）三痹灵仙汤

本方治疗产后筋痹（梨状肌综合征）的三痹灵仙汤以《妇人良方》之三痹汤（川续断、杜仲、防风、桂心、华阴细辛、人参、白茯苓、当归、白芍药、甘草各30g，秦艽、生地黄、川芎、川独活各 15g，黄耆、川牛膝各 30g）合威灵仙散（威灵仙、当归、没药、木香、桂枝）加减而成。按曰："实乃三痹汤加威灵仙之伍也。威灵仙辛散善走，性温通利，能通行十二经，为风寒湿痹之要药，其效诚如其名'是以威喻其性，灵喻其效，仙喻其神耳。'"风寒湿痹门"三痹灵仙汤证案"中又加没药、苍术、黄柏、牛膝、薏苡仁、萆薢、石斛等。师曰："用没药，用其行瘀止痛之功。苍术、黄柏、牛膝，名三妙散，合薏苡仁、萆薢、石斛用其燥湿养阴之治，以除头部之湿疹浸淫，兼以杜湿邪化热之弊。公谓'药用龙骨，以其含钙量高，能抑制骨骼肌的兴奋，有镇痛之用'。故用 10 剂三痹灵仙汤加味，而收效于预期。"

寒热错杂痹门共收录 3 案，所用方皆吉忱公据成方加减化裁而成。"消痹万应丸证案"已见前述，另两案皆合方应用而取效。

（22）三黄独活汤

本方乃《金匮要略》三黄汤合《千金要方》之独活丹化裁而成。三黄汤，由麻黄、黄芪、黄芩、独活、细辛组成，为《伤寒杂病论》方，因该书散佚，宋臣校勘《金匮要略方论》时从《千金翼方》中辑出，附于《中风历节并脉证并治》之后。独活丹，由白芍、瓜蒌根、独活、桂枝、甘草、生姜组成，实由《金匮要略》之瓜蒌桂枝汤加独活而成。"三黄独活汤证案"：患者 3 日前感受风寒，遂发热恶寒，头痛身痛，村卫生室予以扑热息痛、消炎药，发热恶寒症痊可。然仍手足骨节挛痛，烦热，心乱，汗出，咽痛，失音不能言。查舌淡红，白薄苔兼黄，脉弦微数。证属外感风寒、郁而始热之痹证，治宜外解风寒、内清郁热，故予三黄独活汤化裁：麻黄 10g，黄芪 30g，细辛 3g，黄芩 10g，独活 10g，桂枝 12g，白芍 30g，花粉 10g，甘草 10g。生姜 3 片，大枣 4 枚为引，水煎服。瓜蒌桂枝汤以治"太阳病，其证备，身体强"柔痉之证，药用独活，以其独除太阳经之风寒，主治一身尽痛之候。合入三黄汤，重用白芍，乃《伤寒论》桂枝新加汤，为太阳证兼身痛证之治用。《黄帝内经》云："邪之所凑，其气必虚。"故阴阳俱微、营卫气血不足而成血痹，方又寓

《金匮要略》之黄芪桂枝五物汤之治。现经治发热证已无，然身痛仍在，说明病仍在太阳经。证为表邪不解，非桂枝汤所能除者；已汗出，又非麻黄汤可峻汗出，故入麻黄。太阳证，郁结始热，"心中烦，不得卧"，黄芩合芍药，乃少阴热化证之治；《伤寒论》云："少阴病二三日，咽痛者可入甘草汤。"本案乃太阳病，热郁少阴，客热咽痛，失音不能言，故一味甘草，名甘草汤为少阴咽痛证之治。一纸"三黄独活汤"，彰显了公"理必《内经》，法必仲景"之临证辨证思维方法。公谓："药不在多，贵在得宜。"故本案有"三黄独活汤"，一方涵众方之效。复云："虽然方不可泥，亦不可遗，当以古方为规矩，合今病而变通。"由此可见，"三黄独活汤"乃熔经方时方于一炉之剂。

（23）加味阳和汤

本方由阳和汤合独活寄生汤化裁而成。以阳和汤为主，温补和阳，散寒通滞；佐以独活寄生汤，乃增其和营卫、补气血、祛风散寒胜湿之功。"加味阳和汤证案"：患者自春开始左下肢疼痛，继而左足、右膝关节疼痛红肿，舌赤无苔，脉沉弱而紧。证属肾元亏虚、筋骨失养、风寒湿凝结关节、郁久化热，治宜益元通阳、祛风散寒、清热燥湿，故予加味阳和汤调之：熟地黄 30g，鹿角胶 15g（烊化），当归 15g，赤芍 12g，川芎 10g，麻黄 10g，白芥子 12g，羌活、独活各 10g，牛膝 12g，茯苓 15g，柏子仁 12g，防风 10g，海风藤 15g，桑寄生 18g，海桐皮 12g，薏苡仁 15g，苍术 12g，黄柏 10g，防己 10g，甘草 10g。生姜 3 片，大枣 4 枚为引。水煎服。盖因湿邪凝结关节，郁久蕴热，部分关节红肿，乃局部成热痹也，故加二妙散、海桐皮、海风藤、防己、薏苡仁以清利湿热。药用柏子仁者，以其甘平入心脾，而畅中快膈，公谓："此顾护心气心脉之用也，以杜风湿热、风湿性心脏病之发。此治，诚如宋代司马光所云：'治生者，去其所以害生者而已矣。'"

（24）阳和四物汤

本方由阳和汤合桃红四物汤化裁而成，有和血温经通脉之功，用治肾元亏虚、营卫失和、脉络不通、血脉瘀滞之证。脉痹门"阳和四物汤证案"，以之治疗证属肾阳不足，营血郁阻，脉络不通，湿浊注于下肢之脉痹，以阳和汤温阳散寒、养血通脉；桃红四物汤、全蝎、僵蚕、木通、炮穿山甲，以活血逐瘀通脉；合以桂枝汤和营卫，调气血。故诸方诸药合用，则脉痹可除，而收效于预期。

（25）阳和八珍汤

本方由阳和汤合八珍汤加附子而成，有温阳散寒、养血复脉之功，用治血栓闭塞性脉管炎之营养障碍期，为中医寒凝血瘀证者。以阳和汤温阳散寒，养血通脉；八珍汤大补气血，活瘀通脉；加附子一味，又寓参附汤，四逆汤二方之效，以成温阳复脉之用。脉痹门"阳和八珍汤证案"：患者徐某，男，62 岁。莱西人。患血栓闭塞性脉管炎年余，在当地医院医治罔效。足趾喜暖怕凉，右足大、二趾皮色泛红，有片状瘀血，足大趾胀痛，趺阳脉弱，六脉微细。证属血虚寒凝，气滞血瘀，治宜温阳通脉、活血化瘀，故予阳和八珍汤调之。处方：熟地黄 15g，肉桂 6g，麻黄 6g，制附子 10g，干姜 6g，鹿角片 10g，白芥子 6g，当归 30g，川芎 12g，赤芍 15g，制白芍 12g，红参 10g，炒白术 15g，茯苓 15g，白芷 10g，炙甘草 10g。黄酒为引，水煎服。服药 5 剂，足胀痛减。予原方加炮穿山甲 10g，川牛膝 15g，苏木 10g，泽兰 10g。按曰："加炮穿山甲，川牛膝，以增其通脉散结之功；入苏木、泽兰，以倍活血化瘀渗湿之效。"续服 10 剂，足趾怕凉、胀痛、瘀斑悉除，效不更方，原方继服。又服 30 剂，患者来诊，欣言相告，足趾无不适。诊趺阳脉复，迟而缓，六脉虽沉，然有力。嘱每日制附子 10g，红参 6g，黄芪 15g，水煎服。按曰："嘱服附子、人参、黄芪作饮者，乃参附汤，参芪汤、参附汤三方之用也。以其大补元气，温阳通脉之法，以固疗效。"

（26）阳和四逆汤

阳和四逆汤，为阳和汤合四逆汤加减而成。以阳和汤温阳散寒、养血通脉，四逆汤却阴扶阳、暖肌通经，用于血栓闭塞性脉管炎之局部缺血证型。脉痹门"阳和四逆汤证案"：患者倪某，男，49 岁。肢端畏寒、发凉、酸胀，皮色略见苍白，足大趾皮温低，足背动脉搏动减弱。舌淡苔薄白，脉沉细。证属血虚寒凝脉瘀，治宜养血通脉、温经散寒，故予阳和四逆汤治之。处方：熟地黄 30g，鹿角胶 6g（烊化），麻黄 3g，乳香 10g，白芥子 6g，肉桂 3g，干姜 6g，制附子 10g，怀牛膝 12g，鸡血藤 30g，当归 15g，浙贝母 12g，炙甘草 10g，黄酒引，水煎服。服药 5 剂，趺阳脉搏动有力，趾端畏寒发凉减，予以原方附子加至 30g（先煎沸 30 分钟），黄芪 60g，水煎服。续服 20 剂，趺阳脉搏动自力，足趾皮色正常，去浙贝母，制附子用常量，续服，以固疗效。《灵枢·痈疽》云："发于足指，名脱痈，其状赤黑，死不治；不赤黑，不死。"这里表述了脱痈（疽）之状及预后。此案乃血栓闭塞性脉管炎之局部缺血期，属中医之血虚寒凝证。历代医家将此病列为"脱疽"范畴，而公谓此证型因其脉沉细，趺阳脉弱，可从"脉痹"论治。本案患者"肢端畏寒发凉""足大趾皮肤温度低"，故以血虚寒凝为证，治之之法，当予温补和阳，散寒通滞之阳和汤为治，以奏温阳散寒之功，而成养血通脉之勋。犹如"阳光普照，阴霾四散"，故有"阳和"之名。《伤寒论》少阴病篇，有"少阴之为病，脉微细""少阴病，脉沉者，急温之，宜四逆汤"之论。此乃心肾虚衰，阳气衰微，无力鼓动血行，则脉微。本案患者"脉沉细""足背动脉减弱"，乃阴寒内盛之证，治之之法，当予《伤寒论》回阳救逆之四逆汤为治。《黄帝内经》云："寒淫于内，治以甘热……寒淫所胜，平以辛热。"故有附子之热，干姜之辛，甘草之甘之治。公谓："却阴扶阳，必以甘草为君；干姜味辛热，必以干姜为臣；附子辛大热，开腠理，暖肌通经，是以附子为使。方由甘草干姜汤合干姜附子汤而成，因其主治少阴病阴盛阳虚之四肢厥逆证，故《伤寒论》名四逆汤。"于是，对血栓闭塞性脉管炎之局部缺血证型者，公合二方之用，名"阳和四逆汤"。故理、法、方、药朗然，仅服药5剂，诸症悉减。为增其开腠暖肌通经之效，故辅以芪附汤，即增大附子用量加黄芪，续服20剂，而阳和寒解，肢温脉复而病愈。

(27) 柴胡生脉汤

本方系《伤寒论》之柴胡加龙骨牡蛎汤合《内外伤辨惑论》之生脉饮、《证治准绳》之养心汤加减而成，有益气养阴、疏肝理气、化痰散结作用，用治由于情志不畅，肝气郁结，聚湿凝痰；或因肝郁化火，气阴不足，肝阳上亢，而致瘿瘤。瘿瘤门"柴胡生脉汤证案"，治疗证属肝郁脾虚、心气不足所致之瘿瘤（甲状腺肿大），予柴胡生脉汤（柴胡10g，桂枝9g，龙骨、牡蛎各30g，广木香10g，青皮10g，炒酸枣仁30g，远志10g，郁金10g，茯苓12g，枳壳10g，麦冬10g，五味子10g，川厚朴10g，人参20g，白术10g，杭白菊12g，甘草10g，生姜3片为引，5剂，水煎服）以疏肝解郁、益气养阴、化痰散结，佐以养心安神。《诸病源候论·瘿候》有"瘿者由忧恚气结所生"之记，瘿病之名即首见于此。《医学入门》认为"忧虑伤心，心阴受损""肝火旺盛，灼伤胃阴"，可出现心悸、烦躁等症。故本病多由情志不畅，肝气郁结，聚湿凝痰；或因肝郁化火，气阴不足，肝阳上亢而致。其治宜益气养阴、疏肝理气、化痰散结之法。本案即属此之证治，故本案虽属顽疾，然5剂而见效。但遇事仍有多疑之象，脉沉濡无力，舌淡无苔。处方：柴胡12g，人参20g，麦冬12g，桂枝9g，龙骨、牡蛎各30g，龟甲10g，炒酸枣仁30g，五味子10g，郁金10g，夜交藤20g，白术12g，茯苓12g，桑椹30g，广木香10g，钩藤15g，瓜蒌10g，白芍12g，橘红12g，远志10g，甘草15g，水煎服。按曰："因其肝气得舒，故二诊时，公重在益气养阴，益心安神为主，疏肝解郁为辅，方加龟甲，而有

《千金要方》孔圣枕中丹滋阴降火，镇心安神之用"，守方3个月，药后诸症豁然，颈前重坠感亦除。原方续服以固疗效，于肿大甲状腺处敷化核膏。

（28）五皮胃苓汤

本方为五皮饮合胃苓汤化裁而成，具有健脾理气、利水消肿之功，用治脾土失运、气郁失渗之浮肿之患。五皮饮，出自《中藏经》，方中茯苓皮专于淡渗利水，俾三焦气化有序；陈皮理气化湿，而脾健水饮之邪必解；桑白皮、大腹皮下气利水，而水邪必去；生姜皮味辛散水，则上焦肃降有司；"五皮"共奏健脾理气、利水消肿、肃降水道之功。胃苓汤，出自《证治准绳》，由平胃散、五苓散二方合成，原为脾胃不和而致腹痛泄泻、小便不利，或肢体浮肿而设。方中白术、茯苓健脾化湿；陈皮、苍术、厚朴燥湿健脾；猪苓、泽泻利尿消肿；桂枝温阳化气，伍甘草乃桂枝甘草汤，辛甘化阳，则气化有司；姜、枣调和营卫，气血运行有序。浮肿门"五皮胃苓汤证案"：曲某，女，38岁。患者从去年底全身浮肿，按之即起，纳食呆滞，胃脘疼痛，气逆上冲，大小便尚正常，畏寒无汗，舌淡苔白，六脉沉濡。证属脾土失运，气郁失渗，发为浮肿。故以五皮胃苓汤化裁。处方：茯苓12g，猪苓12g，党参15g，苍术、白术各12g，桂枝6g，陈皮15g，双皮15g，焦三仙各10g，广木香10g，苏梗6g，大腹皮15g，茯苓皮15g，生姜皮15g，厚朴10g，炒莱菔子10g，芦根15g，鸡内金6g，香附10g，水煎服。服药15剂，诸症若失，病臻痊愈。师唐·王冰蜀脂粥法：黄芪10g，甘草2g，小麦30g。前二药煎水煮麦作粥服，以益气健中州之法，则可不为风侵，不为湿困，俾气化有序，而无浮肿之发。《医学汇海》云："气肿之证，其皮不甚光亮，按之随手即起，外实中空，有似于鼓，故又名鼓胀，乃气郁所致，急宜行气。"故此浮肿一案，实乃素体阳虚，脾运失司，气郁于表，气化失司，而致之浮肿。昔秦伯未先生尚云："浮肿有发汗、利水、温化、理气、健运、攻逐等方法，这些方法又须适当地配合使用。"故公有五皮饮合胃苓汤之治。因伴有"胃脘疼痛，气逆上冲"之症，故有健脾理气、降逆止冲之党参、苏梗、木香、香附诸药，及焦三仙、炒菔莱子等消食化积之味。健脾益气则内湿不生，利水渗湿则肌肤之水邪得除，故诸方同施，诸法备焉，而药到病除。此即元·齐德之之谓："夫药者，治病之物，盖流变在乎病，主治在乎药，制用在乎人，三者不可阙也。"

（29）疏石饮

本方由《伤寒论》之猪苓汤，合《金匮要略》之当归芍药散化裁而成，有益肾元、司气化、养血通脉、化石通淋之功，用治肾元亏虚，三焦气化失司，肾络瘀阻，湿热蕴结，水结成石所致石淋。症见平素腰膝酸软，神疲乏力，发时腰痛，小腹痛，血尿。方以二苓、泽泻司气化渗利小便；萹蓄、车前子、冬葵子清热通淋；当归、赤芍、牡丹皮、牛膝养血通脉，理气导滞，缓急止痛；金钱草清热利尿，化石通淋；佐以甘草调和药性。淋证门"疏石饮证案"：患者杨某，男，37 岁。1 周前突感腰部及右上腹部剧痛，伴恶心呕吐。急去栖霞县医院就诊，予以阿托品肌注，疼痛缓解，X 线片显示右肾下极处有 1.3cm×0.6cm 大小之密度增高影，诊为右肾结石。昨日出院，今由家人陪同就诊。现腰膝酸软，神疲乏力，仍见腰痛，小腹痛，血尿。尿常规检查：尿红细胞（＋＋＋），白细胞（＋）。舌暗红薄白苔，脉沉。证属肾元亏虚，三焦气化失司，肾络瘀阻，湿热蕴结，水结成石。治宜益肾元、司气化、养血通脉、化石通淋，故予疏石饮调之：猪苓 15g，茯苓 15g，泽泻 15g，冬葵子 12g，川牛膝 10g，车前子 10g（布包），萹蓄 15g，金钱草 30g，当归 15g，牡丹皮 15g，赤芍 10g，甘草 10g，水煎送服琥珀化石散。服药 5 天，腰及小腹痛已解，尿检正常。效不更方。续服中药，近见尿液混浊，10 日后，突然小腹痛，放射至会阴部，并有尿意，遂用力小便，尿出大米粒大结石 2 块。复去县医院查 X 线，示结石已无。嘱自采萹蓄草代茶饮，佐服金匮肾气丸。按曰："二方之法，诸药之用，以其促气化，活瘀通脉，清热利尿，通结化石之功，而收卓效。"

（30）当归三金汤

当归芍药散，乃张仲景在《金匮要略》中为"妇人怀娠，腹中疞痛"而设方，吉忱公取其含《太平惠民和剂局方》之四物汤，以当归、芍药、川芎活血通脉之谓；寓《伤寒论》之五苓散，取茯苓、白术、泽泻温阳化气、利水渗湿之用；辅以《伤寒直格》之六一散（滑石、甘草），以冀下焦湿热得清，故以之与化石通淋专剂之三金散相合，名之曰"当归三金汤"，以治疗各种尿路结石。三金散即以三金同用，金钱草清热利湿、利尿排石，海金砂利尿通淋，鸡内金磨积化石。《诸病源候论》云："诸淋者，由肾虚而膀胱热故也。"又云："肾主水，水结则化为石。故肾客砂石，肾虚为热所乘，热则成淋。"由此可见，肾结石的病理机制，在于肾与膀胱的气化功能失常所致。气化失司，必致经脉凝滞。淋证门"当归三金汤证案"，以之治疗肾虚气化失司，湿热蕴结而成石淋（肾结石）者，用药 13 剂，患者尿出枣核大结石 1 块。嘱每日金钱草 20g，石韦 10g，瞿麦 10g，代茶饮，以善其后。

（31）导赤八正散

本方由《小儿药证直诀》之导赤散合《太平惠民和剂局方》之八正散化裁而

成，有清利湿热、化气通淋之功，用治湿热蕴结下焦、膀胱气化失司所致热淋。症见小便频数而尿急，尿量少、色赤，小腹坠胀，口渴且腻，胸闷食少。导赤散，以清热利尿为治，方以生地黄甘苦大寒，入手、足少阴心肾、足太阴脾、足厥阴肝、手太阳小肠经，专清热泻火，凉血消瘀，任为主药；木通、竹叶清火利水，导热下行，而通利小便；甘草梢清热泻火，调合药性，俾诸药之和合，以成清热通淋之伍，而除热邪下移小肠之弊。辅以萹蓄、车前子诸药，具《太平惠民和剂局方》八正散清热、泻火、利尿通淋之用。淋证门"导赤八正散证案"以之治疗湿热蕴结下焦，膀胱气化失司所致热淋（泌尿系感染）。患者服药 5 剂，尿急、尿频、血尿诸症悉除，病臻痊愈。为防其病复发，予以萹蓄、淡竹叶各 10g，每日代茶饮。侍诊诸弟子皆称奇效。公谓："此案病候显见，故理法朗然。昔《潜斋医学丛书·杨序》有云：'因病而生法，因法而成方，理势自然，本非神妙，唯用之而当，斯神妙也。'故医不穷理，不可以学医，医不穷理，不可以用药。尔等当晓然于心。"

（32）右归四二五汤

本方由右归丸合四物汤、二仙汤、五子衍宗丸同用，用于不孕不育。按曰："右归丸合二仙汤、五子衍宗丸，以温补肾阳、填补精血，则生殖之精得补；辅以四物汤调补气血，而冲任虚损得补。诸方合用，先后天得补，故可令其有子。"羊外肾补丸，由左归丸、五子衍宗丸、二仙汤、当归补血汤合羊睾丸组成。师曰其"为男女不孕不育之有效方药，亦为精冷、宫冷、性功能衰退之良方"。不育症门"右归四二五汤证案"：患者张某，男 27 岁。结婚 2 年，因精子存活率低而无嗣，诸医调治未果而求治。精液常规检查示精液量少，精子数稀少，活动力弱，且精子畸形较多。症见腰膝酸软，头晕耳鸣，失眠健忘，神疲乏力，性欲淡漠，阳痿早泄。舌淡伴齿痕，苔薄白而润，脉沉细尺部弱。证属肾元亏虚、命门火弱、精血不足之不育。治宜益肾温阳，佐以补养精血之法，故予右归丸合四二五汤：熟地黄 20g，山药 20g，山茱萸 15g，枸杞子 20g，鹿角胶 10g（烊化），菟丝子 20g，覆盆子 15g，五味子 15g，胡芦巴 12g，车前子 15g（布包煎），杜仲 15g，当归 15g，肉桂 10g，制附子 12g，川芎 10g，制白芍 12g，仙茅 10g，仙灵脾 12g，炙甘草 10g，每日 1 剂，水煎服；另予羊外肾补丸：黄芪 120g，当归 120g，熟地黄 120g，枸杞子 200g，五味子 60g，茯苓 60g，泽泻 90g，菟丝子 120g，补骨脂 100g，韭菜子 100g，桑椹 120g，红参 120g，车前子 100g，甘草 60g。上药共为细末备用。另取羊外肾（羊睾丸）一对，切薄片，烤箱烘干亦为细末，诸药合之。炼蜜为丸，梧子大，每服 10g，日 2 次，饭前淡盐水送服。师曰："治疗月余，自觉形体健壮，阳痿早泄已无。仍予上方治之，嘱每日生食葵花籽以补阳益精。""经治疗 3 个月，其妻已怀孕。"

（33）参芪通乳汤

本方由《内外伤辨惑论》之当归补血汤合《清太医院配方》之下乳涌泉汤化裁而成，有补益气血、通气下乳之功，主治脾胃虚弱，气血生化之源不足之缺乳证。主以人参，味甘微苦，性微温不燥，性禀中和，为大补元气之品；人参、黄芪相伍名参芪方，大补元气；当归伍黄芪，名当归补血汤，大补气血，三药共成补益气血之功，故有促乳之效。足阳明、足厥阴经贯乳，故白芷通阳明之经；香附、青皮疏肝理气；桔梗舟楫之品，载药上行贯乳，且与宽中下气之枳壳相伍，则升降有序，俾经气通达，三焦气化有序，津液输布有司；炮穿山甲、王不留行、通草、路路通，透达经络，而具通气下乳之效；甘草健脾和中，调和诸药，共为佐使药。故诸方诸药合用，气血得补，肝胃之脉得通，缺乳之候得解。缺乳门"参芪通乳汤证案"：患者房某，女，36 岁。素体禀赋不足，产后月余，乳少，乳汁清稀，乳房柔软，无胀满感，形寒肢冷，神倦纳呆，面色少华，舌淡红，苔少，脉弱。证属素体脾胃虚弱，气血生化之源不足，加之产时耗气失血，气血亏虚，化乳之源不足，而致缺乳。治宜补气养血，佐以通乳，予以参芪通乳汤：生黄芪 15g，当归 10g，红参 10g，炮穿山甲 10，王不留行 10g，桔梗 10g，通草 3g，白芷 6g，枳壳 6g，香附 6g，路路通 10g，青皮 6g，甘草梢 6g，水煎服；佐服猪蹄汤。服药 5 剂，乳汁增，余症悉减，原方加浙贝母 10g。《诸病源候论》云："妊娠之人，月水不通，初以养胎，既产则水血俱下，津液暴竭，经水不足者，故无乳汁也。"《胎产辑要》云："乳少及无乳总是虚脉枯槁之故。"《女科指要》云："产妇血气大虚，不能蒸腾津液而上奉为乳。"此即本案之因也。故以参芪通乳汤化裁，诸方诸药合用，气血得补，肝胃之脉得通，缺乳之候得解。《本经逢原》谓贝母"浙产者"治"乳难"，故二诊时方加浙贝母，以其苦甘微寒之性，而清胸乳之气机郁滞，以增贯乳通经之效，不半月"面色红润，目有神彩，欣然相告：乳汁充，纳食可"。

（34）二妙龙胆汤

本方由《丹溪心法》之二妙散合《兰室秘藏》之龙胆泻肝汤组成。按曰："药用二妙散（黄柏、苍术）、龙胆草清热燥湿；柴胡清肝胆三焦之火而泄热除烦；木通、泽泻、车前子味甘淡而气寒，淡能渗利，寒能清热，俾湿热之邪下行，从小便而解；生地黄清热润燥，滋阴生津；当归养血益阴；甘草清热解毒，调和诸药，且以'和冲脉之逆，缓带脉之急'之殊功，引领诸药，以成束带之功。于是湿热之邪得解，虫蚀之害得除。"阴痒门"二妙龙胆汤证案"，治疗湿热蕴结病虫滋生所致阴痒（滴虫性阴道炎），用二妙龙胆汤口服，配合外用苦参蛇床子熏洗剂、雄蛇丸，患者经治1周，诸症悉减，续治1周，病臻痊愈，嘱续用外治法。

（35）逍遥四物汤

本方由《太平惠民和剂局方》逍遥散合桃红四物汤加元胡等而成。逍遥散，乃为肝郁血虚、肝强脾虚之证而设方，药由四逆散去枳实加白术、茯苓、薄荷、煨姜而成。其名之称谓，《时方歌括》引赵羽皇语释云："此治肝郁之病，而肝之所以郁者，其说有二：一为土虚，不能升木也；一为血少，不能养肝也。盖肝为木气，全赖土以滋培，水以灌溉。若中土虚，则木不升而郁，阴血少，则肝不滋而枯。方用白术、茯苓者，助土德以升木也；当归、芍药者，益荣血以养肝也；薄荷解热，甘草和平；独柴胡一味，一以为厥阴之报使，一以升发诸阳。经云'木郁达之'，遂其曲直之性，故曰逍遥。""乳癖之成因，公谓多由肝郁脾虚，或肾虚致冲任失调而致。盖因肝胃之经脉布乳房，故肝郁脾虚，痰湿内蕴，痰瘀互结而成乳癖，故主以逍遥散易汤治之。"乳癖乃痰瘀互结而成，故辅以桃红四物汤、元胡，以活血祛瘀；补肝散（夏枯草、香附）、橘叶、瓜蒌、王不留行、橘红、姜半夏、浙贝母、川牛膝以豁痰理气导滞。黄宫绣谓"姜辛入肺，肺旺则一身之气皆为吾用，中焦之元气充而足，脾胃出纳之气壮而行，邪不能容矣"。故公谓或生姜、煨姜、干姜、炮姜，均以其辛温之性而通肌腠、开痰结，此即逍遥散、阳和丸用姜主治疮疡、癥瘕、积聚之由也。李杲谓"青皮乃足厥阴引经之药"，《本草求真》谓其"破泄削坚，除痰消痞，并气郁久怒，久疟结癖，疝痛，乳肿无不奏效"；《本草便读》谓"若排脓散肿乳痈等证，皆肌肉病，阳明主肌肉，故白芷又为阳明主药"。由此可见，青皮、白芷二药，功于引领诸药上达乳房，则肝胃之脉络畅通以消乳癖，合诸方诸药之效，公名方曰"逍遥四物汤"。乳癖门"逍遥四物汤证案"，治疗因肝气郁结、郁久化火、炼液成痰、痰气互结而成乳癖（乳腺增生病），治宜疏肝理气、和血化瘀、散浊祛痰，故予逍遥四物汤治之。处方：当归15g，赤芍、白芍各10g，柴胡12g，茯苓15g，炒白术12g，煨姜3g，青皮10g，川芎12g，炮穿山甲10g，桃仁10g，红花10g，瓜蒌20g，夏枯草10g，香附10g，王不留行12g，莪术10g，三棱10g，山慈菇10g，白花蛇舌草15g，薄荷3g，甘草10g，水煎服。"药用忍冬藤、蒲公英、紫花地丁者，乃清下焦湿热，以愈带下之病。"同时"乳癖处敷以化核膏"，内外合治20余天，则"乳房软，癥块消，带下净"。

(36) 龙胆六一汤

本方为《杂病源流犀烛》之龙胆泻肝汤合六一散加减化裁而成，有清热利湿、凉血解毒之功。按曰："方以龙胆草、黄连、黄芩、金银花、栀子清热解毒；生地黄凉血清热；泽泻、车前子、生白术、薏苡仁健脾渗湿；滑石、防己、白茅根重在清利湿毒；木瓜酸温气香，酸能入肝舒筋通络，温香入脾以化湿和胃，盖因脾主四肢，又主肌肉，性恶湿，而喜香燥，故公以木瓜一味，健脾燥湿，柔筋舒挛，而建功。"浸淫疮门"龙胆六一汤证案"，治疗证属湿热壅阻肌肤、水湿外泛之浸淫疮（急性湿疹），治宜清热利湿，凉血解毒，故予龙胆六一汤调之。处方：龙胆草10g，黄连10g，黄芩10g，金银花30g，车前子15g（包煎），栀子10g，生地黄30g，白茅根30g，防己45g，生白术12g，薏苡仁30g，木瓜10g，泽泻15g，滑石30g，生甘草6g，水煎服。外用三黄槟榔散敷患处：川黄连24g，黄柏24g，黄芩12g，槟榔片10g，研末撒用。治疗半月，患者皮损愈合结痂，湿疹已愈。嘱服龙胆泻肝丸续服，以固疗效。恩师阐述云："纵观公所立之龙胆六一汤、三黄槟榔散，乃古今结合之用也。故内服与外治合用，而收效于预期。"

(37) 加味玉真散

本方由《外科正宗》玉真散合"止痉散"（蜈蚣、全蝎），《晋南史传恩家传方》五虎追风散（蝉蜕、胆南星、全蝎、僵蚕）加减而成。组成：胆南星10g，防风10g，白附子10g，白芷10g，天麻14g，羌活10g，蜈蚣2条，全蝎7个，僵蚕7个，蝉蜕15g（头足），钩藤12g，朱砂1.5g（研冲），甘草10g，水煎服，小儿剂量酌减。具清风散毒，化痰解痉，养血通络之功，用治破伤风，症见咀嚼无力，吞咽不便，语言不清，继之面肌痉挛，牙关紧闭，呈苦笑面容，四肢拘急，角弓反张，全身阵发性肌肉痉挛者。验诸临床，若邪毒入里，抽搐频作，呼吸急促，痰涎壅盛（以痰液及口腔、鼻咽分泌物多为见症），小便短少者，大有邪毒攻心之势，故公多加入竹沥（或天竺黄）、槐沥（或槐胶）、川贝母、瓜蒌、猪胆汁以资疗效；若高热神昏，痉挛频作，腹壁紧张、便秘，宜去白附子、羌活辛温燥热之品，胆南星易天南星，加入石菖蒲、郁金、大黄、石膏、金银花诸药；若手足振掉者，可加入炮穿山甲、或炮畜蹄甲、乌蛇、龟甲、白芍等柔肝息风之品；若牙关不开，可加入竹沥、黄蜡，以资开窍化痰之功；若抽搐、寒战、身凉者，可加入制川乌、乌蛇、桂枝，以佐温经散寒，解痉定搐之力；若发热、自汗、项强者，可合入葛根汤，以疗肌解痉；若产后破伤风者，可加入荆芥穗，以祛血中之风；若大汗不止者，可加入黄芪、浮小麦、白术、牡蛎，以益气固表；若创口感染者，去辛温燥烈诸药，合于金银花、野菊花、蒲公英、紫花地丁诸药，以清热解毒；若体虚，或恢复期，可入当归、黄芪、白芍、熟地黄、阿胶、黄精诸益气养血之品；若大便秘结者，实证加大黄、芒硝等药，虚证加蜂蜜、火麻仁诸味；若脸肿或尿血者，停用朱砂。吉忱公对该方应用心得甚多，破伤风门3案，均为此方加减应用，甚至比西医疗效还好。

（38）导赤清心汤

本方由《小儿药证直诀》之导赤散（生地黄、木通、生甘草梢），合《太平惠民和剂局方》之清心莲子饮（黄芩、麦冬、地骨皮、车前子、石莲肉、白茯苓、炙黄芪、人参、炙甘草）化裁而成，具有清心养阴、利水导热之功，主要用于心热亢盛所致溺赤短少、口舌生疮之症。"导"，引导也；"赤"，心之色也。《删补名医论》云："赤色属心，导赤者，导心经之热从小肠而出，以心与小肠为表里也。"石莲子系莲子老于莲房，坠于瘀泥，经久坚黑如石，具清利湿热之功，故与清心火、益气阴诸药相伍，名清心莲子饮。口疮门"导赤清心汤证案"：鲁某，女，29岁，1965年8月6日就诊。患者昨日口腔、咽喉疼痛，继而口腔两侧、上颚、唇内出现黄白色溃疡点，伴灼痛感，妨碍饮食，口干渴，口臭，心烦，大便干结，小便黄赤，舌质红，苔黄腻，脉数。证属火炽盛，火热之邪循经上攻舌唇。治宜导赤清心之法。师导赤清心汤合甘桔汤意化裁（生地黄20g，竹叶10g，木通10g，牡丹皮10g，地骨皮10g，麦冬10g，滑石10g，石莲肉10g，茯苓12g，桔梗10g，甘草10g。水煎服）内服，主以导赤清心汤清心养阴，利水导热，上炎口腔之火毒得清，则口疮可愈；合用《小儿药证直诀》之甘桔汤，以治火热之邪上壅咽喉之肿痛。同时予冰硼散外用。内外合治，方证相对，用药10剂，患者口腔溃疡已愈。予以桔梗6g，甘草3g，金银花3g，代茶饮，每日1剂。

（39）柴胡苍耳子汤

本方由《伤寒论》之小柴胡汤合《济生方》之苍耳子散易汤而成。小柴胡汤调达气机，以清胆经之郁火；苍耳子散之苍耳子宣通鼻窍、散风止痛，辛夷、薄荷，辛散以通肺窍，白芷清浊泄热，四药合用，以其散风邪、通鼻窍之功，而为治鼻炎、副鼻窦炎之常用方。鼻渊门"柴胡苍耳子汤证案"：患者赵某，女，16岁。感冒1周，伴发热、头剧烈痛，鼻塞，微咳，口干，口苦，有脓涕出，味臭。X线片示双上颌窦炎，舌红苔黄腻，脉弦而数。证属肺热胆火上犯鼻腔而致鼻渊，治宜调达枢机、宣通鼻窍、清热泻火，故予柴胡苍耳子汤化裁。处方：柴胡 30g，黄芩 15g，半夏 10g，党参 10g，苍耳子 12g，白芷 12g，川芎 10g，连翘 30g，金银花 30g，桔梗 10g，辛夷 12g（单包），防风 10g，甘草 10g，姜、枣各 10g，水煎服。按曰："药加防风，性浮升散，能发散脾家之郁火，搜除脾家之湿邪，则鼻窍之脓涕可除；金银花、连翘，菊花以其清热解毒之用，而除郁热之邪；桔梗舟楫之剂，载诸药上行，以达鼻窍头巅；川芎以其辛香走窜之功，上达头巅窦窍，而活血化瘀，此乃血中之气药，可解窦窍肌膜之郁滞，以疗头痛。"服药 5 剂，有脓涕自鼻孔排出，涕出后痛热渐减，再服 5 剂，无脓涕出，而仍可见白稠涕，上方加野菊花 15g，5 剂后，诸候皆平，收效于预期。

（40）地黄复明丸

本方由六味地黄丸合《千金要方》孔圣枕中丹化裁而成，生地黄 15g，熟地黄 15g，蛤粉 15g，枸杞子 10g，太子参 10g，黄连 10g，夜明砂 10g，天冬 10g，黄芩 10g，知母 10g，牡丹皮 10g，枳壳 10g，车前子 10g，泽泻 10g，石菖蒲 10g，白芍 10g，远志 10g，茯苓 10g，决明子 10g，五味子 10g，石决明 30g，当归 12g，共研细末，蜜丸 10g，朱砂研末为衣。日 3 次，饭前服。本方具滋养肝、理气达郁、疏肝泻火、活血凉血之功，凡内伤、外感所致暴盲诸证皆可用。暴盲门"生地芩连汤证案"，治疗证属枢机不利、五志化火、郁火上炎所致之暴盲（中心性视网膜炎），予以生地芩连汤以达郁清火、清营凉血，加减应用 16 剂后，患者视力恢复，眩晕诸候已除，然阅读时间过长，或疲惫时，仍有视物不清之感。嘱其静心养目，为固效复明之续治，予以地黄复明丸。用药 2 周，患者欣言相告，阅读时目无不适，嘱其慎之，不可急之，仍予地黄复明丸续服，以善其后。公谓"凡暴盲及眼底出血而具阴虚火旺之证者，俱可用之"。

（41）金果清咽抑火汤

本方由明代龚廷贤《寿世保元》之清咽抑火汤合陈实功《外科正宗》之清咽利膈汤化裁而成，有疏风清热、解毒利咽之功，为风热外袭，咽喉肿痛初起之用方。清咽抑火汤，药用连翘、黄芩、栀子、防风、朴硝、黄连、知母、玄参、牛蒡子、大黄、桔梗、薄荷、甘草；清咽利膈汤，药有金银花、连翘、黄芩、甘草、桔梗、荆芥、防风、栀子、黄连、牛蒡子、玄参、大黄、朴硝，为治因积热所致之乳蛾、喉痹、喉痈、重舌、木舌诸病而设方，或用治肺胃热毒熏蒸咽喉肿痛而见咽喉肿痛、痰涎壅盛、大便不通诸症。喉蛾门"金果清咽抑火汤证案"，治疗证属风热外袭、肺经积热之喉蛾（急性扁桃体炎），以金果清咽抑火汤疏风清热、解毒利咽，加减应用10 剂，患者诸症悉除，喉核略大，无红肿，惟时有咽干，故予以金果清咽抑火汤作散剂服，以固疗效。处方：橄榄 10g，连翘 15g，黄芩 10g，栀子 10g，防风 10g，朴硝 10g，黄连 10g，知母 10g，玄参 10g，牛蒡子 10g，大黄 10g，桔梗 20g，薄荷 10g，甘草 10g。共为细末，每次 15g，白温水服，日 3 次。

《柳少逸医案选》中也收录了先生运用成方合用而创制的部分方剂的验案。

（42）青龙止嗽方

本方由小青龙汤合《医学心悟》止嗽散而成，验诸临床，大凡外感风寒，症见咳喘者，均可予此方。小青龙汤乃《伤寒论》为太阳伤寒兼水饮病而设，止嗽散为平补平泻咳嗽所建。咳嗽门"青龙止嗽方证案"：患者韩某，女，49 岁。素有咳疾，遇冬辄发，今时值隆冬，外感风寒，伴咳喘 3 日。症见咳嗽声重，咳痰稀薄色白，气急，咽痒，微有恶寒，发热，无汗，鼻塞，流清涕，头痛，肢体酸楚，舌苔薄白，脉浮紧。证属外感风寒，肺失清肃，痰浊壅肺。治宜发散风寒、宣肺止咳、温阳化饮，故予青龙止嗽方化裁：麻黄 10g，桂枝 10g，白芍 10g，细辛 3g，五味子 10g，姜半夏 10g，干姜 6g，桔梗 10g，紫菀 10g，炙百部 10g，炙白前 10g，橘红 10g，炙甘草 10g，水煎服。服药 5 剂，恶寒发热、咳嗽等症悉除，惟稍有咽痒，予上方去细辛、干姜、桂枝等味，加射干 6g，金果榄 3g 续服。又服 5 剂，病人欣然相告咳病愈可。嘱服梨贝膏（每日茌梨一个去内核，入川贝母 3 个、白果 3 个，蒸熟后吃梨喝汁）以善后。

（43）柴胡黛蛤方

本方由小柴胡汤合黛蛤散化裁而成，有清火达郁，润肺止咳之功，用治秋气感邪，伤肺致秋咳，肝火郁结，木郁而发肝咳。咳嗽门"柴胡黛蛤方证案"：患者孙某，男，57 岁。自幼患咳疾，每值深秋辄发。今年入秋即咳，予以消炎止咳药罔效，故转中医诊治。患者咳嗽逆气有音，咳痰不爽，痰带血丝，伴胸胁苦满，肢体沉重，目赤头痛，口苦咽干，舌苔薄黄少津，脉弦数。时值 1970 年深秋，五之气时，阳明燥金，少阴君火加临，湿热交蒸，客行主令，民病肺气壅，故咳剧。又因庚戌年金运太过之年，肺金克木，致木郁极而发，故胸胁痛，膈咽不通，咳逆。证属秋气感邪，伤肺致秋咳，肝火郁结，木郁而发肝咳。治宜清火达郁、润肺止咳，故予柴胡黛蛤方服之。处方：柴胡 12g，黄芩 12g，姜半夏 6g，党参 10g，橘红 10g，桔梗 10g，青黛 6g，煅蛤壳 10g，牡丹皮 10g，山栀子 10g，竹茹 12g，沙参 12g，丝瓜络

6g，橘络 6g，川贝母 6g，桑白皮 10g，花粉 10g，炙甘草 6g，生姜 10g，大枣 10g，水煎服。按曰："方加桔梗、桑白皮、山栀子、川贝母之属，乃寓清金化痰汤之意，功于清热止咳化痰，多用于咳嗽气急胸满者。"用药 5 剂，咳嗽、胸胁痛等症豁然。以上方加炙紫菀 10g，又服药 1 周，诸症悉除。再予银杏川贝梨膏以润肺止咳而善后。并嘱每年入秋，新梨上市即熬此膏方（仕梨 10 斤，白萝卜 3 斤，切丝煮汁浓缩，入川贝母、白果仁、沙参末各 60g，熬成膏。每日 3 次，每次 20mL）服用。10 年后其介绍咳喘病人来院诊治，并欣然告知：每年秋冬服此膏方，再未发咳疾。《素问·咳论》云："五脏六腑皆令人咳，非独肺也。"又云："乘秋则肺先受邪。"故本案属"秋咳""肺咳"范畴。因肺金乘土，木郁而发，而致肝咳。师曰："肝咳之状，咳则两胁下痛，甚则不可以转。""木郁达之"，故主以小柴胡汤，则肝咳愈；黛蛤散，方出《杂病源流犀烛》，由煅蚌壳、青黛组成，为寒热交作、胸满痰咳而设方。故本案之治，即《素问·咳论》"人与天地相参，故五脏务以治时"之谓也。

（44）柴胡苓桂汤

本方由小柴胡汤合苓桂术甘汤化裁而成，有调达气机、化气通脉、健脾利水之功，可广泛应用于枢机不利，肺、脾、肾三脏气化失司，水湿停滞于胸胁所引起的痰饮、水湿内停等疾患。痰饮门"柴胡苓桂汤证案"：患者汪某，女，31 岁。1 周前突然发热恶寒，伴左侧胸胁痛，并放射到颈肩部，随呼吸、咳嗽而剧。X 线诊为左侧渗出性胸膜炎。因西医无良好方法，故邀中医诊治。舌苔黄，脉弦。具寒热往来之特殊热型，且伴口苦、咽干、心烦、恶心。证属枢机不利、气化失司所致悬饮，故予柴胡苓桂汤化裁调治。处方：柴胡 20g，黄芩 10g，姜半夏 10g，人参 10g，玄参 12g，赤灵芝 12g，茯苓 15g，桂枝 12g，牡丹皮 10g，桑白皮 10g，地骨皮 10g，炙百部 12g，炙紫菀 10g，炙甘草 10g，丝瓜络 10g，橘络 10g，生姜 10g，大枣 10g。水煎去渣再煎，温服。按曰："本案柴胡汤证在，故主以小柴胡汤。'病痰饮者，当以温药和之。'药用苓桂术甘汤，以茯苓为君，健脾渗湿，祛痰化饮；桂枝为臣，温阳化气，具化饮利水之效；白术健脾燥湿，脾阳得健，水湿自除；甘草益气和中，与桂枝相伍，具辛甘化阳、行气通脉之功。药仅四味，配伍严谨，药专而力宏，故为治痰饮病之主方。""方加百部、紫菀、橘络、桔梗、桑白皮，乃止嗽散意；牡丹皮、地骨皮，共治血中伏火，则阴分伏热不生；黄芪、赤灵芝乃扶正达邪之要药。诸药合用，则气机通畅，气化有序，营卫畅行，五脏安和，而胸水得除。"故服药 5 剂，诸症豁然，胁肋微有不适，加黄芪 20g，知母 10g，白薇 12g，续服 5 剂。1 周后，患者欣然告云诸症悉除。嘱每日以黄芪 15g，赤灵芝 10g，生薏苡仁 15g，桑白皮 10g，桔梗 10g，炙甘草 10g，煎服。1 个月后，X 线复查一切正常。

（45）阳和通脉方

本方由阳和汤合桃红四物汤组成，又据吉忱公阳和通脉汤加味。师曰："予阳和汤则凝结之毒得解；桃红四物汤合四虫，活血通脉；加黄芪，寓当归补血汤之意，大补气血托毒外达；药用桔梗，乃师《金匮要略》之排脓汤（甘草、桔梗、生姜、大枣），以桔梗为排脓之要药组方；再佐以白头翁、虎杖、忍冬藤等清利湿热之味"，共奏益元养血、开腠通脉、解毒逐瘀之功，用治血虚寒凝、痰血痹阻之证。脉痹门"阳和通脉方证案"：患者董某，男，51 岁。2 年前因双下肢静脉曲张到某医院行手术治疗，手术后出现刀口感染情况，反复消炎治疗，未见明显好转，欲求中药治疗来诊。左胫前有 6cm×4cm 溃疡面，脓水淋漓。舌略暗，苔厚白腻，舌下脉络细长，脉弦。证属瘀毒壅滞、络脉不通所致脉痹、臁疮。故予阳和通脉方加味：熟地黄 20g，肉桂 6g，麻黄 10g，炮姜 3g，白芥子 10g，白头翁 15g，当归 15g，川芎 10g，炒白芍 15g，炒桃仁 12g，红花 10g，地龙 12g，土鳖虫 15g，水蛭 10g，丹参 30g，苏木 10g，泽兰 12g，虎杖 20g，生薏苡仁 30g，黄芪 30g，鹿角片 15g，蜈蚣 1 条（研冲），川牛膝 20g，桔梗 12g，炙甘草 10g，生姜 10g，大枣 10g，每日 1 剂，水煎服。服药 15 剂，皮损明显减轻，范围减小，结薄痂。舌淡红，苔黄腻，脉弦，仍宗原义化裁。处方：熟地黄 20g，肉桂 6g，麻黄 10g，炮姜 3g，白芥子 10g，白头翁 15g，当归 30g，川芎 15g，赤芍 15g，炒桃仁 12g，红花 10g，地龙 12g，土鳖虫 15g，水蛭 10g，丹参 30g，苏木 10g，泽兰 12g，虎杖 20g，生薏苡仁 30g，黄芪 30g，鹿角片 15g，蜈蚣 1 条（研冲），川牛膝 20g，桔梗 12g，忍冬藤 30g，玄参 30g，皂角刺 10g，炙甘草 10g，生姜 10g，大枣 10g，每日 1 剂，水煎服。又服药 14 剂，皮损基本修复，继服药巩固疗效，调方以养血通脉。处方：当归 15g，川芎 15g，赤芍 15g，生地黄 30g，玄参 30g，忍冬藤 30g，鸡血藤 30g，炒桃仁 12g，红花 10g，川牛膝 15g，苏木 10g，泽兰 10g，茜草 10g，桂枝 10g，甘草 10g，每日 1 剂，水煎服。臁疮，即小腿慢性溃疡之谓也。此案因下肢静脉曲张手术后感染而成。久疡不愈，加之气血运行不畅，湿热蕴结，气滞血瘀，遂成痼疾。故予阳和通脉方而收效于预期。

（46）阳和四逆方

本方由阳和汤合黄芪桂枝五物汤、当归四逆汤，加穿山龙、炮穿山甲而成，亦为吉忱公阳和四逆汤加味，具益元温阳、调和营卫、大补气血、通脉导滞之功，用治寒凝血脉、经脉痹阻之寒厥脉痹。痿证门"阳和四逆方证案"：患者赵某，女，28岁。素体禀赋不足，月经后期而至，伴经后腹痛。1年前，隆冬去冰河洗衣服，待洗毕欲返家时，则双手小指、无名指不适，继而扩展至中指、食指，局部发凉苍白，麻木、针刺样疼痛，然后潮红，10余分钟后逐渐恢复正常。患者未在意，以为冰水所致。其后每因接触凉水而发，且遇冷疼痛时间增长，1个月前因疼痛难忍而就诊。栖霞县医院内科诊为"雷诺病"。因无良好治法，故其友人介绍来诊。症见肢端发凉，畏寒喜暖，舌淡苔白，脉沉迟无力。巧逢应诊时天气寒冷，适见其雷诺病肢端痉挛症状，初皮色迅速苍白、青紫、继而潮红，伴疼痛，急以艾灸合谷、中渚，而诸症暂得缓解。证属素体阳虚，骤受寒冷，寒凝血脉，经脉痹阻之寒厥脉痹（雷诺病）。治宜温经散寒、养血通脉，故予阳和四逆方加减：制附子60g（先煮沸60分钟），干姜6g，熟地黄30g，鹿角胶10g（烊化），肉桂6g，桂枝15g，麻黄10g，当归30g，白芥子6g，炮穿山甲6g，黄芪30g，白芍20g，穿山龙15g，细辛3g，炙甘草10g，生姜10g，大枣10g，水煎服。服药10剂，形寒大减，凉水洗碗仍指端麻木，微有刺痛，上方加鸡血藤30g，丹参30g，续服。续服12剂，诸症豁然，未发肢端痉挛症状，月经按期而潮，亦未发痛经，上方去细辛、炮穿山甲，续服。续服14剂，患者欣然相告，洗衣洗碗，虽感水凉，然未发肢端痉挛症状。以原方制附子改为12g，续服10剂，以善其后。雷诺病属中医"寒厥""脉痹"范畴。此类病人多肾元不足，素体阳虚，故感寒而致经脉凝滞，而成四逆寒厥之证。方用大剂量附子之四逆汤，功在温经散寒、回阳救逆。大剂黄芪伍当归，乃当归补血汤之意。而大剂量附子取其助心阳而通脉，补肾阳以益火，则寒厥可解。先煎60分钟，以减其毒性。服10剂后，形寒大减，示寒厥得解，故加鸡血藤、丹参以活血通脉，则营卫调和，气血畅行而愈病。本案有大剂量附子、黄芪之伍，名"芪附汤"，多用于脉痹、周围血管性疾病，重在益气通阳，通行十二经脉；而大剂量黄芪伍人参，名"参芪汤"，重在益气养心脾，多用于胸痹，心血管疾病。

（47）柴胡牵正方

本方由小柴胡汤合牵正散而成，有调达枢机、温经通络之功，用治风中阳明经筋所致面瘫。邪犯经筋，郁于半表半里，故以小柴胡汤合桂枝汤，通达枢机，调和营卫，鼓邪外出；牵正散长于祛头面之风，通经络，止痉挛。因邪犯阳明经筋部，故须大剂柴、芩以和解表里，方可解肌腠之邪。"柴胡牵正方证案"：患者孙某，女，58岁。5天前感冒，3天前出现左侧口角歪斜，右侧面部发紧，活动不灵，喝水时水从右侧口角流出，患侧前额无皱纹，眼裂扩大，鼻唇沟变浅，口角下垂，笑时明显。右侧不能皱额、闭眼、鼓腮。舌红苔白，脉沉弦。证属外感风寒，枢机不利，寒凝筋脉所致面瘫（阳明经筋病）。故以柴胡牵正汤加味调治：柴胡30g，黄芩30g，红参10g，姜半夏10g，荆芥30g，白附子10g，僵蚕10g，大全蝎10条（研冲），蜈蚣5条（研冲），炙甘草10g，生姜10g，大枣10g，水、黄酒各半煎服。面瘫，俗称"吊线风""歪嘴风"，《灵枢经》称"口歪""卒口僻"，《金匮要略》称"口眼㖞斜"。《灵枢·经筋》云："卒口僻，急者目不合，热则筋纵，目不开，颊筋有寒，则急引颊移口，有热则筋弛纵缓不胜收，故僻。"有因面神经炎而致者，属外风所致；有因内风所致，多见于中风后遗症者。本案属外感风寒，风中阳明经筋，而发面瘫者，故用永昌公创制柴胡牵正汤治之。服药5剂，口眼㖞斜若失，再合入桂枝汤，以和营卫、实肌腠。处方：柴胡30g，黄芩30g，红参10g，姜半夏10g，荆芥30g，白附子10g，防风20g，川芎15g，当归15g，桂枝12g，炒白芍15g，蜈蚣5条（研冲），全蝎6条（研冲），僵蚕10g，炙甘草10g，生姜10g，大枣10g。水、黄酒各半煎服。又服药5剂，病人欣然相告，病已痊愈。观之五官正，口角、额纹无异常。嘱灸合谷、足三里，以善其后。

（48）滋肾牵正方

本方由滋肾生肝饮合柴胡牵正方组成，有调达枢机、濡养肝肾、养血通脉之功，用治肝肾亏虚，枢机不利，筋脉瘀滞所致面瘫。面瘫门"滋肾牵正方证案"：单某，女，72岁。左眼转动无力1个月。20多年前有面瘫史，经恩师诊治而愈。患者自上月出现左眼外斜，上转、下转、内转均明显受限，外转到位，双眼睑轻度下垂，出现复视，双眼晶状体不均匀浑浊，自觉双眼干涩，于莱阳中心医院，烟台毓璜顶医院就诊，诊断为"左眼动眼神经不全麻痹"。舌红，苔黄，舌下静脉粗长，脉沉细。予滋肾牵正方化裁治之。处方：柴胡20g，黄芩15g，红参10g，姜半夏10g，白附子10g，僵蚕6g，全蝎6条（研冲），蜈蚣1条（研冲），生地黄20g，百合10g，谷精草6g，炒决明子10g，密蒙花6g，白术10g，当归10g，五味子10g，枸杞子15g，女贞子15g，墨旱莲15g，夏枯草10g，酒制香附10g，甘草6g，每日1剂，水煎服。服药5剂，药后症状明显减轻，加桂枝汤调和营卫：柴胡20g，黄芩15g，红参10g，姜半夏10g，白附子10g，僵蚕6g，全蝎6条（研冲），蜈蚣1条（研冲），生地黄20g，百合10g，谷精草6g，炒决明子10g，密蒙花6g，白术10g，枸杞子15g，女贞子15g，墨旱莲15g，夏枯草10g，酒制香附10g，炒决明子10g，桂枝12g，炒白芍

15g，炙甘草 10g，生姜 10g，大枣 10g，每日 1 剂，水煎服。继服 5 剂，诸症若失，眼球活动灵活，眼睑开闭自如。守方服药巩固疗效。3 个月后追访，未复发。本案为"动眼神经不全麻痹"所致，亦属中医"内风"范畴。故用自创滋肾牵正方治疗。按曰："滋肾牵正方由滋肾生肝饮合柴胡牵正方组成。滋肾生肝饮乃养肝肾，疏肝气之良剂；柴胡牵正方由小柴胡汤合牵正散组成。因目为枢之窍，枢机不利，则目之开阖失司，故主以小柴胡汤调达枢机，透理三焦；因'动眼神经不全麻痹'，故以牵正散通经活络。故诸方合用，而收效于预期。"

（49）益气右归方

本方由补中益气汤合右归饮、菟丝子丸组成，具有益气健脾、温阳化气之功，治疗肾元亏虚、气化失司之小便不利、尿少、尿频等症。尿频门"益气右归方证案"：患者黄某，女，63 岁。多年前出现小便频，未曾诊治。两年前自觉症状加重，双眼睑浮肿，无尿痛，小便量少，腰部疼痛，双下肢无疼痛。平素偶有鼻塞、流涕，无头痛。时心烦，记忆力减退，颈项、肩部板硬不适，头晕，无恶心、呕吐。入睡困难，多梦，时心悸。舌质红，苔白，脉沉细。证属肾元亏虚、气化失司所致尿频。故予益气右归方化裁：熟地黄 15g，山茱萸 15g，炒山药 15g，鹿茸 3g（研冲），炒泽泻 15g，云茯苓 15g，炒白术 15g，肉桂 6g，枸杞子 15g，制附子 10g（先煎），黄芪 60g，桑螵蛸 10g，炙五味子 15g，覆盆子 15g，杜仲 12g，菟丝子 15g，升麻 6g，柴胡 6g，红参 10g，陈皮 10g，当归 15g，巴戟天 10g，仙灵脾 15g，炙甘草 10g，生姜 10g，大枣 10g，核桃 15g，水煎服。服药 5 剂，诸症减轻，予上方改黄芪 90g，水煎服。继服 5 剂，小便正常，晨起眼睑轻微浮肿，余症明显减轻，予下方以巩固疗效：熟地黄 15g，山茱萸 15g，炒山药 15g，炒泽泻 15g，炒白术 15g，党参 30g，肉桂 6g，制附子 10g（先煎），黄芪 120g，炙五味子 15g，五倍子 10g，覆盆子 30g，胡芦巴 12g，菟丝子 15g，升麻 10g，柴胡 6g，炒枳壳 3g，当归 15g，桑螵蛸 15g，仙灵脾 15g，益智仁 15g，生姜 10g，大枣 10g，炙甘草 10g，水煎服。服药 5 剂后，诸症悉除，为固疗效，予以金匮肾气丸续服。尿频一证，多因脾肾气虚，而膀胱气化不利，故小便频而余沥。治宜补中益气，温阳化气，益肾缩泉。合入《类证治裁》菟丝子丸（菟丝子、炙桑螵蛸、泽泻）组成，则温肾固涩之功倍增，诸药合用，则中气足，肾元充，而病臻痊愈。

（50）阳和解结汤

本方由阳和汤合通天解结汤、五味消毒饮而成，具调达枢机、温阳开腠、活瘀解毒、消肿散结之功，用治枢机不利、寒热交争、痰毒瘀结络脉之疾。唇疮门收录有"阳和解结汤证案"，用于治疗寒热交争、毒气生于口唇而发之唇疮（三叉神经痛），略有化裁：熟地黄18g，鹿角霜10g，肉桂6g，麻黄10g，制附子10g（先煎），细辛3g，白芥子10g，干姜3g，柴胡48g，黄芩20g，酒大黄10g，炮穿山甲6g，皂角刺10g，当归10g，红参10g，蜈蚣2条（研冲），桔梗10g，槐耳10g，九节茶10g，重楼15g，金银花30g，连翘30g，蒲公英30g，紫花地丁30g，天葵子10g，甘草10g，生姜10g，大枣10g。每日1剂，水煎服，师详释云："本案唇疮，乃寒热交争，毒气生于口唇而发。阳和解结汤，由阳和汤合通天解结汤、五味消毒饮而成。阳和汤温补和阳，散寒通滞，化痰开结；通天解结汤，方出《伤寒第一书》，乃小柴胡汤之类方（柴胡、黄芩、大黄、黄连、皂角刺、山甲、犀角、石膏、人参、马勃、僵蚕、全蝎、桃仁、当归、杏仁），原为'治伤寒诸结'而设方。本案合用此方，意在解散痰毒瘀结；五味消毒饮其治在清热解毒。诸方合用，则枢机得调，寒凝得解，瘀毒得消，故病臻痊愈。"

（51）柴胡龙胆方

本方为小柴胡汤合龙胆泻肝汤后加减化裁而成，即小柴胡汤加龙胆草、山栀、泽泻、车前子，有和解少阳、清泄厥阴邪毒的作用，用治湿毒结于少阳而传入厥阴所致各种疾患，如痄腮等。痄腮门"柴胡龙胆方证案"，治疗瘟毒结于少阳而传入厥阴之痄腮（病毒性腮腺炎并发睾丸炎），用柴胡龙胆方［柴胡15g，黄芩12g，半夏10g，党参15g，龙胆草12g，栀子10g，车前子12g（包），泽泻12g，白花蛇舌草15g，半枝连15g，夏枯草12g，荔枝核12g，甘草10g，生姜5片，大枣5枚。水煎服］以和解少阳、清泄厥阴邪毒。按曰："病毒性腮腺炎，属中医'发颐''痄腮'范畴。盖因少阳内主三焦，外主腠理，故予小柴胡汤以达表和里，升清降浊。足少阳胆经'下耳后''出走耳前''下经颊车'，足厥阴肝经'循股阴''过阴器'，发病部位均系肝、胆经经脉所过部位。故合入龙胆草、山栀、泽泻、车前子，乃寓龙胆泻肝汤之意，既泻肝胆实火，又清肝胆湿热，于是三焦之郁火得清，肝胆之湿热得除，则病臻痊愈。"

（52）阳和温经方

本方由阳和汤合四物汤、黄芪建中汤加减而成。阳和汤为温补和阳、散寒通滞之良剂；合入四物汤、怀牛膝、巴戟天补血调经；黄芪建中汤乃小建中汤加黄芪而成，且与四物汤为伍，兼有当归建中汤之意，可温补气血、缓急止痛。小茴香、醋元胡，可温经散寒止痛。全方共奏温经散寒、通脉导滞、调补气血、温督益任荣冲之功，对寒凝胞宫，经脉失养之痛经，症见四肢不温、小腹冷痛、喜暖喜按、月经量少色淡、脉象沉细或迟细、舌质淡红苔白者，卓有成效。痛经门"阳和温经方证案"：患者程某，23岁。16岁月经初潮，后期而至，量少色暗。经前3日小腹始痛，经行尤著，且伴胃脘隐痛，面色苍白，手足不温，腰酸体倦，舌质淡苔白，脉象沉细。证属寒凝胞宫、冲任失调，治宜温经散寒、调补冲任，故以阳和温经方加减以调之。处方：熟地黄20g，肉桂6g，鹿角胶6g（烊化），黄芪20g，当归12g，怀牛膝15g，巴戟天10g，桂枝10g，白芍15g，地龙10g，醋元胡10g，小茴香3g，麻黄6g，白芥子6g，炮姜3g，吴茱萸6g，川芎10g，炙甘草6g。水煎服。于经前一周服5剂，经候如期，色量如常，痛经消失，复于下次经前一周服5剂，而病臻痊愈。按曰："冲脉隶属阳明经，本案经来胃脘痛，乃冲任亏虚，冲气上逆，迫胃气上逆，气机运行不畅所致，故加吴茱萸，取其温胃散寒、开郁化滞之功，以疗心腹之冷气。"

（53）活血清宫方

本方由血府逐瘀汤合大黄䗪虫丸加减而成，有活血祛瘀、行滞清宫之功，主治中气下陷、血失统摄、溢于脉外、滞于经隧之崩漏。前者主以理气导滞、活血通脉，后者为久病血瘀之用方。方中重用牛膝，调冲任，和血脉，引血下行，为主药；辅以桃红四物汤活血化瘀；柴胡、香附理气而行滞，丹参、益母草、牡丹皮活血散瘀，炮穿山甲、皂角刺、土鳖虫、水蛭、王不留行、路路通消瘀散结，大黄荡涤留瘀败血，三七祛瘀安新，共为佐药；炙甘草调和药性，为使药。诸药合用，瘀去宫清，冲任自调，而血自止。月经为女子特有之生理，《素问·上古天真论》曰："女子七岁，肾气盛，齿更发长；二七天癸至，任脉通，太冲脉盛，月事以时下。"这说明产生月经的要素是肾气、天癸、冲任二脉。元气充盛则天癸至，天癸至则主司阴脉的任脉通行，主司精血的冲脉充盛，二者又均起于胞中，灌精血以充濡胞宫，因而产生月经。月经虽已产生，但影响其正常与否的因素却很多，如气血的和调，肾气对精血的气化和推动，脾的运化和对血的统摄，肝的疏泄和对血液的藏纳，心的主血脉和对外界事物的'任物'功能等，任何一方失调，均可导致月经周期、经期、经量出现紊乱，或致崩漏下血。另外，肾失温化，血行不畅，瘀血阻滞经隧，血不归经，或脾失统摄，肝失藏纳，心的血脉失主，均可使其血溢脉外，而见出血。离经之血不能消散和排出即为瘀血，崩漏出血或突然大量出血，血下之排之不及而成瘀，或长期反复出血，下之排之不净而留瘀。因而瘀血留滞，血不归经，使崩漏缠绵不愈，经月逾年，或反复发作。崩漏门"活血清宫方证案"，系因中气下陷、血失统摄、溢于脉外、滞于经隧所致崩漏（功能性子宫出血），急则治其标，先施祛瘀行滞之法，使新血归经，故用活血清宫方化裁为治。处方：怀牛膝30g，川芎10g，当归15g，熟地黄15g，牡丹皮15g，赤芍15g，桃仁15g，红花15g，土鳖虫15g，水蛭15g，丹参15g，益母草30g，炮穿山甲12g，皂角刺12g，酒川大黄10g，香附15g，柴胡15g，三七10g，王不留行15g，路路通15g，炙甘草10g，水煎服。服药4剂，血即停止，遂宗归脾汤和五子衍宗丸意，加鹿角胶、龟甲胶、阿胶各10g为汤剂，调服月余，月经来潮。经期再服活瘀清宫方3剂，以防复发，结果5天月经干净。经后服用归脾丸、五子衍宗丸、左归丸，以善其后。再次月经来潮时仍给予活血清宫方3剂，月经按期而尽。继服"三丸"约3个月，身体基本康复，至今5年未再发。按曰："血止后，再予归脾丸、五子衍宗丸、左归丸，养肝肾，益心脾，和气血，最终任通冲盛，月事以时下。"

3. 据医理而制新方

柳氏医派崇尚经方，博及时方，对方剂十分熟稔。然临床病证千变万化，有些证候难以用已有方剂加减或合方应用而能尽如人意，故在崇尚经典的基础上，又能充分尊重已有方剂的前提下，柳氏医派也有据医理而创制的新方。这些新方，有些是对前人成果的筛选吸收，也有对前人的超越和凝练，或是将前人经验与现时、现地的具体情况相结合的产物。

《柳吉忱诊籍纂论》中的自制方剂主要有以下各方。

（1）益气复脉定喘汤

本方由人参、肉桂、制附子、蛤蚧、麦冬、五味子、肉苁蓉、熟地黄、茯苓、炙黄芪、赤灵芝、黄精、白芥子、苏子、葶苈子、陈皮、枳壳、白术和甘草组成，有益气扶阳、温阳化饮、纳气定喘之功，用治肺肾气虚、心阳衰微、虚阳夹痰浊上扰之喘证，为吉忱公治疗肺气肿、肺心病之基础立方。师曰："肾乃气之根，肾虚气不归原，对此，明·赵献可《医贯》有'真元耗损，喘出于肾气之上奔'之论。故初治以桂、附、熟地黄、肉苁蓉，益元荣肾，扶阳填精以治其本，扶其根；《素问·至真要大论》云：'诸气膹郁，皆属于肺。'肺为气之主，肺损气无依附，故有蛤蚧纳肾气、补肺气以定喘逆；红参、麦冬、五味子乃生脉饮之伍，益气养阴而心脉得充；扶阳益肾，补肺益气，生脉补血之治，尤重培土，故予黄芪、黄精、灵芝，均以其甘温之性，益气升阳，调补气血，以培后天之本；脾恶湿为生痰之源，湿去脾健，则痰自化，而无痰湿之弊，故用陈皮，以其性温气芳香入脾肺，功于健脾和胃、理气燥湿。同参、芪则补气；同桂、附则扶阳；同茯苓则渗湿；同三子则肃降。故陈皮为脾肺气滞、胸闷脘痞证必用之品。诸药合用，而收预期之效。公名其方曰'益气复脉定喘汤'，乃其为肺气肿、肺心病之立方。"喘证门"益气复脉定喘汤证案"：患者衣某，男，70岁。咳喘频作，已有二十余年。近2周来，咳喘剧，夜寐不宁，动则气喘，有喘憋欲死之感，面唇爪甲紫绀，足跗浮肿。心电图示肺型P波，心律失常。X线诊断为慢性喘息性支气管炎，肺气肿，肺心病，心力衰竭。舌暗，舌下紫络粗大，苔白腻，脉濡细无力。证属肺肾气虚，心阳衰微，虚阳夹痰浊上扰之喘证。治宜益气扶阳、温阳化饮、纳气定喘，故予益气复脉定喘汤调之。处方：红参10g，肉桂6g，制附子10g，蛤蚧1对，麦冬20g，五味子10g，肉苁蓉12g，熟地黄15g，茯苓12g，炙黄芪20g，赤灵芝10g，黄精20g，炒白芥子6g，炒苏子12g，葶苈子10g，陈皮10g，枳壳6g，炒白术15g，炙甘草10g，水煎服。服药1周，气逆稍平，仍动则气喘，足跗浮肿未消，予以上方去麦冬，加补骨脂10g，核桃仁10g，茯苓皮20g，泽泻15g，续服。按曰："足跗浮肿不减，因麦冬性微寒，于化湿浊不利，故去之；加茯苓皮、泽泻，以淡味涌泄之功，而除水肿；补骨脂乃脾肾阳虚、下元亏损之要药，核桃仁为肺肾虚喘常用之药。李时珍谓'破补骨脂属火……能使心包之火与命门之火相通，故元阳坚固……胡桃属木，润燥养血……佐破故纸，有木火相生之妙'。故二药相伍，相辅相成，为大补肝肾、阴阳气血双补之药对。"续服3周，气逆渐平，足跗之肿消退，唯夜寐不安，难以平卧。拟续以益阳扶阳、纳气定喘之法。处方：红参10g，蛤蚧1对，炙黄芪20g，五味子10g，肉桂6g，陈皮10g，制半夏10g，炒白术15g，补骨脂12g，核桃仁10g，麦冬15g，炙甘草10g，水煎服。佐服金匮肾气丸。

（2）温阳化饮方

本方由桂枝、茯苓、干姜、陈皮、木香、防己、椒目、大黄、槟榔、半夏、枳壳、白芍、乌药、厚朴、泽泻、莱菔子、芦根和炙甘草组成，有温阳化饮、健脾和胃、导滞豁痰之功，主治脾阳不振、阳不布津、湿浊阻滞所致痰饮。痰饮门"温阳化饮方证案"：患者胸脘痛膨满10年之久，食欲欠佳，口干不欲饮水，伴有肠鸣漉漉，时有恶心泛吐清水，阳痿，腰腿痛，足跟痛，大便时有燥结，小便调，眼干眩花，舌质淡苔薄白，脉沉短而弦。证属脾胃虚弱，运化失司，食滞内停，痰浊阻滞而成痰饮。故用温阳化饮方治之。处方：桂枝 10g，茯苓 15g，干姜 10g，陈皮 10g，木香 10g，防己 10g，椒目 10g，大黄 10g，槟榔片 10g，制半夏 12g，枳壳 10g，白芍 12g，乌药 10g，厚朴 15g，泽泻 12g，炒莱菔子 12g，芦根 15g，炙甘草 10g，水煎服。服药 3 剂，饮食尚可，腹部胀满消失，矢气通，肠鸣音消失。予以原方加红参 10g，白术 12g，大枣 4 枚，水煎服。续服 5 剂，诸症悉除，病臻痊愈。恩师解读云："《金匮要略·痰饮咳嗽病脉证并治》篇记云：'其人素盛今瘦，水走肠间，沥沥有声，谓之痰饮''腹满，口舌干燥，此肠间有水气，己椒苈黄丸主之''支饮胸满者，厚朴大黄汤主之''心下有支饮，其人苦冒眩，泽泻汤主之''呕家本渴，渴者为欲解，今反不渴，心下有支饮故也，小半夏汤主之。'本案均有其证，故公悉予之。《外台》茯苓饮，'治心胸中有停痰宿水，自吐出水后，心胸间虚，气满不能食，消痰食，今能食'。上述诸病证，本案均有之，故吉忱公有诸方之用。综观本案诸症，由于脾阳不振，阳不布津，湿浊阻滞而成，概而论之曰痰饮，细而言之为支饮。'病痰饮者，当以温药和之'。此乃《金匮要略》治痰饮之大法。吉忱公立'温阳化饮方'。细观本案之治法，有温阳蠲饮，健脾渗湿之苓桂术甘汤；有主治支饮苦冒眩之泽泻汤；有治支饮兼腹满之厚朴大黄汤；有治支饮呕吐之小半夏汤；有治水走肠间之己椒苈黄丸；有因胸脘饮停纳呆，消补兼施之《外台》茯苓饮；因有胸脘痛，有乌药伍人参、槟榔、芍药之四磨汤之治；因有腰腿、足跟之痛，予白芍伍甘草之芍药甘草汤，酸甘化阴以缓急止痛而愈。于是诸方合用，脾阳得健，胃气得复，则痰饮食滞得除，而余症亦解。且因化源足，宗筋得濡，阳痿也不特治而愈。此案之效，诚如清·赵晴初《存存斋医话稿》所云：'用药治病，须先权衡病人胃气。'此即《内经》人'以胃气为本'之谓也。"

（3）人参琥珀方

本方由人参、琥珀、三七、瓜蒌、薤白、桂枝、桃仁、红花、丹参、元胡、龟甲、柏子仁、远志和甘草组成，具有益气养心、豁痰通瘀之功，用治脾肾阳虚、内生寒湿、胸阳不振、心脉痹阻之胸痹。胸痹门"人参琥珀方证案"：患者辛某，男，51 岁。心前区痛，时及双臂内，日发 2~3 次。症见胸闷憋气，动则喘促，咳痰清稀且多，眩晕，形寒肢冷，面色暗滞，口唇青紫，形体肥胖。舌淡体胖，苔薄白，脉虚。心电图示完全性右束支传导阻滞。证属心气虚弱、痰瘀交阻之胸痹，治宜益气养心、豁痰通瘀，予人参琥珀汤加味：人参 20g，琥珀 4.5g，三七 1.5g，瓜蒌 30g，薤白 10g，桂枝 10g，桃仁 10g，红花 10g，丹参 30g，酒元胡 10g，制龟甲 10g，柏子仁 15g，远志 10g，炙甘草 15g，水煎服。清·林珮琴《类证治裁》云："寒气客于五脏六腑，因虚而发，上冲胸间，则胸痹。"此案患者因脾肾阳虚，内生寒湿，故胸阳不振、心脉痹阻而致胸痹，见心前区痛、胸闷憋气诸症。急宜益气养心、化瘀通络之法。按曰："主以人参大补元气；辅以琥珀活血化瘀、安神宁心；佐以三七祛瘀血而安新血，且前人有'一味三七，可代《金匮》之下瘀血汤，而较用下瘀血汤尤为稳妥也'之论。因患者伴有胸闷憋气，动则喘促，咳痰清稀之候，故合入《金匮要略》之瓜蒌薤白白酒汤，以通阳散结，豁痰宽胸；桂枝、炙甘草，名桂枝甘草汤，乃辛甘化阳之伍，以振奋胸阳；'一味丹参散，功同四物汤'，伍桃仁、红花，乃养血活血之用。此案妙在加用酒元胡一味，公谓'元胡辛苦而温，具辛开苦降之功，既入血分，又入气分，既能行血中之气，又能行气中之血，借以酒制，引药上行，故为心脉瘀阻之胸痹必用之药'。方中加柏子仁，以其甘平之性而养心肾，安神定惊；远志养心安神，祛痰止咳。诸药合用，共奏益气养心、化痰通瘀之功，故连进24剂，而收效于预期。"

（4）健脾益气通脉方

本方由人参、茯苓、白芍、瓜蒌、薤白、柴胡、白术、桃仁、红花、姜黄、泽泻、当归、牛膝、降香、黄芪、香附、炙甘草、生姜、大枣组成，有健脾益气、豁痰开结、益心荣脉、宣通心营之功，用治脾肾阳虚、痰浊中阻、阴寒凝滞、心气亏虚、心营不畅之胸痹。胸痹门"健脾益气通脉方证案"：患者陈某，女，48岁。头痛眩晕年余，胸闷气短，左侧胸膺部有隐痛，牵及肩胛后背，左上肢时有麻木，夜间加剧，双下肢时有浮肿，四肢痛，晨起上眼睑浮肿，脐下腹部肿如悬囊，按之疼痛，月经3月未潮，带下味臭，食欲尚可。血压：120/84mmHg。舌淡苔薄白，脉沉涩，双尺弱。证属心气亏虚、心营不畅，治宜益心荣脉、宣通心营，故予健脾益气通脉方调之。处方：红参10g，茯苓15g，白芍12g，瓜蒌15g，薤白10g，柴胡10g，白术12g，桃仁10g，红花10g，姜黄10g，泽泻12g，当归15g，牛膝12g，降香10g，黄芪30g，香附15g，炙甘草10g，生姜3片、大枣4枚，水煎服。《素问·痹论》云："心痹者，脉不通。"《素问·脏气法时论》云："心病者，胸中痛，胁支满，胁下痛，膺胸肩胛间痛，两臂内痛。"《灵枢·厥病》云："厥心痛，与背相控。"由此可见，本案病人之病证，为"心病者""心痹者""厥心痛"，即胸痹也。考其"头痛眩晕""胸闷短气""浮肿""脉沉涩而弱，双尺较弱，舌淡苔白薄"，乃脾肾阳虚、痰浊中阻、阴寒凝滞之证，故有瓜蒌薤白白酒汤、泽泻汤之用，以治其标。

脾失健运，而生痰浊，故主以四君子汤以健脾益气而荣心脉，当归补血汤以补心营，以治其本。另加桃红、姜黄、降香、香附，乃理气活血、通脉导滞之味，以解痹痛。

（5）强肝丸

本方组成：当归 15g，制白芍 20g，丹参 30g，郁金 15g，黄芪 30g，党参 15g，泽泻 15g，黄精 30g，山楂 12g，神曲 12g，山药 15g，生地黄 15g，板蓝根 20g，秦艽 15g，茵陈 30g，甘草 12g。共研细末，制成水丸，每次 10g，每日 2 次，早晚饭前，白水送服。有护肝、利胆、泄浊之功。黄疸门"茵陈大柴胡汤证案""柴胡茵陈术附汤证案"两案，均有"予以强肝丸以护肝利胆泄浊，以善其后"之施，及"愈后，服强肝丸者，以防余邪伤肝害脾之用，乃固效'治未乱'之谓"。

（6）益气养血通淋汤

本方由黄芪、人参、白术、当归、阿胶、茯苓、牡丹皮、熟地黄、生地黄、仙鹤草、侧柏叶、车前子、木通、白茅根、赤芍、莲须、甘草组成，有益气、养血、通淋之功，用治脾虚湿重、热郁膀胱之血淋。黄芪，《神农本草经》谓其"味甘，微温"，而有"补虚"之功，《本草求真》云"芪者，长也，黄芪色黄，补药之长，故名"；人参，《神农本草经》谓其"味甘，微寒，无毒，主补五脏"，《本草求真》云其"功与天地并应为参，此参之义所由起，而参之名所由立也"；白术，《神农本草经》无苍、白之分，自宋代方明分苍、白，《本草求真》谓"白术味苦而甘，既能燥湿实脾，复能缓脾生津"，故称其"脾脏补气，第一要药也"。《医经大旨·本草要略》谓人参"与黄芪同用，则助其补表；与白术同用，则助其补中；与熟地黄同用，而佐以白茯苓，则助补下焦而补肾"。此乃相辅相成之伍也。故三药共为主药，以补中益气健脾。佐以渗湿利尿之茯苓，补血活血之当归，乃寓四君子汤、当归补血汤之力，又寓补中益气汤之功，以益气养血之功效而愈病。淋证门"益气养血通淋汤证案"：患者宫某，男，23 岁。尿血已 5 天，继之小腹胀坠烦满，小便量少，色呈粉红，伴有腹痛，精神委顿，面色萎黄兼灰暗，自觉烦热，纳呆，头晕目眩，苔薄白，舌质淡，脉濡弱无力。体温 37.2℃，血压正常。血常规检查：中性粒细胞 0.49，淋巴细胞 0.51，白细胞 5.1×10^9/L。尿常规检查：尿白蛋白少许，红细胞（+++），白细胞（±）。X 线腹部平片：未见泌尿结石。证属脾虚湿重、热郁膀胱所致之血淋、气淋，治宜健脾利湿、清热凉血，故予以益气养血通淋汤治之。处方：黄芪 15g，人参 10g，白术 10g，当归 12g，阿胶 10g（烊化冲服），茯苓 10g，牡丹皮

10g，熟地黄20g，生地黄20g，仙鹤草20g，侧柏叶12g，车前子10g（包煎），木通3g，白茅根30g，赤芍10g，莲须12g，细甘草3g，水煎服。按曰："此案之血淋乃气血亏虚、膀胱络脉瘀阻而致，故辅以《金匮要略》当归芍药散、芎归胶艾汤化裁，以补气和血通瘀。因瘀久化热，迫血妄行，故佐以牡丹皮、生地黄、仙鹤草、侧柏叶、白茅根、莲须、木通诸药，以成清热凉血通淋之效。"服药5剂，血尿已无，他症悉减，故去仙鹤草、侧柏叶。续服10剂，腹痛、血尿之症悉除，身无不适，唯时有小腹胀坠感，予补中益气丸、金匮肾气丸，以固疗效。《诸病源候论》云："血淋者，是热淋之甚者，则尿血，谓之血淋。"《儒医指掌》云："不痛者为溺血；痛者为血淋也。"故本案属血淋证。清·李用粹云："淋有虚实，不可不辨。"实证，以小便热涩刺痛，尿色深红，或夹有血块，脉滑数，苔黄为主症；虚证以尿色淡红、尿涩痛不显著，舌淡，脉细数为主症。本案之证当属虚证之血淋。鉴于本案病人"小腹胀坠""精神委顿""面色萎黄兼灰暗""纳呆""头晕目眩""脉濡弱无力"诸症，又属气淋之证。故公以气淋、血淋之证论治，而有益气养血通淋汤之用。清·徐灵胎《伤寒论类方》有云："盖病证既多，断无一方能治之理，必先分证而施方。"故公有诸法、诸方、诸药之用，通补兼施而愈病。公谓："此案之治，其要在于通晓病机之门，熟谙病变所由出也。此即张景岳'夫病机，为入门之门，为跬步之法也'。"

（7）益气愈痿汤

本方由人参、黄芪、白术、当归、鹿角胶、熟地黄、枸杞子、山茱萸、续断、杜仲、制白芍、怀牛膝、狗脊、鸡血藤、附子和甘草组成，有益脾肺、养肝肾、通督脉、强筋骨之功，用治督脉失荣、筋骨肌肉脉络失养而致痿证。按曰："方中有参、术、芪之用，以健脾和胃，大补后天之气；当归伍黄芪，乃当归补血汤之谓，以大补阴血；鹿角胶，乃血肉有情之品，生精补髓养血助阳，且鹿角胶由鹿角熬化而成，骨属补督脉，禀纯阳之质，含生发之机，而强筋健骨；熟地黄、枸杞子、山茱萸益肾填精，大补阴血；续断、杜仲、制白芍、怀牛膝、狗脊，具养肝肾、强筋骨之用；鸡血藤入肝肾二经，而行血补血而强筋骨。诸药合用，以补气血。一味附子，辛热燥烈，走而不守，能通行十二经。功于峻补下焦之元阳，与诸补益药同用，可补一切内伤之不足，以治'五脏使人痿'之候，此即张景岳之'善补阳者，必于阴中求阳，则阳得阴助而生化无穷；善补阴者，必于阳中求阴，则阴得阳升而源泉不竭'之谓。"痿证门"益气愈痿汤证案"：患者吕某，男，24岁。于2周前有背部疼痛、束带感、肢体麻木、无力等症，继而发现下肢不会活动，伴二便障碍，遂去医院就诊，某县医院诊为"脊髓炎"，收入院治疗5天，肢体逐渐变为痉挛性瘫痪（硬瘫），排尿困难转为尿失禁，并伴大便秘结不行，友人介绍来治。见肢体瘫痪，筋脉拘急，麻木不仁，头目眩晕，肌肤、爪甲失荣，小便失禁，大便秘结不行，舌红少苔，脉细微数。证属素体肝肾亏虚，外感湿热，痹阻经脉，致督脉失荣，筋骨肌肉脉络失养，遂发痿证（脊髓炎）。治宜益脾肺、养肝肾、通督脉、强筋骨，佐以益气养血。故予益气愈痿汤：黄芪30g，炒白术30g，红参10g，熟地黄30g，鹿角片15g，山茱萸15g，枸杞子15g，续断12g，杜仲12g，怀牛膝12g，制附子10g，狗脊10g，当归12g，制白芍12g，鸡血藤30g，炙甘草10g，水煎服。配合针灸十二经之荥穴和针刺取十二经之输穴。经治1个月，肢体肌力感觉及括约肌功能改善。予以上方加制龟甲15g，黄精15g，巴戟天15g，肉苁蓉15g，水煎续服。续治2个月，肢体肌力，感觉及括约肌功能基本恢复。予以二诊方制成蜜丸续服，以固疗效。脊髓炎，是一种非特异性（非细菌亦非病毒）引起的脊髓白质脱髓病变，病损表现为肢瘫痪，感觉障碍及尿便障碍。此病属中医"痿证、痿躄"范畴。其病因病机，《素问·痿论》云："黄帝问曰：五脏使人痿，何也？岐伯对曰：肺主身之皮毛，心主身之血脉，肝主身之筋膜，脾主身之肌肉，肾主身之骨髓。故肺热叶焦，则皮毛虚弱急薄，著则生痿躄也。心气热，则下脉厥而上，上则下脉虚，虚则生脉痿，枢折挈，胫纵而不任地也。肝气热，则胆泄口苦筋膜干，筋膜干则筋急而挛，发为筋痿。脾气热，则胃干而渴，肌肉不仁，发为肉痿。肾气热，则腰脊不举，骨枯而髓减，发为骨痿。"此意谓湿热之邪，首先犯肺，致"肺热叶焦"，五脏亦因此得不到营养而生痿躄。1964年甲辰岁，太阳寒水司天，太阴湿土在泉为政。四之气为大暑至秋分之间，约7月23日之间。《素问·六元正纪大论》云："太阳司天之政……寒政大举……则火发待时……时雨乃涯……寒湿之气持于气交，民病寒湿，发肌肉萎，足痿不收。"复云："四之气，风湿交争，风化为雨，乃长、乃化、乃成，民病大热，少气、肌肉萎、足痿。"此意谓在太阳司天的年份，有余寒水之政大起，使阳气不得伸张，值少阳相火主治的时候（三之气），被郁的火邪发挥作用，至三之气终，太阴湿土运化四布，太阳寒水施发于上，少阳雷发振动于下，使湿气上蒸，寒气湿气相搏于气交，故"民病寒湿，发肌肉萎，足痿不收"。且四之气时，客气为厥阴风木，主气为太阴湿土，风湿之气交序，风气转化为雨，雨湿之气郁久化热，至"民病大热，少气、肌肉萎、足痿"。由此可见，大凡太阳司天之年，尤其在大暑至秋分之间，易因寒湿郁成大热，致肺热叶焦，发为痿躄。提示感受湿邪，稽留不去，日久化热，发为本病。《灵枢·根结》云："痿疾者，取之阳明，视有余不足。"《素问·痿论》云："治痿者，独取阳明，何也？岐伯曰：阳明者，五脏六腑之海，主润宗筋，宗筋主束骨而利关节也。冲脉者，经脉之海也，主渗灌溪谷，与阳明合于宗筋，阴阳总宗筋之会，会于气街，而阳明为之长，皆属带于脉，而络于督脉。故阳明虚，则宗筋纵，带脉不引，故足痿不用也。"此意谓手阳明大肠、足阳明胃，二者为五脏六腑营养的源泉，冲脉隶属阳明，故公有"益气愈痿汤"之治。

（8）瓜蒌瓜络汤

本方由大瓜蒌 1 个、丝瓜络、青皮、乳香、没药、蒲公英、牛蒡子、金银花、炮穿山甲、橘叶、薄荷和甘草组成，水煎服，药渣布包热敷患处。有疏肝清胃、通络散结、解毒消痈之功，适应于肝、胃二经蕴热，乳络阻滞之乳痈。哺乳期乳房被挤压，致乳络阻滞，不通则痛，继而肝胃蕴热，而发乳痈，公有瓜蒌瓜络汤之治。方中主以瓜蒌甘寒滑润，既可上清肺胃之热，又能开胸散结，为治乳痈之良药；辅以丝瓜络、炮穿山甲行血通络；青皮、橘叶、薄荷疏肝理气，散积化滞；牛蒡子、蒲公英、金银花，清热解毒而消痈肿；乳香、没药宣通经络，活血化瘀，消肿止痛；甘草清热解毒，调和诸药，共为佐使药。乳痈门"瓜蒌瓜络汤证案"：患者王某，女，26 岁。产后哺乳期，右侧乳房不慎被挤，遂肿胀疼痛，皮肤微红，肿块若核桃大，乳汁排泄不畅，触痛拒按，伴全身发热恶寒、头痛、胸闷不舒、口干咽燥，舌苔薄黄，脉弦数。故用瓜蒌瓜络汤内服外敷，仅用 8 剂乳房肿痛消失，病臻痊愈。

（9）活血润燥汤

本方由当归、生地黄、牡丹皮、栀子、白藓皮、秦艽、黄柏、生槐花、车前子、乌蛇肉、红花、大黄、芦根、黄芩、白茅根和甘草组成，有清热凉血、祛风燥湿之功，用治湿热内发，郁久化火，血燥风生，发为白疕之证。方中当归、生地黄、牡丹皮、红花养血活血，和营通脉；黄芩、黄柏、大黄、甘草、栀子，清热燥湿解毒；白鲜皮、芦根、车前子、白茅根，泻火利尿；秦艽、生槐花、乌蛇，疏风通络。银屑病门"活血润燥汤证案"：患者黎某，女，10 岁。全身起小红疙瘩及白屑 2 年，初起时双下肢出现红色点状皮疹，上有白色鳞屑，今年 7 月皮疹泛滥全身，呈点状，色潮红，密布体表，并具有银白色较厚之鳞屑，基底色潮红、浸润，有时奇痒难当，西医诊为进行性牛皮癣。舌质淡，苔白微腻，脉弦细。证属湿热内发，郁久化火，血燥风生，发为白疕，故予活血润燥汤：当归 15g，生地黄 30g，牡丹皮 10g，栀子 10g，白鲜皮 15g，秦艽 10g，黄柏 10g，生槐花 15g，车前子 10g（包煎），乌蛇肉 6g，红花 10g，大黄 6g，芦根 10g，黄芩 10g，白茅根 15g，甘草 6g，水煎服。同时化疣胆汁膏外搽，每日 1 次。经治月余，皮损已复，而病臻痊愈。嘱服天王补心丹、知柏地黄丸以善后。白疕，西医学称之为"牛皮癣"。本案患者，因新皮疹不断出现，旧皮疹不断扩大，鳞屑厚积，红斑明显，瘙痒难当，故属进行性牛皮癣。对此，《外科大成》有"白疕，肤如疹疥，色白而痒，搔起白屑，俗称蛇风，因风邪客于皮肤，血燥不能营养所致"之论，本案即属此因者。故公立活血润燥汤和化疣胆汁膏，内服与外治同用，经治月余而愈病。而公予知柏地黄丸者，以益脾、肝、肾三脏之阴精，泻火渗湿以澄其源；天王补心丹"补心"者，乃取《黄帝内经》"诸痛痒疮皆属于心"之谓也。

（10）泻火消肿汤

本方由金银花、连翘、浮萍、蒲公英、薏苡仁、车前子、木通和生甘草组成，有泻火、解毒、消肿之功，主治湿毒内蕴，日晒后阳毒外燔而致日晒疮。金银花、连翘、蒲公英以成清热解毒之用；薏苡仁、车前子、木通清解火毒，通利小便，俾火热之毒随小便而除；甘草清热解毒。日晒疮门两案，均以泻火消肿汤为主治疗。例 1 为因吃灰菜面条有过敏之疑，而有胸闷脘痞，咽干微咳之状。复在烈日下劳作，受日光紫外线过度照射，而成日光性皮炎，致上肢、面部出现红斑、水肿，故加浮萍以其解表透疹，利水消肿之功，以除灰菜之毒。并外用黄柏 60g，煎水 5000mL，放冷，湿敷，内外合治 2 周，则内蕴之湿毒以清，外燔之火毒以解，而收效于预期。灰菜，为菊科植物滨藜，山东境内的灰菜，又称大叶落藜、红叶藜，20 世纪 50～60 年代，公即发现有大量因食用灰菜中毒的案例，且有治验。例 2 患者初因食洋槐花馅包子而致皮肤过敏，继而翌日午后因烈日下紫外线过度照射，而复致日光性皮炎。面部肿起，眼睑闭合不开，手臂肿胀至肘，外露部分出现红斑，故加用白鲜皮、桔梗、焦白术、牡丹皮、茯苓等。按曰："以金银花、蒲公英、连翘，成清热解毒之用；牡丹皮清血中之伏火，则红斑可消；浮萍辛寒，入肺与膀胱，合连翘、桔梗以宣肺解表、透邪外出，与薏苡仁、车前子、木通，通利水道，此乃《素问·汤液醪醴论》'平治于权衡，去宛陈莝''开鬼门，洁净府'，以解槐花过敏之毒；白术、茯苓、薏仁，健脾渗湿，以防内湿蕴热之虞；白鲜皮以其清利湿热之功，而消肢体肿胀之候；生甘草解毒和中为使。诸药合用，内蕴之湿热得清，外燔之火毒得解，故收效于预期。"同时应用外洗方黄柏 10g，金银花 15g，刘寄奴 10g，地骨皮 6g，水煎湿敷……以清热、凉血、解毒、燥湿建功。

（11）柴胡鼻渊汤

鼻渊，为邪聚鼻之窦窍、灼腐肌膜而成。西医学称为鼻窦炎，有急、慢性之分，为临床常见五官科疾病。《素问·气厥论》云："胆移热于脑，则辛頞鼻渊。鼻渊者，浊涕下不止也。"盖因胆为刚脏，内寓相火，其气通于脑，且肝胆互为表里，肝脉循抵鼻腔。诚如《济生方》所云："热留胆腑，邪移于脑，遂致鼻渊。鼻渊者，浊涕下不止也。"故公有柴胡鼻渊汤之治。柴胡鼻渊汤，由柴胡、辛夷、栀子、玄参、当归、浙贝母、白芥子、桔梗、甘草组成，有清泄胆经郁热、化浊通窍之效，为通治鼻渊之基础方。按曰："方中主以柴胡，以其禀春升之气而转枢机，除肝胆之郁热；辛夷辛散之性，轻浮上升宣通肺窍，为治鼻渊之专药，任为辅药；栀子苦寒清降，性缓下行，清三焦之火邪，从小便而解；玄参苦咸性寒质润，入肾、肺二经，具壮肾水以其清上澈下之功，而制浮游之火，为滋阴降火之要药，以润燥除烦、软坚解毒；当归辛香善走，被誉为'血中气药'，用治痈疽疮疡，可以消肿通脉；浙贝母以其苦甘微寒之性而清热散结，宣肺化浊；白芥子取其辛散走窜之力以散结消肿，又以其化皮里膜外痰滞之异功，可除鼻窍肌膜之腐败；桔梗苦辛性平，既升且降，可为诸药之舟楫，系开提肺气之圣药，宣散肺窍之瘀浊；甘草味甘性平，和中解毒，调和诸药以和合，共为佐使药。于是诸药合用，以成清泄胆经郁热、化浊通窍之用，而鼻渊可愈。"鼻渊门"柴胡鼻渊汤证案"，治疗证属外邪未尽，郁于少阳，郁而化热，循经迫脑犯鼻，伤及窦窍之鼻渊（上颌窦炎）患者。故予柴胡鼻渊汤治之：柴胡 10g，辛夷 10g（包煎），焦栀子 10g，当归 10g，浙贝母 6g，玄参 10g，野菊花 10g，金银花 10g，桔梗 10g，白芥子 10g，生甘草 6g，水煎服。按曰："此案涕黄味臭，乃邪毒滞留窦窍之由，故方入野菊花以其苦辛微寒之性，而功于解毒消肿；加金银花，以其甘寒之性而清热解毒，又以其芳香透达之性，清宣肺窍而不遏邪。"方证对应，故仅加减服药 10 剂，患者诸症若失。为固疗效，予以《外科正宗》之奇授藿香汤续服。

（12）通喑煎

喉喑，指因喉部疾患而致声音不扬，甚则嘶哑失音者。《素问·至真要大论》有"少阴之复，懊热内作，烦躁""暴喑"的记载；《灵枢·忧恚无言》篇有"人之卒然忧恚，而言无音者，何道之塞"之问，答案是："人卒然无音者，寒气客于厌，则厌不能发，发不能下，至其开阖不致，故无音。"《诸病源候论》仍宗此说："风寒客于会厌之间，故卒然无音。"此皆"风寒致喑"说。至宋代始有一变，如《太平圣惠方》云"若风邪热毒，在于脾肺，则阴阳不和，气道否涩。上焦壅塞，风热之气，上冲咽喉，攻于会厌，故令肿痛，语声不出也"；金代刘完素也认为"暴喑，属于火"；张子和也认为暴喑为"热气所致"，此皆为"风热致喑"说。至明代楼英在《医学纲目》中，将中风舌不转之症，称为舌喑；劳嗽失音者，称为喉喑。故风寒外袭和风热犯肺成为喉喑之两大病因病机。大凡病邪急者，称急喉喑；因肺、脾、肾虚损致喉厌受损而声音不出者，为慢喉喑。吉忱公由此创制通喑煎。处方：川贝母12g，核桃仁6个，款冬花10g，共研细末，入蜂蜜60g，放碗内蒸熟，分4次开水冲服，早、晚各1次。不论急、慢之喉喑皆可用之。按曰："方中川贝母苦泄甘润，微寒清热，善能润肺止咳化痰，又能清泻胸中郁结之火气，清利咽喉，而开喉喑之症；核桃仁甘润，功于补肾敛肺、润喉通喑；款冬花利咽快膈，为润肺止咳之良药，不论外感内伤，寒热虚实，皆可用之；蜂蜜甘平，入肺、脾、大肠经，功于健脾滋肺润肠之功，故有润喉之用。四药成煎，则以养阴清热，利喉清音之功，而愈喉喑。"喉喑门"通喑煎证案"，治疗肺肾阴虚、火郁咽喉所致喉喑的6岁患儿，予通喑煎滋养肺肾、降火清喑，经治2日，患儿诸症豁然，续用一周，病告痊愈。为固疗效，予以《伤寒论》猪肤汤调之。

在《柳少逸医案选》中，记载了许多先生创制的新方。

癥瘕，又有"癥积""石瘕""肠覃"之称，涵盖西医学所称妇科炎性包块、卵巢囊肿及子宫肌瘤等。其成因及体征，《灵枢·水胀》云："寒气客于肠外，与卫气相搏，气不得营，因有所系，癖而内著，恶气乃起，息肉乃生。其始生也，大如鸡卵，稍以益大，至其成，如怀子之状。久者离岁，按之则坚，推之则移，月事以时下，此其候也。"又云："石瘕生于胞中，寒气客于子宫，子门闭塞，气不得通，恶血当泻不泻，衃以留止，日以益大，状如怀子。"《诸病源候论》则有"癥瘕者，皆由寒温不调，饮食不化，与脏气相搏所生也"的论述。《妇人良方》有"妇人月经痞塞不通，或产后余秽未尽，因而乘风取凉为风冷所乘，血得冷则为瘀血也，瘀血在内，则时时体热面黄，瘀久不消，则为积聚癥瘕矣"的记载。是故气血旺则邪不能侵，气血衰则正不能拒。临证应辨别阴阳，治分寒热。恩师据此创制化气通脉方、阳和解凝方、健脾益气方等方以治之，疗效显著。该门共收录7案，其中用自制方剂者3案，除化气通脉方、阳和解凝方两则为合方成新方的案例外，更有据医理而创制的健脾益气方。

（13）健脾益气方

本方以小柴胡汤、桂枝汤、建中汤等合方而成，主治气阴两虚、气血瘀滞之癥块（各种腹部癌瘤）等。"健脾益气方证案"治疗癥块（结节性肝癌）时，佐以赤芝、乌梅、龟甲，益脾肺，敛肝阴；鳖甲、内金、郁金、枳壳、厚朴、棱术，佐小柴胡汤以疏肝解郁，理气导滞。诸药合用，共奏健脾益气、理气导滞、扶正固本、破瘀通脉之功，而癥块得散、黄疸得消。

（14）益气举陷汤

本方由炙甘草120g，防风3g，炒白术9g，炒枳壳15g，煨葛根12g，山茱萸15g组成，具益气、举陷、升阳之功，用治中气下陷、脾胃虚火所致胃下垂、癃闭、泄泻等。癃闭门"益气举陷汤证案"：患者郝某，男，83岁。自述小便排泄不畅，甚时点滴而出，患病已30余年。1个月前因小便点滴不出而插尿管，在当地医院彩超检查示前列腺肥大。上火后症状较重，平时头晕。舌暗红，苔薄白，舌下脉络暗紫，脉沉弦。证属肾元亏虚、中气下陷所致癃闭（前列腺肥大），故予益气举陷汤合自拟之益元五苓散化裁（黄芪120g，红参12g，炒白术15g，升麻10g，柴胡6g，陈皮10g，当归15g，熟地黄15g，山茱萸15g，炒山药15g，云茯苓15g，猪苓10g，炒泽泻10g，牡丹皮12g，仙灵脾15g，菟丝子15g，胡芦巴12g，益智仁30g，桑螵蛸30g，桂枝12g，白芍12g，山慈菇10g，浙贝母10g，夏枯草10g，酒炙香附10g，炙甘草10g，大枣10g，生姜10g。每日1剂，水煎取汁200~250mL，分2次服）以补养肝肾、益气举陷、化气通脉。服药当日，小便通畅，服药10剂，尿管已拔，病人与家人皆称奇。效不更方，上方继服10剂，无不适。嘱服金匮肾气丸、补中益气丸、桂枝茯苓丸以善其后。癃闭，指小便点滴而出，甚则闭塞不通为主症的一种疾患。小便不通，点滴短少，病势缓者称"癃"；小便闭塞，点滴不通，病势急者谓"闭"。本案病人排尿不畅，需插导尿管，故为"癃闭"。盖因肾元亏虚、脾气不升所致，故予益气举陷汤，以升举脾气，亦补中益气之谓也；益元五苓方具益肾元、补命门、化气通脉之效。诸方合用，加减化裁，则肾元得补，中气得助，气化有司，癃闭得解。前列腺肥大，乃因痰气交阻，筋脉失濡而致。以芍药甘草汤，酸甘化阴，以濡筋脉；山慈菇、浙贝母、夏枯草、制香附，软坚散结，化痰利湿。患者耄耋之年，先后天之精皆竭，故药必先后天同救；三焦之气化皆衰，而痰饮湿浊停聚，化气通脉、渗湿化浊之法必用。故须数法数方融于一剂而建功，此即"用药之道，惟危急存亡之际，病重药轻，不能挽救，非大其法不可"之谓也。

《柳少逸医论医话选》中也收录恩师部分自制方剂，详见下例。

（15）温肾暖宫方

本方由紫石英 30g，鹿茸 1g，菟丝子 12g，车前子 12g，蛇床子 12g，枸杞子 12g，韭菜子 12g，女贞子 12g，肉桂 10g，仙茅 12g，仙灵脾 15g，炒艾叶 10g，小茴香 10g，当归 15g，川芎 10g，牡丹皮 12g，白芍 12g，首乌 15g，甘草 6g，大枣 10g 组成，水煎服，每日 1 剂。临证加减：肾中精气亏虚者合以左归饮，气血双亏者合以十全大补汤。服法：停用其他药物，从就诊之日起，按月经周期服至月经来潮，停经 5 日后，继续服用。若服上方超过 30 剂月经仍未至者，可原方加土鳖虫 10g，水蛭 10g，益母草 30g。依此连续服用 3 个月经周期，即为一个疗程。主治子宫发育不良所致不孕症。子宫发育不良为妇科不孕症的重要原因之一，西医学认为本病多属子宫先天发育不良或卵巢功能不全所致。患者常见头晕目眩、腰背酸痛、畏寒肢冷、神疲乏力等肾阳不足症。两者均有经期延后及闭经、婚后不孕等症，故此证属中医学"闭经、经行后期、不孕症"范畴。中医学认为胞、经、妊与肾气、冲、任、天癸关系密切。《素问·上古天真论》云："女子七岁肾气盛，齿更发长；二七天癸至，任脉通，太冲脉盛，月事以时下，故能有子……七七任脉虚，太冲脉衰少，天癸竭，地道不通，故形坏而无子。"叶天士《临证指南》调经篇亦云："不孕，经不调，冲脉病也。"可见月经按期至否，有子否均与肾气冲任天癸有密切关系。因此，临证以温肾暖宫法为主，佐以调冲理血，故立"温肾暖宫方"治疗子宫发育不良症，使肾中阳气充盛，天癸自至，月经自调，因而"有子"。方中以紫石英温肾暖宫为主药，辅以肉桂、二仙、艾叶、小茴、鹿角霜温补下元，以助紫石英温肾暖宫之力；菟丝子、车前子、蛇床子、枸杞子、韭菜子、女贞子既助紫石英温肾，又益肾填精；当归、川芎、白芍、首乌、大枣滋补肝肾以理血；牡丹皮一味，既能入血化瘀，又能清透阴份伏火，而防温补之品助火太甚；使以甘草调和诸药。诸药合用，则肾气振复、气血充足、经脉通达，使胞宫得暖而复生，故而受孕有子。尝总结资料较完整的 78 例，其中已婚者 42 人，未婚者 36 人；年龄最大者 32 岁，最小者 23 岁；月经周期正常者 8 人，延后者 42 人，闭经者 28 人；婚后一年不孕者 9 例，二年不孕者 12 例，三年不孕者 6 例，四年不孕者 4 例，四年以上不孕者 6 例。78 例中有 62 例曾经中西医多方医治未愈，有 16 例未曾就医。其子宫最大者为 5.3cm × 3.4cm × 2.0cm，最小者为 3.5cm × 2.5cm × 1.5cm。经过治疗：其中 26 例其子宫长径均增长

1.5cm 以上，横径增长 0.8cm 以上；全部病例子宫均有不同程度的增大；月经周期恢复正常者 32 例，四、五十天一至者 28 例，治疗中发生妊娠者 18 例；停药后 3 个月以内妊娠者 6 人，半年以内妊娠者 8 人，一年以内妊娠者 3 人；78 例中，服药最多者 120 剂，最少者 30 剂，并提示年龄愈小者疗效愈佳。

（16）康复散

康复散，包括Ⅰ、Ⅱ、Ⅲ号方，主要由健脾益气生津之黄芪、红参、赤灵芝、槐耳、猫人参等中药组成。现代药理研究表示其具有提高细胞免疫、增强机体的抗病能力、抑制癌肿的生长、有效地控制和缩小癌灶的作用。其抗癌的理论根据为：中晚期癌症，常因虚致病，又因病致虚，形成恶性循环。从而导致阴阳互损，气血衰败，精神耗散，病邪猖獗。肾藏精气，内寓真阴真阳，为全身阳气阴液之根本。所以无论阴虚或阳虚，多损及肾元。鉴于助阳药多温燥，有助火动阴之弊；滋阴药多甘寒滋腻，有碍胃之端，故温阳滋阴法在中晚期癌症中尤当慎用。元气之气充足皆由脾胃之气无所伤，脾胃之气既伤而元气亦不充，而诸病之所生。肾脏之精是脏腑阴阳之本（包括先天之精和后天之精），而后天之精来源于脾胃。因此，健脾益气法是治疗中晚期癌症的根据之一。《素问·经脉别论》云："饮于入胃，游溢精气，上输于脾，脾气散精，上归于肺。"《灵枢·决气》云："中焦受气，取汁变化而赤，是渭血。"《难经·脏腑配象说》云："血为荣，气为卫，相随上下，渭之荣卫，通行经络，营固于外。"《难经·荣卫三焦》云："荣气之行，常与卫气相随……荣行脉中，卫行脉外，荣周不息，五十而复大会。"故元·滑伯仁《十四经发挥》云："故经脉者，行气血，通阴阳，以荣于身也。"元·李东坦《此事难知·日用》云："复、临、泰、壮、夬、乾、始、遁、痞、观、剥、坤二六……气终于丑始于寅，血谛辛阴从下去……血气包含六子中，昼夜行流五十度……"此乃李东恒运用十二壁卦来解释经络气血循环的理论。气从手太阴肺（寅位肺）开始循环，最后终止足太阴脾（丑位脾），血同样从手太阴肺（辛为肺）开始循环，也同样终止于足太阴脾丑，再从寅肺开始昼夜的循环五十度。由此可见，脾脏有统摄血的功能，处人身中焦部位，通于肺脏，使荣卫气血在全身循环。荣卫气血都是以肺脏为起始，周流不息，血行脉内，气行脉外。肺主气，脾统血，气血通过经络而循环，此即健脾益气法抗癌的理论根据。笔者曾总结资料齐全的 16 例患者，肿块减少者 4 例，占 25%；肿块稳定，症状消失或基本消失者 6 例，占 37.5%；服药后近期效果明显，后又复作者 2 例，占 12.5%；在治疗过程中，尚未见无效病例。

（17）柳氏银柴胡汤

本方由银柴胡、青蒿、胡黄连、五味子、乌梅、黄芩、鳖甲、知母、地骨皮、秦艽、炙甘草组成，有泻火、养阴、利胆之功，适用于久病正虚、邪热未尽、阴液已伤之虚热病证。临床多见于夜热早凉，或骨蒸潮热，盗汗，心烦，口渴咽干，消瘦，右胁隐痛，纳呆，舌红，脉细数者。方中银柴胡、青蒿、秦艽除肝胆之热，芩、骨皮、知母、胡连清心肾之火，鳖甲、五味子、乌梅滋阴除蒸，炙甘草调合诸药。以其泻火养阴之功，而成为胆石症治疗八方之一，广泛应用于临床。

4. 康复保健小处方

柳氏医派不仅创制治病药方，而且还创制了不少用于疾病善后、康复和保健的处方。这些处方还有药膳、药粥和茶剂等不同剂型，几乎每一次临证都能用到，每一个医案皆有记录，皆其临证智慧之结晶。兹仅摘录常用小方，由小见大。

（1）汤剂

汤剂与"药对"性质相似，临证中经常应用，日久逐渐固定下来，则成为经验小方。

①紫菀百花汤：由炙紫菀、炙款冬花、炙百部组成。方中取紫菀温而不燥，入肺经气分，兼入血分，以其开泄肺气之功，而为止嗽化痰之要药；百部甘润苦降，新久、寒热之咳嗽均可用之；款冬花辛甘而温，专入肺经，以其温而不热，辛而不燥之性，为润肺化痰止咳之良药。三药合用，性温而不热，质润而不燥，入肺经气分，兼入血分，以其开泄肺郁、降逆定喘，而为滋肺润燥、化痰止咳之良方。《柳吉忱诊籍纂论》时病门"春温（葱豉百花汤）案"以由晋·葛洪《肘后备急方》之葱豉汤、清·雷丰《时病论》"辛温解表法"和公之自验方紫菀百花汤组成之葱豉百花汤化裁，治疗冬受微寒，伏于肌肤，来春加感外寒，触动伏气而发春温。因辨证精慎，方对药准，而收卓功，仅用药4剂而痊愈。咳嗽门"小青龙汤证案"，治疗证属肺肾素虚，又感外邪，引动浊痰，致肺肃肾纳脾运失常所致咳喘（慢性支气管炎），予小青龙汤加减以解表蠲饮、止咳平喘，二诊时加用紫菀百花汤以滋肺润燥、化痰止咳，患者续服7剂，咳喘缓，咳痰爽，病已基本痊愈。同门"杏苏散证案"，治疗证属金秋燥凉之邪袭肺，而致咳嗽（上呼吸道感染）者，予《温病条辨》杏苏散易汤化裁以宣肺散寒、止咳化痰，其中加用该方。按曰："本案之治，公尚辅以验方紫菀百花汤而收卓功，方中取紫菀温而不燥，入肺经气分，兼入血分，以其开泄肺气之功，而为止嗽化痰之要药；百部甘润苦降，新久、寒热之咳嗽均可用之；款

冬花辛甘而温，专入肺经，以其温而不热，辛而不燥之性，为润肺化痰止咳之良药。""川连茯苓汤证案"，治疗邪害心火、寒盛火郁所致之咳嗽，用川连茯苓汤，二诊时合入紫菀百花汤（炙紫菀 10g，炙百部 10g，炙款冬花 10g）、橘红，续服 5 剂，病臻痊愈。咳血门"麦门冬汤证案"，在运用麦门冬汤合紫菀百花汤加减治疗因炎暑流行，热甚则燥，肺金受邪，而致咳血、咳嗽诸疾（支气管扩张），基本痊愈后，予以紫菀百花汤续服 5 剂，以固疗效。同门"正阳汤证案"，运用《三因极一病证方论》之正阳汤为主化裁治疗火热刑金伤肺，而病作咳嗽、咳血诸候（支气管扩张），二诊时守方加炙百部 10g，炙款冬花 10g，炙紫菀 10g，花蕊石 10g，续服一周，病臻痊愈。予以紫菀百花汤续服以予后。"降血汤证案"，予《儒医指掌》降血汤及乌龙散治疗证属肺为虚火所遏，灼伤肺络而致咳血（支气管扩张），合入紫菀百花汤以润肺下气，止咳平喘。以降血汤合紫菀百花汤，冲服乌龙散。风寒湿痹门"牛膝木瓜汤证案"，用宋代陈言《三因极一病证方论》牛膝木瓜汤为主治疗因庚戌岁，岁金太过，燥气流行，肝木受邪，筋失濡养而致筋痹。因燥气流行，肺金自病，即燥气伤肺、肺失肃降而致喘咳逆气，故二诊时，佐以润燥宣肺之紫菀百花汤，药用紫菀、百部、款冬花，而收效于预期。

②甘白饮：又名"甘白散"。即甘松、白芷相伍，吉忱公所创，既可煎汤饮用，亦可入散剂口服。为胃脘痛、腹痛之要伍及必用之药。甘松，甘温，入脾、胃二经，既不燥热，亦不腻滞，有温胃止痛之功，且具芳香之性，能开胃醒脾。《本草便读》谓其能"医胃脏之寒疼""散脾家之郁"，故此药为公治胃脘痛之常用药。白芷，具辛温之性，为足阳明经引经药。《本草便读》谓其"辛能达表，温可行经，风寒颠顶之疼，赖其解散；阴湿疝瘕之疾，籍此宣除"。故公以其行气止痛之功，而用于胃痛、头痛之疾。盖因脾主运化，喜燥而恶湿；胃主受纳，喜润而恶燥，大凡脾胃虚弱之肠胃疾病，公多用之。又因白芷为阳明经之引经药，以其甘辛温芳香之性，而清胃肠经之湿浊，公又以白芷辛温健脾燥湿之性以除胃家郁滞之湿浊；甘草以其甘平喜润之性，以缓胃肠挛急之痛。二药相伍，公名"甘白饮"（入散剂名"甘白散"），为胃脘痛、腹痛之要伍及必用之药。《柳吉忱诊籍纂论》胃脘痛门"加味四逆散证案"，用四逆散加味治疗脾肾阳虚、肝胃不和所致胃脘痛（胃炎、十二指肠溃疡、慢性胆囊炎、胸膜黏连肥厚经年）患者，加用甘白饮以健脾和胃、理气止痛，服药 4 剂，诸症若失，病臻痊愈。因家庭经济困难，又有往返城乡之不便，未有痊后之调治。此后 30 年间，每因情志或饮食所伤，而旧疾复发，即照方服用 2 剂

即解。

③芪芝煎：《柳吉忱诊籍纂论》痰饮门"大陷胸汤证案"中，先生介绍吉忱公所创"芪芝煎"，并详细介绍其作用原理：

《神农本草经》谓黄芪"味甘，微温""补虚"。《本草求真》谓其"能入肺补气，入表实卫，为补气诸药之最，是以有耆之称"。现代药理研究表明黄芪有显著的抗衰老作用。灵芝，《神农本草经》有赤、黑、青、白、黄、紫芝之分。以赤芝"治胸中热，益心气，补中"为要，故多用于虚劳、咳嗽、气喘之证。现代药理研究其有调整免疫功能及抗衰老的作用。故二药合用煎剂作饮，名之曰"芪芝煎"，用于结核性疾病，有很好的抗痨效果。

《柳吉忱诊籍纂论》多有应用芪芝煎之验案。如喘证门"益气复脉定喘汤证案"，自制用以治疗肺肾气虚、心阳衰微、虚阳夹痰浊上扰而致喘证之益气复脉定喘汤中，就有芪芝煎，按曰："扶阳益肾，补肺益气，生脉补血之治，尤重培土，故予黄芪、黄精、灵芝，均以其甘温之性，益气升阳，调补气血，以培后天之本。"同门"加味右归阳和饮证案"，运用自制右归阳和饮治疗肺肾气虚、痰浊壅滞、肺气膹郁而致咳喘，服药后咳嗽痰多已减，动则仍见气喘，脉仍见弦。予以原方加黄芪 15g，赤灵芝 10g，继服，先生解读云："黄芪，《本草经》以其甘温之性，谓其具'补虚'之功；赤灵芝，《本草经》以其苦平之性，谓其具'主胸中结，益心气，补中，增智慧'之效。故二诊时，药加黄芪、赤灵芝二味，吉忱公名芪灵煎，以健脾益气和中之功，而补后天之本，以杜生痰之源。"胸痹门"黄芪茯神汤证案"，用陈言《三因极一病证方论》黄芪茯神汤合《金匮要略》人参汤化裁治疗寒邪犯心、胸阳不振、宗气不足、气血运行不畅、心脉痹阻之胸痹（冠心病）。二诊时患者诸证豁然，左胸部时有不适，四肢仍有欠温之感，原方加丹参 20g，黄精 12g，赤灵芝 10g，续服。原方已有黄芪，加赤灵芝与黄芪相伍，意补心脾之气以益阳。腹痛门"阳和汤证案"，治疗血虚寒凝、气化失司、瘀毒凝结之腹痛（肠系膜淋巴结结核），首诊即加用芪芝煎。按曰："方加红参、黄芪，名参芪汤，大补元气；赤灵芝，《神农本草经》以其'益精气''健脾胃'之功，而主治'虚劳'之证，与黄芪相伍，名芪灵汤。三药共用，为扶正祛邪之良药。"黄疸门"茵陈柏皮汤证案"，经治，患者诸症若失，黄疸消退。予以去金铃子散，茵陈减半，加党参 15g，茯苓 15g，赤灵芝 10g 服之，以固疗效。虚损门"加减炙甘草汤证案"，治疗气阴两虚之虚损（白细胞减少症），以加减炙甘草汤化裁，另予大枣黑豆膏内服，两方中具有芪芝煎。瘰疬门"阳和汤证案"二则，均用阳和汤加味治疗血虚寒凝，痰气郁滞而致瘰疬（颈淋巴结结核），案例1"加当归、黄芪、人参、木灵芝，寓当归补血汤、参芪汤、芪灵汤诸方之效，大补气血，以成养血通脉之功"，案例2"辅以木灵芝、黄芪、红参具益气抗痨之功"。关于芪芝煎的作用，两处互文互见，即指芪芝煎具有益气、养血、通脉、抗痨等多重作用。

《柳少逸医案选》咳嗽门"阳和参芪方证案"，治疗血虚寒凝、痰滞血瘀肺络之咳嗽（肺结核），用自制阳和参芪方，方"实寓《伤寒论》之麻黄汤、《金匮要略》之人参汤、《外科全生集》之阳和汤、《大补小吃》之参芪精诸方之效"。按曰："方合参、芪、灵芝、阿胶，以健脾益气、安和五脏、养阴润肺，此即清·沈时誉所云：'补中邪自除，温中则寒自散。'"痰饮门"柴胡苓桂汤证案"，治疗枢机不利、气化失司之悬饮（渗出性胸膜炎），首诊即加用赤灵芝12g，二诊时加黄芪20g，而成芪芝煎；诸症悉除，予以每日黄芪15g，赤灵芝10g，生薏苡仁15g，桑白皮10g，桔梗10g，炙甘草10g，煎服。一个月后，X线示一切正常。按曰："黄芪、赤灵芝乃扶正达邪之要药。"而同门"大陷胸汤证案"中，对"芪芝煎"的作用及其原理加以详尽阐释，已见上述。自汗门"桂枝加龙骨牡蛎汤证案"，治疗证属肝肾亏虚、冲任失调、营卫失和、气虚不固之自汗，服药5剂，患者汗出心悸止，仍有肢体困乏感，上方加黄芪20g，黄精15g，赤灵芝10g，水煎服。肌衄门"消风散证案"，治疗外邪犯表、营卫失和、气滞血瘀之肌衄（过敏性紫癜），约1个月未再起斑疹，以益元方合银柴胡饮化裁，巩固疗效，内有芪芝煎。癥瘕门有三案应用芪芝煎："健脾益气方证案"，用治气阴两虚、气血瘀滞所致癥块（结节性肝癌）之自制健脾益气方，方中含有芪芝煎；"阳和汤证案"，用治阳虚毒凝、气滞血瘀之癥结（肠系膜淋巴结核），于阳和汤中加用芪芝煎，按曰："伍以芪芝煎（黄芪、木灵芝），红参乃益气扶正抗痨之补剂；浙贝母、鳖甲、三棱、莪术，为软坚开结、活瘀通脉之消剂。""柴胡鳖甲煎证案"，治疗证属肝胆气郁、日久化热、暗耗肝阴、正虚邪实之癥瘕（肝硬化、肝癌），予柴胡鳖甲煎治之，方中有黄芪，续服药50剂，再行B超检查示肝右叶包块消失，门静脉及脾恢复正常，但病人仍感腹胀、便溏，纳差，上方加赤芝15g等继服。按曰："人赤灵芝伍黄芪，乃芪灵方，为扶正护肝之效方，故虽属顽疾，而亦可愈之。"瘰疬门"阳和汤证案"，治疗血虚寒凝、痰气郁滞之瘰疬（颈淋巴结结核），按曰："辅以芪芝方（黄芪、木灵芝），具益气抗痨之功。"

黄芪配伍灵芝，而最终定型为验方芪芝煎，经历了一个长期过程。吉忱公或称

"芪灵汤"，或称"芪灵煎"，直至先生才最终定名为芪芝煎。而其配伍，有时黄芪、灵芝相伍，有时加黄精三味相伍，而吉忱公开始应用时，还有灵芝与黄精配伍的验案，如水肿门"加味真武汤证案"后详细解读云：

补气药多甘，较腻滞，故痰饮水气病不宜多用。二诊时，鉴于"肿始消，呼吸尚平稳，已可平卧"，示气化已有司，水饮得除，故益气健中、培补后天之法可用之，故有黄精、灵芝之伍。《名医别录》谓黄精"味甘、平，无毒，主补中益气，除风湿，安五脏"。《本草便读》谓"黄精得土之精气而生，甘平之性，故为补益脾胃之胜品。土者万物之母，母得其养，则水火既济，金平调平，诸邪自去，百病不生矣"。复云："此药味甘如饴，性平质润，为补养脾阴之正品。"灵芝始载《神农本草经》，列为上品，又有赤芝、黑芝、青芝、白芝、黄芝、紫芝之分，谓"赤灵……味苦，平，无毒。治胸中结，益心气，补中，增智慧"。故黄精伍健运中气、鼓舞清阳之赤芝，既补脾气，又补脾阴。二药相伍，则补脾益气之功倍增。于是气阴双补，而心血得充，心气得旺，而心脉运行得畅。

由此可见，任何一个方剂，哪怕仅仅是两味药的小方，从药味的定型，到方剂的命名，都需要长期临床实践的观察和理论的探索，都来之不易，不知要经过多少医家的辛勤耕耘，才能最终成为验方、效方、可推荐应用方。后来者当以虔诚之德、敬畏之心、睿智之怀，潜心研究，精准应用，才能有所体悟，学有所得。

④二桂甘草方：由桂枝6g，肉桂3g，炙甘草6g，当归6g，五味子6g，黄芪10g组成，用治心动过缓而胸闷不甚者，或低血压而眩晕不剧者，以其药性和合，"水滴石穿"之久力，而收卓功。《柳少逸医案选》胸痹门"桂枝汤证案"中：患者姜某，男，23岁。冬天感冒风寒，愈后则感胸闷，心悸气短，动则自汗，劳作后则剧。心电图示窦性心动过缓，心率46次/分。查面色少华，神疲乏力，懒气少语，纳食不馨，舌体胖，质淡红白薄苔，脉迟缓。证属化源不足、营卫失和、元气失充、心脉失濡之胸痹（窦性心动过缓），治宜调和营卫、益气通脉，方用桂枝汤加味：桂枝12g，白芍12g，炙甘草10g，制附子10g（先煎），黄芪15g，黄精12g，人参10g，丹参20g，川芎6g，鹿角片10g，生姜3片，大枣3枚，水煎服。5剂后，病症大减，继服10剂，诸症若失，心率60次/分左右。上方减附子、川芎，加当归10g，肉桂6g。又10剂，患者欣然相告，诸症悉除，神充体健，心律复常。桂枝汤被誉为《伤寒论》第一方，除治太阳中风发热汗出证外，尚可加减治疗诸多杂病。现代研究具有改善心血管功能、增强血液循环的作用。故可用于窦性心动过缓证。此即《素

问·痹论》"心痹者，脉不通"之谓也。故主以桂枝汤和营卫、荣气血而收功。方中桂枝辛甘而温，以其辛温通脉入心走血分，甘温又能助心阳，与甘草同用，乃辛甘化阳之伍，名桂枝甘草汤，振奋阳气，则脉行有力；芍药甘草汤酸甘化阴；姜、枣二药具酸、甘、辛之味，故具和营卫、补气血之功。于是诸药合用，脉通而心痹得愈。佐以黄芪、黄精、人参大补元气，丹参、川芎养血通脉，鹿角益元补血。附子能温一身之阳，伍人参乃《正体类要》之参附汤，有回阳救逆之功。诸药合用，则肾元充、心阳温、心血足，而心律正常。二诊时，去芎加归，合黄芪寓当归补血汤意，而补心血；去附子加肉桂，佐桂枝甘草汤，以助君火、相火，而心气得充。故药性和合，脉复如常，病臻痊愈。此案整个辨治过程，寓有"二桂甘草方"加减化裁之意。

⑤紫榆萹草饮：由地榆、紫参、萹草组成，有清利湿热、凉血止利之功，可广泛用于痢疾、急性肠炎。《柳少逸医案选》痢疾门共有四案，其中"桂枝加葛根汤证案""葛根芩连汤证案"和"白头翁汤证案"三案均用之。"葛根芩连汤证案"按语中云："加地榆、紫参、萹草，余名之曰'紫榆萹草饮'，乃痢疾、急性肠炎之效方。单味萹草煎汤浴足，亦有卓功。""白头翁汤证案"按语云："《本草纲目》谓地榆除下焦热，治大小便血证；紫参为湿热泻痢之要药，加用二药，则清热凉血之功得助，故收桴鼓之效。"痢疾门"桂枝加葛根汤证案"：患者闫某，男，21岁。因食生果蔬，遂腹部不适，继而发热，腹痛腹泻，大便先为稀便，倏尔为脓血样便，日十数次，且伴里急后重，全腹压痛，以下腹为著。肛门灼热，小便短赤。舌苔腻微黄，脉滑数。证属误食不洁之物，酿成湿热之毒，熏灼肠道，腑气阻滞之痢疾。治宜和营卫、调气血、清热解毒，予以桂枝加葛根汤合紫榆萹草饮：桂枝12g，白芍20g，葛根30g，生甘草10g，地榆20g，紫参20g，萹草15g，生姜、大枣各10g。水煎服。3剂后，腹痛腹泻大减，继服3剂，诸症悉除。本案患者因食用生冷果蔬，酿成湿热之邪，损伤肠胃之内络而致病。桂枝汤调和营卫，安和五脏，以其安内攘外之功而任为主方；葛根具升发清阳，鼓舞脾胃清阳之气上行，而奏止泻之效，故为辅药，名曰"桂枝加葛根汤"。紫榆萹草饮中之紫参、地榆、萹草均为清利湿热止利之良药。二方合用，则湿热得清，痢毒得解而病愈。

（2）药粥

药粥更多地为善后和保健之用。

①芪术甘草粥：黄芪10g，白术10g，甘草3g，水煎2遍，取汁500mL，煮小麦

60g，成稀粥，每日早晚服用。《柳吉忱诊籍纂论》自汗门"固表汤证案"，予《儒医指掌》之固表汤（黄芪15g，白术15g，茯苓10g，炒酸枣仁10g，制白芍10g，五味子6g，煅龙骨10g，煅牡蛎10g，米壳6g，炮附子6g，炙甘草3g，浮小麦30g，水煎服）治愈证属阳虚卫外失司而致自汗后，予以芪术甘草粥"以固疗效"，按曰："愈后予芪术甘草粥，乃健脾胃和营卫，实腠理之法也。"

②茯苓粥：茯苓、山药、薏仁、赤小豆、小米各等份，以健中州。《柳少逸医案选》痰饮门"苓桂术甘汤证案"，予苓桂术甘汤治愈脾阳不振、气化无力而成痰饮后。按曰："嘱服茯苓粥（茯苓、山药、薏仁、赤小豆、小米各等份），以健中州。"

另有还有一些无名药粥，乃随证应用，尤显技艺特色。《柳吉忱诊籍纂论》咳血门"降血汤证案"，予《儒医指掌》降血汤及乌龙散治愈证属肺为虚火所遏、灼伤肺络而致咳血（支气管扩张）后，变通《儒医指掌》续调之法，每日阿胶10g（烊化），白及10g，茯苓10g，黄芪10g，甘草10g，水煎两遍，取汁500mL，糯米30g，作粥服之，每日2次，早、晚服，以固疗效。

胃脘痛门"四君既济汤证案"，予四君子汤合《张氏医通》既济汤治愈暑病气津两伤，热邪伤及阳明，胃失濡养而致胃脘痛后。按曰："予以竹叶、石斛各10g，粳米20g，小麦20g，前二药煎汁熬麦米粥，为预后之施。"

（3）膏滋方

该方又称煎膏剂，为我国习用的一类膏状口服剂型。它以滋补为主，兼有缓慢的治疗作用，且因含有蔗糖、蜂蜜而味美可口，为病者所乐用。膏者，"泽"也，在《正韵》《博雅》中解释为"润泽"。秦伯未《膏方大全》中指出："膏方者，盖煎熬药汁成脂液，而所以营养五脏六腑之枯燥虚弱者也，故俗称膏滋药。"《黄帝内经素问》中有文武膏（桑椹膏）养血；李时珍《本草纲目》有参术膏益元气；《景岳全书》中有两仪膏（党参、熟地黄）补气血；《沈氏尊生方》中龟鹿二仙膏（由龟甲、鹿角、杞子、人参组成）益气养血、填精补髓。膏方已经有很悠久的历史。早在长沙马王堆西汉古墓出土的《五十二病方》中即有膏方应用的记载。《黄帝内经》中也有关于膏剂的制作和临床应用的论述。在两千年前，医家已经用动物油脂、白酒等，涂在皮肤上，用以医治疾病。《后汉书·方术传》有华佗用神膏外敷的记载，仲景的《伤寒杂病论》载有不少膏方的制法与用途。唐、宋时代，不仅用于治病，并且开后世补需康复、养生抗衰老之先河。金元时期，扩大了膏方治病的范围。如治消渴（糖尿病）的"地黄膏"（《世医得效方》），治咳嗽喘满的"蛤蚧膏"等。

①大枣黑豆膏:《柳吉忱诊籍纂论》虚损门"加减炙甘草汤证案",师加减炙甘草汤意,治疗证属气阴两虚之虚损(白细胞减少症)时,另予大枣黑豆膏内服:大枣60g,黑豆30g,枸杞子15g,骨碎补15g,山药20g,人参30g,当归15g,首乌30g,黄芪15g,赤灵芝10g,天冬10g,生侧柏叶30g,白芍12g,茯苓10g,白术15g,生地黄30g,核桃肉30g,龙眼肉30g,甘草10g。先煎大枣、黑豆、核桃肉、龙眼肉30分钟,再入诸药,慢火2小时后过滤去渣,药汁浓缩后兑蜂蜜250g成膏。每日3次,饭前服30mL。临床治愈后,可予以膏方续服,以固疗效。大枣黑豆膏,乃公变通《金匮要略》治"虚劳诸不足"之薯蓣丸意,为膏滋方。验诸临床,尚对贫血、血小板减少症、粒细胞缺乏症有良好的疗效。

②梨贝膏:《柳少逸医案选》咳嗽门"青龙止嗽方证案",治疗外感风寒、肺失清肃、痰浊壅肺所致咳嗽,应用青龙止嗽方化裁(麻黄10g,桂枝10g,白芍10g,细辛3g,五味子10g,姜半夏10g,干姜6g,桔梗10g,紫菀10g,炙百部10g,炙白前10g,橘红10g,炙甘草10g。水煎服)以发散风寒、宣肺止咳、温阳化饮,用药10剂而痊愈,嘱服梨贝膏(茌梨1个,去,核,川贝母3个,白果3个,蒸熟后吃梨喝汁)以善后。

③银杏川贝梨膏:《柳少逸医案选》"柴胡黛蛤方证案",治疗一"自幼患咳疾,每值深秋辄发"的秋燥咳嗽患者,在应用柴胡黛蛤方治疗取得较好疗效后,予银杏川贝梨膏以润肺止咳而善后。按曰:"并嘱每年入秋,新梨上市即熬此膏方(茌梨10斤,白萝卜3斤,切丝煮汁浓缩,入川贝母、白果仁、沙参末各60g成膏。每日三次,每次20mL)。10年后其介绍咳喘病人来院诊治,并欣然告知:每年秋冬服此膏方,再未发咳疾。"

应用大枣黑豆膏治疗,亦应用梨贝膏、银杏川贝梨膏善后和保健,可见膏滋剂既可治病,又可保健,还可以善后,疗效颇佳,值得开发应用。

(4)散剂

散剂系指药物或与适宜的辅料经粉碎、均匀混合制成的干燥粉末状制剂。散剂是最古老的传统剂型之一,《伤寒论》《名医别录》和《神农本草经》中均有大量散剂的记载。

①四白三七散:由白及、白薇、白蔹、白术各、三七组成,共研细末,每日3次,每次6g,用于胃肠道炎症。温水冲服。《柳吉忱诊籍纂论》食道痛门"凉膈散证案",治疗证属热郁胸脘、气血阻滞之食道痛(食道炎),予凉膈散合化肝煎加减

以清热散郁、调和气血。按曰："诸症悉除，复经济南军区总医院检查食道炎已愈。予白及、白薇、白蔹、白术各200g，三七50g，共研细末，每日3次，每次6g，温水冲服，乃愈后之调。""为防复发，故四诊时，予'四白三七散'调之。吉忱公谓此即《内经》'是故圣人不治已病治未病，不治已乱治未乱'之谓也。"

②消渴散：由天花粉、人参、山药组成。天花粉，清热润肺，养胃生津；人参补脾益气生津；山药补脾胃，益肺肾。三药合用，则肺、脾、肾三脏并调，上、中、下三焦之气化同司，而三消之证得解，为治消渴病之良方。既可在辨证选方治疗的基础上加用该方，又可单独应用以保健预防或治疗善后。《柳吉忱诊籍纂论》消渴门"柴胡去半夏加瓜蒌根汤证案"，治疗证属肝气郁结、五志化火、气化失司而发消渴（糖尿病），予柴胡去半夏加瓜蒌根汤加味以解郁化火、益气养阴。治疗近2个月后。患者尿糖（－），血糖降为正常。为巩固疗效，予以人参6g，花粉6g，山药6g，作散剂，早晚分服。按曰："愈后予以人参、花粉、山药作散剂以固疗效，名消渴散。方中取花粉，清热润肺，养胃生津；人参补脾益气生津；山药补脾胃，益肺肾。三药合用，则肺、脾、肾三脏并调，上、中、下三焦之气化同司，而三消之证得解，故'消渴散'为治消渴病之良方。"《柳少逸医案选》消渴门治疗消渴仅选"柴胡去半夏加瓜蒌根汤证案"1案，愈后亦为巩固疗效，予以消渴散续服。

（5）饮剂

①参芪四白饮：由红参、黄芪、白术、白及、白薇、白英各等分组成，《柳吉忱诊籍纂论》胃脘痛门"柴胡桂枝汤证案"例2，证属枢机不利、营卫失和、气机壅滞所致胃脘痛（十二指肠球部溃疡、慢性胆囊炎），予柴胡桂枝汤加味以调达枢机，和胃降逆，经钡X线餐检查示十二指肠球部溃疡已愈，但因病久，十二指肠球部因瘢痕牵拉而变形。予参芪四白饮，续服1个月。半年后随访，未再发。按曰："当脘痛腹满解后，予以参芪四白饮善后。方中取红参、白术、黄芪，乃'人以胃气为本'，取其益气健脾和胃之谓也；白及苦甘性凉，质黏而涩，以为消肿生肌之用；白薇苦咸性寒，苦以泄降，咸能入血，寒能清热，可清泄肝胃之郁热而消肿疡；白英微苦性寒，有清热解毒之功。于是脾胃之功得建，胆胃郁热得清，故十二指肠球部溃疡，胆囊炎得愈。"

②浮麦饮：浮小麦、大枣，煎汤作饮。用治自汗。《柳少逸医案选》自汗门"调中益气汤证案"，治疗气虚失摄、津液耗散所致之中年女性自汗患者，予调中益气汤加味以益气固表止汗。按曰："服用5剂，诸症悉减，上方加浮小麦30g，大枣10g，

续服药二十余剂，症状基本消失。嘱服补中益气丸，再以浮小麦30g，大枣10g，煎汤作饮服，以善其后。""浮小麦单味煎服名浮麦散，为敛汗之小剂，若与黄芪、牡蛎等药同用名牡蛎散，亦为治自汗之良方。故予浮小麦、大枣作饮服以善后，乃浮麦散易饮之谓也。"

③代茶饮剂：柳氏医派自制饮剂最多的是代茶饮，有些已经有了名称，更多的是随证而出，未来得及命名。之所以未命名，最主要的是临床应用太多，有近三成的验案中列出了代茶饮。

《柳吉忱诊籍纂论》胸痹门"瓜蒌薤白逐瘀汤证案"，治疗证属肝气郁结、心脉痹阻之胸痹（冠心病），用药40剂，患者胸痹未发，血压降至140/80mmHg。嘱以每日托盘根、槐米、决明子各10g，代茶饮。

眩晕门7案，其中2案后列有代茶饮剂。"天麻钩藤饮证案"，治疗证属阴虚阳亢、心营不足之眩晕（高血压，血压200/115mmHg），患者服药27剂，患者诸症若失，血压为160/90mmHg。心电图检查未见明显改变。予以丹参片内服，决明子、黄芩代茶饮。"建瓴汤证案"，治疗证属肝阴不足、肝阳上亢、肝风扰动清窍所致眩晕（血压170/105mmHg），服药15剂，患者头痛、眩晕、耳鸣、不寐、视物昏花诸症悉除，舌淡红苔薄白，脉沉微弦。血压150/96mmHg。予以每日炒决明子20g，炒槐米10g，炒黄芩10g，代茶饮。按曰："炒决明子、炒槐米、酒芩，以其清头目，泻火存阴之用，为防治高血压病之用方。"

水肿门"柴苓汤证案"，在应用《沈氏尊生书》柴苓汤加味（柴胡18g，黄芩18g，红参3g，半夏6g，茯苓15g，猪苓15g，白术12g，泽泻12g，桂枝10g，黄芪20g，白茅根30g，益母草30g，桑白皮30g，连翘12g，赤小豆30g，麻黄10g，制杏仁10g，姜、枣各10g，水煎去渣再煎，温服，日1剂，2次分服）治愈一因枢机不利、气化失司、水邪溢于肌肤而为风水（急性肾小球肾炎）的青年妇女后，师"嘱每日白茅根30g，益母草15g，射干10g，代茶饮，以防复发"。

淋证门9案，其中6案列有代茶饮剂。"石韦散证案"，治疗湿热蕴结、气化不利所致石淋（泌尿系结石），予《太平惠民和剂局方》石韦散加减以清热利湿、化石通淋。后患者排出枣核大结石1块。为防结石再发，嘱每日以石韦10g，萹蓄10g，白茅根10g，代茶饮，并每日服食核桃仁4枚。"八正散（石淋）证案"，治疗肾气不足、气化失司、湿热内蕴、尿液煎熬之石淋（泌尿系结石），予《太平惠民和剂局方》八正散加味以清热泻火、利尿通淋。后患者尿出麦粒大小砂石两块，其后遂腰腹、小便无不适。为促进其肾与膀胱气化功能，以防再患石淋，嘱服金匮肾气丸，并予每日石韦 10g，白茅根 10g，代茶饮。按曰："'诸淋者，肾虚而膀胱热故也。'故结石排出后，公予以金匮肾气丸以益肾元、司气化，石韦、白茅根代茶饮以清'膀胱热'也，则无'水结则化为石'之由因也。""疏石饮证案"，应用自拟之疏石饮水煎、送服自拟之琥珀化石散，治疗肾元亏虚，三焦气化失司，肾络瘀阻，湿热蕴结，水结成石（肾结石）。后患者"尿出大米粒大结石 2 块。复去县医院 X 线查结石已无。嘱自采萹蓄草代茶饮，佐服金匮肾气丸"。"当归三金汤证案"，应用自拟之当归三金汤，治疗肾虚气化失司、湿热蕴结而成石淋（泌尿系结石），后患者"尿出枣核大结石 1 块。嘱每日金钱草 20g，石韦 10g，瞿麦 10g，代茶饮，以善其后"。"八正散（热淋）证案"，应用八正散加减口服，治疗膀胱气化失司、下焦蕴热所致热淋（急性肾盂肾炎），用药 1 周，患者腰痛、尿频、尿痛诸症悉除，病臻痊愈。予以萹蓄 10g，瞿麦 10g，石韦 10g，白茅根 10g，甘草 3g，代茶饮，每日 1 剂，以固疗效。""导赤八正散证案"，应用自拟之导赤八正散，治疗湿热蕴结下焦，膀胱气化失司所致热淋（泌尿系感染），"服药 5 剂，尿急、尿频、血尿诸症悉除，病臻痊愈。为防其病复发，予以萹蓄、淡竹叶各 10g，每日代茶饮。"

消渴门"二冬汤证案"，患者为壮年男子，唇干口燥，烦渴多饮，大便干 3 个月余。理化检查无异常。舌边尖红，苔薄黄，脉洪数。辨证属肺热炽盛、耗液伤津。用二冬汤化裁（生晒参 10g，知母 12g，玄参 30g，麦冬 12g，花粉 10g，荷叶 10g，黄芩 10g，石膏 30g，生地黄 30g，白术 12g，茯苓 15g，五味子 10g，粳米 15g，甘草 10g，大枣四枚为引，水煎服）以清热润肺、生津止渴。加减治疗月余，患者唇干口燥、烦渴多饮之候悉除。每日橄榄 10g，石斛 10g，代茶饮，以清热生津。

口疮门"导赤清心汤证案"，治疗证属火炽盛、火热之邪循经上攻舌唇之口疮伴咽喉肿痛，以自拟导赤清心汤合甘桔汤意化裁以导赤清心，主以导赤清心汤清心养阴、利水导热，令上炎口腔之火毒得清，则口疮可愈；合用《小儿药证直诀》之甘桔汤，以治火热之邪上壅咽喉之肿痛。同时予冰硼散外用。内外合治，方证相对，用药 10 剂，患者口腔溃疡已愈。予以桔梗 6g，甘草 3g，金银花 3g，代茶饮，每日 1 剂。

《柳少逸医案选》痰饮门"大陷胸汤证案"，治疗热邪内陷，与水饮互结而成悬饮热实大结胸证（结核性渗出性胸膜炎）。服药 3 剂，患者 X 线示胸水吸收。予以黄芪 15g，赤灵芝 10g，名曰"芪芝煎"，每日一剂，代茶饮，以作扶正抗痨之用。按曰："二药合用煎剂作饮，余名之曰'芪芝煎'，用于结核性疾病，有很好的抗痨效果。"

痢疾门"一补一发丹证案"，治疗枢机不利、湿浊积滞所致 10 余年之痢疾（慢性细菌性痢疾）。患者服药 6 剂后，腹胀、纳呆、恶心止，二便调。为巩固疗效，且以除痼疾，将上方研末，每日 30g，分 3 次，以葎草代茶送服。随访半年未再作痢。

眩晕门共有 8 案，其中 3 案应用代茶饮以善后。"天麻钩藤饮证案"，治疗肝火偏盛、火动阳亢所致眩晕（高血压病），经治近月，诸症悉除，血压稳定。舌红，苔薄白，脉弦缓。予以托盘根、决明子代茶，嘱其常服以巩固疗效。"大定风珠证案"，治疗肝肾阴亏、虚风内动所致眩晕（高血压病），经治半月余，患者诸症悉除，眩晕、头痛遂止，查血压 160/95mmHg。嘱服决明子代茶服用。"柴胡加龙骨牡蛎汤证案"，治疗肝阳上亢、郁火上炎所致眩晕（高血压病），经治近月，患者诸症消失，血压正常，嘱每日服芩胆决明饮（黄芩、龙胆草、决明子）代茶以愈后。

水肿门"柴苓汤证案"例 1，治疗枢机不利、气化失司、水邪溢于肌肤之风水（急性肾小球肾炎）。患者复诊时小便常规正常。嘱每日白茅根 30g，益母草 15g，煎汤代茶饮。随访至今未复发。"

淋证门 5 案，有两案应用代茶饮剂以善后。"《太平惠民和剂局方》石韦散证案"，治疗结石久停、气滞血瘀之石淋（泌尿系结石症）。经治月余，患者腰痛，乏力遂除，小便浑浊，无涩痛。X 线腹部平片：双肾、输尿管、膀胱区无阳性结石影。因患者恐结石复生，予以金匮肾气丸，并嘱以白茅根、石韦煎汤代茶饮。"《证治准绳》石韦散证案"治疗结石久停、阻碍气机、气滞血瘀之石淋（泌尿系结石症）。服药 21 剂，患者欣然相告，于今日尿出小豆大结石一块，并出示结石标本。X 线腹部平片示结石已无。嘱以石韦代茶，以防患于未然。

妊娠恶阻门"小柴胡汤证案"，治疗因冲气上逆、胃失和降所致妊娠恶阻，用小柴胡汤加味加竹茹、桑寄生口服。7 剂后患者呕吐止，惟感恶心，此乃正常生理现象，以苏梗 6g，桑寄生 6g，山楂 6g，煎汤代茶饮。

由此可见，柳氏医派在长期的临证过程中，积累了丰富的临床经验，经过有意识地提高和总结，即创建出自己的常用方剂，并在不断的实践中，加以提炼、升华，拓展应用。许多疾病，特别是部分疑难杂症，根据历代医家所论，结合长期临床实践，逐渐提炼出自己的临床辨证论治体系，详细分型，据分型而选择特效古方或创制方药系统，临证时据不同方证状态，抓主症，辨特点，以方证立论，免除了烦琐的辨证论治过程，节省了时间；又因有自制方剂在胸，胸有成竹，提高了临床诊断符合率、治疗有效率和痊愈率。

《柳吉忱诊籍纂论》银屑病门为例，该门共有两案，均为内外合治，而所用 4 个方剂，均为吉忱公创制。"活血润燥汤证案"，治疗湿热内发、郁久化火、血燥风生而发为白疕（银屑病）的 10 岁少女，予自拟活血润燥汤［当归 15g，生地黄 30g，牡丹皮 10g，栀子 10g，白藓皮 15g，秦艽 10g，黄柏 10g，生槐花 15g，车前子 10g（包煎），乌蛇肉 6g，红花 10g，大黄 6g，芦根 10g，黄芩 10g，白茅根 15g，甘草 6g，水煎服］口服，外用化疕胆汁膏外搽方：轻粉 3g，冰片 5g，共研细末，猪胆汁调涂，每日一次。治疗月余，患者皮损已复，而病臻痊愈。嘱服天王补心丹，知柏地黄丸以善后。活血润燥汤有清热凉血、祛风燥湿之功，按曰："药用当归、生地黄、牡丹皮、红花养血活血，和营通脉；黄芩、黄柏、大黄、甘草、栀子，清热燥湿解毒；白藓皮、芦根、车前子、白茅根，泻火利尿；秦艽、生槐花、乌蛇，疏风通络。"化疕胆汁膏外搽方，按曰："冰片，又名龙脑香，辛散苦泄，芳香走窜，具散郁宣毒之功；轻粉为水银与食盐、胆矾用升华法制成，为攻毒医疮之要药；以清热解毒，润燥凉血之猪胆汁调涂，故公名之曰'化疕胆汁膏'，广用皮肤而有顽癣者，每收卓功。""加味消风散证案"，治疗风邪客于肌肤、郁久化热而致血燥不能泽肤出现皮损（银屑病）的青年女子，予自拟加味消风散（当归 15g，赤芍 20g，川芎 10g，荆芥 10g，防风 10g，苦参 30g，苍耳子 15g，地肤子 20g，连翘 12g，白鲜皮 15g，牡丹皮 10g，红花 10g，甘草 10g。水煎服）以清热解毒、滋阴燥湿、凉血活血。经治 20 余日，患者丘疹消失，红斑隐退，唯头部皮肤隐见皲裂。为防复发，患者要求续治，采用内外合治之法以善后，中药煎剂水浴：赤芍 12g，当归 15g，丹参 20g，牡丹皮 15g，红花 10g，苦参 30g，金银花 15g，连翘 15g，白鲜皮 15g，鬼针草 30g，苍耳子 30g。天王补心丹每次 1 丸，每日二次。加味消风散，按曰："主以四物汤，佐牡丹皮、红花，以养血活血，滋阴润燥，乃'治风先治血，血行风自灭'之谓；药用荆芥，以其芳香气清之性，能清血分之风热，而透疹止痒；防风发散脾家之郁火及搜除脾家之湿邪；苍耳子伍荆芥以其疏散宣通之功，上达脑颠，下行足膝，外达皮肤，以除疮疹瘙痒之候；佐以苦参、地肤子、白鲜皮诸品，以清蕴于肌肤之湿热，则皮肤之疹疕、瘙痒可除；佐以连翘，以其味苦性微寒，作清热解毒之资，用药之妙，诚如《本草便读》所云：'苦能入心，寒能及肺，诸疮各毒，皆缘邪火游行，气聚血凝，用此宣通表里。'其理源自《内经》'诸气膹郁，皆属于肺''诸痛痒疮，皆属于心'之谓也。肺气失于宣发，肌肤'膹郁'而皮疹可起，心营蕴热则血燥生风，疮疡可发。其治'金郁泄之''火郁发之'，有赖于连翘'入心''入肺'。虽云佐药，然其与四物汤实为'血燥型'银屑病之主药。使以生甘草，取其性偏凉，为清热解毒之用。诸药合用，而收效于预期。"嘱病愈，续以汤浴外治，以荡肌肤之血热风燥。前者以外治法配合内治以治疗疾病，后者以外治法配合内治以善后。

《柳少逸医案选》面瘫门一门二案，主治方剂也均为柳氏医派所创，且均为合方而成。面瘫，俗称"吊线风""歪嘴风"，《灵枢经》称"口歪""卒口僻"，《金匮要略》称"口眼㖞斜"。《灵枢·经筋》云："卒口僻，急者目不合，热则筋纵，目不开，颊筋有寒，则急引颊移口，有热则筋弛纵缓不收，故僻。"有因面神经炎而致者，属外风所致；有因内风所致，多见于中风后遗症者。属外感风寒，风中阳明经筋，而发面瘫者，永昌公创制柴胡牵正汤治之，方由小柴胡汤合牵正散而成。邪犯经筋，郁于半表半里，故以小柴胡汤合桂枝汤，通达枢机，调和营卫，鼓邪外出；牵正散长于祛头面之风，通经络、止痉挛。于是，经筋得濡，经络通畅，而病臻痊愈。因邪犯阳明经筋部，故须大剂柴、芩以和解表里，方可解肌腠之邪。"柴胡牵正方证案"：患者孙某，女，58岁。5天前感冒，3天前出现左侧口角歪斜，右侧面部发紧，活动不灵，喝水时水从右侧口角流出，患侧前额无皱纹，眼裂扩大，鼻唇沟变浅，口角下垂，笑时明显。右侧不能皱额、闭眼、鼓腮。舌红白苔，脉沉弦。证属外感风寒，枢机不利，寒凝筋脉所致面瘫（阳明经筋病）。治宜调达枢机、温经通络，故以柴胡牵正汤加味调治：柴胡30g，黄芩30g，红参10g，姜半夏10g，荆芥30g，白附子10g，僵蚕10g，大全蝎10条（研冲），蜈蚣5条（研冲），炙甘草10g，生姜10g，大枣10g。水、黄酒各半煎服。服药5剂，口眼㖞斜若失，再合入桂枝汤，以和营卫，实肌腠：柴胡30g，黄芩30g，红参10g，姜半夏10g，荆芥30g，白附子10g，防风20g，川芎15g，当归15g，桂枝12g，炒白芍15g，蜈蚣5条（研冲），全蝎6条（研冲），僵蚕10g，炙甘草10g，生姜10g，大枣10g。水、黄酒各半煎服。又服药5剂，病人欣然相告，病已痊愈。观之五官正，口角、额纹无异常。嘱灸合谷、足三里，以善其后。同门"滋肾牵正方证案"，为肝肾亏虚、枢机不利、筋脉瘀滞所致面瘫（动眼神经不全麻痹），属"内风"范畴，故用自创滋肾牵正方治疗，按曰："滋肾牵正方由滋肾生肝饮合柴胡牵正方组成。滋肾生肝饮乃养肝肾，疏肝气之良剂；柴胡牵正方由小柴胡汤合牵正散组成。因目为枢之窍，枢机不利，则目之开阖失司，故主以小柴胡汤调达枢机，透理三焦；因'动眼神经不全麻痹'，故以牵正散通经活络。故诸方合用，而收效于预期。"

在《〈内经〉中的古中医学——中国象数医学概论》一书第三章"象数医学大要"的"太极思维与病机四论"中，全面阐述了病机四论体系对临床的指导意义，恩师将据四论而创制的常用方剂 40 首附于文后，公之于世，为临床正确运用四论提供了指导意见（详见第五章第二节）。

正是通过广泛的临床实践，加以系统的总结提炼，柳氏医派创立了许多临床行之有效的方剂，并不断传承，使之在临床上广泛应用，为广大患者提供了祛病愈疾、强身保健的选择，也为后来者提供了一条窥探医学理论与临床实践密切结合的门径。

吉忱公临证，均"以方证立论"，且根据病因病机的需要，或经方，或时方，或经方头、时方尾，大有"以方证对者，施之于人，其效若神"之验，从而成为柳氏医派"以方证立论"施于临床的开山之祖。

永昌公治黄疸之临证，"有成法，如'阳黄'湿热蕴结，有茵陈蒿汤、栀子柏皮汤诸方证诸方；有活法，热炽迫营，则合入犀角地黄汤。若湿重于热，则取茵陈蒿汤中清热退黄之茵陈、栀子二味，合银花以泻火解毒，加入清利湿邪之六一散，俾湿热之邪从小便而解。此即'成法师古不可悖，活法因时不可拘'之谓也。永昌公以古方愈急症重病，因得古人立法之心也。"明代孙一奎《医旨绪余》云："医以通变称良，而执方则泥，故业医者，能因古人之法，而审其用法时，斯得古人立法之心矣。"由此而成为柳氏医派另一重镇和渊源。

少逸先生临证每"以方证对者，施之于人"，广验于临床，收有显效。潜心钻研《伤寒杂病论》，集数十年《伤寒论》方证临床研究之成果，故而有《伤寒方证便览》《金匮要略讲稿》结集，先后由中医古籍出版社、中国中医药出版社出版；又以柴胡汤为个案，古今贯通，独探奥蕴，完成《少阳之宗》《柴胡汤类方及其应用》等专著，意在临证辄取少阳转枢之功，述小柴胡汤及其变方的临床应用，融经方、时方于一炉。恩师临证，或经方，或时方，或经方头时方尾，或"合方"，均"以方证立论"，遂成为柳氏医派临床辨证施治之规矩准绳。鉴于其独具特点的方法论价值，故被称为柳氏学派临床辨证论治之法式。柳氏医派在临床应用经方时，有意识地按祖剂收集经方的应用病案，"于是余在学研历代方书中，有类方资料的收集。在临床中，以辨证论治思维为大法，以八阵（或云八正）为纲，以主药为目，而遣方用药，并留有验案。于是案头经年之积，有柴胡汤、桂枝汤、麻黄汤、泻心汤、承气汤、四逆汤、金匮肾气丸、四君子汤、四物汤、二陈汤、平胃散……诸类方之资。

今以《柴胡汤类方及其应用》结集，意在介绍类方在临床应用中的思维方法，即方以类从，证随方列，医者临证，可按证求方。而经方的应用，亦不必循经以求证"。非但方药的临床应用是如此，而针灸术、推拿术，也是"以方证立论"为临床之应用法式，即以针方、灸方、摩方的形式而施于临床，这在恩师的《经络腧穴原始》《〈黄帝内经〉针法针方讲记》《〈扁鹊心书〉灸法讲解》《小儿推拿讲稿——广意派传承录》《医经学派推拿术传承录》等专著中，得以系统阐发。从柳氏医派丛书中可窥见这一学术轨迹，如总结吉忱公及永昌公医疗经验之《柳吉忱诊籍纂论》《牟永昌诊籍纂论》，及少逸先生之《杏苑耕耘录》《柳少逸医论医话选》《柳少逸医案选》等籍，无不体现出"以方证立论"之法式。由此而成就了恩师为柳氏医派代表人的地位。

蔡锡英教授亦是以方证立论的典范，尤其是喜用合方，或经方，或时方，以主方对主病，加次方对次病或症，前后照应，环环相扣。刘玉贤则沿此思路推进，对柳氏医派用药规律进行探索，先后发表"胆石症用药浅谈""糖尿病用药浅谈"等系列论文；研究柳氏医派药物的用量特点，发表"处方用量'六因制宜'论"等论文；总结药物的双向调节作用，发表"试谈影响中药双向调节作用的因素""中药升降双向调节作用初探"等系列论文，丰富了柳氏医派的学术内涵。

柳氏医派对辨证论治体系的这种改进和规范，为临床一线带来了三大有益之处：①突出了方证的重点和优势；②促进了方证的集合与归纳；③加快了辨证论治的速度，打开了通向临床医学的大门。尤其是对尚未能熟练应用辨证论治的初学者，更是一条中医学理论体系与临床实践密切结合的康庄大道。持之以恒，必有成就。

若说"理必《内经》，法必仲景，药必《本经》"，是柳氏医学流派的临证法则，而"以方证立论"当是该派在临床辨证思维方法上的一大特点。二者构成了柳氏学派在临床上的辨证论治理论体系。自"柳少逸中医传承工作室"建立以来，弟子们对本学派的理论体系和医疗经验，进行了较为系统的学习和研究，同时也对吉忱公、少逸先生数万份医案进行归类整理，以探讨柳氏学派各科之临证法要。而如何应用经方，也成了学生们的一个新课题，于是恩师专门撰就了"以方证立论为柳氏学派临证之法式"长文，举办专题学术讲座，意谓非但经方，而对时方的应用，也均须遵循这一临证之通则。为突出理论与实践的结合，恩师又以痛风证为个例，举办学术讲座，总结历代方剂数百首，全面系统阐述痛风证的辨证论治体系和以方证立论法式。近来，工作室计划将吉忱公及恩师应用经方及其类方的部分医案，整理汇编成册，名曰《柳氏经方实验录》，意在"举例说明"《金匮要略方论》"以方证对者，施之于人，其效若神"之语，绝非妄论。

所以何谓"经方派"？何谓"时方派"？若"以方证立论"施于临床，则无界畔矣！因恩师有"以方证对者，施于临床"之经方验案，故被人称为"经方派"，而恩师尚有"经方头时方尾"，或"时方"之治验。有人问："你到底何派？"恩师答云："我是方证派。"继续问："是方证相对吗？"恩师回答："不。是以方证立论。"从方剂学的形成和发展来看，"以方证立论"施于临床，就不存在什么"经方派""时方派"了。若固守"方派"阵地，则有失仲景"以方证立论"之旨意。正如《景岳全书·贾序》所云："古方，经也；新方，权也，经权互用，天下无难事矣。"

第六章

柳氏医派中医复健技术体系

中医学治疗技术，可分为方药疗法和非药物疗法两大系统。方药疗法，包括内治法和外治法两部分。非药物疗法，是方药疗法以外的中医治疗技术的总称，主要包括针刺法、灸法、罐治法、按摩疗法、小儿推拿疗法、气功导引疗法、手术疗法和杂治疗法等。早在 1992 年，先生伉俪就对中医非药物疗法进行了全面梳理，出版了《中医非药物疗法荟萃》一书，是国内较早地将非药物疗法作为一个整体进行系统研究的专著。同时出版的《中医外治法荟萃》，对药物外治法进行了系统研究。次年，又出版了《中医康复疗法荟萃》，主要研究中医康复疗法（即复健疗法）。这三部著作涉及的内容，应用于复健医学中，共同构成了柳氏医派中医复健技术体系。

中医复健医学体系是柳氏医派精心经营了近一个世纪的医学体系，是目前国内所见最为系统的体系。该体系由复健内治法和复健技术组成。复健内治法已在第五章第四节中介绍，兹不赘述。复健技术体系庞杂，丰富精深，故单立一章专门介绍之。复健技术由柳氏医学理论体系指导下的外治法、非药物疗法两部分组成，是运用独具柳氏特色的针法、灸法、推拿法、罐治法、刮痧法、膏摩法、药浴法、食疗法、音乐导引法、情志疗法以及现代康复手段，对脑性瘫痪及各种原因导致的肢体残障，进行系统的康复治疗的实用技术。

复健技术又包括医经学派针术、医经学派灸术、医经学派推拿术、广意派小儿推拿术和脑瘫病中医治疗康复技术等。

第一节　医经学派针术

通过对《史记·扁鹊仓公列传》《汉书·艺文志》等历史记载和《黄帝内经》《难经》等医学经典著作的论述，可以看出，针灸疗法等非药物疗法为先秦时期应用最为广泛的医疗技术。清代林植本序《类证治裁》云："自仲景著方，后贤缵而衍之，汤液之功，遂加于针石。"虽南北朝至隋唐时期针方湮没，然针刺疗法仍传承不息。唐代孙思邈尝云："知针知药，故是良医。"《针灸大成》云："古之名医，率先针砭，而黄岐问难，于此科为独详，精其术者，立起沉疴，见效捷于药饵。"《子午流注针经》曰："昔之越人起死，华佗愈躄，非有神哉，皆此法也。"故柳氏医派十分重视针灸术在临床上的应用，亦即"知方药，知针灸，知推拿""三知"特色的具体体现。

一、医经学派针术传承概况①

从《汉书·艺文志·方技略》中可知：医经有《黄帝内经》18 卷、《黄帝外经》37 卷，《扁鹊内经》9 卷、《扁鹊外经》12 卷，《白氏内经》38 卷、《白氏外经》36 卷，《旁经》25 卷，共 7 家 175 卷。何谓医经？《汉书·艺文志·方技略》云："医经者，原人血脉、经络、骨髓、阴阳、表里，以起百病之本，死生之分，而用度箴石汤火所施，调百药齐和之所宜。"此段经文表述了医经家是推究中医学的知识结构，即藏象、经络、阴阳、五行、病因病机学说及临床辨证施治体系的。"而用度箴石汤火所施，调百药齐和之所宜"，是医经家的主要治疗方法。后世称运用医经七家之术者，为"医经学派"，实际涵盖了扁鹊医学流派、黄帝医经学派、白氏医经学派三家之术。其诊疗技术均为"用度箴石汤火所施，调百药齐和之所宜"，即针灸、推拿、药熨等外治疗法。

从扁鹊、黄帝、白氏三家医经的卷数及古籍由简而繁的发展趋势来看，《白氏内经》《白氏外经》应晚于《黄帝内经》《黄帝外经》，当然更晚于《扁鹊内经》《扁鹊外经》。由此可推论：《扁鹊内经》《扁鹊外经》为早于《黄帝内经》《黄帝外经》《白氏内经》《白氏外经》的医学文献。但这些文献除《黄帝内经》外，早已遗失，已无从考证，但其内容多存于现行本《黄帝内经》之中。论及古代名医，《汉书·艺文志·方技略》云："太古有岐伯、俞拊，中世有扁鹊、秦和，汉兴有仓公。"然岐伯、俞拊、秦和，在《史记》和《汉书》中均未立传，且除了秦越人外，均少有著述。《汉书·艺文志》"医经七家"中有《扁鹊内经》9 卷、《扁鹊外经》12 卷，"经方十一家"中有《泰始黄帝扁鹊俞拊方》23 卷。就扁鹊之诊籍而言，也只有被誉为"信史"的《史记》中有多处记载。鉴于《白氏内经》《白氏外经》《扁鹊内

① 柳少逸.《黄帝内经》针法针方讲记 ［M］. 北京：中国中医药出版社，2017：1 - 4.

经》《扁鹊外经》《黄帝外经》及《旁经》均已失传，故而今天探讨"医经学派"学术体系的结构及学术特点，只有从《黄帝内经》及《史记·扁鹊仓公列传》《汉书·艺文志·方技略》中有关内容入手。故吉忱公将《黄帝内经》学派，称为"医经学派"。而吉忱公所传承的针灸术、按摩推拿术及药物外治法等医术，均具"理必《内经》"的学术特点，故又被业内同行称为"柳氏医经学派"。从少逸先生所著《经络腧穴原始》《〈黄帝内经〉针法针方讲记》《医经学派推拿术》《〈扁鹊心书〉灸法讲解》之内容，可见其医经学派之传承轨迹。

《黄帝内经》中所引用的古医籍，计有《五色》《脉度》《揆度》和《奇恒》等53种，而今多已失传，其内容或散见于《黄帝内经》中，或散见于后世的其他医学典籍中。古医籍《九针》《针经》《刺法》等当是经络学说及针灸学的专著，然而其中的针法、针方亦湮灭于历史的长河中了。至隋唐，针法、针方失传，故孙思邈《千金要方》、王焘《外台秘要》，也只有灸法而无针法。于是探求、挖掘、传承古针法、针方成为柳氏医派一个重要的课题。

《黄帝内经》成篇已有五千余年的历史，历经战火、瘟疫仍保留下来，就其理论体系而论，在今天仍有效地指导着我们的临床实践，就其针法、针方而言，乃是行之有效之经验积累。故而《黄帝内经》乃"医理之总汇，临证之极则，此不废江河万古流也"。现行《黄帝内经》分《素问》《灵枢经》两部分，而《灵枢经》中诸篇多为阐发经络学说及针法、针方的内容。黄龙祥教授认为《黄帝内经》主要研究针灸疗法，《灵枢经》为其"内经"，《素问》为其"外经"，此或更符合历史事实和中医学真相。从《黄帝内经》及《史记·扁鹊仓公列传》中所记述的扁鹊医疗活动中，可窥见医经学派和医经家的学术特点。"疾之居腠理也，汤熨之所及也；在血脉，针石之所及也；在肠胃，酒醪之所及也"，此乃扁鹊医学流派的治疗方法，即以针灸、按摩技术为主要医疗方法的医学流派。司马迁自序《史记·扁鹊仓公列传》曰："扁鹊言医，为方者宗，守数精明，后世修序，弗能易也，而仓公可谓近之矣。"秦越人以其高超的济世之术、神奇的愈疾之法创建了扁鹊医经学派之学术体系，在《史记》中有"扁鹊言医，为方者宗"之誉，成为太史公在《史记》中为医家立传第一人。据此推断，在秦越人之前可能并无黄帝及白氏医学流派的存在，其医籍或为先秦哲人在《扁鹊内经》《扁鹊外经》的基础上扩充而成，于是形成了源于扁鹊医学流派的黄帝医学流派，故司马迁称"扁鹊言医，为方者宗""至今天下言脉者，由扁鹊也"。故而传承扁鹊之术，研究《内经》针法、针方，乃是弘扬医经学派学术体系的重要工作。

《礼记》云："医不三世，不服其药。"唐代孔颖达《礼记正义》注云："三世者，一曰《黄帝针灸》，二曰《神农本草》，三曰《素女脉诀》。"清代王士雄云："《脉诀》可以察证，《针灸》可以去疾，《本草》可以辨药，非是三者不可言医。""脉诀"或即今之《素问》，"针灸"当即今之《灵枢经》。吉忱公课徒须先从中医典籍学习，强调必须打下一个坚实的理论基础，方可言医。于是，有"理必《内经》，法必仲景，药必《本经》"之训。少逸先生习医之初，吉忱公要求其不但要精研药物疗法，尚要精通针灸、推拿等其他非药物疗法，不可将其视为"雕虫小技"，要使针灸、推拿疗法提升到学科建设的高度上去，并以唐代孙思邈"知针知药，故是良医"之语劝学。故而学研《黄帝内经》，探求经络学说及针法、针方并验于临床，是先生传承医经学派的重要途径。其针术宗《黄帝内经》之法，取穴少而精。针刺时间和深度不越《黄帝内经》之法门。每有心得，便爱于笔端，并进行学术讲座。经年之积，而有《经络腧穴原始》《〈黄帝内经〉针法针方集解》成篇。然先生对此书稿仍有"书不尽言，言不尽意"之感，因要表述的是《黄帝内经》中的针刺术，彰显的是针灸学的"根柢"所在，故其后在日常的教学或临床带教中分章节传习之，完善之，并以经络基本知识、针法、针方三篇结集，更名为《〈黄帝内经〉针法针方讲记》，此其医经学派传承之实录也。

《灵枢·经脉》云："经络者，所以决死生，处百病，调虚实，不可不通。"宋·窦材《扁鹊心书》云："学医不知经络，开口动手便错。盖经络不明，无以识病证之根源，究阴阳之传变。"此即读《黄帝内经》，明经络之谓也。《灵枢·根结》云："（上工）必审五脏变化之病，五脉之应，经络之实虚，皮肤之柔粗，而后取之也"，此乃《黄帝内经》用针之要也；《素问·阴阳应象大论》云："善用针者，从阴引阳，从阳引阴，以右治左，以左治右，以我知彼，以表知里，以观过与不及之理，见微得过，用之不殆"，此乃"善用针者"临床施治之大法也。诚如明·张景岳所云："善补阳者，必于阴中求阳，则阳得阴助而生化无穷；善补阴者，必于阳中求阴，则阴得阳升而泉源不竭。"《灵枢·本输》云："凡刺之道，必通十二经脉络之所终始，络脉之所别处，五输之所留，六腑之所与合，四时之所出入，五脏之所溜处，阔数之度，浅深之状，高下所至。"此乃立方取穴针刺之道也。当然，传承《黄帝内经》之针法、针方，不是厚古薄今，表述的是《黄帝内经》针灸术乃今天针灸学之源头。若说《灵枢经》是中国医学史上针灸学的第一次理论与临床的总结，那么晋·皇甫谧《针灸甲乙经》则是《灵枢经》以降现存的较早的针灸学专著，为针灸学发展史上又一次的理论与临床的总结。故吉忱公又要求先生习针灸术，不但要熟谙脏腑经络学说，明晓《黄帝内经》针法、针方，尚须学研《针灸甲乙经》以降历代针灸著作，故而有"治宗《内经》，方参《甲乙》"之训。先生倾毕生所学，验于临床，有《经络腧穴原始》结集付梓。鉴于该集乃泛论经络、腧穴之作，未能详细论述《黄帝内经》的针法、针方，故另辟一径，专论《黄帝内经》针法、针方，以冀医经学派针术之传承。该书有清晰的脏腑经络辨证论治体系及详尽的针刺方法，取穴少而精，故该书为"理必《内经》"的实践之作。

先生治学严谨，讲求考据，不妄立言，认为《黄帝内经》《难经》《针灸甲乙经》等固为针家所必读，然《伤寒论》《金匮要略》《千金要方》，以及后世医家方书也须一一细读，认真揣摩，既崇古又不泥古。在学术上，既对历代医家著述兼收并蓄，博采众长，又能根据自己的临床经验，灵活运用。在辨证识病方面，尤为重视经络病机分析法，善用经络病机理论分析疾病的发生发展并指导诊断和治疗。选方配穴方面，素以配伍严谨、穴少、精当、运巧制宜为要，不主张大方多穴，擅长使用特定穴、对穴、五输穴、八会穴、八脉交会穴、俞募穴、郄络穴等配穴法，选穴精少，力专效宏。在针灸手法方面，特别推崇《黄帝内经》刺法，并通过多年的临床实践，总结摸索出审穴定穴、无痛进针、候气催气、守气调气、透穴刺法等有效方法。主张针药并施，综合治疗，遣方用药机圆法活，轻灵见长，因而形成了独特的医疗风格和医技特长。

先生在山东扁鹊国医学校、烟台市中医专修学院的教学中，将医经学派针术纳入教学内容中；在临床中，广泛应用医经学派针术治疗各种常见病和疑难杂症，收到了较好的疗效。先生还与蔡锡英伉俪创建莱阳复健医院，将柳氏医派医经学派针术广泛应用于各种残障患者，丰富了柳氏医派复健医学体系。

二、针法的研究

探讨经络学说的目的在于临床应用，《黄帝内经》中有针灸学的详细论述，少逸先生进行了系统总结①，如确立了刺必辨证（法于阴阳，必通经络，四诊合参），顺

---

① 柳少逸.《黄帝内经》针法针方讲记［M］. 北京：中国中医药出版社，2017：12-28.

应自然，补虚泻实，调气治神，行针候气，因人而异，深浅、时间适宜（针刺十二经脉深度及时间，针刺形体的时间）等针刺法则，提出了持针之道、进针姿势、补泻手法等，介绍了刺络泻血法（点刺法、刺络法、散刺法、挑刺法、丛刺法、泻血法）、缪刺法、三刺法、三变刺法、五刺法、九刺法、十二节刺法、五节刺法和异位刺法等具体刺法以及刺有五禁、刺有五夺、四时之禁、五体之禁、刺胸腹之禁、五里之禁、七禁刺、十二禁刺等针刺禁忌。这些内容，一般的针灸学教材和专著中亦有论述，惟未能全面系统，而《〈黄帝内经〉针法针方讲记》则将《黄帝内经》中相关内容全面择出，加以整理，使之更加系统、条理，有兴趣的读者可阅该著以借鉴发微。

柳氏医派在系统把握《黄帝内经》经络学说和针刺法的基础上，还形成了自己鲜明的特色。一是将《黄帝内经》中的针方全面抽绎出来，进行系统总结，寻求规律，拓展应用；二是用太极思维对针刺穴位和针刺方法进行解读。如《易理刚柔相摩与卦气图针法浅说》①，根据汉·孟长卿卦气图从卦气定位、依卦取穴等方面，探讨了卦气图针法的原理并举例说明其应用，以此让大家窥见《易》理"能弥纶天地之道"之一斑；三是创立新的针方，如开脏腑大法、应天贯地通经大法等；四是针药并施，综合治疗，与药方、灸方和摩方结合应用。

三、针方的总结与开发

针方，即针刺处方的简称，关于其最早的文献见于《黄帝内经》。如《素问·刺疟》有"足太阳之疟""刺郄中（委中）出血"的记载；《灵枢·邪气脏腑病形》有"胃病者""取之三里也"的记述。《新唐书》录有《针方》一卷，惜已亡佚。从《黄帝内经》可知，针灸疗法乃当时中医治疗学的主要方法，针方是在脏腑经络理论指导下通过四诊以诊察疾病，并应用八纲理论进行辨证，然后根据病情需要，确立针刺大法，选穴组方，从而形成针刺处方。针方是在腧穴配伍原则和配穴处方方法指导下建立起来的，这已在第五章第四节中进行了详细论述。柳氏医派总结和开发的针方，是柳氏医派理法方药（术）量体系中的重要一环，也是柳氏医派的重要创新，兹以脏腑经络、临床病证、时病及疫病针方四部分分述之。

---

① 柳少逸. 柳少逸医论医话选［M］. 北京：中国中医药出版社，2015：188－196.

（一）全面总结《黄帝内经》针方

《黄帝内经》中的针方，可以根据其用途和取穴部位等分为脏腑经络针方、临床病证针方、时病针方及疫病针方四大类。

1. 脏腑经络针方[①]

包括十二经脉针方、奇经八脉针方、十五络脉针方、十二经筋针方四类。所谓十二经脉针方，即按照十二经脉循行次序对十二经脉针方进行全面厘定，每经下详细分类，共列举 100 余种处方。如手太阴肺经针方，又分为肺腧，肺经五输、肺经四时，肺经原穴，肺病，手太阴标本，胸街，十二经之海，气之海，手太阴盛络，邪客手足少阴太阴、足阳明之络，邪在肺，邪客五脏之络 12 种处方。

现举书中第一方"肺俞刺方"[②] 之例说明之。

《素问·气府论》云："五脏之俞各五，六腑之俞各六。"俞，通"腧"，此处是指背俞穴，属足太阳膀胱经的腧穴，又是脏腑经气输注于背腰部的腧穴。《素问·阴阳应象大论》云："善用针者，从阴引阳，从阳引阴。"《难经·六十七难》云："阴病行阳，阳病行阴，故令募在阴，俞在阳。"大凡脏腑发生病变，每在俞、募穴上得到反应，表现为压痛或敏感。如手太阴肺经经文，《灵枢·经脉》有"气盛有余，则肩背痛，风寒，汗出中风，小便数而欠。气虚，则肩背痛寒，少气不足以息，溺色变。"故肺手太阴经出现异常病候，当取肺经之俞穴肺俞。盖因肺俞为肺经之背俞穴，具调肺气、止咳喘、和营卫、实腠理之功，故主治咳嗽、气喘、吐血、骨蒸、潮热、盗汗诸候，或用补法，或用泻法，或平补平泻，视病之虚实而行之，今名之曰"肺俞刺方"。

奇经八脉针方、十五络脉针方、十二经筋针方皆类此。

2. 临床病证针方[③]

《黄帝内经》中论述的病证近三百种，这一时期人们已形成了二百余种疾病的病候、病因、病机及其证治的认识。其临床诊治多在"脏腑经络针方"一节中进行较

---

① 柳少逸.《黄帝内经》针法针方讲记［M］. 北京：中国中医药出版社，2017：30－80.
② 柳少逸.《黄帝内经》针法针方讲记［M］. 北京：中国中医药出版社，2017：31.
③ 柳少逸.《黄帝内经》针法针方讲记［M］. 北京：中国中医药出版社，2017：81－174.

详细的介绍。此处以"临床病证针方"为题，表述的是以临床病候为切入点的临床辨证思维方法。《〈黄帝内经〉针法针方讲记》一书中列举了《黄帝内经》中风病、热病、寒热病、疟疾、咳证、喘证、泄泻、胆瘅、霍乱、胀证、水肿、癃闭、头痛、胸痹、胁痛、腹痛、腰痛、四肢病、痹证、痿证、体惰、偏枯、癫狂、痫证、厥证、转筋、奇邪为病、五乱为病、五节为病、五邪为病、卫气失常、衄血、下血、疝气、五官病和痉证 36 种常见临床杂病的针方。对每种病证还进行了详细区分，如风病又分为头痛、颈项痛、大风汗出灸方，从风憎风眉头针方等。每方先简述其病证定义、临床表现、发病原因与病机、诊断方法、鉴别诊断及治法，然后分别将《灵枢经》《黄帝内经素问》中各篇章的针灸处方汇集在一起，进行阐释探讨，并附以应用验案。

兹以癃闭针方①为例说明。

癃闭是指小便量少，点滴而出，甚则小便闭塞不通为主要病候的一类疾患。其中以小便不利，点滴短少，病势较缓者称为"癃"；小便闭塞，点滴不通，病势较急者称为"闭"。对此，《素问·宣明五气》云："膀胱不利为癃。"《素问·标本病传论》云："膀胱病小便闭。"在《内经》中又称闭癃，对其证候、鉴别诊断及治法，《灵枢·本输》记有"三焦者……入络膀胱，约下焦，实则闭癃，虚则遗溺，遗溺则补之，闭癃则泻之"的记载。《内经》载有三种针方：

(1)《灵枢》癃闭刺络方

《灵枢·四时气》云："小腹痛肿，不得小便，邪在三焦，约取之太阳大络，视其络脉与厥阴小络结而血者。肿上及胃脘，取三里。"对此，马莳认为："此言刺邪在三焦者之法也。"又云："足太阳大络而刺之，即飞扬穴。又必视其络脉，与足厥阴肝经有结血者尽取之。"盖因三焦者，决渎之官，水道出焉，失司则小便不通。又为水谷出入之道路，故三焦气化失司，必导致膀胱气化失序，而致小腹肿痛，不得小便，故有飞扬之刺。盖因飞扬为足太阳之络穴，别走足少阴肾，宣发足太阳、足少阴经气，故有化气通脉、清热利湿之功，乃肾炎、膀胱炎之治穴。盖因肝主疏泄，疏泄失司，肝气郁结，结于厥阴之络，亦可不得小便，可刺足厥阴肝经络穴蠡沟。《针灸聚英》谓蠡沟之治"癃闭""小便不利"，已成实验之记。且因三焦分属胸腹，

---

① 柳少逸.《黄帝内经》针法针方讲记［M］. 北京：中国中医药出版社，2017：110－111.

乃水谷出入之道路，故三焦气化失司，枢机不利，腹气结滞，而致"小腹痛肿""肿上及胃脘"，故有"取三里"之治。足三里为足阳明经之合穴，乃该经脉气汇合之处，有健脾和胃、理气导滞、调补气血之功，且又为该经之下合穴。《灵枢·邪气脏腑病形》有"合治内腑"之论，故《四总穴歌》有"肚腹三里留"之治。故三穴合用而针刺之，今名"《灵枢》癃闭刺络方"。

（2）《灵枢》通溲刺方

《灵枢·癫狂》云："内闭不得溲，刺足少阴、太阳，与骶上以长针。"马莳注云："此言刺不得溲之法也。""内闭不得溲"，乃癃闭之闭证也。张景岳注云："内闭不得溲者，病在水脏，故当刺足少阴经之涌泉、筑宾，足太阳经之委阳、飞扬、仆参、金门等穴。骶上，即督脉尾骶骨之上，穴名长强，刺以长针，第八针也。"盖因"肾者水脏，主津液"，肾元亏虚，气化失司而致"内闭不得溲"，宗《灵枢经》"病在脏者，取之井"之法，故有刺肾经井穴涌泉之治。筑宾乃肾经之穴，又为阴维脉之郄穴，《难经》谓"阴维维于阴""阴维起于诸阴交"，故筑宾有和阴通阳、化气通脉、行瘀散结之功。委阳乃足太阳膀胱之穴，又为三焦经之下合穴，宗《灵枢·邪气脏腑病形》"合治内腑"之法，故有取委阳之刺。飞扬乃足太阳膀胱经之络穴，别走足少阴肾，具宣发足太阳、足少阴经气之功，俾肾主水液，关门职守，膀胱之津液气化有序，三焦决渎有司。金门为足太阳之郄穴，又为阳维所别属，故具通阳化气之功。故二穴亦为"内闭不得溲"之要穴。长强为督脉与足少阴交会穴，并为督脉之络穴，《甲乙经》云："长强，一名气之阴郄。督脉别络，在脊骶端，少阴所结。"以其循环无端为其长，健行不息谓之强之功，故名长强，以其调和阴阳、益肾荣督之功，以长针而刺之，为解"不得溲"之治穴。故诸穴合用，施以针刺术，今名"《灵枢》通溲刺方"。

（3）《灵枢》癃证刺方

《灵枢·热病》云："癃，取之阴跷及三毛上及血络出血。"马莳注云："此言刺癃者之法也。"小便不利名癃，乃肾与膀胱气化失司所致。照海，乃足少阴肾经之穴，又为八脉交会穴之一，通于阴跷脉，故为治癃证之治穴，宗于此《针灸大全》有治"小便淋沥不通"之用。"三毛上"，即足大趾三毛中之大敦穴。《灵枢·经脉》云："肝足厥阴之脉""是主肝所生病者""闭癃"。宗《灵枢经》"病在脏者，取之井"之法，故有刺肝经井穴大敦之治，上及二经有血络者，皆刺之出血。故上述诸穴、诸法施之，今名"《灵枢》癃证刺方"。

3. 时病针方①

时病，即时令病。对此《时病论》云："时病者，乃感四时六气为病之证也，非时疫之作也。"四时气候的变化各不相同，人们的发病亦因之而异。风、寒、暑、湿、燥、火，为天之六气，在正常情况下，六气是无害的，若四时六气发生太过或不及，或非其时而有其气，就会直接或间接地影响人体正常的生理活动，引起疾病的发生，是谓六气淫胜，简称六淫。鉴于此，临床上就要依不同的情况而施治。

《讲记》根据《黄帝内经》之记载，分为五运太过针方、五运不及针方、五运郁发针方、六气司天针方、六气在泉针方、六气升之不前针方、六气降之不下针方、六气不迁正针方和六气不退位针方九类而论述之。每类又予以详细区分，如五运太过针方分为岁木太过、岁火太过、岁土太过、岁金太过和岁水太过刺方等。每方皆从《黄帝内经》所论、诸家注释、针方来源、组成及其作用原理详尽阐释。

兹举"五运太过针方"之"岁木太过刺方"② 为例说明。

《素问·至真要大论》云："风气大来，木之胜也，土湿受邪，脾病生焉。""风气"，即风气偏胜，意谓岁木太过之年，"风气大来"，气候多风盛。"土湿"，指太阴湿土之脏。意谓岁木太过之年，木克土必致脾土受邪，故脾之病就发生了。约言木气太盛，所不胜受侮。《素问·气交变大论》云："五运之化，太过何如？岐伯曰：岁木太过，风气流行，脾土受邪。民病飧泄食减，体重烦冤，肠鸣腹支满，上应岁星。甚则忽忽善怒，眩冒巅疾。化气不政，生气独治，云物飞动，草木不宁，甚而摇落，反胁痛而吐甚，冲阳绝者，死不治。""岁木太过"，此言六壬阳年木运太过之年。凡是年干属于木运而且在天干排序上是单数（即阳干）的年份，就是木运太过之年。六十年中属于岁木太过之年共六年，即：壬申、壬午、壬辰、壬寅、壬子、壬戌六年。"风气流行"，此乃木郁土中，脾土受病，水谷不化之候。意谓自然气候变化中风气偏盛，在风气偏盛的情况下，人体肝气也相应偏盛。此即《素问·阴阳应象大论》中所谓的"风气通于肝"。《素问·五运行大论》认为"气有余，则制己所胜"，故《素问·玉机真脏论》有"五脏相通，移皆有次，五脏有病，则各传其所胜"之论。因此，肝气偏盛，则必然传之于脾，使脾土受邪发病。故云"风气流行，脾土受邪"，而见"民病飧泄食减，体重烦冤，肠鸣腹支满"诸候。

---

① 柳少逸.《黄帝内经》针法针方讲记［M］. 北京：中国中医药出版社，2017：175 – 225.
② 柳少逸.《黄帝内经》针法针方讲记［M］. 北京：中国中医药出版社，2017：176 – 177.

《素问·五常政大论》云："发生之纪……其动掉眩巅疾……其经足厥阴、少阳，其脏肝脾。""发生之纪"，即木运太过之年。"动"，指变动，此处指病变。"掉"，指振掉抽搐之候。"眩"，指眼花。"巅"，指癫疾。意谓木运太过之年，容易发生上述肝经病候。此即《素问》病机十九条中"诸风掉眩，皆属于肝"之由。"其经足厥阴、少阳"，即人体十二经脉中之足厥阴肝经与足少阳胆经。"其脏肝脾"，即人体五脏中的肝和脾。"其经足厥阴、少阳，其脏肝脾"，意谓木运太过之年，人体肝气相应偏盛，因此疾病在经络上的表现主要是见于足厥阴肝经。由于足厥阴肝与足少阳胆是一脏一腑，紧紧相连，因此足少阳胆经也可以同时受病，故谓"其经足厥阴、少阳"。疾病在五脏方面的表现主要在肝脏，但是由于肝气偏盛，首先传脾，因此，人体脾脏也可以同时受病，故谓"其脏肝脾"。意谓木运太过之年中，在人体疾病方面，不但要考虑到相关的脏，还要考虑到相关的腑，同时，还要考虑五脏之间的传变问题。故其治，宗"盛则泻之，虚则补之"之法，可刺足厥阴肝经之荥穴行间，或输穴太冲，足少阳胆经之荥穴侠溪，或输穴足临泣，均泻之，取足太阴脾经之原穴、输穴太白以补之，今名"岁木太过刺方"，或名"发生之纪刺方"。

其余各方类此。

4. 疫病针方①

《素问》不见"疫"字，乃《刺法》《本病》二篇之遗也。《素问·六元正纪大论》中有太阳司天之政初之气有"民乃厉"，厥阴司天之政终之气有"其病温厉"之记。"厉"同"疠"。大凡天气之病，曰"疫"，地气之病，曰"疠"。故疫以气方，疠以形言。疫疠之气，为具有较强的传染性的致病邪气。如《素问·六元正纪大论》云："厉大至，民善暴死。"天地失序化疫之纪针方，包括刚柔失守化疫之纪和三虚化疫之纪两类针方。每类针方下再详细分类。

（1）刚柔失守化疫之纪针方

系因太过之年，《素问·刺法论》认为，"刚柔二干，失守其位"，而有"天地迭移，三年化疫"之致病规律，因而有五疫之刺法。分为甲子阳年太过的土疫刺方、丙寅阳年太过的水疫刺方、庚辰阳年太过的金疫刺方、壬午阳年太过的木疫刺方和戊申阳年太过的火疫刺方五类。

---

① 柳少逸.《黄帝内经》针法针方讲记［M］. 北京：中国中医药出版社，2017：226 - 242.

以五行来分立五年，以说明刚柔失守而致五疫或五疠，以定针刺之法，是以上下刚干柔干失守来确定的。故《素问·刺法论》云："是故立地五年，以明失守，以穷法刺，于是疫之与疠，即是上下刚柔之名也，穷归一体也，即刺疫法，只有五法，即总其诸位失守，故只归五行而统之也。"

"五疫之刺"时日，《素问》未明示。验诸临床，多以大寒日及三九日或大暑日及三伏日。"土疫之刺"，计有甲子、甲戌、甲申、甲午、甲辰、甲寅六年；"水疫之刺"，计有丙寅、丙子、丙戌、丙申、丙午、丙辰六年；"金疫之刺"，有庚辰、庚戌二年；"木疫之刺"，有壬午、壬申、壬辰、壬寅、壬子、壬戌六年；"火疫之刺"，有戊申、戊寅、戊子、戊午四年。故《玄珠密语》云："阳年三十年，除六年天刑，计有太过二十四年，除此六年，皆作太过之用。"其治，大凡"化疫之年"交大寒日行各自刺法。而甲子、丙寅、庚辰、壬午、戊申五年于大暑之日复行各自刺法。故"五疫之刺"，可防"四时不节，即生大疫"之"治未病"之用也。验之临床，尝可于"五疫"可发之年，复行"五疫之刺"。

对于"五疫之至，皆相染易"，《素问·刺法论》有如下的记载以供参考："黄帝曰：余闻五疫之至，皆相染易，无问大小，病状相似，不施救疗，如何可得不相移易者？岐伯曰：不相染者，正气存内，邪不可干，避其毒气，天牝从来，复得其往，气出于脑，即不邪干。气出于脑，即室先想心如日。欲将入于疫室，先想青气自肝而出，左行于东，化作林木；次想白气自肺而出，右行于西，化作戈甲；次想赤气自心而出，南行于上，化作焰明；次想黑气自肾而出，北行于下，化作水；次想黄气自脾而出，存于中央，化作土。五气护身之毕，以想头上如北斗之煌煌，然后可入于疫室。又一法，于春分之日，日未出而吐之。又一法，于雨水日后，三浴以药泄汗。又一法，小金丹方：辰砂二两，水磨雄黄一两，叶子雌黄一两，紫金半两，同入合中，外固了，地一尺，筑地实，不用炉，不须药制，用火二十斤煅之也，七日终，候冷七日取，次日出合子，埋药地中，七日取出，顺日研之三日，炼白沙蜜为丸，如梧桐子大。每日望东吸日华气一口，冰水下一丸，和气咽之。服十粒，无疫干也。"此段经文表述了"不相染"，皆因"正气存内，邪不可干"。"如何可得不相移易者"，本篇介绍了几种调息纳气、丹药之法。

（2）三虚化疫之纪针方

不及之年，因天气虚，人气虚，"神失守位"，以"三虚"而发五疫，而采取相应之针法。包括少阴司天、遇火不及之岁的水疫伤心刺方，太阴司天、遇土不及之岁的木疫伤脾刺方，太阳司天、遇水不及之岁的土疫伤肾刺方，厥阴司天、遇木不及之岁的金疫伤肝刺方，阳明司天、遇金运不及之岁的火疫伤肺刺方。

《素问·本病论》云："黄帝曰：人气不足，天气如虚，人神失守，神光不聚，邪鬼干人，致有夭亡，可得闻乎？岐伯曰：人之五脏，一脏不足，又会天虚，感邪之至也。""邪鬼干人"，即疫邪伤人。意谓人体正气不足，又值五运不及之年，天气也不正常，精神不振，阳神不聚，即人气、天气与人神三虚而发疫病。同时《素问·刺法论》尝有"人虚即神游失守位，使鬼神外干，是致夭亡，何以全真？愿闻刺法"之问，继有"谓神移失守，虽在其体，然不致死，或有邪干，故令夭寿"之对。

三虚化疫之纪及其治法，诚如《素问·本病论》所云："已上五失守者，天虚而人虚也，神游失守其位，即有五尸鬼干人，令人暴亡也，谓之曰尸厥。人犯五神易位，即神光不圆也。非但尸鬼，即一切邪犯者，皆是神失守位故也。此谓得守者生，失守者死，得神者昌，失神者亡。"意谓"人犯五神易位"，则"得守者生，失守者死，得神者昌，失神者亡"。那么如何"得守""得神"呢？于是《黄帝内经》又有调治之法。《素问·刺法论》云："黄帝问曰：十二脏之相使，神失位，使神彩之不圆，恐邪干犯，治之可刺，愿闻其要。岐伯稽首再拜曰：悉乎哉！问至理，道真宗，此非圣帝，焉究斯源。是谓气神合道，契符上天。心者，君主之官，神明出焉，可刺手少阴之源。肺者，相傅之官，治节出焉，可刺手太阴之源。肝者，将军之官，谋虑出焉，可刺足厥阴之源。胆者，中正之官，决断出焉，可刺足少阳之源。膻中者，臣使之官，喜乐出焉，可刺心包络所流。脾为谏议之官，知周出焉，可刺脾之源。胃为仓廪之官，五味出焉，可刺胃之源。大肠者，传道之官，变化出焉，可刺大肠之源。小肠者，受盛之官，化物出焉，可刺小肠之源。肾者，作强之官，伎巧出焉，刺其肾之源。三焦者，决渎之官，水道出焉，刺三焦之源。膀胱者，州都之官，精液藏焉，气化则能出矣，刺膀胱之源。凡此十二官者，不得相失也。是故《刺法》有全神养真之旨，亦法有修真之道，非治疾也，故要修养和神也。道贵常存，补神固根，精气不散，神守不分，然即神守而虽不去，亦能全真。人神不守，非达至真。至真之要，在乎天玄，神守天息，复入本元，命曰归宗。"此段经文表述了人体十二个脏器是相互为用的，任何一个脏器不能保持神气的充足，就会使神彩不能丰满，容易受病邪的侵犯。如何用刺法调治，使十二脏之相使，神守其位，使邪不干犯，当遵《黄帝内经》中的"气神合道，契符上天""至理道真宗"的思想，即中医学中"天人相应的整体观""形神统一的生命观"的思想。

《素问·灵兰秘典论》中之十二官说,表述了十二脏腑各自功能及相互关系;而《素问·本病论》之十二官说,表述了十二官之神明失守,则感邪而生疫疠;而《素问·刺法论》之十二官说,是表述了通过针刺十二经之源,而达到"全神养真之旨,亦法有修真之道,非治疾也"的治未病思想。

盖因"焉究斯源,是谓气神合道"。"源",即"原气""原穴"之义。意谓通过针刺十二经之原穴,可通达三焦原气,调整内脏功能。故"全神养真"取十二原,乃《灵枢经》"五脏有疾,取之十二原"之谓。此法亦可为天地失序化疫之刺。

据"凡此十二官者,不得相失也。是故《刺法》有全神养真之旨",故临证可取手少阴心经原穴神门,手太阴肺经原穴太渊,足厥阴肝经原穴太冲,足少阳胆经原穴丘墟,手厥阴心包经原穴大陵,足太阴脾经原穴太白,足阳明胃经原穴冲阳,手阳明大肠经原穴合谷,手太阳小肠经原穴腕骨,足少阴肾经原穴太溪,手少阳三焦经原穴阳池,足太阳膀胱经原穴京骨。常人可针灸同用,老人、小儿及体弱之人可施以灸法。

(二)创新开发新的针方

柳氏医派不仅全面传承了《黄帝内经》中已有之针方,而且根据《黄帝内经》中的脏腑经络等理论,创立了一系列新的针方,并在临床中广泛应用,收到奇效。如开脏腑大法、应天贯地通经大法等。

1. 开脏腑大法①

《灵枢·胀论》云:"脏腑之在胸胁腹里之内也,若匣匮之藏禁器也,各有次舍,异名而同处,一域之中,其气各异。"《灵枢·本藏》云:"五脏者,固有小大、高下、坚脆、端正、偏倾者;六腑亦有小大、长短、厚薄、结直、缓急。"此言脏腑在人体中的位置形态。《灵枢·终始》云:"五脏为阴,六腑为阳。"又云:"阴者主脏,阳者主腑。"此言脏腑之阴阳属性。《灵枢·本藏》云:"所谓五脏者,藏精气而不泻也,故满而不能实。六腑,传化物而不藏,故实而不能满。"《灵枢·卫气》云:"五脏者,所以藏精神魂魄者也。六腑者,所以受水谷而行化物者也。"《素问·五脏别论》云:"脑、髓、骨、脉、胆、女子胞,此六者,地气之所生也,皆藏于阴

---

① 柳少逸. 柳少逸医论医话选［M］. 北京:中国中医药出版社,2015:317-323.

而象于地，故藏而不泻，名曰奇恒之腑。夫胃、大肠、小肠、三焦、膀胱，此五者，天气之所生也，其气象天，故泻而不藏，此受五脏浊气，名曰传化之腑，此不能久留，输泻者也。"此言脏腑之功能。《灵枢·海论》云："夫十二经脉者，内属于腑脏，外络于肢节。"《灵枢·本藏》云："经脉者，所以行血气而营阴阳，濡筋骨，利关节者也。"《素问·调经论》云："夫十二经脉者，皆络三百六十五节。"《灵枢·经水》云："经脉十二者，外合于十二经水，而内属于五脏六腑。"故阴阳、气血、脏腑、经络异常，通过对"三百六十五节"施术，有补偏救弊愈病之功能。如对人体募穴、俞穴等特定穴施术，可彰显其特殊的医学价值。俞穴是脏腑气血输注于背腰部足太阳膀胱经之腧穴。募穴是脏腑经气汇集于胸腹部的腧穴，分布于人体躯干部，同俞穴一样，均与脏腑有着密切的关系。大凡五脏有病多取其背部之俞穴；六腑有病多取其腹部的募穴。而柳氏医派多采取俞募配合应用。吉忱公尝传"开脏腑大法"，验于临床，有扶正祛邪、和阴阳、调气血之功，为健身祛病之良法。

其法为：选取大椎、膻中、神阙、背俞（肺俞、厥阴俞、心俞、督俞、膈俞、肝俞、胆俞、脾俞、胃俞、三焦俞、肾俞、气海俞、大肠俞、关元俞和小肠俞）、十二募穴（中府、天枢、中脘、章门、巨阙、关元、中极、京门、膻中、石门、日月和期门），或针，或灸，或推拿。针灸每次选用 4~5 穴，或补，或泻，或平补平泻。推拿则可多选，各揉运 200~300 次。

作用：扶正祛邪，和阴阳，调气血。开脏腑首穴为大椎，有应天贯督通阳之功。背俞穴、募穴能调节其对应脏腑功能，而三焦俞、肾俞、气海俞诸穴等能促进人体的生长和发育，激发元气温煦脏腑、经络等组织器官的生理活动。膻中可行呼吸、逆气血，神阙主治经、带、胎、产诸疾患及男子精亏不育之疾。

2. 应天贯地通经大法[①]

如前所述，柳氏医派创新应天贯地通经大法，即取天突、人迎、扶突、天窗、天容、天牖、天柱、天府、天池、风府等穴，以针、指针或按摩疗法施术，"以地之经水上通于天"，实乃"应天贯地通经大法"，为健身祛病之方，人体感四时之邪，邪犯太阳，用此法以祛邪外出，并可断外邪循经内传。

《灵枢·根结》云："足太阳根于至阴，溜于京骨，注于昆仑，入于天柱、飞扬也。足少阳根于窍阴，溜于丘墟，注于阳辅，入于天容、光明也。足阳明根于厉兑，

---

① 柳少逸. 柳少逸医论医话选 [M]. 北京：中国中医药出版社，2017：316 – 317.

溜于冲阳，注于下陵（下陵，当作解溪），入于人迎、丰隆也。手太阳根于少泽，溜于阳谷，注于少海，入于天窗、支正也。手少阳根于关冲，溜于阳池，注于支沟，入于天牖、外关也。手阳明根于商阳，溜于合谷，注于阳溪，入于扶突、偏历也。此所谓十二经者，盛络皆当取之。"手足六阳之经，皆自井而至原、至经入于络通行于天也。足太阳膀胱经，根于至阴之井，流于京骨之原，注于昆仑之经，入于天柱之在头者，络于飞扬之在足者。又足少阳胆经，根于窍阴之井，流于丘墟之原，注于阳辅之经，入于天容之在头者，络于光明之在足者。又足阳明胃经，根于厉兑之井，流于冲阳之原，注于解溪之经，入于人迎之在头者，络于丰隆之在足者。又手太阳小肠经，根于少泽之井，流于阳溪之经，注于少海之合，入于天窗之在头者，络于支正之在手者。又手少阳三焦经，根于关冲之井，流于阳池之原，注于支沟之经，入于天牖之在头者，络于外关之在手者。又手阳明大肠经，根于商阳之井，流于合谷之原，注于阳溪之经，入于扶突之在头者，络于偏历之在手者。所谓十二经之盛络也，皆当取之。此即手足阳经之"盛络刺法"。

对此，清·张隐庵尝云："上篇统论三阴三阳之气，合于六经，根于下而结于上，此复分论三阳之气，入于手足之经，皆循颈项而上出，故曰此十二经者盛络皆当取之。盖气留于脉络，则络盛取而泻之，使三阳之气，仍上出于脉外也。飞扬、光明、丰隆、支正、外关、偏历，在经穴合穴两者之间。夫曰所入为合者，谓脉外之气血，从井而溜于脉中，至肘膝而与脉内之血气相合，故曰所入为合。此论三阳之气，从井而入于脉中，上入于颈项之天柱、天容、人迎、天窗、天牖、扶突，而上出于头面，与血气之溜于荥、注于输、行于经、入于合者之不同，故另提曰，飞扬、光明、丰隆、支正，盖以分别阳气与荣血，出入于经脉外内之不同也。是以所论一次脉二次脉者，谓手足之十二经脉，皆从四肢之五输，而归于中，复从中而上出颈项。此章论三阴三阳之气，合于六经，而复出于脉外，五十二篇论荣气，七十一篇论宗气，盖三阴三阳、荣气宗气相将而行于经脉皮肤形身脏腑，外内出入，环转无端，是以数篇辞句相同，而所论者各别。学者分而论之，合而参之，人之阴阳血气，有形无形，应天地之五运六气，寒暑往来，如桴鼓影响之相合也。"由此可知，若"通天大法"为健身之法的话，而通天十穴伍手足三阳经之络穴，则为祛病健身之法了。鉴于此，少逸先生在施用"通天地大法"时，辅以"盛络刺法"，名曰"复式应天贯地通经大法"。此法具有疏通经络，调畅气血，安和五脏之功效，即安内攘外之功。

　　总之，医经学派针刺疗法，是早在两千多年以前就已经成熟了的防病治病方法，而且是当时最为盛行、最为主要的治疗方法，在方药疗法成为中医疗法的主流后，该疗法退居次要地位，因而逐渐湮没。幸其针法、针方具存于《黄帝内经》尤其是《灵枢经》中，少逸先生矻矻寻求，钩沉致远，将之发掘出来，并加以创新，创立了一些新的针方，推动了该疗法的发展。所谓针法，不仅指具体的刺法，而且包括由此而总结出来的治法；所谓针方，即根据中医学脏腑经络和阴阳五行学说理论，借鉴方剂学的组方理论而形成的针刺处方，并由此而有灸方（灸治处方）、摩方（按摩处方），从而形成了中医非药物疗法的理－法－方－术（药）－量的辨证论治体系。这个体系为目前最完善、最系统的中医非药物疗法临床应用体系，可广泛应用于各科疾病中，其中，柳氏医派在复健医学体系中应用得最为纯熟，且疗效显著。

第二节　医经学派灸术

　　灸法是一种用火治病的方法，世代相传，在中华大地上已流传达数千年之久。灸法的出现比针刺更早，古称"灸焫"。"焫"同"爇"，焚烧，热灼之义，如《素问·气交变大论》云："火燔焫，水泉涸"。"灸焫"，是指利用燃烧草药熏灼治病的方法，如《素问·异法方宜论》云："北方者，天地所闭藏之域也，其地高陵居，风寒冰冽，其民乐野处而乳食，脏寒生满病，其治宜灸焫。故灸焫者，亦从北方来。"因施灸用料的不同，用艾草者名"艾灸"，用灯心草者名"灯草灸""焠针"，用白芥子者名"白芥子灸"或"天灸"，今统称"灸治疗法"，简称"灸疗"。即借灸火的热力，给人体以温热性刺激，并通过经络腧穴的作用，从而达到治病防病目的的一种方法。灸法虽历经兴衰之变，但它的卓著疗效已被举世公认，是中国医药学伟大宝库中的一颗晶莹璀璨的明珠。

　　灸法在我国历史上曾有过显著地位。《汉书·艺文志》总结我国古代医经学派治病方法为"针、石、汤、火"，火灼是古代治病四法之一。在南北朝至唐代时期，医家多存灸而废针，灸法成为与药物疗法相比肩的常用疗法。灸法在古代曾是帝王、诸侯、将相治病常用之法。宋太宗赵光义病笃，针汤不济，兄太祖赵匡胤亲手为之施灸，太宗痛，太祖取艾自灼亲验，此事载于《宋史》，被后世传为美谈。临床实践证明，灸效不亚于针效，故灸法在历史上曾列针、石、汤三法之前。古时以灸为主，以针为辅，嗣后灸针并重，相提并论。故明·高武《针灸聚英》云："针、灸、药三者须兼，而后可与言医，可与言医者，斯《周官》之十全者也。"而今则针兴灸衰，究其原因，在艾条温和灸发明之前，盖以艾炷着肤灸为主，病者须受灼皮之痛，灸肉之苦，且灸后发灸疮，脓水淋漓，日久不愈，灸疮结癜，终生烙印，颇不雅观。此外，灸法犹若"夏日之日"，令人望而生畏。患者弗受，医者难施，故日渐湮没。自温和灸和隔物灸诸法问世后，灸疗已免烧灼之苦。此时，灸法犹若"冬日之日"，令人可亲可近。随着科学的发展，各种灸疗仪不断推出，临床使用可定时、定性、定量，灸温可按需调节且疗效显著，使灸法这门古老而又原始的疗法，绽开了鲜艳的花蕾，结出了丰硕的果实。

灸法的显著特点是应用广泛，疗效迅速且持久，且简便、安全、经济，易于普及。它广泛应用于治疗内、外、妇、儿、五官等各科疾病。对于急性病、慢性病、常见病、疑难病均可施治。临证中常有一炷着肤，疼痛立已，一次施灸，沉疴即起的案例。灸法已受到海内外医家的广泛重视，继世界性的"针刺热"之后，"灸疗热"必将很快兴起。

一、医经学派灸术传承概况

柳氏医派对灸法的传承和应用主要是《扁鹊心书》中，由宋·窦材所传之"黄帝灸法""扁鹊灸法"及"窦材灸法"，即医经学派及"关中老医"之灸术。

从《汉书·艺文志·方技略》中可知，医经有7家216卷。后世称运用医经七家之术者，为"医经学派"，实际概含了扁鹊医学流派、黄帝医经学派、白氏医经学派三家之术。其诊疗技术均为"用度箴、石、汤、火所施，调百药齐和之所宜"，即针灸、推拿、药熨等外治疗法。《扁鹊内经》《扁鹊外经》《白氏内经》《白氏外经》均已失传，据学者考证，《黄帝内经》是在《扁鹊内经》《扁鹊外经》的基础上发展而成，并托名黄帝，形成了源于扁鹊医学流派的黄帝医学流派之术。《汉书·艺文志》有云："太古有岐伯、俞拊，中世有扁鹊、秦和……汉兴有仓公。"然岐伯、俞拊、秦和在《史记》《汉书》中均未立传，且除扁鹊外均无著述。扁鹊之"诊籍"就在被誉为"信史"的《史记·扁鹊仓公列传》中有多处记载，且扁鹊为史书立传第一人。司马迁有"扁鹊言医为方者宗""至今天下言脉者，由扁鹊者"之誉，故扁鹊乃先秦集医学之大成者。

医经学派灸法，即《扁鹊心书》灸法。《扁鹊心书》三卷及神方一卷，乃南宋绍兴年间武翼郎开州巡检窦材所撰。据该书自序、奏辞及进医书表可知，窦材其祖上四世业医，窦材初学医，"尽博六子之书"（张仲景、王叔和、朱肱、皇甫谧、巢元方、王冰），"调治小疾百发百中，临大病百无二三，每怅己术之不精也。""后遇关中老医"，窦材"从而师之三年，师以法授"，"反复参详，遂与《内经》合旨，由兹问世，百发百中"。遂将追随先师所历之法，与己四十余稔之所治验，"集成医流正道，以救万世夭枉"，而有《扁鹊心书》结集。由此可知，该书乃是一部临床可资之书。其一，术乃关中老医之嫡传亲授，承传脉络清晰；其二，"师授固简而当"，即方术简便精当，便于掌握；其三，其术乃"追随先师所历之法，与己四十余稔之所治验"，即有坚实临床基础之可传之方，并谓"后人得此，苟能日夜勤求，自能洞贯其理"，此言表述了只要精研该书之奥蕴，"与《内经》合旨"，乃可"百发百中"。诚如窦材所云："只以此法，触类引伸，效如影响。"

窦材（约1076—1146），真定（今河北正定）人。受道家思想影响，积数十年经验，著成《扁鹊心书》，遂成为传承医经学派之术之一代名医。书中《三世扁鹊》云："医门得岐黄血脉者，扁鹊一人而已。扁鹊，黄帝时人，授黄帝《太乙神明论》，著《五色脉诊》《三世病源》。后淳子意、华佗所受者是也。第二扁鹊，战国时人，姓秦名越人，齐内都人，采《内经》之书，撰《八十一难》。概正法得传者少，每以扁鹊自比，谓医之正派，我独得传，乃扁鹊再出也，故自号扁鹊。第三扁鹊，大宋窦材是也。"此段文字表述了扁鹊学派的知识结构，正是因窦材"学《素问》《灵枢》，得黄帝心法，革古今医人大弊，保天下苍生性命，常以扁鹊自任，非敢妄拟古人，盖亦有所征焉。"从其所著《扁鹊心书》可知，其理论核心是"当明经络""须识扶阳"。其传世之法为"灼艾第一，丹药第二，附子第三"。"灼艾"，即传"黄帝灸法""扁鹊灸法""窦材灸法"；"丹药""附子"之法，在《神方》篇中传之。[①]

为彰窦氏"灼灸"之法，传承黄帝、扁鹊医经学派之术，少逸先生以《〈扁鹊心书〉灸法集解》立题结集，以期"关中老医"之术得以传之，"保生民于仁寿之域，俾其书万世疏通"，以彰先贤窦材慈悯之心也。先生解读《扁鹊心书》，亦"日

---

① 柳少逸.《扁鹊心书》灸法讲解［M］. 北京：中国中医药出版社，2018：1-2.

夜勤求""洞贯其理"，学研窦材之灸术，探讨其"当明经络""须识扶阳""大病宜灸"之奥蕴，验"黄帝灸法""扁鹊灸法""窦材灸法"于临床，并"触类引伸"之，亦"效如影响"，并诚信诸法"非谬"。尽管其法"周身用穴"仅有 26 处，然其施用临床，可治 122 种疾病之多，具有取穴少而精、方简力宏的学术特点，即将复杂的证候高度概括为一穴一法，便于推广应用，尤适用于基层医务人员之学习和应用。

窦材之灸术，多为一病一穴之灸，多者二穴，其法简，其效宏，便于学习和应用。为了弘扬医经学派之术，传承窦材之灸法，应中国中医药出版社肖培新主任之约，先生将《〈扁鹊心书〉灸法集解》书稿，删繁就简，重新整理出版。其践行的是"知方药，知针灸，知推拿"之庭训，彰显的是"至重惟人命，最难却是医"之立品，而医经学派灸术为柳氏继先贤窦材慈悯之仁心仁术也。

二、医经学派灸术的核心理论①

医经学派灸术的核心理论目前可从《扁鹊心书》中寻绎，约略三端：

（一）当明经络论

经络学说是中医学理论的重要组成部分，关于经络学说的论述，首见于《黄帝内经》，以《灵枢经》为详。它不仅是针灸、推拿及药物疗法等学科的理论基础，而且对中医临床各科理论体系的建立，均有十分重要的意义。故《扁鹊心书·当明经络》篇云："学医不知经络，开口动手便错。盖经络不明，无以识病证之根源，究阴阳之传变。如伤寒三阴三阳，皆有部署；百病十二经脉，可定死生。既讲明其经络，然后用药径达其处，方能奏效。昔人望而知病者，不过熟其经络故也。"继而切中时医之弊："今人不明经络，止读药性病机，故无能别病所在，漫将药试，偶对稍愈，便尔居功，况亦未必全愈；若一不对，反生他病，此皆不知经络故也。"他如清代胡珏有"经络不明，何以知阴阳之交接，脏腑之递更，疾病情因从何审查。夫经络为识病之要道，尚不肯讲求，焉望其宗主《内经》，研究《伤寒》，识血气之生始，知荣卫之循行"之论。从《汉书·艺文志·方技略》中对"医经学派"的认识可知，

---

① 柳少逸.《扁鹊心书》灸法讲解［M］. 北京：中国中医药出版社，2018：3－8.

以"第三扁鹊"自称的窦材及其著作《扁鹊心书》传承的是医经学派的医疗体系和诊疗技术。

（二）须识扶阳论

汉代张仲景的《伤寒杂病论》奠定了辨证论治的基础，为后世医学的发展做出了重要的贡献，"扶阳气""存阴液"是其六经辨证的核心，是以祛邪与扶正两大法门来实施的。窦材临证重在观察阳气的盛衰和有无，作为诊断依据。在《扁鹊心书》中，有"须识扶阳"专篇，以"扶阳气""消阴翳"作为临床辨证论治的核心理论。"阳精若壮千年寿，阴气如强必毙伤""阴气未消终是死，阳精若在必长生"，窦材在《扁鹊心书》中引用道家之论，阐明"消尽阴翳，练就纯阳"乃道家健身资寿之法。故窦材有"为医者，要知保扶阳气为本"之精论，并认为"人至晚年阳气衰，故手足不暖，下元虚惫，动作艰难，盖人有一息气在则不死，气者阳所生也，故阳气尽必死。人于无病时，常灸关元、气海、命关、中脘……虽未得长生，亦可保百余年寿矣"。

由此可见，窦材"保扶阳气"之论亦源自医经学派的基本原理。如《史记·扁鹊仓公列传》记述扁鹊之诊疗技术，即"圣人为之脉法，以起度量，立规矩，悬权衡，案绳墨，调阴阳，别人之脉各名之，与天地相应，参合于人，故乃别百病以异之。""圣人为之脉法"，在《史记·扁鹊仓公列传》中又称"合脉色"，即色脉合参法，是扁鹊的主要诊断技术。度量，即尺度，"起度量"即制定一定的尺度，并以此建立规矩，确立准则。"规矩"，亦作"规榘"，原指校正方圆的两种工具，此处的"立规矩"，乃制定"法度""标准"之意；"权衡"，原指称量物体轻重的器具，权，即秤锤，衡即秤杆；"绳墨"，是木匠画直线的工具，同"规矩""权衡"一样，即准绳、法度之义。故而《礼记·经解》有"权衡诚悬，不可欺以轻重；绳墨诚陈，不可欺以曲直；规矩诚设，不可欺以方圆"的记载。阴阳为"八纲辨证"之总纲，于是以"立规矩""悬权衡""案绳墨"，来制定规矩，公布准则，考察法度，然后根据阴阳的虚实盛衰来指导治疗原则，即"准则"。"一阴一阳之谓道"，意谓之"法则""准则"，是方法论，此属"太极论的道论"范畴。《玉篇》有"营天功，明万物，谓之阳；幽无形，深难测，谓之阴"的记载，《易经》中有"一阴一阳之谓道""立天之道，曰阴曰阳，立地之道，曰柔曰刚"的论述。由此可见，阴阳是古代哲学的一对重要内容和范畴，是用以认识世界和解释世界的一种世界观和方法论。

这种哲学思想，早在殷周时期就形成了。受这种思想的影响，扁鹊形成了以"调阴阳"为治疗大法的学术思想。如《传》中所论："越人为方也""闻病之阳，论得其阴，闻病之阴，论得其阳"，以阴阳作为正反两个方面作为说理工具，来阐明"调阴阳"大法在诊察疾病中的具体应用。

阴阳学说内容十分丰富，贯穿于《黄帝内经》全书各个方面，关于其重要性，《灵枢·病传》有云："明于阴阳，如惑之解，如醉之醒。"故阴阳学说是《黄帝内经》学派的重要理论组成部分。关于其在临床上的应用，《素问·至真要大论》云："谨察阴阳所在而调之，以平为期。"《素问·阴阳应象大论》有云："审其阴阳，以别柔刚，阳病治阴，阴病治阳。"《灵枢·五色》有"用阴和阳，用阳和阴"之谓也。意谓"阳胜者，阴必病；阴胜者，阳必病"。故《素问·至真要大论》续云："诸寒之而热者取之阴，热之而寒者取之阳，所谓求其属也。"对此，唐·王冰注云："益火之源，以消阴翳；壮水之主，以制阳光，故曰求其病也。"由此可知，窦材阐述道家"以消尽阴翳，炼就纯阳"及其"保扶阳气为本"的学术特点，不但源于扁鹊医学流派，而且是与《黄帝内经》医经学派的学术体系同出一辙。这也说明了窦材将"关中老医"之术，反复参详，与《黄帝内经》合旨，"追随先师所历之法，与己四十余稔之所治验，集成医流正道，以救万世夭枉"，此即其自称"第三扁鹊，大宋窦材是也"之原因也。由此可见，窦材"须识扶阳"论，意在"消尽阴翳"，以达"阳和"之治。

（三）大病宜灸论

《史记·扁鹊仓公列传》记载扁鹊尝云："疾之居腠理也，汤熨之所及也；在血脉，针石之所及也；在肠胃，酒醪之所及也。"谈到针灸、砭石可以治疗"在血脉"之疾。《扁鹊心书》则认为"大病宜灸"，专列《大病宜灸》篇论述灸法的重要性，启《医学入门》"药之不及，针之不到，必须灸之"之说。

《大病宜灸》篇记云："医之治病用灸，如做饭需薪，今人不能治大病，良由不知针艾故也。世有百余种大病……若能早灸，自然阳气不绝，性命坚牢。"其引《铜人针灸图经》语云："凡大病宜灸脐下五百壮"，并谓"补接真气，即此法也，若去风邪四肢小疾，不过三五七壮而已"。在《时医三错》篇中，对"两眼内障"病有云："眼生内障，由于脾肾两虚，阳光不振耳。故光之短主于脾，视物不明主乎肾。法当温补脾肾，壮阳光以消阴翳，则目明矣。"他如"阴疽"一证，窦材认为："疮疽本于肾虚，为阴所着，寒邪滞经，依附于骨，故烂入筋，害人性命。其法必大补肾气，壮阳消阴，土得阳气，自生肌肉，则元气周流不侵骨髓矣。"即王冰"益火之源，以消医翳"之理也。诚如柯琴肾气丸之解："命门之火，乃水中之阳，夫水体本静而川流不息者，气之功，火之用也""欲暖脾胃之阳，必先温命门之火""命门有火，则肾有生气也"。王洪绪《外科全生集》有阳和丸用于一切阴疽、流注、鹤膝风等凡属阴寒之证者，方中麻黄开其腠理，肉桂、姜炭解其寒凝，三味温阳散寒之品，于是腠理一开，寒凝一解，气血乃行，毒亦随之消也，"俾阳和一转，则阴分凝解之毒，自能化解"。然阴疽日久，或已溃，或血虚不能化毒者，单纯开腠则很难取效，故王氏于阳和丸中加熟地黄、鹿角胶大补肾精阴血。方中熟地黄、鹿角胶虽滋腻，然得姜、桂、麻黄、白芥子之宣通，则通而不散，补而不滞，乃寓攻于补之方，相辅相成之剂，以成著名方剂阳和汤，以奏温阳散寒之功，而成养血通脉之勋，犹如"阳光普照，阴霾四散"，故有"阳和"之名。又如金匮肾气丸，将少量桂、附温补肾阳之药纳入滋阴众药中，亦属"阴中求阳"之法也，此即明·张景岳"善补阳者，必于阴中求阳，则阳得阴助而生化无穷"之谓也。少逸先生不惜篇幅，用肾气丸示以"益火之源，而消阴翳"及阳和汤若"阳光普照，阴霾四散"之功效，说明窦材"保扶阳气"灸法与药物疗法理无二致。

关于灸法之补泻手法、五脏之腧可灸不可刺之因及艾炷之大小，现将《黄帝内经》及《扁鹊心书》的相关内容作一简介：

灸法亦有补泻之法，《灵枢·背腧》云："气盛则泻之，虚则补之。以火补者，毋吹其火，须自灭也；以火泻者，疾吹其火，传其艾，须其火灭也。"表述了凡以灸火行补法，必待其艾火燃烧后自灭；以灸火行泻法，当疾吹其火，即传递其艾以继之，促其火灭之。

《灵枢·官能》云："阴阳皆虚，火自当之。"意谓"阴阳皆虚"之证，而针所难用，则用火以灸之。

《灵枢·背腧》有五脏之腧，"灸之则可，刺之则不可"之论。对此倪冲之注云："五脏之腧，皆附于足太阳之经者，膀胱为水腑，地之五行，本于天一之水也。按太阳之经，而应于督脉者，太阳寒水之气，督脉总督一身之阳，阴阳水火之气交也，灸之则可者，能启脏阴之气也，刺之则不可者""盖逆刺其五脏之气皆为伤中。"

人有成人、小儿之分，体有头面、四肢不同，故艾炷有大小。《窦材灸法》记云："凡灸大人，艾炷须如莲子，底阔三分，灸二十壮后，却减一分，务要紧实。若灸四肢及小儿，艾炷如苍耳子大。灸头面，艾炷如麦粒子大。其灰以鹅毛扫去，不可口吹。"

综上所述，解读《扁鹊心书》三大核心理论，是要揭示窦材灸法理论深邃的内涵，即传承了扁鹊"调阴阳"法以及《黄帝内经》"诸寒之而热者取之阴，热之而寒者取之阳，所谓求其属也"之法。"热之而寒者取之阳"，虽然看来病人属寒证，然用热法而寒证不解，此即"阳虚"之由，越散阳越虚，故清代张隐庵有"当求其属以衰之"之解，即张景岳"善补阳者，必于阴中求阳"之谓也。如《须识扶阳》篇记云："人于无病时，常灸关元、气海、命关、中脘……虽未得长生，亦可保百余年寿矣"。盖因灸法是借用灸火的热力，给人体以温热性刺激。诚如《名医别录》所云："艾味苦，微温，无毒，主灸百病。"故"灼艾"，此乃"扶阳气"之谓也。穴位施灸，乃通过腧穴的作用，以达治病健身之目的，故《医学入门》有云："药之不及，针之不到，必须灸之。"如关元、气海、中脘均属任脉经之穴，任脉行于腹正中线，其脉与手足三阴经及阴维脉交会，能总任一身之阴经，故有"阴脉之海"之称，该经之穴，多具养肝肾、补气血之用，故对任脉诸穴施以灸法，以其"从阴引阳"之功，而达"热之而寒者取之阳"之效，且关元穴居元阴元阳闭藏之处，有益元固本、补气壮阳之效；气海穴居脐下，为元气之海，具温补下焦、益元荣肾、益气举陷之效；中脘乃任脉与手太阳、少阳、足阳明交会穴，又为胃之募穴，六腑之会穴，又为"回阳九针穴"之一，故本穴具较强的健脾和胃、化痰导滞之功；而食窦乃足太阴脾经之穴，被窦材以其"能接脾脏真气"，培补后天之本之能，而又名曰"命关"。故诸穴合用，有了"从阴引阳""可保百余年寿"之效。他如《大病宜灸》篇有"凡大病宜灸脐下五百壮，补接真气，即此法也"的记载；《三世扁鹊》篇有"一妇人遍身浮肿，露地而坐"者，"点左命关穴，灸二百壮"而病愈之案。再如《五等虚实》篇记云："甚虚者，元气大衰则成大病……将脱者，元气将脱也……须灸气海、丹田、关元各三百壮，固其脾肾。夫脾为五脏之母，肾为一身之根。故伤寒必诊太溪、冲阳二脉者，即脾肾根本之脉也。此脉若存则人不死，故尚可灸。"其作用机理，虽谓乃保护阳气、消尽阴翳之施，然均寓"善补阳者，必于阴中求阳，则阳得阴助而生化无穷"之谓也。

三、医经学派常用灸法简介

医经学派认为，灸术的应用，重在经穴功效主治的应用，即在脏腑经络理论指导下，确立治疗法则，然后取穴组方，施以灸术。根据《扁鹊心书》的记载，医经学派灸法常用方法主要有黄帝灸法、扁鹊灸法和窦材灸法。

（一）黄帝灸法

《扁鹊心书·黄帝灸法》记载黄帝灸法[①]有：

男妇虚劳，灸脐下三百壮。

男妇水肿，灸脐下五百壮。

阴疽骨蚀，灸脐下三百壮。

久患脾疟，灸命关五百壮。

肺伤寒，灸脐下三百壮。

气厥、尸厥，灸中脘五百壮。

缠喉风，灸脐下三百壮。

黄黑疸，灸命关二百壮。

急慢惊风，灸中脘四百壮。

老人二便不禁，灸脐下三百壮。

老人气喘，灸脐下三百壮。

久患脚气，灸涌泉穴五十壮。

产后血晕，灸中脘五十壮。

暑月腹痛，灸脐下三十壮。

鬼邪着人，灸巨阙五十壮，脐下三百壮。

妇人脐下或下部出脓水，灸脐下三百壮。

妇人无故风搐发昏，灸中脘五十壮。

久患伛偻不伸，灸脐俞一百壮。

鬼魇着人昏闷，灸前顶穴五十壮。

妇人半产，久则成虚劳水肿，急灸脐下三百壮。

死脉及恶脉见，急灸脐下五百壮。

妇人产后腹胀水肿，灸命关百壮，脐下三百壮。

---

① 柳少逸.《扁鹊心书》灸法讲解 ［M］. 北京：中国中医药出版社，2018：9－10.

肾虚面黑色，灸脐下五百壮。

呕吐不食，灸中脘五十壮。

妇人产后热不退，恐渐成痨瘵，急灸脐下三百壮。

由此可知，《黄帝灸法》是以病名为条目而阐明治穴，标明灸法、灸方。计有二十五证，即有二十五法。含脐下灸（即神阙灸）、命关灸、中脘灸、涌泉灸、巨阙灸、脐俞灸、前顶灸等七法。因其前已将穴位的主要作用做了介绍，故黄帝灸法每一条实际上皆理－法－方－穴－量具备，与柳氏医派理－法－方－术（药、穴、部位）－量临证辨证论治体系相符；而在介绍具体灸法时，以证候与灸方对应，即方证对应，此亦柳氏医派总结以方证立论渊源之一。

少逸先生每证每法皆予以详细解读。现仅以头条"男妇虚劳，灸脐下三百壮"[①]为例说明。

"男妇虚劳，灸脐下三百壮"，此乃黄帝灸法言"男妇虚劳"之灸法。

虚劳，又称"虚损"，乃脏腑亏损，气血不足，精神困惫之谓。对此证候，《诸病源候论》有"七十五候"之多，关于其最早的医学文献见于《黄帝内经》。如《素问·通评虚实论》云："邪气盛则实，精气夺则虚。"又云："脉气上虚尺虚，是谓重虚……气虚者，言无常也；尺虚者，行步恇然；脉虚者，不象阴也。如此者，滑则生，涩则死也。"此约言虚劳证之脉象也。《灵枢·决气》云："精脱者，耳聋；气脱者，目不明；津脱者，腠理开，汗大泄；液脱者，骨属屈伸不利，色夭，脑髓消，胫酸，耳数鸣；血脱者，色白，夭然不泽，其脉空虚，此其候也。"此约言精、气、津、液、血之虚脱，各有其候。《难经·十四难》论述了"五损"的症状、转归及治法。而虚劳之名，首见于《金匮要略·血痹虚劳病脉证并治》，其证"脉大为劳，极虚亦为劳""劳之为病，其脉浮大，手足烦，春夏剧，秋冬瘥，阴寒精自出，酸削不能行""男子脉虚沉弦，无寒热，短气里急，小便不利，面色白，时目瞑，兼衄，少腹满，此为劳使之然"。由此可见，虚劳一证，皆由外伤酒色，内伤七情，饮食劳倦，嗜欲无节所致。其治，《金匮要略》记云："脉得诸芤动微紧，男子失精，女子梦交，桂枝龙骨牡蛎汤主之。""虚劳里急，悸，衄，腹中疼，梦失精，四肢酸疼，手足烦热，咽干口燥，小建中汤主之。""虚劳里急诸不足，黄芪建中汤主之"

---

① 柳少逸.《扁鹊心书》灸法讲解［M］. 北京：中国中医药出版社，2018：10－12.

"虚劳腰痛，少腹拘急，小便不利者，八味肾气主之。""虚劳虚烦不得眠，酸枣仁汤主之。"大凡虚劳虽谓不外乎气血，而当以补脾肾为主，此乃培补先、后天之本之谓也。补脾必本于阳气，补肾必本于阴血。

"脐下"，即脐中之神阙穴。穴位脐之中心，内为元神出入之阙庭，故有"神阙"之名。该穴禁针，宜艾灸，为疗百病及健身强体之要穴。故《黄帝灸法》以"男妇虚劳，灸脐下百壮"为其开篇之首条，且历代医家皆有论述。如《甲乙经》云："绝子，灸脐中，令有子。""肠中常鸣，时上冲心，灸脐中。"《千金要方》云："气淋，脐中著盐，灸之三壮。""病寒冷脱肛出，灸脐中随年壮。"《圣济总录》云："寒冷脱肛，灸脐中随年壮。"《医宗金鉴》云："主治百病及老人虚人泄泻，又治产后腹胀，小便不通，小儿脱肛。"《备急灸法》云："转胞小便不通，烦闷气促欲死者，用盐填脐孔，大艾炷灸二十一壮。"《世医得效方》云："治霍乱，转筋欲死，气绝，惟腹中有暖气可用。其法纳盐于脐中令实，就盐上灸二七壮。"又云："病寒冷脱肛出，灸脐中，随年壮。"《普济方》云："治久冷伤惫脏腑，泄利不止，中风不省人事等疾，灸神阙。""治凡脐痛者，灸神阙。""绕脐痛，冲胸不得息，穴灸脐中治脐疝""治溺水死，灸法，急解本人衣服，脐中灸百壮。""治妇人胞落颓，脐中灸三百壮。"《针灸大成》有灸脐治病之法，并谓用之则"诸邪不侵，百病不入，长生耐老，脾胃强壮。"《证治准绳》云："卒然仆倒，昏不知人……若口开手撒遗尿者，虚而阳暴脱者也……脐下大艾灸之。"《窦太师针经》云："神阙一穴，一名气舍，在脐孔中，是穴禁针，灸百壮，又名维会穴，治大便久泄，小便频数，灸之。"《明堂灸经》云："主泄利不止，小儿奶利不绝，灸百壮。小儿五壮至七壮，主腹大绕脐痛，水肿鼓胀，肠中鸣状如水声，久冷伤惫。"《神灸经纶》云："卒中风，神阙。凡卒中风者，此穴最佳。罗天益云：中风服药，只可扶持，要收全功，灸火为良。盖不惟追散风邪，宣通血脉，其于回阳益气之功，真有莫能尽述者。"此外，窦材在《扁鹊心书》中尚云："男妇水肿，灸脐下五百壮。""阴疽骨蚀，灸脐下三百壮。""肺伤寒，灸脐下三百壮。""老人二便不禁，灸脐下三百壮。""暑月腹痛，灸脐下三十壮。""老人气喘，灸脐下三百壮。""妇人脐下或下部出脓水，灸脐下三百壮。""妇人半产，久则成虚劳水肿，急灸脐下三百壮。""死脉及恶脉见，急灸脐下五百壮。""肾虚面黑者，急灸脐下五百壮。"

综上所述，虚劳所涉及的内容很广，凡禀赋不足，后天失养，病久体虚，积劳内伤，久病不复等所致的脏腑气血阴阳亏损为主要病证者，均属"虚劳"范畴。鉴于脐中以其益元荣任，滋养肝肾，健脾和胃，调补气血，和阳济阴之功，故为治虚劳之要穴，又为《黄帝灸法》第一方——脐下灸方。

灸法，亦有补泻之法，《灵枢·背腧》篇云："气盛则泻之，虚则补之。以火补者，毋吹其火，须自灭也；以火泻者，疾吹其火，传其艾，须其火灭也。"意谓以艾灸行补法时，不须吹火，以待其火自灭，此"慢火灸"之谓也；行泻法时，须疾吹其火，俾其艾火速灭，此"疾火灸"之谓也。

（二）扁鹊灸法

《扁鹊心书·扁鹊灸法》记载扁鹊灸法[①]云：

命关二穴在胁下宛中，举臂取之，对中脘向乳三角取之。此穴属脾，又名食窦穴，能接脾脏真气，治三十六种脾病。凡诸病困重，尚有一毫真气，灸此穴二三百壮，能保固不死。一切大病属脾者并皆治之。盖脾为五脏之母，后天之本，属土，生长万物者也。若脾气在，虽病甚不至死，此法试之极验。

肾俞二穴在十四椎两旁各开一寸五分。凡一切大病于此灸二三百壮。盖肾为一身之根蒂，先天之真源，本牢则不死，又治中风失音，手足不遂，大风癫疾。

三里二穴在膝眼下三寸，骱骨外筋内宛中，举足取之。治两目眊眊不能视远及腰膝沉重，行步乏力。此证须灸中脘、脐下，待灸疮发过方灸此穴，以出热气自愈。

承山二穴，在腿肚下，挺脚指取之。治脚气重，行步少力。

涌泉二穴，在足心宛宛中。治远年脚气肿痛，或脚心连胫骨痛，或下粗腿肿，沉重少力，可灸此穴五十壮。

脑空二穴，在耳尖角上，排三指尽处。治偏头痛，眼欲失明，灸此穴七壮自愈。

目明二穴，在口面骨二瞳子上，入发际。治太阳连脑痛，灸三十壮。

腰俞二穴，在脊骨二十一椎下。治久患风腰疼，灸五十壮。

前顶二穴，在鼻上，入发际三寸五分。治颠顶痛，两眼失明。

由此可知，《扁鹊灸法》是以穴位应用为纲，以灸方为条目，来阐明穴位之治疗范围。计有九法，即命关、肾俞、三里、承山、涌泉、脑空、目明、腰俞、前顶诸

---

① 柳少逸.《扁鹊心书》灸法讲解［M］. 北京：中国中医药出版社，2018：31.

穴之灸，验之临床，确有卓效。

少逸先生于各法也有详细解读。因命关为窦材所独重，其他医籍论述较少，且为《扁鹊灸法》之首法，故以命关灸法①为例说明之。

命关二穴在胁下宛中，举臂取之，对中脘向乳三角取之。此穴属脾，又名食窦穴，能接脾脏真气，治三十六种脾病。凡诸病困重，尚有一毫真气，灸此穴二三百壮，能保固不死。一切大病属脾者并皆治之。盖脾为五脏之母，后天之本，属土，生长万物者也。若脾气在，虽病甚不至死，此法试之极验。

此乃扁鹊灸法言命关的主治范围和作用机理。

盖因"脾为五脏之母，后天之本，属土，生长万物者也"，故窦材谓食窦"能接脾脏真气，治三十六种脾病"，继而谓"若脾气在，虽病甚不至死"，故名食窦穴为"命关"。《甲乙经》云食窦为"足太阴脉气所发"之处，以其健脾益气，有助气血生化之源之功，而有培补后天之本之效，加施以灸法，共成保扶阳气、消尽阴翳之勋，故为虚损病及慢性疾病之常用穴，施以灸法，名"命关灸法"。故在"须识扶阳"篇中，有"人无病时，常灸关元，气海、命关、中脘……虽未得长生，亦可保百余年寿"之论。诸穴合用，今名"扶阳灸方"。

（三）窦材灸法

《扁鹊心书·窦材灸法》记载窦材灸法②曰：

中风半身不遂，语言謇涩，乃肾气虚损也，灸关元五百壮。

伤寒少阴证，六脉缓大，昏睡自语，身重如山，或生黑靥、噫气、吐痰、腹胀、足指冷过节，急灸关元三百壮可保。

伤寒太阴证，身凉足冷过节，六脉弦紧，发黄紫斑，多吐涎沫，发燥热，噫气，急灸关元、命关各三百壮。

伤寒惟此二证害人甚速，仲景只以舌干口燥为少阴，腹满自利为太阴，余皆归入阳证条中，故致害人。然此二证若不早灸关元以救肾气，灸命关以固脾气，则难

---

① 柳少逸.《扁鹊心书》灸法讲解［M］. 北京：中国中医药出版社，2018：31-32.
② 柳少逸.《扁鹊心书》灸法讲解［M］. 北京：中国中医药出版社，2018：37-40.

保性命。盖脾肾为人一身之根蒂，不可不早图也。

脑疽发背，诸般疗疮恶毒，须灸关元三百壮以保肾气。

急喉痹、颐粗、颌肿、水谷不下，此乃胃气虚风寒客肺也，灸天突穴五十壮。

虚劳咳嗽潮热，咯血吐血，六脉弦紧，此乃肾气损而欲脱也，急灸关元三百壮，内服保元丹可保性命。若服知柏归地者，立死。盖苦寒重损其阳也。

水肿鼓胀，小便不通，气喘不卧，此乃脾气大损也，急灸命关二百壮，以救脾气，再灸关元三百壮，以扶肾水，自运消矣。

脾泄注下，乃脾肾气损，二三日能损人性命，亦灸命关、关元各二百壮。

休息痢下五色脓者，乃脾气损也，半月间则损人性命，亦灸命关、关元各三百壮。

霍乱吐泻，乃冷物伤胃，灸中脘五十壮。若四肢厥冷，六脉微细者，其阳欲脱也，急灸关元三百壮。

疟疾乃冷物积滞而成，不过十日、半月自愈。若延绵不绝乃成脾疟，气虚也，久则元气脱尽而死，灸中脘及左命关各百壮。

黄疸眼目及遍身皆黄，小便赤色，乃冷物伤脾所致，灸左命关一百壮，忌服凉药。若兼黑疸乃房劳伤肾，再灸命关三百壮。

翻胃，食已即吐，乃饮食失节，脾气损也，灸命关三百壮。

尸厥不省人事，又名气厥，灸中脘五十壮。

风狂妄语，乃心气不足，为风邪客于包络也，灸巨阙穴七十壮。灸疮发过，再灸三里五十壮。

胁痛不止乃饮食伤脾，灸左命关一百壮。

两胁连心痛，乃恚怒伤肝脾肾三经，灸左命关二百壮，关元三百壮。

肺寒胸膈胀，时吐酸，逆气上攻，食已作饱，困倦无力，口中如含冰雪，此名冷劳，又名膏肓病。乃冷物伤肺，反服凉药，损其肺气，灸中府二穴各二百壮。

咳嗽病，因形寒饮冷，冰消肺气，灸天突穴五十壮。

久嗽不止，灸肺俞二穴各五十壮即止。若伤寒后或中年久嗽不止，恐成虚劳，当灸关元三百壮。

疬风因卧风湿地处，受其毒气，中于五脏，令人面目庞起如黑云，或遍身如锥刺，或两手顽麻，灸五脏俞穴。先灸肺俞，次心俞、脾俞，再次肝俞、肾俞，各五十壮，周而复始，病愈为度。

暑月发燥热，乃冷物伤脾胃肾气所致，灸命关二百壮。或心膈胀闷作疼，灸左命关五十壮。若作中暑服凉药即死矣。

中风病，方书灸百会、肩井、曲池、三里等穴多不效，此非黄帝正法。灸关元五百壮，百发百中。

中风失音乃肺肾气损，金水不生，灸关元五百壮。

肠澼下血，久不止，此饮食冷物，损大肠气也，灸神阙穴三百壮。

虚劳人及老人与病后大便不通，难服利药，灸神阙一百壮自通。

小便下血乃房事劳损肾气，灸关元二百壮。

砂石淋诸药不效，乃肾家虚火所凝也，灸关元三百壮。

上消病日饮水三五升，乃心肺壅热，又吃冷物，伤肺肾之气，灸关元一百壮，可以免死。或春灸气海，秋灸关元三百壮，口生津液。

中消病多食而四肢羸瘦，困倦无力，乃脾胃肾虚也，当灸关元五百壮。

腰足不仁，行步少力，乃房劳损肾，以致骨痿，急灸关元五百壮。

昏默不省人事，饮食欲进不进，或卧或不卧，或行或不行，莫知病之所在，乃思虑太过，耗伤心血故也，灸巨阙五十壮。

脾病致黑色痿黄，饮食少进，灸左命关五十壮。或兼黧色，乃损肾也，再灸关元二百壮。

贼风入耳，口眼歪斜，随左右灸地仓穴五十壮，或二七壮。

耳轮焦枯，面色渐黑，乃肾劳也，灸关元五百壮。

中年以上之人，口干舌燥，乃肾水不生津液也，灸关元三百壮，若误服凉药，必伤脾胃而死。

中年以上之人，腰腿骨节作疼，乃肾气虚惫也，风邪所乘之证，灸关元三百壮。若服辛温除风之药，则肾水愈涸，难救。

腿骱间发赤肿，乃肾气风邪着骨，恐生附骨疽，灸关元二百壮。

老人滑肠困重，乃阳气虚脱，小便不禁，灸神阙三百壮。

老人气喘，乃肾虚气不归海，灸关元二百壮。

老人大便不禁，乃脾肾气衰，灸左命关、关元各二百壮。

两眼昏黑，欲成内障，乃脾肾气虚所致，灸关元三百壮。

瘰疬因忧郁伤肝，或食鼠涎之毒而成，于疮头上灸三七壮，以麻油润百花膏涂之，灸疮发过愈。

破伤风，牙关紧急，项背强直，灸关元穴百壮。

寒湿腰痛，灸腰俞穴五十壮。

行路忽上膝及腿如锥，乃风湿所袭，于痛处灸三十壮。

脚气少力或顽麻疼痛，灸涌泉穴五十壮。

顽癣浸淫或小儿秃疮，皆汗出入水，湿淫皮毛而致也，于生疮处隔三寸灸三壮，出黄水愈。

凡灸大人，艾柱须如莲子，底阔三分，灸二十壮后却减一分，务要紧实。若灸四肢及小儿，艾柱如苍耳子大。灸头面，艾柱如麦粒子大。其灰以鹅毛扫去，不可口吹。

如癫狂人不可灸，及膏粱人怕痛者，先服睡圣散，然后灸之。一服止可灸五十壮，醒后再服、再灸。

由上可知，《窦材灸法》师《黄帝灸法》之体例，以病证为条目，阐述证治要点，继而标明治穴，而成灸法、灸方。计有五十种疾病之灸法，含关元灸、命关灸、天突灸、中脘灸、中府灸、肺俞灸、心俞灸、脾俞灸、肝俞灸、肾俞灸、神阙灸、巨阙灸、地仓灸、腰俞灸、涌泉灸十五法。

少逸先生于上述十五法也均有详细解读。今以其头条"关元灸法"[①] 为例阐述之。

《窦材灸法》云："中风半身不遂，语言謇涩，乃肾气虚损也，灸关元五百壮。"此乃《窦材灸法》言"中风半身不遂，语言謇涩"的证治。

"中风半身不遂"，简称中风，又名卒中、偏枯、大厥、薄厥，是一种以起病急骤，症见多端，变化迅速为特征的一种疾病。此病首见于《黄帝内经》，且不绝于书。如《灵枢·刺节真邪》篇云："虚邪偏客于身半，其入深，内居荣卫，荣卫稍衰则真气去，邪气独留，发为偏枯。"《素问·生气通天论》云："阳气者，大怒则形气绝，而血菀于上，使人薄厥。"《素问·调经论》云："血之与气并走于上，则为大厥，厥则暴死，气复反则生，不反则死。"《灵枢·九宫八风》篇云："三虚相搏，则为暴病卒死……其有三虚而偏中于邪风，则为击仆偏枯矣"。究中风之由，多因平素气血亏虚，心、肝、肾三脏之阴阳失调，加之忧思恼怒，或饮酒饱食，或房室

---

① 柳少逸.《扁鹊心书》灸法讲解［M］. 北京：中国中医药出版社，2018：40 – 41.

劳累，或外邪侵袭等诱因，而致气血运行受阻，肌肤失于濡养；或因阴亏于下，肝阳暴张，阳化风动，血随气逆，夹痰夹火，横窜经隧，蒙蔽清窍，形成上实下虚，阴阳互不维系的危急证候。多伴有肌肤不仁，口眼㖞斜，口角流涎，语言謇涩，半身不遂之候。因其主因是阴虚风动，故其治疗大法当育阴息风，平秘阴阳。故窦材有"关元灸法"。

《灵枢·寒热病》篇云："四肢懈惰不收，名曰体惰，取小腹脐下三结交。三结交者，阳明、太阴也，脐下三寸关元也。"盖因关元乃任脉与足太阴脾经、足阳明胃经之交会穴。对此马莳认为："盖本穴为任脉，而足阳明、太阴之脉，亦结于此，故谓之三结交，即脐下三寸之关元穴耳。"人体之形体，借气濡血泽，故气血亏虚，轻则可致四肢懈惰不收，重者可致痿证或中风偏废。鉴于关元乃任脉与足太阴、阳明之会穴，且脾胃为后天之本，气血生化之源，故关元有健脾和胃之功，俾气血生化之源足，可解诸痿、偏废之候。任主妊养，任脉乃阴脉之海，关元本任脉经之腧穴，故有养肝肾、益冲任、和营卫、补气血之功，五脏得补，五体强健，而无痿废之候。施以灸法，今名"关元灸法"，以其保扶阳气、消尽阴翳之功，而起痿疾。《素问·痿论》云："黄帝问曰：五脏使人痿，何也？岐伯对曰：肺主身之皮毛，心主身之血脉，肝主身之筋膜，脾主身之肌肉，肾主身之骨髓。故肺热叶焦，则皮毛虚弱急薄，著则生痿躄也。心气热，则下脉厥而上，上则下脉虚，虚则生脉痿，枢折挈，胫纵而不任地也。肝气热，则胆泄口苦筋膜干，筋膜干则筋急而挛，发为筋痿。脾气热，则胃干而渴，肌肉不仁，发为肉痿。肾气热，则腰脊不举，骨枯而髓减，发为骨痿。""痿躄"即四肢痿废不用之病的统称。故痿者，乃四肢无力痿弱，举动不能之候。皆因五脏亏虚，所主之体痿废而致。《灵枢·根结》篇云："太阳为开，阳明为阖，少阳为枢……阖折则气无所止息，而痿疾起也，故痿疾者取之阳明。"说明了开阖失司、枢机不利是造成脏腑病变的重要因素。"阖折则气无所止息，而痿疾起"，故治痿者，取之阳明。承接此论，《素问·痿论》续云："《论》言治痿者独取阳明，何也？岐伯曰：阳明者，五脏六腑之海，主润宗筋，宗筋主束骨而利机关也。冲脉者，经脉之海也，主渗灌溪谷，与阳明合于宗筋，阴阳总宗筋之会，会于气街，而阳明为之长。"故简而论之，阳明是五脏六腑营养的源泉。所以阳明经气血充足，五脏六腑之功能正常，则诸痿不可能发生。此即"关元灸法"治中风半身不遂及痿证之作用机理。

四、柳氏医派创立灸方及其临床应用

少逸先生在全面解读《扁鹊心书》特别是黄帝灸法、扁鹊灸法、窦材灸法的基础上，将上述灸法概括为巨阙灸方、中脘灸方、神阙灸方、阴交灸方、气海灸方、石门灸方、关元灸方、天柱灸方、五脏之腧灸方、腰俞灸方、涌泉灸方、承山灸方、三里灸方、中府灸方、食窦灸方、天突灸方、地仓灸方、前顶灸方、目窗灸方、脑空灸方、气穴灸方、太溪灸方、天应灸方等23方，方下据实际应用再加分类。每方详论其部位、功效主治和临床应用，有些灸方还与方药、针方相结合，部分灸方下列医案佐证。

以巨阙灸方①为例说明：

1. 部位及功效主治

《扁鹊心书》卷下《周身各穴》篇云："巨阙，在脐上五寸五分。"巨阙穴居腹正中线上，在脐上六寸，鸠尾下一寸，仰卧取之。巨者，巨大；阙者，宫门。此心之募穴，若心气出入之宫门，故名。此穴乃奇经八脉任脉经之经穴，其穴内应腹膜，上应膈肌，为胸腹之交关，清浊之格界，具调补冲任、畅达宗气、宽胸快膈、通行脏腑、除痰化湿、降逆止呕之功，而为治疗心胸痛、胃脘痛、恶心、呕吐、癫狂、痫证、郁证、惊悸、怔忡诸证之用穴。施以灸法，名"巨阙灸方"。《甲乙经》云："巨阙，心募也""任脉气所发""灸五壮"。《铜人针灸经》云："灸七壮，止七七壮。"

2. 临床应用

（1）《扁鹊心书·黄帝灸法》云："鬼邪着人，灸巨阙五十壮，脐下三百壮。"

此乃黄帝灸法言"鬼邪着人"的证治及灸巨阙之法。

"鬼邪着人"或称"邪祟着人"，多因元气虚弱，忧恐过度，损伤心气，故有魂不守舍之候。巨阙为心之募穴，有通达心肺，益肾元，健脾胃，补气血，和阴阳之功，俾心气足，心血充，可解"鬼邪着人"之候。

（2）《扁鹊心书·窦材灸法》云："昏默不省人事，饮食欲进不进，或卧或不卧，或行或不行，莫知病之所在，乃思虑太过，耗伤心血故也，灸巨阙五十壮。"

---

① 柳少逸.《扁鹊心书》灸法讲解［M］. 北京：中国中医药出版社，2018：70-73.

此乃窦材灸法言"昏默不省人事"的证治。

本条之病，属中医"百合病"范畴。其致病原因，是思虑过度耗伤心血所致。巨阙为胸腹之交关，清浊之格界，具宽胸快膈、通行脏腑、益心荣脉之功，俾心血足，心气充，则病可解之。

（3）《扁鹊心书·窦材灸法》云："风狂妄语，乃心气不足，为风邪客于包络也……灸巨阙七十壮。"

此乃"窦材灸法"言"风狂妄语"的证治。

盖因患者素体心气不足，若感于风邪，客于包络，蒙蔽心神，神志逆乱，则发狂躁不宁诸候。巨阙乃心经之募穴，有补心血、益心气之功，而有宽胸快膈、豁痰开窍之功，故而为治斯候之治穴。

（4）《扁鹊心书》卷中《风狂》篇云："此病由于心血不足，又七情六欲损伤包络，或风邪客之，故发风狂，言语无伦，持刀上屋。治法：先灌睡圣散，灸巨阙二三十壮，又灸心俞二穴各五壮，内服镇心丹、定志丸。"

此乃《扁鹊心书》言"风狂"的证治。

"风狂"，即狂证。此证有阳明脉盛而为热狂者，清凉可愈也；有暴折而难决为怒狂者，治之以生铁落饮。二证皆狂之实者也。然虚证常多，不可误治，设一差讹，害人反掌。有心血不足而病者，有肾水亏损而病者，有神志俱不足而病者，有因惊恐而病者，有因妄想而病者，是皆虚证，体察而治，斯无悖矣。灸巨阙，取其宽胸快膈，通行腑气，豁痰开窍之功；取心俞乃养血宁心息狂之治。巨阙伍心俞，施以灸法，名"巨阙心俞宁心灸方"。

"睡圣散"：方由山茄花（八月收）、火麻花（八月收）组成。《扁鹊心书》记云："采后共为末，每服三钱，小儿只一钱，茶酒饮下。一服后即昏睡，可灸五十壮，醒后再服再灸。"胡珏按云："山茄子，今谓之风茄儿，其花亦谓之曼陀罗花。火麻即大麻，今圃地所植之黄麻乃是此种。"《本草纲目》云："曼陀罗生北土，人家亦栽之。春生夏长，独茎直上，高四五尺，生不旁引，绿茎碧叶，叶如茄叶。八月开白花，凡六瓣，状如牵牛花而大，攒花中折，骈叶外包，而朝开夜合。结实圆而有丁拐，中有小子。八月采花，九月采实。"曼陀罗花实气味俱辛温有毒，主治诸风及寒湿脚气、惊痫、脱肛等症。时珍曰："相传此花，笑采酿酒饮，令人笑；舞采酿酒饮，令人舞。予尝试之，饮须半酣，更令一人或笑或舞引之，乃验也。八月采此花，七月采火麻子花，阴干，等分为末。热酒调服三钱，少顷昏昏如醉。割疮灸火，宜先服此，则不觉苦也。"然睡眠散中之曼陀罗花，有大毒，鉴于安全原因，今多弃而不用。为解灼灸之痛，艾炷灸法可于艾炷燃剩五分之二或四分之一时，患者微有灼痛时易炷复灸。而艾条灸法，可调节灼灸的距离，均以无灼伤为要。

"镇心丹"：即镇心汤。乃窦氏为"治心气不足，为风邪鬼气所乘，狂言多悲，梦中惊跳"之症而设方。方由人参、茯苓、石菖蒲（桑叶水拌炒）、远志、木香、丁香各一钱，甘草、干姜各五钱，大枣三枚组成。水煎空心服。

"远志丸"：即定志丸。乃窦氏为"治心气不足，多悲，健忘，精神昏默，手颤脚掋，多睡"之症而设方。方由远志、人参、石菖蒲、茯苓组成。共为末，蜜丸梧子大。每服三十丸，酒枣汤饮下。

如窦氏曾治一人得风狂已五年，时发时止，百法不效。灌睡圣散三钱，先灸巨阙五十壮，醒时再服；又灸心俞五十壮，服镇心丹一料。窦氏认为：病患已久，须大发一回方愈。后果大发一日，全好。

（5）《扁鹊心书》卷中《邪祟》篇云："此证皆由元气虚弱，或下元虚惫，忧恐太过，损伤心气，致鬼邪乘虚而入，令人昏迷，与鬼交通。当服睡圣散，灸巨阙穴二百壮。"

此乃《扁鹊心书》言"邪祟"的证治。

然而邪祟乌能着人，人自着之耳。此即《金匮要略》之百合病也。盖由人之脏气受伤而神魂失守。故肝脏伤则意不宁，心脏伤则神不安，脾脏伤则意有不存，肺脏伤则魄不守，肾脏伤则志多犹疑。此皆神气受伤，以致妄有闻见，不觉其见乎四体，发乎语言，而若有邪祟所附也。正法惟有安其神魂，定其志魄，审其何脏之虚而补之，何脏之乘而制之可也。巨阙有畅达宗气，宽胸利膈，豁痰开窍之功，为解百合病之良穴。因五脏之气受伤而致神魂失守，验诸临床可加灸无所不治之膏肓俞、肺俞旁之魄户、心俞旁之神堂、肝俞旁之魂门、脾俞旁之意舍、肾俞旁之志室，名"五脏之腧旁灸方"，以安和五脏，神魂失守之症则愈。

（6）《扁鹊心书》卷中《神痴病》篇记有应用巨阙治愈"神痴病"之案例。

此乃《扁鹊心书》言"神痴病"的证治。

案一："一小儿因观神戏受惊，时时悲啼如醉，不食已九十日，危甚，令灸巨阙五十壮，即知人事，曰：适间心上有如火滚下，即好。服镇心丸而愈。"

此案因受惊恐而致"悲啼"，继而"不食已九十日"。故而因脾肾虚弱，痰气交阻，致心神不宁，而成痴病。故其治有"巨阙灸方"之施，以畅达宗气，宽胸利膈，除痰化滞而愈病。"镇心丸"由镇心汤之药物组成，原为治心气不足而发"狂言多悲，梦中惊跳"证而设方。

案二："一人功名不遂，神思不乐，饮食渐少，日夜昏默已半年矣，诸医不效。此病药不能治，令灸巨阙百壮、关元二百壮。"

此案乃忧思伤脾，久则心血内亏，痰气交阻而发。故有巨阙宽胸利膈，豁痰开窍之治，佐以关元，施以灸法，以成"巨阙关元灸方"，可培补先后天之本，益心气而达宁神之功，养心肾而成定志之效，和营卫则跷脉和缓，而寐寤有序，于是痴病得除。本病亦可加灸"五脏之腧旁灸方"，增其宁神之功效。

此仅一个"巨阙灸方"，其下又有两个治方（"巨阙心俞宁心灸方""五脏之腧旁灸方"），列有 6 种病证，3 个医案，可见其内容之丰富。而且还创新其灸方，如（5）所列"邪祟"证治，除应用"巨阙灸方"外，"验诸临床可加灸无所不治之膏肓俞、肺俞旁之魄户、心俞旁之神堂、肝俞旁之魂门、脾俞旁之意舍、肾俞旁之志室，名'五脏之腧旁灸方'，以安和五脏之功，而愈神魂失守之症。"

少逸先生研究《扁鹊心书》，日夜勤求，洞贯其理，探讨其当明经络、须识扶阳、大病宜灸之奥蕴，凝结柳氏三代人的临床经验于黄帝灸法、扁鹊灸法、窦材灸法之中，将医经学派灸术发展为柳氏医学流派的特色灸术，极大丰富了流派的学术内容。

第三节　医经学派推拿术

一、医经学派推拿术传承概况[①]

推拿疗法源远流长，且不绝于史书。如《史记·扁鹊仓公列传》中，记载"上古之时"治病就有了"汤液、醴酒、镵石、挢引、案杌、毒熨"等方法，所谓"案杌"，即按摩推拿术。同篇还载有战国时期名医扁鹊，用按摩等疗法治愈了虢太子尸

---

① 柳少逸. 医经学派推拿术讲稿［M］. 北京：中国中医药出版社，2019：1-3.

厥的案例。《周礼注疏》也有扁鹊治赵太子暴疾，使子明炊汤、子仪脉神、子游按摩的记述。他如《素问·血气形志》也有"形数惊恐，经络不通，病生于不仁，治之以按摩醪药"的记述。《汉书·艺文志·方技略》中记有《黄帝岐伯按摩》十卷而与《黄帝内经》一起传世。综上所述，"上古之时"就形成了汤液、醪酒、针灸、按摩、药熨、浸渍、导引等医术共施的医疗体系。可惜，这些文献均已散佚，其内容或存于现行的《黄帝内经》中，如《灵枢·刺节真邪》篇对"上寒下热""上热下寒"证，有"指摩推散"的治疗方法。

按摩，古代也称谓按跷、乔摩、案杌、跷摩。如《素问·异法方宜论》云："中央者，其地平以湿，天地所以生万物也众，其民食杂而不劳，故其病多痿厥寒热，其治宜导引按跷。"《灵枢·病传》云："黄帝曰：余受九针于夫子，而私览于诸方，或有导引行气、乔摩、灸熨、刺炳、饮药之一者。"他如"跷摩"一词，见于汉·刘向《说医》，其中记载了在扁鹊的医事活动中，有"子容祷药，子明吹耳，阳仪反神，子游跷摩"的历史。"案"，通"按"，就是施行按摩的手法；"乔""跷"，通"跷"，就是用两足轻踩患者下肢阴跷、阳跷二脉循行部位的一种原始按摩方法，今多踩踏于四肢经脉或经筋循行线上。

按摩疗法是在中医理论指导下而实施的，即它是有一套完整的辨证论治体系的。如《素问·阴阳应象大论》云："其在皮者，汗而发之；其慓悍者，按而收之；其实者，散而泻之。审其阴阳，以别柔刚，阳病治阴，阴病治阳，定其血气，各守其乡；血实宜决之，气虚宜掣引之。"意谓邪在皮肤者，可以用发汗之法，使邪外泄而除之；病势急暴者，可施用按法而制服之；实证者则需用散法或泻法而解之。临证尚需审察疾病的性质，区别它是阴病还是阳病，以区别其刚柔，实施阳病治阴、阴病治阳之治则。同时还要确定病邪是在气还是在血，采用适当的方法进行治疗。如血实的用泻血法，气虚的用导引法。"邪之所凑，其气必虚"，实者邪气实，虚者正气虚，血实者当决之使行，气虚者，当掣之使升，盖因阳气发源于下也。由此可见，按摩疗法同药物、针灸诸疗法一样，是在阴阳五行、脏腑经络、病因病机等中医理论指导下，运用阴阳、寒热、虚实、表里，即八纲辨证思维进行施治的。鉴于针灸、推拿等非药物疗法是《黄帝内经》时期的主要医术，于是有了"理必《内经》"的学术流派，吉忱公称此派为"《内经》学派"，又称为"医经学派"，而将推拿术称为"医经学派推拿术"。少逸先生在教学和临床时，切身体验了医经学派推拿术，将按摩疗法列为《中医非药物疗法荟萃》八章之一，于1992年5月由山海书社出版发行；又将在山东扁鹊国医学校、烟台中医药专修学院的讲稿结集成《医经学派推拿术讲稿》一书，于2019年10月由中国中医药出版社出版发行。

二、推拿手法研究[①]

中医推拿疗法是以中医的阴阳五行、脏腑经络、营卫气血、病因病机等理论为指导，以中医辨证论治为原则进行诊治的。临床运用时必须遵循治病求本、调理阴阳、补虚泻实、标本缓急、审察病机、因时因地因人制宜等法则。施行推拿术前，对疾病要有明确的诊断，并根据病因病机确立治疗法则，然后立方施术。其步骤是由点到线，由线到面顺序施术。大凡点的施术多取经穴、经外奇穴及天应穴；线的施术多位于经脉或经筋循行线上；面的施术多为十二皮部。按脏腑经络辨证取穴施法，如各经的五输穴均有启动、激发该经脉血气运行之功，应先行施术；而各经之募俞穴及循行于躯干部的穴位，具承接、转输，补充能量之功，故行于后。举凡头面、颈、肩、腰、背及四肢部功能障碍性疾病的全身推拿法应按步骤有序进行。

（一）挤压类手法

包括按法（指按法、掌按法）、拿法（有双指、三指和五指及辗转、抖动拿法）、点法（有直指和屈指之分）、捏法（有二指、三指和五指之别）、掐法（指甲、单指和四指掐法）、捻法、拧法（指和指背拧法）和捘法等。

（二）摩擦类手法

分摩法（有指、掌和掌根摩法）、推法（分拇指平推和侧推、拇指尖推法、掌平推法和掌根推法）、擦法（分指、掌擦法）、搓法和抹法等法。

（三）摆动类手法

主要分滚法、揉法（分指和掌揉法）和运法三法。

（四）振动类手法

分抖法（分抖上肢、下肢和脊柱三法）、振法（分指、掌振法）。

[①] 柳少逸. 医经学派推拿术讲稿［M］. 北京：中国中医药出版社，2019：9-45.

（五）叩击类手法

分拍法（分指、指背和掌拍法）、击法（分拳背、掌根、掌侧和指尖击法）、捶法（分握拳和直拳两种）、弹法和叩法等。

（六）运动关节类手法

分摇法（分摇颈、肩、髋、腰和踝关节法）、背法、拔法（分颈、腰部拔法）和扳法（分斜扳、扳肩和扳腿伸腰法）等。

（七）指针手法

指针疗法是用手指代替针，在一定的经穴或适当的部位上，运用点、掐、按的技巧，达到治疗目的的一种疗法，是按法衍生出来的点、掐综合手法。因其主要是运用大拇指尖点刺，故又叫"指尖点刺法"。

以上手法，各种推拿类著作和教材中皆有记载，大同小异，故不详述。

三、摩方的总结与开发

根据病证的需要，在辨证论治理论指导下，在经络循行路线上选择适当的穴位，运用点穴法，配合其他按摩手法以进行治疗，名曰"点穴按摩法"。因施术的点大都属经穴，故名"经穴处方"。在此基础上，或单穴或双穴或多穴配合运用，名"按摩处方"。单穴者名"单方"，取两个以上穴位者，名"复方"，二者均称"经穴按摩处方"，简称"摩方"。

按摩处方是由经穴组成的，每一种疾病可应用多种"摩方"，而有的经穴，因其功效主治适于病情，可一穴在多方中重复出现，但亦须依法重复施用，不可随意删减。

从《黄帝内经》可知，摩方同针方、灸方一样，均是中医治疗学的主要方法，是在脏腑经络理论指导下，运用四诊理论以诊察疾病，并应用八纲理论进行辨证，然后根据病情需要，确立治法，选穴组方，从而形成按摩推拿处方。柳氏医派所创"摩方"，主要按照脏腑经络和临床病证分为两大类。

（一）从脏腑经络论摩方[①]

依《黄帝内经》中脏腑经络的病候及其治疗法则而确立摩方。

1. 十二经脉方

按十二经脉的交接顺序介绍十二经脉的按摩处方。以手太阴肺经摩方[②]为例，分别介绍其常用的 9 个摩方，包括肺俞，肺经五输、肺经四时，肺经原穴，肺病，手太阴标本，胸街，气海，手太阴盛络和邪在肺，每方从出处（皆为《黄帝内经》原文）、取穴或部位、功效作用和名称几方面来介绍，以此作为临床应用的基础。余经类此，但取穴（或部位）不同。

《灵枢·经脉》篇云："肺手太阴之脉……是动则病肺胀满，膨膨而喘咳，缺盆中痛，甚则交两手而瞀，此为臂厥。是主肺所生病者，咳，上气喘渴，烦心胸满，臑臂内前廉痛厥，掌中热。气盛有余，则肩背痛，风寒，汗出中风，小便数而欠。气虚则肩背痛寒，少气不足以息，溺色变。为此诸病，盛则泻之，虚则补之，热则疾之，寒则留之，陷下则灸之，不盛不虚以经取之。盛者寸口大三倍于人迎，虚者则寸口反小于人迎也。"此段经文表述了该经的异常变动，即本经受外邪扰动而生"是动则病"的病证。清·张志聪《黄帝内经灵枢集注》注云："是动者，病生于外。"主要病证是"肺胀满，膨膨而喘咳，缺盆中痛，甚则交两手而瞀，此为臂厥"。"臂厥"为病名，"厥"作逆解，即气逆两手交叉于胸前的证候。尚有"是主肺所生病"的病证，系指本脏腑自身所主，由内而生的疾病。对此，张志聪注云："所生者病因于内。"主要病证是"上气喘渴，烦心胸满，臑臂内前廉痛厥，掌中热。"《难经·二十二难》云："经言脉有是动，有所生病。一脉变为二病者，何也？然经言是动者，气也；所生病者，血也。邪在气，气为是动；邪在血，血为所生病。气主煦之，血主濡之。气留而不行者，为气先病也；血壅而不濡者，为血后病也。故先为是动，后所生病者。"然临证当以病机而辨证施治，诚如张志聪所云："凡病有因于外者，有因于内者，有因于外而及于内者，有因于内而及于外者，有外内之兼病者。本篇统论脏腑经气，故曰肺手太阴之脉，曰是动，曰所生，治病者当随其所见之证，以别外内之因，又不必先为是动，后及所生，而病证之毕具也。"通过前述经文可知，手太阴肺经的异常，可见"肺胀满""喘咳""臂厥""上气喘喝""烦心胸满"

① 柳少逸．医经学派推拿术讲稿［M］．北京：中国中医药出版社，2019：46－86.
② 柳少逸．医经学派推拿术讲稿［M］．北京：中国中医药出版社，2019：46－51.

等肺脏病证，及"缺盆中痛""臑臂内前廉痛厥""掌中热"等肺经循行部位的异常病证。其证分虚实，文中有"气盛有余，则肩背痛，风寒，汗出中风，小便数而欠。气虚则肩背痛寒，少气不足以息，溺色变。""盛者寸口大三倍于人迎，虚者则寸口反小于人迎也"之记载；其治则，有"盛则泻之，虚则补之，热则疾之，寒则留之，陷下则灸之，不盛不虚以经取之"之论。此乃针灸之大法也，亦按摩推拿之大法也。从上述条文可知，或盛者，或虚者，均可取"五输穴"而调之。概而论之，名"手太阴肺经摩方"。

（1）肺俞摩方

《素问·气府论》云："五脏之俞各五，六腑之俞各六。"俞，通腧，此处是指背俞穴，属足太阳膀胱经的腧穴，又是脏腑经气输注于背腰部的腧穴。《素问·阴阳应象大论》云："善用针者，从阴引阳，从阳引阴。"《难经》云："阴病行阳，阳病行阴，故令募在阴，俞在阳。"大凡脏腑发生病变，每在俞、募穴上出现反应，常表现为压痛或敏感。如手太阴肺经，有"气盛有余，则肩背痛，风寒，汗出中风，小便数而欠。气虚则肩背痛寒，少气不足以息，溺色变。"故肺手太阴经出现异常病证，当取肺经之俞穴肺俞。盖因肺俞为肺经之背俞穴，具调肺气、司气化、止咳喘、和营卫、实腠理之功，故能主治咳嗽、气喘、咳血、骨蒸、潮热、盗汗诸候。用补法或泻法或平补平泻法，视病之虚实而行之，今变针方为摩方，按摩肺俞，名之曰"肺俞摩方"。

（2）肺经五输摩方、肺经四时摩方

《灵枢·本输》云："凡刺之道，必通十二经络之所终始，络脉之所别处，五输之所留，六腑之所与合，四时之所出入，五脏之所溜处，阔数之度，浅深之状，高下所至。"道者，法则也，大法也，亦针灸治疗疾病之要点也。本篇续云："肺出于少商，少商者，手大指端内侧也，为井木；溜于鱼际，鱼际者，手鱼也，为荥；注于太渊，太渊，鱼后一寸陷者中也，为输；行于经渠，经渠，寸口中也，动而不居，为经；入于尺泽，尺泽，肘中之动脉也，为合，手太阴经也。"此言肺经之井荥输经合也。由此可知，五输穴是指十二经分布于肘膝以下井、荥、输、经、合五类腧穴的简称。古人将气血在经脉中运行的情况，用自然界水流来做比喻，用经气流注由小到大，由浅至深的动向，来说明经气在运行中所过部位深浅的不同。故对手太阴经五输穴施以按摩术，名"肺经五输摩方"。肺经之井穴少商，有通肺气、敷津液、通窍络、利咽喉之功，而适用于咳嗽、气喘、咽喉肿痛、鼻衄、重舌、手足挛痛、热痛、中风昏迷、癫狂诸候。《灵枢·顺气一日分为四时》云："病在脏者，取之井。"故肺经有病，可取井穴少商，今名"肺病少商井穴摩方"。阴经五输穴配五行，则为井木，荥火，输土，经金，合水。经云："盛则泻之，虚则补之。"尚可根据五行生克乘侮理论指导临床实践。如肺经在五行属金，肺经实证可取肺经五输穴中属水的合穴尺泽，因金生水，水为金之子，取尺泽即"实则泻其子"之意，今名"肺实尺泽摩方"。若肺经虚证，可取肺经五输穴中属土的输穴太渊，以其培土生金之功而愈病，此"虚则补其母"之意，今名"肺虚太渊摩方"。《黄帝内经》曰："不盛不虚，以经取之。"意谓无明显虚实之证，当取肺经五输穴中的经穴经渠，今名"手太阴经穴摩方"。

《灵枢·本输》云："春取络脉诸荥大经分肉之间，甚者深取之，间者浅取之。夏取诸俞孙络肌肉皮肤之上。秋取诸合，余如春法。冬取诸井、诸俞之分，欲深而留之。此四时之序，气之所处，病之所舍，脏之所宜。"张志聪注云："此论阴阳气血，又随四时之生长收藏，而浅深出入者也。"《灵枢·顺气一日分为四时》云："顺天之时，而病可与期，顺者为工，逆者为粗。"此即《黄帝内经》天人相应的整体观的思想。"脏主冬，时主夏，音主长夏，味主秋，色主春"，故有"脏主冬，冬刺井；色主春，春刺荥；时主夏，夏刺输；音主长夏，长夏刺经；味主秋，秋刺合。是谓五变以主五输。"盖因五脏主藏，其气应冬，井之气深，故应冬取井穴；五色蕃华，其气应春，荥穴气微，故应春取荥穴；五时长养，其气应夏，输穴气盛，故应夏取输穴；五音繁盛，气应长夏，故应秋取经穴；五味盛熟，以养五脏，其气应秋，故取合穴。此即春取荥、夏取输、长夏取经、秋取合、冬取井之序也。故肺经发生异常变动而生疾，可春取其荥穴鱼际，夏取其输穴太渊，长夏取其经穴经渠，秋取其合穴尺泽，冬取其井穴少商。概而论之，今名"肺经四时摩方"。分而论之，有"冬摩井穴方""春摩荥穴方""夏摩输穴方""长夏摩经穴方""秋摩合穴方"。

（3）肺经原穴摩方

《黄帝内经》对取原穴法，非常重视，有"凡此十二官者，不得相失也"，并谓有"全神养真之旨，亦法有修真之道"，非独为治病之法。《素问·刺法论》云："肺者，相傅之官，治节出焉，可刺手太阴之源。"盖因肺经的职能犹如宰相，以摩法代针法，取肺经的原穴太渊，同样有治理调节一身之功。《灵枢·九针十二原》云："五脏有六腑，六腑有十二原……五脏有疾，当取之十二原。"此言五脏六腑之有疾者，当取之十二原穴。该篇记云："阳中之少阴，肺也，其原出于太渊。"太渊为手太阴肺经之原穴，且太渊为脉之会穴，非但为肺经之原穴，尚为肺经之输穴，又为手太阴经之本穴，具激发肺经脉气之功，为治咳喘、咳血、咽干、咽喉肿痛、缺盆中痛、胸膺满痛、上臂内侧痛之效穴。故肺经发生疾病，可取肺经之原穴太渊，今名"肺经原穴摩方"。

（4）肺病摩方

《素问·脏气法时论》云："肺病者，喘咳逆气，肩背痛，汗出，尻阴股膝髀腨胻足皆痛；虚则少气不能报息，耳聋嗌干，取其经，太阴足太阳之外厥阴内血者。"盖因肺主气而发源于肾，二经经气相通。足少阴肾经之脉，其直者从肾上贯膈入肺中，循咽喉挟舌本，故病气逆而喘咳诸候。以摩法代针法，其治取手太阴之经穴经渠，足少阴肾之经穴复溜。经渠伍复溜，方名"肺病摩方"，或名"肺肾经穴摩方"。盖因经渠乃手太阴肺经之经穴，气血运行至此，运行不绝，故《难经》谓"经渠主喘咳寒热"，以其具宣发肺气、清热散邪、消胀除满之功，而为咳喘、咽喉肿痛、咽痛、热病汗不出、掌中热、手腕痛之治穴；复溜乃足少阴肾经之经穴，具补肾益元、促气化、解表实腠、止咳定喘，有汗能止、无汗能发之功，而为气虚咳喘之治穴。经渠、复溜二穴相伍，功效倍增，名"肺病摩方"，或名"经渠复溜摩方"。

（5）手太阴标本摩方

《灵枢·卫气》云："五脏者，所以藏精神魂魄者也。六腑者，所以受水谷而行化物者也。其气内入于五脏，而外络肢节。其浮气之不循经者，为卫气；其精气之行于经者，为营气。阴阳相随，外内相贯，如环之无端，亭亭淳淳乎，孰能穷之。然其分别阴阳，皆有标本虚实所离之处。能别阴阳十二经者，知病之所生；知候虚实之所在者，能得病之高下；知六腑之气街者，能知解结契绍于门户；能知虚石之坚软者，知补泻之所在；能知六经标本者，可以无惑于天下。"其中"石"通"实"，足见"六经标本"在中医临床中的重要作用。该篇中记云："手太阴之本，在寸口之中，标在腋内动也。"马莳注云："手太阴肺经之本，在寸口中，即太渊穴；标在腋内动脉，即中府穴。"本者，犹木之根本；标者，犹树之梢杪。大凡手足诸经，在下为本，本虚则厥，本盛则热；在上为标，标虚则眩，标盛则热而痛。治之之法，虚则补之，实则泻之，故手太阴肺经之病，取中府伍太渊，有激发肺经经气、调节肺经的功能，施以按摩术，今名"手太阴标本摩方"。又因中府尚为肺之募穴、手足太阴经交会穴，穴当中焦脾胃之气汇集于肺经之处，有益气宣肺、止咳定喘、健脾和胃、解痉止痛之功，故为咳喘、肺胀满、胸痛、肩背痛、喉痹、瘿瘤之治穴；太渊为手太阴肺经之输穴、原穴，又为脉之会穴，故以其宣达肺气、敷布气血、调和营卫之功而为治肺经疾患之要穴。故中府、太渊二穴相须为用，为治肺手太阴经疾病之要方。

（6）胸街摩方

《灵枢·动输》云："四街者，气之径路也。"气街，是指经气聚集通行的共同道路，其作用是在十二经脉气血运行于四肢末端及头部时，若猝逢大寒或受邪风侵袭而受阻，经气会沿着气街这一通道返回原经脉，而不失终而复始之循环。对此，《灵枢·卫气》云："胸气有街，腹气有街，头气有街，胫气有街。气在胸者，止之膺与背腧。"膺腧，乃中府之别名，为肺之募穴，又为手足太阴经交会穴，有益气宣肺、止咳定喘之功；背腧，当为膈俞，膈俞又为血会，内应胸膈，具清营凉血、宽胸利膈、止咳定喘之功，而为咳喘、胸胀满、咳血、衄血之治穴。故肺经之病或生于外，或生于内，或属"是动则病"，或属"是主肺所生病"，均可取中府与膈俞，施以按摩术，今名"胸街摩方"。

（7）气海摩方

《灵枢·海论》云："人亦有四海、十二经水。经水者，皆注于海……人有髓海，有血海，有气海，有水谷之海，凡此四者，以应四海也。"盖因人合天地四海升降出入，医者当善调之，否则败乃至也，故《灵枢·海论》尚有"凡此四海者……得顺者生，得逆者败，知调者利，不知调者害"之论。何谓气之海？该篇有云："膻中者为气之海，其腧上在于柱骨之上下，前在于人迎。""柱骨之上下"，即天柱穴。膻中为气会，有益气宽胸、止咳定喘之功，故为气喘、胸痛之治穴；人迎乃足阳明胃经之穴，又为足阳明、足少阳交会穴，故具调气血、和脾胃、达枢机之功，可助气血生化之源。天柱乃膀胱经在颈部"通天"处之穴，位于颈项双侧若柱，故名，有通达膀胱经脉气之功。天柱与膻中、人迎相伍，施以按摩术，今名"气海摩方"，乃为肺经气虚诸候之用方。对其应用，《灵枢·海论》吴懋先注曰："天地阴阳之道，更相和平者也，故有余不足，皆为之逆。膻中者，宗气之所居，上出于喉，以司呼吸，故气海有余者，气满胸中，气息悗乱，气上逆故面赤也。气海不足则气少，气少故不足以言。"该篇又云："气海有余者，气满胸中，气息悗乱，气上逆故面赤也。气海不足则气少，气少故不足于言。"故"气虚则肩背痛寒，少气不足以息"者，或刺之，或灸之，或摩之，均可愈病。

（8）手太阴盛络摩方

《灵枢·根结》云："十二经者，盛络皆当取之。"故取手太阴经之井穴少商、原穴太渊、经穴经渠、络穴列缺、上臂之天府，名"手太阴盛络摩方。"以其通达肺经脉气之功，而为肺经病之重要治方。

（9）邪在肺摩方

《灵枢·五邪》云："邪在肺，则病皮肤痛，寒热，上气喘，汗出，咳动肩背。取之膺中外腧，背三节五脏之旁，以手疾按之，快然乃刺之，取之缺盆中以越之。"盖因邪在肺，肺合皮毛，邪郁，故皮肤痛，发为寒热，气逆而喘；腠理疏，故汗出。肺为五脏六腑之华盖，肩乃肺经脉气所行之处，故"邪在肺"，取膺中外腧云门、中府二穴，又取背三节旁之肺俞，五椎旁之心俞，俾气血之运行通畅，营卫得调，气化得行，则在肺之邪得去。尚可取缺盆穴或扶突穴，使邪气从上或从腑得解。今以按摩术代针灸术，名"邪在肺摩方"。

以上乃肺经之主要摩法、摩方，十二经脉其他经脉方类此，当然还可以进一步深化、细化和拓展。不仅十二经脉方类此，奇经八脉方、十五络脉方和十二经筋方亦可以此类推，故不再赘述，读者阅读原著即可明了。

2. 奇经八脉方

分督脉、任脉、冲脉、带脉、阳跷脉、阴跷脉、阴维脉和阳维脉分别介绍常用摩方。每方内容与十二经脉略同。

3. 十五络脉方

分十二经脉络脉，任脉、督脉络穴和脾经大络介绍十五个摩方。

4. 十二经筋方

分十二经脉之经筋介绍十二经筋之摩方。

（二）从临床病候论摩方[①]

《黄帝内经》中涉及的病证近300种，说明了该时期人们已完成了对二百余种疾病的病候、病因、病机及其证治的认识。《黄帝内经》中记录的临床诊治多在"脏腑经络论摩方"一节中作了较详细的介绍。而本节以"临床证治论摩方"为题，阐述的是以临床病证为切入点的临床辨证施治思维方法。

本节所介绍的内容，仅选用《黄帝内经》中记载的部分疾病的临床诊治方法。《黄帝内经》中共介绍了风病、热病、寒热病、疟病、咳证、喘证、泄泻、胆瘅、霍

① 柳少逸. 医经学派推拿术讲稿［M］. 北京：中国中医药出版社，2019：86－166.

乱、胀证、水肿、癃闭、头痛、胸痹、胁痛、腹痛、腰痛、四肢病、痹证、痿证、体惰、偏枯、癫狂、痫证、厥证、转筋、奇邪为病、五乱为病、五节为病、五邪为病、卫气失常、衄血、下血、疝气方、五官病、痉病常见36类病证的常用摩方。有些摩方本来就是由多种疾病聚合而成的摩方，如五官病方，指鼻、眼、口唇、舌、耳五个器官疾病的摩方，故又分为暴瘖气硬摩方、暴聋气蒙摩方、暴挛痫眩摩方、暴瘅血溢摩方、厥病耳聋无闻摩方、厥病耳鸣摩方、厥病耳聋少阳摩方、厥病耳鸣厥阴摩方、热病喉痹摩方、热病目中赤痛摩方、舌纵涎下烦悗摩方、嗌干口热摩方、喉痹不能言摩方、喉痹能言摩方、齿痛不恶清饮摩方、齿痛恶清饮摩方、聋而不痛摩方、聋而肿痛摩方、颇痛摩方、颔痛摩方、项痛不可俯仰摩方、项痛不可以顾摩方等二十余个摩方。再如有些病名比较宽泛，是一类疾病的统称，其下自然又有分类，且每类皆有摩方，如风病方，又分为风病头痛摩方、风病颈项痛摩方、大风汗出摩方、从风憎风眉头摩方；热病方又分为《素问·水热穴论》五十九摩方、《素问》刺热方、《灵枢经》热病摩方三大类，其中《素问·水热穴论》五十九摩方又分为阳热头穴摩方、胸热摩方、胃热摩方、四肢热摩方、五脏热摩方等。可见其摩方之丰富。

在此，仍以该节首先介绍的"风病方"① 为例，介绍其摩方组成、组方原理与临床应用。

风性轻扬，善行而数变，四时均可致病，故《素问·风论》有"风者，百病之长也，至其变化，乃为他病也，无常方，然致有风气也"之记载，继而《素问·生气通天论》又有"风者，百病之始也"之论述。此乃外风致病之因。

1. 风病头痛摩方

《素问·骨空论》云："黄帝问曰：余闻风者百病之始也，以针治之奈何？岐伯对曰：风从外入，令人振寒，汗出头痛，身重恶寒，治在风府，调其阴阳。不足则补，有余则泻。"盖因头为诸阳之会，风寒外袭，循经上犯巅顶，清阳之气被遏，络脉痹阻，故发头痛；太阳主一身之表，经脉上行巅顶，循项背，故其痛连及项背；风寒束于肌表，卫阳被遏，不得宣达，故恶风畏寒；邪犯肌表，营卫失和，故身重。风府为督脉与阳维脉交会穴。督脉为阳脉之海，阳维"维络诸阳之经"，故风府以其通达阳气之功祛邪外出而愈头痛，今对该穴施以按摩术，名"风病头痛摩方"，或名

---

① 柳少逸. 医经学派推拿术讲稿［M］. 北京：中国中医药出版社，2019：86－87.

"风府摩方"。

2. 风病颈项痛摩方

《灵枢·岁露》云："邪客于风府，病循膂而下，卫气一日一夜，常大会于风府……此其先客于脊背也，故每至于风府则腠理开，腠理开则邪气入，邪气入则病作。"《素问·骨空论》云："大风，颈项痛，刺风府。"盖因邪之中人，首先犯脊背之足太阳经及督脉，此亦即取督脉与阳维脉之会穴风府之理也。故而风邪外袭，客于项背，而有取风府之治，今对该穴施以按摩术，名"风府颈项痛摩方"。

3. 大风汗出摩方

《素问·骨空论》云："大风汗出，灸谚语。"表述了感受风邪较重而汗出，可灸谚语而治之。今以按摩术代灸术，名"大风汗出谚语摩方"。盖因谚语乃足太阳膀胱经之穴，位于督脉之旁，有通达阳气、敛汗固津之功，故为祛风固汗之治穴。

4. 从风憎风眉头摩方

《素问·骨空论》云："从风憎风，刺眉头。"从，迎也；憎，恶也。"从风憎风"，意谓风邪外袭面额，致营卫失和，面额络脉血气闭阻，而必有恶风面额痛之候。今对该穴施以按摩术，名"从风憎风眉头摩方"，或名"从风憎风攒竹摩方"。攒竹，乃足太阳经循行于眉头脉气所发之处，以其宣泄太阳经脉气、疏风通络止痛之功而愈病。

四、常见疾病的辨证施术

《医经学派推拿术讲稿》分别介绍了内、外、妇、五官科四科 78 种疾病的辨证施术。如同方药疗法一样，每种疾病概述病名来源、历代研究和临床诊治概况，介绍其临床症状、证候分析、治法和处方，并对处方进行详细解析。

以内科疾病的痹证为例：古代医家对痹证已有详细的观察和认识，且积累了丰富的治疗经验。如《素问》有"痹论"专篇，其中对"痹之安生"，有"风、寒、湿三气杂至，合而为痹也。其风气胜者为行痹，寒气胜者为痛痹，湿气胜者为著痹也"之论。热痹，《素问》又称"痹热"，其证因"其热者，阳气多，阴气少，病气胜，阳遭阴"而成。即因风、寒、湿、热等外邪侵入人体，造成经络闭阻，气血运行不畅，多以肌肉、筋骨、关节发生酸痛、麻木、重着、屈伸不利甚或关节肿、皮肤灼热等症候。尚有因病邪内侵，致脏腑相应的组织损伤，即"内舍五脏六腑"而形成"形体痹"，即筋痹、脉痹、皮痹、肌痹、骨痹。还有因"痹之客于脏者"，所形成的"脏腑痹"，即肝痹、心痹、脾痹、肺痹、肾痹、肠痹、胞痹。此处主要介绍"风寒湿痹"① 之摩方。

1. 行痹

《灵枢·寿夭刚柔》云："病在阳者，命曰风，病在阴者，命曰痹，阴阳俱病命曰风痹。"风痹，痹证的一种，又名行痹。

临床症状：肢体关节酸痛，游走不定，关节屈伸不利，或见恶风发热，舌苔薄白，脉浮。

证候分析：关节疼痛，屈伸不利，为风寒湿痹的共有症状，系由六淫之邪留滞经络，气血运行痹阻，闭塞不通所致。行痹乃风邪偏胜，盖因风性善行而数变，故行痹症见疼痛部位游走不定，即"痛无定处"。营卫失和，外邪侵入，故见恶寒发热，苔白，脉浮。

治法：祛风通络，佐以散寒除湿。

处方：行痹摩方、以痛为腧摩方、风痹缪摩方、益阴通痹摩方。

方解：

（1）行痹摩方

《针灸学讲义》有行痹取膈俞、血海之刺方。今以指代针，行一指禅或揉运按摩法，名"行痹摩方"。本方取膈俞、血海，以其活血、养血之功而愈之，此乃"血行风自灭"之谓也。

（2）以痛为腧摩方

"以痛为输"刺法，是《黄帝内经》治疗痹证的重要方法，即随其痛处而取其腧穴的方法。如《灵枢·经筋》云："足太阳之筋……其病小指支跟肿痛，腘挛，脊反折，项筋急，肩不举，腋支缺盆中纽痛，不可左右摇。治在燔针劫刺，以知为数，以痛为腧，名曰仲春痹也。""以痛为腧"乃治痹证及经筋病之大法，即痛处是穴也。今以按摩术代替针刺术，可名之曰"以痛为腧摩方"。一般肩部相应可取肩髃、肩髎、臑俞；肘部可取曲池、肘髎、天井、外关、尺泽；腕部可取阳池、阳溪、腕骨；脊背部有身柱、腰阳关、腰俞；髀部可取环跳、居髎；股部可取秩边、承扶、风市；膝部可取犊鼻、梁丘、阳陵泉、膝阳关；踝部可取申脉、照海、昆仑、太溪、丘墟。

---

① 柳少逸. 医经学派推拿术讲稿［M］. 北京：中国中医药出版社，2019：320－324.

（3）风痹缪摩方

《素问·缪刺论》云："凡痹往来行无常处者，在分肉间痛而刺之，以月死生为数。用针者，随气盛衰，以为痏数。""凡痹往来行无常处者"，高世栻注云："此言往来行痹，不涉经脉，但当缪刺其络脉，不必刺其俞穴也。……其行无常处者，邪在分肉之间，不涉经脉也。""以月死生为数，用针者，随气盛衰，以为痏数"，表述了行痹之痛无定处，可随疼痛所在而刺其分肉之间，即《黄帝内经》"以痛为腧"之法。而且要根据人体在月周期中气血的盛衰来确定用针的次数，如果违背这一规律，超过相应日数，就会耗伤人之正气；如果达不到相应的日数，邪气无法祛除。病愈则停针，若不愈可再行此法。"缪"，左右交错之义，即左病刺右侧，右病刺左侧。"痏"，本处指针刺的痕迹，即针孔。其行针之数，大凡月亮新生初一刺一针，初二刺两针，逐日增加，十五日加至十五针，而十六日则减一针，即针十四针，然后逐日减少。今亦"以月之死生为数"，行按摩之法，名"风痹缪摩方"，此之"痏数"，当为按摩的穴位或部位的数。

（4）益阴通痹摩方

《素问·宣明五气》云："邪入于阴则痹。"意谓邪入阴则血气留闭，营卫失和，血脉阻滞而成痹证。《灵枢·寿夭刚柔》云："病在阳者命曰风，病在阴者命曰痹。"故治风痹者，当祛除风邪，尚需和营卫，补气血，以通脉导滞。《灵枢·海论》云："胃者，为水谷之海，其输上在气街，下至三里。冲脉者，为十二经之海，其输上在于大杼，下出于巨虚之上下廉。"鉴于脾胃为后天之本，气血生化之源，故补其阴，通其痹，而有"水谷之海摩方""十二经之海摩方"之用。气冲即气街，足阳明脉气所发之处，乃经气流注之要冲，为治"水谷之海不足"之要穴。足三里为足阳明经五输穴之合穴，乃足阳明经气通达之处。足三里又为该经之下合穴，《灵枢·邪气脏腑病形》云："合治内腑。"故气冲伍足三里，今施以按摩术，名"水谷之海摩方"，以成健脾胃、补气血之功，从而调和营卫，通脉导滞，则入阴之邪得解。大杼为手、足太阳经之交会穴，又为八会穴之骨会，具外达肌表、内通筋骨之功。上、下巨虚乃足阳明之穴，且上巨虚又为手阳明经之下合穴，下巨虚为手太阳经之下合穴，故大杼伍上、下巨虚，今施以按摩术，名"十二经之海摩方"，以其具补气血、和营卫之功而为痹证、痿证之治方。合二方之治，今名"益阴通痹摩方"，非但风痹之用，诸痹证皆可用之。

2. 寒痹

寒痹乃痹证的一种，又名痛痹。《灵枢·寿夭刚柔》云："寒痹之为病也，留而不去，时痛而皮不仁。"

临床症状：肢体关节疼痛较剧，痛有定处，得热则减，遇寒加剧，关节不可屈伸，局部皮色不红，触之不热，苔薄白，脉弦紧。

证候分析：《素问·痹论》云："痛者，寒气多也，有寒故痛也。"《灵枢·九针论》云："邪之所客于经，而为痛痹，舍于经络者也。"因寒为阴邪，其性凝滞，不通则痛，且痛有定处。寒为阴寒之邪，故得热则减，遇寒则剧。而其脉舌之状亦为阴寒之证。

治法：温经散寒，佐以祛风胜湿。

处方：痛痹摩方、寒痹药熨摩方、以痛为腧摩方、益阴通痹摩方、阴痹摩方。

方解：

（1）痛痹摩方

《针灸学讲义》有痛痹取肾俞、关元的记载，今以指代针，对此两穴施以一指禅推法或其他按摩手法，名"痛痹摩方"。宗《素问》"寒者热之"之治疗大法，肾俞乃肾经脉气输注于背部之处，故有益肾阳、通经络之功；关元为任脉与足三阴经之交会穴，《灵枢经》称其为"三结交"，且冲脉起于关元，故关元有益元固本、补气壮阳之功。二穴相伍，以其"益火之源，以消阴翳"之功而治痛痹。

（2）寒痹药熨摩方

《灵枢·寿夭刚柔》云："有刺营者，有刺卫者，有刺寒痹之留经者。""刺营者出血，刺卫者出气，刺寒痹者内热。"关于"刺寒痹者内热"，马莳注云："刺寒痹之留于经者，必熨之，以使之内热。"意谓刺寒痹之留于经脉者，必用温法，以使之产生内热，祛寒外出。可宗《素问·痹论》"五脏有俞，六腑有合，循脉之分，各有所发，各随其过，则病瘳也"之法。即根据痹证所发之处及十二经脉循行的部位，五脏经脉的部位发病取其输穴，六腑则取其合穴。今以按摩术，以代"内热"之效，名"寒痹摩方"。如"肺手太阴之脉……是动则病……缺盆中痛……是主肺所生病者……肩臂痛"，可取肺手太阴经之输穴太渊。他如"大肠手阳明之脉……是动则病齿痛颈肿，是主津液所生病者……肩前臑痛，大指次指痛不用"，可取手阳明经之合穴曲池。其理诚如《灵枢·本输》所云："凡刺之道，必通十二经络之所终始，络脉之所别处，五输之所留，六腑之所与合，四时之所出入，五脏之所溜处，阔数之度，浅深之状，高下所至。"

治疗"寒痹内热"之法，有焠针、药熨之法。对此《灵枢·寿夭刚柔》篇有方及法，即针刺后加用复巾之法："用醇酒二十升，蜀椒一斤，干姜一斤，桂心一斤，凡四种，皆咬咀，渍酒中。用棉絮一斤，细白布四丈，并内酒中。置酒马矢煴中，盖封涂，勿使泄，五日五夜，出布棉絮，曝干之，干复渍，以尽其汁。每渍必晬其日，乃出干。干，并用滓与棉絮，复布为复巾，长六七尺，为六七巾，则用之生桑炭炙巾，以熨寒痹所刺之处，令热入至于病所；寒复炙巾以熨之；三十遍而止。汗出，以巾拭身，亦三十遍而止。起步内中，无见风。每刺必熨，如此病已矣。此所谓内热也。"复巾又称炙巾，用此法以热其内，俾寒邪外出而愈病。故为针灸、按摩术辅助之法。今以摩法代针法，施术后即以"复巾"熨之，名"寒痹药熨摩方"。

（3）阴痹刺方：阴痹即寒痹。《灵枢·五邪》云："阴痹者，按之而不得，腹胀，腰痛，大便难，肩背颈项痛，时眩。取之涌泉、昆仑，视有血者尽取之。"张志聪注云："痹者，病在骨也。按之而不得者，邪在骨髓也。腹胀者，脏寒生满病也。腰者肾之府也，肾开窍于二阴，大便难者，肾气不化也。肩背颈项痛，时眩者，脏病而及于腑也。"《灵枢·顺气一日分为四时》云："病在脏者，取之井。"故取足少阴之井穴涌泉，可解"腹胀腰痛，大便难"之候。脏病及腑，即足太阳膀胱经血气闭留，络脉痹阻，故见"肩背颈项痛，时眩"之候。昆仑乃足太阳脉气所行之穴，具敷布太阳经气、通络舒筋缓节之功。涌泉、昆仑二穴相伍，施以按摩术，以治阴痹，今名"阴痹摩方"，又为骨痹之治方。

3. 着痹

《素问·痹论》云："风寒湿三气杂至，合而为痹。……湿气胜者为着痹。"由此可见，着痹是痹证的一种，指湿气偏胜的痹证。

临床症状：肢体关节重着、酸痛或有肿胀，痛有定处，手足沉重，活动不便，肌肤麻木不仁，苔白腻，脉濡缓。

证候分析：感受风、寒、湿邪，且湿邪偏盛，因湿性黏腻沉滞，故痛有定处、麻木重着、肿胀；湿留肌肉，阻滞关节，故手足沉重、活动不便；脉舌之候，亦湿邪偏盛之象。

治法：除湿通络，佐以祛风散寒。

处方：着痹摩方、以痛为腧摩方、益阴通痹摩方、阴痹摩方。

方解：

着痹摩方：《针灸学讲义》有着痹，取足三里、商丘之治。今以指代针，对二穴施以按摩术，名"着痹摩方"。因湿邪留滞，必先由中土不运，故运脾乃治湿之本。

1019
第六章
柳氏医派中医复健技术体系

商丘乃脾经之经穴，具健脾渗湿、解痉镇痛之功。《灵枢·四时气》云："着痹不去，久寒不已，卒取其三里。"张志聪注云："此邪留于关节而为痹。"盖因足三里乃胃经之合穴，又为人身四总穴之一，《通玄指要赋》有"冷痹肾败，取足阳明之土"之验，故足三里有健脾和胃、补中气、调气血、通经络之功。二穴相伍，施以按摩术，以其补后天之本、益气血生化之源、和营卫、通经络之功，而除风寒湿邪而愈病。

益阴通痹摩方、以痛为腧摩方、阴痹摩方乃三痹皆可用之摩方。

此处之所以选择风寒湿痹为常见疾病的辨证施术的代表，主要出于如下考虑：其一，风寒湿痹是临床常见病、多发病，中医学有比较系统的治疗方法，而且是非药物疗法应用最多的疾病，可刺，可灸，可推拿，亦可用药（药物疗法可内服亦可外治。外治，又可熏、可洗、可熨、可浴、可贴等），亦可两种或两种以上方法合并应用。其二，上述无论从脏腑经络论摩方，还是从临床病候论摩方，皆为挖掘《黄帝内经》之摩方，《黄帝内经》中确实含有很多行之有效的摩方。柳氏医派"与时皆行"，这里不仅有《黄帝内经》的摩方，而且有后世甚至现代《针灸学》教材之摩方，体现出古今贯通的学术特征。其三，无论是针法、灸法、摩法，还是针方、灸方、摩方，其理论基础皆来自《黄帝内经》之脏腑经络理论和阴阳五行学说，其临床辨证论治皆为理－法－方－术（药）－量体系，甚至有许多摩方，直接是针法、灸方变换而来。其四，针方、灸方、摩方的组成原则和方义与方药疗法一致，而且临床上可以相合为用，此即"杂合以治，四'方'交融"。如《柳吉忱诊籍纂论》风寒湿痹门"加味大羌活汤证案"在应用加味大羌活汤口服治疗因风寒湿邪乘虚侵入所致漏肩风时，"局部配用理筋推拿手法治疗"[①]。

第四节　柳氏广意派小儿推拿术

柳氏医派在临床上不仅擅长运用成人推拿术，而且对小儿推拿疗法也十分关注。推拿，古称"按摩"，该疗法源远流长，历代各种文献记载不绝于缕，但直到明代，

---

　① 柳少逸.柳吉忱诊籍纂论［M］.北京：中国中医药出版社，2016：168.

"按摩"始有"推拿"之称，并开始在小儿科各种疾病中得到应用。《景岳全书·小儿则》云："小儿之病，古人谓之哑科，以其言语不能通，病情不易测。故曰：宁治十男子，莫治一妇人；宁治十妇人，莫治一小儿。此甚言小儿之难也。"故小儿推拿术一经面世，就得到迅速推广，并形成了小儿推拿学的独特体系。小儿推拿不是按摩诊治方法在小儿疾病中的简单应用，而是在理论、手法、穴位上都有不同于成人按摩在其他临床各科中应用的特色。早期的著作有陈氏《小儿按摩经》，被杨继洲以"保婴神术"收入《针灸大成》。由于按摩更适应儿科疾病的治疗，故在明代有了周于蕃《小儿推拿秘诀》、龚廷贤《小儿推拿活婴秘旨》等一批儿科推拿专著。在历代众多小儿推拿专著中，柳氏一脉对清代早期医家熊应雄的《小儿推拿广意》情有独钟，这是因为该书有别于其他学术流派，具有推拿术与药物疗法相结合的学术特点。且该书"每以保赤为怀，不为自私，付之剞劂，而名曰《推拿广意》，是欲公之天下后世也"，与柳氏医派济世救人的愿景相契合，故以之为蓝本而深研小儿推拿术，并最终形成了小儿推拿柳氏广意派。

一、小儿生理病理概述①

《灵枢·逆顺肥瘦》曰："婴儿者，其肉脆血少气弱。"《诸病源候论》云："小儿脏腑之气软弱。"《千金要方》云："小儿气势微弱，医士欲留心救疗，立功差难。"《小儿药证直诀》谓小儿"五脏六腑，成而未全""全而未壮"。综上所述，小儿形体娇嫩，气血未充，脾胃薄弱，腠理疏松，神气怯弱，筋骨未坚。中医学依此提出了"稚阳未充，稚阴未长"的观点，即小儿时期在物质基础和生理功能方面都是幼稚和不完善的，处在不断生长发育过程之中。另外，小儿机体生长发育迅猛，年龄越小生长越快，营养需求越大，故古代医家据此提出了"纯阳"一说，认为小儿生机旺盛，生长发育迅速，对水谷精微需求旺盛，名之曰"阴常不足，阳常有余"。所谓"纯阳"，并非是说小儿有阳无阴，亦非阳亢阴亏。故"稚阳稚阴说""纯阳之体说"，是历代医家在长期的医疗实践中，对小儿生理特点两个方面的概括，这对小儿疾病的病理分析、临床诊断和辨证施治提供了重要的依据。

《温病条辨·儿科总论》云："古称难治者，莫如小儿，名之曰哑科。以其疾痛

---

① 柳少逸. 小儿推拿讲稿——广意派传承录［M］. 北京：中国中医药出版社，2016：1－2.

烦苦，不能自达；且其脏腑薄，藩篱疏，易于传变；肌肤嫩，神气怯，易于感触；其用药也，稍呆则滞，稍重则伤，稍不对证，则莫知其乡，捉风捕影，转救转剧，转去转远。惟较之成人，无七情六欲之伤，外不过六淫，内不过饮食胎毒而已。"《医述》引《医参》云："小儿如嫩草木，克伐不可，补亦不易。草木方萌芽时，失水则死，伤水亦死，惟频频浇灌，如其量而止为宜。"《推拿广意》"总论"云："襁褓童稚，尤难调摄，盖其饥饱寒热，不能自知，全恃慈母为之鞠育。苟或乳食不节，调理失常，致成寒热，颠倒昏沉。"综上所述，盖因小儿脏腑娇嫩，形气未充，为稚阴稚阳之体，因此对疾病的抵抗能力较差，加上寒温不能自调，饮食不能自节，极易患病。故明·张介宾《景岳全书·小儿则》有"不知小儿以柔嫩之体，气血未坚，脏腑甚脆，略受伤残，萎谢极易"之论。该篇尚云："其脏气清灵，随拨随应，但能确得其本而撮取之，则一药可愈，非若男妇损伤积痼痴顽者之比。"提示了因小儿"脏气清灵"，罹患疾病后也易于康复。

二、柳氏广意派传承概况[①]

熊应雄，字运英，东川（今属四川）人，生平欠详，辑撰《小儿推拿广意》，又作《幼科推拿广意》，简称《推拿广意》，约刊于清·康熙十五年丙辰（1676）。书凡三卷。上卷总论推拿之理及儿科疾病诊断方法，并附推拿手法图说20余幅；中卷分述各种儿科常见病推拿疗法；下卷附方，选录小儿病的内服、外治药方185首。该书将推拿按摩之理论与小儿生理特点相结合，图文并茂，论述翔实。其按摩手法轻灵而具体，推拿疗法与药物疗法相结合的特点鲜明，故实用性强，应用范围广泛，在当时流传甚广，仅清代道光年间刊本就有数种，而当时《幼科推拿秘书》《厘正按摩要术》《推拿易知》等专著大都仿此编撰。本书原刻本多失于兵燹，晚清儒医李兰逊先生得浙江陈氏之本，广泛应用于儿科各种疾患，并传术于吉忱公，吉忱公再传术于哲嗣少逸先生。

吉忱公受兰逊公之影响，精于小儿推拿之术。他提出："小儿推拿术，不可视为雕虫小技，而应使其从民间疗法的层面提升到学科发展的平台上去。"吉忱公躬身力行于传承"广意派推拿术"，并根据中医学脏腑经络理论及经穴的功效主治，组建

---

① 柳少逸. 小儿推拿讲稿——广意派传承录［M］. 北京：中国中医药出版社，2016：1-5.

"摩方""灸方"，或运用药物外治法施于临床，从而拓展了熊氏之学，创建了广意柳氏一派，形成了理、法、方、术一脉贯通的学派特点。吉忱公尊崇熊应雄氏"贵临机之通变，毋执一之成模"之论。在小儿推拿学中，具体的"法"是推拿手法，而广意派的"法"是根据临证病因病机而确立的法则和具体方法。"方从法立，以法统方"，是二者辨证关系的高度概括，既不能有法无方，也不可有方无法。

时于1950年秋日晴时，吉忱公接诊一3岁腹痛男孩，家长代诉患儿上午突然腹痛，继而剧痛大哭，症见恶心、呕吐、拒食，已有二日未大便。查患儿面色苍白，下肢蜷缩，腹胀，按之右腹部升横结肠部有肿块。诊查中，患儿忽大哭，汗出，故诊为肠套叠。此属中医"肠痹"范畴，乃肠腑行化物之功失司，致肠道气机痞结，滞塞不通而发为本病。予以保守治疗，行疏达气机，调理肠腑，通滞启闭之法。先按揉足三里、梁丘，继而推虎口、三关，其痛缓后，予以推板门、摩脐中、中脘，分腹阴阳，揉运气冲，行毕患儿安静不再哭闹。再予"天枢肠痹摩方"（按摩天枢、气海、关元、大肠俞、上髎），患儿即有矢气，继而大解。翌日复诊，无续发腹痛，嘱其家人每日摩腹、揉中脘、天枢、捏脊，以防复发。

少逸先生继承并发展了柳氏广意派推拿术，在栖霞县人民医院和莱阳中心医院工作期间，曾在多期"赤脚医生培训班""西医学习中医班"中讲授广意派小儿推拿；临床带教时，为汉敬德、刘玉贤等实习学员手授广意派小儿推拿技法；在山东扁鹊国医学校、烟台中医药专修学院，讲授小儿推拿课程，为全体学员传授广意派小儿推拿。

先生在小儿推拿的临床或带教中，均以柳氏广意派小儿推拿术为准绳，对推拿的部位与穴位及手法的作用机理和功效详加阐释，完善了小儿推拿学的理论体系。如考证推运五经、探源小儿指纹三关应用的意义、追溯小儿推拿十三大手法的源流及功效等。还将针灸学、处方学的配伍法引申到小儿推拿学中，形成了"摩方"与"针方""灸方""药方"交融施治的小儿推拿临床特色。如主治小儿泄泻的"关门复溜止泻摩方"。此方由关门（脐上3寸，前正中线旁开2寸）、复溜（太溪穴上2寸）两穴位组成，具有温肾阳、健脾胃、固肠止泻之功效。关门乃足阳明胃经之腧穴，穴居胃底，为胃气出入之关隘，具和胃燥湿、消食化积之功，为治疗胃肠疾病之用穴；复溜乃足少阴肾经之经穴，具温肾阳、促气化、利水湿、止腹泻之功。二穴相伍按摩，为泄泻、水肿之效方。

先生以浙江陈作三校正之《小儿推拿广意》传本为基础，遵照吉忱公将小儿推拿提升到学术平台的训导，编著《小儿推拿讲稿——"广意派"传承录》一书。柳氏广意派小儿推拿术以中医学脏腑经络学说为基本原理，融合针灸处方配伍法，实现了摩方、灸方、药方三方交融施治的临床特色，其理论体系完善，推拿穴位部位的功效主治作用机理明确，临床疗效肯定。

莱阳复健医院于 2010 年创建，2018 年 11 月设立"柳少逸名医传承工作室"。柳氏广意派小儿推拿术于 2017 年 12 月在其发祥地栖霞市纳入非物质文化遗产传承保护名录，莱阳复健医院、柳少逸名医传承工作室成立了专门传承工作小组，共有成员 15 名。

2020 年 3 月 20 日，山东省卫生健康委员会下发了《关于公布齐鲁医派中医学术流派传承项目名单的通知》（鲁卫函〔2020〕132 号），公布齐鲁医派中医学术流派传承项目名单，"柳氏广意派小儿推拿中医药特色技术"被评选为齐鲁医派中医药特色技术整理推广项目，予以推广。

4 月 15 日，烟台市卫生健康委员会出台《2020 年全市卫生健康工作要点及分工方案》，要求"推动胶东柳氏医学流派传承创新发展，深入挖掘并整理推广柳氏广意派小儿推拿中医药特色技术"。

6 月 13 日，莱阳市人民政府公布第 8 批市级非物质文化遗产名录，柳氏广意派小儿推拿名列其中。

三、小儿推拿常用部位（穴位）和手法

小儿推拿术主要依靠医者手的动作施于患儿体表的不同部位（穴位）来发挥其治疗保健作用，现将柳氏广意派常用部位（穴位）和手法介绍如下。

（一）小儿推拿常用部位（穴位）①

小儿推拿除了运用十四经穴及经外奇穴外，本身还有许多特定的穴位或部位。这些穴位或部位不仅呈"点"状，有的还呈"线"条及"面"形的形态，且以两手部居多，正所谓"小儿百脉汇于两掌"。柳氏广意派主要应用头面颈部（百会、前顶门、耳后高骨、天门、坎宫、神庭、天心、印堂、山根、准头、太阳、瞳子髎、迎

---

① 柳少逸．小儿推拿讲稿——广意派传承录［M］．北京：中国中医药出版社，2016：15-61．

香、人中、牙关、天柱骨、通天、囟门、风池）、上肢部（脾土、胃经、少商、肝木、心火、肺金、肾水、四横纹、小横纹、大肠、小肠、肾顶、肾纹、掌小横纹、板门、内劳宫、内八卦、小天心、大横纹、总筋、列缺、三关、天河水、六腑、曲泽、曲池、十宣、老龙、端正、五指节、后溪、二扇门、上马、威灵、精宁、外劳宫、虎口、外八卦、一窝风、外关、膊阳池、三焦、膀胱、甘载、合谷、阳池、斗肘）、胸腹部（天突、膻中、乳根、乳旁、中脘、腹阴阳、脐、天枢、丹田、肚角、食窦、章门）、背腰骶部（肩井、大椎、肺俞、脾俞、肾俞、腰俞、七节骨、龟尾、脊柱、大杼）和下肢部（箕门、百虫、膝眼、足三里、前承山、三阴交、解溪、大敦、丰隆、内庭、太冲、委中、后承山、仆参、昆仑、涌泉）的 104 个不同的穴位或部位。

《小儿推拿讲稿——广意派传承录》一书依次介绍了每个穴位（或部位）的位置、操作方法、次数（时间）、功效、主治及作用机理。其中"次数"（时间）一项，仅作 6 个月至周岁患儿的临床治疗参考。临诊时要根据患儿年龄大小，病情轻重等情况而有所增减。上肢部穴位，一般不分男女，习惯于推拿左手（女婴亦可推拿右手）。小儿推拿操作的顺序，一般是先头面，次上肢，再胸腹、腰背，最后是下肢。亦可根据病情轻重缓急或患儿体位而定顺序先后，可以灵活掌握。

（二）常用手法①

柳氏广意派常用手法分单式手法和复式手法。

1. 单式手法

其中单式手法主要有推法、揉法、按法、摩法、掐法、捏法、运法、拿法、擦法、搓法、捻法、摇法和拍法 13 种。

2. 复式手法

复式手法主要有黄蜂入洞法，双凤展翅法，赤凤摇头法，按弦搓摩法，二龙戏珠法，苍龙摆尾法，凤凰展翅法，猿猴摘果法，水里捞明月法，打马过天河法，飞经走气法，虎口三关法，运水入土、运土入水法，推五经法，拨指端法和分阴阳法等 16 种。

以上与其他小儿推拿流派所用穴位（部位）和手法大体相类，毋庸赘述。然亦

---

① 柳少逸. 小儿推拿讲稿——广意派传承录［M］. 北京：中国中医药出版社，2016：62－91.

有虽然名称相同，但具体操作不同的手法，如《幼科推拿秘书》另有一"黄蜂入洞"法："此寒重取汗之奇法也。洞在小儿两鼻孔，我食将二指头，一对黄蜂也。其法屈我大指，伸我食将二指，入小儿两鼻孔揉之，如黄蜂入洞之状。用此法汗必至。若非重寒阴证不宜用。"有的则名称相同，而体位和具体操作均不相同，如《幼科推拿秘书》另有一"按弦搓摩法"法："此法治积聚，屡试屡验。此法开积痰、积气、痞疾之要法也。弦者，肋肘骨也，在两胁上。其法着一人抱小儿坐在怀中，将小儿两手抄搭小儿两肩上，以我两手对小儿两胁上搓摩至肚角下，积痰积气自然运化。若久痞则非一日之功，须久搓摩方效。"

四、常用摩方①

这是柳氏广意派的特色。即根据理法方药量的理论，创建按摩、推拿处方，简称"摩方"。

常用摩方主要有：咳病方（手太阴标本摩方、肺经募郄摩方、侠白宣肺摩方、培土生金止咳方）、发热方（列缺谷池解表方、列缺谷池大椎方、《百症》经都退热方和《图翼》膏肓骨蒸方）、哮喘方（列缺膻中平喘方和金水相滋平喘方）、呕吐方（内庭胃寒摩方、膈俞伤食摩方、暑令呕吐摩方、内关食窦止呕方和通谷巨阙快膈方）、流涎方（魂门阳关控涎方和二关中脘控涎方）、便秘方（章门二阙便秘摩方、照海支沟热秘方和大横通便摩方）、腹泻方（关门复溜止泻方、足太阴根结洞泄方、天枢公孙止利方、大都止利摩方、《灵枢经》太白霍乱方、火旺土健九穴摩方、意舍止痢摩方、《大全》京骨吐泻方、《经纶》肾泄方和百会久泄摩方）、腹痛方（梁丘三里腹痛方、胃腑募俞合方和商曲理气调冲方）、脱肛方（百强大肠俞方、《千金》脱肛方、《大全》百会脱肛方、益气举陷脱肛方）、厌食方（承满食馨方、梁门中脘增食方和意舍食窦摩方）、疳积方（贯根通结腹街方和《大全》膈俞化痞方）、肠套叠方（滑肉理气通腑方和天枢肠痹方）、遗尿方（《甲乙》关门遗溺方、三阴气海固泉方、《资生》箕门遗溺方和州都三俞固泉方）、惊风方（涌泉急惊风方、涌泉慢惊风方、瘛脉惊风方、《经纶》百会急惊风方、《采艾》神庭惊风方）、夜啼方（《灵枢经》邪客不寐方和神门太溪交泰方）、瘛疭方（列缺中渚定搐方、屋翳支沟定瘛方、

① 柳少逸. 小儿推拿讲稿——广意派传承录［M］. 北京：中国中医药出版社，2016：92－180.

灵道行间定搐方、《千金》身柱定瘛方、瘛脉行间定搐方和身柱瘈疭方）、脑瘫方（《素问》治痿方、益血濡筋荣髓方、治痿九穴方、益元荣督九穴方、百脉朝会摩方、人中委中摩方、调达枢机摩方、通达原气摩方、天星十一穴摩方、盘石愈痿摩方、交会八穴摩方、交通任督摩方、交泰天地摩方、交五体摩方、火旺土健九穴方、阴阳相引摩方和应天贯地摩方）、近视方（《席引》合谷光明摩方和太溪太冲明目摩方）、痉病方（外关手里痉病方和肩髃膏肓濡筋方）、痿证方（《灵枢经》足阳明根结摩方、《灵枢经》手阳明标本摩方、《灵枢经》足阳明标本摩方、《灵枢经》足太阴标本摩方、《素问》肉痿摩方、《素问》筋痿摩方、青灵肩凝摩方和肩贞沟谷舒筋摩方）、痫证方（《甲乙》缺偏定痫方、《灵枢经》痫证摩方、《大全》后溪痫证方、后溪人中愈痫方和照海丰隆定痫方）、汗证方（《经纶》膏肓自汗方、谵语复溜自汗方、《经纶》肺俞盗汗方）、风疹方（《资生》风疹方、《盘石》曲池瘾疹方、委中血海止痒方）、鼻渊方（禾髎通天鼻渊方、《大成》迎香鼻渊方、通天宣肺利窍方和手足临泣通天方）、乳蛾方（乳蛾掐方和《盘石》乳蛾方）和痄腮方（《盘石》痄腮方和少商清瘟败毒方），共26类，109种摩方。有些摩方下还继续分类，在此未作统计。

在此，以临床应用最多的"发热方"[①]为例，说明柳氏医派"灸方"之创制：

1. 列缺谷池解表方

组成：列缺（桡骨茎突上方，腕横纹上1.5寸处）、合谷（手背，第一、二掌骨之间，约平第二掌骨中点处）、风池（胸锁乳突肌与斜方肌之间凹陷中，平风府穴处）。

功效：疏风发汗解表。

主治：感冒发热。

方解：列缺为手太阴肺经脉气所集之处，又为肺经之络穴而别走于阳明大肠经，具清泄肺气、通达大肠腑气之功，伍手阳明之原穴合谷，可祛邪解表。二穴乃脏腑表里、原络穴之配伍。阳维属阳主表，故取足少阳、阳维交会穴风池，以其疏解表邪，发汗解肌而镇头痛，止寒热。故列缺伍合谷、风池，方名"列缺谷池解表方"，为风寒感冒之摩方。

2. 列缺谷池大椎方

组成：列缺（桡骨茎突上方，腕横纹上1.5寸处）、合谷（在手背第一、二掌骨之间，约平第二掌骨中点处）、风池（胸锁乳突肌与斜方肌之间凹陷中，平风府穴

---

① 柳少逸．小儿推拿讲稿——"广意派"传承录［M］．北京：中国中医药出版社，2016：95-98．

处）、大椎（第七颈椎棘突下）。

功效：发散风热。

主治：风热感冒发热。

方解：《素问·骨空论》云："灸寒热之法，先灸项大椎，以年为壮数。""壮"，灸法术语，每艾灸一炷为一壮；"以年为壮"，即以患者的年龄，一岁一壮。此段经文表述了灸大椎穴为治发热恶寒之用方。《甲乙经》云："大椎，在第一椎上陷者中，三阳督脉之会。"又云："伤寒热盛，烦呕，大椎主之。"意谓大椎乃督脉之腧穴，又为手、足三阳经交会穴，以其通达阳气，敷布津液之功，散阳邪而解热，故为治感冒、项背强痛之要穴。"列缺谷池解表方"伍大椎，今名"列缺谷池大椎方"，以其宣散风热、清肃肺气之合力，而为风热感冒发热之摩方。

3.《百症》经都退热方

组成：经渠（仰掌，桡骨茎突内侧，腕横纹上 1 寸，桡动脉桡侧凹陷中），大都（拇趾内趾，第一跖趾关节前缘，赤白肉际间）。

功效：清泄里热，理气消食。

主治：外感误治或乳食内伤，肺胃蕴热。

方解：经渠，乃手太阴肺经之经穴，气血运行至此，运行畅达而不绝，具宣发肺气、清热散郁、消胀除满之功。故《难经》云："经渠主喘咳寒热。"《神应经》谓经渠治"伤寒汗不出"，《针灸大全》载经渠用治"伤风四肢烦热，头痛。"大都乃足太阴脾经之荥穴，有下气平喘、回阳救逆、健脾补中之功。《甲乙经》《针灸聚英》均载其有治"热病汗不出"之用；《玉龙经》载其有"热病遗热不解，足心发热，脾胃不和，胸膈痞闷，腹痛吐逆"之治。其治热病之由，诚如《难经》所云："荥主身热。"故《百症赋》有"热病汗不出，大都更接经渠"之论。此即二穴治"热病汗不出"之源。盖因按摩二穴，俾中焦化生之气血上达于肺经，则手足太阴之经气相接，而营卫调和，气血贯注充盈，经脉流行得畅，气机无壅滞之弊。故外有疏邪散郁、清肺退热之功，而内有健脾益气、升清降浊之效。今名"《百症》经都退热方"，既可用于外感发热，亦可用于外感误治或小儿乳食内伤而致肺胃壅实、郁而化热之症。

4.《图翼》膏肓骨蒸方

组成：膏肓（又称膏肓俞，穴居第四胸椎棘突下，旁开 3 寸）、百劳（大椎穴之别名，亦有谓在项部，当大椎穴直上 2 寸，后正中线旁开 1 寸是穴）、肺俞（第三胸椎棘突下，旁开 1.5 寸）、肾俞（第二腰椎棘突下，旁开 1.5 寸）、魄户（第三胸椎棘突下，旁开 3 寸）、四花（即胆俞、膈俞左右共四穴。膈俞，第七胸椎棘突下，旁开 1.5 寸；胆俞，第十胸椎棘突下，旁开 1.5 寸）、间使（掌后两筋间，腕横纹上 3 寸，掌长肌腱与桡侧腕屈肌腱之间）、足三里（外膝眼下 3 寸，胫骨前嵴外一横指处）。

功效：滋阴清热。

主治：阴虚内热。

方解：膏肓俞为治虚损、五劳七伤之要穴，《千金要方》云："膏肓俞无所不治。"《明堂灸经》谓灸膏肓"无不取效""无所不治"。《类经图翼》云："骨蒸寒热夜热，百劳、膏肓、肺俞、四花、间使、足三里。"大椎有通达阳气之功，《素问·骨空论》云："灸寒热之法，先灸项下大椎。"《圣济总录》云："治寒热，先灸项大椎。"其能贯心肾，通任脉，故又有和营卫、行气血、濡脏腑之功，故《窦太师针经》谓治"一切虚，潮热，百损"，故又名"百劳"。肺俞，达宗气，行肺气，和营血，俾上焦无壅滞之弊；肾俞，司气化，使下焦无虚火上炎之弊；四花，经外奇穴，今用《外台秘要》之说，即脊旁胆俞、膈俞，左右共四穴。胆俞调达枢机，无胆火蕴结之虑；膈俞为血会，具清营凉血、宽胸利膈之功；间使为手厥阴心包经之经穴，具汇集、转输心包经气血之功，可调达枢机，透理三焦，俾上焦心肺无郁滞之热邪；足三里为足阳明胃经之合穴，有健脾胃、补中气、调气血、通经络之功，俾阳明无热结之候。故该方非但治疗阴虚内热之骨蒸劳热，亦可治疗体虚感冒发热。

由此可见，柳氏医派所创"摩方"，皆以天人合一思想为指导，以脏腑经络学说为依据，每方皆介绍其组成，说明其功效和主治，阐发其组方原理和应用方法。正是应用这些摩方，柳氏医派治疗小儿常见病、多发病和疑难杂症、重症才能获得良效，也大大提高了柳氏医派的社会地位和社会影响。如应用以《素问》治痿方、血濡筋荣髓方为代表的 17 个脑瘫方与药物、针灸疗法相结合，治疗脑瘫病患儿，获得了良效。

五、柳氏广意派的流派特色[①]

柳氏广意派是胶东柳氏医派的重要组成部分，是理－法－方－术（药）－量临证体系的重要一环，属于中国象数医学医道－医术－医学体系中"医学"范畴，其

---

① 刘玉贤. 小儿推拿柳氏广意派概述 [J]. 中国民间疗法，27（19）：18－19，34.

鲜明特征，就是"理必《内经》，法必《伤寒》，药必《本经》"的思想一以贯之，主要表现为基础理论厚重、手法简便、取穴精到，有法、有方、有术，疗效显著。

1. **《黄帝内经》中的理论是柳氏广意派的源头活水**

《黄帝内经》的成编，确立了中医学的理论体系，为中国数千年来医学的发展，奠定了坚实的理论基础并有效地指导着临床实践，被誉为"医家之宗"。《黄帝内经素问》首篇《上古天真论》云："上古之人，其知道者，法于阴阳，和于术数。"明确"法于阴阳""和于术数"是《黄帝内经》的核心理论，而"形与神俱"是医学追求的终极目的。少逸先生认为此即《黄帝内经》中医学或谓中国象数医学的知识结构，即道论、数论、象论，其法理贯穿到柳氏医派从理论到实践的各个方面。

2. **天人合一观是柳氏广意派的指导思想**

柳氏医派十分重视五运六气学说，少逸先生有《五运六气三十二讲》《运气学说简编》等相关著作。其中国象数易学的"医道"部分，有对五运六气学说的详细阐发，包括天人相应的病因发病观、五脏相关的病机传变观、四诊合参的诊法互证观、标本阴阳的整体调整观和顺应时空的预防保健观等。认为人是天－人－环境这一开放复杂巨系统中的一个小系统，人体的气机变化与天地相应。五运交替与六气交变相应，阴阳往来与寒暑变化相随，真气与邪气相薄，因而使人体的表里分属，六经的气血波动，五脏之气失去动态平衡而互相倾移，出现太过不及即可致病。医生为病人诊断、辨证、治疗和善后等均应因时因地因人而宜。只有顺应天地四时的阴阳气化，才能使阴阳燮和，经络畅通，气血和顺，逐步纠正其太过不及，并要慎重守护正气，勿使正气损耗。若医者能掌握五运六气原理，分辨四时之气所在，预测病邪何时到来，顺应时序，提前预防，就可避免疾病发生；若疾病已发，可预先施术，截断病情，先证而治，防止病邪进一步侵犯而造成严重的损害。

3. **经络学说是柳氏广意派的理论基础**

经络学说在中医学理论体系中，有着较系统的生理、病理等内容，其生理功能、病理变化与藏象学说、气血津液等理论是相辅相成的，且被长期的医疗实践所印证。无论是小儿疾病的诊断，还是小儿推拿的部位（穴位），小儿推拿的手法，常用的摩法、摩方，以及推拿在小儿常见病中的临床应用，经络学说均是其理论基础，这就印证了《灵枢·经脉》篇"经脉者，所以能决死生，处百病，调虚实，不可不通"的深刻涵意。广意派对有关内容进行了专题研究，如"小儿指纹三关应用的意义探源""开脏腑摩法浅说"及"灌根通结法在小儿脑瘫中的应用"等，发广掘深，精确独到。

4. 创用摩法、摩方是柳氏广意派的突出建树

广意派根据脏腑经络学说的基本原理，将针灸处方学的配伍法引申到小儿推拿学中而立"摩方"，形成了"摩方"与"针方""灸方""药方"交融施治的小儿推拿临床特色。针灸、按摩是中医治疗学的主要方法之一，是在脏腑经络理论指导下，应用四诊以诊查疾病，运用八纲理论进行辨证，然后根据病情需要，确立治疗大法，施以针灸、推拿疗法进行施治的。柳氏医派在此基础上，确立了"针灸大法"，选穴组方创立了"针刺处方"，继而变通针法、针方为摩法、摩方，临床上四方交融施治，拓展了广意派小儿推拿的学术体系，此成为柳氏广意派最明显的学术特色。

5. 用太极思维阐发小儿推拿的作用机理为柳氏广意派的重要内容

根据中国象数医学的核心理论，结合脏腑经络学说，用太极思维探讨小儿推拿的手法，施治的部位，穴位的功效、主治及其作用机理，加深了理论与临床的沟通，完善了小儿推拿学的理论体系。以推五经为例，以往人们对五经的脏腑定位疑惑不解，即使解之也多望文生义，但引入先后天八卦图则迎刃而解，"了如指掌"："若伸掌将八卦图置入其中，则对应中指位乃离卦位，相对于掌根位乃坎卦位，近虎口部乃震卦位，近掌横纹处为兑卦位。于是八卦配属方位、四时、二十四节气，则成为震东方木、卯时、春分；离南方火、午时、夏至；兑西方金、酉时、秋分；坎北方水、子时、冬至；而中央为四季土。这是开放的、展开的太极模式。若作握拳式，由开放到再封闭的太极模式，拇指端居中脾土位，则中指顶仍居离卦心火位，食指顶居震卦肝木位，无名指顶居兑卦肺金位，小指顶居坎卦肾水位。于是形成了五指端配五行、五脏及推五经的作用机理。"[①]

6. 辨证论治和辨病（症）论治相结合是柳氏广意派的临证特色

辨证论治为中医学的基本特点，也构筑起了柳氏广意派理－法－方－药（术）的临床实践体系。同时，柳氏广意派也不排斥辨病论治和辨症论治，而是将三者有机融合，三"辨"合一，因病制宜，凡有所需，权变施用。如小儿脑瘫是临床常见病，易造成终身残疾，给社会和家庭造成了严重负担，其治疗目前还是世界性难题，柳氏广意派根据其临床表现，将之分为智力低下等十五种症状辨症施术，见是症施是术，体现出"以方证立论"的特色。如腕关节下垂主以按摩治痿九穴或交通心肾九穴等。又根据病理表现，分为痉挛型脑瘫等七种病证，分型施术。通过辨证施术

① 柳少逸. 小儿推拿讲稿 ［M］. 中国中医药出版社，2016：283.

和辨病（症）施术的有机结合，取得了无法替代的疗效，受到广大患儿家长的热捧。

柳氏广意派小儿推拿是在继承清代早期医家熊应熊《小儿推拿广意》的基础上，经过柳氏医派系统总结、锐意创新并加以全面传承而发展起来的一派小儿推拿术，系柳氏医派的重要组成部分，是柳氏医派理－法－方－药（术）临床辨证论治体系的重要环节。它以中国象数医学的三大核心理论为指导，以中医脏腑经络理论为基础，以推拿疗法和药物疗法密切结合为临床特征，摩方、针方、灸方、药方交融施治为防治特色，蓬勃盛行于胶东地区，逐步辐射至齐鲁大地乃至全国，其影响力甚至达到了日本。广意派小儿推拿于 2017 年在其诞生地被遴选为栖霞市非物质文化遗产加以重点保护，其历史源远流长，传承脉络清晰，代表人物成绩显著，医学著作频繁问世，临床应用广泛，社会影响巨大，流派特征鲜明，符合中医小儿推拿流派的判定标准，应当作为一个成熟的学术流派载入中医小儿推拿发展史册。

此处虽然是针对广意派小儿推拿而总结出的特色，实际上可以应用到柳氏医派复健技术体系的各个方面，如针术、灸术、推拿术等，皆有相似之特色。

第五节　脑瘫病中医治疗康复技术

小儿脑性瘫痪简称脑瘫，是出生前到生后一年内各种原因所致的非进行性脑损伤综合征，主要表现为中枢性运动障碍、肌张力异常、姿势及反射异常，并可同时伴有癫痫、智力低下、语言障碍、视觉及听觉障碍等。这与中医"五迟""五软""五硬""痴呆""痿证"相伴，历代医家在该病的治疗中虽积累了丰富的临床经验，但多为散在论述，缺乏专门的研究和系统的实践，而西医学尚无确切的治疗方法，需要长期康复以实现功能代偿或者补偿。脑瘫是严重致残性疾病，20 世纪 50 年代，吉忱公就形成了较为成熟的治疗经验，其以加味封囟散治疗脑积水（解颅）的经验就在《山东医药》上公开发表，后被全国中医药院校统编教材《中医儿科学》（又称五版教材）收录，当前出版的新教材也一直沿用此经验。1992 年，少逸先生伉俪主编《中医非药物疗法荟萃》一书，对古今常用中医非药物疗法进行了全面梳理。其后，先生溯古及今，加己之临床经验，系统总结归纳，经理论提炼和临床归纳，形成了成熟的"脑瘫病中医治疗康复技术体系"。该体系是柳氏医派临床治疗方法体系的一个缩影，既全面反映出柳氏医派"杂合以治，四'方'交融"的特色，又在脑瘫一病中有独特运用，故提纲挈领简录如下，以为同道借鉴和发展应用。

一、脑瘫病病因病理概述①

《灵枢·天年》曰："黄帝问于岐伯曰：愿闻人之始生，何气筑为基，何立而为楯，何失而死，何得而生？岐伯曰：以母为基，以父为楯。失神者死，得神者生也。"对此，马莳注云："此言人之始终，皆有所以然之故也。方其始生，赖母以为之基，坤道成物也；赖父以为之楯，阳气以为捍卫也。故失父母之神气则死，若守神气则生矣。"倪冲之注云："楯者，干盾之属，所以杆御四旁，谓得阳明之气，而能充实于四体也。'两精相搏谓之神'，两精者，一生于先天之精，一生于水谷之精。相搏者，搏聚而合一也。谓得先后天之精气充足，然后形与神俱，度百岁乃去。"前者重在突出先天之精的重要性，后者则认为先后天之精俱重。由此可见，先天禀赋因素是人生长发育过程中的重要因素，先天元精不足是引起各种小儿疾病的重要因素，如胎弱、解颅、五迟、五软、五硬等疾病。而后天脾胃之精摄取不足，则会影响肾气藏精功能而发病。该篇尚有黄帝与岐伯"何者为神"之问对，即"血气已和，营卫已通，五脏已成，神气舍心，魂魄毕具，乃成为人。"此乃承上段经文，表述了人之所以为人，必"形与神俱"，必得此者则生也。《灵枢·经脉》云："人始生，先成精，精成而脑髓生，骨为干，脉为营，筋为刚，肉为墙，皮肤坚而毛发长，谷入于胃，脉道以通，血气乃行。"故人出生之后，必借水谷之精气，以资生营卫津液，滋养脏腑形身，而后可以正常地生长发育。对此，在《灵枢·天年》中，黄帝有"人之寿夭各不同，或夭寿，或卒死，或病久，愿闻其道"之问，岐伯有"五脏坚固，血脉和调，肌肉解利，皮肤致密，营卫之行，不失其常，呼吸微徐，气以度行，六腑化谷，津液布扬，各如其常，故能久长"之对。小儿脏腑娇嫩、形气未充，其出生后各器官的形态发育和生理功能都是不成熟或不完善的，即五脏六腑的形和气均相对不足，尤其是肺、脾、肾三脏尤为突出。如《灵枢·逆顺肥瘦》有"婴儿者，其肉脆、血少、气弱"的记载；《诸病源候论》谓"小儿脏腑……软弱"；《小

---

① 柳少逸. 脑瘫中医治疗康复技术讲稿·自序 [M]. 北京：中国中医药出版社，2016：1–4.

儿药证直诀》谓小儿"五脏六腑成而未全……全而未壮";清代吴鞠通将这种现象归纳为"稚阳未充,稚阴未长";而近代医家则以"脏腑娇嫩,形气未充"概论之。

小儿先天禀赋不足,加之脏腑娇嫩、形气未充的生理特点,是影响其生长发育的重要因素。一旦发病,加之难食药饵,又无七情之欲,治之尤难。唐·孙思邈《千金要方》有云:"夫生民之道,莫不以养小为大。""然小儿气势微弱,医士欲留心救疗,立功差难。"对此,阎孝忠序《小儿药证直诀》曰:"(小儿)脏腑柔弱,易虚易实,易寒易热。"《医宗金鉴》亦云:"儿科一道,自古为难。盖以小儿形质柔脆,易虚易实,调治少乖,则毫厘之失,遂致千里之谬。气血未充者,气血尚未充盈也;难据脉者,脉无定准,不可只以脉为主也;神识未发者,茫然无知识也;不知言者,不能言其疾苦也。"故历代医家皆谓"宁医十男子,莫治一妇人,能治十妇人,莫疗一小儿",并有"医有十三科,最莫难于小儿也"之叹!就小儿之调养与药饵,清·程文囿《医述》引《医参》云:"小儿如嫩草木,克伐不可,补亦不易。草木方萌芽时,失水则死,伤水亦死,惟频频浇灌,如其量而止为宜。不特用药,即乳食皆当知节。"对小儿之治尤当缜密,故明·张介宾云:"不知小儿以柔嫩之体,气血未坚,脏腑甚脆,略受伤残,萎谢极易。"

对小儿病之诊,历代医家论述颇详。摘其要,明代医家寇平《全幼心鉴》有"凡有婴儿先以视之为上,听声为次,察脉又为次,且以婴儿所受胎气未充,其色白,其形萎,其气怯,其声浊"之论;明代张介宾《景岳全书》有"凡小儿之病,本不易察,但其为病之源,多有所因。故凡临证者,必须察父母先天之气,而母气尤为切"之述。对小儿病之治,宋代钱乙《小儿药证直诀》有"小儿纯阳,无须益火"之论;明代万全《幼科发挥》有"小儿久病,只以补脾胃为主。补其正气,则病自愈"之记。对小儿病之用药,宋代《圣济总录》有"凡小儿之病,与大人不殊,惟用药分剂瘥小耳"之述;清代吴瑭《温病条辨》有"儿科用苦寒,最伐生生之气也"之诫。儿童疾病在治疗的同时,也需要对脏腑进行调理,但是西药大多只有治疗作用,没有调理功能,而中药大多具有"治疗＋调理"的双重作用,这是中医药在治疗儿童病方面的优势。总之小儿病之诊治,或药物疗法,或非药物疗法;或内服法,或外治法,均当在中医整体观念和辨证论治等理论指导下实施。

小儿脑瘫是指患儿出生前后1个月内,由各种原因所致的非进行性脑损伤。主要表现为中枢性运动障碍及姿势异常,并伴有智力低下,癫痫,视力、听力、语言、行为异常。该病属中医"五迟、五软、五硬、痴呆、痿证"范畴。就其病瘫特点,又有软瘫、硬瘫之分。鉴于脑缺氧是本病的主要发病机理，其临床治疗当以荣脑益髓、强筋健骨、健脾益气等大法为要。故对小儿脑瘫病之诊治，既不是单一的治疗手段也不是单一的局部治疗而能解决的问题，而是一个复杂的系统工程。这正是中医药的优势及有较好的临床效果的原因。

二、脑瘫复健技术体系

脑瘫病柳氏中医治疗技术是柳氏医派中医复健医学体系的重要组成部分。柳氏医派中医复健医学体系由复健内治法和复健技术两方面组成。复健内治法在第五章第四节中即以小儿脑瘫病康复为例作了详细介绍；复健技术由在柳氏医派学术思想指导下的外治法、非药物疗法两部分组成，是运用独具医经学派特色的针法、灸法、推拿法、罐治法、刮痧法、膏摩法、药浴法、食疗法、音乐导引法、情志疗法以及现代康复手段对脑性瘫痪及各种原因导致的肢体残障进行系统的康复治疗的实用技术。因此体系在脑瘫病中得到充分体现，故本节以脑瘫病柳氏中医治疗技术作为范例，对其体系做一介绍。

该术涉及针刺、艾灸、拔罐、按摩、敷药和熨渍等诸复健技术及中药辨证治疗。此术在莱阳复健医院脑瘫救治项目中已得到验证，脑瘫专用处方益元荣髓方及并发症癫痫专用处方十味定痫散，分别获得了国家知识产权局专利保护。少逸先生有感于清代张善吾"施药不如传方，口传不如笔授，然有可传之方，而未敢自信则不传矣，而未共信亦不传"之论，加之该术无论是理论还是临床均已成熟，故结集成《脑瘫病中医治疗康复技术讲稿》一书，由中国中医药出版社出版发行，以期造福于广大脑瘫孩子和家庭。

该术"理必《内经》，法必仲景，药必《本经》，针必《甲乙》"，由针刺术、灸治术、罐治术、按摩术、敷药疗法、熨渍疗法、中药辨证治疗等诸术组成，是一项内外治法结合、药物疗法与非药物疗法融合统一的康复技术。

(一) 针刺术[①]

针刺疗法，又称针刺术，包括体针、头针、指针、耳针、足针、皮内针、电针

---

① 柳少逸. 脑瘫中医治疗康复技术讲稿 [M]. 北京：中国中医药出版社，2016：1 - 56.

和点刺等。

1. 体针疗法

体针疗法又称"毫针疗法"，是以毫针为针刺工具，通过在人体经络上的腧穴、经外奇穴或阿是穴上施以一定的操作方法，通过平秘阴阳、通调气血、调整脏腑经络功能而治疗疾病的一种针刺疗法。体针疗法是我国传统针刺疗法中最主要、最常用的一种疗法，是针刺疗法乃至非药物疗法中的主体。针刺治病的机理是在中医理论的指导下，通过针刺经穴以疏经通络，调整脏腑功能，从而达到"守经隧"的健身祛病康复作用。柳氏医派将针刺术运用到脑瘫的临床治疗中，一是在中医整体观的理论指导下，根据中医的脏腑经络学说进行辨证施治；二是根据脑瘫受损部位及病证进行辨证施治；三是根据脑瘫的不同类型进行辨病施治，即中医辨证与西医辨病相结合的施治方法。先生认为脑瘫因大脑受损而致智力低下、行为异常、感知障碍以及肢体运动障碍，故平秘阴阳、通调气血、调整脏腑经络功能乃其临床治疗之大法，绝不可堕入"头痛医头，脚痛医脚"的庸医之伍。因小儿脑瘫属中医"五迟、五软、五硬及痿证"范畴，故当从痿躄、痿厥论治。痿是肢体痿弱不用；躄是下肢软弱无力，不能步履。痿厥，指痿病而致气血厥逆的病证。

柳氏脑瘫针法针方有 31 种之多：独取阳明刺法（治痿九穴刺方：气冲、足三里、百会、上巨虚、下巨虚、人迎、大杼、膻中、风府）、益元荣督刺法（荣督九穴刺方：长强、腰俞、命门、筋缩、至阳、大椎、风府、百会、人中）、百脉朝会刺法（四神聪穴刺方）、调达枢机刺法（支沟阳陵刺方）、益督通阳刺法（人中委中刺方）、通达原气刺法（腕踝十二原刺方）、疏经通络刺法（天星十一穴刺方）、调和营卫刺法（盘石金直刺方）、交会八脉刺法（窦氏八穴刺方）、交通任督刺法（人中承浆对穴刺方）、交泰天地刺法（三才刺方）、平秘阴阳刺法（交五大刺方）、扶阳益阴刺法（火旺土健刺方）、阴阳相引刺法（太极刺方）、应天贯地刺法（大百脉朝会刺方）、醒脑益智刺法（心肺络穴刺方）、灌根通结刺法（足阳明根结刺方）、灌根通标刺法（《灵枢经》手阳明标本刺方）、贯通标本刺法（《灵枢经》足阳明标本刺方）、贯通标本刺法（《灵枢经》足太阴标本刺方）、脾经荣输刺法（《素问》肉痿刺方）、肝经荣输刺法（《素问》筋痿刺方）、肾经荣输刺法（《素问》骨痿刺方）、《大全》颊车刺方、《素问》痿躄方、《灵枢经》癫疾刺方、《百症歌》泉池痿痹方、《丹阳》曲池合谷方、列缺后溪解痉方、《千金》合谷收吻方、《灵枢经》盛络刺方等。每方介绍针方（又称刺方）来源、穴位组成、取穴原理、治疗作用和适应证，

《黄帝内经》中凡可用治脑瘫诸症的针法、针方搜罗无遗，皆列其中，后世用方也尽力采撷，以求完备。

今录"《千金》合谷收吻方"① 一方为例：

《千金方》以合谷伍水沟，主治唇吻不收、喑不能言、口噤不开之症。方中合谷为手阳明大肠经之原穴，有导肾间动气、通调三焦原气之功，具调补气血、化气通脉、扶正达邪之用；人中当口水吞咽向上翻转之路，故名水沟，其乃督脉经之穴，具回阳救逆、醒脑清神之功。二穴相伍，则通关启闭、醒脑开窍之功益彰。今名"《千金》合谷收吻方"，乃为中风不语、小儿语迟、唇纵不收症必用之方。

2. 头针疗法

头针疗法，又称颅针疗法，是根据大脑皮层功能定位的理论，在头皮划分出皮层功能相应的刺激区，以针刺激头皮特定区的一种针刺疗法。

本疗法是在针刺疗法和西医学关于大脑皮层功能定位的理论相结合的基础上发展起来的一种新疗法，于1972年首见报道，但其颇有渊源。《素问·脉要精微论》指出："头为精明之府。"明代张介宾云："五脏六腑之精气，皆上升于头。"说明头部与人体内的各脏腑器官的功能有密切的联系，头面部是经气汇集的部位。经过历代医家的不断实践和总结，至20世纪70年代初头针疗法终于发展成为一种专门的针刺疗法。

（1）穴位定位

头针在中医临床的治疗中采用大脑皮层功能定位的方法。

①前后正中线：从眉心至枕外隆突下缘中点的头部正中连线，即督脉经循行线。

②眉枕线：从眉中点上缘至枕外隆突尖端的头部侧面水平连线，多为足太阳经头部循行线。

③颞周线：含顶颞前斜线、颞前线、颞后线及顶旁、枕下旁线。多为手足太阳经、手足阳明经、手足少阳经循行线。

（2）头针在脑瘫中的应用

头针刺激区共划分运动区、感觉区、舞蹈震颤控制区、血管舒缩区、足运感区、

---

① 柳少逸. 脑瘫中医治疗康复技术讲稿 ［M］. 北京：中国中医药出版社，2016：27.

晕听区、言语一区、言语二区、运用区、视区、平衡区和肾区 12 个部位。

临床应用时，单侧肢体病一般选用病灶对侧的刺激区；双侧肢体病选用双侧刺激区；内脏或全身性疾病选用双侧刺激区。一般可针对不同疾病在脑部的定位，治疗部位以相应刺激区为主，还可以根据兼症选用相关刺激区配合治疗。

本疗法通过毫针针刺头皮的相应刺激区刺激分布于该部位的神经末梢和腧穴，通过神经系统的传导将刺激传递到相应的大脑皮层，在中枢神经系统和经络系统的调节下，改善神经的传导功能，调节神经肌肉的兴奋性，以达到治疗疾病的目的。本疗法对中枢神经系统疾病治疗效果尤为突出。因所取刺激区域，多为循头部经脉循行线，故可起到疏通经络、流行气血、协调阴阳、扶正祛邪、益肾荣脑的功能，为治疗脑瘫病之良法。

至于耳针疗法、足针疗法，其原理与头针疗法类似，乃中医整体全息观在针灸疗法中的应用。而皮内针疗法、电针疗法、指针疗法和点刺疗法，乃刺法之改进，其效类体针疗法。不同针法有其不同特点，可发挥不同的作用，因篇幅所限，不再详述。

（二）灸疗术①

灸法是临床上常用的治疗方法，是借灸火的热力给人体以温热性刺激，通过经络腧穴的作用以达到防病治病目的的一种方法。《医学入门》云："药之不及，针之不到，必须灸之。"足见灸法在中医临床中的重要作用。此疗法应用源远流长，早在春秋战国时期就有了灸法的文字记载，如《庄子》篇中有"丘所谓无病而自灸也"的记载，《素问·异法方宜论》有"藏寒生满病，其治宜灸焫"的论述。后经历代医家不断完善、发展应用，才有了众多的灸法，促进了中医药学的发展。

1. 艾条灸法

脑瘫病的临床治疗是在辨证、辨病取穴的基础上，在针刺穴位上加灸。其取穴与处方基本同体针疗法，尤其是"治痿九穴""荣督九穴"及肢体障碍、肌肉萎缩之取穴，可在针后加温和灸。雀啄灸和回旋灸法多用于治疗痉挛型、强直型脑瘫，常于穴位上施以针法加灸法。另有"《圣惠》中风七穴法"和"《资生》七穴灸方"，适用于小儿脑瘫患者之肢体活动障碍及肌肉萎缩者。

2. 隔姜灸法

可用于各种类型脑瘫患者。隔姜灸如果取穴准确，可获针灸一样的"得气"效

---

① 柳少逸. 脑瘫中医治疗康复技术讲稿［M］. 北京：中国中医药出版社，2016：57－70.

果：其一，感觉异常，局部有火热、烧灼感，肢体有麻热感并循经传导；其二，灸背部俞穴时，有关脏腑有相应感觉或特殊反应；其三，特殊反应如局部或全身出汗、发热、麻木等。

3. 隔蒜灸法

在辨证、辨病取穴的基础上，在针刺穴位上加蒜片再施灸。本法临床多用于"治痿九穴""荣督九穴"及肢体障碍、肌肉萎缩之取穴，多针后加隔蒜灸。

4. 隔附子饼灸法

一是按体针疗法中之辨证、辨病取穴，然后施以隔附子饼灸法。二是施行《扁鹊心书》灸法。《扁鹊心书》包含"黄帝灸法""扁鹊灸法""窦材灸法""扶阳灸法""保命之灸"等，均有益元荣督、大补气血、填髓开智、强筋健骨之功，故适用一切痿证、偏瘫、脑瘫。

5. 隔盐灸法

用于儿童脑瘫患者，尤适用于先天不足或脾肾虚弱证者。

隔姜灸、隔蒜灸、隔附子饼灸和隔盐灸等法均属艾炷间接灸疗法，隔姜灸、隔蒜灸多适用硬瘫患儿，而隔盐灸、隔附子灸多适用软瘫及五迟患者。大凡临床应用，要在脏腑经络理论指导下辨证施术。

6. 温针灸法

是通过针刺和施灸的共同作用而达到治疗目的的方法，适用于一切针刺和灸治所能治疗的疾病，也是治疗脑瘫的重要方法。

（三）罐治术[①]

罐治疗法源远流长，自人类开始学会应用火时就已有了本疗法的萌芽，至少在春秋战国时期就已经开始应用于临床。本法具疏经通络、开腠解痉之功，为脑瘫的常用治疗方法，尤适用于脑瘫之五硬者。本法又细化为拔罐（定罐）、走罐、闪罐、针罐、刺络拔罐六种方法。

1. 拔罐疗法

根据脑瘫辨证与辨病施治的大法，在体针取穴的基础上，于穴位上施以拔罐疗法。

---

① 柳少逸．脑瘫中医治疗康复技术讲稿［M］．北京：中国中医药出版社，2016：71-81.

2. 走罐疗法

用于腰背部及四肢肌肉丰厚处，在背部正中督脉经循行线上施术，有益元荣督、通达三焦、调和营卫之功，而有益于脑瘫的康复。脑瘫上下肢运动障碍者，可于手足阳明经循行线上施术。而于背部双侧足太阳膀胱经四条循行线上施术，则有激发太阳经脉气、调整全身脏腑经络的作用，为治疗脑瘫的有效方法。

3. 闪罐疗法

主要用于痉挛型、手足徐动型、震颤型、强直型脑瘫患者。以体针疗法辨证辨病取穴。

4. 针罐疗法

适用软瘫者，根据体针疗法取穴规律施用此法。

5. 刺络疗法

用于痉挛型、强直型脑瘫，在体针疗法辨证、辨病取穴的基础上，根据病情需要选穴。

（四）按摩术①

按摩术又称"推拿疗法""按跷""乔摩"等，作为一门具有独特治疗规律和方法的临床学科，主要通过在人体体表的经络腧穴上施以各种特定的手法，有效地刺激该部位的神经末梢和毛细血管，通过经络系统和神经系统的调节作用，发挥疏通经络、调畅气血、滑利关节、平衡阴阳、调理脏腑气血功能、增强人体抗病能力等综合效应以发挥局部或全身的治疗作用。本法可单独或配合其他治疗措施广泛应用于临床，可根据体针疗法辨证辨病，于所需经脉、经筋及穴位上施术，也可在运动障碍的部位施术。

1. 捏脊疗法

适用于一切脑瘫患儿，大凡 1~12 岁患儿均可作为基础治疗方法施用。本法通过捏、提、点、拿等手法作用于背部的督脉、足太阳膀胱经和夹脊穴。由于督脉总督一身阳气，足太阳膀胱经为五脏六腑背俞穴之所在，所以捏脊疗法可内通脏腑，外达经络，益元荣督，振奋阳气，调和营卫，通调气血，调节脏腑功能，从而达到防病治病之目的。有研究证实，由于捏脊部位分布在脊柱两旁的神经干上，因此刺

---

① 柳少逸.脑瘫中医治疗康复技术讲稿［M］.北京：中国中医药出版社，2016：82－127.

激该部位可以使周围神经活跃，通过大脑皮层高级神经中枢的调节而能提高患儿的血红蛋白、血浆蛋白、血清淀粉酶指数，加强小肠的吸收功能。

2. 摩腹疗法

适用于各种类型脑瘫患者。以调补后天之本为要。

3. 摩肾堂法

主要用于肾气不足所致的脑瘫，具有益肾荣督、强筋健骨、调补任冲、提摄带脉之功，亦可养生保健，预防疾病，提高身体素质。此法简便易掌握，可作为脑瘫康复的家庭治疗法之一。

4. 摩神阙法

神阙为任脉经之经穴。任者，妊养之意。胚胎期由此秉受母体之育养。任脉总任一身之阴脉，其受纳手足三阴经脉气，由任脉布于胸腹，并在中极、关元与三阴经交会，在天突、廉泉与阴维经交会，在阴交与冲脉交会，这样任脉与全身阴脉相连，总任一身阴经之气，凡精血、津液均为任脉所司，古称"阴脉之海"。故对神阙施术，则对诸阴经有补偏救弊之功效，故摩神阙有益元荣督、濡髓补脑之功，为脑瘫患者必用之法。

在神阙穴施术时，患者需静心调息，施术者先以双手掌心相对，双内劳宫穴反向搓运，至掌心有热感，然后以右手掌心之内劳宫穴对脐中，顺运神阙穴 5 ~ 6 分钟，待患者进入半睡眠状态时收功。

（五）敷药术[①]

即药物外治法。包括敷脐疗法、敷涌泉疗法、敷贴疗法和膏摩疗法等，是将中药应用在体表的治疗部位上或再结合推拿、按摩等手法，通过物理和药理的综合作用而防治疾病的一种外治疗法。

如敷脐疗法[②]，其临床应用可根据脏腑经络辨证或西医学辨病施药，现以其为例简要介绍。

1. 肌张力低下型脑瘫

该型脑瘫患者其临床主要特点是肌张力低下，抗重力肌发育障碍，自主活动能力低下，呈软瘫状态。

---

① 柳少逸. 脑瘫中医治疗康复技术讲稿 ［M］. 北京：中国中医药出版社，2016：128 – 138.
② 柳少逸. 脑瘫中医治疗康复技术讲稿 ［M］. 北京：中国中医药出版社，2016：132 – 133.

治宜滋养肝肾、健脾益气、温经通脉。

予五味痿躄方：五味子 6g，黄芪 9g，附子 9g，硫黄 3g，炮穿山甲 2 片（碎）。入白酒 250mL，微火煮药至酒干，将药捣成膏状，兑入冰片 0.5g，敷脐中，3 天后取下，每 10 天敷药 1 次。

2. 痉挛型脑瘫

该型脑瘫患者多呈牵张反射亢进或持续性紧张引起的运动功能障碍。

治宜调和营卫、行气活血、解痉制挛。

予桂芪止痉方：桂枝 6g，当归 6g，黄芪 6g，白芍 6g，防风 6g，白芷 6g，皂角刺 6g，天麻 6g，白附子 6g，全蝎 3g，蜈蚣 2 条。入黄酒（或白酒）250mL，微火煮药至酒干，将药捣成膏状，兑入冰片 0.5g，敷脐中，3 天后取下，每 10 天敷药 1 次。

3. 手足徐动型脑瘫

该型脑瘫患者以不随意运动为临床特征，主要表现为面、舌、唇及躯干肢节呈舞蹈或徐动样动作。

治宜益肾荣肝、滋阴息风。

予加味小定风珠方：生龟甲 10g，生地黄 10g，生白芍 10g，童便 15mL，淡菜 10g。加水 200mL，煎取 60mL，去渣，上火烊化阿胶 10g，内鸡子黄 1 枚，柳枝搅之成膏停火，待药微温时敷脐中，3 天后取下，每 10 天敷药 1 次。

4. 震颤型脑瘫

该型脑瘫患者表现为静止性震颤，粗大而有节律，有意识动作时可暂时被抑制。

治宜滋阴养血、补心安神。

予加味天王补心丹：生地黄 6g，人参 6g，丹参 6g，玄参 6g，茯苓 6g，五味子 6g，远志 6g，桔梗 3g，当归 6g，天冬 6g，麦冬 6g，柏子仁 10g，酸枣仁 10g。入 250mL 白酒，微火煮药至酒干，将药捣成膏状，兑入冰片 0.5g，敷脐中，3 天后取下，每 10 天敷药 1 次。或用中成药天王补心丹 20g，酒水热溶丸药成膏敷脐。

5. 共济失调型脑瘫

该型脑瘫患者多由小脑发育不良引起，主要表现为平衡感觉障碍而引起不协调运动和辨距障碍。

治宜滋养肝肾、益元荣髓、行血活血。

予以龟鹿天竺方：取生龟甲 6g，鹿角片 6g，黄芪 10g，人参 10g，当归 10g，何首乌 6g，天竺黄 6g，石菖蒲 6g，核桃仁 10g。入 250mL 白酒，微火煮药至酒干，将药捣成膏状，兑入冰片 0.5g，敷脐中，3 天后取下，每 10 天敷药 1 次。

在该节中，先生另介绍了两个自制方剂：

柳氏通络牵正膏：白附子 50g，僵蚕 50g，全蝎 50g，当归 100g，天南星 50g，黄芪 120g，防风 20g，蜈蚣 50g，半夏 50g，陈皮 50g，麻油 1000g，黄丹 250g，冰片 5g。将麻油加热至 100℃左右，入上药（黄丹、冰片除外），煎枯去渣后入冰片、黄丹，煎熬至滴水成珠，待自然冷却，将药膏均匀涂在牛皮纸上，每张直径约 3cm，重 5～10g。此即黑膏药的制作工艺。原用于面瘫，亦适用于混合型脑瘫患者。

柳氏愈痿按摩膏：制草乌、生芥子、生马钱子各 9g，细辛 15g，生黄芪 15g，巴戟天 9g，元胡 10g。共为细末，加入适量凡士林和少量松节油调成糊状。或将上药用 300mL 植物油将药炸枯，浓缩油液停火备用。将膏涂抹在患者穴位或部位上，用拇指揉摩。

上述两方为柳氏医派脑瘫外治法中的代表性方剂，前者用以敷贴，后者用以膏摩。

（六）熨渍术①

是在中医辨证施治的理论指导下，将中药加热后作用于体表的方法，有熨渍、熏洗、熏蒸、药浴诸法。本法一方面使药物通过皮肤腠理吸收而发挥作用，另一方面还有热熨的物理作用。其用药可参考第五章第四节"复健内治法"或参阅本节上述敷脐疗法辨病施药。

三、脑瘫病中医辨证施药法则

胎禀不足，肾元亏虚者，治当益元荣脑，调补任督，予益元荣髓方合参芪方化裁；肝肾不足，阴虚风动者，治当益肾荣肝，滋阴息风，予益肾荣肝方化裁；脾肾虚弱，营卫失调者，治当益元健脾，调和营卫，予扶元治痿方化裁；筋脉失养，风痰阻络者，治当疏肝健脾，开窍通络，予半夏天麻白术汤合加味玉真散化裁；心脾两虚，元神不足者，治当健脾宁心，开窍醒神，予益元荣神方化裁；营卫失濡、瘀阻脑络者，治当益元通脉，开窍醒神，予益元通脉方化裁。详细内容见第五章第四节"复健内治法"。

---

① 柳少逸. 脑瘫中医治疗康复技术讲稿［M］. 北京：中国中医药出版社，2016：139－143.

四、脑瘫的针刺大法与辨病取穴[①]

（一）针刺大法

"经脉所过""主治所及"是针灸治病的法则，也是小儿脑瘫的辨证施治原则。

《灵枢·终始》云："从腰以上者，手太阴、阳明皆主之。从腰以下者，足太阴、阳明皆主之。"意谓病有所主之经见证，治之当分经也。《素问·六微旨大论》有云："天枢之上，天气主之；天枢之下，地气主之；气交之分，人气从之，万物由之，此之谓也。"人亦然，故《灵枢·阴阳系日月》云："腰以上为天，腰以下为地。"《灵枢·始终》云："病生于头者，头重；生于手者，臂重；生于足者，足重。治病者，先刺其病所从生者也。"此即经脉所过部位有病，在"病所从生者"部位取穴之理。该篇又云："病在上者，下取之；病在下者，高取之；病在头者，取之足；病在腰者，取之腘。"此乃言治病远取之法也，亦即言形身之上下，应天地之气交。即《素问·六微旨大论》所云："天气下降，气流于地；地气上升，气腾于天。故高下相召，升降相因，而变作矣。"是以病在上者下取之，病在下者高取之，理同于气之上下升降也，故有腰背有疾取委中，牙痛取内庭之用。均病属"经脉所过"之取穴大法。

《灵枢·终始》又云："手屈而不伸者，其病在筋。伸而不屈者，其病在骨。在骨守骨，在筋守筋。"故病在筋取筋会阳陵泉，病在骨取骨会大杼。《素问·脉要精微论》云："夫五脏者，身之强也。头者，精明之府，头倾视深，精神将夺矣。背者，胸中之府，背曲肩随，府将坏矣。腰者肾之府，转摇不能，肾将惫矣。膝者筋之府，屈伸不能，行则偻附，筋将惫矣。骨者髓之府，不能久立，行则振掉，骨将惫矣。得强则生，失强则死"。如见"不能久立"之症，宗"肾主骨生髓"之由，而刺肾经之原穴太溪，此即"主治所及"之理也。

（二）小儿脑瘫的辨证论治

1. 智力低下

多因胎禀不足，肾元亏虚，脑神失荣所致。可取治瘫九穴、四神聪穴，督脉之

---

① 柳少逸. 脑瘫中医治疗康复技术讲稿［M］. 北京：中国中医药出版社，2016：151-159.

囟会、神庭，胆经之本神，膀胱经之魄户、神堂、意舍、志室；辅以头针疗法。

2. 肢体运动障碍

主以治痿九穴或荣督九穴或交通心肾九刺。极泉刺法至肢体出现活动为佳。上肢辅以腕六针，下肢辅以踝六针。

3. 颈背软而无力

《素问·脉要精微论》云："背者，胸中之府，背曲肩随，府将惫矣。"故主以大椎、至阳之荣督九穴；辅以通天九穴（天突、人迎、扶突、天窗、天冲、天牖、天柱、风府、天府）或天柱、百劳、大杼、列缺、中渚、昆仑等穴。

4. 肘部拘急

主以治痿九穴，辅以手三里、外关透内关。

5. 腕关节下垂

主以治痿九穴或交通心肾九刺；辅以腕六针（阳溪、阳池、阳谷、太渊、神门、大陵）。

6. 指关节屈伸不利

《灵枢·始终》云："手屈而不伸者，其病在筋；伸而不屈者，其病在骨。在骨守骨，在筋守筋。"故主以筋会阳陵泉、骨会大杼；辅以后溪、中渚、合谷、手三里。

7. 腰软无力

"腰者肾之府，转摇不能，肾将惫矣。"故取肾俞、腰俞、命门、腰阳关、太溪，或取荣督九穴，或取二中，或三才刺；辅以带脉交会穴带脉、五枢、维道（均属足少阳经）。

8. 剪刀步态

"膝者筋之府，屈伸不能，行则偻附，筋将惫矣"。当取筋会阳陵泉，交五体刺或三才刺；辅以风市、绝骨、太冲。

9. 足内翻

主以筋会阳陵泉，肾经之原穴太溪；辅以绝骨、丘墟、昆仑、申脉诸穴。

10. 足外翻

主以阳陵泉，肝经之源太冲；辅以三阴交、太溪、照海、承山诸穴。

11. 足下垂

"伸而不屈者，其病在骨"，故取骨会大杼、治痿九穴；或取踝六针（解溪、商丘、昆仑、丘墟、太溪、中封）。

12. 言语不清

主以四神聪穴及哑门、廉泉、通里、心俞、膻中；辅以神门、足三里、合谷、涌泉诸穴。

13. 斜视

"头者，精明之府，头倾视深，精神将夺矣。"故取足少阴之井穴涌泉；辅手足太阳、足阳明、阴跷、阳跷之会睛明及交五体刺法。上述穴位可根据病情选穴，每次留针30分钟，并根据脏腑经络之虚实，选用补泻手法。

14. 肌肉萎缩，肢体痿废

主以治痿九穴，或肉痿刺方，或盛络刺方，或标本刺方，或痿躄刺方，或三才刺；辅以"支沟伍阳陵""人中伍委中"。上肢痿加取曲池、尺泽、合谷及"腕六针"；下肢痿加取足三里、三阴交、太冲及"踝六针"。

15. 肢体徐动或震颤

《素问·脉要精微论》云："骨者髓之府，不能久立，行则振掉，骨将惫矣。"故取骨会大杼、髓会绝骨。鉴于肾主骨生髓，故取肾之背俞。尝可取风池，风池属足少阳、督脉之会，大凡风证皆取。"诸风掉眩，皆属于肝"，故取肝之背俞，既可平息内风，又可疏散外风，此穴内外皆治。亦可间用交五体刺、太极刺法、三才刺。

（三）小儿脑瘫的辨病施治

1. 痉挛型脑瘫

主要病变在锥体系，是临床上最常见的脑瘫类型，以肌肉紧张亢进、运动功能障碍为主要特征，主要表现为痉挛性截瘫或四肢瘫痪。患儿行走、站立困难，走路足尖着地呈剪刀步态；肌张力明显增高，腱反射亢进，可有病理反射；常伴有语言及智力障碍。针刺取穴可参考"辨证施治"法。

人始生，先成精，精成而后脑髓生。若小儿胎禀不足，肾气亏虚，必然造成髓海空虚，而造成智力障碍。《素问·五脏生成论》云："诸髓者，皆属于脑。"肾受五脏之精而藏之，主骨而生髓，故《灵枢·海论》云："脑为髓之海，其腧上在于其盖（百会），下在风府。"脑髓之主要功能是主灵性、记性、思索，所听、所见、所闻，皆应于脑。故肾气亏损，不能上荣于脑，骨髓之成长充盈受阻，脑髓不能实而致智力低下诸症，以百会、风府为主穴。髓海空虚，主骨功能受损，则行走、站立困难。督脉之"督"，乃监督、督促、统帅之意，有总督诸阳之功，称为"诸阳之海"。《素问·骨空论》云："督脉为病，脊强反折。"《难经·二十九难》云："督之为病，脊强而厥。"故"荣督九穴"为痉挛型脑瘫之必用；辅以支沟伍阳陵、后溪伍申脉、交通任督刺、腕踝十二原与天星十一穴。间日取之，有益于对肢体运动功能障碍患者的康复。

若"足趾拘挛，筋紧不开"，宗《针灸大全》法，取"丘墟二穴，公孙二穴，阳陵泉二穴"；若"手指拘挛，伸缩疼痛"，取"尺泽二穴，阳溪二穴，中渚二穴，五处二穴"；若"手足挛急，屈伸艰难"，取足三里、曲池、尺泽、合谷、行间、阳陵泉诸穴。

2. 手足徐动型脑瘫

主要病变在大脑深部基核及锥体外系。以不随意运动为主要临床特征。患儿表现为面、舌、唇及躯干肢体舞蹈或徐动样动作，伴有运动障碍和肌张力增高。本病主证属中医"瘛疭"范畴，《灵枢·邪气脏腑病形》云："心脉急甚者为瘛疭……脾脉急甚者为瘛疭。"《素问·玉机真脏论》云："肾传之心，病筋脉相引而急，病名曰瘛。"由此可知，因先天胎禀不足或感染、缺氧、缺血、外伤等因素造成小儿徐动型脑瘫可从中医"瘛疭"论治。肝体阴而用阳，先天不足，肝肾亏虚，精血亏虚，不能荣髓养筋而发瘛疭，故法当益肝肾，荣筋骨，养心脾，故当取三阴交、关元、肾之俞穴肾俞、募穴京门，肝之俞穴肝俞、募穴期门，心之俞穴心俞、募穴巨阙，脾之俞穴脾俞、募穴章门；盖因"治痿者独取阳明"之理，故可取治痿九穴；督脉多次与手足三阳经及阳维脉交会，能总督一身之阳经，为阳脉之海，有调节阳经气血的作用，故可取荣督九穴；辅以足临泣伍外关、列缺伍照海。鉴于天星十一穴均在四肢部，故亦可用之。

宗《针灸大全》法，若见"两足颤掉，不能移步"，取"太冲二穴，昆仑二穴，阳陵泉二穴"；若见"两手颤掉，不能握物"，取"曲泽二穴，腕骨二穴，合谷二穴，中渚二穴"。

3. 震颤型脑瘫

主要病变在锥体系及小脑，表现为静止性震颤，粗大而有节律，有意识动作时可暂时被抑制。单纯此型患者罕见，多与其他型混合存在，故治疗参考其兼型的治疗方法。主穴仍为治痿九穴、荣督九穴、四神聪穴。肢体震颤主以支沟透阳陵、列缺伍照海；上肢取曲池、外关、合谷、中渚，腕六针；下肢取足三里、绝骨、太冲、踝六针；眼球震颤取攒竹、鱼腰、丝竹空三穴透阳白。《扁鹊心书·手颤病》篇云："四肢为诸阳之本，阳气盛则四肢实，实则四体轻便……若灸关元三百壮，则病根永去矣。"故有灸关元之治。若见"手足俱颤，不能行步握物"，宗《针灸大全》法，取"阳溪二穴，曲池二穴，腕骨二穴，阳陵泉二穴"。

4. 强直型脑瘫

主要病变为锥体外系统损伤，也称强刚型、固缩型脑瘫，临床多与痉挛型混合存在，其最大特点是被动运动有抵抗。宗《素问·至真要大论》之"诸风掉眩，皆属于肝"之由，养肝肾为其大法之一，因精血同源，故取肾俞、肝俞、督俞、厥阴俞。因气血不足，筋脉失养而肢体强直，故补后天之本，促气血生化之源亦为大法之一，当取治痿九穴。"督之为病，脊强而厥"，故治疗应调督荣冲，通三焦，可取荣督九穴、交通任督刺、后溪伍申脉、腕踝十二原或天星十一穴，间日用之。重症可根据障碍部位，辨证取穴。

5. 肌张力低下型脑瘫

主要表现为肌张力明显降低，不能站立行走，头颈抬起困难，运动障碍明显，关节活动幅度过大，腱反射活跃，可出现病理反射，常伴有失语和智力低下。盖因先天胎禀不足，元气虚惫，髓海空虚，督脉失约，而致阳气虚衰，肢体痿废不用。故治疗保扶阳气为本，张景岳尝云："善补阳者，必于阴中求阳，则阳得阴助而生化无穷。"宗宋·窦材扶阳气之法，取关元、气海、命关（食窦穴）、中脘四穴，针后加灸。宗督脉为"阳脉之海"、脾胃为气血生化之源，故取荣督九穴、治痿九穴、公孙伍内关、列缺伍照海及腕踝十二原，亦可取盘石金直刺，平补平泻法。若"手足麻痹，不知痛痒"，宗《针灸大全》法，取"太冲二穴，曲池二穴，大陵二穴，合谷二穴，三里二穴，中渚二穴"。

6. 共济失调型脑瘫

由小脑发育不良所致，以平衡功能障碍为主。主要表现为肌张力低下、共济运动障碍、意向性震颤、构音障碍及运动发育迟缓。治疗可主取治痿九穴、支沟伍阳陵、人中伍委中、足临泣伍内关等法，亦可参考震颤型脑瘫、肌张力低下型脑瘫或根据瘫痪肢体、言语障碍见症取穴。

7. 混合型脑瘫

以脑瘫患儿身上同时有两种以上类型为其特点。临床上可分手足徐动加痉挛型、手足徐动加失调型、手足徐动加痉挛失调型及失调加痉挛型。混合型脑瘫患者表现的症状是多方面的。根据资料统计，以痉挛型脑瘫与手足徐动型脑瘫的混合型为多见。其治疗当主取四神聪穴、治瘫九穴、荣督九穴；辅以支沟伍阳陵、人中伍委中及腕踝十二原。再根据脑瘫的不同类型辨病取穴或以人体功能障碍的具体情况辨证取穴。

2010 年，恩师伉俪创建了莱阳复健医院，以大医精诚为办院理念，以德馨术精的声誉，赢得了社会和政府的认可，成为山东省康复定点机构国家二级资质、山东省脑瘫儿童康复定点机构、山东省残疾人无障碍康复服务站、烟台市脑瘫儿童康复定点单位。其多项医疗技术获国家专利，并于 2014 年由烟台市民政局批准成立了"烟台市复健脑瘫科研所"。正是由于实施了柳氏的脑瘫中医复健技术，以科研成果及卓有成效的临床基础，才形成了以治疗小儿脑瘫、中风偏瘫、外伤及神经病变性瘫痪为主的"柳氏中医复健医学"特色医疗体系。自创建之初，先生就举办了"小儿脑瘫中医复健技术"讲座，传授了柳氏中医复健技术在小儿脑瘫康复领域中的实用技术。由于中医复健技术的实施成果喜人，2014 年春，蔡剑前名誉院长来院，建议先生将此讲座整理出版，并笑曰："能有讲座就是有'自信'，有疗效就是最好的'共信'！且有三代'可传之方'，何不付梓！以传承之。""所以我建议少逸大夫将该《讲记》结集出版，这对脑瘫患者来讲，可谓功德无量啊！同时对中医学术的传承与发展也大有裨益。"① 于是先生整理成《脑瘫中医治疗康复技术讲稿》。

查阅当前关于脑瘫病的中医治疗康复技术文献，《脑瘫中医治疗康复技术讲稿》为开山之作。

由上可知，柳氏医派通过对中医复健技术的系统梳理和研究，将其发展成为完善、系统的中医复健医学体系。这个体系，主要是由全面阐释医经学派学术尤其是扁鹊所施和《黄帝内经》所载而来，故称为医经学派针术、灸术、推拿术。这些理论上、学术上的努力，最后都落实到了脑瘫病这一目前困扰中西医两界的疑难病症上来。而以之为建院灵魂的山东莱阳复健医院的成功运营和蓬勃发展，也从社会实践和临床疗效等方面证明了柳氏医派中医复健医学体系确实是理论精湛、疗效显著的医学体系，值得传承接续和发扬光大。

---

① 柳少逸. 脑瘫中医治疗康复技术讲稿·蔡序［M］. 北京：中国中医药出版社，2016：4.

第七章

柳氏医派重要文献

　　读书，用书，著书，自吉忱公始，乃治学、行医之"三昧"也，亦中医学有序传承之苦旅也！柳氏医派笃守"认真读书，老实做人"之训，"读书"是求仁心仁术，救死扶伤，仍是做人；为医者做人即是救死扶伤，又必须读书、用书。这也彰显出郑板桥所谓"布衣暖，菜根香，读书滋味长"的人生三昧。

　　柳氏医派善于笔耕，勤于著述。无论读书，还是临证，如有所惑所感，皆凝于笔端，随手记录。有感，则上溯经典，下及历代医学名著，溯本求源，钩深致远，探赜索隐，阐幽发微，必得明释而后已；有感，则条其纲目，理其端绪，求之经典，验诸临床，必得证实而后罢。坚持不懈，持之以恒，日积月累，集腋成裘，积沙成塔，遂有了"齐鲁杏苑丛书"系列、"柳氏医派丛书"系列等学术著作。

　　清·张善吾《治喉症神效方·黄序》有云："施药不如传方，口传不如笔授，然有可传之方，而未敢自信则不传矣，而未共信亦不传。"柳氏医派溯古及今，衷中参西，有学有验，有章有法，吉忱公、永昌公之治验，乃可传之方；少逸先生伉俪等续验而述之，乃自信而传之；第三代传人趋验而述之，乃共信之，由此而成可传之方矣！诚如"四代"阳和汤之验，"三代"柴胡剂之施，"二代"益元方之用也。所以"口传"不如"笔授"之广博，亦撰文著书乃传承之深远意义也！诚如宋代欧阳修《薛简肃公文集序》所云："君子之学，或施之事业，或见于文章。"

　　兹将柳氏医派业已出版的著作，按照出版社出版时的作品介绍提要如下。

第一节　吉忱公出版学术专著提要

　　1.《柳吉忱诊籍纂论》

　　柳吉忱，20世纪50年代胶东名医，从医数十载，课徒十数人。精通经史，熟谙岐黄之学，兼通诸子百家，其于医学，深究博览，掇菁撷华，独探奥蕴，卓然自成一家。立法谨严，通权达变，常出有制之师，应无穷之变。《柳吉忱诊籍纂论》系其哲嗣柳少逸先生对吉忱公所治验案进行整理、诠释、发挥而成，内容涉及内、外、妇、儿各科领域。医案简洁精当，释案鞭辟入里，可以作为中医药从业人员及广大中医药爱好者的参考用书。

2.《柳吉忱四部经典讲稿》

本书为二十世纪五六十年代柳吉忱先生讲授《黄帝内经》《神农本草经》《伤寒论》《温病条辨》四部经典讲稿的结集。吉忱公贯通古今，融汇中西，师古而不泥古，学今又不固今。本书切合临床实践，深入浅出，通俗易懂。基本保存了新中国成立初期中医经典著作教材的原貌，具有重要的学术价值。

第二节　关于少逸先生伉俪出版学术专著提要

少逸先生伉俪合撰了许多学术专著，或题署两人，或只署一人，实际上皆为两人协作，故将两位老师的著作合在一起介绍。有些著作是总结第一代的学术思想和临床经验，兹原本照录；有些著作也包括有第二代其他传人的汗水和智慧，在此一并介绍；或有第三代传人参与其中，也在署名中有所体现，故一并论述。因有的著作涉及面甚广，难以按学科区分，故在此按出版时间先后为序，而不再加以分类。这些著作，是柳氏医派赓续传承之印记，也是柳氏医派学术思想和临床经验之总结。若有机会通读全书，柳氏医派的发展轨迹和学术体系就可跃然纸上；偶得暇翻阅一卷，也可窥见其学术特色和独运匠心。

1.《中医非药物疗法荟萃》

全书共分8章、80节，介绍了100余种非药物疗法。书中将所载疗法分为针刺疗法、灸治疗法、罐治疗法、按摩疗法、气功疗法、手术疗法、杂治疗法、小儿非药物疗法等八章，以章带节，每节介绍一种疗法。每一疗法除首列概述以说明疗法概念、历史沿革、研究的现实意义外，所列各条依次是基本内容、主治范围、注意事项、应用举隅及附录，部分疗法后加以按语。疗法名称原则上依从原文或约定俗成，个别易于混淆或定义不明者，由编者另行定名。对于名称虽异而内容大致相同者，则删繁就简，予以合并。基本内容包括器具、作用原理和施术方法等。应用举隅皆为山东省中医非药物疗法学术研讨会及山东半岛中医药研究协会、齐鲁中青年中医读书会第一、二、三、四次学术例会及会员出席国内、国际学术会议中有关非药物疗法的学术论文。附录中收录了上述会议中对各种非药物疗法进行专题发挥或理论探讨的长篇论文。按语多就该疗法与相关疗法进行鉴别和探讨。书中疗法既齐全又新颖，为目前非药物疗法最为完备者，可谓集其大成。其中聚光灸疗法、灯火灸疗法、天灸疗法、吸引疗法、摩神堂疗法、行气疗法、胎息疗法、六字诀疗法、小周天疗法、彭祖导引法、五脏导引法、湿泥疗法、热蜡疗法、音乐导引法、舞蹈疗法、书法导引法、梳头疗法等，均属罕见。作者站在中国医学史的发展高度，回顾历史，分析现状，展望未来，搜罗古今，荟萃精要，反映了山东省中医非药物疗法研究的成就。书前有山东省中医药管理局蔡剑前局长《走向世界，走向未来，走向现代化》的序言。

2.《中医外治法荟萃》

该书以观点新颖、涉猎全面、挖掘度深、开拓面广著称。书前有山东省中医药管理局蔡剑前局长《杏苑一奇葩》的序言和主编少逸先生的赋体《前言》。凡例中介绍了编者的编辑思想和外治法思想。编者认为，随着对古今外治法文献的发掘和整理，近年来在外治法研究和应用等方面的突破性进展以及中医学与西医学相结合的不断深化，传统的外治法定义已远远跟不上时代的步伐，必然也必须"与时皆行"。为适应这种需要，编者将外治法定义为药物施于体表或从体外进行治疗的药物疗法，即药物通过皮肤、黏膜、呼吸道等给药途径而非肌肉、静脉、口服等给药途径进入机体，以发挥防病治病、保健养生等作用的治疗方法。

全书收录了山东省中医外治法学术研讨会及山东半岛中医药研究协会、齐鲁中青年中医读书会第一、二、三、四次学术例会及相关会员出席国内、国际学术会议中有关非药物疗法的学术论文。分上篇、下篇、附篇三部分，计11章。上篇为理论研究，从外治法的历史和文献、常用疗法、剂型及应用、现状和展望诸方面进行探讨。下篇为临床应用，以科分章，以节分病，以病带法带方，一病一法、一方或多方，理法方药系统全面。每病按病名、概要、疗效简介、方药组成、用法、证治探讨、附录依次编排，以期理明、法活、方对、药当，证治朗然，方药入扣。附篇汇集了有关中医外治法学术会议的部分论文及有关外治法的研究成果。

3.《杏苑耕耘录》

书前有烟台师范学院王树春教授所撰序言《九层之台，起于累土（代序）》和少逸先生自序,介绍编纂主旨。全书收录作者 1975~1992 年撰写的主要论文,分医论和临证两篇。医论篇收文 16 篇,既有中医原理和理论探讨,如《评阴阳平衡论》《从古今名医简析中医人才的知识结构》《试谈方剂学中的哲学思想》《生气之原辨析》《漫话道教全真派》等,又有体现柳氏医派特点的五运六气学说研究,如《浅谈五运六气学说中的系统论思想》《子午流注机制探赜》,还有临证探讨,如《同病异治法则浅谈》《浅述跌阳诊法在脉学中的地位》等。临证篇收文 32 篇,按照内科、外科、妇产科、小儿科的次序探讨治法、方剂、病证治疗。其中不乏对医派创始人吉忱公的理论研究和临证经验总结之作,体现出学有所承、悟而发挥的特点。全书言简意赅,说理透彻,体现了柳氏医派的特色。

4.《人癌之战与三十六计》

本书分正篇和附篇两部分。正篇讲理法方药,附篇介绍常用抗癌中草药及抗癌食品。本书体例新颖,说理透彻,切于实用。宗清·徐大椿"用药如用兵"意,以计定用药式,说明原计用典。以《易》解计,用《易经》中阴阳燮理,分别推演兵法中的刚柔、奇正、攻防、彼己、虚实、强弱、主客、劳逸等矛盾的对峙转化关系,以计之哲理及所阐明的矛盾法则,指导肿瘤防治,并立三十六用药式,反映出太极思维临证体系的特色。

5.《少阳之宗》

本书分上下篇,凡 15 万言。卷首有袁大仲《序》,介绍该著成书基本情况。少逸先生崇尚经方,枕聩《伤寒杂病论》30 余载,潜心钻研,独探奥蕴,与夫人蔡锡英珠联璧合,伉俪合作,集研究之大成,衷然撰述。是编上篇"少阳百病此为宗",列枢机与枢机之剂、少阳病与小柴胡汤、小柴胡汤与临床应用;下篇"柴胡方剂的发展与变通",列《伤寒杂病论》中的柴胡剂、后世医籍中的柴胡剂类方。论中强调机体气机升降出入、开阖枢机之理,阐明柴胡剂和拨转枢机,临证辄取少阳转枢之功。本书理论新颖,说理透彻,条分缕析,验证确凿。一册在手,理法洞然,指点迷津,尽传柳氏枢转少阳之谜,亦可见柳氏医派"以方证立论"法式之规范。

6.《齐鲁杏苑丛书——中医康复疗法荟萃》

本书由山东省中医药管理局蔡剑前局长撰写《努力开拓 不懈追求》为序。该书以山东中医药学会中医康复学学术研讨会为基础,兼收山东半岛中医药研究协会、齐鲁中青年中医读书会第一至六次学术例会及相关会员出席国内、国际学术会议中有关中医康复学研究方面的学术论文。正文分上、中、下三篇,上篇为基础理论研究，主要是编者从中国传统康复医学的概念、范畴、历史和文献、传统机构、特色及其与现代康复医学的区别等方面进行系统探讨；中篇阐述中医常用的康复疗法，诸如中药、针刺、灸治、罐治、按摩、气功导引、沐浴、饮食等疗法，每法依次列概念、方法、应用，每法分列各种应用类型；下篇为临床康复，重点介绍常见疾病的康复经验和康复心理，分中风后遗症、内科疾病、外科疾病。该书反映了编者的中医康复学思想，也体现出柳氏医派"医道—医术—医学"的学术构架。正是在此基础上，柳氏医派专门对小儿脑瘫进行了系统研究，建立了脑瘫中医治疗康复技术体系，并加以具体实施，少逸先生后编著《脑瘫中医治疗康复技术讲稿》。

7.《齐鲁杏苑丛书——中国象数医学研究荟萃》

本书由山东省中医药管理局蔡剑前局长撰写《由对天人合一学说的拓展，到中国象数医学的建立》一文为序，少逸先生撰写《中国象数医学简介》的前言，书末附少逸先生所撰《跋》，对中国象数医学的概念、范畴、理论体系和研究意义及其创建的过程进行了系统阐释。该书以中国象数医学学术研讨会与会论文为基础，兼收山东半岛中医药研究协会、齐鲁中青年中医读书会第一至五次学术例会及其会员出席国内、国际学术会议中有关中国象数医学研究方面的学术论文。正篇按照少逸先生的中国象数医学思想分为医道篇、医术篇和医学篇三部分。医道篇收文11篇，探讨了中国象数医学的概念、范畴、理论体系及其产生的历史意义和现实意义。医术篇收文11篇，概述了中国数术学对中医学理论体系的创立、思想倾向的流变、各家学说的产生及思维模式的沿袭等方面的影响。医学篇收文26篇，分别讨论了中国数术学在中医生理学、病理学、诊断学、治疗学和养生学等方面的应用。附篇汇编了中国象数医学学术研讨会会议纪要和论文述要，简要介绍了该次会议的研究成就和对中国象数医学发展的贡献。全书全面反映了中国象数医学发展的成就，体现出柳氏医派"三论"的学术思想。该书为中国象数医学研究的开山之作。

8.《回春集录——柳少逸医林跬步》

本书由山东省中医药管理局蔡剑前局长撰写序言，是对少逸先生医林跬步三十春秋以来临床、教学、科研方面的全面总结，所收皆为各种报刊、图书、会议中所公开发表和刊登的介绍少逸先生的文章。全书共分三部分。第一部分记录了少逸先生中医学研究等方面的事迹，计收文23篇，其中《中国当代名人大典》《中国名医列传（当代卷）》等词典词条5篇，《"神医"柳少逸》等报告文学、通讯报道2篇，《人癌之战与三十六计》等书序、跋14篇（其中自序、跋6篇，蔡剑前序5篇，袁大仲序2篇，王树春序1篇），《外治荟萃 斐然集成——〈中医外治法荟萃〉》等书评2篇。第二部分介绍了少逸先生创建山东半岛中医药研究协会、齐鲁中青年中医读书会两个中医药学术组织，山东扁鹊国医学校和山东半岛疑难病研究治疗中心的有关事迹，收录了正式发表于报刊的通讯报道23篇。第三部分收录了正式于报刊发表、电视台播出的介绍少逸先生创建中国象数医学理论体系、中医文化思想等学术思想论文、电视专题解说词13篇。本书系统展现了柳氏医派集大成者升华柳氏医派的历程。

9. 《齐鲁名医学术思想荟萃》

书前首列主编所撰序言，简要介绍了齐鲁中医学发展史上的名医，回顾了山东中医药学会齐鲁名医学术思想研讨会从筹备、召开到《齐鲁名医学术思想荟萃》的编纂过程。全书收录了山东中医药学会齐鲁名医学术思想研讨会及山东半岛中医药研究协会、齐鲁中青年中医读书会第一至八次学术例会及相关会员出席国内、国际学术会议中有关齐鲁名医学术思想研究方面的学术论文。本书分上、下和附篇三部分。上篇为名医学验录，荟萃了当代仍活跃在中医界的有作为的医家，重点介绍了他们的学术思想和临床上的成功经验。下篇为医林纵横谈，汇集了研究古今医家的医学成就和学术流派及个别中青年中医的治学思想和成才之路的文章。集中人物排列，均以出生年月先后为序。综观书中诸医家的学术思想，无论在纵向继承还是在横向融合方面，均具备中医学术特色，且具有鲜明的时代特点。附篇汇编了山东中医药学会齐鲁名医学术思想研讨会的有关文件，包括山东省中医药管理局蔡剑前局长在山东中医药学会齐鲁名医学术思想研讨会上的讲话《贵在开拓》和《齐鲁名医学术思想研讨会会议纪要》。本书名曰《齐鲁名医学术思想荟萃》，可窥及部分名医学术思想，了解山东古今名医。

10. 《实用卫生职业教育——中医学概要》

本书为《实用卫生职业教育丛书》之一，全书共分3篇12章，按照中国象数医学医道、医术、医学三层次分篇，重点论述了中医学基础理论和基本知识。上篇为中医基础理论，自第一章至第六章着重阐述阴阳五行、藏象、病因病理、诊法、辨证和防治原则；中篇为常用传统疗法，重点介绍了临床上常用的药物疗法和非药物疗法，其中第七章介绍了中药、方剂的基本知识、药物内治疗法和外治疗法，第八章叙述了临床上最常用的针灸、推拿两种非药物疗法；下篇为常见病证，第九章至第十二章分别介绍了中医学在内、外、妇、儿各科常见病、多发病和疑难病证方面的辨证论治体系及其独特而有效的诊治方法。本书编写体例独特新颖，既有系统的中医学理论，又能紧密地联系临床实践，使学员能学以致用，以适应初级卫生保健及乡村医生正规化教育的需要。本书在编写过程中，特聘请柳少逸、蔡锡英两位老师为编委和策划，故全书反映出柳氏医派医道、医术、医学的中国象数医学理论的三个层次，为柳氏医派编著教材的实践尝试。本书可作为卫生职业中等专业学校教育、乡村医生学历教育试用教材，也可作为成人医学教育参考资料，并可供从事中医药学的研究人员、医务人员参考。

11.《伤寒方证便览（一）》

本书书前有原山东省卫生厅副厅长张奇文教授"钩玄提要　由博返约"的贺词及序，长岛县人大常委会副主任、中医医院院长袁大仲主任医师的序，柳少逸《读仲景书序札记——谈"勤求古训，博采众方"》的自序和前言。本书以六经分为六章，每章按提纲、经证、腑证、变证、类似证、兼证等依次论述，以证统方，以方类证，方证结合，提纲挈领，反映出柳氏医派以方证立论的临证体系，不啻为科研及教学的可用之书，还示人以执古方治今病之规矩准绳，在《伤寒论》研究领域中独树一帜，自成一家，实属一部中医临床应用和研究伤寒方的可资之书。张奇文教授在序言中首次提出"柳氏学术思想体系"，为柳氏医派面世肇始。

12.《名老中医之路续编·第一辑》

本书是《名老中医之路》的续篇，主要介绍了39位名老中医的求学之路以及他们的学术思想。全书语言通俗，在介绍学术思想的同时，还附有大量案例作解释。该书内容丰富，发人深省，催人奋进，是引领人成才的好书。

13.《中国名中医名言辑释》

本书遴选了中国医学史上具有代表性的64位名家有关医学伦理、医德医风、学术箴言、思辨要领等名言。鲁东大学王树春教授以毛笔书法书写原文，柳少逸教授书写释义及医家简介，彰显了我国的中医药文化及书法艺术。

14.《名老中医之路续编·第二辑》

本辑收录名老中医36位。名老中医学习中医理论，则记诵、精读、覃思、博览，夜以继日；学习中医临床，则尝药、侍诊、求师、省身，未曾停顿；其学术思想和临床经验更是来自实践，丰富多彩，理论创新成一家之言，临证积累殊多真知灼见和独到之秘，诚为中医药学之瑰宝；而他们百折不回、艰苦奋斗、精诚专一的治学态度和高尚的医德医风，更令人肃然起敬。

15. 《名老中医之路续编·第三辑》

本辑收录名老中医 43 位。综观《名老中医之路续编》新三辑，共收入了 118 位当代名老中医，较之老三辑的 97 位增加了不少，基本上涵盖了大陆以及身居海外特别是港、澳、台地区中医界的耆宿，弥补了老三辑所遗留下的一点缺憾。与老三辑比较后，我们会发现新三辑的名老中医更具时代特征。新、老三辑对照读，我们还会发现此书具有很高的文献研究价值，很多问题值得思考，有待于我们认真总结和积极探索。当然由于种种原因，还有一些名老中医未能录入，希望在不久的将来能有机会弥补。2013 年，《名老中医之路续编》第一、二、三辑获山东中医药科学技术奖学术著作类二等奖。

16. 《名老中医之路续编·第四辑》

本辑收录名老中医 26 位。现在中医药人才辈出，特别是在当前，全国涌现出了一大批名中医，他们热爱中医药事业，苦心钻研岐黄仁术，医德高尚，医术精湛，在广大人民群众中树立了良好的中医人形象，为中医学术传承和发展做出了新的贡献。张奇文教授等结合当前中医药的大好形势和名中医的成才之路，又主编了《名老中医之路续编·第四辑》，该书对宣传中医，抢救中医学术，继承发展名老中医学术思想和经验，弘扬中华文化，进一步培养新一代名中医，促进中医传承，进一步解决中医后继乏术等问题，做出了历史性的贡献。2015 年，《名老中医之路续编·第四辑》获中华中医药学会、中国中医药出版社、中国中医药报社"第二届全国悦读之星评选"活动"最受欢迎的十大中医药好书"。

17. 《伤寒方证便览》（二）

本书从《伤寒论》原文入手，对各经证治下的方证进行了归纳分析，以证统方，以方类证，方证结合，提纲挈领。且于每方下附以临床治疗验案，示读者以执古方治今病之规矩准绳，在《伤寒论》研究中独树一帜。全书分析到位，案例典型，对临床医生及医学生具有重要的指导作用。书前有山东省卫生厅原副厅长张奇文教授的序、少逸先生自序和前言，书后录少逸先生自撰的跋。

18. 《柴胡汤类方及其应用》

本书系统地介绍了柴胡汤及其类方的组成、功效与临床应用。全书共分两大部分。第一部分少阳百病此为宗，介绍了枢机之剂小柴胡汤的立方原理、主症、方药组成、方剂释义、随证加减等内容，并通过 18 个临床案例对小柴胡汤在不同系统疾病中的应用进行了分析阐释，颇具临床指导价值。第二部分枢机之剂的发展与变通，介绍了《伤寒杂病论》及后世医籍中的柴胡剂，共计 107 方。本书分析到位，案例典型，对临床医生及医学生具有重要的指导作用。

19.《柳少逸医案选》

柳少逸先生习医既有家传师授，又得院校学习，尤其对经典著作的学习，打下了他坚实的临床基础。《柳少逸医案选》为柳少逸先生医案选，全书收录 61 种病证，每种病证 1～3 案不等，每案后有简洁的按语。为彰显"读仲景之书察其理，辨后世之方而明其用"，所选医案多系其运用仲景方及其类方治病之验案，示人"以古方为规矩，合今病之变通"，对指导临床及应用经方具有较大的实际意义。

20.《柳少逸医论医话选》

《柳少逸医论医话选》选录了柳先生部分医论医话。柳先生学医从《黄帝内经》、仲景学说及《神农本草经》入手，继承了其父、其师丰富的临床经验，且研究颇深，《柳少逸医论医话选》可见一斑。

21.《五运六气三十二讲》

五运六气是中医学理论的重要组成部分，目前有待于深入研究，但懂得其应用的人很少。柳少逸先生从医五十余年，临证经验与感悟颇多，且长期从事五运六气的理论与临床研究，对此颇多见解。《五运六气三十二讲》为柳先生依据《黄帝内经》对五运六气的全面讲解。全书共分 32 个专题讲解，书后附六十年（一甲子）运气概况及相关疾病的治疗方法。

22.《名老中医之路续编·第五辑》

本辑收录名老中医 33 位。内容包括：矢志岐黄盈甲子漫漫医路真国医；笃定学中医一生不言悔；家传师承高校培育之岐黄路；追古溯今——为探索糖尿病的治疗奋斗一生；幼幼济众——我的杏林之路；莫言大道人难得，自是功夫不到头；教书育人担道义读书临证济世人；坚守龙砂特色弘扬运气学说；精研医术为大众躬耕杏林传岐黄；传承岐黄之道弘扬新安医学；吴佩衡医学学术思想及临证经验介绍；扬州中医儿科名医郑汝谦；从龙川走出来的新安名医胡节君等。

23.《经络腧穴原始》

柳少逸先生从医五十余年，潜心研究针灸经典理论，详参各个时期的针灸著作，阐幽发微，溯本求源，结合自己多年的临床经验，著成此书。《经络腧穴原始》分为总论和各论。其中总论讲述了经络的概念、源流、组成、基本功能、临床应用和腧穴的分类、配伍与处方。各论则详细论述了十二经脉及奇经八脉的循行及穴位主治，引经据典，并立针灸处方，使经典与临床相结合，是一部理论与临床并重的著作。

24.《〈黄帝内经〉中的古中医学——中国象数医学概论》

本书以中国传统文化道论及中国数术学的精微理论为其源头活水，并传陈师维辉公不传之秘，通过周秦道论、中国术数学、象数医学大要、象数医学发微四个章节，重点表述了《黄帝内经》中医学的知识结构，进而阐述了中国象数医学理论体系。尤其是象数医学发微部分是作者多年研究象数医学的结晶，可帮助读者对象数医学进行了解并对《黄帝内经》中"法于阴阳""和于术数""形与神俱"的中医学理论进行理解，以"期于有用"也。

25.《脑瘫中医治疗康复技术讲稿》

本书系柳少逸先生在总结历代医家成熟经验的基础上，承扬扁鹊复健技术，结合家传"柳氏广意派"推拿手法，针对西医学难愈之症——小儿脑瘫的中医康复疗法讲座内容的整理。全书内容围绕小儿脑瘫这一疾病，介绍了其中药、针灸、推拿、传统按摩、导引、食疗、情志疗法等综合方法，发挥中医康复保健技术的长处，使病残者的身体、心理、就业及社会活动获得恢复，从而减轻患者家庭及社会的负担，还原社会角色，以达愈疾之功。

26.《小儿推拿讲稿——广意派传承录》

本书为柳少逸先生根据《小儿推拿广意》编撰的小儿推拿讲稿。他根据中医学脏腑经络学说的基本原理，将针灸处方学的配伍法引申到小儿推拿学中而立"摩方"，于是形成了"摩方""灸方""药方"交融施治的临床特色。同时，根据中医脏腑经络学说，阐发小儿推拿穴位的功效及主治，并对其作用机理进行深入探讨，完善了小儿推拿学的理论体系。

27.《牟永昌诊籍纂论》

牟永昌（1906—1969），山东栖霞南埠人，天资聪颖，幼承庭训，得其父熙光公之真传。20世纪50年代，曾在山东省中医进修班学习，于1946年参加工作，先后在栖东、栖霞县医院工作，并任栖霞县人民医院中医科主任，1963年即成为烟台地区名中医。60年代初，国家实施"名医带高徒"政策，少逸先生师从牟公，六易寒暑，为牟公唯一传人。牟公将一生之验案数卷尽付于弟子，少逸先生将之进行解读，而成《牟永昌诊籍纂论》。书前有少逸先生所撰前言，介绍牟公学术成就、从师学医历程及感悟，后附《牟永昌中医学术思想简介》。正文共录82种疾病之验案，每病1~3种，如柴胡去半夏加栝楼汤证案、小柴胡加常山汤证案、三生栀子金花汤证案、犀角地黄汤合栀子金花丸证案、犀角栀子十灰汤证案、加味栀子柏皮汤证案、四逆散证案等。

28.《〈黄帝内经〉针法针方讲记》

本书是《黄帝内经》研究针法针方的专著。柳少逸先生熟谙针灸、推拿，精研药物外治法，熔内治、外治于一炉。"倾毕生所学，验于临床，有《经络腧穴原始》结集付梓。鉴于此集乃泛论经络、腧穴之作，未能详细论述《黄帝内经》的针法针方，故另辟一径，专论《黄帝内经》针法、针方，以翼医经学派针术之传承。"《〈黄帝内经〉针法针方讲记》为少逸先生研究《黄帝内经》针法针方的结晶，首述针法，次论针方，将《黄帝内经》中的针刺术结合自己的临床经验加以讲解，展示了《黄帝内经》原生态针法针方的真正面貌，对指导现代临床具有重要意义。书前有原山东省中医药管理局局长蔡剑前教授的代序《医经学派源流考——兼论柳少逸对〈黄帝内经〉针法针方的研究》，后附先生自撰跋。

29.《〈扁鹊心书〉灸法讲解》

《扁鹊心书》成书于南宋·绍兴十六年（1146年）。由宋代窦材辑，清·胡念庵参论，共分三卷，主要介绍灸法。卷上论经络、灸法（黄帝灸法、扁鹊灸法及窦材灸法）等施治原则，卷中、卷下介绍各病证的治疗，后列气海、石门、关元等二十二个灸穴，书后有附方，多用丹药及附、桂等热药，内载"睡圣散"，于灸前服用，使昏睡而不知痛。

为彰窦氏"灼灸"之法，传承黄帝、扁鹊、医经学派之术，柳少逸先生以《〈扁鹊心书〉灸法讲记》立题结集，以期"关中老医"之术得传。少逸先生解读《扁鹊心书》，亦"日夜勤求"，"洞贯其理"，学研窦材之灸术，探讨其"当明经络""须识扶阳""大病宜灸"之奥蕴，验"黄帝灸法""扁鹊灸法""窦材灸法"于临床，并"触类引伸"之，亦"效如影响"，并诚信诸法"非谬"。尽管其法"周身用穴"仅有26处，然其施用临床有122种疾病之多，具有取穴少而精、方简力宏、执简驭繁的学术特点，即将复杂的证候高度概括为一穴一法验于临床的特点。本书尤适用于基层医务人员之学习和应用。

30.《名老中医之路续编·第六辑》

本辑收录名老中医47位。《名老中医之路》是一部20世纪当代名医的"成才史"，是历史学的新分支，是一部世界独有的中医教育史，也是一部20世纪中医传奇文学。因此，这本巨著是21世纪青年中医和有志于发扬中医药学的人们的必读之书，是一部值得中医教育家和高等教育行政部门深入研究的重要著作。

31. 《五运六气简编》

五运六气学说是我国古代医家在观测气象、物候的基础上，演变而应用到医学上来的一门学科。它将自然界气候现象和生物现象统一起来，从客观上认识时间、气候变化与人体健康和疾病的关系，因此它是中医学的重要组成部分。本书为五运六气的入门著作，内容包括运气学说的渊源、干支的基本概念、五运六气的基本内容、五运的三化（平气、太过、不及）、六气的常变、六气的司天在泉胜复、运气同化及运气与临床等。全书解说明晰，可供学习和研究运气学说者参考。

32. 《〈金匮要略〉讲稿》

本书是作者根据临床教学的需要，以其《金匮要略》讲稿之节略本加验案所成。作者之讲稿为教学之作，仍循"理必《内经》，法必仲景，药必《本经》"之训，故有引经据典之记。其用有二：一是探本求源，二是让读者熟悉经典及历代医家之解及其传承心得。作者戏称之为"抄书"，因读者多是医学生或低年资的中医师，故亦有经典"补课"之意。

33. 《医经学派推拿术讲稿》

柳少逸先生之父吉忱公强调医者不但要精研方药的应用，尚要精通推拿、针灸等非药物疗法，而且有"知方药，知针灸，知推拿""理必《内经》，法必仲景，药必《本经》"之庭训。柳少逸传承其父吉忱公之术，以《黄帝内经》理论为指导，将经穴配伍应用，以"摩方"的形式融入推拿学中，进而形成了"柳氏广意派"与"医经学派"相结合的学术特点。

全书分为基础知识、推拿手法、按摩处方、辨证论治四个章节，由浅入深，抽丝剥茧，层层挖掘《黄帝内经》与推拿术结合的精妙。其中"按摩处方"与"辨证论治"两部分内容相互印证，理论与临床完美结合，学术性与实用性并重，使读者豁然开朗，能够学以致用。柳少逸先生将其讲稿中的成人推拿部分重新整理集结，其学术特点是在《黄帝内经》的理论指导下实施按摩推拿术，举凡"点"的经穴点穴术，"线"的经络循行线的推拿术，"条"的经筋循行部位的揉运术及"面"的十二皮部的按摩术，彰显的是"理必《内经》"的医经学派推拿术。本书依据《黄帝内经》说推拿，脱却教科书风格，回归推拿的原始与质朴。

34. 《柳氏中医临证传承实录（谈药话方篇）》

本书作者汉敬德为山东省名中医柳少逸的入室弟子，柳少逸先生作为柳氏医学流派传承人，成立了"柳少逸中医传承工作室"，倾心尽力地向弟子们传授柳氏医学的学术思想和临床经验。本书以"药－方－证"为主线，以近似散文的形式写出中药之美，用中药的法象来阐述中药蕴含的传统中医之理。精选方剂，论述中药在中医理论指导下，如何配伍组方，深化对中药药性的理解。本书注重理论联系临床实践，将深奥的传统中医理论浅白地讲解出来，让读者在阅读中发现中医药之美，进而引起读者的兴趣。紧扣《神农本草经》的要义和柳少逸先生50年的用药经验论述中药，核心就是"药必《本经》"。说方是在谈药的基础上，深化理解中药的药性，进而论及组方的含义。精选柳老师的验案，以加深中药的临床运用。

作者以中药为主线，用柳氏医学"以方证立论"的法式，领悟柳氏医学流派的精华，并经过"理论－实践－再理论－再实践"过程的不断反复，丰富柳氏医学流派的理论。本书可供中医药院校师生、中医临床工作者、中医爱好者阅读参考，亦可作为基层中医药培训教材和中医药文化"五进"的辅助教材。

35.《大医鸿儒——柳少逸世医传承录》

全书通过柳少逸学道、医道、师道、文道、人道几十个故事，刻画了这位中医鸿儒志存高远、脚踏实地的一生。在这条世医传承之路上，他鸡声灯影，勤奋读书；不辞劳苦，拜师学医；披坚执锐，悬壶济世；著书立说，言传身教；办学建院，扶贫助残。他既传承了父亲、老师修身齐家、医道济世、敬业精神、造福一方的精神内涵，又克承家学、博采众长，不断创新，传承了柳氏医派的学术思想、临床经验、教育模式、世传警训、世遗案稿等。书中通过挖掘世医发展的精神内涵与学术内涵，诠释了中医药事业发展与壮大应注重文化与精神教育的重要性；借鉴世医的传承模式，对培养中医药人才和发挥中医药特色优势意义深远。

柳少逸先生对作者周颖主任记者来说，不仅是被采访者，亦是兄长，是老师，是朋友，是事业成功的典范，也是人生的楷模。从他身上，不仅学到中医学以及其他的许多知识，也学到做人的道理。他让人明白，一个人的成功并不是偶然的，时机固然重要，但人的内在品质更重要。每次与他交谈，重读他的文章都会有所收获。本书的成篇，只想与读者分享自己近距离的观察与体会，希望读者仔细研读本书之后，能够比作者更深领会柳少逸的思想精要，从而对自己的事业和人生有更大帮助。

本书以故事形式娓娓道来，让人看到一个幼年承学、少年立志、青年苦读、中年创业、老年带教的大医形象。本书内容衔接紧密，丝丝相扣；行文流畅顺达，一气呵成；语言生动感人，描写细腻，适合广大中医药爱好者参考阅读。

36. 《柳氏抗癌用药式与药性解三十三讲》

柳少逸、蔡锡英伉俪总结柳吉忱先生几十年治疗癌症的丰富经验，家传师承以及作者多年的治癌临证体会，强调在对癌症辨证论治中，尤须重视法的应用。作者据理以辨证，依法以遣方，随方以用药，如此环环相扣，贯珠一线。该书分上下两篇。上篇详述了中药抗癌用药式：如扶正固本、理气导滞、活血化瘀、清热解毒、以毒攻毒、温阳化气、泻火坚阴、软坚散结、健脾益气、扶正祛邪、欲降先升、阳中求阴、升阳固中、条达枢机、开窍醒神、化痰软坚、主辅配伍、中医外治、癌热、放化疗后、手术后、脑瘤、胃癌、肺癌、肝癌、肠癌用药式等二十六讲。下篇讲解了常用抗癌中药类编：如清热解毒药、软坚散结药、化痰祛湿药、活血化瘀药、以毒攻毒药、扶正固本药、理气导滞药等七讲。作者秉承传承精华、守正创新的精神，引经据典，将理法方药阐释得清晰透彻。方剂来源出处，处方方解，中药性味、归经、功能与应用，以及现代药理学作用研究，历代医药学文献对方药功效主治的认识，讲解深入浅出，面面俱到，读来真实可信，可为临床医师施治时学习和重要参考。

37. 《柳少逸师承纪事》

全书收录作者柳少逸先生几十年跟师学习的感悟与心得50篇，以纪事的形式录述，娓娓道来，解读前辈经验，介绍学习心得，详论临证感悟，尤对临证经验讲述更为详尽。所论每病必详查脉证，细审其因，深究其理，而施标本之治，缓急之法，或投攻补之剂，或予温凉之药；或用导引、针推之术，缓急有序，主次分明，在纷繁病证中昭示清晰之脉络，彰显独到之经验。所感所悟，如实相陈，不作泛泛空谈，真实可信，且说理透彻，议论精辟，可供中医院校师生、中医临床工作者及广大中医药爱好者阅读参考。

38. 《柳少逸讲习笔录》

全书精选作者柳少逸先生多年来的课徒讲录文稿46篇，以医学为主，兼论国学，以讲解录的形式，解读前辈经验，介绍临证方法，详论辨证思维，理、法、方、药、案均有论及，前人、老师、自己的治学思想和临证经验各有解析。所习之文，或国学、或医学、或评论、或杂说，或讲座、或发言，或序文、或跋语，集于一册，名之曰《讲习笔录》。本书医学、国学、哲学三位一体，一线贯穿于中医学，主次分明，鞭辟入里，所感所悟，如实相陈，不作泛泛空谈，读来真实可信，且说理透彻，议论精辟，非学养深厚、精于医理而又富于临床者所莫能为矣！

39. 《柳氏医学续焰》

本书系柳吉忱先生诞辰 110 周年学术研讨会的论文集，由柳氏医派第三代传承人王永前、柳朝晴、刘玉贤主编。全书分为"柳吉忱及其学术思想简介""柳氏医学流派概况""柳氏医派著作评介""柳氏医派学术传承文选"五篇，介绍了山东名中医柳吉忱先生的学术思想和临床经验，探讨了吉忱公创立的柳氏医学流派的发展轨迹、学术思想、学术特色和临床经验，概括了柳氏医派五大中医药创新体系，全面反映了柳氏医派的最新研究成果，可供广大中医药爱好者阅读参考。

第八章

柳氏医派的传承与创新

中医事业发展从根本上说要靠学术水平的整体提高，而学术水平的提高，人才培养最为关键。中医学的传承，是一个复杂的系统工程。早在20世纪80年代，少逸先生针对中医药行业内普遍存在的中医思维弱化、中医评价西化、中医学术异化、中医技术退化、中医特色优势淡化的状况，大声疾呼："中医人才的培养及中医学术的传承，当是有序的传承。"这种观点的形成，正是其传承岐黄衣钵、传递中医薪火的具体体现，"从山东省名中医、莱阳康复医院顾问柳少逸对医经学派学术体系的结构和学术特点阐发及其学术成就，足见其深厚的传统文化底蕴，他对《黄帝内经》等经典著作研究程度的厚重，彰显的是一条世医的传承轨迹。当问及柳少逸'何为医经学派有序传承'时，他用一句谚语形象地回答：'根朝下扎，树往上长。'"① 而当自己成为一位"传"者的时候，先生即率先垂范，身体力行，坚持不懈，持之以恒，砥砺践行，狠抓落实，对"承"者提出"弘文化，读经典，拜名师，做临床"的严格要求。柳氏医派不仅认为中医学的生命力在于学术创新，在学术传承方式上，也应与时俱进，不断创新，不断出彩。其最突出的特点，就是在发挥好师承等传统方式的同时，变"家传"为"业传"，变个别传授为群体化、大众化传授。这些特点，在柳氏医派第二代代表人物少逸先生和蔡锡英教授身上表现得尤为突出。

第一节　成立学术组织，推动学术交流

当今世界，科学技术面临着微观纵深发展的同时，还面临着宏观的综合交叉研究，许多最先进的立论无不具有中医学的内涵，皆可在中医学理论体系中找出其原创基础，这是中医学发展的制高点。而中医事业的发展和振兴，从根本上说，群体学术水平的提高，是中医事业的生命力之所在。

---

① 周颖. 柳少逸谈医经学派［N］. 中国中医药报，2017－10－13：4.

少逸先生认为开展学术活动是"承传岐黄薪火，传承中医衣钵"的一条重要途径。他重视自身的业务技术和学术水平的提高，积极撰写论文，踊跃参加各种学术会议，通过学术交流提升自己的学术修为，同时积极组织相关学术会议，凝聚业内群体智慧，为学术发展拓展新路。20世纪80年代，中华中医药学会山东分会分别成立了各专业委员会。随着各级中医院的发展，中医药的临床研究亦呈现出一派新的局面。但综合医院中医科及基层社区医疗机构中的中医药人员这一庞大群体则相对受到"冷落"，如何给他们提供一个学术交流的平台，成为了先生关注的一个课题。

在山东省中医药管理局和省中医药学会的支持下，先生于1987年先后成立了山东半岛中医药研究协会（后更名为山东中医药学会民间疗法专业委员会）及齐鲁中青年中医读书会（后更名为山东中医药学会中青年中医读书会），并出任会长（后改为主任委员）。

先生作为中华中医药学会中医文化分会委员、山东中医药学会肾病专业委员会委员、烟台市中医学会理事，历次会议均积极撰写学术论文，参加学术交流，同时作为两个协会的主委，组织、主持召开了十二次学术例会。自1988年起，先生受中华中医药学会、山东中医药学会的委托，先后主持召开了中国象数医学学术研讨会、山东省中医非药物疗法学术研讨会、山东省中医外治法学术研讨会、齐鲁名医学术思想研讨会、山东省中医文化学术研讨会、山东省中医康复疗法学术研讨会、山东省中医学术发展战略研讨会、山东省海洋药物与中医临床学术研讨会、山东省中医保健学术研讨会、山东省地方中草药临床应用学术研讨会十次专题学术会议，为山东省中医药学术发展做出了有益的探索和贡献。

一、开展中医非药物疗法、中医外治法学术研究，丰富中医治疗学内涵

（一）山东省中医非药物疗法研讨会

1990年7月11日至14日，先生在乳山市组织召开了山东省中医非药物疗法研讨会。与会代表87人，来自全省各地，大会共收集论文150余篇，吉忱公、于鹄忱等十余名山东省名老中医参加了会议，并做了临床经验介绍。会上，吉忱公就柳氏医派"广意派小儿推拿"作了演示，得到与会代表的一致好评。

中医非药物疗法的理论和实践是中医学的重要组成部分，它和药物疗法一样，为我国劳动人民的防病治病和延年益寿做出了不朽的贡献。与会代表着重讨论了中医非药物疗法的概念、范畴、发展概况及其在中医学中的地位、贡献、现状、发展前景，在临床中的应用及原理等问题，一致认为，非药物疗法具有以下特点：一是取材简便或不用任何器具，仅凭手法治病救人，却病延年。无论农村、厂矿、旅途，均可施行。尤其是呕吐、昏迷或难以下咽的病人，可随时随地施治，补汤剂、丸散之不逮。二是疗效迅捷，针灸、罐治、推拿、刮痧手术等非药物疗法，常立起沉疴，为医家和患者所称道。三是切于实用，一法一方经得起临床验证，应当深入挖掘、整理提高。

此次会议的论文中多附以理论探讨和临证资料，其中亦不乏一些治疗疑难、危重病的验例。理论联系实践，临床验证理论，有机结合，切于实用。会后先生与蔡锡英、刘玉贤将入会论文整理而成《中医非药物疗法荟萃》一书，并于 1992 年出版。《齐鲁中医药情报》曾载文介绍会议召开情况，并发表了会议《论文述要》；1990 年 8 月 3 日《中国中医药报》以"山东许多中医界人士认为：非药物疗法是中医重要组成部分"为题进行报导。

（二）山东省中医外治法学术研讨会

1991 年 6 月 22 日至 25 日，先生在青州市组织召开了山东省中医外治法学术研讨会。与会代表 170 余名，来自山东省及辽宁省。大会收到论文 279 篇，山东名老中医乔鸿儒、庄传芳、张昭元、李明忠等出席会议，并介绍了自己的学术思想和临床经验。

中医外治法是历代医家在临床实践中创造出来的具有中医特色的疗法，且具有科学的内涵和优势，是中医学不可分割的重要组成部分。它和药物内服法及针灸、推拿、气功等非药物疗法一样，是在中医基础理论指导下发展起来的。在中国几千年文明史上，为中华民族的繁荣昌盛做出了自己的贡献。近些年来，中医外治法以其独特的理论体系、安全有效的临床优势及"简、易、便、廉"的社会经济效益，日益引起国内外医家的兴趣和瞩目，他们对中医外治法进行了积极的探索，从而使外治法的研究有了迅速进展。

与会代表就中医外治法的概念、范畴、发展概况及在中医学的地位、贡献、现状、发展前景和作用原理等进行了探讨，并交流了在临床上的应用情况。他们一致认为，中医外治法不仅对外科、伤科、皮肤诸科等外在疾病有较好的作用，而且对内、妇、儿、五官各科等内在疾病也有神奇的疗效。应当深入挖掘外治法的宝库，运用多学科知识，揭示外治法的作用原理，与现代科学相结合，创立外治新疗法、新剂型、新器具，建立中医外治法理论体系。柳氏医派的关于外治法的观点得到了与会代表的认同。

会后先生与蔡锡英、刘玉贤主编了《中医外治法荟萃》一书，于1992年出版。1990年6月23日《中医药信息报》以"山东半岛中医学术活动活跃"为题，对这一的学术活动进行了报道；《齐鲁中医药情报》于1991年第3期以"山东省中医外治法学术研讨会在青州召开"为题报道了此次会议内容。

二、创立中国象数医学，是对以《黄帝内经》为代表的"天人合一"流派在经过漫长的发展过程的一种复归

1992年10月8日至10日，由中国中医药学会主办、山东中医学会承办的中国象数医学学术研讨会在威海市隆重召开，来自全国17个省、市、自治区和解放军的104名代表参加了会议。代表中除了医学工作者外，还有来自哲学、天文及历史界的代表。大会共收到论文368篇，基本上代表了近些年来中国象数医学的研究成果。

大会就先生创立的中国象数医学从概念、范畴及当前研究的现实意义等多方面，进行了热烈的交流和讨论。大会肯定了先生提出的中国象数医学概念及其以医道－医术－医学（狭义）为核心的理论体系，认为中国象数医学是中医学发展到今天的必然产物，是对以《黄帝内经》为代表的以"天人合一"为核心的中医传统理论在经过漫长的发展过程后的一种复归。它的产生和发展，在中国医学史上，尤其是医易研究发展史上，具有重要的意义，具有鲜明的时代性和科学性，具有历史发展和科学规律的客观必然性。会议期间，山东省中医药管理局蔡剑前局长作了《由天人合一的拓展，到中国象数医学建立》的长篇发言，文中言到"柳少逸同志在医易研究基础上，进一步提出了以《黄帝内经》广义中医学为起点，形成新的'天人合一'流派，即建立中国象数医学体系的设想，并在多方面、多层次上取得了较大的成就，在海内外引起较大反响。今年二月份，山东曾组团应邀赴日本进行学术交流，受到日本汉方界的好评……《黄帝内经》时代的广义中医学，是吸收了同时代的科学文化知识而形成的博大精深的医学体系。当前的中国象数医学研究，就是要在中

国象数医学主体战略的基础上，结合现代科学，挖掘中医学的伟大宝库，加以整理、提高，建立起系统的中国象数医学体系，形成新的'天人合一'医学流派。这是一项关系到中医学发展与振兴的大事，任重而道远，因此中华中医药学会去年五月份就委托山东中医药学会承办今年的'中国象数医学研讨会'，旨在对中国象数医学的概念、范畴、理论体系以及当前研究的现实意义和历史意义进行研讨，以此推动中国象数医学在全国范围内的研究和进一步发展。希望各位专家和代表，踊跃发言，贡献才智，为中国象数医学的学科建设贡献自己的力量。"（该文全文刊登在《中医药动态》1993 年第 1 期）。会后，先生与蔡锡英、刘玉贤等主编了《中国象数医学研究荟萃》一书，于 1993 年 10 月出版。《中医药动态》以"中国象数医学发展的里程碑"为题对会议进行了全面报导。

三、进行中医传统康复医学、保健学学术研究，为中医康复医学和保健学事业发展做出了积极的贡献

中医传统康复医学，是一门具有独特的康复理论和治疗方法的医学科学。其范畴与现代康复医学（西方称为"复健医学"）虽有区别，但也有相通之处，都是针对先天或后天各种因素所致伤病进行各种综合措施的治疗，以使生理功能得以改善或恢复的一门科学。中国传统康复医学历史悠久，数千年来在历代医家的不懈努力下，它不断充实、发展、壮大，形成了博大精深的理论体系和丰富多彩的康复技术，为中华民族的繁荣昌盛做出了不朽的贡献，并在现代康复医学产生以前的时代里，一直阔步走在世界传统康复医学的前列。为了推动山东省中国传统康复医学的发展，把中国传统康复医学研究提高到一个新水平，1993 年 11 月，先生在蓬莱市主持召开了首届山东省中医康复学术研讨会。会议期间，经过认真交流，与会代表一致认为，近十余年来，广大中医药工作者为了既使中国传统康复医学与现代康复医学相接轨，又能充分发挥中国传统康复医学的优势，曾进行过辛勤的耕耘和探索，整理了众多的传统康复医学文献，厘定了传统康复医学理论体系，挖掘出许多独特的康复医疗方术，吸收了现代康复医学的管理方法和经验，由此而形成了中国独特的学术特色。会后，先生与蔡锡英、刘玉贤主编了《中医康复疗法荟萃》一书，于 1993 年 10 月出版。

继本次学术研讨会之后，1999 年 5 月，先生又在淄博市组织召开了山东省中医

保健（养生、美容、药膳）学术研讨会，大会交流学术论文 109 篇。内容有养生文献研究、养生理论探讨；有气功、吐纳、按摩、导引、茶疗、食疗、武术等保健方法的介绍；有中医药驻颜、护肤、祛斑、沐浴等美容技术的开发和应用；有传统医学在食疗、药膳等新产品、新技术的开发等方面的研究报告。会议肯定了我省新时期中医药有关养生保健的成就，同时也找出了不足。会议倡导比较了国内外其他学术团体的研究状况，探索到一条有发展潜势、适合目前科研条件，在基础理论或者开发应用方面能够有所创新、有所提高的研究思路。

四、注重齐鲁名医学术思想研究，探源中医文化学内涵

（一）山东中医药学会齐鲁名医学术思想研讨会

齐鲁大地自古医学发达，名医辈出。名垂青史，流芳医坛者，上古有伊尹，春秋战国时有秦越人，汉有淳于意、公乘阳庆、楼护，晋有王叔和，北齐有徐之才，北宋有钱乙，金有成无己，元有纪天锡，明有翟良，清有黄元御、刘奎等，皆为医苑之巨匠。先生认为探讨造就名医的主客观因素，明晰名医的知识结构，研究中医文化学的内涵，对振兴和发展中医药事业有着极其重要的现实意义。

先生认为，中国传统医药学是广泛地吸收了古代一切科学文化精华而形成的一门科学，而齐鲁之邦是中华民族文化的发祥地之一，尤其具有医学思想基础的儒、道、阴阳三家的发源地，再加上自远古就形成的良好的卫生习惯以及古代"不为良相，便为良医"的从医传统，因此古代山东多良医。"文是基础医是楼"，由于齐鲁文化丰厚的积淀，从而造就了齐鲁自古多名医的局面。

先生倡导，学习名医经验，褒扬名医医德，研究名医学术思想，是历史赋予当代中医人的使命。故于 1994 年 8 月 24 日—26 日在烟台市组织召开了山东中医药学会齐鲁名医学术思想研讨会。来自山东、吉林、黑龙江等地的 71 位代表参加了会议，大会共收到论文 249 篇。山东名老中医于鹄忱、田文、刘毅、张昭元、李明忠等参加了会议。名老中医的学术精髓及临床心得以及其学术继承人讲述其师的学术思想及临床经验使与会者受到很大的启悟。会议充分肯定了先生研究名医学术思想的价值和主张，一致认为研究名老中医学术思想，学习其临床经验是传承发展中医事业之必须。会上，少逸先生以《柳吉忱及其学术思想简介》《牟永昌及其学术思想

简介》《王维欣学术思想概述》《黄元御及其医学成就》（此文发表于《中医文献杂志》）等文进行学术交流。刘玉贤以《文是基础医是楼——柳少逸中医文化思想概论》《柳少逸中国象数医学思想概述》（发表于《山东中医杂志》1993 年增刊），谭维勇以《立意杏林贵在拓展——柳少逸学术思想浅探》《太极思维的临床实践——柳少逸病机四论体系简介》等文，阐述了少逸先生之中医文化学与临床的研究情况。

会后，在先生的支持下，蔡锡英老师主编了《齐鲁名医学术思想荟萃》一书并于 1995 年 8 月出版，以反映当前继承名老中医学术思想和临床经验的水平和现状。该书上篇为名医学验录，荟萃了当代仍活跃在中医界的有作为的医家，重点介绍了他们的学术思想和临床上的成功经验。下篇为医林纵横谈，汇集了研究古今医家的医学成就和学术流派及个别中青年中医的治学思想和成材之路的文章。

（二）山东中医药学会中医文化学术研讨会

继召开了齐鲁名医学术思想研讨会之后，先生又于 1995 年 10 月在文化圣地曲阜市，组织召开了山东中医药学会中医文化学术研讨会。会议对《黄帝内经》中医学结构、历代名医的知识结构进行了探索，在中国传统文化、现代科学文化的比较研究中，对中医文化思想要点有了深入认识：①中医药学是在中国传统文化背景下产生的，是中国传统文化的重要组成部分；②广义的中医文化，是中医医疗保健方式及其相关文化的总和，狭义的中医文化指中医文献及与中医有关的古典文学和医案医话；③中医药学是中国传统文化与医疗保健事业相结合的具体文化；④中医药学依赖中国传统文化提供一般理论体系，诸如天人合一、三才同物就是实证；⑤中医药学的某些独特发现和发明，也丰富了中国传统文化的内容，如五运六气学说、子午流注学说等；⑥只有在中医文化思想指导下的中医医疗活动，才能获得应有的疗效，中医药学要提高临床疗效，必须复归到辨证论治的轨道上去。

少逸先生撰写了《道教全真派及其养生学思想浅谈》《读仲景书序札记——谈"勤求古训，博采众方"》《读史记，论扁鹊——兼论扁鹊医学的学术特点》等学术论文与会，并作了"《黄帝内经》道论——兼论中医学与中国传统文化"的学术讲座。与会代表肯定了先生的学术主张，一致认为中医药学，是在中国传统文化的背景下发展起来的，因此，无论什么类型的中医药人才，都必须具备深厚的中国传统文化基础。

五、重视中医学术发展，强调学术发展才是中医事业的生命力之所在

新中国成立后，中医药学在党的关怀和几代人的共同努力下，取得了丰硕的成果。近年来，随着改革开放的深入和国际医药界交流的加深，中医药学作为中华民族文化的代表逐渐走出国门，受到了众多发达国家乃至全世界的高度重视，并在一些前沿研究领域中取得了突破性进展，为人类的健康做出了新的贡献。为了寻找适合中医药学持续发展而又有突破性的思路，使中医学在理论上能有所完善、有所突破，在方法上更具科学性，在临床中具有更好的疗效，以便在疾病治疗中发挥更大的作用。先生于 1998 年 10 月 11 日主持召开了山东省中医学术发展战略研讨会。此次会议的召开，对中医学学术发展战略意义、方法和思路、中医学会办会模式、中医跨世纪人才的培养、中医基础理论的研究方法、中医临床思维方法、中医学术思想及中医学理论体系的内涵等进行了多方面的探讨。

六、开展海洋药物研究，拓宽用药范围，提高中医临床疗效

海洋作为人类最大的自然资源，近年来，在生物学、药物学、能源学和经济学等各个领域都已取得了重大进展，并日益成为支柱产业。许多国家都投入了巨大的人力、物力抢先研究开发，并认为，海洋经济的领先与否，是决定二十一世纪经济能否领先的关键性因素。

中国是海洋大国，海岸线曲折漫长，海洋生物丰富繁多，是潜在的海洋经济大国。在中医药学领域自古有喜用海药的习惯，种类超过 300 种。特别是近年来，对海洋药物的深加工及活性物质的开发以及在保健品领域的发展，取得了众多令人瞩目的成就。

先生认为，根据传统药物研究资料，组织我省的中医科技人才强化对海洋药物的认识和开发，加强海洋药物研究的持续发展是非常必要的。因此，1997 年 10 月 10 日先生在日照市主持召开了山东省中医药学会海洋药物与中医临床学术研讨会，使中医临床工作在药物学领域有了一个崭新的起步。会后，《日照日报》《中国中医药报》等发表了会议消息。

齐鲁大地，山川广大，海域辽阔，中药资源丰富。历代名医辈出，至明清时期

更是多如繁星，不可胜计。医学著述颇丰，就药物学研究而论，有北魏阳平馆陶人李修玉主编《诸药方》100 卷，收集了历代民间药方，再加上个人医疗经验，是我国第一部药方汇编。再如北齐东莞人徐之才作《医方十剂》、北宋临津人刘翰主编《开宝本草》、明朝益都人翟良作《药物对答》《本草古方讲意》、清朝昌邑人黄元御作《长沙药解》《玉楸药解》，均对中国药物的发展作出了重大的贡献。

新中国成立后，山东的中医药事业得以蓬勃发展，然而由于疆域辽阔，仍有大批中草药尚未被充分利用，中药的研究多沿袭于传统用药的范畴。六七十年代的大搞中草药运动，开创了地方中草药应用研究之先河，《烟台市中药资源汇编》《长岛中草药》等地方中草药书亦大批涌现。目前我国的中药资源种类达一万多种，而医生的习惯用药仅仅几百种，有的只有百余种，大量药源丰富、疗效显著、价格便宜的中草药被遗弃。先生认为，地方中草药临床应用是重新展现在我们面前的一个大课题，如何充分利用山东地方中草药资源，如何发挥中医药界科技力量，让山东省的中草药临床研究再上一个台阶，是广大中医药人员的重大历史使命。先生于 2002 年 6 月 12 日在长岛县组织召开了山东省中医药学会地方中草药临床应用学术研讨会。本次会议不但全面展现了山东中草药临床研究的思路，而且为全省广大中医药工作人员研究临床用药，拓宽用药种类，预留了大量研究空间。

第二节　承传岐黄薪火，创办中医教育

"为天地立心，为生民立命，为往圣继绝学，为万世立太平。"此宋·张载之名言，宋儒追求之理想，亦今天振兴中医之宗旨也。

传道、授业、解惑是中国自古以来传统的教育模式，中医教育亦沿续了这一承传模式。北宋教育家胡瑗尝言："致天下之治者在人才，成天下之才者在教化，教化之所本者在学校。"苏洵亦云："教化之本，出于学校。"少逸先生认为振兴中医事业，提高中医的医、教、研质量，关键是人才，根本在教育。而以往父子、师徒教育模式，在某种程度上已不能满足当前传承中医药事业的重任需要，创办学校教育当属一条适合的途径。1987 年，先生受山东中医药学会的委托，与吉忱公创立了山东扁鹊国医学校，山东省中医药管理局蔡剑前局长任名誉校长。首届学生大都是全国的中医界子女，学生在校期间系统接受理论学习，假期及实习期间多由其父辈临床带教，开拓了一条师徒传授与学历教育相结合的办学模式。为了保证有一个好的学风，先生将《周礼·三行》中"一曰孝行，以亲父母；二曰友行，以尊贤良；三曰顺行，以事师长"作为校训，立"师严、道尊、敬学"为治学思想，遵《礼记》"凡学之道，严师为难""师严然后道尊，道尊然后民知敬学"及宋·欧阳修"古之学者，必严其师，师严然后道尊"之意，此即先生"严师出高徒"之立意。

《礼记·学记》云："既知教之所由兴，又知教之所由废，然后可以为人师也。"先生亲自担纲，讲授《中医基础学》《中医内科学》《中药学》及《推拿学》等。学校有一套严谨求实的管理制度，各项工作扎扎实实，雁行有序。学生为实现既定的目标而发愤读书，自 1991 年学生参加全国高等自学成人考试以来，成绩显著，受到各级教委的表扬。其后学校扩建为山东烟台中医药专修学院，被省教委批复为中医非学历高校。因办学需要，1995 年先生调离了烟台市莱阳中心医院，出任学院院长。因教育教学成绩突出，学校中专部也被烟台市教育局批准为莱阳市圣惠职业中等专业学校。

进入 21 世纪，学校已发展为具有医学类本科、大专、中专、短训四个教育层次，医学、药学、保健三个教育门类，全日制、函授夜大、短期培训三种教育形式的专业院校。学校坚持深化改革，以科学化、规范化的管理，取得了显著的成绩，受到各级政府的表彰，先后 18 次被评为烟台市社会办学先进单位、莱阳市教书育人先进单位、莱阳市一类学校，2003 年，又被省教育厅评为优秀民办高校，自 2005 年起连年被《中国中医药年鉴》收载。2006 年，先生被山东省人事厅、山东省教育厅联合授予"山东省民办教育先进工作者"，荣记二等功，成为全市唯一获此殊荣者。

第三节　加强学验结合，开设中医医院

宋代王安石云："读书谓已多，抚事知不足。"为加强理论与实践的结合，为山东扁鹊国医学校的学生们创造在校见习的机会，也为了保障家庭困难学生的就业，1988 年，少逸先生创办了山东半岛中医药研究协会门诊部。

2009 年 11 月，经莱阳市卫生局批准，先生创办了莱阳复健医院，这是一所集中医学、西医学及复健医学于一体的公益性综合医院，是山东省肢体残疾儿童康复中心、烟台市脑瘫康复定点医院、莱阳市医保定点医院。医院集医疗、康复、科研于一体，立足于"以中医为主，中西医结合"的发展思路，承担着社会医疗和康复助残两大任务。康复医疗肩负着烟台市及莱阳市的脑瘫康复工作及各类残障康复的社会助残工作。同时，先后承担并启动了莱阳市残联发起的"莱阳市爱心复健"系列工程——"脑瘫儿童爱心复健工程""三瘫一截（脑瘫、偏瘫、截瘫、截肢）爱心复健工程""弱视儿童爱心复健工程"。综合医疗开展对"复健六病"——心脑血管病、慢性咳喘病、颈肩腰腿痛病、乳腺病及不孕不育病治疗，突出了中医特色，疗效显著，获得了良好声誉。

建院之初，少逸先生提出了"明确医疗目的，恪守医道尊严"的院训，意在告诫大家，医乃仁术，从事此项工作，务必做到明确医疗目的，谨守医道尊严。建院宗旨就是一代伟人毛泽东对卫生工作的题词——"一切为了人民健康"。先生还编写了《莱阳复健医院文化建设读本》，增进了医院全体员工对医院文化的认同。又以名医语录体例结合书法形式，编辑出版了《中国名中医名言辑释》，其中有龚信《古今金鉴》："至重惟人命，最难却是医。病源须洞察，药饵要详施。当奏万全效，莫趁十年时。死生关系大，惟有上天知。叮咛同志者，济世务如斯。"又在院内创办了中医文化展室，将中国医学发展史上最具影响力的 24 位名医画像悬于室内，辅以名医名言及注释，意在高山景行，心慕手追。少逸先生还创办了中药文化展室，将他从医 50 多年里采集的数以万计的中草药制成蜡叶标本、中药饮片标本、生态药茶标本等，陈于其内，烘托了该院浓郁的中医药文化氛围。上述种种既是该院文化建设的重要组成部分，也是开展中医药学教育的最好教材。

少逸先生对复健医院充满信心，提出了今后三十年的战略目标——创建名牌医院，缔造高品名医。高品名医群体是医院的灵魂。何为高品名医？医之高品，即有德之大医，唐代名医孙思邈先生有"大医精诚"之训。明医，即有德、有功、有言的良医。《临证指南医案·华序》，高度评价了清代名医叶天士的一生："良医处世，不矜名，不计利，此其立德也；挽回造化，立起沉疴，此其立功也；阐发蕴奥，聿著方书，此其立言也；一艺而三善咸备，医道之有关于世，岂不重且大耶。"为此，少逸先生集句撰言志联云："天下之至重惟命，慎思之，不尚名医；医理之极微务精，博学之，当为明医。"

少逸先生用无怨无悔的奉献，诠释着一位医者对苍生的爱怜与情怀，谱写出恢宏感人的篇章。在他的带领下，复健医院荣获山东省"全省最有影响力的慈善项目"等荣誉。

第四节　提升综合素质，设立传承机构

"近百年以来，中医教学方法单调，从事中医药临床工作的人所掌握的中医诊疗技术明显退化，不能满足疾病诊疗的需求，这与具有博大精深特点的中医学传承与发展的要求不相符合。由于认识到当前中医药发展在传承方面的不足，特别是知识的单一化，有专家学者开始倡导要拓宽思路，提出了'读经典，做临床'的口号，同时重视学习目前教科书上没有编入的历代医家的临床经验，因而倡导深入挖掘中医流派的精华，为当代临床提供新思路、新理论与新方法。"①

传承发展的关键是人才，而传统的"师徒结对"模式已不能满足医院发展和人民群众对卫生保健的需求。名中医是医院和社会的宝贵财富，发掘抢救传承名老中医的临证经验和学术思想任重道远。名医群体的存在是全面实施"名医、名科、名院"的办院方针、推动医院学科建设和学术发展、加强医院内外交流的根本。学术传承要以临床为基础，促进名老中医学术思想与经验的转化，互相学习、启发、争鸣，使个性知识转变为共性知识。名医工作室以名老中医为核心，所在临床学科为依托，传承名老中医的临证经验、一技之长和学术思想，培育孵化一批优秀中医人才群体，建成可持续发展的学术梯队，有效推进中医药事业的继承。其门诊、病房、讲座三位一体；建立定期考核机制，医疗、教学、科研、医德综合考核；继承人不搞终身制，绩效为主，优效为先，优胜劣汰，互动推进。名医工作室主要从梳理文献理清源流、根植传统文化、立足临床提炼特色诊疗技术、培养人才构建梯队、加强推广和对外辐射等方面加强建设。

2018 年 11 月，中国中医药出版社肖培新先生专程来山东莱阳，与先生商讨设立

---

① 陈仁寿. 中医流派研究中存在的问题与思考［J］. 南京中医药大学学报（社会科学版），2016，（4）216－218.

"柳少逸中医传承工作室"一事。作为柳氏医学流派的集大成者和代表人物，先生不畏年事已高，欣然接受了肖主任的建议，共同提出以"弘文化，读经典，拜名师，做临床"作为工作室十二字工作方针，于当月 21 日正式揭牌成立。在揭牌仪式上，先生一句："为了中医传承，拼了老命带你们！"让现场所有人热泪潸然。

针对工作室学员们的具体情况，先生要求首先要提高中医学知识水平和中国传统文化素养，以此奠定良好的文化基础。其次必须树立正确的思维方式，即辨证唯物主义和历史唯物主义的思维方式。要求先读好毛泽东的《矛盾论》《实践论》和《反对本本主义》等哲学著作，为学习中医药学理论打下牢实的思想基础。在传统中医药学中含有丰富朴素的唯物论和自发的辨证法思想，如果不掌握、运用这种思维方式，对中医药学中很多具体内容无法正确理解，因而很难学好中医药学基本理论，在临床工作中也就做不到真正的辨证施治。再次要养成两个习惯，即读书习惯和写作习惯。爬罗剔抉，刮垢磨光，因材施教，因材施用，力求做到人尽其才，材尽其用。

在具体教学过程中，先生不囿书本，讲解疾病结合临床，与学生共讨临证验案或误案之心得，启发学生学习重在思索，获得触类旁通、举一反三之学习效果。如今，先生每周临床带教两个上午，集中一天时间为学生们批改医案、心得、论文，穿插进行学术讲座。晚上还要著书写作，撰成《文化讲记》《临证讲记》等作为教材。用蔡老师的话说，"如同与生命赛跑"。在先生的心目中，传承是大事，事关柳氏两代人的学术成果，事关中医药事业的百年大计。

2019 年正月初十日，是"柳少逸中医传承工作室"春节后第一个集体学习的日子，在这次学习前，恩师与大家进行了座谈，并做了 15 分钟的讲话，勉励大家"功崇惟志，业广惟勤"。以下为讲话整理：

寄语师承工作室的同学们

《灵枢·禁服》有一段雷公拜师黄帝之文字，即"割臂歃血之盟"，此乃医道须传于贤者之谓也。对此，《灵枢·终始》尚有"传之后世，以血为盟，敬之者昌，慢之者亡，无道行私，必得天殃"之记；《素问·气交变大论》有"得其人不教，是谓失道，传非其人，漫泄天宝"之语，均说明了良师收徒有一个很重要的医学伦理学问题，即收徒标准是有医德之人。当然现今收徒不必有"割臂歃血之盟"，然孙思邈"大医精诚"之盟，《万病回春》"医家十要"之誓，是必须具备之律条。盖因中医学乃《素问·气交变大论》所云"精光之论，大圣之业，宣明大道，通于无穷，究于无极"之学，对此，《素问·气交变大论》尚有"夫道者，上知天文，下知地理，中知人事，可以长久，此之谓也"之论，此即"通于无穷者，可以传于后世"之谓。《灵枢·官能》引《针经》曰："得其人乃传，非其人勿言。"何以知其可传？该篇以黄帝之言解之："各得其人，任之其能，故能明其事。"复云："各得其能，方乃可行，其名乃彰；不得其人，其功不成，其师无名。故曰：得其人乃言，非其人勿传，此之谓也。"此段经文表述了弟子能彰其师之术者，方可不侮师名。

20世纪60年代有"名师带高徒"中医政策之实施；80年代又实施了"老中医药专家继承工作指导老师"之带徒模式；近期又在实施"名中医传承工作室"之名师带高徒政策。我认为中医学术之传承，不在形式，重在内容，实际上是要达到《黄帝内经》"以彰经术，后世益明"之传承目的。《灵枢经》之《师传》《官能》，《素问》之《疏五过论》《征四失论》诸篇，均有明示。如《素问·疏五过论》黄帝与雷公之问对可以借鉴："黄帝曰：呜呼！远哉！闵闵乎若视深渊，若迎浮云，视深渊尚可测，迎浮云莫知其际。圣人之术，为万民式，论裁志意，必有法则，循经守数，按循医事，为万民副，故事有五过四德，汝知之乎？雷公避席再拜曰：臣年幼小，蒙愚以惑，不闻五过与四德，比类形名，虚引其经，心无所对。"由此可见，上古名医雷公尚且如此，而今之名师与高徒又是一种什么境界呢？以往中医传承工作败笔之处，是弟子对其师之术正如《素问·著至教论》所云："诵而未能解，解而未能别，别而未能明，明而未能彰。"至于在名医侧侍诊半日，或听名师一堂讲座，即称"某公弟子"，更属荒唐之事了！我伴随家父吉忱公行医达半个多世纪，于1963年又拜师牟永昌公，也没举行仪式，更没磕头、举躬，因蒙师长家父三岁，我叫了声"大伯"，便开始了从师生涯。朝斯夕斯，念兹在兹，凡六易寒暑，为师唯一弟子。作为二公之传人，学研二公医疗经验，进行临床报道；探讨二公之学术思想，而有"柳吉忱及其学术思想简介""牟永昌及其学术思想简介"二文，于1995年入选"齐鲁名医学术思想荟萃"；有"果行毓德，救世济人"为文，入选《名老中医之路续编》第一辑。几十年来，我得暇便研读二公之医案，解读之，彰其术而习用之，并着手编撰《柳吉忱诊籍纂论》《牟永昌诊籍纂论》，其后又整理家父吉忱公之四部中医经典讲稿：《黄帝内经讲稿》《伤寒论讲稿》《温病学讲稿》《本草经讲稿》，以期传承家父、蒙师之术，此即《素问·举痛论》"令言而可知，视而可见，扪而可得，令验于己而发蒙解惑"之谓也。

近几年，大家劝我成立中医传承工作室，鉴于师承是件很严肃的事情，我均以年事已高坚辞。

戊戌年季秋，肖培新老师取道青岛，特专程来莱阳探望我，再次建议我建"中医传承工作室"，并赠其甲骨文书法大作"大医鸿儒"予我。当然朋友的盛情心领了，然"大医鸿儒"这四个字，我可就承受不起了。家父吉忱公的蒙师李兰逊先生乃清末贡生业医，儒医也；我蒙师永昌公之父牟熙光先生，乃清末秀才业医，儒医也。而家父吉忱公，蒙师牟永昌公，均有私塾习国学的经历，习医又从师于儒医，故二老均是学业有成的一代名医，亦儒医也。上两代之医者，不都是"大医鸿儒"吗？而我只不过是这几位"大医鸿儒"的徒子徒孙罢了！这时我恍然有悟：我秉受的是两支两代的儒医之学啊！家父吉忱公"理必《内经》，法必仲景，药必《本经》"之训，不正是儒医的传承之路吗？由此说来，"柳氏医学流派"是秉承一条世医的传承轨迹。于是看来，肖老师之书作寓意深远！我也感受到一种任重道远的担当，所以也就同意永前筹建"中医传承工作室"事宜。在此期间，我回忆从师的往事，记述之，于是结集成《师承纪事》，以供同学们在师承学习中借鉴。

工作室的同学除了侍诊临床外，尚有写读书笔记、临床心得、病例分析等课目，为了提高同学们的学术水平，我时常举办学术讲座，并将我与蔡锡英老师的学术论文交由工作室的负责人王永前在柳少逸中医传承工作室网站陆续发表。除入选《柳少逸医论医话选》《蔡锡英医论医话选》的文章外，我还将有关文章以专题形式汇编了《柳少逸经络研究文集》《柳少逸肾病研究文集》。余者随同我历年所写的国学讲记、名医评说、序及跋语，汇编成《柳少逸讲习笔录》的小册子。若说《讲习笔录》是我"所传"的笔记，那《师承纪事》则是我"所承"的医事实录了。或医话，或文集，或纪事，或笔录，这些不算是什么著作，其结集意在于使同学们学习得法，传承有序，此亦"令验于己而发蒙解惑"之谓也。若你们学有所成，我此番之耕耘，也算有所获了。

今录《尚书·周官》语与同学们共勉："功崇惟志，业广惟勤。"

师字少逸　己亥雨水前一日

于此可见先生之胸怀。自此后，永前师弟建立"柳少逸中医传承工作室"微信群，将恩师关于师承工作的讲授课程和传承工作的有关片段予以发布，以便传承工作室学员和热爱中医事业的人们分享。

　　3月1日是传承工作室同学的集体学习时间，因客观原因提前结束了。第二日，先生知道了很生气，对全体学员批评道："这个现象很不好！既然定一天集体学习，上午门诊，下午交流，即成规章制度，要雷打不动，不能随意变动，成为儿戏！长此下去，必成走过场。昨天的事你们如果认识不到位，将成'一群土帽儿'，难成大器！制度、规矩是保障！不要像梁山好汉，浩浩荡荡而龙头蛇尾，最终还得掉到泥堆里！我为什么说'择师难，择徒更难？'你们要像我一样有坚持的定力！我成功的要点，就是有定力。无规矩不成方圆，做学问是这样，做人也是这样，否则就是一个不讲'理'的医生！"

　　次日，先生在工作室微信群里留言："上中学时的假期，家父辅导我学医，老人披衣在床依墙而半卧半坐，我在三抽桌前习读医书，至晚十点了，见老人打呼噜，遂合上书想上床睡觉，刚起身，那边老人发话了：'年轻人睡那么多觉干什么？'老人的一句话，养成了我一生晚睡的习惯，这是家父一生中唯一的一次'训'我。定力是一种修养，更是一种修为！肖培新老师赠我书法'大医鸿儒'，我自谓相绌，也只有老马奋蹄吧。你们只有努力，才会让这一学术流派得以传承。"

　　这就是先生，一个被人誉为"中华大医""大医鸿儒"的人，一个自诩为"布衣郎中""大医鸿儒徒子徒孙"的人，一个自认"为中医事业而生的人"！

　　先生在《名老中医之路续编·第二辑》书中"柳少逸从师治学传薪之路概述"一文中写到："幼学启蒙之《三字经》伴余步入漫漫人生之路，医学启蒙之《医学三字经》伴余走上了'至重惟人命，最难却是医'的业医之路。论及'承接岐黄薪火，传承中医衣钵'之主题，余感悟最深的是幼学启蒙《三字经》中的一句话：'养不教，父之过；教不严，师之惰。'"

　　这就是我们的先生，视中医发展如己任的严师啊！

第五节　泽被天下百姓，大力著书立说

　　唐代韩愈《答张籍书》曰："化当世，莫若口，传来世，莫若书。"时逸人云："业医难，习医尤难，教人习医则更难，著医书而教人习医，尤为难乎其难。"柳氏有乐耕好读、崇学重教的家风，柳氏医派也有善文载道、学术俱进之特色，具"至重惟人命，最难却是医"之立品，"学所以为道，文所以为理"之学风，守"一切为了人民健康"之信念。一方面善于总结临床经验，心之精微，发而为文，传其术，彰其法，"不肯私为家传，而公诸同好"；另一方面又重视古籍的整理研究，师古圣心为心，法前贤法为法，博采精取，阐幽发微，发皇古义，融会新知，多发古人之未发，补前贤之未逮，编著教材、论文集，交流与传播中医学术，亦"而与天地生生之德，不可一朝泯也"之谓也。

学以为耕，文以为获。柳氏医派之所以笔耕不辍，著述不已，全在于拥有一个共同信念：精于读书，勤于临证，可造福一邑；办好教育，教人习医，克惠及一域；而勤于笔耕，披露真谛，则能泽被天下，正如清初著名医学家喻昌所言："吾执方以疗人，功在一时；吾著书以教人，功在万代。"因之，柳氏医派著书立说，分享读书临证所得，力求发前人所未发，希冀惠及业内同仁，更期护佑天下百姓，意在有益于当代，也有功于后世。先生尝云："古人尚有'为天地立心，为生民立命，为往圣继绝学，为万世立太平'之义举，医之为道，天地赖以立心，民生赖以立命，我们何不将中医之心广大、中医之命恒久、中医圣学传继，使中医学文化万世显辉明？也只有如此，我辈才能够真正无愧于祖宗，不误人子弟，堂堂正正做一个中医人。"①

一、著医书难，一生唯谨慎

清·王清任云："医家立言著书，心存济世者，乃良善之心也，必须亲治其症，屡验方法，万无一失，方可传与后人。若一症不明，留与后人再补，断不可徒取虚名，恃才立论，病未经见，揣度立方，倘病不知源，方不对症，是以活人之心，遗作杀人之事，可不畏欤？"柳氏医派宗欧阳修"文章不为空言，而期于有用"之训，明《类证治裁》"著书贵适于用"之旨，守《医宗金鉴》"著书立论必须躬亲体验，真知灼见，方有济于用"之诫，强调一言之取舍必有于据，一说之扬弃必合于理，言必有物，论必有据，不妄立言，故虽勤于著述，然公诸于世者十不及一，有许多书稿压之箱底、束之高阁已达数十年之久，必待稿凡三易，观点明确，论据充分，说理透彻，文字通顺而后已。正如山东省卫生厅原副厅长张奇文教授为先生《经络

---

① 柳少逸. 伤寒方证便览［M］. 北京：中医古籍出版社，2006：199.

腧穴原始》所作序云："少逸大夫躬身杏林，治学严谨，以博学、精思、屡试为其要点。其于《伤寒论》的应用研究，有《少阳之宗》《伤寒方证便览》付梓。其感于'业医难，习医尤难，教人习医更难，著医书而教人习医，尤为难乎其难'，一部《伤寒方证便览》历时二十余载，凡五易其稿，而于 2006 年付梓。其学研《黄帝内经》，有《中国象数医学概论》《五运六气导论》《经络泛论》三论之作。而《中国象数医学概论》一书，也早在 1992 年其主持召开中华中医药学会中国象数医学研讨会之前成稿。二十几年间，宗欧阳修'文章不为空言，而期于有用'之训，删繁就简，三易其稿。"①

如撰写《伤寒方证便览》，张奇文副厅长在序中述及先生撰著过程："时维 1983 年，少逸深忧'执古方不能治今病，读医经不如多临证'之说日繁，又鉴于'世以医为难，医家尤以治伤寒为难'之境况，为读古人之书而晓其理，辨古人之方而明其用，集二十年研究之心得，发皇古义，融汇新知，而有《伤寒方证便览》结集。然其谨记清·陈梦雷'医为司命之寄，不可权饰妄造，所以医不三世，不服其药，九折臂者，乃成良医，盖谓学功精深故也'之语，而未付梓。三世者，三世之书也，《黄帝内经》《本草经》《脉经》也。时过境迁，又是二十载，其间合以家学、师承及个人临床之验，五易其稿。余手披目视，口咏其言，心惟其义。斯书上承仲景之旨，下贯后世之论，融古今医家临证之精华，而成其集，此乃立意伤寒方新用也。故而余认为此乃一部中医临床应用和研究伤寒方的可资之书。"②

原长岛县人大常委会副主任、长岛县中医医院院长袁大仲主任中医师在为该书所作的序中，回忆了先生始撰该书之情景："1983 年仲秋，余家慈病故。中年丧母，悲痛欲绝。少逸亲诣长岛探望、籍慰。余为其安置清净之室，促膝谈经论道。感慨'执古方不能治今病，读医经不如多临证'之世风日下；深恶'不谙经方奥蕴，徒创新说一博虚名'之陋习盛行。少逸重温《伤寒论》原著及后世专著凡十余种，结合家学师承及积数十年临证、教学、科研经验，并以临证屡验不爽之验案附焉，哀然集成《伤寒方证便览》。其书以证统方，以方类证，方证结合，提纲挈领，不啻为科研及教学的可用之书，且示人以执古方治今病之规矩准绳，在《伤寒论》研究领域中独树一帜，自成一家。'纸上得来终觉浅，绝知此事要躬行'。少逸历时二十余载，凡五易其稿，方成其书。及其书成，蓦然觉两鬓霜染，已途耳顺之秩矣。余奉读书

---

① 柳少逸. 经络腧穴原始 [M]. 北京：中国中医药出版社，2015：1.
② 柳少逸. 伤寒方证便览 [M]. 北京：中医古籍出版社，2006：2.

稿，以手加额称庆，拍案惊叹：'业医难，习医尤难，著医书难乎其难。'兹篇巨著，非寻章摘句之凡俗之作，而是尊经不泥古，创新不悖经，字字斟酌，句句推敲的精实之著。少逸注重实践、不尚空谈的严谨学风，医道精诚、老有所为的奋发进取精神，令人服膺。它山之石，可以攻玉；矛头竹屑，曾利兵家。柳氏上承仲景之旨，下贯后世诸说，申明其方之中矩，法之中规，刚柔有变，约制有道。其集毕生精力，融汇古今医家研究及临证精华而成此鸿篇巨著，实乃中医学文库中不可或缺之医书，此医林之幸事矣。"①

而先生在书后所附"跋"②中，在详细讲述了自幼受业于吉忱公背诵《伤寒论》原文、立雪牟门六年后得永昌公授其家传秘本《伤寒第一书》并精研深悟近30年的事迹之后，也追忆了其成书过程：

1983年金秋八月，余度假于南长山岛，承蒙筱文兄关照，得一静处潜读。近中医界"执古方不能治今病，读医经不如多临证"之说日繁；不深求经方之奥蕴，徒创新说，一博虚名者甚多，致博大精深之中医学术日晦。为读古人之书而察其理，辩古人之方而明其用，故重温仲景《伤寒论》原著及其后世伤寒论专著十余种，意在采撷群书，期于取用。其间筱文兄得暇，邀余庙岛览胜。翌日返住所，续解读《伤寒论》，似有灵犀一点之感，遂参今法古，以证统方，结合家学、师承，谈病说药而立言。宗清·王清任之言："医家立言著书，必须亲治其症，屡验方法，万无一失，方可传于后人。若一症不明，留于后人再补，断不可徒取虚名。"返梨城后，述以今用，附以验案，而名之曰《伤寒方证便览》。所附医案，多系余经年所积，或随家父吉忱公、蒙师牟永昌公临证之录。为了说明经方的临床应用，为历代医家所重，故亦附以古今医家之验。

山东烟台中医药专修学院成人教育中医专科班，将于2004年1月底由余讲授《伤寒论》。于癸未年季冬翻出二秩前旧作，再补己验，参以近说，撰易其稿，立意于伤寒方新用矣。籍以书作结集付梓之际，余已两鬓斑白为六秩之人矣！回首往昔从医之路，深感"业医难，习医尤难，教人习医更难，著医书而教人习医，尤为难乎其难"。

---

① 柳少逸. 伤寒方证便览 [M]. 北京：中医古籍出版社，2006：3.
② 柳少逸. 伤寒方证便览 [M]. 北京：中医古籍出版社，2006：199.

清·陈修园《金匮要略浅注》云:"学者遵古而不于泥古,然后可以读活泼泼之仲景书。"此即少逸先生治学之谓也。清·吴谦等《医宗金鉴》云:"著书立论必须躬亲体验,真知灼见,方有济于用。"此《伤寒方证便览》之谓也。明·朱惠明《痘疹传心录》有云:"医者要当深研经典,旁搜书论,潜心体认,融会终始,恍然有悟于古人之微妙,则脉理斯精详,药性斯明悉,乃可以行于世。"此中医成才之谓也。

二、著医书难,著医案更难

医案,《史记·扁鹊仓公列传》中称为"诊籍",是医者诊治疾病的真实记录。《列子·力命》云:"一曰矫氏,二曰俞氏,三曰卢氏,诊其所疾。"唐代殷敬顺释"诊"为"候脉也"。《汉书·艺文志》云:"太古有岐伯、俞跗,中世有扁鹊、秦和,盖论病以及国,原诊以知政。"颜师古注:"诊,视验,谓视其脉及色候也。"明代归有光《水利论》云:"太仓公为人治疾,所诊期决死生。故诊者,候脉察病之谓也。"《史记·扁鹊仓公列传》有仓公淳于意之语:"今臣意所诊者,皆有诊籍。"由此可知,诊籍,即今之医案。其中仓公又云:"所以别之者,臣意所受师方适成,师死,以故表籍所诊,期决死生,观所失所得者合脉法,以故至今知之。"说明诊籍乃医者诊治疾病的真实记录。明·李延是《脉诀汇辨》卷九有"医之有案,如弈者之谱,可按而复也"的形象比喻。《韩氏医通》提出望形色、闻声音、问性状、切脉理、论病源、治方术"六法兼施"的医案格式,认为此即"济世者,凭乎术;愈疾者,凭乎法也"。清·陆九芝《世补斋医书》尝云:"案者,断也,必能断,乃可云案;方者,法也,必有法,乃可有方。"医案是医家的实践记录,是医者与患者交流的第一手资料,是最现实、最生动的素材,是活的经验,是一位医家数十年的经验结晶。由此可见,一篇好的医案,当见其辨证之缜密,理法方药之精当,示人以触类旁通、举一反三之法门。故著医书难,而著医案尤难。若不能示人法门,则作者、读者两失,因此,著医案更要多下一番功夫。

少逸先生知难而进,凝心会意,勇登高峰。如其自跋《伤寒方证便览》所云:"余宗清·吴谦'著书立论,必躬亲体验,真知灼见,方有济于用'之论,故发皇仲景旨意,融会新知,附以验案,而成斯书,意在临床识方、认证、立法、用药之便览也。"①"所附医案，多系余经年所积，或随家父吉忱公、蒙师牟永昌公临证之录。为了说明经方的临床应用，为历代医家所重，故亦附以古今医家之验。"② 又如其自序《牟永昌诊籍纂论》云：

余崇尚经方，博极时方，读仲景之书察其理，辨后世之方明其用，皆得益于家父吉忱公、业师牟永昌公之传授也。余枕瓒永昌公所记之验案五十余载，潜心钻研，探其奥蕴，循以应用，每收卓效。余每解读一案，遂付诸笔端。2003 年余阅《孙文垣医案》，其医案小引中有云："医案者何？盖诊治有成效，剂有成法，因纪之于册，俾人人可据而用之。"永昌公亲笔所记之案例，文字简练，皆为"诊治有成效，剂有成法"之案。余恍然大悟：公"纪之于册"，不正是其作传道计，"俾人人可据而用之"之用么？于是遂选案着手编撰《牟永昌诊籍纂论》。所选之案，多源于1963 年之前公之亲笔实录。公因诊务繁忙，验案所记甚简，故余以学研心得，而于每案之后，以"解读"续之。纂者，乃汇集、编辑、编撰之谓；纂论，乃汇集议论之谓也。今汇集业师永昌公之验案，解读其治验，亦"俾人人可据而用之"之谓也。今日，《牟永昌诊籍纂论》付梓，若有医者研其术，明其意，"剂有成法"，"治有成效"，可告慰业师永昌公"圣道须传于贤者"之愿也！而余之重负亦减也。"经师易求，人师难得。"值《牟永昌诊籍纂论》结集付梓之际，以寄余对恩师牟永昌公的无限怀念。"③

而在著《柳少逸医案选》时，先生深感撰医案而教人习医，乃难中之难也。"余虽然临床心得写的不少，然要拿出一本医案集，却真有点犯难！余从事临床半个世纪，虽说经年所积之验案甚多，然选何案入集，而本医案的编撰思路又是什么？余一时沉于困惑之中。"④ 清·徐大椿《医学源流论》尝云："凡人所苦，谓之病。"又云："凡一病必有数症，有病同症异者，有症同病异者，有症与病相因者，有症与病不相因者。盖合之则曰病，分之则曰症。"故而"同病异治""异病同治"是在辨证论治原则指导下的一种治疗法则，临证以"识异同"作为辨证思维手段，使辨病与

① 柳少逸. 伤寒方证便览［M］. 北京：中医古籍出版社，2006：2.
② 柳少逸. 伤寒方证便览［M］. 北京：中医古籍出版社，2006：199.
③ 柳少逸. 牟永昌诊籍纂论［M］. 北京：中国中医药出版社，2017：3.
④ 柳少逸. 柳少逸医案选［M］. 北京：中国中医药出版社，2015：5-6.

辨证有机结合，从而达到治疗目的。这是编撰医案，示人以规矩之一难矣！清·周岩《本草思辨录》云："人知辨证之难甚于辨药，孰知方之不效，由于不识证者半，由于不识药者亦半。证识矣，而药不当，非特不效，抑且贻害。"故用药之法，有是病必用是药。此即"辨本草者，医学之始基，实致知之止境"之谓也。此编撰医案，示人以规矩之二难矣。清·赵晴初《存存斋医话稿》云："论药则得一药之功能，论方则观众药之辅相。凡药皆然。"故从单药单方到复方的发展，是药物治疗学上的一个飞跃。方剂是在辨证的基础上，按组方原则，选择切合病情的药物，定出适当的分量，制成一定的剂型，配伍而成。它的组成，不是药量的堆彻，也不是同类药物的胪列及同类药的相加，而是主、辅、佐、使相辅相成而成。故蔡陆仙《中国医药汇海》云："所谓方者，谓支配方法度也；所谓剂者，谓兼定其分量标准也。方则仅定其药味，剂则必斟酌其轻重焉。"此编撰医案，示人规矩之三难矣！

清·徐大椿《医学源流论》尝云："古圣人之立方，不过四五味而止。审其药性，至精至当。其察病情，至真至确。方中所用之药，必准对其病，而无毫发之差，无一味泛用之药，且能以一药兼治数症，故其药味虽少，而无症不该。后世之人，果能审其人之病，与古方所治之病无少异，则全用古方治之，无不立效。"蔡陆仙《中国医药汇海》云："经方者，即古圣发明。有法则，有定例，可为治疗之规矩准绳，可作后人通常应用，而不能越其范围，足堪师取之方也。"故"以古方为规矩，合今病而变通"验于临床，此"理必《内经》，法必仲景，药必《本经》"之谓也。此乃执古方治今病及撰此类医案之难也。

本书所选之医案，多系其运用仲景方及其类方治今病之验案，此为彰显"读仲景之书察其理，辨后世之方而明其用"。"按语"一节亦彰显了"理必《内经》，法必仲景，药必《本经》"的"世医"知识结构和学术思想内涵。于是形成了本书选案结集的主题。清·沈金鳌《杂病源流犀烛·自序》云："医系人之生死，凡治一证，构一方，用一药，在立法著书者，非要于至精至当，则贻误后世，被其害者必多。"此即"医之道最微，微则不能不深究；医之方最广，广则不能不小心"之谓也。故少逸先生殚厥心力，躬身力行而撰之。所选之医案，就其当时之实录，略加整理，以求原貌。①

2012年，是先生业医50周年，先生亦逾古稀。先生心态好，身体健康，自言

---

① 柳少逸. 柳少逸医案选［M］. 北京：中国中医药出版社，2015：5－6.

道，"古稀之年，又叫而传之年，该整理经验留与后人研究学习了"。此后，除每周例行的两个半天门诊时间外，其余大部时间都在著书立说。至日前，完成书稿近 40 部，学术论文 300 余篇。公开出版的著作有 30 余部，尚有《柳少逸师承纪事》《柳少逸讲习笔录》《柳少逸经络研究文集》《柳少逸肾病研究文集》《柳氏治癌二十六用药式》和《柳氏病机四论》等多部著作在结集中。

唐代韩愈《进学解》有"焚膏油以继晷，恒兀兀以穷年"之语，实为先生一生之写照。由于长期伏案，先生患上了颈椎病、眼底黄斑变性、糖尿病，为了中医学传承，似乎身体健康都不及写作重要了。

笔者对柳氏医派沾惠良多，食髓知味，故深知传播推广其学术思想的意义，故于 1998 年主编《中医学概要》一书时，就有意识地以中国象数医学的"医道－医术－医学"三层次为纲领编纂，为此特专程赴梨请教，得到恩师伉俪首肯。该书作为最早一部用柳氏医派学术思想体系编纂的教科书，得到了任课教师和学生们的好评，《上海中医药情报》等报刊曾给予专门推介。

"功以才成，业由才广。"正是通过传承模式的创新，变"家传"为"业传"，变个别传授为"群体化""大众化"传授，从而大大扩大了柳氏医派的传播范围，惠及的受众也大为增多，既有业内同行，更有遭受病痛折磨的患者。"桃李不言，下自成蹊"，先生亦以"得天下英才而教育之"为荣。柳氏医派，遂从莱阳一地出发，逐渐走向全国，并流传日本。清·徐大椿云："盖闻不朽有三，太上立德，其次立功，其次立言，圣道固然，而医何独不然。"

附 录

附录一

柳氏医派发展脉络

星转斗移，岁月更迭。不知不觉间，柳氏医派已经走过了近百年的历程。在70多亿年的银河系中，这不过是沧海一粟；在逾7000年的中医学发展史中，这也仅为转瞬之间。但这短短的一百年，乃中华民族历史上最为风云激荡、波澜壮阔的一百年，也是中医学发展史上命运沉浮、波诡云谲的一百年。柳氏医派得天厚爱，生逢其时。曾经筚路蓝缕，栉风沐雨，转益多师，寻求真传，探赜索隐，钩深致远，阐幽发微，精心传承；也曾冒着敌人的炮火，抢救伤病员，为医派注入了红色基因，铸就了"一切为了人民的健康"的职业精神；更多的是沐浴着中国传统文化的温煦阳光，吸收着中医药经典著作的丰厚营养，踏着前辈们蹚出的丝缕印迹，紧紧掌握中医学之命脉，披荆斩棘，汇溪聚流，与时俱进，一路前行，东汇入海，泽被天下。在这个过程中，柳氏医派恪守着大医精诚、济世救人的古训，以仁心仁术、精益求精的责任意识，天降大任、舍我其谁的担当精神，抓铁有痕、踏石有印的踏实作风，"成不成之功，完难完之业"的坚韧毅力，留下了三源汇流、三流汇海的足迹，这无论是对中国传统文化的发展，还是中医学的创新，都有着不可磨灭的影响。高山不语，深水静流。30余部著作，数百篇学术论文，无数次学术会议上交流的剪影，不断见诸期刊、报端的消息文字，数以万计患者的笑脸，业内同仁的认可与赞扬，就是最好的明证。兹依据文献记载及口传史料，记录如下。

1909 年

10月20日（清宣统元年古历9月7日），吉忱公诞生于栖霞县东林村一耕读之家。

柳姓源于姬姓，出自展氏，因始祖柳下惠食邑鲁国柳下而得姓。柳下惠（前720—前621），展氏，名获，字禽，为鲁孝公的儿子展的后裔，食采柳下（今山东省新泰市宫里镇西柳村）。其"坐怀不乱"的故事广为传颂，为儒家所推崇的典范和楷模，故《孟子》颂其"圣之和者也"，而被后世尊为"和圣"。春秋末期，柳氏先祖由鲁地徙居东莱，寄籍栖霞大庄头，世系沿革、繁衍、分迁已有两千多年悠久历史。约于宋前，"东寨由大庄头分出，东林由东寨分出"。康熙年间，处士柳彦之子柳文礼，为"清例赠修职佐郎"。家谱：柳彦—柳文礼—柳任—柳风翥—柳崇德—柳恒宝—柳吉忱。2000 年胶东柳姓统计，东林有 414 户，东寨 178 户，大庄头 363 户，可见东林柳氏之盛。① 得和圣之荫庇，循岐黄之中和，自强不息，厚德载物，终成江右胶东一大中医学术流派。柳氏医派，肇始于兹。

1928 年

吉忱公拜同邑晚清贡生、儒医李兰逊先生为师，开启柳氏医派传承岐黄之旅。

吉忱公 6 岁，启蒙于本族家塾。12 岁，入栖霞县臧家庄育才高级小学。16 岁，入烟台育才中学学习。中西两种教育模式、两套知识体系汇聚脑海，既有深厚的古文基础，又有系统的现代科学体系训练，为日后学验中医学、开展中西医结合奠定了坚实的基石。

1927 年，吉忱公毕业于烟台育才中学，尊父母之命，与同邑大家闺秀范玉华女士完婚。夫妻齐眉举案，相敬如宾，读书齐家，教子有方。育有一男五女，均尊家训，孝顺父母，耕读传家。少逸先生为其独子。"余有四姊一妹，且为单传，然父母从不溺爱，恪守'父母威严而有慈，然子女畏慎而生孝'之家风。并以《周礼·三行》'亲父母''尊贤良''事师长'戒之，而祖父恒宝公则明示'认真读书，老实做人'乃柳氏家训。"②

吉忱公于烟台育才中学毕业后，本拟继续深造，惜患痹证（类风湿关节炎），虽多方延医，然因未遇明医，罕有其效。后幸得同邑晚清贡生、儒医李兰逊老先生诊治，用药仅二十余剂，内服兼外熨而病臻痊愈。遂拜李公为师习医，得师赐号"济生"，从此走上济世活人之路。

"我 1927 年毕业于烟台育才中学。因患类风湿关节炎四处求医治疗无效。后来经人介绍，幸得同邑晚清贡生李兰逊老先生诊治，不久病臻痊愈。在治疗期间谈经说史，评论世事，深得先生赏识。先生说：'异日不为良相，便为良医，盖以医与相，迹虽殊，然济世活人之心则一也。'从此，我便与中医结下了不解之缘，成为李老先生晚年的入门子弟，业师李公赐号'济生'。其后，辗转天津、上海、广州、香港等地从医，并时时以'济生'为己任，救死扶伤。然而，在半封建半殖民地的旧中国，天下乌鸦一般黑，欲想立足于医林之中谈何容易！新中国成立后，才真正实现了我以'济生'为己任，以'活人'为目的的心愿。现在算来，栖身医林已有半

① 柳毓明. 胶东柳姓千年史［M］. 呼和浩特：远方出版社，2006.

② 张奇文，柳少逸. 名老中医之路续编·第一辑［M］. 北京：中国中医药出版社，2007：394.

个多世纪了。从苦难深重的旧社会迎来了新中国的诞生，我走过的道路，使我深深地感到只有社会主义才能救中国。"①

"兰逊公精通经史，熟谙岐黄之学，兼通律吕诸子百家。其于医学，深究博览，采精撷华，独探奥蕴，卓然自成一家。先生立法谨严，通达权变，常出奇有制之师，应无穷之变。在随师期间，见先生用阳和汤治疗多种疾病，弗明不解，请师释迷，问曰'昔日弟子患痹，师何以阳和汤愈之？'师曰：'王洪绪《外科全生集》用治鹤膝风，列为阳和汤主治之首，君疾已愈，当晓然于心，王氏非臆测附会之语也。'又问，'某君腰疾，师诊为痛痹，不予乌头汤，而以阳和汤愈之，恭听师言。'师曰：'景岳尝云：此血气受寒则凝而留聚，聚则为痹，是为痛痹，此阴邪也。诸痹者皆在阴分，亦总由真阴衰弱，精血亏损，故三气得以乘之。经曰：邪入于阴则痹，正谓此也。是以治痹之法，最宜峻补真阴，使气血流行，则寒邪随去。若过用风湿痰滞等药，再伤阴分，反增其病矣。故今用治痹，非出臆造也。'"

"家父在先生指导下，首先阅读了《黄帝内经》《难经》《伤寒论》《金匮要略》及《神农本草经》等经典著作，并选读了一些名家注释，同时熟诵了后世本草、药性诸书。其后又学习了《千金要方》《外台秘要》《景岳全书》《温热经纬》《温病条辨》及'金元四家'诸家之学。先生以'读书者，尚能细心研读自有深造逢源之妙'为启迪。先生晚年辑生平所治验案若干卷付家父。公循以治病，直如高屋建瓴，节节既得，所当无不奏效，故尽得先生之传。"②

柳氏医派，从此启程。

1930 年

吉忱公入天津国医函授学院学习。

"1930 年春，家父曾考入天津尉稼谦国医班学习三年。"②尉稼谦（1907—?），天津人。1907 年出生于一个中医世家，曾师从名医施今墨。

1935 年

吉忱公入上海恽铁樵国医班学习。

"1935 年—1938 年就读于上海恽铁樵国医班。因受恽氏学术思想影响，家父临证师古不泥古，参西不背中。在辨病与辨证，中西医结合治疗多种疾病中，取得可喜成果。"②

① 孙芳明. 梨乡情 [M]. 济南：山东文艺出版社，1988.
② 张奇文，柳少逸. 名老中医之路续编·第一辑 [M]. 北京：中国中医药出版社，2007：461-469.

1932 年—1938 年

吉忱公应内兄范廷凯之邀，赴香港、广州经商、业医。

"其间曾应舅父之邀，去香港、广州经商、业医。"①

"业师李公赐号'济生'。其后，辗转天津、上海、广州、香港等地从医，并时时以'济生'为己任，救死扶伤。"②

1941 年

吉忱公参加抗日工作，从事地下革命活动。该年，针灸抢救一麻疹抽风厥亡患儿，医名大振。

"'七七'事变后，日军侵入胶东，家父于 1941 年，参加了抗日工作，并化名'罗林'，以教师身份为掩护开展抗日活动。其间曾开设'济生药房'，以医药为掩护，从事地下革命活动。"①

"20 世纪 40 年代麻疹流行，柳吉忱路过一地，发现一家人正准备谷草埋孩子，说其患麻疹抽风厥亡，其母得知柳吉忱是医生而求救。柳吉忱针刺大椎、申脉等穴位，患儿苏醒，又开一方子。不久，患儿起死回生。之后，柳吉忱名声大振，人称'神医'。"③

1942 年

吉忱公开设"济生大药房"，开展地下革命活动。

"'七七事变'后，日军侵入胶东。柳吉忱化名'罗林'，出任当地中心小学校长，进行地下抗日斗争。此时敌伪政府进行经济封锁，医药奇缺，柳吉忱遂利用地方中草药和针灸推拿等法，给部队战士及广大干部群众治病。后因被日寇发现，他被迫撤到解放区从事医疗工作。"

"1942 年，柳吉忱开设了'济生大药房'。其实是以医生为掩护，进行地下斗争。他曾以给日伪大队长看病为名，为八路军打炮楼侦察寨里伪军大队炮楼布防。又利用给栖霞藏家庄伪军孔姓中队长看病的机会，晓之以理，动之以情，争取其起义。"③

1943 年

3 月 17 日，少逸先生出生于栖霞东林祖居。

---

① 张奇文，柳少逸. 名老中医之路续编·第一辑 [M]. 北京：中国中医药出版社，2007：461 - 469.
② 孙芳明. 梨乡情 [M]. 济南：山东文艺出版社，1988.
③周颖. 柳吉忱：济世成己任，传承为岐黄 [N]. 中国中医药报，2014 - 4 - 17（8）.

柳少逸（1943—），名岸，字少逸，以字行，乃吉忱公哲嗣，牟永昌之高徒，山东烟台中医药专修学院院长，泰山医学院、济宁医学院兼职教授，莱阳复健医院院长顾问。首届中华中医药学会中医文化分会理事，中国中医药促进研究会小儿推拿外治分会副主任委员，山东中医药学会首届肾病专业委员会委员、心脑病专业委员会委员。幼承庭训，长有师承，又经院校系统培养，更兼个人砥砺钻研，构建起中国象数医学理论体系、慢性内伤性疾病病机四论体系、太极思维临床辨证论治体系、中医复健医学体系和以方证立论临证体系等五大中医学体系。著有《经络腧穴原始》《〈内经〉中的古中医学——中国象数医学概论》等学术著作 30 余部，为柳氏医派的代表人物。

1943 年—1953 年

吉忱公任栖东县立医院院长，开始对少逸先生的国学启蒙。

1943 年，栖东县解放。胶东区行政主任公署以"济生大药房"为基础成立栖东县医院，吉忱公被任命为院长。栖东县又称栖东行署区（县级），为山东抗日根据地，在山东省东部，1940 年 12 月析栖霞县东部七个区置，属北海专区。1953 年 7 月撤销，其辖区仍并入栖霞县。

在此期间，吉忱公虽诊务繁忙，但因离家不远，得暇回家，即督促少逸先生国学学习。

1951 年

吉忱公入山东医学院学习西医 1 年。

1950 年 8 月，卫生部在第一届全国卫生会议上专门论述了"团结和改造中西医问题"，指出"中医必须提高，学习政治知识和现代科学知识，将中医的经验与科学结合起来，使中医科学化"。1951 年 12 月 27 日，卫生部发布《关于组织中医进修学校和中医进修班的规定》。至此，中医进修在全国范围内开展起来。吉忱公先后参加尉稼谦、恽铁樵中医班学习，内中虽有部分西医学内容，但缺乏系统性，公常以此为憾。不惑之年，恰遇此良机，如鱼得水，函泳其中，系统学习了西医学理论体系，为其中西医结合研究奠定了坚实的基础。

1953 年

吉忱公任栖霞县人民医院业务院长。

7 月，栖东县撤销，合并到栖霞县，栖东县立医院合并到栖霞县人民医院，公被委任为栖霞县人民医院业务院长。

1954 年

吉忱公任栖霞县人民医院业务院长，领导开展了中医中药治疗和预防"乙脑"的工作。

"1954 年莱阳地区流行'乙脑'，严重威胁着当地人民群众的生命安全。由于当时医疗条件有限，药品匮缺，针对'乙脑'病证，吉忱公以温病学说中的'卫气营血''三焦辨证'等进行治疗和防治。他自编教材，亲自讲授，在全院开展了中医中药治疗和防治'乙脑'的学习，培养了一支防治'乙脑'的医疗队伍，对当时控制'乙脑'的流行起到了决定性的作用。在此基础上，他又写出《热病条释》一书，受到了有关部门的肯定。"①

同年 11 月 5 日，蔡锡英出生于山东省文登县小观公社东浪暖村。蔡锡英（1954—），山东文登人，中共党员。毕业于莱阳高等医学专科学校中医专业，后分配到莱阳中心医院工作，1995 年调任山东烟台中医药专修学院副院长、教授，并筹建山东烟台中医药专修学院中医门诊部，2010 年任莱阳复健医院院长，现为泰山医学院兼职教授、山东省中医药学会糖尿病专业委员会委员、山东中医药学会中青年中医读书会副主任委员兼秘书长、莱阳市中医药研究协会理事长、烟台复健脑瘫科研所所长。先后主编出版了《齐鲁名医学术思想荟萃》《杏苑耕耘录》等中医专著 9 部，在各级期刊发表学术论文 30 余篇，成为柳氏医派之中坚力量。

1955 年

吉忱公调任莱阳专区中医进修班负责人并兼任莱阳专区中医门诊部主任，同年当选为中国人民政治协商会议莱阳县委员会委员，连任至离休。

1954 年，党中央就继承和发掘中国医药学遗产问题提出中医工作方针："研究整理我国的医药学遗产，把它提高到现代科学的水平，这是我国医药学家应做的工作，应尽的责任"，认为中国医药学"是一个伟大的宝库，必须继续努力发掘并加以提高"（1954 年 10 月 20 日，《人民日报》社论"贯彻对待中医的正确政策"）。9 月，山东省第一届中医代表会议在济南召开，会议回顾了新中国成立后中医工作走过的道路，开始纠正歧视中医的错误做法，并确定组织中医学会，举办中医进修班等。

吉忱公学验俱丰，为胶东同行推崇。为贯彻落实举办中医进修班的指示，6 月，

---

① 孙芳明. 梨乡情 [M]. 济南：山东文艺出版社，1988.

烟台专员公署调吉忱公负责中医进修班工作。为便于工作，专区卫生科科长任班主任，吉忱公任副主任，为实际负责人。为继承和发扬中医学，吉忱公更加努力工作，呕心沥血，亲自担纲授课，编印教材。为让先生继续发挥临床优势，又专门成立莱阳专区中医门诊部，先生兼任门诊部主任。

"先生一生桃李遍神州。1954 年尚负责莱阳专区中医培训工作。曾先后主办 7 期中医进修班，为全区培养大批中医骨干，亲自讲授黄帝内经、伤寒论、金匮要略、温病条辨、中药学、中国医学史等课程。先生于 1960 年受聘于山东中医药学校，讲授《温病条辨》。先生教学深入浅出，由博返约，常结合临证经验有感而发，并以'伤寒为法，法在救阳；温病为法，法在救阴'两大法门为临证要点，启迪学生，并倡言临证冶寒温于一炉，庶免墨守成规，胶柱鼓瑟。60 至 70 年代，又教子带徒 10 余人。胶东诸多名医出自其门下。"①

在中国人民政治协商会议莱阳县委员会第二届二次会议上，吉忱公当选为委员，一直连任至离休。1980 年第五届二次会议上，吉忱公当选为常委兼文史组副组长。在会期间，公认真履行职责，积极参政议政，几乎每次会议都有提案，多为有关发展中医药事业或卫生健康事业的内容。

1956 年

吉忱公继续担任中医进修班负责人并筹建莱阳专区人民医院中医科，兼任科主任。

1956 年 3 月，文登专区撤销，其所辖文登、威海、牟平、福山、荣成、昆嵛、海阳、乳山八县并入莱阳专区。"次年，两个专区的中医进修班合并为莱阳专区中医进修班。"②

为落实吸收中医人员进入医院工作的指示精神，莱阳专区将莱阳专区中医门诊部并入莱阳专区人民医院，以此为基础，由吉忱公负责具体筹建莱阳专区人民医院中医科。这是全省最早建立中医科的地市级综合医院，为全省卫生界关注。吉忱公广泛吸收人才，先后建立中医科、中药房、中医病房，为全省综合医院设立中医科提供了成功的经验。

同年，少逸先生转学到莱阳师范附属小学。自此吉忱公开始对少逸先生进行中医学启蒙。

① 张奇文，柳少逸. 名老中医之路续编·第一辑 [M]. 北京：中国中医药出版社，2007：461－469.
② 曲生健. 那些年，那些人，那些事 [M]. 北京：高等教育出版社，2018.

1957 年

吉忱公继续担任中医进修班负责人并兼任莱阳专区人民医院中医科主任。因诊务繁忙，次年调入医院，专任中医科主任。留下的人员迁址烟台组建莱阳专区中医学校。

此时少逸先生入长岛县中学读初中三年。

1960 年

吉忱公继续担任烟台专区莱阳中心医院中医科主任。

少逸先生入长岛县中学读高中。当时先生拟从父习医，公告诫须读完高中，以此储备知识，并以自己与当时其他未能接受中学教育的同仁之间的差别实例说明之。寒暑假期间，公即开始辅导少逸先生阅读中医院校教材。

1961 年

吉忱公继续担任烟台专区莱阳中心医院中医科主任。

少逸先生高二，转入莱阳一中就读。吉忱公辅导其学习中医院校专业教材。

1962 年

5 月，吉忱公参加山东中医学会成立大会，当选为首届理事会理事。吉忱公以论文"中药治疗食道癌、胃癌及肝癌的观察""蝼蛄散治疗肾炎水肿的观察"做大会交流，两篇论文一并收入《山东中医学会 1962 年年会论文选编》。

1962 年烟台中医学校、泰安卫生学校（中药专业）合并组建山东省莱阳中医药学校，回迁至莱阳北郊枣行村（即今天的山东中医药高等专科学校附属医院院址），直属山东省卫生厅。吉忱公应邀讲授《温病学》，结合个人临床经验和心得，阐发温病学源流、病因病机、辨证方法及方药，发挥己见，注重实践，内容广博。并自编"温病舌诊歌诀"，让学生诵记。以"伤寒为法，法在救阳；温病为法，法在救阴"两大法门启迪学生，并倡临证应治寒温于一炉，方不致墨守成规，胶柱鼓瑟。

1963 年

少逸先生 7 月高中毕业，随父习医，从而步入从医之路。

8 月 22 日，少逸先生在栖霞县人民医院中医科就业，拜出身世医之家、时任中医科主任的牟永昌先生为师。立雪牟门，六年如一。1970 年 8 月，为响应毛泽东主席"6·26"指示，少逸先生随县医院一班人，调入栖霞县医院亭口分院工作，至1973 年调离。

"1963 年余高中毕业，因幼时一耳失听，未能报考医学类院校。时值国家实施

'名师带高徒'政策之盛世，即随家父吉忱公习医，从而步入从医之路。年内，余又师事于栖霞世医牟永昌公，此乃家父宗韩愈《师说》'爱其子，择师而教之'之为也。"①

1965 年

吉忱公带领全科人员运用中药治疗宫外孕 43 例，治愈 31 例，获得良好效果，免除了许多患者的手术之痛，减轻了国家和家庭的经济负担，创造了妇产科学发展史上的奇迹。吉忱公发扬公而忘私精神，未署名个人，而是以莱阳中心医院为名作集体报告，故后人多未能知晓实际情况。此事载入《山东省志·67·卫生志》②。

少逸先生考入山东中医学院中医系学习（成人函授高等教育），为期四年，1969年毕业。

1966 年

吉忱公任莱阳中心医院中医科主任，运用运气学说指导治疗烟台地区流行性病毒性肝炎，获良效。

"家父认为：临证当洞悉天地古今之理，南北高下之宜，岁时气候之殊，昼夜阴晴之变，方能谙达病机，把握治疗。此即五运六气、子午流注学说在临床上的现实意义。例如 1966 年下半年，烟台地区病毒性肝炎流行，循以常法茵陈蒿汤疗效不著。岁值丙午，少阴君火司天，阳明燥金在泉。在治疗上则宗《黄帝内经》'阳明在泉，湿毒不生，其味酸，其气湿，其治辛苦甘'的治疗原则，主以辛开苦降之剂，佐以甘味健脾之药，于是郁火得清，湿热得除，中州枢转，病臻痊愈。"①

9 月 30 日，刘玉贤出生于五莲县潮河镇（现日照市北开发区）刘家坪村，其于 1983 年 9 月考入山东省中医药学校中医专业，1986 年 5 月拜少逸先生为师，追随 30 余年，成为柳氏医派第三代代表性传承人。

1972 年

吉忱公再次运用运气学说指导治疗烟台地区流行性病毒性肝炎，获良效。

"其后 1972 年、1978 年该地区又为病毒性肝炎流行高峰年份，发病季节又均在农历七月份左右，其地支又均分属子、午，为少阴君火司天，'其化以热''热淫所胜，怫热至，火行其政''四之气，溽暑至，大雨时行，寒热互至，民病寒热，嗌

---

① 张奇文，柳少逸．名老中医之路续编·第一辑［M］．北京：中国中医药出版社，2007：461－469．
② 山东省地方史志编纂委员会．山东省志·67·卫生志［M］．济南：山东人民出版社，1995：330．

干，黄瘅'。俱湿热郁蒸之候，家父乃治以辛苦甘味诸药而获大效。"①

1973 年

自 50 年代中期吉忱公的学术思想就已逐渐成熟，其医术精湛，闻名遐迩，慕名求诊者络绎不绝，查房会诊，言传身教，少有寸闲片暇，且已年过花甲，即达顺畅之年，无暇著书立说。为及时总结公之学术思想和临床经验，更好地服务于群众，5月，烟台地区卫生局特意将少逸先生调至身边，一则全面总结其学术思想和临床经验，二则照顾公之生活和身体。自此，少逸先生侍奉公侧，精心总结其学术思想和临床经验，形成的论文、书籍开始大量面世。

吉忱公 60 年代即关注中医药治疗肿瘤的研究，并有"中药治疗食道癌胃癌的观察"及"黄药子酒治疗食道癌的临床研究"等论文。该年，莱阳中心医院扩建中医科病房，在 38 张床位中设立 18 张肿瘤床位，在公之指导下，对肿瘤病进行研究。少逸先生参与其中，后有《人癌之战与三十六计》一书结集。

"1973 年，烟台地区卫生局将余调回莱阳中心医院中医科工作，意在系统地继承家父吉忱公之学术思想，并整理其医疗经验。"①

1975 年

2 月，由袁大仲、柳少逸总结吉忱公经验的《解颅（脑积水）证治》发表于《山东医药》1975 年 2 期。脑积水与中医学"解颅"一证相伴。因其前囟宽大，头颅若升似斗，故俗称"大头星"，实属难愈之证。肾主骨生髓，脑为髓海，肾气亏损，脑髓不足，致气血亏损而发解颅。续发于温病者，多由于热灼营阴，肝风内动，循行不利，脉络受阻，则青筋暴露而水湿停滞。公用《证治准绳》之"补肾地黄丸"内服，以补肾益髓、益气养血之法培其本，并将"封囟散"加以变通，拟"加味封囟散（组成：柏子仁、天南星、防风、白芷、羌活、猪胆汁）"外敷，养血解痉，利湿消肿治其标。形神兼顾，标本同治，内服外敷合用而协同奏效，治愈小儿脑积水 30 余例。封囟散方出《医宗金鉴》，加味封囟散，即柳公根据临床治疗小儿脑积水的经验而成，作为有效方药选入高等医学院校教材《中医儿科学》中。

6 月，少逸先生总结吉忱公经验的"麻黄连翘赤小豆汤治疗急性肾炎 15 例"发表于《烟台医药》1975 年第 2 期。

10 月，蔡锡英进入莱阳医学高等专科学校（新医大学）中医专业学习。

---

① 张奇文，柳少逸. 名老中医之路续编·第一辑 [M]. 北京：中国中医药出版社，2007：461–469.

1976 年

吉忱公推荐弟子王树春到山东中医学院学习，授课老师张珍玉教授盛赞吉忱公为"名师"。

"1976 年，领导决定余任莱阳新医大学中医基础课的老师，柳公又荐余去山东省中医学院师资进修班学习中医理论半年，授课老师张珍玉、李克绍、周凤梧、周次清、张志远诸先生，后皆成博士研究生导师，此次学习受益匪浅。上中医基础课，余向授课老师张珍玉先生提出，书中所言'脾胃不和'，是胃病的理论，是不正确的。余提出，'脾胃不和'是证而不是病的理论学说。张先生刮目相看，急问，何人为师？余曰：'柳吉忱先生。'张大惊叹曰：名师出高徒矣。"①

同年夏，少逸先生入山东中医学院中药方剂师资班学习，为期 6 个月。

1977 年

8 月，蔡锡英于莱阳医学高等专科学校（新医大学）中医专业毕业，分配到烟台地区莱阳中心医院中医科工作。

1979 年

6 月，吉忱公应邀参加烟台地区中医学会成立大会，全票当选理事、常务理事、副理事长，会上宣读"临床自淑的几句话"，交流论文"运气学说之我见"。吉忱公自 60 年代末就开始指导少逸先生进行运气学说的研究。少逸先生对运气学说研究深入，后同田文主任医师一起承担烟台地区中医时辰治疗学的科研工作。

吉忱公参加山东中医学会学术交流会，大会交流"癃闭治验"。

少逸先生入山东中医学院附属医院内科进修，时间 1 年。

1980 年

吉忱公"湿热证治"刊登于莱阳卫校《医药资料》1980 年 1 期。

先生等总结吉忱公经验的"脑囊虫病治验"发表于《烟台医药资料》1980 年 2 期。

先生"少阳百病此为宗""柴胡加龙骨牡蛎汤的临床应用"发表于《黄县科技》1980 年第 2 期。

先生和烟台地区桃村中心医院中医科赵传松主任合著的长篇论文"五运六气学说浅谈"参加烟台地区中医学术交流会做大会交流，并入编会议论文集，在胶东地

---

① 王树春. 环山斋文集［C］. 山东人民出版社，2015：61 - 68.

区中医界引起极大反响。后吉忱公弟子、山东省中医药学校刘明德副校长以该文为蓝本，连续多年在该校举办学术讲座，使该校成为全国最早、最为系统地开设五运六气学说选修课程的中医药学校。

1981 年

吉忱公被评定为主任中医师。

少逸先生溯流探源、源枝求本，探讨运气学说在《黄帝内经》中的作用和地位，撰成"运气学说渊源及其在〈黄帝内经〉中的地位"一文，参加该年烟台地区中医学术交流会，并入编会议论文集。1993 年收入《中国象数医学研究荟萃》出版。

1982 年

少逸先生撰成论文"解颅证治浅谈"，参加全国中医学会儿科学术座谈会。

先生撰成论文"猪胆汁的临床应用"，参加烟台地区中医学术会，做大会交流。

先生撰成论文"试谈方剂学中的哲学思想"，参加山东省医学辨证法讲习会交流，文章入编会议论文。

1983 年

2 月，吉忱公以年迈离休。对登门求医者，仍以医德为重，以"济生"为己任，以解病人痛苦为最大快慰。诊务之暇，吉忱公结合个人多年实践，著有《风火简论》《济众利乡篇》《中医外治法集锦》《脏腑诊治纲要》及《运气学说之我见》《哮与喘的证治》《癫狂痫痴的证治》《崩漏治验》等书稿和论文（后凡涉及吉忱公者，专门指出；涉及他人者，亦注明；凡未注明者，皆少逸先生及蔡锡英老师医事）。

3 月 8 日，少逸先生成为中华中医药学会会员。

9 月，刘玉贤进入山东省中医药学校中医专业学习。

少逸先生整理吉忱公治验，撰有"破伤风证治浅谈"一文，收入《长岛县中医学会年会论文选编》，后《柳吉忱诊籍纂论》中收文中病例三则。

先生撰论文"试谈方剂学中的哲学思想""试论五运六气学说中的系统论思想"，参加全国医学科学方法论学术研讨会做大会交流，此二文入编会议论文集。

先生论文"评阴阳平衡论""同病异治法则浅谈""破伤风证治浅谈"入编 1983 年《长岛县中医学会年会论文选编》。

1984 年

先生撰论文"试从运气学说探讨脑血管意外的发病规律"，参加全国中医多学科研究学术会做大会交流，本文入编会议论文集。

先生撰论文"破伤风证治——柳吉忱医疗经验"，参加山东省中医内科急症学术会，本文入编论文集。

先生撰论文"同病异治法则浅谈""冠心病证治""潜阳法在高血压病中的应用"，参加山东中医学会内科学术会议，文章入编会议论文集。

先生撰论文"脑血管病猝发意外与运气学说的关系"发表于《山东中医学院学报》1984年第2期。

先生论文"牟永昌治疗小儿舞蹈病经验"，发表于《江苏中医》1984年第5期。

1985年

《中国肛肠杂志》1985年第2期发表先生的"蜂蜡卵黄油治疗肛裂"一文，第4期发表先生的"羊蹄洗剂与五倍猪胆汁膏治疗痔疮"一文。

署名柳吉忱、袁大仲、柳少逸的学术论文"自拟加味二陈汤治疗脑囊虫病"，发表于《山东中医杂志》1985年第6期。此事载入《山东省志·67·卫生志》①。

先生论文"阳和汤应用心得"发表于《枣庄医药》1985年第3期。

先生撰论文"柴胡加龙骨牡蛎汤治疗癫痫的临床应用""略谈七情与疾病的关系"参加全国第一届中医心理学学术会并做大会交流，二文共同入编会议论文集。

先生撰论文"妇科中癥瘕的证治"参加山东省第四次妇科学术会并做大会交流，本文入编论文集。

1986年

1月1日，论文"试论五运六气学说中的系统论思想"获烟台市科协1985年度优秀论文一等奖。

1月19日，在由江苏省中医多学科研究联络组和江苏省天文学会联合举办的阴阳学说研习班上，少逸先生拜全国著名数术学家、原铁道医学院中医教研室副主任、铁道部中医学研究所副主任陈维辉先生为师，系统学习中国数术学理论。

5月1日，见刘玉贤拜师心切，少逸先生也视其为可造之才，故纳为开山弟子。吉忱公闻之，欣然曰"得天下英才而教之，人生之大乐也"，嘱恩师"当倾心而为之"，并叹曰："柳氏医派有后矣！"（此后凡涉及吉忱公内容者，皆尊称师祖；凡涉及少逸先生内容者，皆以恩师尊称。因本章以恩师学术影响为主线，故未署名者，

---

① 山东省地方史志编纂委员会. 山东省志·67·卫生志［M］. 济南：山东人民出版社，1995：449.

皆为恩师之医迹。因恩师伉俪学术思想和论著不可截然分开，故相合称之。）

6月14日，恩师成为莱阳市书画研究会会员。

同年，恩师文章"五音导引与情志疾病的辨证施乐"发表于《中医心理学论丛》1986年第2期。

先生还写就"子午流注与病死时间规律初探"一文，介绍了自己运用子午流注规律，对莱阳中心医院1979—1981年3年间具有完整资料的645例住院病死患者的病历进行分析（均是因病死亡，不包括车祸、外伤、手术、服毒者）发现，病死时间规律与时辰、日期、季节等均有着密切的联系。并从中认识到源于《黄帝内经》的"经脉流注""脏气法时""五脏逆传""五脏传移"及"阴阳应象"等五大规律的子午流注学说，对此可有意识地运用"中国钟"，探索各种"人体钟"的"危象点"和"最佳值"，教会人们注意逃过他们的大劫日。该文后发表于《辽宁中医杂志》2001年第3期。

先生携"五音导引与情志疾病的辨证施乐"一文参加全国第二届中医心理学学术会做大会交流，本文入编会议论文集。

先生作"辨证论治的精神实质——同病异治、异病同治法则浅谈"一文参加全国首届中医治则学术研讨会并做大会交流，本文入编会议论文集。

先生作"略论五运六气学说""从中医学的结构谈黄元御的医学成就"参加全国中医学多学科研究交流会并做大会交流，本文入编会议论文集。

先生撰"乌头反半夏的再认识——附210例临床资料分析"，参加全国中医理论学术会做大会交流，本文入编会议论文集。

1987年

3月，恩师应聘出任《中医多学科研究论文集》编委；同月成为烟台市书法家协会会员。

4月，山东科技出版社《山东高级科技人员名录》收录"柳吉忱"词条。

4月，恩师于无锡书法艺专函授毕业。

6月，恩师创办全国第一所中国数术学函授学校——齐鲁数术气功学校，其宗旨是继承和发扬医易学说，普及早在《黄帝内经》中就已详尽阐述过的"法于阴阳，和于术数"的广义中医学，并提出了中国象数医学的概念和学科理论。

7月，恩师在山东省莱阳市创建山东扁鹊国医学校，出任副校长；师祖担任校长，山东中医管理局蔡剑前局长担任名誉校长。"1987年，受山东中医界的重托，创办山东扁鹊国医学校并出任校长，开创新中国成立后民办中医教育之先河。"①

学校以《周礼·三行》中"一曰孝行，以亲父母；二曰友行，以尊贤良；三曰顺行，以事师长"为校训。《礼记》有"凡学之道，严师为难""师严然后道尊，道尊然后民知敬学"之训，宋·欧阳修有"古之学者，必严其师，师严然后道尊"之教，此即俗语"严师出高徒"之谓。学校有一套严谨求实的管理制度，由于科学管理，学校各项工作扎扎实实，雁行有序。学生为实现既定的目标而发愤读书。2003年，学校被省教育厅评为优秀民办高校，自2005年起连年被《中国中医药年鉴》收载。2006年恩师被山东省人事厅、山东省教育厅联合授予"山东省民办教育先进工作者"，并荣记二等功，是烟台市唯一获此殊荣者。

该校先后改名山东烟台中医药专修学院、莱阳市圣惠职业中专，拓宽教育渠道，开展成人教育，通过全日制中专教育、成人业余高等教育、自考助学等形式，培养中医、中西医结合、中药学等专业学生5800余人。恩师以其深厚的中医药专业功底，孜孜不倦亲自执教，为中医药人才培养做出了积极贡献。王永前、李卓睿为第二届毕业生；于健宁、高水波等优秀弟子先后获得上海中医药大学医学硕士、美国芝加哥院校博士学位。

8月3日，《中医药信息报》以"广育人才，承扬国医——我国第一所数术学校成立"为题，报道了柳少逸创建齐鲁数术气功函授学校的信息。

恩师"子午流注与病死时间规律初探"一文发表于《内蒙古中医药》1987年第4期。

恩师撰"五运六气与子午流注"一文参加深圳国际气功研究学术会议并做大会交流，本文入编会议论文集。

1988 年

1月28日，恩师论文"五音导引与情志疾病的辨证施乐"，被烟台市科协评为优秀学术论文。

论文"脑血管意外猝发时间与运气关系"，发表于《山东中医学院学报》1988年第2期。

先生撰论文"《周易参同契》与中医气功学纲要"，参加国际周易学术交流会并做大会交流，本文入编会议论文集。

---

① 张奇文，柳少逸. 名老中医之路续编·第一辑［M］. 北京：中国中医药出版社，2007：461 – 469.

4 月，先生在山东省莱阳市组织召开山东半岛中医药研究协会、齐鲁中青年中医读书会第一次学术例会。

5 月 1 日，恩师当选为山东半岛中医药研究协会理事长、齐鲁中青年中医读书会副理事长，理事长为时任山东省中医药管理局首任局长蔡剑前。师祖出任山东半岛中医药研究协会（后更名为山东中医药学会民间疗法专业委员会）及齐鲁中青年中医读书会（后更名为山东中医药学会中青年中医读书会）名誉理事长。

5 月，署名袁大仲、柳少逸的学术论文"崩漏证治刍议"发表于《山东中医杂志》1988 年 5 期。

6 月 5 日出版的《卫生与健康》第 276 期刊发了于伶的署名文章——"柳少逸的研究轰动我国中医界"，介绍五运六气与西医学临床结合研究情况。

恩师"心理疾患的五音音乐施护"一文收入由云南科技出版社出版的《中医心理学荟萃》一书。

10 月 17 日，《科技日报》刊登了于伶的署名文章——"将五运六气学说与现代科学相结合，柳少逸提出中医临床诊治新理论"，报道了其中国象数临床研究情况。

1989 年

3 月 13 日，《潍坊日报》第 1115 号第四版卫生与健康专栏刊登了郁锡的署名文章，介绍刘玉贤的中医研究事迹。

8 月，恩师晋升主治医师职务。

9 月 18 日，恩师在山东省莱阳市组织召开了山东半岛中医药研究协会、齐鲁中青年中医读书会第二次学术例会，会议决定成立山东半岛中医药研究协会、齐鲁中青年中医读书会中国象数医学研究课题协作组，恩师任组长，蔡锡英、刘玉贤任副组长。

先生携论文"泌尿系结石证治探讨"参加山东省第二届中医肾病学术交流会并做大会交流，本文入编会议论文集。

先生撰论文"心电生理寓阴阳"参加医易相关研究贵阳国际学术研讨会并做大会交流，本文入编会议论文集。

先生携论文"心电生理寓阴阳"参加全国首届中医唯象中医学学术会并做大会交流，本文作为优秀论文入编会议论文集。

9 月，刘玉贤的论文"道教的五种养生之道"发表于《中国道教》第 3 期。

1990 年

3 月 21 日，先生撰论文"从古今名医简析——谈中医人才的知识结构"一文参加全国第二届中医唯象中医学学术会并做大会交流，本文作为优秀论文入编会议论文集。

5月25日，先生撰论文"桂枝茯苓丸治疗胆结石及并发肾积水体会"参加山东省首届中医肾病学术会议交流，本文入编会议论文集；同月，论文"消渴散与临床应用"被烟台市科协评为1988—1989年度优秀学术论文。

6月23日，《中医药信息报》1990年第24期（总第178期）在第1版头条刊登了刘玉贤的署名文章——"山东半岛民间中医学术活动活跃"，报道了柳少逸创建"中医学与中国数术学"研究新课题及其开展中国数术学函授的事迹。

7月9日，《中国中医药报》第105期第1版刊登了刘玉贤的署名文章"山东开展民间中医学术活动"，介绍了柳少逸建立"中医学与中国数术学"研究课题及其开展中国数术学研究学术活动的事迹。

7月13日，在山东省乳山市，恩师组织召开了山东半岛中医药研究协会、齐鲁中青年中医读书会第三次例会暨山东省非药物疗法研讨会。师祖以80高龄参加了会议，并做了临床经验介绍。会后在入会论文的基础上，恩师伉俪与笔者主编了《中医非药物疗法荟萃》一书，于1992年由山海书社出版。

8月3日，《中国中医药报》总第112期第1版刊登了刘玉贤的署名文章——"山东许多中医界人士认为：非药物疗法是中医重要组成部分"，介绍了山东省非药物疗法学术研讨会会议情况。

8月21日，《中国中医药报》总第117期第1版刊登了刘玉贤报道的山东省非药物疗法学术研讨会会议情况。

10月20日，恩师携论文"周易象数原理在针刺手法中的应用""从天子卦阴阳变化规律谈阴阳平衡论"参加国际周易与中医学思想研讨会（中国泰安）大会交流，重申建立"中国象数医学"和中医"天人合一"流派的设想，两篇文章一并入编黄河出版社出版的《中华医易荟萃》一书，后发表于《周易研究》1991年第1期。1993年9月山东中医药学会第四届优秀论文评选被评为优秀论文，摘要发表于《山东中医杂志》1993年增刊。

11月23日，《中国中医药报》总第144期第1版刊登了刘玉贤报道国际周易与中医学思想研讨会的信息。

12月10日，《中国中医药报》第149期在第1版刊登了刘玉贤署名的文章"柳少逸提出'阴阳非平衡论'"。

同年，师祖传记被《栖霞人杰》收录。

1991 年

1 月 5 日，《中医药信息报》1991 年第 1 期（总第 206 期）第 3 版刊登了刘玉贤的署名文章——"柳少逸提出阴阳有序非平衡论"。

2 月，论文"中国象数医学简介"发表于《中医药动态》1993 年第 1 期；论文"周易象数原理在针刺手法中的应用"，发表于《周易研究》1991 年第 1 期。

3 月，刘玉贤的论文"由太极图试谈道教养生学的基本原理"发表于《中国道教》第 1 期。

4 月 16 日，齐鲁中青年中医读书理事会换届，恩师出任会长，名誉会长由蔡剑前担任，副会长为王新陆、李明忠、蔡锡英三人，理事会由 17 人组成。

4 月 22 日，《中国中医药报》（总第 186 期）第 1 版刊登了刘玉贤的署名文章——"柳少逸运用中国数术学研究中医学"，报道了其近几年在中医基础理论、临床、科研、教育等方面运用中国数术学的研究情况。

5 月，中华全国中医学会委托山东分会筹备举办 1992 年全国性中国象数医学学术研讨会。蔡剑前、柳少逸出任筹备委员会主任委员，蔡锡英、刘玉贤等任成员。筹备办公室设在莱阳，山东中医药学会特抽调刘玉贤来梨襄赞。

6 月 23 日，在山东省青州市，恩师组织召开了山东半岛中医药研究协会、齐鲁中青年中医读书会第四次例会暨山东省中医外治法学术研讨会。与会论文编为《中医外治法荟萃》一书，于 1992 年 5 月由山海书社出版发行。

7 月 21 日，《科技日报》刊登了于伶的署名文章——"为古老中医辟新路——记山东莱阳中心医院主治医师柳少逸"，报道了其运用中国象数医学理论指导临床治疗心脑血管病、糖尿病、类风湿、腰椎病、肾病和小儿舞蹈病等疑难病证的情况。

7 月，师祖与恩师伉俪的传记皆入选学苑出版社《中国当代中医名人志》。

8 月 26 日，"辨证论治精神实质——同病异治、异病同法法则浅谈""周易象数原理在针刺手法中的应用"，均被评为山东中医学会第三届科学技术优秀论文。

8 月，日本东京劳务管理协会及其附设医疗机构发出邀请函，邀请蔡剑前、柳少逸、蔡锡英等赴日进行中国象数医学讲学和学术交流。

9 月，刘玉贤以论文"《黄帝内经》养心之道探微"参加第三届全国《黄帝内经》学术研讨会。本文收入论文集《黄帝内经新论》一书。

10 月 5 日，《中医药信息报》（总第 224 期）第 3 版刊登了刘玉贤的署名文章——"柳少逸提出中国象数医学新理论"，介绍了中国象数医学理论体系——医道、医术、医学（狭义）三层次。

18 日至 22 日，刘玉贤以论文"中国传统康复医学的特色、现状及展望"一文参加在北京人民大会堂召开的国际传统医药大会。这次会议是由国家中医药管理局和世界卫生组织共同组织召开的，40 多个国家和地区的传统医学专家和 22 个国家的卫生部高级官员参加了会议。大会收到了 21 个国家和地区的学术论文 2218 篇。江泽民总书记的题词是"弘扬民族优秀文化，振兴中医中药事业"；李鹏总理的题词是"发展传统医药，为人民健康服务"。会议一致通过了以"人类健康需要传统医药"为主题的《北京宣言》，并建议每年的 10 月 22 日为"世界传统医药日"。

24 日，恩师从论文"浅谈水液代谢的系统观及临床思维方法"参加中华全国中医学会山东分会 1991 年年会，本文为大会优秀论文。

25 日，恩师以论文"消渴散及临床方药研究"在山东省中医学会糖尿病专业委员会成立暨首届学术交流会上做大会宣读；蔡锡英被中华全国中医学会山东分会聘为山东省中医药学会糖尿病专业委员会委员。

11 月，刘玉贤的论文"山东省中医外治法学术研讨会论文述要"发表于《齐鲁中医药情报》第 4 期。

12 月 14 日，论文"中国象数医学简介"发表于《中医药信息报》1994 年 12 月 14 日刊。

12 月，恩师医绩简介入选长城（香港）文化出版社出版的《中国中青年名中医列传》一书第 676 页词条。刘玉贤的论文"《老子》哲学观与道教养生观关系初探"发表于《中国道教》第 4 期。恩师以论文"X 线诊断在石淋证中的地位""浅谈水液代谢的系统观及临床思维方法""桂枝茯苓丸治疗石淋及肾积水证"参加山东省第一次中医肾病交流会并做大会交流，文章入编会议论文集。恩师以论文"癌敌止痛膏治疗癌痛 136 例临床总结""健脾益气法在治癌中的应用"出席第十届亚太地区肿瘤会议。

1992 年

2 月 5 日，以蔡剑前、柳少逸等组成的代表团赴日，先后在大坂、神户、东京的关西医科大学、大坂大学医学部、住吉川医院、神户海星医院进行讲学并做学术交流。恩师关于中国象数医学及其中医诊断、治疗等方面的应用引起了日本医学界的轰动，为中国象数医学在日本广泛深入的传播做出了极大的贡献。

4月，论文"浅谈水液代谢的系统观及临床思维方法"入选山东省第二届中医肾病学术交流会并作为优秀论文进行交流。

5月，学术著作《中医外治法荟萃》（柳少逸主编，蔡锡英、刘玉贤副主编）、《中医非药物疗法荟萃》（蔡锡英、柳少逸主编，刘玉贤副主编），由山海书社出版。

6月，蔡老师参编《中医内科临证备要》一书，与恩师合撰"水肿"章节，与、恩师、袁大仲合撰"气肿"章节，与袁洪举、孙纪华、吴广志合撰"汗证"章节。该书经济南出版社出版。

8月，蔡剑前主编、青岛出版社出版的《诊籍续焰》第1版收录了恩师"解颅（肾气亏损，气血不足）"一文，书中还有蔡老师两例肾结石（湿阻血瘀）、闭经（肾虚精亏）验案。

9月12日，《中医药信息报》第36期刊登了刘玉贤的署名文章——"中国象数医学登上国际医坛"。

9月20日，恩师当选山东中医药学会心脑病专业委员会委员。

9月，刘玉贤的论文"《黄帝内经》养生之道特色刍探"发表于《齐鲁中医药情报》第3期。

10月12日，在山东省威海市，组织召开了山东半岛中医药研究协会、齐鲁中青年中医读书会第五次学术例会。

10月15日，在山东省威海市，组织召开中国象数医学学术研讨会，来自全国17个省市自治区和解放军的104名代表参加了会议。代表中除了医学工作者外，还有来自哲学、天文及历史界的代表。大会共收到论文368篇，基本上代表了近些年来中国象数医学研究成果。会后，恩师伉俪和笔者共同编著了《中国象数医学研究荟萃》一书，于1993年10月由山海书社出版。

10月，恩师的人物简介入选山东省新闻出版社出版的《栖霞人杰》第一辑第247页。

11月，恩师获得山东半岛中医药研究基金会颁发的首届"齐鲁杏苑伯乐奖""山东半岛中医药研究奖"。

11月21日，《中医药信息报》第46期（总第302期）第3版刊登了刘玉贤的署名文章"中国象数医学学术研讨会在威海召开"。

12月4日，《中国中医药报》总第354期第2版刊登了刘玉贤报道的中国象数医学学术研讨会会议情况。

12月18日，《中国中医药报》总第358期第2版，刊登了刘玉贤报道的山东半岛中医药研究协会、齐鲁中青年中医读书会第五次学术例会召开情况。

12月，《杏苑耕耘录》（柳少逸、蔡锡英、袁大仲著）由山海书社出版。刘玉贤的论文"十年来医易研究发展资料年表"发表于《齐鲁中医药情报》增刊。

1993年

3月5日，恩师与日本新规划株式会社池田正英签署合资兴办"胶东半岛疑难病研究治疗中心"协议书。

3月，论文"时辰护理初探"发表于《中医药动态》第1期。

3月，刘玉贤的论文"《素问·上古天真论》的养生思想"发表于《中国道教》第1期。

4月6日，烟台市外经委颁发合资经营"山东半岛疑难病研究治疗中心"批准证书（93烟外经字565号）。

5月，《人癌之战与三十六计》（柳少逸、蔡锡英编著），由济南出版社出版发行。

6月5日，先生与日本劳务省东京劳务协会合作创办的"山东半岛疑难病治疗中心"完成审批立项。

6月5日，《中医药信息报》发表蒋泉涛、王永前的署名文章"引进外资，发展中医"。

7月20日，恩师向莱阳市图书馆捐赠个人专著《中医非药物疗法荟萃》《人癌之战与三十六计》《中医外治法荟萃》等16册。

8月，《少阳之宗》（柳少逸、蔡锡英编著），由济南出版社出版发行。

8月4日，恩师收到日本佐佐木英璋的来信，感谢先生治愈其糖尿病和脑梗死。

9月，恩师伉俪的论文"周易象数原理在针刺手法中的应用""时辰护理学初探""小舞蹈病证治"参加山东中医药学会第四届优秀论文评选，获优秀论文奖。刘玉贤的论文"柳少逸中国象数医学思想概述""道家与祖国医药学""电针治疗肛肠病52例疗效观察"同时获奖。

9月23日，《烟台日报》刊发了孙立方的署名文章"扁鹊国医学校真诚育人"，介绍了扁鹊国医学校校长吉忱公及其育人事迹。

10月，《中医康复疗法荟萃》（柳少逸、刘玉贤主编，蔡锡英副主编）、《中国象数医学研究荟萃》（柳少逸、蔡锡英主编，刘玉贤、仲伟臣副主编）由山海书社出版。

10月，蔡锡英老师所撰论文"浅谈系统方法在消渴病中的应用"在全省第三届中医糖尿病学术交流会上进行大会宣读。

11月，山东半岛中医药研究基金会为恩师颁发第二届"齐鲁杏苑伯乐奖""山东半岛中医药研究奖"。

11月，恩师在山东省蓬莱市组织召开了山东半岛中医药研究协会、齐鲁中青年中医读书会第六次例会暨山东省中医康复学学术研讨会。

12月，刘玉贤的论文"柳少逸中国象数医学思想概述""道家与祖国医药学""电针治疗肛肠病52例疗效观察"发表于《山东中医杂志》第12卷增刊。

1994年

2月，刘玉贤的论文"中医康复医学学术研讨会论文述要"发表于《齐鲁中医药情报》第1期。

3月12日，《中医药信息报》第10期（总第368期）第1版刊登了刘玉贤的署名文章"《齐鲁杏苑》丛书出版发行"。

林洪宾的报告文学《神医柳少逸》刊发于《山东文学》1994年第3期、《中国农村》1994年第4期、《当代小说》1994年第5期。

5月，因业绩卓著，恩师的传记入选中华工商联合出版社出版的《中国当代名人大典》。

5月8日，恩师参加山东省中医肾病第三届学术会议，其论文"前列腺炎证治"作为优秀论文在会议上进行了交流。

5月8日，《烟台日报》第2版刊登了林洪宾、刘桐琦的署名文章——"埋首勤耕耘，饮誉海内外——记莱阳中心医院象数医学专家柳少逸"。

5月28日，恩师的医绩入编中国中医药出版社出版的《中国名医良药实用辞典》。

6月2日，恩师为来自日本的中医研修生山崎庆华和森竹幸子举行结业典礼。

6月9日至11月，烟台电视台国际部段玉家主任制作的电视专题片《中医柳少逸》成为烟台市赴美国举办的"94中国烟台电视周"专题之一，在美国各大电视台巡回展播。

6月12日，恩师收到来自日本的弟子山崎庆华的感谢信。

6月，于伶撰写的文章"'半痴'柳少逸"刊发于《山东画报》1994年第6期。

8月，在山东省烟台市，恩师组织召开了山东省齐鲁名医学术思想研讨会暨山东半岛中医药研究协会、齐鲁中青年中医读书会第七次学术例会。恩师以论文"柳吉忱及其学术思想简介""牟永昌及其学术思想简介""王维欣及其学术思想简介"参加研讨并做大会交流，论文入编大会论文集。

10月，恩师的业绩入编学苑出版社出版的《中国当代中西名医大辞典》。

11月，恩师组织成立莱阳市周易研究会，出任会长。

12月，师祖与恩师皆入选当代世界名人；人物传记入编中国国际广播出版社《中国名医列传当代卷》。

12月，蔡老师主编《回春集录——柳少逸医林跬步》一书，由山海书社出版发行。

1995 年

2月，恩师个人的人物传记入编中国时代文艺出版社、香港世界文库出版社《当代世界名人传·中国卷》。

2月7日，山东烟台中医药专修学院成立，恩师出任法定代表人、院长。

3月20日，恩师个人的传记入编中国经贸出版社《中国大陆名医大典》。

4月，恩师个人的传记入编中国中医药出版社《中国当代中西名医大辞典》。

5月，山东省地方史志编纂委员会编纂的《山东省志·67·卫生志》出版，内中载有吉忱公医事二则，为烟台地区之翘楚。①

5月，恩师调离莱阳中心医院，专职从事中医教育及山东半岛中医药研究协会中医门诊部中医医疗工作。

8月，蔡锡英主编《齐鲁名医学术思想荟萃》一书由山海书社出版发行。

9月，刘玉贤、汉敬德主编《实用卫生职业教育——中医学概要》一书由云南科学技术出版社出版，恩师伉俪出任编委。

10月，恩师在山东省曲阜市组织召开了山东省中医文化学术研讨会暨山东半岛中医药研究协会、齐鲁中青年中医读书会第八次学术例会；恩师以论文"从中医学的结构谈黄元御的医学成就""从古今名医简析谈中医人才的结构"参加学术研讨会并做大会交流，二文一并入编会议论文集。

10月，蔡锡英调离烟台市莱阳中心医院，出任山东烟台中医药专修学院副院长。

---

① 山东省地方史志编纂委员会. 山东省志·67·卫生志 [M]. 济南：山东人民出版社，1995：330，449.

10月，蔡锡英任文登市黄海药用动植物研究所副所长（文登市卫生局特聘）兼中医门诊部主任。

11月15日，《上海中医药情报》第22期（总第242期）第2、3版刊登了刘玉贤关于山东省中医文化学学术研讨会的报道。

11月29日，吉忱公病逝于莱阳中心医院。逝前三日，尚手著《柳吉忱医学经验》。参加追悼会有莱阳中心医院的领导和同事、山东扁鹊国医学校在校师生和生前好友、家乡代表共300余人。弟子们感公之医术精湛、医德高尚，挽联赞吉忱公曰："坦坦荡荡君子遗风，杏林泰斗万民仰颂""虽逝犹荣耄耋归人，济世活人泉香橘井"。弟子袁大仲、王树春等有"柳吉忱墓志"记其生平大要。医院领导在遗体告别仪式悼词中说："柳吉忱同志青年时期即投身革命，先后参加了抗日战争、解放战争和新中国的建设，革命经历十分丰富。他在革命战争年代所表现出来的始终不渝、坚定不移的共产主义信念，百折不挠的革命英雄主义精神，艰苦奋斗的工作作风，为我们留下了宝贵的精神财富。他一贯忠诚于党的事业，具有强烈的革命事业心和政治责任感。他政治立场坚定，思想作风正派。他为人光明磊落，襟怀坦荡，淡泊名利。他生活中关心群众，待人宽厚，艰苦朴素，廉洁奉公。他工作中团结同志，顾全大局，以身作则，兢兢业业，任劳任怨。他治学严谨，教书育人，高尚无私，倾囊授受；他治病救人，无论贵贱贫富，皆如至亲。他的一生为新中国的建设和发展，特别是中医事业做出了突出的贡献。他的传奇人生是革命的一生，光荣的一生，无私奉献的一生。柳吉忱先生不愧为一代大医、医学教育家。"柳先生把一生都献给了革命，献给了党的中医事业。

昔日弟子、省中医药学校刘明德副校长代表学校参加了追悼会。烟台师范学院教授王树春，长岛县人大常委会副主任、县中医医院院长袁大仲，龙口市人民医院院长仲伟臣，栖霞市第二人民医院赵传松主任等得意门生敬献"杏林泰斗，巍峨丰碑"八个大字的挽联，后袁大仲又于2000年以此为题专门撰写回忆录，收入《袁大仲医学文集》一书中。

1996 年

4月，恩师论文"子午流注与病死时间规律初探""从天子卦阴阳变化规律谈阴阳平衡论"发表于《周易研究》1996年第2期。

6月8日，恩师论文"浅谈水液代谢的系统观及临床思维方法"被评为烟台市科协1994—1995年度优秀学术论文。

6月，恩师以论文"肾小球肾炎证治引玉"，蔡老师以论文"鸡卵蛴蟖散在慢性肾炎中的应用""前列腺证治"参加山东省中医药学会肾病专业委员会第四次中医肾病学术研讨会交流，二文一并入编会议论文集。

6月，刘玉贤的传记词条及论文"颈椎骨质增生症的治疗体会"收入《杏林荟萃》一书。

8月，刘玉贤的论文"药对论"发表于《中医药动态》第3期。

9月，恩师论文"周易象数学原理在针刺手法中的应用"被评为山东中医药学会第四届优秀论文。

10月11日，恩师在山东省长岛县主持召开了山东省中医学术发展研讨会暨山东半岛中医药研究协会、齐鲁中青年中医读书会第九次例会。

1997 年

3月，恩师的人物传记入编中国经贸出版社《中国大陆名医大典》。

7月5日，《中医药信息报》第26期（总第538期）第1版刊登了刘玉贤的署名文章"中日合资建立山东半岛疑难病研究治疗中心"。

8月6日，恩师以论文"王重阳与道教全真派""从中医学的结构谈黄元御的医学成就"参加97国际中国中医药文化学术研讨会并做大会交流，二文一并收入会议论文集。

9月28日，刘玉贤的论文"梦证治则探微""梦证常用治法概探"发表于《中国中医基础医学杂志》第3卷增刊（下）。

10月25日，恩师在山东省日照市主持召开了山东省海洋药物研究与中医临床学术研讨会暨山东中医药学会半岛中医药专业委员会、齐鲁中青年中医读书会第十次学术例会。《日照日报》刊登了刘玉贤署名的会议报道。

10月30日，恩师以论文"道教全真派及其养生学思想浅谈"参加了烟台市中医学会年会交流，本文入编论文集。同日，恩师当选烟台市中医药学会理事。

10月，刘玉贤以论文"梦证治则探微""梦证常用治法概探"参加中华中医药学会首届睡眠医学研讨会。

10月，恩师的人物传记入编中国国际广播出版社《中国当代医药界名人录》。

11月，刘玉贤以论文"医道同源 医道相通"参加首届中国道家与传统医学学术研讨，本文收入论文集《中国道家医学文化研究》。

11月26日，《中国中医药报》总第1027期第2版刊登了刘玉贤报道的山东省海洋药物研究与中医临床研讨会会议消息。

12 月，恩师作为优秀医学专家，其传记入编香港中国国际交流出版社、世界医药出版社《世界优秀医学专家人才名典·中华卷》；论文"从中医学的结构谈黄元御的医学成就""王重阳与道教全真派"入编中医古籍出版社《中国中医药文化论丛》一书。

1998 年

恩师以论文"附子半夏汤在肾病及尿毒症治疗中的应用"参加山东省第五次肾病学术交流会并做大会交流，本文入编会议论文集。

3 月，刘玉贤的论文"中药双向调节作用形成原因探析"发表于《张家口医学院学报》第 15 卷第 2 期。

4 月 12 日，恩师当选唯象中医学研究会理事。

5 月，恩师伉俪作为特色名医及专家入编中医古籍出版社《中国特色名医大辞典》。

7 月，刘玉贤的论文"处方用量'六因制宜论'""胆石症用药浅谈"发表于《张家口医学院学报》第 15 卷第 4 期。

8 月，刘玉贤的医事词条收入《东方之子（第二卷）》（珍藏版）。

10 月，刘玉贤的论文"试谈影响中药双向调节作用的因素"发表于《山东医药工业》第五期。

10 月 25 日，恩师论文"浅谈五运六气中的系统论思想"参加了第三届全国传统医学·传统生命科学与传统文化学术研讨会，本文被评为优秀论文。

1999 年

5 月，恩师在山东省淄博市主持召开了山东省中医保健学术研讨会暨山东半岛中医药研究协会、齐鲁中青年中医读书会第十一次学会例会。

恩师以论文"从发病情况和治疗学上看五运六气的科学价值"参加了全国中医药文化研究普及暨医古文研讨会并做大会交流，本文入编论文集。

6 月，刘玉贤的论文"《黄帝内经》梦证探赜"发表于《中医文献杂志》第 3 期。

9 月，刘玉贤的论文"糖尿病用药浅谈"发表于《张家口医学院学报》第 16 卷第 5 期。

2000 年

3 月，恩师作为杰出的易学文化研究者，其传记入编中国文联出版社《中国当代易学文化大辞典》。

5月26日，恩师以论文"浅谈柴苓汤及在肾病中的应用"参加了山东省第六届中医肾病学术会议并做大会交流，本文入编会议论文集。

10月27日，恩师以论文"魏晋隋唐时期中医外治法研究概况"参加了第五次全国外治法学术研讨会并做大会交流，本文入编会议论文集。刘玉贤以论文"中医外治法概念简述"同时参会。

12月，论文"对乌头反半夏的再认识"发表于《中医药导报》2000年第12期。

2001 年

1月，刘玉贤的论文"医药院校图书馆发挥医德教育功能刍议"发表于《中华医学图书馆杂志》第10卷第1期。

恩师论文"子午流注与病死时间规律初探"发表于《辽宁中医杂志》2001年第3期，获优秀论文一等奖。

蔡锡英的论文"附子半夏汤与肾病综合征"发表于《浙江中医杂志》2001年第4期。

恩师论文"温肾暖宫法治疗子宫发育不良78例"发表于《中医研究》2001年第5期。

恩师论文"黄元御及其医学成就"发表于《中医文献杂志》2001年第4期。

恩师论文"牟永昌治疗小儿舞蹈病经验"发表于《山东中医杂志》2001年第8期。

恩师论文"柳吉忱癥瘕治验"发表于《山东中医药大学学报》2001年第5期。

恩师论文"桂枝茯苓丸治疗石淋及肾积水证"发表于《中国中医药信息杂志》2001年第10期。

2002 年

5月11日，恩师以论文"木通、防己在肾病中的应用——兼论关木通、广防己致肾毒害的防治"参加在济南召开的山东省第七届中医肾病学术交流会，本文入编会议论文集。

6月16日，恩师在山东省长岛县组织召开了山东省地方中草药临床应用学术研讨会暨山东中医药学会半岛中医药委员会、中青年中医读书会第十二次学术例会。

7月20日，恩师伉俪应泰山医学院成教学院聘请，出任泰山医学院成教学院中医学客座教授。

7月24日，《中国中医药报》总第1790期第1版刊登了刘玉贤报道的山东省地方中草药临床应用学术研讨会会议情况的消息。

蔡锡英、柳朝晴的论文"中药'通瘀清宫方'治疗功能性子宫出血130例"发表于《湖南中医药导报》2002年第7期。

2003年

3月26日，恩师论文"从古今名医简析谈中医人才的知识结构"获2002年莱阳市职业教育优秀论文一等奖。

4月，刘玉贤的论文"浅谈考古资料在古医籍研究中的作用"发表于《中医文献杂志》第2期。

7月，刘玉贤的论文"浅谈中药升降双向调节作用"发表于《中华临床医药杂志》第4卷第14期。

2004年

5月15日，恩师以论文"经方麻黄剂在肾病中的应用"参加在上海中医药大学召开的第七届全国中医文化与临床暨第十三届全国医古文学术研讨会，本文入编会议论文集。

5月27日，恩师以论文"经方麻黄剂在肾病中的应用"参加在山东省威海市召开的山东省第八届中医肾病学术交流会，本文入编会议论文集。

2005年

6月，恩师以论文"读《伤寒论》自序札记——谈仲景'勤求古训，博采众方'"参加全国中医药文化传承与发展学术研讨会并做大会交流，本文收入会议论文集。

8月，恩师参加中华中医药学会第八届中医药文化学术研讨会，就论文"勤求古训，博采众方——读仲景书序札记"做大会交流，本文收入会议论文集。文章介绍了读仲景书序的体会，指出张仲景以"勤求古训，博采众方"的治学精神，继承和掌握了深奥的医学理论知识和卓有成效的方药知识。

8月6日，恩师当选中华中医药学会中医药文化分会委员，任期三年。

2006年

1月，恩师著作《伤寒方证便览》由中医古籍出版社出版。吉忱公老友、原山东省卫生厅副厅长张奇文主任医师亲自作序。序中称："少逸大夫1969年毕业于山东中医学院，但更属60年代'名师带高徒'中医政策实施下成材的一名中医大夫。

其幼承庭训，长有师承，加之奋志芸窗，尽得其父其师真传，从而形成柳氏学术思想体系。……斯书上承仲景之旨，下贯后世之论，融古今医家临证之精华，而成其集，此乃立意伤寒方新用也。故而余认为此乃为一部中医临床应用和研究伤寒方的可资之书。"这是最早提出"柳氏学术思想体系"概念的文献。

1月，吉忱公弟子袁大仲回忆录"杏林泰斗，巍峨丰碑"收入《袁大仲医学文集》一书，由烟台新闻出版局出版。

5月，恩师以论文"浅谈宋方在痛风及尿酸肾病中的应用"参加在济南市召开的山东省第九届中医肾病学术交流会，本文入编会议论文集。

8月，刘玉贤的论文"《黄帝内经》'气反'治则浅析"发表于《国医论坛》2006年第4期。

2007年

4月，恩师荣获泰山医学院成人教育先进工作者称号。

4月29日，恩师受到山东省人事厅、山东省教育厅联合表彰，获"全省民办教育先进个人"称号，并记二等功（鲁人办发2006第181号文）。

7月，恩师与张奇文教授合作主编并执笔的《名老中医之路续编·第一辑》由中国中医药出版社出版发行。"果行毓德，救世济人——柳吉忱及其学术思想简介"一文入选中国中医药出版社《名老中医之路续编·第一辑》。

该年，刘玉贤以论文"医学模式的演变与中医学发展的任务"参加中华医学会医史学分会第11届第3次学术年会，本文收入会议论文集。

2008年

1月6日，恩师伉俪聘任济宁医学院成人教育学院中医学教授。

6月20日，恩师以论文"水肿证治浅述"参加在济南市召开的山东省第十届中医肾病学术交流会，本文入编会议论文集。同日，恩师当选山东中医药学会肾病研究专业委员会委员，任期3年。

6月26日，恩师接受莱阳市残疾人联合会党组聘请，出任莱阳市残疾人康复服务中心主任。

10月，刘玉贤的论文"中药双向调节作用常见形式探讨"发表于《光明中医》第10期。

2009年

9月，刘玉贤的论文"《重广补注黄帝内经素问》所用底本考"发表于《中华医史杂志》第 39 卷第 5 期。

6 月 1 日，刘玉贤荣获潍坊医学院成人高等教育"优秀教育工作者"称号。

10 月，恩师以论文"读《史记》，论扁鹊医学流派的学术特点"参加中华中医药学会在福州举行的第十二届全国中医药文化学术研讨会并做大会交流，本文收入会议论文集。文中认为秦越人以高超的济世之术、神奇的愈疾之法构建了中医学术体系之雏形，创建了扁鹊医学流派，成为西汉之前集中国医学之大成者第一人，并探讨了扁鹊医学流派的学术特点。

11 月，经莱阳市卫生局批准，莱阳复健医院成立。

2010 年

3 月，恩师与张奇文合作主编并执笔的《名老中医之路续编·第二辑》由中国中医药出版社出版发行。恩师自传"至重惟人命，最难却是医——从师、治学、传薪之路概述"收入该书。

6 月 1 日，刘玉贤荣获潍坊医学院成人高等教育"优秀教师"称号。

6 月 12 日，恩师论文"三焦辨证与水肿病证治"参加在山东曲阜召开的山东省第十一届肾病学术研讨会，本文入编会议论文集。

7 月，莱阳复健医院创立，恩师出任法定代表人。同月，恩师著作《中国名中医名言辑释》由华夏文艺出版社（香港）出版。

2011 年

9 月，恩师作为编委会副主任委员参编的《中国当代名医验方选编·儿科分册》由中国中医药出版社出版发行。

12 月，恩师荣获烟台市民政局"2011 年度烟台民间模范"称号。

2012 年

1 月，恩师与张奇文、郑其国合作主编的《名老中医之路续编·第三辑》由中国中医药出版社出版发行。

6 月，恩师以论文"《黄帝内经》水俞七十一穴解读——浅谈外治法在水病中的应用"一文参加在山东临沂召开的山东省第十二次中医肾病学术会议，本文入编大会论文集。

2013 年

1 月 10 日，《胶东文学》第 1 期首篇发表了林洪宾创作的报告文学"大医无悔，大爱无限——记名医柳少逸",报道恩师的医学成就和助残事迹。

5月8日,恩师获国家专利两项。其一为"一种治疗脑外伤后遗症的中药",专利号:ZL201310051793.5。其二为"一种治疗儿童脑瘫的中药",专利号:ZL201310051794.X。两个专利同时公布,实属难得。

10月,恩师与张奇文合作主编并执笔的《名老中医之路续编》第一、二、三辑获山东中医药科学技术奖学术著作类二等奖。

12月,刘玉贤的论文"浅谈中药外治法对消除运动性疲劳的作用"发表于《中国卫生产业》2013年第27期。

2014 年

3月20日,《中国中医药报》刊登周颖的署名文章"柳少逸:助残不忘育人"。

4月,莱阳市圣惠陶文化研究所创建,恩师出任法定代表人、所长。

4月17日,《中国中医药报》第8版刊登了周颖的署名文章"柳吉忱:济世成己任,传承为岐黄",对吉忱公生平事迹和医疗经验进行了报道。

6月,恩师当选山东中医药学会第三届中医肾病专业委员会委员,任期四年。

7月9日,恩师"一种治疗癫痫的中药"获国家专利,专利号:ZL201410157654.5。

7月16日,恩师两项国家专利又同时公布。其一为"一种治疗动脉硬化的中药",专利号:ZL201410157696.9。其二为"一种治疗足癣、湿疹的中药",专利号:ZL201410157653.0。

8月,恩师与张奇文、郑其国合作主编的《名老中医之路续编·第四辑》由中国中医药出版社出版发行。

9月,恩师著作《柴胡汤类方及其应用》《伤寒方证便览》由中国中医药出版社出版发行。

10月9日,《中国中医药报》刊登了周颖的署名文章"柳少逸:走世医文化传承之路"。

12月,恩师伉俪出任中国中医药出版社《中国当代名医验方选编》编委会副主任委员。

2015 年

1月,《柳少逸医案选》由中国中医药出版社出版发行。同月,吉忱公弟子王树春教授《环山斋文集》由山东人民出版社出版,内中收载纪念吉忱公的文章"习医恩师柳吉忱先生"一文。

4 月,《柳少逸医论医话选》由中国中医药出版社出版发行。

5 月,《经络腧穴原始》由中国中医药出版社出版发行。

6 月,《五运六气三十二讲》,由中国中医药出版社出版发行。

11 月 7 日,恩师当选为中国中医药研究促进会小儿推拿外治专业委员会副主任委员,任期 4 年。

12 月,恩师与张奇文、郑其国合作主编的《名老中医之路续编·第四辑》获中华中医药学会、中国中医药出版社、中国中医药报社的"第二届全国悦读之星评选"活动"最受欢迎的十大中医药好书"。

2016 年

1 月,恩师与张奇文、郑其国合作主编的《名老中医之路续编·第五辑》由中国中医药出版社出版发行。

2 月,《〈内经〉中的古中医学——中国象数医学概论》《柳吉忱诊籍纂论》由中国中医药出版社出版发行。

4 月 1 日,山东省卫生和计划生育委员会、山东省人力资源和社会保障厅、山东省中医药管理局印发《关于公布全省五级中医药师承教育项目第四批指导老师和继承人名单的通知》(鲁卫中综合字〔2016〕1 号),刘玉贤被确定为全省五级中医药师承教育项目第四批指导老师,指导继承人 2 名。

6 月,《脑瘫中医治疗康复技术讲稿》由中国中医药出版社出版发行。

8 月,《小儿推拿讲稿——广意派推拿传承录》由中国中医药出版社出版发行。

2017 年

1 月 6 日,《中国中医药报》第 8 版刊登了周颖的署名文章——"柳家父子的广意派推拿情结",文中云:"柳吉忱曾提出:'小儿推拿术,不可视为雕虫小技,而应使其从民间疗法的层面提升到学科发展的平台上去。'他躬身力行于传承'广意派推拿术',并根据中医学脏腑经络理论及经穴的功效主治,组建'摩方',或将药物外治法施于临床,逐渐形成'柳氏广意派'小儿推拿的学术特点。"①

2 月,《牟永昌诊籍纂论》由中国中医药出版社出版发行。

7 月 10 日,恩师被烟台市卫计委、烟台市中医药管理局联合授予"烟台市名老中医"称号。

---

① 周颖. 柳家父子的广意派推拿情结〔N〕. 中国中医药报,2017 - 1 - 6 (8).

8月，《〈黄帝内经〉针法针方讲记》由中国中医药出版社出版发行。

9月，刘玉贤的论文"清代通儒焦循对中医学的贡献"发表于《中华医史杂志》第47卷第5期。

10月13日，《中国中医药报》第4版刊登了周颖的署名文章"柳少逸谈医经学派"。

12月19日，栖霞市人民政府出台《关于公布栖霞市第五批非物质文化遗产目录的通知》（栖政发〔2017〕43号），柳氏广意派小儿推拿被评为"栖霞市非物质文化遗产"，并作为"传统医药"的首项收录于2017年11月由中国书籍出版社出版的《栖霞市非物质文化遗产精粹》。

2018年

恩师荣获"梨乡名医"称号。

3月，《柳少逸书法·陶刻集》由荣宝斋出版社出版发行。

4月，恩师出任烟台市中医药学会民间中医药传承工作委员会名誉主任委员，聘期四年。

7月，《扁鹊心书灸法讲解》由中国中医药出版社出版发行。

11月21日，"柳少逸中医传承工作室"揭牌成立。

11月28日，刘玉贤的论文"焦循辑成《吴氏本草》因素探究"发表于《中华医史杂志》第48卷第6期。

12月4日，电视纪录片《布衣郎中柳少逸》在腾讯视频上线。

12月16日，电视纪录片《栖霞"布衣郎中柳少逸"的故事》在胶东故事会频道上线。

12月19日，电视纪录片《布衣郎中柳少逸》在胶东在线网健康频道上线。

2019年

5月，恩师与张奇文合作主编的《名老中医之路续编·第六辑》由中国中医药出版社出版发行。

7月，《五运六气简编》由中国中医药出版社出版发行。

9月，《金匮方证讲稿》《柳吉忱中医四部经典讲稿》《医经学派推拿传承录》三部著作同时由中国中医药出版社出版发行。

10月20日，在山东省莱阳市举办柳吉忱诞辰110周年座谈会暨学术传承交流会、柳吉忱《中医四部经典讲稿》首发式，来自各地代表一百余人参加了会议，群贤毕至，少长咸集，济济一堂，盛况空前（会议情况见附篇四）。

11月22日至24日，中国中医药出版社主办的"首届中国民间疗法高峰论坛暨儿科特色疗法学术展演"在北京举行。"高峰论坛"于2019年6月份发布征文通知，8月份论文评选，9月份公布获奖名单，11月份召开学术会议。柳少逸中医传承工作室的10名成员计投送论文12篇，会议全部录用并发表于《中国民间疗法》第19期，内容涉及针法、针方、摩法、摩方、膏滋方、柳氏广意派小儿推拿及小儿脑瘫、孤独症、脑积水等的特色疗法。经专家盲评，有3篇论文获奖：蒋泉涛"柳氏经穴温灸疗法防控儿童青少年近视"获二等奖，刘玉贤"小儿推拿柳氏广意派概述"获三等奖，汉敬德"漫话小儿脑积水证治"获优秀奖。23日上午，三位获奖学员登台领奖。24日，刘玉贤和蒋泉涛分别登坛做了"小儿推拿柳氏广意派概述"和"柳氏经穴温灸疗法防控青少年儿童弱视"的主题交流，引起了与会者的强烈反响。国家自然科学基金委员会中医学与中药学主任、中华中医药学会学术委员会委员、博士生导师王昌恩教授作贺诗云："柳门获奖达三员，泉涛敬德刘玉贤。少壮打拼老方逸，承上启下永向前！"恩师以"一德绍先祖，三人有我师"书贺学员们参加高峰论坛并三位得奖。

12月7日至9日，中华中医药学会感染病分会2019年学术年会暨换届选举会议在北京会议中心召开。汉敬德、刘玉贤和王爱荣以论文"浅谈生石膏在温病中的应用""胶东柳氏医派感染性疾病诊治特色初探""'流感'的中医证治——业师柳少逸经验浅析"与会，文章被收入会议论文集，三人皆被推选为中华中医药学会感染病分会第六届委员会委员。

2020年

3月20日，山东省卫生健康委员会下发《关于公布齐鲁医派中医学术流派传承项目名单的通知》（鲁卫函〔2020〕132号），公布了齐鲁医派中医学术流派传承项目名单，"柳氏广意派小儿推拿中医药特色技术"被评选为齐鲁医派中医药特色技术整理推广项目，予以推广。

4月15日，烟台市卫生健康委员会出台《2020年全市卫生健康工作要点及分工方案》，要求"推动胶东柳氏医学流派传承创新发展，深入挖掘并整理推广柳氏广意派小儿推拿中医药特色技术"。

6月13日，莱阳市人民政府公布第五批市级非物质文化遗产，胶东柳氏医学流派、柳氏广意派小儿推拿术、柳氏医经学派推拿术、柳氏医经学派针灸术、中国象数医学、五运六气柳氏学派六项名列其中，纳入政府非物质文化遗产传承保护。

9 月，汉敬德著《柳氏中医临证传承实录（谈药话方篇）》一书由中国医药科技出版社出版发行。

9 月 19 日，第四届中医药文化大会在山东省日照市举行。刘玉贤"清代瘟疫大家刘奎生平及其学术思想考述"、汉敬德"从《黄庭经》谈姜太公的养生观"与会，与"人民英雄"国家荣誉称号获得者、中国工程院院士、天津中医药大学校长张伯礼教授等杏苑耆宿同台演讲，发出了柳氏医派的前进的最强音。

10 月 19 日，山东省卫生健康委员会、山东省人力资源社会保障厅印发《关于公布山东省五级中医药师承教育项目第四批继承人出师名单的通知》（鲁卫函〔2020〕417 号）：五莲县人民医院于杰、五莲县松柏镇卫生院秦志新两名继承人出师；指导老师：刘玉贤；指导专科：中医内科。

12 月，周颖著《大医鸿儒——柳少逸世医传承录》一书由中国医药科技出版社出版发行。

12 月 21 日，"柳吉忱诞辰 111 周年学术研讨会暨《大医鸿儒——柳少逸世医传承录》《柳氏中医临证传承实录》首发式"在莱阳复健医院举行。

2021 年

3 月，恩师伉俪编著的《柳氏抗癌用药式与药性解三十三讲》一书由中国中医药出版社出版发行。

4 月，"柳氏广意派小儿推拿合柳氏膏滋方治疗脑瘫"技术被山东省卫健委遴选为"山东省中医药特色优势技术"，其诊疗规范（规范主要起草人：柳少逸、王爱荣、王永前）收入"山东省中医药特色技术库"，在全省组织实施推广应用。项目负责人王爱荣。

4 月 25 日，"柳氏广意派小儿推拿术临床应用交流暨柳氏广意派小儿推拿术治疗儿童脑瘫专题研讨会"在潍坊学院举行。

6 月，《柳少逸师承纪事》《柳少逸讲习笔录》二书由中国医药科技出版社出版发行。王永前、柳朝晴、刘玉贤主编的《柳氏医学续焰》一书由三江文艺出版社出版发行。

9 月，"胶东柳氏医学流派学术思想及其传承方式研究"获得山东省中医药科技项目立项，项目期 2 年，项目负责人李萍。

12 月，莱阳复健医院申报课题"莱胡参（北沙参）的文献与药食两用价值研究"获得"2022 年烟台市科技创新发展计划项目"立项,项目期 3 年。项目负责人王爱荣。

2022 年

1 月 1 日,"柳少逸中医传承工作室"举行结业仪式。柳燕、汉敬德、路继业、王永前、李卓睿、蒋泉涛、王爱荣、陈安玉、孙忠强、潘志杰、门永波、柳朝晴、张志武、任帅花、徐兴强、叶新颖、李萍、柳小岸、张超伟、李鹏、刘菁、姜树锋、王燕兵、王海焱、吴中英和刘玉贤等 26 名学员喜获结业证书。这些学员,既有恩师伉俪的后人、亲戚,也有从师学医、跟师实习的学生,更多的是慕名拜师的中医药工作者和爱好者;既有跟随老师数十年、年过半百的"老学生",也有刚刚踏上中医药工作岗位的青年俊彦;既有博士毕业生、硕士毕业生,也有扁鹊国医学校的中专生,还有喜爱中医的社会青年;既有卫生行政部门、中医药管理部门、医院的中医药管理者,也有大学教授等职称的中医药教育者,还有奋战在临床一线的个体开业者,最多的是医院的临床工作者……可谓年龄、学历、职业和职称等相差巨大,然皆有一个共同的理想,就是要将柳氏医派传承好并发扬光大,故恩师均有教无类,因材施教,同时明确告诫学员们:你们跟随我学习三年,当然是我的学生;但你们能否成为柳氏医派的传人,尚要看自己的努力程度和个人的修养,只有真正能够学有所得、学有所成,能够总结、应用、研究并拓展柳氏医派学术特色者,才堪称"弟子",而体现这一条的"金标准",就是要有个人著作,有体现柳氏医派学术特色和临床经验的个人的作品。

3 月 31 日,山东省卫生健康委员会印发《关于公布 2022 年度齐鲁医派中医学术流派传承项目名单的通知》(鲁卫函〔2022〕93 号),公布了齐鲁医派中医学术流派传承项目名单,"胶东柳氏医学流派传承工作室"在"齐鲁医派中医学术流派传承工作室"十个建设项目中,名列第一。由山东中医药高等专科学校、在读博士刘菁副教授负责。

6 月 11 日,"柳氏制陶及陶刻文技艺""柳氏济生堂通痹膏制作技艺",被莱阳市人民政府公布非第七批非物质文化遗产保护项目。

果行毓德　救世济人

——柳吉忱及其学术思想简介[①]

一

家父吉忱公，山东省栖霞县东林人。6 岁入本族私塾，较系统地学习了四书五经。及至民国入高小、中学接受现代教育，19 岁毕业于烟台育才中学。其后，因患类风湿关节炎多次延医，均罔效，幸得同邑晚清贡生、儒医李兰逊老先生诊治，用药仅 20 余剂，内服兼外熨，而病臻痊愈。诊治间，谈经说史，评论世事，深得先生赏识。于是，先生进言家父习医："儒之从政，医之行道，皆以救世济人为其责任者也。昔范文正公作诸生时，辄以天下为己任，尝曰：'异日不为良相，便为良医。'盖以医与相，迹虽殊，而济人利物之心则一也。社会动乱，尔当学医，以济世活人。"家父欣然应之。从而成为李老先生晚年的入门弟子，并赐号"济生"，济世活人之谓也。

兰逊公精通经史，熟谙岐黄之学，兼通律吕诸子百家。其于医学，深究博览，采精撷华，独探奥蕴，卓然自成一家。先生立法谨严，通达权变，常出奇有制之师，应无穷之变。在随师期间，家父见先生用"阳和汤"治疗多种疾病，弗明不解，请师释迷，问曰："昔日弟子患痹，师何以阳和汤愈之？"师曰："王洪绪《外科全生集》用治鹤膝风，列为阳和汤主治之首，君疾已愈，当晓然于心，王氏非臆测附会之语也。"又问："某君腰疾，师诊为痛痹，不予乌头汤，而以阳和汤愈之，恭听师言。"师曰："景岳尝云：'此血气受寒则凝而留聚，聚则为痹，是为痛痹，此阴邪也。'……诸痹者皆在阴分，亦总由真阴衰弱，精血亏损，故三气得以乘之。经曰'邪入于阴则痹，正谓此也。是以治痹之法，最宜峻补真阴，使气血流行，则寒邪随去。若过用风湿痰滞等药，再伤阴分，反增其病矣'。故今用治痹，非出臆造也。"

①　张奇文，柳少逸. 名老中医之路续编·第一辑 ［M］. 北京：中国中医药出版社，2007：461－469.

家父在先生指导下，首先阅读了《黄帝内经》《难经》《伤寒论》《金匮要略》及《神农本草经》等经典著作，并选读了一些名家注释，同时熟诵了后世本草、药性诸书。其后又学习了《千金要方》《外台秘要》《景岳全书》《温热经纬》《温病条辨》等诸家之学。先生以"读书者，倘能细心研读，自有深造逢源之妙"为启迪。先生晚年辑生平所治验案若干卷付家父。公循以治病，直如高屋建瓴，节节既得，所当无不奏效，故尽得先生真传。

1930 年春，家父曾考入天津尉稼谦国医班学习 3 年。其间曾应舅父之邀，去香港、广州经商、业医。1935 年—1938 年就读于上海恽铁樵国医班。因受恽氏学术思想影响，家父临证师古不泥古，参西不背中，在辨病与辨证、中西医结合治疗多种疾病中，取得可喜成果。"七七"事变后，日军侵入胶东，家父于 1941 年参加了抗日工作，并化名"罗林"，以教师身份为掩护开展抗日活动，其间曾开设"济生药房"，以医药为掩护，从事地下革命活动。新中国成立后，家父曾先后任栖东县立医院、栖霞县医院业务院长、莱阳专署中医药门诊部主任、烟台市莱阳中心医院中医科主任等职。

二

家父吉忱公尝嘱于医者曰："贵临机之通变，勿执一之成模。"成模者，规矩也。通变者，运巧也。不能运巧，则无所谓规矩。家父栖身医林几十载，深感于"神行于规矩之中，巧不出规矩之外"，尝云："中医学理论无一不是常规，临床实践处处有技巧，若津津于常规，则作茧自缚；因证用方，则出神入化。故既要重规矩，又要运巧制宜，庶几左右逢源。"湿与热，是病理变化的反应，又同属"六淫"范畴。《黄帝内经》《金匮要略》及历代文献均有治疗规范。鉴于湿分内外，热有表里，湿能化热，热能转湿，故临证则须运巧。家父在临床中，根据季节、时令、气候变化和冷热失常，进行推理诊断、辨证求因与审因论治。临证从整体观念出发，脉证合参，分清虚实及外邪偏胜或正气偏虚，作为临证处方用药准则，因势利导，拨乱反正而愈病，并根据多年临床实践，归纳出"湿热证治十九法"。

辨证论治是中医学术特点的集中表现。对于西医学诊断的疾病而言，中医治疗的主要依据仍然在于证，且不可受西医诊断之限，胶柱鼓瑟，束手受败。如静脉血栓形成与血栓性静脉炎，家父认为同属中医学"脉痹"范畴。二者虽均为湿热、瘀血瘀阻脉络所致，然验诸临床，前者为瘀血阻络而致湿热蕴滞，故"瘀血"为病的主要矛盾，而"湿热"则居次要矛盾，治宜活血通脉，佐以清热利湿。1973 年 3 月某部队医院接诊一右股静脉栓塞引起下肢淋巴水肿患者，处理意见为手术治疗。因患者不同意施行手术，故请家父会诊。病者患部水肿，皮色白而光亮，舌苔黄，脉沉数，为湿热之候；舌质紫暗尚具瘀斑，故血瘀为致病之主证。遂以上法治之，处以当归、川芎、赤芍、牛膝、桃仁、红花、防己、忍冬藤、白芷、牡丹皮、甘草。服药 3 剂而痛止，5 剂而肿消过半，30 剂而病臻痊愈。血栓性静脉炎则为湿热蕴结，引起络脉瘀阻，故"湿热"为主要矛盾，而"瘀血"为次要矛盾。治宜清热利湿，佐以活血通脉。1974 年 12 月，家父曾接诊一左下肢血栓性静脉炎患者，患病 20 余日，几经治疗罔效。查患肢皮肤灼热、潮红、肿胀，口干不欲饮，便秘，舌质深红，苔黄腻，脉滑数，遂以清热利湿、活血通络法治之。处以金银花、玄参、当归、赤芍、牛膝、薏苡仁、苍术、木瓜、黄柏、泽兰、防己、土茯苓、甘草，共进 20 剂，肿势尽消，但患肢仍拘挛灼痛。又以原方去苍术、黄柏、薏苡仁诸药，加鸡血藤续服 5 剂，病情悉除。

古人尝云："兵无常势，医无常形，能因敌变化而取胜，谓之神将；能因病变化而取效，谓之神医。"兵家不谙通权达变，无以操出奇制胜之师；医家不能圆机活法，无以操出奇制胜之功，其理同也。药贵合宜，法当权变，知常达变，着手回春；拘方待病，适足偾事。脑囊虫病实为临证难愈之疾，家父于前人之验，潜心体验，持循扩充，屡获效验。如一孙姓男性患者，遍体黄豆粒大之圆形结节，质地不坚，推之不移，不痛不痒，且时发痫证，舌质淡红，苔白薄，脉沉缓。经皮下结节活体切片检查，确诊为脑囊虫并发癫痫，即以豁痰开窍、杀虫定痫为法而施治。药用半夏、陈皮、茯苓、白芥子、胆南星、全蝎、僵蚕、榧子仁、郁金、远志、薏苡仁、甘草，水煎服，并以磁珠丸佐服。共进 20 剂，结节消失 1/3，痫证仅半月一发。即于原方加竹沥冲服，续服 30 剂，皮下结节消失殆尽，痫证偶发。拟健脾化痰、宁心定痫之剂，复进 30 剂，诸症悉除，身体康复，一如常人。囊虫病由绦虫的幼虫囊尾蚴寄生于人体组织而发病。脑囊虫病的临床主证为癫痫、失明，癫痫常反复发作。故其治法，宜先杀虫理气，后健脾养胃。囊虫病皮下结节，治宜化痰利湿，软坚散结；脑囊虫发作癫痫者，治宜豁痰开窍，杀虫定痫；平时治宜健脾化痰，杀虫散结。总之，以消补兼施，扶正祛邪为大法。

破伤风是一种严重急性外科感染性疾病，中医学根据其症状和途径，而有众多的病名。究其病因病机，家父认为皆由风毒经创口乘隙侵入肌腠经脉，营卫不得宣通，筋脉失濡而致诸症。甚则内传脏腑，毒气攻心，痰迷心窍，致病情恶化。故立祛风解痉、化痰通络之法。验诸临证，因《医宗金鉴》之玉真散祛风之力虽强，而解痉之功则逊，故合入"止痉散"，则祛风解痉之效倍增，合二方加味，立"加味玉真散"（胆南星、白附子、防风、白芷、天麻、羌活、蜈蚣、僵蚕、蝉蜕、鱼鳔胶、钩藤、朱砂、甘草）作汤剂服，临证化裁，每收效于预期。

脑积水，与中医学"解颅"一证相侔。因其前囟宽大，头颅若升似斗，故俗称"大头星"，实属难愈之证。肾主骨生髓，脑为髓海，肾气亏损，脑髓不足，致后天气血亏损而发解颅。续发于温病者，多由热灼营阴，肝风内动，循行不利，脉络受阻，则青筋暴露而水湿停滞。在临床中，家父以常法内服补肾地黄丸（脾胃虚弱者用扶元散），而变通"封囟散"，立"加味封囟散（柏子仁、天南星、防风、白芷、羌活、猪胆汁）"外敷（本方入选高等医学院校教材《中医儿科学》），治愈小儿脑积水30余例。"封囟散"方出《医宗金鉴》，意在疏风、温通、利湿、消肿，加白芷芳香透窍，有疏风、温通、胜湿之功；羌活辛平味苦，祛风燥湿，散血解痉，有治"颈项难伸"之能。加味封囟散养血解痉，利湿消肿治其标；设补肾地黄丸补肾益髓，益气养血培其本，标本兼治，内服外敷合用，协同奏效，俾肾强髓密，气充血足，痉解络通，囟封颅合，肿消水除。临床经验：先天亏损、气血两虚者易治，预后佳良；后天温热诸疾继发者难治，预后较差。1989年一中年女子告知，其30年前因脑炎续发解颅，病情重笃，频于危殆，经公治愈后，至今神志正常，智力良好。是以后天温热病续发解颅者，亦不能率以预后不良，而贻误病机。

夫六淫七情相同，而罹受之人各异，禀赋有厚薄，质性有阴阳，性情有刚柔，年岁有长幼，形体有劳逸，心情有忧乐，天时有寒热，病程有新久。家父认为：临证当洞悉天地古今之理，南北高下之宜，岁时气候之殊，昼夜阴晴之变，方能谙达病机，把握治疗。此即五运六气、子午流注学说在临床中的现实意义。例如1966年下半年烟台地区病毒性肝炎流行，循以常法茵陈蒿汤疗效不著。岁值丙午，少阴君火司天，阳明燥金在泉。在治疗上则宗《黄帝内经》"阳明在泉，湿毒不生，其味酸，其气湿，其治以辛甘苦"的治疗原则，主以辛开苦降之剂，佐以甘味健脾之药，于是郁火得清，湿热得除，中州枢转，病臻痊愈。其后1972年、1978年又为该地区病毒性肝炎流行高峰年份，发病季节均在古历七月份左右，其地支均分属子、午，为少阴君火司天，"其化以热"，"热淫所胜，佛热至，火行其政"，"四之气，溽暑至，大雨时行，寒热互至，民病寒热，嗌干，黄瘅"，俱湿热郁蒸之候，家父乃治以辛苦甘味诸药而获大效。

他如冠心病，属中医学"胸痹""心痛"范畴，此病本虚标实，虚实错杂。痰浊为病变前提，气滞血瘀为病变结果。家父临证依据"急则治其标，缓则治其本"和"间者并行，甚者独行"的治则，根据不同阶段，各有侧重。将"通"与"补"两大治法有机地联系和密切结合，或标本兼治，扶正祛邪；或先通后补；或先补后通；或通补兼施。"不通则痛"为痛证共同机理，然通有多法：调气以和血；调血以和气；上逆者使之下行；中结者使之旁达；虚者助之使通；寒者温之使通，无非通结而已。本虚应针对阴阳气血、脏腑的不同虚证表现，采取相应的补法。早期病急，疼痛剧烈，治标为主，以通为用，治本为辅。病情缓解或稳定后，则通补兼施，标本兼治。后期补虚纠偏以固本，而有"冠心病临证十法"传世。家父认为："临证若不识标本缓急，妄投芳香开窍之品，滥使活血化瘀之剂，则耗血伤阴，损气败阳，沉弊滋多，适足偾事。"

再如对高血压病的临床治疗中，鉴于引起高血压病之眩晕、头痛的主要因素是"阳亢"，治疗的当务之急是"潜阳"，故将"潜阳法"作为一个重要法则（但不是唯一法则）来探讨。鉴于阳亢之由多端，潜阳之法不一，故方药亦因之而异。所谓治标潜阳法，即"阳亢"为标证、兼证的方法。痰火蕴伏、扰动肝阳者；肝脾同病而阳亢者；阴阳俱虚而阳亢者，尤其后者，似与理不通，但临床上屡见不鲜。"阳无阴则不长，阴无阳则不生"。肾阳不足或肝旺于上肾亏于下，必波及肾阳，反之亦然。家父拟加味真武汤，验诸临证，每收卓效。方由真武汤加石决明、杜仲、桑寄生、桑椹等药而成。其特点是附子与石决明等潜阳药物同用。附子为回阳救逆之必须，石决明为镇肝潜阳之要药，二药合用，交济阴阳，以求其平秘，药效殊异，确有异曲同功之妙。潜阳诸剂，潜降药物首当其冲，对高血压病而见肝阳上亢者，大有攻关夺邑、功效直截之誉。然潜阳药物质地沉重，药性沉降，且临证处方用药剂量较大，长期服用易出腹泻之弊端，故临床上要中病即止，不可久用。

三

自 1954 年起，家父受莱阳专员公署指派，负责胶东地区的中医培训工作。他先后主办了七期中医进修班，并亲自讲授《黄帝内经》《伤寒论》《金匮要略》、温病学、中药学和医学史等课，为全地区培养了大批中医骨干。1960 年又受聘于山东省莱阳中医药学校讲授温病学，家父结合个人临床经验和心得，阐发温病学源流、病因病机、辨证方法及方药，发挥己见，注重实践，内容广博，并示所编"温病舌诊歌诀"让学生诵记。以"伤寒为法，法在救阳；温病为法，法在救阴"两大法门启迪学生，并倡临证应治寒温于一炉，方不致墨守成规，胶柱鼓瑟。由博返约，深入浅出是家父的教学特点。20 世纪 60～70 年代又教子课徒十余人。《礼记·学记》云："凡学之道，严师为难。"在授课带教中，家父常以清·林珮琴语训之："学者研经，旁及诸家，泛览沉酣，深造自得，久之源流条贯，自然胸有主宰。第学不博，无以道其变；思不精，无以烛其微。惟博也，故腕行于应，则生面别开；惟精也，故悟彻于玄，而重关直辟。"故山东诸多名医多出自其门下。

1955 年，家父为山东中医学会理事，后为烟台地区中医学会副理事长，主任中医师，莱阳市历届政协委员，1980 年为莱阳市政协常委及文史组副组长。他勤于笔耕，著述颇丰，诊务教学之暇，结合个人多年实践，先后著有《济生黄帝内经选读》《济生伤寒论注释》《济生温病讲稿》《济生本草经解》《风火简论》《中医外治法集锦》《济众利乡篇》《热病条释》《柳吉忱医疗经验》《脏腑诊治纲要》《周易卜筮》等书，并撰写了《运气学说之我见》《哮与喘的证治》《癫狂痫痴的证治》《崩漏治验》等几十篇学术论文。

家父喜咏诗句"老夫喜作黄昏颂，满目青山夕照明"，一生勤奋，堪为师表，栖身医林几十载，虽届耄耋之年，尚有"老骥伏枥，志在千里"之暮年壮志。1983 年 2 月因年迈而离休，但对登门求医者仍以医德为重，以"济生"为己任，以解除病人痛苦为最大的欣慰。1987 年受山东中医界重托，家父与余创办山东扁鹊国医学校，并为首任校长。

家父名毓庆，源自《周易》"蒙，君子以果行毓德"；字吉忱，乃祥和诚挚之谓也；以其生恪守孔子"宽裕温柔足以有容""发愤刚毅足以有执"之教而以字行；兰逊公赐号济生，亦取《周易》"天行健君子以自强不息""地势坤君子以厚德载物"之意也。"万物并育而不相害，道并行而不相悖"的中庸之道为其一生之立身；发愤忘食，乐而忘忧，仁以为己任是其一生之立品。故当外虏入侵之时，公虽一介书生，但仍舍生忘死从事抗日工作，彰显其为国家、为民族之爱国主义精神。

柳少逸

至重惟人命　最难却是医

——从师、治学、传薪之路概述①

启　蒙

1943 年 3 月，余出生于山东栖霞东林一耕读世家。家父吉忱公（1909—1995），八岁入本族私塾，至民国接受现代教育，其后又入天津尉稼谦国医班、上海恽铁樵国医班学习。曾拜晚清贡生儒医李兰逊先生为师，从而走上了济世活人之路。"七七事变"后，日军侵入胶东，家父投笔从戎，参加抗日工作。其时敌伪进行经济封锁，医药奇缺，遂利用地方中草药和针灸推拿等法给部队战士及广大干群治病。新中国成立后，家父先后任栖东县立医院院长、栖霞县人民医院业务院长、莱阳专署中医药门诊主任、烟台市莱阳中心医院中医科主任。自 1954 年起，受莱阳地区专员公署委任，负责胶东地区的中医培训工作，为半岛地区培养了大批中医骨干。1960 年又受聘于山东省中医药学校讲授温病学。20 世纪 60 ~ 70 年代又教子课徒数人，家父以其从医及教学的切身经历，探求培养中医人才的模式，故山东诸多名医出自其门下。

1963 年余高中毕业，因幼时一耳失听，未能报考医学类院校。时值国家实施"名师带高徒"政策之盛世，即随家父吉忱公习医，步入从医之路。年内，余又师事于栖霞世医牟永昌公，此乃家父宗韩愈《师说》"爱其子，择师而教之"之为也。

唐代柳宗元有"养树得养人术"之论，意谓从培养树木中悟出培养人才的法则。余有四姊一妹，余为单传，然父母从不溺爱，恪守"父母威严而有慈，然子女畏慎而生孝"之家风。并以《周礼·三行》"亲父母""尊贤良""事师长"戒之，而祖父恒宝公则明示"认真读书，老实做人"乃柳氏家训。家父按其意愿从小就对余进行国学及医学启蒙教育，动辄从文字源流谈《说文》，从数字组合说"河洛"，从古人结绳记事讲八卦及神农尝百草的传说。家父告云：浩浩苍穹，茫茫下土，"河图"

---

① 张奇文，柳少逸. 名老中医之路续编·第一辑 ［M］. 北京：中国中医药出版社，2007：392 – 438.

"洛书"足以包罗，古人研究性命之学，无不从"河洛"入手。余听之茫茫然若天书，尽管食而不知其味，但还是将"医之道，本岐黄"之《医学三字经》、"乾三连、坤六断"之八卦符号歌背诵下来。但余更喜闻中草药带有苦味的幽香，爱听那节奏明快的捣药声，爱读那中药柜上的药名，恍若走进一个植物和动物的大千世界。故当余从医后则走遍了山东的山山水水，采集药用植物标本，考究其功效主治，致力于地方中草药的临床应用研究。一生遵清代赵学敏之训："一曰贱，药物不贵也；二曰验，以下咽即能去病也；三曰便，山林僻邑即有。能守三字之要者，便是此中之杰出者矣。"20 世纪 50 ~ 60 年代，中小学的学习环境比较宽松，故余有暇背诵《药性赋》等医学启蒙书籍。十几岁时，余就对人体经络模型产生极大兴趣，对模型上标出的经脉循行线和多如繁星的穴位，百看不厌。假日耳濡目染家父为病人诊病，其高尚的医德，精湛的医术，博得世人的敬重，亦坚定了余继承父业的志向。

明代宋濂尝云："古之医师，必通三世之书。所谓三世者，一曰《针灸》，二曰《神农本草》，三曰《素女脉诀》。《脉诀》所以察证，《本草》所以辨药，《针灸》所以祛疾，非是三者不可以言医。"故家父课徒先从中医典籍起，强调必须打下一个坚实的理论基础方可言医，并以"仲景宗《内经》，祖神农，法伊尹，广汤液为大法，晋宋以来，号名医者，皆出于此。仲景垂妙于定方，实万世医门之规矩准绳也。后之欲为方圆平直者，必深究博览之"语劝学。余亦一头扎进书堆里，真个是食不甘味夜不能寝，熬过几番三星横空，迎来几多晨曦微明，个中滋味，有谁知道！一部《伤寒论》，书中三百九十七条，一百一十三方，每日必背诵一遍，从不间断，继而背诵《内经知要》《药性赋》《汤头歌诀》《濒湖脉诀》和《金匮要略》的重点条文。而《神农本草经》《难经》《脉经》《温病条辨》《时病论》亦熟读能详。就一部《伤寒论》而言，是在余背诵如流后，家父方授课说难。递次讲授了成无己《注解伤寒论》、柯琴《伤寒来苏集》、尤在泾《伤寒贯珠集》及恽铁樵《伤寒论辑义按》。让余从《伤寒论》六经辨证说理间，潜移默化地感悟其辨证论治大法，家父称之为"神读"。其后又让余研读许宏《金镜内台方议》、任应秋《伤寒论语释》，意在运用经方时，能深究博览，独探奥蕴。家父耳提面命以清代叶之雨"涉山必历层蹬，登屋必借高梯；欲明《素问》之旨，必赖后人之解说"训之。由于家父及业师重视余对《伤寒杂病论》的学习，使其成为余一生学以致用之根基，故其后余得以有《少阳之宗》《伤寒方证便览》二书付梓。家父于 20 世纪 50 年代负责山东省莱阳专区的中医培训工作，曾主办了七期中医进修班，自编讲义，亲自讲授《黄帝内经》

《伤寒论》《金匮要略》《温病条辨》《神农本草经》和《中国医学史》，所培养的学员一部分成为创办山东省中医药学校的骨干教师，一部分成为组建半岛地、县级医院的中医骨干。当余师事家父时，家父戏称余一人为"第八期学员"。习医之初，家父以清代程芝田《医法心传·读书先要根柢说》语训之："书宜多读，谓博览群书，可以长识见也。第要有根柢，根柢者何？即《灵枢》《素问》《神农本草经》《难经》《金匮》仲景《伤寒论》是也。"在余熟读中医典籍以后，又指点选读后世医家之著，并以清代刘奎"无岐黄而根柢不植，无仲景而法方不立，无诸名家而千病万端药证不备"语戒之。每晚授课后，示余必读书于子时，方可入睡，至今已成习惯。

历代医籍，多系古文，就字音字义而言，又涉及文字学、训诂学、天文历法学等古文化知识。诚如清代柯琴所云："世徒知通三才者为儒，而不知不通三才者，不可以言医。医也者，非从经史百家探其源流，则勿能广其识；非参老庄之要，则勿能神其用；非彻三藏真谛，则勿能究其奥。故凡天以下，地以上，日月星辰，风雨寒暑，山川草木，鸟兽虫鱼，遐方异域之物，与夫人身之精气神形，脏腑阴阳，毛发皮肤，血脉筋骨，肌肉津液之属，必极其理，夫然后可以登岐伯之室耳。"而且家父要求"凡书理有未彻者，须昼夜追思，方可有悟"，并告云此即"心悟"也。一些古籍，若周诰殷盘，佶屈聱牙，泛泛而学，可谓苦也。故余亦有"定力"欠佳时，有一次对家父低声云："何谓'熟读王叔和，不如临证多？'"家父笑云："昔清代陈梦雷尝云：'九折臂者，乃成良医，盖学功精深故也。'汝读书无笃志，仍不明为学之道也。朱子尝曰：'为学之道，莫先于穷理；穷理之要，必在于读书。''读书之法无他，惟是笃志虚心，反复详玩，为有功耳。'汝当熟知：博览群书，穷理格物，此医中之体也；临证看病，用药立方，此医中之用也。不读书穷理，则所见不广，认证不真；不临证看病，则阅历不到，运用不熟。体与用，二者不可偏废也。又当明清代顾仪卿《医中一得》之语：'凡读古人书，应先胸中有识见，引申触类，融会贯通，当悟乎书之外，勿泥乎书之中，方为善读书人。'待汝临证时，方可悟苏轼'故书不厌百回读，熟读深思子自知'之意也"。言毕，又谓："昔吾师兰逊公曾以元代王好古'盖医之为道，所以续斯人之命，而与天地生生之德不可一朝泯也'，明代龚信'至重惟人命，最难却是医'等语为训，此兰逊公赐吾号'济生'之谓也。"在随父习医时，庭训多在旁征广引说理间。这些话语，深深地印在余脑海中，永不晦暗。从而造就了余"至重惟人命，最难却是医"之立品；"学所以为道，文所以为理"之学风。

及至负笈山城，从师牟永昌公，程门立雪，凡六易寒暑，为先生唯一传人。师以"济世之道，莫先于医；祛疾之功，莫先于药。医乃九流魁首，药为百草根苗，丸散未修，药性当先识"古训为习医之要。在家学基础上，牟师让余熟读《本草备要》《本草求真》及《医方集解》，继而熟读《医宗金鉴》《脾胃论》《傅青主女科》《医林改错》等医籍，学程均在随师诊疗间。先生结合临床而博征广引，解难释疑，而余则在质疑问难中，循以得先生家传之秘。其间，先生又以家传秘本《伤寒第一书》治分九州之全书授之。研读间，见书中有先生之父晚清秀才儒医熙光公之眉批钩玄，为先生家传仲景之秘。

牟师常领余到户外夜观天象，指点九野列宿。"冥昭瞢暗，谁能极之？冯翼惟象，何以识之？"屈原《天问》又引出了众多的话题。那璀璨的星宿，缥缈的银河，莫不是古人留下的一幅偌大的象数图？斗转星移，寒来暑往，岁月递嬗，周而复始而成浑然太极。万象归空，阴阳混化，有为而归无为，终生难以穷尽。余于是对"法于阴阳，和于术数"的《黄帝内经》中医学，即后来余名之曰"中国象数医学"理论体系的探讨产生了浓厚的兴趣。

师　承

唐代韩愈《师说》云："古之学者必有师。师者所以传道、授业、解惑也。"余诚信之，概因得益于家父吉忱公、学师牟永昌公之传授也，以下几则医案、医话均可见"道之所存，师之所存也。"

业师牟永昌公（1906—1969），中医理论精湛，学验俱丰，倾毕生之学，尽传于余。并将其一生记录之验案数册付余，并笑称："技已穷矣！"先生去世后，余潜心学研先生之验，并循以应用，撰有《牟永昌诊籍纂论》待版。

从师之初，师即以明代缪希雍《本草经疏》语告云："凡为医师当先识药，药之所产，方隅不同，则精粗顿异；收采不时，则力用全乖。"继之又以清代蔡陆仙之语训之："夫卖药者不知医，犹之可也；乃行医者竟不知药，则药之是非真伪，全然不问，医者与药不相谋，方即不误，而药之误多矣。"故先安排余到中药房司药三个月，然后随师侍诊，师之用心远也，良苦也！从而使余认识到：学医不但要精通医理、药理，而且要有生药学、炮制学、鉴定学、制剂学等多学科的知识。其后余亦关注中药的研究，从而有"乌头反半夏的再认识"及"重剂附子在类风湿病中应用"的研究。20世纪90年代末,当"木通、防己可致肾毒害"话题被国内外医学界炒得沸沸扬扬时,余在山东省中医肾病学术研讨会上,有"木通、防己在肾病中的应用——兼论关木通、广防己致肾毒害的防治"的学术讲座。以木通、防己及其复方在肾病中应用的体会为切入点,对马兜铃属植物关木通、广防己在临床应用时引起肾毒害及其如何防治等问题进行阐述;并对木通、防己药物基原及其功效进行介绍,指出木通科植物木通当为正品木通使用;防己科植物粉防己、木防己均无肾毒害。

先生治热病,宗《黄帝内经》热论,多用《伤寒第一书》之方。如治紫癜,斑未透者用清斑解毒汤(穿山甲、牛蒡子、知母、黄芩、花粉、连翘、玄参、地骨皮、厚朴、桔梗、淡竹叶)主之;若舌苔黄,发斑毒未清者,则予以柴葛解肌汤(柴胡、葛根、桔梗、木通、牛蒡子、薄荷、连翘、黄芩、厚朴、淡竹叶)主之。先生认为:舌苔黄,肌肤发斑,病在阳明,用柴胡以截入少阳,故仍以解肌取之,鬼门开汗出自愈。若紫癜肾病初期,病在阳明少阳,邪热发斑将入太阴时,先生多用搜风汤(犀角、羚羊角、僵蚕、牛蒡子、皂刺、炮穿山甲、玄参、黄芩、连翘、桔梗、薄荷、防风、厚朴、柴胡、竹叶)化裁用之,意取舟楫之药为伍,使邪毒不得陷下;若舌尖红,舌根黑,面赤目红,唇干发热伴鼻衄,或齿衄,或便血,或尿血之血热妄行者,则予以化斑解毒汤(玄参、知母、花粉、连翘、蝉蜕、薄荷、青黛、犀角、羚羊角、赤芍、防风、牡丹皮、黄芩、牛蒡子、竹叶)主之,火毒炽盛权以二角清其肝肺,以赤芍敛肝求脾,俾斑毒化解。余验诸临床,多有心得,撰有"过敏性紫癜及紫癜性肾病证治探讨"一文。

"医有慧眼,眼在局外;医有慧心,心在兆前"。如治小儿舞蹈病,先生知常达变,每妙手回春。先生认为此病概属中医"瘛疭"范畴。瘛,抽掣也,筋脉挛缩之谓;疭,纵缓也,筋脉纵伸之谓,因其是形容手足伸缩抽动不已之候,故先生认为与"抽搐""搐搦"病证相伴,当从"瘛疭""抽搐"病证探讨。先生根据《素问·气交变大论》《素问·六元正纪大论》《素问·玉机真藏论》《素问·五常正大论》《素问·至真要大论》及后世《类经》《东医宝鉴》《小儿药证直诀》等典籍的论述,加之家学己见,而有牛黄定瘛散(牛黄、麝香、镜砂、天竺黄、蝉蜕、大黄、甘草)传之。余悟其病机为热、痰、风、惊四候,四者即是致病病因,又是病理机制,更是临床见证,此方寓解热、息风、豁痰、镇惊四法,方中牛黄味苦性凉,其气芳香,以解心经热邪并平肝木,具涤热清心,开窍豁痰,凉肝息风,镇惊定痛之效；麝香辛温芳烈，备开窍醒神之功，共为主药，其化痰定惊有赖于牛黄，开窍醒神有恃于麝香；天竺黄味甘性守，清热豁痰，凉心定惊，为主治痰热瘛疭候之佳品；镜砂甘寒质重，寒能清热，重可镇怯，镇心定惊，为惊恐抽搐证之必须；蝉蜕甘寒，善于平肝息风；大黄苦寒，长于苦降泄热，共为辅药。甘草清热解毒，调和药性，任为佐使药。诸药合用，共奏清心解热，平肝息风，豁痰开窍，镇惊定搐之功。若邪热壮盛者加犀角；痰热壅盛者加竹沥、猴枣；抽搐掣动剧加全蝎、天麻，并以钩藤6g煎汤送服。小儿"脏腑娇嫩""阳常有余、阴常不足"，故一俟病势减弱或愈可，均应以扶元固本、培养脾胃为主，佐以柔肝息风，宜缓肝理脾汤（桂枝、人参、茯苓、白芍、白术、陈皮、山药，煨姜、大枣为引，水煎服）以补脾益胃，柔肝息风，不可久服牛黄定瘛散，以杜苦寒伤正之虞。其后余将业师之经验进行总结，有"小儿舞蹈病证治——业师牟永昌医师经验简介"一文，于1984年发表于《江苏中医杂志》。

痹证，有文字记载始于《黄帝内经》，后世医家宗之，多有建树。先生宗清代许宣治"医者，意也。临证要有会意，制方要有法，法从理生，意随时变，用古而不为古泥，是真能用古者"之训，认为风湿性关节炎与中医痹证相伴，为临床常见病、多发病，且缠绵难愈。治之早者，病在肌肤体表，尚可速愈；迁延失治，或治之不得法，病在筋骨脏腑，则缠绵难愈。先生宗《素问·痹论》"所谓痹者，各以其时，重感于风寒湿之气也"及《济生方》"皆因体虚，腠理空疏，受风寒湿气而成痹也"的论述，而传牟氏"治痹三跬"之法（热痹除外）。一跬乌头汤二剂，宗"乌头善走于肝，逐风寒"，故筋脉之急者，以乌头治之，主药重在温阳散寒，则扶正次之；二跬独活寄生汤四剂，主药乃十全大补汤，益肝肾、补气血、和营卫，"治风先治血"，重在补虚，则祛邪之药次之；三跬间用一、二剂小柴胡汤或柴胡桂枝汤。少阳乃初生之阳，属半表半里，能使表里间阳气转枢出入，若枢机不利，表里间阳气不能转枢通达，导致阳气不能鼓邪外出，致痹证不解，故用柴胡剂治之。概因乌头汤意在温阳和卫散寒；独活寄生汤意在扶正散风调营；而邪留半表半里，则二方逊也。间用柴胡剂，乃借小柴胡汤畅达少阳枢机之功而愈病。桂枝汤又名阳旦汤，阳旦，即平旦，太阳初升之时，故《张氏医通·祖方》有"阴霾四塞，非平旦之气无以开启阳和。桂枝汤原名阳旦，开启阳和之药也"之论。故小柴胡汤合入桂枝汤，以枢机转、营卫和、气血生之谓也。非出臆造，乃牟师深究博览，运用古方，独出新意之处也，即清代徐灵胎"凡辨证，必于独异处着眼"之谓也。

虚损是由于脏腑亏损，元气虚弱而致的多种慢性病的总称，亦称虚劳。《黄帝内经》有五虚的论述；《金匮要略》有"血痹虚劳病"的专论；《诸病源候论》则有"虚劳者，五劳、六极、七伤"的记载。先生认为，究其因不外乎元气耗损之由，故先生于虚损诸病尤重益元补脾、滋养肝肾两大法门。如治遗尿一证，重在益元补脾，每处以熟地黄、附子、黄芪、桑螵蛸、补骨脂、肉苁蓉、胡芦巴、升麻、云茯苓、甘草，名曰"益元补脾方"而愈其病。若肾阳虚衰者，可加肉桂、覆盆子、枸杞子等温肾填精之品。先生对肝肾亏虚、精血不足之头目眩晕、恶寒、脉虚大等内伤于阴之证，多用《伤寒第一书》之神化汤（六味地黄汤加肉桂、当归、柴胡而成）治之。方中温阳之肉桂，性上而下归肾元，当归补血，熟地黄补阴，茯苓益脾，萸肉养肝，山药健脾，泽泻渗湿利水，牡丹皮、柴胡清泻肝胆。龙火一虚，雷火欲炽故以泻之，则心肾相交，水火既济，而眩晕得除。可见先生用药，每贯以"寒热并用""刚柔相济""动静结合""升降相因"诸法，余悟之，而名之曰"太极思维"，亦即景岳之"善补阳者，必阴中求阳""善补阴者，必阳中求阴"之意也。他如先生治面色萎黄、胸闷、短气之便秘者，师麻子仁丸合黄龙汤意，则处以人参、白术、当归、火麻仁、大黄、厚朴、生白芍、枳实、杏仁。此病系气机壅塞，清阳不得上升，浊阴不得下降，处以"升降相因"之法，以欲降先升、通补相兼之剂而愈其病。又如治疗脾胃虚弱、脉沉无力、胸闷、便秘、胃脘隐痛之胃溃疡病，先生处以人参、白术、云茯苓、山药、白芍、当归、首乌、内金、肉苁蓉、大黄、甘草而愈其病。上方为四君子汤加味组成，寓有"气血并调""寒温合用""升降相因"之伍。盖因"胃得命门而受纳，脾得命门而转输"。明代卢之颐《学古诊则》有"夫脉者，水谷之精气……资始于肾间动气，资生于胃中水谷"之论。胃脘痛而见"胸闷""脉沉无力"乃化源不足，宗气失充，贯脉失序之谓，而佐以"养命门，滋肾气，补精血"（《本草汇言》）之肉苁蓉；"补肾，温补肝"（《本草纲目》）之何首乌。此即脾之运化失司，全赖肾以温煦和滋润之功也。学研先生之验案至此，方悟此为"脾胃虚弱性胃肠疾患从肾论治"之理也。

又如口眼㖞斜一症，俗名面瘫。《灵枢·经筋》云："足阳明之筋……卒口僻，急则目不合，热则筋纵目不开，颊筋有寒，则急引颊移口，有热，则筋弛纵缓不胜收，故僻。""手太阳之筋……应耳中鸣痛。""足之阳明，手之太阳筋急，则口目为僻。"先生以此认为其属经筋病，亦属西医学之周围性面神经瘫痪症。大凡因感风寒之邪郁于筋脉，继而邪郁于半表半里，而致枢窍之口目开合失司，则予以牟氏家传方——柴胡牵正汤（柴胡、黄芩、荆芥、防风、白附子、天麻、全蝎、僵蚕、甘草、米酒）治之。方中柴胡、黄芩和解表里，转枢阳气，鼓邪外出；天麻通络以息风，荆芥祛血中之风，防风祛肌中之风，牵正散以祛风解痉通络；米酒主行药势，甘草调和药性。诸药合用，以期风邪得除，络脉以通，筋脉得濡，面瘫以痊。四剂柴胡牵正汤后，则先生处以大剂黄芪、人参三四剂，名曰参芪煎，意在甘温益气，大补中气，斡旋气机，此即《黄帝内经》"形不足者，温之以气""气主煦之"之意，乃"生气之原在脾"之谓。

慢性皮肤病病因多端，大凡因肾阳不足，卫外不固，风寒之邪乘虚侵袭，阻于肌腠，络脉痹阻，营卫不和而致皮损。若久病不愈缠绵日久，属肾虚寒凝血滞者，先生予阳和汤治之。先生认为：阳和汤临证多用于"红斑"之属阴斑者，多呈慢性暗红色或紫红色斑块，且肿胀疼痛不著；"风团"之属肾阳不振者，多四肢厥冷，遇冷则发；"丘疹"则见于慢性结痂性、慢性瘙痒丘疹者；"水疱""脓包""糜烂"之属"阴证"者，"溃疡""脓肿"之属"阴疽""寒疡"者，多慢性反复发作，肿痛不著，脓液清稀；"结节""肿块"不明显，发病日久者。足见先生熟谙王洪绪立阳和汤之奥蕴，别处机杼而有拓展应用之心法。

1973 年，烟台地区卫生局将余调回莱阳中心医院中医科工作，意在系统地继承家父吉忱公之学术思想，并整理其医疗经验。其时，余已从医 10 年，然上班的第一天，家父让余背诵王冰《黄帝内经·序》和张仲景《伤寒杂病论·序》。背毕问曰："何谓三圣之道？"余以"伏羲之《易经》、神农之《本草经》、黄帝之《内经》谓之三圣，此乃'言大道'之书，故称三圣之道"答之。家父欣然语云："'释缚脱艰，全真导气，拯黎元于仁寿，济羸劣以获安者，非三圣道，则不能致之矣'，此启玄子王冰叙中医学之知识结构也。'其文简，其意博，其理奥，其趣深，天地之象分，阴阳之候列，变化之由表，生死之兆彰，不谋而遐迩自同，勿约而幽明斯契，稽其言有征，验之事不忒。诚可谓至道之宗，奉生之始矣'，此王冰叙学研《内经》为济世活人至道之论也。汝读书，当首先读懂'书序'。'序'，又称'叙'，乃文体名称，亦称'序文''序言'。大凡为作者或他人陈述作品的主旨或著述之经过，知此方可在浩瀚书海中确定对医著是精读还是通读。"家父谈序之论，若醍醐灌顶，使余茅塞顿开，要"犹食笋而去其箨也"，至今仍"入乎耳，箸乎心"，终身受益。此即"昨夜西风凋碧树，独上高楼，望尽天涯路"之谓也。

侍诊间，余见家父用阳和汤治疗类风湿病，深奇之，而问道于公，于是引出一段 20 世纪 30 年代的医话：家父因患类风湿关节炎而回故里养病。其间曾多次延医，均罔效。后幸得同邑晚清贡生儒医李兰逊老先生诊治，兰逊公以阳和汤加减治疗，用药仅 20 余剂，内服兼外熨，而病臻痊愈。诊治间，谈经说史，评论世事，深得先生赏识。于是先生进言家父业医："昔范文正公作诸生时，辄以天下为己任，尝曰：'异日不为良相，便为良医。'盖以医与相，迹虽殊，而济人利物之心则一也。社会动乱，汝当从医，可济世活人也。"家父欣然应之，从而成为李老先生晚年的关门弟子，李老赐其号"济生"，济世活人之谓也。兰逊公精通经史，熟谙岐黄之学，兼通律吕及诸子百家。其于医学，深究博览，采精撷华，独探奥蕴，卓然自成一家。其立法谨严，通达权变，有巧夺天工之妙，常出有制之师，应无穷之变。家父在随师期间，见兰逊公用"阳和汤"治疗多种疾病，弗明不解而请师释迷："昔日弟子患痹，师何以阳和汤愈之？"师曰："王洪绪《外科全生集》用治鹤膝风，列阳和汤为主治之首，汝疾已愈，当晓然于心，王氏非臆测附会之语也。"又问："某君腰疾，师诊为痛痹，不予乌头汤，而以阳和汤愈之，恭听师言。"师曰："明代万全云：'肾主骨，骨弱而不坚，脚细者禀受不足，故肌肉瘦薄，骨节俱露，如鹤之膝。此亦由肾虚，名鹤膝节。'故景岳有云：'此血气受寒则凝而留聚，聚则为痹，是为痛痹，此阴邪也……诸痹者皆在阴分，亦总由真阴衰弱，精血亏损，故三气得以乘之。经曰邪入于阴则痹，正谓此也。是以治痹之法，最宜峻补真阴，使气血流行，则寒邪随去。若过用风湿痰滞等药，再伤阴分，反增其病矣'。故今用治痹，非出臆造也。"

聆听此段医话，使余注重了"异病同治"及"同病异治"法则在临床中的应用。阴寒之证，多由平素阳虚，阴寒之邪乘虚侵袭，或阻于筋骨，或阻于肌腠，或阻于血脉，致血虚、寒凝、痰滞，而诸症生焉。治之之法，宜温补和阳，散寒通滞。故方中重用熟地黄益肾填精，大补阴血，任为主药；鹿角胶乃血肉有情之品，生精补髓，养血助阳，且鹿角胶由鹿角熬化而成，骨属通督脉，"禀纯阳之质，含生发之机"而强筋健骨，通利关节；以肉桂温阳散寒而通血脉，均为辅药。麻黄、姜炭、白芥子协助肉桂散寒导滞而化痰结，并与熟地黄、鹿角胶相互制约而为佐药。甘草解毒，协和诸药以为使药。方中熟地黄、鹿角胶虽滋腻，然得姜、桂、麻黄、白芥子诸辛味药之宣通，则通而不散、补而不滞，乃寓攻于补之方，相辅相成之剂。诸药配伍，共奏温阳散寒之功，而成养血通脉之勋，犹如"阳光普照，阴霾四散"，故有"阳和"之名。阳和汤验诸临证，凡属血虚、寒凝、痰滞之证者，灵活加减，确有实效，从而验证了中医学"有是证，用是药"及"异病同治"法则应用的广泛性。然"贵临证之通变，勿执一之成模"，一定要辨证严谨，分清阴阳，辨识寒热，查明虚实，权衡主次，灵活化裁，方能达到预期效果。否则，按图索骥，势必贻误病机。余鉴于家父吉忱公运用"阳和汤"治疗风湿、类风湿病，业师牟永昌公用以治疗多种皮肤病之验，循而扩充应用，以"阳和汤证"而广验于内、外、妇、儿及五官科多种疾病，凡具血虚、寒凝、痰滞之阴寒见证，均收到满意效果。从而撰有"阳和汤临床应用心得"一文。

辨证论治，是中医学术特点的集中表现。就是对于西医学所诊断的疾病而言，中医治疗的主要依据仍然在于证，且不可受西医诊断之限，胶柱鼓瑟而束手受败。如静脉血栓形成与血栓性静脉炎，家父认为同属中医学"脉痹"范畴。二者虽均为湿热、瘀血痹阻脉络所致，然验诸临床，前者以瘀血阻络而致湿热蕴滞，故"瘀血"为病的主要矛盾，而"湿热"则居次要矛盾，治宜活血通脉，佐以清热利湿。1973年某部队医院接诊一右大隐静脉栓塞引起下肢水肿患者，病情危重，处理意见：行截肢手术治疗。因病人不同意截肢，故请家父会诊。病人患部水肿，皮色白而光亮，舌苔黄，脉沉数，为湿热之候；然其舌质紫暗尝具瘀斑，故血瘀为致病之主证。遂主以活血通脉之法，佐以清热利湿之伍治之，处以当归、川芎、赤芍、牛膝、桃仁、红花、防己、忍冬藤、白芷、牡丹皮、甘草。服药3剂而痛止，5剂而肿消过半，加减化裁30剂后而病臻痊愈。血栓性静脉炎为湿热蕴结，引起脉络瘀阻，故"湿热"为主要矛盾，而"瘀血"为次要矛盾，治宜清热利湿，佐以活血通络之法。1974年一左下肢血栓性静脉炎病人，患病20余日，几经治疗罔效，而求诊于家父。查患肢皮肤灼热、红肿，按无凹陷，口干不欲饮，便秘，舌质深红，苔黄腻，脉滑数，遂以清热利湿之法，佐以活血通络之伍治之。处以金银花、玄参、当归、赤芍、牛膝、生薏苡仁、苍术、木瓜、黄柏、泽兰、防己、土茯苓、甘草，迭进20剂，肿势尽消，但患肢仍拘挛灼痛。又以原方去苍术、黄柏、薏苡仁诸药，加鸡血藤、地龙、土鳖虫诸药续服5剂，诸症悉除。《灵枢·营气》云："营气之道……流溢于中，布散于外，精专者，行于经遂，常营无已，终而复始。"内而五脏六腑，外而四肢百骸，悉赖血液濡养。长期卧床、创伤、手术、感染邪毒、血管疾患均能引起瘀血阻络，致水湿蕴滞，郁而化热，致发脉痹。《灵枢·邪气脏腑病形》云："身半以上者，邪中之也。身半以下者，湿中之也。"《素问·举痛论》云："寒气入经而稽迟，泣而不行，客于脉外则血少，客于脉中则气不通，故卒然而痛。"湿邪属阴，其性浊腻滞，下注而缠绵，湿热、瘀血相继为患，痹阻脉络，胶结难解，不易卒除。故例一以"元戎四物汤"加乳没、鸡血藤、牡丹皮、白芷之属活血化瘀，消肿止痛；佐以忍冬藤、防己清热利湿，蠲痹通络。例二以"四妙勇安汤"合"三妙散"加苡仁、木瓜、防己、土茯苓之属清热解毒，利湿通络；佐以赤芍、泽兰之品，凉血和营，化瘀通络。药证相符，故收预期之效。此即清代翟良《医学启蒙汇编》所云："法无定体，应变而施；药不执方，合宜而用。"于是在此二案的基础上，余总结出"静脉血栓形成和血栓性静脉炎——业师柳吉忱经验介绍"一文。

古人尝云："兵无常势，医无常形，能因敌变化而取胜，谓之神将；能因病变化而取效，谓之神医。"兵家不谙通权达变，无以操出奇制胜之师；医家不能圆机活法，无以操出奇制胜之功，其理同也。药贵合宜，法当权变，知常达变，着手回春；拘方待病，必适足偾事。脑囊虫病，实为临证难愈之疾。家父于前人之验，潜心体验，持循扩充，屡获效验。如某男性患者，遍体黄豆粒大之圆形结节，质地不坚，推之不移，不痛不痒，且频发痫证。舌质淡红，白薄苔，脉沉缓。经皮下结节活体切片检查，确诊为脑囊虫并发癫痫。即以豁痰开窍、杀虫定痫为法而施治：半夏、陈皮、茯苓、白芥子、胆南星、全蝎、僵蚕、榧子仁、郁金、远志、薏苡仁、甘草，水煎服，并以"磁珠丸"佐服，迭进20剂，结节消失三分之一，痫证仅半月一发。即于原方加竹沥冲服，续服30剂，皮下结节消失殆尽，痫证偶发。拟健脾化痰、宁心定痫之剂，复进30剂，诸症悉除，体质康复，一如常人。囊虫病由绦虫的幼虫囊尾蚴寄生于人体组织而发病，脑囊虫病的临床主症为癫痫、失明。癫痫常反复发作，很少自愈者。故其治法，宜先杀虫理气，后健脾养胃；囊虫病致皮下结节，治宜化痰利湿，软坚散结；脑囊虫病发作癫痫者，治宜豁痰开窍，杀虫定痫；平时治宜健脾化痰，杀虫散结。总之，以消补兼施、扶正祛邪为大法。故有"自拟加味二陈汤治疗脑囊虫病"一文，在《山东中医杂志》上发表。

破伤风是一种严重急性外科感染性疾病，中医学根据其症状和感染途径，而有众多的病名。究其病因病机，家父认为皆由血衰不能濡养筋脉，风毒经创口乘隙侵入肌腠经脉，营卫不得宣通而致。甚则内传脏腑，毒气攻心，痰迷心窍，致病情恶化。故立祛风解痉、化痰通络之法。验诸临证，因《医宗金鉴》之"玉真散"祛风之力虽强，而解痉之功则逊，故合入"止痉散"，则祛风解痉之效倍增，合二方加味，立"加味玉真散"（胆南星、白附子、防风、白芷、天麻、羌活、蜈蚣、僵蚕、蝉脱（去头足）、鱼鳔胶、钩藤、朱砂、甘草），作汤剂服，临证化裁，每收效于预期。余并以此整理家父治验，撰有"破伤风证治探讨"一文。

脑积水，与中医学"解颅"一证相侔。因其患者前囟宽大，头颅若升似斗，故俗称"大头星"，实属难愈之证。肾主骨生髓，脑为髓海，肾气亏损，脑髓不足，致气血亏损而发解颅。故清代孙德润《医学汇海》有"解颅者，囟门开解而不合也……皆肾元不足之故也"的论述。续发于温病者，多由于热灼营阴，肝风内动，循行不利，脉络受阻，则青筋暴露而水湿停滞。在临床中，家父以常法内服《证治准绳》之"补肾地黄丸"；而变通"封囟散"，拟"加味封囟散"（柏子仁、天南星、防风、白芷、羌活、猪胆汁）外敷，治愈小儿脑积水 30 余例。"封囟散"方出《医宗金鉴》，柏子仁味甘而补，辛平而润，能透达心肾，益脾，《神农本草经》谓其"益气"，《名医别录》称其"益血"，其功在于补。防风、天南星相伍，即《普济本事方》之"玉真散"，意在疏风、温通、利湿、消肿。加白芷芳香透窍，有疏风通窍胜湿之功；羌活辛平味苦，祛风燥湿，散血解痉，有治"颈项难伸"之能。二药伍防风、天南星，则增强利湿消肿、解痉平厥之效。故设"补肾地黄丸"补肾益髓、益气养血培其本；"加味封囟散"养血解痉、利湿消肿治其标。形神兼顾，标本同治，内服外敷合用而协同奏效。肾强髓密，气充血足，痉解络通，囟封颅合，肿消水除。临床经验，先天亏损、气血两虚者易治，预后佳良；后天温热诸疾继发者难治，预后较差，或见智力不全者。1974 年余见一 13 岁女学生，10 年前温病续发解颅，病情危笃，经家父治愈后，至今神志正常，智力很好。是以后天温热病续发解颅者，亦不能率以预后不良，而贻误病机。其后余循以应用，注重了形神兼顾、标本同治之法则，亦多收功，并总结撰写了"解颅（脑积水）证治"一文，1975 年发表于《山东医药》，而"加味封囟散"亦作为有效外治方药，选入高等医药院校教材《中医儿科学·解颅》一节。

试观《伤寒论》，仲景用方，炉火纯青，恰到好处。家父宗"异病同治"法，运用经方，随证化裁，见效尤捷，体验尤深。如应用"柴胡加龙骨牡蛎汤"治疗痰气郁结之"癫"、痰火上扰之"狂"、气逆痰阻之"痫"、肝气郁结之"郁"、痰气交阻之"瘿"，均疗效满意。本方为"小柴胡汤"之变法，用以治上述诸疾，取其枢转气机，疏肝达郁，宁神除烦，降冲镇逆，化痰散结之功，故有"柴胡加龙骨牡蛎汤的临证应用"一文，发表于《山东中医杂志》。当整理医案至此，惆怅不解，乃问于公："柴胡加龙骨牡蛎汤乃《伤寒论·辨太阳病脉证并治》中准少阳证误下、烦惊谵语之症而设，未尝闻治癫、狂、痫、郁、瘿诸疾，然临床每执此方化裁而愈疾，何故？"公曰："医者，理也。清代唐笠山尝云：'吾侪看书，要在圆通活泼，未可拘泥成说也。'考癫、狂、痫、郁、瘿诸疾，良由忧思伤脾，喜怒伤肝；气、火、痰、郁，蒙蔽神明使然。故《证治要诀》云：'癫狂由七情所郁。'虽有气、血、痰、湿、食、火六郁之分，'重阴则癫，重阳则狂'之别，病痫昏倒，口噤、吐沫、抽搐之异，然名殊证异，理无二致，其要一也，曰'郁'。要知治郁之法，不偏重在攻补，而在乎泄热而不损胃，理气而不伤中，调达、安神、化痰、通窍，咸臻其妙。"公复曰："小柴胡汤寒热并用，清补兼施，有疏利三焦，调达气机，宣通内外，运行气血之功，为和法之冠。设加茯苓，宁心安神，协半夏和胃化痰、散结消胀；同龙、牡、铅丹重镇之属，镇静安神，平喜降怒以除惊烦；桂枝散结行气，止冲降逆；大黄荡涤肠胃，安和五脏，推陈致新。如斯，则郁解疾消，神志安和，何虑诸恙不平乎？"家父欣然抚余之背曰："'贵临机之通变，勿执一之成模'。中医治病，不忽视病名，亦不拘于病名。同病异治，异病同治，辨证的关键是形神统一，则理法朗然。"于是，在此研究基础上，形成了"形神统一的生命观"的学术思想。

20 世纪 60 年代中期，全国高等中医院校开办成人教育，余得以于 1965—1969 年就读于山东中医学院，从而又接受了中医院校育才模式的培养。

治　学

（一）倡导"天人合一"流派，建立中国象数医学理论体系

1. 中国象数医学思想源自陈维辉先生中国数术学之启示

余幼承庭训，及长兼习律吕、历法、数术及诸子之学。学术研究注重"沟通"，植根于中国传统文化及中医学思想、方法和概念，立足于中医学自身的学术主体而发展的观点。余认为：中医学术思想是由天人相应的系统整体观、形神统一的生命观、太极思维的辨证观组成。故而崇尚《黄帝内经》广义中医学即"天人合一"中医流派，致力于构建中国象数医学理论体系，并著有《〈内经〉中的古中医学——中国象数医学概论》一书。余之"中国象数医学简介"一文，先后发表于《中医药信息报》和《中医药动态》。

余于临床工作之余，在家父吉忱公的指导下，进一步学研《黄帝内经》等经典著作。对运气学说、阴阳学说等研究亦逐步深入。在探索阴阳学说过程中，对现行的"阴阳平衡论"产生疑问，并于 20 世纪 70 年代末即指出其误。因未能洞悉《黄

帝内经》"法于阴阳，和于术数"之奥理，故未能进一步揭示其非，并恢复其本来面目。

正值此时，古城南京发起了中医多学科研究之风，余由此得以结识全国著名中国数术学家陈维辉先生。先生 1953 年毕业于南京大学地质系，1956 年被评为铁道部劳模。因家学之渊薮，自 1954 年开始研究中医理论，有多篇论文发表于中医学术刊物。在当时卫生部郭子化副部长及中医司吕炳奎司长的支持下，于 1959 年调到南京铁道医学院，任铁道部中医学研究所及南京铁道医学院中医教研室副主任。在历史学家顾颉刚先生和中国数术学家徐养浩先生指点下，从事中医及中国数术学研究，著有中国数术学及天文、地理、历法、气象、军事、哲学、生物、音律、中医等领域论文数十篇。"不汲汲于荣名，不戚戚于卑位"，先生穷尽 30 年之精力，深研中国传统科学的基础学科——中国数术学，并将心得著成《中国数术学纲要》一书。该书明确了中国数术学之概念："中国数术学是以宇宙最基本的真理大道为基础，以太极模型、阴阳、三五之道的五行为运筹和协原理，把音律、历法、星象、气候、地理、医术多个学科，统一成伟大的整体观的学问。"规范了中国数术学的精微理论——太极论的道论、三五论的数论和形神论的象论。先生集中国数术学研究之大成，因而得到著名历史学家顾颉刚先生的奖掖。时值八十岁高龄的顾先生于 1973 年在其寓所亲作序言，对该书作出中肯的评价："陈子维辉……涉猎多种自然科学，追读先秦两汉之文献，撷取其科学性者，批判其迷信者，凡天文、舆地、医术、音律、卜筮及出土文物诸方面，无不研究而系统叙述之，务蕲达于贯通之境，以供作中国科学史之准备，此固时代之迫切要求，非徒矜夸我先民之造诣也。"

1986 年 1 月，余参加江苏省中医学会承办的全国阴阳五行学说讲习班，该班由陈维辉先生主讲《中国数术学纲要》，聆听着陈先生睿智之谈吐，余对于近几年百思不得其解的几个问题顿感豁然开朗，先生对余所从事的理论及临床研究极为关注，余并被先生纳为入室弟子及传人，并以《黄帝内经》之语云："得其人不传，是谓失道；传非其人，漫泄天宝。"自此，鱼雁往来，亲叩面授，问道授业，余在陈先生中国数术学思想的基础上，进一步学研《黄帝内经》，有了构建中国象数医学理论体系的思路。

2. 中国象数医学创建的理论准备和实践基础

余虽然继承了陈维辉先生的中国数术学的理论体系，但是并没有立即就提出中国象数医学理论体系。由中国数术学发展到中国象数医学的过程，是余将中国数术学的一般原理应用于中医基础理论研究和临床实践的过程，是余在研究中医学的过程中，探索和验证中国数术学的过程。这个过程，也经历过相当长的阶段，在这个过程中，余也曾有过苦恼，有过彷徨，但更多的是在独立思考的过程中的不断求索。

（1）理论上的准备

运气学说：《素问·气交变大论》尝云："善言天者，必应于人；善言古者，必验于今；善言气者，必彰于物；善言应者，同天地之化；善言化言变者，通神明之理。"对此，明代张介宾在《类经图翼》中尚有"气者天地之气候，数者天地之定数。天地之道，一阴一阳而尽之。升降有期而气候行，阴阳有数而次第立"的记载。此即中医理论中的运气学说，又称五运六气。它是我国古代医家在观测物候、气象的基础上，演变而应用到医学领域的，它将自然界气候现象和生物现象统一起来，把自然界物候和人体的发病统一起来，从客观上认识时间、气候变化与人体健康和疾病的关系，它是中医基础理论的重要组成部分。清代徐文弼《寿世传真》有云："盖医之一道，须上知天文，下知地理，中知人事。三者俱明，然后可以语人之疾病。"可见历代医家对运气学说的重视。余在 20 世纪 60 年代末到 70 年代初即开始了对运气学说的研究。

1980 年 8 月，余完成了"五运六气学说浅谈"的学术论文。该文在简要介绍了运气学说的基本内容之后，又从物候节律、气候变化、发病情况和临床治疗四个方面探讨了运气学说的科学价值，认为：运气学说"因受历史条件的限制，尽管有它一定的局限性，但就其科学价值而言，仍堪称为中医学的一份宝贵遗产……无论从理论上，或是方法上，都自成体系，它有着中医学自己的特点，它闪烁着我们民族文化的灿烂光辉。"在此基础上，余进而钩沉其渊源，于 1982 年撰有"运气学说渊源及其在《内经》中的地位"一文，认为："五运六气学说，是古代医学家对'天人合一'宏观世界的研究观察积累后产生的，它源于阴阳五行学说，集大成于《黄帝内经》一书中。"余通过对《黄帝内经》论及运气的篇数约三分之二，且《素问》的后期作品则是运气的专篇这一现象的考证，萌发了复归《黄帝内经》时代的广义中医学的想法。有了思想的萌芽，使余以后的研究方显深刻和条理化。

1983 年，余撰有"试谈五运六气学说中的系统论思想"一文。从如下五个方面探讨运气学说中所含有的系统论思想：一，从"太虚寥廓，肇基化元"，谈运气学说所反映的系统论思想；二、从"法于阴阳，和于术数"，谈运气学说所反映的整体性原则；三，从"高下相召，升降相因"，谈运气学说所反映的相关性原则；四，从

"子甲相合，命曰岁立"，谈运气学说所反映的有序性原则；五，从"谨候气宜，无失病机"，谈运气学说所反映的动态性原则。此即中医学中的"天人相应的系统整体观"思想。文章认为"今后对五运六气的研究，就其寓有的'人类－环境系统'这一系统思想而论，无疑是一个重要课题"。

阴阳学说：《素问·四气调气大论》云："夫四时阴阳者，万物之根本也。""阴阳四时者，万物之终始也，死生之本也。"《中藏经》云："人者，上禀天，下委地，阳以辅之，阴以佐之。天地顺则人气泰，天地逆则人气否。"故阴阳学说是中医学最基本、最重要的理论，是中医基础理论的核心。《周易》曰："一阴一阳之谓道。"意味着阴阳学说是一切传统理论的"法则"，是"方法论"。在中国传统文化几千年的发展过程中，是我国劳动人民用以解释自然、社会、思维等事物和现象的说理工具。它在天文、地理、历法、哲学、医学、律吕等方面所起的巨大作用，早已得到历史的承认。但20世纪50年代，由于受西方医学模式的冲击和影响，人们对这个在中医学中起重要作用的学说逐渐产生误解，这种误解就是"阴阳平衡论"。

为了使阴阳学说还其本来面目，结束这种以讹传讹的局面，1983年余撰写了"评阴阳平衡论"一文，并从如下五个方面着手，对阴阳平衡论进行初评：第一，阴阳平衡论是理论上的一个退步；第二，阴阳平衡论是对稳态的误解；第三，药物的功效并非是调节阴阳平衡；第四，人体的正常生理当是非平衡稳态；第五，非平衡稳态与临床治疗的意义。初评从理论与实践的结合上初步指出了阴阳平衡论的不准确性、不合理性。余虽然在理论上对阴阳平衡论提出了质疑，但尚未能深入阴阳学说的底蕴，对这种流行数十年、影响几代中医的错误倾向提出更为深层的意见，未能在理论上对此给出令人心服的回答，未能揭示出阴阳学说的本来面目。在继承中国数术学理论体系之后，余从中国数术学的一般原理出发，结合自己的理论思考和临床验证，于1987年撰写了"从天子卦阴阳变化规律谈阴阳平衡论"一文（发表于《周易研究》）。天子卦，又称十二壁卦。《白虎通》云："壁者，外圆象天，内方象地。"《诗经·卫风》云："如圭如壁。"圭是测日影长短，以定时节；壁表示日月同壁，天、地、日、月运行规律。故天子卦反映了四时八节、十二月等阴阳消长的规律。"阴阳平衡论"从根本上违背了"天人相应"的思想，违背了自然科学规律，是对"阴平阳秘""平秘阴阳""阴阳以平为期"的误解。若自然界永远处于阴阳平衡状态，则有春无秋，有夏无冬，有温无凉，有热无寒，生物则有生无收，有长无藏，那就不成其为世界。诚如清代尤在泾《金匮要略心典》所云："天地之道，否不极则不泰；阴阳之气，剥不极则不复。"人体阴阳若永远处于平衡状态，则有生无壮，有长无老，有动无静，有静无动。只有阴阳的不断对立制约、相互消长、相互转化有序地进行，自然界和人类才能保持其正常的、固有的运动状态，阴阳的非平衡有序稳态产生了四时、四季、四气乃至万象，它包罗了天文、地理、人事。一切事物发展的起点，都充满了阴阳相合——阴平阳秘，但他们又总是走向反面——阴阳离决。因此，阴平阳秘，不是阴阳双方量的对等，力的均衡，而是以非平衡有序稳态的规律存在。阴阳双方永远处于对立制约、消长转化之中，非平衡有序稳态是其本质的、固有的、普遍存在的、不可改变的运动状态，而平衡则是运动过程中的特殊状态，是暂时的、一过性的。这就是十二壁卦所揭示的阴阳变化的根本规律。

中国钟思想：时辰医学，是时间医学思想在中医学中的具体体现，是中医学中所固有的理论，自西方时间医学盛行以后，中医学的时辰医学思想引起了国内外学者的极大兴趣和热情关注。西方学者称针灸治疗学中的"子午流注"学说为"中国钟"。明代孙一奎在《医旨绪余》中有"人有十二经，犹日有十二时，岁之有十二月也"的论述；清代李学川在《针灸逢源》中有"子午流注者，谓刚柔相配，阴阳相合，气血循环，时穴开阖也"的记载。余在对有关古典文献复习和临床反复实践之后，认为：中国钟不仅指子午流注，而且包括与之相关的"运气学说""灵龟八法""飞腾八法"等。它是依据经络气血运行，随自然界阴阳消长周期节律的盛衰规律而形成的，是天人合一的环境——人类系中的一大规律。中国钟思想不仅孕育出了"子午流注"学说，而且也是"运气学说""灵龟八法""飞腾八法"的理论来源。它又以"气元论"、阴阳五行学说、干支系统为基础，主要包括《黄帝内经》中所阐明的经脉流注规律、脏气法时规律、五脏逆传规律、五脏传移规律和阴阳应象规律等五大基本规律，从而在人与自然之间、机体结构的整体和局部之间以及形体与精神意识状态之间，建立一种系统的节律性联系，指导临床的诊断和治疗规律。

（2）实践基础

余早在提出中国象数医学概念以前，就已经自觉不自觉地在临床实践中，将中国象数医学的原理应用于诊疗疾病的过程，这自然为之后中国象数医学理论体系的提出奠定了基础。

疾病病死规律：余在"中国钟"思想指导下，把自然界看作一个整体，把人看作自然界的个体，结合物候、气象、时辰等理论，对人体发病进行分析研究，从而推断出人体疾病的发生、发展规律，力求掌握治疗的主动权，使临床治愈率大幅度提高。此即清代叶子雨"运气证治者，所以参天地阴阳之理，明五行衰旺之机，考气候之寒温，察民病之凶吉，推加临补泻之法，施寒热温凉之剂"之谓也。1983年，余通过对莱阳中心医院1974—1980年住院的381例中风病人的发病时间进行观察，从发病与岁运、发病与节气等方面加以分析，发现脑血管意外患者与岁运、节气等有密切的关系。从而得出"运气学说与脑血管意外（中风）疾病的发生、发展和转归关系确是密切，不但可以预测每年内发病的大致情况，同时还能进一步掌握转归"的结论，并撰有"试从运气学说探讨脑血管意外的发病规律"一文。

"吾不识青天高，黄地厚，惟见月寒日暖，来煎人寿。"此唐代李贺之名句，道出了"太阳神"和"月亮神"在悄悄地控制着人类的命运。人类自古就生活在这个列星运转的太阳系里，日升月落，"兔"走"乌"飞，这日复一日、月复一月、年复一年的自然循环现象，强烈地影响着人类的生命活动，微妙地控制着人体的各种节律，积极地干预着人间的生老病死。此即人体气血运行，随着自然界阴阳消长周期而盛衰，即人与"天地相参"、同"日月相应"的周期节律。鉴于此，1985年余又运用子午流注规律，对莱阳中心医院1979—1981年3年间具有完整资料的645例住院病死患者的病历进行了分析（均是因病死亡，不包括车祸、外伤、手术、服毒），发现病死时间规律与时辰、日期、季节等均有着密切的联系。从而认识到：源于《黄帝内经》的"经脉流注""脏气法时""五脏逆传""五脏传移"及"阴阳应象"等五大规律的子午流注学说，有意识地运用"中国钟"的节律，探索各种"人体钟"的"危象点"和"最佳时"，教会人们注意逃过他们的大劫日——致命日。而有"子午流注与病死时间规律初探"一文，发表于《辽宁中医杂志》2001年第三期。

针刺手法：针刺手法是针灸疗法取得临床疗效的一个重要条件，其中蕴含着深刻的中国象数医学思想，同其他中医疗法一样，也是以调阴阳、和术数为其法则。即《素问·上古天真论》"其知道者，法于阴阳，和于术数"和《灵枢·根结》"用针之要，在于知阴知阳"之论。1991年《周易研究》（1）发表了余之"《周易》象数原理在针刺手法中的应用"一文，该文运用易学"三才之道"和数术运筹和协原理，从"三才之道"与"三才法""和于数术"与"九六法"，以及寓有"三才法""九六法"内容的21种针刺方法，概述了中国象数医学理论在针刺手法中的应用，从而说明了中国象数医学理论在针灸学中具有重要的方法论作用和坚实的临床基础。

五音导引：音乐疗法是中医学传统疗法之一。音乐导引，是利用音乐的不同调式和不同节拍的旋律，作用于人的不同感官，从而起到补偏救弊、平秘阴阳的一种疗法。它来源于《周易·乾·文言》中的"同声相应"的理论。音乐自古以来就被认为有可以影响人身心活动的作用。《礼记》有"乐者，音之所由生也，其本在人身感于物也"的记载；《说苑》有"乐之动于内，使人易道而好良；乐之动于外，使人温恭而文雅"的音乐导引的论述。余在"五音导引探赜"一文中，从音律产生的渊源、音乐导引的原理、五音导引的功效、辨证施乐、施乐禁忌和导引音乐的选择等六个方面，建立起五音导引的学术体系。尤其是在辨证施乐一节中，介绍了顺其季节施乐法、顺其脏腑性情施乐法、亢害承制施乐法、补母施乐法、泻子施乐法及攻补兼施施乐法等临床应用法则，为五音导引疗法建立起理论和临床应用体系。

正由于在理论上有了一定的准备，并在实践中有了一定的基础，其后，才得以有中国象数医学体系的建立。

3. 中国象数医学理论体系

唐代王冰在《黄帝内经素问·序》中云："且将升岱岳，非径奚为？欲诣扶桑，无舟莫适。"故《灵》《素》乃医理之总汇，临证之极则，此不废江河万古流也。对此，元代罗天益尝有"凡学医道，不看《内经》，不求病源，妄意病证，又执其方，此皆背本趋末之务"之论。余将中国数术学的基本原理与《黄帝内经》所代表的中医学理论结合，加上自己从医数十年对中医理论、临床的独立思考与探索，于1987年正式提出中国象数医学理论体系的概念。

（1）中国象数医学的概念

自1984年以来，余即致力于中国数术学与中医学的比较研究，并通过古今文献研究和临床实践的一再验证，余认为《黄帝内经》的中医基础理论体系就是在广泛地吸收了同时代的科学文化知识，在中国数术学的基础上建立起来的，并伴随着与中国数术学结合的不断深化而发展、成熟。明代孙一奎在《医旨绪余·不知〈易〉不足以言太医论》中有"深于《易》者，必善于医；精于医者，必由通于《易》。术业有专攻，而理无二致"的论述。故余在"中国象数医学简介"一文中，开宗明义地指出：最古老的中医典籍——《黄帝内经》中没有直接谈到易，古代《周易》中也没有直接谈到医，但医易是密切相关的，即医易同源。用象数易基本原理来研究人体科学的学问，我们称之为象数医学。因其源于中国传统文化，乃中国所固有的医学，故我们又称为"中国象数医学"。中国象数医学就是用中国数术学的基本原理，来研究中医学及人体科学的一门学问，它与《黄帝内经》有直接的联系，故余又曰："寓有深刻象数易原理及丰富数术学内容的中医典籍——《黄帝内经》，所代表的中医学结构，属广义的中医学，我们称之为'中国象数医学'。'其道者，法于阴阳，和于术数'及'夫道者，上知天文，下知地理，中知人事'的中医学知识结构，寓有'人类－环境系统'这一医学系统论思想内容。"余认为：中国象数医学，又称广义中医学，是用中国数术学研究中医学及人体科学的一门学问，是《黄帝内经》时代所代表的中医学理论体系。

（2）中国象数医学的精微理论

余根据中国数术学的太极论的道论、三五论的数论、形神论的象论三大核心理论，结合《黄帝内经》中已经基本成熟的气（道）－阴阳－三才－五行的本体论思想，将中国象数医学分为医道、医术、医学（狭义）三个层次。

中国象数医学的三个层次：医学（狭义的医学）：属于根于中国数术学数论的形神论的象论范畴。与《黄帝内经》中所建立的广义中医学——中国象数医学相比较，当前我们所熟知的中医学可以称为狭义中医学，它指一般的研究机体的组织结构、生理功能、病理变化、疾病的概念，及其诊断、治疗、预防、养生保健等内容的医学。其内容以临床诊疗技艺为核心，重在对已发疾病进行诊断、治疗。医术：属于根于中国数术学道论的三五论的数论范畴。并非指临床诊治方法和技术，它是中国数术学的一般原理在中医学中的具体运用，是中国数术学的核心理论与中医学的临证特色相结合的产物。根据《黄帝内经》"法于阴阳，和于术数"原理，在医道的统率下，将整个中医学的基础理论和临床经验结合成一个有机的整体，而其中又以"数"为纲领，其数乃象数之数，包括太极（道、气、玄、元等）、阴阳、三才（三元）、五行、阴六阳九、八卦、干支（十天干、十二地支）、河图、洛书等，而其与中医学结合则产生气元论、五运六气学说、脏腑配位配数、九宫八风、子午流注、灵龟八法、飞腾八法、气功火候、药物配伍比例，生命历程的划分及男八女七的分段等重要学说的方法。医道：属于中国数术学太极论的道论范畴。又称为医理，即医学哲学，现统称为医学辨证法，是一切医学理论和临床诊疗技艺的总纲。它以研究医学模式、医学审美、医学思维、医学研究方法等医学规律为己任。它研究人的生命本原、本性、本质及其与自然界、社会之间的联系；研究自然现象、生命现象、社会现象、思维现象的一般规律及其关系；研究医学宇宙观、生命观、社会观、生理观、病理观、疾病观、诊断治疗观及养生预防观，旨在探求生命本体论、认识论、反映论和方法论在中医学及人体科学中的具体运用和体现。

　　三层次之间的辩证关系：中国象数医学理论体系的三个层次密不可分，缺一不可。医道是医学理论的原理，由医道而产生了医术、医学（狭义）；医学（狭义）是临证之主体，由医学（狭义）而完成医学治病救人之功利；医术则为中介，是联系医学、医道之纽带；由医术而使医道之原理和指导意义在医学（狭义）实践过程中得以实现，亦使医学（狭义）对医道之原理进行验证。医道是医术、医学（狭义）的基础，是其最终的说理工具。但它也仅仅能提供一般的本体论、方法论（即说理工具），而不能实现医学之目的，尤其不能检验自身的正确性。医学（狭义）是完成医学目的的手段和方法，它必须受医道之指导，只有在医道的指导下，才能正确地或尽可能正确地完成医学的任务，并在大量的实践活动中检验医道的正确与否，使医道走上更正确、更准确地反映医学本质，更能够体现其指导意义的正确轨道。医术在医道的统率下，使医道原理在医学活动中得以充分体现，又使医学之实践尽可能合乎医道之指导，使医道、医学之联系得以形成。由此可见，由医道产生了医术，由医术产生了医学；反过来，由医学而能体现医术，由医术而能产生医道，由此而使医道、医术、医学三者之间建立起一种辩证统一的关系，使中国象数医学的理论体系得以系统。

　　4. 研究中国象数医学的意义

　　中国象数医学，就其揭示的自然规律及其在理论上、方法上或实践上，都有着中医学自身的特点，并为历史文献和长期的医疗实践所印证。《黄帝内经》时代的中医学，是广泛吸收同时代的科学文化知识而形成的一个博大精深的理论体系。但是构成体系，首先要定位，定位就是自我设限，也就是有所规范，体系一完备，就会封闭，封闭就是老化的开始。解决这一矛盾的唯一途径就是沟通，沟通就是要跳出自己体系的"自我设限"，有可能扩大自我，来承受和接纳外来的体系。因此，当前研究中国象数医学，并非要求简单地、完全地恢复到《黄帝内经》时代的医学，而是要在充分地把握中国象数医学之本的前提下，以广义中医学的基本理论为主体战略，旨在使中医学突破自己的长久以来的封闭和自我设限，容纳历史的一切优秀的科学文化知识，在和历代科学技术的沟通中求得发展。从中国医学发展中可以看出，从金元四大家的形成，到明清温病学派的建立，均是在继承的基础上而有创新，而有发展，充分体现了太极思维模式的封闭→开放→再封闭的事物发展轨迹，即太极总在一起成为一切事物的必然性、协调性、系统性的开放与闭合的矛盾转化，走向逆的过程的统一模型。

余对于中国象数医学的研究受到国内外医学界的关注，如1988年6月5日《卫生与健康》有"柳少逸的研究轰动我国中医界"的报道；《科技日报》1988年10月17日有"将五运六气学说与现代科学相结合——柳少逸提出中医临床新理论"；1991年7月21日有"为古老中医辟新路——记山东莱阳中心医院主治医师柳少逸"的文章；1991年1月5日《中医药信息报》有"柳少逸提出阴阳有序非平衡论"的报道；《中国中医药报》1991年4月20日登有"柳少逸运用中国数术学研究中医学"、《中医药信息报》1991年10月5日有"柳少逸提出象数医学的新理论"；鉴于1992年2月余应邀去日本进行学术交流，1992年9月12日该报有"中国象数医学登上国际医坛"的文章；1994年5月8日《烟台日报》有"埋首勤耕耘，饮誉海内外——记莱阳中心医院象数医学专家柳少逸"的介绍。报告文学"'神医'柳少逸"于1994年分别在《山东文学》《中国农村》《当代小说》等期刊发表；"'半痴'柳少逸"发表于《山东画报》1994年第六期。

受中华中医药学会委托，1992年10月山东中医药学会承办了中国象数医学学术研讨会。大会就中国象数医学的概念、范畴以及当前研究的现实意义进行了交流和热烈讨论。大会肯定了余关于中国象数医学概念及其以医道－医术－医学（狭义）为核心的理论体系，认为中国象数医学是中医学发展到今天的必然产物，是对以《黄帝内经》为代表的以"天人合一"为核心的中医传统理论，在经过漫长的发展过程后的一种复归。它的产生和发展具有历史发展和科学规律的客观必然性。会后由余主编了《中国象数医学研究荟萃》一书出版。

（二）倡导太极辨证思维，构建中医病机四论体系

余宗《黄帝内经素问》之"善用针者，从阴引阳，从阳引阴""审其阴阳，以别柔刚""脉有阴阳，知阳者知阴，知阴者知阳"；宋代朱肱"阳根于阴，阴本于阳，无阴则阳无以生，无阳则阴无以长"及明代张景岳"善补阳者，必阴中求阳""善补阴者，必阳中求阴"之理，临证而立太极思维方法，并通过大量医学实践建立了病机四论体系：老年、退行性病变的虚损论，功能失调性疾病的枢机论，器质性病变的气化论，有形痼疾的痰瘀论。

1. 太极思维理论渊源

太极，系道家所创，初以其名统阴阳之道，含变化相生于内，实是指产生宇宙万物及构成事物的诸要素和诸属性的总根源。这种思想端倪远远形成于道家产生之

前。作为群经之首的《易经》一书，深刻而详细地阐述了太极思维的理论机制。"一阴一阳之谓道"，这是《易传》辩证法的核心，反映了太极的物质基础，即对立统一的两种相关事物，也包含了一阴一阳变化潜动的法则。《易经》所阐述的太极内涵，以《周易·系辞上》中的"易有太极，是生两仪，两仪生四象，四象生八卦"为代表，强调指出阴阳变化相生而成宇宙万物的大道之论。于是在《易传》中就有了"盈天地之间唯万物"的具唯物主义因素的命题。

总之，作为当时科学文化大成之作的《易经》一书，已经详尽地指出了太极思维的两个要点：一，阴阳互根互用，即体用学说；二，反映事物运动变化的观点，即运动学说，包括阴阳对立制约、消长转化。在八卦、六十四卦的推衍及六爻阴阳析位等演绎中，均强调了阴阳的互根性、互用性、运动性。如"八卦小成图""六十四卦大成蘽图""阴阳环图"均直观地演示了八卦由太极而生、六十四卦于八卦寓于太极而生的变化过程，以及十二壁卦所寓有的阴阳升降往复对卦体、物候、气候等的影响过程，这些都深刻地阐述了太极思维的两个要点。

太极的整体性和太虚的混沌性是"道"的内涵。对此，唐代孔颖达《正义》中指出：太极是天地未分之前，混而为一的元气。这一混沌不分的元气，内蓄阴阳之机，含而不显，变化无穷，亦可谓宇宙根源之元气。后世儒家又分化出"以阳统阴，以阴追阳"之理，从而形成了儒家崇尚刚健正大的风尚。而老子认为，太极即"无"，"无"即是道，故曰："天下万物生于有，有生于无。""无"，并非一无所有，而是指存在的某种物质无声无臭，"有物混成，先天地生"，处于"寂兮寥兮"之态，"周行不殆，可以为天下母"，故为"道"也。"有"生于"无"，有形之物体产自无形之本体，即"有"与"无"异位而同体。庄子更将这一"无"的思想，提升为"无无""无无无"，在《齐物论》中指出："有有也者，有无也者，有未始有无也者，有未始有无未始有无也者。俄而有无矣！而未知有无之果孰有孰无也？"如人类生存在地球上，以地球为本始，而地球亦不过是太阳系中一颗行星，太阳系又不过是银河系中一个系，银河系又不过是宇宙沧海之一粟也。庄子这一思想，正象征着宇宙的无穷无尽，在个体的产生消亡中，得以大道的永恒，生生不息。这些均阐述了太极的本意，并非是指一物而言，实是一个洞开的动态世界。此即陈师维辉公所云："太极就是包括宇宙间无穷无尽大大小小一切事物。它乃最原始、最基质、最初态的变化规律。太极的变易产生了一切，太极总在一起成为一切事物的必然性、协调性、系统性的开放与闭合的矛盾转化，走向逆的过程的统一模型。"

以太极理论指导的思维模式，余名之曰"太极思维"，它反映的是太极观念。在这种思维方式指导下，产生了众多璀璨的文化体系，如儒家、道家、阴阳家、数术家等，可谓是中华文化根源的核心之一。就儒道二者来说，虽有偏持阴阳之异，但均讲求阴阳互根相守，不以逾越为度，此即《黄帝内经》"阴平阳秘"之说。

余在"评阴阳平衡论"文中，曾明确地阐述了太极思维理论，指出阴阳互根互用的过程是一个有序的运动过程，符合《易经》中对太极的描述——或阴或阳。二者的非平衡稳态决定了人体的正常生理功能，同时也符合"天人合一"的观点，即生命系统的开放性、气化活动的有序性、生长发育过程的不可逆性。

中医学理论构筑之初，亦广泛地吸收了太极理论，其中的阴阳五行学说就是以"太极思维"为核心，由"太极思维"营建了中医学之精微理论。《黄帝内经》中的"天地氤氲，万物化醇，阴平阳秘，精神乃治"也深刻地启示了这一点。余在深悟下，触类旁通，而尤以太极为万物生化之本始，即太极－宇宙－万物－生物为一有机整体，环环相扣，生生不息，故"太极思维"模式是中医学术思想基石之一。

2. 疑难病病机四论体系

疑难病是指西医学目前尚未认识其病因病机且无根本治疗方法，或是对病因病机有一定认识，但临床无理想治疗方法的疾病。此类疾病的发病率随着社会的发展、人们生活饮食规律的改变逐渐呈上升趋势。

《素问·至真要大论》云："审查病机，无失气宜。""调气之方，必别阴阳。"明代张介宾云："病机，为入道之门，为跬步之法。""机者，要也，变也，病变所由出也。"《素问·至真要大论》有"病机十九条"之详论，然仅为举例而已，不能概括一切病证。故余在临证中，注重阴阳调和、阴平阳秘的作用。以《黄帝内经》"善针者，从阴引阳，从阳引阴，以左治右，以右治左"之论为依据，以景岳"善补阳者，必于阴中求阳，则阳得阴助而生化无穷；善补阴者，必于阳中求阴，则阴得阳升而泉源不竭"之论为纲要，概括为临床疾病辨证论治的精微理论大法，实是相应于阴阳互化互根的太极理论。正是在太极思维方法的指引下，余结合中国象数医学基本原理，运用医学系统方法，经大量的临床实践而提出疑难病病机"四论"体系，从而成为余解释慢性、顽固性疑难病证和各科杂证的病因、病机理论体系的纲领。

（1）老年、退行性病变的虚损论

人类的生命活动过程是一种连续发展的不可逆过程，自然界存在春、夏、长夏、秋、冬变化，万物有生长壮老已的始终，显示了一个由量变到质变的过程，量变的大小决定质变的程度，他们之间的关系与年龄时间成正比，一旦机体组织结构和功能状态出现异常或退化，表现为量变与质变的比例失调而成虚损，是老年退行性病变的病因、病机所在，亦与太极理论极为相合。《灵枢·天年》记载："人生十岁，五脏始定，血气已通，其气在下，故好走……四十岁，五脏六腑十二经脉，皆大盛以平定，腠理始疏，荣花颓落，发颇斑白，平盛不摇，故好坐……九十岁，肾气焦，四脏经络空虚。百岁，五脏皆虚，神去形骸独居而终矣。"形象说明了生命活动呈抛物线过程，亦即中医学"形神统一的生命观"思想。说心主血，肺主气，肝藏血，脾统血，且与胃同为后天之本，气血生化之源，但肾藏精，精为气血生成之本，又为人体生长发育的根本，故有"先天之本""水火之宅"之谓。从而形成以肾元为核心的脏腑系统太极模式，形成肾与心之同气相求，肺与肾之金水相滋，肾与肝之水足肝柔，肾与脾之火旺土健的人体脏腑的系统网。故而肾元虚衰是《灵枢·天年》"肾气焦，四脏经络空虚"的主要因素。对此，后世医家多有论述。《中藏经》有"肾气绝，则不尽其天命而死也"的记述；清代梁文科《集验良方》有"寿命修短，全系精、气、神之盈亏"的记载，此即明代张介宾"五脏之伤，穷必归肾"之谓也。鉴于此，余提出了治疗老年退行性病变的关键在于"益元"，即促进病人机能旺盛，加强或提高机体调控能力，改善全身机能状态延续衰老。从而创立了"益元"系列方剂：益元愈喘方、益元健脾方、益元荣督方、益元荣骨方、益元荣冲方、益元荣脉方、益元荣神方及益元荣筋方等临床应用广泛行之有效的方剂。

（2）功能失调性疾病的枢机论

根据系统论观点，人体是由多级阶梯结构的系统所组成的巨系统，内外环境始终是在不断地变化着，机体据此在脏腑经络系统的统一调控下，把有关组织按一定方式组成一个系统，并按一定规律进行应变活动，使机体的生理状态维持在一个适度范围。人体正常生理状态下的功能活动，即指气的功能活动，亦即气的运动，包括了升、降、出、入四种基本运动形式。当人体各脏腑功能正常的情况下，气的升降出入的气机运动就会正常有序，当全身气机的升降出入有序进行时，各脏腑、组织、器官的功能亦常。故而，当七情六淫或其他病理因素导致气的升降出入运动受阻或影响了脏腑、器官气的升降出入时，即产生了功能性疾病，但功能性疾病不是一成不变的，日久不愈，亦会导致脏腑、组织、器官因功能失常而引发气化不利，使精血津液代谢失常，而出现器质性改变。另外，少阳居于半表半里之间，转枢内外而为枢机。太阳、阳明之开合全赖少阳之枢，故水道得通、饮食得化。若枢机不利，必导致人体开合、升降、出入之机失司。故清代唐容川有"少阳转枢不利，清气遏而不升，浊气逆而不降"之论。少阳在足为胆，助水谷运化而决断出焉，在手为三焦，乃水谷出入的道路，总司人的气机和气化，且少阳内联三阴，外出二阳，为入病之门户，出病之道路。人体开合、升降、出入之枢，不动在少阴，动在少阳，故病在少阳枢机，则多为功能失常性疾病。若失治，由阳入阴，少阴枢机不利，日久即会导致精血津液的气化失司，停聚或代谢失常而形成器质性病变。

可见"枢机论"与"气化论"不能截然分开，两者互相影响，仅以有无阳性体征为分则。在治疗上亦应视病情而定，是否加以调气化之剂，以截病经。从而西医学中由人体血管、神经、内分泌代谢功能失调所导致的疑难病的病机有了一个系统的理论。临床中，余强调应用少阳病主方小柴胡汤加减，以调枢机，广验于临床。1994 年有《少阳之宗》一书出版，并创立了"加味小柴胡方""理气调枢方"用之临床。

（3）器质性病变的气化论

余据系统论动态性原则，指出任何事物都不是一成不变的，而是在进行着不断的转归和进化等发展。认为器质性病变是指在人体"退行性"和"枢机不利"的基础上，由于功能失常，病理产物储积而导致的人体实质性病理损害。

中医理论认为，构成人体的最基本物质是气，同时，它又是维持人体生命活动的最基本物质。精、气、血、津、液各自的新陈代谢是生命活动的基础，五脏六腑功能的完成，皆以气为动力，即气的运动变化以及由此而产生的物质和能量的转换过程，即气化过程。余在"生气之原辨析"一文中指出，气化学说是先哲对机体及其物质代谢的朴素认识，气化功能失常既能影响气、血、津、液的新陈代谢，又能影响到饮食物的消化吸收，影响到汗液、尿液和粪便的排泄而形成各种代谢异常，造成心、肝、脾、肺、肾等器官的本质性损害，从而导致西医学之血管性疾病，血液黏稠度增高、血栓瘀血形成等心脑、肾类血管性疾病及肾炎、结石、肝炎、肝硬化、胃炎等一切有形有征的疾病或借助现代检查手段而有病理变化者。

余每以补泻相寓、升降相宜调节气化。举凡桂枝汤化裁治疗诸多气化不及病证，宗《素问·至真要大论》"五味阴阳之用"，及《素问·脏藏气法时论》五味应用之要，可知方中桂枝味辛发散，白芍味酸收敛，相反相成，共为主药。且桂枝味辛，与甘草乃辛甘化阳之伍；芍药味酸，与甘草乃酸甘化阴之伍；生姜、大枣二药，具酸、甘、辛之味，有和营卫之功。故诸药同用，以通阳化气之功而广验于临床。他如"苓桂术甘汤"治疗西医学之心包积液；"桂枝加龙牡汤"治疗心律失常，亦以通阳化气之功而取效；又如应用"医话阳和饮"或"金匮肾气丸"调治支气管炎、肺气肿等咳喘疾患，方中温阳宣发之品与生津滋阴之品相伍，既可温阳化气，又可防止伤阴太过；他如"浅谈水液代谢的系统观及临床思维方法""桂枝茯苓丸治疗石淋及肾积水证""柴苓汤在肾病中的应用"等文，均阐明桂枝之"通阳化气"、苓术等淡味药"涌泄为阳"之义。余并创立了通阳化气之"化气通脉方"、温阳化气之"附子五苓方"用于临床。撰"阳和饮在哮喘治疗中的应用"一文，曾发表于《中国中医药信息杂志》。

（4）有形痼疾的痰瘀论

有形痼疾多指在体表能够看到、触到或通过现代仪器（如 X 线、B 超、CT、MRI 等）能够检查到的有形疾病。如现在医学之各种肿瘤、卵巢囊肿、前列腺肥大、脑动脉硬化、脑血栓、脑出血、心肌梗死、肺结核、淋巴结肿大类疾病，乳腺增生、妇科炎症、硬皮病、脑外伤后遗症等病，既有因"痰"而致者，又有因"瘀"而致者，临床中把握病机及痰、瘀的侧重，对证治疗尚可获效。余认为，因痰致病者多由枢机失调、气化不利而痰浊停滞演化而来，对此，清代汪必昌《医阶辨证》有"痰，精液所生也；饮，水饮所化也。留之为病多端，凡病不可名目者，痰饮病也"的论述。同时，又可因"痰"的形成导致功能失调、退行性病变的开始。因瘀致病者多由阴阳虚衰、气机郁滞、血寒、血热等引起，常以虚损为主要临床表现和病理基础，故又可造成某些退行性病变。同时临床中又有痰瘀互结而为病，诚如明代朱震亨《丹溪心法·痰》所云："痰挟瘀血，遂成窠囊。"反映了病因病机的丝丝相扣的太极模式。如《金匮要略》中的"鳖甲煎丸"，具扶正祛邪、软坚消痰、理气活血之效，其应用极为广泛，用于多种原因引起的肝脾肿大、子宫肌瘤、卵巢囊肿及腹腔其他肿瘤。其作用机理诚如《金匮要略论注》所云："药用鳖甲煎者，鳖甲入肝，除邪养正，合煅灶灰所浸酒去瘕，故以为君；小柴胡汤、桂枝汤、大承气汤为三阳主药，故以为臣；但甘草嫌其柔缓而减药力，枳实破气而直下，故去之；外加干姜、阿胶，助人参、白芍养正为佐；瘕必假血依痰，故以四虫、桃仁合半夏消血化痰；凡积必由气结，气利而积消，故以乌扇、葶苈子利肺气。合石韦、瞿麦消气热而化气散结；血因邪聚而热，故以牡丹紫葳而去其血中伏火、膈中实热为使。"

余临证喜用桂枝茯苓丸，方中桂、芍一阳一阴，茯苓、牡丹皮一气一血，桂枝温阳化气，苓丹祛湿清热，共调其寒温，扶其正气；桃仁破血以去病所，芍药统血养正，虽药少方简而实蕴太极大道！再如血府逐瘀汤，方由活血化瘀之桃红四物汤、调枢达郁之四逆散合桔梗、牛膝而成，此乃气血并治、升降相因之法也。方中桃红芎芍活血，当归、生地黄养血，故血去而不伤血；柴胡、枳壳疏肝理气，气行则血行；牛膝引血下行，桔梗引药上行，诸药因太极模式而抒于一机，俨然一体，故余对妇科、肺系、心系及肾系疾病，凡因气化失司、痰瘀结滞之证多选用此二方加减用之。临证并创立了"天竺方""慈莲方""活瘀通脉方"等，施于临床。尚有"柳吉忱癥瘕治验"一文发表于《山东中医药大学学报》。

四论并非各树一帜而割整成零，之间常可互相影响，互为因果。枢机不利，不仅脏腑功能失常，日久还可导致气化异常，脏腑器官出现器质性改变；气化失司，功能和物质的转换和再生不利，日久会出现精气血津的亏虚而导致虚损；因气机不利，气滞血瘀，津停湿聚，气化失司，津血痰湿留聚，日久痰瘀结聚均可内成痼疾；气化失司则气机不利，五脏虚损则气机不畅，气化无力，痰瘀阻滞则影响气机气化受阻，故病机四论仅为临床诊病提供思辨纲领，不可拘泥。其中蕴含着丝丝相扣、环环相接、相互消长转化的太极思维模式。

（三）承扬名医学术思想，开展中医文化学研究

中国是一个文明古国，它自成体系的东方文化，明显地与其他体系的文化有区别。但文化本身总是各自独立发展而又相互渗透的。中国天文学、历法学、农学乃至文学艺术，都有其民族特色。中国文化在发展过程中，经历了不同历史时期、不同区域文化的影响，不断地交融渗透，进而形成了有着诸多学科而之间又相互影响的独特的文化体系。中医学就是在不断地吸收同时代的自然科学知识而丰富和发展起来的，由此决定了中医药学的广泛文化性和今天探讨中医文化的意义。弘扬优秀的传统文化，是当代人无可推卸的责任。弘扬优秀的传统文化，最重要的是接触、研究国学典籍。早在1906年章太炎先生在《国学讲习会序》中就有"夫国学者，国家所以成立之源泉也"的论述；邓实在《国学讲习记》中有"国学者何？一国所有之学也"的记载。中医学为国粹，中医典籍为国学的重要内容之一。故承扬中医事业，亦为"学其一国之学以为国用"之谓也。自19世纪以来，弘扬国学与颠覆传统之争一刻也未曾停止过。若说数典忘祖是偏见，连典都不读的人则是无知。民国初期著名学者胡适与辜鸿铭都有着深厚的西学背景。胡适是洋书读多了，把国人的毛病看透了，更加自卑；而辜鸿铭是洋书读多了，把洋人的毛病看透了，更加自负。

所以鄙视国学，就会失去文化自信，就会生出精神漂泊的卑微心态。那些只读过几本中医教科书，又学了些西医知识的人，从而把中医的毛病看多了亦不足为怪了。张奇文等名老中医熟谙中医历代文献及先秦诸子之学，又看过很多西医书籍，故而以中医为国粹而自信。2007 年，首都师范大学出版社推出了六百余万字的大型丛书——《国学备览》，而子集中就有《黄帝内经素问》一书。故余认为：作为我国现存最早的医学典籍《黄帝内经》，其构筑的中医药学的基础理论体系，就是在充分地吸收了春秋战国时期的科学文化精华的基础上形成的，它集医学、哲学、数学、气象学、物候学、天文学、历法学、地理学于一体，从而形成了以中医学为主的百科全书。余曾以"五运六气学说"为例，探讨了中医学的文化学意义。在"五运六气学说浅谈"一文中，论述了运气学说的现实意义、基本内容、科学价值及研究概况等方面之后，又在"运气学说渊源及其在《内经》中的地位"一文中写道：运气学说将物候学、气象学、天文学、地理学等知识融为一体，从而形成了我国古代医学气象学、时辰治疗学。就其内容而论，横跨专业的界河，纵横捭阖于不同领域，涉猎医学、天文、地理、气象等自然科学的许多学科，乃集百家之长，汇千古之思，集大成于《黄帝内经》；就其渊源来说，它源于阴阳五行学说，是古代医学家在"天人相应"的客观世界中创立的，是在古代各个学科的边缘地带产生出来的，其特点是具有综合性和边缘性。

余在"从古今名医简析谈中医人才的知识结构"一文中，从分析古今名医的文化结构入手，论证中医学实是跨越哲学、数术学、天文学、地理学、气象学等多学科的一种广义的医学。中医学基础理论就是源于同时期的天人相应观、形神统一观及太极思维的辨证观和阴阳五行等哲学理论，在不断的临床实践中，更加充实了外环境（大自然）对人体生命的影响，从而在地理学、气象学的角度上，广泛研究人体的生理、病理以及疾病的辨证治疗。儒、道等诸子之说，其追求"中庸之道""中和之美""庄禅意境""恍惚虚无"，均不同程度的影响了中医养生学，特别是中医的情志治疗学，后世的音乐导引、气功疗法等均直接脱胎于此，中医养生观实际上基本就是脱源于道、儒养性修心的哲学观。

余在对历代名医的知识结构进行分析之后，又将清代一位知识渊博、才华横溢的名医——黄元御的知识结构进行了审视，由群体到个体，由共性到个性地分析古代医家的知识结构和成才之路。撰有"从中医学的结构谈黄元御的医学成就"一文，通过对黄元御的生平、知识结构、医学成就、成才基础和道路的探索，进一步明确了中医学的医学（狭义）、医术、医道三个层次的结构，表述了中国传统文化对中医药学的深刻影响和中医药学的文化学意义，说明了医学巨匠大师们"文是基础医是楼"的知识结构中"文"的重要性。

正是在对《黄帝内经》的广义中医学结构、历代名医的知识结构的探索以及与中国传统文化、现代科学文化的比较研究中，余才能够形成构建广义中医学——中国象数医学理论体系的思路。

纵观中医古籍，无论哪个流派，甚至学术观点争鸣较甚的医家，其用药或主凉或主热，但是疗效却都不错，这种情况在当今临证中亦可寻见。实际上，中医学的源流只有一个，所谓的观点争议，只是论治的不同而已，无论采取哪种治法，所依据的亦不离中医学的基本理论内容，所谓"法无定法，唯象唯物"就是这个道理。外治法，内治法，或针或药，或采取综合治疗，都是在中医理论指导下的一种治病路径。综观古今中医文献，余深感中医学在科技社会里，应当有一条自己的发展思路。中医学应当更好地吸收其他自然科学知识，在理论上及实践方面逐渐形成一种系统的科学的统一大法，使中医学确切地成为一种融防病、治病、养生保健、饮食文化、性情道德修养等于一体的综合医学，而广泛地服务于现代人类。

鉴于中国传统医药学是广泛地吸收了古代一切科学文化精华而形成的一门科学，而齐鲁之邦是中华民族文化的发祥地之一，又是中医学思想基础的儒、道、阴阳三家的发源地，1994 年余在烟台市主持召开了"山东中医药学会齐鲁名医学术思想研讨会"。余亦以"柳吉忱及其学术思想简介""牟永昌及其学术思想简介""王维欣学术思想概述""黄元御及其医学成就"（此文发表于《中医文献杂志》）等文进行学术交流。会议期间，余之弟子刘玉贤以"文是基础医是楼——柳少逸中医文化思想概论""柳少逸中国象数医学思想概述"，谭维勇以"立意杏林贵在拓展——柳少逸学术思想浅探""太极思维的临床实践——柳少逸病机四论体系简介"等文阐述余之中医文化学与临床的研究情况。会后由蔡锡英主编出版了《齐鲁名医学术思想荟萃》一书。

1995 年 10 月，余在山东曲阜市主持召开了"山东中医药学会中医文化学学术研讨会"，与会代表深入地开展了中医文化学的学术讨论。余撰写了"道教全真派及其养生学思想浅谈""读仲景书序札记——谈'勤求古训，博采众方'""读史记，论扁鹊——兼论扁鹊医学的学术特点"等学术论文。会议期间，余作了"《内经》道论——兼论中医学与中国传统文化"的学术讲座。当论及中医学的传承和发展时，余引用了英国著名历史学家汤因比（1889—1975）的一个观点：一个完整的一体的文明，在传播时会被分离成科技、政治、艺术、宗教等成分。这时各种成分的传播力通常与其价值成反比。也就是说，越是不重要的成分，越受欢迎；越是重要的成分，越被排斥。比如科学技术就比宗教信仰传播得快速而广泛。这种对最小价值成分做最大最快最广泛传播的自动选择，显然是文化传播中一条不幸的定律。中医学是中国传统文化的重要组成部分，《黄帝内经》所寓有的"天人相应的系统整体观""形神统一的生命观""太极思维的辨证观"，构成了中医学术思想的主体，且具有深刻的老子道论哲学特点。目前中医学在其承传过程中，也对应了汤因比的这一定律，被传承的技术化倾向破坏了。中医学取类比象法着意于对中医学整体性和宏观性的把握，而与西医学擅长于局部取向不同，中医学整体性的把握，充分体现了老子气（道）的本体论思想。气为宇宙生命，是以一种流荡广远而又包含广远整体性的"寂兮寥兮""太虚寥廓"的状态存在。气的这种太虚的混沌整体性与太极的系统有序性的结构，是容不得分割与阻断的，它不但化解了主客观世界的界限，也模糊了人与自然的鸿沟，是"天人合一"老子哲学衍生出的概念。从《素问·宝命全形论》"天覆地载，万物悉备，莫贵于人，人以天地之气生，四时之法成"的论述中可以看出，宇宙与人类生命感应而融为一体，从而成为"天人合一"的中医学术思想。就《黄帝内经》中医学中的医道、医术、医学（狭义医学）三个层次而论，传承最广泛的是狭义的医学部分。而《黄帝内经》中"法于阴阳，和于术数"的核心理论部分（医道、医术部分）则已被淡化，中医学亦越来越呈技术化的倾向，从而导致了中医学术的异化，亦必然抽空了中医学术的核心内涵，这是目前中医乏人、乏术的症结所在。所以，中医学术的承传与发展，必须根植于中国传统文化，根据中医学的内在规律，进一步完善中医学理论体系。

癌症是一种常见病、多发病，严重地威胁着人类的生命健康，已引起全社会的关注。20世纪60年代家父即关注肿瘤的研究，并有"中药治疗食道癌胃癌的观察""黄药子酒治疗食道癌的临床研究"等论文。莱阳中心医院1973年扩建的中医科病房，在38张床位中设立10余张肿瘤床位，在家父的指导下，余亦得以对肿瘤进行一定的研究。癌症病因复杂，机体反应差异很大。其发病规律，除共性外，也有其特殊性，且易复发和转移。初期邪正俱实，可任攻逐，"必穷其所之，更益精锐，所以捣其穴"；实邪之伤，攻不可缓，"富强之国可以振威武也"。中期邪实正虚，攻补兼施，扶正达邪，以逸待劳，"所以老其师也"。后期正气衰败，病邪渐缓，亟宜固守元气，匡扶正气，以冀带病延年，"衰敝之日，不可穷民力也"。余在家父治疗肿瘤经验的基础上，积研究中医、《易经》、兵法之术防治肿瘤的经验与思维积累，著有《人癌之战与三十六计》，于 1993 年付梓。宗徐大椿氏"用药如用兵"意，以计定用药式。先列计名，说明原计用典。以《易》解计，用《易经》中阴阳燮理，分别推演兵法中的刚柔、奇正、攻防、彼己、虚实、强弱、主客、劳逸等矛盾的对峙转化关系，以计之哲理及所阐明的矛盾法则，指导肿瘤防治，并立三十六用药式。斯书熔《易》理、哲理、兵法、医理于一炉，力求在人类与癌症之战中，从宏观的角度把握防治肿瘤之大法，并立健脾益气法，内外合治，取得了切实的疗效。余并撰有"健脾益气法在治癌中的应用"和"癌敌止痛膏（又名康复止痛膏）治疗癌痛136 例临床总结"二文，余携此二篇论文出席了第十届亚太地区肿瘤会议并作大会发言。

20 世纪 80 年代以来，随着茶产业的发展，茶文化亦迅速崛起，茶已被世人公认为最好的保健饮料。同时，茶对一些疑难病证，亦显示出独特的疗效。余于 80 年代末，开展了对"北方古茶"（道家茶、佛家茶）及"茶疗"的研究，建立了百亩植物园。除了对北方茶的药理进行探讨外，尚将制茶工艺与现代科技结合，把百余种北方药用植物的叶子加工成"药茶"，以中药"单方""复方"及"茶饮"的形式，应用于临床，以期开拓出一种新的剂型和新的治疗模式。从而扩充了"药茶"的新物种，拓宽了"茶疗"的医疗范围，填充了"茶文化"的内涵，并撰有"北方古茶渊薮与今用""北方药茶基原与应用"等文。

余以《礼记》"博学之，审问之，慎思之，明辨之，笃行之"为治学之要，省病查疾"力戒九仞之功，一篑之亏；临证以十全计上律己，不以九折称良"。此即唐代刘禹锡"浮图之慈悲，救生最大"之谓也。余五秩时曾作句自勉："人生之至重，惟命，慎思之，当为明医；医理之极微，务精，博学之，不尚名医。"故于临证百倍其力，潜心于心脑病、肿瘤、糖尿病、肾病、泌尿系结石、子宫肌瘤、妇科炎症、脑外伤后遗症、风湿、类风湿、痛风、周围血管病、神志病、哮喘病、老年退行性病变、小儿舞蹈病及小儿脑积水等疑难杂病的临床研究，多有所获，积累了一定的临床经验，并撰文以进行学术交流。1992 年将历年之中医药研究论文汇集成册，名曰《杏苑耕耘录》出版。余崇尚经方，博极时方，忱聘《伤寒杂病论》30 载，潜心钻研，探其奥蕴，著有《少阳之宗》，并于 1992 年出版。意在临证辄取少阳转枢之功，述小柴胡汤及其变方百余首，熔经方、时方于一炉，乃余研究"小柴胡汤"之心得也。2003 年，又集四十年《伤寒论》方证临床研究，完成《伤寒方证便览》一书，2006 年由中医古籍出版社出版发行。山东省卫生厅原副厅长张奇文主任医师在《伤寒方证便览》序中写道："少逸大夫 1969 年毕业于山东中医学院，但更属 60 年代'名师带高徒'中医政策实施下成材的一名中医大夫。其幼承庭训，长有师承，加之奋志芸窗，尽得其父其师真传，从而形成柳氏学术思想体系……斯书上承仲景之旨，下贯后世之论，融古今医家临证之精华，而成其集，此乃立意伤寒方新用也。故而余认为此乃为一部中医临床应用和研究伤寒方的可资之书。"

唐代孙思邈尝云："知针知药，固是良医。"而清代陆清洁又有"学不明针灸脉理者，不足以言医；术不兼通内外科者，亦不足以言医"的论述。故而余认为：一名综合医院或基层医疗机构的中医大夫，必须学识广博，技术全面，具有全科医生的知识结构，既精于方药，又熟谙针灸、推拿诸非药物疗法。余学研《串雅》内外篇、《本草纲目》、《理瀹骈文》而经纬交织，丝缕不已，广验于临床，先后主编了《中医非药物疗法荟萃》《中医外治法荟萃》及《中医康复疗法荟萃》等书，以简、便、验的医疗特点而便民矣！

传　薪

（一）注重医学研究，开展学术活动

当今世界，以知识爆炸为其特点。科学技术在微观纵深发展的同时，转向宏观的综合交叉研究，许多最先进的立论无不具有中医学的内涵，这是中医学发展的制高点。故而中医事业的发展和振兴，从根本上说，学术水平的群体提高是中医事业的生命力之所在。余重视自身的业务技术水平的提高，积极撰写论文，通过学术交流提高了自己的学术水平。所以开展学术活动，是"承传岐黄薪火，传承中医衣钵"的一条重要途径。20 世纪 80 年代，中医药学会成立了各专业委员会。随着各级中医院规模的扩大，中医药的临床研究亦呈一派新的局面。但综合医院中医科及基层社区医疗机构中的中医药人员，这一庞大群体则受到"冷落"，因综合医院中医人员面临的是接诊西医各科无良好办法的疑难顽症的局面，社区中医则需面对"全科医生"的业务特点，加之现代中青年中医对中药植物学、炮制学及针灸推拿学知识的匮乏，故针对上述业务工作特点，如何为他们提供一个学术交流的平台，是余关注的一个课题。在省中医局及省中医药学会的支持下，山东半岛中医药研究协会（后更名为山东中医药学会民间疗法专业委员会）及齐鲁中青年中医读书会（后更名为山东中医药学会中青年中医读书会）于 1987 年先后成立，余任"两会"主任委员。

余作为中华中医药学会中医文化分会委员、山东中医药学会肾病专业委员会委员及烟台市中医学会理事，积极参加学术交流。同时作为"两会"的主委，主持召开了十二次学术例会；自 1988 年起，受中华中医药学会、山东中医药学会的委托，先后主持召开了"中国象数医学学术研讨会""山东省中医非药物疗法学术研讨会""山东省中医外治法学术研讨会""齐鲁名医学术思想研讨会""山东省中医文化学术研讨会""山东省中医康复疗法学术研讨会""山东省中医学术发展战略研讨会""山东省海洋药物与中医临床学术研讨会""山东省中医保健学术研讨会""山东省地方中草药临床应用学术研讨会"等十次专题学术会议，为山东省的中医药学术发展做了一些有益的工作。

（二）承传岐黄薪火，创办中医教育

"为天地立心，为生民立命，为往圣继绝学，为万世立太平"，此宋代张载之名言，宋儒追求之理想，亦今天振兴中医之宗旨也。"传道、授业、解惑"是中国自古以来的传统的教育模式。中医教育亦延续了这一承传模式。新中国成立后有师徒相传的中医带徒及开办中医院校两种育人模式。1987 年，余受山东中医药学会的委托，与家父吉忱公创立了山东扁鹊国医学校，中医局蔡剑前局长任名誉校长。首届学生大都为全国的中医界子弟，学生在校期间，系统地接受理论学习，假期及实习期间多由其父辈临床带教。该校的举办意在开拓一条师徒传授与学历教育相结合的办学模式。余亲自授课，讲授中医基础学、中医内科学、中药学及推拿学。为了保证有一个好的学风，学校以"一曰孝行，以亲父母；二曰友行，以尊贤良；三曰顺行，以事师长"的《周礼·三行》为校训。《礼记》有"凡学之道，严师为难""师严然后道尊，道尊然后民知敬学"之训，宋代欧阳修有"古之学者，必严其师，师严然后道尊"之教，此即俗语"严师出高徒"之谓。因而学校制定了一套严谨求实的管理制度。由于科学管理，学校各项工作扎扎实实，学生为实现既定的目标而发愤读书。自 1991 年学生参加全国高等自学成材考试以来，成绩显著，受到各级教委的表扬。其后学校扩建为山东烟台中医药专修学院，被省教委批复为中医非学历高校，1995 年，余亦调离烟台市莱阳中心医院，出任学院院长，学院中专部被烟台市教育

局批准为莱阳市圣惠职业中等专业学校。

家父吉忱公于 20 世纪 60 年代与张奇文公同为山东省中医学会理事，二公学术交往甚密，均活跃于山东中医学术界，故余执弟子礼于奇文公。奇文公作为山东烟台中医药专修学院名誉院长、教授，多次到学校视察并做学术报告。时至公悬壶潍城，创建百寿堂时，余问道于公，录其诊籍，备撰《张奇文诊籍纂论》，意在传承奇文公之学术思想和临床经验。值公七十寿辰之时，公结集《杏林春秋》，余以"学深为师，德高为范——学师张奇文医绩概论"为文，述公师表而为我辈所矜式。

学校现有医学类本科、大专、中专、短训四个教育层次，医学、药学、保健三个教育门类，全日制、函授夜大、短期培训三种教育形式。坚持深化改革，以科学化、规范化的管理，取得了显著的成绩，受到各级政府的表彰，先后十八次被评为烟台市社会办学先进单位、莱阳市教书育人先进单位、莱阳市一类学校，为历年通过山东省教育厅年检合格的医学类民办高校。2003 年，又被省教育厅评为优秀民办高校。学校自 2005 年起连年被《中国中医药年鉴》收载。2006 年，余被山东省人事厅、山东省教育厅联合授予"山东省民办教育先进工作者"称号，并荣记二等功，是烟台市唯一获此殊荣者。

幼学启蒙之《三字经》伴余步入漫漫人生之路，医学启蒙之《医学三字经》伴余走上了"至重惟人命，最难却是医"的业医之路。论及"承接岐黄薪火，传承中医衣钵"之主题，余感悟最深的是幼学启蒙《三字经》中的一句话："养不教，父之过；教不严，师之惰。"

柳少逸

巾帼名医　当代鲍姑

——蔡锡英及其学术思想简介

蔡锡英（1954—），女，中共党员，山东文登人。1977 年毕业于莱阳新医大学（高等医学专科学校）中医专业，分配到莱阳中心医院工作。1995 年调任山东烟台中医药专修学院副院长、教授，兼山东烟台中医药专修学院中医门诊部主任。2010 年任莱阳复健医院院长。现为泰山医学院、济宁医学院兼职教授，山东省中医药学会糖尿病专业委员会委员，山东省中医药学会民间疗法专业委员会副主任委员兼秘书长，莱阳市中医药研究协会理事长，烟台复健脑瘫科研所所长。

一、以道统术　高屋建瓴

蔡锡英出身于威海文登黄海海岸的一个书香门第，自幼冰雪聪明，心灵剔透，学习成绩向来一马当先，独占鳌头。惜当时取消高考，高中毕业后未能继续深造，返乡担任"赤脚医生"。她待人真诚，热心周到，走街串巷，心直口快，深得群众喜爱。1975 年 10 月，蔡锡英经群众推荐进入莱阳新医大学中医专业学习。她刻苦认真，敏学好问，经过两年的学校教育，系统地掌握了中医药学基础理论、各科临床医学和西医学知识，为深入发掘研究中医学这个伟大宝库，奠定了一定的理论基础和临床知识。

1977 年 8 月，蔡锡英从莱阳新医大学毕业，分配至莱阳中心医院中医科工作。科主任柳吉忱先生是全省著名中医学家、中医教育家。20 年代末拜清末儒医李兰逊先生为师，30 年代先后就学于天津尉稼谦国医班和上海恽铁樵国医班，40 年代参加革命工作，先后任胶东军区北海分区栖东县立医院院长、莱阳专区栖霞县人民医院业务院长、莱阳专区中医门诊部主任，50 年代负责莱阳专区中医进修班，山东名医多出自其门下。后创建莱阳专区人民医院（后改为烟台市莱阳中心医院）中医科，并出任科主任，兼任山东中医药学会理事、烟台中医学会副理事长、莱阳县历届政协委员。其理论精湛，学验俱丰，医高德邵，德艺双馨。虽年逾花甲，仍亲临一线，病源特多，诊务繁忙。得吉忱公亲炙，蔡锡英很快打开了临床局面。然随着临床所见患者增多，所见病证日繁，颇有捉襟见肘、应对乏策之感，遂请益于吉忱公。吉忱公告以应返读经典，熟读名著，并以"三必"（即理必《内经》，法必仲景，药必《本经》）导之：熟读《黄帝内经》增人智慧，于病理可左右逢源；精读《神农本草经》则方由我出，不受古方局限；背诵《伤寒论》《金匮要略》，则辨证论治有法可循。古人云："取法乎上，得法乎中；取法乎中，得法乎下。"欲精于医，须得法乎上，"上"即全面系统地掌握中医学基础理论。中医院校教材提纲挈领，示人以规范，自可为初学入门之必读书。然欲求精进，尚须遍读历代典籍名著。经典著作是中医学之根本，当精通熟读，精辟之句，则宜背诵。

蔡锡英由此重新阅读四大经典。书乃为学之范，求知之师，好书如良师，开卷受教，经典著作，则如医学宗师。熟读经典，深入浅出，虽似笨伯，然一旦读通，则可一通百通。"读书百遍，其义自见"，蔡锡英研读日久，总结出不少读书之法，提高了阅读效率，如读书要信、要静、要细、要深、要博、要约。"信"即要相信中医，对中医学有敬畏之心，正确认识中医药在防病治病过程中的特色和优势，应本着继承和发扬的原则读书，重在吸收其营养和精华，对未能理解的地方暂先存疑，以待探讨，断不可采取虚无主义态度；"静"即读书要心静，有计划、有秩序地反复研读，潜心默索，知其然，更当究其所以然，在静观默索中使心之本性与医学之本性自然契合；"细"即以把握全貌为基础，剔除异处，淘汰衍说，辨别讹字，点面相合；"深"即要深入探究，识其本质，别有会心，形成独到见解；"博"即要求博采精取，扩大眼界，善于互参，识其正旨，知其隅反；"约"即以博为基，学博则悟，悟通则约，厚积薄发，由博返约，约成则精，故融会创新，学有所成。读书如此，方能去伪存真，无远勿届，无往匪透，了然于心。以此指导临床，即可高屋建瓴，切中肯綮。反复研读经典著作及名家各派的代表著作，乃古今名医有所建树的卓有成效的途径。因此，在对医籍的博览上，蔡锡英每得一医书，便如获珍宝，靡不废寝忘食，读然后快。如此数十年如一日，上至《黄帝内经》《难经》《神农本草经》《伤寒论》《金匮要略》以及晋唐以后各家学说，下至明、清医家及近代医林名著，莫不博览精研，颇具心得，临床疗效大有提高，而蕴世医学派之雏形。

医哲同步，医易同源，中医药学就是在广泛吸收各种科学文化知识尤其是在古代哲学的指导下形成和发展起来，并伴随着中国古代哲学的发展以及医哲结合的不断深化而不断发展与演变。蔡锡英认为取法乎上，"上"，当包括哲学在内。虽先学唯物辨证法于学校，后又不懈涉猎古代哲学于临床之中，然蔡锡英仍有未登堂奥之感。恰在此时，中医多学科研究在全国风靡一时。1986 年 1 月，蔡锡英和柳少逸先生一起参加了江苏中医药学会承办的全国阴阳五行学说讲习班，该班由著名中国数术学家陈维辉先生主讲《中国数术学纲要》。其系统的理论、精辟的分析，使蔡锡英豁然开朗，由此开始中医文化学研究，意在从儒、释、道等中华母体文化中寻绎中医学原理，探索中医学源流。笔者曾亲眼见证蔡老师对中医药研究之痴迷。笔者永远忘不了这样一个情景：柳老师右手持剪刀，左手拿着一张亲手所绘的太极图图案，正在小心翼翼地沿着曲线剪裁；蔡老师俯身桌前，一手握着病历夹，一手指点图案，原来，两位老师正在验证太极图的"左旋右转"原理。

有了中国数术学的指导，蔡老师升华了其中医基础理论的研究，并以此破译了诸多中医难题。于 20 世纪 80 年代，在全国率先提出了益元新理论，先后研制出益元系列方剂 40 余个，成功运用于内、外、妇、儿各科疾病治疗中，取得了理想效果。如崩漏，是指妇女不规则的阴道出血。一般来势急、出血多者称为"崩"，或"崩中""血崩"；来势缓、出血少者称谓"漏"，或"漏下""经漏"。虽症状有所不同，然其发病机理相同，在疾病演变的过程中，常可相互转化，此即"崩者漏之甚，漏者崩之渐也"之意。其治疗则以控制出血、调整周期为总则，以塞流、澄源、复旧三法为辨证论治三个重要环节。而其具体的施治方法，历代医籍论述甚详。近代在辨证论治方面，有分脾虚、肾虚、气虚、血虚、肝郁、血瘀、血热、阴虚、阳虚九型，尚有养肝藏血、健脾统血、补肾固冲、回阳救脱等八法；在方法论方面，有明辨开与阖、分清气与血、权衡补与清、掌握通与涩、兼顾源与流五论。由此可见，对崩漏一病的辨证论治，中医学如实地把其病理过程视为多层次、多因素、多变量，非线性的甚至是模糊的全部相互关系和相互作用的集成结果，其立足于整体，考察疾病处于一定阶段的病因、病位、病变性质和正邪力量对比等生理病理状况作为辨证论治的依据。故对崩漏的辨治，已寓有深刻的太极思维方式，即把医学研究对象看作是一个系统整体，并从整体出发，进一步研究各要素组成系统方式，阐述系统所特有的基础以及各要素之间的相互关系和联系，从而确立系统的结构和发展规律性。月经的产生，是脏腑经络气血作用于胞宫的正常生理现象，是一个以肾为核心，以肾－冲任－天癸为轴的立体网络系统。若冲任失调，必然波及天癸，造成阴道大量出血，遂成崩漏。由于肾为先天之本，十二经脉之根，五脏六腑之本，故肾虚（肾阴或肾阳不足、气虚或精虚）则五脏六腑失养，即见水不涵木、水火不济、火不生土、金水失滋等证，导致冲任不调。青春期崩漏，多因先天不足，肾气不充，而冲任不固；生育期崩漏，多缘房劳太过，产育不节，伤及肾气；更年期崩漏，多系肾气虚衰，封藏失司，冲任失守。故崩漏之由，其本在肾。临证中，根据月经系统的轴及层次及治疗上的"急则治其标，缓则治其本""血脱则益其气"的原则，把握"塞流""澄源""复旧"三个环节，以求理、法、方、药朗然。虽说"肾为先天之本""脾胃为后天之本"，但由于"崩漏之由，其本在肾"，故益肾培元，当是本中之本，故应用益元法，能获得理想效果。

二、博采精取　深入实践

中医学的优势全在临床疗效。其源远流长，基础理论博大精深，医学典籍汗牛充栋，诸家学说各有千秋，临证方法琳琅满目，如金元四大家、伤寒学派、温病学派、温补学派等，各有其长。在当今的社会大环境和疾病谱现状下，这些理论和方法正确如否，适应范围如何，必须通过临床实践来检验。蔡老师的临证过程就是理论、实践、再理论、再实践的过程。

蔡老师常说，中西学术之奥秘，在于临床。自习医之始，蔡老师即把临床作为主攻方向，以治病救人为己任，在学习系统的临床知识之余，曾通读过许多古今临床著作，然临证之初，仍感无从入手，实际病证与书本知识难以对证，似是而非，不易抓住纲领，更难彼此鉴别，切中一是。辨证立法，遣方用药，"不名一家"，作辍无恒，蔡老师深感"书到用时方恨少"，益信古人所谓"读书三年，便谓天下无病可治；治病三年，乃知天下无方可用"之言不虚。于是进一步广泛阅读各家论著，涉猎各家医案医话，增广临床知识，理论与实际密切结合，经过数年临证摸索，渐能融会贯通，举一反三，临床运用灵活自如，不再问津无路。此时方悟"神读""心悟"之意，学习中医既要取法乎上，注重理论学习，又须理论联系实际，加强临床锻炼，如此方可进退有据，左右逢源，既可临证以医一时之疾，又能研究以校一论之弊。尝云："'夫医学之要，莫先于明理，其次在于辨证，再次在于用药。理不明，证于何辨？证不辨，药于何用？'故一源必澈，四诊须详。其于临证，须洞悉医理，谙达药性，有一个坚实的理论基础，方能不为流俗所惑。于辨证论治、选药组方中，而能别出机杼，不落恒蹊。中医经典著作，乃临床之规矩准绳，必须细心研读。"于是学业倍进，声名渐起。

读书之感豁，临证之效失，患者之喜惧，病家之愁乐，使蔡老师倍增临证之兴趣，益加坚定献身学术之信心。医林跬步四十余载，旁参广证，奄揽众长，商量旧学，发皇新义，逐渐形成了自己的学术思想和临床经验。临证之际，静聆病家申诉，偶然发问，洞中病情，要言不烦，所谓"其人不言，言必有中"；望闻问切，一丝不苟，全神贯注，凝心探索；全面精察，综合分析，究其要言，切中肯綮，三"辨"合一，治病求本；灵活运用，紧密掌握，立方谨严，用药精当；不执一药以论方，不执一方以论病；不徇一家之好而有失，不肆一派之专而致误；师古而有方圆，创新而有规矩；知常而达变，机圆而法活；药味严淡而有出奇制胜之妙，潜心默察而无瞻前顾后之虞，遂有医经学派之风范。尝云：不论病情千变万化，病机错综复杂，但万变不离其宗，无非是辨阴阳、明表里、分虚实、别寒热而已；病无大小，证无巨细，总离不开理、法、方、药（术）、量五个重要环节，即据理以立法，按法以选方，因方而议药，遣药则定量，以期理明、法合、方对、药当、量准，则脉因证治朗然，规律准绳寓于其中矣。从而理–法–方–药–量一线贯穿，皆与患者病情相适应。长于方药，熟谙针灸、推拿、心理等非药物疗法。临床每每以药物疗法为主，或内外合治，或针药兼施，三"辨"合一，切中病机，各司其属，三因制宜，屡起沉疴，疗效卓著。再加上医风端正，医德高尚，急病人之所急，想病人之所想，遂声名鹊起，噪于一方。

蔡老师学贯古今，学验俱丰。精于内科杂病，擅长疑难病证的研究和治疗，尤其对心脑血管病、周围血管病、骨质疏松、骨质增生、风湿、类风湿疾病、退行性骨关节病、痛风、坐骨神经痛、急慢性肾炎、各类贫血、过敏性紫癜、糖尿病、急慢性肝炎、肝硬化、酒精肝、脂肪肝、慢性胃肠病、各类结石病、神志病、小儿厌食症、易感症、多动症、舞蹈症、小儿脑积水、小儿无名虚弱、男女不孕不育、女子月经不调、痛经、各类妇科下血证、带下证、子宫肌瘤、卵巢囊肿、妇科炎症、乳腺疾病、滑胎、男子阳痿、早泄、精液异常、前列腺病、男性生殖器官炎症等病的治疗水平，为国内同行所称道。临床上，辨证准确，用药精到。遣方用药自成一格，擅用"药组"，善开"合方"，或经方，或时方，或经方头、时方尾，或以主方对主病、次方对次证或症，前后照应，环环相扣，其处方药品虽繁多，但配伍精当，颇有施氏（施今墨）遗风，博得了"雍容华贵"的美誉。柳老师尝言："在处方遣药上，我力求其简，简之又简，直至无法再简，同行专家见之，亦无法再简；而你们蔡老师则是力求其全，加之又加，直至无法再加，同行他人见之，也无法再加。"由此可见两位老师在处方用药上的区别，然其目的则一，惟求祛病愈疾耳。

蔡老师中西兼容，参西而不悖中。善于总结，循以应用。根据胶东地区的特殊地理环境和疾病谱，将临床常见病、多发病，尤其是疑难杂症用中西两法贯穿，辨病和辨证相结合，以病为纲，以证为纬，每病皆整理成系统的治疗方案，然后系之以方剂及其加减法，皆总结出自己的诊疗体系，牢记于心，成竹在胸，临证时以方证立论，既简略了诊疗程序，又减少了诊治时间，有利于患者的治疗，由此成为以方证立论的典范。与柳老师一起，通过医治癌症的临床实践、筛选，从而创制出有效药"康复散"系列方，收到较为理想的效果。此外，还总结出治疗风湿、类风湿的"抗风湿系列"，治疗消化系统疾病的"四白系列"，治疗肾病的"肾复安系列"，还有治疗脑外伤后遗症、中风后遗症、心脑血管疾病及周围血管疾病等疑难顽症的诸多有效方药，结合外治疗法、非药物疗法等独特方法，使病人在良好的环境中尽快康复。

如强直性脊柱炎，是一种以中轴关节和肌腱韧带附着点的慢性炎症为主的全身性疾病。以炎性腰痛、肌腱端点和不对称外周大关节炎为特点。主要累及骶髂关节和脊柱，最终发展为纤维性和骨性强直，属中医"痹证""骨痹""肾痹"范围，实为临床难愈之顽症。吉忱公、少逸先生伉俪两代人对此病进行了长期的临床研究，积累了丰富的经验。《素问·逆调论》云："肾者水也，而生于骨，肾不生则髓不能满，故寒甚至骨也。""病名曰骨痹，是人当挛节也。"论述了先天不足，肾虚不能荣督养骨为致病之内因；《素问·痹论》云："风寒湿三气杂至，合而为痹也。"说明了感受外邪为致病之外因。《医林改错》云："凡肩痛、臂痛、腰痛、腿痛或周身痛，总名曰痹。"探讨了劳损成痹，络脉瘀阻是痹证疼痛之因。于是就形成了此病因禀赋不足，肝肾精血亏虚，肾督失荣，瘀血阻络，痰瘀互结之候的认识，由此而有了柳氏益元荣督、养血健骨、活血通络之治疗大法，并创制出益元荣督方、益元荣筋方等系列方剂。临证时常分为三型辨治，肾虚肾寒证：症见腰脊及臀、胯疼痛，牵制膝眼疼痛无力，畏寒喜暖，得热则舒，俯仰受限，活动不利，甚则腰脊僵而变形，行走坐卧不能，伴阳衰阴萎诸症，舌淡红，苔白薄，脉多沉弦而弱，治宜益元荣督，温阳通痹，壮骨荣筋，选用益元荣督方合益元荣筋方加味，用益元荣督方1剂，益元荣筋方1剂。邪郁蕴热证：症见脊柱、腰骶臀胯部僵硬而痛，困重，屈伸不利，无明显畏寒喜暖症状，甚则关节出现红肿热痛征象，或见大便干，小便黄，舌偏红，苔黄，脉寸关多沉弦而细数，尺脉濡或弱，治宜益元荣筋，清热通瘀，强督活络，选用益元荣筋方合鳖甲煎丸易汤加减。痹阻肢节证：病起为髋、膝、踝、足跟、足趾及上肢肩、肘等关节，表现为疼痛、肿胀、沉重、僵硬，渐见腰脊项颈僵痛不舒，活动受限，重则累及下肢大关节，呈"站着一根，躺着一条"关节僵硬不能屈曲之状，病处多见畏寒喜暖现象，舌淡红，苔白，脉寸关多沉弦，尺脉沉细而弱，治宜益元荣督，荣筋通脉，缓急止痛，选用益元荣督方、益元荣筋方合《千金要方》之独活寄生汤加减。

辨证论治是中医学临床体系的核心，尤须重视法的应用。据理以辨证，依法以遣方，随方以用药，如此环环相扣，贯珠一线。如二师总结吉忱公几十年治疗癌症的丰富经验，以及自己多年的治癌临证体会，而成《人癌之战与三十六计》一书，以太极中的阴阳燮理，分别推演兵法中的刚柔、奇正、攻防、彼己、虚实、强弱、主客等矛盾的对峙转化关系，以计之哲理及所阐述的矛盾法则指导肿瘤的防治，立三十六用药式。后又简括合并为"二十六用药式"，著《柳氏抗癌用药式及常用中药类编》一书（待版）。他如"胆石症治疗八法"：清热利湿法、疏肝利胆法、健脾抑肝法、疏肝化瘀法、泻火解毒法、泻下达郁法、温里导滞法和泻火养阴法。如此等等。

肝病体系是对危害人类健康和生命的急慢性肝炎、肝硬化等几种疾病的统称，发病率极高，根治率低，尤其乙型肝炎及肝硬化，愈后较差。几十年来，柳、蔡二师伉俪传承吉忱公、永昌公的经验，翻阅了大量中西文献，根据中西医结合辨病辨证的研究方法，即用西医的诊断方法去诊断和观察病情，用中医的辨证施治方法去治疗疾病，反复研究验证，采取了八种不同的方法对肝病进行治疗，收到了理想的疗效。

1. 护肝体

为治疗肝病的基本大法。肝"体阴而用阳"，所谓"体阴"，指肝得酸而濡之则柔，柔则能藏血，血足为阴；所谓"用阳"，肝为刚脏，主升、主动，故而主疏泄条达，全身的气机、血液、津液的输布运行，饮食物的消化吸收及排泄，月经的来潮，精液的排泄等所有需要"动"的功能活动，无一不赖肝的疏泄条达，故而其"用"为"阳"。故在肝病的治疗上，护养肝体贯穿于整个治疗过程的始终。临证采用酸味药物以养濡肝体，常用药如蚂蚁、五味子、白芍、女贞子、枸杞子、桑椹、山楂、乌梅、诃子等。应用酸味药，在肝病的急性活动期可保护肝细胞，使转氨酶在短时间内下降；在慢性迁延期可降低肝细胞及间质的增生，延缓肝纤维化，使慢性迁延性肝炎得到稳定。有些患者经此治疗二十余年，肝脏 B 超声像图仍无肝硬化改变。在肝硬变期，同祛瘀软坚药同用，可使肿大的肝脾不同程度的变软回缩。

2. 助肝用

在强调肝体为本的前提下，极重视肝的疏泄功能对人体及肝体的重要作用。肝体伤之于内，肝用失之于外，是肝病的根本病机，反之肝用长期失调，必然伤及肝体。不失时机地调理肝用，是控制肝病的重要手段。早期肝炎多用小柴胡汤，枢转畅发少阳枢机；慢性迁延性肝炎者，常配以四逆散，以调达少阴之枢；肝硬化期，多在两方合用、内外双分的基础上，加以厚朴、大腹皮等，甚者合用小承气汤，使郁自胃肠而解。助肝用的治法应用得当，可使肝病短期内解决"症"给病人带来的痛苦，保护肝体免受伤害。

3. 祛实邪

感染肝炎病毒而引起肝炎是西医对肝炎发病原因的基本认识。而中医学认为湿热之邪侵入人体，借人体疲劳、饮食失节、情志失调等时机而发病。甲肝病机多为热重于湿，故易除；乙肝病机多为湿重于热，此湿热之邪腻滞留连，久存人体，可反复发作，故病久难愈。祛实邪法，适用于肝病早期正盛邪实期或慢性迁延期邪盛而正不甚虚期。在药物的应用上，不可误于"见炎消炎"的观点，不可过用苦寒的药物，多采用卷柏、白花蛇舌草、半枝莲、蚤休、板蓝根、大青叶、贯众等药。黄疸型肝炎热甚时加大黄、栀子、茵陈等，乙型肝炎加藿香、佩兰、白扁豆、葛花等芳香化浊之品。祛实邪的治法，必须适时、适量、适当投药，否则非但于事无补，反而会伤正。若应用得当，可使病情缩短，尤其在甲肝的治疗上显得尤为重要。

4. 健脾胃

人体各脏腑器官之间的相互生克，有制有化关系，使人类产生正常的生长壮老已的生理过程，当生克发生异变，脏腑器官的生理动态即会不协调而出现疾病。肝属木，脾胃属土，正常生理情况下为木克土，当肝受湿邪或热毒或情志失常郁而化火内外合邪时，肝邪气太旺，木亢制土而影响脾胃的运化功能，出现腹胀、便溏、纳呆、呕恶等症而发肝病；或脾胃素虚，气不御邪，使邪气内侵，土虚木盛，加之邪气所伤，故发肝病。因而健脾胃法为治疗慢性迁延性肝炎及肝硬化的主要方法之一，以强健脾胃使肝木自抑，达到控制乙肝发展和复发，以正胜邪，使疾病趋于好转或临床治愈。常选用的补脾气中药有黄芪、党参、人参、灵芝、云茯苓、白术、绞股蓝等。调胃气多选用香砂六君子汤合焦三仙、鸡内金等。曾有 12 例慢性迁延性肝炎患者，经柳氏扶土抑木法治疗三个疗程（每疗程两个月）后，其中 7 例抗 HB-sAb 转为阳性，症状消失，病情稳定。由此可见，健脾胃法可增强人体抵抗力，使乙肝病人产生抗乙肝病毒抗体，使病情得以稳定。

5. 祛瘀滞

肝主疏泄，其疏泄功能可调节血液运行，且有"血随气行"之说。肝气疏泄不及，则会导致血瘀。西医学则认为：肝炎病毒长期作用于肝脏以及炎性代谢产物刺激了肝细胞及间质、结缔组织的增生。早期一般增生不明显，随着病情的进展，增生逐渐加重，过度的增生使肝细胞组织遭到破坏，影响了肝脏的功能。因而肝炎早期若不能痊愈，随着不断增生而发生硬化，压迫门静脉，造成门静脉高压症。这个病理过程与中医学的气滞血瘀理论十分相似，因而慢性迁延性肝炎或急性肝炎的恢复期，预防和祛除增生是非常重要的，即在护肝体、助用肝、健脾胃的同时，要十分重视活血化瘀法的应用。但慢性肝病的病机十分复杂，此治法只能作为辅助疗法，与其他几法共同应用，才能取得好的疗效。另外，有凝血机制障碍时，虫类及破血药须慎用。常选的药物有：焦山楂、蛴螬、鼠妇、九香虫、三棱、莪术、郁金、丹参、桃仁、红花、姜黄、赤芍、水蛭、土鳖虫、三七等。

6. 软肝体

肝炎失治，或恢复期过长，或反复发作，必将因肝细胞的修复而间质增生，导致肝硬化，出现肝体增大，质地变硬，B 超下示光点增粗或有结节以及门静脉高压症。软肝体的治法，主要用于此期。此期的主要病理机制是正虚邪滞，故而在治疗上除采用护肝体、健脾胃以扶正以外，还需应用软坚化积、软化肝体的重要治疗手段。

软肝体与祛瘀滞的治法具有共同的一点，即都能活血化瘀，从而达到减缓增生，建立侧支循环的目的，不同的是，软肝体既有软坚化积的作用，又有养阴护肝的作用，故柳氏治肝病，迁延期正尚未甚虚，瘀尚未成积的情况下，采用祛瘀化积法。而肝硬化门静脉高压期正已虚，邪已滞，瘀已成积，则需在祛瘀滞的同时加用软肝体的治疗方法。

临床多把酸甘化阴的护肝体药物同咸味的软肝体药物同用，在调养肝阴保持肝体阴柔的基础上使用龟甲、鳖甲、穿山甲、海浮石、海藻、土鳖虫、水蛭、地龙等药物。此类药物既可咸寒养阴，又可软坚消积，大量应用，多在 3 月内改善门静脉高压状况，有些患者 2 ~ 3 月内即出现新的侧支循环，而又无攻伐太过、引动出血之弊端。

7. 调阴阳

人体的正常生命活动是阴阳两方面保持对立统一协调关系的结果，此即柳氏太极辨证思维的核心。疾病发生发展变化的内在原因为阴阳失去协调统一，因此，调理阴阳，助其不足，损其有余，使阴阳达到新的协调统一，是治疗的基本原则。在太极思维的指导下，恩师伉俪综合几十年对肝病的研究发现，由肝炎发展到肝硬化、门静脉高压，乃至肝功能失代偿，病证繁多，病机复杂，然而综观而分之，约有三端：一是阳虚型。因肝木与脾土之间的特殊关系，最终主要是脾阳气虚。肝病之初木克土过，则脾气不足，日久木乘土甚，则脾阳亏乏，当然肝其"用阳"之疏泄功能亦受损，出现面色黄白虚浮，唇甲齿龈淡白或淡青，四肢沉重水肿，按之没指不起，腹胀如鼓，纳呆，便溏身冷，多汗，或便血、衄血，呕血，血淡清稀，脉沉缓或弱，舌淡苔厚腻，此类多选用实脾饮渗湿利水，振奋脾阳；若前期无寒证，水肿不甚或无腹水者，多采用附子理中丸合香砂六君子汤治疗，以温补中气，渗湿化浊。二是阴虚型。主要是肝阴不足，日久致元阴亏虚，症见面色晦暗或鳌黑，形体消瘦，肝掌，血管痣，唇红绛或紫绛，口干口苦，鼻衄，齿衄，血红质稠，口角及齿龈有血痂，头晕，四肢酸软，五心烦热，纳差，腹胀，便秘尿赤或黄或褐，脉弦细，舌绛红或紫绛，少苔或无苔，此类多选用一贯煎合黄精、百合、黑芝麻、龙眼肉、山萸肉、玉竹、石斛等治疗。三是阴阳双亏型。以上两证杂而兼见，当分别阴虚或阳虚之主次，两方调而治之。在治疗鼓胀（肝硬化腹水）时，五苓散、五皮饮可在调阴阳的基础上配合应用。

8. 渗水湿

本法是针对肝硬化腹水阶段，用以治疗标证而设的方法。此阶段正虚邪滞，其"邪"一指瘀血，一指滞湿，其瘀血已有两法治之，其水湿须赖此法除之。肝主疏泄的功能在人体的津液输布排泄过程中，起着重要的调节作用，而脾的运化功能又是水液气化的中流砥柱。因而，肝体失柔致肝失疏泄或脾阳不足，均可致湿聚成水而形成腹水，中医称之为"鼓胀"。故该治法应在治本的前提下配合应用，常用方剂如五苓散、猪苓汤，常用药物有云茯苓、猪苓、白术、泽泻、车前子、薏苡仁、木通、萆薢、泽兰、通草等。

蔡老师认为此法虽仅为一治标法，但临证不可忽视，采用中药渗利水湿优于西医的"利尿剂",它既不致于使肝病病人因虚致肿的病情加重或恶化,使病人减轻腹水造成的严重腹胀甚或脐疝,又可避免大量利水而造成电解质紊乱或肝昏迷。但应注意该法必须在治本的基础上加以使用。本法与祛瘀法同用,利水效果较快。

蔡老师悬壶40余载,已成为声名远播、同行公认的方脉大家,如成功治愈了被其他医院放弃治疗的外伤瘀血压迫脊神经导致的下肢瘫痪患者,为数以千计的不孕不育夫妇圆了为人父母的梦想等。同时蔡老师也谙熟外治诸法,精通非药物疗法。如运用中药熏洗疗法,治愈了3岁男童的肾炎、过敏性紫癜;运用中药内服加外用,成功救治了数百例被其他医院放弃治疗的肝硬化患者等。

近代以来,随着交通事业的迅猛发展,交通事故的发生也随之猛增,成为世界范围的"三大社会疾病"之一,已引起医学界的高度重视。尤其是脑外伤后遗症,因为其偏瘫、失语、痴呆甚或失明等一系列表现,给人类带来了沉重的灾难,解决这个问题已成为刻不容缓的医疗、康复及社会问题。蔡老师和柳老师一起运用自拟益元活血汤合以头针疗法,对许多病人进行了治疗,收到了较好的疗效。益元活血汤乃吉忱公所创,经恩师伉俪完善,药用熟地黄、山茱萸、山药、茯苓、怀牛膝、鹿茸、制龟甲、水牛角、炮穿山甲、当归、川芎、桃仁、红花、三七、黄精,每日1剂,水煎服,分两次服。失语者加菖蒲、天竺黄;痴呆者,加胆南星、竹茹、首乌;失明者加决明子、沙苑子、枸杞子、茺蔚子;肢体活动失灵,加全蝎、蜈蚣、地龙、土鳖虫、乌蛇、鸡血藤、杜仲;上肢活动不灵,加桂枝、白芍、生姜黄;下肢不灵者,加怀牛膝、桑寄生、黄芪等。头针疗法选取健侧运动区,若语言障碍,选加语言二、三区或晕听区;若视力障碍者,选加视区。运动区每日一次,其余区域交换运用,30天为一疗程。经统计1982年至1992年资料完整者81例,痊愈者17人,占20.5%,显效59人,有效5人,全部病例未见无效,总有效率100%。可见中医药在防治现代病方面也大有可为。

据不完全统计,40年来蔡锡英先生接诊的病人超过了30万人次,曾创造了全年无休的纪录。年逾花甲,生命灿烂有绝色;信仰不老,医道精深终为民。

2012年2月,蔡老师眼病做了手术,疼痛难忍,住进了病房。就在刚刚揭开纱布后,病人又找上门来。为防止发生感染,学生们将病人劝在了门外。在得知这一情况后,蔡老师躺不住了:"让他们进来吧,大老远的找来了,谁家有病人能不着急啊!"于是,病房成了诊室,蔡老师侧卧病榻,依然搭脉诊病。经过6个多小时的连续诊病,一个个病人离开了病房,蔡老师的病房里终于恢复了平静。而老师在这6

个多小时里几乎滴水未进，中间只停下来滴了四次眼药！当晚饭端进病房的时候，护士们看着睡着了的蔡老师，都不忍叫醒她，唯一能做的，就是为她轻轻掩上了房门。

蔡老师常说："病人以生死相托，这是多么大的信任啊！我们医生要将责任看得比任何事情都重！"信任与责任，将医患之间的感情紧紧相系。

三、教学相长　诲人不倦

1987 年 7 月，应山东中医界重托，吉忱公创办山东扁鹊国医学校，并于当年招生，开启了建国后民办中医药教育之先河。

学校以"一曰孝行，以亲父母；二曰友行，以尊贤良；三曰顺行，以事师长"的《周礼·三行》为校训。《礼记》有"凡学之道，严师为难""师严然后道尊，道尊然后民知敬学"之训，宋·欧阳修有"古之学者，必严其师，师严然后道尊"之教，此即俗语"严师出高徒"之谓。所以学校有一套严谨求实的管理制度，由于科学管理，学校各项工作扎扎实实，雁行有序。学生为实现既定的目标而发愤读书。2003 年，学校又被省教育厅评为优秀民办高校。学校自 2005 年起连年被《中国中医药年鉴》收载。

该校先后改名山东烟台中医药专修学院（全日制中专班改名为莱阳市圣惠职业中专），拓宽教育渠道，开展成人教育。通过全日制中专教育、成人业余高等教育、自考助学等形式，培养中医、中西医结合、中药学等专业学生 5800 余人。蔡老师以其深厚的中医药专业功底，孜孜不倦亲自执教，为中医药人才培养做出了积极贡献。有许多优秀弟子先后获得上海中医药大学、美国芝加哥院校医学硕士、博士学位。

事业初创，可谓艰辛。蔡老师不仅支持柳老师捐出全部家资办学，而且还要亲自担纲，担任主讲老师。当时两位老师还在莱阳中心医院上班，尚须坐班应诊，负责大量的诊疗工作，为吉忱公分忧，教学上只能依靠业余时间。为了节省一点讲课费，两位总是多值夜班，以利用值班后的休息时间去给学生上课，而上夜班时，正好备课、批改作业。蔡老师对自己要求严格，以身作则，对学生循循善诱，诲人不倦，讲课深入浅出，生动易懂，注意启发学生思考问题，重视理论联系实际。因中医理论基础扎实，临床经验丰富，谈锋甚健，诙谐成趣，妙语连珠，口若悬河，倍受学生欢迎。蔡老师主要承担《中医基础理论》的教学，激发学生们对中医学的热爱是其教学目的，课堂上大家最愿意接受蔡老师的提问，因为蔡老师从不会让学生难堪。

课下，蔡老师最关心的事是食堂的生活和卫生，就怕亏了学生的嘴。办学三十年，食堂从没用过大粒盐。蔡老师交代食堂负责人的话让学生们记了几十年："学生在校学习的这几年，正是长身体的关键时期，一定要像对待自己的孩子一样，保障他们的身体健康！"

在毕业生的印象里，柳老师以"严"著称，蔡老师以"慈"感怀。

转眼之间，三十个春秋已逝。2018 年 11 月，柳少逸中医传承工作室成立。每周五是柳老师的临床带教时间，也是工作室同学们跟诊学习的时间。远在外地的同学总是放下手头的工作，提前一天赶来，利用周四下午和晚上交流心得共同学习。周四的交流学习是开放性的，时而也会有工作室以外的同道参加，大家各抒己见，相得益彰。在工作室成立后的大半年时间里，因忙于诊务，蔡老师虽集中讲座的时间不多，但与大家座谈的时候不少，每一次座谈她都能找出工作及学习中的缺陷，并针对性地提出整改意见。

2019 年 11 月 21 日，星期四。这次的交流学习唯一与以往不同的是，蔡老师和柳老师同时参加了同学们的交流。这是工作室成立 1 年来，仅有的两次之一。

每一个同学的发言，两位老师听得都很认真，总是在关键处记录，然后给予点评。柳老师点评风格依然是犀利，有刮骨疗毒的痛彻，每个人都能明显地感受到对大家成长的焦灼之情。蔡老师的点评则是诚恳的，温润的，对每一个不足都有包容，无疑这是大家最容易接受的方式。

交流结束，晚饭的时间，大家的话题不约而同地又回到蔡老师身上，回到了 30 年前大家坐在教室里当小学生的时候。

这次交流结束后，柳老师在工作室微信群发出了王国维的治学三境界："古今之成大事业、大学问者，罔不经过三种之境界：'昨夜西风凋碧树。独上高楼，望尽天涯路'，此第一境界也。'衣带渐宽终不悔，为伊消得人憔悴'，此第二境界也。'众里寻他千百度，蓦然回首，那人却在灯火阑珊处'，此第三境界也。"柳老师还留言："在上世纪八、九十年代，我领办'两会'，又办学、'下海'，丢下虚名，成了'民办教师''民间医生'，方换来了'著述等身'，才有了这次纪念活动（注：指纪念柳氏医学流派创始人柳吉忱先生诞辰 110 周年座谈会暨学术传承研讨会）的成功举办。从柳氏医派丛书的出版，到柳氏医派被学界认知，因'择徒难'迟开的工作室也开了，用肖培新老师的话讲，我有些急。是的，又带临床，又授课讲座，又布置小作业、大作业。而作为第三代，守正传承、细化在你们了！中医没有急功近利，我让你们做的是'功课'。你们的师祖没见着柳氏医学丛书的出版，生前也没想到在他老人家诞辰110周年会有以他老人为师祖的纪念活动。要记住，一个患得患失的人，难有人生三味。我的成功之处，靠的是一种'修为'，是一步步走出来的，不是空想出来的，靠的是'只求耕耘'的定力和修为！要求你们个个成为柳少逸不现实，可你们是个群体啊！'机不可设'是告诉你不要空想，'机在其空'，是告诉你们要抓住机会啊！我很累了，毕竟是快八十的人了，你们也不年轻了，把王国维人生三境界再发给你们，细细品味吧！"对学生成才的焦灼之情显而易见。对于弟子名分和传承的话题，柳老师又留言道："上月20号（注：指柳吉忱先生诞辰110周年座谈会暨学术传承研讨会），也算是我'交棒'的一个'仪式'！能否突破那个历史的周期率（注：医不过三代之说），我要讲的话在这开工作室的一年中也都讲了，尤其是我在昨天午餐时说的一番话。工作室的带教，如果不能有学术及思想上的升华，就只能是进修学习了，将不会出实际的名堂。跟我实习的、听我课的、我校的学生，我都有老师的名分，但这些学生严格讲不能算是弟子，更不用说是传人了！我之所以称是吉忱公传人，是因我传承其学，整理出版了其五部书；我为永昌公传人弟子，是因我承其术，而有其经验结集《纂论》出版；我之所以称为维辉公的弟子和传人，不是因为他收了我为弟子，而是我研其学，创立了'中国象数医学理论体系'，出版了《中国象数医学概论》；我之所以能成为'柳氏医学流派'之传人，是我于学术上有继承、有创新。所以传人、弟子不是谁授的，也不是自封的，是由你的修为决定的。如果连柳氏医学流派的概况都'不顾'，更不关注实际内容，连本派的书都没认真地学习读透，若还称为柳派弟子，不汗颜吗？我一生务实，若还有话说，就是要你们再思索解读一下'校训''师训'吧，我是用一生的言行来践行的！"

看了柳老师的留言，蔡老师跟言道："说得对！弟子传人不是指定的，是能对医派的学术思想和医疗体系以及临证特点进行基本继承和解读的人，这才是弟子传人！"继而又劝慰柳老师道："他们慢慢会长大的！文是基础医是楼，要想盖大楼，就得先打好基础！文史哲基础已经有点晚了，来不及了，那就得打好医典基础！我看你目前做的工作有点偏差，你们太急了，要穿插着适当地安排读经典，有些内容要背过！"转而对同学们说，"你们别急求求成，现在重点不是总结的时候，现在是让你们读书的时候！不是仅读柳氏的著作，而是还要读经典，没有经典的基础，想继承柳氏医派是不可能的，就只会继承一方一法的皮毛！现在读医典，写认识！而不是写怎么用柳氏的一方一法看病，临床取得了什么疗效，如果这么走下来，就长不大了，就只能由一方一法一病，到几方几法几病，所以要合理定位。学习的内容也要定位，踏踏实实地埋头读几本书，再来看柳氏医著和柳氏临证就简单多了！"回过头来又对柳老师说，"你只知道急，就像看病一样，你不顾他们的病根所在，只是着急着逼，是没有用的！逼太急了，不但于事无补，反而适得其反！要纲举目张，抓根本！"

这就是蔡老师，她不仅为学生成长着急，她更为柳老师焦灼的心情而着急。

视名利淡如水，看事业重如山，甘为人梯，举人过己，几十年如一日，蔡老师甘为绿叶呵护鲜花绽放！

四、仁心仁术 大爱无疆

1987 年，吉忱公创办山东扁鹊国医学校，蔡老师支持柳老师变卖家产，筹资办学。在此后的 20 余年时间里，她呕心沥血，殚思极虑，为学校的发展而贡献智慧，最终发展成为现在的山东烟台中医药专修学院。尤值得称道的是，学校对于残疾学生的学费不是减就是免，正是由于蔡老师的甘为人梯，爱心无限，才推动了有些身有残障的学生经过刻苦学习，最终学业有成。

蔡老师在莱阳中心医院工作了 20 个年头，1995 年 5 月调到山东烟台中医药专修学院任副院长并筹建了该院门诊部，出任主任、首席专家。蔡老师坚持常年为百姓治疗，她有好多农村朋友，这些朋友都曾是她的病人或病人家属，她的很多研究课题都得益于这些农民朋友。她告诉他们怎样就地取材预防疾病，怎样走出饮食误区，患病后怎样忌口……有学生如此评论："蔡教授始终将目光聚焦在老百姓需要的问题上。"

自 2007 年以来，蔡老师支持柳老师与莱阳市残联联系，采用"残联补一点，学校免一点"的办法，培养残疾青年 4 期 40 余人，让他们学习保健按摩师技术，学费全部由学校承担。此外，学校还引进了制陶项目，让残疾青年学习制陶技术，一旦学成，将为他们开辟出一条生存之路。许多残疾青年通过在学校的学习有了一技之长，找到了理想的工作，充分实现了人生的价值。

2009 年，柳老师萌发创办复健医院的想法，征求蔡老师的意见，蔡老师不假思索，欣然同意，二人捐出全部家产，创建复健医院，这是一所致力于为残疾人康复服务的综合医院，没有一丝报酬，没有政府的一分钱奖励，真正意义上的裸捐。常言道："儿女有出息，留钱没有用，儿女没出息，留钱是祸害。"这话看似平淡，却富哲理，发人深思，堪称格言。现在，她除了每天的诊务外，还要为医院的发展操劳。她对子女们是这样说的："社会上有爱心的人很多，他们不知道爱心怎么表达，我是个老师，也是个医生，我了解残疾人群体，如果说病人是弱势群体，残疾人就是弱势群体中的弱势群体，不帮助他们，我做不到。"

2010 年 7 月，蔡老师出任复健医院院长。"认认真真做事，老老实实做人；真诚地为患者奉献每一天。""最大限度地保护病人利益的同时，也就最大限度地保护了医院的利益。"这是对医院工作人员和学生们的要求，也是她对事业追求的真实写照。蔡老师年逾花甲，天天坐堂，隔三岔五还要到医院查房，还要照顾老态龙钟的父母，挤时间去看看孙子孙女，忙得连轴转，一天下来，疲惫不堪，浑身像散了架似的。然因于对中医事业的追求，对残障病人的呵护，她从无怨言，从未觉得累。

2010 年，经初步统计，莱阳市 10 岁以下的脑瘫儿童有 170 余人。2011 年至 2012 年，就有 100 余人来院接受复健。这些残疾儿童倍受命运捉弄，他们像小鸟，被狂风折断了翅膀，他们像小花，被暴雨打坏了脸庞。他们是那么无助，无奈，在死亡线上苦苦挣扎，过着"炼狱"一般的生活。每个残疾儿童都是一首凄楚的童谣，每一个残疾儿童都有一个不幸的家庭，每一个不幸的家庭都有一个悲惨的故事，正如白居易《观刈麦》所写的那样："听其相顾言，闻者为悲伤。"

人类是大自然最完美的创造，每个人都应在自己的生命中去体验他人生命的存在，这就需要有悲天悯人的胸怀。恩师伉俪推崇文化认同的人才理念，根本原因在于他们做的是仁慈的事业。"医者，仁术"，一个好的医生的境界在于信誉和信赖。复健人都知道，恩师伉俪的人际圈子里，好多人都是从看病问药开始，从做学问到做朋友的。当患者把你当作知心朋友或者良师益友的时候，其实是对你做人和医技的认同。因此恩师伉俪特别要求员工不要商业化，医务工作者的天职就是救死扶伤，治病救人，医务人员要有社会责任感、社会使命感。"天下之至重惟命，慎思之，不尚名医；医理之极微务精，博学之，当为明医。"这是恩师伉俪为复健人确立的职业品位。志同道合，文化认同，形成向心力才能一起做一番事业。《三国志》云："功以才成，业由才广。"所以恩师伉俪在引进人才、培养人才、对待人才方面的做法是：综合考核，科学评定；只要有品能，就要给机会；只要有业绩，就要给舞台；

敞开胸怀，广纳贤才；关心人才发展，创造人才环境。此即宋·欧阳修"任人各以其材而百职修"之谓。复健医院的员工、学生都以恩师伉俪为榜样，每一个人都在努力成为人才，都在不断进取，否则就要让位于比自己强的人。久而久之，潜移默化，恪守医道尊严，视病人如亲人，成了自觉自然的行动。复健医院自建院至今，所有医生门诊不收挂号费。

恩师伉俪传承吉忱公、永昌公的临证经验，参考古今中外有关康复医学方面的文献资料，遵吉忱公"三知"（知方药，知针灸，知推拿）立身之嘱，形成了"杂合以治，四'方'交融"的学术特色，并应用于复健医学，从而创建了中医复健医学体系，并将之融入整个医疗工作之中。柳氏复健内治法，是在辨证论治理论指导下，对脑性瘫痪及各种原因导致的肢体残障病人进行治疗的一系列有效方药；柳氏复健技术，是运用独具柳氏特色的针灸法、推拿法、罐治法、刮痧法、膏摩法、药浴法、食疗法、音乐导引法、情志疗法以及现代康复手段，对脑性瘫痪及各种原因导致的肢体残障病人进行系统地康复治疗的技术。通过专业的康复治疗，很多患者都有很大的好转，还有很多康复患者已经治愈并融入社会正常生活。

对学生，她诲人不倦；对病人，她视若亲人。大医精诚，崇敬事业；大爱无疆，敬畏生命。由此而铸就了蔡老师的大医方家品格。

五、巾帼名医　当世鲍姑

历史上曾出现过不少知名的中医大家，而医术精湛的女医生则少之又少，晋代的鲍姑是其中十分抢眼的一位。鲍姑与西汉的义妁、宋代的张小娘子和明代的谈允贤被后人尊称为古代四大女医。鲍姑（309—363），名潜光，今山西长治人。其父鲍靓喜好道家养生，擅长炼丹，亦官亦道，在担任广东南海太守期间结识了来自江苏的葛洪（284—364）。因两人都笃信道家和擅长炼丹，有着共同的志趣，鲍靓便收葛洪为弟子，葛洪借此得以认识了小他 25 岁的鲍姑。待鲍姑长大后，鲍靓将女儿嫁给了葛洪，史书将此事记载为"见洪深重之，以女为妻"。婚后葛洪与鲍姑两人就在广东罗浮山一带行医炼丹，治病救人。鲍姑医术精湛，尤擅针灸，成为有史以来第一位名载于史书的女针灸学家。据传，她因经常采用广州越秀山下红脚艾作艾绒进行灸疗治疾，后人便尊称鲍姑为"鲍仙姑"，而将红脚艾称为"鲍姑艾"。后世为颂扬鲍姑，在广州越秀山麓的三元宫里，设鲍姑殿，塑其金身，用以纪念这位女医生。

　　葛洪的《肘后备急方》为医者熟知。事实上，葛洪还编写过多部医学著作，在这本书前曾撰写成 100 卷的《玉函方》，后摘录其中可供急救医疗和实用有效的"易得方药"，编成 8 卷共计 70 篇，形成了后人经常引用的《肘后备急方》，被誉为"中国第一部临床急救手册"，对后世医学发展起到了巨大的推动作用，可谓影响深远。2015 年屠呦呦研究员因发现青蒿素治疗疟疾的新疗法被授予诺贝尔生理学或医学奖，这项重大医学研究最开始就是受到该书"青蒿一握，以水二升渍，绞取汁，尽服之"记载的启发。

　　与葛洪不同，鲍姑没有留下医学专著，但《肘后备急方》的内容包括针灸医方 109 条（含灸方 90 余条）。因为葛洪擅长炼丹和道家养生，而针灸非其所长，故后人据此推测与针灸相关的部分当系鲍姑所撰。换言之，鲍姑虽然没有留下专门的著作，但其灸法经验、药理知识等已融汇到了《肘后备急方》中。可以说，是葛洪与鲍姑这对夫妻共同完成了《肘后备急方》这部巨著，他们也成为中国历史上罕有的"名医伉俪"。

　　柳、蔡两位老师就是一对志同道合、相濡以沫的"名医伉俪"。贤伉俪相敬如宾，举案齐眉，鱼水相逢，琴瑟和鸣，夫唱妇随，心心相印，同操医术，救死扶伤，活人无数，口碑如潮，共创柳氏医派之辉煌。有一次笔者在场，师伯王树春教授揄扬恩师才华横溢，恩师却道："我们两人不论上班、下班、吃饭、散步，我们连半夜睡醒了都能聊几句中医理论、疾病诊疗，除非两口子都是医生，谁能做到？我俩加起来，比别人多用了四倍的时间钻研，谁能做到？哪有什么才华，用心而已！"

　　柳、蔡二师就是当代的葛洪、鲍姑。不过，与鲍姑不同的是，鲍姑没有留下医学著作，而蔡老师却著作等身，撰有《蔡锡英医话医案选》（待版），主编有《齐鲁名医学术思想荟萃》《回春集录》等专著。实际上，恩师的每一部大作，都凝结了蔡老师的智慧和汗水。恩师贤伉俪合作撰著了柳氏医派的代表性著作，但有时两人署名，有时蔡老师则甘愿做幕后英雄。恩师曾戏语蔡老师是其第一策划和责任编审。或许，后世人们探讨柳氏医派的时候，也会像研究葛洪伉俪那样，为蔡老师寻求"名分"？

　　正是因为蔡老师在中华文华宝库中挖宝，汲取儒释道的精髓而具有了畅游古今的能量，才促使她与少逸先生一起"成不成之功，完难完之业"，促进柳氏医派的升华，共创柳氏医派的辉煌。如同柳老师一起创建了"中国象数医学"和"内伤性疾病病机四论"理论体系。而蔡老师尤以"病机四论"理论研究为著，并结合临床实践而得以深化。也正是她对"柳氏医派"理论和临床的研究，完善了柳氏病机四论的概念及学术体系的内涵，从而成为柳氏医派的领军人物。诚如近期柳老师对工作室的学员所言："若说柳氏医学流派像一列行进中的火车的话，这列'柳氏号'当然是家父吉忱公所创立的，而我就成了这列车的司机，而你们蔡老师就是这列火车的辛苦司炉了。"此言形象说明了蔡锡英大夫在"柳氏医学流派"中的地位和做出的突出贡献。

蔡教授崇尚"大医精诚"的为医理念，不慕虚名，真诚服务于患者。从医40余年，其德医双馨的品格具有极高的社会影响力。"认认真真做事，老老实实做人，真诚地为患者奉献每一天"是她对工作人员和学生的要求，也是她对事业追求的真实写照。桃李不言，下自成蹊，其事迹先后收录入《世界名人录》《中国当代中医名人志》《世界优秀医学专家人才名典（中华卷）》《中国大陆名医大典（第二卷）》和《中国特色名医大辞典》等书中。

刘玉贤

纪念柳氏医学流派创始人柳吉忱先生诞辰 110 周年座谈会暨学术传承研讨会《柳吉忱中医四部经典讲稿》首发式会议纪要

2019 年 10 月 20 日，是柳氏医学流派创始人柳吉忱先生诞辰 110 周年纪念日，又恰逢中国中医药出版社《柳吉忱中医四部经典讲稿》出版，柳氏医派传承工作室筹划主办了"纪念柳氏医学流派创始人诞辰 110 周年座谈会暨学术传承研讨会""中国中医药出版社《柳吉忱中医四部经典讲稿》首发式"，于纪念日当天在莱阳丽都山庄启动。

本次活动分三个单元：座谈会、首发式和研讨会。座谈会和首发式于 20 日上午在丽都山庄凯悦厅举行，研讨会分别于 20 日下午、21 日在莱阳复健医院会议室举行。

这次活动的主要精神就是践行习近平总书记关于"传承发展中医药事业"的伟大号召，传承柳吉忱先生"恪守医道尊严""全心全意地为人民服务"的职业精神，继承和发扬先生赤诚爱国、自强不息、奋发有为的优良传统和中医药学术。

20 日一早，与会的领导和嘉宾陆续来到会场，参加上午举行的座谈会和首发式。8 点 30 分，柳吉忱先生的亲属们分别与出席会议的领导、朋友、工作室的同学们合影留念。

9 点 20 分，开幕式正式开始。各级领导及先生的亲属代表、学生代表、家乡人代表、老同事代表和朋友共计 114 人应邀出席。

中国中医药学会儿科专业委员会原主任委员、全国劳动模范、国家荣誉奖章获得者、山东省卫生厅原副厅长张奇文教授；中国中医药信息学会副会长兼秘书长、国家中医药管理局原办公室副主任徐皖生先生；烟台市卫生健康委员会中医科桑忠军科长；莱阳市卫生健康局朱向前副局长；柳吉忱先生哲嗣、柳氏医派第二代传承人代表柳少逸先生等出席开幕式并讲话。

出席会议的还有：原国家中医药管理局科教司处长、中医师资格认证中心主任助理赵来喜先生；《中国中医药报》主任记者周颖主任；原山东省中医药学校教务处主任、药用植物学专家徐寿长教授；栖霞市委宣传部林新忠副部长；邹城市卫生学校校长高纯金教授；菏泽家政职业学院招办主任王大鹏教授；烟台市莱阳中心医院刘爱玲院长；莱阳市民政局党委副书记、副局长李成喜；长岛县海洋药物研究所所长、高级工程师谢在佩教授；烟台市茆和堂中医脑血管病医院于忠和院长；原栖霞市旅游局局长、史志办主任刘明久先生；栖霞市图书馆李玉光馆长；栖霞市文化馆衣小惠副馆长；莱阳市中医院院长王建涛主任医师；原莱阳市教育局夏仁军局长；原莱阳市科协牟炳燕主席；莱阳中心医院张洪信主任、黄天瑞主任、黄盛金主任、孙凤翠主任、刘剑超主任；莱阳卫健局中医科车丽强科长；原莱阳市妇保院书记李超主任药师；莱阳中医院眼科陈延国主任；原莱阳开发区医院王智焕副院长；柳吉忱先生90岁的二女儿柳艳贞、73岁的小女儿柳洁贞；先生的儿子柳少逸、儿媳蔡锡英和众亲友。另第三代传承人代表日照市东港区卫健局副局长汉敬德副主任中医师，五莲县中医医院党委副书记刘玉贤副主任中医师，亳州职业学院教授、保和堂第九代传人张超伟，莱阳复健医院院长王永前及传承工作室的学员李卓睿、蒋泉涛、王爱荣、李萍、柳朝晴、孙忠强、陈安玉、任帅花、叶新颖等，连同扁鹊学子代表共同参加了会议。

会议由莱阳市广播电视台徐鸿主任主持。她首先就举办本次会议的精神和目的向大会作了说明，并依次介绍了与会的各位领导和来宾。

接下来在主持人的带领下，与会人员通过大屏幕播放的"纪念柳氏医学流派创始人柳吉忱先生诞辰110周年"幻灯片：共同追忆了柳吉忱先生光辉的一生。会议从先生出生、求学、拜师学医、抗日革命、以医为掩护策反伪军起义、出任县医院院长、负责莱阳专区中医进修班、创建专区人民医院（现烟台市莱阳中心医院）中医科、出任专区人民医院中医科主任、课子带徒、著书立说、临床科研、办学兴教，一幅幅场景真实再现，共同缅怀先生的业绩。

主持人讲到，"秋日是收获的季节，都说春种秋收，柳吉忱先生播下的种子，历经三代门人的发展和传承，如今已经开花结果，一派欣欣向荣的景象。柳门弟子在各自的工作岗位上，继承先生的优良传统，辛勤耕耘，造福于一方百姓。""观柳吉忱先生的一生，他真正用行动给我们诠释了什么叫做医者仁心，什么叫文化自信，什么叫爱党爱国。先生的一生令我辈高山仰止，景行行止，柳吉忱先生作为前人，已经给我们栽下了一株绿柳，我后辈当继续努力，浇水耕耘，让柳氏医学继续发扬光大，长成参天大树，形成一片绿荫，造福一方百姓！"

其后，柳氏医学流派集大成者、第二代传承人代表、柳吉忱先生哲嗣柳少逸教授向与会来宾致欢迎词。柳教授首先代表家人和柳派弟子对与会的各位嘉宾的到来表示欢迎，并对就本次活动的如期召开向各级政府领导，尤其是原卫生厅张奇文副厅长以 85 岁高龄入会并撰文表述吉忱公对中医事业的贡献；还有国家中医药管理局徐皖生主任、赵来喜处长，中国中医药报社周颖主任等贵宾的到来，表示了诚挚的谢意！

他说，"今天（柳吉忱先生）这四部经典讲稿的出版发行，让我们见证了解放初期国家对中医人员经典理论学习的重视。感谢中国中医药出版社对《中医四部经典讲稿》的出版发行，特别感谢出版社肖培新主任当年来'胶东淘宝'，出版发行'柳氏医学丛书'二十余部，发掘'胶东柳氏医学流派'，提出该派的学术思想和学术特点，促成'柳氏医派传承工作室'的建立，以此完善该学派第三代梯队建设。感谢中国中医药报社周颖主任、国家中医药管理局赵来喜处长，均对该学派学术体系的发展给予了极大的关注和帮助。"柳教授同时表示，中医事业的发展，中医学术水平的提高，中医学的有序传承，任重道远。今天的活动，不单纯是一次缅怀吉忱公的纪念活动，更是要求柳氏医派的传承人要像吉忱公那样具有"恪守医道尊严，明确医疗目的""全心全意地为人民服务"的职业道德精神，推动中医学术的传承更上一层楼。

接下来，烟台市中医药管理局桑忠军科长致辞。烟台市是全国中医药工作先进市，烟台市卫生健康委员会和市中医药管理局领导一贯重视中医药发展，2016 年，授予柳少逸教授"烟台市名老中医"称号，也多次在有关会议上强调，应当切实加强柳氏医派经验的继承和发扬。作为民间组织，"柳氏医派传承工作室"立足中医药文化传承，大张旗鼓地举办名老中医前辈的学术传承座谈会，这在烟台尚属首次，起到了很好的示范作用，这是贯彻习近平总书记关于中医药事业发展的要求和文化自信的深刻体现。桑科长表示，今后将进一步做好名老中医的学术传承工作，支持柳氏医学流派在学术传承工作中走得更远。

张奇文老厅长发表了题为"传承名医学术，推进中医发展"的主旨讲话。张教授是中国中医药学会儿科专业委员会原主任委员，全国劳动模范，国家荣誉奖章获得者，原山东中医学院（今山东中医药大学）党委书记，原山东省卫生厅副厅长。张厅长早年与柳吉忱先生在学术活动中多有交集，山东中医学会成立之初，张厅长是昌潍地区的理事，柳吉忱先生是烟台地区的理事，张老以耄耋之躯亲临座谈会，足以说明老前辈们对柳氏中医的情怀、对中医事业的情怀。

张老首先追忆了二十世纪六十年代与吉忱先生同为山东省中医学会理事期间的学术交往以及柳吉忱先生负责中医进修班的情况。他评价柳吉忱先生，"是建国后不可多得的中医人才，一生为中医药教育、医疗、学术研究做出了极大贡献""柳吉忱先生不仅是建国后中医教育的先行者，更是建国后民办中医教育的开创者"。

他说，柳吉忱先生"师承名医，学贯古今，理论研究坚持'三必'有源（理必《内经》、法必仲景、药必《本经》），临证坚守'三知'立身（知方药、知针灸、知推拿），学术特点鲜明，'以方证立论'，澄心用意，穷幽造微，审证候之深浅，明药性之紧缓，制方有据，奇效若神。""中西汇通，临证参西不悖中，师古不泥古"，并介绍了先生临床有机运用辨病与辨证治疗多种杂病的成熟经验。张老认为，柳吉忱先生"以其成熟的医疗经验，完善的理论架构，自成一系，极大地丰富了中医学的内涵而当之无愧地成为柳氏医学流派的奠基者。"张老高度评价了先生，"不仅是一位师者，一生勤奋，山东诸多名医皆出自其门下，堪为师表；又是一位医者，74岁才离职休养，栖身医林几十载，一生救人无数；更是一位学者，躬耕杏林，著述等身，至离世前几天还在著书立说；还是一位贤者，毕生以医德为重，以'济生'为己任，以解除病人痛苦为最大的快慰；作为一个爱党爱国者，虽中庸之道为其一生之立身，仁以为己任为其一生之立品，但当外虏入侵之时，吉忱先生虽一介书生，然仍舍生忘死从事抗日工作，彰显出对国家、对民族之大爱。"

张老还谈到，因为与柳吉忱先生的学术渊源，而有了与少逸先生的师生之缘。张老还以其学术洞察力，分析了"柳氏一派临证崇尚经方，博极时方，读仲景之书而察其理，辨后世之方而明其用及'经方头时方尾'"是柳氏医派的处方特点。

张老高度赞赏柳氏父子"慈悲悯人，不忘医学的公益性，不断完善儿童脑瘫中医康复体系，使高致残疾病儿童脑瘫有了成熟的康复治疗方案，主导的小儿脑瘫康复项目，荣获山东省第六届慈善奖——最有影响力的慈善项目。"

最后，张老肯定了今天这个活动，符合当下中央发展中医药之精神，也顺应了中医学传承需求，很重要，也很必要。

其后，莅临会议的原国家中医药管理局徐皖生副主任也做了题为"不忘先贤，薪火传承"的重要讲话。徐主任多年来一直关心我们山东省的中医药事业发展，近几年来，对柳氏医学的传承也给予了很大的支持；徐主任现任中国中医药信息学会副会长兼秘书长，热心学会工作，关心中医药的传承与发展，昨天在石家庄开会，会后连夜赶到莱阳，这足以说明他对柳氏医派的肯定和支持。

徐主任高瞻远瞩，他讲"近年来，习近平总书记先后多次针对中医药的传承和发展发表过指示，《中医药法》及其相关配套细则逐步出台，使中医药的学术传承工作有了方向，有了动力。尤其是随着国家'一带一路'大战略的实施，中医药文化作为中华民族优秀文化的代表，被世界所接受，成了国家名片、民族文化名片。随着各级政府对中医药工作的不断推进，中医药事业又呈现出百花齐放的大好局面。""医学流派在中医药学的传承和发展过程中发挥了重要的作用，而柳吉忱先生创立的柳氏医学流派，是中医学众多流派中的一朵奇葩，为山东中医学乃至中医学的发展添写了精彩的一页。""胶东柳氏医学流派的传承脉络清晰，理论体系完整，临床效果肯定，学术思想成熟，学术架构合理，学术著作丰富。""柳氏医派的传承，不仅仅是'术'的层面的传承，更有'道'的层面的传承。"

徐主任指出："胶东柳氏医派内容丰富，与其创始人柳吉忱先生所倡导的'知方药、知推拿、知针灸'的学术架构是一致的。临床治疗涉猎内、外、妇、儿、眼等诸科，治疗手段不仅有方药，更是涉及针灸、推拿、艾灸、刮痧等诸多适宜技术；且以有效而成熟的方法治疗脑瘫、癫痫等疑难病。"

"当前中医药的传承和发展已经上升到了国家层面，国家对中医药事业的重视达到了前所未有的程度，全国中医药大会即将召开。我们中医人要借《中医药法》贯彻实施的东风，借全国中医药大会胜利召开的契机，自强不息，干实事、干正事，下实功夫，我们的中医事业才能发展得更好，才能不辜负党中央对我们的信任，不辜负人民群众对我们的热切期盼！相信通过这次会议的召开，柳氏医派一定能够得到更好的传承和发展，一定能够发扬光大，为中医药学术的繁荣和发展做出应有的贡献！为'健康中国'战略的实施做出应有的贡献！"最后徐主任强调，"柳吉忱先生的学术尚需进一步发掘、整理、传承，胶东柳氏医派非常有必要进行传承和发扬。搞好诸如柳氏医派等学术流派的挖掘，是一件非常有意义的事情，需要大家共同努力做好，共同为柳吉忱先生等老一辈中医人未尽的事业而努力！"他说，"今天的这个活动意义重大，大家能聚在一起，充分体现了大家传承和发扬中医事业的决心和信心，我相信柳氏医派一定能够发扬光大，一定能够在中医学中占有重要地位。"徐主任的讲话高屋建瓴，使与会人员深受震撼。

新中国成立初期，百废待兴，中医药人才尤其缺乏，柳吉忱先生临危受命，举办中医进修班七期，为山东省中医药学校（现山东省中医药高等专科学校）初期师资队伍建设和胶东地、县级医院中医科的成立提供了技术人才保障；退休后，又举办山东扁鹊国医学校，培养中医药人才近万人，开创了新中国成立后民办中医教育之先河。柳吉忱先生将柳氏家训赋予新意作为师训，以扎实的学风和教风，培育出了大批中医栋梁。原国家中医药管理局科教处处长、中医师资格认证中心主任助理赵来喜先生，详细介绍了扁鹊学子执业医师资格考试所取得的优异成绩，以此缅怀柳吉忱先生对中医教育做出的贡献。他说，"柳吉忱先生是中医大家，对中医药教育事业做出了不可磨灭的贡献。他解放初举办的七期进修班，是中医进修学校的前身，当时都是自编教材授课，这些教材也成了后期本科院校教材的基础。""退休后又举办了扁鹊国医学校，这足以体现老先生对中医教育事业的极端热爱。老先生穷其一生举办教育，极大地缓解了基层中医人才的短缺局面，他的这些学生如今已成'气候'，柳氏医派后继有人了！"在其后的电视访谈中，赵处长谈道，"老先生虽然故去了，但他对后学的影响是长期的，他编写的教材是建国后统编教材的基础。老先生的品格值得我们永远敬仰"。

柳吉忱先生生于栖霞，长于栖霞，日军侵犯我胶东大地民族危亡之时，先生一介书生，以医为掩护，投身革命，曾深入炮楼成功策反，令一个中队伪军起义。其要求中医师要"知方药、知针灸、知推拿"，其承传和发展起来的柳氏广意派小儿推拿术，被纳入栖霞市非物质文化遗产保护名录。先生是栖东县医院的创立者，是栖霞县医院的元老之一，是莱阳中心医院中医科的创建者，为医院的发展做出了巨大的贡献，先生对于工作单位、中医事业、提携后学诸方面的作为为后人称道，令人敬仰。先生传承下来的中医技术造福了一方百姓。栖霞市委宣传部副部长林新忠，烟台市莱阳中心医院院长刘爱玲，莱阳市民政局副书记、副局长李成喜，莱阳市卫生与健康局副局长朱向前，都先后做了发言，缅怀先生对中医药事业发展做出的巨大贡献。朱局长说，"先生后半生都在莱阳，可以说他从栖霞来到这里，让我们当地老百姓受益良多。接下来我们要好好研究一下传承方法，扎实做好学术传承工作"。林新忠部长还代表家乡人向柳氏医派赠送了书法楹联，以表达对先生的敬意。

柳吉忱先生是在退休后，以78岁高龄接受山东省中医界的重托，创办山东扁鹊国医学校的，时任莱阳市教育局局长的夏仁军先生也做了发言，他说，"扁鹊国医学校创造的几个第一，至今无人超越。一是建国后莱阳市第一家社会办学；二是莱阳市第一家国家承认学历的民办学校；三是办学层次高，民办非学历高校；四是为日本培养中医研修生，开创了我市外向型教育的先河；五是中医自学考试及格率全省第一。"最后，夏局长还赋诗一首："中医国粹柳氏派，全心为民治病脉；率先创立扁鹊校，复健民生不忘怀。全国自考省榜首，治学严谨为表率；留下经典千万条，胜过千金珠宝财。一代创始柳吉忱，跨过世纪勋功在。二代继承柳少逸，父辈医德盛花开。三代四代紧跟上，医术医德放光彩。待到中国梦实现，柳氏名医遍中外。"以表达对先生的景仰和怀念。

座谈会后，举行了简朴而隆重的首发仪式。柳氏医派传承工作室向与会人员赠送了柳吉忱先生编著、柳少逸整理、中国中医药出版社出版的《柳吉忱中医四部经典讲稿》和《柳吉忱诊籍纂论》。

中国中医药出版社是直属于国家中医药管理局的唯一国家级中医药专业出版社，为规模最大、最权威的中医药专业出版机构，是全国百佳图书出版单位。原定出版社资深策划肖培新主任出席首发式，然而就在前一天，肖主任接到紧急任务需前往塞尔维亚，在赶赴目的地的飞机上，肖主任发来了他拟演讲"根植传统文化，弘扬中医学术"的幻灯片，全文较长，限于时间关系，现场没有全文呈现，主持人徐鸿主任向会议进行了转述。

——肖主任认为，"中医药作为我国独特的卫生资源、潜力巨大的经济资源、具有原创优势的科技资源、优秀的文化资源和重要的生态资源，在经济社会发展全局中有着重要价值和作用。""在现代，没有哪一方面的科技像中医一样，与中国传统文化渗透得这样深入，以致于无法分开。""文化需要积淀，历久弥新，历久甘醇。中医学术也需要积淀，经得起实践的检验。积淀的表现形式是书，但不局限于书。"肖主任呼吁，要"关注中医药人才培养，构建阶梯性传承模式"，他认为"中医药人才是我国中医药事业发展的根基和保障，也是中医药传承与创新的第一资源。只有培养一大批高素质中医药人才，才能为充分发挥中医优势和特色提供强大的人力资源支持，才能进一步发展学术，使中医药事业兴旺发达、代代传承。基于人才成长规律，要构建阶梯性传承模式。"同时，肖主任认为，要"关注历史阶段性成就，构建了全领域传承模式"，其方法就是"弘文化，读经典，跟大医，做临床"。通过肖主任的这篇文章，我们就明白了，为什么中国中医药出版社会多次动员，最终促成柳少逸教授传承工作室成立了。

——对于古典医借，肖主任强调，"中华医药源远流长，中医药理论博大精深，学说纷呈，流派众多，要想真正理解、弄懂、掌握和运用它，博览、熟读历代经典医籍，深入钻研，精思敏悟是必经之路。古往今来，凡是名医大家，无不是在熟读精研古籍名著，继承前人宝贵经验的基础上，厚积薄发，由博返约，而成为一代宗师的。"由此，我们也明白了出版社为什么要出版《柳吉忱中医四部经典讲稿》了。

——讲到出版，为什么要"选择现代中医泰斗级人物及在中医药界具有较大影响者"，目的是"通过他们的经历，展现中医的发展现状，展现他们平凡而又靓丽的人生——这是历史长河中的水滴，但是可折射出二十世纪的光彩。"

可见，《柳吉忱中医四部经典讲稿》之所以能出版，是出版社把柳吉忱先生放到了"中医泰斗级人物"或"在中医药界具有较大影响者"的位置。

——文章的最后，肖主任呼吁"继承、弘扬传统文化和中医药文化刻不容缓。"

我们感谢肖主任、感谢中国中医药出版社，他们以对中医负责、对社会负责的态度，发现柳氏医派、发掘柳氏医派、弘扬柳氏医派，最终达到"继承、弘扬传统文化和中医药文化"的目的。在这里我们也郑重地向柳吉忱先生承诺，我们认识到了传承和发展"刻不容缓"！

首发式之后，柳氏医派第三代传承人代表刘玉贤副主任医师围绕"纪念柳氏医派创始人柳吉忱先生"这一主题，对柳氏医学流派做了简要概述。他说，"称为医学流派，必须具备几个要素：完整的理论体系、鲜明的学术特点、明确的学术思想、合理的学术架构、卓有成效的临床效果、彰显以上诸方面的著作。"

柳氏医学流派是由柳吉忱、牟永昌、柳少逸、蔡锡英等及其门生几代人，经过近百年的辛勤耕耘，深究博采，磅礴会通，传庚接续，不断总结完善发展起来的，理论体系完善、临床方法成熟、知识结构全面（"知方药、知针灸、知推拿"）的医学派别。流派发源于栖霞，成熟于莱阳，以烟台为主，辐射全国，影响及于东瀛。

他说，"柳氏医派传承脉络清晰。以流派集大成者柳少逸先生为主线，其业师（即其父）吉忱公，师承晚清贡生儒医李兰逊先生；其蒙师牟永昌公，师承其父晚清秀才儒医牟熙光先生；其学师陈维辉公，师从儒医徐养浩先生。柳氏医派有着世医形成和师承脉络双重特点的学术渊源。"

——柳氏医派有明确的代表人物：流派创始人、奠基者柳吉忱，流派集大成者柳少逸，流派领军者蔡锡英。

——柳氏医派学术特点鲜明，有四大特点：天人相应、崇尚经典、内外并治、针药兼施。

——柳氏医派特征突出，有八大亮点：取法乎上，国学筑基；由源及流，以道统术；天人相应，形与神俱；古今贯通，中西兼容；四诊合参，首重色脉；三"辨"合一，治病求本；谨守病机，各司其属；杂合以治，四"方"交融。

——柳氏医派学术思想明确：概括为"三观"，"四论"，"一法则"。"三观"，即天人相应的整体观，形神统一的生命观，太极思维的辨证观；"四论"，即老年退行性病变的虚损论、功能失调性疾病的枢机论、器质性病变的气化论、有形痼疾的痰瘀论；"一法则"，即"理必《内经》，法必仲景，药必《本经》"的临床基本法则。

——柳氏医派学术架构合理：由其创新的"中国象数医学体系""内伤性疾病病机四论体系""太极思维临床辨证论治体系""中医复健医学体系"和"以方证立论"法式临证体系组成。中国象数医学：以医道－医术－医学（狭义）为核心的理论体系；内伤性疾病的病机四论体系：由老年退行性病变的虚损论、功能失调性疾病的枢机论、器质性病变的气化论、有形痼疾的痰瘀论组成；太极思维临床辨证论治体系：是宗《黄帝内经》"审其阴阳，以别柔刚"及张景岳"善补阳者，必阴中求阳，则阳得阴助而生化无穷；善补阴者，必阳中求阴，则阴得阳升而源泉不竭"之理，在太极思维方法的指引下，运用医学系统方法，经广泛的临床实践而形成的临床辨证论治思维模式；中医复健医学体系：由复健内治法和复健技术两方面组成，复健技术又包含柳氏广意派小儿推拿术、医经学派成人推拿术、脑瘫病中医治疗康复技术体系、医经学派灸术（《扁鹊心书》灸法）、医经学派针术（《黄帝内经》针法）等。

——柳氏医派代表性著作丰富：有30余部中医专著，400余篇学术文章。

座谈会和首发式历时140分钟，于11时40分圆满结束。中国中医药报主任编辑、主任记者周颖主任于昨天下午从北京赶来，全程参加了会议。周颖主任多年来一直耕耘在中医药事业的沃土上，著有《记者看中医》《厅级郎中张奇文》，中医药的政策解读、社会对中医药的需求及柳氏医学流派的传承都是她挂心的事。

20日下午和21日先后举行了两场"纪念柳氏医派创始人柳吉忱先生诞辰110周年学术传承研讨会"。首先第二代传承人代表、柳氏医派领军者蔡锡英教授作了题为"柳氏治肝八法"的传承指导性讲座，其后柳氏医派第三代传承人汉敬德、张超伟、王爱荣、路继业、李卓睿、蒋泉涛、陈安玉、李萍、孙忠强、任帅花分别做了"从学思悟，谈柳氏医学流派的继承""中医本质与养生""柴胡牵正汤合柳氏针法治疗面瘫""《伤寒方证便览》学习体会分享""阳和汤治疗过敏性鼻炎的体会""经穴温灸防治青少年近视""广意派推拿治疗小儿斜颈体会分享""家传膏滋方治疗脑瘫""柴胡加龙骨牡蛎汤临证应用体会分享""经穴推拿合指针治疗脑瘫肌张力低下"的学术交流。

柳吉忱先生常谓，"盖医之为道，所以续斯人之命，而与天地生生之德不可一朝泯也"（王好古语）。"大医精诚""不失人情论"是柳吉忱先生一生之品格。通过追忆先生，向先生致敬的同时，也是将先生的从医之道再次细细回味的过程，相信在所有人的努力之下，柳氏医学流派将继续发扬光大，造福众生！

会议期间，原山东省中医药管理局蔡剑前局长及业界同仁也纷纷以各种形式向大会致贺。

蔡局长有题为"顾后瞻前，继往开来"的文章，以贺纪念活动和首发仪式的成功举办。她说，"柳吉忱先生是我省著名的现代中医学家、中医教育家，在全国中医界也有很大影响。柳吉忱先生弱冠之年拜师习医，立志济世活人，为民众解除病痛。他坚持'勤临证以求实效，兴教育以传薪火'的学术理念，从医一生，兴办教育，以高尚的医德、精湛的医术和严谨的治学，救死扶伤，活人无数，德艺双馨，誉满杏苑。柳吉忱先生不仅是一位学验俱丰的中医学家，也是一位抵御外辱、投笔从戎的革命前辈。""为综合医院中医药工作的创设和发展，树立了楷模和标杆。"

蔡局长评价，《柳吉忱中医四部经典讲稿》一书，"是柳吉忱先生在莱阳专区中医进修班授课讲稿的部分内容。该讲稿深入浅出，通俗易懂，适应了进修班学员文化层次高低不等、中医知识参差不齐的实际状况。""（柳吉忱先生）先后培养各层次、各专业学员近6000人，桃李满天下，医教誉杏林。形成为我省一个重要学术流派——胶东柳氏医学流派，被尊为学派创始人。"

蔡局长指出，"传承是中医永恒的主题。虽然我们花了很大的力气，做了很多的工作，但是还是没有真正把柳吉忱先生的学术思想和敬业精神传承下来，没有完全做到位，尚有许多遗稿未能整理出来，要安排专人进行整理，尽快使柳吉忱先生的其他著作面世，让柳吉忱先生了却心愿。"

蔡局长强调："关于柳吉忱先生的学术传承，我们中医行业也要跟进。不仅要学习继承柳吉忱先生为代表的老一辈名老中医的做人、医人、育人的大医精诚、无私奉献精神，而且要传承先贤，引领后学，共同为弘扬柳氏医学流派的学术思想和临床经验，丰富中医学瑰宝，发挥中医药优势，造福人类健康，做出我们应有的时代贡献。"

20 日，国家自然科学基金委员会委员、中华中医药学会理事、中国药理学会理事、中国免疫学会终身会员、中国信息化推进联盟医药生物学专委会常务副主任、国家科技部九七三评审专家、国家药品监督管理局药品审评专家库专家王昌恩教授，在成都发来诗作纪念柳老诞辰 110 周年："名家妙手堪复健，巨擘巧思救脑瘫。药师佛祖吉祥布，世间黎元忧辞言。缅怀先哲百十诞，祝贺少逸三代贤。大医精诚杏林率，吾侪仰照继薪传。"并预祝大会圆满成功。

《中国中医药报》主任编辑周颖以"柳吉忱华诞百年祭"为题赋藏头诗一首："柳氏家族栖霞人，吉祥福缘荫子孙。忱辞济生续薪火，华章频现书等身。诞生医派主奠基，百千桃李如春笋。年年岁岁救疾苦，祭父擎旗新掌门。"

栖霞市委宣传部林新忠副部长撰联志贺："著述有奇书，仁心仁术操业岐黄传三世；针砭及世俗，医人医国留名赤县自千秋"。

栖霞市原旅游局局长、史志办主任刘明久献给柳氏医派创史人柳吉忱诞辰 110 周年楹联："立论活人，不愧百姓谥医神；善言妙方，嗣徒传承护众生。"

原莱阳市教育局局长夏仁军以会议名称为题赋诗志贺："中医国粹柳氏派，全心为民治病脉；率先创立扁鹊校，复健民生不忘怀。全国自考省榜首，治学严谨为表率；留下经典千万条，胜过千金珠宝财。一代创始柳吉忱，跨过世纪勋功在；二代继承柳少逸，父辈医德盛花开。三代四代紧跟上，医术医德放光彩；待到中国梦实现，柳氏名医遍中外。"

亳州职业学院教授、保和堂第九代传人张超伟致敬柳公吉忱师祖诞辰志贺："东海阔远，怀宝尚能医国；胶东释典，有方足以活人。"

会议于 2019 年 10 月 21 日下午 6 时圆满结束。

各位领导、专家及同道的到来，是对柳氏医派的期望、支持和肯定，我们柳氏门人将竭尽全力，做好继承和传承工作，不辜负大家的殷切期望！在此，再一次感谢大家的到来，感谢大家的支持和鼓励！

柳氏医派的医疗经验和学术成果，虽然是柳氏两代人呕心沥血奋发努力所成，但它本来是源于社会的，应该属于社会，我们要努力，尽可能多地为社会留下有用的东西。柳氏医派不敢妄言对中医发展有多大贡献，但是会尽可能地帮助每一位被病痛折磨的人！这是我们所有柳氏医派人的心愿，也是吉忱公的夙愿！人类社会的知识和文化只有不断地传承和发扬，才会越来越厚积光大！五千年的中国文明史和中医文化史，不就是这样滴水成流、集流成海的吗？柳氏医派不也是经历过"三源汇流""三流汇海"的吗？请相信柳氏医派的所有继承者，定会不辜负各级领导和全社会的期望，在振兴和发展中医药事业的宏图伟业中，以自己的绵薄之力和匹夫之责，为祖国中医药学的继承和光大做出最大的努力！

山东烟台中医药专修学院

莱阳复健医院

柳氏医派传承工作室

2019 年 10 月 22 日

跋

用键盘敲下最后一个字符，抻一抻腰身，缓慢站将起来，做了几个转体动作，才觉略显凝滞麻木的躯体舒展了些。忽然，雨打阳光版的声音骤然涌入耳畔，噼噼啪啪地似有千军万马奔腾而来。急奔下楼，摸到院落，电闪雷鸣，风号树摇，雨，下得正紧。

耳闻着暴风骤雨的声响，思绪逐渐散漫开来，浸透了心田，氤氲了视野，朦胧到了远方。

1986 年 5 月，拜师习医的那个特殊日子的情景，仿佛用慢镜头一点一点拉近，又一次浮现在眼前，清晰可见，恍如昨日。恩师那浑厚纯正的胶东方言，再一次响在耳边。34 年来，正是那聚焦的眼神，纯朴的话语，激励我一路坚定地走了过来，不敢懈怠，未曾稍歇。

在恩师的一再督促下，经过无数纠葛，费了许多口舌，去年四月底，我终于卸下了中医药管理局的职务，从行政管理岗位上退下来，到了医院工作。5 月 1 日假期，就驱车到梨城，向恩师汇报。看到恩师如愿以偿心满意足的笑容，自己心中的石头也落了地。自此以后，恩师就增加了教诲的时间和频率。半年多的时间里，一到烟台，两赴京师，四返莱阳，又一次开始了漫漫的学术苦旅。

8 月，为筹备师祖 110 周年诞辰纪念活动事宜，恩师特召我奔赴梨城，当面嘱我完成一篇全面介绍柳氏学派的文章。三十余年的立雪柳门，永不懈怠的学术追求，自己思绪的闸门一旦打开，就一发而不可收拾。文思泉涌，下笔如潮，不到一月，数十万字的"概述"就已形成初稿。因与"论文集"的体例不符，故从中抽出三章而成《胶东柳氏医学流派发展轨迹、流派特征及学术思想概述》的小册子，作为"会议资料之二"单独印行。而"绪论"部分，则是我在"柳吉忱诞辰 110 周年座谈会暨学术传承交流会、中国中医药出版社《柳吉忱中医四部经典讲稿》首发式"上向大家汇报的主体。

随后，我开始沉浸于这部长篇论著的写作。不忘从医初心，牢记传承使命，30

多年来随时随地收集有关恩师以及医派的资料，粗略估计，已逾数千万字。在如此多而杂的资料中，理其端绪，条其纲目，剥茧抽丝，披沙拣金，绅绎出一部作品，其难度可想而知。《素问·灵兰秘典论》云："至道在微，变化无穷，熟知其原？窘乎哉！"余诚信之。宗宋·欧阳修"文章不为空言，而期于有用"之戒，言必成理，论必有据，删繁就简，增修改易，曾三易其稿，四次修改提纲，此时方悟"改章难于造篇，易字艰于代句"之意。

其间，我撰写了"小儿推拿柳氏广意派概述"，2019 年 11 月 22 日至 24 日，参加了在北京黄河会议中心召开的"首届中国民间疗法高峰论坛暨儿科特色疗法学术展演"，获得优秀论文二等奖，并在大会上进行了学派特色介绍；完成了"胶东柳氏医派感染性疾病治疗特色初探"，12 月 7 日至 9 日，参加在北京会议中心召开的中华中医药学会感染病分会 2019 年学术年会暨换届选举会议，会上，被推选为中华中医药学会感染病分会第六届委员会委员。

今年伊始，余即全身心投入到新型冠状病毒感染阻击战中，作为医院的抗疫前线总指挥和全县中医药专家组组长，凝心聚力，不敢懈怠，一直奋战在第一线，始终保持战时状态。春节期间，连年近九旬的老母亲都未能探望，只在疫情稍松的清明节期间才能相见，承欢膝下，奉献孝心。至今仍然绷紧神经，高度警醒，随时准备身先士卒，带领突击队员，冲锋到最前线，打好阻击战。

在这些活动和工作期间，余随身携带纸笔，若有灵感，随时记录；只要稍有暇隙，就立刻坐到电脑桌前，敲下自己的思绪；当然，更多的则是在夜深人静、万物俱寂之时，或追忆恩师赐教的点点滴滴，或整理收集的海量资料，抽丝剥茧，奋笔疾书。如此，而形成了这部抗疫前线上的中医学传承之作。

或许，仍有"书不尽言，言不尽意"之憾，未能全部阐释出柳氏医派的学术精髓，然毕竟是自己的心血浇灌而成；或许，仍显得粗糙和疏略，未及凝练文句，但终是自己独立思考所为，畅述了自己最真实的情感；或许，仍有汲取古圣今贤的智慧而未能细致标注或食古不化者，但无法掩饰我对他们的崇敬和感激之情，医者仁心，斯道同契；抑或许，由于达不到学术水准而不能与读者见面，但我无怨无悔，"只求耕耘，不问收获"乃柳氏医派之品格和修为。清·沈金鳌自序《杂病源流犀烛》云："医系人之生死，凡治一症，构一方，用一药，在立法著书者，非要于至精至当，则遗误后世，被其害者必多。"此即"医之道最微，微则不能不深究；医之方最广，广则不能不小心"之谓也。故余殚厥心力，躬身力行而撰之。余不敏，且医之根柢薄植，故本书仅具引玉之资。

就让我把这篇大作业奉献给恩师，奉献给读者，请恩师、请广大同仁，一起批阅吧。

春华秋实，岁月静好。在承继岐黄衣钵、传递柳氏薪火的长征路上，35 年前的莱阳梨花芬芳；在疫情的大背景下，今年的花儿格外绚丽……今日立秋，不，现在已是凌晨两点，应是昨天立秋，秋天到了，就让我们敞开胸怀，张开臂膀，拥抱这个丰收的季节吧！

值此两个一百年大挑战与大机遇到来之际，余不求汇入众人之潮流，也不求力挽狂澜于既倒，只愿尽华夏儿孙赤子之心、绵薄之力，甘为中流之一石而已。老子说："唯之与阿，相去几何？美之与恶，相去若何？人之所畏，不可不畏。荒兮，其未央哉！众人熙熙，如享太牢，如春登台。我独泊兮，其未兆。沌沌兮，如婴儿之未孩；傫傫兮，若无所归。众人皆有余，而我独若遗，我愚人之心也哉！"

正思绪间，不知不觉，雨声已歇，举头望去，乌云消散，东方的天边隐隐约约显露出点点星光。看来，明天又是一个艳阳天。就等待桑拿天的洗礼吧。

刘玉贤
2020 年 8 月 8 日凌晨 2 时
于山城五莲余弦轩

后 记

自 2019 年 8 月中旬当面接受恩师布置的 "作业"，经过整整一年的辛勤笔耕，终于于 2020 年 8 月上旬完成初稿。稿成，急发电子版呈恩师审阅。恩师不顾年近杖朝，多疾缠身，焚膏继晷，倾心批阅。三阅书稿，校定史实，修润文字，指正颇多。更将拙作送呈前辈领导、医学大家山东省卫生厅原副厅长张奇文教授、山东省中医药管理局首任局长蔡剑前主任医师审阅，皆得序言。随后又亲自与中国中医药出版社多所协商，达成出版协议。诸事烦琐，沟通不易，辗转往来，尘埃落定，竟近两度春秋。一校本到我手中，已是今年 5 月份。

在过去的一年多时间里，可谓风生云起、跌宕起伏，风声鹤唳、惊心动魄。新冠肺炎疫情在全球肆虐，大多数国家已经 "躺平"，惟我国巍然屹立。新冠肺炎疫情是新中国成立以来我国遭遇的传播速度最快、感染范围最广、防控难度最大的一次重大突发公共卫生事件。疫情发生后，党中央将疫情防控作为头等大事来抓，习近平总书记亲自指挥、亲自部署，领导全国各族人民打好疫情防控的人民战争、总体战、阻击战，全国统筹疫情防控和经济社会发展工作，取得了重大成果。中华民族历史上经历过很多磨难，但从来没有被压垮过，而是愈挫愈勇，不断在磨难中成长、从磨难中奋起。全国人民坚定必胜信念，咬紧牙关，变压力为动力，化危为机，毫不放松抓紧抓实抓细各项防控工作，有序维持生产生活秩序，把我国发展的巨大潜力和强大动能充分释放出来，圆满完成了经济社会发展目标任务。

这一年多来，正如我在 "跋" 中所预言的那样，柳氏医派的的确确地经历了一个 "丰收季"，凯歌猛进，收获良多。一是柳氏医派成员坚定必胜之心、责任之心、仁爱之心、谨慎之心，恪守师祖吉忱公所提倡的 "全心全意为人民健康服务" 的从业职守，全部投入到疫情防控的大战役中，柳朝晴等多名成员勇当先锋，敢打头阵，主动担当，积极作为，奋战在第一线，为疫情防控做出了柳氏医派的贡献。二是

"柳少逸中医传承工作室"顺利结业，26 名工作室学员经过三年的再培养、再教育，理论水平不断提高，临床经验日渐丰富，学术思想渐入心目，医疗技艺长足增新，整体素养持续提升，普遍能登柳氏医派之堂室，2022 年元旦，举行了简约而热烈的结业仪式。目前正积极筹措建立"柳氏医派传承研读工作室"。三是柳氏医派学术成就精彩纷呈，喜获丰收。恩师伉俪的《柳氏抗癌用药式与药性解三十三讲》《柳少逸师承纪事》《柳少逸讲习笔录》，师兄汉敬德的《柳氏中医临证传承实录（谈药话方篇）》、周颖主任记者的《大医鸿儒——柳少逸世医传承录》和汇集"吉忱公诞辰 110 周年座谈会暨学术传承交流会"的论文集《柳氏医学续焰》等著作相继出版发行，为柳氏医派增添了新的风采。四是成员汉敬德、刘玉贤参加第四届中医药文化大会，在这次全国性重要会议上，与"人民英雄"国家荣誉称号获得者、中国工程院院士、天津中医药大学校长张伯礼教授等杏苑耆宿同台演讲，发出了柳氏医派前进的最强音。最为重要的是，山东省卫生健康委员会、山东省中医药管理局将"胶东柳氏医学流派"列为全省中医学术流派研究项目，在 2022 年 3 月印发的《关于公布 2022 年度齐鲁医派中医学术流派传承项目名单的通知》（鲁卫函［2022］93 号）中，"胶东柳氏医学流派传承工作室"在"齐鲁医派中医学术流派传承工作室"十个建设项目中，名列第一。这是柳氏医派坚持不懈、奋发进取的必然结果，也是柳氏医派再鼓劲、再出发的无穷动力。

这一年多来，也是余个人生涯中最为忙碌、最为努力的一个重要阶段。因被推选为中华中医药学会感染病分会委员，恩师特嘱要名正言顺，名实相符，下大力气对温病学进行系统研究探索。恰好刚刚就任委员，就遭遇了新冠肺炎疫情，余被任命为我院抗疫前线总指挥和全县中医药专家组组长，带领全体干部职工，履职尽责，严防死控，圆满完成各项任务，2020 年 10 月 31 日，我院被山东省委、山东省人民政府表彰为"山东省抗击新冠肺炎疫情先进集体"。遵师所嘱，在完成本书后，又将业余时间和主要精力投入到本家乡贤——清代著名瘟疫学家刘奎的研究中，将《瘟疫论类编》和《松峰说疫》中的有效方法运用于疫情防控，并完成《清代名医刘奎瘟疫学思想探究》一书初稿。其中摘录部分内容而成"清代著名医家刘奎生平事迹考述""《瘟疫论类编》评介"两文，参加了中华中医药学会感染病分会 2021 年学术年会，两文被收入其论文集。而"清代瘟疫大家刘奎生平及其学术思想考述"一文，则参加了第四届中医药文化大会，于 2020 年 9 月 19 日下午进行演讲，聆听张伯礼教授等前辈大家的致辞，振聋发聩，获益良多。

2021 年，更是余刻骨铭心、没齿难忘的一年。先是 5 月 9 日，尊敬的蔡剑前局长病逝于山东省中医院，齐鲁中医界失去了一位思路清晰、管理有方的老领导，余也失去了一位关心、支持、鼓励和指导余工作的好前辈。8 月 20 日，一向健康快乐、心胸豁达的九旬家慈，突发心脏病，遽然仙逝。这是生我、养我、育我的娘亲啊，余五内如焚，悲痛欲绝，此情此景，天地可鉴。而正在痛悼、怀念先慈之际，10 月 25 日，"五莲疫情"突然爆发。疫情伊始，县城内的三所综合医院就有两家停诊，且其全体医务人员隔离，只有我们一家医院开门接诊。我们一边全力控制如火如荼的悲壮疫情，一边倾心救治聚集而来的危急重症患者，一支队伍，两面作战，纷繁忙碌，其情可知。于是，我们只好吃、住在单位。饿了，泡一包方便面；累了，在沙发上躺一躺。整整近 20 天的时间，就这样艰难度过。这期间，颈椎病发作，但仍咬牙坚持，直到疫情解除，才不得已住院治疗。由于我们防控到位，未发生院感事件，也没有一位职工感染，体现出中医药在预防感染病方面的强大优势。

正是由于这一年多来发生了如此重大而繁多的事件，因此在拙作中不能不提及。但为了全书通贯，体例统一，故将重大事件在书中简略提及，并特作说明。

是为补记。

刘玉贤

2022 年 6 月 21 日凌晨 2 时

于山城五莲余弦轩